U. Schwabe/D. Paffrath (Hrsg.)

Arzneiverordnungs-Report 2004

Ulrich Schwabe und Dieter Paffrath (Hrsg.)

Arzneiverordnungs-Report 2004

Aktuelle Daten, Kosten, Trends und Kommentare

Mit Beiträgen von

Manfred Anlauf
Jürgen Bausch
Rainer H. Böger
Volker Dinnendahl
Thomas Eschenhagen
Uwe Fricke
Judith Günther
Karl-Friedrich Hamann
Karl Hans Holtermüller
Hans-Georg Joost
Winfried V. Kern
Gerald Klose
Björn Lemmer
Martin J. Lohse
Anna Lorenzen
Hans F. Merk

Klaus Mengel
Joachim Mössner
Bernd Mühlbauer
Bruno Müller-Oerlinghausen
Katrin Nink
Hartmut Oßwald
Thomas Rabe
Gerhard Schmidt
Harald Schmidt
Hasso Scholz
Helmut Schröder
Ulrich Schwabe
Anette Zawinell
W. Jens Zeller
Reinhard Ziegler

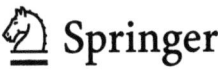 Springer

Prof. Dr. med. Ulrich Schwabe
Pharmakologisches Institut der Universität Heidelberg
Im Neuenheimer Feld 366
69120 Heidelberg

Dr. rer. soc. Dieter Paffrath
Bachstraße 29
50858 Köln

ISBN 978-3-540-21359-8   ISBN 978-3-642-18513-7 (eBook)

DOI 10.1007/978-3-642-18513-7

springer.de

© Springer-Verlag Berlin Heidelberg 2004
Ursprünglich erschienen bei Springer-Verlag Berlin Heidelberg New York 2004

Wichtiger Hinweis

Herstellung: Frank Krabbes, Heidelberg
Einbandgestaltung: design & production, D-69121 Heidelberg
Satz: SDS, Leimen
Gedruckt auf säurefreiem Papier   SPIN 10957431   14/3109fk – 5 4 3 2 1 0

Vorwort der Herausgeber

Mit dem Arzneiverordnungs-Report 2004 erscheint die 20. Ausgabe der jährlichen Analysen vertragsärztlicher Arzneiverordnungen. Bedingt durch zusätzliche Themen haben wir eine neue Gliederung des Buches in vier Teilabschnitte gewählt, in denen die allgemeine Verordnungs- und Marktentwicklung, Indikationsgruppen, Arzt- und Patientengruppen und ein methodisch-statistischer Anhang zusammengefaßt wurden. Erstmals werden die Verordnungen nicht rezeptpflichtiger Arzneimittel als eigenständige Arzneimittelgruppe analysiert, die durch das GKV-Modernisierungs-Gesetz (GMG) ab 2004 aus der vertragsärztlichen Versorgung ausgeschlossen werden. Als weitere Neuerung wird das Verordnungsprofil von elf Arztgruppen auf der Basis der jeweils 50 umsatzstärksten Arzneimittel mit pharmakologisch-therapeutischer Klassifikation und Vorschlägen zur Nutzung von Wirtschaftlichkeitsreserven dargestellt. Die benötigten Verordnungsdaten des GKV-Arzneimittelindex, der vom Wissenschaftlichen Institut der AOK (WIdO) erstellt wird, wurden uns dankenswerterweise wieder von den Projektträgern zur Verfügung gestellt.

Allen unseren Autoren danken wir für ihre tatkräftige Mitarbeit. Besonders hervorheben möchten wir das langjährige Engagement von Herrn Professor Adalbert Keseberg (Autor von 1986 bis 2003), der mit Eintritt in den Ruhestand seine Mitwirkung am Arzneiverordnungs-Report beendet hat. Als neue Autoren wurden Dr. Jürgen Bausch, Professor Thomas Eschenhagen, Professor Hans F. Merk und Professor Joachim Mössner gewonnen. Wertvolle Anregungen haben wir von allen Beratern der Herausgeber erhalten, denen wir ebenfalls vielmals danken.

Unser Dank gilt weiterhin Frau Katrin Nink und Herrn Helmut Schröder vom Wissenschaftlichen Institut der AOK (WIdO) für die Erstellung des statistischen Teils und die sorgfältige Datenkontrolle des Gesamtwerks, ebenso für die Mitwirkung von Frau Gudrun Billesfeld, Frau Gabi Brückner, Herrn Kai Bungarz, Frau Sylvia Ehrle, Frau Andrea

Hall, Frau Sandra Heric, Herrn Andreas Keller, Frau Manuela Steden, Frau Marie-Luise Watty und Frau Dr. Anette Zawinell. Besonders danken wir Frau Rosemarie LeFaucheur im Pharmakologischen Institut der Universität Heidelberg, die seit sieben Jahren das Manuskript des Buches in bewährter Weise für den Druck vorbereitet. Schließlich gilt unser Dank Herrn Dr. Thomas Mager vom Springer-Verlag für die verantwortungsvolle Planung und Betreuung der diesjährigen Ausgabe und Herrn Bernd Reichenthaler für die zügige Herstellung des Buches.

Heidelberg, 14. August 2004   *Ulrich Schwabe*
                                                         Dieter Paffrath

Autorenverzeichnis

Prof. Dr. med. Manfred Anlauf, Friedrich-Plettke-Weg 12, 27570 Bremerhaven, e-mail: manfred.anlauf@t-online.de

Dr. med. Jürgen Bausch, Bad Sodener Straße 19, 63628 Bad Soden-Salmünster, e-mail: juergen.bausch@kvhessen.de

Prof. Dr. med. Rainer H. Böger, Institut für Experimentelle und Klinische Pharmakologie, Universitäts-Krankenhaus Eppendorf, Martinistraße 52, 20246 Hamburg, e-mail: boeger @uke.uni-hamburg.de

Prof. Dr. rer. nat. Volker Dinnendahl, Deutsches Apothekerhaus, Ginnheimer Straße 26, 65760 Eschborn, e-mail: v.dinnendahl@abda.aponet.de

Prof. Dr. med. Thomas Eschenhagen, Institut für Experimentelle und Klinische Pharmakologie, Universitäts-Krankenhaus Eppendorf, Martinistraße 52, 20246 Hamburg, e-mail: t.eschenhagen@uke.uni-hamburg.de

Prof. Dr. rer. nat. Uwe Fricke, Institut für Pharmakologie der Universität zu Köln, Gleueler Straße 24, 50924 Köln, e-mail: Uwe.Fricke@medizin.uni-koeln.de

Dr. rer. nat. Judith Günther, Ludwigstr. 37, 79104 Freiburg, e-mail: jg@phacts.de

Prof. Dr. med. Karl-Friedrich Hamann, Hals-Nasen-Ohrenklinik und Poliklinik der Technischen Universität München, Ismaninger Straße 22, 81675 München

Prof. Dr. med. Karl Hans Holtermüller, Markus-Krankenhaus, 1. Medizinische Klinik, Wilhelm-Epstein-Straße 2, 60431 Frankfurt am Main, e-mail: med1.mk@diakonie-kliniken.de

Prof. Dr. med. Dr. rer. nat. Hans-Georg Joost, Deutsches Institut für Ernährungsforschung, Arthur-Scheunert-Allee 114–16, 14558 Bergholz-Rehbrücke, e-mail: joost@mail.dife.de

Prof. Dr. med. Winfried V. Kern, Universitätsklinikum Freiburg, Innere Medizin II/Infektiologie, Hugstetter Str. 55, 79106 Freiburg, e-mail: kern@med1.ukl.uni-freiburg.de

Prof. Dr. med. Gerald Klose, Medizinische Klinik, Zentralkrankenhaus links der Weser, Senator-Weßling-Straße 1, 28277 Bremen, e-mail: klose.g@zkhldw.de

Prof. Dr. med. Dr. h.c. Björn Lemmer, Institut für Pharmakologie und Toxikologie, Fakultät für Klinische Medizin Mannheim der Universität Heidelberg, Maybachstraße 14-16, 68169 Mannheim, e-mail: bjoern.lemmer@urz.uni-heidelberg.de

Prof. Dr. med. Martin J. Lohse, Institut für Pharmakologie und Toxikologie der Universität Würzburg, Versbacher Straße 9, 97078 Würzburg, e-mail: lohse@toxi.uni-wuerzburg.de

Privatdozentin Dr. med. Anna Lorenzen, Psychiatrisches Zentrum Nordbaden, Zentrum für Psychiatrie Wiesloch, Heidelberger Str. 1a, 69168 Wiesloch, e-mail: anna.lorenzen@urz.uni-heidelberg.de

Prof. Dr. med. Hans F. Merk, Hautklinik, Universitätsklinikum der RWTH Aachen, Pauwelsstraße 30, 52074 Aachen

Dr. med. Klaus Mengel, Höferstraße 15, 68199 Mannheim, e-mail: emengel@gmx.de

Prof. Dr. med. Joachim Mössner, Medizinische Klinik und Poliklinik II der Universität Leipzig, Philipp-Rosenthal-Straße 27, 04103 Leipzig, e-mail: Joachim.Moessner@medizin.uni-leipzig.de

Prof. Dr. med. Bernd Mühlbauer, Institut für Klinische Pharmakologie, Zentralkrankenhaus Sankt-Jürgen-Straße, 28205 Bremen, e-mail: b.muehlbauer@klinpharm-bremen.de

Prof. Dr. med. Bruno Müller-Oerlinghausen, Jebenstraße 3, 10623 Berlin, e-mail: bmoe@zedat.fu-berlin.de

Katrin Nink, Wissenschaftliches Institut der AOK, Kortrijker Straße 1, 53177 Bonn, e-mail: katrin.nink@wido.bv.aok.de

Prof. Dr. med. Hartmut Oßwald, Pharmakologisches Institut der Universität, Wilhelmstraße 56, 72074 Tübingen, e-mail: hartmut.osswald@uni-tuebingen.de

Prof. Dr. med. Dr. h.c. Thomas Rabe, Universitäts-Frauenklinik, Voßstraße 9, 69115 Heidelberg, e-mail: thomas_rabe@med.uni-heidelberg.de

Prof. Dr. med. Gerhard Schmidt, Institut für Pharmakologie und Toxikologie der Universität, Robert-Koch-Straße 40, 37075 Göttingen, e-mail: gerhard.schmidt@med.uni-goettingen.de

Prof. Dr. med. Harald Schmidt, Rudolf-Buchheim-Institut für Pharmakologie, Frankfurter Straße 107, 35392 Gießen, e-mail: Harald.Schmidt@pharma.med.uni-giessen.de

Prof. Dr. med. Dr. h.c. Hasso Scholz, Institut für Experimentelle und Klinische Pharmakologie, Universitäts-Krankenhaus Eppendorf, Martinistraße 52, 20246 Hamburg, e-mail: h.scholz@uke.uni-hamburg.de

Helmut Schröder, Wissenschaftliches Institut der AOK, Kortrijker Straße 1, 53177 Bonn, e-mail: helmut.schroeder@wido.bv.aok.de

Prof. Dr. med. Ulrich Schwabe, Pharmakologisches Institut der Universität Heidelberg, Im Neuenheimer Feld 366, 69120 Heidelberg, e-mail: ulrich.schwabe@urz.uni-heidelberg.de

Dr. rer. nat. Anette Zawinell, Wissenschaftliches Institut der AOK, Kortrijker Straße 1, 53177 Bonn, e-mail: anette.zawinell@wido.bv.aok.de

Prof. Dr. med. W. Jens Zeller, Deutsches Krebsforschungszentrum, Abt. Perinatale Toxikologie, Im Neuenheimer Feld 280, 69120 Heidelberg

Prof. Dr. med. Reinhard Ziegler, Mozartstraße 20, 69121 Heidelberg

Berater der Herausgeber

Frau Dr. med. R. Alten, Schlossparkklinik, Abteilung Rheumatologie, Heubnerweg 2, 14059 Berlin

Prof. Dr. med. W. Brech, Werastraße 33, 88045 Friedrichshafen

Dr. med. F. Buettner, Admiral-Scheer-Straße 23, 24340 Eckernförde

Prof. Dr. med. F. Daschner, Institut für Umweltmedizin und Krankenhaushygiene, Hugstetter Straße 55, 79106 Freiburg

Prof. Dr. med. H.C. Diener, Neurologische Universitäts-Klinik, Hufelandstraße 55, 45122 Essen

Prof. Dr. med. E. Erdmann, Klinik III für Innere Medizin der Universität zu Köln, Joseph-Stelzmann-Straße 9, 50924 Köln

Prof. Dr. med. R. Gugler, I. Medizinische Klinik, Städtisches Klinikum Karlsruhe, Moltkestraße 90, 76133 Karlsruhe

Privatdozent Dr. med. H. Hampel, Klinik für Psychiatrie und Psychotherapie, Ludwig-Maximilians-Universität, Nussbaumstraße 7, 80336 München

Dr. med. L. Hansen, Kassenärztliche Bundesvereinigung, Herbert-Lewin-Platz 2, 10623 Berlin

Dr. med. H. Harjung, Bessunger Straße 101, 64347 Griesheim

W. Hartmann-Besche, Volksgartenstraße 36, 50677 Köln

Prof. Dr. med. H. Holzgreve, Kaulbachstr. 36, 80539 München

Inhaltsverzeichnis

Teil III
Arzt- und Patientengruppen

Teil IV
Anhang

Teil I
Allgemeine Verordnungs- und Marktentwicklung

1. Arzneiverordnungen 2003 im Überblick

ULRICH SCHWABE

Im Jahre 2003 ist die steigende Kostenflut der Arzneimittelausgaben in der Gesetzlichen Krankenversicherung (GKV) erstmals seit 1997 gebremst worden. Die Ausgabensenkung ist in erster Linie durch das Beitragssatzsicherungsgesetz (BSSichG, 22.12.2002) erreicht worden. Mit dieser gesetzlichen Regelung wurden erstmals Krankenkassenrabatte auf Hersteller- und Großhandelsebene eingeführt und die Apothekenrabatte an Krankenkassen erhöht. Dadurch haben sich die Arzneimittelrabatte mehr als verdoppelt und stiegen von 1.344 Mio. € im Jahre 2002 auf 3.018 Mrd. € im Jahre 2003. Um diese erhebliche Änderung in der Kostenstruktur der GKV-Arzneimittelausgaben sichtbar zu machen, wurden neben den bisher dargestellten GKV-Arzneimittelumsätzen (GKV-Ausgaben plus Kassenrabatte plus Patientenzuzahlungen) auch die GKV-Arzneimittelkosten (GKV-Ausgaben plus Patientenzuzahlungen ohne Kassenrabatte) in der ersten Übersichtstabelle über die verordnungsstärksten Indikationsgruppen angegeben (Tabelle 1.1).

Die Darstellung der realen GKV-Arzneimittelkosten ohne die Kassenrabatte zeigt, daß trotz des massiven gesetzlichen Eingriffs nur eine bescheidene Kostenreduktion von 1,1% erreicht wurde (Tabelle 1.1). Die Arzneimittelkosten betrugen einschließlich der Zuzahlungen der GKV-Versicherten in Höhe von 1,8 Mrd. € im Jahre 2003 21,103 Mrd. € und liegen damit im Vergleich zum Vorjahreswert von 21,338 Mrd. € nur um 235 Mio. € niedriger. Darüber hinaus ist es vor allem zwei arzneitherapeutisch bedingten Sondereinflüssen zu danken, daß die Arzneimittelkosten überhaupt gesunken sind, nämlich der starken Verordnung der erstmals verfügbaren generischen Cholesterinsenker (Einsparung 220 Mio. €) und der auffälligen Minderverordnung von Sexualhormonen für die klimakterische Hormonersatztherapie infolge einer geänderten Nutzen-Risiko-Bewertung (Rückgang 58 Mio. €).

1

Ohne Berücksichtigung der Rabattänderungen sind die GKV-Arzneimittelumsätze in einem ähnlichen Ausmaß wie in den vorangehenden Jahren um 6,3% gestiegen (Tabelle 1.1, Abbildung 1.1). Aus Gründen der methodischen Kontinuität beziehen sich alle Kostenangaben im Arzneiverordnungs-Report (Umsätze, Kosten der definierten Tagesdosen, Einsparpotentiale) weiterhin auf die GKV-Fertigarzneimittelumsätze (einschließlich der Kassenrabatte und Patientenzuzahlungen). Da mit dem GKV-Modernisierungs-Gesetz (GMG) die Kassenrabatte seit Januar 2004 noch weiter gestiegen sind, wird es zweckmäßig sein, die Kostendarstellungen an die tatsächlichen GKV-Arzneimittelkosten ohne die Kassenrabatte anzupassen, damit alle Aussagen zu den Arzneimittelkosten auch in Zukunft den notwendigen Realitätsbezug haben.

Trotz der massiven Reduktion der GKV-Arzneimittelkosten durch die Erhöhung der Kassenrabatte klafft bei den GKV-Gesamtausgaben von 144,5 Mrd. € im Jahre 2003 erneut eine Defizitlücke von 2,9 Mrd. €. Auch die Bedeutung der Arzneimittelausgaben als ein wesentlicher Kostenfaktor der GKV hat sich nur wenig geändert. Sie liegen jetzt mit Gesamtausgaben von 24,2 Mrd. € knapp hinter den Kosten für ärztliche Behandlungen (24,3 Mrd. €) an dritter Stelle (Bundesministerium für Gesundheit und Soziales 2004). Das über viele Jahre überpropor-

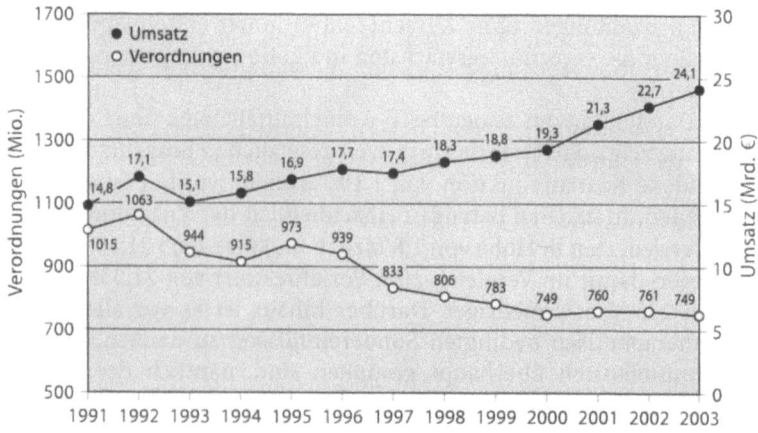

Abbildung 1.1: Entwicklung von Verordnungen und Umsatz 1991 bis 2003 im GKV-Fertigarzneimittelmarkt (ab 2001 mit neuem Warenkorb)

tionale Wachstum des Arzneimittelsektors hat dazu geführt, daß der Ausgabenanteil für Arzneimittel an den GKV-Leistungsausgaben seit 1993 von 13,9% auf 16,7% gestiegen ist.

Hauptursache der nur wenig gedämpften Arzneimittelausgaben bildet die erneut höhere Strukturkomponente von 9,1% (Vorjahr 6,6%) entsprechend einem Umsatzanstieg von 2,0 Mrd. € (Vorjahr 1,4 Mrd. €) (Abbildung 1.2). Neben dem hohen Intermedikamenten-

Tabelle 1.1: Die verordnungsstärksten Indikationsgruppen 2003

Rang 2003	Indikationsgruppe	Verordnungen (Mio.)	% Änd.	Umsatz (Mio. €)	% Änd.	Kosten* (Mio. €)	% Änd.
1	Analgetika/ Antirheumatika	93,0	−0,5	1735,4	11,1	1512,6	2,9
2	Beta-,Ca-Bl., Angiotensin-Hemmst.	60,1	6,7	1786,1	4,3	1592,7	−1,2
3	Antibiotika	41,8	−1,0	1164,0	2,0	1026,5	−4,4
4	Magen-Darm-Mittel	41,6	−2,5	1524,7	10,4	1333,0	2,6
5	Psychopharmaka	38,3	−1,3	1467,0	10,0	1271,9	1,4
6	Antitussiva/ Expektorantia	35,8	−9,0	225,8	−8,8	206,6	−11,4
7	Antihypertonika	31,4	11,1	1879,6	11,9	1611,8	2,0
8	Dermatika	28,2	−6,6	406,1	−2,1	361,4	−7,5
9	Antiasthmatika	27,4	−4,9	1219,1	4,7	1047,1	−4,4
10	Antidiabetika	26,4	6,2	1460,0	10,8	1258,5	1,5
11	Ophthalmika	26,1	−3,8	371,8	4,2	325,4	−3,0
12	Diuretika	21,3	7,2	419,2	6,2	376,5	1,4
13	Rhinologika	19,5	−8,1	111,9	−5,6	102,0	−8,5
14	Schilddrüsentherapeutika	19,0	6,2	184,8	6,3	167,0	2,1
15	Sexualhormone	16,5	−12,5	439,3	−9,9	388,2	−15,4
16	Lipidsenker	12,8	6,1	1228,8	−2,7	1034,2	−12,9
17	Koronarmittel	12,7	−7,4	275,6	−11,2	249,4	−14,7
18	Thrombozytenaggregationshemmer	12,5	10,5	419,3	28,8	354,1	15,6
19	Mineralstoffpräparate	11,0	−3,0	184,2	1,1	170,1	−0,8
20	Antiallergika	9,8	−7,2	324,4	−4,2	285,3	−10,5
Summe der Ränge 1 bis 20		585,1	−0,6	16827,1	5,8	14674,3	−1,9
Gesamtmarkt GKV-Rezepte mit Fertigarzneimitteln		749,0	−1,6	24121,1	6,3	21102,9	−1,1

* Die Kosten umfassen Ausgaben der GKV sowie die Zuzahlung der Versicherten. Im Gegensatz zum Fertigarzneimittelumsatz sind jedoch Rabatte auf den verschiedenen Ebenen der Distributionskette in Höhe von 3018,2 Mio. € bereits abgezogen.

1

effekt (6,5%) hat erstmals seit drei Jahren wieder der Packungsgrößeneffekt (+1,8%) entsprechend einem Kostenvolumen von 408 Mio. € einen deutlichen Einfluß auf die Strukturkomponente. Insgesamt erklären die strukturellen Veränderungen den gesamten Umsatzzuwachs in Höhe von 1,43 Mrd. €, während die Veränderungsraten der Verordnungen (−1,6%) und des Preisindex (−0,6%) einen dämpfenden Effekt hatten.

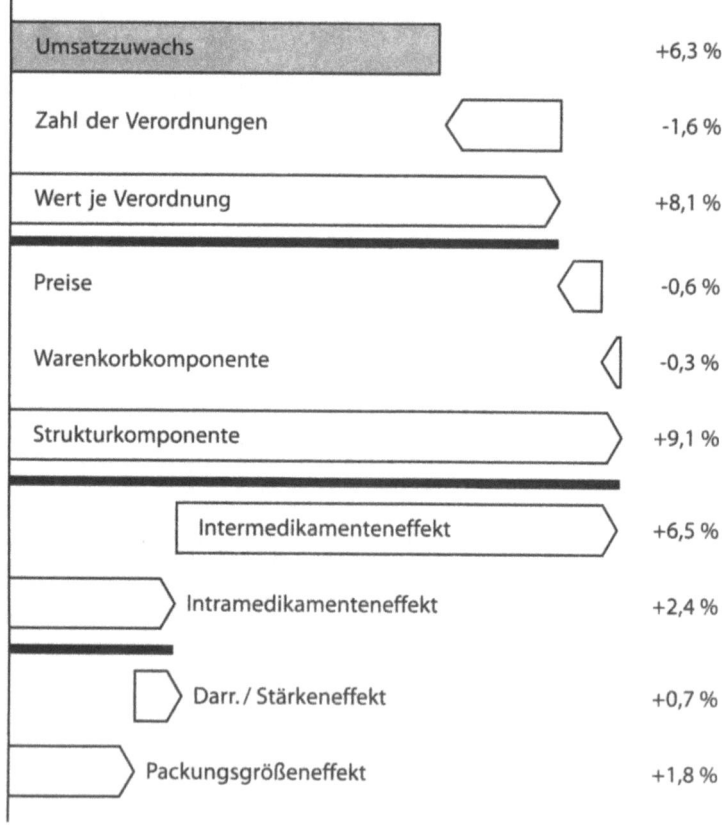

Umsatzzuwachs	+6,3 %
Zahl der Verordnungen	−1,6 %
Wert je Verordnung	+8,1 %
Preise	−0,6 %
Warenkorbkomponente	−0,3 %
Strukturkomponente	+9,1 %
Intermedikamenteneffekt	+6,5 %
Intramedikamenteneffekt	+2,4 %
Darr. / Stärkeneffekt	+0,7 %
Packungsgrößeneffekt	+1,8 %

Umsatzniveau 2002

Abbildung 1.2: Komponentenanalyse der Umsatzentwicklung 2002/2003

Trotz des kontinuierlichen Anstiegs der Arzneimittelumsätze und des gegenläufigen Rückgangs der Verordnungen, d. h. der verordneten Arzneimittelpackungen (Abbildung 1.1), ist das therapeutisch bedeutsame Verordnungsvolumen nach definierten Tagesdosen (DDD) seit 1992 bemerkenswert konstant geblieben (Abbildung 1.3). Lediglich in den letzen drei Jahren zeigt sich ein Aufwärtstrend, der sich auch im Jahre 2003 mit einem auffälligen Anstieg um 3,6% fortsetzte. Dieses erhöhte Therapievolumen ist trotz einer gesunkenen Zahl von Versicherten im Jahr 2003 mit 70,42 Mio. im Vergleich zum Vorjahr (70,73 Mio.) eingetreten. Unverkennbar ist auch bei dem DDD-bezogenen Verordnungsvolumen der zunehmende Anteil der Generika. Ähnlich wie bei den packungsbezogenen Verordnungen haben die Generikaverordnungen im Jahre 2003 einen Anteil von 54,1% am Gesamtvolumen erreicht (vgl. Abbildung 1.7).

Verordnungsschwerpunkte

Einen ersten Überblick über die wichtigsten Verordnungsschwerpunkte und ihre Veränderungen vermittelt die Zusammenstellung der 20 führenden Indikationsgruppen des Jahres 2003 (Tabelle 1.1). Mit

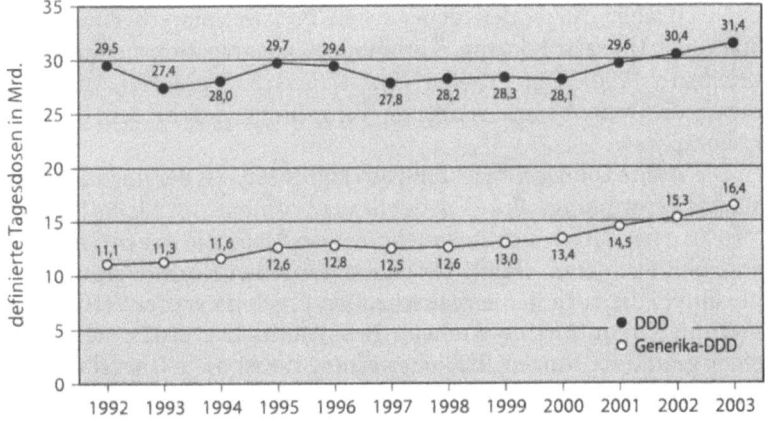

Abbildung 1.3: Entwicklung des Verordnungsvolumens nach definierten Tagesdosen für den Gesamtmarkt und den Generikamarkt

1

585 Mio. Verordnungen und 16,8 Mrd. € Umsatz bzw. 14,7 Mrd. Arznei-mittelkosten (ohne Kassenrabatte) umfassen sie 78% der gesamten Verordnungen und 70% des Umsatz- bzw. Kostenvolumens. Eine voll-ständige Übersicht über alle Indikationsgruppen findet sich in der Tabelle 64.3 der ergänzenden statistischen Übersicht (Kapitel 64).

Analgetika/Antirheumatika sind weiterhin mit weitem Abstand die verordnungsstärkste Indikationsgruppe (Tabelle 1.1). Trotz eines geringfügigen Verordnungsrückgangs ist der Umsatz erneut über-durchschnittlich angestiegen (+11,1%), hauptsächlich infolge der weiter stark ansteigenden Verordnungen von Opioidanalgetika und COX-2-Hemmern. An zweiter Stelle folgt die Gruppe der Betarezep-torenblocker, Calciumantagonisten und Hemmstoffe des Angioten-sinsystems (ACE-Hemmer, AT_1-Rezeptorenblocker) mit einem etwa parallelen Anstieg von Verordnungen und Umsatz. Die Antihyperto-nika sind durch die größte Verordnungszunahme (11,1%) auf Rang 7 (Vorjahr Rang 9) vorgerückt. Gleichzeitig sind sie durch einen noch höheren Umsatzzuwachs erstmals zur umsatzstärksten Indikations-gruppe aufgerückt. Ähnlich erfolgreich haben sich die Verordnungen der Antidiabetika (+6,2%) entwickelt, die sich auf Rang 10 (Vorjahr Rang 11) vorgeschoben haben. Schon erwähnt wurden die Lipidsen-ker, die 2003 eine Sonderrolle gespielt haben. Durch den Patentablauf von zwei Cholesterinsenkern aus der Gruppe der Statine und der Einführung der ersten preiswerten Simvastatingenerika gab es einen auffälligen Verordnungsschub für die gesamte Indikationsgruppe, zugleich aber durch den generischen Preiswettbewerb einen noch stärkeren Umsatzrückgang. Thrombozytenaggregationshemmer ver-zeichneten 2003 den größten Umsatzzuwachs (+28,8%), vor allem durch die weiter stark steigende Verordnung der beiden Clopido-grelpräparate.

Die zweite Sonderentwicklung des Jahres 2003 ist der nochmals ver-stärkte Verordnungsrückgang der Sexualhormone um 12,5% (Vorjahr –5,4%). Hier setzen sich in zunehmendem Maße die neuen Therapie-empfehlungen zum Einsatz der klimakterischen Hormonersatzthera-pie durch, die nach den enttäuschenden Ergebnissen der WHI-Studie (Writing Group for the Women's Health Initiative 2002) weltweit zu einer geänderte Nutzen-Risikobewertung dieser viele Jahrzehnte pro-pagierten Behandlung geführt haben (siehe Sexualhormone, Kapitel 46). Den zweitgrößten Verordnungsrückgang zeigen die Antitus-siva/Expektorantien (–9,0%), der ebenfalls im Vergleich zum Vorjahr (–4,9%) höher ausgefallen ist. Hier geht es weniger um eine neue

Risikobewertung sondern um die Beurteilung des Nutzens, da alle Expektorantien zu den umstrittenen Arzneimitteln gehören, deren therapeutische Wirksamkeit nicht oder nicht ausreichend nachgewiesen wurde. Das nach wie vor hohe Verordnungsvolumen steht in auffälligem Widerspruch zu den marginalen Effekten (siehe Antitussiva und Expektorantien, Kapitel 19). Eine ähnliche Beurteilung gilt auch für einen großen Teil der Rhinologika und Sinusitismittel. Die wichtigsten Verordnungsveränderungen der führenden Indikationsgruppen sind in der graphischen Übersicht über die Aufsteiger und Absteiger dargestellt (Abbildung 1.4).

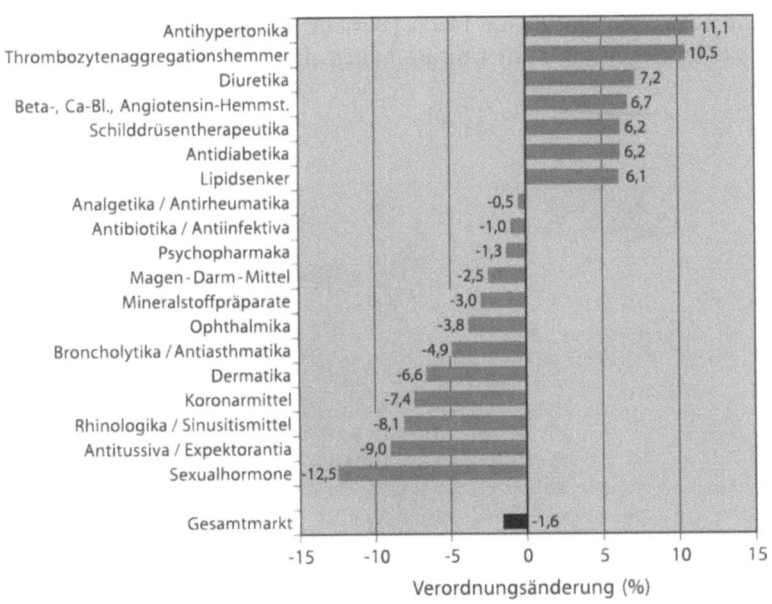

Abbildung 1.4: Verordnungsentwicklung verordnungsstarker Indikationsgruppen 2003

1

Spezialpräparate

Die Gruppe der Spezialpräparate ist vor einigen Jahren durch ein besonders dynamisches Umsatzwachstum aufgefallen, das 1996 mit einem sprunghaften Anstieg begann und sich in den Folgejahren mit weit überdurchschnittlichen Steigerungen fortgesetzt hat (Abbildung 1.5). Mit einem Umsatzvolumen von 4,4 Mrd. € haben die Spezialpräparate im Jahre 2003 bereits 18% des Gesamtmarktes erreicht und unterstreichen damit ihre besondere Bedeutung für die Kostenentwicklung im Arzneimittelbereich. Als Spezialpräparate werden Arzneimittel bezeichnet, die in der Regel für spezielle Therapieverfahren in klinischen Zentren und Spezialambulanzen eingesetzt werden und später in der ambulanten Nachsorge weiter verordnet werden. Typische Spezialpräparate werden in der Transplantationsmedizin, in der Onkologie, bei AIDS-Patienten und in der Reproduktionsmedizin angewendet.

Die Verordnungsentwicklung der letzten Jahre hat sich auch 2003 nahezu unverändert fortgesetzt. Die Verordnungen sind um 8,4% (Vorjahr 9,0%), der Umsatz um 14,2% (Vorjahr 16,2%) angestiegen (Tabelle 1.2). Im Gegensatz zum Umsatz haben die 12,0 Mio. Verordnungen

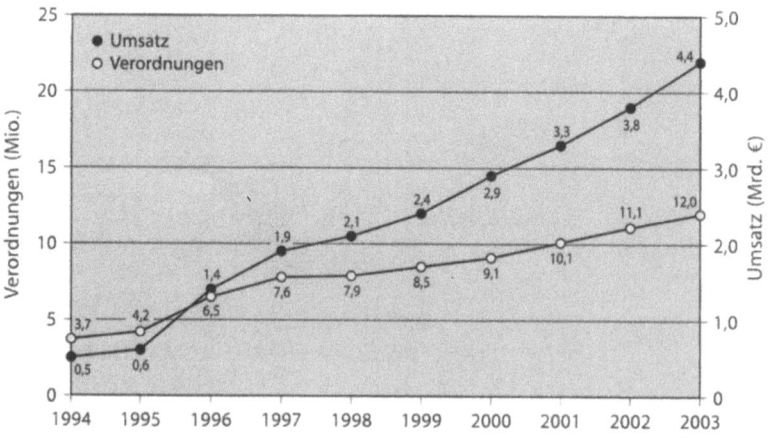

Abbildung 1.5: Entwicklung von Verordnungen und Umsatz der Spezialpräparate von 1994–2003 (ab 2001 neuer Warenkorb)

Tabelle 1.2: Verordnungen und Umsatz von Spezialpräparaten 2003

1

Arzneimittelgruppen*	Verordnungen in Tsd.	Änd. %	Umsatz Mio. €	Änd. %
Blutbildungs- und Blutgerinnungsmittel				
Erythropoietin	890,4	2,2	425,4	11,1
Niedermolekulare Heparine	2246,8	9,1	237,8	11,3
Standardheparine	91,2	–3,0	2,9	–4,0
ADP-Rezeptorantagonisten	2020,8	13,6	371,9	31,1
Gerinnungsfaktoren	42,1	–0,8	38,1	–8,0
	5291,3	9,2	1076,2	16,4
HIV-Therapeutika				
Nukleosidanaloga	447,0	4,3	251,0	15,0
NNRT-Inhibitoren	108,4	7,3	53,7	14,1
HIV-Proteasehemmer	40,7	–15,1	23,0	–10,4
Cytomegalievirostatika	7,7	5,2	11,4	17,5
	603,8	3,3	339,1	12,8
Hypophysenhormone				
Gonadotropine	552,5	45,1	166,6	47,7
Gonadorelinantagonisten	35,4	64,5	9,5	71,1
Wachstumshormon	52,8	7,9	142,7	8,3
	640,8	42,0	318,8	27,4
Immuntherapeutika				
Interferone	440,1	9,3	576,6	12,4
Immunmodulatoren	72,0	39,3	81,8	39,3
Immunsuppressiva	1372,2	9,9	544,7	14,4
Hyposensibilisierungsmittel	659,0	2,7	184,6	3,4
Immunglobuline	132,3	–6,1	89,8	–3,8
	2675,6	7,6	1477,6	11,9
Onkologische Präparate				
Zytostatika	695,0	3,8	336,8	25,1
Calciumfolinat	58,9	–15,4	24,1	–16,2
Gonadorelinanaloga	446,2	7,9	268,2	9,1
Gestagene, Estramustin	45,6	–6,4	20,8	–6,1
Antiöstrogene	556,3	–0,6	27,3	–12,3
Antiandrogene	181,8	6,9	54,4	53,0
Aromatasehemmer	196,5	25,7	108,4	34,4
Koloniestimulierende Faktoren	75,7	4,0	81,8	11,5
Bisphosphonate	129,7	–17,4	59,2	–17,8
Spezielle Antiemetika	297,9	6,8	46,7	2,1
Somatostatinanaloga	26,0	–4,5	51,0	4,6
	2709,5	3,3	1078,6	13,2
Weitere Spezialpräparate				
Acamprosat	40,0	4,5	2,6	6,8
Riluzol	27,1	5,9	15,2	6,4
Dornase alfa	15,0	4,6	17,1	5,9
Imiglucerase	2,3	–23,7	47,5	–0,3
	84,4	3,9	82,4	2,3
Summe	12005,4	8,4	4372,7	14,2

* Es werden nur Gruppen mit mindestens 1.000 Verordnungen ausgewiesen. Nicht dargestellt werden daher Fusionshemmer, Somatostatinrezeptorantagonisten, Laronidase und Miglustat

1

dieses Bereichs nur einen Anteil von 1,6% am Gesamtmarkt, da Spezialpräparate in der Regel besonders teure Arzneimittel sind.

In der Gruppe der Blutbildungs- und Blutgerinnungsmittel sind Erythropoetin, Heparine, ADP-Rezeptorantagonisten und Gerinnungsfaktoren zusammengefaßt worden. Der größte Umsatzanteil entfällt nach wie vor auf die Erythropoetinpräparate, die mit dem 2002 eingeführten Darbepoetin alfa (*Aranesp*) weiter zugenommen haben. Die stärkste Zuwachsrate zeigen seit mehreren Jahren die ADP-Rezeptorantagonisten, die im Kapitel Thrombozytenaggregationshemmer (Kapitel 16) ausführlicher dargestellt werden. Die Verordnungen der Gerinnungsfaktoren haben 2003 wieder geringfügig abgenommen.

Bei den HIV-Therapeutika sind weiterhin hohe Zuwachsraten zu beobachten, die allerdings im Vergleich zu den vorangehenden Jahren geringer ausfallen. Auffällig ist der weitere Verordnungsrückgang der HIV-Proteasehemmer. Er ist vermutlich auf die schwere Lipodystrophie zurückzuführen, die sich bei der Kombinationstherapie mit Proteasehemmern nach einem Jahr bei 40% der Patienten entwickelt und mit Hyperlipidämie, Hyperglykämie und Insulinresistenz einhergeht. Als Alternative wird der Wechsel auf Nichtnukleosid-Reverse-Transkriptase-Inhibitoren (NNRTI) oder Dreifachkombinationen aus Nukleosidanaloga empfohlen. Beide Stoffgruppen sind dementsprechend angestiegen (Tabelle 1.2). Ein solcher Wechsel ist jedoch nicht immer erfolgreich und hat wenig Einfluß auf bestehende Fettgewebsverluste.

Auch der Umsatz der Hypophysenhormone ist weiter gewachsen. Auffällig ist der erneute hohe Verordnungs- und Umsatzanstieg der Gonadotropinpräparate, die bei der Behandlung der Infertilität vor allem zur kontrollierten ovariellen Stimulation bei assistierter Konzeption angewendet werden (siehe Hypophysen- und Hypothalamushormone, Kapitel 31). Zu dieser Entwicklung hat die Neueinführung der Gonadorelinantagonisten Ganirelix (*Orgalutran*) und Cetrorelix (*Cetrotide*) beigetragen, die nach kontrollierter ovarieller Stimulation zur Verhinderung eines vorzeitigen Eisprungs eingesetzt werden.

Die Immuntherapeutika haben sich seit vielen Jahren zur umsatzstärksten Gruppe der Spezialpräparate entwickelt. Der größte Teil des Umsatzes entfällt 2003 weiterhin auf die Interferone, die zwar nicht mehr so stark ansteigen wie in den früheren Jahren, aber weiterhin in Form der Betainterferone bei Patienten mit multipler Sklerose Bedeutung haben. Die zweite große Gruppe bilden die Immunsuppressiva, die insbesondere in der Transplantationsmedizin zur Verhinderung von Abstoßungsreaktionen eingesetzt werden. Die Anwendung der Immunglobuline geht wie im Vorjahr zurück.

In der Gruppe der onkologischen Präparate entfällt der Hauptteil der Kosten auf die klassischen Zytostatika und die Gonadorelinanaloga. Außerdem werden spezielle Hormontherapeutika (Gestagene, Estramustin, Antiöstrogene, Antiandrogene, Aromatasehemmer) sowie Arzneimittel für die supportive Therapie mit Bisphosphonaten und spezielle Antiemetika aus der Gruppe der 5-HT$_3$-Antagonisten zusammengefaßt. Mit der Neueinführung mehrerer Zytostatika sind die Umsätze dieser Arzneimittelgruppe wesentlich stärker als bei den übrigen Präparaten für die Tumortherapie angestiegen.

Generika

Der langjährige Trend zur vermehrten Verordnung von Generika ist auch 2003 ungebrochen. Diese Gruppe von Arzneimitteln enthält patentfreie Wirkstoffe, die entweder mit dem internationalen Freinamen (international nonproprietary name, INN) oder als sogenannte Markengenerika unter einem neuen Handelsnamen auf den Markt gebracht werden. Generika können zu günstigeren Preisen angeboten werden, da anders als bei neuen Wirkstoffen keine Entwicklungskosten anfallen. Daneben besteht durch die große Zahl der Generikaanbieter ein reger Wettbewerb, der bei der als selbstverständlich vorausgesetzten Qualität fast ausschließlich über den Preis stattfindet. Bei vielen therapeutisch bedeutsamen Wirkstoffen sinkt der Preis nicht nur bei der ersten Ausbietung nach Ablauf des Patentschutzes, sondern als Zeichen eines regen Preiswettbewerbs auch in den Folgejahren. Der Generikawettbewerb sichert damit langfristig erhebliche Kostenvorteile für die Arzneimittelversorgung.

Die kontinuierliche Aufwärtsentwicklung der Generika findet auf mehreren Ebenen statt. Im generikafähigen Arzneimittelmarkt, d. h. im Markt der patenfreien oder nicht mehr patentgeschützten Arzneimittel, ist der Verordnungsanteil der Generika seit 1981 von 27,3% fast kontinuierlich auf 75,3% gestiegen (Abbildung 1.6). Im Vergleich zu den im Vorjahr publizierten Daten, ergeben sich wiederum kleinere Abweichungen und eine größere Zahl von 466 generikafähigen Wirkstoffen (2002: 457). Neu hinzugekommen sind z. B. Lovastatin, Simvastatin, Cefixim, Gabapentin, Fluconazol, Moxonidin und Opipramol. Ein vollständiger Überblick über den prozentualen Anteil der Generi-

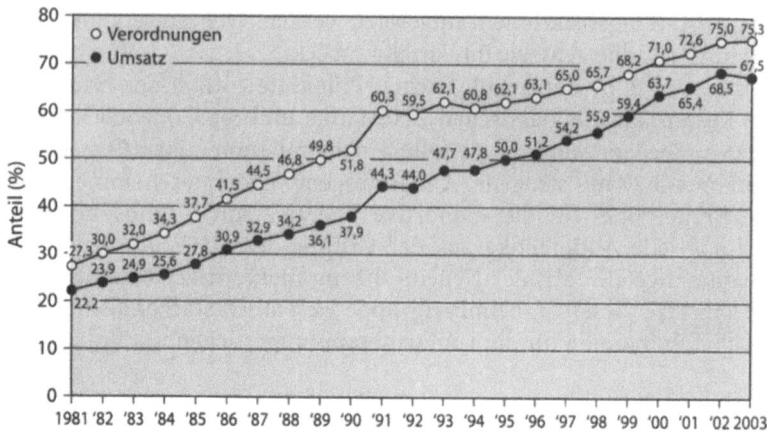

Abbildung 1.6: Anteil der Zweitanmelder am generikafähigen Markt 1981 bis 2003 (ab 1991 mit den neuen Bundesländern, ab 2001 mit neuem Warenkorb)

kaverordnungen wird in der ergänzenden statistischen Übersicht gegeben (Kapitel 64, Tabelle 64.6).

Im Gesamtmarkt ist der Verordnungsanteil der Generika von 10,9% im Jahr 1981 auf 54,1% im Jahr 2003 angestiegen und hat sich damit in diesem Zeitraum etwa verfünffacht (Abbildung 1.7). Die größten prozentualen Zunahmen entwickelten sich 1991 infolge der Wiedervereinigung und 1993 nach Einführung des Arzneimittelbudgets. Nach einer kurzen Phase der Stagnation im Jahre 1998 sind die Generikaverordnungen wieder weiter auf dem Vormarsch und haben im Jahre 2003 erneut deutlich um 1,9 Prozentpunkte zugenommen.

Der Umsatzanteil der Generika im Gesamtmarkt zeigte zunächst eine ähnliche Entwicklung wie der Verordnungsanteil. Seit 1995 ist der Umsatzanteil jedoch rückläufig und fiel im Jahre 2001 erstmals wieder unter die 30%-Grenze. Diese Entwicklung ist vor allem auf die starke Umsatzzunahme teurer Arzneimittelinnovationen und Spezialpräparate zurückzuführen. Teilweise dürfte sie auch dadurch bedingt sein, daß seit 1996 alle patentgeschützten Arzneimittel von der Festbetragsregelung ausgenommen waren. Im vergangenen Jahr ist der Umsatzanteil der Generika wieder auf 30,3% angestiegen, da mit dem Patentablauf der ersten beiden Statine aus der Gruppe der cholesterinsenkenden Arzneimittel ein umsatzträchtiger Marktbereich erstmals für den generischen Wettbewerb offen stand.

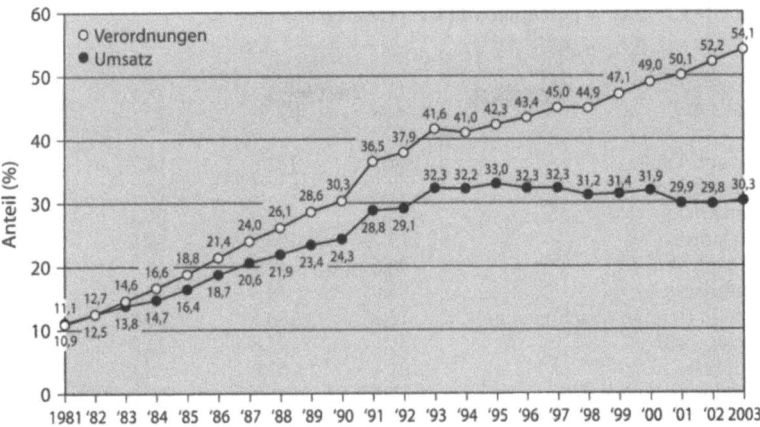

Abbildung 1.7: Anteil der Zweitanmelder am Gesamtmarkt 1981 bis 2003 (ab 1991 mit den neuen Bundesländern, ab 2001 mit neuem Warenkorb)

Die Verordnung von Generika trägt seit vielen Jahren zur Dämpfung der Arzneimittelausgaben bei. Wenn die derzeitigen Durchschnittskosten einer Originalpräparatverordnung von 26,46 € (Vorjahr 23,56 €) mit den Kosten einer Generikaverordnung von 18,03 € (Vorjahr 17,05 €) verglichen werden, dann war jede Originalpräparatepackung 8,43 € teurer als eine Generikapackung. Da von den 749,0 Mio. verordneten Arzneimittelpackungen des Gesamtmarktes 405,2 Mio. Packungen als Generika (54,1%, Abbildung 1.7) verordnet wurden, haben die deutschen Vertragsärzte allein durch Verschreibung von Generika im Jahre 2003 insgesamt 3,4 Mrd. € für die gesetzlichen Krankenkassen eingespart. Für den generikafähigen Teilmarkt der 466 generikafähigen Wirkstoffe mit einem Umsatzvolumen von 10,8 Mrd. € (Vorjahr 9,9 Mrd. €) läßt sich für das Jahr 2003 ein zusätzliches Einsparpotential von 1.455 Mio. € berechnen, wenn jeweils der günstigste Preis für Generika mit mindestens 10.000 Verordnungen ohne die umstrittenen Arzneimittel zugrunde gelegt wird (Tabelle 1.3). Damit hat sich das Einsparpotential des generikafähigen Marktes gegenüber dem Jahr 2002 (1.427 Mio. €) geringfügig erhöht.

Die Hälfte der Einsparmöglichkeiten konzentriert sich auf die 20 führenden Wirkstoffe, für die ein Einsparvolumen von 737 Mio. € berechnet wurde (Tabelle 1.3). An der Spitze der Wirkstoffe mit besonders hohen Einsparpotentialen steht neben Metoprolol und

Tabelle 1.3: Einsparpotentiale von Generika 2003

Wirkstoff	Tatsächlicher Umsatz (Mio. €)	Umsatz bei günst. Preis (Mio. €)	Mögliche Einsparung (Mio. €)	Einsparung (kumuliert) (Mio. €)
Metoprolol	297,5	182,8	114,7	114,7
Simvastatin	309,7	240,2	69,5	184,2
Omeprazol	445,7	379,3	66,4	250,5
Enalapril	213,7	163,2	50,6	301,1
Theophyllin	96,6	49,7	46,9	348,0
Pankreatin	85,0	49,3	35,7	383,7
Insulin (human Mischinsuline)	315,7	280,5	35,2	418,9
Ciclosporin	131,6	97,8	33,9	452,7
Ibuprofen	95,4	67,0	28,4	481,1
Nifedipin	63,6	36,4	27,2	508,3
Insulin (human kurzwirkend)	216,8	189,7	27,1	535,3
Isosorbidmononitrat	81,2	54,3	26,8	562,1
Levothyroxin	101,3	75,1	26,2	588,3
Ramipril und Hydrochlorothiazid	119,7	94,4	25,3	613,6
Bisoprolol	133,3	109,5	23,7	637,4
Captopril	78,6	55,1	23,5	660,9
Diclofenac	114,3	91,2	23,2	684,0
Colecalciferol + Calciumcarbonat	64,7	44,8	19,9	703,9
Ranitidin	91,0	74,3	16,6	720,5
Beclometason	55,5	39,2	16,3	736,9
Summe dieser 20 Wirkstoffe	3110,9	2374,0	736,9	
Summe aller Generika-Wirkstoffe	9527,3	8072,4	1454,9	

Bei der Berechnung des günstigsten Preises wurden nur unumstrittene Präparate mit ausreichender Marktabdeckung berücksichtigt.

Omeprazol mit Simvastatin erstmals ein Vertreter der Statine. Danach folgt Enalapril mit einem gegenüber dem Vorjahr abermals erhöhten Einsparvolumen, das insbesondere durch neue preisgünstige Generika (*enalapril-corax, Enalapril-1A Pharma*) bedingt ist (siehe Tabelle 5.2).

Analogpräparate

Wie bereits in den vergangenen Jahren vermutet, wächst die Bedeutung der Analogpräparate für zukünftige Wirtschaftlichkeitsüberlegungen. Die Ursachen für diese Entwicklung liegen nicht nur in den steigenden Markterfolgen schon länger eingeführter Analogpräparate, sondern zusätzlich im Patentablauf von Innovationssubstanzen in

Arzneimittelgruppen mit hoher Marktbedeutung. Im Jahre 2003 ist vor allem der Cholesterinsenker Simvastatin zu nennen. Er gehört zur Indikationsgruppe der Lipidsenker, die 2003 auf ein Umsatzvolumen von 1,2 Mrd. € kamen und damit an siebter Stelle der umsatzstärksten Indikationsgruppen standen. Mit Simvastatin ergeben sich nicht nur wirtschaftlich, sondern auch therapeutisch bedeutsame Substitutionsmöglichkeiten, da die Langzeitevidenz dieses Wirkstoffs durch große Interventionsstudien hervorragend belegt ist (siehe Lipidsenkende Arzneimittel, Kapitel 35).

Analogpräparate enthalten neue Wirkstoffmoleküle mit analogen pharmakologischen und klinischen Wirkungen wie bereits bekannte Arzneimittel. Sie sind damit chemische Innovationen mit pharmakologisch ähnlichen oder gleichartigen Wirkungen ohne indikationsspezifische therapeutische Vorteile für die Patienten. Derartige neue Substanzen sind patentfähig und ermöglichen dem Erfinder in großen Indikationsgruppen einen profitablen Marktanteil. Produkte mit solchen Molekülvariationen werden wegen ihrer Ähnlichkeit zu bereits eingeführten Wirkstoffen auch als Me-too-Präparate bezeichnet. In vielen Ländern mit einer produktiven pharmazeutischen Industrie besteht ein großer Teil der jährlich neu eingeführten Wirkstoffe aus solchen Analogsubstanzen. So wurden in den USA von 1989 bis 1993 insgesamt 127 Arzneimittel mit neuen Molekülstrukturen zugelassen, von denen jedoch nur eine kleine Minderheit klare Vorteile gegenüber bestehenden Therapieprinzipien hatte (Kessler et al. 1994). In Deutschland kamen seit Inkrafttreten des Arzneimittelgesetzes im Jahre 1978 insgesamt 698 neue Wirkstoffe auf den Markt, davon jedoch nur 179 Wirkstoffe mit therapeutisch bedeutsamen neuen Wirkprinzipien. Weitere 181 Wirkstoffe wiesen gegenüber bereits im Handel befindlichen Arzneimitteln Verbesserungen pharmakodynamischer oder pharmakokinetischer Eigenschaften auf (siehe Neue Arzneimittel, Kapitel 2). Der Rest von 338 neuen Wirkstoffen gehört fast ausschließlich zur Gruppe der Analogpräparate ohne therapeutischen Zusatznutzen. Diese Zahlen belegen, daß auch der deutsche Arzneimittelmarkt durch die Dominanz der Analogpräparate geprägt wird.

Ähnlich wie der Generikamarkt wandelt sich auch der Analogpräparatemarkt durch Einführung neuer preiswerter Generika oder neuer preiswerter Analogwirkstoffe. Daher ist die Analyse der Analogpräparate um drei weitere Arzneimittelgruppen mit pharmakologisch-therapeutisch vergleichbaren Wirkstoffen auf 33 Arzneimittelgruppen erhöht worden (Tabelle 1.4). Es handelt sich um Follitropinpräparate,

Tabelle 1.4: Entwicklung der Einsparpotentiale durch Substitution von Analogpräparaten mit pharmakologisch-therapeutisch vergleichbaren Wirkstoffen 2003.

Arzneimittelgruppen	Umsatz Mio. € 2003	Einspar- potential Mio. € 2002	Einspar- potential Mio. € 2003	Änderung Mio. €
Präparategruppen mit sinkenden Potentialen				
ACE-Hemmer, lang wirkend	369,7	152,0	133,9	−18,1
Glucocorticoide, inhalativ	85,0	36,4	19,0	−17,4
Antihistaminika, wenig sedierend	86,8	37,1	33,1	−3,9
Antidepressiva, trizyklisch	127,3	67,3	63,8	−3,6
Nitrate	121,2	30,4	27,3	−3,1
Calciumantagonisten, Verapamil- und Diltiazemtyp	32,3	13,6	12,6	−1,0
Tranquillantien, lang wirkend	11,4	10,7	9,8	−0,9
Rhinologika, glucocorticoidhaltige	34,7	6,2	5,5	−0,7
Oralpenicilline	6,7	5,1	4,5	−0,6
Glucocorticoide, systemisch	44,2	24,8	24,2	−0,6
Antimykotika, topische	13,4	6,0	5,3	−0,6
Benzodiazepinhypnotika, lang wirkend	6,6	4,4	3,9	−0,5
Tetracycline	9,2	4,1	3,8	−0,4
Glaukommittel, Betarezeptorenblocker	6,6	2,5	2,2	−0,3
H2-Rezeptorantagonisten	8,8	1,6	1,3	−0,2
Summe der gesunkenen Potentiale	963,7	402,1	350,2	−52,0
Präparategruppen mit steigenden Potentialen				
Digoxinderivate	18,6	−1,3	−1,3	0,0
Thyreostatika	6,5	0,3	0,8	0,4
Nichtsteroidale Antiphlogistika, systemisch	167,9	65,2	65,8	0,6
Tranquillantien, mittellang wirkend	29,5	3,3	4,0	0,6
Alpharezeptorenblocker, Urologika	185,8	39,9	41,9	2,0
Thiaziddiuretika	55,4	34,8	36,9	2,0
Triptane	69,5	11,0	13,5	2,5
Schleifendiuretika	157,1	82,5	86,3	3,8
Glaukommittel, Prostaglandinderivate	63,2	8,1	12,6	4,5
Antidiabetika, insulinotrop	149,6	111,8	120,8	9,0
Betarezeptorenblocker, Herzinsuffizienz/Hypertonie	123,8	67,3	77,8	10,5
Follitropine	116,7	44,0	60,9	16,9
Betarezeptorenblocker, Hypertonie	407,7	80,6	101,2	20,6
Antidepressiva, SSRI	202,8	73,4	97,7	24,3
Protonenpumpenhemmer	543,4	163,8	193,2	29,4
ACE-Hemmer-Hydrochlorothiazid- Kombinationen, lang wirkend	286,8	50,6	86,0	35,4
Calciumantagonisten, Dihydropyridine	432,5	255,0	301,0	46,0
Statine	800,9	68,3	354,8	286,5
Summe der gestiegenen Potentiale	3.817,5	1.158,8	1.653,9	495,0
Gesamtsumme der Einsparpotentiale	4.781,2	1.561,0	2.004,0	443,1

1

Statine und Tetracycline. Zur Substitution der Analogpräparate wird für jede Analogpräparategruppe eine pharmakologisch-therapeutisch geeignete Leitsubstanz dargestellt, die für die Substitution der übrigen pharmakologisch-therapeutisch vergleichbaren Wirkstoffe vorgeschlagen wird. In der Regel kommen für die Substitution von Analogpräparaten die Generika des Innovationsproduktes einer Arzneimittelgruppe in Frage, wenn nach Ablauf des Patentschutzes die ersten Generika auf dem Markt erscheinen. Eine weitergehende Forderung der therapeutischen Äquivalenz bezieht sich auf die Beleglage durch Langzeitstudien. Mit dem Innovationsprodukt sind häufig die besten Belege für Langzeitwirkungen eines neuen Wirkprinzips erarbeitet worden. Sind Analogpräparate oder ihre Generika innerhalb einer Arzneimittelgruppe preisgünstiger als das Originalpräparat, ist die Verwendung als Leitsubstanz nur vertretbar, wenn ein vergleichbares wissenschaftliches Evidenzniveau für harte Endpunkte vorliegt, wie z. B. die Senkung der Morbidität oder Mortalität. Aus diesem Grunde sind die Statine bisher nicht in die Auswertung von Einsparpotentialen für Analogpräparate aufgenommen worden, obwohl mit neueren Wirkstoffen wie z. B. Atorvastatin (*Sortis*) beträchtliche Einsparungen möglich gewesen wären.

Die bisher zur Substitution ausgewählten 30 Leitsubstanzen für die einzelnen Arzneimittelgruppen sind zuletzt im Arzneiverordnungs-Report 2003 dargestellt und begründet worden. In diesem Jahr wird die Darstellung nur auf die drei neuen Analogpräparategruppen beschränkt.

Follitropinpräparate. In der Gruppe der follitropinhaltigen Gonadotropine werden neben dem schon seit langem verfügbaren humanen Menopausengonadotropin (hMG, Menotropin), das aus dem Harn postmenopausaler Frauen gewonnen wird und zu gleichen Teilen Follitropin und Lutropin enthält, die beiden rekombinanten Gonadotropine Follitropin alfa (*Gonal*) und Follitropin beta (*Puregon*) eingesetzt. Hauptindikation aller drei Gonadotropine ist die weibliche Infertilität, insbesondere die kontrollierte ovarielle Überstimulation zur Vorbereitung einer assistierten Konzeption. Nachdem zunächst in einzelnen Arbeiten Vorteile für die rekombinanten Präparate beschrieben worden waren, zeigt ein aktueller Cochrane-Review über sechs klinische Studien mit 2128 Patientinnen (Van Wely et al. 2004), daß kein Unterschied in Wirksamkeit und Verträglichkeit zwischen gereinigten und dem rekombinanten Follitropinen besteht und damit auch kein

1

Grund, der die über 40% höheren Kosten für das rekombinante Präparat rechtfertigen würde (siehe auch Hypophysen- und Hypothalamushormone, Kapitel 31). Wegen der therapeutischen Gleichwertigkeit und des deutlichen Kostenvorteils wird Menotropin (*Menogon*) in der hochgereinigten Form als Leitsubstanz der Follitropinpräparate vorgeschlagen.

Statine. Als erster Vertreter der Statine (HMG-CoA-Reduktasehemmer) wurde 1989 die Innovationssubstanz Lovastatin (*Mevinacor*) in Deutschland eingeführt, so daß sie grundsätzlich als Leitsubstanz für diese Indikationsgruppe in Frage käme. Das als zweites Statin eingeführte Simvastatin ist definitionsgemäß eine Analogsubstanz von Lovastatin, da sie erst ein Jahr nach Lovastatin eingeführt wurde und zunächst keinen therapeutischen Zusatznutzen im Vergleich zu Lovastatin hatte. Im Gegensatz zu Lovastatin wurde aber mit Simvastatin erstmals die Wirksamkeit der Cholesterinsenkung für die Sekundärprophylaxe von Patienten mit koronarer Herzkrankheit und Hypercholesterinämie in der ersten großen Langzeitstudie über 5 Jahre nachgewiesen (Scandinavian Simvastatin Survival Study Group 1994). Weitere große Simvastatinstudien berechtigen dazu, Simvastatin wegen der hervorragend belegten Langzeitevidenz als Leitsubstanz aus der Gruppe der Statine zur Sekundärprävention kardiovaskulärer Risiken zu klassifizieren (siehe auch Lipidsenkende Mittel, Kapitel 35).

Tetracycline. Die einzelnen Vertreter der Tetracycline haben ein weitgehend ähnliches antibakterielles Wirkungsspektrum und unterscheiden sich nur in ihren pharmakokinetischen Eigenschaften. Aufgrund seiner pharmakokinetischen Vorteile bei der Resorption und der Wirkungsdauer ist Doxycyclin seit über 20 Jahren das führende Tetracyclin. Das einzige weitere Tetracyclin mit einer nennenswerten therapeutischen Bedeutung ist Minocyclin, das ein identisches Wirkungsspektrum wie Doxycyclin hat, aber aus pharmakokinetischen Gründen doppelt so hoch wie Doxycyclin dosiert werden muß. Wegen seiner hohen Lipophilie wird es seit langem zur systemischen antibiotischen Therapie der Acne vulgaris eingesetzt. Nach einem aktuellen Cochrane-Review über 27 klinische Studien gibt es jedoch keine zuverlässige Evidenz für eine Überlegenheit von Minocyclin gegenüber anderen Tetracyclinen zur Aknetherapie (Garner et al. 2003) (siehe auch Antibiotika und Chemotherapeutika, Kapitel 10). Aus diesem Grunde wird Doxycyclin als Leitsubstanz für die Gruppe der

Tetracycline zur systemischen Therapie vorgeschlagen. Aufgrund der mehr als fünffach höheren Tagestherapiekosten von Minocyclin im Vergleich zu Doxycyclin läßt sich ein großer Teil der Behandlungskosten einsparen.

Für das Jahr 2003 ergibt die Substitution von Analogpräparaten durch therapeutisch äquivalente Leitsubstanzen insgesamt ein rechnerisches Einsparpotential in Höhe von 2.004 Mio. € (Tabelle 1.4). Die Berechnung der Einsparpotentiale für die 33 Arzneimittelgruppen erfolgte auch in diesem Jahr mit den Kosten vergleichbarer Arzneiformen, Packungsgrößen und Wirkstoffstärken der verwendeten Leitsubstanzen analog zu der Berechnung der Einsparpotentiale bei den Generika (Tabelle 1.3). Wie in den Auswertungen der vergangenen Jahre sind die Einsparmöglichkeiten durch preislich günstige Generika (generische Substitution) bereits berücksichtigt.

Das Einsparvolumen hat sich gegenüber dem Vorjahr unter Berücksichtigung der erweiterten Auswertung von drei zusätzlichen Arzneimittelgruppen um 443 Mio. € erhöht. Der größte Teil des erhöhten Einsparpotentials ist durch den Patentablauf von Simvastatin in der Gruppe der Statine und damit die Substitutionsmöglichkeit durch preisgünstige Simvastatingenerika der Leitsubstanz in Höhe von 287 Mio. € bedingt (Tabelle 1.4). Kräftig zugenommen haben aber auch die Einsparpotentiale von Calciumantagonisten, Protonenpumpenhemmern und Antidepressiva aus der Gruppe der selektiven Serotonin-Rückaufnahme-Inhibitoren (SSRI). Rückläufig waren die Einsparpotentiale von 15 Arzneimittelgruppen, wodurch gegenüber 2002 insgesamt ein um 52 Mio. € geringeres Einsparvolumen realisiert wurde (Tabelle 1.4). Die höchsten Einsparungen wurden bei den langwirkenden ACE-Hemmern (18 Mio. €) und den inhalativen Glucocorticoiden (17 Mio. €) erzielt.

Um die Einsparpotentiale der Analogpräparate auf der Ebene der einzelnen Arzneimittel deutlicher darzustellen, wurden zusätzlich auch die Substitutionskosten auf der Basis von durchschnittlichen DDD-Kosten der Einzelpräparate errechnet, um einen direkten Vergleich der Präparate zu erleichtern (Tabelle 1.5). Als Substitutionsvorschläge werden hier nur Arzneimittel als Beispiele genannt, die auch tatsächlich 2003 in der Gruppe der 3000 verordnungshäufigsten Präparate vertreten sind. Durch inzwischen eingetretene Preisänderungen sind die ausgewiesenen Einsparpotentiale nur für die Marktsituation des Jahres 2003 repräsentativ und können nicht ohne weiteres auf die Marktverhältnisse des Jahres 2004 übertragen werden.

1

Tabelle 1.5: Einsparpotentiale umsatzstarker Analogpräparate 2003. Angegeben sind die 30 umsatzstärksten Präparate mit definierten Tagesdosen (DDD), Umsatz, Substitutionsvorschlägen mit den durchschnittlichen DDD-Kosten, Substitutionskosten und dem resultierenden Einsparpotential.

Analog-präparat	Umsatz Mio. €	DDD in Mio.	Substitutions-vorschläge (Beispiele)	DDD-Kosten €	Substi-tutions-kosten Mio. €	Einspar-potential Mio. €
Sortis	515,5	541,8	Simvastatin-ratioph.	0,46	249,3	266,2
Pantozol	232,3	83,3	Omeprazol AL	1,28	106,7	125,7
Norvasc	195,1	317,4	Nitren-1A Pharma	0,10	31,7	163,4
Nexium Mups	184,7	132,2	Omeprazol AL	1,28	169,2	15,4
Beloc	149,9	180,1	Atenolol-1A Pharma	0,22	39,6	110,3
Delix/-protect	133,5	369,6	enalapril-corax	0,21	77,6	55,8
Pravasin	118,4	74,9	Simvastatin-ratioph.	0,46	34,5	84,0
Amaryl	101,4	260,5	Glibenclamid AL	0,09	23,4	78,0
Delix plus	91,2	112,1	Enahexal comp	0,51	57,2	34,0
Dilatrend	83,8	50,7	bisoprolol-corax	0,31	15,7	68,1
Gonal	79,3	1,6	Menotropin	34,39	55,5	23,9
Locol	69,2	63,3	Simvastatin-ratioph.	0,46	29,1	40,1
Unat	67,8	101,7	Furosemid AL	0,09	9,2	58,6
Nebilet	67,0	82,8	Atenolol-1A Pharma	0,22	18,2	48,8
Omnic	63,9	54,3	Uriduct	1,04	56,5	7,4
Torem	63,1	98,7	Furosemid AL	0,09	8,9	54,2
Alna	61,0	51,8	Uriduct	1,04	53,9	7,1
Rifun	58,5	20,6	Omeprazol AL	1,28	26,4	32,0
Xalatan	52,2	48,7	Lumigan	0,85	41,4	10,9
Zoloft	50,5	37,6	Fluoxetin beta	0,51	19,2	31,4
Agopton	48,3	17,8	Omeprazol AL	1,28	22,8	25,5
Aquaphor	42,7	127,0	HCT von ct	0,10	12,7	30,0
Querto	39,9	25,1	bisoprolol-corax	0,31	7,8	32,2
Carmen	39,3	73,3	Nitren-1A Pharma	0,10	7,3	32,0
Pentalong	39,2	68,6	Nitrosorbon	0,21	14,4	24,8
Puregon	36,1	0,7	Menotropin	34,39	25,5	10,6
Cranoc	35,6	32,9	Simvastatin-ratioph.	0,46	15,2	20,5
Insidon	33,9	46,1	Amineurin	0,31	14,3	19,6
NovoNorm	33,9	25,1	Glibenclamid AL	0,09	2,3	31,6
Cipramil	33,8	23,7	Fluoxetin beta	0,51	12,1	21,7
Summe hier	2.821,3	3.124,2			1.257,4	1.563,9
Alle 33 Analogpräpa-rategruppen	4.781,2	6.782,6			2.420,0	2.004,0

Die 30 umsatzstärksten Analogpräparate erreichen zusammen ein Einsparvolumen von 1.564 Mio. €, das bereits 78% des Einsparvolumens aller 33 Analogpräparategruppen ausmacht (Tabelle 1.5). Das höchste Einsparpotential ergibt sich erwartungsgemäß bei dem Statin *Sortis* (Atorvastatin) mit 266,2 Mio. €, wenn eine Substitution mit einem preisgünstigen Simvastatingenerikum (z. B. *Simvastatin-ratiopharm*) vorgenommen wird. Weitere hohe Einsparpotentiale haben der Calciumantagonist *Norvasc* (Amlodipin) mit 163,4 Mio. €, der Protonenpumpenhemmer *Pantozol* (125,7 Mio. €), das Statin *Pravasin* (84,0) und das Antidiabetikum *Amaryl* (78,0 Mio. €).

Insgesamt hat der Umsatz der substituierbaren Analogpräparate in den dargestellten 33 Arzneimittelgruppen im Jahr 2003 einen Anteil von 19,8 % (Vorjahr 16,0 %) am gesamten Arzneimittelumsatz. Diese Entwicklung zeigt, daß der Bereich der Analogpräparate weiter wächst und für zukünftige Wirtschaftlichkeitsüberlegungen die Generika und umstrittenen Arzneimittel bei weitem übertrifft, deren Einsparmöglichkeiten in den vorangehenden Jahren schon wesentlich besser ausgeschöpft worden sind.

Umstrittene Arzneimittel

Die seit 1992 rückläufige Verordnungsentwicklung der umstrittenen Arzneimittel hat sich 2003 weiter fortgesetzt (Abbildung 1.8). Als umstrittene Arzneimittel werden Wirkstoffe oder Fertigarzneimittel bezeichnet, deren therapeutische Wirksamkeit nicht oder nicht in ausreichendem Maße durch kontrollierte klinische Studien nachgewiesen worden ist oder deren Nutzen-Risiko-Verhältnis negativ bewertet wird. Zur Verbesserung der Transparenz des deutschen Arzneimittelmarkts sind Arzneimittelgruppen mit umstrittener Wirksamkeit seit 1986 im Arzneiverordnungs-Report dargestellt worden. Die erste Aufstellung umfaßte damals elf Arzneimittelgruppen, auf die 1985 ein Verordnungsvolumen von umgerechnet 1,7 Mrd. € entfiel (Arzneiverordnungs-Report '86). Mit der Ausdehnung der pharmakologisch-therapeutischen Analyse auf weitere Indikationsgebiete, die in den ersten Ausgaben des Arzneiverordnungs-Reports noch nicht evaluiert worden waren, kamen in den nachfolgenden Jahren weitere Indikationen hinzu, so daß im letztjährigen Arzneiverordnungs-Report 55 Arzneimittelgruppen dargestellt wurden, die überwiegend oder ausschließlich Arzneimittel mit umstrittener Wirksamkeit ent-

1

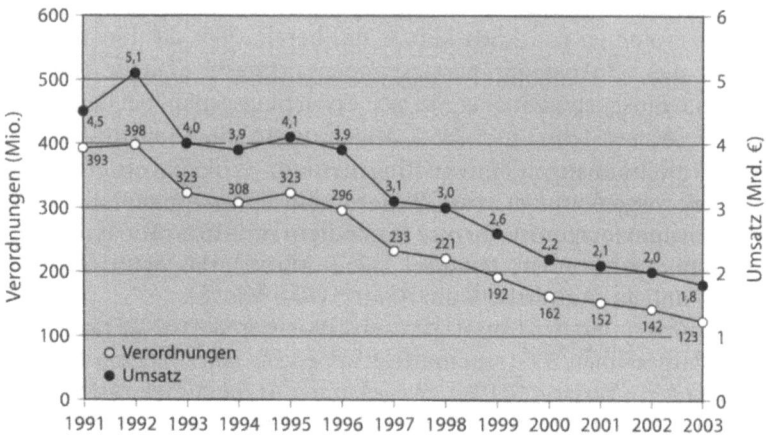

Abbildung 1.8: Verordnungen und Umsatz umstrittener Arzneimittel 1991–2003

hielten. Zusätzlich zu den bisher erfaßten Arzneimittelgruppen sind für die Verordnungsanalyse des Jahres 2003 Clenbuterolkombinationen, Cromoglicinsäurekombinationen, Antimykotikacorticoidkombinationen und Alprostadil bei den durchblutungsfördernden Mitteln hinzugekommen. Dadurch haben sich die Gesamtsummen der umstrittenen Arzneimittel etwas erhöht, die bisher im Arzneiverordnungs-Report dargestellt wurden. Auch die Struktur der Indikationsgruppen mit umstrittenen Arzneimitteln ist im Vergleich zum Vorjahr zur besseren Darstellung der Substitutionsmöglichkeiten weiter aufgegliedert worden, so daß jetzt insgesamt 72 Indikationsgruppen aufgeführt werden.

Im Jahre 2003 sind die Umsätze um 11,2% zurückgegangen (Vorjahr –7,3%) (Tabelle 1.6). Damit haben die Ausgaben für umstrittene Arzneimittel im Jahr 2003 um 222 Mio. € (Vorjahr 157 Mio. €) abgenommen. Zu diesem Umsatzrückgang haben vor allem die fünf größten Indikationsgruppen umstrittener Arzneimittel beigetragen. Dazu gehören Expektorantien mit einem Umsatz von 156 Mio. € (–8,7%), Antidementiva 135 Mio. € (–12,0%), Neuropathiepräparate 98 Mio. € (–13,3%), durchblutungsfördernde Mittel 86 Mio. € (–14,7%) und pflanzliche Prostatamittel 76 Mio. € (–2,3%). Die früher häufig verordneten Venenmittel waren mit einem Umsatz von 44,3 Mio. € (–21,6%) wieder besonders stark rückläufig. Viele dieser Arzneimittel sind in den USA, Großbritannien und den skandinavischen Ländern nicht erhältlich oder nur als Nahrungsergänzungsmittel im Handel. Daher wurde schon vor vielen Jahren gefolgert, daß wir ohne Nachteil für unsere Patienten auf diese umstrittenen Arzneimittel verzichten können (Gysling und Kochen 1987). Die Verordnungsentwicklung der letzten zwölf Jahre hat diese Prognose eindrucksvoll bestätigt. Gegenüber dem Spitzenwert von 5,1 Mrd. € im Jahre 1992 sind die Ausgaben um 65% zurückgegangen, so daß in den letzten zwölf Jahren insgesamt Einsparungen von 3,3 Mrd. € in diesem Bereich erzielt worden sind.

Das noch verbleibende Umsatzvolumen der umstrittenen Arzneimittel in Höhe von 1,8 Mio. € ist nicht in vollem Umfang für Einsparungen verfügbar, weil ein großer Teil durch wirksame Arzneimittel ersetzt werden kann. Tatsächlich stehen für die nicht ausreichend wirksamen oder mit negativem Nutzen-Risiko-Verhältnis behafteten Präparate in 50 der 72 Indikationsgruppen wirksame Substitutionsmöglichkeiten zur Verfügung (Tabelle 1.7). Nur in den Indikationsgebieten, in denen wir nicht oder noch nicht über eine wirksame Arzneitherapie verfügen, sollen andere, nichtmedikamentöse Therapieverfahren herangezogen werden, vor allem dann, wenn ihre Wirksamkeit gut belegt ist.

Bei einigen Indikationsgruppen können aus mehreren Gründen keine anderen Arzneimittel empfohlen werden. Dazu gehören sieben Gruppen, für die ein Leistungsausschluß festgelegt wurde. Häufig handelt es sich um die Behandlung geringfügiger Gesundheitsstörungen, die eine hohe Selbstheilungstendenz haben und den leistungsrechtlichen Verordnungsausschlüssen nach § 34 Abs. 1 SGB V unterliegen. Dazu gehören Erkältungskrankheiten und grippale Infekte, bei denen die Anwendung von Schnupfenmitteln, Schmerzmitteln sowie von hustendämpfenden und hustenlösenden Mitteln im Vordergrund steht. Weitere Arzneimittel für geringfügige Gesundheitsstörungen sind Mund- und Rachentherapeutika (Ausnahme Pilzinfektionen), Abführmittel und Arzneimittel gegen Reisekrankheiten. Darüber hinaus sind einige dieser Arzneimittel auch bezüglich ihres therapeutischen Nutzens zweifelhaft. Dazu gehören Expektorantien (hustenlösende Mittel), Laxantien, Grippemittel sowie Mund- und Rachentherapeutika ausgenommen Antimykotika. Bei den Grippemitteln entfällt der größte Teil der Verordnungen auf homöopathische Komplexpräparate, die auch von den Vertretern der klassischen Hahnemannschen Homöopathie nicht anerkannt werden. Bei den Rhinologika (Schnupfenmittel) und

Tabelle 1.6: Arzneimittel mit umstrittener Wirksamkeit 2003.

Arzneimittelgruppen	Verordnungen in Tsd.	Änd. %	Umsatz in Mio. €	Änd. %
Antacidakombinationen	290	−21,5	8,7	−13,5
Antianämikakombinationen	100	−16,9	1,5	−16,4
Antiarrythmikakombinationen	59	−17,0	5,1	−15,6
Antiarthrotika u. Antiphlogistika	1.740	−17,8	42,0	−17,9
Antibiotika (pflanzliche)	729	4,6	9,7	10,8
Antidementiva	4.110	−15,8	135,2	−12,0
Antidiarrhoika (sonstige)	729	−13,2	6,8	−10,7
Antidysmenorrhoika	591	−5,1	9,4	−4,7
Antiemetikakombinationen	733	−9,1	9,6	−4,7
Antihypotonika	1.651	−14,5	27,4	−16,7
Antikataraktika	85	−37,7	1,0	−35,6
Antipruriginosa	2.526	−12,5	19,2	−11,3
Antitussivakombinationen	1.101	−44,6	8,9	−42,6
Antivertiginosa	1.104	−0,9	15,7	−3,0
Carminativa	2.008	−20,0	25,7	−21,7
Clenbuterolkombinationen	1.503	−15,7	16,1	−11,3
Clofibrinsäureester	55	−23,3	3,2	−21,0
Codeinkombinationen (sonstige)	712	−20,1	3,6	−21,4
Cromoglicinsäurekombinationen	1.060	−20,4	72,8	−14,4
Darmfloramittel	2.361	−11,1	27,3	−9,2
Dermatika (Antibiotikakombinationen)	495	−15,1	6,0	−13,1
Dermatika (Antihydrotika)	138	−20,8	2,6	−7,0
Dermatika (Antimykotikacorticoid-kombinationen)	2.045	−5,6	35,2	−1,8
Dermatika (Bäder)	446	−22,1	5,7	−19,3
Dermatika (Gamolensäure etc.)	30	−53,1	1,1	−36,6
Dermatika (Gamolensäure topisch)	96	−28,5	1,3	−23,7
Dermatika (Haarwuchsmittel)	464	−3,6	8,7	−1,6
Dermatika (Keratolytika)	455	−1,9	5,4	−0,1
Dermatika (sonstige)	131	−1,9	2,1	28,3
Dimenhydrinatkombinationen	489	0,1	11,5	20,7
Durchblutungsfördernde Mittel	3.072	−11,9	85,9	−14,7
Enzymkombinationen (oral)	350	−25,9	9,9	−22,6
Expektorantien	25.974	−8,9	155,6	−8,7
Expektorantien-Antibiotikakombinationen	2.055	−5,6	9,7	−9,4
Grippemittel	1.158	−13,6	9,4	−4,0
Gynäkologika (sonstige)	404	−20,8	5,0	−18,4
Hämorrhoidenmittel	2.102	−14,1	24,9	−13,5
Hypnotika (pflanzliche)	1.672	−18,8	21,0	−17,1
Immunstimulantien	1.022	−24,8	14,4	−17,5
Immunstimulantien (Zytostatika)	462	−8,2	36,1	−1,9
Immunstimulation (bronchial)	102	−24,0	3,4	−20,6
Kardiaka (pflanzliche)	1.134	−33,0	23,5	−26,5
Klimakteriumstherapeutika	1.614	0,9	29,1	−3,6
Koronarmitteldilatatoren	260	−17,9	4,2	−23,5
Laxantien	844	−5,4	7,3	−3,4

Tabelle 1.6: Arzneimittel mit umstrittener Wirksamkeit 2003 (Fortsetzung).

Arzneimittelgruppen	Verordnungen in Tsd.	Änd. %	Umsatz in Mio. €	Änd. %
Lebertherapeutika	355	-11,7	15,2	-9,0
Lipidsenker (andere)	92	-11,0	4,3	0,1
Magnesiumpräparate	5.342	-7,6	67,5	-6,9
Migränemittelkombinationen	699	-33,4	12,4	-27,2
Mund- und Rachentherapeutika	4.021	-21,9	27,2	-21,0
Neuropathiepräparate	2.198	-16,4	97,8	-13,3
Ophthalmika (sonstige)	2.921	-9,0	18,7	-10,8
Ophthalmikakombinationen (Antiallergika)	201	-34,8	1,8	-26,0
Ophthalmikakombinationen (Antibiotika)	2.749	-2,5	20,4	-0,6
Ophthalmikakombinationen (Glucocorticoide)	158	-12,3	2,0	-12,0
Otologikakombinationen (Antibiotika)	868	-10,9	7,8	-21,8
Otologikakombinationen (Corticoide)	1.155	0,8	8,2	8,7
Prokinetika (pflanzliche)	1.191	-6,7	14,1	1,1
Prostatamittel (pflanzliche)	2.094	-6,7	75,5	-2,3
Psychopharmaka (pflanzliche)	1.924	-16,8	44,2	-12,7
Rheumamittel (Externa)	9.242	-15,0	56,9	-15,8
Rhinologikakombinationen	5.176	-6,2	38,6	-2,6
Spasmolytika (sonstige)	1.886	-11,4	28,6	-10,2
Tiaprid	301	-2,8	19,8	-2,5
Urologika (Antiinfektiva + pflanzliche)	1.700	-16,2	36,2	-15,5
Urologika (Spasmolytika)	2.175	2,5	113,4	8,4
Venentherapeutika	2.783	-20,4	44,3	-21,6
Vitamin-Kombinationen	210	-64,4	4,3	-50,7
Wundbehandlungsmittel (Dexpanthenol etc.)	1.754	-10,3	8,7	-8,4
Wundbehandlungsmittel (sonstige)	650	-24,0	11,9	-25,9
Weitere Einzelpräparate	1.055	-36,5	14,2	-35,7
Weitere Einzelpräparate	123.159	-13,1	1.762,1	-11,2

Tabelle 1.7: Substitutionsvorschläge für umstrittene Arzneimittel 2003. Bei Substitutionsvorschlägen durch nichtmedikamentöse Therapie sind Substitutionskosten nicht bezifferbar (n.b.).

Arzneimittelgruppen	DDD in Mio.	Umsatz in Mio. €	Substitution	DDD-Kosten	Substitution Mio. €
Antacidakombinationen	3,0	8,7	Ranitidin	0,43	1,3
Antianämikakombinationen	2,5	1,5	Eisen(II)-sulfat	0,43	1,1
Antiarrythmikakombinationen	2,8	5,1	Verapamil	0,32	0,9
Antiarthrotika u. Antiphlogistika	49,5	42,0	Diclofenac	0,18	8,9
Antibiotika (pflanzliche)	10,8	9,7	Phenoxymethyl-penicillin	0,74	8,0
Antidementiva	183,2	135,2	nichtmedikamentös	n.b.	
Antidiarrhoika (sonstige)	3,0	6,8	Loperamid	1,09	3,3
Antidysmenorrhoika	47,1	9,4	Verhaltenstherapie	n.b.	
Antiemetikakombinationen	35,8	9,6	Meclozin	0,43	15,4
Antihypotonika	43,9	27,4	nichtmedikamentös	n.b.	
Antikataraktika	15,3	1,0	Kataraktoperation	n.b.	
Antipruriginosa	62,5	19,2	Hydrocortisonsalbe	0,36	22,5
Antitussivakombinationen	5,0	8,9	Codein	0,88	4,4
Antivertiginosa	46,3	15,7	Diphenhydramin	0,85	39,4
Carminativa	21,1	25,7	Diätumstellung	n.b.	
Clenbuterolkombinationen	9,5	16,1	Terbutalin	0,89	8,4
Clofibrinsäureester	4,9	3,2	Gemfibrozil	0,83	4,1
Codeinkombinationen (sonstige)	3,1	3,6	Codein + Paracetamol	0,88	2,7
Cromoglicinsäure-kombinationen	44,2	72,8	Cromoglicinsäure	1,34	59,2
Darmfloramittel	13,6	27,3	Loperamid	1,09	14,8
Dermatika (Antibiotika-kombinationen)	6,2	6,0	Gentamicin	0,72	4,5
Dermatika (Antihydrotika)	4,9	2,6	Leistungsausschluß	n.b.	
Dermatika (Antimykotika-Kortikoidkombinationen)	33,3	35,2	Clotrimazol	0,24	8,0
Dermatika (Bäder)	18,2	5,7	Leistungsausschluß	n.b.	
Dermatika (Gamolensäure etc.)	0,7	1,1	Loratadin	0,3	0,2
Dermatika (Gamolensäure topisch)	2,6	1,3	Harnstoff	0,21	0,5
Dermatika (Haarwuchsmittel)	18,0	8,7	Leistungsausschluß	n.b.	
Dermatika (Keratolytika)	23,7	5,4	Salicylsäure	0,22	5,2
Dermatika (sonstige)	1,5	2,1	Povidon-Iod	0,46	0,7
Dimenhydrinatkombinationen	11,4	11,5	Diphenhydramin	0,85	9,7
Durchblutungsfördernde Mittel	90,2	85,9	Gehtraining	n.b.	
Enzymkombinationen (oral)	8,0	9,9	Pankreatin	2,59	20,7
Expektorantien	347,3	155,6	Hydratation	n.b.	

Tabelle 1.7: Substitutionsvorschläge für umstrittene Arzneimittel 2003. Bei Substitutionsvorschlägen durch nichtmedikamentöse Therapie sind Substitutionskosten nicht bezifferbar (n.b.) (Fortsetzung).

Arzneimittelgruppen	DDD in Mio.	Umsatz in Mio. €	Substitution	DDD-Kosten	Substitution Mio. €
Expektorantien-Antibiotika-Kombinationen	22,1	9,7	Doxycyclin	0,19	4,2
Grippemittel	38,4	9,4	Leistungsausschluß ab 18 J.	n.b.	28,3
Gynäkologika (sonstige)	3,8	5,0	Metronidazol	1,72	6,6
Hämorrhoidenmittel	26,1	24,9	Lidocainsalbe	1,03	26,9
Hypnotika (pflanzliche)	39,8	21,0	Diphenhydramin	0,19	7,6
Immunstimulantien	11,0	14,4	nichtmedikamentös	n.b.	
Immunstimulantien (Zytostatika)	19,1	36,1	Supportive Therapie	n.b.	
Immunstimulation (bronchial)	5,5	3,4	Doxycyclin	0,19	1,1
Kardiaka (pflanzliche)	54,4	23,5	Digoxin	0,1	5,4
Klimakteriumstherapeutika	97,7	29,1	Östrogensubstitution	0,29	28,3
Koronarmitteldilatatoren	13,6	4,2	Isosorbiddinitrat	0,21	2,9
Laxantien	22,1	7,3	Leistungsausschluß ab 18 J.	n.b.	
Lebertherapeutika	14,4	15,2	Alkoholkarenz	n.b.	
Lipidsenker (andere)	2,9	4,3	diätetisch	n.b.	
Magnesiumpräparate	151,5	67,5	Normalkost	n.b.	
Migränemittelkombinationen	12,0	12,4	Paracetamol	0,32	3,8
Mund- und Rachentherapeutika	40,1	27,2	Leistungsausschluß ab 18 J.	n.b.	
Neuropathiepräparate	118,6	97,8	Amitriptylin	0,31	36,8
Ophthalmika (sonstige)	206,7	18,7	Filmbildner	0,09	18,6
Ophthalmikakombinationen (Antiallergika)	12,8	1,8	Azelastin	0,22	2,8
Ophthalmikakombinationen (Antibiotika)	56,2	20,4	Gentamicin	0,17	9,6
Ophthalmikakombinationen (Glucocorticoide)	4,4	2,0	Prednisolon	0,09	0,4
Otologikakombinationen (Antibiotika)	14,0	7,8	Ciprofloxacin	1,52	21,3
Otologikakombinationen (Corticoide)	13,3	8,2	Dexamethason	0,12	1,6
Prokinetika (pflanzliche)	16,8	14,1	Metoclopramid	0,39	6,6
Prostatamittel (pflanzliche)	183,6	75,5	Doxazosin	1,04	191,0
Psychopharmaka (pflanzliche)	93,9	44,2	Amitriptylin	0,31	29,1
Rheumamittel (Externa)	145,2	56,9	Diclofenac	0,18	26,1
Rhinologikakombinationen	78,6	38,6	Xylometazolin	0,09	7,1
Spasmolytika (sonstige)	28,2	28,6	Loperamid	1,09	30,7

Tabelle 1.7: Substitutionsvorschläge für umstrittene Arzneimittel 2003. Bei Substitutionsvorschlägen durch nichtmedikamentöse Therapie sind Substitutionskosten nicht bezifferbar (n.b.) (Fortsetzung).

Arzneimittelgruppen	DDD in Mio.	Umsatz in Mio. €	Substitution	DDD-Kosten	Substitution Mio. €
Tiaprid	6,7	19,8	Haloperidol	0,46	3,1
Urologika (Antiinfektiva + pflanzliche)	29,8	36,2	Co-trimoxazol	0,32	9,5
Urologika (Spasmolytika)	71,2	113,4	Physiotherapie	n.b.	
Venentherapeutika	106,4	44,3	Kompression	n.b.	
Vitamin-Kombinationen	6,7	4,3	Leistungsausschluß	n.b.	
Wundbehandlungsmittel (Dexpanthenol etc.)	54,0	8,7	Zinkoxid	0,22	11,9
Wundbehandlungsmittel (sonstige)	14,8	11,9	chirurgisch	n.b.	
Weitere Einzelpräparate	20,5	14,2		0,32	6,5
Summe	3.030,3	1.762,1			743,3

Sinusitismitteln ist die Wirksamkeit aller Kombinationspräparate nicht ausreichend gesichert.

Aber auch für umstrittene Arzneimittel, die bei schweren Krankheiten eingesetzt werden, stehen nur in beschränktem Umfang wirksame arzneitherapeutische Alternativen zur Verfügung. Dazu gehören Antidementiva, durchblutungsfördernde Mittel, urologische Spasmolytika und Venentherapeutika. Unter den 72 Indikationsgruppen mit umstrittenen Arzneimitteln ist bei 22 Gruppen keine sinnvolle medikamentöse Substitution vertretbar. Begründungen zu den arzneitherapeutischen Substitutionsvorschlägen für umstrittene Arzneimittel sind mehrfach in vorangehenden Ausgaben des Arzneiverordnungs-Reports dargestellt worden, zum Teil unter Verweis auf die jeweiligen Kapitel eines Indikationsgebietes (siehe Arzneiverordnungs-Report 2000, Kapitel 50).

Der Verordnungsrückgang umstrittener Arzneimittel tritt noch deutlicher in Erscheinung, wenn er im Zusammenhang mit dem steigenden Verordnungsvolumen des Gesamtmarkts betrachtet wird. So wird erkennbar, daß der prozentuale Verordnungsanteil dieser Arzneimittelgruppe in den letzten 12 Jahren kontinuierlich von 38,7% auf 16,4% abgenommen hat (Abbildung 1.9). Der Umsatzanteil ist sogar noch stärker von 30,7% auf 7,3% gefallen.

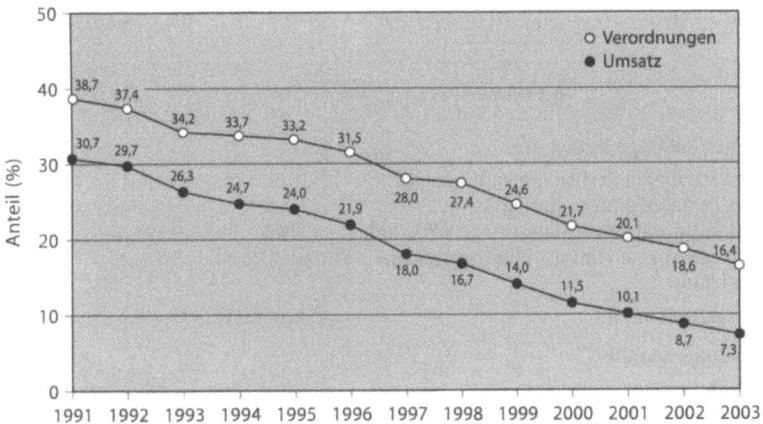

Abbildung 1.9: Anteile der umstrittenen Arzneimittel am Gesamtumsatz und Gesamtverordnungen von 1991–2003

Einsparpotentiale und Einsparerfolge

Für die drei Arzneimittelsektoren der Generika, Analogpräparate und umstrittenen Arzneimittel ergibt sich für das Jahr 2003 insgesamt ein rechnerisches Einsparpotential von 4,5 Mrd. € (Vorjahr 4,1 Mrd. €) (Tabelle 1.8). Weiterhin liegen die größten Wirtschaftlichkeitsreserven bei den Analogpräparaten. Mit einem Wert von 2,0 Mrd. € (Vorjahr 1,5 Mrd. €) zeigen sie auch den höchsten Zuwachs. Weitere Einsparmöglichkeiten ergeben sich bei Generika (1,5 Mrd. €) und umstrittenen Arzneimitteln ohne ausreichend belegte Wirksamkeit (1,0 Mrd. €).

Die Tatsache, daß die Einsparpotentiale bei den umstrittenen Arzneimitteln seit mehreren Jahren kontinuierlich sinken, zeigt, daß sich das Verordnungsverhalten in diesem Sektor ohne gesetzliche Nutzenbewertung, z. B. durch eine Positivliste, grundsätzlich geändert hat. Seit 1992 sind hier insgesamt Arzneimittelausgaben in Höhe von 3,3 Mrd. € eingespart worden. Auch bei den Generika haben die Kassenärzte bemerkenswerte Sparerfolge von ebenfalls 3,4 Mrd. € erzielt. Damit sind in diesen beiden Arzneimittelsektoren kumulativ 6,7 Mrd. € über einen Zeitraum von 10 Jahren als Wirtschaftlichkeitsreserven auf dem GKV-Arzneimittelmarkt mobilisiert worden. Zusammen mit den noch vorhandenen Einsparpotentialen des Jahres 2003 (4,5 Mrd. €)

Tabelle 1.8: Entwicklung der Einsparpotentiale duch Generika, Analogpräparate und umstrittene Arzneimittel im Jahr 2003

Wirkstoff	Umsatz 2002 Mio. €	Umsatz 2003 Mio. €	Differenz Mio. €
Generikafähige Wirkstoffe			
Umsatz aller generikafähigen Wirkstoffe	9.916,0	10.818,1	902,1
Umsatzanteil am Gesamtmarkt	43,7 %	44,8%	
Gesamtumsatz ohne umstrittene Wirkstoffe	8.809,7	9.527,3	
Preisgünstigster Umsatz ohne umstrittene Wirkstoffe	7.383,1	8.072,4	
Einsparpotential	1.426,5	1.454,9	28,4
Analogpräparate			
Gesamtumsatz	3.637,7	4.781,2	1143,5
Umsatzanteil am Gesamtmarkt	16,0%	19,8%	
Umsatz nach generischer Substitution	3.305,3	4.424,0	
Umsatz nach Wirkstoffsubstitution	1.811,2	2.420,0	
Einsparpotential	1.494,1	2.004,0	509,9
Umstrittene Arzneimittel			
Gesamtumsatz	1.768,0	1.762,1	–5,9
Umsatzanteil am Gesamtmarkt	7,8%	7,3%	
Substitution durch wirksame Arzneimittel	627,9	743,3	
Einsparpotential	1.140,9	1.018,8	–122,1
Gesamtsumme der Einsparpotentiale	4.061,5	4.477,7	416,2
Umsatzanteil am Gesamtmarkt	17,9%	18,6%	

ergibt sich ein rechnerischer Gesamtbetrag von 11,2 Mrd. € von bisherigen Einsparungen und zukünftigen Einsparmöglichkeiten. Von diesem insgesamt möglichen Einssparvolumen hat die Ärzteschaft bereits 60% im Bereich der generikafähigen und umstrittenen Arzneimittel realisiert. Die Bilanz der bisherigen Bemühungen um eine wirtschaftliche Verordnungsweise ist also durchaus positiv und übersteigt inzwischen die weiteren noch möglichen Einsparungen.

Die bisher schon erreichten Einsparungen bei den Arzneimittelausgaben werden in der öffentlichen Wahrnehmung kaum gewürdigt und sind bei fast allen Marktbeteiligten mit negativen Assoziationen verbunden. Die Arzneimittelhersteller kritisieren den steigenden Trend zu Nachahmermedikamenten und beschweren sich über die Aushöhlung des Patentschutzes, wenn Analogpräparate ohne therapeutischen Zusatznutzen durch therapeutisch äquivalente generische Standardtherapeutika substituiert werden sollen. Die Apotheker sahen es mit steigendem Mißfallen, wenn Ärzte mehr und mehr Generika verordneten, weil sich dadurch ihre Verdienstmöglichkeiten minderten. Das hat sich durch die inzwischen erfolgte Änderung der Arzneimittelpreisverordnung weitgehend erledigt. Ärzte haben mit Regressverfahren und entsprechenden Honorarabzügen zu rechnen, wenn sie mit ihren Arzneimittelverordnungskosten wesentlich über dem Fachgruppendurchschnitt liegen. Patienten sind irritiert, wenn sie statt der bekannten, aber teuren Markenpräparate großer Pharmafirmen „Billigmedikamente" von unbekannten Generikaherstellern verschrieben bekommen und dafür genauso hohe Zuzahlungen leisten müssen. Nur den Krankenkassen und damit den GKV-Versicherten kommen die beträchtlichen Einsparungen im Arzneimittelbereich zugute, die aber für eine wünschenswerte Beitragssatzsenkung kaum ins Gewicht fallen, weil die Defizitlücke der GKV vor allem durch massive Einnahmeausfälle bedingt ist.

Weitere Einsparungen werden nur dann erzielt werden, wenn Sparen belohnt wird. Verschiedentlich ist versucht worden, sparsam verordnende Ärzte mit sogenannten Bonusmodellen zu belohnen. Dabei erhalten Ärzte einen größeren Teil der Einsparungen im Arzneimittelsektor als Bonuszahlungen von den Krankenkassen, wenn sie preisgünstige Arzneimittel an ihre Patienten verordnen. Solche Bonusmodelle werden von Patienten, aber auch von kritischen Kollegen mit Mißtrauen beäugt, weil sich leicht der Verdacht einschleicht, das der vermeintlich sparsam verordnende Arzt vor allem an der Bonuszahlung interessiert sei und weniger an einer ausreichenden Arzneitherapie seiner Patienten.

Ein wirksamer Anreiz zum Sparen könnte dadurch geschaffen werden, wenn die Patienten selbst einen sichtbaren Vorteil von der Verschreibung preisgünstiger Arzneimittel haben. Ein denkbar einfaches und übersichtliches Verfahren ist eine einheitliche prozentuale Zuzahlung zu den Arzneimitteln, so daß der Patient bei preiswerten Arzneimitteln wenig und bei teuren Arzneimitteln entsprechend mehr zuzahlen muß. Mit dem GKV-Modernisierungs-Gesetz (GMG) ist bei der Neuregelung der Arzneimittelzuzahlung ein erster Schritt in die richtige Richtung gemacht worden. Generell ist seit Januar 2004 eine 10%ige Zuzahlung zu leisten. Diese begrüßenswerte Regelung wird aber in ihrer Wirkung erheblich eingeschränkt, da sie erst mit einer Mindestzuzahlung von 5 € beginnt und bis zu einer Obergrenze von

1

10 € reicht. Damit beschränkt sich die Wirkung der prozentualen Zuzahlung nur auf einen engen Bereich von Arzneimittelpackungen mit Preisen von 50 bis 100 €. Der überwiegende Teil der verordneten Arzneimittelpackungen kostet weitaus weniger als 50 €, so daß mögliche Sparanreize durch die hohe Mindestzuzahlung kaum zum Tragen kommen. So betragen die Durchschnittskosten einer Originalpräparatverordnung 26,46 € und einer Generikaverordnung sogar nur 18,03 € (siehe Abschnitt Generika). Somit zahlt der Patient eben nicht die im Gesetz stehende 10%ige Selbstbeteiligung, sondern wird über seine Mindestzuzahlung von 5 € unter Durchschnittsbedingungen bei Originalpräparaten mit 19% und bei Generika sogar mit 28% der Arzneimittelkosten belastet. Es ist daher verständlich, wenn die Patienten gegen die erhöhte Zuzahlung gerade bei preiswerten Arzneimitteln protestieren. Für den größten Teil des Arzneimittelmarktes ist die derzeitige Zuzahlung für die Patienten weiterhin eine rein fiskalische Eintrittsgebühr in den Arzneimittelmarkt ohne wettbewerbsfördernde Steuerungsanreize.

Die Situation würde sich schlagartig ändern, wenn eine echte 10%ige Zuzahlung für alle Arzneimittelpackungen eingeführt würde. Dann kostete die durchschnittliche Zuzahlung für Originalpräparate eben nur 2,65 € und für Generika sogar nur 1,80 €. Noch besser läßt sich der Effekt einer durchgehenden prozentualen Zuzahlung an einem konkreten Verordnungsbeispiel bei einem häufig verordneten Arzneimittel aus dem Bereich der Cholesterinsenker zeigen. Bei einer 10%igen Zuzahlung und einer Obergrenze von 10 € müßte der Patient beispielsweise für eine Initialdosis von Simvastatin (100 Tabletten mit 10 mg) bei dem Originalpräparat *Zocor* (Packungspreis 104,68 €) dann 10 € und für das am häufigsten verordnete Simvastatingenerikum *Simvahexal* (Preis 35,26 €) nur noch 3,53 € zuzahlen. Der Patient würde dann also direkt an der Zuzahlung die großen Preisunterschiede zwischen Generika und Originalpräparaten erkennen, die in diesem speziellen Fall fast 70% betragen. Auch das Problem der oft überdimensionierten Großpackungen wäre gelöst, da der Patient bei kurzdauernden Akutkrankheiten allein aus Kostengründen preiswerte Kleinpackungen bevorzugen würde.

Mit einer einheitlichen Zuzahlung von 10% läge der Gesamtbetrag der Eigenleistungen der GKV-Patienten nach den Arzneimittelkosten des Jahres 2003 deutlich niedriger als die für 2004 zu erwartende Zuzahlungssumme. Die zur erwartenden Einnahmeausfälle der Krankenkassen in Höhe von 750 Mio. € würden durch das gestärkte Preisbewußtsein der Patienten und den dadurch erhöhten Preiswettbewerb der pharmazeutischen Unternehmen wieder ausgeglichen.

Die vor allem im Generikabereich wirksamen Kostenanreize für die Patienten können weiterhin dazu beitragen, daß durch den Patentablauf von Originalpräparaten entstehende Wirtschaftlichkeitsreserven schneller als bisher realisiert werden. Insgesamt würde der Wettbewerb auf dem Arzneimittelmarkt wie auf anderen Märkten verstärkt über den Preis stattfinden, während bisher fast ausschließlich ein Innovationswettbewerb dominiert. Der ständig steigende Anteil von Analogpräparaten mit marginalen Unterschieden zu bereits verfügbaren Arzneimitteln mit vergleichbarer Indikation zeigt jedoch, daß ein einseitiger Wettlauf um vermeintliche Neuheiten häufig keinen echten Fortschritt ergibt, sondern nur zu steigenden Kosten in der Arzneimittelversorgung ohne therapeutischen Zusatznutzen führt. Eine gerechte Kostenbeteiligung der Patienten über die prozentuale Zuzahlung hätte damit auch den Sekundäreffekt, daß sich ein ausgewogenes Verhältnis von Innovations- und Preiswettbewerb einstellt.

Insgesamt wird mit der stärkeren Eigenverantwortlichkeit der Patienten der Mut zum Sparen an der richtigen Stelle gestärkt. Um die Patienteninteressen stärker in eine kostengünstige Arzneiverordnung einzubinden, ist es natürlich notwendig, daß Vertragsärzte die Patienten über die Möglichkeiten einer günstigen Zuzahlung in Abhängigkeit von Kosten und Nutzen der Arzneimittel informieren. Das verbesserte Zusammenwirken von Ärzten und Patienten auf der Kostenebene ist eine wichtige Basis, um die wachsenden Wirtschaftlichkeitsreserven im Arzneimittelsektor zu nutzen.

Literatur

Bundesministerium für Gesundheit und Soziale Sicherung (2004): Klaus Theo Schröder: Defizit der gesetzlichen Krankenversicherung 2003 geringer als erwartet – Vorzieheffekte beeinflussen Finanzergebnisse. Pressemitteilung vom 02.03.2004 (http://www.bmgs.bund.de).

Garner SE, Eady EA, Popescu C, Newton J, Li WA (2003): Minocycline for acne vulgaris: efficacy and safety. Cochrane Database Syst Rev 2003 (1): CD002086.

Kessler DA, Rose JL, Temple RJ, Schapiro R, Griffin JP (1994): Therapeutic class wars – drug promotion in a competitive marketplace. N. Engl. J. Med. 331: 1350–1353.

Scandinavian Simvastatin Survival Study Group (1994): Randomized trial of cholesterol lowering in 4444 patients with coronary heart disease. The Scandinavian Simvastatin Survival Study (4S). Lancet 344: 1383–1389.

Van Wely M, Byram N, van der Ween F (2003b): Recombinant FSH in alternative doses or versus urinary gonadotrophins for ouvlation induction in subfertility aossociated with polycystic ovary syndrome: a systematic review based on a Cochrane review. Hum Reprod 18: 1143–1149.

Writing Group for the Women's Health Initiative (2002): Risks and benefits of estrogen plus progestin in healthy postmenopausal women. Principal results from the Women's Health Initiative randomized controlled trial. JAMA 288: 321–333.

2. Neue Arzneimittel

UWE FRICKE und ULRICH SCHWABE

2

AUF EINEN BLICK

Im Jahre 2003 sind deutlich weniger Arzneimittel mit neuen Wirkstoffen (17) als im Vorjahr (28 neue Wirkstoffe) in Deutschland eingeführt worden. Überwiegend handelt es sich um therapeutische Innovationen (7 Wirkstoffe) oder Wirkstoffe mit verbesserten Eigenschaften (5 Wirkstoffe). Fast die Hälfte dieser neuen Arzneimittel verursacht bei der erforderlichen Dauertherapie Kosten von 3.000 bis 650.000 € pro Jahr. Nicht empfehlenswert ist das Analogpräparat Escitalopram (Cipralex), da inzwischen deutlich preiswertere Citalopramgenerika verfügbar sind. Die Neueinführungen der letzten zehn Jahre zeigen wiederum ein überproportionales Umsatzwachstum (21,5 %) und haben dadurch ihren Anteil am Gesamtumsatz des Arzneimittelmarkts weiter erhöht (30,0 %, Vorjahr 27,7 %).

Die Zahl neuer Arzneimittel ist seit 1986 mit wenigen Unterbrechungen kontinuierlich angestiegen und hat 1997 mit 41 neuen Wirkstoffen einen einstweiligen Höhepunkt erreicht (Abbildung 2.1). Seitdem geht in Deutschland die Markteinführung neuartiger Arzneimittel zurück. Im Jahr 2003 wurden nur noch 17 neue Wirkstoffe in die Therapie eingeführt. Eine ähnliche Entwicklung zeichnet sich weltweit ab (Taylor 2003). Die Arzneimittel mit neuen Wirkstoffen werden seit 1987 im Arzneiverordnungs-Report mit den Bewertungen von Fricke und Klaus (siehe Fricke 2000) tabellarisch dargestellt. Seit dem Jahr 2000 verfassen wir zusätzlich kurze Charakterisierungen der einzelnen neuen Wirkstoffe und geben Empfehlungen zu ihrer Anwendung.

Neue Wirkstoffe des Jahres 2003

Im Jahr 2003 wurden in Deutschland 2398 Humanarzneimittel neu zugelassen (Vorjahr 2381). Darunter befinden sich 390 Fertigarzneimittel mit neuen, bisher wissenschaftlich nicht allgemein bekannten Arzneistoffen nach § 49 AMG sowie 73 Fertigarzneimittel, die durch die Europäische Kommission in Brüssel aufgrund eines Votums der European Medicines Evaluation Agency (EMEA) zugelassen wurden. Bei diesen Zahlen ist zu berücksichtigen, daß die EU-Zulassung nicht nur – wie von der nationalen Zulassung gewohnt – unterschiedliche Darreichungsformen und Dosisstärken als jeweils separates Fertigarzneimittel wertet, sondern auch unterschiedliche Packungsgrößen. Damit liegt die Arzneimittelzulassung auch 2003 auf dem hohen Niveau der letzten Jahre. Der Anteil der Fertigarzneimittel mit neuen Wirkstoffen an den insgesamt neu zugelassenen Fertigarzneimitteln hat sich allerdings mit 19% gegenüber dem Vorjahr (24%) weiter verringert und liegt damit wieder im Bereich der Innovationsrate der früheren Jahre (15–20%). Unter den 463 Fertigarzneimitteln mit bisher nicht allgemein bekannten Wirkstoffen befinden sich 17 neue Arzneistoffe, die in Deutschland im Jahr 2003 erstmals in die Therapie eingeführt wurden (Tabelle 2.1). Davon wurden 15 Wirkstoffe EU-weit

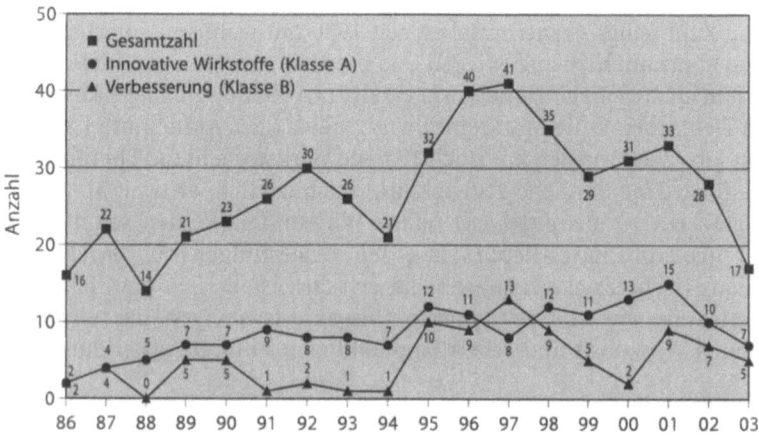

Abbildung 2.1: Markteinführung neuer Arzneistoffe mit der Anzahl innovativer und verbesserter Wirkstoffe in den Jahren 1986 bis 2003

Tabelle 2.1: Arzneimittel mit neuen Wirkstoffen 2003. Die Bewertung wurde von Fricke (2003) übernommen: A: Innovative Struktur bzw. neuartiges Wirkprinzip mit therapeutischer Relevanz, B: Verbesserung pharmakodynamischer oder pharmakokinetischer Eigenschaften bereits bekannter Wirkprinzipien, C: Analogpräparat mit keinen oder nur marginalen Unterschieden zu bereits eingeführten Präparaten, D: Nicht ausreichend gesichertes Wirkprinzip oder unklarer therapeutischer Stellenwert.

Wirkstoff	Handelsname (Einführungsdatum)	Indikation	Bewertung
Adalimumab	Humira (10.9.2003)	Rheumatoide Arthritis	B
Adefovirdipivoxil	Hepsera (15.4.2003)	Chronische Hepatitis B	B
Aprepitant	Emend (1.12.2003)	Cisplatin-induziertes Erbrechen	A
Dibotermin alfa	InductOs (1.7.2003)	Tibiafraktur	A
Dutasterid	Avodart (1.4.2003)	Benigne Prostatahyperplasie	C
Emtricitabin	Emtriva (1.12.2003)	HIV-Infektion	C
Enfuvirtid	Fuzeon (18.6.2003)	HIV-Infektion	A
Escitalopram	Cipralex (15.9.3003)	Depression, Panikstörung	C
Laronidase	Aldurazyme (30.6.2003)	Mukopolysaccharidose I	A
Miglustat	Zavesca (25.4.2003)	Morbus Gaucher Typ I	A/D
Norelgestromin	in Evra (1.8.2003)	Hormonelle Kontrazeption	B/C
Pegfilgrastim	Neulasta (7.1.2003)	Neutropenie	B
Pegvisomant	Somavert (1.12.2003)	Akromegalie	A
Tadalafil	Cialis (3.2.2003)	Erektile Dysfunktion	B
Teriparatid	Forsteo (1.11.2003)	Postmenopausale Osteoporose	A
Valdecoxib	Bextra (2.5.2003)	Arthrose, rheumatoide Arthritis	C
Vardenafil	Levitra (17.3.2003)	Erektile Dysfunktion	C

zentral zugelassen. Die pharmazeutischen Unternehmer machen damit zunehmend von diesem Verfahren Gebrauch. Seit dem 1. Januar 1998 besteht die Verpflichtung für das zentrale europäische Zulassungsverfahren, wenn ein Arzneimittel gentechnisch hergestellt wurde. Das EU-Zulassungsverfahren ist optional, wenn neue oder noch innovative Wirkstoffe in mehr als einem Mitgliedstaat der EU in den Verkehr gebracht werden sollen. Daneben gibt es noch das nationale Zulassungsverfahren durch das Bundesinstitut für Arzneimittel und Medizinprodukte (BfArM) sowie das dezentrale Zulassungsverfahren als gegenseitiges Anerkennungsverfahren innerhalb von 90 Tagen, wenn eine Zulassung bereits in einem anderen Mitgliedstaat der EU besteht.

Die therapeutische Bewertung der neuen Wirkstoffe zeigt, daß sieben Substanzen (Aprepitant, Dibotermin alfa, Enfuvirtid, Laronidase, Miglustat, Pegvisomant, Teriparatid) als wirklich innovativ (Kategorie A) klassifiziert wurden (Fricke 2003). Vier weitere Wirkstoffe (Adalimumab, Adefovirdipivoxil, Pegfilgrastim, Tadalafil) weisen gegenüber bereits verfügbaren Arzneistoffen mit gleicher Indikation Verbesserungen auf, die sowohl pharmakodynamische als auch pharmakokinetische Eigenschaften betreffen. Ein weiterer Wirkstoff (Norelgestromin) wird aufgrund seiner pharmakokinetischen Eigenschaften in einer für dieses Marktsegment neuartigen Pflasterapplikation eingesetzt. Damit stellen immerhin 70,6% der neuen Arzneistoffe einen Fortschritt für die Arzneitherapie dar. Wie im Vorjahr (60,7%) liegt die Innovationsrate (Kategorie A + B) damit deutlich oberhalb der früherer Jahre. Auffällig ist allerdings, daß fast die Hälfte der neuen Wirkstoffe bei der erforderlichen Dauertherapie Jahrestherapiekosten von 3.000 bis 650.000 € verursacht und damit eine weiter zunehmende finanzielle Belastung für die Arzneimittelversorgung darstellt. Das gilt insbesondere für Arzneimittel, die bei häufig vorkommenden Krankheiten wie rheumatoider Arthritis (Adalimumab), chronischer Hepatitis B (Adefovirdipivoxil), HIV-Infektion (Emtricitabin, Enfuvirtid) und postmenopausaler Osteoporose (Teriparatid) angewendet werden.

Die übrigen Wirkstoffe wurden dagegen lediglich als Analogpräparate eingestuft, da sie gegenüber bereits eingeführten Präparaten keine oder nur marginale Unterschiede aufweisen und damit keinen therapeutischen Zusatznutzen gegenüber den bisher am Markt vorhandenen Arzneimitteln haben. Dennoch können sie, wie z. B. Dutasterid, geringfügige wirtschaftliche Vorteile haben, wenn sie mit geringeren Tagestherapiekosten als die Mitbewerber angeboten werden. Auffälligerweise haben von allen 17 neu eingeführten Arzneimitteln nur drei Analogpräparate im Jahr ihrer Einführung mehr als 10.000 Verordnungen erreicht (Tabelle 2.2).

Die pharmakologisch-therapeutischen Eigenschaften der neuen Wirkstoffe werden im folgenden unter Berücksichtigung der wichtigsten kontrollierten klinischen Studien dargestellt. Darüber hinaus werden Informationen zu den rechnerisch mittleren Tagesbehandlungskosten mit den Preisen des Jahres 2004 (Stand 31. März 2004) gegeben. Sie werden unter Berücksichtigung sämtlicher Darreichungsformen und Packungsgrößen auf der Basis der von der WHO (WHO Collaborating Centre for Drug Statistics Methodology 2004)

Tabelle 2.2: Verordnungen von Arzneimitteln mit neuen Wirkstoffen 2003. Angegeben sind Verordnungen und Umsätze der Präparate mit mindestens 10.000 Verordnungen im Jahr 2003.

Präparat	Wirkstoff	Verordnungen 2003 in Tsd.	Änd.%	Umsatz 2003 in Mio.€	Änd.%
Antidepressiva					
Cipralex	Escitalopram	27,1	(neu)	2,3	(neu)
Antiphlogistika und Antirheumatika					
Bextra	Valdecoxib	431,1	(neu)	18,2	(neu)
Urologika					
Avodart	Dutasterid	23,2	(neu)	2,9	(neu)
Summe		481,4	(neu)	23,3	(neu)

festgelegten definierten Tagesdosen (DDD) berechnet. Sind keine entsprechenden Angaben verfügbar, werden die Herstellerempfehlungen zur Ermittlung der DDD herangezogen.

Adalimumab

Adalimumab (*Humira*) ist nach Infliximab (*Remicade*) und Etanercept (*Enbrel*) der dritte Vertreter der Antagonisten gegen den Tumor-Nekrose-Faktor-alfa (TNFα) zur Behandlung der rheumatoiden Arthritis. Während jedoch Infliximab ein monoklonaler chimärer human-muriner TNFα-Antikörper gegen die lösliche Untereinheit von TNFa ist, ist Adalimumab der erste rein humane TNFα-Antiköper, der sich in Struktur und Funktion nicht von natürlichem humanem Immunglobulin G-1 (IgG_1) unterscheidet. Verbunden damit ist eine möglicherweise geringere Antigenität. Etanercept ist ein Fusionsprotein aus dem F_c-Anteil des IgG_1 und zwei rekombinanten humanen p75-TNF-Rezeptoren, die genauso wie lösliche TNFα-Rezeptoren TNFα binden und dadurch biologisch inaktivieren. Adalimumab bindet TNFα mit hoher Spezifität und Affinität. Seine terminale Halbwertzeit entspricht der des natürlichen humanen IgG_1 und beträgt etwa 15–19 Tage. Daher ist nur alle zwei Wochen eine subkutane Injektion erforderlich, was als praktischer Vorteil gegenüber Etanercept angesehen wird. TNFα-Antagonisten neutralisieren die Aktivität von TNFα durch Blockade der beiden membrangebundenen TNFα-Rezeptoren p55 und p57 auf Granuloyzten, Endothelzellen und

Fibroblasten. Sie sind allerdings erst indiziert, wenn die Patienten nicht mehr ausreichend auf die Standardtherapie mit Remissionsinduktoren, wie z. B. Methotrexat, ansprechen. In der Regel wird dann die kombinierte Anwendung empfohlen. Bei Unverträglichkeit der Standardtherapie können Adalimumab und Etanercept auch als Monotherapie angewandt werden. Dagegen ist Infliximab – wie auch der IL-1-Antagonist Anakinra (*Kineret*) – zur Monotherapie der rheumatoiden Arthritis nicht zugelassen.

Die klinische Wirksamkeit von Adalimumab ist bisher in mehreren kontrollierten Studien nachgewiesen worden. In der größten Studie wurden 636 Patienten mit aktiver rheumatoider Arthritis ohne ausreichende Reaktion auf Remissionsinduktoren über einen Zeitraum von 24 Wochen untersucht. Durch Adalimumab (1 mal 40 mg / alle 2 Wochen s.c.) wurde bei 28,9% der Patienten eine 50%ige Abnahme der Krankheitsaktivität nach dem Index des American College of Rheumatology (ACR-Index) im Vergleich zu 11,3% bei Placebopatienten erzielt (Furst et al. 2003). Inzidenz und Art unerwünschter Wirkungen unterschieden sich nicht zwischen Adalimumab- und Placebo-behandelten Patienten. Die Autoren weisen jedoch darauf hin, daß in der Adalimumabgruppe ein Patient an Herpes zoster verstarb und ein weiterer Patient ein T-Zelllymphom entwickelte. Wie bei den anderen TNFα-Antagonisten ist die Gabe bei aktiver Tuberkulose und anderen schweren Infektionen kontraindiziert. Darüber hinaus darf Adalimumab wie Infliximab und Etanercept wegen erhöhten Risikos schwerwiegender Infektionen und Neutropenien bei fehlendem zusätzlichen klinischen Nutzen nicht zusammen mit Anakinra (siehe Arzneiverordnungs-Report 2003) angewandt werden. Antikörper gegen Adalimumab waren bei 2% der behandelten Patienten nachweisbar.

Bisher gibt es keine direkten Vergleichsstudien der drei TNFα-Antagonisten. Eine vergleichende Analyse der jeweiligen klinischen Studien zeigt jedoch, daß die drei verfügbaren Präparate eine ähnliche klinische Wirksamkeit haben, wenn sie bei Patienten mit aktiver rheumatoider Arthritis zusätzlich zu Methotrexat eingesetzt werden (Hochberg et al. 2003). Die Tagestherapiekosten von *Humira* (40 mg / 14 Tage) liegen bei 76,80 €. Pro Jahr entstehen damit (zusätzliche) Kosten von rund 28.000 €. Mit Jahrestherapiekosten von ca. 9.700 € (*Remicade*) bzw. 23.500 € (*Enbrel*) sind die anderen beiden TNFα-Antagonisten z. T. erheblich preiswerter. Da jedoch unter der Standardtherapie mit Methotrexat, auch in Kombination mit einem oder zwei weiteren krankheitsmodifizierenden Antirheumatika gegenüber den Biologika Kosten in Höhe von 92–99% eingespart werden können, ist auf eine leitliniengerechte Behandlung besonders zu achten.

2

Empfehlung: Adalimumab (*Humira*) ist der dritte Vertreter der TNFα-Antagonisten, die als echter Fortschritt für die Behandlung der aktiven rheumatoiden Arthritis anzusehen sind. Ein praktischer Vorteil gegenüber Etanercept (*Enbrel*) ist die längere Wirkungsdauer. Wie alle derzeit verfügbaren Biologika sollte Adalimumab wegen der schwerwiegenden Risiken (Aktivierung einer Tuberkulose, erhöhtes Infektions- und Sepsisrisiko) nur von erfahrenen Rheumatologen und aufgrund der hohen Kosten leitliniengerecht eingesetzt werden.

Adefovirdipivoxil

Adefovirdipivoxil (*Hepsera*) ist nach Interferon alfa (*IntronA, Roferon-A*) und Lamivudin (*Zeffix*) das dritte antivirale Mittel zur Behandlung der chronischen Hepatitis B. Adefovir ist ein Phosphonatanalogon von Adenosinmonophosphat und wird in Form eines Dipivoxilesters als oral wirksames Prodrug eingesetzt, das eine ausreichende orale Bioverfügbarkeit von 60% erreicht. Nach Esterabspaltung und Transport in die Zielzellen wird die Substanz durch zwei Phosphorylierungsschritte in das aktive Molekül Adefovirdiphosphat umgewandelt. In dieser Form hemmt es die Polymerase des Hepatitis-B-Virus durch Kompetition mit dem natürlichen Substrat und führt nach Einbau in die virale DNS zum Kettenabbruch. Aufgrund der langen intrazellulären Halbwertszeit von 12–36 Stunden kann Adefovir einmal täglich gegeben werden. Schon präklinische Studien hatten eine hohe Wirksamkeit von Adefovir gegen das Hepatitis B-Virus gezeigt, darunter auch an Lamivudin-resistenten Stämmen. Das strukturell eng mit Tenofovir (*Viread*, siehe Arzneiverordnungs-Report 2003) verwandte Adefovir wurde zunächst – wie dieses – an Patienten mit HIV-Infektionen klinisch geprüft. Die Zulassung wurde allerdings wegen unerwünschter nephrotoxischer Wirkungen und eines damit zusammenhängenden negativen Nutzen-Risiko-Profils von der FDA abgelehnt. Da die zur Behandlung der chronischen Hepatitis B erforderliche Dosierung von 10 mg/die lediglich 1/5 bis 1/10 der Dosierung bei HIV-Infektionen beträgt, sind entsprechende Nebenwirkungen nach bisherigen klinischen Studien kaum zu erwarten (siehe unten).

2

Die Evidenz für die klinische Wirksamkeit ergibt sich aus zwei großen Studien über jeweils 48 Wochen. Bei 515 Patienten mit chronischer Hepatitis B und einem hohen Titer für das Hepatitis Be-Antigen (HBeAG) mit einer hohen viralen Replikationsrate wurde eine histologische Verbesserung deutlich häufiger nach Adefovirdipivoxil (53%) als nach Placebo (25%) beobachtet (Marcellin et al. 2003). Außerdem wurde die Zahl der HBV-DNS-Kopien im Serum wesentlich stärker als durch Placebo gesenkt, so daß die Virus-DNS bei 21% der Patienten unter die Nachweisgrenze gesenkt wurde, jedoch bei keinem der Placebopatienten. Nach 72 Wochen lag die virologische Ansprechrate sogar bei 46%. Auch die erhöhten Leberenzymwerte (Alanin-Aminotransferase) gingen unter Adefovir deutlicher zurück. Eine Normalisierung wurde unter Adefovir in 48% der Fälle erzielt (Placebo 16%). Nach 72 Wochen erhöhte sich dieser Anteil auf 75%. Adefovir-bedingte Resistenzmutationen waren nach 96 Wochen in 2,5% der Fälle nachweisbar. Eine ähnlich hohe Wirksamkeit hatte Adefovirdipivoxil auch an Hepatitis-Be-Antigen-negativen Patienten (Hadziyannis et al. 2003) sowie bei Patienten mit Lamivudinresistenz (Peters et al. 2004). Das Sicherheitsprofil unter der empfohlenen Dosierung von 10 mg/die war vergleichbar mit Placebo. Eine 30 mg Dosis war nur geringfügig effektiver, verursachte aber häufiger gastrointestinale Störungen und vor allem (leichte) Serumkreatinanstiege, so daß deshalb die 10 mg als Standarddosis festgelegt wurden. Es wird empfohlen, den Serumkreatininwert alle 3 Monate zu kontrollieren. Die gleichzeitige Gabe von Arzneimitteln mit Auswirkung auf die Nierenfunktion sollte vermieden werden.

Der Hauptvorteil von Adefovirdipivoxil ist die seltene Resistenzentwicklung und die erhaltene Wirkung bei Lamivudin-resistenten Stämmen, wodurch dieses Virostatikum zu einem günstigen Kandidaten für die Langzeittherapie chronischer Hepatitis B-Patienten in fortgeschrittenen Stadien wird, zumal Adefovir-resistente HBV gegen Lamivudin empfindlich bleiben. Nachteilig sind die bisher fehlenden Daten zur langfristigen Wirksamkeit und Sicherheit. Bisher ist nicht bekannt, ob die Langzeittherapie wenigstens bei einem Teil der Patienten zu einer kompletten Viruseradikation führt und durch einen dauerhaften Effekt eine Beendigung der Behandlung erlaubt. Auch die Kosten sind mit 20,90 €/Tag im Vergleich zu Lamivudin (*Zeffix*) etwa 5 mal so hoch, andererseits aber auch um etwa die Hälfte geringer als die von Interferon alfa (*IntronA, Roferon-A*).

Empfehlung: Adefovirdipivoxil (*Hepsera*) ist nach Lamivudin der zweite Vertreter der Nukleosidanaloga zur Behandlung der chronischen Hepatitis B. Vorteilhaft ist die bisher seltene Resistenzentwicklung und die erhaltene Wirkung bei Lamivudin-resistenten Stämmen. Allein deshalb ist dieses verbesserte Virostatikum trotz der hohen Kosten eine wichtige Ergänzung in der Langzeittherapie der chronischen Hepatitis B.

Aprepitant

Aprepitant (*Emend*) ist der erste therapeutisch eingesetzte Neurokinin-1-Rezeptorantagonist zur Behandlung des Cisplatin-induzierten Erbrechens als Bestandteil einer Kombinationstherapie. Die bisherige Standardtherapie besteht aus Metoclopramid, Dexamethason und den spezifischen $5\text{-}HT_3$-Rezeptorantagonisten. Keines dieser Antiemetika ist in der Lage, das Chemotherapie-induzierte, insbesondere verzögert auftretende Erbrechen komplett zu unterbrechen, auch nicht in den meist angewendeten Kombinationen.

Aprepitant bindet bevorzugt an Neurokinin-1-Rezeptoren und blockiert dort in erster Linie die Wirkung des Neuropeptids Substanz P, das an der neuronalen Steuerung zahlreicher physiologischer Vorgänge in Magendarmtrakt, Lunge und Gefäßen, aber auch in Nerven und im Gehirn beteiligt ist. Zuerst wurde die Bedeutung von Substanz P als Neurotransmitter von Schmerzen erkannt, da sie bei der Einwirkung von brennend wirkenden Stoffen wie Pfeffer und Paprika aus Schmerzfasern freigesetzt wird.

Die Entwicklung von Neurokininantagonisten mußte zunächst einige herbe Mißerfolge überwinden. Trotz hoher Erwartungen waren die analgetischen Effekte von Neurokinkinin-1-Rezeptorantagonisten nur schwach. Danach fand die zentrale Modulation dopaminerger Neurone durch Substanz P im limbischen System und die mögliche Assoziation mit der Entstehung von Angstsyndromen und depressiven Erkrankungen Beachtung. Aprepitant (MK 869) wurde daher als Antidepressivum geprüft, schließlich aber von der Herstellerfirma in dieser Indikation zurückgezogen, weil in einer größeren Studie kein signifikanter Unterschied zu Placebo nachweisbar war (Enserink 1999).

Hintergrund der jetzt erfolgten Einführung von Aprepitant als Antiemetikum waren zunächst auch wieder theoretische Überlegungen. Substanz P kommt in hohen Konzentrationen in den Kerngebieten des Nucleus tractus solitarius und der Area postrema im Hirnstamm vor, die an der Steuerung des Brechreflexes beteiligt sind. Ein erster Schritt war der Nachweis einer antiemetischen Wirkung im Tierversuch. Später wurde in einer Phase-II-Studie an 165 Patienten gezeigt, daß Aprepitant bei Cisplatin-induziertem Erbrechen den Effekt der Standardtherapie deutlich verstärkte (Navari et al. 1999). Dieses Ergebnis bestätigte sich in einer Studie an insgesamt 530 Patienten, die eine Chemotherapie mit Cisplatin (mindestens 70 mg/m^2) erhielten. Durch eine zusätzliche Vorbehandlung mit Aprepitant über 3 Tage wurde das Erbrechen in den ersten fünf Tagen besser als durch die alleinige Standardtherapie mit Dexamethason und Ondansetron (*Zofran*) verhindert (72,7% versus 52,3% der Patienten) (Hesketh et al. 2003). Aprepitant steigerte den antiemetischen Effekt der Standardtherapie vor allem beim verzögerten Erbrechen (75,4% versus 55,8%) und weniger deutlich beim akuten Erbrechen (89,2 versus 78,1). Ein ähnlicher Effekt war in einer Studie mit sechs aufeinander folgenden Chemotherapiezyklen über einen Zeitraum von jeweils 30 Tagen nachweisbar, wobei allerdings nur in 3 von 6 Zyklen ein statistisch signifikanter Unterschied erreicht wurde (de Wit et al. 2003). Der im Vergleich zum akuten Erbrechen relativ stärkere Effekt von Aprepitant auf das verzögert auftretende Erbrechen zeigt sich ferner in einer direkt vergleichende Studie gegen Ondansetron (32 mg i.v.) mit 53 Patienten, in der beide Antiemetika (Aprepitant in einer Dosis von 60 bzw. 100 mg als wasserlösliches Prodrug ebenfalls i.v.) als Monotherapie einmalig vor einer Chemotherapie mit Cisplatin (50–100 mg/m^2) gegeben wurden. Während Aprepitant das akute Erbrechen in 37% der Fälle vollständig verhinderte und damit Ondansetron (52%) nicht signifikant unterlegen war, unterbrach es das verzögerte Erbrechen signifikant häufiger (72% versus 30%) als Ondansetron (Cocquyt et al. 2001). Aprepitant hat eine ausreichende Bioverfügbarkeit von 60–65% und wird mit einer Halbwertszeit von 11 Stunden überwiegend über Cytochrom CYP3A4 hepatisch metabolisiert. Die Kosten für die empfohlene zusätzliche 3-tägige Behandlung mit Aprepitant liegen bei 85,92 € und damit pro Tag in einem ähnlichen Bereich wie die schon sehr teuren 5-HT$_3$-Rezeptorantagonisten (34–50 €).

Trotz vieler Vorteile des neuen Antiemetikums bleiben nach den bisherigen Studiendaten noch einige Fragen offen (Kris 2003). Unklar ist, warum in den genannten Studien die übliche Standarddosis von Dexamethason allein aus pharmakokinetischen Überlegungen in den

Aprepitantgruppen von 20 mg auf 12 mg pro Tag abgesenkt wurde. Die neue Substanz kann bisher nur bei Cisplatin-induziertem Erbrechen eingesetzt werden, das erfahrungsgemäß am stärksten emetogen ist. Bei anderen weniger emetogenen Chemotherapeutika ist der Effekt vermutlich geringer. Schließlich ist unklar geblieben, warum die Therapiedauer auf drei Tage begrenzt wurde, obwohl die Beobachtungsdauer in den Studien immer fünf Tage betrug.

Empfehlung: Aprepitant (*Emend*) ist der erste Vertreter der Neurokinin-1-Rezeptorantagonisten zur Behandlung ausschließlich des Cisplatin-induzierten Erbrechens als Bestandteil einer Kombinationstherapie. Das neue Antiemetikum verspricht vor allem bei Patienten mit verzögertem Erbrechen eine bessere Hilfe als die bisherigen Standardtherapeutika. Durch die hohen Kosten werden die Arzneimitteletats der onkologischen Abteilungen in den Krankenhäusern und der onkologischen Schwerpunktpraxen nochmals weiter belastet werden.

Dibotermin alfa

Dibotermin alfa (*InductOs*) ist der erste Vertreter der Knochenmorphogeneseproteine (Bone morphogenetic proteins, BMP), der zur Behandlung akuter Tibiafrakturen als Unterstützung zur Standardtherapie zugelassen wurde. Knochenmorphogeneseproteine gehören zur Superfamilie der TGFβ-Wachstumsfaktoren (transformierender Wachstumsfaktor-β), die eine entscheidende Rolle in der Embryonalentwicklung und der Knochenregeneration des Erwachsenen spielen. Dibotermin alfa (rekombinantes humanes Bone Morphogenetic Protein-2, rhBMP-2) ist ein lokal wirkender Wachstums- und Differenzierungsfaktor, der nach Bindung an Oberflächenrezeptoren von Mesenchymzellen die Differenzierung zu knochen- oder knorpelbildenden Zellen einleitet und damit die Knochenneubildung induziert. Die lokale Knochenneubildung ist nur möglich, wenn Dibotermin alfa auf einer abbaubaren Matrix aus Rinderkollagen direkt als Auflage auf die Frakturlinie implantiert wird. Benachbarte Mesenchymzellen wandern zuerst in die Oberfläche der Matrix ein, differenzieren dort unter dem Einfuß des Wachstumsfaktors und bilden Knorpel und trabekulären Knochen. Die Knochenbildung schreitet von der Oberfläche der Matrix bis zum Zentrum fort, bis das gesamte Implantat durch trabekulären Knochen ersetzt ist. Die mittlere Verweildauer von Dibotermin alfa an der Implantationsstelle beträgt nach tierexperimentellen Daten etwa 8 Tage. Nach Übertritt in die systemische Zirkulation beträgt die Halbwertszeit nur wenige Minuten. Langsame Freisetzung und schnelle Elimination begrenzen die systemische Exposition. Darüber hinaus ist die induzierte Knochenbildung durch negatives Feedback und lokale BMP-2-Inhibitoren selbst limitiert, so daß keine überschießende Neubildung stattfindet. Der durch Dibotermin alfa neu gebildete Knochen hat nach histologischen, biomechanischen und röntgenologischen Kriterien die gleichen biologischen Funktionen wie nativer Knochen. Pharmakologische Studien haben gezeigt, daß Dibotermin alfa die Knochenneubildung induziert und die Frakturheilung langer Röhrenknochen beschleunigt. Weiterhin wurden segmentale Defekte in Unterkiefer, Mittelhandknochen und Kiefergaumenspalten geschlossen sowie peridontales Gewebe regeneriert und alveolärer Knochen für Zahnimplantate aus Titan vermehrt.

Bei der Versorgung von Tibiaschaftfrakturen kommen trotz der Fortschritte in der Osteosynthese immer noch Infektionen, Fehlstellungen und Pseudarthrosen vor. Das gilt insbesondere für offene Frakturen, die an der Tibia öfter als an anderen langen Röhrenknochen auftreten. Daher wurde die Wirkung von Dibotermin alfa (Gesamtdosis 6 bzw. 12 mg) in einer Einfachblindstudie an 450 Patienten auf die Heilung offener Tibiafrakturen nach Marknagelung und standardmäßiger Wundversorgung über einen Zeitraum von 12 Monaten untersucht (Govender et al. 2002). Die Häufigkeit von Sekundärinterventionen nach Standardtherapie (65 von 142 Patienten, 45,8%) wurde durch Dibotermin alfa in der empfohlenen Gesamtdosis von 12 mg (37 von 142 Patienten, 26,1%) deutlich gesenkt. Auch die Frakturheilung (Dauer bei 50% der Patienten) wurde beschleunigt (145 versus 184 Tage). Bei unabhängiger, geblindeter radiographischer Beurteilung der Frakturheilung ergab sich dagegen keine signifikante Verkürzung der Frakturheilung (271 versus 275 Tage). Auch die klinisch nachweisbare Frakturheilung war mit einer Verkürzung von 155 auf 138 Tage weniger beeindruckend (European Agency for the Evaluation of Medicinal Products 2002a). Es stellt sich daher die Frage, ob ein zusätzlicher Effekt durch Dibotermin alfa bei schneller heilenden Frakturen überhaupt nachweisbar ist. Nachteilig an dieser großen Studie ist die fehlende Blindheit der Untersucher, weil es angeblich aus ethischen Gründen wegen der Infektionsgefahr nicht vertretbar war, in der Kontrollgruppe eine Kollagenmatrix mit Placebolösung einzufügen. Diese Begründung ist natürlich unsinnig, da Infektionen routinemäßig erfaßt wurden. Die Kosten der einmaligen Gabe von *InductOs* mit der zugehörigen Rinderkollagenmatrix betragen 3713,43 €.

2

Empfehlung: Dibotermin alfa (*InductOs*) ist der erste Vertreter knochenspezifischer Wachstumsfaktoren, der zur Behandlung akuter Tibiafrakturen als Unterstützung zur Standardtherapie zugelassen wurde. Er beschleunigt die Frakturheilung und senkt die Häufigkeit von Sekundäreingriffen, die bei offenen Tibiafrakturen mit schweren Verletzungen immer noch hoch liegen.

Dutasterid

Dutasterid (*Avodart*) ist nach dem 1994 eingeführten Finasterid (*Proscar*) der zweite 5α-Reduktasehemmer zur Behandlung der benignen Prostatahyperplasie. Durch die Hemmung der 5α-Reduktase senken beide Substanzen die Umwandlung von Testosteron zu Dihydrotestosteron, das als primäres Androgen für das hyperplastische Wachstum der benignen Prostatahyperplasie verantwortlich ist. Die 5α-Reduktase kommt in Form von zwei Isoenzymen mit unterschiedlicher Gewebeverteilung vor. Das Typ-1-Isoenzym wird vor allem in Leber, Haut, Talgdrüsen und den meisten Haarfollikeln exprimiert, während der Typ-2 in der Genitalhaut, Bart- und Kopfhautfollikeln und der Prostata vorherrscht. Dutasterid hemmt beide Isoenzyme der 5α-Reduktase (Typ 1 und Typ 2) und supprimiert dadurch den Serumspiegel von Dihydrotestosteron um mehr als 90%, wohingegen der Typ-2-selektive Hemmstoff Finasterid nur eine 70% Senkung erreicht. In der Prostata senkt auch das Typ-2-selektive Finasterid die Dihydrotestosteronspiegel um 91% (Norman et al. 1993).

Solange noch keine Daten aus direkten Vergleichsstudien von Dutasterid und Finasterid vorliegen, ist daher nicht abschätzbar, ob eine stärkere Senkung der Dihydrotestosteronplasmaspiegel durch eine duale 5α-Reduktasehemmung zu einer stärkeren Hemmung der Prostatahyperplasie führt. Aus den bisher vorliegenden Placebo-kontrollierten Einzelstudien ergeben sich keine auffälligen Unterschiede in der klinischen Langzeitwirkung. Durch Finasterid wurden die vergrößerten Prostatavolumina bei 3047 Patienten mit benigner Prostatahyperplasie in zwei Jahren um 18% (von 54 ml auf 44 ml), akute Harnretentionen um 57% und chirurgische Eingriffe wegen Prostatahyperplasie um 55% gesenkt (McConnell et al. 1998). Mit Dutasterid

2

betrug die Abnahme der Prostatavolumina in zwei Jahren bei 4325 Patienten 26%, der akuten Harnretention 57% und der chirurgischen Eingriffe 48% (Roehrborn et al. 2002). Auch das spezifische Nebenwirkungsprofil von Dutasterid (Gynäkomastie, einschl. seltener Fälle von Brustkrebs, Impotenz, Libidoverminderung, PSA-Absenkung) war ähnlich wie bei Finasterid. Die Tagestherapiekosten von *Avodart* (0,5 mg) betragen im Mittel 1,50 € und liegen damit geringfügig unter den von *Proscar* (5 mg) mit 1,59 €. Möglicherweise hat dieser kleine Kostenvorteil dazu beigetragen, daß *Avodart* bereits im Jahr seiner Markteinführung zu den Arzneimitteln mit mehr als 10.000 Verordnungen gehört (Tabelle 2.2).

Empfehlung: Dutasterid (*Avodart*) ist der zweite Vertreter 5α-Reduktasehemmer zur Behandlung der benignen Prostatahyperplasie. Durch die duale Hemmung beider Isoenzyme der 5α-Reduktase supprimiert Dutasterid den Dihydrotestosteronspiegel im Serum stärker als Finasterid. In der klinischen Langzeitwirkung über zwei Jahre unterscheiden sich die beiden 5α-Reduktasehemmer jedoch nicht. Nach den bisher vorliegenden Daten ist Dutasterid daher als Analogpräparat ohne therapeutischen Zusatznutzen zu klassifizieren. Preislich ist Dutasterid etwas günstiger als der Typ-2-selektive Hemmstoff Finasterid (*Proscar*).

Emtricitabin

Emtricitabin (*Emtriva*) ist ein weiterer Vertreter der Nukleosid-Reverse-Transkriptase-Inhibitoren (NRTI) zur antiretroviralen Kombinationstherapie HIV-1-infizierter Erwachsener und Kinder. Wie bei allen antiretroviral wirksamen Nukleosidanaloga beruht die Wirkung auf einer kompetitiven Hemmung der retroviralen reversen Transkriptase. Emtricitabin wird durch zelluläre Enzyme zu einem synthetischen Analogon von Desoxycytidintriphosphat phosphoryliert und führt nach Einbau in die HIV-DNA zum Kettenabbruch. In seinen Wirkungen ist Emtricitabin vergleichbar mit Lamivudin. Es hat jedoch eine etwas höhere orale Bioverfügbarkeit (93% versus 85%), 4–10fach höhere in-vitro Aktivität und eine längere Halbwertszeit (10 Stunden) als Lamivudin (3–7 Stunden). Die intrazelluläre Halbwertszeit von Emtricitabin beträgt sogar 39 Stunden (Lamivudin 12 Stunden). Aus diesen pharmakologischen Eigenschaften resultiert als wesentlicher

Vorteil eine einmal tägliche Gabe von Emtricitabin, die jedoch auch für Lamivudin und andere Reverse-Transkriptase-Inhibitoren wie Didanosin (*Videx*) und Tenofovir (*Viread*, siehe Arzneiverordnungs-Report 2003) zugelassen ist.

2

Bei erwachsenen HIV-Patienten war die Kombinationstherapie mit Emtricitabin (einmal täglich 200 mg) über 24–48 Wochen genauso wirksam wie eine Tripeltherapie mit Lamivudin (zweimal täglich 150 mg) und deutlich effektiver als eine Stavudin- oder Proteaseinhibitor-basierte Therapie (Übersicht bei Bang und Scott 2003). Ersatz von Lamivudin durch Emtricitabin im Rahmen einer Kombinationstherapie mit einem NRTI und einem Proteasehemmer führte jedoch zu nominell geringeren virologischen Erfolgsraten (European Agency for the Evaluation of Medicinal Products 2003a). Ähnliche Ergebnisse wurden auch bei Kindern und Jugendlichen erhalten. Nebenwirkungen wurden ebenso häufig beobachtet wie nach Lamivudin und bestanden vor allem in gastrointestinalen Störungen, Infektionen, Kopfschmerzen, Hauterscheinungen und grippeähnliche Symptomen. Die Tagestherapiekosten von *Emtriva* (200 mg) betragen 9,10 € und liegen damit etwas über den Kosten von *Epivir* (Lamivudin) (9,00 €).

Empfehlung: Emtricitabin (*Emtriva*) ist ein weiterer Vertreter der Nukleosid-Reverse-Transkriptase-Inhibitoren (NRTI) zur antiretroviralen Kombinationstherapie von HIV-Patienten. Die verlängerte Halbwertszeit ermöglicht wie mit Tenofovir (*Viread*), aber auch Lamivudin (*Epivir*) und Didanosin (*Videx*) eine einmal tägliche Gabe und erleichtert damit die Einnahme der derzeit üblichen antiretroviralen Tripeltherapie.

Enfuvirtid

Enfuvirtid (*Fuzeon*) ist der erste therapeutisch eingesetzte Fusionshemmer zur antiretroviralen Kombinationstherapie HIV-1-infizierter Patienten bei Therapieversagen oder Unverträglichkeit anderer retroviraler Therapieschemata. Anders als alle bisher eingesetzten antiretroviralen HIV-Therapeutika, die intrazellulär wirken, entwickelt Enfuvirtid seine antivirale Aktivität an der Zellaußenseite und greift in einen frühen Schritt der Virusinfektion ein. Bei der HIV-Infektion bindet das Virus zunächst über sein Hüllprotein (gp120) an den CD4-Rezeptor und an zusätzlich notwendige Korezeptoren (Chemokinrezeptoren CCR5 und CXCR6) an der Oberfläche der Wirtszellen, darunter vor allem spezielle T-Lymphozyten. Die Bindung führt zu einer Konformationsänderung des viralen Fusionspeptids (gp41), wodurch die Virusanheftung an die Zellmembran und als letzter Schritt die eigentliche Fusion des Virus mit der Zellmembran der Wirtszelle eingeleitet wird. Enfuvirtid ist ein synthetisches Peptid aus 36 Aminosäuren, das einer nativen Sequenz des Gp41-Peptids entspricht, die das Eindringen von HIV in die Wirtszelle vermittelt. Durch kompetitive Bindung an diese Region verhindert Enfuvirtid die Ausbildung eines hexahelikalen Bündels und blockiert dadurch die Virusfusion mit der Zellmembran. Als Peptid muß Enfuvirtid zweimal täglich subkutan injiziert werden. Der Abbau erfolgt vermutlich über Abspaltung einzelner Aminosäuren. Die Plasmahalbwertszeit nach s.c. Gabe beträgt 3,8 Stunden. Enfuvirtid ist nur für die Kombinationstherapie geeignet, da die Monotherapie sehr schnell zu Resistenzen führt.

Die Wirksamkeit des neuen Therapieprinzips ist in zwei offenen klinischen Studien mit ähnlichem Protokoll und fast identischen Ergebnissen nachgewiesen worden. In der amerikanischen TORO-1-Studie wurden 491 HIV-Patienten nach Resistenzentwicklung gegen eine mindestens sechsmonatige Behandlung bestehend aus drei Klassen antiretroviraler Substanzen über 24 Wochen mit Enfuvirtid und einer optimierten antiretroviralen Kombinationstherapie behandelt (Lalezari et al. 2003). Die Viruslast (5,2 $\log_{10}$ HIV-1-RNA-Kopien/ml Plasma) nahm in der Enfuvirtidgruppe stärker ab als in der Kontrollgruppe (1,696 versus 0,764 $\log_{10}$ Kopien/ml). Bei 19,6% der Patienten (Kontrolle 7,3%) wurde die Viruslast unter die Nachweisgrenze (< 50 Kopien/ml) abgesenkt. Parallel dazu stieg die Zahl CD4$^+$-Zellen stärker als in der Kontrollgruppe an (76 versus 32 Zellen). Ein ähnliches Resultat ergab die europäisch-australische TORO-2-Studie an 504 Patienten (Lazzarin et al. 2003). Der Anteil der Patienten, bei denen die Viruslast unter die Nachweisgrenze fiel, blieb auch nach 48-wöchiger Behandlung etwa konstant bzw. nahm sogar noch etwas zu (European Agency for the Evaluation of Medicinal Products 2003b).

Trotz der überzeugenden Wirksamkeit sind mehrere Einschränkungen dieses neuen Arzneimittels zu bedenken. Aufgrund der schnellen Resistenzentwicklung hat Enfuvirtid nur einen geringen Nutzen, wenn es einfach zu einem bestehenden Kombinationsregime hinzugefügt wird, gegen das der Patient schon resistent geworden ist. Eine initiale Resistenzprüfung und ggfs. Umstellung der „Hintergrundtherapie" ist also unumgänglich. Unter Enfuvirtid traten aus bisher unbekannten Gründen achtmal häufiger bakterielle Pneumonien auf. Weiterhin traten bei 2 von 663 Patienten in der Enfuvirtidgruppe schwerwiegende systemische allergische Reaktionen auf, die sich nach Reexposition zum Teil verschlimmerten. Bei fast allen Patienten der Enfuvirtidgruppe (98,3 %) traten in der Regel innerhalb der ersten Behandlungswoche lokale Reaktionen an der Injektionsstelle (Erytheme, Verhärtungen, Schmerzen, Juckreiz, Knoten, Zysten) auf, die allerdings nur bei 3 % der Patienten zum Therapieabbruch führten. Trotzdem wird unter diesen Bedingungen die Compliance der Patienten als erhebliches Problem angesehen, da Enfuvirtid zweimal täglich subkutan injiziert wurden muß. Hauptproblem dürften jedoch die enorm hohen Kosten von ca. 24.000 € pro Jahr, die zu den ebenfalls hohen Kosten der unbedingt notwendigen Kombinationstherapie (je nach Schema 17.000 bis 25.000 € pro Jahr) noch hinzukommen. Selbst in den USA stand die Kostenfrage an erster Stelle der Herausgeberkommentare des New England Journal of Medicine (Tashima and Carpenter 2003, Steinbrook 2003). Insbesondere wird die ernüchternde ökonomische Realität diskutiert, daß Enfuvirtid für viele Patienten nicht verfügbar sein wird, bei denen es medizinisch indiziert ist.

Empfehlung: Der Fusionshemmer Enfuvirtid (*Fuzeon*) ist ein innovatives Therapieprinzip zur Behandlung therapieresistenter HIV-Patienten. Er ist allerdings nur zusammen mit einer optimierten antiretroviralen Kombinationstherapie bei Therapieversagen oder Unverträglichkeit bisheriger antiretroviraler Therapieschemata indiziert. Als problematisch werden die parenterale Dauertherapie mit zweimal täglicher subkutaner Injektion, die damit zusammenhängenden Lokalreaktionen, das hohe Resistenzpotential und die enorm hohen Therapiekosten angesehen.

Escitalopram

Escitalopram (*Cipralex*) ist das aktive Isomer des selektiven Serotonin-Rückaufnahme-Inhibitors (SSRI) Citalopram und damit ein weiterer Vertreter der Enantiomer-selektiven Arzneimittel. Als wirksames S-Enantiomer wird Escitalopram halb so hoch wie das als Racemat vorliegende Citalopram dosiert. Auch klinisch-pharmakologische Untersuchungen ergeben eine Bioäquivalenz von 20 mg Escitalopram und 40 mg Citalopram. Insgesamt führt die verminderte Substanzbe-

2

lastung nicht zu erkennbaren Vorteilen bei Wirksamkeit und Verträglichkeit. Trotzdem wird mit Bezug auf einen nicht näher dokumentierten Bericht eines Psychiaters Dr. H.P. Volz behauptet, daß Escitalopram wirksamer als das Racemat sei, da die Patienten stärker und schneller als auf Citalopram ansprächen (Gräfe 2003). Skandinavische Autoren kamen dagegen nach Durchsicht der vom Hersteller zur Verfügung gestellten Studiendaten über 1321 Patienten zu einem vernichtenden Urteil (Svensson und Mansfield 2004): Die Werbeaussagen über Escitalopram sind nicht gerechtfertigt, da sie auf sekundären Ergebnissen, fehlenden Intent-to-treat-Analysen und willkürlich definierten Subgruppen basieren. Auf der Basis der verfügbaren Evidenz wird gefolgert, daß die Behauptungen des Herstellers über eine angebliche Überlegenheit von Escitalopram über Citalopram unberechtigt sind. Lediglich die Tagestherapiekosten unterscheiden sich deutlich, da *Cipralex* (10 mg 1,28 €) wie das racemische Originalpräparat *Cipramil* (20 mg 1,28 €) ca. 45% teurer als preiswerte Citalopramgenerika wie z. B. *citalopram-biomo* (20 mg 0,88 €) sind. Vermutlich haben die irreführenden Werbeaussagen des Herstellers erreicht, daß *Cipralex* im Jahr seiner Markteinführung zu den Arzneimitteln mit mehr als 10.000 Verordnungen gehört (Tabelle 2.2).

Empfehlung: Escitalopram (*Cipralex*) ist ein weiteres Enantiomerselektives Arzneimittel ohne erkennbare Vorteile gegenüber dem racemischen Citalopram. Für die vom Hersteller behauptete Überlegenheit ist keine Evidenz verfügbar. Deutlich preiswerter als *Cipralex* sind Citalopramgenerika.

Laronidase

Laronidase (*Aldurazyme*) ist eine rekombinante humane α-L-Iduronidase zur langfristigen Enzymersatztherapie bei Mukopolysaccharidose I (MPS-I). Diese Mukopolysaccharidspeicherkrankheit ist eine seltene (Prävalenz in der EU 1:400.000) autosomal-rezessive vererbte lysosomale Störung, die durch den Mangel von α-L-Iduronidase hervorgerufen wird. Je nach Ausmaß des genetischen Defekts werden drei Schweregrade unterschieden: Hurler-Syndrom (schwer), Hurler-Scheie-Syndrom (mittel) und Scheie-Syndrom (leicht). Die schwerste Form manifestiert sich bei Kindern durch Wachstums- und Entwicklungsstörungen, Hepatosplenomegalie, Gelenkveränderungen, Atemwegsobstruktion, Herzkrankheiten, Seh- oder Hörverlust und neurologische Störungen. Unbehandelt sterben die meisten Patienten im Alter von 10 Jahren. Die Knochenmarktransplantation ist derzeit die einzige verfügbare Therapie, vor allem wenn sie frühzeitig vor Eintritt der Entwicklungsstörungen durchgeführt wird. Das Verfahren ist jedoch wegen beträchtlicher Mortalität und geringer Verfügbarkeit passender Spender nur begrenzt einsetzbar.

Für die Substitutionstherapie wird Laronidase (100 E/kg) einmal wöchentlich langsam über 3–4 Stunden intravenös infundiert. Der Abbau erfolgt vermutlich über Abspaltung einzelner Aminosäuren. Die Plasmahalbwertszeit beträgt 2–3,6 Stunden. In einer klinischen Studie an 10 Patienten über einen Zeitraum von 52 Wochen wurde die Hepatosplenomegalie bei allen Patienten deutlich gebessert und bei acht normalisiert (Kakkis et al. 2003). Deutlich verbessert waren auch Wachstum, Gelenkbeweglichkeit und NYHA-Klassifikation. Bei der Hälfte der Patienten trat eine vorübergehende Urtikaria an der Haut auf, vier Patienten entwickelten Antikörper gegen Laronidase. Die Therapiekosten von *Aldurazyme* sind je nach Körpergewicht mit 185.000 € (20 kg) bis 650.000 € (70 kg) pro Jahr exorbitant hoch. Ähnlich hohe Kosten sind auch bei Enzymersatztherapien anderer Speicherkrankheiten bekannt (z. B. Morbus Fabry). Unter diesen Bedingungen kommt der humangenetischen Beratung betroffener Familien und der pränatalen Diagnostik der Mukopolysaccharidose I (ca. 8 Geburten pro Jahr in Deutschland) in Zukunft eine besondere Bedeutung zu.

Empfehlung: Laronidase (*Aldurazyme*) ermöglicht eine wirksame Enzymsubstitution bei der Mukopolysaccharidose I und vermindert klinisch wichtige Manifestationen dieser seltenen Mukopolysaccharidspeicherkrankheit.

Miglustat

Miglustat (*Zavesca*) ist ein Hemmstoff der Glucosylceramidsynthase zur Substratverminderungstherapie von Patienten mit leichten und mäßigen Formen der Typ-1-Gaucherkrankheit, die für die Enzymersatztherapie ungeeignet sind. Der Morbus Gaucher Typ I ist eine seltene (Prävalenz 1:40.000) autosomal-rezessiv vererbte lysosomale Lipidspeicherkrankheit, bei der die Aktivität der Glucocerebrosidase durch Mutationen auf < 15% erniedrigt ist. Dieses lysosomale Enzym hydrolysiert normalerweise das aus dem Abbau von Zellmembranen stammende Glucosylceramid und verhindert dadurch eine Anhäufung in den Zellen des retikuloendothelialen Systems. Bei der am häufigsten vorkommenden Typ-1-Gaucherkrankheit phagozytieren die Makrophagen große Mengen dieses Sphingolipids und infiltrieren Leber, Milz und Knochenmark. Typische klinische Manifestationen sind Hepatosplenomegalie, Anämie, Thrombozytopenie und Knochenveränderungen. Die übliche Behandlung besteht in der Enzymersatztherapie mit modifizierter rekombinanter Glucocerebrosidase (Imiglucerase, *Cerezyme*).

Die Einführung eines Glucosylceramidsynthasehemmers bietet eine neue Therapiemöglichkeit des Morbus Gaucher, indem die Bildung des Substrats für das fehlende Enzym gehemmt wird. Miglustat hemmt die Glucosylceramidsynthase, das Glucocerebrosid aus Ceramid und Glucose bildet und damit die Akkumulation in den Makrophagen verhindert. Ein wesentlicher Vorteil von Miglustat ist die orale Gabe. Die Substanz wird schnell resorbiert und mit einer Halbwertszeit von 6–7 Stunden renal eliminiert. Daten zur therapeutischen Wirksamkeit stammen aus zwei unkontrollierten offenen Studien an 28 und 18 Erwachsenen. Nach 12 Monaten senkte Miglustat die Leber- und Milzvergrößerung um 12% bzw. 19%, hämatologische Parameter besserten sich nur wenig (Cox et al. 2000). Eine weitere Studie zeigte prinzipiell ähnliche Ergebnisse, wenn auch die Größenabnahmen von Leber und Milz aufgrund einer geringeren Dosis geringer ausfielen (Heitner et al. 2002). In einer dritten Studie wurden 36 Patienten, die bereits > 2 Jahre mit Imiglucerase behandelt worden waren, entweder mit dem Enzym weiterbehandelt oder auf Miglustat bzw. Miglustat plus Imiglucerase umgestellt. Nach 6 Monaten zeigte sich unter Miglustat neben einer geringen Abnahme der Milz- und Lebergröße (2,9% bzw. 4,8%) ein Wiederanstieg der Chitotriosidaseaktivität, die als spezifischer Indikator der Gaucherkrankheit gilt. Auch die Thrombozytenzahlen nahmen wieder ab. Dieser Befund bestätigte sich in einer Verlängerung der Studie um 6 Monate, in der alle Patienten auf Miglustat umgestellt wurden. Dies weist insgesamt auf eine gegenüber der Enzymersatztherapie deutlich schwächere Wirksamkeit von Miglustat hin und verbietet damit prinzipiell eine Substitution von oder auch Kombination mit Imiglucerase (European Agency for the Evaluation of Medicinal Products 2002b).

Häufigste Nebenwirkung ist eine Diarrhö bei 80–100% der Patienten, die meist auch von einer Gewichtabnahme begleitet war. Auffällig sind weiterhin Tremor (30%) und periphere Neuropathie (10%). Vereinzelt sind auch Fälle von kognitiver Dysfunktion einschließlich bleibenden Gedächtnisverlusts beschrieben. Die Zulassung von Miglustat erfolgte nicht zuletzt aufgrund des derzeit unklaren Nutzen/Risikoverhältnisses unter besonderen Auflagen. Die Therapiekosten für Erwachsene betragen 117.000 € pro Jahr und sind damit deutlich niedriger als die Kosten der Enzymersatztherapie mit Imiglucerase (*Cerezyme*) in Höhe von 610.000 €, wenn eine Dosierung von 60 E/kg pro zwei Wochen für die Langzeittherapie zugrunde gelegt wird (Charrow et al. 2004). Auch hier kommt der humangenetischen Beratung betroffener Familien und der pränatalen Diagnostik des Morbus Gaucher (ca. 20 Geburten pro Jahr in Deutschland) besondere Bedeutung zu.

Empfehlung: Miglustat (*Zavesca*) ermöglicht bei Patienten mit Typ-1-Gaucherkrankheit erstmals eine orale Therapie, die auf einer Substratverminderung durch Hemmung der Glukosylceramidsynthase beruht. Die neue Substanz ist weniger wirksam als die Enzymersatztherapie mit Imiglucerase (*Cerezyme*) und ist daher nur indiziert, wenn die Enzymsubstitution nicht möglich ist. Unklar ist das Ausmaß möglicher neurotoxischer Wirkungen.

Norelgestromin

Norelgestromin (in *Evra*) ist ein neues Gestagen, das in Kombination mit Ethinylestradiol erstmals die Möglichkeit bietet, ein hormonales Kontrazeptivum als Pflaster zur transdermalen Applikation einzusetzen. *Evra* enthält 600 µg Ethinylestradiol und 6 mg Norelgestromin in einem 20 cm³ großen Pflaster für eine siebentägige Anwendung und gibt täglich 20 µg Ethinylestradiol und 150 mg Norelgestromin ab. Norelgestromin (17-Desacetylnorgestimat) ist der primäre aktive Metabolit von Norgestimat, das als Gestagenkomponente zum Beispiel in dem oralen Kontrazeptivum *Cilest* enthalten ist.

Beide Komponenten erreichen 48 Stunden nach Aufkleben des Pflasters maximale Serumspiegel, die während der gesamten Applikationsdauer von 7 Tagen kaum abfallen und auch nach Anwendung eines weiteren Pflasters in der 2. und 3. Zykluswoche nur geringfügig ansteigen (Abrams et al. 2001). Bei der hepatischen Metabolisierung entsteht aus Norelgestromin unter anderem Norgestrel als aktiver Metabolit. Nach Entfernung des Pflasters werden Norelgestromin und Ethinylestradiol mit einer Halbwertszeit von 28 Stunden und 17 Stunden eliminiert. Bei 5% der Frauen löste sich das Pflaster vorzeitig ab. Das Nebenwirkungsprofil entspricht dem oraler Kontrazeptiva.

Das Pflaster erzielt konstantere Hormonspiegel als die tägliche orale Einnahme und wird nicht durch gastrointestinale Störungen beeinträchtigt. Im Gegensatz zu injizierbaren Präparaten oder Implantaten ist das Pflaster jederzeit reversibel. Als wesentlicher Vorteil wird eine verbesserte Compliance diskutiert, da angeblich fast 50% der Anwenderinnen oraler Kontrazeptiva mindestens eine Pille pro Zyklus vergessen und bei 8% ungeplante Schwangerschaften vorkommen. Entsprechende klinische Studien weisen allerdings z. T. nur geringfügige Unterschiede (91% versus 88%) in der Compliance der Pflastermedikation zu oralen Kontrazeptiva aus (European Agency for the Evaluation of Medicinal Products 2002c). Auch der Hersteller betont, daß das transdermale Pflaster nicht sicherer als orale hormonale Kontrazeptiva ist. Insbesondere bei stark übergewichtigen Frauen (> 90 kg) steigt der Pearl-Index von 0,88 auf 10,89 an (Zieman et al. 2002). Bei Einsatz einer 3-Monatspackung betragen die Kosten von *Evra* betragen pro Zyklus 12,81 € und sind damit fast doppelt so hoch wie die Kosten niedrig dosierter oraler Kontrazeptiva wie *Leios* (6,74 €).

Empfehlung: Norelgestromin (in *Evra*) ist eine neue Gestagenkomponente eines hormonalen Kontrazeptivums, das erstmals die transdermale Applikation als Pflaster ermöglicht. Trotz theoretischer Vorteile sind Sicherheit und Verträglichkeit nicht besser als bei oralen Präparaten. Eine Verordnung ist möglicherweise bei Frauen von Vorteil, die Probleme mit der regelmäßigen Einnahme oraler Kontrazeptiva haben.

Pegfilgrastim

Pegfilgrastim (*Neulasta*) ist ein kovalentes Konjugat des rekombinanten humanen Filgrastim (humaner Methionin-Granulozyten-Koloniestimulierender-Faktor, G-CSF) mit hochmolekularem Polyethylenglykol (PEG), das wie Filgrastim (*Neupogen*) zur Verkürzung Zytostatika-bedingter Neutropenien eingesetzt wird. Durch die Pegylierung wird die terminale Halbwertszeit von Filgrastim annähernd zehnfach von 3–4 auf 33 Stunden verlängert. Pegfilgrastim erfordert daher nur eine einmalige Gabe pro Chemotherapiezyklus, während Filgrastim einmal täglich bis zum Wiederanstieg der Granulozytenwerte auf 10.000/µl nach 8–14 Tagen gegeben werden muß. Die Wirkung der beiden Filgrastimpräparate wurde in einer klinischen Studie an 310 Brustkrebspatientinnen mit Zytostatika-induzierter Neutropenie verglichen, die 4 Zyklen einer kombinierten Doxorubicin-Docetaxel-Therapie erhalten hatten (Holmes et al. 2002). Eine einmalige Einzeldosis von Pegfilgrastim (100 µg/kg s.c.) pro Chemotherapiezyklus war bezüglich Nadir und Dauer der Neutropenie ähnlich wirksam wie die tägliche Filgrastimgabe (5µg/kg/Tag). Febrile Neutropenien traten mit Pegfilgrastim seltener auf. Die Nebenwirkungen beider Präparate zeigten keine Unterschiede. Die Therapiekosten von *Neulasta* (6 mg) betragen 1524 € pro Chemotherapiezyklus und liegen damit sogar deutlich niedriger als die von *Neupogen* (1960 €), wenn eine mittlere Therapiedauer von 11 Tagen wie in der zitierten Studie zugrunde gelegt wird.

Empfehlung: Die Entwicklung des langwirkenden Pegfilgrastim (*Neulasta*) ist ein Fortschritt in der Behandlung Zytostatika-bedingter Neutropenien. Mit der einmaligen Gabe pro Therapiezyklus hat Pegfilgrastim bei deutlich reduzierten Behandlungskosten einen praktisch therapeutischen Vorteil gegenüber der täglich erforderlichen Gabe von Filgrastim (*Neupogen*).

Pegvisomant

Pegvisomant (*Somavert*) ist der erste Wachstumshormonrezeptorantagonist zur Behandlung der Akromegalie. Er wurde als gentechnisch verändertes Analogon des menschlichen Wachstumshormons (Somatropin) entwickelt und blockiert nach Bindung an den Somatropinrezeptor die Wirkungen von Wachstumshormon mit hoher Selektivität.

Die Akromegalie ist selten (Inzidenz 3–4 pro 1 Mio. pro Jahr) und zeigt einen Häufigkeitsgipfel zwischen dem 30. und 60. Lebensjahr. Ursache ist fast immer ein Wachstumshormon-produzierendes Hypophysenadenom. Die Therapie besteht in Operation, Bestrahlung oder Arzneitherapie. Primär wird die chirurgische Resektion durchgeführt, die bei Mikroadenomen zu 90%, bei den häufiger vorkommenden

Makroadenomen aber nur zu 40% erfolgreich ist. Bei ungenügendem Operationserfolg oder Kontraindikationen sind Strahlentherapie oder Arzneitherapie indiziert. Die Strahlentherapie wirkt stark verzögert, ist wenig erfolgreich und führt häufig zu einem vollständigen Hypophysenausfall (Panhypopituitarismus). Dopaminagonisten (z. B. Bromocriptin) hemmen die Hypersekretion von Wachstumshormon, normalisieren die erhöhten Hormonspiegel aber nur bei weniger als 25% der Patienten. Wirksamer ist das Somatostatinanalogon Octreotid (*Sandostatin*), das die Wachstumshormonspiegel in 65% der Fälle normalisiert und außerdem die Tumorgröße bis zu 50% reduziert.

Im Gegensatz zur Hemmung der Somatropinsekretion durch Dopaminagonisten und Somatostatinanaloga wirkt Pegvisomant nicht auf den Hormonspiegel, sondern blockiert die Wirkung von Wachstumshormon am Rezeptor und normalisiert dadurch die Plasmaspiegel des insulinähnlichen Wachstumsfaktors (IGF-1), der als peripheres Effektorhormon die Wirkungen von Wachstumshormon vermittelt. Entsprechend steigt infolge negativer Rückkopplung die Somatotropinkonzentration im Serum an, was sich möglicherweise ungünstig auf das Tumorwachstum auswirkt. Die Plasmahalbwertszeit von Pegvisomant beträgt nach subkutaner Gabe 3–7 Tage. In einer Placebo-kontrollierten Studie an 112 Akromegaliepatienten, die zuvor größtenteils ohne ausreichenden Erfolg operiert oder bestrahlt worden waren, wurden nach einer Startdosis von 80 mg Pegvisomant s.c. und anschließender täglicher Gabe von 10 mg (empfohlene Richtdosis) über 12 Wochen normale IGF-1-Spiegel in 39% der Fälle erreicht. Höhere Erhaltungsdosen (15 bzw. 20 mg/die) führten zu einer Normalisierung bei 75% bzw. 82% der Patienten (Trainer et al. 2000). Die biochemische Normalisierung ging mit einer klinischen Besserung typischer Akromegaliesymptome (Gewebsschwellung, Schwitzen, Müdigkeit) einher. Ähnliche Ergebnisse wurden bei sechs Patienten mit Therapieresistenz gegen Dopaminagonisten oder Octreotid erzielt (Herman-Bonert et al. 2000). In einer längeren unkontrollierten Studie an 160 Akromegaliepatienten über 425 Tage wurde die IGF-1-Spiegel bei 97% der Patienten normalisiert (van der Lely et al. 2001). Das mittlere Hypophysentumorvolumen änderte sich jedoch nicht. Häufige unerwünschte Wirkungen waren gastrointestinale Störungen (Übelkeit, Flatulenz, Diarrhö), Kopfschmerzen, Somnolenz und grippeähnliche Erkrankungen. Antikörper gegen Wachstumshormon sind in 17% der Fälle beschrieben. Eine relevante Nebenwirkung waren Transaminaseanstiege bei einer Patientin, die sich nach Absetzen zurückbildeten. Eine Überwachung der Leberwerte insbesondere während der ersten 6 Monate in Abständen von 4–6 Wochen sollte vorgesehen werden. Die Therapiekosten bei Anwendung der definierten Tagesdosis von 10 mg Pegvisomant (*Somavert*) sind mit 35.000 € pro Jahr extrem hoch, liegen aber im Bereich des bisherigen Standards Octreotid (*Sandostatin*).

Empfehlung: Pegvisomant (*Somavert*) ist der erste Wachstumshormonrezeptorantagonist zur Behandlung der Akromegalie und zeichnet sich durch eine überlegene Wirksamkeit im Vergleich zu anderen arzneitherapeutischen Verfahren (Dopaminagonisten, Somatostatinanaloga) aus. Die Anwendung ist jedoch vor allem wegen Sicherheitsbedenken mit Hinblick auf den derzeit ungeklärten Einfluß von Pegvisomant auf die Hypophysentumorgröße nur bei Versagen von Operation, Bestrahlung oder medikamentöser Hemmung der Wachstumshormonsekretion durch Somatostatinanaloga indiziert.

Tadalafil

Tadalafil (*Cialis*) ist nach dem 1998 eingeführten Sildenafil (*Viagra*) der zweite selektive Phosphodiesterase-5-Hemmer zur oralen Behandlung der erektilen Dysfunktion. Phosphodiesterase-5-Hemmer vermindern den Abbau von zyklischen Guanosinmonophosphat (cGMP) und verstärken dadurch die Wirkung von Stickoxid (NO), das bei sexueller Erregung über eine cGMP-vermittelte Gefäßerweiterung im Corpus cavernosum zur Erektion führt. Die Wirkung tritt daher nur bei intakter sexueller Stimulation ein. Genauso wie Sildenafil hat Tadalafil keinen Einfluß auf Libido, Orgasmus oder Ejakulation und ist daher kein Aphrodisiakum.

Alle Phosphodiesterase-5-Hemmer haben ein ähnliches pharmakologisches Wirkprofil, unterscheiden sich aber in ihrer Selektivität und ihren pharmakokinetischen Eigenschaften. Tadalafil hemmt die Phosphodiesterase-5 mit 5–15.000facher Selektivität gegenüber anderen Phosphodiesterase-Isoenzymen (Gresser und Gleiter 2002). Lediglich die in Skelettmuskel, Herz, Prostata und Hoden vorkommende Phosphodiesterase-11 wird unter klinischer Dosierung gehemmt, was Auswirkungen auf unerwünschte Wirkungen (z. B. Myalgie, Rückenschmerzen) haben kann. Eine Beeinträchtigung der Spermatogenese und reproduktiver Hormone wurde jedoch ausge-

2

schlossen (Hellstrom et al. 2003). Sildenafil hat ebenfalls eine hohe Selektivität für die Phosphodiesterase-5 (10–8.000fach), hemmt jedoch die retinale Phosphodiesterase-6 und löst dadurch gelegentlich passagere Farbsehstörungen aus.

Bedeutsamer für die praktische Anwendung sind die pharmakokinetischen Eigenschaften der Phosphodiesterase-5-Hemmer. Tadalafil flutet langsamer an als Sildenafil und erreicht maximale Plasmaspiegel erst nach zwei Stunden. Andererseits hat Tadalafil aufgrund einer längeren Halbwertzeit (18 Stunden) eine deutlich längere Wirkungsdauer, die bis zu 36 Stunden betragen kann. Dem Patienten steht damit ein größeres Zeitfenster für sexuelle Aktivität zur Verfügung, führt aber auch zu längerer Arzneimittelexposition, die nicht immer benötigt wird. In einer Auswertung von 5 kontrollierten Studien über einen Zeitraum von 12 Wochen an insgesamt 1112 Männern (Durchschnittsalter 59 Jahre) war die Erektionsfähigkeit nach 10 mg oder 20 mg im Vergleich zu Placebo deutlich verbessert (67% bzw. 81% versus 35%) (Brock et al. 2002). Häufigste Nebenwirkungen sind ähnlich wie bei Sildenafil Kopfschmerzen und Dyspepsien. Gleiches gilt für die Kontraindikationen: Nitrattherapie, Herzinfarkt, instabile Angina pectoris, Herzinsuffizienz, Arrhythmien, Hypotonie, Hypertonie oder Schlaganfall. Die Kosten für eine Einzeldosis von 10 mg oder 20 mg *Cialis* betragen 12,04 € bzw. 11,45 € und liegen damit im gleichen Bereich wie für *Viagra* (50 mg 10,80 €; 100 mg 12,56 €).

Empfehlung: Mit Tadalafil (*Cialis*) steht der zweite selektive Phosphodiesterase-5-Hemmer zur oralen Behandlung der erektilen Dysfunktion zur Verfügung. Das pharmakologische Wirkprofil ist grundsätzlich ähnlich wie bei Sildenafil (*Viagra*). Unterschiedlich ist der zeitliche Wirkungsablauf, da die volle Wirkung von Tadalafil erst nach 4 Stunden eintritt, aber bis zu 36 Stunden anhält.

Teriparatid

Teriparatid (*Forsteo*) ist das erste Parathormonanalogon zur Behandlung der manifesten Osteoporose postmenopausaler Frauen. Zugleich steht damit wieder ein Stimulator der Knochenneubildung (Osteoanabolikum) zur Verfügung, nachdem die Verordnungen von Fluoriden wegen widersprüchlicher Daten über Knochendichte und Frakturrisiko in den letzten 10 Jahren stark rückläufig waren.

Parathormon ist neben Vitamin D und Calcitonin der wichtigste physiologische Regulator des Calciumstoffwechsels. Das natürliche Hormon ist ein Polypeptid aus 84 Aminosäuren und wird in den Nebenschilddrüsen (Epithelkörperchen) gebildet. Über einen Calciumsensor auf der Zelloberfläche reagiert es dynamisch auf Änderungen des extrazellulären Calciums. Niedriges Plasmacalcium stimuliert die Parathormonabgabe, hohes senkt sie. Die calciumerhöhende Wirkung von Parathormon kommt neben der akuten Calciummobilisation aus dem Knochen über eine erhöhte renale Bildung von Calcitriol (1,25-Dihydroxycolecalciferol) als biologisch aktive Form von Vitamin D zustande, wodurch die intestinale Calciumaufnahme und die renale Calciumrückresorption gesteigert werden. Die Parathormonwirkungen auf den Knochen sind jedoch scheinbar paradox. Lange Zeit wurde angenommen, daß Parathormon wie beim primären Hyperparathyreoidismus ausschließlich die Calciummobilisation aus dem Knochen steigert und dadurch zur typischen Osteodystrophie führt. Inzwischen ist jedoch bekannt, daß der Knochen nur durch kontinuierliche Infusion hoher Dosen abgebaut wird. In kleinen intermittierenden Dosen erhöht Parathormon die Aktivität der Osteoblasten und fördert damit den Knochenaufbau.

Teriparatid ist ein synthetisches Fragment des humanen Parathormons mit den N-terminalen Aminosäuren 1–34 des natürlichen Hormons, das die wesentlichen biologischen Effekte des Gesamtmoleküls vermittelt. Erste osteoanabole Effekte wurden schon vor über 25 Jahren bei Frauen mit postmenopausaler Osteoporose beschrieben (Reeve et al. 1976). Später wurde eine Placebo-kontrollierte Studie an 1637 postmenopausalen Frauen mit nachgewiesenen Wirbelfrakturen über einen Zeitraum von 18 Monaten durchgeführt (Neer et al. 2001). Nach Teriparatid (20 µg oder 40 µg/Tag s.c.) hatten deutlich weniger Patientinnen neue Wirbelfrakturen als nach Placebo (5% oder 4% versus 14%). Etwas geringer war die Verminderung neu aufgetretener oder verstärkter Rückenschmerzen (17% oder 16% versus 23%), ein Hinweis darauf, daß die Mehrzahl osteoporotischer Wirbelfrakturen asymptomatisch bleibt. Auch wurden durch Teriparatid die Knochendichte in Lumbalwirbeln und Schenkelhals erhöht und nichtvertebrale Frakturen (6,3% oder 5,8% versus 9,7%) vermindert. Als Nebenwirkungen traten mit der höheren Dosis gelegentlich Übelkeit und Kopfschmerzen auf. Weiterhin wirkte Teriparatid bei postmenopausalen Frauen mit Osteoporose stärker als Alendronat (*Fosamax*) auf Knochendichte und Häufigkeit nichtvertebraler Frakturen (Body et al.

2002). Eine theoretisch sinnvolle Kombination osteoanaboler (Parathormon) und antiresorptiver Wirkprinzipien (Bisphosphonate) bringt nach einer 12-monatigen Studie im Hinblick auf die Knochendichte allerdings keinen Vorteil vor Parathormon allein (Black et al. 2003). Die Therapiekosten von *Somavert* (20 µg/Tag s.c.) betragen 7296 € pro Jahr. Da 11 Patientinnen (NNT) 18 Monate behandelt werden müssen, um eine Wirbelfraktur zu verhindern, kostet eine verhinderte Wirbelfraktur 120.000 €.

Schon während der ersten großen klinischen Teriparatidstudie haben toxikologische Befunde über das Auftreten von Osteosarkomen bei Ratten zu erheblicher Verunsicherung geführt. Bei der standardmäßigen Karzinogenitätsprüfung hatten Ratten nach lebenslanger Gabe von Teriparatid dosisabhängig Osteosarkome entwickelt, die bereits bei der dreifachen Humandosis auftraten (Reeve 2002, Kuijpers et al. 2002). Wurde die Behandlung mit Teriparatid jedoch erst mit dem 6. Lebensmonat begonnen, entwickelten sich unter der niedrigsten Dosierung (5 µg/kg) keine Osteosarkome. Bei Affen wurden nach 18 monatiger Behandlung ebenfalls keine Osteosarkome beobachtet. Auch beim Menschen sind bisher in Studien mit Teriparatid keine Knochentumoren aufgetreten. Dennoch hat die Herstellerfirma freiwillig alle klinische Studien mit Teriparatid abgebrochen und akzeptiert, daß die Anwendungsdauer auf maximal 18 Monate begrenzt wird.

Empfehlung: Teriparatid (*Forsteo*) ist das erste Parathormonanalogon zur Behandlung der manifesten Osteoporose postmenopausaler Frauen. Nach den vorliegenden Vergleichsstudien ist Teriparatid wirksamer als das Bisphosphonat Alendronat (*Fosamax*). Das innovative Therapieprinzip unterliegt jedoch praktischen Einschränkungen, da die Anwendungsdauer wegen eines potentiellen Osteosarkomrisikos auf 18 Monate beschränkt ist und die Behandlung mit Teriparatid mehr als zehnmal so teurer ist wie die mit den als Standardmedikation angesehenen Bisphosphonaten.

Valdecoxib

Valdecoxib (*Bextra*) ist nach Rofecoxib (*Vioxx*), Celecoxib (*Celebrex*) und Parecoxib (*Dynastat*) der vierte Vertreter der selektiven Inhibitoren der Cyclooxygenase-2 (COX-2) mit entzündungshemmenden und analgetischen Eigenschaften. Anwendungsgebiete sind Arthrose, rheumatoide Arthritis und primäre Dysmenorrhö. Valdecoxib ist der aktive Metabolit von Parecoxib (*Dynastat*), das 2002 zur parenteralen Kurzzeitbehandlung postoperativer Schmerzen eingeführt wurde. Die pharmakologischen Eigenschaften unterscheiden sich im Vergleich zu Rofecoxib (*Vioxx*) kaum. Die COX-2-Selektivität im humanen Vollblutassay ist für beide Substanzen ähnlich, Valdecoxib 30fach, Rofecoxib 35fach (Riendeau et al. 2001). Auch die orale Bioverfügbarkeit (83% bzw. 93%) und der Zeitpunkt maximaler Plasmaspiegel (nach 2–3 Stunden) sind weitgehend identisch. Lediglich die Plasmahalbwertszeit von Valdecoxib ist mit 8–11 Stunden kürzer als die von Rofecoxib (10–17 Stunden). In Vergleichsstudien an Patienten mit Arthrose oder rheumatoider Arthritis war Valdecoxib nach 12 Wochen genauso wirksam wie Naproxen, aber besser verträglich bezüglich gastrointestinaler Nebenwirkungen und Blutungsrisiken (Übersicht bei Ormrod et al. 2002). Erfahrungen mit der CLASS-Studie haben jedoch gezeigt, dass schwere gastrointestinale Ereignisse (Perforationen, Ulzera, Blutungen) bei längerdauernder Anwendung (> 6 Monate) unter Coxiben offensichtlich stärker zunehmen als unter klassischen nichtsteroidalen Antiphlogistika und zumindest eine vergleichbare Inzidenz wie unter Diclofenac erreichen (CLASS Advisory Committee 2001). Auch aus einer kanadischen epidemiologischen Studie ergibt sich ein paradoxer Anstieg gastrointestinaler Blutungen seit der Einführung der COX-2-Hemmer (Mamdani et al. 2004).

Nach Postmarketing-Beobachtungen sind unter Valdecoxib Überempfindlichkeitsreaktionen (z. B. Anaphylaxie, Angioödem) und schwere Hautreaktionen einschließlich Erythema multiforme, exfoliativer Dermatitis, Stevens-Johnson-Syndrom und toxischer epidermale Nekrolyse aufgetreten (Arzneimittelkommission der deutschen Apotheker 2002). Nach Absprache mit der europäischen Arzneimittelagentur EMEA wurden daher die Gebrauchs- und Fachinformation entsprechend geändert. Weiterhin wurde als Kontraindikation eine Sulfonamidüberempfindlichkeit zusätzlich aufgenommen. Darüber hinaus sind während der klinischen Prüfung bei Patienten mit aortokoronarer Bypass-Operation zerebrovaskuläre Störungen (1 Todesfall infolge Schlaganfall), Herzinfarkte (1 Todesfall), Lungenembolie (1 Todesfall), Nierenfunktionsstörungen, sternale Wundheilungsstörungen (1 Todesfall) sowie gastrointestinale Blutungen häufiger aufgetreten als unter Placebo (Ott et al. 2003). Bei Patienten mit Hypertonie, Herzinsuffizienz, Ödemneigung oder Niereninsuffizienz ist Vorsicht geboten, da die Hemmung der renalen Prostaglandinsynthese zu Verschlechterung der Nierenfunktion und Ödemen führen kann. Die Tagestherapiekosten von *Bextra* (10 mg) betragen im Mittel 1,18 € und liegen damit geringfügig unter den von *Vioxx* (25 mg) mit 1,23 €. Vermutlich hat dieser kleine Kostenvorteil dazu beigetragen, daß *Bextra* trotz der beobachteten Überempfindlichkeitsreaktionen bereits im Jahr seiner Markteinführung zu den 3000 meistverordneten Arzneimitteln gehört (Tabelle 2.2).

Empfehlung: Valdecoxib (*Bextra*) ist der vierte Vertreter der selektiven Cyclooxygenase-2-Inhibitoren zur symptomatischen Behandlung von Schmerzen bei Arthrose, rheumatoider Arthritis und primärer Dysmenorrhö. Nach der Markteinführung wurden schwere Hautreaktionen und weitere Überempfindlichkeitsreaktionen (z. B. Anaphylaxie, Angioödem) beobachtet, die zumindest partiell auf die Sulfonamidstruktur zurückgeführt werden. Eine bekannte Sulfonamidallergie gilt daher als Kontraindikation. Auch Celecoxib (*Celebrex*) und Parecoxib (*Dynastat*) tragen eine Sulfonamidstruktur. Überempfindlichkeitsreaktionen sind aber auch von Rofecoxib (*Vioxx*), das anstelle des Sulfonamidsubstituenten eine Methylsulfongruppe besitzt, sowie von klassischen nichtsteroidalen Antiphlogistika bekannt.

Vardenafil

Vardenafil (*Levitra*) ist nach der Einführung von Sildenafil (*Viagra*) und Tadalafil (*Cialis*) der dritte selektive Phosphodiesterase-5-Hemmer zur oralen Behandlung der erektilen Dysfunktion. Das pharmakologische Wirkprofil aller Phosphodiesterase-5-Hemmer ist relativ ähnlich (siehe Tadalafil). Wie Sildenafil und Tadalafil hemmt auch Vardenafil die Phosphodiesterase-5 mit hoher Selektivität (4–210.000fach) gegenüber anderen Phosphodiesterase-Isoenzymen (Gresser und Gleiter 2002). Lediglich die retinale Phosphodiesterase-6 wird in therapeutischer Dosierung ähnlich wie durch Sildenafil gehemmt und löst dadurch gelegentlich passagere Farbsehstörungen aus. Vardenafil (10 oder 20 mg) verbesserte die Erektionsfähigkeit bei Männern mit leichter bis schwerer erektiler Dysfunktion in zwei randomisierten Studien (580/749 Teilnehmer) über einen Zeitraum von 12 oder 26 Wochen im Vergleich zu Placebo deutlich (80% bzw. 85% versus 28%) (Übersicht bei Keating und Scott 2003). Nebenwirkungen und Kontraindikationen sind ähnlich wie bei Sildenafil und Tadalafil (siehe dort).

Die pharmakokinetischen Eigenschaften von Vardenafil sind mit denen von Sildenafil weitgehend vergleichbar. Maximale Plasmaspiegel werden bereits nach 30–120 Minuten erreicht. Die Halbwertszeit beträgt jeweils 4–5 Stunden und ist damit kürzer als die von Tadalafil. Dennoch wirbt die Herstellerfirma damit, daß *Levitra* schneller (nach 16 Minuten) und länger als *Viagra* wirke (Josefson 2003). In den USA macht GlaxoSmithKline sogar schon Fernsehspots mit Footballstars, um den Marktanteil von *Levitra* zu vergrößern, und eifert damit Pfizer nach, das sein *Viagra* durch Baseballstars anpreisen läßt. Die mittleren Kosten für eine Einzeldosis von 10 mg bzw. 20 mg *Levitra* betragen 11,22 bzw. 12,76 € und sind damit ein bißchen teurer als die von *Viagra* (50 mg 10,80 €; 100 mg 12,56 €). Verblüffenderweise haben inzwischen viele Patienten, häufig auf Rat ihrer Ärzte, einen mehr pragmatischen Weg bezüglich Wirkungseintritt und Kosten gewählt. Die bevorzugte Methode scheint die Zerkleinerung von *Viagra* 100 mg Tabletten mit Mörser und Pistill zu sein, das entstandene Pulver in 2–4 Einzeldosen zu teilen und diese dann in Fruchtsaft suspendiert zu trinken. Nach den Regeln der Pharmakokinetik wird ein Arzneimittel aus einer Lösung schneller und vollständiger resorbiert und ist damit auch billiger (Wyllie 2003).

Empfehlung: Mit Vardenafil (*Levitra*) steht der dritte selektive Phosphodiesterase-5-Hemmer zur oralen Behandlung der erektilen Dysfunktion zur Verfügung. Wirkprofil, Nebenwirkungen und Kontraindikationen sind grundsätzlich ähnlich wie bei Sildenafil (*Viagra*).

Neue Wirkstoffe seit 1994

Wie in den vergangenen Jahren haben sich die neu eingeführten Wirkstoffe der letzten zehn Jahre durch hohe Umsatzanstiege erfolgreich am Markt durchgesetzt und mit 30,0% (Vorjahr 27,7%) abermals einen größeren Umsatzanteil am Gesamtmarkt erreicht (Tabelle 2.3). Der außerordentliche Markterfolg der seit 1994 neueingeführten Wirkstoffe ist auch daran zu erkennen, daß die Zahl der erfolgreichen Präparate mit einem Umsatz von mehr als 100 Mio. € im Jahre 2003 sich weiter auf 17 Präparate (Vorjahr 11 Präparate) erhöht hat.

Tabelle 2.3: Erfolgreiche Neueinführungen 1994 bis 2003. Angegeben sind Verordnungen und Umsatz von Präparaten, die seit 1994 neu eingeführt wurden und 2003 zu den 30 umsatzstärksten neuen Wirkstoffen zählen.

Präparat	Wirkstoff	Jahr	Verordnungen 2003 in Tsd.	Änd. %	Umsatz 2003 in Mio. €	Änd. %
Sortis	Atorvastatin	1997	4.142,8	–9,5	515,5	–4,4
Pantozol	Pantoprazol	1994	2.752,5	11,7	232,3	18,9
Norvasc	Amlodipin	1994	3.576,6	11,4	195,1	12,3
Zyprexa	Olanzapin	1996	984,9	17,8	193,0	20,4
Plavix	Clopidogrel	1998	989,3	20,8	191,1	37,4
Nexium Mups	Esomeprazol	2000	2.474,8	31,0	184,7	42,6
Iscover	Clopidogrel	1998	846,8	14,1	166,2	30,7
Rebif	Interferon beta-1a	1997	112,6	11,9	163,6	15,4
Vioxx/ Vioxx Dolor	Rofecoxib	1999	2.788,5	27,0	156,3	24,4
Betaferon	Interferon beta-1b	1996	107,8	7,2	151,8	10,2
Risperdal	Risperidon	1994	1.133,4	16,1	150,0	30,0
Humalog	Insulin lispro	1996	966,4	8,0	123,9	10,8
Fosamax	Alendronsäure	1996	1.047,7	44,8	121,6	47,4
Lantus	Insulin glargin	2000	955,3	30,9	119,8	50,5
Remergil	Mirtazapin	1996	902,7	24,5	103,0	20,0
Avonex	Interferon beta-1a	1997	84,0	11,0	102,0	15,4
Amaryl	Glimepirid	1996	2.129,9	5,0	101,4	7,0
Aranesp	Darbepoetin alfa	2001	143,3	126,6	96,5	147,5
NovoRapid	Insulin aspart	1999	668,0	36,7	84,6	40,1
Glivec	Imatinib	2001	33,5	101,2	83,7	105,5
Copaxone	Glatirameracetat	2001	72,0	39,3	81,8	39,3
Foradil	Formoterol	1997	1.098,7	9,0	81,0	10,1
Gonal	Follitropin alfa	1996	154,0	84,0	79,3	58,5
Prograf	Tacrolimus	1995	174,2	16,3	75,1	13,8
Trevilor	Venlafaxin	1996	508,3	24,0	72,7	29,7
Enbrel	Etanercept	2000	64,9	6,3	69,7	6,4
Cabaseril	Cabergolin	1995	198,0	8,8	69,6	21,1
Spiriva	Tiotropium-bromid	2002	682,2	242,0	69,5	280,1
Locol	Fluvastatin	1994	704,3	–6,4	69,2	–1,0
Nebilet	Nebivolol	1997	1.009,7	17,0	67,0	20,1
Summe			27.364,4		3.455,5	
Summe aller Neueinführungen			64.615,5	12,7	7.244,5	21,5
Anteil aller Neueinführungen am Gesamtmarkt (%)			8,6		30,0	

Der Cholesterinsenker Atorvastatin (*Sortis*) führt das Feld der erfolgreichsten Präparate trotz einer erstmaligen leichten Umsatzabnahme weiterhin mit weitem Abstand an (Tabelle 2.3). Auffällig an dieser Entwicklung ist die Tatsache, daß Atorvastatin erst 1997 auf den Markt kam und bereits nach drei Jahren das meist verordnete Statin wurde. Auch weltweit steht Atorvastatin (*Sortis, Lipitor*) mit einem Umsatz von 10,3 Mrd. $ an der Spitze der zehn führenden Arzneimittel im Jahre 2003 (IMS World Review 2004) (Tabelle 2.4). Möglicherweise beruht der Markterfolg von Atorvastatin auf der langen Halbwertszeit (14 Stunden), der damit – im Gegensatz zu den sonstigen verfügbaren Statinen mit schnellerer Elimination – gegebenenfalls verbundenen höheren intrahepatischen Verfügbarkeit und der daraus resultierenden relativ starken cholesterinsenkenden Wirkung, die bereits mit der niedrigsten im Handel befindlichen Dosis (10 mg) erreicht wird. Weiterhin haben zu der erfolgreichen Entwicklung bisher auch die niedrigen Verordnungskosten von *Sortis* beigetragen, die mit 0,95 € pro definierte Tagesdosis (10 mg) im Vergleich zu allen anderen am Markt befindlichen Statinpräparaten besonders günstig sind (Tabelle 33.2). Allerdings spielt dieser Vorteil nach der Markteinführung der Simvastatingenerika seit dem 15. Mai 2003 keine wesentliche Rolle mehr, da diese inzwischen etwa 70 % billiger sind als die Originalpräparate von Simvastatin (*Zocor, Denan*) und damit auch deutlich unter den Verordnungskosten von *Sortis* liegen.

Die zweite erfolgreiche Substanz unter den Neueinführungen ist der Protonenpumpenhemmer Pantoprazol (*Pantozol*), der 1994 eingeführt wurde und seit 2001 das umsatzstärkste Präparat unter den Protonenpumpenhemmern ist. *Pantozol* ist in den letzten vier Jahren mit jährlichen Steigerungsraten von 20–65 % wesentlich stärker als die Gesamtgruppe der Protonenpumpenhemmer angestiegen, obwohl die DDD-Kosten (2,79 €) deutlich höher liegen als von Omeprazolgenerika (z. B. *Omep*, 1,43 €). Pantoprazol zeigte in klinischen Studien verschiedener Protonenpumpenhemmer zur Behandlung der Refluxösophagitis, des Duodenalulkus und der Helicobacter-pylori-Eradikation keine klinisch bedeutsamen Unterschiede (Stedman und Barclay 2000). Der Markterfolg beruht daher wie bei vielen teuren Analogpräparaten nicht auf klinisch belegten Therapievorteilen, sondern auf einem geschickten Marketing marginaler pharmakokinetischer Unterschiede im Vergleich zu dem Standardpräparat Omeprazol.

Der Calciumantagonist Amlodipin (*Norvasc*) hat den auffälligen Umsatzrückgang des Jahres 2002 (–27,7 %) im Jahre 2003 schon wieder

Tabelle 2.4: Die weltweit führenden Arzneimittel im Jahr 2003. Umsätze enthalten direkte und indirekte Verkäufe von Herstellern und Großhändlern mit Herstellerpreisen nach IMS World Review 2004.

Rang (2002)		Wirkstoff	Handelsname	Herstellerfirma	Umsatz Mrd. $	Änderung in %
1	(1)	Atorvastatin	Lipitor/Sortis	Pfizer	10,3	+14
2	(2)	Simvastatin	Zocor	Merck Sharp & Dohme	6,1	−4
3	(4)	Olanzapin	Zyprexa	Lilly	4,8	+13
4	(5)	Amlodipin	Norvasc	Pfizer	4,5	+ 7
5	(6)	Epoetin alfa	Erypo	Janssen-Cilag	4,0	+13
6	(7)	Lansoprazol	Prevacid/Agopton	Takeda	4,0	0
7	(0)	Esomeprazol	Nexium	Astra Zeneca	3,8	+62
8	(0)	Clopidogrel	Plavix	Sanofi-Synthelabo	3,7	+40
9	(0)	Fluticason + Salmeterol	Seretide, Advair, Viani	GlaxoSmithKline	3,7	+40
10	(10)	Sertralin	Zoloft	Pfizer	2,9	+12
Summe Rang 1–10					48,3	+14
Weltweite Arzneimittelumsätze insgesamt					466,3	+9

zu einem großen Teil aufgeholt (+12,3%). Auch international gehört *Norvasc* mit einem Weltumsatz von 4,5 Mrd. $ zu den zehn führenden Arzneimitteln des Jahres 2003 (Tabelle 2.4). Diese erfolgreiche Marktentwicklung beruht vermutlich auf theoretisch bedeutsamen Vorteilen in der Pharmakokinetik, die mit einer besonders langen Wirkungsdauer, einer langsamen Anflutung der Substanz und so mit einer deutlichen Verminderung reflektorischer Tachykardien einhergeht. Ferner gibt es Hinweise, daß Amlodipin – im Gegensatz zu anderen Calciumantagonisten – bei herzinsuffizienten Patienten keine Übersterblichkeit verursacht und damit im Rahmen der Behandlung der Koronaren Herzkrankheit oder der Hypertonie auch bei begleitender Herzinsuffizienz angewandt werden könnte (siehe Calciumantagonisten, Kapitel 20). Relativiert wird dieser Einsatz allerdings durch Ergebnisse der ALLHAT-Studie, nach der unter Amlodipin Herzinsuffizienzen signifikant häufiger auftraten als unter Chlorthalidon (siehe Antihypertonika, Kapitel 15). Im Gegensatz zu anderen Calciumantagonisten (Nitrendipin, Nifedipin) liegen jedoch keine Studiendaten vor, die klinische Vorteile für die antihypertensive Langzeitwirkung von Amlodipin belegen (siehe Calciumantagonisten, Kapitel 22).

Die seit 1994 neu eingeführten Wirkstoffe haben im Jahre 2003 wiederum eine deutlich höhere Steigerungsrate (21,5%) als der Gesamtmarkt (+6,3%) erreicht (Tabelle 2.3). Allein durch die vermehrte Verordnung von Neueinführungen sind die Arzneimittelkosten 2003 um 1.282 Mio. € gestiegen. Dieser Anstieg erklärt bereits 90% des Zuwachses im Gesamtmarkt in Höhe von 1.433 Mio. € (Tabelle 1.1).

Literatur

Abrams LS, Skee DM, Wong FA, Anderson NJ, Leese PT (2001): Pharmacokinetics of norelgestromin and ethinyl estradiol from two consecutive contraceptive patches. J Clin Pharmacol 41: 1232–1237.

Arzneimittelkommission der deutschen Apotheker (2002): Rote-Hand-Brief: Parecoxib (Dynastat®). Pharm Ztg 147: 4188.

Bang LM, Scott LJ (2003): Emtricitabine. Drugs 63: 2413–2424.

Black DM., Greenspan SL, Ensrud KE, Palermo L, McGowan JA, Lang TF et al. for the PaTH Study Investigators (2003): The effects of parathyroid hormone and alendronate alone or in combination in postmenopausal osteoporosis. N Engl J Med 349: 1207–1215.

Body J-J, Gaich GA, Scheele WH, Kulkarni PM, Miller PD, Peretz A et al. (2002): A randomized double-blind trial to compare the efficacy of teriparatide [recombinant human parathyroid hormone (1-349] with alendronate in postmenopausal women with osteoporosis. J Clin Endocrinol Metab 87: 4528–4535.

Brock GB, McMahon CG, Chen KK, Costigan T, Shen W, Watkins V et al. (2002): Efficacy and safety of tadalafil for the treatment of erectile dysfuntion: results of integrated analyses. J Urol 168: 1332–1336.

Charrow J, Andersson HC, Kaplan P, Kolodny EH, Mistry P, Pastores G et al. (2004): Enzyme replacement therapy and monitoring for children with type 1 Gaucher disease: consensus recommendations. J Pediatr 144: 112–120.

CLASS Advisory Committee (2001): Celecoxib. Briefing Document. http://www.fda.gov/ohrms/dockets/ac/01/briefing/3677b1_01_Searle.pdf.

Cocquyt V, Van Belle S, Reinhardt RR, Decramer ML, O'Brien M, Schellens JH et al. (2001): Comparison of L-758,298, a prodrug for the selective neurokinin-1 antagonist, L-754,030, with ondansetron for the prevention of cisplatin-induced emesis. Eur J Cancer 37: 835–842.

Cox T, Lachmann R, Hollak C, Aerts J, van Weely S, Hrebícek M et al. (2000): Novel oral treatment of Gaucher's disease with N-butyldeoxynojirimycin (OGT 918) to decrease substrate biosynthesis. Lancet 355: 1481–1485.

De Witt R, Herrstedt J, Rapoport B, Carides AD, Carides G, Elmer M et al. (2003): Addition of the oral NK_1 antagonist aprepitant to standard antiemetics provides protection against nausea and vomiting during multiple cycles of cisplatin-based chemotherapy. J Clin Oncol 21: 4105–4111.

Enserink M (1999): Can the placebo be the cure? Science 284: 238–240.

European Agency for the Evaluation of Medicinal Products (EMEA) (2002a): Inductos. European Public Assessment Report (EPAR), CPMP/3188/02, 9 September 2002.

European Agency for the Evaluation of Medicinal Products (EMEA) (2002b): Zavesca. European Public Assessment Report (EPAR), CPMP/3795/02, 20. November 2002.

European Agency for the Evaluation of Medicinal Products (EMEA) (2002 c): Evra. European Public Assessment Report (EPAR), CPMP/2748/02, 22. August 2002.

European Agency for the Evaluation of Medicinal Products (EMEA) (2003a): Emtriva. European Public Assessment Report (EPAR), CPMP/4014/03, 24 Oktober 2003.

European Agency for the Evaluation of Medicinal Products (EMEA) (2003b): Fuzeon. European Public Assessment Report (EPAR), CPMP/1695/03, 27 Mai 2003.

Fricke U (2000): Arzneimittelinnovationen – Neue Wirkstoffe: 1978–1999. Eine Bestandsaufnahme. In: Klauber J, Schröder H, Selke GW (Hrsg): Innovation im Arzneimittelmarkt, Springer-Verlag, Berlin-Heidelberg-New York, pp. 85–97.

Fricke U (2003): Neue Arzneimittel – Ein Überblick. Therapiesymposium 2003. Arzneimittelkommission der deutschen Ärzteschaft, Bad Nauheim.

Furst DE, Schiff MH, Fleischmann RM, Strand V, Birbara CA, Compagnone D et al. (2003): Adalimumab, a fully human anti-tumor necrosis factor-a monoclonal antibody, and concomitant standard antirheumatic therapy for the treatment of rheumatoid arthritis: results of STAR (Safety Trial of Adalimumab in Rheumatoid Arthritis). J Rheumatol 30: 2563–2571.

Govender S, Csimma C, Genant HK, Valentin-Opran A, Amit Y, Arbel R et al for the BMP-2 Evaluation in Surgery for Tibial Trauma (BESTT) Study Group (2002): Recombinant human bone morphogenetic protein-2 for treatment of open tibial fractures: a prospective, controlled, randomized study of four hundred and fifty patients. Bone Joint Surg Am 84-A: 2123–2134.

Gräfe KA (2003): Escitalopram wirksamer als das Racemat. Pharm Ztg 148: 4116–4117.

Gresser U, Gleiter CH (2002): Erectile dysfunction: comparison of efficacy and side effects of the PDE-5 inhibitors sildenafil, vardenafil and tadalafil – review of the literature. Eur J Med Res 7: 435–446.

Hadziyannis SJ, Tassopoulos NC, Heathcote EJ, Chang T-T, Kitis G, Rizzetto M et al. for the Adefovir Dipivoxil 438 Study Group (2003): Adefovir dipivoxil for the treatment of hepatitis B e antigen-negative chronic hepatitis B. N Engl J Med 348: 800–807.

Heitner R, Elstein D, Aerts J, Weely S, Zimran A (2002): Low-dose N-butyldeoxynojirimycin (OGT 918) for type I Gaucher disease. Blood Cells Mol Dis 28: 127–133.

Hellstrom WJG, Overstreet JW, Yu A, Saikali K, Shen W, Beasley CM, Watkins VS (2003): Tadalafil has no detrimental effect on human spermatogenesis or reproductive hormones. J Urol 170: 887–891.

Herman-Bonert VS, Zib K, Scarlett JA, Melmed S (2000): Growth hormone receptor antagonist therapy in acromegalic patients resistant to somatostatin analogs. J Clin Endocrinol Metab 85: 2958– 2961.

Hesketh PJ, Grunberg SM, Gralla RJ, Warr DG, Roila F, de Wit R et al. for the Aprepitant Porotocol 052 Study Group (2003): The oral neurokinin-1 antagonist aprepitant for the prevention of chemotherapy-induced nausea and vomiting: a multinational, randomized, double-blind, placebo-controlled trial in patients receiving high-dose Cisplatin. J Clin Oncol 21: 4112–4119.

Hochberg MC, Tracy JK, Hawkins-Holt M, Flores RH (2003): Comparison of the efficacy of the tumour necrosis factor a blocking agents adalimumab, etanercept, and infliximab when added to methotrexate in patients with active rheumatoid arthritis. Ann Rheum Dis 62 (Suppl II): ii13–ii16.

Holmes FA, O'Shaughnessy JA, Vukelja S, Jones SE, Shogan J, Savin M et al. (2002): Blinded, randomized, multicenter study to evaluate single administration pegfilgrastim once per cycle versus daily filgrastim as an adjunct to chemotherapy in patients with high-risk stage II or stage III/IV breast cancer. J Clin Oncol 20: 727–731.

IMS World Review (2004): 2002 World Pharma Sales Growth: Lipitor leads the way. http://www.ims-global.com. 18. März 2004.

Josefson D (2003): US advertising campaign begins for alternative to sildenafil. Brit Med J 327: 468.

Kakkis ED, Muenzer J, Tiller GE, Waber L, Belmont J, Passage M et al. (2001): Enzyme-replacement therapy in mucopolysaccharidosis I. N Engl J Med 344: 182–188.

Keating GM, Scott LJ (2003): Vardenafil. Drugs 63: 2673–2703.

Kris MG (2003): Why do we need another antiemetic? Just ask. J Clin Oncol 21: 4077–4080.

Kuijpers G, Schneider B, Stadel B, Colman E (2002): Recombinant human parathyroid hormone. Brit Med J 324: 1218.

Lalezari JP, Henry K, O'Hearn M, Montaner JSG, Piliero PJ, Trottier B et al. for the TORO 1 Study Group (2003): Enfuvirtide, an HIV-1 fusion inhibitor, for drug-resistant HIV infection in North and South America. J Engl J Med 348: 2175–2185.

Lazzarin A, Clotet B, Cooper D, Reynes J, Keikawus A, Nelson M et al. for the TORO 2 Study Group (2003): Efficacy of enfuvirtide in patients infected with drug-resistant HIV-1 in Europe and Australia. N Engl J Med 348: 2186–2195.

Mamdani M, Juurlink DN, Kopp A, Austin PC, Laupacis A (2004): Gastrointestinal bleeding after introduction of COX 2 inhibitors: ecological study. BMJ, 328: 1415–1416.

Marcellin P, Chang T-T, Lim SG, Tong MJ, Sievert W, Shiffman ML et al. For the Adefovir Dipivoxil 437 Study Group (2003): Adefovir dipivoxil for the treatment of hepatitis B e antigen-positive chronic hepatitis B. N Engl J Med 348: 808–816.

McConnell JD, Bruskewitz R, Walsh P, Andriole G, Lieber M, Holtgrewe L et al. for the Finasteride Long-Term Efficacy and Safety Study Group (1998): The effect of finasteride on the risk of acute urinary retention and the need for surgical treatment among men with benign prostatic hyperplasia. N Engl J Med 338: 557–563.

Navari RM, Reinhardt RR, Gralla RJ, Kris MG, Hesketh PJ, Khojasteh A et al. for the L-754,030 Antiemetic Trials Group (1999): Reduction of cisplatin-induced emesis by a selective neurokinin-1-receptor antagonist. N Engl J Med 340: 190–195.

Neer RM, Arnaud CD, Zanchetta JR, Prince R, Gaich GA, Reginster J-Y et al. (2001): Effect of parathyroid hormone (1-34) on fractures and bone mineral density in postmenopausal women with osteoporosis. N Engl J Med 344: 1434–1441.

Norman RW, Coakes KE, Wright AS, Rittmaster RS (1993): Androgen metabolism in men receiving finasteride before prostatectomy. J Urol 150: 1736–1739.

Ormrod D, Wellington K, Wagstaff AJ (2002): Valdecoxib. Drugs 62: 2059–2071.

Ott E, Nussmeier NA, Duke PC, Feneck RO, Alston RP, Snabes MC et al. for the Multicenter Study of Perioperative Ischemia (McSPI) Research Group and Ischemia Research and Education Foundation (IREF) Investigators (2003): Efficacy and safety of the cyclooxygenase 2 inhibitors parecoxib and valdecoxib in patients undergoing coronary artery bypass surgery. J Thorac Cardiovasc Surg 125: 1481–1492.

Peters MG, Hann HW, Martin P, Heathcote EJ, Buggisch P, Rubin R et al. (2004): Adefovir dipivoxil alone or in combination with lamivudine in patients with lamivudine-resistant chronic hepatitis B. Gastroenterology 126: 91–101.

Reeve J (2002): Recombinant human parathyroid hormone. Brit Med J 324: 435–436.

Reeve J, Hesp R, Williams D, Hulme P, Klenerman L, Zanelli JM et al. (1976): Anabolic effect of low doses of a fragment of human parathyroid hormone on the skeleton in postmenopausal osteoporosis. Lancet 1: 1035–1038.

Riendeau D, Percival MD, Brideau C, Charleson S, Dubé D, Ethier D et al. (2001): Etoricoxib (MK-0663): Preclinical profile and comparison with other agents that selectively inhibit cyclooxygenase-2. J Pharm Exp Ther 296: 558–566.

Roehrborn CG, Boyle P, Nickel JC, Hoefner K, Andriole G for the ARIA3001 ARIA3002 and ARIA 3003 Study Investigators (2002): Efficacy and safety of a dual inhibitor of 5-alpha-reductase types 1 and 2 (dutasteride) in men with benign prostatic hyperplasia. Urology a60: 434–441.

Stedman CAM, Barclay ML (2000): Review article: comparison of the pharmacokinetics, acid suppression and efficacy of proton pump inhibitors. Aliment Pharmacol Ther 14: 963–978.

Steinbrook R (2003): HIV infection – a new drug and new costs. N Engl J Med 348: 2171–2172.

Svensson S, Mansfield PR (2004): Escitalopram: superior to citalopram or a chiral chimera? Psychother Psychosom 73: 10–16.

Tashima KR, Carpenter CCJ (2003): Fusion inhibition – a major but costly step forward in the treatment of HIV-1. N Engl J Med 348: 2249–2250.

Taylor D (2003): Fewer new drugs from the pharmaceutical industry. Brit Med J 326: 408–409.

Trainer PJ, Drake WM, Katznelson L, Freda PU, Herman-Bonert V, van der Lely AJ et al. (2000): Treatment of acromegaly with the growth hormone-receptor antagonist pegvisomant. N Engl J Med 342: 1171–1177.

Van der Lely AJ, Hutson RK, Trainer PJ, Besser GM, Barkan AL, Katznelson L et al. (2001): Long-term treatment of acromegaly with pegvisomant, a growth hormone receptor antagonist. Lancet 358: 1754–1759.

WHO Collaborating Centre for Drug Statistics Methodology (2004): ATC-Index mit DDD. Oslo, Norwegen.

Wyllie MG (2003): The phosphodiesterase inhibitor 'war'. Br J Urol 91: 573–574.

Zieman M, Guillebaud J, Weisberg E, Shangold GA, Fischer AC, Creasy GW (2002): Contraceptive efficacy and cycle control with the Ortho Evra™/Evra™ transdermal system: the analysis of pooled data. Fertil Steril 77 (Suppl 2): S13–18.

2

3. Nicht verschreibungspflichtige Arzneimittel

ULRICH SCHWABE

AUF EINEN BLICK

Verordnungsprofil

Die Verordnungs- und Umsatzentwicklung nicht verschreibungspflichtiger Arzneimittel des GKV-Arzneimittelmarktes ist seit 1992 kontinuierlich rückläufig. Im Jahr 2003 entfielen von den 749 Mio. Verordnungen 197 Mio. auf ärztlich verordnete rezeptfreie Arzneimittel (26 %). Der Umsatz rezeptfreier Arzneimittel betrug 2.147 Mio. € und hatte damit einen deutlich geringeren Anteil (9 %). Die größten Umsätze rezeptfreier Mittel erreichten 2003 Magen-Darm-Mittel (205 Mio. €), Mineralstoffpräparate (179 Mio. €), Urologika (132 Mio. €) und Antitussiva/Expektorantien (122 Mio. €). Bei Laxantien, Mineralstoffpräparaten, Wundbehandlungsmitteln, Venenmitteln, Hepatika und Desinfektionsmitteln entfielen über 90 % der Kosten auf nicht rezeptpflichtige Mittel.

Auswirkungen der Gesetzgebung

Ab 2004 werden nicht verschreibungspflichtige Arzneimittel in Deutschland ähnlich wie in vielen EU-Staaten aus der Arzneimittelversorgung in der gesetzlichen Krankenversicherung ausgeschlossen. Nach Berücksichtigung der schon bisher geleisteten Zuzahlungen für rezeptfreie Arzneimittel sowie der Ausnahmeregelungen für Kinder und Arzneimittel bei schweren Erkrankungen reduziert sich die Kostenbelastung der Patienten auf 1.003 Mio. €. Darüber hinaus gehören rezeptfreie Präparate im Wert von 640 Mio. € zur Gruppe der Arzneimittel mit umstrittener Wirksamkeit. Wenn die Patienten auf eine Selbstmedikation mit rezeptfreien umstrittenen Arzneimitteln verzichten, reduziert sich ihre Kostenbelastung auf 363 Mio. €.

Nicht verschreibungspflichtige Arzneimittel (rezeptfreie Arzneimittel, Over-the-counter drugs, OTC-Arzneimittel) sind von der grundsätzlich bestehenden Verschreibungspflicht für Arzneimittel ausgenommen (§ 48 Arzneimittelgesetz). Nicht verschreibungspflichtige Arzneimittel sind dadurch gesetzlich definiert, daß sie die Gesundheit des Menschen bei bestimmungsgemäßem Gebrauch nicht gefährden. Sie können daher ohne Vorlage eines ärztlichen Rezeptes vom Apotheker an die Patienten abgegeben werden. Damit werden die Patienten in die Lage versetzt, Arzneimittel ohne Konsultierung eines Arztes für die Selbstmedikation einzusetzen. Dementsprechend sollen mit der Selbstmedikation keine Krankheiten geheilt werden, sondern in erster Linie geringfügige Gesundheitsstörungen, Mißbefindlichkeiten und sonstige Alltagsbeschwerden behoben werden (Winkelmann 1986).

Nicht verschreibungspflichtige Arzneimittel können aber auch seit jeher vom Arzt verordnet werden. Die ärztlichen Verordnungen rezeptfreier Arzneimittel haben bisher in Deutschland einen beträchtlichen Anteil an den Verordnungen gehabt. So entfielen von den 1.621 Mio. Arzneimittelpackungen, die 2001 insgesamt im Apothekenmarkt abgegeben wurden, 297 Mio. Packungen auf ärztliche Verordnungen rezeptfreier Arzneimittel (18%), 610 Mio. Packungen auf die Selbstmedikation (38%) und 714 Mio. Packungen auf rezeptpflichtige Arzneimittel (44%) (Verband Forschender Arzneimittelhersteller 2002). Am Gesamtumsatz des Apothekenmarktes in Höhe von 30,1 Mrd. € haben die rezeptfreien Arzneimittel einen geringeren Anteil, da sie im Durchschnitt deutlich billiger als die rezeptpflichtigen sind. Hier entfiel mit 23,2 Mrd. € der weitaus größte Teil auf rezeptpflichtige Arzneimittel (77%), während ärztlich verordnete rezeptfreie Mittel nur 3,0 Mrd. € (10%) und die Selbstmedikation 3,9 Mrd. € (13%) erreichten.

Ähnliche Verhältnisse ergeben sich für die ärztlichen Verordnungen rezeptpflichtiger und rezeptfreier Arzneimittel im GKV-Arzneimittelmarkt. Hier entfielen im Jahr 2003 von den insgesamt 749 Mio. Verordnungen auf verschreibungspflichtige Arzneimittel 552 Mio. (74%) und auf nicht verschreibungspflichtige Arzneimittel 197 Mio. (26%) (Abbildung 3.1). Wie im Apothekenmarkt ist auch im GKV-Arzneimittelmarkt der Umsatzanteil der ärztlich verordneten rezeptfreien Arzneimittel (9%) deutlich geringer (Abbildung 3.2). Weiterhin fällt auf, daß die Verordnungs- und Umsatzentwicklung der nichtrezeptpflichtigen Arzneimittel seit 1992 kontinuierlich rückläufig war, während die Verordnungen rezeptpflichtiger Arzneimittel in diesem Zeitraum praktisch konstant geblieben sind und die Umsätze um 40%

angestiegen sind (Abbildung 3.1 und 3.2). Damit läßt sich die seit vielen Jahren zu beobachtende Abnahme der Verordnungen im Gesamtmarkt (vgl. Kapitel 1, Abbildung 1.1) fast ausschließlich dem Bereich der rezeptfreien Arzneimittel zuordnen.

3

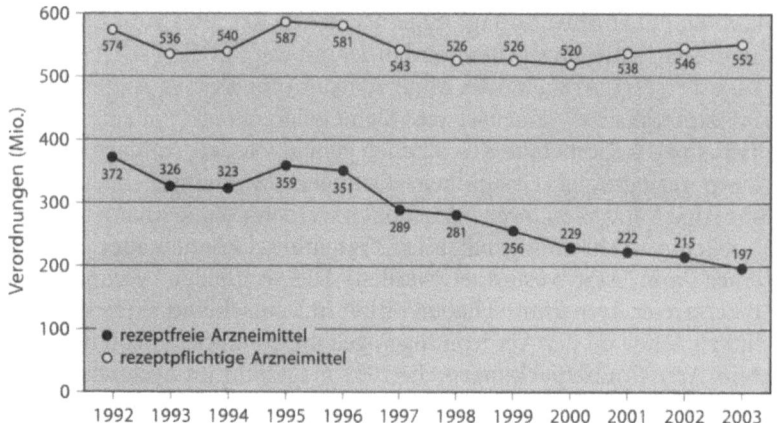

Abbildung 3.1: Zeitverlauf der Verordnungen rezeptpflichtiger und rezeptfreier Arzneimittel von 1992 bis 2003

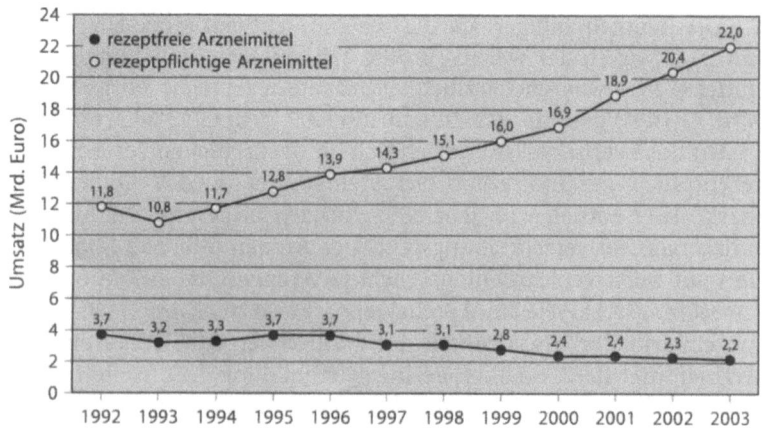

Abbildung 3.2: Zeitverlauf der Umsätze rezeptpflichtiger und rezeptfreier Arzneimittel von 1992 bis 2003

Erstattung nicht verschreibungspflichtiger Arzneimittel

Mit dem GKV-Modernisierungs-Gesetz (GMG) wurden nicht verschreibungspflichtige Arzneimittel in Deutschland erstmals grundsätzlich aus der Arzneimittelversorgung in der gesetzlichen Krankenversicherung (GKV) ausgeschlossen (§ 34, Absatz 1, SGB V). Damit hat sich Deutschland der Vorgehensweise in vielen Staaten der Europäischen Union angeschlossen, in denen rezeptfreie Arzneimittel ganz oder teilweise von der Erstattung durch gesetzliche Krankenversicherungen oder nationale Gesundheitsdienste ausgeschlossen waren (Tabelle 3.1). In den einzelnen Mitgliedstaaten gelten unterschiedliche Ausnahmen für Rentner, chronisch Kranke und Kinder sowie für bestimmte Krankheiten oder Arzneimittel (Rosian et al. 2001). Auffällig sind die erheblichen Unterschiede der Umsatzanteile rezeptfreier Arzneimittel in den einzelnen Ländern. In Frankreich, Deutschland und Großbritannien hatten die nicht verschreibungspflichtigen Arzneimittel 1999 einen Umsatzanteil von 28–29%, in Österreich, Portugal und Schweden lag er unter 10% (Tabelle 3.1).

Ähnlich wie in einem großen Teil der EU-Staaten hat der Gesetzgeber mit dem GMG den Leistungsanspruch der GKV-Versicherten auf Leistungen zur Verhütung, Früherkennung und Behandlung von Krankheiten (§ 11 SGB V) bezüglich Arzneimittel wesentlich enger gefaßt als bisher. Konkret wird damit die Selbstmedikation aus dem Leistungsrecht der Krankenkassen ausgeschlossen. Nach der bereits zitierten Definition zielt die Selbstmedikation auf die Behebung von Gesundheitsstörungen, Befindlichkeitsstörungen und sonstige Alltagsbeschwerden und nicht auf die Behandlung von Krankheiten (Winckelmann 1986). Die Selbstmedikation mit rezeptfreien Arzneimitteln hat daher noch nie zum Leistungsumfang der gesetzlichen Krankenversicherung gehört. Dementsprechend waren schon bisher zahlreiche Gruppen rezeptfreier Arzneimittel aus der Erstattung ausgeschlossen, wie z. B. die sogenannten Bagatellarzneimittel aus den Gruppen der Schnupfenmittel, Hustenmittel, Mund- und Rachentherapeutika, Abführmittel und Arzneimittel gegen Reisekrankheiten, die üblicherweise bei geringfügigen Gesundheitsstörungen eingesetzt werden (§ 34, Abs.1, Satz 1, SGB V).

Andererseits ist unstrittig, daß zahlreiche rezeptfreie Arzneimittel auch zur Behandlung von Krankheiten eingesetzt werden und damit nicht der Selbstmedikation zugerechnet werden können. Dem hat der Gesetzgeber dadurch Rechnung getragen, daß der Vertragsarzt

nicht verschreibungspflichtige Arzneimittel ausnahmsweise verordnen kann, die bei der Behandlung schwerwiegender Erkrankungen als
Therapiestandard gelten (§ 34, Absatz 1, Satz 2, SGB V). Wie gesetzlich
vorgeschrieben, hat der Gemeinsame Bundesausschuß (2004) in den
Arzneimittelrichtlinien die zugelassenen Ausnahmen festgelegt und
eine sogenannte Ausnahmeliste der schwerwiegenden Erkrankungen
und Standardtherapeutika zu deren Behandlung mit 41 Positionen am
16. März 2004 veröffentlicht. Weitere Ausnahmeregelungen gelten für
versicherte Kinder bis zum vollendeten 12. Lebensjahr und für
Jugendliche bis zum vollendeten 18. Lebensjahr mit Entwicklungsstörungen. Allerdings hat der Gemeinsame Bundesausschuß auch
zweifelhaft wirksame Phytotherapeutika und Anthroposophika zur
Kostenerstattung zugelassen. Nach Auffassung kompetenter Vertreter
der kardiovaskulären Pharmakologie werden damit wieder durch die
Hintertür nicht evidenzbasierte therapeutische Interventionen zur
Kostenerstattung akzeptiert (Ravens und Erdmann 2004).

Tabelle 3.1: Umsatz und Erstattung nicht verschreibungspflichtiger Arzneimittel in
Europa. Angegeben sind Anzahl der Arzneimittel, Umsatzdaten des Jahres 1999, der
prozentuale Anteil rezeptfreier Arzneimittel am Gesamtumsatz und der Erstat-
tungsstatus der rezeptfreien Arzneimittel. Daten nach Rosian et al. (2001).

Land	Arzneimittel Anzahl	Gesamt- umsatz 1999 Mio. €	Rezeptfreie Arzneimittel Umsatz 1999 Mio. € Anteil		Erstattung rezeptfreier Arzneimittel
Belgien	6.078	2.971	531	17,9%	kleiner Teil
Dänemark	6.671	738	103	14,0%	keine*
Deutschland	45.000	27.201	7.874	28,9%	Erstattung
Finnland	4.576	1.068	151	14,1%	Erstattung
Frankreich	9.300	20.276	5.839	28,9%	Erstattung
Griechenland	4.308	1.994			Erstattung
Großbritannien	19.201	11.519	3.234	28,1%	kleiner Teil
Irland	7.067	492	105	21,3%	Erstattung
Italien	9.182	14.400	1.819	12,6%	Erstattung
Luxemburg					keine
Niederlande	10.372	3.644	503	13,8%	keine*
Österreich	12.394	2.926	280	9,7%	Erstattung
Portugal	16.572	2.236	191	8,5%	keine
Schweden	4.535	2.108	192	9,1%	keine*
Spanien	11.309	7.923	940	11,9%	Erstattung

* verschiedene Ausnahmen für Rentner, chronisch Kranke, Kinder

Umsatzanteile nicht verschreibungspflichtiger Arzneimittel

Im Jahre 2003 entfiel auf die nicht verschreibungspflichtigen Arzneimittel im GKV-Arzneimittelmarkt ein Umsatz von 2.147 Mio. € (Tabelle 3.2). Das entspricht einem Anteil von 8,9% an dem Gesamtumsatz von 24,1 Mrd. €. Dieser Umsatzanteil ärztlicher Verordnungen im GKV-Bereich ist fast identisch mit dem Prozentwert der ärztlich verordneten rezeptfreien Arzneimittel im gesamten Apothekenmarkt von 10% aus dem Jahre 2001, der zusätzlich die auf Privatrezepten verordneten Arzneimittel enthält (siehe oben).

Der relativ niedrige Umsatzanteil der rezeptfreien Arzneimittel im Gesamtmarkt ist ein Durchschnittswert, der sich aus den sehr unterschiedlich hohen Umsatzanteilen dieser Mittel in den einzelnen Indikationsgruppen zusammensetzt. Ein Überblick über die 40 umsatzstärksten Indikationsgruppen rezeptfreier Arzneimittel zeigt die große Variationsbreite in den Umsatzanteilen (Tabelle 3.2). So sind beispielsweise alle Laxantien nicht verschreibungspflichtig. Bei Mineralstoffpräparaten, Wundbehandlungsmitteln, Venenmitteln, Hepatika, speziellen Antiphlogistika und Desinfektionsmitteln entfallen über 90% der Verordnungen auf nicht rezeptpflichtige Mittel. Andererseits liegt der Anteil bei Analgetika/Antirheumatika, Zytostatika, Psychopharmaka, Thrombozytenaggregationshemmern, Schilddrüsentherapeutika, Immunmodulatoren, Antiasthmatika, Antibiotika und Muskelrelaxantien unter 10% und bei den hier nicht aufgelisteten Lipidsenkern, Antihypertonika, Koronarmitteln, Diuretika, Antiepileptika und Antidiabetika sogar unter 0,5%.

Die Aufgliederung der Verordnungen nach Indikationsgruppen zeigt weiterhin, daß 97% des Umsatzes nicht verschreibungspflichtiger Arzneimittel auf die ersten 40 Indikationsgruppen entfällt, die damit eine nahezu vollständige Übersicht über die kostenrelevante Bedeutung dieser Mittel ermöglichen (Tabelle 3.2). Die größten Umsätze rezeptfreier Mittel entfallen auf Magen-Darm-Mittel (205 Mio. €), Mineralstoffpräparate (179 Mio. €), Urologika (132 Mio. €) und Antitussiva/Expektorantien (122 Mio. €). Dabei fällt besonders auf, daß die Mineralstoffpräparate hier aufgrund des hohen Anteils rezeptfreier Präparate von 97,0% bereits an zweiter Stelle stehen, während sie im Gesamtmarkt nur eine untergeordnete Bedeutung haben.

Tabelle 3.2: Die umsatzstärksten Indikationsgruppen nicht verschreibungspflichtiger (rezeptfreier) Arzneimittel 2003. Angegeben sind Umsätze der Indikationsgruppen im Gesamtmarkt, in der Gruppe der jeweiligen rezeptfreien Mittel und der prozentuale Anteil.

Rang	Indikationsgruppe	Gesamtmarkt Umsatz Mio. €	Rezeptfreie Arzneimittel Umsatz Mio. €	% Anteil
1	Magen-Darm-Mittel	1.524,7	204,7	13,4
2	Mineralstoffpräparate	184,2	178,6	97,0
3	Urologika	509,6	132,3	26,0
4	Antitussiva/Expektorantien	225,8	121,8	53,9
5	Neuropathiepräparate	112,8	97,5	86,4
6	Antidementiva	224,3	93,1	41,5
7	Analgetika/Antirheumatika	1.735,4	87,9	5,1
8	Dermatika	406,1	83,8	20,6
9	Antimykotika	230,1	81,8	35,6
10	Antiallergika	324,4	80,5	24,8
11	Rhinologika	111,9	75,2	67,2
12	Ophthalmika	371,8	67,5	18,1
13	Zytostatika	783,3	61,9	7,9
14	Antianämika	492,2	54,5	11,1
15	Wundbehandlungsmittel	55,5	50,8	91,5
16	Infusionslösungen	83,6	47,5	56,9
17	Gynäkologika	108,0	47,2	43,7
18	Psychopharmaka	1.467,0	46,6	3,2
19	Laxantien	45,5	45,5	99,9
20	Venentherapeutika	43,6	42,5	97,5
21	Thrombozytenaggregationshemmer	419,3	40,1	9,6
22	Vitamine	55,5	35,9	64,6
23	Hepatika	37,2	34,4	92,5
24	Antiemetika/Antivertiginosa	117,7	34,0	28,9
25	Mund- und Rachentherapeutika	31,0	24,7	79,8
26	Antiphlogistika	25,6	24,3	95,1
27	Kardiaka	65,5	24,1	36,8
28	Spasmolytika	36,9	19,8	53,5
29	Hypnotika/Sedativa	88,9	19,3	21,7
30	Antihypotonika	30,3	16,5	54,5
31	Schilddrüsentherapeutika	184,8	16,1	8,7
32	Hämorrhoidenmittel	36,1	12,6	34,9
33	Immunmodulatoren	1.154,8	9,9	0,9
34	Broncholytika/Antiasthmatika	1.219,1	9,8	0,8
35	Antibiotika/Antiinfektiva	1.164,0	9,8	0,8
36	Desinfizientia/Antiseptika	10,1	9,4	93,3
37	Grippemittel	10,3	8,9	86,0
38	Muskelrelaxanzien	114,7	8,7	7,6
39	Diagnostika	10,8	7,9	73,1
40	Antiparasitäre Mittel (extern)	9,5	7,9	82,6
	Summe Rang 1–40	13.862,0	2.075,2	15,0
	Alle Indikationsgruppen	24.121,1	2.146,7	8,9

Verordnungsspektrum

Nicht verschreibungspflichtige Arzneimittel wurden bisher nicht als eigenständige Arzneimittelgruppe im Arzneiverordnungs-Report dargestellt. Mit dem weitgehendem Ausschluß dieser Arzneimittel aus der Arzneimittelversorgung der gesetzlichen Krankenversicherung ergibt sich jedoch eine grundsätzlich neue Situation. Ärzte können diese Arzneimittel seit dem 1. Januar 2004 nicht mehr in der bisherigen Form an GKV-Patienten verordnen. Es bleibt nur noch die Möglichkeit, ein Privatrezept zu verschreiben, oder es kann bei gegebener Indikation versucht werden, auf verschreibungspflichtige Arzneimittel auszuweichen. Patienten müssen jetzt alle rezeptfreien Arzneimittel genauso wie bisher die Selbstmedikation selbst bezahlen oder auf die Anwendung dieser Mittel verzichten. Mit der vom gemeinsamen Bundesausschuß erstellten Ausnahmeliste (Tabelle 3.3) ist jedoch sichergestellt, daß rezeptfreie Arzneimittel, die bei schwerwiegenden Erkrankungen als Therapiestandard gelten, vom Vertragsarzt ausnahmsweise verordnet werden können.

Im folgenden werden die wichtigsten Indikationsgruppen der nicht verschreibungspflichtigen Arzneimittel pharmakologisch-therapeutisch analysiert. Darüber hinaus wird der Versuch unternommen, die in der Ausnahmeliste aufgeführten Arzneimittel oder Arzneimittelgruppen den einzelnen Indikationsgruppen und Untergruppen zuzuordnen, um eine erste Abschätzung über die medizinische und wirtschaftliche Bedeutung der Ausnahmeliste zu gewinnen. Da schwerwiegende Krankheiten bei einigen der ausnahmsweise verordnungsfähigen Arzneimittel nur einen kleinen Teilbereich der zugelassenen Indikationen umfassen, wird es nicht immer möglich sein, die wirtschaftliche Bedeutung aller auf der Ausnahmeliste aufgeführten Arzneimittel abzuschätzen. Aus Gründen der Übersichtlichkeit wurde die Verordnungsanalyse auf die rezeptfreien Fertigarzneimittel mit einem Mindestumsatz von 0,5 Mio € begrenzt, die im Jahre 2003 für GKV-Patienten verordnet wurden. In diesem Marktsegment wurden 537 Arzneimittel mit einem kumulativen Marktanteil von 75% des Gesamtumsatzes aller nicht verschreibungspflichtigen Arzneimittel erfaßt.

Tabelle 3.3: Ausnahmeliste nicht verschreibungspflichtiger Arzneimittel, die gemäß § 34 Abs. 1 Satz 2 SGB V bei schwerwiegenden Krankheiten als Therapiestandard gelten.

Nummer	Arzneimittel
16.4.1	Abführmittel nur zur Behandlung von Erkrankungen im Zusammenhang mit Tumorleiden, Megacolon, Divertikulose, Mukoviszidose, neurogene Darmlähmung, vor diagnostischen Eingriffen, bei phosphatbindender Medikation bei chronischer Niereninsuffizienz und Opiattherapie
16.4.2	Acetylsalicylsäure (bis 300 mg/Dosiseinheit) als Thrombozytenaggregationshemmer in der Nachsorge von Herzinfarkt und Schlaganfall sowie nach arteriellen Eingriffen
16.4.3	Acetylsalicylsäure und Paracetamol nur zur Behandlung schwerer und schwerster Schmerzen in Co-Medikation mit Opioiden
16.4.4	Acidosetherapeutika nur zur Behandlung von dialysepflichtiger Nephropathie und chronischer Niereninsuffizienz
16.4.5	Antihistaminika – nur in Notfallsets zur Behandlung bei Bienen-, Wespen-, Hornissengift-Allergien – nur zur Behandlung schwerer, rezidivierender Urticarien – nur bei schwerwiegendem, anhaltendem Pruritus
16.4.6	Antimykotika nur zur Behandlung von Pilzinfektionen im Mund- und Rachenraum
16.4.7	Antiseptika und Gleitmittel nur für Patienten mit Selbstkatheterisierung
16.4.8	Arzneistofffreie Injektions/Infusions-, Träger- und Elektrolytlösungen
16.4.9	Calciumverbindungen (mind. 300 mg Calcium-Ion/Dosiereinheit) und Vitamin D (freie oder fixe Kombination) – nur zur Behandlung der manifesten Osteoporose – nur zeitgleich zur Steroidtherapie bei Erkrankungen, die voraussichtlich einer mindestens sechsmonatigen Steroidtherapie in einer Dosis von wenigstens 7,5 mg Prednisolonäquivalent bedürfen – nur bei Patienten mit Skelettmetastasen (zur Senkung der skelettbezogenen Morbidität) gemäß Angabe in der jeweiligen Fachinformation des Bisphosphonats
16.4.10	Calciumverbindungen (mind. 300 mg Calcium-Ionen/Dosiseinheit) nur als Monotherapie bei Hypoparathyreoidismus
16.4.11	Chinin nur zur Behandlung der Malaria
16.4.12	Citrate nur zur Behandlung von Harnkonkrementen
16.4.13	E. coli Stamm Nissle 1917 nur zur Behandlung der Colitis ulcerosa in der Remissionsphase bei Unverträglichkeit von Mesalazin
16.4.14	Eisen-(II)-Verbindungen nur zur Behandlung von gesicherter Eisenmangelanämie
16.4.15	Flohsamenschalen nur zur unterstützenden Quellmittel-Behandlung bei Morbus Crohn, Kurzdarmsyndrom und HIV assoziierter Diarrhoen

Tabelle 3.3: Ausnahmeliste nicht verschreibungspflichtiger Arzneimittel, die gemäß § 34 Abs. 1 Satz 2 SGB V bei schwerwiegenden Krankheiten als Therapiestandard gelten (Fortsetzung).

Nummer	Arzneimittel
16.4.16	Folsäure und Folinate nur bei Therapie mit Folsäureantagonisten sowie zur Palliativbehandlung des kolorektalen Karzinoms in Kombination mit Fluorouracil
16.4.17	Ginkgo biloba-Blätterextrakt (Aceton-Wasser-Auszug, standardisiert) nur zur Behandlung der Demenz
16.4.18	Hypericum perforatum-Extrakt (hydroalkoholischer Extrakt, mind. 300 mg pro Applikationsform) nur zur Behandlung mittelschwerer depressiver Episoden
16.4.19	Iodid nur zur Behandlung von Schilddrüsenerkrankungen
16.4.20	Iod-Verbindungen nur zur Behandlung von Ulcera und Dekubitusgeschwüren
16.4.21	Kaliumverbindungen als Monopräparate nur zur Behandlung der Hypokaliämie
16.4.22	Lactulose und Lactitol nur zur Senkung der enteralen Ammoniakresorption bei Leberversagen im Zusammenhang mit der hepatischen Enzephalopathie
16.4.23	Lösungen zur parenteralen Ernährung
16.4.24	Magnesiumverbindungen, oral, nur bei angeborenen Magnesiumverlusterkrankungen
16.4.25	Magnesiumverbindungen, parenteral, nur zur Behandlung bei nachgewiesenem Magnesiummangel und zur Behandlung bei erhöhtem Eklampsierisiko
16.4.26	Mexitenhydrochlorid nur zur Behandlung des Parkinson-Syndroms
16.4.27	Mistelpräparate, parenteral, auf Mistellektin standardisiert, nur in der palliativen Therapie von malignen Tumoren zur Verbesserung der Lebensqualität
16.4.28	Niclosamid nur zur Behandlung von Bandwurmbefall
16.4.29	Nystatin nur zur Behandlung von Mykosen bei immunsupprimierten Patienten
16.4.30	Ornithinaspartat nur zur Behandlung des hepatischen (Prae-) Coma und der episodischen, hepatischen Enzephalopathie
16.4.31	Pankreasenzyme nur zur Behandlung chronischer, exokriner Pankreasinsuffizienz oder Mucoviszidose
16.4.32	Phosphatbinder nur zur Behandlung der Hyperphosphatämie bei chronischer Niereninsuffizienz und Dialyse
16.4.33	Phosphatverbindungen bei Hypophosphatämie, die durch eine entsprechende Ernährung nicht behoben werden kann
16.4.34	Salicylsäurehaltige Zubereitungen in der Dermatotherapie als Teil der Behandlung der Psoriasis und hyperkeratotischer Ekzeme
16.4.35	Synthetischer Speichel nur zur Behandlung krankheitsbedingter Mundtrockenheit bei rheumatischen oder onkologischen Erkrankungen

3

Tabelle 3.3: Ausnahmeliste nicht verschreibungspflichtiger Arzneimittel, die gemäß § 34 Abs. 1 Satz 2 SGB V bei schwerwiegenden Krankheiten als Therapiestandard gelten (Fortsetzung).

Nummer	Arzneimittel
16.4.36	Synthetische Tränenflüssigkeit nur zur Behandlung des Siccasyndroms bei rheumatischen Erkrankungen
16.4.37	Vitamin K als Monopräparate nur bei nachgewiesenem, schwerwiegendem Vitaminmangel, der durch eine entsprechende Ernährung nicht behoben werden kann
16.4.38	Wasserlösliche Vitamine auch in Kombinationen nur bei der Dialyse
16.4.39	Wasserlösliche Vitamine, Benfotiamin und Folsäure als Monopräparate nur bei nachgewiesenem, schwerwiegendem Vitaminmangel, der durch eine entsprechende Ernährung nicht behoben werden kann (Folsäure: 5 mg/Dosiseinheit)
16.4.40	Zinkverbindungen als Monopräparat nur zur Behandlung der enteropathischen Akrodermatitis und durch Haemodialysebehandlung bedingten nachgewiesenen Zinkmangel sowie zur Hemmung der Kupferaufnahme bei Morbus Wilson
16.4.41	Arzneimittel zur sofortigen Anwendung – Antidote bei akuten Vergiftungen – Lokalanaesthetika zur Injektion

Analgetika und Antirheumatika

In der Indikationsgruppe der Analgetika und Antirheumatika entfällt mit 6,4% nur ein kleiner Anteil am Umsatz der gesamten Indikationsgruppe auf nicht verschreibungspflichtige Arzneimittel (Tabelle 3.4). Damit ist dieses kleine Segment zwar nur wenig repräsentativ für das Verordnungsprofil der Indikationsgruppe, die überwiegend aus rezeptpflichtigen Arzneimitteln besteht. Die erfaßten 42 rezeptfreien Analgetika und Antirheumatika kommen aber zusammen auf einen Umsatz von 84,9 Mio. € und erreichen damit 75,6% des Gesamtumsatzes aller rezeptfreien Mittel dieser Indikationsgruppe. Das ausgewählte Marksegment ermöglicht eine Verordnungsanalyse des größten Teils der rezeptfreien Präparate.

Analgetika. Bei den Analgetika dominieren Präparate mit den beiden Standardmitteln Paracetamol und Acetylsalicylsäure. Alle diese Präparate sind gut wirksam und auch kostengünstig. In den üblichen 10ner oder 20ger Packungen kosten diese Schmerzmittel bis auf eine Ausnahme weniger als 5 €. Mit dem Ausschluß aus der vertragsärztlichen

Tabelle 3.4: Nicht verschreibungspflichtige Analgetika und Antirheumatika 2003. Angegeben sind der Umsatz im Jahre 2003, der jeweilige Anteil der aufgelisteten Präparate an dem Gesamtumsatz nicht verschreibungspflichtiger Arzneimittel in der angegebenen Indikationsgruppe, ein Kurzkommentar zur pharmakologisch-therapeutischen Wirksamkeit und die Nummer der zugelassenen Ausnahmen nach § 34 Abs. 1 Satz 2 SGB V.

Präparat	Umsatz Mio. €	Kommentar	Ausnahme
Analgetika			
Paracetamol-ratiopharm	8,8	wirksam	–
ASS Hexal	4,3	wirksam	–
ASS-ratiopharm	3,6	wirksam	–
ben-u-ron	2,9	wirksam	–
Paracetamol STADA	2,4	wirksam	–
Paracetamol AL	2,3	wirksam	–
paracetamol von ct	1,8	wirksam	–
Paracetamol Hexal	1,3	wirksam	–
Dolormin/-Migräne	1,3	wirksam	–
ASS STADA	1,1	wirksam	–
Paracetamol BC	1,1	wirksam	–
ASS von ct	1,0	wirksam	–
ParaCetaMol Lichtenstein	1,0	wirksam	–
Urem/-forte	0,6	wirksam	–
ASS-1A Pharma	0,6	wirksam	–
Ibu-ratiopharm	0,5	wirksam	–
	34,7		
Topische Antirheumatika			
Diclo-ratiopharm Gel	3,3	umstritten	–
Diclac-Gel	3,1	umstritten	–
Effekton Creme	1,3	umstritten	–
Dolgit Creme/Gel	1,0	umstritten	–
Ibutop Creme/Gel	0,8	umstritten	–
arthrex Cellugel	0,7	umstritten	–
Mobilat aktiv	0,6	umstritten	–
	10,8		
Sonstige Antiphlogistika			
Dona 200-S Drag.	6,0	umstritten	–
Phlogenzym	5,8	umstritten	–
Hox alpha	3,0	umstritten	–
Bromelain-POS	2,9	umstritten	–
Dolobene Gel	2,5	umstritten	–
Traumeel/S	2,0	umstritten	–
Teufelskralle-ratiopharm	1,8	umstritten	–
Zeel comp./ comp. N	1,8	umstritten	–
Rheuma-Hek	1,5	umstritten	–
Enelbin-Paste N	1,5	umstritten	–
Kytta Plasma F/Salbe F	1,4	umstritten	–
Kamillosan Lösung	1,4	umstritten	–
Teltonal	1,3	umstritten	–

Tabelle 3.4: Nicht verschreibungspflichtige Analgetika und Antirheumatika 2003. Angegeben sind der Umsatz im Jahre 2003, der jeweilige Anteil der aufgelisteten Präparate an dem Gesamtumsatz nicht verschreibungspflichtiger Arzneimittel in der angegebenen Indikationsgruppe, ein Kurzkommentar zur pharmakologisch-therapeutischen Wirksamkeit und die Nummer der zugelassenen Ausnahmen nach § 34 Abs. 1 Satz 2 SGB V (Fortsetzung).

Präparat	Umsatz Mio. €	Kommentar	Ausnahme
Traumeel/S Salbe	1,3	umstritten	–
Sogoon	1,2	umstritten	–
Phytodolor/N	1,2	umstritten	–
traumanase/-forte Drag.	1,1	umstritten	–
Rivoltan	1,0	umstritten	–
Lymphdiaral Drainage	0,6	umstritten	–
	39,3		
Summe 42 Präparate	84,9		
Anteil 42 Präparate an allen rezeptfreien Präparaten	75,6%		
Alle rezeptfreien Präparate	112,2		
Anteil an der Indikationsgruppe	6,4%		

Verordnung ist daher keine zusätzliche Kostenbelastung für zuzahlungspflichtige Patienten verbunden, da nach der derzeitigen Regelung als Mindestzuzahlung 5 € geleistet werden müssen.

Zwei Präparate (*Dolormin, Ibu-ratiopharm*) enthalten Ibuprofen, das in niedriger Dosis genauso wie Paracetamol und Acetylsalicylsäure zur Schmerzlinderung und Fiebersenkung eingesetzt wird, aber nur in den niedrig dosierten Arzneiformen mit 200 mg und 400 mg rezeptfrei ist. Ibuprofen ist für die beiden genannten Indikationen ebenfalls gut wirksam und in den niedrig dosierten Arzneiformen etwa genauso preiswert wie Paracetamol oder Acetylsalicylsäure.

Antirheumatika. Als Antirheumatika sind nur topisch applizierte Präparate rezeptfrei, die in Form der sogenannten Rheumasalben auf schmerzende Gelenke oder Prellungen aufgetragen werden. Vier der hier aufgelisteten Externa enthalten Diclofenac, das bei oraler oder parenteraler Gabe hervorragend wirksam ist. Die Diskussion über Wirksamkeit von Rheumasalben wird dagegen seit langem kontrovers geführt (siehe Kapitel 18 Antirheumatika und Antiphlogistika). Nach einer englischen Richtlinie zur Therapie degenerativer Arthritiden kann die topische Anwendung nichtsteroidaler Antiphlogistika aufgrund ungenügender Belege nicht als Evidenz-basierte Behandlung empfohlen werden (Eccles et al. 1998). Aus diesem Grunde wird die Wirksamkeit der hier vertretenen topischen Antirheumatika als umstritten klassifiziert (Tabelle 3.4).

Antiphlogistika. Der zahlenmäßig und umsatzmäßig größte Teil der Verordnungen fällt auf eine besondere Gruppe von Antiphlogistika. Dazu gehören sogenannte Antiarthrotika (*Dona 200-S Drag*) und vor allem pflanzliche Präparate mit Bromelaine (z. B. *Bromelain POS*), Teufelskrallenextrakt (z. B. *Teufelskralle-ratiopharm*) und Brennnesselextrakt (z. B. *Sogoon*), die im Kapitel Antirheumatika und Antiphlogistika (Kapitel 18) dargestellt werden. Weiter sind homöopathische Präparate (*Traumeel S, Zeel Tabl./Amp.*) vertreten, für die laut Arzneimittelgesetz kein Wirksamkeitsnachweis erforderlich ist. Homöopathika haben in den hohen Dilutionen keine pharmakologisch nachweisbaren Wirkungen und sind daher nicht besser als Placebos zu bewerten. Daneben sind in dieser Gruppe auch topische Präparate (z. B. *Dolobene Gel*) vertreten, die genauso wie die topisch angewendeten nichtsteroidalen Antirheumatika zu bewerten sind.

Zusammengefaßt zeigt die pharmakologisch-therapeutische Analyse, daß lediglich die rezeptfreien Analgetika therapeutisch empfehlenswert sind. Auf diese Präparate entfielen 2003 Kosten von 34,7 Mio. €. Sie wurden fast ausschließlich in kleinen Packungsgrößen mit Preisen von unter 5 € verordnet und sind daher auch bisher weitgehend von den Patienten selbst bezahlt worden, da die Zuzahlung auch schon im Jahre 2003 4 bis 5 € betrug. Rheumasalben und sogenannte Antiphlogistika mit einem Umsatz von 50,1 Mio. € gehören zu den Arzneimitteln mit umstrittener Wirksamkeit und sind daher auch für die Selbstmedikation nicht empfehlenswert.

Antiallergika

In der Indikationsgruppe der rezeptfreien Antiallergika sind ausschließlich Arzneimittel aus der Gruppe der H_1-Antihistaminika vertreten. Mit einem Umsatz von 80,5 Mio. € im Jahre 2003 hatten sie einen Anteil von 24,9% an der gesamten Indikationsgruppe. Der größte Teil der Verordnungen entfällt mit einem Umsatz von 53,5 Mio. € auf die wenig sedierenden Präparate, die vor allem für die Behandlung der allergischen Rhinitis eingesetzt werden (Tabelle 3.5).

Tabelle 3.5: Nicht verschreibungspflichtige Antiallergika 2003. Angegeben sind der Umsatz im Jahre 2003, der jeweilige Anteil der aufgelisteten Präparate an dem Gesamtumsatz nicht verschreibungspflichtiger Arzneimittel in der angegebenen Indikationsgruppe, ein Kurzkommentar zur pharmakologisch-therapeutischen Wirksamkeit und die Nummer der zugelassenen Ausnahmen nach § 34 Abs. 1 Satz 2 SGB V.

Präparat	Umsatz Mio. €	Kommentar	Ausnahme
Wenig sedierend			
Zyrtec	10,2	wirksam	–
Livocab/-direkt Nasenspray	8,8	wirksam	–
Cetirizin Hexal	6,2	wirksam	–
Lorano	5,6	wirksam	–
Cetirizin-ratiopharm	4,1	wirksam	–
Cetirizin STADA	3,6	wirksam	–
Loratadin-ratiopharm	2,6	wirksam	–
Livocab/-direkt Augentropfen	2,2	wirksam	–
Zetir	1,5	wirksam	–
Loratadin STADA	1,4	wirksam	–
Cetirizin AZU	1,1	wirksam	–
Lora-Lich	0,9	wirksam	–
Cetirizin beta	0,7	wirksam	–
CetiLich	0,7	wirksam	–
Cetirizin AL	0,6	wirksam	–
Loraderm	0,6	wirksam	–
Loragalen	0,6	wirksam	–
Cetirizin 1A Pharma	0,6	wirksam	–
Loratadin AZU	0,5	wirksam	–
Cetalerg	0,5	wirksam	–
Lisino	0,5	wirksam	–
	53,5		
Sedierend			
Fenistil/-retard	12,4	wirksam	–
Tavegil	3,3	wirksam	–
	15,7		
Topisch			
Fenistil Gel	3,1	umstritten	–
	3,1		
Summe 24 Präparate	69,2		
Anteil 24 Präparate an allen rezeptfreien Präparaten	85,9%		
Alle rezeptfreien Präparate	80,5		
Anteil an der Indikationsgruppe	24,9%		

Bis auf eine Ausnahme sind alle aufgelisteten Antiallergika wirksam und für die angegebenen Indikationen empfehlenswert. Lediglich das topische Präparat *Fenistil Gel* gehört zu den umstrittenen Arzneimitteln, da es bei längerer Anwendung allergische Reaktionen an der Haut auslösen kann (siehe Antiallergika, Kapitel 7).

Auffällig an dem Verordnungsprofil rezeptfreier Antiallergika sind die hohen Umsätze der beiden führenden Präparate, die weitaus die höchsten Tagestherapiekosten aufweisen. Sie betragen für das Cetirizinpräparat *Zyrtec* 0,82 € und für *Livocab Nasenspray* 2,46 € pro Tag (siehe Tabelle 7.1 im Kapitel Antiallergika). Der größte Teil der generischen Präparate von Loratadin (z. B. *Lorano*) und Cetirizin (z. B. *Ceti-Lich*) kostet jedoch nur 0,31 € pro Tag. Selbst wenn die Kosten für *Livocab Nasenspray* nur für den Nasenspray ohne die Kombinationspackung mit Augentropfen berechnet werden, liegen sie mit 1,28 € immer noch unverhältnismäßig hoch. Die an sich durchaus sinnvolle lokale Therapie der allergischen Rhinitis und Konjunktivitis mit einem topischen Antiallergikum ist also wesentlich teurer als die systemische Therapie. Dabei ist zusätzlich zu bedenken, daß die heute verfügbaren systemischen H_1-Antihistaminika sich in den zentralen Nebenwirkungen kaum von Placebo unterscheiden und auch bezüglich der kardialen Nebenwirkungen, die bei einigen inzwischen verlassenen Substanzen gefährlich sein konnten, sichere Arzneimittel sind.

Bei den wenig sedierenden systemischen H_1-Antihistaminika können die Patienten die zusätzlichen Kosten durch den Fortfall der Erstattungsfähigkeit rezeptfreier Arzneimittel reduzieren, wenn sie nicht die teuren Originalpräparate (z. B. *Zyrtec, Lisino*) sondern preisgünstige Generika verwenden. So kostet die 20ger Packung der beiden preiswertesten Loratadingenerika *Loragalen* und *Loratadin-1A Pharma* derzeit 5,88 € und des preiswertesten Cetirizingenerikums *Cetirizin-1 A Pharma* 6,39 € (Stand Juli 2004). In beiden Fällen liegen die Kosten damit nur wenig über dem Zuzahlungsbetrag von 5 €. Wird die Medikation jedoch nicht nur für drei Wochen sondern im Frühjahr für drei Monate benötigt, betragen die Kosten für eine 100ter Packung selbst bei den günstigsten Präparaten 25 bis 28 €.

Eine schwierige Situation ergibt sich für Ärzte und Patienten daraus, daß neue, noch unter Patentschutz stehende H_1-Antihistaminika wie z. B. Fexofenadin (*Telfast*, 0,69 €/Tag) oder Desloratadin (*Aerius*, 0,77 €/Tag) verschreibungspflichtig sind, aber keinerlei therapeutische Vorteile gegenüber den seit 15 Jahren verwendeten Substanzen Loratadin und Cetirizin haben. Hier besteht grundsätzlich die Mög-

lichkeit, daß die verordnenden Ärzte auf die teureren Präparate aus-
weichen, um den Patienten die höheren Kosten einer längerdauernden
Selbstmedikation zu ersparen. In den vergangenen Jahren ist das Verordnungsvolumen dieser unnötig teuren Präparate wegen des Kostenvorteils der generischen H_1-Antihistaminika deutlich zurückgegangen
(siehe Tabelle 7.1, Kapitel Antiallergika). Es ist daher vorstellbar, daß
sich diese Entwicklung auch unter den veränderten Erstattungsbedin-
gungen für die rezeptfreien Arzneimittel fortsetzt. Für eine solche
Überlegung spricht auch, daß ein großer Teil der Antiallergikaver-
ordnungen Kinder betrifft, für die rezeptfreie Arzneimittel weiterhin
verordnungsfähig sind.

Antianämika

Auf die rezeptfreien Antianämika entfallen mit 54,5 Mio. € 11,1% des
Arzneimittelumsatzes in dieser Indikationsgruppe (Tabelle 3.6). Der
Hauptteil der Verordnungen betrifft Eisenpräparate zur Behandlung
der Eisenmangelanämie (13 Präparate) und Folsäure zur Behandlung
des Folsäuremangels (4 Präparate) insbesondere zur präkonzeptionellen Prävention von Neuralrohrdefekten. Weiterhin wurden Eisen-
Folsäure-Kombinationen (4 Präparate) und ein Präparat mit Calciumfolinat verordnet. Damit wird der größte Teil der Antianämika erfaßt.
Lediglich parenterale Eisenpräparate und Erythropoetinpräparate sind
rezeptpflichtig.

Eisenpräparate, Folsäure und Calciumfolinat sind als rezeptfreie
Arzneimittel weiter erstattungsfähig, da sie als Standardtherapeutika
bei den auf der Ausnahmeliste genannten schwerwiegenden Krankheiten ausnahmsweise verordnungsfähig sind. Ausgeschlossen sind
lediglich die Eisen-Folsäure-Kombinationen. Sie sind als fixe Kombinationen aus mehreren Gründen wenig sinnvoll (siehe Antianämika,
Kapitel 8). Wenn tatsächlich ein gleichzeitiger Eisen- und Folsäuremangel vorliegt, ist die freie Kombination besser dosierbar und
damit auch sicherer. Insgesamt entstehen damit durch das GMG im
Bereich der Antianämika keine zusätzlichen Kostenbelastungen für
die Patienten.

Tabelle 3.6: Nicht verschreibungspflichtige Antianämika 2003. Angegeben sind der Umsatz im Jahre 2003, der jeweilige Anteil der aufgelisteten Präparate an dem Gesamtumsatz nicht verschreibungspflichtiger Arzneimittel in der angegebenen Indikationsgruppe, ein Kurzkommentar zur pharmakologisch-therapeutischen Wirksamkeit und die Nummer der zugelassenen Ausnahmen nach § 34 Abs. 1 Satz 2 SGB V.

3

Präparat	Umsatz Mio. €	Kommentar	Ausnahme
Eisenpräparate			
ferro sanol/duodenal	22,4	wirksam	16.4.14
Eryfer	2,0	wirksam	16.4.14
Vitaferro Kaps.	1,8	wirksam	16.4.14
Eisendragees-ratiopharm	1,6	wirksam	16.4.14
Haemoprotect	1,6	wirksam	16.4.14
Tardyferon	1,4	wirksam	16.4.14
Ferrum Hausmann Sirup/Tr.	1,2	wirksam	16.4.14
Dreisafer	1,2	wirksam	16.4.14
Lösferron	1,1	wirksam	16.4.14
Haematopan	0,9	wirksam	16.4.14
Eisensulfat-STADA	0,8	wirksam	16.4.14
Plastufer	0,7	wirksam	16.4.14
Ferrum Hausmann Kaps.	0,6	wirksam	16.4.14
	37,2		
Folsäure			
Folsan	2,5	wirksam	16.4.16
Folsäure-ratiopharm	1,0	wirksam	16.4.16
ferro sanol gyn	0,9	wirksam	16.4.16
Folsäure-Stada	0,6	wirksam	16.4.16
	5,0		
Eisen-Folsäure-Kombinationen			
Plastulen N	3,0	wirksam	–
Ferro-Folsan Drag.	0,8	wirksam	–
Tardyferon-Fol	0,8	wirksam	–
Folicombin	0,5	wirksam	–
	5,0		
Calciumfolinat			
Lederfolat	0,7	wirksam	16.4.16
	0,7		
Summe 22 Präparate	47,2		
Anteil 22 Präparate an allen rezeptfreien Präparaten	86,7%		
Alle rezeptfreien Präparate	54,5		
Anteil an der Indikationsgruppe	11,1%		

Antitussiva und Expektorantien

Im Jahre 2003 hatten die rezeptfreien Antitussiva und Expektorantien einen Umsatz von 121,8 Mio. € entsprechend einem Anteil von 54,1% an der gesamten Indikationsgruppe (Tabelle 3.7). Das ausgewählte Marksegment von 32 rezeptfreien Arzneimitteln erfaßt einen Umsatz von 103,9 Mio. € und erreicht damit 85,3% des Gesamtumsatzes aller rezeptfreien Mittel dieser Indikationsgruppe.

Antitussiva. Unter den führenden Antitussiva gibt es nur fünf rezeptfreie Präparate mit einem Umsatz von 8,1 Mio. € und einem Umsatzanteil von 18% an der gesamten Indikationsgruppe. Grund für diesen geringen Anteil ist die Tatsache, daß zur Hustendämpfung überwiegend codeinhaltige Antitussiva eingesetzt werden, die verschreibungspflichtig sind (siehe Tabelle 19.1, Kapitel Antitussiva und Expektorantien). Mit dem Ausschluß der rezeptfreien Antitussiva aus der vertragsärztlichen Versorgung entsteht den Patienten kein Nachteil, da schon bisher überwiegend die rezeptpflichtigen und stärker wirksamen Codeinpräparate verordnet wurden. Darüber hinaus gehören die beiden rezeptfreien Kombinationspräparate (*Rhinotussal Saft, Rhinotussal Kps.*) zur Gruppe der Arzneimittel mit umstrittener Wirksamkeit. Sie enthalten zwar das wirksame synthetische Antitussivum Dextromethorphan, der Nutzen der Kombination mit einem Antihistaminikum (Carbinoxamin) und Sympathomimetika (Norephedrin bzw. Phenylephrin) ist jedoch nicht ausreichend belegt (siehe Kapitel 19, Antitussiva und Expektorantien).

Expektorantien. Alle Expektorantien gehören zur Gruppe der Arzneimittel mit umstrittener Wirksamkeit. Diese pharmakologisch-therapeutische Bewertung wird in dem entsprechenden Indikationsgruppenkapitel (Kapitel 19) ausführlich begründet. Wenn diese Arzneimittel nicht mehr erstattungsfähig sind, wird ein Schritt vollzogen, der in anderen europäischen Ländern auf der Basis einer wissenschaftlichen Nutzenbewertung schon früher umgesetzt wurde. So hat die französische Arzneimittelüberwachungsbehörde bereits 2001 den Nutzen aller Expektorantien als negativ („insuffisant") klassifiziert (siehe Kapitel 19, Antitussiva und Expektorantien). Damit entsteht den Patienten durch den Verordnungsausschluß der rezeptfreien Expektorantien ebenfalls kein Nachteil. Die deutsche Regelung des Verordnungsausschlusses über die Verschreibungspflicht produziert

Tabelle 3.7: Nicht verschreibungspflichtige Antitussiva und Expektorantien 2003. Angegeben sind der Umsatz im Jahre 2003, der jeweilige Anteil der aufgelisteten Präparate an dem Gesamtumsatz nicht verschreibungspflichtiger Arzneimittel in der angegebenen Indikationsgruppe, ein Kurzkommentar zur pharmakologisch-therapeutischen Wirksamkeit und die Nummer der zugelassenen Ausnahmen nach § 34 Abs. 1 Satz 2 SGB V.

Präparat	Umsatz Mio. €	Kommentar	Ausnahme
Acetylcystein			
ACC	5,8	umstritten	–
Fluimucil	3,1	umstritten	–
NAC-ratiopharm	2,4	umstritten	–
	11,3		
Ambroxol			
Mucosolvan	12,3	umstritten	–
Ambroxol-ratiopharm	5,8	umstritten	–
Ambroxol AL	3,3	umstritten	–
Ambrohexal	2,2	umstritten	–
Ambroxol Heumann	1,7	umstritten	–
ambroxol von ct	0,7	umstritten	–
Ambrobeta	0,7	umstritten	–
frenopect	0,5	umstritten	–
	27,1		
Pflanzliche Expektorantien			
Gelomyrtol/-forte	17,6	umstritten	–
Prospan	12,7	umstritten	–
Soledum Kapseln	4,8	umstritten	–
Bronchipret Saft/Tropfen	3,9	umstritten	–
Bronchicum / -S	3,5	umstritten	–
Sinuc	2,7	umstritten	–
Monapax Saft/Supp./Tropfen	2,4	umstritten	–
Aspecton Saft	1,8	umstritten	–
Hedelix	1,4	umstritten	–
Bronchipret TP	1,3	umstritten	–
Tussamag Husten	1,1	umstritten	–
Soledum Hustensaft/-Tropfen	1,0	umstritten	–
Sinuforton Saft	1,0	umstritten	–
Thymipin N	0,9	umstritten	–
Melrosum Hustensirup	0,8	umstritten	–
Sedotussin Efeu	0,6	umstritten	–
	57,3		
Antitussiva			
Sedotussin	3,2	–	–
Silomat	2,3	–	–
Rhinotussal Saft	1,4	umstritten	–
Rhinotussal Kaps.	0,6	umstritten	–
Tussed Hustenstiller	0,5		–
	8,1		
Summe 32 Präparate	103,9		
Anteil 32 Präparate an allen rezeptfreien Präparaten	85,3%		
Alle rezeptfreien Präparate	121,8		
Anteil an der Indikationsgruppe	54,1%		

jedoch bei den Expektorantien Ungereimtheiten, die bei einer klaren Nutzenbewertung wie beispielsweise in Frankreich vermeidbar wären. So sind in Deutschland fast alle Expektorantien nicht verschreibungspflichtig. Die einzige Ausnahme bildet der Wirkstoff Acetylcystein, von dem sowohl rezeptfreie wie auch rezeptpflichtige Präparate im Handel sind. Bei einem Gesamtumsatz von 52,3 Mio. € entfielen 2003 auf die rezeptfreien Acetylcysteinpräparate nur 11,3 Mio. € (22%) (Tabelle 3.7). Damit bestünde grundsätzlich die Möglichkeit, daß bei Verordnungen von Expektorantien auf rezeptpflichtige Präparate ausgewichen würde. Da aber das Verordnungsvolumen der Expektorantien seit 1995 ohne gesetzliche Maßnahmen um 52% zurückgegangen ist, kann davon ausgegangen werden, daß der bisher rückläufige Trend der Expektorantien durch den Ausschluß rezeptfreier Präparate mit umstrittener Wirksamkeit wesentlich verstärkt wird.

Dermatologische Mittel

Als dermatologische Mittel wurden Dermatika, Antimykotika, Antiseptika und Wundbehandlungsmittel zusammengefaßt (Tabelle 3.8). Der Anteil der rezeptfreien Präparate an dem Gesamtumsatz der vier Arzneimittelgruppen war im Jahre 2003 recht unterschiedlich wie auch der Anteil der Präparate, die in dem Marktsegment der führenden Arzneimittel mit mehr als 0,5 Mio. € Umsatz erfaßt werden.

Dermatika. Die rezeptfreien Präparate hatten mit einem Umsatz von 83,8 Mio. € nur einen Anteil von 20,6% an der Gesamtgruppe der Dermatika (Tabelle 3.2). Grund dafür ist der traditionell hohe Verordnungsanteil der rezeptpflichtigen Corticoidexterna und topischen Antibiotika. Aber auch die aufgelisteten 26 rezeptfreien Dermatika mit einem Umsatz von 48,4 Mio. € repräsentieren nur 57,8% des Umsatzes aller rezeptfreien Dermatika, da es noch viele Präparate mit kleinen Verordnungsvolumina gibt.

Als wirksame rezeptfreie Dermatika sind vor allem die Benzoylperoxidpräparate (z. B. *Benzaknen*) als topische Aknemittel zu nennen. Durch den Ausschluß dieser Präparate aus der vertragsärztlichen Versorgung hält sich die zusätzliche Kostenbelastung der Patienten in Grenzen, da die Preise kleiner Packungsgrößen von *Benzaknen* (25 g, 5,07 €) und *Cordes BPO* (30 g, 5,66 €) nur geringfügig über der Zuzahlung von 5 € liegen. Auch die rezeptfreien Basistherapeutika sind in

Tabelle 3.8: Nicht verschreibungspflichtige dermatologische Mittel 2003. Angegeben sind der Umsatz im Jahre 2003, der jeweilige Anteil der aufgelisteten Präparate an dem Gesamtumsatz nicht verschreibungspflichtiger Arzneimittel in der angegebenen Indikationsgruppe, ein Kurzkommentar zur pharmakologisch-therapeutischen Wirksamkeit und die Nummer der zugelassenen Ausnahmen nach § 34 Abs. 1 Satz 2 SGB V.

Präparat	Umsatz Mio. €	Kommentar	Ausnahme
Dermatika			
Linola/-Fett	10,3	–	–
Tannosynt	5,1	umstritten	–
Tannolact	3,9	umstritten	–
Anaesthesulf Lotio	3,3	–	–
Ell-Cranell alpha	3,1	umstritten	–
Sweatosan N	1,8	umstritten	–
Contractubex	1,8	umstritten	–
Basodexan	1,7	–	–
Benzaknen	1,6	wirksam	–
Duofilm	1,6	wirksam	–
PanOxyl	1,5	wirksam	–
Parfenac	1,5	umstritten	–
Elacutan	1,5	–	–
Ichtholan/-T	1,3	–	–
Pantostin	1,0	umstritten	–
Nubral	1,0	–	–
Linola Urea	0,8	–	–
Cordes BPO	0,7	wirksam	–
Remederm Widmer	0,7	–	–
Eucerin Urea	0,7	–	–
duradermal	0,7	umstritten	–
Bufexamac-ratiopharm/- Fett	0,6	umstritten	–
Sanoxit/MT	0,6	wirksam	–
Salvysat Bürger	0,5	umstritten	–
Delagil	0,5	umstritten	–
Windol	0,5	umstritten	–
	48,4		
Antimykotika			
Batrafen Creme etc.	16,5	wirksam	–
Multilind Heilpaste	5,6	wirksam	–
Epi-Pevaryl Creme etc.	3,2	wirksam	–
Fungizid-ratioph. Creme etc.	2,7	wirksam	–
Terzolin	2,5	wirksam	–
Nystatin STADA	2,4	wirksam	–
Mykundex Heilsalbe	1,9	wirksam	–
Mycospor-Nagelset	1,9	wirksam	–
Nystatin Lederle Filmtbl.etc	1,8	wirksam	–
Mykosert	1,5	wirksam	–
Cloderm	1,4	wirksam	–
Biofanal Drag. etc.	1,4	wirksam	–
Nystaderm/-S	1,3	wirksam	–
Mykoderm Heilsalbe	1,3	wirksam	–

Tabelle 3.8: Nicht verschreibungspflichtige dermatologische Mittel 2003. Angegeben sind der Umsatz im Jahre 2003, der jeweilige Anteil der aufgelisteten Präparate an dem Gesamtumsatz nicht verschreibungspflichtiger Arzneimittel in der angegebenen Indikationsgruppe, ein Kurzkommentar zur pharmakologisch-therapeutischen Wirksamkeit und die Nummer der zugelassenen Ausnahmen nach § 34 Abs. 1 Satz 2 SGB V (Fortsetzung).

Präparat	Umsatz Mio. €	Kommentar	Ausnahme
Infectosoor Zinksalbe	1,3	wirksam	–
Moronal Susp./Drag.	1,3	wirksam	–
Mykundex Drag. etc.	1,2	wirksam	–
Mycospor Creme etc.	1,2	wirksam	–
Nystaderm Creme etc.	1,1	wirksam	–
Clotrimazol AL Creme etc.	1,0	wirksam	–
Candio-Hermal Creme etc.	1,0	wirksam	–
Canifug-Creme etc.	0,9	wirksam	–
Bifon	0,8	wirksam	–
Canesten Creme etc.	0,8	wirksam	–
Antifungol Creme etc.	0,7	wirksam	–
Zalain	0,6	wirksam	–
Nystatin Lederle Creme etc.	0,6	wirksam	–
Adiclair Tabl./Susp.	0,6	wirksam	–
	58,5		
Antiseptika			
Rivanol	2,8	–	–
Betaisodona Salbe etc.	2,6	–	16.4.20
Octenisept	1,9	–	–
	7,3		
Wundbehandlungsmittel			
Actisorb Silver	8,9	–	–
Betaisodona Salbe etc.	6,0	–	16.4.20
Mirfulan	5,8	–	–
Panthenol-ratiopharm	2,5	umstritten	–
Oleo-Tüll	2,5	–	–
Algoplaque	2,4	–	–
Bepanthen Wund- u. Heilsalbe	2,4	umstritten	–
Panthenol Lichtenstein	2,0	umstritten	–
Freka-cid	1,6	–	16.4.20
PVP-Jod-ratiopharm	1,4	–	16.4.20
Trionic Algosteril	1,2	–	–
Mitosyl/-N	1,2	–	–
Braunovidon	0,9	–	16.4.20
Traumasive Film	0,7	–	–
Polysept Lösung/Salbe	0,6	–	16.4.20
Leukichtan	0,6	–	–
Desitin Salbe/Salbenspray	0,5	–	–
	41,3		

Summe 74 Präparate	155,5	
Anteil 74 Präparate an allen		
rezeptfreien Präparaten	68,8%	
Alle rezeptfreien Präparate	225,9	
Anteil an der Indikationsgruppe	32,3%	

mittleren Packungsgrößen von 50 g noch relativ preisgünstig, wie z. B. *Linola Creme* (6,09 €) oder harnstoffhaltige Zubereitungen (z. B. *Basodexan*) (6,90 €) (Stand Juli 2004).

Der überwiegende Teil der rezeptfreien Dermatika gehört jedoch zur Gruppe der Arzneimittel mit umstrittener Wirksamkeit (siehe Dermatika, Kapitel 24). Darunter sind auch einige Präparate der sogenannten Lifestylarzneimittel zur Verbesserung des Haarwuchses (*Ell-Cranell alpha, Pantostin*) vertreten, die durch die Arzneimittelrichtlinie des Gemeinsamen Bundesausschusses vom 16. März 2004 ausgeschlossen wurden (§ 34, Abs. 1 SGB V).

Antimykotika. In der Gruppe der Antimykotika lag der Umsatzanteil der rezeptfreien Präparate an der gesamten Indikationsgruppe deutlich höher als bei den Dermatika, erreichte aber mit 81,8 Mio. € auch nur einen Anteil von 35,6% (Tabelle 3.2). Das Marksegment der aufgelisteten 28 Präparate kam auf 58,5 Mio. € und repräsentiert damit immerhin 72% aller rezeptfreien Antimykotika (Tabelle 3.8).

Alle diese rezeptfreien Antimykotika sind wirksame Lokaltherapeutika zur Behandlung von Pilzinfektionen der Haut und Schleimhäute. Der größte Teil entfällt auf die topischen Azolantimykotika (13 Präparate). Hauptvertreter der topischen Azolantimykotika ist Clotrimazol mit sechs Präparaten. Die Preise der Clotrimoxazolpräparate unterscheiden sich erheblich. Eine Packung mit 50 g 1%iger Clotrimazolcreme kostet in Form des ursprünglichen Originalpräparates *Canesten* 12,98 €, bei vielen Generika (*Antifungol, Canifug, Fungizid-ratiopharm*) 7,05 € und bei dem preisgünstigsten Generikum *Clotrigalen* nur 4,42 €, das allerdings nicht unter den umsatzstärksten Präparaten vertreten ist, weil es so billig ist. Bei den verordnungshäufigsten Präparaten weist es 2003 eine starke Zunahme auf (Tabelle 17.2, Kapitel 17). Trotz des Ausschlusses der rezeptfreien Clotrimazolpräparate aus der Erstattung entsteht für die Patienten also bei der Selbstmedikation keine höhere Kostenbelastung, da die Zuzahlung, wie schon mehrfach betont, mindestens 5 € beträgt. Diese Überlegungen gelten aber nicht nur für die wirkstoffgleichen Clotrimazolpräparate sondern für alle anderen wirkungsäquivalenten Arzneimittel der topischen Azolantimykotika. Die meisten Analogpräparate von Clotrimazol (*Epi-Pevaryl, Mycospor, Mykosert, Zalain*) sind noch teurer und kosten in der beispielhaft genannten 50 g Packung 16,81 €. Bei kostenorientierter Auswahl von topischen Azolantimykotika haben die Patienten also keine Nachteile.

Ähnlich verhält es sich bei den topischen Nystatinpräparaten. Hier kostet die Packung mit 25 g Salbe als Originalpräparat 8,25 € (*Nystatin Lederle*), als preisgünstiges Generikum (*Mykoderm Heilsalbe*) dagegen nur 5 €, so daß auch hier durch die neue Erstattungsregelung keine zusätzliche Belastung der Patienten eintreten muß.

Eine Sonderstellung hat das topische Antimykotikum Ciclopirox (*Batrafen*). Es ist das mit Abstand am häufigsten verordnete Präparat und weist außerdem vergleichsweise hohe Tagestherapiekosten auf (Tabelle 17.2 und 17.3, Kapitel 17). Ciclopirox zeigt das gleiche breite Wirkungsspektrum wie die topischen Azolantimykotika. Auffälligerweise wird es fast zur Hälfte in Form von *Nagel Batrafen* zur Behandlung von Onychomykosen verordnet. Bei dieser speziellen Indikation soll es nach einer pharmaökonomischen Analyse deutliche Vorteile gegenüber anderen topischen Antimykotika haben (siehe Kapitel 17), obwohl die topische Behandlung von Pilzinfektionen der Nägel insgesamt als wenig effektiv angesehen wird, da die mykologischen Heilungsraten mit Ciclopirox nach strengen Kriterien nur bei 29–36% lagen (Reinel 2004). Bei Pilzinfektionen der Haut hatte Ciclopirox äquivalente Wirkungen wie Clotrimazol (Bogaert et al. 1986). Damit besteht bei dieser Indikation die Möglichkeit, auf preisgünstige Clotrimazolgenerika wie *Clotrigalen* zurückzugreifen, da die 50 g Packung von *Batrafen Creme* (21,08 €) besonders teuer ist.

Wundbehandlungsmittel. In der Dermatologie und der Chirurgie werden Wundbehandlungsmittel verwendet, die größtenteils rezeptfrei sind (91,5%) (Tabelle 3.2). Auf die hier aufgelisteten 17 Präparate entfallen mit 41,3 Mio. € 84,4% des Umsatzes der rezeptfreien Mittel (Tabelle 3.8). Die meisten Wundbehandlungsmittel werden aufgrund absorbierender und abdeckender Eigenschaften eingesetzt und bestehen teilweise auch aus wirkstofffreien Wundauflagen (z. B. *Oleo-Tüll*). Zinkoxidhaltige Präparate sind nach kontrollierten Studien wirksam (siehe Kapitel 17). Sie sind auch relativ kostengünstig, wie z. B. 50 g *Mirfulan* Salbe für 6,60 € oder die hier nicht vertretene *Zinksalbe Dialon* für 4,45 €. Damit kann auch hier die Kostenbelastung für die Patienten in einem Rahmen gehalten werden, der im Bereich der üblichen Zuzahlung von 5 € liegt. Daneben wird zur Wundbehandlung relativ häufig das desinfizierend wirkende Povidon-Iod (z. B. *Betaisodona*) eingesetzt, das hier mit fünf Präparaten vertreten ist. Es gehört zu den Iodverbindungen, die nach der Ausnahmeliste zur Behandlung von Ulzera und Dekubitusgeschwüren weiterhin erstattungsfähig bleiben (Tabelle 3.3). Die umstrittenen Wundbehandlungsmittel können ohne weiteres durch wirksame Arzneimittel substituiert werden.

Antiseptika. Gesondert aufgelistet drei Arzneimittel aus der Gruppe der Antiseptika oder Desinfektionsmittel. Beide werden unter anderem zur antiseptischen Wundbehandlung eingesetzt und kosten in den mittleren Packungsgrößen ebenfalls nicht mehr als die übliche Zuzahlung von 5 €.

Gynäkologika

Auf die rezeptfreien Gynäkologika entfallen mit 47,2 Mio. € 43,7% des Arzneimittelumsatzes in dieser Indikationsgruppe (Tabelle 3.9). Die aufgelisteten 12 Präparate haben mit 32,7 Mio. € einen Anteil von 69,3%.

Die gynäkologischen Antiinfektiva sind mit sechs Präparaten vertreten, darunter vier wirksame Antimykotika, die alle Clotrimazol enthalten. Zur Behandlung der Candidakolpitis wird als Standardpackung am häufigsten die Dreierpackung mit 200 mg Clotrimazol-Vaginaltabletten für eine Dreitagetherapie verordnet. Auch hier bestehen wieder deutliche Preisunterschiede zwischen den einzelnen Clotrimazolpräparaten. Das bisher am häufigsten verordnete *Kadefungin* kostet in dieser Packungsgröße 6,22 €, das am wenigsten verordnete *Clotrimazol AL* dagegen nur 3,79 € (Stand Juli 2004). Dieser Preisunterschied wird vermutlich schnell dazu führen, daß die teuren Clotrimazolgenerika *Fungizid-ratiopharm Vaginal, Canifug Vaginal* und *Kadefungin* zukünftig seltener verwendet werden, wenn die Patienten den vollen Preis bezahlen müssen. Noch teurer ist das ursprüngliche Originalpräparat *Canesten* (7,60 €). Mit dem Ausschluß rezeptfreier Präparate besteht bei den gynäkologischen Antimykotika durchaus die Möglichkeit, daß bisher ungenutzte generische Einsparpotentiale durch die Patientinnen schneller genutzt werden und gleichzeitig eine Entlastung bei der Standardzuzahlung von 5 € eintritt.

Die sechs Präparate der pflanzlichen Gynäkologika sind in ihrer therapeutischen Wirksamkeit umstritten, Sie sind größtenteils den besonderen Therapierichtungen der Phytotherapie und Homöopathie zuzuordnen. Gesicherte Belege aus klinischen Studien liegen nicht vor (siehe Gynäkologika, Kapitel 28).

Tabelle 3.9: Nicht verschreibungspflichtige Gynäkologika 2003. Angegeben sind der Umsatz im Jahre 2003, der jeweilige Anteil der aufgelisteten Präparate an dem Gesamtumsatz nicht verschreibungspflichtiger Arzneimittel in der angegebenen Indikationsgruppe, ein Kurzkommentar zur pharmakologisch-therapeutischen Wirksamkeit und die Nummer der zugelassenen Ausnahmen nach § 34 Abs. 1 Satz 2 SGB V.

Präparat	Umsatz Mio. €	Kommentar	Ausnahme
Gynäkologische Antiinfektiva			
Kadefungin	4,6	wirksam	–
Fluomycin N	2,9	–	–
Vagi-Hex	2,1	–	–
Canifug Vaginal	2,0	wirksam	–
Fungizid-ratiopharm Vaginal	0,8	wirksam	–
Clotrimazol AL vaginal	0,8	wirksam	–
	13,1		
Pflanzliche Gynäkologika			
Remifemin plus	10,2	umstritten	–
Remifemin	3,6	umstritten	–
Agnucaston	2,2	umstritten	–
Mastodynon	1,7	umstritten	–
Agnolyt	1,0	umstritten	–
Klimadynon	0,9	umstritten	–
	19,6		
Summe 12 Präparate	32,7		
Anteil 12 Präparate an allen rezeptfreien Präparaten	69,3%		
Alle rezeptfreien Präparate	47,2		
Anteil an der Indikationsgruppe	43,7%		

Hals-Nasen-Ohren-Mittel

Unter der Bezeichnung Hals-Nasen-Ohren-Mittel werden Arzneimittel zusammengefaßt, die ganz überwiegend von Hals-Nasen-Ohren-Ärzten verordnet werden. Dazu rechnen Rhinologika (Schnupfenmittel), Antiemetika/Antivertiginosa und Otologika (Tabelle 3.10). Die rezeptfreien Präparate dieser Arzneimittelgruppen hatten 2003 einen Umsatz von 114,6 Mio. €, was einem Anteil von 46,7% an dem Gesamtumsatz entspricht. Die erfaßten 26 rezeptfreien HNO-Präparate erreichen mit einem Umsatz von 103,9 Mio. € 90,7% des Gesamtumsatzes aller rezeptfreien Mittel in dieser Indikationsgruppe. Damit ist die

Tabelle 3.10: Nicht verschreibungspflichtige Hals-Nasen-Ohren-Mittel 2003. Angegeben sind der Umsatz im Jahre 2003, der jeweilige Anteil der aufgelisteten Präparate an dem Gesamtumsatz nicht verschreibungspflichtiger Arzneimittel in der angegebenen Indikationsgruppe, ein Kurzkommentar zur pharmakologisch-therapeutischen Wirksamkeit und die Nummer der zugelassenen Ausnahmen nach § 34 Abs. 1 Satz 2 SGB V.

Präparat	Umsatz Mio. €	Kommentar	Ausnahme
Rhinologika			
Sinupret	23,6	umstritten	–
Nasengel/Spray/Tr.-ratioph.	8,5	–	–
Olynth	5,3	–	–
Emser Salz Nase Siemens	3,5	–	–
Otriven Lösung etc.	3,2	–	–
Nasivin	3,2	–	–
Nasic	2,5	umstritten	–
Cromohexal Nasenspray	2,2	–	–
Euphorbium comp. SN/Spray	2,2	umstritten	–
Rhinomer	1,8	–	–
Nasengel/Spray/Tropfen AL	1,6	–	–
Coldastop	1,6	umstritten	–
Sinuforton	1,2	umstritten	–
Vividrin Nasenspray	1,1	–	–
Cromoglicin-ratioph.Nasensp.	1,0	–	–
Sinusitis Hevert N	1,0	umstritten	–
Sinuselect	0,8	umstritten	–
cromo pur von ct Nasenspray	0,6	–	–
Nisita/-salin	0,5	–	–
	65,6		
Antivertiginosa			
Vertigo-Vomex S	12,5	–	–
Vomex A/N	10,0	–	–
Vertigoheel	7,9	umstritten	–
Vomacur	2,0	–	–
Emesan	1,3	–	–
	33,7		
Otologika			
Otovowen	2,8	umstritten	–
Otalgan	1,8	umstritten	–
	4,6		
Summe 26 Präparate	103,9		
Anteil 26 Präparate an allen rezeptfreien Präparaten	90,7%		
Alle rezeptfreien Präparate	114,6		
Anteil an der Indikationsgruppe	46,7%		

Verordnungsanalyse mit dem ausgewählten Marksegment relativ vollständig.

Rhinologika. Die größte Gruppe der Hals-Nasen-Ohren-Mittel sind die Rhinologika, bei denen vor allem Sympathomimetika zur Schleimhautabschwellung (6 Präparate) und die antiallergisch wirkenden Cromoglicinsäurepräparate (4 Präparate) im Vordergrund stehen. Relativ häufig werden auch wirkstofffreie Salzlösungen zur Schleimverflüssigung (3 Präparate) verwendet. Bis auf die Cromoglicinsäure werden alle diese Rhinologika nur kurzfristig über einige Tage eingesetzt, für die kleine Packungsgrößen mit 10 ml Nasentropfen oder Nasenspray gut geeignet sind. Die Preise liegen mit 1,98 € (*Nasentropfen AL*) bis 3,57 € (*Olynth Lösung*) alle unter der regulären Zuzahlung und sind daher im Vergleich zu der bisherigen Regelung keine zusätzliche Kostenbelastung für die Patienten (Stand Juli 2004).

Sechs Rhinologika sind Arzneimittel mit umstrittener Wirksamkeit. Den höchsten Umsatz aller Rhinologika erreicht das pflanzliche Kombinationspräparat *Sinupret*, das mehrfach klinisch geprüft wurde. Die vorgelegten Wirksamkeitsbelege halten jedoch einer wissenschaftlichen Überprüfung nicht stand (siehe Rhinologika, Kapitel 44). Trotz der ungesicherten Wirksamkeit sind *Sinupret Dragees* wesentlich teurer als sympathomimetische Nasentropfen. Die kleinste Packung mit 50 Dragees, die für eine Behandlung von 8 Tagen ausreichen, kosten 8,50 € und damit etwa viermal so viel wie die wenigstens kurzfristig Linderung schaffenden Nasentropfen der Sympathomimetika.

Antiemetika/Antivertiginosa. Wichtigste Präparate dieser Gruppe sind vier H_1-Antihistaminika zur Behandlung von Schwindel und Übelkeit. Für kleine Packungen mit 20 Tabletten oder Dragees betragen die Preise zwischen 3,40 € (*Emesan*) und 5,92 € (*Vomex A*). Auch hier wird den Patienten durch einen Preisvergleich die Möglichkeit geboten, die Kostenbelastung unter der Zuzahlung zu halten. Einziges Präparat mit ungesicherter Wirksamkeit ist das Homöopathikum *Vertigoheel*, das in den kleinsten Packungen (30 ml Tropfen 7,68 €, 100 Tbl. 9,64 €) deutlich teurer als die Antihistaminika ist.

Otologika. Die beiden aufgelisteten Otologika sind Arzneimittel mit umstrittener Wirksamkeit. Das gilt sowohl für das oral anwendbare Homöopathikum *Otovowen* wie auch für die *Otalgan Ohrentropfen*, eine Kombination aus Phenazon und Procain. Beide Präparate sollen bei akuter Mittelohrentzündung angewendet werden. Bei dieser Indikation werden jedoch als Standardtherapie Sympathomimetika-haltige Nasentropfen zur Schleimhautabschwellung, systemische Analgetika und ggf. Antibiotika empfohlen (Deutsche Gesellschaft für Hals-Nasen-Ohren-Heilkunde 2001). Die Belege zur Wirksamkeit einer Lokaltherapie mit Phenazon und Lokalanästhetika sind widersprüchlich (Weippl et al. 1985, Hoberman et al. 1997). Mit dem Homöopathikum *Otovowen* sind vielleicht Placeboeffekte zu erwarten, die mit 11,41 € für die kleinste Packung relativ teuer sind.

Hepatika

Rezeptfreie Hepatika repräsentieren mit einem Umsatz von 34,4 Mio. € (Anteil 95,1%) fast die gesamte Indikationsgruppe (Tabelle 3.11). Mit den hier dargestellten 12 Präparaten wird eine weitgehend vollständige Markterfassung erreicht (Umsatzanteil von 83,6%).

Ornithinaspartat und Lactulose werden zur Behandlung der hepatischen Enzephalopathie eingesetzt und sind bei dieser schweren Krankheit als Standardtherapeutika weiterhin verordnungsfähig (Tabelle 3.3).

Die acht Silymarinpräparate und das Phospholipidpräparat *Essentiale N* gehören zur Gruppe der Arzneimittel mit umstrittener Wirksamkeit (siehe Arzneiverordnungs-Report 2002, Leber- und Gallenwegstherapeutika, Kapitel 33). Das Silymarinpräparat *Legalon Protect* soll nach Herstellerangaben bei toxischen Leberschäden wie z.B. der Alkoholzirrhose eingesetzt werden. Mehrjährige klinische Studien haben jedoch keinen Einfluß der Silymarinbehandlung auf die Mortalität von Patienten mit Alkohol-bedingter Leberzirrhose gezeigt. Entscheidend für den Verlauf dieser Krankheit ist die frühzeitige Alkoholabstinenz. In Anbetracht des fehlenden therapeutischen Nutzens sind die Silymarinpräparate sehr teuer. So kostet die einzige am Markt vertretene Packung von *Legalon Protect* (100 Kapseln) 38,63 € (Stand Juli 2004). Ärzte und Patienten sollten die neue Erstattungsregelung verstärkt zum Anlaß nehmen, auf die Anwendung dieser seit langem kritisierten Präparate zu verzichten.

3

Tabelle 3.11: Nicht verschreibungspflichtige Hepatika 2003. Angegeben sind der Umsatz im Jahre 2003, der jeweilige Anteil der aufgelisteten Präparate an dem Gesamtumsatz nicht verschreibungspflichtiger Arzneimittel in der angegebenen Indikationsgruppe, ein Kurzkommentar zur pharmakologisch-therapeutischen Wirksamkeit und die Nummer der zugelassenen Ausnahmen nach § 34 Abs. 1 Satz 2 SGB V.

Präparat	Umsatz Mio. €	Kommentar	Ausnahme
Ornithinaspartat			
Hepa-Merz Gran. etc.	8,6	wirksam	16.4.30
	8,6		
Lactulose			
Lactulose-ratiopharm	7,2	wirksam	16.4.22
Lactulose-saar	1,8	wirksam	16.4.22
	9,0		
Silymarin			
Legalon	4,0	umstritten	–
silymarin von ct	1,6	umstritten	–
Silymarin Stada	1,3	umstritten	–
Hepa-Loges N	0,7	umstritten	–
Hepa-Merz Sil	0,7	umstritten	–
Silicur	0,7	umstritten	–
Silimarit	0,6	umstritten	–
Silibene	0,6	umstritten	–
	10,2		
Sonstige Mittel			
Essentiale N	1,0	umstritten	–
	1,0		
Summe 12 Präparate	28,8		
Anteil 12 Präparate an allen rezeptfreien Präparaten	83,6%		
Alle rezeptfreien Präparate	34,4		
Anteil an der Indikationsgruppe	95,1%		

Herz-Kreislauf-Mittel

Die nicht verschreibungspflichtigen Herz-Kreislauf-Mittel rekrutieren sich aus den Indikationsgruppen der Kardiaka, Antihypotonika, Thrombozytenaggregationshemmern, Venenmittel und Infusionslösungen (Tabelle 3.12). Die rezeptfreien Präparate haben an dem Gesamtumsatz der fünf Arzneimittelgruppen im Mittel nur einen Anteil von 26,6%. In den einzelnen Untergruppen sind die rezeptfreien Umsatzanteile jedoch sehr unterschiedlich. Bei den Thrombozytenaggregationshemmern gibt es nur einen geringen Anteil von

Tabelle 3.12: Nicht verschreibungspflichtige Herz-Kreislauf-Mittel 2003. Angegeben sind der Umsatz im Jahre 2003, der jeweilige Anteil der aufgelisteten Präparate an dem Gesamtumsatz nicht verschreibungspflichtiger Arzneimittel in der angegebenen Indikationsgruppe, ein Kurzkommentar zur pharmakologisch-therapeutischen Wirksamkeit und die Nummer der zugelassenen Ausnahmen nach § 34 Abs. 1 Satz 2 SGB V.

Präparat	Umsatz Mio. €	Kommentar	Ausnahme
Kardiaka			
Crataegutt	12,1	umstritten	–
Miroton	2,8	umstritten	–
Faros	1,3	umstritten	–
Kytta-Cor	0,9	umstritten	–
Orthangin N	0,8	umstritten	–
Craegium	0,6	umstritten	–
	18,5		
Antihypotonika			
Carnigen/Mono	5,4	umstritten	–
Effortil/Depot	3,6	umstritten	–
Gutron	2,3	umstritten	–
Novadral	1,5	umstritten	–
Thomasin	0,8	umstritten	–
	13,6		
Thrombozytenaggregationshemmer			
HerzASS-ratiopharm	10,9	wirksam	16.4.2
Aspirin protect	10,7	wirksam	16.4.2
ASS-ratiopharm 100 TAH	10,6	wirksam	16.4.2
Godamed	4,0	wirksam	16.4.2
ASS mini/TAH von ct	1,4	wirksam	16.4.2
ASS-Isis	1,2	wirksam	16.4.2
	38,8		
Venenmittel			
Venoruton Tropfen etc.	8,5	umstritten	–
Venostasin N/-retard/-S	5,1	umstritten	–
Heparin-ratiopharm	2,2	umstritten	–
Venalot Depot	2,2	umstritten	–
Thrombareduct	1,9	umstritten	–
Aescusan/-retard/-mono	1,9	umstritten	–
Vetren Gel/Salbe	1,5	umstritten	–
Venoplant retard S	1,4	umstritten	–
Exhirud-Gel etc.	1,3	umstritten	–
Hepa-Gel/Salbe Lichtenstein	1,1	umstritten	–
Perivar/-Forte	0,9	umstritten	–
Aescorin N/forte	0,9	umstritten	–
Venopyronum N forte/retard	0,8	umstritten	–
Heparin AL	0,8	umstritten	–
Venentabs retard-ratiopharm	0,6	umstritten	–
	31,1		

Tabelle 3.12: Nicht verschreibungspflichtige Herz-Kreislauf-Mittel 2003. Angegeben sind der Umsatz im Jahre 2003, der jeweilige Anteil der aufgelisteten Präparate an dem Gesamtumsatz nicht verschreibungspflichtiger Arzneimittel in der angegebenen Indikationsgruppe, ein Kurzkommentar zur pharmakologisch-therapeutischen Wirksamkeit und die Nummer der zugelassenen Ausnahmen nach § 34 Abs. 1 Satz 2 SGB V (Fortsetzung).

Präparat	Umsatz Mio. €	Kommentar	Ausnahme
Infusionslösungen			
Isotone Kochsalzlsg. Braun	12,4	–	16.4.8
Isot. Kochsalzlsg. Fresenius	4,0	–	16.4.8
Isot. Natriumchlorid Delta	2,2	–	16.4.8
Sterofundin	1,2	–	16.4.8
Ringer Lsg. DAB7 Braun	1,2	–	16.4.8
Kochsalzlsg.0,9 % Eifelfango	0,7	–	16.4.8
Jonosteril	0,7	–	16.4.8
Ringerlösung Fresenius	0,6	–	16.4.8
Isot.Kochsalzlsg. Baxter	0,5	–	16.4.8
	23,5		
Summe 41 Präparate	125,5		
Anteil 41 Präparate an allen rezeptfreien Präparaten	73,5%		
Alle rezeptfreien Präparate	170,7		
Anteil an der Indikationsgruppe	26,6%		

9,6%, im wesentlichen bedingt durch die hohen Umsätze der beiden rezeptpflichtigen Clopidogrelpräparate *Plavix* und *Iscover*. Andererseits sind fast alle Venenmittel nicht rezeptpflichtig (Anteil 97,5%). Bei Kardiaka (Anteil 36,8%), Antihypotonika (Anteil 54,5%) und Infusionslösungen (Anteil 56,9%) liegen die rezeptfreien Umsatzanteile in einem mittleren Bereich (Tabelle 3.2).

Kardiaka. Die aufgelisteten sechs Präparate erreichen mit einem Umsatz von 18,5 Mio. € einen Anteil von 77% an dem Gesamtumsatz der rezeptfreien Kardiaka. Vertreten sind fünf Crataeguspräparate und die Digitaloidkombination *Miroton*. Alle Präparate gehören zu den Arzneimitteln mit umstrittener Wirksamkeit, da keine gesicherten Belege für die therapeutische Wirksamkeit vorliegen (siehe Kardiaka, Kapitel 33). Diese Mittel sind durchschnittlich vierfach teurer als die wirksamen Herzglykoside und auch deshalb nicht für eine unnötige Selbstmedikation zu empfehlen.

Antihypotonika. Auch die fünf rezeptfreien Antihypotonika sind in ihrer Wirksamkeit umstrittene Arzneimittel (siehe Arzneiverordnungs-Report 1999, Kapitel Antihypotonika). Der Umsatz der gesamten Indikationsgruppe ist seit 1992 von 158 Mio. € auf 30,3 Mio. € im Jahre 2003 zurückgegangen. Auch aus diesem Grund werden die Antihypotonika schon seit mehreren Jahren nicht mehr im Arzneiverordnungs-Report dargestellt. Bei niedrigem Blutdruck werden als erstes nichtmedikamentöse Maßnahmen eingesetzt. Arzneimittel sind nur unter ganz speziellen Bedingungen indiziert, für die dann in der Regel rezeptpflichtige Mittel aus den Gruppen der Mineralocorticoide oder Betarezeptorenblocker in Frage kommen.

Thrombozytenaggregationshemmer. Die aufgeführten sechs rezeptfreien Arzneimittel dieser Indikationsgruppe enthalten Acetylsalicylsäure, die aufgrund ihrer hervorragend dokumentierten Wirksamkeit in breitem Umfang zur Sekundärprophylaxe des Herzinfarkts und des Schlaganfalls eingesetzt wird (siehe Antikoagulantien und Thrombozytenaggregationshemmer, Kapitel 16). Acetylsalicylsäure ist als Standardtherapeutikum bei den auf der Ausnahmeliste genannten schwerwiegenden Krankheiten weiterhin verordnungsfähig (Tabelle 3.3).

Venenmittel. Mit 15 Präparaten sind die Venenmittel die zahlenmäßig größte Gruppe unter den rezeptfreien Herz-Kreislauf-Mitteln. Bei allen diesen Venenmitteln ist die therapeutische Wirksamkeit umstritten (siehe Venenmittel, Kapitel 49). Wichtigste therapeutische Maßnahme bei Venenkrankheiten ist die Kompressionsbehandlung. Diese Erkenntnis hat sich in der praktischen Therapie in breitem Umfang durchgesetzt, was auch daran erkennbar ist, daß die Arzneimittelausgaben für Venenmittel seit 1992 von 434 Mio. € auf 44 Mio. € im Jahre 2003 zurückgegangen sind. Mit der Herausnahme der rezeptfreien Venenmittel aus der Erstattungsfähigkeit entsteht für die Patienten ebenfalls keine zusätzliche Kostenbelastung.

Infusionslösungen. Alle Präparate werden vorwiegend als Trägerlösungen für parenteral infundierte Arzneimittel verwendet. Die gesamte Gruppe der arzneistofffreien Infusionslösungen ist nach der Ausnahmeliste weiterhin verordnungsfähig.

Hypnotika

Der Umsatz der rezeptfreien Hypnotika betrug im Jahre 2003 19,3 Mio. € entsprechend einem Anteil von nur 21,8% an der gesamten Indikationsgruppe (Tabelle 3.13). Es handelt sich bei allen 11 Präparaten um pflanzliche Arzneimittel, die in der Mehrzahl Baldrianextrakt oder Kombinationen aus Baldrianwurzel- und Hopfenzapfenextrakten enthalten. Pflanzliche Hypnotika sind bezüglich ihrer Wirksamkeit umstritten, da valide Belege aus kontrollierten Studien fehlen (siehe Hypnotika und Sedativa, Kapitel 30).

Wirksame rezeptfreie Alternativen sind H_1-Antihistaminika wie z. B. Diphenhydramin. Preisgünstige Präparate sind z. B. *Hevert-Dorm* (10 Tbl. 25 mg 2,20 €) oder *Nervo-OPT N* (20 Tbl. 50 mg 3,85 €). Die Baldrianpräparate sind dagegen auch in den kleinsten Packungen deutlich teurer: *Kytta Sedativum Tropfen* 30 ml 8,43 €, *Luvased* 30 Tbl. 7,45 €, *Euvegal Balance* 40 Tbl. 10,70 € (Stand Juli 2004). Dieser Ver-

Tabelle 3.13: Nicht verschreibungspflichtige Hypnotika 2003. Angegeben sind der Umsatz im Jahre 2003, der jeweilige Anteil der aufgelisteten Präparate an dem Gesamtumsatz nicht verschreibungspflichtiger Arzneimittel in der angegebenen Indikationsgruppe, ein Kurzkommentar zur pharmakologisch-therapeutischen Wirksamkeit und die Nummer der zugelassenen Ausnahmen nach § 34 Abs. 1 Satz 2 SGB V.

Präparat	Umsatz Mio. €	Kommentar	Ausnahme
Baldrianextrakt			
Kytta-Sedativum f	2,6	umstritten	–
Luvased	1,8	umstritten	–
Euvegal/-Entspann.u.Einschl.	1,8	umstritten	–
Euvegal Balance	1,6	umstritten	–
Sedariston Tropfen/ -plus	1,4	umstritten	–
Viburcol N	1,3	umstritten	–
Sedacur	1,3	umstritten	–
dysto-loges/-N	1,2	umstritten	–
Kytta Sedativum Dragees	1,1	umstritten	–
Psychotonin-sed.	1,0	umstritten	–
Ivel	0,6	umstritten	–
Summe 11 Präparate	15,6		
Anteil 11 Präparate an allen rezeptfreien Präparaten	80,5%		
Alle rezeptfreien Präparate	19,3		
Anteil an der Indikationsgruppe	21,8%		

gleich zeigt, daß die pflanzlichen Hypnotika neben ihrer ungesicherten Wirksamkeit meistens in zu großen Packungsgrößen für eine gele-
gentliche Anwendung bei Schlafstörungen angeboten werden und bis
zu fünffach höhere Preise haben als wirksame Hypnotika aus der
Gruppe der H_1-Antihistaminika.

3

Laxantien

In der Indikationsgruppe der Laxantien sind alle Arzneimittel rezeptfrei. Der Umsatz der 15 erfaßten Präparate hatte mit 41,3 Mio. € einen
Anteil von 90,9% an der gesamten Indikationsgruppe (Tabelle 3.14).
Die Verordnungen verteilen sich auf 7 Lactulosepräparate, 2 Macro-
golpräparate und 6 weitere Laxantien. Lactulose ist aufgrund einer
milden laxierenden Wirkung und der dadurch ausgelösten erhöhten
Stuhlfrequenz gut für die Behandlung von Patienten mit chronischer
Obstipation geeignet. Nach neueren Studien ist auch Macrogol (Poly-
ethylengykol), das zunächst zur Darmreinigung vor diagnostischen
und operativen Eingriffen eingesetzt wurde, ein sicheres und wirksames Laxans zur Therapie der chronischen Obstipation (DiPalma
2003). Aus diesem Grunde wird es zunehmend bei Tumorpatienten
mit Opioid-induzierter Obstipation eingesetzt, wenn sie die notwendige Flüssigkeitsmenge aufnehmen können (Klaschik et al. 2003).
Lactulose und Macrogol sind daher bevorzugt zu den Abführmitteln
zu rechnen, die bei schweren Krankheiten entsprechend der Ausnahmeliste gemäß § 34 Abs. 1 Satz 2 SGB V weiterhin verordnungsfähig
sind. Die Klistierpräparate (*Microklist, Practo-Clyss*) sind nur kurzfristig anwendbar und kommen daher für die Dauerbehandlung einer
chronischen Obstipation bei den genannten schweren Krankheiten
nicht in Frage.

Hydragoge Laxantien (*Laxoberal, Dulcolax*) können nach längerer
Anwendung durch den dauerhaften Kaliumverlust zu einer Hypokaliämie mit sekundärem Hyperaldosteronismus führen, wodurch die
Obstipation sogar verstärkt wird. Bei dem Gleitmittel Paraffin
(*Obstinol mild*) besteht das Risiko der Entwicklung von Fremdkörper-
granulomen und pulmonaler Paraffinose. Bei Schöllkrautextrakt
(*Chol-Kugeletten Neu*) sind Leberenzymanstiege und Hepatitisfälle
beobachtet worden (Arzneiverordnungs-Report 2002, Kapitel 33). Aus
diesen Gründen ist die Langzeitanwendung der vier Präparate umstritten und auch für die Selbstmedikation nicht zu empfehlen.

Tabelle 3.14: Nicht verschreibungspflichtige Laxantien 2003. Angegeben sind der Umsatz im Jahre 2003, der jeweilige Anteil der aufgelisteten Präparate an dem Gesamtumsatz nicht verschreibungspflichtiger Arzneimittel in der angegebenen Indikationsgruppe, ein Kurzkommentar zur pharmakologisch-therapeutischen Wirksamkeit und die Nummer der zugelassenen Ausnahmen nach § 34 Abs. 1 Satz 2 SGB V.

Präparat	Umsatz Mio. €	Kommentar	Ausnahme
Lactulose			
Lactulose STADA	5,6	wirksam	16.4.1
Bifiteral	4,6	wirksam	16.4.1
Lactulose AL	4,5	wirksam	16.4.1
Lactulose-1A Pharma	1,2	wirksam	16.4.1
Lactulose Neda	1,0	wirksam	16.4.1
Lactulose Hexal	0,7	wirksam	16.4.1
Lactulose Heumann	0,6	wirksam	16.4.1
	18,1		
Sonstige Laxantien			
Movicol Pulver	10,5	wirksam	16.4.1
Microklist	3,2	–	–
Isomol Pulver	2,5	wirksam	16.4.1
Laxoberal	2,4	umstritten	–
Practo-Clyss	2,1	–	–
Dulcolax	1,2	umstritten	–
Chol-Kugeletten Neu	0,8	umstritten	–
Obstinol mild/M	0,5	umstritten	–
	23,2		
Summe 15 Präparate	41,3		
Anteil 15 Präparate an allen rezeptfreien Präparaten	90,9%		
Alle rezeptfreien Präparate	45,5		
Anteil an der Indikationsgruppe	100,0%		

Magen-Darm-Mittel

Magen-Darm-Mittel sind mit einem Umsatz von 204,7 Mio. € die umsatzmäßig größte Indikationsgruppe unter den rezeptfreien Arzneimitteln, haben aber nur einen Anteil von 13,4% an der gesamten Indikationsgruppe (Tabelle 3.15). Grund für den geringen Marktanteil der rezeptfreien Magen-Darm-Mittel ist vor allem der hohe Umsatz rezeptpflichtiger Präparate bei den Protonenpumpenhemmern und

Tabelle 3.15: Nicht verschreibungspflichtige Magen-Darmmittel 2003. Angegeben sind der Umsatz im Jahre 2003, der jeweilige Anteil der aufgelisteten Präparate an dem Gesamtumsatz nicht verschreibungspflichtiger Arzneimittel in der angegebenen Indikationsgruppe, ein Kurzkommentar zur pharmakologisch-therapeutischen Wirksamkeit und die Nummer der zugelassenen Ausnahmen nach § 34 Abs. 1 Satz 2 SGB V.

Präparat	Umsatz Mio. €	Kommentar	Ausnahme
Enzympräparate			
Kreon	34,5	wirksam	16.4.31
Panzytrat	13,3	wirksam	16.4.31
Pangrol	11,2	wirksam	16.4.31
Ozym	7,8	wirksam	16.4.31
Pankreon	5,7	wirksam	16.4.31
Pankreatin-ratiopharm	3,0	wirksam	16.4.31
Cotazym	2,4	wirksam	16.4.31
Pankreatan/forte	2,0	wirksam	16.4.31
Enzym Lefax forte Pankreatin	1,7	wirksam	16.4.31
Enzynorm forte	1,3	umstritten	–
Pankreatin Stada	0,9	wirksam	16.4.31
Cholspasminase N / Mikro	0,7	wirksam	16.4.31
	84,5		
Carminativa			
sab simplex	7,9	umstritten	–
Lefax	6,2	umstritten	–
Enzym-Lefax Neu / Forte	3,6	umstritten	–
Meteozym	1,7	umstritten	–
Espumisan	1,3	umstritten	–
Enteroplant	1,0	umstritten	–
Pankreoflat	0,6	umstritten	–
	22,3		
Antacida/Gastritismittel			
Iberogast	13,5	umstritten	–
Maaloxan	9,1	–	–
Riopan	4,9	–	–
Talcid	2,6	–	–
Kompensan Liquid / Tabl.	1,9	–	–
Gelusil / Lac	1,9	–	–
Maalox	1,4	–	–
Magaldrat-ratiopharm	1,4	–	–
Marax	0,6	–	–
	37,2		
Antidiarrhoika			
Perenterol	11,9	umstritten	–
Mutaflor	7,6	umstritten	16.4.13
Perocur	2,4	umstritten	–
Mucofalk	2,1	–	16.4.15
Omniflora N	1,7	umstritten	–
Oralpädon 240	1,3	–	–

Tabelle 3.15: Nicht verschreibungspflichtige Magen-Darmmittel 2003. Angegeben sind der Umsatz im Jahre 2003, der jeweilige Anteil der aufgelisteten Präparate an dem Gesamtumsatz nicht verschreibungspflichtiger Arzneimittel in der angegebenen Indikationsgruppe, ein Kurzkommentar zur pharmakologisch-therapeutischen Wirksamkeit und die Nummer der zugelassenen Ausnahmen nach § 34 Abs. 1 Satz 2 SGB V (Fortsetzung).

Präparat	Umsatz Mio. €	Kommentar	Ausnahme
Tannacomp	1,2	umstritten	–
Lopedium	1,2	wirksam	–
Diarrhoesan	1,1	umstritten	–
Lacteol	1,1	umstritten	–
Infectodiarrstop GG	1,0	umstritten	–
Colibiogen	0,9	umstritten	–
Flosa	0,8	–	16.4.15
Symbioflor II	0,7	umstritten	–
Hamadin/ -N	0,7	umstritten	–
Santax S	0,6	umstritten	–
Elotrans	0,5	–	–
	36,8		
Summe 45 Präparate	180,9		
Anteil 45 Präparate an allen rezeptfreien Präparaten	88,4%		
Alle rezeptfreien Präparate	204,7		
Anteil an der Indikationsgruppe	13,4%		

H_2-Antagonisten, die als Ulkus- und Refluxtherapeutika eingesetzt werden. Die hier aufgelisteten 45 Präparate hatten im Jahre 2003 einen Umsatz von 180,9 Mio. € entsprechend einem Anteil von 88,4% des Gesamtumsatzes aller rezeptfreien Mittel dieser Indikationsgruppe (Tabelle 3.15). Sie verteilen sich auf 12 Enzympräparate, 7 Carminativa, 9 Antacida und Gastritismittel sowie 17 Antidiarrhoika.

Enzympräparate. Bis auf eine Ausnahme handelt es sich bei diesen Präparaten um Pankreasenzymextrakte zur Behandlung der chronischen Pankreasinsuffizienz, die nach der Ausnahmeliste bei dieser schweren Krankheit als Standardtherapeutika weiterhin verordnungsfähig sind (Tabelle 3.3). Lediglich die Enzym-Acida-Kombination *Enzynorm* ist ein problematisches Arzneimittel, da die gesamte Pepsin-Salzsäure-Therapie schon vor über 30 Jahren als reine Suggestivmaßnahme angesehen wurde (Buchs 1971).

Carminativa. Unter den Carminativa werden Simeticonpräparate und pflanzliche Mittel mit ätherischen Ölen zusammengefaßt, welche die Magen-Darm-Motorik anregen und dadurch Völlegefühl und Blähungen beseitigen sollen. Diese Präparate gehören ohne Ausnahme zu den Arzneimitteln mit umstrittener Wirksamkeit (siehe Magen-Darm-Mittel und Laxantien, Kapitel 36).

Antacida und Gastritismittel. Rezeptfreie Antacida waren lange Zeit Standardtherapeutika bei Ulkuskrankheiten und Gastritis. Vor etwa 20 Jahren wurden sie in steigendem Maße durch die besser und länger wirksamen H_2-Rezeptorantagonisten ersetzt, so daß sie heute nur noch eine untergeordnete Rolle spielen. Seit 15 Jahren werden bei peptischen Ulzera die noch wirksameren Protonenpumpenhemmer bevorzugt. Wenn trotzdem zur kurzfristigen symptomatischen Therapie eine Selbstmedikation mit Antacida gewünscht wird, liegen die Kosten von Kleinpackungen im Bereich der Standardzuzahlung von 5 €, wie z. B. bei dem Kombinationspräparat *Maaloxan* (20 Tbl. 5,35 €). Bei Magaldrat ist das ursprüngliche Originalpräparat *Riopan* (20 Tbl. 800 mg 6,45 €) wiederum fast doppelt so teuer wie die preiswerten Generika *Magaldrat-ratiopharm* (3,70 €) oder *Magastron* (3,39 €) (Stand Juli 2004). Für das pflanzliche Kombinationspräparat *Iberogast* werden mehrere Anwendungsgebiete (funktionelle und motilitätsbedingte Magenstörungen, Gastritis, Magen- und Darmspasmen, Ulcus ventriculi et duodeni) in Anspruch genommen. Eine 4-wöchige Studie bei Patienten mit funktioneller Dyspepsie fand eine Überlegenheit gegenüber Placebo (Madisch et al. 2001), jedoch lassen die kleine Patientenzahl, kurze Studiendauer und fehlende Komponentenanalyse zahlreiche Fragen zum Wirksamkeitsnachweis offen. Daher ist dieses Phytotherapeutikum mit seinen vielen Anwendungsgebieten weiterhin als umstrittenes Arzneimittel zu bewerten.

Antidiarrhoika. Die Antidiarrhoika sind die zahlenmäßig größte Gruppe der Magen-Darm-Mittel. In den meisten Fällen handelt es sich um pflanzliche oder bakterielle Arzneimittel mit umstrittener Wirksamkeit (siehe Magen-Darm-Mittel und Laxantien, Kapitel 36). Das einzige hier vertretene wirksame Antidiarrhoikum ist Loperamid (*Lopedium*), das für 1,2 Mio € in rezeptfreier Form verordnet wurde, insgesamt aber für 2,7 Mio. € (Tabelle 36.9, Kapitel 36). Grund dieses Unterschiedes ist die Tatsache, daß *Lopedium* in rezeptfreien und rezeptpflichtigen Packungen am Markt ist. Auffälligerweise ist die rezeptfreie kleine Packungsgröße (10 Tbl. 2 mg 2,95 €) überproportional billiger als die größere rezeptpflichtige Packung mit 20 Tabletten (12,79 €). Der Grund ist die neue Arzneimittelpreisverordnung mit einem einheitlichen Apothekenzuschlag für rezeptpflichtige Arzneimittel in Höhe von 8,10 € und freier Preisgestaltung für nicht verschreibungspflichtige Arzneimittel. Diese neue Regelung führt dazu, daß Loperamid in der gleichen Packungsgröße von 10 Tabletten oder Kapseln mit je 2 mg als rezeptfreies Arzneimittel je nach Hersteller 2,38 bis 3,49 € und als rezeptpflichtiges Arzneimittel 10,76 bis 11,55 € kostet und damit mehr als viermal teurer ist (Tabelle 3.16). Dieses Beispiel zeigt mit aller Deutlichkeit, daß die neue Arzneimittelpreisverordnung für rezeptpflichtige Arzneimittel zu einer enormen Verteuerung preisgünstiger Arzneimittel führt. Ärzte und Patienten sollten also wissen, daß die rezeptfreien Kleinpackungen von Loperamid erheblich billiger als die rezeptpflichtigen Packungen sind und deut-

Tabelle 3.16: Vergleich rezeptfreier und rezeptpflichtiger Loperamidpräparate

Präparat	Packung 2 mg (N1)	Fest-betrag €	Apotheken-verkaufspreis, €
Rezeptfrei			
Loperamid akut-1 A Pharma	10 Kaps.	3,54	2,38
Loperamid AL akut	10 Kaps.	3,54	2,42
loperamid von ct	10 Kaps.	3,54	2,58
Lopalind® akut Tabletten	10 Tbl.	3,54	2,60
duralopid® Kaps.	10 Kaps.	3,54	2,85
Lopedium® akut	10 Kaps.	3,54	2,95
Loperamid-ratiopharm® akut	10 Tbl.	3,54	3,49
Loperamid STADA® akut	10 Kaps.	3,54	3,49
Rezeptpflichtig			
Loperamid-1 A Pharma Hartkaps.	10 Kaps.	11,55	10,76
Loperamid AL 2 mg	10 Kaps.	11,55	10,78
Loperamid-Puren® Kaps.	10 Kaps.	11,55	10,85
Loperhoe® Tbl.	10 Tbl.	11,55	10,85
Loperamid Sandoz® Hartkaps.	10 Kaps.	11,55	11,10
Loperamid 2 Heumann	10 Tbl.	11,55	11,30
Loperamid-ratiopharm® Filmtbl.	10 Tbl.	11,55	11,30
Imodium® Kapseln	10 Kaps.	11,55	11,55

Preise nach Gelber Liste
01.07.2004

lich unter der Zuzahlung von 5 € liegen, selbst wenn gegebenenfalls zwei Kleinpackungen mit je 10 Tabletten benötigt werden.

Mineralstoffpräparate

Mineralstoffpräparate sind zum größten Teil (97,4%) nicht verschreibungspflichtig. Mit einem Umsatz von 178,6 Mio. € stehen sie nach den Magen-Darm-Mitteln an zweiter Stelle der rezeptfreien Arzneimittelgruppen. In dem hier aufgelisteten Marktsegment sind 42 Präparate mit einen Umsatz von 163,5 Mio. € (91,6%) vertreten (Tabelle 3.17). Die Hauptgruppen bilden 15 Magnesiumpräparate, 20 Calciumpräparate und 5 Kaliumpräparate.

Magnesiumpräparate. Wichtigste Indikation der Magnesiumpräparate sind Magnesiummangelzustände, die aber bei üblicher Kost relativ selten sind, da Magnesium in der Nahrung weit verbreitet ist. Dagegen wird bei stationären Patienten öfter eine Hypomagnesiämie beobachtet (siehe Mineralstoffpräparate und Osteoporosemittel, Kapitel 38). Aus diesem Grunde sind orale Magnesiumpräparate bei angeborenen Magnesiumverlustkrankheiten und parenterale Präparate bei nachgewiesenem Magnesiummangel sowie bei erhöhtem Eklampsierisiko nach der Ausnahmeliste weiterhin verordnungsfähig (Tabelle 3.3). Bei zahlreichen anderen Indikationen (z. B. Herzinfarkt) sind die Daten aus kontrollierten Studien widersprüchlich (siehe Kapitel 38). In diesen Fällen ist die therapeutische Wirksamkeit der Magnesiumpräparate daher umstritten.

Calciumpräparate. Bevor Calciumpräparate bei Calciummangelerkrankungen in Betracht gezogen werden, soll primär eine ausreichende Calciumaufnahme mit der Nahrung sichergestellt werden. Hauptindikationen der Calciumpräparate sind ernährungs- oder resorptionsbedingte Calciummangelzustände, Osteoporose und Hypoparathyreoidismus. Daher gehören Calciumpräparate und Vitamin D in freier oder fixer Kombination zur Ausnahmeliste nicht verschreibungspflichtiger Arzneimittel (Tabelle 3.3).

Kaliumpräparate. Aus ähnlichen Gründen sind auch Kaliumpräparate weiterhin verordnungsfähig (Tabelle 3.3). Sie dienen zur Korrektur einer Hypokaliämie, die am häufigsten durch eine Diuretikatherapie

Tabelle 3.17: Nicht verschreibungspflichtige Mineralstoffpräparate 2003. Angegeben sind der Umsatz im Jahre 2003, der jeweilige Anteil der aufgelisteten Präparate an dem Gesamtumsatz nicht verschreibungspflichtiger Arzneimittel in der angegebenen Indikationsgruppe, ein Kurzkommentar zur pharmakologisch-therapeutischen Wirksamkeit und die Nummer der zugelassenen Ausnahmen nach § 34 Abs. 1 Satz 2 SGB V.

Präparat	Umsatz Mio. €	Kommentar	Ausnahme
Magnesium			
Tromcardin Amp./Drag./Tabl.	16,4	umstritten	–
Magnesium Verla N Drag.	11,2	umstritten	–
Magnetrans forte	7,2	umstritten	–
Magium K	5,8	umstritten	–
Magnesium-Diasporal N/orange	4,4	umstritten	–
galacordin	3,3	umstritten	–
Zentramin Bastian N Tabl.	2,9	umstritten	–
Magnesium Verla Tabl./N Konz	2,6	umstritten	–
Magnesiocard	2,6	umstritten	–
magno sanol	2,0	umstritten	–
Kalium-Mag.-Apogepha	1,6	umstritten	–
Magnesium Jenapharm	1,2	umstritten	–
Lösnesium	0,7	umstritten	–
Mg 5-Longoral/Granulat	0,5	umstritten	–
Magnesium-Diasporal 150	0,5	umstritten	–
	62,5		
Calcium			
Calcimagon-D3	14,7	wirksam	16.4.9
Ossofortin forte/fortissimo	11,4	wirksam	16.4.9
Calcium Sandoz Brausetabl.	7,9	wirksam	16.4.9
Ideos	6,0	wirksam	16.4.9
Calcium D3 STADA	5,2	wirksam	16.4.9
Sandocal D	4,7	wirksam	16.4.9
Calcilac KT	4,6	wirksam	16.4.9
Osteoplus Brause	4,3	wirksam	16.4.9
Calcigen D	3,6	wirksam	16.4.9
Calcivit D	3,5	wirksam	16.4.9
Calcium-dura	2,8	wirksam	16.4.9
Calcium Hexal	1,9	wirksam	16.4.9
Calcium D3-ratiopharm	1,7	wirksam	16.4.9
Calcimed D3 forte	1,3	wirksam	16.4.9
Calcium Sandoz D	1,1	wirksam	16.4.9
Calcium-dura Vit. D3	1,0	wirksam	16.4.9
Calcimagon	0,7	wirksam	16.4.9
Calcium Verla Btbl./Ftbl.	0,7	wirksam	16.4.9
Calcium STADA	0,6	wirksam	16.4.9
Calcium AL	0,6	wirksam	16.4.9
	77,7		

Tabelle 3.17: Nicht verschreibungspflichtige Mineralstoffpräparate 2003. Angegeben sind der Umsatz im Jahre 2003, der jeweilige Anteil der aufgelisteten Präparate an dem Gesamtumsatz nicht verschreibungspflichtiger Arzneimittel in der angegebenen Indikationsgruppe, ein Kurzkommentar zur pharmakologisch-therapeutischen Wirksamkeit und die Nummer der zugelassenen Ausnahmen nach § 34 Abs. 1 Satz 2 SGB V (Fortsetzung).

Präparat	Umsatz Mio. €	Kommentar	Ausnahme
Kalium			
Kalinor-Brausetabl.	11,7	wirksam	16.4.21
Kalinor/retard	4,2	wirksam	16.4.21
Kalium-Duriles	2,9	wirksam	16.4.21
Kalitrans-Brausetabl.	1,1	wirksam	16.4.21
Rekawan	0,7	wirksam	16.4.21
	20,6		
Zink			
Zinkorotat	1,7	–	16.4.40
Unizink	1,0	–	16.4.40
	2,7		
Summe 42 Präparate	163,5		
Anteil 42 Präparate an allen rezeptfreien Präparaten	91,6%		
Alle rezeptfreien Präparate	178,6		
Anteil an der Indikationsgruppe	97,4%		

oder gastrointestinale Kaliumverluste infolge von Durchfallerkrankungen bedingt ist.

Zinkpräparate. Ein Zinkmangel kann bei Dialysepatienten und bei langdauernder parenteraler Ernährung auftreten. Aus diesem Grunde sind Zinksalze bei dem durch Hämodialyse bedingten Zinkmangel und zwei weiteren speziellen Krankheiten als Standardtherapeutika weiterhin verordnungsfähig (Tabelle 3.3).

Mund- und Rachentherapeutika

Als sogenannte Bagatellarzneimittel sind Mund- und Rachentherapeutika schon seit langem aus der vertragsärztlichen Versorgung gemäß § 34 Abs. 1 SGB V grundsätzlich ausgeschlossen. Wie bisher sind Antimykotika zur Behandlung von Pilzinfektionen im Mund- und Rachenraum ausgenommen (Tabelle 3.3). Weiterhin steht synthetischer Speichel (*Glandosane*) zur Behandlung krankheitsbedingter Mundtrockenheit bei rheumatischen und onkologischen Krankheiten auf der Ausnahmeliste (Tabelle 3.18).

Das einzige ausreichend wirksame Arzneimittel unter den aufgelisteten rezeptfreien Mund- und Rachentherapeutika ist das Lokalanästhetikum Lidocain (*Dynexan Mundgel*), das zur Behandlung von Schmerzen an Mundschleimhaut, Zahnfleisch und Lippen angewendet wird. Die Kosten für eine 10 g Packung liegen mit 5,75 € etwas über der Zuzahlung von 5 €. Alle übrigen Präparate gehören zu den Arzneimitteln mit umstrittener Wirksamkeit (siehe Mund- und Rachen-

Tabelle 3.18: Nicht verschreibungspflichtige Mund- und Rachentherapeutika 2003. Angegeben sind der Umsatz im Jahre 2003, der jeweilige Anteil der aufgelisteten Präparate an dem Gesamtumsatz nicht verschreibungspflichtiger Arzneimittel in der angegebenen Indikationsgruppe, ein Kurzkommentar zur pharmakologisch-therapeutischen Wirksamkeit und die Nummer der zugelassenen Ausnahmen nach § 34 Abs. 1 Satz 2 SGB V.

Präparat	Umsatz Mio. €	Kommentar	Ausnahme
Antiseptika			
Chlorhexamed	4,5	umstritten	–
Hexoral	1,2	umstritten	–
Corsodyl	0,9	umstritten	–
Betaisodona Mundantiseptikum	0,9	umstritten	–
	7,5		
Lokalanästhetika			
Dynexan Mundgel	1,4	wirksam	–
	1,4		
Künstlicher Speichel			
Glandosane	0,7	–	16.4.35
	0,7		
Kombinationspräparate			
Tonsilgon/-N Drag./Tropf.	2,6	umstritten	–
Lemocin	2,3	umstritten	–
Dolo-Dobendan	1,4	umstritten	–
Kamistad N	1,1	umstritten	–
Dobendan	0,9	umstritten	–
Tonsiotren	0,8	umstritten	–
	9,0		
Summe 12 Präparate	18,7		
Anteil 12 Präparate an allen rezeptfreien Präparaten	75,5%		
Alle rezeptfreien Präparate	24,7		
Anteil an der Indikationsgruppe	80,6%		

therapeutika, Kapitel 39) und können daher auch nicht für die Selbstmedikation empfohlen werden.

Neuropathiepräparate

Die rezeptfreien Neuropathiepräparate erfassen mit einem Umsatz von 97,5 Mio. € fast die gesamte Indikationsgruppe (Anteil 86,5%). Hauptvertreter sind α-Liponsäure (15 Präparate) und verschiedene Vitaminkombinationen (6 Präparate) (Tabelle 3.19). Mit diesen 21 Präparaten wird eine nahezu vollständige Markterfassung erreicht (Umsatzanteil von 94,5%). Bei allen hier aufgelisteten Neuropathiepräparaten handelt es sich um Arzneimittel mit umstrittener therapeutischer Wirksamkeit (siehe Vitamine und Neuropathiepräparate, Kapitel 50). Standardtherapie chronisch-schmerzhafter Neuropathien ist die Gabe rezeptpflichtiger trizyklischer Antidepressiva oder ggf. Gabapentin (Nationale Versorgungs-Leitlinie Diabetes mellitus Typ 2, 2002). Daher kommt eine Selbstmedikation mit α-Liponsäure oder den hier gezeigten Vitaminkombinationen nicht in Frage.

Ophthalmika

Ophthalmika sind nur zu einem kleinen Teil (18,2%) nicht verschreibungspflichtig. Von dem Umsatz aller rezeptfreien Präparate in Höhe von 67,5 Mio. € entfielen 2003 42,9 Mio. € (63,6%) auf die häufig verordneten 22 Präparate (Tabelle 3.20).

Die Hauptgruppe der rezeptfreien Präparate bilden die Filmbildner, die in großem Umfang beim Syndrom des trockenen Auges verordnet werden. Es handelt sich bei diesen sogenannten Tränenersatzmitteln um Lösungen mit pharmakologisch inerten Substanzen, die eine längere Verweildauer der Flüssigkeit im Bindehautsack bewirken sollen. Standardpackungen mit 10 ml Lösung kosten in den günstigsten Fällen 3,00 € (*Lacophthal, Arufil*). Hier ändert sich durch die Ausgrenzung rezeptfreier Präparate nichts an der Kostenbelastung der Patienten. Nur teurere Präparate liegen etwas über der üblichen Zuzahlung von 5 €, wie z. B. *Oculotect* 5,73 €, *Protagent* 5,42 € und *Thilo-Tears* 5,42 €. Deutlich teurer sind Eindosispipetten mit einzeln abgepackten Einzeldosen von 0,5 ml, wie z. B. *Arufil uno* mit 30 Einzeldosen für 9,96 € (Stand Juli 2004).

Tabelle 3.19: Nicht verschreibungspflichtige Neuropathiepräparate 2003. Angegeben sind der Umsatz im Jahre 2003, der jeweilige Anteil der aufgelisteten Präparate an dem Gesamtumsatz nicht verschreibungspflichtiger Arzneimittel in der angegebenen Indikationsgruppe, ein Kurzkommentar zur pharmakologisch-therapeutischen Wirksamkeit und die Nummer der zugelassenen Ausnahmen nach § 34 Abs. 1 Satz 2 SGB V.

Präparat	Umsatz Mio. €	Kommentar	Ausnahme
α-Liponsäure			
Neurium	12,2	umstritten	-
Liponsäure-ratiopharm	11,4	umstritten	-
Thioctacid	9,8	umstritten	-
biomo-lipon	7,5	umstritten	-
espa-lipon	4,8	umstritten	-
Tromlipon	4,1	umstritten	-
Alpha-Lipon STADA	4,0	umstritten	-
Thiogamma	3,7	umstritten	-
Alpha-Vibolex	2,8	umstritten	-
Alpha Lipon AL 600	1,7	umstritten	-
duralipon	1,4	umstritten	-
Azulipont	1,2	umstritten	-
Verla Lipon	1,1	umstritten	-
Alpha Liponsäure von ct	1,0	umstritten	-
Alpha Lipogamma	0,8	umstritten	-
	67,4		
Vitamin-Kombinationen			
Keltican N	15,4	umstritten	-
milgamma NA/100	3,3	umstritten	-
Neuro-ratiopharm N	2,4	umstritten	-
Neurotrat S	1,9	umstritten	-
Neuro-Lichtenstein	1,1	umstritten	-
Neuro STADA uno	0,6	umstritten	-
	24,7		
Summe 21 Präparate	92,1		
Anteil 21 Präparate an allen rezeptfreien Präparaten	94,5%		
Alle rezeptfreien Präparate	97,5		
Anteil an der Indikationsgruppe	86,5%		

Eine kleinere Gruppe sind drei Dexpanthenolpräparate, die zur „unterstützenden Behandlung" von Schleimhautläsionen am Auge eingesetzt werden sollen. Diese zurückhaltende Indikationsbeschreibung weist darauf hin, daß keine validen Belege für die Wirksamkeit dieser Präparate vorliegen (siehe Ophthalmika, Kapitel 41). Auch diese Präparate sind preisgünstig, können aber wegen der ungesicherten Wirksamkeit nicht für die Selbstmedikation empfohlen werden.

Tabelle 3.20: Nicht verschreibungspflichtige Ophthalmika 2003. Angegeben sind der Umsatz im Jahre 2003, der jeweilige Anteil der aufgelisteten Präparate an dem Gesamtumsatz nicht verschreibungspflichtiger Arzneimittel in der angegebenen Indikationsgruppe, ein Kurzkommentar zur pharmakologisch-therapeutischen Wirksamkeit und die Nummer der zugelassenen Ausnahmen nach § 34 Abs. 1 Satz 2 SGB V.

Präparat	Umsatz Mio. €	Kommentar	Ausnahme
Filmbildner			
Artelac	4,0	–	–
Sic Ophtal	3,7	–	–
Lacophtal	3,6	–	–
Lacrisic	3,1	–	–
Oculotect fluid	2,1	–	–
Oculotect	2,1	–	–
Lacrimal O.K.	1,9	–	–
Protagent	1,9	–	–
Arufil/-uno	1,9	–	–
Vidisic	1,6	–	–
Visc-Ophtal/-sine	1,5	–	–
Liposic	1,4	–	–
Siccaprotect	1,2	–	–
Thilo-Tears	1,1	–	–
Vidisept	1,1	–	–
Liquifilm	1,0	–	–
Liquigel	0,8	–	–
Dispatenol	0,7	–	–
Siccapos	0,6	–	–
	35,3		
Dexpanthenol			
Corneregel	3,5	umstritten	–
Bepanthen Roche Augen/Nasen	3,0	umstritten	–
Pan Ophtal	1,0	umstritten	–
	7,6		
Summe 22 Präparate	42,9		
Anteil 22 Präparate an allen rezeptfreien Präparaten	63,6%		
Alle rezeptfreien Präparate	67,5		
Anteil an der Indikationsgruppe	18,2%		

Psychopharmaka und Antidementiva

Mit den rezeptfreien Psychopharmaka und Antidementiva werden zwei Arzneimittelgruppen zusammengefaßt, die ausschließlich pflanzliche Arzneimittel enthalten. Die rezeptfreien Präparate dieser beiden Gruppen hatten 2003 einen Umsatz von 139,7 Mio. €, was einem Anteil von 8,3% an dem Gesamtumsatz entspricht (Tabelle 3.21). Die

Tabelle 3.21: Nicht verschreibungspflichtige Psychopharmaka und Antidementiva 2003. Angegeben sind der Umsatz im Jahre 2003, der jeweilige Anteil der aufgelisteten Präparate an dem Gesamtumsatz nicht verschreibungspflichtiger Arzneimittel in der angegebenen Indikationsgruppe, ein Kurzkommentar zur pharmakologisch-therapeutischen Wirksamkeit und die Nummer der zugelassenen Ausnahmen nach § 34 Abs. 1 Satz 2 SGB V.

Präparat	Umsatz Mio. €	Kommentar	Ausnahme
Johanniskrautextrakt			
Laif	7,9	umstritten	16.4.18
Jarsin	7,7	umstritten	16.4.18
Neuroplant	6,4	umstritten	16.4.18
Sedariston Konzentrat Kaps.	5,3	umstritten	–
Felis	5,0	umstritten	16.4.18
Hyperesa	1,4	umstritten	16.4.18
Texx	1,1	umstritten	16.4.18
Remotiv	1,1	umstritten	16.4.18
Esbericum	1,0	umstritten	16.4.18
Johanniskraut-ratiopharm	1,0	umstritten	16.4.18
Hyperforat	1,0	umstritten	16.4.18
Psychotonin M/N/300	1,0	umstritten	–
Neurapas balance	0,9	umstritten	–
Helarium	0,8	umstritten	16.4.18
Hypericum STADA	0,7	umstritten	16.4.18
Spilan	0,7	umstritten	16.4.18
	42,8		
Homöopathika			
Zincum valerianicum-Hevert	1,1	umstritten	–
	1,1		
Antidementiva			
Tebonin	29,3	umstritten	16.4.17
Gingium	19,4	umstritten	16.4.17
Ginkobil	10,9	umstritten	16.4.17
Natil	10,0	umstritten	16.4.17
rökan	7,2	umstritten	16.4.17
Kaveri	3,4	umstritten	16.4.17
Ginkgo Stada	1,9	umstritten	16.4.17
Gingopret	1,5	umstritten	16.4.17
Gingobeta	1,3	umstritten	16.4.17
Ginkodilat	1,0	umstritten	16.4.17
Gingiloba	0,7	umstritten	16.4.17
Ginkopur	0,7	umstritten	16.4.17
Ginkgo von ct	0,5	umstritten	16.4.17
	87,7		
Summe 30 Präparate	131,6		
Anteil 30 Präparate an allen rezeptfreien Präparaten	94,2%		
Alle rezeptfreien Präparate	139,7		
Anteil an der Indikationsgruppe	8,3%		

erfaßten 30 rezeptfreien Präparate erreichten mit einem Umsatz von 131,6 Mio. € 94,2% des Gesamtumsatzes aller rezeptfreien Psychopharmaka und Antidementiva, so daß die Verordnungsanalyse in dem ausgewählten Marksegment fast vollständig ist.

Psychopharmaka. Als rezeptfreie Psychopharmaka sind mit Ausnahme eines Homöopathikums nur Johanniskrautextrakte verordnet worden. Bei leichten bis mäßig ausgeprägten Depressionen wurden positive Wirkungen für Johanniskrautextrakte festgestellt. In zwei amerikanischen Studien ließ sich dagegen kein Unterschied zu Placebo nachweisen (siehe Psychopharmaka, Kapitel 43). Weiterhin ist ungeklärt, ob die Wirksamkeit von Johanniskrautextrakten der von anderen Antidepressiva gleichwertig ist. Darüber hinaus sind in den vergangenen Jahren zahlreiche zum Teil lebensbedrohliche Interaktionen berichtet worden, insbesondere auch mit trizyklischen Antidepressiva (siehe Psychopharmaka, Kapitel 43). Aus allen diesen Gründen sind Johanniskrautpräparate als Arzneimittel mit umstrittener Wirksamkeit und einem nicht unerheblichen Risikopotential zu bewerten. Keineswegs können die Johanniskrautpräparate bei der Behandlung schwerer Depressionen als Therapiestandard angesehen werden. Trotzdem hat der Gemeinsame Bundesausschuß Johanniskrautextrakte auf die Ausnahmeliste für nicht verschreibungspflichtige Arzneimittel gesetzt (Tabelle 3.3), eine Entscheidung, die nach wissenschaftlichen Kriterien auf ziemlich wackeligen Füßen steht. Obendrein wird die Solidargemeinschaft mit dieser Entscheidung auch nach wirschaftlichen Kriterien stärker belastet, als wenn diese Präparate aus der Erstattungsfähigkeit herausgenommen worden wären. So betragen die Tagestherapiekosten rezeptpflichtiger Antidepressiva bei Verwendung von N3-Packungen und preisgünstigen Generika bei dem trizyklischen Antidepressivum Amitriptylin (75 mg) 0,28 €, bei dem SSRI-Antidepressivum Fluoxetin (20 mg) 0,39 €, dagegen bei den führenden Johanniskrautpräparaten *Laif* (900 mg) 0,50 € und *Jarsin* (750 mg) 0,52 € (Stand Juli 2004). Johanniskrautpräparate haben also nicht nur den Nachteil einer ungenügend abgesicherten Wirkung, sondern sind auch bis zu zweifach teurer als wirksame rezeptpflichtige Standardmittel der antidepressiven Therapie.

Antidementiva. Alle 13 Präparate der rezeptfreien Antidementiva enthalten Ginkgoextrakt. Die Ergebnisse klinischer Studien bei Demenzpatienten sind widersprüchlich und zusätzlich methodisch angreifbar

(siehe Antidementiva, Kapitel 11). Aus diesen Gründen haben Ginkgopräparate keine Aufnahme in die Therapieempfehlungen der Arzneimittelkommission der deutschen Ärzteschaft und die Leitlinie der
American Academy of Neurology zur Behandlung der Demenz gefunden. Auch hier hat der Gemeinsame Bundesausschuß anders entschieden und Ginkgoextrakt zur Behandlung der Demenz auf die Ausnahmeliste für nicht verschreibungspflichtige Arzneimittel gesetzt
(Tabelle 3.3). Die Diskrepanz zu der Bewertung von Ginkgoextrakt in
anderen Ländern ist frappierend. So werden Ginkgoextrakte in den
USA als Nahrungsergänzungsmittel (dietary supplement) vertrieben
und tragen den Hinweis der amerikanischen Arzneimittelbehörde,
daß diese Produkte nicht für die Diagnose, Behandlung, Heilung oder
Prävention irgendeiner Krankheit bestimmt sind.

Schilddrüsentherapeutika

Als einziges rezeptfreies Schilddrüsentherapeutikum wurde lediglich
Iodid häufig verordnet (Tabelle 3.22). Die drei Iodidpräparate hatten
2003 einen Umsatz von 14,8 Mio € (91,8% der rezeptfreien Mittel) und
spielen damit kostenmäßig nur eine untergeordnete Rolle für den
Gesamtumsatz dieser Indikationsgruppe in Höhe von 184,8 Mio. €.
Die Verordnung von Iodid ist wegen des verbreiteten Iodmangels in

Tabelle 3.22: Nicht verschreibungspflichtige Schilddrüsentherapeutika 2003. Angegeben sind der Umsatz im Jahre 2003, der jeweilige Anteil der aufgelisteten Präparate an dem Gesamtumsatz nicht verschreibungspflichtiger Arzneimittel in der
angegebenen Indikationsgruppe, ein Kurzkommentar zur pharmakologisch-therapeutischen Wirksamkeit und die Nummer der zugelassenen Ausnahmen nach § 34
Abs. 1 Satz 2 SGB V.

Präparat	Umsatz Mio. €	Kommentar	Ausnahme
Iodid			
Jodid Tabletten	8,0	wirksam	16.4.19
Jodetten	4,2	wirksam	16.4.19
Jodid-ratiopharm	2,5	wirksam	16.4.19
Summe 3 Präparate	14,8		
Anteil 3 Präparate an allen rezeptfreien Präparaten	91,8%		
Alle rezeptfreien Präparate	16,1		
Anteil an der Indikationsgruppe	8,7%		

Deutschland zur Kropfprophylaxe erforderlich. Wesentlich effektiver ist allerdings die generelle Kropfprophylaxe mit iodiertem Speisesalz oder noch besser mit Jodzusatz zu wichtigen Nahrungsmitteln, die in vielen europäischen Nachbarländern erfolgreich durchgeführt wird (siehe Schilddrüsentherapeutika, Kapitel 45). Unter den derzeitigen Bedingungen in Deutschland war es daher sicher richtig, daß Iodid auf die Ausnahmeliste nicht verschreibungspflichtiger Arzneimittel gesetzt wurde (Tabelle 3.3).

Urologika

Urologika sind mit einem Umsatz von 132,3 Mio. € die drittgrößte Indikationsgruppe unter den rezeptfreien Arzneimitteln. Ihr Anteil in der gesamten Indikationsgruppe ist jedoch mit 26,0% relativ klein, da die rezeptpflichtigen Präparate im Bereich der Prostatamittel und der urologischen Spasmolytika wesentlich höhere Umsätze erreichen. Größte Gruppe der rezeptfreien Urologika sind 19 pflanzliche Prostatamittel, gefolgt von 9 Urolithiasismitteln, 7 pflanzlichen Urologika, 3 Phosphatbindern, 2 Kathetermitteln und einem urologischen Spasmolytikum (Tabelle 3.23). Die vertretenen 41 Präparate hatten im Jahre 2003 einen Umsatz von 113,2 Mio. € entsprechend einem Anteil von 85,6% des Gesamtumsatzes aller rezeptfreien Mittel dieser Indikationsgruppe.

Pflanzliche Prostatamittel. Die Wirksamkeit pflanzlicher Prostatamittel wird seit langer Zeit kontrovers beurteilt (siehe Urologika, Kapitel 48). Daher ist nach aktuellen Leitlinien die Anwendung dieser Mittel zur Behandlung der benignen Prostatahyperplasie nicht zu rechtfertigen. Als wirksame Alternativen stehen rezeptpflichtige $Alpha_1$-Rezeptorenblocker und 5α-Reduktasehemmer zur Verfügung, die darüber hinaus teilweise sogar preisgünstiger als pflanzliche Urologika sind. Aus allen diesen Gründen kann eine Selbstmedikation mit den umstrittenen pflanzlichen Prostatamitteln nicht empfohlen werden.

Pflanzliche Urologika. Bei diesen Präparaten handelt es sich um eine heterogene Gruppe pflanzlicher Arzneimittel, die zur Behandlung von Miktionsstörungen und Harnwegsinfektionen angeboten werden. Ihre Anwendung basiert auf veralteten Therapiekonzepten, die sogar gefährlich sein können, wenn dadurch eine rasche und wirksame anti-

Tabelle 3.23: Nicht verschreibungspflichtige Urologika 2003. Angegeben sind der Umsatz im Jahre 2003, der jeweilige Anteil der aufgelisteten Präparate an dem Gesamtumsatz nicht verschreibungspflichtiger Arzneimittel in der angegebenen Indikationsgruppe, ein Kurzkommentar zur pharmakologisch-therapeutischen Wirksamkeit und die Nummer der zugelassenen Ausnahmen nach § 34 Abs. 1 Satz 2 SGB V.

Präparat	Umsatz Mio. €	Kommentar	Ausnahme
Prostatamittel			
Prostagutt forte	13,3	umstritten	–
Bazoton	10,7	umstritten	–
Azuprostat	7,4	umstritten	–
Prostagutt mono	5,3	umstritten	–
Prostess	5,0	umstritten	–
Harzol	4,6	umstritten	–
Prosta Fink forte	4,3	umstritten	–
Talso	3,3	umstritten	–
Cernilton N	2,3	umstritten	–
utk	2,1	umstritten	–
Serenoa-ratiopharm	1,4	umstritten	–
Eviprostat S Uno/-S Sabal	1,4	umstritten	–
Sabalvit	1,3	umstritten	–
Sabal uno Apogepha	1,1	umstritten	–
Sabal Stada Uno	1,0	umstritten	–
Prosta-Urgenin	0,9	umstritten	–
Winar	0,8	umstritten	–
Sabal Uropharm	0,6	umstritten	–
Sita	0,5	umstritten	–
	67,2		
Pflanzliche Urologika			
Uvirgan mono	3,0	umstritten	–
Nomon mono	2,6	umstritten	–
CYSTO FINK Mono	2,3	umstritten	–
Urol mono/ -Brause	1,9	umstritten	–
Cystinol long	1,2	umstritten	–
Cystinol akut	1,2	umstritten	–
Cysto Urgenin Kaps.	0,8	umstritten	–
	12,9		
Urolithiasismittel			
Acimethin	5,8	–	–
Blemaren N	3,3	–	16.4.12
Uralyt-U Granulat	1,8	–	16.4.12
Methionin Stada	1,3	–	–
Methiotrans	1,1	–	–
Uromethin	1,0	–	–
Methionin AL	0,8	–	–
Acimol	0,7	–	–
Blanel Brause	0,7	–	16.4.12
	16,5		

Tabelle 3.23: Nicht verschreibungspflichtige Urologika 2003. Angegeben sind der Umsatz im Jahre 2003, der jeweilige Anteil der aufgelisteten Präparate an dem Gesamtumsatz nicht verschreibungspflichtiger Arzneimittel in der angegebenen Indikationsgruppe, ein Kurzkommentar zur pharmakologisch-therapeutischen Wirksamkeit und die Nummer der zugelassenen Ausnahmen nach § 34 Abs. 1 Satz 2 SGB V (Fortsetzung).

Präparat	Umsatz Mio. €	Kommentar	Ausnahme
Kathetermittel			
Kochsalzlsg.Fresenius Spül	4,6	–	–
Instillagel	2,3	–	16.4.7
	7,0		
Phosphatbinder			
Anti-Phosphat	3,2	wirksam	16.4.4
Calciumacetat-Nefro	2,7	wirksam	16.4.4
Phosphonorm	2,2	wirksam	16.4.4
	8,1		
Urologische Spasmolytika			
Spasuret	1,5	umstritten	–
	1,5		
Summe 41 Präparate	113,2		
Anteil 41 Präparate an allen rezeptfreien Präparaten	85,6%		
Alle rezeptfreien Präparate	132,3		
Anteil an der Indikationsgruppe	26,0%		

biotische Therapie versäumt wird (siehe Urologika, Kapitel 48). Bei Bärentraubenblätterpräparaten (z. B. *Cystinol akut*) kommt außerdem hinzu, daß potentielle Risiken einer krebsauslösenden Wirkung nicht hinreichend abgeklärt worden sind. Die Selbstmedikation mit diesen rezeptfreien Mitteln ist daher nicht empfehlenswert.

Urolithiasismittel. Citrathaltige Präparate (*Blemaren N, Uralyt-U Granulat, Blanel Brause*) werden zur Prophylaxe von Cystin- und Harnsäuresteinen eingesetzt und sind deshalb auf der Ausnahmeliste nicht verschreibungspflichtiger Arzneimittel enthalten (Tabelle 3.3). Weiterhin wurden in dieser Gruppe 6 Methioninpräparate (z. B. *Acimethin*) häufig verordnet. Sie werden zur Harnansäuerung angewendet, um das Bakterienwachstum zu hemmen und die Wirkung von Antibiotika zu verstärken. Es gibt nur spärliche Belege für die Wirksamkeit dieses Konzeptes (Fünfstück et al. 1997). Da die durch-

schnittlichen Tagestherapiekosten (1,43 €, Tabelle 48.6, Kapitel Urologika) deutlich höher liegen als für wirksame rezeptpflichtige Standardtherapeutika von Harnwegsinfektionen (z.B. Co-trimoxazol,
0,46 €, Tabelle 10.6, Kapitel 10) ist Acimethin für die Selbstmedikation nicht empfehlenswert.

Weitere Urologika. Phosphatbinder werden zur Behandlung der Hyperphosphatämie bei chronischer Niereninsuffizienz, insbesondere bei
Dialysepatienten eingesetzt. Bevorzugt werden calciumhaltige Präparate (z.B. *Calciumacetat-Nefro*). Dagegen werden Aluminiumhydro-
xid-haltige Präparate (*Anti-Phosphat, Phosphonorm*) nur noch in
niedriger Dosis bei ungenügender Wirkung der Calciumtherapie eingesetzt, da als Nebenwirkungen Hyperaluminämie und Aluminium-
enzephalopathie auftreten können. Alle drei Präparate stehen auf der
Ausnahmeliste nicht verschreibungspflichtiger Arzneimittel (Tabelle
3.3) und sind damit weiterhin verordnungfähig. Ebenfalls verordnungsfähig bleibt das Kathetermittel *Instillagel*. Nicht empfehlenswert
ist die Anwendung von *Spasuret* aus der Gruppe der spasmolytische
Urologika, da diese Präparate zu den Arzneimitteln mit umstrittener
Wirksamkeit gehören (siehe Urologika, Kapitel 48).

Zytostatika

Schwerpunkt der Verordnungen rezeptfreier Zytostatika bilden vier
Mistelpräparate (Tabelle 3.24). Sie erreichten 2003 einen Umsatz von
33,6 Mio. €, hatten damit aber nur einen sehr kleinen Anteil am
Umsatz von 783 Mio. € der gesamten Indikationsgruppe. Da eine
eindeutige tumorhemmende Wirksamkeit der Mistelextrakte beim
Menschen nicht belegt ist (siehe Immuntherapeutika und Zytostatika,
Kapitel 32), sind sie als Arzneimittel mit umstrittener Wirksamkeit zu
bewerten. Trotzdem wurden die Mistelpräparate für die palliative
Therapie maligner Tumoren zur Verbesserung der Lebensqualität auf
die Ausnahmeliste gesetzt (Tabelle 3.3). Gut begründet ist dagegen die
weiter Verordnungsfähigkeit von Folinsäure (z.B. *Leucovorin*), das sich
in zahlreichen Studien zur Behandlung des kolorektalen Karzinoms
als wirksam erwiesen hat.

Tabelle 3.24: Nicht verschreibungspflichtige Zytostatika 2003. Angegeben sind der Umsatz im Jahre 2003, der jeweilige Anteil der aufgelisteten Präparate an dem Gesamtumsatz nicht verschreibungspflichtiger Arzneimittel in der angegebenen Indikationsgruppe, ein Kurzkommentar zur pharmakologisch-therapeutischen Wirksamkeit und die Nummer der zugelassenen Ausnahmen nach § 34 Abs. 1 Satz 2 SGB V.

Präparat	Umsatz Mio. €	Kommentar	Ausnahme
Zytostatika			
Iscador	15,1	umstritten	16.4.27
Lektinol	9,8	umstritten	16.4.27
Helixor	7,9	umstritten	16.4.27
Leucovorin	6,0	wirksam	16.4.16
Wobe-Mugos E	1,5	umstritten	–
Cefalektin	0,8	umstritten	16.4.27
Summe 6 Präparate	41,2		
Anteil 6 Präparate an allen rezeptfreien Präparaten	66,6%		
Alle rezeptfreien Präparate	61,9		
Anteil an der Indikationsgruppe	7,9%		

Auswirkungen

Im folgenden soll der Versuch unternommen werden, die Auswirkungen des Ausschlusses nicht verschreibungspflichtiger Arzneimittel aus der Arzneimittelversorgung der gesetzlichen Krankenversicherung anhand der Umsatzdaten des Jahres 2003 abzuschätzen. Diese Abschätzung ist nur mit mehreren Einschränkungen möglich, so daß kein genaues Ergebnis für die Arzneimittelausgaben der gesetzlichen Krankenkassen auf der einen Seite und die zusätzliche Kostenbelastung der GKV-Patienten auf der anderen Seite für das Jahr 2004 berechnet werden kann.

Seit Jahren ist eine ständige Abnahme der Verordnungen rezeptfreier Arzneimittel zu beobachten (Abbildung 3.1). Dieser Trend wird durch die jetzt gesetzlich vorgenommenen Ausschlüsse verstärkt. Die Ausnahmeliste nicht verschreibungsfähiger Arzneimittel bezieht sich nicht nur auf Arzneimittel sondern auch auf Indikationen, die bei unserer Verordnungsanalyse nicht erfaßt werden und daher nicht genau berücksichtigt werden können. Schließlich kann die Altersgrenze für Kinder bis zu 12 Jahren nicht erfaßt werden, so daß hilfsweise die Grenze bis 14 Jahre verwendet wird. Für die Arzneiverordnungen an entwicklungsgestörte Jugendliche stehen keine Daten zur Verfügung, so daß dieser sicher nicht sehr große Umsatzanteil gar nicht dargestellt werden kann.

Der grundsätzliche Verordnungsausschluß rezeptfreier Arzneimittel betrifft nach den Daten des Jahres 2003 ein Umsatzvolumen von 2.147 Mio. € und damit 8,9% des Gesamtumsatzes von 24,1 Mrd. €. Durch die bisher schon geleisteten Zuzahlungen für rezeptfreie Arzneimittel und die Ausnahmeregelungen reduziert sich jedoch die Kostenbelastung der Patienten. Von dem Gesamtbetrag von 2.147 Mio. € sind als erstes die Zuzahlungsbeträge in Höhe von 330 Mio. € abzurechnen, die von den Patienten schon bisher für ärztlich verordnete aber rezeptfreie Präparate aufgewendet wurden (Abbildung 3.3). Weiterhin ergeben die Verordnungen für Kinder bis zum vollendeten 14. Lebensjahr 2003 einen Umsatz von 277 Mio. € (Tabelle 3.25). Durch die ausnahmsweise Verordnung rezeptfreier Arzneimittel bei schwerwiegenden Erkrankungen bleiben 537 Mio. € weiterhin verordnungsfähig (Tabelle 3.25). Nach Berücksichtigung der Zuzahlungen und der Ausnahmeregelungen reduziert sich die Kostenbelastung der Patienten auf 1.003 Mio. € (Abbildung 3.3).

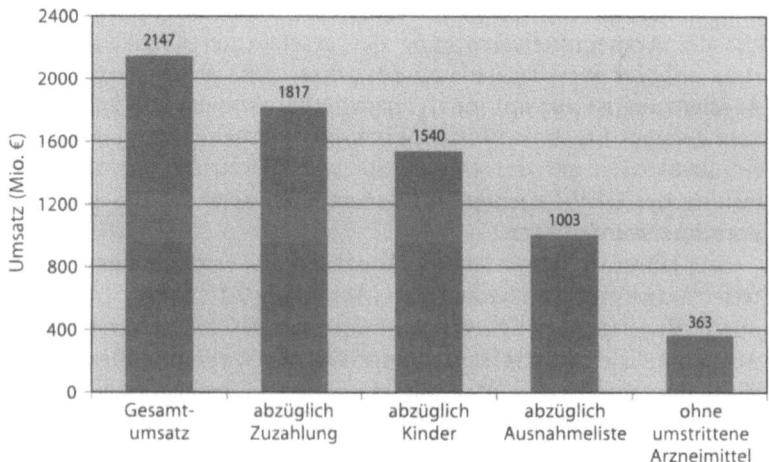

Abbildung 3.3: Umsatzanteile rezeptfreier Arzneimittel 2003

Tabelle 3.25: Die umsatzstärksten Indikationsgruppen nicht verschreibungspflichtiger (rezeptfreier) Arzneimittel 2003. Angegeben sind Umsätze aller rezeptfreien Mittel, der rezeptfreien Mittel an Kinder bis 14 Jahre, der zugelassenen Ausnahmen und der umstrittenen Arzneimittel in den Indikationsgruppen.

Rang	Indikationsgruppe	Umsatz Rezeptfreie Arzneimittel in Mio. €			
		Gesamt	für Kinder bis 14 Jahre	Ausnahme	umstrittene Arzneimittel
1	Magen-Darm-Mittel	204,7	25,0	88,7	53,7
2	Mineralstoffpräparate	178,6	1,1	102,6	66,1
3	Urologika	132,3	0,8	16,1	95,7
4	Antitussiva/Expektorantien	121,8	57,3	–	62,3
5	Neuropathiepräparate	97,5	0,1	–	97,4
6	Antidementiva	93,1	0,1	87,6	5,3
7	Analgetika/Antirheumatika	87,9	17,6	–	46,5
8	Dermatika	83,8	21,2	–	21,4
9	Antimykotika	81,8	9,5	–	0,0
10	Antiallergika	80,5	16,1	–	3,0
11	Rhinologika	75,2	32,4	–	26,2
12	Ophthalmika	67,5	3,2	–	15,3
13	Zytostatika	61,9	0,4	39,2	2,6
14	Antianämika	54,5	1,9	41,3	2,1
15	Wundbehandlungsmittel	50,8	5,1	15,1	9,4
16	Infusionslösungen	47,5	5,5	18,7	0,0
17	Gynäkologika	47,2	0,3	–	29,9
18	Psychopharmaka	46,6	0,3	35,5	10,9
19	Laxantien	45,5	3,1	17,2	6,7
20	Venentherapeutika	42,5	0,5	–	41,9
21	Thrombozytenaggregationshemmer	40,1	0,1	38,8	–
22	Vitamine	35,9	13,8	–	4,2
23	Hepatika	34,4	0,6	17,2	15,2
24	Antiemetika/Antivertiginosa	34,0	6,7	–	8,0
25	Mund- und Rachentherapeutika	24,7	7,9	0,7	14,5
26	Antiphlogistika	24,3	1,8	–	22,6
27	Kardiaka	24,1	0,0	–	24,0
28	Spasmolytika	19,8	0,9	–	12,0
29	Hypnotika/Sedativa	19,3	2,1	–	17,1
30	Antihypotonika	16,5	0,3	–	16,2
31	Schilddrüsentherapeutika	16,1	1,3	13,6	0,4
32	Hämorrhoidenmittel	12,6	0,1	–	10,0
33	Immunmodulatoren	9,9	5,1	–	4,7
34	Broncholytika/Antiasthmatika	9,8	6,2	–	0,1
35	Antibiotika/Antiinfektiva	9,8	4,0	–	5,8
36	Desinfizientia/Antiseptika	9,4	1,1	4,8	0,4

3

Tabelle 3.25: Die umsatzstärksten Indikationsgruppen nicht verschreibungspflichtiger (rezeptfreier) Arzneimittel 2003. Angegeben sind Umsätze aller rezeptfreien Mittel, der rezeptfreien Mittel an Kinder bis 14 Jahre, der zugelassenen Ausnahmen und der umstrittenen Arzneimittel in den Indikationsgruppen (Fortsetzung).

Rang	Indikationsgruppe	Umsatz Rezeptfreie Arzneimittel in Mio. €			
		Gesamt	für Kinder bis 14 Jahre	Ausnahme	umstrittene Arzneimittel
37	Grippemittel	8,9	4,3	–	4,6
38	Muskelrelaxanzien	8,7	0,0	–	–
39	Diagnostika	7,9	0,1	–	–
40	Antiparasitäre Mittel (extern)	7,9	5,8	–	0,5
	Summe Rang 1–40	2.075,2	263,5	537,0	757,0
	Alle Indikationsgruppen	2.146,7	277,4	537,0	783,0

Schließlich ist zu berücksichtigen, daß die rezeptfreien Präparate in vielen Indikationsgruppen zur Gruppe der Arzneimittel mit umstrittener Wirksamkeit gehören (Tabelle 3.25). Besonders umsatzstarke Indikationsgruppen mit rezeptfreien umstrittenen Arzneimitteln sind Expektorantien (120 Mio. €, davon 57 Mio. € für Kinder), Neuropathiepräparate (97 Mio. €), Urologika (96 Mio. €) und Venenmittel (42 Mio. €). Der Umsatz dieser rezeptfreien Arzneimittel mit umstrittener Wirksamkeit betrug 2003 783 Mio. €, wobei die Kosten für umstrittene Arzneimittel der Ausnahmeliste nicht mitgerechnet wurden (Tabelle 3.25). Ohne Zuzahlung betrugen die Kosten dieser umstrittenen rezeptfreien Arzneimittel 640 Mio. €. Umstrittene Arzneimittel haben keinen gesicherten therapeutischen Nutzen und sind daher auch nicht für die Selbstmedikation geeignet. Wenn alle Patienten dieser Nutzenbewertung folgen und auf den Kauf umstrittener Arzneimittel verzichten, reduziert sich die Kostenbelastung der Patienten auf 363 Mio. € (Abbildung 3.3).

Alles in allem bestehen gute Voraussetzungen, daß die mit dem GMG angestrebte Kostenentlastung der gesetzlichen Krankenversicherung zumindest etwa die Hälfte der Ausgaben für rezeptfreie Arzneimittel realisiert werden kann. Infolge der Ausnahmeregelungen für Kinder und Arzneimittel der Ausnahmeliste sowie der schon bisher geleisteten Patientenzuzahlungen wird die Kostenentlastung der GKV nicht das gesamte Umsatzvolumen von 2.147 Mio. € betreffen, sondern nur einen Betrag von 1.003 Mio. €. Auf der anderen Seite können die Patienten die auf sie zukommende Mehrbelastung erheblich reduzieren, wenn sie auf die Selbstmedikation mit umstrittenen Arzneimitteln verzichten, so daß die tatsächliche Mehrbelastung nur noch 17% des bisherigen Umsatzvolumens rezeptfreier Arzneimittel beträgt.

Es wäre natürlich besser, wenn die Nutzenbewertung umstrittener Arzneimittel nicht den Patienten bei der einzelnen Kaufentscheidung in der Apotheke auferlegt würde. Eine klare und unabhängige Nutzenbewertung war im Jahre 2003 mit der Erstellung einer Arzneimittelpositivliste versucht worden. Auf dem Wege des politischen Kompromisses ist jedoch auf die Positivliste verzichtet worden und durch den Ausschluß rezeptfreier Arzneimittel aus der Arzneimittelversorgung in der gesetzlichen Krankenversicherung ersetzt worden. Damit ist der Gesetzgeber einer Nutzenbewertung rezeptfreier Arzneimittel ausgewichen und überläßt diese nicht immer einfache Entscheidung dem einzelnen Patienten. Um trotzdem eine möglichst weitgehende Entlastung der Patienten von unnötigen Kosten zu erreichen, sollten Patienten im Rahmen der Gesundheitsberichterstattung auch verstärkt über den Nutzen rezeptfreier Arzneimitteln informiert werden.

Literatur

Buchs S (1971): Zur Problematik der Säure- und Fermentsubstitution bei Magenleiden. Dtsch Med Wochenschr 96: 1925–1929.

Bogaert H, Cordero C, Ollague W, Savin RC, Shalita AR, Zaias N (1986): Multicentre double-blind clinical trials of ciclopirox olamine cream 1% in the treatment of tinea corporis and tinea cruris. J Int Med Res 14: 210–216.

Deutschen Gesellschaft für Hals-Nasen-Ohren-Heilkunde (2001): Leitlinie akute Otitis media. AWMF-Leitlinien-Register Nr. 017/005. http://leitlinien.net.

DiPalma JD (2004): Current treatment options for chronic constipation. Rev Gastroenterol Disord. 4 (Suppl 2): S34–S42.

Eccles M, Freemantle N, Mason J (1998): North of England evidence based guideline development project: summary guideline for non steroidal anti-inflammatory drugs versus basic analgesia in treating the pain of degenerative arthritis. Brit Med J 317: 526–530.

Fünfstück R, Straube E, Schildbach O, Tietz U (1997): Verhinderung der Reinfektion durch L-Methionin bei Patienten mit rezidivierenden Harnwegsinfektionen. Med Klinik 92: 574–581.

Gemeinsamer Bundesausschuss (2004): Gemeinsamer Bundesausschuss beschließt „Ausnahmeliste". Pressemitteilung des Gemeinsamen Bundesausschusses gemäß § 91 Abs. 5 SGB V vom 16.03.2004. http://www.g-ba.de.

Hoberman A, Paradise JL, Reynolds EA, Urkin J (1997): Efficacy of Auralgan for treating ear pain in children with acute otitis media. Arch Pediatr Adolesc Med 151: 675–678.

Klaschik E, Nauck F, Ostgathe C (2003): Constipation – Modern laxative therapy. Support Care Cancer. 11: 679–685.

Madisch A, Melderis H, Mayr G, Sassin I, Hotz J (2001): Ein Phytotherapeutikum und seine modifizierte Rezeptur bei funktioneller Dyspepsie. Ergebnisse einer doppelblinden plazebokontrollierten Vergleichsstudie. Z Gastroenterol 39: 511–517.

Nationale Versorgungs-Leitlinie Diabetes mellitus Typ 2 (2002). Z Ärztl Fortbild Qual Sich 96 (Suppl II): 1–24.

Ravens U, Erdmann E (2004): Kardiovaskuläre Pharmakologie. Dtsch Med Wochenschr 129: 799.

Reinel D (2004): Onychomykosen. Hautarzt 55: 143–149.

Rosian I, Habl C, Vogler S, Weigl M (2001): Arzneimittelausgaben. Strategien zur Kostendämpfung in der Europäischen Union. Österreichisches Bundesinstitut für Gesundheitswesen, Wien.

Verband Forschender Arzneimittelhersteller (2002): Statisics. Die Arzneimittelindustrie in Deutschland 2002.www.vfa.de

Weippl G, Michos N, Stocker H (1985): Clinical experience and results of treatment with suprofen in pediatrics. 4th communication: Assessment of pain in babies and infants. Analgesic effect of suprofen syrup in otitis media. Arzneimittelforschung 35: 1732–1734.

Winckelmann HJ (1986): Selbstmedikation. In: Dölle W, Müller-Oerlinghausen B, Schwabe U (Hrsg): Grundlagen der Arzneimitteltherapie. Entwicklung, Beurteilung und Anwendung von Arzneimitteln. Wissenschaftsverlag, Bibliographisches Institut, Mannheim Wien Zürich, S. 449–456.

4. Ökonomische Aspekte des deutschen Arzneimittelmarktes 2003

KATRIN NINK und HELMUT SCHRÖDER

4

AUF EINEN BLICK

Die GKV-Arzneimittelumsätze haben 2003 mit 24,1 Mrd. € (+6,3%) ein neues Rekordniveau erreicht. Ausschlaggebend war eine abermals erhöhte Strukturkomponente von 9,1%, der Preisrückgänge (–0,6%) entgegenstanden. Preismindernd wirken seit Jahren die Festbeträge sowie die erstmals im Jahr 2002 eingeführte Aut-idem-Regelung für wirkstoffgleiche Generikapräparate. Die Finanzierungsprobleme im deutschen Gesundheitssystem führen dazu, daß im Jahrestakt gesetzliche Maßnahmen eingeführt werden, die helfen sollen, Wirtschaftlichkeitspotentiale innerhalb des Arzneimittelmarktes zu realisieren. Diese notwendigen strukturellen Änderungen, die beispielsweise bei den Distributionskosten oder patentgeschützten Analogpräparaten ansetzen, werden mit einer rein fiskalischen Kostenverteilung von Kassen- auf Patientenseite wie beispielsweise durch Zuzahlungsänderungen oder Leistungsausgrenzungen verbunden. Die ausgefeilten Regulierungen im Festbetrags-, Generika- und Patentmarkt machen deutlich, daß mittelfristig die sektoralen Grenzen zwischen Krankenhaus-, Arzneimittel- und ambulanter Versorgung überwunden werden müssen, damit die Gesundheitsversorgung in Deutschland auch zukünftig optimiert werden kann.

Die Leistungsausgaben der Gesetzlichen Krankenversicherung (GKV) steigen seit Jahren an, während sich die Einnahmensituation verschlechtert. Diese gegenläufige Entwicklung hat einen erheblichen Einfluß auf die Beitragssätze. Lag der durchschnittliche Beitragssatz 1980 noch bei knapp 11,4%, ist er mittlerweile auf 14,3% im Jahr 2003 angestiegen. Von den Leistungsausgaben der GKV in Höhe von 135,9 Mrd. € im Jahr 2003 entfallen knapp 24,2 Mrd. € auf den Posten Arznei-, Verband- und Hilfsmittel. Die seit Jahren ansteigenden Arzneimittelausgaben der GKV sind eine der Hauptursachen für defizitäre Rechnungsergebnisse bei den Kassen. Auch im Jahr 2003 sind die

Ausgaben für Arznei-, Verband- und Hilfsmittel aus Apotheken mit 22,8 Mrd. € erneut gegenüber dem Vorjahr angestiegen – wenn auch mit einem Plus von 2% moderater als in den Vorjahren. Die Gründe dieser Entwicklung seit 2001 sind in der faktischen Ablösung der Arzneimittelbudgets und den daraufhin zwischen Kassenärztlichen Vereinigungen und Kassen festgelegten Ausgabenvolumina und Zielvereinbarungen zu suchen, die keine nachhaltige Wirkung entfaltet haben. In der Folge versuchte der Gesetzgeber praktisch im jährlichen Rhythmus diese „Ausgabenlawine" zu stoppen, indem Rabattierungen auf Ebene der Hersteller, des Großhandels und der Apotheken oder strukturelle Änderungen zur Realisierung von Wirtschaftlichkeitspotentialen im Festbetrags-, Generika- und Patentmarkt implementiert wurden. Aktuelle gesetzliche Maßnahmen zum Januar 2004 gehen mit Leistungsausgrenzungen wie beispielsweise der nicht-rezeptpflichtigen Arzneimittel und weiteren faktischen Zuzahlungsanhebungen für die Patienten einher.

Gesetzliche Maßnahmen und deren Auswirkung

Mit dem *Arzneimittelausgaben-Begrenzungsgesetz* (AABG) ab Februar 2002 wurden eine Erhöhung des Apothekenrabatts von 5% auf 6% im Jahr 2002 (Bruttoeinsparung rund 200 Mio. €) sowie ein sogenannter „Solidarbeitrag" der pharmazeutischen Industrie (Nettoeinsparung rund 200 Mio. €) eingeführt. Als weitere Maßnahmen wurden unter anderem die sogenannte Aut-idem-Regelung zur Beförderung der Abgabe von Generika aus dem unteren Preisdrittel durch die Apotheke eingeführt und die Festbeträge zum 01.01.2002 angepaßt. Trotz diesen Regelungen sind die Ausgaben der Kassen im Jahr 2002 um knapp 4% gestiegen.

Daraufhin trat das *Beitragssatzsicherungsgesetz* (BSSichG) ab Januar 2003 in Kraft, mit dem unter anderem eine differenzierte Rabattregelung eingeführt wurde, die neben den Apotheken erstmals auch den pharmazeutischen Großhandel und die Hersteller betrifft. So wurde der Apothekenrabatt für hochpreisige Arzneimittel von 6 auf bis zu 10% angehoben. Dem pharmazeutischen Großhandel wurde ein gesetzlicher Kassenrabatt von 3% auf verschreibungspflichtige Arzneimittel auferlegt. Für die Arzneimittelhersteller beträgt der Kassenrabatt 6% auf Arzneimittel, die nicht der Festbetragsregelung bzw. der Aut-idem-Regelung unterliegen.

Mit dem Beitragssatzsicherungsgesetz sollte laut Bundesministerium für Gesundheit und Soziale Sicherung (BMGS) den steigenden Ausgaben bei den Kassen eine Atempause verschafft werden, die allein im Arzneimittelbereich zu einem Einsparvolumen von 1,4 Mrd. € führen sollte (BMGS 2003). Hierbei schlagen insbesondere die geänderten Rabattierungen zu Buche.

Lag der Anteil des Apothekenrabatts bis einschließlich 2001 noch bei 5% des Fertigarzneimittelumsatzes, betrug der Gesamtrabatt von Apotheken, Großhändlern und Herstellern im Jahr 2003 bereits 11,6% des Bruttoumsatzes in Apotheken (siehe Tabelle 64.1 in Kapitel 64, Statistischer Anhang). Mit einem absoluten Rabattanstieg um rund 1,6 Mrd. € auf knapp 3,1 Mrd. € im Jahr 2003 wurde der ursprünglich angestrebte Betrag sogar überschritten (Abbildung 4.1). Trotzdem kam es auch im Jahr 2003 nicht zu sinkenden, sondern vielmehr ansteigenden Arzneimittelausgaben der Kassen.

Entsprechend der Methodik des Arzneiverordnungs-Reports wird für 2003 statt der Arzneimittelausgaben der Kassen weiterhin der Fertigarzneimittelumsatz betrachtet, der zusätzlich den Rabatt sowie die Zuzahlungen der Patienten enthält und damit Veränderungen des Marktes unabhängig von sich wandelnden gesetzlichen Rahmenbedingungen darstellt.

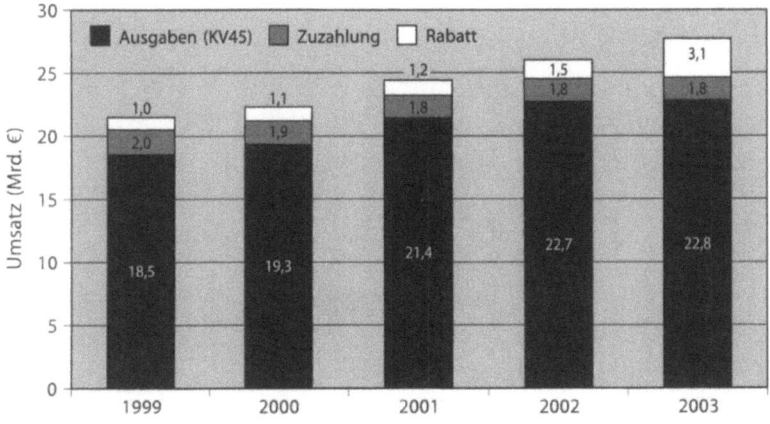

Abbildung 4.1: Entwicklung von Ausgaben, Zuzahlungen und Rabatten von 1999 bis 2003

Die Abbildung 4.2 stellt die quartalsmäßige Entwicklung der Arzneimittelumsätze seit 1999 dar, bei der insbesondere nach Ablösung der Budgets ab Jahresbeginn 2001 folgende Auffälligkeiten herausragen:

- Bereits ab dem vierten Quartal 2000 steigen die Arzneimittelumsätze stark an, lediglich im ersten Quartal 2002 ist der Anstieg mit 2% im Vergleich zum Vorjahresquartal moderat ausgefallen und kann mit der Anpassung der Festbeträge zum 1. Januar 2002 erklärt werden.

- Weniger konstant stellt sich die Entwicklung im Jahr 2003 dar, in dem nach einem deutlichen Anstieg der Umsätze im ersten Quartal, diese im zweiten Quartal erstmals leicht rückläufig sind.

- Der sehr hohe Anstieg im vierten Quartal 2003 ist zu einem erheblichen Teil durch einen Vorzieheffekt im Hinblick auf das GKV-Modernisierungsgesetz (GMG) zu erklären. So haben sich die Patienten vor dem Jahreswechsel von den verordnenden Ärzten mit Arzneimitteln bevorraten lassen, da bekannt war, daß mit dem 1. Januar 2004 erhöhte Zuzahlungen für Arzneimittel, der Ausschluß der nicht verschreibungspflichtigen Arzneimittel aus der Erstattung durch die GKV sowie die neu eingeführte Praxisgebühr auf sie zukommen würden.

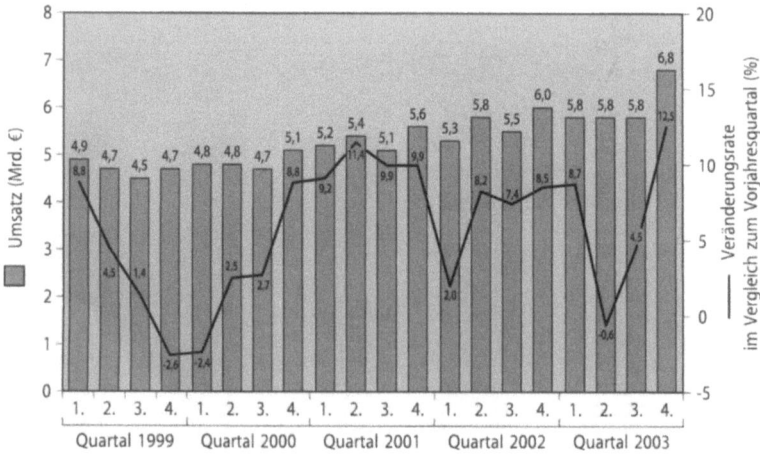

Abbildung 4.2: GKV-Fertigarzneimittelumsätze in den Quartalen von 1999 bis 2003 (ab 2001 neuer Warenkorb)

Mit dem GMG sollen die Kassen nach Berechnungen des BMGS im Jahr 2004 um insgesamt 9,8 Mrd. € entlastet werden. Dadurch stehen erneut zahlreiche Veränderungen für den Arzneimittelmarkt an, die sowohl struktureller Natur sind als auch zu einer Umverteilung der Lasten führen:

- Umstellung der Zuzahlung für Arzneimittel von einer packungsgrößenbezogenen Zuzahlung von 4, 4,5 und 5 € auf eine prozentuale Zuzahlung von 10% bzw. mindestens 5 € und höchstens 10 € je Packung.

- Grundsätzlicher Ausschluß nicht verschreibungspflichtiger Arzneimittel aus der Versorgung durch die GKV mit Ausnahmetatbeständen für Kinder und ausgewählte Arzneimittelgruppen in bestimmten Indikationen sowie Ausschluß von sogenannten Lifestyle-Medikamenten.

- Abschaffung der Härtefallregelungen und Neuregelung der Überforderungsklausel für alle erwachsenen Versicherten auf 2% der jährlichen Bruttoeinnahmen zum Lebensunterhalt bzw. 1% für chronisch Kranke (Reduzierung der Befreiungsmöglichkeiten).

- Umstellung der Arzneimittelpreisverordnung von einem prozentualen Zuschlag auf einen Fixzuschlag (8,10 € je Arzneimittel zuzüglich 3%iger Aufschlag in der Apotheke). Nicht verschreibungspflichtige Arzneimittel unterliegen lediglich bei Abgabe zu Lasten der GKV der bis zum 31.12.2003 gültigen Arzneimittelpreisverordnung, ansonsten sind ihre Preise für den Apotheker frei kalkulierbar. Halbierung der Großhandelsspanne bei gleichzeitigem Wegfall des Großhandelsrabatts an die GKV.

- Als weitere Änderungen der Rabattregelungen gelten 2 € fixer Apothekenrabatt im verschreibungspflichtigen Markt sowie ein erhöhter Herstellerrabatt von 16% für verschreibungspflichtige Nichtfestbetragsarzneimittel im Jahr 2004. Der Herstellerrabatt an die Kassen erhöht sich wie bereits im Jahr 2003 automatisch um den Betrag einer Erhöhung des Herstellerabgabepreises, was faktisch ein Preismoratorium bis Ende des Jahres 2004 bedeutet.

Darüber hinaus enthält das GMG einige Regelungen, die sich nicht unmittelbar auf die Umsatzentwicklung im Arzneimittelbereich auswirken, mittelfristig aber Marktwirkung entfalten werden:

- Einführung von Festbeträgen für patentgeschützte Me-too-Präparate ist möglich.

- Neuordnung der Bundesausschüsse durch Schaffung eines Gemeinsamen Bundesausschusses sowie Gründung eines Instituts für Qualität und Wirtschaftlichkeit im Gesundheitswesen.
- Das Mehrbesitzverbot bei Apotheken wurde gelockert. Ein Apotheker darf nun drei Filialapotheken zusätzlich betreiben.
- Der Versandhandel mit Arzneimitteln ist in einem engen gesetzlichen Rahmen zugelassen.

Die Regelungen des AABG und dem BSSichG haben den Anstieg der Arzneimittelausgaben der Kassen nicht aufgehalten. Das ab Januar 2004 geltende GMG zeigt in den ersten Monaten des Jahres 2004 ein Absinken der Arzneimittelausgaben der Kassen. Die weitere Entwicklung bleibt abzuwarten.

Entwicklung der Marktkomponenten

Wie in den vorangegangenen Jahren ist der Anstieg des GKV-Fertigarzneimittelumsatzes in erster Linie auf eine Verordnung teurerer Arzneimittel zurückzuführen. So kostete eine durchschnittliche Verordnung im Jahr 2003 32,21 € und damit 8,1% mehr als im Vorjahr (Tabelle 4.1). Damit hat sich der Umsatz je Arzneimittelverordnung in den vergangenen 10 Jahren von 15,98 € im Jahr 1993 bis zum Jahr 2003 mehr als verdoppelt.

Nachdem die Verordnungszahlen im Jahr 2002 geringfügig angestiegen waren, setzt sich im Jahr 2003 der langjährige Trend sinkender Verordnungszahlen erneut fort (Abbildung 4.3).

Dennoch kann der Verordnungsrückgang von 1,6% den Umsatzanstieg aufgrund teurerer Verordnungen nur zu einem kleinen Teil kompensieren, so daß der gesamte Fertigarzneimittelumsatz im Jahr 2003 – ähnlich wie im Vorjahr – um 6,3% auf 24,1 Mrd. € angestiegen ist. Damit ist der Arzneimittelumsatz zu Lasten der GKV von 1993 bis 2003 als Produkt aus stark steigenden Kosten pro Verordnung aber meist fallenden Verordnungszahlen um fast 60% angestiegen.

Entscheidend für den gestiegenen Wert je Verordnung ist auch im Jahr 2003 eine ausgeprägte Strukturkomponente von 9,1%, die deutlich über dem Vorjahreswert liegt und allein für einen Umsatzzuwachs von rund 2 Mrd. € verantwortlich ist (vgl. Abbildung 1.2 in Kapitel 1). Die Preise sind hingegen gegenüber dem Vorjahr um 0,6% erneut gesunken. Der steigende Umsatz pro Arzneimittelverordnung ist bei

Tabelle 4.1: Umsatz-, Mengen und Strukturentwicklung im GKV-Fertigarzneimittelmarkt 1992 bis 2001 (Erläuterungen zum neuen Warenkorb 2001 siehe Nink und Schröder 2004).

Jahr	Wert je Verordnung €	Änd. (%)	Verordnungen Mio.	Änd. (%)	Umsatz Mio. €	Änd. (%)	Struktur-kompo-nente Änd. (%)
1993	15,98		944		15.085		
1994	17,24	7,9	915	–3,1	15.781	4,6	9,0
1995	17,38	0,8	973	6,3	16.909	7,1	0,7
1996	18,86	8,5	939	–3,5	17.720	4,8	8,7
1997	20,91	10,8	834	–11,3	17.425	–1,7	11,3
1998	22,65	8,3	807	–3,2	18.265	4,8	8,1
1999	24,03	6,1	783	–3,0	18.802	2,9	5,6
2000	25,80	7,4	749	–4,3	19.333	2,8	6,7
2001	28,02		760		21.298		
2002	29,80	6,3	761	0,2	22.689	6,5	6,6
2003	32,21	8,1	749	–1,6	24.121	6,3	9,1

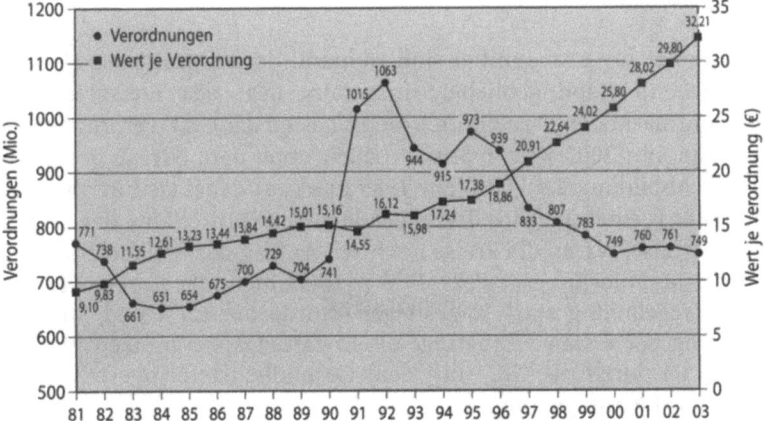

Abbildung 4.3: Entwicklung von Verordnungen und Wert je Verordnung von 1981 bis 2003 (ab 1991 mit den neuen Bundesländern, ab 2001 mit neuem Warenkorb)

differenzierter Betrachtung der Strukturkomponente insbesondere auf Verschiebungen zu anderen teureren Arzneimitteln zurückzuführen (+6,5%). Dies betrifft ein Volumen von knapp 1,5 Mrd. €. Dieser Effekt ist in den verschiedenen Indikationsgruppen unterschiedlich stark, manifestiert sich aber insbesondere in Arzneimittelgruppen, die in den vergangenen Jahren in größerem Umfang Neueinführungen zu verzeichnen hatten. So beträgt der Intermedikamenteneffekt beispielsweise 188 Mio. € (+19%) bei den Immunmodulatoren, 150 Mio. € (+9,5%) bei den Analgetika/Antirheumatika, 133 Mio. € (+9,9%) bei den Psychopharmaka sowie 110 Mio. € (+7,8%) bei den Magen-Darm-Mitteln und liegt damit überdurchschnittlich hoch (siehe auch Tabelle 64.3, Komponentenzerlegung statistischer Anhang). In deutlich geringerem Umfang (+2,4%) ist die Therapie hingegen durch die Verordnung anderer Packungsgrößen, Darreichungsformen und Wirkstärken gleicher Arzneimittel verteuert worden, wobei allein der Packungsgrößeneffekt mit einem Anstieg um 1,8% den Verordnungsrückgang von 1,6% mehr als kompensiert (siehe Abbildung 1.2 in Kapitel 1). So hat der Pro-Kopf-Verbrauch der Versicherten der GKV nach definierten Tagesdosen (DDD), die unterschiedliche Wirkstärken und Packungsgrößen bereits berücksichtigen, im Jahr 2003 sogar um 4,1% gegenüber dem Vorjahr zugenommen.

Arzneimittelpreise

Die Preise für Arzneimittel sind während der vergangenen 15 Jahre weitgehend stabil geblieben. Insgesamt liegt das Preisniveau im Gesamtmarkt der Arzneimittel, die zu Lasten der GKV verordnet wurden, im Jahr 2003 wie im Vorjahr sogar unter dem Niveau des Jahres 1989 (Abbildung 4.4). Das Jahr 1989 markiert dabei als Einführungsjahr der Festbeträge eine Trendwende in der Entwicklung der Arzneimittelpreise. Waren die Preise noch seit Anfang der Preisbeobachtung durch das Forschungsprojekt GKV-Arzneimittelindex Anfang der 80er Jahre regelmäßig stark angestiegen, wurde diesem Trend mit Einführung der ersten Festbeträge als Erstattungsobergrenzen für Arzneimittel durch die GKV mit dem Gesundheitsreformgesetz (GRG) erstmals Einhalt geboten.

Jedoch erst nach dem Preismoratorium der Jahre 1993 und 1994 sank der Preisindex deutlich. Seitdem ist die Entwicklung hauptsächlich aufgrund der Festbeträge durch eine Preisstabilität geprägt, so

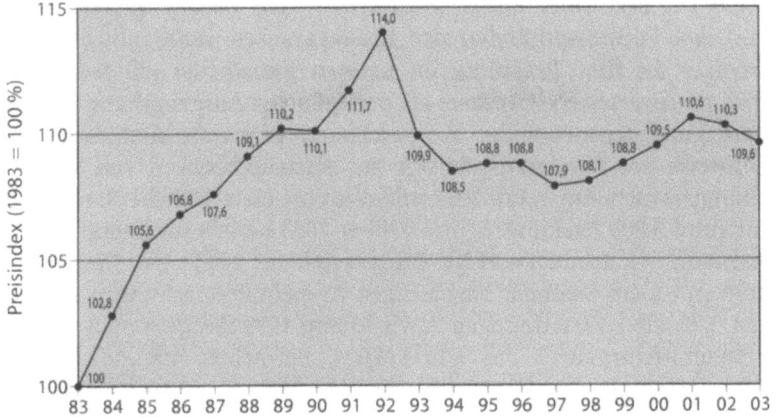

4

Abbildung 4.4: Entwicklung des Preisindexes von 1983 bis 2003 (1983 = 100)

daß der Wert des Jahres 1989 erstmals wieder im Jahr 2001 überschritten wurde. Ab 1998 steigt der Preisindex wieder an. Ein Grund hierfür ist die kartellrechtliche Auseinandersetzung um die Festbeträge ab 1998, die die Festlegung neuer Festbeträge durch die Spitzenverbände der Krankenkassen blockiert hat. Nach der erstmals vom BMGS vorgenommenen Anpassung der Festbeträge zum 1. Januar 2002 sinkt der Preisindex erneut. Ab Januar 2004 lebt nun nach juristischer Klärung durch das Bundesverfassungsgericht Ende 2002 und nun auch durch den Europäischen Gerichtshof (EuGH) zu Gunsten der Spitzenverbände der Krankenkassen das bis Mitte 2001 praktizierte Festbetragsfestsetzungsverfahren durch die Selbstverwaltung wieder auf (siehe auch Abschnitt zu Festbeträgen weiter unten).

Neben den Festbeträgen hat die mit dem AABG ab Februar 2002 geschaffene Aut-idem-Regelung ebenfalls Auswirkungen auf die Preise im Aut-idem-Marksegment gezeigt. Mit dieser Regelung (§ 129 SGB V) sind die Apotheker verpflichtet, ein preisgünstiges wirkstoffgleiches Arzneimittel gleicher Stärke und Packungsgröße abzugeben, wenn der Arzt nicht selbst ein preisgünstiges Arzneimittel verordnet oder die Substitution aktiv durch ankreuzen des Aut-idem-Feldes unterbindet. Als preiswert gelten nach dieser Regel Präparate aus dem unteren Preisdrittel einer Arzneimittelgruppe mit gleichem Wirkstoff, gleicher Packungsgröße und Indikation sowie vergleichbarer Darreichungsform. Die Preislinien des unteren Preisdrittels werden quartalsweise von den Spitzenverbänden der Krankenkassen veröffentlicht. Sind weniger als fünf Präparate im unteren Preisdrittel gilt jedes der fünf preiswertesten Präparate als preisgünstig. Ausgangsbasis für die Festlegung gegeneinander austauschbarer Präparate sind dabei die Hinweise des Bundesausschusses zur Austauschbarkeit von Darreichungsformen. Am 1. Juli 2002 umfaßte eine erste Tranche Preislinien für rund 5.800 Packungen, im Oktober 2003 bereits für knapp 12.000 Arzneimittelpackungen (BKK Bundesverband 2003). Die Ende 2003 zum Aut-idem-Segment zugehörigen Arzneimittelpackungen umfassen 37% aller Verordnungen sowie knapp 19% des gesamten Fertigarzneimittelumsatzes des Jahres 2003. Betrachtet man allein den generikafähigen Markt, umfaßt das Aut-idem-Segment knapp 52% der Verordnungen sowie knapp 42% des Umsatzes. Die Wirkung der Aut-idem-Regelung zeigt sich anschaulich an der Entwicklung der Preise in diesem Segment, die von Januar 2002 bis Dezember 2003 um rund 6% abgenommen haben (Abbildung 4.5).

Dabei macht sich jeweils die Festlegung der ersten Gruppen im Juli und Oktober 2002 besonders deutlich durch Preisrückgänge bemerkbar. Doch auch im Jahr 2003 haben sich die Preise in diesem Segment weiter nach unten entwickelt. Insgesamt zeichnet sich

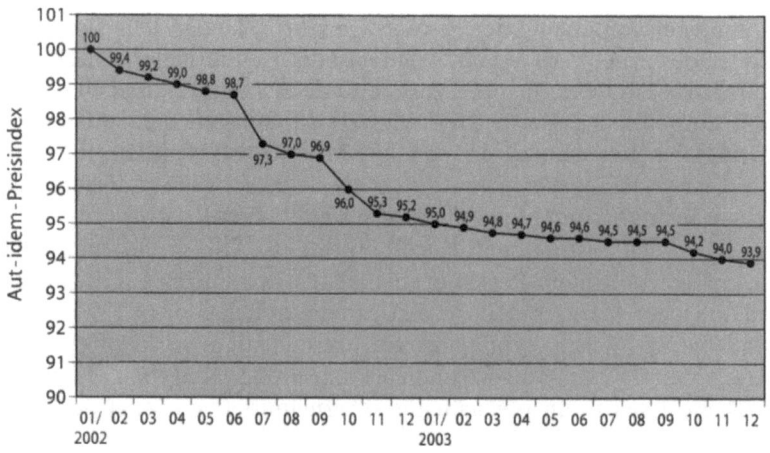

Abbildung 4.5: Preisentwicklung des Aut-idem Marktsegments von 2002 bis 2003 (Januar 2002 =100)

damit ein deutlicher Preiseffekt ab. Dies bestätigt auch eine differenzierte Betrachtung der Preis-, Mengen- und Strukturentwicklung des Aut-idem-Segments beim Vergleich des 1. Halbjahres 2003 mit dem 1. Halbjahr 2002, also einem Zeitraum vor Veröffentlichung der ersten Preislinien. In dieser Komponentenzerlegung zeigt sich, daß die Preise für das Ende 2003 definierte Aut-idem-Segment im ersten Halbjahr 2003, bei Konstanthaltung aller anderen Faktoren, gegenüber dem Vorjahreszeitraum um 4,6% abgenommen haben. Das entspricht einem Umsatz von rund 100 Mio. € im ersten Halbjahr 2003 bzw. Einsparungen von ca. 200 Mio. € im Jahr 2003 allein durch Preissenkungen in diesem Segment. Hingegen zeigt die Komponentenanalyse lediglich geringfügige Effekte in der Struktur der Arzneimittelverordnungen. Damit hat die Aut-idem-Regelung weniger zu einem Therapiewechsel auf andere preiswerte Präparate als vielmehr zu einer Preissenkung im gesamten Marktsegment geführt. Dies deckt sich mit den Erfahrungen aus dem Festbetragssegment. Die jährlichen Einsparungen spielen sich dabei in einer Größenordnung zwischen 170 Mio. € (BKK Bundesverband 2003) und 230 Mio. € (Deutscher Bundestag 2003) ab. Eine genaue Bezifferung ist nicht möglich, da andere Einflußfaktoren nicht vollständig ausgeblendet werden können.

Die Aut-idem-Regelung hat also grundsätzlich zum Erfolg geführt, insbesondere auch mit Hilfe einer zügigen Umsetzung durch den Bundesausschuß und die Selbstverwaltung. Es müssen jedoch die Strategieanfälligkeit und der hohe administrative Aufwand in die andere Waagschale geworfen werden. Einzelne pharmazeutische Hersteller hatten beispielsweise vor der Festsetzung des unteren Preisdrittels durch hohe „Phantasiepreise" für einzelne Arzneimittel die Grenze des unteren Preisdrittels künstlich nach oben geschoben. Eine weitere „Umgehungsstrategie" der Hersteller besteht in der Schaffung neuer Packungsgrößen, die eine Substitution nicht zulassen, oder daß – wie in Australien geschehen – die Praxissoftware des Arztes das Kreuzchen „keine Aut-idem Substitution" standardmäßig aktiviert (Anonymus 2003). Derartige Vorgehensweisen der Hersteller werden in herstellernahen Publikationen unter der Überschrift „Strategische Marktbearbeitung" auch offen thematisiert (Dietz et al. 2002). Mit dem GMG hat nun der Gesetzgeber die bisherigen Erfahrungen aus der Umsetzung aufgegriffen und in die Festbetragsbildung überführt, indem das untere Preisdrittel von der Aut-idem-Regelung auf die Festbeträge verlagert wird. Mit Wirkung zum 1. April 2004 haben die Spitzenverbände der Krankenkassen erstmalig nach der Vorgabe des

GMG Festbeträge für Gruppen mit wirkstoffgleichen Arzneimitteln (Stufe 1) im unteren Preisdrittel festgelegt und damit die Voraussetzung zur Aufhebung der Aut-idem-Regelung geschaffen.

Die Hauptgründe für die Preiskonstanz in den letzten Jahren sind auf die Festbeträge, die Aut-idem-Regelung sowie das faktische Preismoratorium zurückzuführen. Mit dem GMG hat nun der Gesetzgeber die Arzneimittelpreise in Deutschland grundsätzlich verändert. Galt bis Ende 2003 ein einheitlicher Apothekenabgabepreis für alle apotheken- und verschreibungspflichtigen Arzneimittel basierend auf prozentualen Großhandels- und Apothekenzuschlägen, hat das Jahr 2004 eine eingreifende Umstrukturierung des Arzneimittelpreisgefüges gebracht. Um die Honorierung des Apothekers grundsätzlich von der Preisentwicklung auf Herstellerebene abzukoppeln – bislang profitierte der Apotheker von dem langjährigen Trend zu teureren Verordnungen, ohne daß er eine Mehrleistung erbringen mußte – erhalten Apotheker ab 2004 für verschreibungspflichtige Medikamente neben einem 3%igen Aufschlag einen Fixzuschlag von 8,10 €. Der Kassenrabatt der Apotheken beträgt bei diesen Arzneimitteln 2 €. Des weiteren wurde die Großhandelsmarge halbiert unter gleichzeitigem Verzicht auf den Großhandelsrabatt. Anders stellt sich die Situation im nicht verschreibungspflichtigen Marktsegment dar, in dem die Apotheker nun ihre Preise frei kalkulieren können. Bei Abgabe nicht verschreibungspflichtiger Arzneimittel zu Lasten der GKV gilt hingegen weiterhin die „alte" bis zum 31.12.2003 gültige Arzneimittelpreisverordnung sowie ein 5%iger Apothekenrabatt. Diese gesetzliche Änderung führt zu einer grundsätzlichen Änderung in der Preisstruktur: Ehemals preiswerte Präparate werden teurer und teure Präparate (oberhalb circa 30 € Apothekenverkaufspreis) preiswerter.

Dies wirkt sich in den verschiedenen Marktsegmenten unterschiedlich aus, da sich im Festbetragssegment überwiegend preiswertere Präparate befinden, im Nichtfestbetragssegment hingegen überwiegend teurere Medikamente (Abbildung 4.6). Mit Hilfe des Preissockeleffektes im Januar 2004 läßt sich berechnen, wie sich die Preisänderungen zum Jahreswechsel, die sich zum weitaus größten Teil durch die Änderung der Arzneimittelpreisverordnung ergeben haben, im Gesamtjahr auswirken. Der Preissockeleffekt von −2,2% im Januar 2004 beschreibt die Preisänderung im Gesamtjahr 2004, wenn in den anschließenden Monaten Preiskonstanz herrschen würde, da jede Preisänderung im Verlauf eines Jahres die Folgeperioden belastet, auch wenn keine weiteren Preisänderungen eintreten. Bezogen auf den Warenkorb des Jahres 2003 mit einem Gesamtumsatz von 24,1 Mrd. € führen damit die Preissenkungen zum Jahreswechsel zu Einsparungen in der Größenordnung von rund 500 Mio. €. Die beabsichtige Wirkung wird sich auf Kassenseite aber auch mittelfristig bemerkbar machen, da die Apotheker zukünftig an dem seit Jahren beobachtbaren Trend hin zu hochpreisigen Arzneimitteln weniger stark partizipieren werden als in der Vergangenheit.

In der Schweiz hat man – aus ähnlichen Überlegungen heraus – bereits seit Mitte 2001 erste Erfahrungen mit Fixzuschlägen sammeln können. Die so genannte Leistungsorientierte Abgeltung (LOA) differenziert ähnlich wie das neue deutsche Preissystem zwischen einem prozentualen Aufschlag für die Lager- und Kapitalkosten sowie fixen Zuschlägen für die Abgeltung der Transport- und Infrastrukturkosten sowie die pharmazeutischen Leistungen der Apotheker. Trotz der durchaus positiven Einschätzungen von Kassenseite und Einsparungen von rund 100 Mio. SF im Jahr 2002 wurde dieser Vertrag 2003 von den Kassen zunächst gekündigt, um ihn weiter zu entwickeln. Die Hauptgründe für eine Überarbeitung sind unter anderem darin zu suchen, daß sich das Abgeltungssystem, dessen Fixzuschlag sich in der ersten Variante u. a. aus der Apothekertaxe (Abgeltung für Beratung usw.) und der Patiententaxe (Abgeltung für das Führen eines Patien-

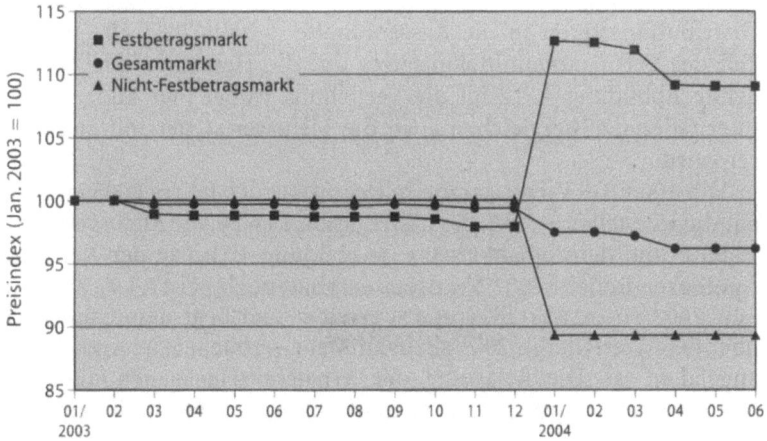

Abbildung 4.6: Preisentwicklung nach Marktsegmenten mit Änderung der Arzneimittelpreisverordnung zum 1.1.2004 (Januar 2003 = 100)

tendossiers usw.) zusammen setzt, als administrativ sehr aufwendig darstellt und die Kassenseite diese beiden Taxen durch eine einzige Taxe ersetzen möchte. Des weiteren war vorgesehen, daß die Apotheker durch das Substitutionsrecht im Generikamarkt verstärkt Originalmedikamente durch ein kostengünstigeres Generikum ersetzen sollten. Dies wurde jedoch nur zögerlich umgesetzt und die Kassenseite sieht vor, weitere Anreizmechanismen mit den Apothekern zu vereinbaren, damit der Generikaanteil erhöht wird (Santésuisse 2004). Abschließend ist noch anzumerken, daß der Wechsel von einer prozentualen zu einer leistungsorientierten Vergütung neben der Entkoppelung der Apothekerhonorierung von steigenden Verordnungswerten auch den weiteren Vorteil bringt, daß die Apotheker losgelöst von wirtschaftlichen Zwängen als unabhängige Heilberufler agieren können (Hehner und Wettke 2003, Basys 2002).

Arzneimitteldistribution

Auf seinem Weg vom Hersteller bis zum Patienten steigt der Preis eines Arzneimittels nahezu um die Hälfte. In internationalen Vergleichen wird deutlich, daß die Distributionskosten für Arzneimittel in Deutschland höher liegen als in anderen europäischen Ländern (ÖBIG 1998a, BASYS 2002, vgl. auch Nink und Schröder 2004). Mit der Einführung erhöhter Kassenrabatte bzw. der Einbeziehung aller Distributionsstufen in die Kassenrabatte entfällt 2003 ein größerer Teil des Fertigarzneimittelumsatzes auf die Hersteller. Die nachfolgende Abbildung 4.7 zeigt die Verteilung, wobei hier anders als in internationalen Vergleichen auch die Mehrwertsteuer mit ausgewiesen wird.

Von 100 € GKV-Fertigarzneimittelumsatz des Jahres 2003 entfallen auf die Hersteller 54,10 €, die Distribution 19,60 €, die Mehrwertsteuer 13,80 € und den Rabatt 12,50 €. (Abbildung 4.7). Lag der Anteil der Apotheken im Jahr 2002 ohne Kassenrabatt noch bei 17,4 %, hat er im Jahr 2003 einen Wert von 14,3% erreicht und liegt damit nur leicht über dem Wert, der in 2003 allein an Mehrwertsteuer für Arzneimittel angefallen ist. Die Belastung der Arzneimittelausgaben durch die Mehrwertsteuer liegt jedoch in Deutschland im internationalen Vergleich ausgesprochen hoch. Ein Vergleich von fünfzehn Mitgliedstaaten der Europäischen Union zeigt, daß Deutschland nach Luxemburg (15%) zusammen mit Spanien den zweitniedrigsten Umsatzsteuersatz

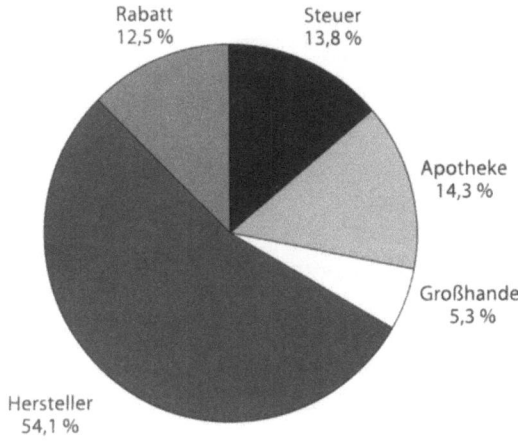

Abbildung 4.7: Verteilung des Fertigarzneimittelumsatzes nach Distributionsstufen 2003

im Gesamtmarkt erhebt (Bauer 2001, ÖBIG 2001). Im Arzneimittelmarkt erhebt Deutschland hingegen nach Dänemark (25%) und Österreich (20%) die dritthöchsten Umsatzsteuern. Dabei sind beispielsweise die Arzneimittel zu Lasten des staatlichen britischen Gesundheitsdienstes oder verschreibungspflichtige Arzneimittel in Schweden umsatzsteuerfrei. Frankreich erhebt 2,1% auf erstattungsfähige und 5,5% auf nicht erstattungsfähige Arzneimittel. Ein vielfach diskutierter Vorschlag ist ein verminderter Steuersatz von 7%. Dieser würde Deutschland im europäischen Vergleich in die Nähe von Ländern wie Portugal (5%), Spanien (4%), Niederlande und Belgien (jeweils 6%) oder Griechenland und Finnland (jeweils 8%) rücken und würde bezogen auf das Verordnungsjahr 2003 Einsparungen von knapp 2,2 Mrd. € bedeuten – immerhin eine Größenordnung von ca. 0,2 Beitragssatzpunkten.

Mit den Änderungen der Preisbildung für Arzneimittel durch das GMG ändern sich zukünftig erneut die Verteilungsschlüssel in der Distributionskette (Abbildung 4.8).

Die deutlichsten Gewinne erzielten dabei die Apotheken, deren Anteil am GKV-Fertigarzneimittelumsatz sich um 4% erhöht. So würde der Apothekenumsatz des Jahres 2003 um rund 810 Mio. € steigen, wenn statt der bis 31.12.2003 gültigen Preisspannen- und Rabatt-

4

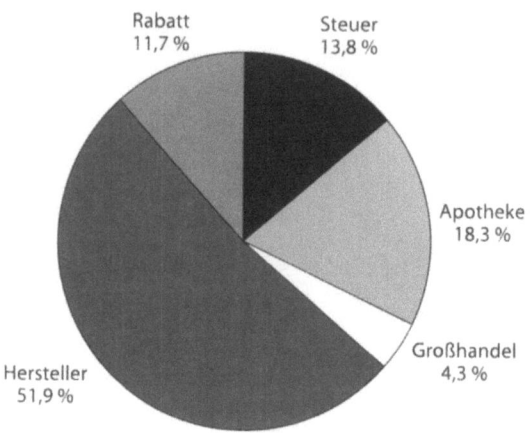

Abbildung 4.8: Verteilung des Fertigarzneimittelumsatzes nach Distributionsstufen 2003 anhand der ab 1.1.2004 gültigen Arzneimittelpreisverordnung und Rabattregelung

regelungen die neuen Regelungen des Jahres 2004 gegolten hätten. Allein der Apothekenrabatt sinkt nach dieser Modellrechnung um rund 690 Mio. € bei gleichzeitigem Anstieg des Herstellerrabatts um rund 990 Mio. €. Die gesetzlichen Änderungen haben damit für die Apotheken zumindest mittelfristig günstigere Aussichten geschaffen, da sie durch die Schaffung von Fixzuschlägen unabhängiger von Preisänderungen geworden sind – das schafft die häufig geforderte Planungssicherheit für den Apothekenbetrieb.

Neben der Änderung der Arzneimittelpreisverordnung können weitere Änderungen in der Arzneimitteldistribution durch das GMG erste Schritte in Richtung einer wirtschaftlicheren Arzneimittelversorgung darstellen. So zeigen Erfahrungen aus anderen europäischen Ländern, daß durch den Aufbau von Apothekenketten die Arzneimitteldistribution deutlich preiswerter erbracht werden könnte (Glaeske et al. 2003, Klauber et al. 2003). Nach dem GMG können seit dem Jahreswechsel 2003/2004 Apotheker bis zu drei zusätzliche Filialen betreiben, das Fremdbesitzverbot bleibt jedoch bestehen. Wirtschaftlichkeitsreserven können sich hierbei jedoch erst ergeben, wenn unter weiter geänderten gesetzlichen Rahmenbedingungen Apotheker oder Apothekenketten untereinander in einen Preiswettbewerb gegenüber allen oder einzelnen Kassen treten können. Ähnliches gilt für den Versandhandel mit Arzneimitteln, der durch die neuen Regelungen des GMG erstmals in Deutschland unter Einhaltung definierter Qualitätsstandards möglich ist. Dieser kann allerdings erst dann finanzielle Vorteile bringen, wenn Verbraucher und Kassen Preisvorteile der Versender aus anderen Ländern nutzen können oder entsprechende gesetzliche Änderungen den deutschen (Versand)-Apotheken Preisnachlässe gegenüber der GKV oder auch einzelnen Kassen ermöglichen. Mögliche Einsparpotentiale durch den Versand von Arzneimittel aus den Niederlanden wurden an anderer Stelle bereits ausführlich beschrieben (Nink und Schröder 2003).

Festbeträge

Nach den Regelungen des § 35 SGB V bestimmt der Gemeinsame Bundesausschuß für welche Gruppen von Arzneimitteln Festbeträge festgesetzt werden können. Im einzelnen handelt es sich dabei um Arzneimittel mit:

- denselben Wirkstoffen,
- pharmakologisch-therapeutisch vergleichbaren Wirkstoffen, insbesondere mit chemisch verwandten Stoffen,
- therapeutisch vergleichbarer Wirkung, insbesondere Arzneimittelkombinationen.

Die zum 1. Januar 1989 mit dem Gesundheitsreformgesetz in Kraft gesetzte Regelung, die zu ersten Festbetragsfestsetzungen am 1. September 1989 führte, ist seitdem eine erfolgreiche Maßnahme zur Kostensenkung geworden. Dies wird deutlich, wenn man die Preisstabilität für Arzneimittel im deutschen Arzneimittelmarkt seit 1989 betrachtet.

Die Preisentwicklung nach Marktsegmenten zeigt die Begrenzung der Preisentwicklung durch das Instrument der Festbeträge, das hauptverantwortlich für die Stabilität der Arzneimittelpreise ist. So sind die Preise zwischen 1983 und 1988 – dem Jahr vor der Festbetragseinführung – um 9,1% angestiegen: Dies entspricht einer jährlichen Steigerungsrate von +1,8% (Abbildung 4.4).

Dagegen zeigt sich im Festbetragssegment zwischen Januar 1989 und Dezember 2003 ein Rückgang um knapp 33 %, während die Preise im Nichtfestbetragssegment im gleichen Zeitraum um 27% gestiegen sind. Die stärksten Preissenkungen gab es im September 1989, als die umsatzstärksten ersten zehn Festbetragsgruppen der Stufe 1 mit denselben Wirkstoffen festgesetzt wurden. Auch zum Januar und Juli 1990 sind noch deutliche Preisrückgänge eingetreten. Mit der sukzessiven Definition weiterer Festbetragsgruppen haben sich seit 1989 stufenweise Preisanpassungen nach unten im Markt durchgesetzt (Abbildung 4.9). Naturgemäß werden solche Effekte jedoch immer kleiner, da zusätzliche neue Festbetragsgruppen immer geringere Marktanteile umfassen. Mit der Festbetragsregelung vom Juli 2003 umfaßt das Festbetragsmarktsegment 71,7% der Verordnungen und 34,1% des Umsatzes. Damit hat die Marktbedeutung der Festbeträge seit 1997 mit einer Umsatzabdeckung von immerhin knapp 60% bis 2003 deutlich abgenommen (BKK Bundesverband 2003).

Ab 1998 wurde die Festsetzung neuer sowie die Anpassung bestehender Festbeträge durch die Spitzenverbände der Krankenkassen wegen kartellrechtlicher Auseinandersetzungen blockiert. Schließlich hat der Gesetzgeber mit dem Festbetrags-Anpassungsgesetz vom 27. Juli 2001 die Anpassung der Festbeträge bis Ende 2003 dem jetzigen Bundesministerium für Gesundheit und soziale Sicherung (BMGS)

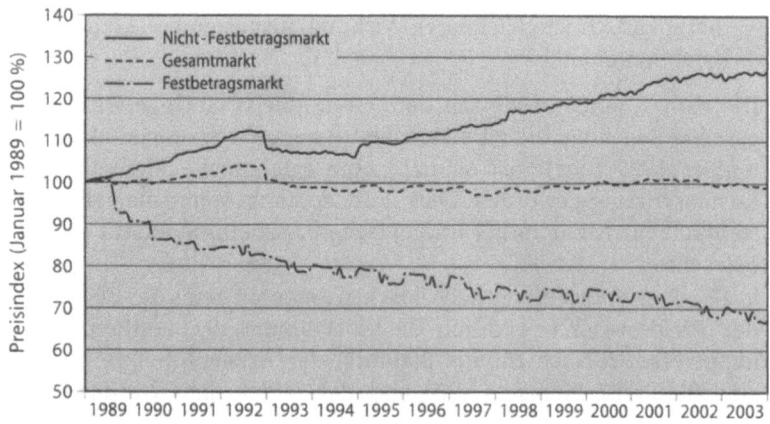

Abbildung 4.9: Preisindex nach Marktsegmenten seit 1989 (ab 1991 mit den neuen Bundesländern). Zur Jahresmitte werden jeweils aktuelle Warenkörbe der Preisindexberechnung zugrunde gelegt. Durch neue Festbetragsgruppen und Preisanpassungen einzelner Festbetragsgruppen kann es zu Preisniveausprüngen kommen.

übertragen, das einmalig zum 1. Januar 2002 von dieser Möglichkeit Gebrauch gemacht hat. Diese Anpassung der Festbeträge hat bereits im Januar 2002 zu einer Preissenkung im Festbetragssegment um 2,5% gegenüber dem Vorjahresmonat geführt. Nachdem das Bundesverfassungsgericht Ende 2002 die Rechtmäßigkeit des Verfahrens der Festbetragsfestsetzung durch die Spitzenverbände der Krankenkassen bestätigt hat (Az. 1BvL 28/95 u. a. vom 17. Dezember 2002), liegt seit 16. März 2004 nunmehr auch die Entscheidung des Europäischen Gerichtshofs vor (C-264/01 u. a.): Damit gelten die gesetzlichen Krankenkassen nicht als Unternehmen und die Spitzenverbände der Krankenkassen gelten nicht als Unternehmensvereinigungen im Sinne des EG-Vertrages, wenn sie Festbeträge für Arzneimittel festsetzen. Ein Verstoß gegen den EG-Vertrag liegt somit nicht vor. Damit kann das Festbetragsverfahren, das in den letzten 15 Jahren im Durchschnitt zu jährlichen Einsparungen in Höhe von 1,2 Mrd. € geführt hat, auch zukünftig wirkungsvoll Wirtschaftlichkeitsreserven erschließen. Die Prognosen für das Jahr 2004 gehen von 2,5 Mrd. € aus (BKK Bundesverband 2004). Die Gründe für den Erfolg der deutschen Festbeträge sind darin zu suchen, daß ein hohes Preisniveau mit großen Preisdifferenzen zwischen den wirkstoffgleichen Produkten und ein generischer Wettbewerb vorhanden waren. Dieser Erfolg läßt sich jedoch nicht direkt auf andere Länder übertragen, da dort spezifische Konstellationen und Regulierungsmechanismen vorhanden sind (López-Casasnovas und Puig-Junoy 2000, Danzon und Furukawa 2003).

Die Wirksamkeit des Festbetragssystems kann darüber hinaus zukünftig gesteigert werden, wenn gemäß GMG Festbeträge der Stufen 2 und 3 auch für patentgeschützte Arzneimittel festgelegt werden, die weder eine neuartige Wirkungsweise noch einen therapeutischen Zusatznutzen besitzen. Zwischen 1996 und 2003 waren diese Arzneimittel von der Festbetragsregelung ausgenommen und damit innovativen patentgeschützen Arzneimitteln gleichgestellt. Mit der Abschaffung dieser Sonderregelung stehen Analogpräparate zukünftig im Rahmen der Festbeträge in einem Preiswettbewerb mit generischen Präparaten der ursprünglich innovativen Substanz, was zu erheblichen Einsparungen führen kann und beispielsweise in Australien, British Columbia und den Niederlanden bereits realisiert wurde (vgl. Analogpräparate weiter unten).

Generikamarkt

Der hohe Marktanteil von Generika im deutschen Arzneimittelmarkt trägt maßgeblich zum Erfolg des Festbetragssystems bei. Generika sind Arzneimittel mit patentfreien Wirkstoffen, deren Anteil sich seit 1981 stark erhöht hat (Kapitel 1, Abbildung 1.7). Bei einem internationalen Vergleich von fünf europäischen Ländern wurde in Deutschland 1996/97 der höchste Generikaanteil am Gesamtmarkt festgestellt (Garattini und Tediosi 2000). Nach aktuellen Vergleichsstudien nimmt Deutschland weiterhin einen Spitzenplatz ein, jedoch werden die generischen Produkte in Ländern wie Kanada, Chile, Frankreich oder Großbritannien deutlich preiswerter angeboten (Danzon und Furukawa 2003; de Joncheere et al. 2003).

Trotz der steigenden Generikaausschöpfung bestehen in Deutschland mit 1,5 Mrd. € noch erhebliche Wirtschaftlichkeitspotentiale. Im generikafähigen Markt entfallen 67,5% des Umsatzes auf generische Produkte (75,3% der Verordnungen). Allerdings verliert das generikafähige Marksegment jährlich an Bedeutung, da es im Jahr 1993 noch 67,8% des Umsatzes, 2003 aber nur noch einen Anteil von 44,8% umfaßte. Auch die Entwicklung sinkender Preisdifferenzen zwischen Original- und Generikapräparaten in dem Sinne, daß sich die Generikapreise zunehmend den Originalpreisen annähern, würde eher ein Sinken der Potentiale erwarten lassen. So lagen im Jahr 1991 die durchschnittlichen Generikapreise mit 11,48 € um 47,7% unterhalb der Preise patentfreier Originalanbieter mit 21,94 €.

Dieser Abstand hat sich bis zum Jahre 2000 auf 28,4% verringert, stagniert dann bis 2002 um dann 2003 wiederum auf 31,9% zu steigen (Abbildung 4.10). Dieser Preiseffekt ist durch den Patentauslauf von 12 Wirkstoffen wie beispielsweise den umsatzstarken Substanzen Simvastatin oder Ramipril zu erklären, die allein 2003 einen Umsatz von 945 Mio. € (3,9% aller Umsätze) erreichen. Als Folge davon sind die Verordnungskosten bei generikafähigen Originalpräparaten auf 26,46 € (+12,3% im Vergleich zu 2002) und bei Generikaprodukten auf 18,03 € (+6,0% im Vergleich zu 2002) gestiegen. Eine weitere Ursache für das hohe generische Einsparpotential ist die Preisstruktur verschiedener generischer Präparate. Etwa 60% des gesamten generischen Einsparpotentials kann durch die Verordnungssubstitution innerhalb des Generikasegments realisiert werden (Nink und Schröder 2004). Trotz einer hohen Generikaausschöpfung bestehen also gleichzeitig hohe Einsparpotentiale. Auch der mit dem AABG im Jahr

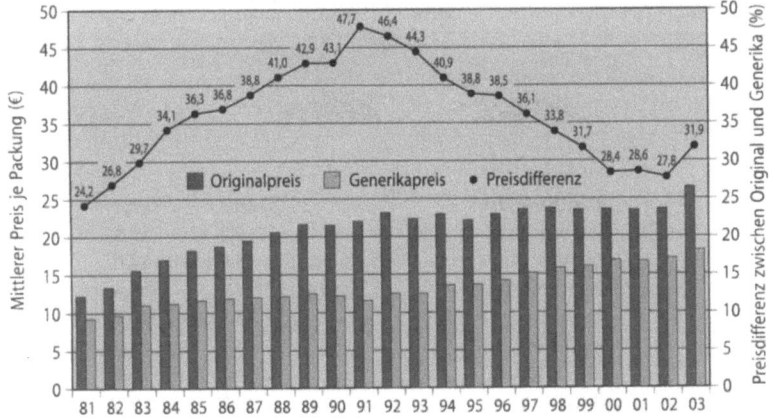

4

Abbildung 4.10: Differenz der mittleren Preise im generikafähigen Markt 1981 bis 2003

2003 verfolgte Ansatz zeigt, daß der Nutzen der strategieanfälligen und mit hohem bürokratischem Aufwand verbundenen Aut-idem-Lösung im Jahr 2003 hinter den Erwartungen des Gesetzgebers zurückblieb.

Vermutlich ist es effektiver, wenn die Ärzteschaft frühzeitig über die Patentausläufe informiert wird und damit schnell preiswerte Generika verordnet werden können. Die Patentabläufe der Jahre 2001 bis 2003 zeigen, daß der Verordnungsanteil von ehemals patentgeschützten und zwischenzeitlich generisch gewordenen Wirkstoffen deutlich differiert (Tabelle 4.2). So wurde der Generikaanteil von 45% bei Simvastatin vergleichsweise rasch erreicht. Ein möglicher Grund für die schnelle Realisierung des Einsparpotentials der Originalpräparate von Simvastatin (*Zocor, Denan*) ist die hohe Preisdifferenz zwischen Originalpräparat (1,25 € je Tagesdosis) und Simvastatingenerika (0,48 € je Tagesdosis). Denkbar ist aber auch die frühzeitige Information der Ärzte durch die Generikahersteller. Jedoch kann auch bei Simvastatin noch jeder fünfte € eingespart werden, wie das Einsparpotential von knapp 70 Mio. € belegt. Im Jahr 2004 sind die Patentausläufe mit entsprechendem generischem Wettbewerb von 13 weiteren Wirkstoffen wie Amlodipin, Mirtazapin, Carvedilol, Pravastatin oder Erythropoetin zu erwarten (Tabelle 4.2). Damit wird ein weiterer Umsatzanteil von mehr als einer Milliarde Euro generikafähig.

Tabelle 4.2: Wirkstoffe mit Patentablauf in den Jahren 2001 bis 2004

Beginn generischer Wettbewerb Jahr/Monat		Wirkstoff	Umsatz in Mio. €	Generika- umsatz in %	Einspar- potential in Mio. €
2001					
	1	Roxithromycin	49,4	93,4	1,7
	2	Triptorelin	9,3	16,3	0,3
	5	Epirubicin	3,0	14,0	0,0
	6	Loratadin	15,0	96,4	0,7
	7	Paroxetin	43,8	74,9	1,9
	7	Ciprofloxacin	64,0	79,3	12,5
	8	Nimodipin	4,5	15,5	0,0
	8	Ofloxacin	19,5	79,4	0,8
	10	Zolpidem	22,1	51,0	3,4
	11	Domperidon	13,4	25,0	1,7
2002					
	2	Cetirizin	31,9	68,1	5,8
	3	Citalopram	96,1	59,5	14,5
	7	Pipamperon	14,8	20,8	0,5
	7	Enalapril und Hydrochlorothiazid	60,7	62,7	8,2
	9	Itraconazol	33,1	52,5	2,3
	9	Pamidronsäure	26,9	15,9	1,3
	10	Ceftriaxon	9,3	8,2	0,0
	12	Terazosin	20,9	13,0	4,1
2003					
	2	Trazodon	3,7	20,1	0,2
	2	Opipramol	38,3	11,5	2,9
	2	Flecainid	18,5	5,4	1,4
	3	Fluconazol	25,4	25,1	4,7
	3	Lovastatin	34,2	5,4	10,6
	3	Simvastatin	309,8	45,4	69,5
	5	Gabapentin	76,1	12,2	5,6
	7	Cefixim	25,1	12,7	1,2
	10	Tiaprid	19,8	1,4	–
	10	Moxonidin	101,2	3,7	8,4
	11	Ramipril	160,7	2,8	8,8
	11	Torasemid	132,0	0,8	12,8
2004					
	1	Pergolid	26,6	–	–
	1	Amlodipin	195,1	–	–
	4	Mirtazapin	103,0	–	–
	4	Prednicarbat	13,6	–	–
	4	Lisinopril und Hydrochlorothiazid	34,3	–	–

Tabelle 4.2: Wirkstoffe mit Patentablauf in den Jahren 2001 bis 2004 (Fortsetzung)

Beginn generischer Wettbewerb Jahr/Monat	Wirkstoff	Umsatz in Mio. €	Generika- umsatz in %	Einspar- potential in Mio. €
4	Carvedilol	123,8	–	–
4	Quinapril	12,0	–	–
4	Xipamid	42,7	–	–
6	Pravastatin	146,4	–	–
6	Amisulprid	43,2	–	–
9	Ceftazidim	0,7	–	–
11	Clarithromycin	49,6	–	–
12	Erythropoietin	328,9		
Summe hier		2602,5		185,8
Durchschnitt (2001 bis 2003)			33,7	

Patentmarkt: Innovative Arzneimittel und Analogpräparate

In der Regel wirken neue patentgeschützte Wirkstoffe kostenstei-gernd. Der Umsatzanteil dieser Arzneimittel hat sich innerhalb der letzten 10 Jahre von 10,2% im Jahre 1994 auf 39,0% 2003 nahezu ver-vierfacht. Diese Entwicklung scheint nicht weiter überraschend, da zu erwarten ist, daß innovative neue Produkte teurer als die bereits im Markt vorhandenen Wirkstoffe sind. Dies ist jedoch mit der Erwar-tung verknüpft, daß mit diesen Produkten ein therapeutischer Zusatz-nutzen verbunden ist. Die seit 1986 im Arzneiverordnungs-Report vor-genommene Analyse der neuen Wirkstoffe eines Jahres nach ihrer therapeutischen Bedeutung belegt jedoch, daß längst nicht jedes neue Produkt eine therapeutische Verbesserung für den Patienten bedeutet. Bei dieser Bewertung wird – anders als im Zulassungsverfahren – ins-besondere der Innovationscharakter einer Substanz anhand des thera-peutischen Zusatznutzens gegenüber bereits bekannten Wirkstoffen bewertet. Als Grundlage dient hierfür die Klassifikation nach Fricke und Klaus (siehe Neue Arzneimittel, Kapitel 2).

Bei den seit 1986 nach diesem Schema klassifizierten neuen Wirk-stoffen erreichen die Analogpräparate einen Anteil von knapp 49 %, während auf innovative Wirkstoffe der Kategorie A lediglich 31,5% entfallen (Abbildung 4.11). Offensichtlich ist die Entwicklung eines

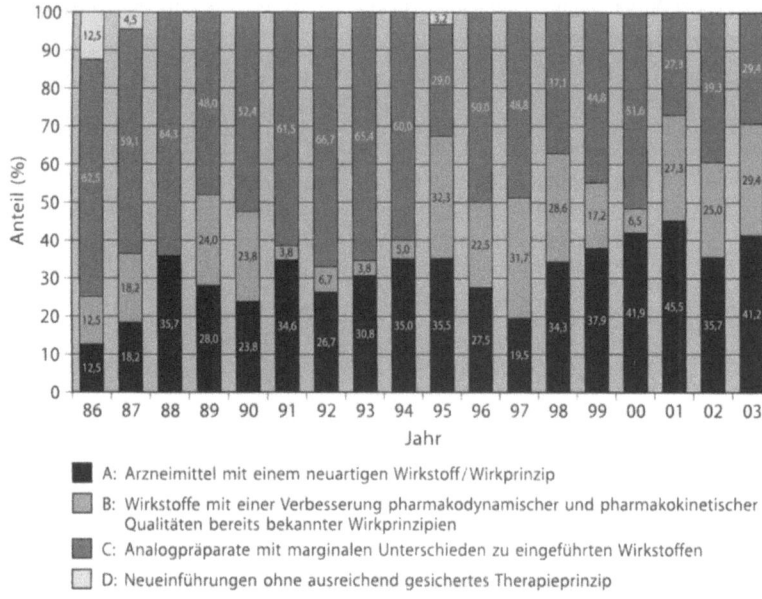

Abbildung 4.11: Bewertung neuer Wirkstoffe nach Fricke und Klaus 1986–2003

Me-too-Präparats mit seinen Chancen und Risiken besser kalkulierbar und somit ökonomisch attraktiv. Die Umsatzentwicklung
patentgeschützter neuer Wirkstoffe zeigt, daß diese Strategie der Hersteller auch im Jahr 2003 erneut aufgegangen ist.

Patentgeschützte Wirkstoffe erzielten im Jahr 2003 einen Umsatz
von 9,4 Mrd. €, allein 4,5 Mrd. € entfielen auf Analogpräparate, die
damit einen Umsatzanteil von knapp 19% am gesamten Fertigarzneimittelumsatz erreicht haben (Abbildung 4.12).

Die Umsatzsteigerung für patentgeschützte Wirkstoffe der Kategorie C in den vergangenen 10 Jahren liegt bei 73,8 %, während der
Gesamtumsatz im gleichen Zeitraum nur um 34,6% angestiegen ist.
Mit einem Umsatzplus von 2,7% im Jahr 2003 gegenüber dem Vorjahr ist der Umsatz patentgeschützter Analogpräparate moderater
angestiegen als im Gesamtmarkt, was unter anderem in dem Patentablauf von Simvastatin im März 2003 und Ramipril im November
2003 mit einem jährlichen Umsatz von mehr als 470 Mio. € begründet liegt.

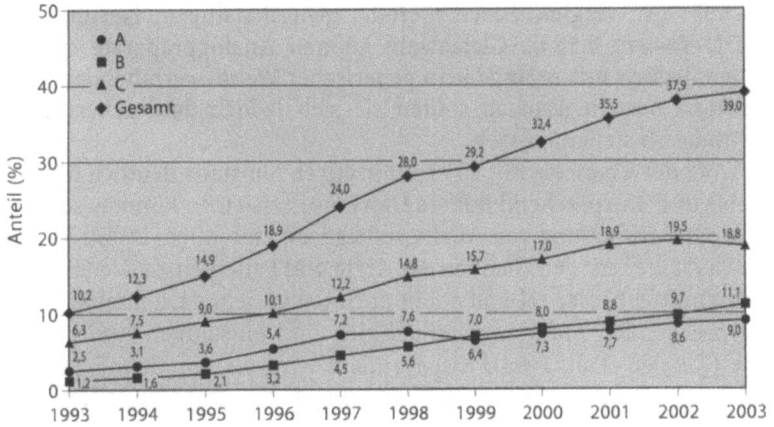

Abbildung 4.12: Umsatzanteil patentgeschützter Wirkstoffe 1993 bis 2003

Anders als in den meisten europäischen Ländern, gibt es in Deutschland keine Instrumente zur direkten Kontrolle der Arzneimittelpreise auf der Herstellerebene. Vielmehr wird versucht, die Arzneimittelpreise über das Referenzpreissystem der Festbeträge indirekt zu kontrollieren (Ess et al. 2003, ÖBIG 1998b). Patentgeschütze Arzneimittel, die nach 1996 zugelassen wurden, waren bis Ende 2003 jedoch von dieser Regelung ähnlich wie in Italien und Spanien ausgeschlossen. Nach den Referenzpreismodellen in Australien, British Columbia und den Niederlanden kann die therapeutische Äquivalenz erfolgreich genutzt werden um patentgeschützte Arzneimittel in die Festbetragsfestsetzung einzubeziehen (Kanavos und Reinhardt 2003). Insgesamt liegen die patentgeschützten Analogpräparate mit einem durchschnittlichen Wert je Verordnung von 79,73 € deutlich über dem Mittelwert des Gesamtmarktes von 32,21 € bzw. dem entsprechenden Vergleichswert von 18,03 € je Generikaverordnung. Damit liegen diese Präparate zwar deutlich über dem Gesamtdurchschnitt, aber unter den Durchschnittskosten von „innovativen" Präparaten mit einem Durchschnittswert von 194,96 € für patentgeschützte Präparate der Kategorie A und 124,70 € für die B-Kategorie. Daraus das Argument abzuleiten, daß Analogpräparate sparen helfen, würde jedoch nicht die Realität beschreiben: Die Kosten je Tagesdosis für patentgeschützte Analogsubstanzen (DDD-Kosten 1,17 €) betragen das 2fache der

Kosten der vergleichbaren bereits generikafähigen Leitsubstanz (DDD-Kosten: 0,56 €). Gleichwohl können Analogpräparate sparen helfen, jedoch nur solange kein generischer Wettbewerb bei der Leitsubstanz besteht. Danach sollten sie sich jedoch dem generischen Wettbewerb stellen müssen.

Trotz der Chancen, mit einer innovativen Substanz deutlich höhere Preise und entsprechend höhere Gewinne erzielen zu können, scheint sich die Entwicklung von Analogsubstanzen zu lohnen. Damit setzen die Hersteller auf den Glauben der Ärzte und Patienten, daß jedes neue Arzneimittel besser sei und somit auch teurer sein darf, flankiert von entsprechenden Marketingmaßnahmen und einseitigen Informationen (Kessler et al. 1994). Insbesondere wird als ein Grund für die hohen Kosten der Me-too-Präparate angeführt, daß Hersteller rund 30% ihrer Einnahmen für Marketing und Verwaltung, aber nur 12% für Forschung und Entwicklung aufwenden (Angell und Relman 2002). Darüber hinaus werde mittlerweile ein großer Teil der Forschung nach wirklich innovativen Substanzen aus öffentlichen Mitteln finanziert, aber von pharmazeutischen Herstellern patentiert, wie eine Vielzahl neuerer Aids- und Krebsmittel (Angell und Relman 2002).

Das Streben nach hohen Arzneimittelpreisen nahezu unabhängig von therapeutischer Relevanz könnte man – wie in anderen europäischen Ländern praktiziert – beispielsweise durch Einkaufsmodelle zwischen der Gesetzlichen Krankenversicherung und den pharmazeutischen Herstellern oder durch staatliche Preisfestsetzungen begrenzen (Glaeske et al. 2003). Dem deutschen System mit einer Revitalisierung der Festbeträge auch für patentgeschützte Analogpräparate ab 2004 ist der Vorzug zu geben gegenüber den beispielsweise in Belgien, den Niederlanden oder Norwegen praktizierten Preisfestsetzungen anhand von europäischen Vergleichspreisen, da dies weniger strategieanfällig ist (Ess et al. 2003).

Die pharmazeutische Industrie reagiert auf diese geänderten Rahmenbedingungen, indem sie nicht nur Ärzte, sondern auch die Patienten, Krankenkassen und die Politik in den Fokus ihres „Innovations-Marketing-Managements" stellt (Harms und Drüner 2002). Gleichzeitig wird die „traditionelle" Vermarktung von Arzneimitteln über die 15.500 Pharmareferenten in Deutschland intensiviert, obwohl sich immer größere Gegensätze zwischen Absatzinteressen und evidenzbasierter medizinischer Information zeigen. So sind die Informationen in 94% der Werbematerialien der pharmazeutischen Industrie nicht durch valide wissenschaftliche Untersuchungen belegbar (Kaiser et al. 2004). Trotzdem scheint sich offensichtlich der Einsatz der pharmazeutischen Industrie von jährlich 1,4 Milliarden € für die deutschen Pharmareferenten zu lohnen (Koch 2001). Je häufiger Ärzte von Pharmavertretern besucht werden, umso mehr Arzneimittel verordnen sie auch (Watkins et al. 2003). Die Kosten der Vermarktung von 28 im Jahr 1999 in den Niederlanden untersuchten Arzneimitteln in Höhe von knapp 72 Millionen € basieren unter anderem auf verschiedenen Säulen: 20% waren für Phase IV-Studien und Anwendungsbeobachtungen, 19% für Fortbildungen und Kongressbesuche der Ärzteschaft, 11% für die Werbungstreffen – auf denen Meinungsbildner vor Ärzten die entsprechende Vorzüge des neuen Arzneimittels preisen, 20% für Werbepost für Ärzte und Anzeigen in Fachmagazinen sowie letztlich 12% für die „Ausstattung" der Pharmareferenten wie Geschenke etc. eingeplant (van Egmond-Vettenburg und ter Steege 2001). Eine Beschränkung oder ein Verbot der Annahme von Geschenken der pharmazeutischen Industrie an die verordnenden Ärzte würde diesen Kreislauf unterbrechen helfen (Moynihan 2003). In Deutschland finden sich hier in dem Berufsrecht der Ärzte keine klaren Aussagen (Koch 2001). Selbst in der aktuellen (Muster-)Berufsordnung der Bundesärztekammer mit Stand von 2003, findet sich in § 33 (Arzt und Industrie) die Formulierung: „Die Annahme von geldwerten Vorteilen in angemessener Höhe für die Teilnahme an wissenschaftlichen Fortbildungen ist nicht berufswidrig."

Konkrete gesetzliche Schritte zielen darauf, daß patentgeschützte Analogpräparate in das Festbetragsverfahren einbezogen werden. Daneben sollen aber auch Nutzenbewertungen von Arzneimitteln über das „Institut für Qualität und Wirtschaftlichkeit im Gesundheitswesen" durchgeführt werden. Diese Aufgabe ist zwingend notwendig, da negative Studienergebnisse ohnehin häufig nicht publiziert werden, und die publizierten Studien mit entsprechenden „Tricks" die Wirksamkeit eines Arzneimittels geschönt belegen: Dabei wird beispielsweise häufig gegen Placebo und nicht gegen bereits vorhandene wirksame Medikamente getestet (Sackett und Oxman 2004). Ein wichtiger erster Schritt wäre, daß ein zentrales öffentliches Register über Studienergebnisse auf europäischer Ebene implementiert wird (Hirsch 2004). Da eine solche Lösung nicht in Sicht ist, kann momentan nur auf persönliche Kontakte zwischen den Forschern oder auf Zeitschriften wie das 2004 gegründete „Journal of Negative Results in Biomedicine" zurückgegriffen werden (Pfeffer und Olson 2004).

Mit einer durch unabhängige Experten vorgenommenen Bewertung möglichst aller vorhandenen Studien soll eine qualitativ hochwertige und innovative Arzneimittelversorgung zu fairen Preisen für die GKV zukünftig sichergestellt werden. Damit soll der Gemeinsame Bundesausschuß vergleichende Bewertungen des therapeutischen Zusatznutzens von Innovationen vornehmen. Ein erster Schritt, um die beklagte eingeschränkte Effizienz des Preiswettbewerbs, die als „ökonomische Überversorgung" (Wille 2002) interpretiert wird, steigern zu können. Durch das Institut sollen jedoch keine Kosten-Nutzen-Bewertungen, sondern ausschließlich Nutzen-Bewertungen vorgenommen werden. Kosten-Nutzen-Bewertungen hatten in British Columbia dazu geführt, daß nur 69 der insgesamt 1130 neuen patentierten Produkte, die zwischen 1988 und 2001 in den Markt eingeführt wurden, als substantielle Neuerungen anerkannt wurden. Das „Patented Medicine Prices Review Board" (PMPRB) stufte 48% dieser neuen Produkte als Me-Toos und 45% als Schrittinnovationen ein, die in die Festbetragsbildung mit einbezogen wurden (Morgan et al. 2003). Auch in Deutschland ist nunmehr der Weg frei, daß die Wirtschaftlichkeitspotentiale bei Analogpräparaten in Höhe von 2 Mrd. € zukünftig genutzt werden können (siehe Kapitel 1).

Erste Hinweise, daß auch die Pharmazeutische Industrie ihre Innovationsaufwendungen verstärkt, werden aus den Prognosen des Mannheimer Innovationspanels für das Jahr 2004 und den vorläufigen Ergebnissen des Jahres 2003 deutlich. Dabei zeigt sich, daß die Branche Chemie/Pharma ihre jährlichen Investitionen für Innovationen innerhalb von vier Jahren um knapp 40% gesteigert hat, ausgehend von 8 Mrd. im Jahr 2000 auf 11 Mrd. € im Jahr 2003 (Rammer et al. 2004). Der Bericht der neu gegründeten „Task Force zur Verbesserung der Standortbedingungen und der Innovationsmöglichkeiten der pharmazeutischen Industrie in Deutschland" benennt die zwischen BMGS und pharmazeutischer Industrie konsentierten konkreten Handlungsfelder, die zwei Anforderungen gerecht werden müssen: Die Pharmaindustrie muß bei der Kostenentlastung der gesetzlichen Krankenversicherung mitwirken und auch mit ihren Innovationen die medizinische Versorgung in Deutschland voranbringen und Arbeitsplätze sichern (Task Force 2004).

Nicht verschreibungspflichtige Arzneimittel

Durch das GMG sind ab 2004 nicht verschreibungspflichtige Arzneimittel für Versicherte, die das 12. Lebensjahr vollendet haben, von der
Versorgung ausgeschlossen. Ausgenommen hiervon sind ebenfalls
Versicherte bis 18 Jahre mit Entwicklungsstörungen sowie die Verordnung nicht verschreibungspflichtiger Arzneimittel, die bei der
Behandlung schwerwiegender Erkrankungen als Therapiestandard
gelten (§ 34 SGB V). Hier ist der Gemeinsame Bundesausschuß im
März 2004 seiner Verpflichtung nachgekommen, eine Liste zu publi-
zieren, die diese Ausnahmen bei schwerwiegenden Erkrankungen
benennt. Der Bundesausschuß hat sich hierbei auf einen Kompromiß
geeinigt, der einerseits unstrittige Medikamente, wie beispielsweise
Acetylsalicylsäure zur Thrombozytenaggregationshemmung nach
Herzinfarkt oder Schlaganfall andererseits aber auch Phytotherapeutika wie Mistel zur palliativen Tumortherapie, Ginkgo-Präparate zur
Therapie der Demenz oder Johanniskraut zur Depressionsbehandlung
enthält.

Mit dem Ausschluß der nicht verschreibungspflichtigen Arzneimittel aus der GKV-Erstattung wurde ein an rein arzneimittelrechtlichen
Kriterien orientierter „Konsenspunkt" hinter eine Diskussion gesetzt,
die einst als Qualitätsdiskussion begonnen hatte.

So hatte das Gesundheitsreformgesetz 2000 mit dem § 33a SGB V
die Problematik der Verordnung von Arzneimittel, deren Wirksamkeit
umstritten ist, aufgenommen und die rechtliche Grundlage für die
Einführung einer Liste von verordnungsfähigen Arzneimitteln in der
Gesetzlichen Krankenversicherung geschaffen. Ziel dieser Positivliste
war es, den Ärzten die Auswahl eines geeigneten Arzneimittels zu
erleichtern und damit eine rationale und qualitativ dem Stand der wissenschaftlichen Erkenntnis entsprechende Therapieentscheidung zu
befördern. Die Positivliste sollte kein Instrument der Kostendämpfung
sein, sondern ein Instrument der Qualitätssicherung in der Arzneimittelversorgung für die rund 70 Mio. Versicherten der Gesetzlichen
Krankenversicherung. Darüber hinaus hätte man sich mit einer Positivliste auch europaweit in bester Gesellschaft befunden, da nur
wenige Länder wie beispielsweise Irland auf eine Positivliste verzichten (ÖBIG 1998b). Gerade in Deutschland, das über einen besonders
unübersichtlichen Arzneimittelmarkt verfügt, hätte die Einführung
einer Positivliste noch vor Abschluß der Nachzulassung zu einer deutlichen Bereinigung des Marktes geführt und damit sowohl die Versor-

gungsqualität als auch die Transparenz im deutschen Arzneimittelmarkt unterstützt. Damit wäre ebenfalls ein großer Teil der so genannten umstrittenen Arzneimittel (siehe Kapitel 1), deren Verordnungen
bereits seit Jahren rückläufig sind, von der Verordnung ausgeschlossen
worden. Wäre die deutsche Positivliste gemäß der Bundestagsdrucksa-
che 15/800 vom 8. April 2003 in Kraft getreten, wären im Jahr 2003 Arzneimittel im Umfang von 1,3 Mrd. € nicht mehr erstattungsfähig gewesen und damit gleichzeitig umstrittene Arzneimittel im Umfang von
rund 760 Mio. € bzw. die Hälfte der rund 120 Mio. Verordnungen
umstrittener Arzneimittel im Jahr 2003 (Kapitel 1).

Im Rahmen der Konsensverhandlungen zwischen Regierung und
Opposition wurde die Positivliste jedoch dem Reform-Kompromiß
geopfert. Stattdessen ist als reine „arzneimittelrechtliche" Regelung
der oben geschilderte GKV-Ausschluß der nicht verschreibungspflichtigen Arzneimittel in das GMG aufgenommen worden. Der Verschreibungsstatus eines Arzneimittels gibt jedoch keinerlei Auskunft über
seine Wirksamkeit oder Qualität, sondern allein über mögliche Risiken bei der Anwendung, die eine ärztliche Kontrolle erforderlich
machen. Im Jahr 2003 wurden mehr als 140 Mio. Verordnungen mit
einem Umsatz von knapp 1,9 Mrd. € an nicht verschreibungspflichtigen Arzneimittel an Versicherte über 15 Jahre verordnet. Mit dem Ausschluß dieser Arzneimittel aus der Erstattungsfähigkeit der GKV muß
somit ab 2004 ein weiterer Teil der Krankheitskosten zukünftig allein
von den Versicherten gezahlt werden, ohne daß eine Verbesserung der
Arzneimitteltherapie anhand klar definierter Qualitätsindikatoren –
wie beispielsweise mit einer Positivliste – stattgefunden hätte.

Zuzahlung der Versicherten

Die Eigenbeteiligung der Versicherten war in den vergangenen Jahren
ein häufiger Ansatzpunkt für gesetzliche Änderungen. Ab Ende der
80er Jahre gehörte eine Änderung der Zuzahlungsregelungen zum
„Standardrepertoire" jedes kleineren oder größeren Reformansatzes.
Nachdem zunächst seit den 30er Jahren Zuzahlungen in Form einer
sogenannten Rezeptblattgebühr erhoben wurden, erfolgte ab 1977 die
Umstellung auf eine fixe Gebühr je Verordnung. Ab 1993 wurden dann
mit dem Gesundheitsstrukturgesetz erstmals gestaffelte Zuzahlungen
eingeführt, zunächst für ein Jahr preisgestaffelt, ab 1994 dann gestaf-
felt nach Packungsgrößen.

Allein in den 90er Jahren wurden die Regelungen fünfmal geändert, was in der Regel eine höhere Belastung der Patienten nach sich gezogen hat (vgl. Nink und Schröder 2004).

So hat die zweimalige Erhöhung im Laufe des Jahres 1997 zu deutlich höheren Belastungen der Patienten in den Jahren 1997 und 1998 geführt. Mit dem Regierungswechsel hat der Gesetzgeber 1999 die Patienten erstmals seit Jahren wieder entlastet und die Gesetzlichen Krankenkassen im Gegenzug belastet. Der Rückgang setzt sich in den Folgejahren aufgrund der geänderten Befreiungsmöglichkeiten für chronisch Kranke fort. Seit dem Jahr 2000 hat sich der Eigenanteil der Versicherten bei 1,8 Mrd. € eingependelt, was für das Jahr 2003 7,4% des gesamten Fertigarzneimittelumsatzes bedeutet. Hierbei muß berücksichtigt werden, daß die vorliegenden Zahlen Zuzahlungen bzw. Zuzahlungsbefreiungen anhand des Verordnungsstatus bestimmen. Nachträglich zurückerstattete Zuzahlungen an die Versicherten durch die Kasse können bei diesen Berechnungen nicht berücksichtigt werden, so daß der Zuzahlungsbetrag für Kassenrezepte insgesamt etwas niedriger liegen dürfte.

Im Jahre 2003 waren insgesamt rund 48% der Verordnungen von der Zuzahlung befreit. Dies sind neben den nach § 61 SGB V definierten Härtefällen sowie Kindern und Schwangeren auch der in § 62 SGB V befreite Personenkreis, der sich auch unterjährig wegen Überforderung von der Zuzahlung befreien lassen kann. Angesichts der massiven Zuzahlungserhöhung im Jahre 1997 wurde mit dem 1. Neuordnungsgesetz die gesetzlich verankerte Überforderungsgrenze abgesenkt. Damit können Patienten, deren Zuzahlungen im Laufe eines Kalenderjahres mehr als zwei Prozent ihres Bruttoeinkommens übersteigen, den über dieser Grenze liegenden Betrag von ihrer Krankenkasse zurückfordern. Bei chronisch Kranken liegt das entsprechende Überforderungslimit bei einem Prozent und seit 1999 werden diese Versicherten nach Erbringung der einprozentigen Zuzahlung bei Fortbestehen der Erkrankung in den Folgejahren vollständig befreit. Diese gesetzliche Änderung des Jahres 1999 hat dazu geführt, daß sich nach Auskunft des Bundesministeriums für Gesundheit die Anzahl der im Rahmen der „Überforderungsklausel" (§ 62 SGB V) befreiten Versicherten zwischen 1997 und 2002 von 326.921 auf 2.188.699 Versicherte mehr als versechsfacht hat. Somit war unter Berücksichtigung aller von der Zuzahlung befreiten Gruppen im Jahr 2002 wiederum mehr als jeder dritte Versicherte von der Zuzahlung befreit.

Analysiert man, wie sich die Zuzahlungsbelastungen nach den Alters- und Geschlechtsgruppen im Verordnungsjahr 2003 verteilen, wird deutlich, daß Patientengruppen mit einer hohen Zahl an Arzneimittelverordnungen (vgl. Kapitel 63), mehr Zuzahlungen zu leisten haben. Frauen haben im Durchschnitt 28,86 € und Männer 21,07 € an gesetzlicher Zuzahlung im Jahr 2003 geleistet (Abbildung 4.13). Dabei steigt mit zunehmendem Alter der Betrag der Eigenbeteiligung kontinuierlich an: Den Spitzenwert erreichen Männer über 90 Jahre mit 83,46 € und Frauen zwischen 85 und 89 Jahre mit einem durchschnittlichen Jahreswert von 70,92 €. Dabei liegt die Quote der zuzahlungsbefreiten Verordnungen bei über 60-jährigen Frauen deutlich über der der Männer: In der Altersgruppe der über 90-Jährigen sind knapp 54% der Verordnungen an Frauen, aber nur 39% an Männer von der Zuzahlung befreit. Dies deutet – wie aus anderen Kontexten bereits bekannt – daß insbesondere ältere Frauen einem stärkeren Armutsrisiko ausgesetzt sind. Dabei sollte die Durchschnittsbelastung je Versicherter nicht darüber hinwegtäuschen, daß sich die gesamte Last der Zuzahlungen – sozialpolitisch durch die verschiedenen Befreiungstatbestände durchaus gewollt – auf eine eng begrenzte

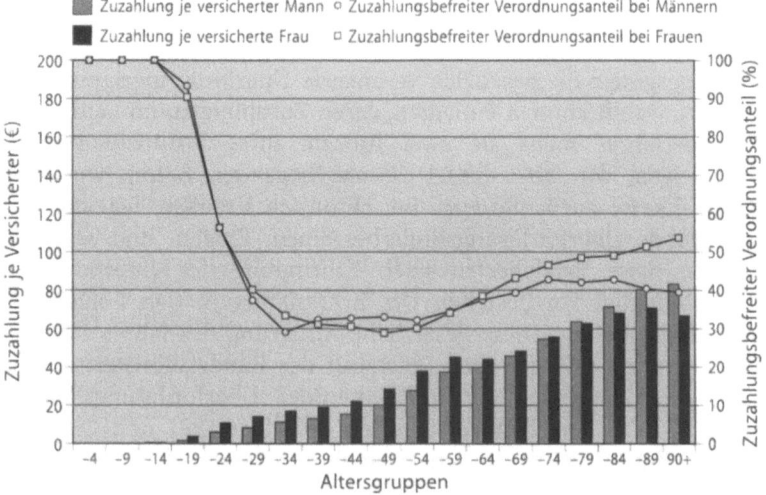

Abbildung 4.13: Zuzahlung nach Alter und Geschlecht der Versicherten 2003

Anzahl von Schultern verteilt: Wie bereits aus anderen Untersuchungen bekannt, konzentriert sich ein großer Teil der Gesundheitsausgaben auf eine kleinen Teil der Versicherten (Winkelhake et al. 2002). Bei den AOK-Arzneimittelumsätzen in Westfalen-Lippe konzentrieren sich 80% des Umsatzes auf nur knapp 18% der Versicherten und 80% der Zuzahlungen auf rund 17% der Versicherten (vgl. Nink und Schröder 2004). Legt man diese Verteilungen auf die Arzneimittelzuzahlungen des Jahres 2003 an, so würden knapp 12 Millionen Versicherte im Durchschnitt jeweils 118,64 € an jährlicher Eigenbeteiligung leisten. Auch diese Darstellung ist noch eine Durchschnittsverteilung, die überdeckt, daß es bei einzelnen multimorbiden Patienten vor dem Hintergrund der geänderten Zuzahlungsregelungen je nach Einkommenssituation zu deutlich höheren Belastungen kommen kann.

Auch zukünftig wird in diesem Bereich keine Ruhe einkehren, hat doch das ab 2004 wirksame GKV-Modernisierungsgesetz (GMG) zu erneuten Änderungen der Zuzahlungsregelungen geführt:

- Die gesetzliche Zuzahlung für Arzneimittel wurde auf 10 Prozent – mindestens jedoch 5 € und höchstens 10 € – festgesetzt.
- Nicht-rezeptpflichtige Arzneimittel sind für Patienten, die älter als 12 Jahre bzw. Jugendliche mit Entwicklungsstörungen, die älter als 18 Jahre sind, nicht mehr erstattungsfähig. Ausnahmemöglichkeiten sind bei der Behandlung von schwerwiegenden Erkrankungen möglich, sofern dies vom Gemeinsamen Bundesausschuß festgelegt wurde und der Arzt dies begründen kann.
- Die Befreiungsmöglichkeiten wurden grundsätzlich neu gestaltet. Die Härtefallregelung, nach der bestimmte Personengruppen vollständig von bestimmten Zuzahlungen befreit waren, wurde abgeschafft. Chronisch kranke Versicherte müssen zukünftig jedes Jahr Zuzahlungen bis zu einer Belastungsgrenze von 1% der Bruttoeinnahmen zum Lebensunterhalt erbringen, alle anderen erwachsenen Versicherten erbringen jährlich Zuzahlungen bis zu einer Grenze von 2% der Einnahmen.
- Hinzu kommen weitere Zuzahlungen wie beispielsweise für Heil- und Hilfsmittel sowie die neu eingeführte Praxisgebühr von jeweils 10 € je Quartal bei Inanspruchnahme ärztlicher und zahnärztlicher Behandlung für Patienten über 18 Jahre. Ausgenommen sind Folgebehandlung auf Überweisung, Leistungen zur Verhütung von Zahnerkrankungen, für Gesundheitsuntersuchungen sowie für Schutzimpfungen.

Allein im Arzneimittelbereich werden die zukünftigen jährlichen Zuzahlungen nach Modellrechnungen auf 3,7 Mrd. € geschätzt, wobei im Vergleich zum Status quo Alte, Frauen, Kranke und Bezieher niedriger Einkommen stärker belastet werden (INIFES 2003).

Mit diesen Änderungen wurde den Argumenten kein Gehör geschenkt, die diesen Maßnahmen nur wenig sinnvoll steuerndes Potential zusprechen. So wurde in der gesundheitspolitischen Diskussion verschiedentlich angeführt, daß eine prozentuale Zuzahlung eine steuernde Wirkung entfalten könne, da sie für die Patienten Anreize zu einem wirtschaftlicheren Inanspruchnahmeverhalten schaffe. Internationale Erfahrungen etwa in der Schweiz oder in den Niederlanden deuten jedoch darauf hin, daß es sehr schwierig ist, eine prozentuale Zuzahlungsregelung so zu gestalten, daß einerseits ein wirtschaftliches Verhalten der Patienten gefördert wird, aber andererseits die Zuzahlung nicht so hoch liegt, daß ärmere Patienten um Kosten zu sparen auf dringend notwendige Medikamente verzichten. So wurde eine 1997 erstmals in den Niederlanden eingeführte Selbstbeteiligungsregelung, die unter anderem eine 20prozentige Eigenbeteiligung bei Arzneimitteln beinhaltete, bereits zwei Jahre später wieder eingestellt, da weder finanzierungs- und nachfragebegrenzende Effekte ersichtlich wurden, noch die betroffenen Personen dieses System akzeptierten. Insgesamt sank der Arzneimittelverbrauch jedoch in den unteren Einkommensschichten und es konnte letztendlich nicht ausgeschlossen werden, daß notwendige Medikamente aus finanziellen Erwägungen nicht mehr eingenommen wurden (Müller 1997). Erste Ergebnisse aus dem Frühjahr 2004 und somit nach der Einführung der Praxiseintrittsgebühr von 10 € je Quartal zeigen, daß nahezu jeder fünfte Befragte mit einem geringen Haushaltsnettoeinkommen unter 1.000 € wegen der Praxisgebühr auf einen Arztbesuch verzichtet hat (GKV-Monitor 2004). Darüber hinaus wird aus kanadischen Ergebnissen deutlich, daß eine höhere Eigenbeteiligung die Medikamentenausgaben zur Behandlung von Herz-Kreislauferkrankungen und des Bluthochdruck sowie für Psychopharmaka verringern, sich jedoch die Gesamtausgaben zur Behandlung dieser chronisch kranken Patienten erhöhen, da vermehrt stationäre Aufenthalte notwendig waren (Holst und Laaser 2003). So kann vermutet werden, daß eine Steuerungswirkung ausschließlich bei unteren Einkommensschichten oder Chronikern erreicht werden kann, die dann durch die geringere finanzielle Leistungsfähigkeit einerseits und das generell höhere Krankheitsrisiko andererseits gleich doppelt betroffen wären – in der Literatur ist dieses Phänomen als „soziales Dilemma" bekannt. Dieses Problem hat Dänemark dahingehend gelöst, daß ein bedarfabhängiges Erstattungssystem eingerichtet wurde. Patienten erhalten dort mit höheren Arzneimittelausgaben eine höhere Erstattung bzw. müssen weniger zuzahlen (Schneider et al. 2004).

Der Appell nach „mehr Eigenverantwortung" suggeriert einen Grad an Freiheit, über den große Teile der Bevölkerung nicht verfügen, und weckt falsche Erwartungen, was die Wirkung eines gesundheitsbewußten Verhaltens angeht. Darüber hinaus wird als zentrale Kritik an dem Modell einer Nachfragesteuerung durch wirtschaftliche Anreize angeführt, daß der Versicherte wenig Einfluß auf Preis und Menge der Leistung in einer ungleichen Arzt-Patienten-Beziehung habe und daher weder das Bild des aufgeklärten „autonomen" Kunden noch das des so genannten „homo oeconomicus" im Gesundheitswesen die Realität widerspiegelt (Klose und Schellschmidt 2001, ÖBIG 2002). Bis heute bleibt die Arzneimittelzuzahlung das empirische Argument schuldig, daß sie eine steuernde Wirkung entfaltet und nicht nur eine rein fiskalische. Auch eine prozentuale Zuzahlung, die aus marktwirtschaftlicher Sicht als sinnvoll erachtet werden muß, kann nicht darüber hinwegtäuschen, daß die möglichen Steuerungswirkungen unter anderem aufgrund der hohen Quote an Zuzahlungsbefreiungen nur sehr begrenzt ausfallen würden. Darüber hinaus könnte eine prozentuale Zuzahlung unter heutigen Marktbedingungen ausschließlich im generikafähigen Markt entsprechende Anreize setzten. Damit würde sich jedoch der adressierbare Umsatz deutlich reduzieren (Klauber et al. 2003).

Bei der Diskussion um Zuzahlungen ist grundsätzlich zu berücksichtigen, daß jede Eigenbeteiligung der Versicherten eine Abweichung sowohl von der paritätischen Finanzierung der Krankenkassenbeiträge durch Arbeitgeber und Arbeitnehmer als auch vom Solidargedanken der GKV – Gesunde zahlen für Kranke – bedeutet (Holst und Laaser 2003).

Ausblick

Für den Arzneimittelmarkt stellt sich nach wiederholten Ansätzen, die Ausgaben zu steuern die Frage, wann der Zeitpunkt für eine weitere Reform gekommen ist. Zwar setzt das GMG mit seinen innersektoralen Strukturreformansätzen im Arzneimittelbereich wie beispielsweise bei der Vergütung der Apotheker oder der Wiedereinführung von Festbeträgen für patentgeschützte Analogpräparate entsprechende Akzente, wird aber dem kurzfristigen ausschließlich ausgabenbegrenzenden Reagieren der letzten Jahre kein Ende setzen. Die gesetzlich festgeschriebenen innersektoralen Regelungen – die auch mit einer zunehmenden Kostenverlagerung auf die Patienten verbunden sind – bieten die Chance, sich kurz- und mittelfristig Luft zu verschaffen, die aber zwingend dafür genutzt werden sollten, über grundlegende Konzepte zur Weiterentwicklung des Arzneimittelmarktes und des Gesundheitswesens nachzudenken. Eine integrierte Betrachtung von Krankenhaus-, Arzneimittel- und ambulanter Versorgung könnte helfen von einer sektoralen zu einer patientenorientierten Sichtweise zu gelangen. Eine Möglichkeit besteht darin Rahmenbedingungen zu schaffen, die einen Wettbewerb um eine qualitativ hochwertige und effektive Versorgung der Patienten für alle Beteiligten attraktiv machen (Jacobs und Schulze 2004). Diese ordnungspolitische Diskussion setzt die Überwindung der Sektorengrenzen voraus und würde helfen die Qualität und Wirtschaftlichkeit in der Gesundheitsversorgung mit Hilfe wettbewerblicher Elemente zu verbessern.

Literatur

Angell M, Relman AS (2002): Patents, profits & American medicine: conflicts of interest in the testing & marketing of new drugs. Daedalus Spring. 102–111.

Anonymus (2003): Changing prescription software to favour generics could save Australia £40 m a year. Brit. Med. J. 326: 184.

BASYS (2002): Auswirkungen staatlicher Eingriffe auf das Preisniveau im Bereich Humanarzneimittel, Augsburg.

Bauer E (2001): Pharma-Länder-Dossiers. Die Arzneimittelversorgung in Europa. Govi-Verlag Pharmazeutischer Verlag, Eschborn.

BKK Bundesverband (2003): Arzneimittel Vertragspolitik. Essen.

BKK Bundesverband (2004): Arzneimittel-Festbeträge: Europäischer Gerichtshof gibt grünes Licht für die Spitzenverbände der Krankenkassen – 2,5 Milliarden Euro Einsparung alleine in diesem Jahr. Pressemeldung vom 16. März 2004.

Bundesministerium für Gesundheit und Soziale Sicherung (2003): Finanzentwicklung zeigt: 2003 muss das Jahr der Modernisierung des Gesundheitswesens sein. Pressemeldung des BMGS zur Finanzentwicklung in der GKV im Jahr 2002. http://www.bmgs.bund.de

Danzon PM, Furukawa MF (2003): Prices and Availability of pharmaceuticals: Evidence from nine countrys, in: Health Affairs, W3, S.521–536.

De Joncheere K, Rietveld AH, Huttin C (2003): Experiences with generics, in: Duks MNG, Haaijer-Ruskamp FM, de Joncheere CP, Rietveld AH (eds) (2003): Drugs and Money. Prices, affordability and cost containment. World Health Organisation. Netherlands.

Deutscher Bundestag (2003): Unterrichtung durch die Bundesregierung. Berichte der Bundesregierung zu Erfahrungen mit der Anwendung der neuen Aut-idem-Regelung. Drucksache 15/2283 vom 18.12.2003.

Dietz B, Kranzer A, Scholl M, Sieben F (2002): Strategische Marktbearbeitung nach dem Erlaß der Aut-idem-Regelung. Pharm Ind 64, Nr.12, 1212–1216.

Ess SM, Schneeweiss S, Szucs TD (2003): European healthcare policies for controlling drug expenditure. PharmacoEconomics. 21: 89–103.

Garattini L, Tediosi F (2000): A comparative analysis of generic markets in five European countries. Health Policy 51: 149–162.

GKV-Monitor (2004): Wie verhalten sich die Menschen? WIdO, Bonn.

Glaeske G, Klauber J, Lankers CHR, Selke GW (2003): Stärkung des Wettbewerbs in der Arzneimittelversorgung zur Steigerung von Konsumentennutzen, Effizienz und Qualität. Gutachten im Auftrag des Bundesministeriums für Gesundheit und Soziale Sicherung (BMGS). http://www.wido.de/Aktuelles/index.html.

Harms F, Drüner M (2002): Zukunftsperspektiven für pharmazeutisches Marketing. In: Pharm. Ind. 64, Nr. 12: 1217–1224.

Hehner S, Wettke J (2003): Perspektiven für Apotheken in Deutschland. McKinsey Health 2003, 2, 6–19.

Hirsch L (2004): Randomized clinical trials: What gets published, and when?, in: CMAJ, 17. Februar 2004, S. 481-483.

Holst J, Laaser U (2003): Zuzahlungen im Gesundheitswesen: Unsozial, diskriminierend und ineffektiv. Dtsch Ärztebl Heft 51-52, S. A3358–A3361.

INIFES (2003): Zuzahlungen nach dem GKV-Modernisierungsgesetzt (GMG) unter Berücksichtigung von Härtefallregelungen. Internationales Institut für empirische Sozialökonomie, Augsburg.

Jacobs K, Schulze S (2004): Wettbewerbsperspektiven integrierter Versorgung in der gesetzlichen Krankenversicherung. Erscheint in: Cassel D (Hrsg.): Wettbewerb und Regulierung im Gesundheitswesen. Tagungsband des Ausschusses für Gesundheitsökonomie des Vereins für Socialpolitik, Nomos Verlagsgesellschaft Baden-Baden.

Kaiser T, Ewers H, Waltering A, Beckerwermert D, Jennen C, Sawicki PT (2004): Sind die Aussagen medizinischer Werbeprospekte korrekt? Arznei-Telegramm, 2/2004, S. 21–23.

Kanavos P, Rheinhardt U (2003): Reference Pricing for drugs: Is it compatible with U.S. health care?, in: Health Affairs, Volume 22, 16–30.

Kessler DA, Rose JL, Temple RJ, Schapiro R, Griffin JP (1994): Therapeutic-class wars – drug promotion in a competitive marketplace. N Engl J Med 331: 1350–1353.

Klauber J, Lankers CHR, Selke GW (2003): Reform des Arzneimittelmarktes – Ein Plädoyer für mehr Wettbewerb. Gesundheits- und Sozialpolitik 5-6/2003.

Klose J, Schellschmidt H (2001): Finanzierung und Leistungen der Gesetzlichen Krankenversicherung. WIdO, Bonn.

Koch K (2001): Millionen für die Meinungsbildner, in: Deutsches Ärzteblatt Jg. 98, Heft 39, S. A2484–A2486.

López-Casasnovas G, Pui-Junoy J (2000): Review of the literature on reference pricing. Barcelona.

Morgan SG, Barer ML, Agnew, JD (2003): Whither Seniors" pharmacare: Lessons from (and for) Canada. Health Affairs, Volume 22, Number 3, 49–59.

Moynihan R (2003): Who pays for the pizza? Redefining the relationship between doctors and drug companies. 1: Entanglement und 2: Disentanglement, in: BMJ Volume 326: S. 1189–1196.

Müller J (1999): Das niederländische Gesundheitssystem– Modell für Deutschland? In: Arbeit und Sozialpolitik 1–2, S. 20–32.

Nink K, Schröder H (2004): Der Arzneimittelmarkt in der Bundesrepublik Deutschland, in: Schwabe U, Paffrath D (Hrsg): Arzneiverordnungs-Report 2003. Springer-Verlag, Heidelberg, S.915–958.

Nink K, Schröder H (2003): Der Arzneimittelmarkt in der Bundesrepublik Deutschland. In: Schwabe U, Paffrath D (Hrsg.): Arzneiverordnungs-Report 2002. Springer-Verlag, Berlin, Heidelberg.

Österreichisches Bundesinstitut für Gesundheitswesen (1998a): Arzneimittel. Vertrieb in Europa, Wien.

Österreichisches Bundesinstitut für Gesundheitswesen (1998b): Arzneimittel. Steuerung der Arzneimittelmärkte in neun europäischen Ländern, Wien.

Österreichisches Bundesinstitut für Gesundheitswesen (2001): Benchmarking Arzneimittelausgaben, Wien.

Österreichisches Bundesinstitut für Gesundheitswesen (2002): Selbstbeteiligung. Internationaler Vergleich und Implikationen für Österreich, Wien.

Pfeffer C, Olson BR (2004), Editorial: Journal of Negative Results in Biomedicine, in: Journal of Negative Results in Biomedicine, 1: 1–2.

Rammer C, Peters B, Schmidt T, Doherr T (2004): Innovationsverhalten der deutschen Wirtschaft. Indikatorenbericht zur Innovationserhebung 2003, Mannheim.

Sackett DL, Oxman OD (2004): HARLOT plc: an amalgamation of the world's two oldest professions. BMJ 2003, 327: S 1442–1445.

Santésuisse (2004): Leistungsorientierte Abgeltung (LOA): Erste Ziele erreicht, in: Gesundheitswesen, Infosantésuisse 5/2004, 12–13.

Schneider M, Hofmann U, Köse A (2004): Zuzahlungen im internationalen Vergleich. Kurzexpertise 2003. Strukturdaten 1980–2000 für 20 Länder. Augsburg.

Task Force zur Verbesserung der Standortbedingungen und der Innovationsmöglichkeiten der pharmazeutischen Industrie in Deutschland (2004): Bericht und Aktionsplan der Task Force zur Verbesserung der Standortbedingungen und der Innovationsmöglichkeiten der pharmazeutischen Industrie in Deutschland, Berlin, Juni 2004.

van Egmond-Vettenburg JS, ter Steege H, Marketing plans for medicinal products available on prescription only: medicinal products, The Hague, July 2001, second revised edition.

Watkins C, Moore L, Harvey I, Carthy P, Robinson E, Brawn R (2003): Characteristics of general practitioners who frequently see drug industry representatives: national cross sectional study. BMJ 326: 1178–1179.

Wille E (2002): Welche Auswirkungen hat die „4. Hürde" auf Über-, Unter- und Fehl-versorgung und auf die deutsche Gesundheitsindustrie. In: Lauterbach KW, Volmer T (2002): Arzneimitteltherapie. Über-, Unter- und Fehlversorgung. Schattauer, Stuttgart, S. 33–55.

Winkelhake O, Miegel U, Thormeier K (2002): Die personelle Verteilung von Leistungsausgaben in der Gesetzlichen Krankenversicherung 1998 und 1999. Sozialer Fortschritt 3: 58–61.

4

Ulrich Schwabe und Dieter Paffrath (Hrsg.)

Arzneiverordnungs-Report 2004

Aktuelle Daten, Kosten, Trends und Kommentare

Mit Beiträgen von

Manfred Anlauf
Jürgen Bausch
Rainer H. Böger
Volker Dinnendahl
Thomas Eschenhagen
Uwe Fricke
Judith Günther
Karl-Friedrich Hamann
Karl Hans Holtermüller
Hans-Georg Joost
Winfried V. Kern
Gerald Klose
Björn Lemmer
Martin J. Lohse
Anna Lorenzen
Hans F. Merk

Klaus Mengel
Joachim Mössner
Bernd Mühlbauer
Bruno Müller-Oerlinghausen
Katrin Nink
Hartmut Oßwald
Thomas Rabe
Gerhard Schmidt
Harald Schmidt
Hasso Scholz
Helmut Schröder
Ulrich Schwabe
Anette Zawinell
W. Jens Zeller
Reinhard Ziegler

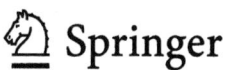 Springer

Prof. Dr. med. ULRICH SCHWABE
Pharmakologisches Institut der Universität Heidelberg
Im Neuenheimer Feld 366
69120 Heidelberg

Dr. rer. soc. DIETER PAFFRATH
Bachstraße 29
50858 Köln

ISBN 978-3-540-21359-8   ISBN 978-3-642-18513-7 (eBook)

DOI 10.1007/978-3-642-18513-7

springer.de

© Springer-Verlag Berlin Heidelberg 2004
Ursprünglich erschienen bei Springer-Verlag Berlin Heidelberg New York 2004

Wichtiger Hinweis

Die Erkenntnisse in der Medizin unterliegen laufendem Wandel durch Forschung und
klinische Erfahrungen. Sie sind darüber hinaus vom wissenschaftlichen Standpunkt der
Beteiligten als Ausdruck wertenden Dafürhaltens geprägt. Wegen der großen Datenfülle
sind Unrichtigkeiten gleichwohl nicht immer auszuschließen. Alle Angaben erfolgen
insoweit nach bestem Wissen aber ohne Gewähr.

Die Wiedergabe von Gebrauchsnamen, Handelsnamen, Warenbezeichnungen usw. in diesem Werk berechtigt auch ohne besondere Kennzeichnung nicht zu der Annahme, daß
solche Namen im Sinne der Warenzeichen- und Markenschutz-Gesetzgebung als frei zu
betrachten wären und daher von jedermann benutzt werden dürften.

Produkthaftung: Für Angaben über Dosierungsanweisungen und Applikationsformen
können Autoren, Herausgeber und Verlag keine Gewähr übernehmen. Derartige Angaben müssen vom jeweiligen Anwender im Einzelfall anhand anderer Literaturstellen und
anhand der Beipackzettel der verwendeten Präparate in eigener Verantwortung auf ihre
Richtigkeit überprüft werden.

Herstellung: Frank Krabbes, Heidelberg
Einbandgestaltung: design & production, D-69121 Heidelberg
Satz: SDS, Leimen
Gedruckt auf säurefreiem Papier   SPIN 10957431   14/3109fk – 5 4 3 2 1 0

Vorwort der Herausgeber

Mit dem Arzneiverordnungs-Report 2004 erscheint die 20. Ausgabe der jährlichen Analysen vertragsärztlicher Arzneiverordnungen. Bedingt durch zusätzliche Themen haben wir eine neue Gliederung des Buches in vier Teilabschnitte gewählt, in denen die allgemeine Verordnungs- und Marktentwicklung, Indikationsgruppen, Arzt- und Patientengruppen und ein methodisch-statistischer Anhang zusammengefaßt wurden. Erstmals werden die Verordnungen nicht rezeptpflichtiger Arzneimittel als eigenständige Arzneimittelgruppe analysiert, die durch das GKV-Modernisierungs-Gesetz (GMG) ab 2004 aus der vertragsärztlichen Versorgung ausgeschlossen werden. Als weitere Neuerung wird das Verordnungsprofil von elf Arztgruppen auf der Basis der jeweils 50 umsatzstärksten Arzneimittel mit pharmakologisch-therapeutischer Klassifikation und Vorschlägen zur Nutzung von Wirtschaftlichkeitsreserven dargestellt. Die benötigten Verordnungsdaten des GKV-Arzneimittelindex, der vom Wissenschaftlichen Institut der AOK (WIdO) erstellt wird, wurden uns dankenswerterweise wieder von den Projektträgern zur Verfügung gestellt.

Allen unseren Autoren danken wir für ihre tatkräftige Mitarbeit. Besonders hervorheben möchten wir das langjährige Engagement von Herrn Professor Adalbert Keseberg (Autor von 1986 bis 2003), der mit Eintritt in den Ruhestand seine Mitwirkung am Arzneiverordnungs-Report beendet hat. Als neue Autoren wurden Dr. Jürgen Bausch, Professor Thomas Eschenhagen, Professor Hans F. Merk und Professor Joachim Mössner gewonnen. Wertvolle Anregungen haben wir von allen Beratern der Herausgeber erhalten, denen wir ebenfalls vielmals danken.

Unser Dank gilt weiterhin Frau Katrin Nink und Herrn Helmut Schröder vom Wissenschaftlichen Institut der AOK (WIdO) für die Erstellung des statistischen Teils und die sorgfältige Datenkontrolle des Gesamtwerks, ebenso für die Mitwirkung von Frau Gudrun Billesfeld, Frau Gabi Brückner, Herrn Kai Bungarz, Frau Sylvia Ehrle, Frau Andrea

Hall, Frau Sandra Heric, Herrn Andreas Keller, Frau Manuela Steden, Frau Marie-Luise Watty und Frau Dr. Anette Zawinell. Besonders danken wir Frau Rosemarie LeFaucheur im Pharmakologischen Institut der Universität Heidelberg, die seit sieben Jahren das Manuskript des Buches in bewährter Weise für den Druck vorbereitet. Schließlich gilt unser Dank Herrn Dr. Thomas Mager vom Springer-Verlag für die verantwortungsvolle Planung und Betreuung der diesjährigen Ausgabe und Herrn Bernd Reichenthaler für die zügige Herstellung des Buches.

Heidelberg, 14. August 2004   *Ulrich Schwabe*
                                                        Dieter Paffrath

Autorenverzeichnis

Prof. Dr. med. Manfred Anlauf, Friedrich-Plettke-Weg 12, 27570 Bremerhaven, e-mail: manfred.anlauf@t-online.de

Dr. med. Jürgen Bausch, Bad Sodener Straße 19, 63628 Bad Soden-Salmünster, e-mail: juergen.bausch@kvhessen.de

Prof. Dr. med. Rainer H. Böger, Institut für Experimentelle und Klinische Pharmakologie, Universitäts-Krankenhaus Eppendorf, Martinistraße 52, 20246 Hamburg, e-mail: boeger @uke.uni-hamburg.de

Prof. Dr. rer. nat. Volker Dinnendahl, Deutsches Apothekerhaus, Ginnheimer Straße 26, 65760 Eschborn, e-mail: v.dinnendahl@abda.aponet.de

Prof. Dr. med. Thomas Eschenhagen, Institut für Experimentelle und Klinische Pharmakologie, Universitäts-Krankenhaus Eppendorf, Martinistraße 52, 20246 Hamburg, e-mail: t.eschenhagen@uke.uni-hamburg.de

Prof. Dr. rer. nat. Uwe Fricke, Institut für Pharmakologie der Universität zu Köln, Gleueler Straße 24, 50924 Köln, e-mail: Uwe.Fricke@medizin.uni-koeln.de

Dr. rer. nat. Judith Günther, Ludwigstr. 37, 79104 Freiburg, e-mail: jg@phacts.de

Prof. Dr. med. Karl-Friedrich Hamann, Hals-Nasen-Ohrenklinik und Poliklinik der Technischen Universität München, Ismaninger Straße 22, 81675 München

Prof. Dr. med. Karl Hans Holtermüller, Markus-Krankenhaus, 1. Medizinische Klinik, Wilhelm-Epstein-Straße 2, 60431 Frankfurt am Main, e-mail: med1.mk@diakonie-kliniken.de

Prof. Dr. med. Dr. rer. nat. Hans-Georg Joost, Deutsches Institut für Ernährungsforschung, Arthur-Scheunert-Allee 114–16, 14558 Bergholz-Rehbrücke, e-mail: joost@mail.dife.de

Prof. Dr. med. Winfried V. Kern, Universitätsklinikum Freiburg, Innere Medizin II/Infektiologie, Hugstetter Str. 55, 79106 Freiburg, e-mail: kern@med1.ukl.uni-freiburg.de

Prof. Dr. med. Gerald Klose, Medizinische Klinik, Zentralkrankenhaus links der Weser, Senator-Weßling-Straße 1, 28277 Bremen, e-mail: klose.g@zkhldw.de

Prof. Dr. med. Dr. h.c. Björn Lemmer, Institut für Pharmakologie und Toxikologie, Fakultät für Klinische Medizin Mannheim der Universität Heidelberg, Maybachstraße 14-16, 68169 Mannheim, e-mail: bjoern.lemmer@urz.uni-heidelberg.de

Prof. Dr. med. Martin J. Lohse, Institut für Pharmakologie und Toxikologie der Universität Würzburg, Versbacher Straße 9, 97078 Würzburg, e-mail: lohse@toxi.uni-wuerzburg.de

Privatdozentin Dr. med. Anna Lorenzen, Psychiatrisches Zentrum Nordbaden, Zentrum für Psychiatrie Wiesloch, Heidelberger Str. 1a, 69168 Wiesloch, e-mail: anna.lorenzen@urz.uni-heidelberg.de

Prof. Dr. med. Hans F. Merk, Hautklinik, Universitätsklinikum der RWTH Aachen, Pauwelsstraße 30, 52074 Aachen

Dr. med. Klaus Mengel, Höferstraße 15, 68199 Mannheim, e-mail: emengel@gmx.de

Prof. Dr. med. Joachim Mössner, Medizinische Klinik und Poliklinik II der Universität Leipzig, Philipp-Rosenthal-Straße 27, 04103 Leipzig, e-mail: Joachim.Moessner@medizin.uni-leipzig.de

Prof. Dr. med. Bernd Mühlbauer, Institut für Klinische Pharmakologie, Zentralkrankenhaus Sankt-Jürgen-Straße, 28205 Bremen, e-mail: b.muehlbauer@klinpharm-bremen.de

Prof. Dr. med. Bruno Müller-Oerlinghausen, Jebensstraße 3, 10623 Berlin, e-mail: bmoe@zedat.fu-berlin.de

Katrin Nink, Wissenschaftliches Institut der AOK, Kortrijker Straße 1, 53177 Bonn, e-mail: katrin.nink@wido.bv.aok.de

Prof. Dr. med. Hartmut Oßwald, Pharmakologisches Institut der Universität, Wilhelmstraße 56, 72074 Tübingen, e-mail: hartmut.osswald@uni-tuebingen.de

Prof. Dr. med. Dr. h.c. Thomas Rabe, Universitäts-Frauenklinik, Voßstraße 9, 69115 Heidelberg, e-mail: thomas_rabe@med.uni-heidelberg.de

Prof. Dr. med. Gerhard Schmidt, Institut für Pharmakologie und Toxikologie der Universität, Robert-Koch-Straße 40, 37075 Göttingen, e-mail: gerhard.schmidt@med.uni-goettingen.de

Prof. Dr. med. Harald Schmidt, Rudolf-Buchheim-Institut für Pharmakologie, Frankfurter Straße 107, 35392 Gießen, e-mail: Harald.Schmidt@pharma.med.uni-giessen.de

Prof. Dr. med. Dr. h.c. Hasso Scholz, Institut für Experimentelle und Klinische Pharmakologie, Universitäts-Krankenhaus Eppendorf, Martinistraße 52, 20246 Hamburg, e-mail: h.scholz@uke.uni-hamburg.de

Helmut Schröder, Wissenschaftliches Institut der AOK, Kortrijker Straße 1, 53177 Bonn, e-mail: helmut.schroeder@wido.bv.aok.de

Prof. Dr. med. Ulrich Schwabe, Pharmakologisches Institut der Universität Heidelberg, Im Neuenheimer Feld 366, 69120 Heidelberg, e-mail: ulrich.schwabe@urz.uni-heidelberg.de

Dr. rer. nat. Anette Zawinell, Wissenschaftliches Institut der AOK, Kortrijker Straße 1, 53177 Bonn, e-mail: anette.zawinell@wido.bv.aok.de

Prof. Dr. med. W. Jens Zeller, Deutsches Krebsforschungszentrum, Abt. Perinatale Toxikologie, Im Neuenheimer Feld 280, 69120 Heidelberg

Prof. Dr. med. Reinhard Ziegler, Mozartstraße 20, 69121 Heidelberg

Berater der Herausgeber

Inhaltsverzeichnis

Teil III
Arzt- und Patientengruppen

Teil IV
Anhang

Teil II
Indikationsgruppen

5. ACE-Hemmer und Angiotensinrezeptorantagonisten

MANFRED ANLAUF

AUF EINEN BLICK

Verordnungsprofil

ACE-Hemmer und Angiotensinrezeptorantagonisten gehören zu den besonders erfolgreichen Arzneimitteln zur Behandlung kardiovaskulärer und renaler Krankheiten.

Trend

Das Verordnungsvolumen der ACE-Hemmer hat 2003 um 14 % und das der Angiotensinrezeptorantagonisten (Sartane) um 26 % zugenommen, so daß inzwischen 10,2 Mio. Patienten (Vorjahr 8,7 Mio.) mit Standarddosen dieser beiden Stoffgruppen behandelt werden.

Bewertung

Hinweise, daß die Hemmstoffe des Angiotensinsystems bei Risikopatienten unabhängig von ihrer blutdrucksenkenden Wirkung eine zusätzliche Bedeutung haben, gelten nicht nur für die Herzinsuffizienz sondern auch für ihre nephroprotektiven Effekte. In diesen Indikationen wurde auch über günstige Kombinationswirkungen von ACE-Hemmern und Angiotensinrezeptorantagonisten berichtet. Für die antihypertensive Primärtherapie erscheinen allerdings nach den vorliegenden Studien ACE-Hemmer und Diuretika als weitgehend gleichwertig. Der Nachweis der Überlegenheit von Losartan gegenüber Atenolol bei der Behandlung von älteren Hypertonikern mit linksventrikulärer Hypertrophie (LIFE-Studie) zeigte sich vor allem bei Diabetikern und Patienten mit isolierter systolischer Hypertonie und gilt möglicherweise auch für den plötzlichen Herztod.

Die Wirkung einer medikamentösen ACE-Hemmung besteht in einer verminderten Bildung von Angiotensin II aus Angiotensin I. An dieser Bildung sind allerdings auch andere Enzymsysteme beteiligt. Ebenfalls gehemmt wird der Abbau von Bradykinin. Angiotensin II wirkt stark vasokonstringierend im arteriellen, aber auch im venösen System. Es führt zu einer vermehrten Freisetzung von Aldosteron und Catecholaminen. Nachgewiesen wurden außerdem trophische Effekte in Zellkulturen, die Bedeutung für die vaskulären und kardialen Veränderungen bei Hochdruck- und Nierenkrankheiten haben. Untersuchungen mit Angiotensinrezeptorantagonisten zeigten, daß die Rezeptoren für Angiotensin II in mindestens zwei Gruppen, AT_1- und AT_2-Rezeptoren, mit teilweise gegensätzlichen Effekten gegliedert werden müssen. Die antihypertensive Wirkung erfolgt über AT_1-Rezeptorblockade, während der AT_2-Rezeptor weiterhin der Wirkung des Angiotensins ausgesetzt ist. Dies und der nicht gehemmte Abbau von Bradykinin gestatten nicht die ungeprüfte Annahme einer gleichen klinischen Wirksamkeit von ACE-Hemmern und Angiotensinrezeptorantagonisten oder gar die voreilige Behauptung, Angiotensinrezeptorantagonisten seien lediglich besser verträgliche ACE-Hemmer.

Im Jahre 2003 fanden sich unter den meistverordneten Substanzen elf ACE-Hemmer und sieben Angiotensinrezeptorantagonisten. Unterschiede zwischen den ACE-Hemmern liegen vor allem in der Kinetik. Während Captopril und Lisinopril keine „Prodrugs" sind, müssen Benazepril, Cilazapril, Enalapril, Fosinopril, Imidapril, Moexipril, Perindopril, Spirapril, Quinapril, Ramipril und Trandolapril in der Leber in die aktive Substanz umgewandelt werden. Die Plasmahalbwertszeiten der Wirksubstanzen liegen zwischen 2 (Captopril) und 24 Stunden. Für die Dosierung bei Dauertherapie haben sie jedoch nur eine untergeordnete Bedeutung, eine ein- oder zweimal tägliche Gabe ist in der Regel ausreichend, für Captopril wird eine 2–3 mal tägliche Gabe empfohlen.

Fosinopril, in geringerem Maße auch Benazepril, Moexipril, Quinapril, Ramipril, Spirapril und Trandolapril haben neben einem renalen auch einen hepatischen Ausscheidungsweg. Die Unterschiede der ACE-Hemmer in Wirkungen und Nebenwirkungen sind gering. Für die Behandlung der Hypertonie sind alle Präparate, für die Herzinsuffizienz (Rote Liste 2004) alle Monopräparate außer Cilazapril, Moexipril und Spirapril, für die diabetische Nephropathie aber nur Captopril zugelassen, für kardiovaskuläre Hochrisikopatienten und nicht-diabetische glomeruläre Nephropathie nur Ramipril.

Unterschiede zwischen den sieben in dieser Liste vertretenen Angiotensinrezeptorantagonisten bestehen vor allem in der Pharmakokinetik. Trotz etwas unterschiedlicher Halbwertszeiten wird eine einmal (bei *Lorzaar* auch zweimal) tägliche Gabe empfohlen. Der Prozentsatz renal eliminierter Substanz liegt zwischen 2% (Telmisartan) und 59% (Candesartan). Als erster Vertreter dieser Gruppe ist Losartan zur Behandlung der Herzinsuffizienz zugelassen „zusätzlich zu Diuretika und in der Regel auch Digitalis" (Fachinformation 9/2000), Irbesartan „zur Behandlung der Nierenerkrankung bei … Hypertonie und Diabetes mellitus Typ 2" (Fachinformation 6/2002).

Verordnungsspektrum

ACE-Hemmer und Angiotensinrezeptorantagonisten zeigen im Jahr 2003 eine Steigerung der Verordnungen um 537 Mio. DDD. Der Verordnungszuwachs betrifft mit 361 Mio. DDD die ACE-Hemmer und die kostenintensiveren Angiotensinrezeptorantagonisten mit 176 Mio. DDD (Abbildung 5.1). Deutlich zugelegt haben die Verordnungen der Monopräparate von Enalapril und Lisinopril mit ihren zahlreichen Generika, aber auch die Ramipril- und Perindoprilpräparate unter Einbuße der übrigen ACE-Hemmerpräparate einschließlich Captopril

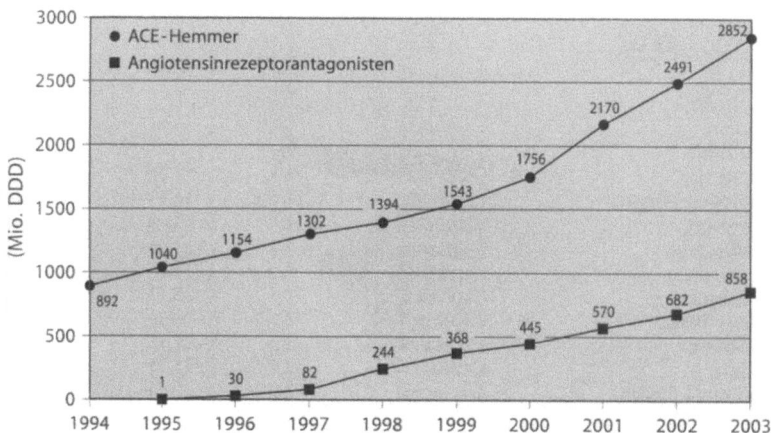

Abbildung 5.1: Verordnungen von ACE-Hemmern und Angiotensinrezeptorantagonisten 1994 bis 2003. Gesamtverordnungen nach definierten Tagesdosen

(Tabellen 5.1 bis 5.3). Auch der Zuwachs fixer Diuretikakombinationen langwirkender ACE-Hemmer war deutlich, Captoprilkombinationen waren dagegen gering rückläufig (Tabellen 5.4, und 5.5). Auch die Verordnungen fixer Kombinationen von ACE-Hemmer und Calciumantagonisten nahmen zu (Tabelle 5.6) Der Zuwachs an Verordnungen von kostenintensiveren Angiotensinrezeptorantagonisten bei Monopräparaten und fixen Diuretikakombinationen betrug 25,2% (Tabelle 5.7).

5

Tabelle 5.1: Verordnungen von Captopril 2003 (Monopräparate). Angegeben sind die 2003 verordneten Tagesdosen, die Änderungen gegenüber 2002 und die mittleren Kosten je DDD 2003.

Präparat	Bestandteil	DDD in Mio.	Änderung in %	DDD-Kosten in €
Captohexal	Captopril	85,1	(−7,1)	0,21
ACE-Hemmer-ratiopharm	Captopril	57,2	(−8,6)	0,21
Captobeta	Captopril	28,8	(−9,7)	0,18
Captogamma	Captopril	18,5	(−10,8)	0,20
Captopril AL	Captopril	17,7	(+0,5)	0,18
Captopril Heumann	Captopril	12,1	(−6,0)	0,23
capto von ct	Captopril	11,1	(−0,1)	0,21
Acenorm	Captopril	10,8	(−9,2)	0,39
Captopril STADA	Captopril	8,7	(+6,1)	0,24
Captopril-1A Pharma	Captopril	8,0	(+15,2)	0,16
Adocor	Captopril	8,0	(−15,4)	0,21
Capto AbZ	Captopril	7,4	(+1,8)	0,16
Lopirin	Captopril	7,0	(−24,6)	0,58
Captoflux	Captopril	6,4	(−2,2)	0,20
Capto-Isis	Captopril	5,1	(−30,0)	0,63
Captopril Pfleger	Captopril	4,8	(−13,2)	0,28
Tensostad	Captopril	4,1	(−24,6)	0,24
capto-corax	Captopril	3,3	(+17,3)	0,17
Capto-dura	Captopril	3,2	(−14,8)	0,20
Tensiomin	Captopril	2,8	(−25,1)	0,39
Capto Puren	Captopril	2,6	(−20,2)	0,39
tensobon	Captopril	2,5	(−27,1)	0,67
Jucapt	Captopril	2,0	(+13,7)	0,17
Captopril Basics	Captopril	2,0	(−10,0)	0,22
Captopril Verla	Captopril	2,0	(−8,6)	0,30
Coronorm	Captopril	1,9	(−18,7)	0,37
Summe		323,3	(−8,2)	0,23

Tabelle 5.2: Verordnungen von Enalapril und Lisinopril 2003 (Monopräparate). Angegeben sind die 2003 verordneten Tagesdosen, die Änderungen gegenüber 2002 und die mittleren Kosten je DDD 2003.

Präparat	Bestandteile	DDD in Mio.	Änderung in %	DDD-Kosten in €
Enalapril				
Enahexal	Enalapril	178,4	(+16,7)	0,27
Enalapril-ratiopharm	Enalapril	134,7	(+32,8)	0,28
Benalapril	Enalapril	93,7	(+3,2)	0,32
Enalapril STADA	Enalapril	59,5	(+28,7)	0,28
Corvo	Enalapril	41,7	(+15,6)	0,26
Enabeta	Enalapril	39,9	(+41,1)	0,28
enalapril von ct	Enalapril	26,2	(+29,5)	0,29
Xanef	Enalapril	25,2	(−17,6)	0,41
Enalapril AL	Enalapril	24,6	(+46,0)	0,27
Enalapril AZU	Enalapril	23,2	(+25,1)	0,28
Enalagamma	Enalapril	20,3	(+8,2)	0,26
Enadura	Enalapril	15,3	(+7,9)	0,28
Enalapril Heumann	Enalapril	13,2	(+32,8)	0,30
Enalapril 1A Pharma	Enalapril	10,5	(+111,0)	0,22
Ena Puren	Enalapril	9,0	(+3,6)	0,27
enalapril corax	Enalapril	8,0	(+447,4)	0,21
Ena Henning	Enalapril	7,0	(+57,7)	0,28
Enalapril KSK	Enalapril	4,6	(+59,1)	0,25
Pres	Enalapril	2,8	(−55,5)	0,60
		737,8	(+20,3)	0,29
Lisinopril				
Lisinopril-ratiopharm	Lisinopril	106,5	(+40,4)	0,26
Lisihexal	Lisinopril	87,2	(+28,2)	0,26
Lisinopril STADA	Lisinopril	43,8	(+38,9)	0,26
Lisinopril-Azu	Lisinopril	29,6	(+26,6)	0,26
Acerbon	Lisinopril	19,4	(−14,6)	0,53
Lisibeta	Lisinopril	18,8	(+70,9)	0,26
Lisinopril AL	Lisinopril	17,4	(+44,9)	0,25
Lisi-Lich	Lisinopril	16,1	(+30,6)	0,26
Lisodura	Lisinopril	16,1	(+2,7)	0,26
lisinopril von ct	Lisinopril	15,9	(+40,9)	0,28
Lisinopril-Heumann	Lisinopril	15,6	(+27,5)	0,28
Lisigamma	Lisinopril	13,1	(+26,0)	0,25
Lisi-Puren	Lisinopril	11,0	(+19,9)	0,27
Lisinopril TAD	Lisinopril	6,0	(> 1000)	0,26
Lisi Hennig	Lisinopril	5,7	(+131,0)	0,26
Lisinopril 1A Pharma	Lisinopril	4,8	(> 1000)	0,25
Coric	Lisinopril	2,8	(−22,2)	0,51
		429,8	(+33,3)	0,28
Summe		1167,6	(+24,8)	0,28

5

Tabelle 5.3: Verordnungen von weiteren langwirkenden ACE-Hemmern 2003 (Monopräparate). Angegeben sind die 2003 verordneten Tagesdosen, die Änderungen gegenüber 2002 und die mittleren Kosten je DDD 2003.

Präparat	Bestandteile	DDD in Mio.	Änderung in %	DDD-Kosten in €
Ramipril				
Delix/-protect	Ramipril	369,6	(+24,9)	0,36
Vesdil	Ramipril	63,7	(+4,7)	0,36
Ramipril HEXAL	Ramipril	15,3	(neu)	0,26
		448,6	(+25,7)	0,36
Fosinopril				
Fosinorm	Fosinopril	26,8	(−4,6)	0,57
Dynacil	Fosinopril	10,1	(−11,7)	0,57
		36,9	(−6,6)	0,57
Andere langwirkende ACE-Hemmer				
Cibacen	Benazepril	38,9	(−6,3)	0,52
Coversum	Perindopril	22,3	(+8,9)	0,72
Accupro	Quinapril	19,6	(−6,0)	0,61
Quadropril	Spirapril	16,0	(−3,0)	0,68
Dynorm	Cilazapril	12,3	(−8,8)	0,46
Udrik	Trandolapril	3,3	(−13,1)	0,55
		112,3	(−3,6)	0,59
Summe		597,8	(+16,6)	0,41

ACE-Hemmer

Nach verordneten DDD wurden 2003 etwa 7,8 Mio. Patienten mit einem der hier genannten ACE-Hemmermonopräparate oder einer fixen ACE-Hemmerkombination behandelt. Mit Ausnahme von Moexipril (*Fempress*) befanden sich alle ACE-hemmenden Substanzen zumindest mit einem Monopräparat in der Gruppe der meistverordneten Arzneimittel. Die mittleren Tagesbehandlungskosten für ACE-Hemmermonopräparate waren im Berichtszeitraum stark unterschiedlich, für Captopril betrugen sie 0,23 €, für Enalapril 0,29 €, für Lisinopril 0,28 € und für die übrigen 0,36 € (Ramipril) bis 0,72 € (Perindopril). Im Vergleich zum Vorjahr zeigt sich insgesamt eine Senkung des Preisniveaus. Weiterhin sanken wiederum die Anteile der Originalpräparate an der Verordnung der nicht mehr patentgeschützten Substanzen: Captopril von 3,6 auf 2,9%, Enalapril von 6,0 auf 3,8% und Lisinopril von 8,1 auf 5,2%.

Tabelle 5.4: Verordnungen von Captopril-Kombinationen mit Diuretika 2003. Angegeben sind die 2003 verordneten Tagesdosen, die Änderungen gegenüber 2002 und die mittleren Kosten je DDD 2003.

Präparat	Bestandteile	DDD in Mio.	Änderung in %	DDD-Kosten in €
Captohexal comp.	Captopril Hydrochlorothiazid	69,9	(−3,4)	0,21
ACE-Hemmer-ratiopharm comp	Captopril Hydrochlorothiazid	23,4	(+6,1)	0,21
Acenorm HCT	Captopril Hydrochlorothiazid	18,9	(−4,2)	0,21
Adocomp	Captopril Hydrochlorothiazid	12,7	(−7,9)	0,21
Capto-ISIS plus	Captopril Hydrochlorothiazid	12,3	(−7,9)	0,21
Captobeta comp.	Captopril Hydrochlorothiazid	11,3	(−3,2)	0,20
capto comp. von ct	Captopril Hydrochlorothiazid	11,0	(+10,0)	0,20
Captopril HCT comp. Stada	Captopril Hydrochlorothiazid	10,2	(+0,6)	0,21
Capozide	Captopril Hydrochlorothiazid	6,2	(−26,8)	0,50
Capto comp-1A Pharma	Captopril Hydrochlorothiazid	6,0	(+23,8)	0,18
Captogamma HCT	Captopril Hydrochlorothiazid	5,8	(+7,2)	0,21
Capto AbZ comp.	Captopril Hydrochlorothiazid	5,5	(+21,3)	0,18
Captopril/HCT AL	Captopril Hydrochlorothiazid	4,8	(+6,8)	0,18
tensobon comp	Captopril Hydrochlorothiazid	3,7	(−23,0)	0,74
Captopril comp. Heumann	Captopril Hydrochlorothiazid	3,1	(+2,6)	0,21
Summe		205,0	(−1,9)	0,22

5

Tabelle 5.5: Verordnungen von langwirkenden ACE-Hemmer-Diuretika-Kombinationen 2003. Angegeben sind die 2003 verordneten Tagesdosen, die Änderungen gegenüber 2002 und die mittleren Kosten je DDD 2003.

Präparat	Bestandteile	DDD in Mio.	Änderung in %	DDD-Kosten in €
Enalapril und Hydrochlorothiazid				
Enahexal comp	Enalapril Hydrochlorothiazid	48,7	(+507,2)	0,51
Enabeta comp.	Enalapril Hydrochlorothiazid	23,9	(+567,3)	0,51
Renacor	Enalapril Hydrochlorothiazid	19,8	(−27,6)	0,79
Pres plus	Enalapril Hydrochlorothiazid	9,0	(−35,1)	0,79
		101,4	(+92,1)	0,59
Ramipril und Diuretika				
Delix plus	Ramipril Hydrochlorothiazid	112,1	(+13,0)	0,81
Vesdil plus	Ramipril Hydrochlorothiazid	31,5	(−6,6)	0,81
Arelix ACE	Ramipril Piretanid	27,0	(+1,0)	1,09
Ramipril HEXAL comp.	Ramipril Hydrochlorothiazid	4,8	(neu)	0,62
		175,5	(+9,8)	0,85
Weitere ACE-Hemmer und Diuretika				
Accuzide	Quinapril Hydrochlorothiazid	44,5	(−2,2)	0,75
Cibadrex	Benazepril Hydrochlorothiazid	38,6	(−3,9)	0,81
Acercomp	Lisinopril Hydrochlorothiazid	38,1	(−4,3)	0,79
Coversum combi	Perindopril Indapamid	14,0	(+47,7)	1,05
Dynorm Plus	Cilazapril Hydrochlorothiazid	10,6	(−7,6)	0,80
Fosinorm comp	Fosinopril Hydrochlorothiazid	10,0	(−3,2)	1,01
Coric plus	Lisinopril Hydrochlorothiazid	5,2	(−12,0)	0,79
Dynacil comp.	Fosinopril Hydrochlorothiazid	3,4	(−5,3)	1,01
		164,4	(−1,1)	0,83
Summe		441,3	(+16,5)	0,78

Tabelle 5.6: Verordnungen von ACE-Hemmer-Calciumantagonisten-Kombinationen 2003. Angegeben sind die 2003 verordneten Tagesdosen, die Änderungen gegenüber 2002 und die mittleren Kosten je DDD 2003.

Präparat	Bestandteile	DDD in Mio.	Änderung in %	DDD-Kosten in €
Delmuno	Ramipril Felodipin	26,1	(+17,3)	1,24
Unimax	Ramipril Felodipin	12,2	(−6,4)	1,25
Tarka	Trandolapril Verapamil	11,1	(+0,2)	0,98
Udramil	Trandolapril Verapamil	4,6	(−16,2)	0,98
ENEAS	Enalapril Nitrendipin	4,0	(neu)	0,90
Summe		57,9	(+11,9)	1,15

Auch im Generikaanteil gibt es hochpreisige Captoprilpräparate. *Capto-Isis* liegt im Bereich der Originalpräparate. Die DDD-Kosten von vier weiteren Präparaten liegen mehr als 50% oberhalb des mittleren Preises von 0,23 €. Die DDD-Kosten von Enalaprilgenerika (0,21–0,32 €) und Lisinoprilgenerika (0,25–0,28 €) unterscheiden sich weniger (Tabelle 5.2). Das erste Ramiprilgenerikum liegt mit DDD-Kosten von 0,26 € im mittleren Preisniveau der Enalaprilgenerika und im unteren der Lisinoprilgenerika, die beiden Originalpräparate sind etwa ein Drittel teurer. Noch größere Wirtschaftlichkeitsreserven ergeben sich durch die Substitution teurer Analogpräparate der langwirkenden ACE-Hemmer durch preisgünstige Generika. Der Therapiekostenvergleich auf der Basis der jeweiligen WHO-Tagesdosis mit aktuellen Preisen (Stand 01.07.2004) ergibt das höchste rechnerische Einsparpotential bei Ramipril (*Delix, Vesdil*), deutlich kleinere bei Fosinopril (*Fosinorm, Dynacil*), Benazepril (*Cibacen*) und Quinapril (*Accupro*) (Tabelle 5.9). Insgesamt beträgt das rechnerische Einsparvolumen 2004 bei den genannten vier Beispielen maximal 39 Mio. € unter der Voraussetzung gleicher Verordnungsvolumina wie 2003.

Fixe Kombinationen (Tabellen 5.4 und 5.5) von ACE-Hemmern mit Diuretika verstärken die Blutdrucksenkung. Als diuretischer Kombi-

Tabelle 5.7: Verordnungen von Angiotensinrezeptorantagonisten 2003. Angegeben sind die 2003 verordneten Tagesdosen, die Änderungen gegenüber 2002 und die mittleren Kosten je DDD 2003.

Präparat	Bestandteile	DDD in Mio.	Änderung in %	DDD-Kosten in €
Losartan				
Lorzaar	Losartan	58,4	(+12,3)	1,09
Valsartan				
Diovan	Valsartan	81,6	(+9,9)	0,81
Provas	Valsartan	27,7	(+25,0)	0,81
		109,3	(+13,3)	0,81
Candesartan				
Atacand	Candesartan	85,4	(+13,9)	0,72
Blopress	Candesartan	68,6	(+6,4)	0,73
		154,0	(+10,4)	0,73
Irbesartan				
Aprovel	Irbesartan	43,4	(+14,2)	0,89
Karvea	Irbesartan	32,3	(+13,0)	0,92
		75,7	(+13,7)	0,91
Olmesartan				
Votum	Olmesartan	35,8	(> 1000)	0,44
Olmetec	Olmesartan	24,0	(> 1000)	0,45
		59,8	(> 1000)	0,44
Weitere Monopräparate				
Micardis	Telmisartan	48,1	(+1,1)	0,73
Teveten	Eprosartan	11,2	(−14,4)	1,03
		59,4	(−2,2)	0,79
Diuretikakombinationen				
Codiovan	Valsartan Hydrochlorothiazid	72,4	(+24,8)	1,14
Lorzaar plus	Losartan Hydrochlorothiazid	69,3	(+5,6)	1,11
Atacand plus	Candesartan Hydrochlorothiazid	51,2	(+36,2)	1,26
Coaprovel	Irbesartan Hydrochlorothiazid	42,2	(+19,0)	1,36
Blopress Plus	Candesartan Hydrochlorothiazid	33,5	(+40,1)	1,25
Karvezide	Irbesartan Hydrochlorothiazid	30,1	(+18,5)	1,34

Tabelle 5.7: Verordnungen von Angiotensinrezeptorantagonisten 2003. Angegeben sind die 2003 verordneten Tagesdosen, die Änderungen gegenüber 2002 und die mittleren Kosten je DDD 2003 (Fortsetzung).

Präparat	Bestandteile	DDD in Mio.	Änderung in %	DDD-Kosten in €
Diuretikakombinationen				
Codiovan	Valsartan Hydrochlorothiazid	72,4	(+24,8)	1,14
Lorzaar plus	Losartan Hydrochlorothiazid	69,3	(+5,6)	1,11
Atacand plus	Candesartan Hydrochlorothiazid	51,2	(+36,2)	1,26
Coaprovel	Irbesartan Hydrochlorothiazid	42,2	(+19,0)	1,36
Blopress Plus	Candesartan Hydrochlorothiazid	33,5	(+40,1)	1,25
Karvezide	Irbesartan Hydrochlorothiazid	30,1	(+18,5)	1,34
Provas comp./maxx	Valsartan Hydrochlorothiazid	19,0	(+37,8)	1,15
Micardis plus	Telmisartan Hydrochlorothiazid	13,6	(+364,9)	1,26
Kinzalkomb	Telmisartan Hydrochlorothiazid	3,1	(neu)	1,26
Teveten plus	Eprosartan Hydrochlorothiazid	2,6	(> 1000)	1,04
		337,0	(+28,2)	1,21
Summe		853,5	(+25,2)	0,95

nationspartner für ACE-Hemmer wurde mit zwei Ausnahmen (*Arelix ACE, Coversum combi*) Hydrochlorothiazid verwendet. Die durchschnittlichen DDD-Kosten der Captoprilkombinationen liegen in diesem Jahr sogar um 0,01 € unter denen der Monopräparate. Dennoch sind die Verordnungen leicht gesunken. Bei den übrigen ACE-Hemmern sind die DDD-Kosten bis zu mehr als doppelt so hoch wie die der Monopräparate. Auch die beiden ersten generischen Kombinationen von Enalapril (*Enahexal comp, Enabeta comp*) mit hoher Marktakzeptanz liegen mit DDD-Kosten von 0,51 € so hoch, daß eine freie Kombination deutlich preiswerter sein kann. Dennoch ergeben sich auch durch die Einführung dieser Generikakombinationen bei

Tabelle 5.8: Therapiekostenvergleich von führenden ACE-Hemmern

Eigenschaften	Ramipril *Delix, Vesdil*	Fosinopril *Fosinorm, Dynacil*	Benazepril *Cibacen*	Quinapril *Accupro*
WHO-Tagesdosis	2,5 mg	15 mg	7,5 mg	15 mg
Packungsgröße, 100 Tbl.	2,5 mg	10 mg/20 mg	5 mg/10 mg	10 mg/20 mg
Preis 100 DDD, € 2004	31,75	32,98	36,79	31,91
Umsatz 2003, Mio. €	155,2	21,0	20,3	12,0
DDD 2003, Mio.	433,3	36,9	38,9	19,6
Substitution				
Wirkstoff	Ramipril	Enalapril	Enalapril	Quinapril
Präparat (Beispiel)	*Ramipril-1A-Pharma*	*Enalapril-1A-Pharma*	*Enalapril Basics*	*Quinapril AbZ*
Packungsgröße 100 Tbl.	2,5 mg	10 mg	10 mg	10 mg/20 mg
Preis 100 DDD, € 2004	24,81	24,53	24,55	24,71
Einsparung/100 DDD, €	6,94	8,45	12,24	7,20
Einsparpotential, Mio. €	30,1	3,1	4,8	1,4

den langwirkenden ACE-Hemmer-Diuretika-Kombinationen Einsparpotentiale. Generische Kombinationen von Lisinopril sind nach Roter Liste 2004 noch nicht verfügbar.

Die fixe Kombination aus einem ACE-Hemmer (Trandolapril, Ramipril bzw. Enalapril) und einem Calciumantagonisten (Verapamil, Felodipin bzw. Nitrendipin, Tabelle 5.6) ist prinzipiell sinnvoll (s. Kapitel Antihypertonika). Von den fünf mit DDD-Kosten zwischen 0,90 und 1,25 € relativ teuren Präparaten dieser Liste verzeichnete *Delmuno* deutliche Zuwächse, *Eneas* ist ein neues, aber nach Hersteller und Preis (0,74 €/Tablette, Rote Liste 2004) nicht generisches Präparat, wie die Bestandteile Enalapril (10 mg) und Nitrendipin (20 mg) vermuten lassen könnten. Frei kombiniert sind bei gleicher Dosierung Tagesbehandlungskosten von 0,40 € möglich.

Angiotensinrezeptorantagonisten

Die mittleren Tagesbehandlungskosten für Angiotensinrezeptorantagonisten sind mit 0,95 € deutlich höher als die der ACE-Hemmerpräparate. Dies gilt im Mittel vor allem für die Monopräparate, aber auch bei den Diuretikakombinationen ist der Preis um mehr als 50% höher.

Lediglich die Monopräparate von Olmesartan liegen mit DDD-Kosten von 0,44 € sogar unter denen fast aller ACE-Hemmer-Originalpräparate. Ergebnisse von Endpunktstudien zu Morbidität und Mortalität oder publizierte Pläne derartiger Studien mit Olmesartan liegen allerdings nicht vor. Dennoch wurden die Olmesartanpräparate offenbar auf der Suche nach einer preiswerten Alternative zu den übrigen Sartanen so oft verordnet, daß seine Neueinführung rund ein Drittel des Verordnungszuwachses der Gesamtgruppe ausmacht. Dieser Verordnungszuwachs von Mono- und Kombinationspräparaten war 2003 mit 176 Mio DDD um 64 Mio. DDD höher als im Vorjahr (Abbildung 5.1). Seit fünf Jahren steigt der Anteil der Angiotensinrezeptorantagonisten an Hemmstoffen des Renin-Angiotensin-Systems und liegt inzwischen bei 23,1% (Vorjahr 21,5%). Lediglich das zweitteuerste Monopräparat *Teveten* war rückläufig.

Die Ergebnisse weiterer positiver Endpunktstudien (siehe unten) zur therapeutischen Wirksamkeit von Angiotensinrezeptorantagonisten bei Fehlen neuerer Negativerfahrungen zur sehr guten Verträglichkeit werden auch in Zukunft den Erfolg dieser Arzneimittelgruppe sichern.

Therapeutische Aspekte

Herzinsuffizienz und koronare Herzkrankheit

Zur Behandlung der Herzinsuffizienz mit ACE-Hemmern liegt neben der ersten Studie (CONSENSUS Trial Study Group 1987) eine Reihe weiterer Studien vor. Die in der AIRE-Studie (The Acute Infarction Ramipril Efficacy Study Investigators 1993) nachgewiesene Erhöhung der Überlebenswahrscheinlichkeit durch Ramipril bei herzinsuffizienten Patienten nach akutem Myokardinfarkt war auch fünf Jahre nach Therapiebeginn noch nachweisbar (Hall et al. 1997). Überwiegend handelte es sich um Patienten mittleren Alters mit koronarer Herzkrankheit oder dilatativer Kardiomyopathie. Dabei wurden ACE-Hemmer in der Regel als Zusatz zu einer Basistherapie mit Diuretika, Digitalisglykosiden oder Koronarmitteln verwendet. Bei guter Verträglichkeit und Zunahme der Leistungsfähigkeit wurde eine Senkung der Morbidität erreicht. In einzelnen Studien wurde eine signifikante Senkung der Letalität beobachtet. Als Folge der genannten Studien hat die ACE-Hemmergabe einen festen Platz in der Behandlung der Herzinsuffizienz. Die Erfahrung zeigt jedoch, daß dabei nicht selten die sehr niedrigen Erstdosen (z. B. 2 mal 2,5 mg Enalapril) aber auch die durchaus hohen Zieldosen (z. B. Enalapril 2 mal 10 mg) unbeachtet bleiben (Arzneimittelkommission der Deutschen Ärzteschaft 2002).

Zur Vermeidung einer Herzinsuffizienz bei arterieller Hypertonie ist die auf einem ACE-Hemmer aufbauende Hochdrucktherapie einer Diuretika-basierten nicht überlegen. In ALLHAT erkrankten unter Lisinopril mit 1,45/100 Patientenjahre signifikant mehr an einer Herzinsuffizienz als unter Chlorthalidon mit 1,3/100 Patientenjahre bei identischer Letalität (The ALLHAT Officers and Coordinators 2002). In ANBP2 schnitt die ACE-Hemmerbehandlung nur um 0,08/100 Patientenjahre und nicht signifikant besser ab als die Diuretika-basierte Therapie (Wing et al. 2003).

Erfahrungen in der routinemäßigen oralen Anwendung von Captopril bei Verdacht auf einen akuten Myokardinfarkt haben zu einer Reduktion der Todesrate um 5 pro 1000 Patienten im ersten Monat geführt (ISIS-4 Collaborative Group 1995). Eine Analyse der Daten von 12763 Patienten aus verschiedenen Studien kommt zu dem Schluß, daß die Gabe von ACE-Hemmern Teil des Routinevorgehens bei Patienten mit linksventrikulärer Dysfunktion oder Herzinsuffizienz mit oder ohne durchgemachtem Herzinfarkt sein sollte (Flather et al. 2000). Perindopril senkte auch bei Patienten mit stabiler koronarer Herzkrankheit ohne Herzinsuffizienz die Rate koronarer Ereignisse mehr als nach der Wirkung auf den Blutdruck zu erwarten war (The European Trial 2003).

Gefürchtete Nebenwirkung bei akutem Myokardinfarkt und schwerer Herzinsuffizienz ist eine ausgeprägte und anhaltende Senkung des ohnehin meist niedrigen Blutdrucks. Vorsichtsmaßnahmen sind: Vermeiden eines starken Natriumverlustes vor Therapiebeginn (Diuretika!), Beginn mit sehr niedriger Dosierung (siehe oben) und sorgfältige Beobachtung nach Behandlungsbeginn. Durch eine Verbesserung der Myokardfunktion wird nicht selten eine Normalisierung zuvor erniedrigt gemessener Blutdruckwerte beobachtet, so daß bei Herzinsuffizienz mit normalem oder niedrigem Blutdruck nicht auf ACE-Hemmer bzw. Angiotensinrezeptorblocker verzichtet werden muß.

Die erste Vergleichsstudie zwischen Captopril und Losartan bei älteren Patienten zur Frage der Beeinflussung der Nierenfunktion ergab überraschenderweise eine Überlegenheit für Losartan bei der Behandlung der Herzinsuffizienz (Pitt et al. 1997). Diese konnte in einer Nachfolgestudie mit dem primären Endpunkt Mortalität nicht bestätigt werden (Pitt et al. 2000). Bei einer mittleren Verlaufsbeobachtung von 1,5 Jahren an im Mittel 71,4jährigen ergaben sich keine Unterschiede in der Gesamtmortalität von im Mittel 11%. Kritisiert wurde die nur einmal tägliche Gabe von 50 mg Losartan im Vergleich zu dreimal 50 mg Captopril. Dieses Dosierungsschema wurde auch in einer Postinfarktstudie gewählt, die eine nicht-signifikant höhere Mortalität unter Losartan ergab bei signifikant besserer Verträglichkeit (OPTIMAAL-Studie, Dickstein et al. 2002) In IDNT trat unter Irbesartan seltener eine Herzinsuffizienz auf als unter Amlodipin oder Placebo als Zusatztherapie (Irbesartan Diabetic Nephropathy Trial, Lewis et al. 2001). Die Summe kardiovaskulärer Endpunkte war in den drei Behandlungsarmen jedoch nicht signifikant unterschiedlich (Berl et al. 2003).

Sind diese Ergebnisse auch mit anderen Angiotensinrezeptorantagonisten reproduzierbar und ist wegen der Unterschiede in den Wirkmechnismen eine Kombination mit den übrigen bei Herzinsuffizienz etablierten Substanzgruppen wie ACE-Hemmern und Betarezeptorenblockern sinnvoll? Im Valsartan Heart Failure Trial (Val-Heft) an Patienten mit Herzinsuffizienz wurde der Effekt einer relativ hohen Dosis von Valsartan (160 mg zweimal täglich) in Kombination mit einem ACE-Hemmer geprüft. Nach Intention-to-Treat-Analyse sank zwar die Rate kombinierter Endpunkte um 13,2%, wenn die ACE-Hemmerbehandlung um Valsartan und nicht um ein Placebo ergänzt wurde. Die Subgruppenanalyse zeigte jedoch, daß die Signifikanz des Unterschiedes durch jene 7% der Studienpatienten bedingt war, die entgegen dem Studienplan keinen ACE-Hemmer sondern nur Valsartan bzw. Placebo erhalten hatten. Bei ihnen sanken Mortalität um 30% sowie Klinikeinweisungen um 44,5%. Wenn Patienten eine Kombination aus ACE-Hemmer und Betarezeptorenblocker bekamen, ergab sich ein Trend zu ungünstigem Studienausgang für Valsartan (Cohn et al. 2001). In der VALIANT-Studie an Patienten mit akuten Herzinfarkt, die zusätzlich eine Herzinsuffizienz oder eine linksventrikuläre Dysfunktion aufwiesen, waren Valsartan und Captopril gleich effektiv, die Kombination beider Substanzen steigerte die Wirksamkeit nicht, erhöhte aber die Rate unerwünschter Wirkungen wie Hypotonie und Niereninsuffizienz (Pfeffer et al. 2003a). Eine negative Interaktion mit einer Betarezeptorenblockertherapie, die etwa ein Drittel der Patienten erhielt, wurde hier nicht beobachtet. Die bisher umfangreichste placebokontrollierte Studie zum Stellenwert der Angiotensinrezeptorantagonisten bei der Herzinsuffizienz stellt mit 7601 Patienten und einer mittleren Beobachtungszeit von 37,7 Monaten das CHARM-Programm mit Candesartan dar (Pfeffer et al. 2003b, White 2003). Es besteht aus drei Teilen. In „CHARM-Added" (McMurray et al. 2003) erhielten Patienten mit einer Ejektionsfraktion von 40% und niedriger trotz optimaler ACE-Hemmerdosierung zusätzlich bis zu 32 mg Candesartan täglich. Umgerechnet auf ein Jahr mußten 78 Patienten behandelt werden, um einen kombinierten Endpunkt d. h. kardiovaskulärer Tod oder Krankenhauseinweisung wegen Herzinsuffizienz zu vermeiden. In „CHARM-Alternative" (Granger et al. 2003) wurden bei gleichen Einschlußkriterien, gleichen Endpunkten und gleicher Candesartandosierung Patienten mit einer ACE-Hemmerunverträglichkeit (in 72% Husten) aufgenommen. Die NNT über 1 Jahr betrug hier 39. In „CHARM-Preserved" wurden Patienten mit leichteren Formen der Herzinsuffizienz behandelt. Die Ejektionsfraktion lag über 40%. Etwa jeder zweite erhielt einen Betarezeptorenblocker, jeder fünfte einen ACE-Hemmer. Erst nach statistischer Adjustierung der Ausgangsdaten waren die Krankenhauseinweisungen schwach signifikant unterschiedlich.

Diabetische Nephropathie und andere Nierenerkrankungen

Insulinresistenz ist möglicherweise eine gemeinsame pathophysiologische Ursache verschiedener kardiovaskulärer Risiken. Sie kann durch ACE-Hemmer vermindert werden. In einer Langzeitstudie an Typ-2-Diabetikern (UK Prospective Diabetes Study Group 1998) wurde allerdings keine Überlegenheit von Captopril im Vergleich zu Atenolol bei der Vermeidung diabetischer Komplikationen nachgewiesen. Lediglich die Therapietreue war unter dem ACE-Hemmer besser.

Nach einigen Studien sind ACE-Hemmer bei Nephropathie infolge Diabetes mellitus Typ 1 (Lewis et al. 1993 mit Captopril), aber auch bei anderen Nierenerkrankungen (Maschio et al. 1996 mit Benazepril, The GISEN Group 1997, Ruggenenti et al. 1998 mit Ramipril) besser als andere Antihypertensiva in der Lage, die Progression, vielleicht sogar die Entwicklung (The EUCLID Study Group 1997 mit Lisinopril) einer Niereninsuffizienz aufzuhalten. Statistisch tritt dieser Effekt auch unabhängig von der Blutdrucksenkung auf (Kasiske et al. 1993). In der EUCLID Study wurde zudem die Progression der diabetischen Retinopathie durch ACE-Hemmer vermindert.

Patienten mit Diabetes mellitus oder Niereninsuffizienz haben ein deutlich erhöhtes kardiovaskuläres Risiko. ACE-Hemmer (z. B. Ramipril 10 mg/Tag) sind offenbar in der Lage, die absolute Komplikationsrate bei diesen Patienten stärker zu senken als bei den übrigen Patienten (Mann et al. 2001, The Heart Outcomes Prevention Evaluation Study 2000a und 2000b). Dagegen hatte eine einmal tägliche niedrige Dosis von Ramipril (1,25 mg) keinen Einfluß auf das kardiovaskuläre und renale Schicksal von Typ 2 Diabetikern mit Albuminurie (DIABHYCAR, Marre et al. 2004).

Wegen der unterschiedlichen Wirkmechanismen von ACE-Hemmern und Angiotensinrezeptorantagonisten wurde bei nicht-insulinabhängigen Diabetikern mit Mikroalbuminurie der Versuch einer Kombinationsbehandlung gemacht. Dabei senkte die Kombination aus Candesartan und Lisinopril den Blutdruck stärker als die Einzelsubstanzen (Mogensen et al. 2000). Bei nicht-diabetischen Nierenerkrankungen, vorwiegend Glomerulonephritiden, hatte in einer japanischen Studie bei gleich niedriger Blutdruckeinstellung in den drei Therapiearmen die Kombination von Losartan und Trandolapril einen deutlich günstigeren Effekt auf Proteinurie und Progression der Niereninsuffizienz als die Einzelsubstanzen (Nakao et al. 2003). Es gibt jedoch auch die Beobachtung, daß allein mit einer hochdosierten ACE-Hemmertherapie (z. B. 40 mg Lisinopril) bereits eine optimale Senkung der Proteinurie erreicht werden kann (Laverman et al. 2002).

2001 erschienen drei Studien, in denen der Einfluß eines Angiotensinrezeptorantagonisten auf Entstehung und Progression einer Nephropathie bei Diabetes mellitus Typ 2 geprüft wurde. In der ersten Studie senkte die zusätzliche Gabe von 150 mg Irbesartan bei Diabetikern mit Mikroalbuminurie die Manifestation einer diabetischen Nephropathie von 14,7% (Placebo) auf 9,7% innerhalb von 2 Jahren, die Gabe von 300 mg Irbesartan sogar auf 5,2% (Parving et al. 2001). Dabei unterschieden sich die mittleren diastolischen Blutdruckwerte zwischen den Gruppen nicht, systolisch betrugen sie maximal 3 mm Hg. In der zweiten Studie mit mittleren Ausgangswerten des Serumkreatinins um 1,67 mg/dl wurden in 2,6 Jahren unter zusätzlicher Placebogabe 17,8% der Patienten terminal niereninsuffizient, unter 10 mg Amlodipin 18,3%, unter 300 mg Irbesartan nur 14,2% (Lewis et al. 2001). Hierbei lag allerdings nur der Unterschied zwischen Amlodipin und Irbesartan an der Signifikanzgrenze. Signifikante Mortalitätsunterschiede traten nicht auf, deutlich signifikant besser als Placebo bzw. Amlodipin war Irbesartan jedoch in der Verhinderung einer

Verdopplung der Serumkreatininkonzentration als Progressions-parameter. Die Dauer der dritten Studie war mit 3,4 Jahren länger, die Ausgangskreatininwerte lagen mit 1,9 mg/dl etwas höher (Brenner et al. 2001). Mit im Mittel 85 mg Losartan wurde im Vergleich zu Placebo auch hier kein Mortalitätsunterschied erzielt. Signifikant weniger Patienten wurden aber terminal niereninsuffizient (19,6% bzw. 25,5%) oder verdoppelten ihre Serumkreatininkonzentration (21,6% bzw. 26%).

Vor allem in Anbetracht der zur Zeit noch hohen Kosten für Angio-tensinrezeptorantagonisten wurde das Fehlen eines ACE-Hemmer-arms in den genannten Studien kritisiert. Basierend auf den Erfahrun-gen bei Typ-1-Diabetes gehen die meisten Nephrologen von einer Gleichwertigkeit beider Substanzgruppen aus. Für Nationen mit guter Dialyseversorgung reduziert sich das Problem, da nach Überschlags-rechnungen durch Aufschieben der Dialysebehandlung mindestens gleich hohe Kosten gespart, wie sie durch Gabe eines Angiotensinre-zeptorantagonisten verursacht werden. Eine wirkungsvolle Blockade des Renin-Angiotensin-Systems schützt bei diabetischer Nephro-pathie die Niere stärker als auf Grund der Blutdrucksenkung zu erwarten ist. Dies ist vor allem deswegen von Bedeutung, weil selbst unter den Bedingungen der hier zitierten Studien die von verschiede-nen Gesellschaften definierten Zielblutdruckwerte von unter 130/80 mmHg bei diabetischer Nephropathie im Mittel systolisch nie, diasto-lisch nicht immer erreicht wurden. Eine Metaanalyse von ACE-Hem-merstudien bestätigt allerdings die renal progressionshemmende Wirkung einer Senkung des systolischen Blutdrucks auf Werte zwi-schen 110 und 129 mmHg wenn eine Proteinurie von über 1g/Tag vorliegt. Niedrigere systolische Werte waren allerdings eher progres-sionsfördernd (AIPRD, Jafar et al. 2003). Dies ist auch bei Disease Management Programmen zu berücksichtigen.

Hypertonie

Die Attraktivität der ACE-Hemmer für die Behandlung der Hyper-tonie besteht in der guten subjektiven Verträglichkeit, sieht man von dem häufig auftretenden Reizhusten (ca. 10%) und anderen, sehr seltenen, aber teils lebensbedrohlichen Nebenwirkungen (s. unten) ab.

Das Captopril Prevention Project (CAPPP), eine Studie mit 10985 Patienten über 6,1 Jahre, zeigte, daß Captopril im Vergleich zu einer

konventionellen Hochdrucktherapie mit Diuretika und Betarezeptorenblockern keine Unterschiede in der Morbidität und Letalität bewirkt
(Hansson et al. 1999).

Inzwischen liegt eine besonders sorgfältig, bereits vor Abschluß der
einbezogenen Studien geplante Metaanalyse zur ACE-Hemmertherapie bei Hypertonie vor (Neal et al. 2000). In vier Studien wurden ACE-
Hemmer bzw. Placebo jeweils als Zusatztherapie bei häufig komplexer
übriger Medikation eingesetzt, so daß bereits die Ausgangsblutdruckwerte mit im Mittel unter 140/80 mmHg im normotonen Bereich lagen
(weitere Überlegungen s. unten). In diesen Studien wurde während
der zwei- bis fünfjährigen Behandlungszeiten die Gesamtmortalität
im Mittel um 16%, die Schlaganfallrate um 30%, die Rate koronarer
Ereignisse um 20% gesenkt. Die Metaanalyse der drei Vergleichsstudien (CAPPP, STOP2 und UKPDS-HDS) zwischen ACE-Hemmern einerseits und Diuretika/Betarezeptorenblockern andererseits ergab für
keinen Endpunkt signifikante Unterschiede. In allen drei Studien
waren die mittleren Ausgangsblutdruckwerte deutlich hyperton.

Mit großer Spannung war die Ende 2002 publizierten Ergebnisse
einer direkten Konfrontationsstudie erwartet worden, bei der ein Diuretikum (Chlortalidon) einerseits mit einem ACE-Hemmer (Lisinopril) und andererseits mit einem Calciumantagonisten (Amlodipin)
verglichen wurde (The ALLHAT Officers and Coordinators 2002)
(siehe auch Kapitel 13). Mit über 33000 Teilnehmern im Alter über 54
Jahre ist dies die bisher größte Hochdruckstudie. Nicht signifikant
waren kleine Unterschiede in den primären Endpunkten tödliche
koronare Herzkrankheit und nicht-tödlicher Herzinfarkt zu Gunsten
von Lisinopril und von Amlodipin. Signifikante Unterlegenheiten zum
Diuretikum errechneten sich bei der Herzinsuffizienz für Amlodipin.
Wurden 240 Patienten über ein Jahr mit Amlodipin statt Chlorthalidon behandelt, so trat ein Fall von Herzinsuffizienz mehr auf (NNH:
number needed to harm). Ferner bestanden Unterlegenheiten für
Lisinopril im Vergleich zu Chlorthalidon beim Auftreten einer Angina
pectoris (NNH 400), einer Herzinsuffizienz (NNH 600) und eines
Schlaganfalls (NNH 857). Dagegen aufzuwiegen ist die signifikant
häufigere Diabetesmanifestation unter dem Diuretikum (NNH 114
bzw. 235) im Vergleich zu Lisinopril bzw. Amlodipin.

Eine Reihe von Gründen lassen vor einer Überinterpretation der
ohnehin kleinen, häufig nur wegen der großen Patientengruppen signifikanten Differenzen warnen, somit auch vor den Schlußfolgerungen der Autoren der Studie: „Diuretika vom Thiazidtyp sind in der

Prävention von einem oder mehreren schwereren Herzkreislaufer-
krankungen überlegen und billiger. Für die erste Stufe der antihypertensiven Behandlung sollten sie vorgezogen werden." (siehe auch
Kapitel 15). Die Studienbevölkerung in ALLHAT bestand zu einem
Drittel aus Schwarzen, der mittlere Body Mass Index (BMI) war mit
29,7 kg/m^2 höher als in den oben zitierten Studien, das mittlere Alter
betrug 66,9 Jahre. Rasse, Alter und Adipositas haben aber Einfluß auf
die Wirkung von Antihypertensiva. Die mögliche Kombinationsbehandlung, die bei etwa 40% der Patienten durchgeführt wurde, entsprach nicht den üblichen Regeln. Systolisch ergab sich eine über den
gesamten Studienverlauf deutlich bessere Blutdruckeinstellung unter
Chlortalidon, diastolisch eine etwas bessere unter Amlodipin. Amlodipin und das bei uns selten eingesetzte Chlortalidon haben eine lange
Halbwertszeit. Compliancefehler machen sich daher weniger bemerkbar als bei kürzer wirkenden Diuretika, Calciumantagonisten und
ACE-Hemmern. ALLHAT ist eine sehr wichtige Versorgungsstudie für
eine amerikanische Bevölkerung und hat daher zu Recht ihren Nieder-
schlag in der jüngsten nationalen Therapieempfehlung (JNC VII)
gefunden (Chobanian et al. 2003). Das ACE-Hemmerergebnis läßt sich
jedoch nicht ohne weiteres auf europäische Länder übertragen, da
ACE-Hemmer u. a. bei Schwarzen einen schwächeren Blutdruckeffekt
haben (Saunders et al. 1990).

Wer die ALLHAT-Daten unter diesen Aspekten und Vorbehalten
interpretiert, war nicht von den Ergebnissen einer im Februar 2003
publizierten Studie aus Australien (ANBP2, Wing et al. 2003 siehe
Kapitel 13) überrascht, in die ausschließlich Weiße über 65 Jahre mit
einem mittleren BMI von 27 kg/m^2 einbezogen wurden. Es gelang eine
nahezu identische Blutdruckeinstellung unter einer ACE-Hemmer
(vorzugsweise Enalapril) und einer Diuretika-basierten (vorzugsweise
Hydrochlorothiazid) Behandlung. Primäre Endpunkte, d. h. alle kardiovaskulären Ereignisse und Tod jedweder Ursache, traten unter
ACE-Hemmer seltener auf als unter Diuretika (NNH 270). Eine Subgruppenanalyse nach Männern und Frauen zeigte den Vorteil einer
ACE-Hemmertherapie jedoch ausschließlich bei Männern, wofür bisher keine schlüssige Erklärung vorliegt.

Für den Angiotensinrezeptorantagonisten Losartan wurde wider
Erwarten eine Überlegenheit im Vergleich zum Betarezeptorenblocke
Atenolol gefunden. In die LIFE-Studie (Dalhöf et al. 1998 und 2002,
Lindholm et al. 2002, Kjeldsen et al. 2002) wurden Patienten im Alter
von durchschnittlich 66,9 Jahren mit einem Blutdruck von 160–

200 mm Hg systolisch sowie 95–115 mm Hg diastolisch und elektro-
kardiographisch nachgewiesener linksventrikulärer Hypertrophie
aufgenommen. Die Rate kombinierter Endpunkte aus kardiovaskulärer Mortalität, Schlaganfällen und Myokardinfarkten betrug in
der Losartangruppe 2,38/100 Patientenjahre, in der Atenololgruppe
2,79/100 Patientenjahre und war damit unter Losartan um 15% niedriger als unter Atenolol. Verantwortlich für die Überlegenheit von
Losartan waren vor allem um 25% seltener auftretende Schlaganfälle.
Außerdem wurde unter Losartan seltener die Erstmanifestation eines
Diabetes mellitus beobachtet. Bei Patienten mit Diabetes bereits bei
Studienbeginn betrug die Reduktion primärer Endpunkte 24%, bei
Patienten mit isolierter systolischer Hypertonie 25%. Hier wurden
durch Losartan auch kardiovaskuläre und gesamte Mortalität verrin-
gert. Legt man die zu behandelnden Patienten zur Verhinderung eines
Ereignisses (z.B. 270 Patienten pro Jahr für die Verhinderung eines
Schlaganfalles) sowie die Kostendifferenz zwischen Losartan und Atenolol zugrunde, so ergäbe ein undifferenziertes Umsetzen der antihypertensiven Therapie bei allen Hypertonikern mit linksventrikulärer
Hypertrophie erhebliche Mehrkosten (Anlauf 2003). Auch von theore-
tischem Interesse ist das Ergebnis einer neueren explorativen Analyse
der LIFE-Daten, wonach bei Diabetikern durch Losartan der Tod
infolge kardialer Arrhythmien besser verhindert werden kann als
durch Atenolol (Lindholm et al. 2003).

Während für Diuretika und Betarezeptorenblocker diabetogene
Effekte nachweisbar sind, treten diese bei Calciumantagonisten und
ACE-Hemmern nicht auf. Eine Fixkombination aus Verapamil und
Trandolapril senkte bei Typ 2 Diabetikern über 20 Wochen den Blut-
druck etwas geringer als eine freie Kombination von Atenolol und
Chlorthalidon. Dafür blieb aber der HbA_{1c}-Wert konstant während er
unter der zweiten Kombination um 0,8 mg/dl stieg (Holzgreve et al.
2003).

Zur Sekundärprophylaxe nach Schlaganfall wurden Ergebnisse
einer Studie mit Perindopril (PROGRESS Collaborative Group 2001)
publiziert. Dabei war die Kombination aus Perindopril plus Indapamid erfolgreich, nicht aber Perindopril allein. Indapamid allein wurde
leider nicht geprüft. In der SCOPE-Studie fand sich mit Candesartan
bei 70–87jährigen Hypertoniepatienten im Vergleich zur Kontrollthe-
rapie (Diuretika, Betarezeptorenblocker, Calciumantagonisten) kein
signifikanter Unterschied im primären Endpunkt (kardiovaskuläre
Todesfälle, nichttödliche Schlaganfälle und Herzinfarkte) (Lithell et al.

5

2003). Lediglich nicht-tödliche Schlaganfälle traten seltener auf. Eine
entsprechende Sicherheitsstudie wurde vorzeitig beendet, weil nach
12 Monaten die kumulative Mortalität in der Candesartangruppe
deutlich niedriger war als in der Placebogruppe (Schrader et al. 2003).
Ob sich aus diesen beiden Studien ein präferentieller Einsatz von
Angiotensinrezeptorantagonisten bei Schlaganfallpatienten ergibt,
bleibt fraglich, da wiederum ein Vergleich mit ACE-Hemmern fehlt.

Unerwünschte Wirkungen

Seltene schwere Nebenwirkungen der ACE-Hemmer und Angiotensinrezeptorantagonisten sind u. a. Angioödem im Schlundbereich (häufiger
bei ACE-Hemmern), Verstärkung allergisch-anaphylaktischer Reaktionen (bei ACE-Hemmern), Hyperkaliämie vor allem bei Niereninsuffizienz (ggf. bei gleichzeitiger Gabe von nichtsteroidalen Antirheumatika oder Spironolacton), dialysepflichtige Niereninsuffizienz (z. B.
bei Stenosen der Nierenarterien), Leukopenie (auch als Wechselwir-
kung mit Allopurinol), Leberveränderungen oder Hautveränderungen.
   Das weitgehende Fehlen des Hustens nach Gabe von Angiotensinrezeptorantagonisten (s. oben) beweist, daß, wie vermutet, die Wirkung
der ACE-Hemmer auf den Bradykininstoffwechsel für diese Nebenwirkung verantwortlich ist. Dies scheint für das angioneurotische
Ödem nicht zuzutreffen, das auch unter Losartan beobachtet wurde,
allerdings seltener als unter ACE-Hemmern.
   Die in der Regel sehr gute Verträglichkeit der Substanzen sollte
einzelne sehr seltene oder ggf. sehr schwere Nebenwirkungen nicht
vergessen lassen, z. B. kindliche Mißbildungen bei Nichtbeachtung der
Kontraindikation Schwangerschaft.

Ausblick

Der Stellenwert von ACE-Hemmern und Angiotensinrezeptorantagonisten wird unter anderem bei kardiovaskulären Hochrisikopatienten
und zum Teil unabhängig von ihrer blutdrucksenkenden Potenz
gesucht. Die Heart Outcomes Prevention Evaluation Studie (2000)
mußte vorzeitig abgebrochen werden, weil bei Hochrisikopatienten
ohne Herzinsuffizienz die Gabe von 10 mg Ramipril pro Tag die Rate
von Todesfällen, Herzinfarkten und Schlaganfällen deutlich redu-

zierte. Dabei lagen die Blutdruckwerte bei Studienbeginn im Mittel bei 139/79 mmHg und sanken unter der Therapie lediglich auf 136/76 mm Hg. Ramipril erhielt daraufhin als einziger ACE-Hemmer eine erweiterte Indikation für Patienten mit erhöhtem kardiovaskulärem Risiko. Bei einer kleinen Gruppe der HOPE-Patienten zeigte die 24-Stunden-Blutdruckmessung jedoch eine Unterschätzung der tatsächlichen Blutdrucksenkung durch den ACE-Hemmer. Diese erfolgte wegen der abendlichen Gabe des Medikamentes vor allem nachts (Svensson et al. 2001). Inwieweit diese Erfolge mit anderen Angiotensinrezeptorantagonisten oder ACE-Hemmern jeweils allein oder in Kombination zu reproduzieren sind, soll der Ongoing Telmisartan Alone and in Combination with Ramipril Global Endpoint Trial (ONTARGET) an Hochrisikopatienten aber ohne Herzinsuffizienz mit einer Parallel-Studie Telmisartan gegen Placebo (TRANSCEND) bei Patienten klären helfen, die ACE-Hemmer nicht vertragen (Yusuf 2002).

Eine sehr breite, den Thrombozytenaggregationshemmern vergleichbare Anwendung der Präparate liegt nahe. Um dabei die Medikalisierung der Bevölkerung zu begrenzen, bleibt immer noch zu klären, welche Kombinationsbehandlungen sinnvoll und notwendig sind. Nach einer Metaanalyse mindert die gleichzeitige Gabe von Acetylsalicylsäure zwar den klinisch bedeutsamen Nutzen einer ACE-Hemmertherapie, ohne ihn jedoch aufzuheben (Teo et al. 2002). Auch weiterhin richten sich die Hoffnungen auf genetische Marker zur vorzeitigen Identifikation von Therapieversagern. Bisher wurden einzelne physiologisch interessante Polymorphismen der Gene für ACE, Angiotensinogen und AT_1-Rezeptor beschrieben, ohne daß jedoch allgemein bedeutsame therapeutische Konsequenzen gefunden wurden. Erfolge in diesem Bereich der Pharmakogenetik könnten zu einer wesentlichen Senkung der zu behandelnden Patienten (number needed to treat) führen. Dies ist aber kaum im primären Interesse der pharmazeutischen Industrie.

Nach den aktuellen Erfahrungen dürfen wir wohl nur auf wenige weitere vergleichende klinische Studien wie ONTARGET (siehe oben) hoffen, die u. a. klären, ob die Angiotensinrezeptorantagonisten den ACE-Hemmern überlegen, gleichwertig oder unterlegen sind. Hersteller von Angiotensinrezeptorantagonisten, die erfreulicherweise viel früher als bei Calciumantagonisten und ACE-Hemmern geschehen, durch kontrollierte Studien eine Evidenzbasis für Ihre Präparate erarbeiten, haben kein Interesse an einer weiteren Profilierung der

ACE-Hemmer und anderer patentfreier Antihypertensiva. Wegen der epidemiologischen Bedeutung von Herz-Kreislauf-Erkrankungen wird vorgeschlagen, entsprechende Studien, auch solche zur Pharmakogenetik, oder Studienergänzungen aus öffentlichen Mitteln als ökonomisch, sogar ethisch notwendig zu finanzieren. Die Bedeutung derartiger Studien dürfte in nächster Zeit durch Arzneimittelinnovationen nicht bedroht werden, da es wenig Hinweise auf die Entwicklung von Herz-Kreislaufmitteln gibt, die bei gleicher Wirksamkeit ähnlich gut vertragen werden wie die bereits vorhandenen. Ein großer Teil der pharmazeutischen Forschung hat sich daher bereits anderen Indikationsschwerpunkten zugewandt.

Literatur

Anlauf M (2003): Sartane für alle Hypertoniker? In: Arzneimittelkommission der Deutschen Ärzteschaft: Arzneiverordnungen in der Praxis. 4/2002–1/2003.

Arzneimittelkommission der Deutschen Ärzteschaft (2002): Evidenzbasierte Therapieleitlinien. Empfehlungen zur Therapie der chronischen Herzinsuffizienz. Deutscher Ärzteverlag Köln

Berl T, Hunsicker LG, Lewis JB, Pfeffer MA, Porush JG, Rouleau JL et al and the Irbesartan Diabetic Nephropathy Trial Collaborative Study Group (2003): Cardiovascular outcomes in the Irbesartan Diabetic Nephropathy Trial of patients with type 2 diabetes and overt nephropathy. Ann Intern Med 138: 542–549.

Brenner BM, Cooper ME, De Zeeuw D, Keane WF, Mitch WE, Parving HH et al (2001): Effects of losartan on renal and cardiovascular outcomes in patients with type 2 diabetes and nephropathy. N Engl J Med 345: 861–869.

Chobanian AV, Bakris GL, Black HR, Cushman WC, Green LA, Izzo JL Jr et al and the National High Blood Pressure Education Program Coordinating Committee (2003): The seventh report on the joint National Committee on Prevention, Detection, Evaluation, and Treatment of High Blood Pressure. JAMA 289: 2560–2572.

Cohn JN, Tognoni G for the Valsartan Heart Failure Trial Investigators (2001): A randomized trial of the angiotensin-receptor blocker valsartan in chronic heart failure. N Engl J Med 345: 1667–1675.

CONSENSUS Trial Study Group (1987): Effects of enalapril on mortality in severe congestive heart failure: Results of the Cooperative North Scandinavian Enalapril Survival Study (CONSENSUS). N Engl J Med 316: 1429–1435.

Dahlöf B, Devereux RB, Julius S, Kjeldsen SE, Beevers G, de Faire U et al (1998): Characteristics of 9194 patients with left ventricular hypertrophy: the LIFE study. Losartan Intervention For Endpoint Reduction in Hypertension. Hypertension 32: 989–997.

Dahlöf B, Devereux RB, Kjeldsen SE, Julius S, Beevers G, Faire U et al for The LIFE Study Group (2002): Cardiovascular morbidity and mortality in the losartan intervention for endpoint reduction in hypertension study (LIFE): a randomised trial against atenolol. Lancet 359: 995–1003.

Dickstein K, Kjekshus J, and the OPTIMAAL Steering Committee, for the OPTIMAAL Study Group (2002): Effects of losartan and captopril on mortality and morbidity in high-risk patients after acute myocardial infarction: the OPTIMAAL randomised trial. Lancet 360: 752–60.

Flather MD, Yusuf S, Kober L, Pfeffer M et al (2000): Long-term ACE-inhibitor therapy in patients with heart failure or left-ventricular dysfunction: a systematic overview of data from individual patients. Lancet 355: 1575–1581.

Granger CB, McMurray JJV, Yusuf S, Held P et al (2003):Effects of candesartan in patients with chronic heart failure and reduced left-ventricular systolic function intolerant to angiotensin-converting-enzyme inhibitors: the CHARM-Alternative trial. Lancet 362: 772–776.

Hall AS, Murray GD, Ball SG (AIREX Study Group Investigators) (1997): Follow-up study of patients randomly allocated ramipril or placebo for heart failure after myocardial infarction: AIRE extension (AIREX) study. Lancet 349: 1493–1497.

Hansson L, Lindholm LH, Niskanen L, Lanke J, Hedner T, Niklason A, Luomanmaki K, Dahlof B, de Faire U, Morlin C, Karlberg BE, Wester PO, Bjorck JE (1999): Effect of angiotensin-converting-enzyme inhibition compared with conventional therapy on cardiovascular morbidity and mortality in hypertension: the Captopril Prevention Project (CAPPP) randomised trial. Lancet 353: 611–616.

Holzgreve H, Nakov R, Beck K, Janka HU (2003): Antihypertensive therapy with verapamil SR plus trandolapril versus atenolol plus chlorthalidone on glycemic control. Am J Hypertens 16: 381–386.

ISIS-4 Collaborative Group (1995): ISIS-4: a randomised factorial trial assessing early oral Captopril, oral mononitrate and intravenous magnesium sulphate in 58050 patients with suspected acute myocardial infarction. Lancet 345: 669–685.

Jafar TH, Stark PC, Schmid CH, Landa M (2003): Progression of chronic kidney disease: the role of blood pressure control, proteinuria, and angiotensin-converting enzyme inhibition. A patient-level meta-analysis. Ann Intern Med 139: 244–252.

Kasiske BL, Kalili RSN, Ma JZ, Liao M, Keane WF (1993): Effect of antihypertensive therapy on the kidney in patients with diabetes: a meta-regression analysis. Ann Intern Med 118: 129–138.

Kjeldsen SE, Dahlöf B, Devereux RB, Julius S, Aarup P, Edelman J et al (2002): Effects of losartan on cardiovascular morbidity and mortality in patients with isolated systolic hypertension and left ventricular hypertrophy: a Losartan Intervention for Endpoint Reduction (LIFE) substudy. JAMA 288: 1491–1498.

Laverman GD, Navis G, Henning RH, de Jong D, de Zeeuw D (2002): Dual renin-angiotensin system blockade at optimal doses for proteinuria. Kidney Int 62: 1020–1025.

Lewis EJ, Hunsicker LG, Bain RP, Rohde RD for the Collaborative Study Group (1993): The effect of angiotensin-converting-enzyme inhibition on diabetic nephropathy. N Engl J Med 329: 1456–1462.

Lewis EJ, Hunsicker LG, Clarke WR, Berl T, Pohl MA, Leiws JB et al (2001): Renoprotective effect of the angiotensin-receptor antagonist irbesartan in patients with
nephropathy due to type 2 diabetes. N Engl J Med 345: 851–60.

Lindholm LH, Ibsen H, Dahlöf B, Devereux RB, Beevers G, de Faire U et al for The
LIFE Study Group (2002): Cardiovascular morbidity and mortality in patients
with diabetes in the losartan intervention for endpoint reduction in hypertension study (LIFE): a randomised trial against atenolol. Lancet 359: 1004–1010.

Lindholm LH, Dahlöf B, Edelman JM, Ibsen H et al LIFE study group (2003): Effect
of losartan on sudden cardiac death in people with diabetes: data from the LIFE
study. Lancet 362: 619–620

Lithell H, Hansson L, Skoog I, Elmfeldt D, Hofman A, Olofsson B et al for the SCOPE
Study Group (2003): The Study on Cognition and Prognosis in the Elderly
(SCOPE): principal results of a randomized double-blind intervention trial. J
Hypertens 21: 875–886.

Mann JF, Gerstein HC, Pogue J, Bosch J, Yusuf S (2001): Renal insufficiency as a pre-
dictor of cardiovascular outcomes and the impact of ramipril: the HOPE randomized trial. Ann Intern Med 134: 629–636.

Maschio G, Albert D, Ganin G, Locatelli F, Mann JFE et al (1996): Effect of the angiotensin-converting-enzyme inhibitor benazepril on the progression of chronic
renal insufficiency. N Engl J Med 334: 939–945.

Marre M, Lievre M, Chatellier G, Mann JFE et al (2004): Effects of low dose ramipril
on cardiovascular and renal outcomes in patients with type 2 diabetes and rai-
sed excretion of urinary albumin: randomised, double blind, placebo controlled
trial (the DIABHYCAR study). BMJ, doi:10.1136/bmj.37970.629537.0D

McMurray JJV, Östergren J, Swedberg K, Granger CB et al (2003): Effects of candesartan in patients with chronic heart failure and reduced left-ventricular systolic
function taking angiotensin-converting-enzyme inhibitors: the CHARM-
Added trial. Lancet 362:767–771

Morgensen CE, Neldam S, Tikkanen I, Oren S, Viskoper R, Watts RW, Cooper ME
(2000): Randomised controlled trial of dual blockade of renin-angiotensin
system in patients with hypertension, microalbuminuria, and non-insulin
dependent diabetes: the Candesartan And Lisinopril Microalbuminuria
(CALM) Study. Brit Med J 321: 1440–1444.

Nakao N, Yoshimura A, Morita H, Takada M, Kayano T, Ideura T (2003): Combination treatment of angiotensin-II receptor blocker and angiotensin-converting-
enzyme inhibitor in non-diabetic renal disease (COOPERATE): a randomised
controlled trial. Lancet 361: 117–124.

Neal B, MacMahon S, Chapman N for the Blood Pressure Lowering Treatment Trialists' Collaboration (2000): Effects of ACE inhibitors, calcium antagonists, and
other blood-pressure-lowering drugs: results of prospectively designed overviews of randomised trials. Lancet 356: 1955–1964.

Parving H-H, Lehnert H, Bröchner-Mortensen J, Gomis R (2001): The effect of irbesartan on the development of diabetic nephropathy in patients with type 2 diabetes. N Engl J Med 345: 870–878.

Pfeffer MA, McMurray JJV, Velazquez EJ, Rouleau J-L et al for the Valsartan in Acute
Myocardial Infarction Trial Investigators (2003a): Valsartan, captopril, or both

5

in myocardial infarction complicated by heart failure, left ventricular dysfunction, or both. N Engl J Med 349: 1893–1906.

Pfeffer MA, Swedberg K, Granger CB, Held P et al (2003b): Effects of candesartan on mortality and morbidity in patients with chronic heart failure: the CHARM-Overall programme. Lancet 362:559–766

Pitt B, Segal R, Martinez FA, Meurers G, Cowley AJ et al (Elite study investigators) (1997): Randomized trial of losartan versus captopril in patients over 65 with heart failure (Evaluation of the losartan in the elderly study, ELITE). Lancet 349: 747–752.

Pitt B, Poole-Wilson PA, Segal R, Martinez FA et al (2000): Effect of losartan compared with captopril on mortality in patients with symptomatic heart failure: randomised trial – the Losartan Heart Failure Survival Study ELITE II. Lancet 355: 1582–1587.

PROGRESS Collaborative Group (2001): Randomised trial of a perindopril-based blood-pressure-lowering regimen among 6,105 individuals with previous stroke or transient ischaemic attack. Lancet 358: 1033–1041.

Ruggenenti P, Perna A, Gherardi G, Gaspari F, Benini R, Remuzzi G for the GISEN-Group (1998): Renal function and requirement for dialysis in chronic nephropathy patients on long-term ramipril: REIN follow-up trial. Lancet 352: 1252–1256.

Saunders E, Weir MR, Kong BW, Hollifield J, Gray J, Vertes V et al (1990): A comparison of the efficacy and safety of a beta-blocker, a calcium channel blocker, and a converting enzyme inhibitor in hypertensive blacks. Arch Intern Med 150: 1707–1713.

Schrader J, Lüders S, Kulschewski A, Berger J et al on behalf of the ACCESS Study Group (2003) The ACCESS Study. Evaluation of acute candesartan cilexetil therapy in stroke survivors stroke 34: 1699–1703.

Svensson P, de Faire U, Sleight P, Yusuf S, Jan Östergren J (2001): Comparative effects of ramipril on ambulatory and office blood pressures. A HOPE substudy Hypertension 38:e28–e32

Teo KK, Yusuf S, Pfeffer M, Torp-Pedersen C, Kober L, Hall A et al and the ACE Inhibitors Collaborative Group (2002): Effects of long-term treatment with angiotensin-converting enzyme inhibitors in the presence or absence of aspirin: a systematic review. Lancet 360: 1037–1043.

The Acute Infarction Ramipril Efficacy (AIRE) Study Investigators (1993): Effect of ramipril on mortality and morbidity of survivors of acute myocardial infarction with clinical evidence of heart failure. Lancet 342: 821–828.

The ALLHAT Officers and Coordinators for the ALLHAT Collaborative Research Group (2002). Major outcomes in high-risk hypertensive patients randomized to angiotensin-converting enzyme inhibitor or calcium channel blocker vs diuretic. The Antihypertensive and Lipid-Lowering Treatment to Prevent Heart Attack Trial (ALLHAT). JAMA 288: 2981–2997.

The EUCLID Study Group (1997): Randomised placebo-controlled trial of lisinopril in normotensive patients with insulin-dependent diabetes and normoalbuminuria or microalbuminuria. Lancet 349: 1787–1792.

The EURopean trial On reduction of cardiac events with Perindopril in stable coronary Artery disease Investigators (2003): Efficacy of perindopril in reduction of cardiovascular events among patients with stable coronary artery disease: randomised, double-blind, placebo-controlled, multicentre trial (the EUROPA study). Lancet 362: 782–787

The GISEN Group (1997): Randomised placebo-controlled trial of effect of ramipril on decline in glomerular filtration rate and risk of terminal renal failure in proteinuric, non-diabetic nephropathy. Lancet 349: 1857–1863.

The Heart Outcomes Prevention Evaluation (HOPE) Study Investigators (2000a): Effects of an angiotensin-converting-enzyme inhibitor, Ramipril, on cardiovascular events in high-risk patients. N Engl J Med 342: 145–153.

The Heart Outcomes Prevention Evaluation (HOPE) Study Investigators (2000b): Effects of ramipril on cardiovascular and microvascular outcomes in people with diabetes mellitus: results of the HOPE study and MICRO-HOPE substudy. Lancet 355: 253–259.

UK Prospective Diabetes Study Group. (1998): Efficacy of atenolol and captopril in reducing risk of macrovascular and microvascular complications in type 2 diabetes: UKPDS 39. Br Med J 317: 713–720.

White HD (2003): Commentary. Candesartan and heart failure: the allure of CHARM. Lancet 362:754–755

Wing LMH, Reid MC, Ryan P, Beilin LJ et al for the Second Australian National Blood Pressure Study Group (2003): A comparison of outcomes with angiotensin-converting–enzyme inhibitors and diuretics for hypertension in the elderly. N Engl J Med 348: 583–592.

Yusuf S (2002): From the HOPE to the ONTARGET and the TRANSCEND studies: challenges in improving prognosis. Am J Cardiol 89 (2A): 18A–25A.

Yusuf S, Pfeffer MA, Swedberg K, Granger CB et al (2003): Effects of candesartan in patients with chronic heart failure and preserved left-ventricular ejection fraction: the CHARM-Preserved Trial. Lancet 362: 777–781.

6. Analgetika

RAINER H. BÖGER und GERHARD SCHMIDT

AUF EINEN BLICK

Trend

Für die Behandlung von Schmerzen sind 2003 weiterhin mehr Opioidanalgetika als nichtopioide Analgetika verordnet worden. Ursachen sind eine erneute kräftige Zunahme der Opioidverordnungen (+12%) und eine gleichzeitige geringe Abnahme nichtopioider Analgetika bei den Acetylsalicylsäure- und Paracetamolpräparaten. Die Verordnung von Metamizol hat einem stetigen Trend der letzten Jahre folgend auch im Jahre 2003 weiter zugenommen. In der Gruppe der stark wirkenden Opioidanalgetika hat transdermales Fentanyl seine führende Position weiter ausgebaut. Auch die Verordnungen von Oxycodon und Hydromorphon stiegen stark an, während Morphin fast stagnierte. Bei den Opioiden zur Substitutionstherapie opioidabhängiger Personen wurde wieder mehr Methadon und Buprenorphin, aber weniger Dihydrocodein verschrieben.

Für die Schmerzbehandlung werden in erster Linie Opioide und nichtopioide Analgetika eingesetzt. Die nichtopioiden Analgetika wirken zusätzlich antipyretisch, einige auch entzündungshemmend. In manchen Fällen bereitet es Schwierigkeiten, eine eindeutige Trennung von Analgetika gegenüber den Antirheumatika und Antiphlogistika vorzunehmen. So wird Acetylsalicylsäure besonders in Deutschland vorzugsweise zur Behandlung von Schmerzen eingesetzt. Sie wirkt aber in höheren Dosen auch antiphlogistisch. Seit mehreren Jahren wird das nichtsteroidale Antiphlogistikum Ibuprofen, neuerdings auch Naproxen und Diclofenac, in geringerer Dosis als rezeptfreies Schmerzmittel verwendet.

Verordnungsspektrum

Die Verordnungsentwicklung von Schmerzmitteln ist seit 1996 von einem kontinuierlichen Rückgang der nichtopioiden Analgetika und einem gegenläufigen Anstieg der Opioidanalgetika geprägt (Abbildung 6.1). 2003 sind die Verordnungen der opioiden Analgetika gegenüber dem Vorjahr erneut angestiegen sind und liegen weiterhin über den Verordnungen der nichtopioiden Analgetika. Gründe für diese Entwicklung sind in diesem Jahr vor allem die stark angestiegenen Verordnungen der transdermalen Applikationsformen von Fentanyl, Buprenorphin und Oxycodon sowie der weitere Anstieg der Verordnungen von Tramadol, der nach Auslaufen des Patentschutzes für *Tramal* durch zahlreiche Generika zu beobachten ist. Auch die Verordnungen von Tilidin/Naloxon sind weiter angestiegen. Insgesamt entspricht dieser Trend zur Mehrverordnung von opioiden Analgetika den Empfehlungen zur besseren Umsetzung des WHO-Stufenschemas zur Tumorschmerztherapie und der seit 1998 geltenden Vereinfachung der betäubungsmittelrechtlichen Verordnungsvorschriften.

Bei den nichtopioiden Analgetika fällt auf, daß die Verordnungszahlen für Acetylsalicylsäure und Paracetamol 2003 rückläufig waren, während Metamizol wieder häufiger verschrieben wurde (Tabelle 6.4).

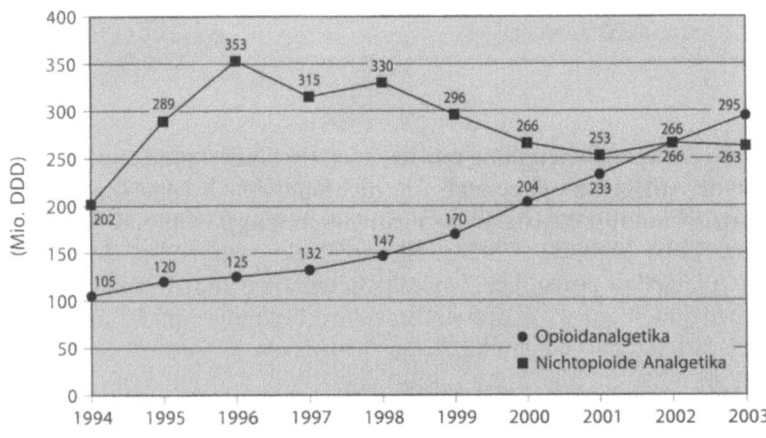

Abbildung 6.1: Verordnungen von Analgetika 1994 bis 2003. Gesamtverordnungen nach definierten Tagesdosen

Es besteht ein umfangreiches Verordnungsvolumen für niedrig dosierte Acetylsalicylsäurepräparate, die in die Indikationsgruppe Thrombozytenaggregationshemmer eingeordnet worden sind (siehe Kapitel 16, Antikoagulantien und Thrombozytenaggregationshemmer). Bei der Bewertung der Relation von Opioiden zu nichtopioiden Analgetika muß berücksichtigt werden, daß hier nur die zu Lasten der GKV abgerechneten Verordnungen eingehen. Paracetamol und Acetylsalicylsäure sind rezeptfreie Arzneimittel, die von den Patienten meist unabhängig von Verordnungen gekauft werden. Die Preise liegen auch in der Regel unterhalb der Zuzahlungsbeträge.

6

Opioidanalgetika

Bei der Verordnung von Opioiden als Monopräparate hat das von der Betäubungsmittel-Verschreibungsverordnung ausgenommene Arzneimittel Tramadol weiter zugenommen (Tabelle 6.1). Die Substanz ist durch die steigende Verordnung von Generika mit Abstand das am meisten verordnete Opioid. Die Verordnungszuwächse betreffen die preisgünstigen Generika, während die teureren Tramadolpräparate rückläufige Verordnungszahlen aufweisen (Tabelle 6.1). Die Verordnungszahlen für Morphin, welches in oraler Form fast nur als Retardpräparat zur Behandlung von Tumorschmerzen verschrieben wird, sind 2003 gegenüber dem Vorjahr nur noch wenig angestiegen.

Den höchsten Anstieg verzeichneten die Buprenorphinpräparate, die damit erstmals das Verordnungsvolumen von Morphin übertroffen haben (Tabelle 6.1). Hauptgrund ist die annähernd doppelte Verschreibung von *Subutex*, das seit 1999 zur Substitutionsbehandlung Opioidabhängiger zur Verfügung steht. Buprenorphin ist ein partieller Agonist an opioiden μ- und κ-Rezeptoren mit hoher Affinität, der nicht durch Morphin oder Heroin vom Rezeptor verdrängt werden kann.

Auch als transdermale Applikationsform (*Transtec*) wies Buprenorphin 2003 einen nahezu zweifachen Verordnungsanstieg auf. Aufgrund der vorliegenden Daten weist Buprenorphin in transdermaler Darreichungsform eine lange Wirkdauer auf. Der beschriebene Ceiling-Effekt spielt in analgetisch relevanten Dosierungen offenbar keine Rolle (Budd 1990). Unerwünschte Wirkungen (zentralnervöse Wirkungen, Obstipation, Atemdepression) traten nach transdermaler Buprenorphingabe im Vergleich zu anderen Opioiden selten auf.

Tabelle 6.1: Verordnungen von Opioidanalgetika 2003 (Monopräparate). Angegeben sind die 2003 verordneten Tagesdosen, die Änderungen gegenüber 2002 und die mittleren Kosten je DDD 2003.

Präparat	Bestandteile	DDD in Mio.	Änderung in %	DDD-Kosten in €
Tramadol				
Tramadolor	Tramadol	19,3	(+5,6)	1,70
Tramal	Tramadol	17,1	(−4,6)	1,98
Tramadol-ratiopharm	Tramadol	12,4	(+11,8)	1,47
Tramundin	Tramadol	6,9	(−14,6)	2,12
Tramadol STADA	Tramadol	5,5	(+22,0)	1,54
Tramabeta	Tramadol	4,8	(+21,3)	1,75
Tramagit	Tramadol	4,0	(+12,8)	1,56
Tramadol AL	Tramadol	3,8	(+28,3)	1,28
Amadol	Tramadol	3,1	(+3,4)	1,77
Tramadura	Tramadol	2,0	(−1,0)	1,55
Tramagetic	Tramadol	1,5	(+0,8)	1,37
Trama AbZ	Tramadol	1,2	(+6,8)	1,12
Tramadol - 1 A Pharma	Tramadol	1,1	(+149,6)	1,53
tramadol von ct	Tramadol	0,6	(−4,0)	1,26
Trama KD	Tramadol	0,6	(−5,1)	1,32
Tramadol Heumann	Tramadol	0,5	(−14,9)	1,37
Tramadol-Lichtenstein	Tramadol	0,4	(−15,5)	1,38
		84,9	(+5,0)	1,70
Morphin				
MST Mundipharma	Morphin	6,8	(−5,6)	5,78
Morphin-ratiopharm	Morphin	1,6	(+20,6)	4,03
M Stada	Morphin	1,3	(+28,9)	3,89
M-Dolor	Morphin	1,3	(−5,3)	4,02
Morphin Merck/-retard	Morphin	1,3	(−0,0)	5,28
M Long	Morphin	0,9	(−9,0)	5,12
Sevredol	Morphin	0,8	(+19,0)	8,59
MSI Mundipharma	Morphin	0,7	(−3,6)	4,41
M-beta	Morphin	0,7	(+18,4)	3,94
		15,5	(+1,4)	5,20
Buprenorphin				
Subutex Sublingual	Buprenorphin	10,2	(+95,3)	0,68
Transtec	Buprenorphin	7,4	(+85,3)	6,82
Temgesic	Buprenorphin	1,1	(+6,0)	5,44
		18,7	(+82,6)	3,40
Andere Opioide				
Durogesic	Fentanyl	64,5	(+15,3)	4,08
OXYGESIC	Oxycodon	8,9	(+42,4)	9,11
Palladon retard	Hydromorphon	3,6	(+46,4)	8,16

Tabelle 6.1: Verordnungen von Opioidanalgetika 2003 (Monopräparate). Angegeben sind die 2003 verordneten Tagesdosen, die Änderungen gegenüber 2002 und die mittleren Kosten je DDD 2003 (Fortsetzung).

Präparat	Bestandteile	DDD in Mio.	Änderung in %	DDD-Kosten in €
Andere Opioide				
L-Polamidon	Levomethadon	3,4	(+4,7)	0,94
DHC Mundipharma	Dihydrocodein	1,2	(−10,7)	4,80
Dolantin	Pethidin	0,2	(−3,0)	5,60
Dipidolor	Piritramid	0,1	(+15,5)	6,46
Dilaudid	Hydromorphon	0,1	(+0,1)	4,41
		81,9	(+17,7)	4,69
Summe		200,9	(+14,2)	3,35

Auffällig ist der nochmalige Zuwachs des Opioids Fentanyl (*Durogesic*) als Membranpflaster zur transdermalen Opioidzufuhr. Das besonders gut an Haut und Blut-Hirnschranke penetrierende Opioid Fentanyl eignet sich zur Dauertherapie schwerer chronischer Schmerzen. Der Einsatz von Fentanyl als Membranpflaster erstreckt sich nicht nur auf die Therapie von Tumorschmerzen, es wird neuerdings vermehrt auch bei anderen chronischen Schmerzzuständen (z. B. stärkere Rückenschmerzen, neuropathische Schmerzen) verwendet. Allerdings gibt es dazu bisher keine Daten aus Placebo-kontrollierten Studien (Breivik 2001). Die unerwünschten Wirkungen von Fentanyl am Gastrointestinaltrakt (spastische Obstipation) sind etwas geringer als bei anderen Opioiden. Das liegt daran, daß aufgrund der guten Lipidlöslichkeit von Fentanyl der Anteil, welcher in das Gehirn eindringt, größer ist als bei anderen therapeutisch verwendeten Opioiden. Das Verhältnis von zentralnervöser analgetischer Wirkung zu peripherer Darmmotilitätshemmung ist deshalb bei Fentanyl besonders günstig.

Oxycodon, ein seit 80 Jahren bekanntes Opioidanalgetikum, das in Deutschland bis 1989 als *Eukodal* im Handel war und im August 1998 unter dem Namen *Oxygesic* in Retardform wieder auf den Markt gebracht wurde, weist auch 2003 wieder einen kräftigen Zuwachs gegenüber dem Vorjahr auf. Ähnlich wie Morphin ist es für die orale Dauertherapie schwerer bis sehr schwerer Schmerzen geeignet, hat aber durch eine höhere orale Verfügbarkeit (65%) und eine längere

Halbwertszeit (4–6 Stunden) pharmakokinetische Vorteile gegenüber Morphin.

Bei Levomethadon als Fertigarzneimittel (*L-Polamidon*) ist im Jahr 2003 nur eine geringe Veränderung eingetreten. Wesentlich höher liegen die Verordnungsmengen von racemischem D,L-Methadon in Form von Rezepturen aus Apotheken. Mit der Verwendung von Methadon zur oralen Substitutionsbehandlung von Opioidabhängigen, die 1993 durch eine Änderung der Betäubungsmittel-Verschreibungsverordnung (BtmVV) eingeführt wurde, haben die Methadonrezepturen in den letzten Jahren stark zugenommen und 2003 bereits 1045 kg (1995: 353 kg) erreicht. Von Levomethadon wurden dagegen in Form des Fertigarzneimittels *L-Polamidon* nur 170 kg (2002: 161 kg) in Apotheken abgegeben (Bundesopiumstelle 2004). Wenn man diese Mengenangaben unter Zugrundelegung der definierten Tagesdosen der WHO von 25 mg für Methadon und 12,5 mg für Levomethadon umrechnet, wurden im Jahr 2003 42 Mio. DDD von Methadon als Rezeptur (Abbildung 6.2) und 13,6 Mio. DDD von Levomethadon verordnet, von letzterem 3,4 Mio. DDD für GKV-Versicherte (Tabelle 6.1).

Der Einsatz von *DHC-Mundipharma* (Dihydrocodein) ist mit 1,2 Mio. Tagesdosen gegenüber 2002 erneut zurückgegangen (Tabelle 6.1). Wesentlich mehr Tagesdosen (7,0 Mio.) entfallen auf die als Antitussiva im Handel befindlichen Dihydrocodeinpräparate *Paracodin*

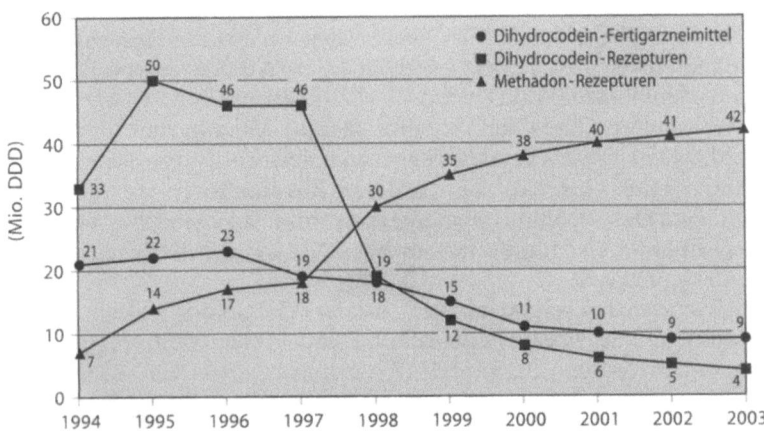

Abbildung 6.2: Verordnungen von Dihydrocodein und Methadon 1994 bis 2003. Gesamtverordnungen nach definierten Tagesdosen

Tabelle 6.2: Verordnungen von Tilidinkombinationen 2003. Angegeben sind die 2003 verordneten Tagesdosen, die Änderungen gegenüber 2002 und die mittleren Kosten je DDD 2003.

Präparat	Bestandteile	DDD in Mio.	Änderung in %	DDD-Kosten in €
Valoron N	Tilidin Naloxon	40,6	(+10,3)	2,52
Tilidin-ratiopharm plus	Tilidin Naloxon	13,1	(+3,4)	1,43
Tilidalor Hexal	Tilidin Naloxon	8,1	(+3,4)	1,52
Tilidin AL comp.	Tilidin Naloxon	2,8	(+17,5)	1,32
Tilidin comp. STADA	Tilidin Naloxon	2,8	(+11,7)	1,44
Andolor	Tilidin Naloxon	1,2	(+5,8)	1,32
Tili comp -1 A Pharma	Tilidin Naloxon	0,9	(+10,4)	1,32
Tilidin N Lichtenstein	Tilidin Naloxon	0,9	(+1,6)	1,44
Tiligetic	Tilidin Naloxon	0,9	(−3,0)	1,43
Tilicomp beta	Tilidin Naloxon	0,9	(+30,1)	1,50
Summe		72,3	(+8,3)	2,04

und *Tiamon Mono* (Tabelle 19.1). Die Verordnungsmengen sind allerdings nur bedingt vergleichbar, da die nach Herstellerangaben berechnete DDD für *DHC-Mundipharma* mindestens 120 mg Dihydrocodein (als Hydrogentartrat) entspricht, während die Antitussivapräparate im Mittel nur halb so hoch dosiert sind. Danach folgen die Verordnungsmengen von Dihydrocodeinrezepturen, die von 38 kg im Jahre 1990 auf 6020 kg im Jahre 1995 angestiegen sind und 2003 mit 418 kg weiter stark rückläufig waren (Goedecke et al. 1994, Bundesopiumstelle 2004). Die Relation zu den verordneten Fertigarzneimitteln wird auch hier deutlicher, wenn die Dihydrocodeinrezepturen auf eine definierte

Tagesdosis von 120 mg Dihydrocodein (als Hydrogentartrat) umgerechnet werden, wie es in Abbildung 6.2 geschehen ist. Die früheren hohen Verbrauchsmengen von Dihydrocodeinrezepturen resultierten fast ausschließlich aus der nicht sachgerechten Substitutionsbehandlung von Drogenabhängigen, die mit wesentlich höheren Tagesdosen durchgeführt wurde und zu einer alarmierenden Zunahme von Dihydrocodein-assoziierten Todesfällen geführt hatte (Penning et al. 1993). Aus diesem Grunde ist die Betäubungsmittel-Verschreibungsverordnung (BtmVV) zum 1. Februar 1998 geändert worden. Es wurde dort festgelegt, daß zur Substitution opioidabhängiger Patienten „nur Zubereitungen von Levomethadon, Methadon oder ein zur Substitution zugelassenes Arzneimittel oder in anders nicht behandelbaren Ausnahmefällen Codein oder Dihydrocodein" verschrieben werden dürfen. Die Landesbehörden können für diese nicht anders zu behandelnden Ausnahmefälle nähere Festlegungen treffen. Der anhaltende Rückgang der Dihydrocodeinverordnungen weist darauf hin, daß die unkritische Substitutionsbehandlung Opioidabhängiger mit Dihydrocodein reduziert wurde.

Unter den Kombinationspräparaten mit Opioiden nehmen Tilidinkombinationen insofern eine Sonderstellung ein, als sie für die Bekämpfung schwerer Schmerzen in ähnlicher Weise verwendet werden können wie stark wirkende Opioide, die unter der BtmVV stehen. Durch den Zusatz von Naloxon, welches nach intravenöser Zufuhr die Wirkung von Tilidin antagonisiert, nach oraler Zufuhr jedoch infolge First-pass-Metabolismus weitgehend inaktiviert wird und die analgetische Wirkung von Tilidin ungeschwächt zuläßt, sind diese Tilidinkombinationen aus der Bestimmung der BtmVV ausgenommen. Die Verordnung aller Tilidinkombinationen einschließlich des Originalpräparats *Valoron N* weist 2003 gegenüber dem Vorjahr wieder einen deutlichen Zuwachs auf (Tabelle 6.2).

Bei den Kombinationspräparaten von Codein und Paracetamol ist die Verordnungshäufigkeit infolge des Anstiegs preiswerter Generika (*Paracetamol comp. STADA, Paracetamol AL comp.*) trotz sonst rückläufiger Entwicklung praktisch konstant geblieben (Tabelle 6.3). Nach Metaanalysen verstärkt Codein die analgetische Wirkung von Acetylsalicylsäure (Zhang und Po 1997) und Paracetamol wenig bis gar nicht (Zhang und Po 1996). Bei den anderen Codeinkombinationen ist *Cibalgin compositum N* nach sehr starkem Zuwachs 2002 im folgenden Jahr 2003 wieder deutlich weniger verschrieben worden. *Cibalgin compositum N* ist das Nachfolgepräparat von *Spasmo-Cibalgin comp.*

Tabelle 6.3: Verordnungen von Codeinkombinationen 2003. Angegeben sind die 2003 verordneten Tagesdosen, die Änderungen gegenüber 2002 und die mittleren Kosten je DDD 2003.

Präparat	Bestandteile	DDD in Mio.	Änderung in %	DDD-Kosten in €
Codein mit Paracetamol				
Paracetamol comp. STADA	Paracetamol Codein	3,2	(+24,5)	0,88
Gelonida Schmerz	Paracetamol Codein	2,2	(−17,8)	1,40
talvosilen	Paracetamol Codein	2,1	(−6,2)	0,98
Nedolon P	Paracetamol Codein	0,7	(−15,2)	1,40
Paracetamol AL comp.	Paracetamol Codein	0,2	(+56,6)	0,92
Lonarid	Paracetamol Codein	0,2	(−13,5)	1,38
		8,6	(−0,6)	1,09
Andere Codeinkombinationen				
dolomo TN	Acetylsalicylsäure Paracetamol Coffein/Codein	2,2	(−13,9)	1,18
Cibalgin compositum N	Propyphenazon Codeinphosphat	1,6	(−20,4)	4,87
Voltaren plus	Diclofenac Codein	1,5	(+15,0)	1,34
Combaren	Diclofenac Codein	1,2	(−22,4)	2,92
Titretta S/T	Propyphenazon Codein	1,2	(−20,8)	1,43
Azur compositum	Paracetamol Codein Coffein	0,7	(−10,3)	1,05
Dolviran N	Acetylsalicylsäure Codein	0,3	(−11,4)	2,55
Gelonida NA Saft	Paracetamol Codein Natriumsalicylat	0,1	(−54,4)	2,22
		8,8	(−14,4)	2,19
Summe		17,4	(−8,1)	1,64

6

S, das zusätzlich zu Codein und Propyphenazon noch das Anticholinergikum Drofenin enthielt. Als Drofenin auf die Negativliste gesetzt
wurde und damit nicht mehr zu Lasten der GKV verordnungsfähig
war, wurde es von der Herstellerfirma aus der Kombination *Spasmo-
Cibalgin comp. S* herausgenommen, aber die Indikation für Schmerzzustände im Bereich der Gallenwege, des Magen-Darm-Traktes sowie
des Urogenitalsystems beibehalten. Studien zur Wirksamkeit der
Codein-Propyphenazon-Kombination liegen nach einer Medline-
Recherche nicht vor. Lediglich akzidentelle Vergiftungen durch
Codein-Propyphenazon-Suppositorien bei Kindern sind berichtet
worden (Grubbauer et al. 1985).

Nichtopioide Analgetika

Bei den nichtopioiden Analgetika hat sich die Tendenz zum Einsatz
von Monopräparaten fortgesetzt. Die Verordnung ist bei Metamizol
erneut gegenüber dem Vorjahr angestiegen, bei Paracetamol und bei
Acetylsalicylsäure im Gegensatz zum Vorjahr leicht rückläufig (Abbildung 6.3, Tabelle 6.4).

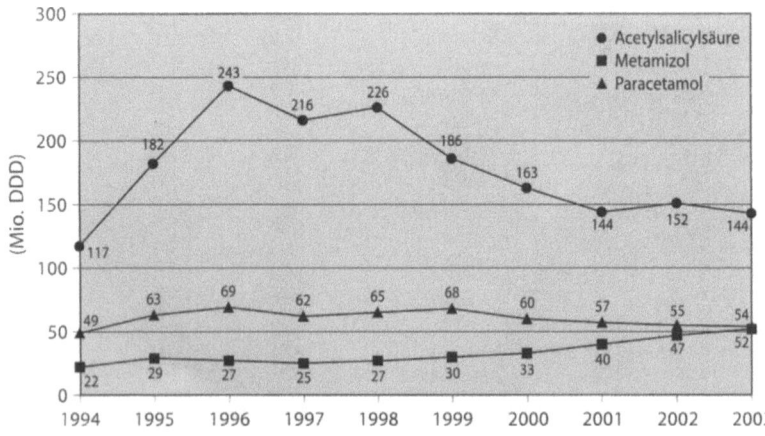

Abbildung 6.3: Verordnungen von Acetylsalicylsäure, Paracetamol und Metamizol
1994 bis 2003. Gesamtverordnungen nach definierten Tagesdosen

Tabelle 6.4: Verordnungen von nichtopioiden Analgetika 2003 (Monopräparate). Angegeben sind die 2003 verordneten Tagesdosen, die Änderungen gegenüber 2002 und die mittleren Kosten je DDD 2003.

Präparat	Bestandteile	DDD in Mio.	Änderung in %	DDD-Kosten in €
Salicylate				
ASS-ratiopharm	Acetylsalicylsäure	71,1	(−0,9)	0,05
ASS Hexal	Acetylsalicylsäure	40,3	(+10,3)	0,11
ASS STADA	Acetylsalicylsäure	11,1	(+37,6)	0,10
ASS von ct	Acetylsalicylsäure	10,4	(−60,2)	0,10
ASS-1A Pharma	Acetylsalicylsäure	7,4	(+67,1)	0,08
ASS AL	Acetylsalicylsäure	1,5	(−44,3)	0,09
ASS Heumann	Acetylsalicylsäure	1,1	(+9,3)	0,11
Aspisol	Lysin-Acetylsalicylat	0,6	(−6,6)	5,56
Delgesic	Lysin-Acetylsalicylat	0,4	(−3,0)	1,00
		143,9	(−5,1)	0,10
Paracetamol				
Paracetamol-ratiopharm	Paracetamol	21,4	(−3,3)	0,41
Paracetamol AL	Paracetamol	6,0	(+8,9)	0,38
ben-u-ron	Paracetamol	6,0	(−15,9)	0,49
Paracetamol STADA	Paracetamol	5,4	(−5,3)	0,43
paracetamol von ct	Paracetamol	4,1	(+4,7)	0,43
Paracetamol Hexal	Paracetamol	3,4	(+11,0)	0,39
Paracetamol BC	Paracetamol	2,5	(+10,9)	0,45
ParaCetaMol Lichtenstein	Paracetamol	2,2	(−17,7)	0,44
Paracetamol-1A Pharma	Paracetamol	1,2	(+45,1)	0,32
Paracetamol Heumann	Paracetamol	0,6	(+8,1)	0,43
Paracetamol-AZU	Paracetamol	0,5	(+13,2)	0,41
Captin	Paracetamol	0,2	(−13,8)	0,46
Paracetamol beta	Paracetamol	0,2	(+24,5)	0,41
Fensum	Paracetamol	0,1	(−10,6)	0,42
		53,6	(−1,7)	0,42
Pyrazolderivate				
Novaminsulfon-ratiopharm	Metamizol	22,1	(+14,1)	0,80
Novalgin/ -akut	Metamizol	12,3	(+10,2)	0,89
Novaminsulfon Lichtenstein	Metamizol	12,1	(+14,5)	0,78
Berlosin	Metamizol	2,4	(−6,9)	1,01
Metalgin	Metamizol	1,9	(+1,0)	0,83
Analgin	Metamizol	0,9	(−8,6)	0,99
Metamizol Hexal	Metamizol	0,6	(neu)	0,85
		52,3	(+12,5)	0,83
Andere Analgetika				
Katadolon	Flupirtin	8,4	(+9,3)	2,79
Trancopal Dolo	Flupirtin	1,5	(−12,4)	2,89
		9,8	(+5,5)	2,80
Summe		259,6	(−0,9)	0,42

6

Monopräparate

Bei den Monopräparaten der Acetylsalicylsäure ist 2003 gegenüber dem Vorjahr eine leichte Abnahme der Verordnungszahlen zu verzeichnen (Tabelle 6.4). Das Originalpräparat *Aspirin* ist seit dem Jahr 2000 nicht mehr unter den verordnungshäufigsten Präparaten vertreten. Das hängt vornehmlich damit zusammen, daß die niedrig dosierten Arzneiformen unter einer gesonderten Bezeichnung (*Aspirin protect*) ausschließlich zur Thrombozytenaggregationshemmung angeboten werden und daher in der Roten Liste in die entsprechende Indikationsgruppe umgruppiert worden sind (siehe Kapitel 16). Auch bei anderen Acetylsalicylsäurepräparaten (*ASS-ratiopharm*, *ASS von ct*, *ASS Hexal*) entfällt der weitaus größte Anteil der Verordnungen auf die 100 mg-Tabletten, die überwiegend zur Prophylaxe des Myokardinfarkts und nach zerebralen Ischämien eingesetzt werden.

Die zweite wichtige Monosubstanz, das vorzugsweise zentral analgetisch wirksame Paracetamol, hat 2003 gegenüber dem Vorjahr geringfügig abgenommen (Tabelle 6.4). Einige Generikapräparate von Paracetamol weisen allerdings deutliche Zuwächse auf, die aus dem Gesamttrend zur Abnahme der Paracetamolverordnungen herausfallen. Es sind Hinweise dafür gefunden worden, daß die gute analgetische Wirkung von Paracetamol auf die Hemmung einer weiteren Isoform der Cyclooxygenase im Zentralnervensystem beruht, die als COX-3 bezeichnet wird. Mit dieser Entdeckung könnte ein wichtiger Schritt zum Verständnis des von anderen nichtopioiden Analgetika verschiedenen Wirkprofils dieser Substanz gelungen sein (Schwab et al. 2003).

Bei dem verschreibungspflichtigen Metamizol ist erneut eine Zunahme der Verschreibungen eingetreten (Tabelle 6.4). Es ist immer wieder darauf hingewiesen worden, daß die Gefahr der Sensibilisierung und Auslösung von Agranulozytosen und Schockreaktionen (nach i.v. Gabe) zu einer Einschränkung der Indikation für die Verwendung von Metamizol führen muß. Die zuverlässige schmerzstillende Wirkung von Metamizol durch intravenöse Anwendung z. B. bei Steinkoliken wäre sicherer, wenn nicht durch Einsatz bei leichten Schmerz- und Fieberzuständen die Sensibilisierungsrate gegenüber Pyrazolanalgetika kritiklos gesteigert würde. Obwohl das Anwendungsgebiet von Metamizol aus diesem Grunde erheblich eingeschränkt und die Rezeptpflicht angeordnet wurde (Arzneimittelkommission 1986), und obwohl das Bundesgesundheitsamt 1987 für alle metamizolhaltigen Kombinationspräparate die Zulassung widerrufen hat, hält der Trend zur Mehrverordnung dieser Substanz über die letzten sechs Jahre an (Abbildung 6.3).

Katadolon enthält den Wirkstoff Flupirtin mit einem vermutlich spinal bedingten analgetischen und muskelrelaxierenden Effekt, der allerdings unabhängig von Opioidrezeptoren vermittelt wird (Szelenyi et al. 1989). Die Wirkungsstärke liegt zwischen der von Codein und Morphin. Die Verordnungszahlen von Flupirtin haben 2003 gegenüber dem Vorjahr weiter zugenommen.

6

Kombinationspräparate

Auf die Kombinationen von nichtopioiden Analgetika entfällt nur noch ein kleiner Teil der Verordnungen. Ihre Anwendung ist 2003 wie im Vorjahr zurückgegangen (Tabelle 6.5). Nach pharmakologisch-therapeutischen Kriterien gibt es keine wissenschaftliche Begründung für die hier verwendeten Kombinationspartner. Nach neueren Metaanalysen wird die analgetische Wirkung von Paracetamol oder Acetylsalicylsäure durch Coffein wenig oder gar nicht verstärkt (Zhang und Po 1996, Zhang und Po 1997). Weiterhin ist festgestellt worden, daß eine Analgetikanephropathie nach Einnahme analgetischer Monopräparate nur selten beschrieben wurde, während nach mehrjährigem Gebrauch

Tabelle 6.5: Verordnungen von nichtopioiden Analgetikakombinationen 2003. Angegeben sind die 2003 verordneten Tagesdosen, die Änderungen gegenüber 2002 und die mittleren Kosten je DDD 2003.

Präparat	Bestandteile	DDD in Mio.	Änderung in %	DDD-Kosten in €
Paedisup K/S	Paracetamol Doxylaminsuccinat	0,4	(−12,7)	0,76
Thomapyrin	Acetylsalicylsäure Paracetamol Coffein	0,3	(−15,3)	0,77
Neuralgin	Acetylsalicylsäure Paracetamol Coffein	0,2	(−14,1)	0,66
Summe		0,9	(−13,9)	0,73

von Kombinationsanalgetika auch nach dem Verbot von Phenacetin ein 6–8fach höheres Risiko für die Entwicklung eines Nierenversagens besteht (De Broe und Elseviers 1998).

Die Prinzipien einer rationalen Schmerztherapie sind nach der Einführung des modifizierten WHO-Stufenschemas (WHO 1986) überarbeitet worden. Nach diesen Empfehlungen sollen möglichst Einzelsubstanzen verwendet werden, solange der Schmerz damit beherrscht werden kann. Reicht die Monotherapie, z. B. mit einem Cyclooxygenasehemmer nicht aus, sollen gemäß Stufe 2 des WHO-Stufentherapieschemas zur Tumorschmerztherapie diese Substanzen mit schwach wirksamen Opioiden kombiniert werden (z. B. Dihydrocodein, Tramadol, Tilidin plus Naloxon). Zur Behandlung schwerster Schmerzen können potente Opioidanalgetika wie Morphin, Fentanyl u. a. eingesetzt werden, wobei auch hier die Kombination mit einem Cyclooxygenasehemmer beibehalten werden soll.

Erfahrungen aus der Dauertherapie von Schmerzpatienten haben gezeigt, daß Sucht- und Abhängigkeitserscheinungen nicht nennenswert zunehmen. Dies läßt es gerechtfertigt erscheinen, chronische Schmerzpatienten dauerhaft mit retardierten Opioiden zu behandeln. Entscheidend ist jedoch die wiederholte Feststellung und Dokumentation von Wirksamkeit und Verträglichkeit. Es gibt keine Einigkeit darüber, ob Analgetika so hoch dosiert werden sollen, daß eine vollständige Schmerzfreiheit erzielt wird („Schmerzgedächtnis löschen"), oder ob eine Schmerzlinderung um mehr als 50% (z. B. anhand einer visuellen Analogskala) in Anbetracht der besseren Verträglichkeit ausreicht. Eine individuelle Abstimmung der Therapie für den jeweiligen Patienten ist notwendig.

Literatur

Arzneimittelkommission der deutschen Ärzteschaft (1986): Bundesgesundheitsamt schränkt Anwendungsgebiet von Metamizol-haltigen Monopräparaten ein. Dtsch Ärztebl 83: 3267.
Breivik H (2001): Opioids in cancer and chronic non-cancer pain therapy – indications and controversies. Acta Anaesthesiol Scand 45: 1059–1066.
Budd K (1990): Experience with partial antagonists in the treatment of cancer pain. In: Doyle D (Ed). Opioids in the treatment of cancer pain. Royal Society of Medicine, Internatioanl Congress and Symposium Series No. 146, pp. 51–54.
Bundesopiumstelle (2004): Persönliche Mitteilung vom 19.05.2004.
De Broe ME, Elseviers MM (1998): Analgesic nephropathy. N Engl J Med 338: 446–452.

Goedecke H, Lander C, Menges K (1994): Dihydrocodein/Codein – keine Mittel zur Substitution bei Drogenabhängigen. Bundesgesundheitsblatt 37: 207–212.

Grubbauer HM, Deutsch J, Trop M, Sacher M, Dremsek P (1985): Combined propyphenazone and codeine poisoning in childhood (analysis of 6 patients with Spasmoplus poisoning). Wien Klin Wochenschr 97: 425–427.

Penning R, Fromm E, Betz P, Kauert G, Drasch G, von Meyer L (1993): Drogentodesfälle durch dihydrocodeinhaltige Ersatzmittel. Dtsch Ärztebl 90: C-345–346.

Schwab JM, Schlüsener HJ, Laufer S (2003): COX-3: just another COX or the solitary elusive target of paracetamol? Lancet 361: 981–982.

Szelenyi I, Nickel B, Borbe HO, Brune K (1989): Mode of antinociceptive action of flupirtine in the rat. Br J Pharmacol 97: 835–842.

WHO (World Health Organization) (1986): Cancer Pain Relief. WHO Publications, Genf.

Zhang WY, Po AL (1996): Analgesic efficacy of paracetamol and its combination with codeine and caffeine in surgical pain – a metaanalysis. J Clin Pharm Ther 21: 261–282.

Zhang WY, Po AL (1997): Do codeine and caffeine enhance the analgesic effect of aspirin? A systematic overview. J Clin Pharm Ther 22: 79–97.

6

7. Antiallergika

ANETTE ZAWINELL und ULRICH SCHWABE

AUF EINEN BLICK

Verordnungsprofil

Größte Gruppe der Antiallergika sind die wenig sedierenden H_1-Antihistaminika, die vor allem zur Behandlung des Heuschnupfens, der allergischen Bindehautentzündung und der Urtikaria eingesetzt werden.

Trend

Die Verordnungen der Gesamtgruppe Antiallergika haben 2003 insgesamt abgenommen. Insbesondere sind die Verordnungsvolumina der topischen Antihistaminika. weiter rückläufig. Die spezifischen Immuntherapeutika zur Hyposensibilisierung sind 2003 dagegen häufiger eingesetzt worden, wobei ein großer Teil auf die bisher nicht ausreichend belegten Allergenmischungen entfällt.

Antiallergika werden zur Behandlung der allergischen Rhinitis und Konjunktivitis, des Asthma bronchiale, allergischer Hautreaktionen (z. B. Urtikaria, Pruritus) und generalisierter allergischer Krankheiten (z. B. Insektengiftallergien, anaphylaktische Reaktionen) eingesetzt. In diesem Kapitel werden schwerpunktmäßig H_1-Antihistaminika und Hyposensibilisierungsmittel besprochen. Weitere Arzneimittel für allergische Indikationen werden in den Kapiteln über Bronchospasmolytika (Kapitel 21), Corticosteroide (Kapitel 23), Dermatika (Kapitel 24), Ophthalmika (Kapitel 41) und Rhinologika (Kapitel 44) dargestellt. Das Verordnungsvolumen der Antiallergika ist 2003 leicht gesunken (Abbildung 7.1).

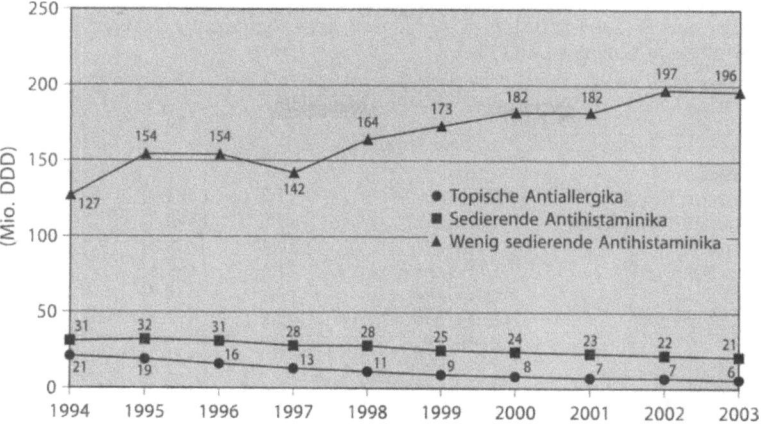

Abbildung 7.1: Verordnungen von Antiallergika 1994 bis 2003. Gesamtverordnungen nach definierten Tagesdosen

7

H₁-Antihistaminika

Systemisch anwendbare Antihistaminika sind zur Linderung leichter Symptome der allergischen Rhinitis und der Urtikaria geeignet. Bei infektiöser Rhinitis sind sie dagegen nur von begrenztem Wert. Hauptsächlich werden wenig sedierende H_1-Antihistaminika verwendet, die deutlich geringere zentrale Effekte als die traditionellen Antihistaminika haben (Tabelle 7.1). Infolgedessen haben sich die wenig sedierenden H_1-Antihistaminika bereits vor 15 Jahren zur verordnungsstärksten Gruppe der Antiallergika entwickelt und sind bis zum Jahr 2002 durch weitere Neueinführungen mit nur wenigen Unterbrechungen kontinuierlich gewachsen. Seitdem halten sie sich auf diesem hohen Niveau (Abbildung 7.1). Dagegen ist das Verordnungsvolumen der sedierenden H_1-Antihistaminika in dem gleichen Zeitraum rückläufig und hatte 2003 nur noch einen Anteil von 9% bei den verordneten Tagesdosen (Abbildung 7.1).

Der führende Vertreter der wenig sedierenden H_1-Antihistaminika ist seit 1992 Cetirizin. Die Verordnungen haben 2003 weiter zugenommen. Hauptgrund ist die Neueinführung zahlreicher Cetirizingene-

Tabelle 7.1: Verordnungen von wenig sedierenden H$_1$-Antihistaminika 2003. Angegeben sind die 2003 verordneten Tagesdosen, die Änderungen gegenüber 2002 und die mittleren Kosten je DDD 2003.

Präparat	Bestandteile	DDD in Mio.	Änderung in %	DDD-Kosten in €
Cetirizin				
Cetirizin Hexal	Cetirizin	17,8	(+63,9)	0,35
Cetirizin-ratiopharm	Cetirizin	13,0	(+98,9)	0,32
Zyrtec	Cetirizin	12,4	(−58,0)	0,82
Cetirizin STADA	Cetirizin	11,1	(+85,6)	0,33
Zetir	Cetirizin	3,2	(−6,9)	0,46
Cetirizin AZU	Cetirizin	3,2	(+57,1)	0,34
CetiLich	Cetirizin	2,3	(+19,9)	0,31
Cetirizin beta	Cetirizin	2,0	(+51,8)	0,37
Cetirizin AL	Cetirizin	2,0	(+196,6)	0,31
Cetirizin 1A Pharma	Cetirizin	1,9	(> 1000)	0,31
Cetalerg	Cetirizin	1,7	(+89,3)	0,31
Ceti-Puren	Cetirizin	1,3	(+20,2)	0,31
Cetiderm	Cetirizin	0,8	(+792,6)	0,31
		72,8	(+12,6)	0,42
Loratadin				
Lorano	Loratadin	17,9	(+1,3)	0,31
Loratadin-ratiopharm	Loratadin	8,3	(+9,6)	0,31
Loratadin STADA	Loratadin	4,5	(−7,8)	0,31
Lora-Lich	Loratadin	2,8	(−26,1)	0,31
Loraderm	Loratadin	1,9	(−15,5)	0,31
Loragalen	Loratadin	1,9	(−18,5)	0,30
Loratadin AZU	Loratadin	1,7	(−3,2)	0,31
Lora-Puren	Loratadin	1,2	(−18,0)	0,32
Loratadin AL	Loratadin	1,0	(+24,7)	0,31
Loralerg	Loratadin	1,0	(+76,0)	0,31
Loratadin Heumann	Loratadin	1,0	(+29,3)	0,32
Lisino	Loratadin	0,7	(−65,2)	0,81
		44,0	(−4,1)	0,32
Mizolastin				
Zolim	Mizolastin	5,9	(−17,7)	0,86
Mizollen	Mizolastin	3,7	(−20,1)	0,82
		9,6	(−18,7)	0,84
Weitere wenig sedierende Antihistaminika				
Telfast	Fexofenadin	20,8	(−11,2)	0,69
Aerius	Desloratadin	20,0	(−20,8)	0,77
XUSAL/A/-akut	Levocetirizin	15,8	(+13,2)	0,76
Ebastel	Ebastin	2,4	(+88,0)	0,73
Allergodil	Azelastin	2,0	(−15,6)	0,84
Terfenadin-ratiopharm	Terfenadin	0,8	(−37,6)	0,45
		61,8	(−8,5)	0,74
Summe		188,1	(−0,9)	0,52

rika ab Januar 2002, während das Originalpräparat *Zyrtec* stark zurückgegangen ist und nur noch 17% der Cetirizinverordnungen ausmacht (Tabelle 7.1). Cetirizin ist der Hauptmetabolit des Tranquilizers Hydroxyzin und scheint nach einigen klinischen Studien in der üblichen therapeutischen Dosis stärker sedierend zu wirken als Loratadin oder Terfenadin, aber weniger als die traditionellen Antihistaminika (Spencer et al. 1993).

Der zweite führende Vertreter der wenig sedierenden H_1-Antihistaminika ist Loratadin, das 1989 auf den Markt kam und bereits im Jahr seiner Neueinführung in die Gruppe der verordnungshäufigsten Arzneimittel gelangte (Arzneiverordnungs-Report '90). Loratadin ist chemisch mit den beiden sedierenden H_1-Antihistaminika Ketotifen und Azatadin verwandt, hat aber nur wenig diesbezügliche Nebenwirkungen, weil es kaum in das Gehirn eindringt. Mit Ablauf des Patentschutzes von *Lisino* sind ab Juni 2001 zahlreiche Loratadingenerika eingeführt worden, die inzwischen den Hauptanteil an den verordneten Tagesdosen ausmachen. Insgesamt sind die Verordnungen von Loratadin 2003 zurückgegangen.

Die Wirkungen und Nebenwirkungen von Cetirizin und Loratadin sind mehrfach vergleichend untersucht worden. Danach bestätigt sich, daß Loratadin bezüglich Sedation mit Placebo vergleichbar ist und Cetirizin in einigen Studien Sedation oder psychomotorische Hemmung zeigte (Adelsberg 1997). Deshalb wird Loratadin insbesondere für Patienten empfohlen, die Auto fahren, Maschinen bedienen oder Flugzeugpiloten sind. Andererseits wurde in mehreren Studien zur Wirksamkeit gezeigt, daß die Symptome der allergischen Rhinitis durch Cetirizin schneller und stärker als durch Loratadin gebessert werden (Meltzer et al. 1996, Frossard et al. 1997, Day et al. 1998).

Auch das Nachfolgepräparat Desloratadin (*Aerius*) hat unter dem Preisdruck der Loratadingenerika wieder Marktanteile abgeben müssen (Tabelle 7.1). Desloratadin (Descarboethoxyloratadin) ist der aktive Metabolit von Loratadin und hat eine längere Halbwertszeit (27 Stunden) als Loratadin (12 Stunden). Da aber Loratadin in der Leber sowieso fast vollständig in Desloratadin umgewandelt wird und die klinischen Wirkungen somit durch den aktiven Metaboliten vermittelt werden, ergibt sich aus der längeren Pharmakokinetik kein therapeutischer Vorteil. Desloratadin hat daher keinen wesentlichen therapeutischen Zusatznutzen und ist lediglich als Analogpräparat zu bewerten, die den höheren Preis (DDD-Kosten 0,77 €) im Vergleich zu den Loratadingenerika (DDD-Kosten 0,31 €) nicht rechtfertigt.

7

Als weiterer Vertreter der wenig sedierenden H_1-Antihistaminika hat auch Fexofenadin (*Telfast*) Verordnungen verloren (Tabelle 7.1). Es wurde im Dezember 1997 als Nachfolgepräparat von Terfenadin eingeführt. Fexofenadin wurde als aktiver Metabolit von Terfenadin identifiziert, der die klinische Antihistaminwirkung vermittelt, aber anders als Terfenadin nicht arrhythmogen wirkt. Das Ursprungsprodukt Terfenadin (*Terfenadin-ratiopharm*) ist nur noch als Generikum am Markt vertreten und hat 2003 erneut deutlich abgenommen. Der Rückgang dieses potentiell risikoreichen H_1-Antihistaminikums ist zu begrüßen. Allein in Großbritannien wurden 21 Todesfälle im Zusammenhang mit Terfenadin berichtet (Routledge et al. 1999). Unverständlicherweise sind aber nur die höher dosierten Arzneiformen von Terfenadin (120 mg/Tbl.) nach einer Entscheidung der European Medicines Evaluation Agency (EMEA) wegen ihres arrhythmogenen Potentials im September 1998 aus dem Handel genommen worden.

Deutlich abgenommen hat auch der Wirkstoff Mizolastin (*Mizollen*, *Zolim*), der ähnliche Wirkungen wie Cetirizin und Loratadin hat. Demgegenüber haben die Verordnungen für Ebastin (*Ebastel*) 2003 zugenommen. Ebastin zählt ebenfalls zu den wenig sedierenden Antihistaminika und befindet sich schon seit 1990 auf dem spanischen Markt. Seit 2002 wird der Wirkstoff auch in Deutschland angeboten. Bereits im Jahr seiner Einführung ist es in die Gruppe der 3000 meistverordneten Arzneimittel gelangt, obwohl ein klinischer Zusatznutzen gegenüber den bereits verwendeten Wirkstoffen nicht gesichert ist und die Tagestherapiekosten mehr als doppelt so hoch wie bei Loratadin- oder Cetirizingenerika liegen (Fricke und Schwabe 2004).

Mit den Generika von Loratadin und Cetirizin können nicht nur bei den Originalpräparaten *Lisino* (Loratadin) und *Zyrtec* (Cetirizin) Einsparpotentiale realisiert werden sondern auch bei weiteren teuren Analogpräparaten der wenig sedierenden H_1-Antihistaminika. Die Therapiekosten sind auf der Basis der jeweiligen WHO-Tagesdosis und der größten Packungsgrößen mit den Preisen des Jahres 2004 verglichen worden, um die aktuelle Kostensituation realistischer zu erfassen. Deutliche rechnerische Einsparpotentiale ergeben sich weiterhin bei Desloratadin (*Aerius*), Fexofenadin (*Telfast*), Levocetirizin (*Xusal/A*) und Mizolastin (*Mizollen*, *Zolim*) (Tabelle 7.2). In der Gruppe der wenig sedierenden H_1-Antihistaminika ermöglicht die Substitution teurer Analogpräparate durch preiswerte Loratadingenerika (Stand Juli 2004) allein bei den genannten vier Beispielen ein rechnerisches Einsparvolumen von 24 Mio. €. Gegenüber dem Vorjahr

Tabelle 7.2: Therapiekostenvergleich von führenden Präparaten der wenig sedierenden H_1-Antihistaminika

Eigenschaften	Desloratadin *Aerius*	Fexofenadin *Telfast*	Levocetirizin *Xusal/A*	Mizolastin *Mizollen, Zolim*
WHO-Tagesdosis	5 mg	120 mg	5 mg	10 mg
Packungsgröße, 100 Tbl.	5 mg	120 mg	5 mg	10 mg
Preis 100 DDD, € 2004	60,25	60,23	60,26	67,50
Umsatz 2003, Mio. €	15,4	14,3	12,1	8,1
DDD 2003, Mio.	20,0	20,8	15,8	9,6
Substitution				
Wirkstoff	Loratadin	Loratadin	Loratadin	Loratadin
Präparat (Beispiel)	*Loratadin-1A Pharma*	*Loragalen*	*Loratadin AL*	*Lorano*
Packungsgröße 100 Tbl.	10 mg	10 mg	10 mg	10 mg
Preis 100 DDD, € 2004	24,00	24,92	24,92	28,10
Einsparung/100 DDD, €	36,25	35,31	35,34	39,40
Einsparpotential, Mio. €	7,3	7,3	5,6	3,8

7

(31 Mio. €) ist bereits ein großer Teil des Einsparpotentials durch vermehrte Verordnung von Loratadin- und Cetirizingenerika realisiert
worden, auf die jetzt bereits 55% der Verordnungen wenig sedierender
H_1-Antihistaminika entfallen.

Wie in den vorangehenden Jahren waren die Verordnungen der
sedierenden H_1-Antihistaminika auch im Jahr 2003 rückläufig, wovon
bis auf eine Ausnahme alle vier Präparate betroffen waren (Tabelle
7.3).

Weiter abgenommen haben auch die Verordnungen topischer Antiallergika (Tabelle 7.3). Die lokale Anwendung von Antihistaminika auf
der Haut ist aus dermatologischer Sicht problematisch. Sie sind wenig
wirksam und können bei längerer Anwendung Sensibilisierungen auslösen (O'Neill und Forsyth 1988).

Hyposensibilisierungsmittel

Die allergenspezifische Immuntherapie (Hyposensibilisierung) ist
eine wirksame Behandlung für Patienten mit allergischer Rhinokonjunktivitis, allergisch bedingtem Asthma bronchiale und Insektengiftallergien (WHO Position Paper 1998, Abramson et al. 2003). Eine

Tabelle 7.3: Verordnungen von weiteren Antiallergika 2003. Angegeben sind die 2003 verordneten Tagesdosen, die Änderungen gegenüber 2002 und die mittleren Kosten je DDD 2003.

Präparat	Bestandteile	DDD in Mio.	Änderung in %	DDD-Kosten in €
Sedierende H₁-Antihistaminika				
Fenistil/-retard	Dimetinden	13,5	(−2,7)	0,92
Tavegil	Clemastin	4,7	(−2,7)	0,70
Atarax	Hydroxyzin	2,7	(+3,5)	0,96
AH3 N	Hydroxyzin	0,7	(−11,1)	1,01
		21,7	(−2,3)	0,88
Homöopathika				
Heuschnupfenmittel DHU	Luffa operculata D4 Galphimia glauca D3 Cardiospermum D3	2,3	(−21,4)	0,23
Topische Antihistaminika				
Fenistil Gel	Dimetinden	4,8	(−7,0)	0,63
Systral Gel/Creme	Chlorphenoxamin	0,5	(−13,4)	0,65
Tavegil Gel	Clemastin	0,4	(−9,9)	0,65
Soventol Gel	Bamipin	0,4	(−13,3)	0,65
		6,2	(−8,2)	0,64
Summe		30,1	(−5,3)	0,78

Indikation zur Immuntherapie mit Allergenen ist gegeben, wenn eine wirksame Allergenkarenz nicht möglich ist oder eine Arzneitherapie zur Kontrolle von Symptomen nicht ausreicht (Austen 2001). Voraussetzung für die Anwendung ist der Nachweis einer spezifischen Sensibilisierung der Patienten durch Hautteste, der Nachweis der IgE sowie die Ursache dieses Allergens für die Beschwerden der Patienten (z. B. durch Provokationstestung) und die Verfügbarkeit standardisierter Allergenextrakte. Undefinierte Allergengemische (z. B. Hausstaub, Bakterien) sollten nicht eingesetzt werden, da keine Wirksamkeit in kontrollierten Studien nachgewiesen wurde. Nach den Empfehlungen der Weltgesundheitsorganisation gliedert sich die allergenspezifische Immuntherapie in einer Phase von ansteigenden Allergenkonzentrationen und einer anschließenden Erhaltungsphase. Der Trend geht dahin, die zeitaufwendige klassische Behandlung durch spezielle Therapieschemata zu verkürzen. Hier muß jedoch auf eine ausreichende Sicherheit geachtet werden, da Häufigkeit und Schwere der Nebenwirkungen einer allergenspezifischen Immuntherapie abhängig von den

Dosierungsschemata sind und die meisten Reaktionen während der Dosissteigerungsphase auftreten (WHO Position Paper 1998, Mellerup et al. 2000).

Unter den 3000 meistverordneten Arzneimitteln sind nur die drei Präparate *Alk 7/-depot SQ Frühblüher, Alk-depot Gräser und Roggen* und *Allergovit Birke/Erle/Haseln* vertreten. Um die Verordnungsentwicklung der Hyposensibilisierungsmittel darzustellen, wurden daher alle Präparate mit mindestens 3000 Verordnungen analysiert und für die Monopräparate (Tabelle 7.4) und die Kombinationspräparate (Tabelle 7.5) dargestellt. Diese erweiterte Auswertung ist aufgrund der Vollerfassung der Verordnungsdaten möglich. Die Verordnung der Präparate zur Hyposensibilisierung hat im Jahr 2003 bei den Monopräparaten leicht zugenommen (Tabellen 7.4), bei den Kombinationspräparaten jedoch geringfügig abgenommen (Tabelle 7.5).

Die allergenspezifische Verordnungsanalyse ist therapeutisch bedeutsam, da die Erfolgsaussichten entscheidend von der Art des Allergens geprägt werden. Der größte Teil der Verordnungen (65%) entfiel 2003 auf die Monopräparate. An erster Stelle standen Gräserpollenextrakte einschließlich Gräser-Getreidemischungen, gefolgt von Milbenpräparaten, Baumpollenpräparaten und Insektengiftpräparaten (Tabelle 7.4).

Bei IgE-vermittelten Insektengiftallergien ist die spezifische Immuntherapie ein wirksames Behandlungsverfahren, um anaphylaktische Reaktionen durch Bienen- oder Wespengifte zu verhindern (WHO Position Paper 1998). Entscheidend war die Einführung reiner Giftpräparationen, da Insektengesamtextrakte nicht besser als Placebo wirkten (Hunt et al. 1978). Patienten, bei denen die Hyposensibilisierung mit der Standarddosis von 100 µg nicht ausreichend wirkt, können mit höheren Erhaltungsdosen vollständig geschützt werden (Rueff et al. 2001). Die Verordnungen der vier führenden Präparate haben sich 2003 insgesamt nur wenig verändert (Tabelle 7.4). Präparate zur spezifischen Immuntherapie mit Pollen- und Milbenextrakten sind zur oralen, sublingualen und subkutanen Anwendung verfügbar. Während die orale Applikation vor allem wegen des Allergenabbaus während der gastrointestinalen Passage keinen Effekt zeigt, liegen Präparate zur sublingualen und subkutanen Anwendung Wirkungsbelege aus Placebo-kontrollierten Studien vor (Canonica und Passalacque 2003, Wilson et al. 2003).

Die größte Gruppe der spezifischen Immuntherapeutika zur Hyposensibilisierung bilden die Gräserpollenextrakte (Tabelle 7.4). Ihre

Tabelle 7.4: Verordnung von Hyposensibilisierungsmitteln (Monopräparate) 2003. Angegeben sind die 2003 verordneten Tagesdosen, die Änderungen gegenüber 2002 und die mittleren Kosten je DDD 2003.

Präparat	Bestandteile	DDD in Mio.	Änderung in %	DDD-Kosten
Insektengiftpräparate				
Alk-depot/lyophil. SQ Wespe	Wespengift	4,9	(+2,6)	1,53
Alk-depot/lyophil. SQ Biene	Bienengift	1,2	(+5,0)	1,14
Venomil Wespe	Wespengift	0,7	(−3,7)	1,63
Reless Wespengift	Wespengift	0,5	(−16,6)	2,45
		7,4	(+0,6)	1,54
Gräserpollenpräparate				
Alk-depot SQ Gräser+Roggen	Allergene aus: Gräserpollen Roggenpollen	10,4	(+2,7)	1,16
Allergovit Graes./Getreide	Allergoid-Depot aus: Gräserpollen Getreidepollen	1,9	(+1,3)	3,05
Allergovit Graes./Roggen	Allergoid-Depot aus: Gräserpollen Roggenpollen	1,8	(+8,6)	3,05
Purethal Gräser	Allergoid-Depot aus Gräserpollen	1,3	(+4,5)	2,99
Alk7 Gräser/Roggen	Allergene aus: Gräserpollen Roggenpollen	1,0	(+1,2)	5,15
Novo-Helisen dep. Gräs./Rogg.	Allergenextrakte aus: Gräserpollen Roggenpollen	0,6	(+2,2)	2,12
Novo-Helisen dep. Gräs./Getr.	Allergenextrakte aus: Gräserpollen Getreidepollen	0,5	(+1,6)	2,10
TA-Bencard Gräserpollen	Allergenextrakte aus Gräserpollen	0,5	(−8,7)	4,83
Allergovit Graeser	Allergoid-Depot aus Gräserpollen	0,2	(−5,4)	3,06
		18,3	(+2,6)	2,07
Milbenpräparate				
Alk-depot SQ Milbe	Allergene aus Milben	7,4	(+6,2)	1,16
Novo-Helisen D.farin./ptero.	Allergenextrakte aus: Dermatophag. farinae Dermatop.pteronyssinus	6,3	(+3,3)	1,15
BU-Pangramin Milbe	Allergenextrakte aus: Dermatop.pteronyssinus Dermatophag. farinae	1,0	(−3,2)	2,44

Tabelle 7.4: Verordnung von Hyposensibilisierungsmitteln (Monopräparate) 2003. Angegeben sind die 2003 verordneten Tagesdosen, die Änderungen gegenüber 2002 und die mittleren Kosten je DDD 2003 (Fortsetzung).

Präparat	Bestandteile	DDD in Mio.	Änderung in %	DDD-Kosten
Purethal Milben Mischung	Allergoid-Depot aus Dermatophag. farinae Dermatop.pteronyssinus	0,5	(+110,6)	2,99
		15,2	(+6,0)	1,30
Baumpollenpräparate				
Alk 7/-depot SQ Frühblüher	Allergenextrakte aus Birkenpollen Erlenpollen Haselstrauchpollen	8,0	(+6,3)	1,53
Allergovit Birke/Erle/Haseln	Allergoid-Depot aus: Birkenpollen Erlenpollen Haselstrauchpollen	2,6	(+0,7)	3,04
Purethal-Bäume	Allergoid-Depot aus Baumpollen	1,0	(+10,1)	2,99
Alk 7/-depot SQ Birke	Allergene aus Birkenpollen	0,8	(+3,8)	1,56
Novo-Helisen dep. Birk,Erl,Ha	Allergenextrakte aus: Birkenpollen Erlenpollen Haselstrauchpollen	0,7	(+3,0)	2,12
Allergovit Birke	Allergoid-Depot aus Birkenpollen	0,4	(−0,5)	3,05
TA-Bencard Baumpollen	Allergen-Extrakte aus Baumpollen	0,4	(−6,9)	4,85
		13,8	(+4,5)	2,08
Summe		54,7	(+3,7)	1,79

7

Wirksamkeit ist nicht nur für die allergische Rhinokonjunktivitis sondern auch für das Asthma bronchiale belegt (Übersicht siehe bei Abrahamson et al. 2003). Bei 40 Patienten mit Graspollen-induzierter allergischer Rhinitis trat nach subkutaner Immuntherapie eine symptomatische Besserung ein, die noch mehrere Jahre nach Therapieende anhielt (Durham et al. 1999). Bei 205 Kindern mit allergischer Rhinokonjunktivitis infolge Gras- oder Birkenpollenallergie entwickelte sich ein Asthma bronchiale seltener in der Immuntherapiegruppe (20%) als in der Kontrollgruppe (44%) (Möller et al. 2002).

An zweiter Stelle folgen die Verordnungen von Milbenpräparaten. Eine erfolgreiche Hyposensibilisierung wurde in mehreren Placebo-kontrollierten Studien mit definierten Hausstaubmilben (Dermatophagoides pteryssimus, Dermatophagoides farinae) beschrieben (Warner et al. 1978, Bousquet et al. 1988, Olsen et al. 1997). Dagegen wurden mit Milbenmischpräparaten keine konsistenten klinischen Effekte im Vergleich zu Placebokontrollen erzielt (Pichler et al. 1997, Bousquet et al. 1999, Guez et al. 2000). Teilweise wurde die mangelhafte Wirkung mit dem Erfolg einer gleichzeitig eingeleiteten Allergenkarenz erklärt, die natürlich immer versucht werden sollte (Guez et al. 2000). In einer Anschlußstudie über drei Jahre wurde eine Besserung allergenspezifischer Parameter beobachtet, allerdings fehlte hier eine Kontrollgruppe, so daß möglicherweise nur der natürliche Krankheitsverlauf erfaßt wurde (Pichler et al. 2001). Es fällt daher auf, daß 2003 überwiegend Milbenmischpräparate verordnet wurden, während die gut belegten Monopräparate nicht unter den häufig verordneten Arzneimitteln vertreten sind (Tabelle 7.4).

Eine weitere klinisch bedeutsame Gruppe sind die Baumpollenpräparate. Nach epidemiologischen Daten aus mehreren europäischen Ländern ist die Birke ein wesentlicher Pollenallergie-verursachender Baum. Kürzlich wurde erstmals in einer Placebo-kontrollierten Zweijahresstudie an 49 Patienten gezeigt, daß eine spezifische Immuntherapie mit Birkenpollenextrakten (*Alutard SQ*) den mittleren Symptomenscore (Schnupfen, Niesen, verstopfte Nase, Augensymptome, Bronchialsymptome) in der Pollensaison von April bis Juni gegenüber Placebo (2,6 versus 4,3) signifikant senkte (Arvidsson et al. 2002). Eine vorangehende Studie mit einer Baumpollenkombination (Holunder, Birke, Haselnuß) war nicht Placebo-kontrolliert (Petersen et al. 1988). Der größte Teil der verordneten Baumpollenpräparate enthält Pollenkombinationen, für die bisher noch keine Belege aus Placebo-kontrollierten Studien publiziert wurden (Tabelle 7.4).

Zahlreiche Hyposensibilisierungsmittel werden als Kombinationspräparate überwiegend nach individueller Rezeptur des Arztes verordnet. Bei den meisten Kombinationspräparaten können bis zu maximal vier Allergene vom Arzt für einen Patienten rezeptiert werden. Derartige Mischungen von Allergenextrakten werden in der Immuntherapie von Allergien häufig benutzt, sind aber bisher wenig in kontrollierten Studien untersucht worden. In einer Studie mit einem Fusariumextrakt ist gezeigt worden, daß durch eine Mischung mit Birken- oder Timothypollen eine starke Abnahme der allergenen

Tabelle 7.5: Verordnung von Hyposensibilisierungsmitteln (Kombinationspräparate) 2003. Angegeben sind die 2003 verordneten Tagesdosen, die Änderungen gegenüber 2002 und die mittleren Kosten je DDD 2003.

Präparat	Bestandteile	DDD in Mio.	Änderung in %	DDD-Kosten
Tyrosin Tu	Allergenextrakte aus: Pollen Milben Schimmelpilzen Tierepithelien (einzeln od. nach individueller Rezeptur)	3,6	(+1,7)	1,01
Novo Helisen indiv.Zubereit.	Allergenextrakte nach individueller Rezeptur	2,9	(–1,1)	1,57
Allerbio indiv. Zubereitung	Allergenextrakte nach individueller Rezeptur	2,8	(–11,9)	1,30
BU-Pangramin	Allergene nach individueller Rezeptur	2,5	(–3,3)	2,18
Depigoid Leti	Allergenextrakte nach individueller Rezeptur	2,2	(+144,9)	1,79
Staloral indiv. Zubereitung	Allergenextrakte nach individueller Rezeptur	2,0	(+37,1)	3,17
Sublivac indiv. Zubereitung	Allergenextrakte nach individueller Rezeptur	1,5	(+2,3)	3,11
Depot-HAL F.I.T.	Allergenextrakte aus: Pollen Pilzen Milben Epithelien (einzeln oder nach inidividueller Rezeptur)	1,4	(–17,8)	1,72
Alustal indiv. Zubereitung	Allergenextrakte nach individueller Rezeptur	1,4	(–27,9)	1,63
Stalmed	Allergenextrakte nach individueller Rezeptur	1,3	(–45,5)	3,58
Allergovit indiv.Zubereitung	Allergoid-Depot nach individueller Rezeptur	1,2	(–3,1)	3,05
Alk Specific BU/-N Komb.	Allergene nach individueller Rezeptur	1,1	(+4,8)	1,33
Purethal Gräser u. Bäume	Allergoid-Depot aus : Gräserpollen Baumpollen	0,9	(+0,9)	2,99
Oralvac plus indiv. Zuber.	Allergenextrakte nach individueller Rezeptur	0,8	(neu)	3,19
Pollinex quattro-Bencard	Allergenextrakte aus: Gräserpollen Baumpollen Kräuterpollen	0,6	(+7,3)	12,15

7

Tabelle 7.5: Verordnung von Hyposensibilisierungsmitteln (Kombinationspräparate) 2003. Angegeben sind die 2003 verordneten Tagesdosen, die Änderungen gegenüber 2002 und die mittleren Kosten je DDD 2003 (Fortsetzung).

Präparat	Bestandteile	DDD in Mio.	Änderung in %	DDD-Kosten
Allergovit Graes./Getr./Baum	Allergoid-Depot aus: Gräserpollen Getreidepollen Baumpollen	0,5	(−1,0)	3,05
Purethal Gräser u. Birke	Allergoid-Depot aus: Gräserpollen Birkenpollen	0,5	(+3,1)	2,99
Igevac Pollen	Allergenextrakte nach individueller Rezeptur	0,4	(+0,6)	2,68
Oralvac-Bencard	Allergenextrakte aus: Pollen Hausstaubmilben Schimmelpilzen Tierhaaren Nahrungsmitteln (einzeln od. nach individueller Rezeptur)	0,4	(−67,2)	3,22
Allergovit Graes./Birke/Rogg	Allergoid-Depot aus: Gräserpollen Birkenpollen Roggenpollen	0,4	(+3,9)	3,06
TA MIX top	Allergene nach individueller Rezeptur	0,3	(−13,6)	5,81
Allergovit Graes./Getr./Beif	Allergoid-Depot aus: Gräserpollen Getreidepollen Beifußpollen	0,3	(−4,0)	3,01
Summe		29,0	(−1,6)	2,36

Potenz durch schnellen und vollständigen Abbau einiger Allergene auftrat, während andere unbeeinflußt blieben (Hoff et al. 2002). Ein weiterer Hinweis auf die Problematik von Mischpräparaten ist eine amerikanische Studie, in der Mischpräparate mit bis zu sieben Aeroallergenen verwendet wurden. Dabei war die subkutane Immuntherapie in einer kontrollierten Studie über 30 Monate im Vergleich zu einer adäquat durchgeführten Arzneitherapie ohne erkennbaren Nutzen (Adkinson et al. 1997).

Die meisten der in Tabelle 7.5 aufgelisteten Präparate können in Form von Einzelallergenen oder als Mischungen vom Arzt rezeptiert werden. Aus den Verordnungsdaten ist daher nicht eindeutig ersichtlich, ob Einzelallergene oder Mischungen eingesetzt wurden. Um diese Analyse transparent durchführen zu können, wäre es wünschenswert, daß die Arzneimittelhersteller über die jeweiligen Pharmazentralnummern der einzelnen Darreichungsformen eine saubere Trennung in Einzel- und Mischpräparate vornehmen. Ohne eine solche genaue Deklaration der Präparatebestandteile ist nicht sicher beurteilbar, ob die vielen Kombinationspräparate zweckmäßig eingesetzt wurden.

Wesentliches Risiko der Immuntherapie mit Allergenen sind anaphylaktische Reaktionen. In den USA wurden von 1985 bis 1989 insgesamt 17 Todesfälle im Rahmen einer Immuntherapie berichtet (Reid et al. 1993), in Deutschland von 1977 bis 1994 28 tödliche Zwischenfälle (Lüderitz-Püchel et al. 1996). Daher soll dieses Verfahren nur durch erfahrene Ärzte durchgeführt werden, die Anaphylaxiesymptome frühzeitig erkennen und eine geeignete Notfalltherapie einleiten können (WHO Position Paper 1998). Bei der vom Patienten zumeist selber zu Hause durchgeführten sublingualen Extraktanwendung sollte sich der verordnende Arzt von der Verträglichkeit des Präparates für den Patienten vergewissern.

7

Literatur

Abramson M, Puy R, Weiner J (2003): Allergen immunotherapy for asthma (Cochrane Review). In: The Cochrane Library, Issue 1, 2003. Oxford: Update Software.

Adelsberg BR (1997): Sedation and performance issues in the treatment of allergic conditions. Arch Intern Med 157: 494–500.

Adkinson NF, Eggleston PA, Eney D, Goldstein EO, Schuberth KC et al. (1997): A controlled trial of immunotherapy for asthma in allergic children. N Engl J Med 336: 324–331.

Arvidsson MB, Löwhagen O, Rak S (2002): Effect of 2-year placebo-controlled immunotherapy on airway symptoms and medication in patients with birch pollen allergy. J Allergy Clin Immunol 109: 777–783.

Austen KF (2001): Allergies, anaphylaxis, and systemic mastocytosis. In: Braunwald E et al. (eds): Harrison's principles of internal medicine. McGraw-Hill Medical Publishing Division, New York, pp. 1913–1922.

Bousquet J, Hejjaoui A, Clauzel AM, Guerin B, Dhivert H, Skassa-Brociek W, Wichel FB (1988): Specific immunotherapy with a standardized Dermatophagoides pteronyssinus extract. II. Prediction of efficacy of immunotherapy. J Allergy Clin Immunol 82: 971–977.

Bousquet J, Scheinmann P, Guinnepain MT, Perrin-Fayolle M, Sauvaget J, Tonnel AB et al. (1999): Sublingual-swallow immunotherapy (SLIT) in patients with asthma due to house-dust mites: a double-blind, placebo-controlled study. Allergy 54: 249–260.

Canonica GW, Passalacqua G (2003): Noninjection routes for immunotherapy. J Allerg Clin Immunol 111: 437–448.

Day JH, Briscoe M, Widlitz MD (1998): Cetirizine, loratadine, or placebo in subjects with seasonal allergic rhinitis: effects after controlled ragweed pollen challenge in an environmental exposure unit. J Allergy Clin Immunol 101: 638–645.

Durham SR, Walker SM, Varga EM, Jacobson MR, O'Brian F, Noble W et al. (1999): Long-term clinical efficacy of grass-pollen immunotherapy. N Engl J Med 341: 468–475.

Fricke U, Schwabe U (2004): Neue Arzneimittel. In Schwabe U, Paffrath D (Hrsg): Arzneiverordnungs-Report 2003. Springer-Verlag, Berlin u. a., S. 24–87.

Frossard N, Lacronique J, Melac M, Benabdesselam O, Bran JJ et al. (1997): Onset of action in the nasal antihistaminic effect of cetirizine and loratadine in patients with allergic rhinitis. Allergy 52: 205–209.

Guez S, Vatrinet C, Fadel R, Andre C (2000): House-dust-mite sublingual-swallow immunotherapy (SLIT) in perennial rhinitis: a double-blind, placebo-controlled study. Allergy 55: 369–375.

Hoff M, Krail M, Kästner M, Haustein D, Vieths S (2002): Fusarium culmorum causes strong degradation of pollen allergens in extract mixtures. J Allergy Clin Immunol 109: 96–101.

Hunt KJ, Valentine MD, Sobotka AK, Benton AW, Amodio FJ, Lichtenstein LM (1978): A controlled trial of immunotherapy in insect hypersensitivity. N Engl J Med 299: 157–161.

Lüderitz-Püchel U, May S, Haustein D (1996): Zwischenfälle nach Hyposensibilisierung. Münch Med Wschr 138: 129–132.

Mellerup MT, Hahn GW, Poulsen LK, Malling HJ (2000): Safety of allergen-specific immunotherapy. Relation between dosage regimen, allergen extract, disease and systemic side-effects during induciton treatment. Clin Exp Allergy. 30: 1423–1429.

Meltzer EO, Weiler JM, Widlitz MD (1996): Comparative outdoor study of the efficacy, onset and duration of action, and safety of cetirizine, loratadine, and placebo for seasonal allergic rhinitis. J Allergy Clin Immunol 97: 617–626.

Möller C, Dreborg S, Ferdousi HA, Halken S, Høst A, Jacobsen L et al. (2002): Pollen immunotherapy reduces the development of asthma in children with seasonal rhinoconjunctivitis (the PAT-Study). J Allergy Clin Immunol 109: 251–256.

Olsen OT, Larsen KR, Jacobsan L, Svedsen UG (1997): A 1-year placebo-controlled, double-blind house-dust-mite immunotherapy study in asthmatic adults. Allergy 52: 853–859.

O'Neill SM, Forsyth A (1988): Urticaria. Prescribers J 28: 14–20.

Petersen BN, Janniche H, Munch EP, Wihl JA, Bowadt H, Ipsen H, Lowenstein H (1988): Immunotherapy with partially purified and standardized tree pollen extracts. I. Clinical results from a three-year double-blind study of patients treated with pollen extracts either of birch or combinations of alder, birch and hazel. Allergy 43: 353–362.

Pichler CE, Helbling A, Pichler WJ (2001): Three years of specific immunotherapy with house-dust-mite extracts in patients with rhinitis and asthma: significant improvement of allergen-specific parameters and of nonspecific bronchial hyperreactivity. Allergy 56: 301–306.

Pichler CE, Marquardsen A, Sparholt S, Lowenstein H, Bircher A, Bischof M, Pichler WJ (1997): Specific immunotherapy with Dermatophagoides ptheronyssinus and D. farinae results in decreased bronchial hyperreactivity. Allergy 52: 274–283.

Reid MJ, Lockey RF, Turkeltaub PC, Platts-Mills TA (1993): Survey of fatalities from skin testing and immunotherapy 1985–1989. J Allergy Clin Immunol 92: 6–15.

Routledge PA, Lindquist M, Edwards IR (1999): Spontaneous reporting of suspected adverse reactions to antihistamines: a national and international perspective. Clin Exp Allergy 29 (Suppl 3): 240–246.

Ruëff F, Wenderoth A, Przybilla B (2001): Patients still reacting to a sting challenge while receiving conventional Hymenoptera venom immunotherapy are protected by increased venom doses. J Allergy Clin Immunol 108: 1027–1032.

Spencer CM, Faulds D, Peters DH (1993): Cetirizine: a reappraisal of its pharmacological properties and therapeutic use in selected allergic disorders. Drugs 46: 1055–80.

Warner JO, Price JF, Soothill JF, Hey EN (1978): Controlled trial of hyposensitisation to Dermatophagoides pteronyssinus in children with asthma. Lancet 2: 912–915.

WHO Position Paper (1998): Allergen immunotherapy: therapeutic vaccines for allergic diseases. Allergy 53 (Suppl 1): 1–42.

Wilson DR, Torres LI, Durham SR. (2003): Sublingual immunotherapy for allergic rhinitis (Cochrane Review). In: The Cochrane Library, Issue 2, 2003. Oxford: Update Software.

7

8. Antianämika

KLAUS MENGEL und HARALD SCHMIDT

AUF EINEN BLICK

Verordnungsprofil
Die Verordnungen der Antianämika erstrecken sich auf Eisenpräparate, Folsäure, Folsäurekombinationen und Epoetinpräparate.

Trend
Bei nur wenig verändertem Verordnungsvolumen sind die Umsätze infolge der weiteren Zunahme der Epoetinverordnungen erneut deutlich angestiegen. Wesentliche Ursache dieser Entwicklung sind die seit Jahren angestrebten Hämoglobinzielwerte bei der chronischen Niereninsuffizienz sowie die Anwendung bei Tumor- und Zytostatika-bedingter Anämie.

Eine Anämie liegt vor, wenn das Hämoglobin unter definierte Normwerte abfällt. Sie kann zahlreiche Ursachen haben, die vor Beginn der Therapie mit Antianämika geklärt werden sollten. Am häufigsten ist die Eisenmangelanämie, die überwiegend durch Blutverlust infolge gastrointestinaler Blutungen oder gesteigerter Mensesblutungen, aber auch durch nutritiven Eisenmangel bedingt ist. Hinzu kommen Störungen der Eisenresorption bei älteren Patienten. Daneben gibt es sekundäre Anämien bei Leber- oder Nierenkrankheiten, Tumoren, Infektionen oder Zytostatikatherapie sowie weitere Anämieformen mit gestörter Erythrozytenbildung (z. B. aplastische Anämie) und mit gesteigertem Erythrozytenabbau (hämolytische Anämien verschiedener Art).

Verordnungsspektrum

Unter den 3000 Präparaten, die im Jahr 2003 am häufigsten verordnet wurden, befinden sich in der Gruppe der Antianämika 15 Eisenpräparate, fünf Folsäurepräparate, sechs Kombinationspräparate (Eisen + Folsäure) und drei Erythropoetinpräparate. Im Vergleich zum Vorjahr hat das Verordnungsvolumen der Eisenpräparate abgenommen, während das von Folsäure und Erythropoetinpräparaten (*Erypo*, *NeoRecormon*, *Aranesp*) deutlich anstiegen ist (Tabellen 8.1 und 8.2). Die Verordnungszahlen sind etwas größer als hier angegeben, weil die Vitamin B_{12}-Präparate von den Herstellern der Gruppe der Vitamine zugeordnet werden und daher hier nicht mit erfaßt sind, obwohl Vitamin B_{12} nur bei perniziöser Anämie und ihren neurologischen Begleitsymptomen indiziert ist (American Medical Association 1986), von der Diskussion um die umstrittene Therapie bei Hyperhomocysteinämie abgesehen.

8

Eisenpräparate

Die Behandlung einer Eisenmangelanämie sollte möglichst auf oralem Wege und mit zweiwertigen Eisenverbindungen erfolgen. Zweiwertiges Eisen wird wesentlich besser als dreiwertiges resorbiert. Nüchterneinnahme erhöht die Bioverfügbarkeit, aber auch die Nebenwirkungen. Wenn Nebenwirkungen auftreten, kann das Präparat auch nach dem Frühstück eingenommen werden. Da die Kapazität der Erythrozytopoese begrenzt ist, ist es zwecklos, das tägliche orale Eisenangebot von 50–100 mg zu überschreiten (Begemann und Rastetter 1993). Mit höherer Dosierung (WHO-Empfehlung) steigt meist nur noch die Unverträglichkeitsrate. Oft besteht keine ausgesprochene Eile, d. h. die Dauer der oralen Behandlung kann sich bis zur Normalisierung des Blutbildes etwa zwei Monate oder länger hinziehen. In jedem Fall sollte zur Aufsättigung des Speichereisens nochmals über dieselbe Zeit therapiert werden. Da es sich bei vielen anderen Anämien nicht um Eisenmangelanämien handelt, ist eine klare diagnostische Abgrenzung erforderlich und eine Eisentherapie in der Regel nicht indiziert.

Die einfachste und billigste Art der Eisentherapie ist die Anwendung von anorganischem Eisen(II)-sulfat (Forth et al. 2001). Andere Ferrosalze wie Gluconat, Fumarat, Ascorbat, Succinat werden therapeutisch als gleichwertig angesehen (Büchner 2003). Die unterschied-

Tabelle 8.1: Verordnungen von Eisenpräparaten 2003. Angegeben sind die 2003 verordneten Tagesdosen, die Änderungen gegenüber 2002 und die mittleren Kosten je DDD 2003.

Präparat	Bestandteile	DDD in Mio.	Änderung in %	DDD-Kosten in €
Eisensulfat				
Vitaferro Kaps.	Eisen(II)sulfat	3,8	(−0,7)	0,47
Haemoprotect	Eisen(II)sulfat	3,7	(+0,7)	0,43
Eryfer	Eisen(II)sulfat	3,6	(−5,2)	0,55
Eisendragees-ratiopharm	Eisen(II)sulfat	3,6	(+8,5)	0,45
Dreisafer	Eisen(II)sulfat	2,5	(+1,3)	0,46
Tardyferon	Eisen(II)sulfat	2,4	(+35,4)	0,60
Haematopan	Eisen(II)sulfat	1,5	(−3,5)	0,59
Eisensulfat-STADA	Eisen(II)sulfat	1,4	(+28,0)	0,59
Plastufer	Eisen(II)sulfat	1,3	(−10,6)	0,55
		23,8	(+3,6)	0,50
Weitere Eisensalze				
ferro sanol/duodenal	Eisen(II)-glycinsulfat	39,5	(+6,8)	0,57
Ferrum Hausmann Sirup/Tr.	Eisen(III)-hydroxid-Polymaltose-Komplex	2,0	(−10,0)	0,61
Lösferron	Eisen(II)gluconat	1,7	(−13,7)	0,61
Ferrum Hausmann Kaps.	Eisen(II)fumarat	1,1	(+0,6)	0,55
Ferrlecit Amp.	Natrium-Eisen(III)-gluconat-Komplex	1,1	(+0,9)	8,00
Ferrum Verla	Eisen(II)gluconat	0,6	(−13,7)	0,65
		46,1	(+4,4)	0,75
Eisensulfatkombinationen				
Plastulen N	Eisen(II)-sulfat Folsäure	11,2	(−24,2)	0,27
ferro sanol gyn	Eisen(II)glycinsulfat Folsäure	3,0	(−37,6)	0,30
Tardyferon-Fol	Eisen(II)-sulfat Folsäure	2,5	(−18,0)	0,30
Ferro-Folsan Drag.	Eisen(II)-sulfat Folsäure	1,9	(−14,9)	0,41
Folicombin	Ammoniumeisen(II)-sulfat Folsäure	1,4	(−25,1)	0,36
Hämatopan F	Eisen(II)-sulfat Folsäure	1,0	(−19,7)	0,45
		21,0	(−24,9)	0,30
Summe		90,9	(−4,4)	0,58

Tabelle 8.2: Verordnungen von weiteren Antianämika 2003. Angegeben sind die 2003 verordneten Tagesdosen, die Änderungen gegenüber 2002 und die mittleren Kosten je DDD 2003.

Präparat	Bestandteile	DDD in Mio.	Änderung in %	DDD-Kosten in €
Folsäure				
Folsan	Folsäure	5,8	(+3,6)	0,42
Folsäure-ratiopharm	Folsäure	2,8	(+61,7)	0,37
Folsäure-Stada	Folsäure	1,6	(+52,8)	0,38
Folcur	Folsäure	1,3	(+57,1)	0,31
Fol Lichtenstein	Folsäure	0,6	(−11,7)	0,42
		12,2	(+22,2)	0,39
Erythropoetinpräparate				
Erypo	Epoetin alfa	8,6	(−16,0)	19,55
NeoRecormon	Epoetin beta	8,2	(+12,6)	19,74
Aranesp	Darbepoetin alfa	5,6	(+149,5)	17,35
		22,3	(+13,3)	19,07
Summe		34,5	(+16,3)	12,47

8

lichen Verbindungen bedingen keine wesentlichen Resorptionsunterschiede im Vergleich zu dem gut resorbierbaren Sulfat. Da der Eisengehalt der einzelnen Eisensalze unterschiedlich ist, wurde die definierte Tagesdosis der Monopräparate für Erwachsene früher nach den Angaben der Preisvergleichsliste einheitlich mit 100 mg Eisen berechnet, seit 1997 jedoch auf die WHO-DDD von 200 mg umgestellt. Dies ist beim Vergleich mit den Zahlenangaben in früheren Ausgaben des Arzneiverordnungs-Reports zu berücksichtigen.

Das Eisen(II)-glycinsulfat enthaltende *Ferro sanol/duodenal* wird unter den Monopräparaten am häufigsten verordnet (Tabelle 8.1). Die Duodenalform setzt das Eisen erst im Duodenum frei, wodurch lokale Reizerscheinungen im Magen umgangen werden. Einige andere Präparate zeigen auch noch im Dünndarm eine verzögerte Freigabe und erreichen dadurch Darmabschnitte, die Eisen schlechter resorbieren. *Ferro sanol/duodenal* hat jedoch eine genügend hohe Resorptionsquote (Heinrich 1986). *Lösferron* und *Ferrum Verla* enthalten Eisen(II)-gluconat, das genauso gut wirksam ist wie das Sulfat. Wegen der geringen Löslichkeit kann es bei anaziden Patienten allerdings auch unwirksam sein. Beide Präparate sind rückläufig. *Ferrum Hausmann* (Sirup, Lösung/Tropfen) bietet den Vorteil der individuellen

Dosierung bei Kindern, enthält andererseits dreiwertiges Eisen, das schlecht resorbierbar ist (Kaltwasser et al. 1987).

Ferrlecit Amp. sind das meistverordnete Monopräparat zur parenteralen Anwendung, die wegen zahlreicher Risiken nur selten indiziert ist. Es enthält dreiwertiges Eisen als Gluconat. Die parenterale führt gegenüber der oralen Applikation zu keinem besseren Therapieeffekt (Kaltwasser 2003). Einzige Ausnahmen bilden die Eisensubstitution bei Erythropoetintherapie der renalen Anämie (MacDougall 1999) oder das Vorliegen von Kontraindikationen wie chronisch entzündliche Darmerkrankungen.

Folsäure

8

Das Verordnungsvolumen der reinen Folsäurepräparate hat 2003 erheblich zugenommen (Tabelle 8.2). *Folsan* steht weiterhin an der Spitze. Dieses Präparat ist in zwei Stärken verfügbar (0,4 und 5 mg pro Tbl.). Die Tabletten mit der großen Wirkstoffmenge sind u. a. zur Behandlung klinischer Folsäuremangelzustände sowie in besonderen Fällen der Schwangerschaft vorgesehen, während die Tabletten mit der kleinen Wirkstoffmenge vor allem der Routineprophylaxe in der Schwangerschaft dienen. Diese Dosierung von 0,4 mg/d ist allgemein anerkannt und ausreichend. Insgesamt gehören jetzt fünf Präparate zur Gruppe der meistverordneten. Relativ am stärksten zugenommen haben preisgünstige Präparate (z. B. *Folsäure-ratiopharm, Folsäure-STADA*), die lediglich in der hohen Dosierung von 5 mg/Tbl. angeboten werden.

Die häufige Verordnung von Folsäure steht zum Teil in Zusammenhang mit der Empfehlung einer präkonzeptionellen Folsäuregabe zur Prävention von Neuralrohrdefekten (Czeizel und Dudas 1992, Koletzko und Pietrzik 2004). Folsäuremangel oder ein genetisch bedingter Folsäurestoffwechseldefekt können mit einer Inzidenz von ca. 1,5:1000 eine Störung der fetalen Neuralrohrentwicklung auslösen (z. B. Anenzephalie, Spina bifida). Neuerdings wird auch auf Folatrezeptorantikörper hingewiesen, die ursächlich in Frage kommen (Rothenberg et al. 2004). Ohne zusätzliche Einnahme von Folsäure läßt sich eine wirksame Vorbeugung praktisch nicht erzielen. Nur etwa die Hälfte der Schwangeren nehmen Folsäure ein, und nur wenige zum richtigen Zeitpunkt. Die Entwicklung des Neuralrohrs ist nach dem 28. Tag der Schwangerschaft abgeschlossen. Infolgedessen ist eine wirksame Vorbeugung nur dann zu erzielen, wenn Frauen bereits 4 Wochen vor Beginn einer Schwangerschaft bis etwa 8 Wochen nach deren Eintritt Folsäure einnehmen. Eine längere Einnahme ist unschädlich. Bei Frauen mit anamnestischer Belastung durch eine vorausgegangene Schwangerschaft mit Neuralrohrdefekt wird eine Folsäuresupplementierung mit einer Dosis von 4 bzw. 5 mg/Tag empfohlen (Wald 2004). Dadurch läßt sich das Risiko, daß ein weiteres Kind geschädigt wird, um mehr als 80% vermindern. Die im Prinzip sinnvolle, harmlose und billige Anreicherung von Grundnahrungsmitteln mit geringen Mengen Folsäure (z. B. 0,14 mg/100 g Mehl in USA seit 1998) birgt in der Praxis wahrscheinlich kein Risiko, die Diagnose von Anämien anderer Genese (z. B. perniziöse Anämie) und eines Vitamin B_{12}-Mangels zu maskieren. Im September 2003 stimmten 38 Länder zu, Mehl mit Folsäure anzureichern aber kein Land der EU (Wald 2004).

Neben der Prävention von Neuralrohrdefekten wird seit einigen Jahren empfohlen, bei genetisch bedingter Hyperhomocysteinämie und bei erhöhter Neigung zu thromboembolischen Komplikationen $\geq 0,4$ mg Folsäure zu verordnen (Baker und Bick 1999). Aktuelle Metaanalysen kommen aber zu dem Ergebnis, daß die Hyperhomocysteinämie allenfalls ein geringer Risikofaktor für kardiovaskuläre Ereignisse ist (Homocysteine Studies Collaboration 2002, Hanley 2004). In der VISP-Studie an 3680 Patienten wurde zwar der Homocysteinspiegel durch Folsäure, Pyridoxin und Cobalamin gesenkt, aber nicht die Zahl der Schlaganfallrezidive und der koronaren Ereignisse (Toole et al. 2004). Bei Patienten, bei denen zuvor eine erfolgreiche koronare Stentimplantation durchgeführt worden war, war das Risiko für Restenose und Revaskularisierung durch die Gabe dieser Vitamine sogar erhöht (Lange et al. 2004).

Kombinationspräparate

Die seit 1992 rückläufigen Verordnungen der wenig sinnvollen Kombinationspräparate aus Eisen und Folsäure zeigten auch im Jahr 2003 insgesamt eine weitere Abnahme (Abbildung 8.1 und Tabelle 8.1). Bei den Kombinationspräparaten wurden seit 1994 fast nur noch Zweierkombinationen aus Eisensulfat und Folsäure häufig verordnet. Wenn auch Eisen und Folsäure für die Anämieprophylaxe in der Schwangerschaft grundsätzlich in Frage kommen, ist jedoch festzuhal-

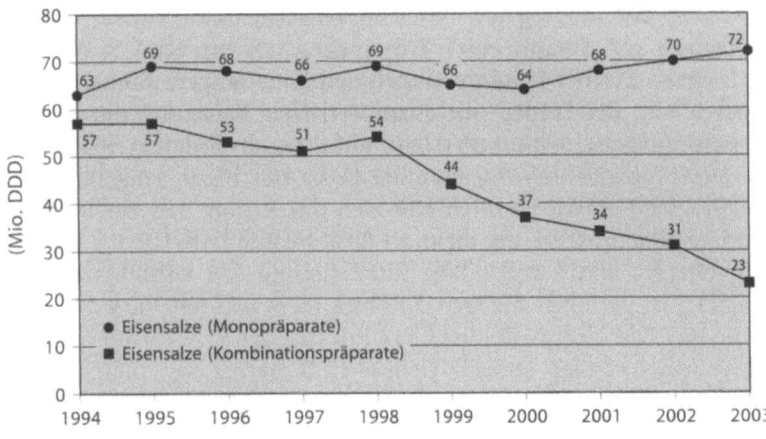

Abbildung 8.1: Verordnungen von Eisenpräparaten 1994 bis 2003. Gesamtverordnungen nach definierten Tagesdosen

ten, daß gesunde Schwangere keine Eisensubstitution benötigen. Eine Routineverordnung ist daher nicht angebracht, insbesondere vor dem Hintergrund, daß eine zu hohe Eisensubstitution die Zinkresorption aus dem Darm behindern kann. Für die tägliche Aufnahme in der Schwangerschaft werden 30 mg Eisen und 0,4 mg Folsäure (siehe oben) empfohlen (Marcus und Coulston 1996), sofern keine massive Eisenmangelanämie vorliegt. Mit den in Tabelle 8.1 vertretenen Präparaten wird oft mehr Eisen (60–100 mg/Tag) als notwendig zugeführt und damit die gastrointestinale Verträglichkeit der Prophylaxe unnötig beeinträchtigt. Dieser Empfehlung entsprechend wäre z. B. *Folicombin* (40 mg Eisen und 0,5 mg Folsäure einmal pro Tag) und *Hämatopan F* (22 mg Eisen und 0,2 mg Folsäure, zweimal täglich) etwa richtig dosiert. Jedoch ist die Supplementation mit einer fixen Eisen/Folsäure-Kombination generell nicht sinnvoll. Folsäure wird im ersten Trimenon benötigt (siehe oben im Abschnitt Folsäure), während die Eisensubstitution erst im zweiten Trimenon nötig werden könnte, da erst zu dieser Zeit der Bedarf ansteigt und die Emesis gravidarum zurückgeht.

Erythropoetin

Das Glykoprotein Erythropoetin (Epoetin, EPO, rhEPO) wird bei Erwachsenen vorwiegend in den Nieren gebildet und von dort ins Blut sezerniert. Eine Anämie ist der stärkste Anreiz für eine vermehrte Synthese und damit für eine Stimulation der Erythropoese im Knochenmark. Seit über 10 Jahren stehen rekombinantes humanes Epoetin alfa (*Erypo, Eprex*) und Epoetin beta (*NeoRecormon*) zur parenteralen Applikation zur Verfügung. Sie werden in großem Umfang bei Dialysepatienten mit renaler Anämie und zunehmend auch bei onkologischen Patienten verwendet. Beide Präparate werden vielfach auch durch die Dialysezentren direkt von den Herstellern bezogen. Im Juni 2001 wurde das Epoetinanalogon Darbepoetin alfa (*Aranesp*) eingeführt. Es unterscheidet sich von Epoetin durch zwei zusätzliche Kohlenhydratketten, die den Abbau des Proteins verzögern und die Halbwertszeit um den Faktor 2–3 verlängern. Dadurch kann das Dosierungsintervall auf einmal pro Woche bei gleicher Wirksamkeit ohne zusätzliche Therapiekosten verlängert werden (Ibbotson und Goa 2001).

Das Verordnungsvolumen von Epoetin hat 2003 weiter zugenommen (Tabelle 8.2). Die Umsatzkosten von Epoetin alfa und beta sowie von Darbepoetin alfa betragen inzwischen 425 Mio. €, also 88% der gesamten Antianämikakosten. Eine wesentliche Ursache der immer weiter steigenden Verordnung ist die in mehreren Publikationen vorgeschlagene und zunehmend praktizierte Anhebung des Hb-Wertes bei anämischen Hämodialysepatienten sowie die zusätzliche Anwendung bei onkologischen Patienten (O'Riordan und Foley 2001). Ein weiterer Grund für die häufigen Verordnungen ist vermutlich auch noch die Anwendung zur Steigerung der Eigenblutgewinnung vor Operationen (Eckardt 1998).

Bei Dialysepatienten sind Hämoglobinwerte unter 11 g/dl entsprechend einem Hämatokrit von 30% mit einem um 18–40% erhöhten Letalitätsrisiko assoziiert (Collins et al. 1998). Eine Normalisierung des Hämatokrits wird jedoch weiterhin nicht empfohlen, da die Letalität herzkranker Patienten mit dialysepflichtiger Niereninsuffizienz durch Erhöhung des Hämatokrits von 30% auf 42% nicht signifikant vermindert wird (Besarab et al. 1998). Es gab sogar einen Trend zu mehr nichttödlichen Myokardinfarkten. Von der National Kidney Foundation, USA, werden daher derzeit Hämatokritwerte von 33–36% empfohlen (Collins et al. 1998), als Hämoglobinwert maximal etwa 12,5 g/dl.

Als schwerste unerwünschte Wirkung von Epoetin galt lange der Anstieg des Hämatokrits mit dadurch bedingten Blutdruckanstiegen oder thrombotischen Komplikationen, insbesondere Shuntthrombosen. Es wurden auch vermehrt transfusionsbedürftige isolierte Erythroblastopenien (Pure Red Cell Aplasia, PRCA) bei einzelnen Präparatechargen gemeldet, die mit dem Auftreten neutralisierender Antikörper gegen rekombinantes und endogenes Epoetin einhergehen (Casadevall et al. 2002). Bisher sind den Überwachungsbehörden insgesamt 200 Fälle gemeldet worden (Eckhardt und Casadevall 2003). Insbesondere das Epoetin alfa in *Eprex* steht hier im Verdacht (Wooltorton 2002).

Als Folge des erwünschten therapeutischen Effektes kann es zum sekundären Eisenmangel kommen, falls nicht rechtzeitig mit Gabe von Eisen dem zu erwartenden erhöhten Bedarf vorgebeugt wird. Ein zusätzlicher Folatmangel kann durch Hämodialyse zustande kommen, sehr wahrscheinlich aber nicht weiter verstärkt durch den Einsatz von Epoetin (Bamonti-Catena et al. 1999). Die Gabe von Eisen (hier in der Regel nur nach i.v. Applikation effektiv, nicht nach oraler Gabe) vermindert auch die notwendige Epoetindosis (Fishbane et al. 1999). Weiterhin vermindert werden kann die Epoetindosis, die zur Stützung des gewünschten Hämatokritwerts notwendig ist, durch s.c. Verabreichung von Epoetin im Vergleich zur i.v. Anwendung sowie auch durch lediglich einmal wöchentliche s.c. Gabe (Kaufman et al. 1998, Weiss et al. 2000).

Die Pathogenese der Anämie ist bei Tumoren und chronisch-entzündlichen Krankheiten multifaktoriell (Dührsen 2002). Hinzu kommen die durch deren Therapie ausgelösten Anämien. Insbesondere platinhaltige Zytostatika führen zu verminderter Erythropoetinbildung. Jedoch nur ein Teil der Tumorpatienten (multiples Myelom) profitiert von einer Epoetintherapie (Marsh et al. 1999, Dührsen 2002). Eine weitere Metaanalyse von 22 klinischen Studien kommt zu dem Schluß, daß Epoetin dem Transfusionsbedarf anämischer Tumorpatienten signifikant um 55% senkt (Seidenfeld et al. 2001). Bezüglich einer Verbesserung der Lebensqualität ergaben nur solche Studien signifikante Ergebnisse, in denen Patienten mit Hb-Werten ≤10 g/dl mit Epoetin behandelt wurden. Eine generelle Injektion von Epoetin bei schwerkranken Patienten auf Intensivstationen mit Hb-Werten unter 8,5 g/dl wird jedoch nicht empfohlen (Arzneimittelbrief 2003). Als wichtiger prognostischer Faktor für den Erfolg einer Epoetintherapie hat sich ein relativer Erythropoetinmangel erwiesen. Prädiktive Parameter sollten 2 bis 4 Wochen nach der Therapie überprüft werden, um einen unsinnig breiten und teuren Einsatz (bis über 7000 € pro Patient) zu vermeiden (Arzneimittel-Richtlinien 2002).

Der Einsatz von Erythropoetin in Hämatologie und Onkologie gehört zu den Arzneitherapien „an der Obergrenze finanzieller Belastbarkeit" (Arzneimittelbrief 2002). Kostenanalysen weisen auch darauf hin, daß die Behandlung mit Erythropoetin in der Onkologie sehr viel teurer ist als die Bluttransfusion (Dührsen 2002). Es kommt hinzu, daß der Hb-Anstieg auch bei einer erfolgreichen Behandlung nur sehr langsam eintritt (Dührsen 2002). Als Anfangsdosierung von Epoetin reichen 50 I.E./kg dreimal pro Woche aus. Für die Erhaltungstherapie werden 75–300 I.E./kg pro Woche empfohlen. Die Berechnung der DDD-Kosten erfolgt mit dem WHO-DDD-Wert von 1000 I.E. (bisher 2000 I.E.). Subkutane Applikation kann gegenüber intravenöser Dosis Ersparnisse von bis zu 52% ermöglichen (Arzneimittel-Richtlinien 2002). Dies gilt nicht für Darbepoetin, das mit gleicher Effizienz einmal pro Woche intravenös appliziert werden kann.

8

Literatur

American Medical Association (1986): Drug evaluations (6th Edition). Saunders Company Philadelphia, London, pp. 589–601.

Arzneimittelbrief (2002): Arzneitherapien an der Obergrenze der finanziellen Belastbarkeit (Teil 1). Beispiele Erythropoietin und i.v. Immunglobuline in der Hämatologie/Onkologie. 36: 25–29.

Arzneimittelbrief (2003): Wirksamkeit von rekombinantem Erythropoitin (rhEPO) bei schwerkranken Patienten auf Intensivstationen.: 37: 29–30.

Arzneimittel-Richtlinien (2002): Epoetin zur Behandlung der Anämie bei Patienten mit soliden Tumoren, malignen Lymphomen und Plasmozytom (z. B. Erypo; NeoRecormon). Dtsch Ärztebl 99: C2129–C2130.

Baker WF, Bick RL (1999): Treatment of hereditary and acquired thrombophilic disorders. Semin Thromb Hemost 25: 387–406.

Bamonti-Catena F, Buccianti G, Porcella A, Valenti G, Como G et al (1999): Folate measurements in patients on regular hemodalysis treatment. Am J Kidney Dis 33: 492–497.

Begemann H, Rastetter J (Hrsg) (1993): Klinische Hämatologie, Kapitel „Anämien". Georg-Thieme-Verlag Stuttgart, New York, S. 237–418.

Besarab A, Bolton WK, Browne JK, Egrie, JC, Nissenson AR et al (1998): The effects of normal as compared with low hematocrit values in patients with cardiac disease who are receiving hemodialysis and epoetin. N Engl J Med 339: 584–590.

Büchner T (2003): Anämien. In: Therapie Innerer Krankheiten (Hrsg Paumgartner G, Steinbeck G). Springer-Verlag Berlin, Heidelberg, New York, 10. Aufl., S. 1015.

Casadevall N, Nataf J, Viron B, Kolta A, Kiladjian J et al (2002): Pure red-cell aplasia and antierythropietin antibodies in patients treated with recombinant erythropoietin. N Engl J Med 346: 469–475.

Collins AJ, Ma JZ, Xia A, Ebben J (1998): Trends in anemia treatment with erythropoietin usage and patient outcomes. Am J Kidney Dis 32 (Suppl 4): S133–S141.

Czeisel AE, Dudas I (1992): Prevention of the first occurrence of neural-tube defects by periconceptional vitamin supplementation. N Engl J Med 327: 1832–1835.

Dührsen U (2002): Gibt es Indikationen für Erythropoetin in der Onkologie? Dtsch Ärztebl 99: A3470–A3475.

Eckardt KU (1998): Erythropoietin, Karriere eines Hormons. Dtsch Ärztebl 95: A-285–290.

Eckardt KU, Casadevall N (2003): Pure red-cell aplasia due to anti-erythropoietin antibodies. Nephrol Dial Transplant 18: 865–869.

Fishbane S, Mittal SK, Maesaka JK (1999): Beneficial effects of iron therapy in renal failure patients on hemodialysis. Kidney Int 55: 67–70.

Forth W, Rummel W, Wollenberg P (2001): Pharmakotherapie des Eisenmangels. In: Allgemeine und spezielle Pharmakologie und Toxikologie (Hrsg Forth W, Henschler D, Rummel W, Förstermann U, Starke K). Urban & Fischer Verlag München, Jena, 8. Aufl., S. 739–749.

Hanley DF (2004): The challenge of stroke prevention. JAMA 291: 621–622.

Heinrich HC (1986): Bioverfügbarkeit und therapeutischer Wert oraler Eisen(II)- und Eisen(III)-Präparate. Dtsch Apoth Ztg 126: 681–690.

Homocysteine Studies Collaboration (2002): Homocysteine and risk of ischemic heart disease and stroke: a meta-analysis. JAMA 288: 2015–2022.

Ibbotson T, Goa KL (2001): Darbepoetin alfa. Drugs 61: 2097–2104.

Kaltwasser JP (2003): Eisenmangelanämie. In: Berdel WE, Böhm M, Classen M, Diehl V, Kochsiek K, Schmigel W (Hrsg): Innere Medizin. 5. Auflage, Urban & Fischer, München Jena, S. 706–711.

Kaltwasser JP, Werner E, Niechzial M (1987): Bioavailability and therapeutic efficacy of bivalent and trivalent iron preparations. Arzneim Forsch 37: 122–129.

Kaufman JS, Reda DJ, Fye CL, Goldfarb DS, Henderson WG et al (1998): Subcutaneous compared with intravenous epoetin in patients receiving hemodialysis. N Engl J Med 339: 578–583.

Koletzko B, Pietrzik K (2004): Gesundheitliche Bedeutung der Folsäure. Dtsch Ärztebl 101: A 1670–1681.

Lange H, Suryapranata H, De Luca G, Böner C, Dille J et al (2004): Folate therapy and in-stent restenosis after coronary stenting. N Engl J Med 350: 2673–2681.

MacDougall IC (1999): Strategies for iron supplementation: Oral versus intravenous. Kidney Int 55: 61–66.

Marcus R, Coulston AM (1996): The Vitamins. In: Goodman & Gilman's The Pharmacological Basis of Therapeutics, 9th edition. McGraw-Hill, New York, pp. 1547–1553.

Marsh WA, Rascati KL (1999): Meta-analyses of the effectiveness of erythropoetin for end-stage renal disease and cancer. Clin Ther 21: 1443–1455.

O'Riordan E, Foley RN (2001): When should we start erythropoietin therapy? Nephrol Dial Transplant 16: 891–892.

Rothenberg SP, da Costa MP, Sequeira JM, Cracco J, Roberts JL et al (2004): Auto-antibodies against folate receptors in women with a pregnancy complicated by a neural-tube defect. N Engl J Med 350: 134–142.

Seidenfeld J, Piper M, Flamm C, Hasselblad V, Armitage JO, Bennett CL et al (2001): Epoetin treatment of anemia associated with cancer therapy: a systematic review and meta-analysis of controlled clinical trials. J Natl Cancer Inst 93: 1204–1214.

Toole JF, Malinow MR, Chambless LE, Spence JD, Pettigrew LC et al (2004): Lowering homocysteine in patients with ischemic stroke to prevent recurrent stroke, myocardial infarktion, and death: the vitamin intervention for stroke prevention (VISP). JAMA 291: 565–575.

Wald NJ (2004): Folic acid and the prevention of neural-tube defects. N Engl J Med 350: 101–103.

Weiss LG, Clyne N, Divino Fihlho J, Frisenette-Fich C, Kurkus J, Svensson B (2000): The efficacy of once weekly compared with two or three times weekly subcutaneous epoetin β: results from a randomized controlled multicentre trial. Swedish Study Group. Nephrol Dial Transplant 15: 2014–2019.

Wooltorton E (2002): Epoetin alfa (Eprex): reports of pure red cell aplasia. Can Med Assoc J 166: 480.

8

9. Antiarrhythmika

THOMAS ESCHENHAGEN und HASSO SCHOLZ

Trend

Die Antiarrhythmikaverordnungen insgesamt haben 2003 den seit vielen Jahren rückläufigen Trend fortgesetzt. Die Klasse III (Amiodaron) hat dagegen leicht zugelegt und liegt nun mit 44 % gleichauf mit Vertretern der Klasse I C (Propafenon, Flecainid). Rückläufig waren Detajmiumbitartrat und die Chinidinkombination Cordichin. Als Folge der negativen Ergebnisse der CAST- und anderer eher negativer Studien sind damit die Antiarrhythmikaverordnungen seit 1994 um 56 % zurückgegangen.

Antiarrhythmika sind Substanzen, die zur Behandlung von bradykarden und tachykarden Rhythmusstörungen verwendet werden. Die Behandlung von Bradyarrhythmien erfolgt vorwiegend nichtmedikamentös, zur Akuttherapie sind Parasympatholytika oder Betasympathomimetika geeignet. Lebensbedrohliche tachykarde Herzrhythmusstörungen werden heute auch überwiegend nichtmedikamentös behandelt (Moss et al. 2002). Substanzen zur Behandlung supraventrikulärer und ventrikulärer Tachyarrhythmien werden in Anlehnung an E. M. Vaughan Williams (1975) nach ihren elektrophysiologischen Wirkungen in vier Klassen eingeteilt:

I *Membranstabilisierende Substanzen* oder *Antifibrillantien* bewirken eine Hemmung des schnellen Na^+-Einstroms. Die einzelnen Substanzen unterscheiden sich vor allem in der Beeinflussung der Aktionspotentialdauer. *Chinidinartig wirkende Antifibrillantien* (Klasse I A) verbreitern das Aktionspotential, während *Antifibrillantien vom Lidocaintyp* (Klasse I B) das Aktionspotential verkürzen. *Flecainid* und *Propafenon* (Klasse I C) beeinflussen die Aktionspotentialdauer nicht wesentlich und weisen chinidin- und lidocainähnliche Eigenschaften auf. Bei Propafenon kommen noch Betarezeptor-blockierende Eigenschaften hinzu.

II   *Betarezeptorenblocker* hemmen vor allem die durch Ca^{++} vermittelten arrhythmogenen und herzfrequenzsteigernden Wirkungen von Catecholaminen. Sie sind die einzigen Antiarrhythmika, für die lebensverlängernde Wirkungen bei strukturellen Herzerkrankungen nachgewiesen sind.

III *Repolarisationshemmende Substanzen* verbreitern das Aktionspotential und führen dadurch zu einer Verlängerung der Refraktärzeit. In diese Gruppe gehören Amiodaron und der Betarezeptorenblocker Sotalol.

IV   *Calciumantagonisten* blockieren den langsamen Ca^{++}-Einstrom. Prototypen dieser Gruppe sind Verapamil und Diltiazem.

9

Mit ähnlicher Indikation wie Calciumantagonisten werden Herzglykoside, Adenosin und eventuell Parasympathomimetika wegen ihrer negativ dromotropen Wirkung am AV-Knoten eingesetzt. Sie bilden eine eigene Antiarrhythmika-Klasse V.

Die heute übliche Einteilung der Antiarrhythmika zur Behandlung tachykarder Rhythmusstörungen darf in ihrer Bedeutung für die klinische Differentialtherapie nicht überschätzt werden, da sich die klinische Wirksamkeit einer bestimmten Substanz bei einer bestimmten Arrhythmieform nur bedingt vorhersagen läßt. Eine Vorbedingung jeder antiarrhythmischen Medikation ist eine eindeutige kardiologische Diagnose und eine Klassifikation der Rhythmusstörung. Aufgrund der allen Antiarrhythmika eigenen proarrhythmischen Wirkungen muss die Indikationsstellung streng erfolgen. Dies gilt insbesondere für eine Kombinationstherapie, bei der es zu unübersichtlichen pharmakodynamischen und pharmakokinetischen Interaktionen kommen kann. Wenn überhaupt sollte diese in der Regel nicht mit fixen Kombinationen durchgeführt werden, die eine individuelle Dosierung nicht zulassen und die Beurteilung etwaiger unerwünschter Wirkungen erschweren. Es sollten nur Substanzen mit unterschiedlichen Wirkungsmechanismen aus verschiedenen Klassen kombiniert werden.

Verordnungsspektrum

Unter den 3000 am häufigsten verordneten Präparaten befinden sich 2003 in der Gruppe der Antiarrhythmika wie 2002 neun Arzneimittel. Dazu gehören das Klasse-III-Antiarrhythmikum Amiodaron, die Natriumkanalblocker (Klasse I A, I C), das Parasympatholytikum *Itrop* und die Antiarrhythmikakombination *Cordichin* aus dem Natriumkanalblocker Chinidin und dem Calciumantagonisten Verapamil (Tabelle 9.1). Das Klasse III Antiarrhythmikum Sotalol, das zusätzlich betarezeptorenblockierende Wirkungen besitzt (im L-Enantiomer), wird zwar unter Betarezeptorenblockern besprochen (Kapitel 20), spielt aber mit 111 Mio. DDD gerade als Antiarrhythmikum eine wichtige Rolle (Tabelle 20.3). Zu beachten ist hier das nicht unerhebliche Risiko der Auslösung eines LQT-Syndroms mit *Torsade de pointes*-Arrhythmien.

9

Tabelle 9.1: Verordnungen von Antiarrhythmika 2003. Angegeben sind die 2003 verordneten Tagesdosen, die Änderungen gegenüber 2002 und die mittleren Kosten je DDD 2003.

Präparat	Bestandteile	DDD in Mio.	Änderung in %	DDD-Kosten in €
Klasse I A (Chinidintyp)				
Tachmalcor	Detajmiumbitartrat	1,9	(−13,8)	2,16
Klasse I C				
Rytmonorm	Propafenon	10,2	(−12,5)	0,45
Tambocor	Flecainid	7,9	(+4,8)	2,22
Propafenon-ratiopharm	Propafenon	5,5	(+1,1)	0,37
		23,6	(−4,2)	1,02
Klasse III				
Cordarex	Amiodaron	13,3	(−1,5)	1,35
Amiohexal	Amiodaron	6,1	(+11,5)	1,23
Amiodaron-ratiopharm	Amiodaron	3,9	(+34,8)	1,24
		23,2	(+6,6)	1,30
Parasympatholytika				
Itrop	Ipratropiumbromid	0,9	(−2,4)	4,48
Kombinationen				
Cordichin	Verapamil Chinidin	2,8	(−16,7)	1,83
Summe		52,5	(−0,9)	1,29

Das Verordnungsvolumen der Antiarrhythmika nach definierten Tagesdosen (DDD) hat gegenüber 2002 um 0,9% (Vorjahr −1,1%) abgenommen (Tabelle 9.1). Das ist angesichts der kritischen Einstellung gegenüber der medikamentösen Arrhythmietherapie verständlich. Damit haben die Antiarrhythmikaverordnungen seit 1994 als Folge der CAST-Studie (Klasse 1C) und anderer negativer Studienergebnisse (D-Sotalol; Waldo et al. 1996) um 56% abgenommen. In der Klasse I A ist nur noch das in den neuen Bundesländern verbreitete Detajmiumbitartrat (*Tachmalcor*) vertreten, das sich vom Ajmalin ableitet. Die Natriumkanalblocker der Klasse I C machen noch 45% des Marktsegments aus. Sie werden vermutlich überwiegend bei supraventrikulären Arrhythmien eingesetzt.

Bemerkenswert ist die Verordnungszunahme bei Amiodaron (*Cordarex, Amiohexal, Amiodaron-ratiopharm*), dessen Verordnung seit 1994 gegen den Trend um 100% zugenommen hat und heute das am meisten verordnete Antiarrhythmikum ist.

Die fixe Kombination *Cordichin* hat gegenüber 1994 86% des Verordnungsvolumen verloren und steht auf dem siebten Rang der Verordnungstabelle (Tabelle 9.1).

Therapeutische Gesichtspunkte

Die Gruppe der Antiarrhythmika bietet seit 1989 besondere Auffälligkeiten, weil die Zulassung zunächst für *Tambocor* erheblich eingeschränkt wurde, nachdem in der CAST-Studie bei Patienten nach Myokardinfarkt mit Flecainid oder Encainid eine größere Häufigkeit von Herzstillständen und Todesfällen als bei der Placebogruppe beobachtet worden war (Echt et al. 1991). Das ähnlich wie Flecainid wirkende Propafenon ist in der CAST-Studie nicht untersucht worden.

Zur Zeit ist Flecainid für folgende Indikationen zugelassen: Symptomatische und behandlungsbedürftige tachykarde supraventrikuläre Herzrhythmusstörungen wie z. B. AV-junktionale Tachykardien oder supraventrikuläre Tachykardien bei WPW-Syndrom oder paroxysmales Vorhofflimmern; schwerwiegend symptomatische ventrikuläre tachykarde Herzrhythmusstörungen, wenn diese nach Beurteilung des Arztes lebensbedrohlich sind. Außerdem wurde folgender Hinweis in die Gebrauchsinformation aufgenommen: „Für die Dauerbehandlung von Herzrhythmusstörungen mit Klasse-I-Antiarrhythmika ist ein lebensverlängernder Effekt nicht erwiesen." Seit 1993 gelten die gleichen Indikationsbeschränkungen auch für alle anderen Antiarrhythmika der Klassen I A und I C sowie in abgeschwächter Form für die Substanzen der Klassen I B und III. Insgesamt hat sich die Erkenntnis durchgesetzt, dass Klasse I Antiarrhythmika bei struktureller Herzkrankheit, z. B. Herzinsuffizienz oder koronare Herzkrankheit mit abgelaufenem Infarkt, mehr Schaden als Nutzen bewirken. Zur Verhinderung des arrhythmogenen plötzlichen Herztodes sind nicht medikamentöse Maßnahmen wie die Implantation eines elektrischen Defibrillators/Kardioverters (ICD) der medikamentösen Therapie überlegen (Moss et al. 2002). Häufig werden Amiodaron oder Betablocker adjuvant zur Reduktion der Auslösewahrscheinlichkeit von ICD-Schocks gegeben.

Amiodaron hat neben seiner Kaliumkanal-blockierenden, Klasse III-Wirkung ein breites Spektrum von Wirkungen auf Natrium- und Calciumkanäle sowie Alpha- und Betarezeptoren. Wahrscheinlich ist daher sein arrhythmogenes Potential deutlich geringer als das anderer Antiarrhythmika. Trotz seiner unerwünschten Wirkungen auf die Schilddrüsenfunktion wegen des hohen Iodgehalts von etwa 35% und seiner Einlagerung in zahlreiche Gewebe wird dieses Mittel häufiger als früher zur Behandlung supraventrikulärer und ventrikulärer Rhythmusstörungen eingesetzt. Dies geschieht zu Recht, denn die Nebenwirkungen von Amiodaron sind dosisabhängig, bei den zur Zeit verwendeten niedrigen Dosen relativ selten und meist reversibel. Außerdem hat Amiodaron keine klinisch relevante negativ inotrope Wirkung und erwies sich in klinischen Studien an Patienten mit Herzinsuffizienz oder Vorhofflimmern mindestens als prognoseneutral (Farre et al. 1999, Letelier et al. 2003).

Seit vielen Jahren wird ein besonderes Risiko der Kombination von Chinidin und Verapamil *(Cordichin)* diskutiert. 1994 wurde aufgrund einer hohen Zahl von Spontanberichten unerwünschter Arzneimittelwirkungen (201 Verdachtsfälle, davon 58 Todesfälle; Arzneimittelkommission der deutschen Apotheker 1995) ein Stufenplanverfahren durch das Bundesinstitut für Arzneimittel und Medizinprodukte (BfArM) eingeleitet. In diesem Rahmen willigte die Herstellerfirma ein, zwei klinische Studien mit *Cordichin* durchzuführen, die erstmals die Wirksamkeit der Kombination bei der medikamentösen Prophylaxe des Vorhofflimmerns belegen sollten. Die erste Studie (PAFAC) wurde 1996 begonnen und untersuchte die Prophylaxe nach elektrischer Konversion von chronischem Vorhofflimmern (Fetsch et al. 2004). Die zweite Studie (SOPAT) begann ein Jahr später und prüfte

die Anfallsprophylaxe bei symptomatischem paroxysmalen Vorhofflimmern und Vorhofflattern (Patten et al. 2004). Beide Studien zeigen
nun, daß *Cordichin* in den zwei untersuchten Dosen von 320/160 mg
und 480/240 mg Chinidin/Verapamil, nicht weniger wirksam und auch
nicht mehr unerwünschte Wirkungen hatte als Sotalol. Wichtiger
erscheint aber, daß beide Behandlungen sich als relativ ineffektiv in
der Verhinderung von erneutem Vorhofflimmern erwiesen und, vor
allem im PAFAC-Kollektiv, in einem relevanten Umfang lebensbedrohliche Herzrhythmusstörungen, bei Sotalol vor allem *torsade de pointes*,
ausgelöst haben. Zusammen mit der AFFIRM-Studie (Van Gelder et al.
2002) sprechen diese Daten dafür, daß man sich bei Vorhofflimmern in
der Regel auf eine Kontrolle der Frequenz (und Antikoagulation)
beschränken und die medikamentöse Rhythmuskontrolle auf hoch-
symptomatische Patienten beschränken sollte. Bei Verwendung von
Cordichin sollten die genannten Dosen nicht überschritten werden.

9

Literatur

Arzneimittelkommission der deutschen Apotheker (1995): Cordichin Filmtabletten.
Pharm Ztg 140: 4–5, 88–90.

Arzneimittelkommission der deutschen Ärzteschaft (1996): Risiken der antiarrhythmischen Therapie mit Chinidin/Verapamil. Dtsch Ärztebl 93: A-561.

Echt DS, Liebson PR, Mitchell LB, Peters RW, Obias-Manno D, Barker AH et al.
(1991): Mortality and morbidity in patients receiving encainide, flecainide, or
placebo. N Engl J Med 324: 781–788.

Farre J, Romero J, Rubio JM, Ayala R, Castro-Dorticos J (1999): Amiodarone and
„primary" prevention of sudden death: critical review of a decade of clinical
trials. Am J Cardiol 83: 55D–63D.

Fetsch T, Bauer P, Engberding R et al. (2004): Prevention of atrial fibrillation after
cardioversion – results of the PAFAC trial. Eur Heart J 25:1385–1394.

Letelier LM, Udol K, Ena J, Weaver B, Guyatt GH (2003) Effectiveness of amiodarone
for conversion of atrial fibrillation to sinus rhythm: a meta-analysis. Arch
Intern Med. 163: 777–85.

Moss AJ, Zareba W, Hall WJ, Klein H, Wilber DJ, Cannom DS, Daubert JP, Higgins SL,
Brown MW, Andrews ML for the Multicenter Automatic Defibrillator Implantation Trial II Investigators (2002): Prophylactic implantation of a defibrillator in
patients with myocardial infarction and reduced ejection fraction. N Engl J
Med. 346: 877–883.

N.N. (1987): Noch einmal: Verapamil und Chinidin. Arzneimittelbrief 21: 8.

Patten M, Maas R, Bauer R, Lüderitz B, Sonntag F, Dluzniewski M, Hatala R, Opolski
G, Müller HW, Meinertz T (2004): Suppression of paroxysmal atrial tachy-
arrhythmias – results of the SOPAT trial. Eur Heart J 25:1395–1404.

Van Gelder IC, Hagens VE, Bosker HA, Kingma JH, Kamp O, Kingma T, Said SA, Darmanata JI, Timmermans AJ, Tijssen JG, Crijns HJ; Rate Control versus Electrical Cardioversion for Persistent Atrial Fibrillation Study Group (2002): A comparison of rate control and rhythm control in patients with recurrent persistent atrial fibrillation. N Engl J Med. 347:1834–40.

Vaughan Williams EM (1975): Classification of antidysrhythmic drugs. Pharmac Ther B 1: 115–138.

Waldo AL, Camm AJ, deRuyter H, et al. for the SWORD Investigators (1996): Effect of d-sotalol on mortality in patients with left ventricular dysfunction after recent and remote myocardial infarction. Lancet. 348: 7–12.

9

10. Antibiotika und Chemotherapeutika

Winfried V. Kern

AUF EINEN BLICK

Trend

Wie bisher sind Betalaktamantibiotika, gefolgt von Tetracyclinen und Makrolidantibiotika die praktisch bedeutsamste Gruppe der Antibiotika und Chemotherapeutika geblieben. Der Umsatz in der gesamten Indikationsgruppe ist 2003 leicht gestiegen (+2,0 %). Die Verordnungen sind dagegen 2003 leicht zurückgegangen (−1,0 %). Überdurchschnittlich davon betroffen waren die kostengünstigen Tetracycline (−3,7 %), Trimethoprim-Sulfonamid-Kombinationen (−8,6 %) und Erythromycin (−12,7 %). Angestiegen sind wie in den letzten Jahren erneut neuere Makrolide (+2,2 %) und vor allem Fluorchinolone (+7,5 %), Amoxicillin (+8,0 %) und Oralcephalosporine (+1,3 %). Auch haben die Verordnungen von Virostatika (+12,5 %) ebenfalls erneut zugenommen. Die beobachtete Umsatzsteigerung geht zu einem beträchtlichen Anteil auf die zunehmenden Verordnungen von Fluorchinolonen und Virostatika zurück. Andererseits wurden deutlich vermehrt die jeweils preisgünstigsten Generikapräparate verordnet.

10

Im Gesamtgebiet der Antiinfektiva bilden die Antibiotika, darunter vor allem die Betalaktame, neben den antibakteriellen Chemotherapeutika aus dem Bereich der Sulfonamide, Chinolone (Gyrasehemmer) und Nitroimidazole sowie den Virostatika weiterhin die praktisch bedeutsamste Gruppe. Eine antimikrobielle Therapie ist nicht bei allen ambulant erworbenen Infektionen notwendig. So ist bei symptomatischen Harnwegsinfektionen die Gabe von Antibiotika oder Chemotherapeutika eine akzeptierte Indikation. Dagegen werden akute obere Atemwegsinfektionen, vor allem die akute Bronchitis, in mehr als 90% der Fälle durch Viren ausgelöst und sind daher keine primäre Indikation für Antibiotika.

Bei der Auswahl eines Antibiotikums sind neben den pharmakologischen Eigenschaften des Wirkstoffs die Art der Infektion und die
klinische Situation des Patienten maßgebend. Grundsätzlich sollen
daher folgende Punkte beachtet werden (Archer und Polk 2001):

- Bei schweren Infektionen sollte vor Beginn einer Antibiotikatherapie Material zur bakteriologischen Untersuchung und zur Erstellung des Antibiogramms gewonnen werden. So kann nach Erreger-
  identifizierung eine gezielte Therapie mit einem Antibiotikum mit
  schmalem Spektrum ausgewählt werden.
- Dabei werden das pharmakokinetische Profil, das Nebenwirkungsprofil und die klinische Wirksamkeit aus kontrollierten Studien
  berücksichtigt.
- Schließlich sollte bei Gleichheit aller Faktoren das kostengünstigste
  Präparat ausgewählt werden.

10

Bei den häufigen Atemwegs- und Harnwegsinfektionen bieten viele
neuere Wirkstoffe keine wesentlichen Vorteile gegenüber den älteren,
weniger kostspieligen Antibiotika (Archer und Polk 2001, Daschner
2002). Die aktuelle Situation bezüglich bakterieller Resistenzentwicklung bei den Erregern ambulant erworbener Infektionen ist dabei
jedoch sorgfältig zu verfolgen.

Die klassischen Betalaktamantibiotika (Penicilline, Aminopenicilline, Cephalosporine) stehen seit über 10 Jahren uneingeschränkt an
führender Position (Abbildung 10.1). Unter den antibakteriell wirkenden Arzneimitteln machten sie im Jahr 2003 fast 50% aller verordneten Tagesdosen aus. Ihre Dominanz beruht nach über 50jähriger
Anwendung auf der bisher unübertroffenen Kombination pharmakologischer Eigenschaften mit einer hohen antibakteriellen Aktivität,
geringer Toxizität und der daraus resultierenden großen therapeutischen Breite. Der weitaus größte Teil der Betalaktamverordnungen
entfällt auf die klassischen Oralpenicilline und Aminopenicilline
(Abbildung 10.2). Als zweite Hauptgruppe sind die Tetracycline seit
1993 überwiegend rückläufig. Im Gegensatz dazu haben sich die
Makrolidantibiotika durch die Einführung neuer Vertreter mit höherer Wirksamkeit, besserer Verträglichkeit und günstigeren pharmakokinetischen Eigenschaften zu einer häufig verwendeten Antibiotikagruppe entwickelt. Zur vierthäufigsten Gruppe ist inzwischen die
Gruppe der Gyrasehemmer geworden (Abbildung 10.2).

Die Antibiotika und Chemotherapeutika sind unter den 3000 meistverordneten Arzneimitteln mit 193 Präparaten vertreten (Tabellen

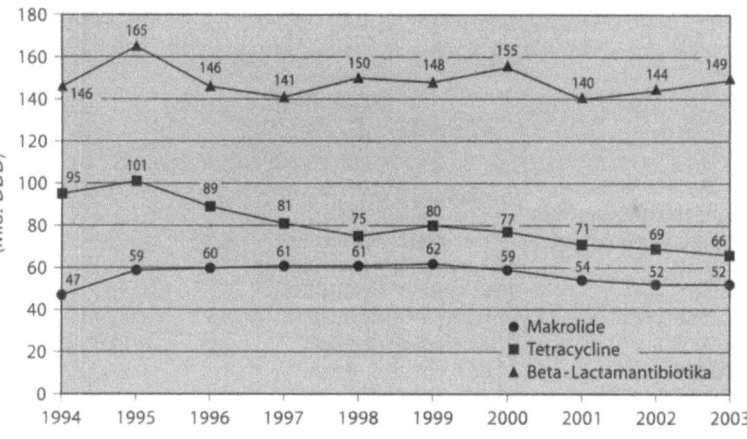

Abbildung 10.1: Verordnungen von Antibiotika 1994 bis 2003. Gesamtverordnungen nach definierten Tagesdosen

10

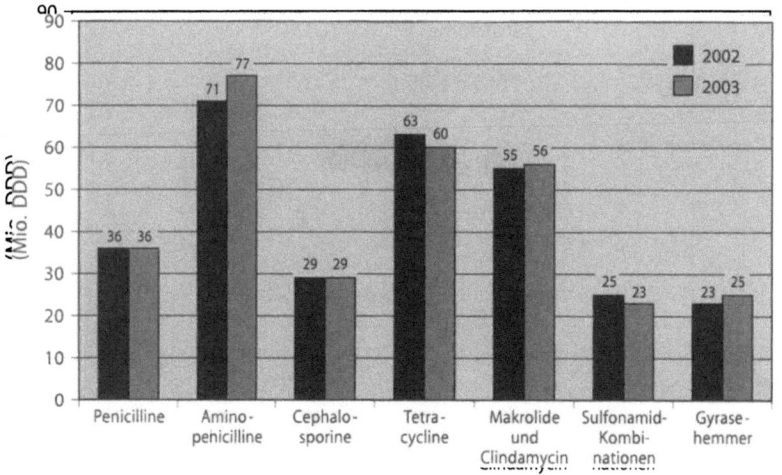

Abbildung 10.2: Verordnungen von Antibiotika und Chemotherapeutika 2003. DDD der 3000 meistverordneten Arzneimittel

Tabelle 10.1: Verordnungen von Penicillinen 2003. Angegeben sind die 2003 verordneten Tagesdosen, die Änderungen gegenüber 2002 und die mittleren Kosten je DDD 2003.

Präparat	Bestandteile	DDD in Mio.	Änderung in %	DDD-Kosten in €
Phenoxymethylpenicillin				
Penicillin V-ratiopharm	Phenoxymethylpenicillin	6,9	(+7,8)	0,90
Penhexal	Phenoxymethylpenicillin	3,9	(+5,7)	0,87
Isocillin	Phenoxymethylpenicillin	3,7	(−8,2)	1,14
Megacillin oral	Phenoxymethylpenicillin	3,3	(−11,2)	0,93
Infectocillin	Phenoxymethylpenicillin	2,9	(+2,2)	1,04
Penicillat	Phenoxymethylpenicillin	2,8	(−2,9)	0,87
Penicillin V STADA	Phenoxymethylpenicillin	2,2	(+2,1)	1,02
Penbeta Mega	Phenoxymethylpenicillin	1,6	(−1,8)	0,84
Penicillin V AL	Phenoxymethylpenicillin	1,5	(−2,0)	0,82
Penicillin V Heumann	Phenoxymethylpenicillin	1,0	(−7,8)	0,88
Arcasin	Phenoxymethylpenicillin	0,9	(−19,5)	1,09
Penicillin V Wolff	Phenoxymethylpenicillin	0,4	(−14,3)	1,30
penicillin V von ct	Phenoxymethylpenicillin	0,4	(−4,2)	0,78
Pen Mega-1A Pharma	Phenoxymethylpenicillin	0,4	(+25,5)	0,74
		31,9	(−1,2)	0,95
Weitere Oralpenicilline				
Baycillin	Propicillin	1,5	(−19,4)	2,46
InfectoBicillin	Phenoxymethylpenicillin-Benzathin	1,1	(−2,9)	2,78
Staphylex	Flucloxacillin	0,4	(−4,8)	8,65
		3,0	(−12,2)	3,39
Depotpenicilline				
Tardocillin	Benzylpenicillin-Benzathin	0,7	(+3,7)	1,20
Summe		35,6	(−2,2)	1,15

10.1–10.9). Auffällig ist wie in den letzten Jahren das starke Wachstum von Generikapräparaten mit deutlichen Verordnungszunahmen bei Amoxicillin-Clavulansäure, Cefaclor, Cefuroximaxetil, Roxithromycin, Ciprofloxacin und Ofloxacin. Unter den Generikapräparaten wurden deutlich vermehrt die preisgünstigen Präparate verordnet.

Als neue Wirkstoffe sind das antiretrovirale Tenofovir (*Viread*) sowie der bei Influenza wirksame orale Neuraminidaseinhibitor Oseltamivir (*Tamiflu*) erstmals in die Gruppe der 3000 meistverordneten Arzneimittel gelangt.

Betalaktamantibiotika

Penicilline

Die Gruppe der Oralpenicilline hat im Jahre 2003 erneut leicht abgenommen, wie in den Vorjahren vor allem das vergleichsweise teure Propicillin (*Baycillin*), das gegenüber Phenoxymethylpenicillinpräparaten keine besonderen therapeutischen Vorteile bietet (Tabelle 10.1). Leicht abgenommen hat auch die Verordnung des penicillinasefesten Flucloxacillin (*Staphylex*) aus der Gruppe der Isoxazolylpenicilline.

Aminopenicilline

10

Bei den Aminopenicillinen entfällt der größte Teil der Verordnungen auf Amoxicillin, orales Ampicillin wird zu Recht kaum noch verordnet. Im Vergleich zu den Oralpenicillinen haben die Aminopenicilline ein breiteres Wirkungsspektrum im gramnegativen Bereich (vor allem Haemophilus). Durch die hohen Serum- und Gewebespiegel und hohe Aktivität gerade auch gegenüber Pneumokokken gilt Amoxicillin inzwischen als best geeignetes orales Betalaktam bei Pneumonien (Mandell et al. 2003). Indikationen sind darüber hinaus obere Atemwegsinfektionen wie Otitis media und akute Sinusitis (Elies at al. 2003). Amoxicillin eignet sich auch zur Behandlung von Harnwegsinfektionen, allerdings sollte hier ein entsprechendes Antibiogramm vorliegen (gezielte Therapie). Preisgünstige Präparate sind im Jahre 2003 wieder mehr verordnet worden (Tabelle 10.2). Dies hat wesentlich dazu beigetragen, daß die Durchschnittskosten der definierten Tagesdosen (0,72 €) gegenüber dem Vorjahr (0,83 €) weiter zurückgegangen sind.

Aminopenicillin-Betalaktamaseinhibitor-Kombinationen

Zwei verschiedene Kombinationspräparate sind zur oralen Verabreichung erhältlich, Amoxicillin/Clavulansäure und Ampicillin/Sulbac-

Tabelle 10.2: Verordnungen von Aminopenicillinen 2003. Angegeben sind die 2003 verordneten Tagesdosen, die Änderungen gegenüber 2002 und die mittleren Kosten je DDD 2003.

Präparat	Bestandteile	DDD in Mio.	Änderung in %	DDD-Kosten in €
Amoxicillin				
Amoxicillin-ratiopharm	Amoxicillin	21,9	(+18,7)	0,72
Amoxihexal	Amoxicillin	7,0	(+9,0)	0,73
Amoxypen	Amoxicillin	6,1	(−15,3)	0,76
Amoxicillin AL	Amoxicillin	6,1	(+15,4)	0,66
Infectomox	Amoxicillin	4,5	(−15,2)	0,72
Amoxi-Wolff	Amoxicillin	4,5	(−8,8)	0,76
Amoxi-1A Pharma	Amoxicillin	3,8	(+59,5)	0,63
amoxi von ct	Amoxicillin	3,6	(+14,4)	0,72
Amoxibeta	Amoxicillin	3,0	(+2,5)	0,72
Amoxicillin STADA	Amoxicillin	3,0	(+27,7)	0,72
Amoxicillin Heumann	Amoxicillin	2,9	(+5,3)	0,75
Amoxillat	Amoxicillin	1,6	(+20,0)	0,70
Amoxi Lichtenstein	Amoxicillin	1,0	(−25,1)	0,75
Amoxi Hefa	Amoxicillin	0,8	(−15,3)	0,70
Jutamox	Amoxicillin	0,7	(+44,2)	0,63
Amoxi AbZ	Amoxicillin	0,6	(+3,6)	0,61
		71,1	(+8,0)	0,72
Andere Aminopenicilline				
Unacid PD	Sultamicillin	0,7	(+15,2)	8,94
Ampicillin-ratiopharm	Ampicillin	0,4	(−7,3)	1,85
		1,1	(+5,6)	6,27
Kombinationen				
Amoclav/-forte	Amoxicillin Clavulansäure	1,3	(+16,5)	4,37
Amoxicillin-ratiopharm comp.	Amoxicillin Clavulansäure	1,0	(+29,8)	4,65
Augmentan	Amoxicillin Clavulansäure	1,0	(−18,0)	6,24
Amoxi Clavulan STADA	Amoxicillin Clavulansäure	0,9	(+26,2)	4,68
Flanamox	Amoxicillin Flucloxacillin	0,4	(+29,6)	3,61
		4,6	(+11,9)	4,81
Summe		76,8	(+8,2)	1,04

tam (in Form von Sultamicillin, eine Doppelesterverbindung von Ampicillin und Sulbactam, *Unacid PD oral*). Vorteil dieser Substanzen im Vergleich zu Amoxicillin ist das um Moraxella, Klebsiella, S. aureus und Anaerobier erweiterte Spektrum. Die gelegentlich auftretenden β-Laktamase-positiven Haemophilus spp. werden ebenfalls erfaßt, die Hälfte der amoxicillinresistenten Escherichia coli ist empfindlich gegenüber Amoxicillin-Clavulansäure. Nachteile sind die gastrointestinalen Störungen, die häufiger im Vergleich zu Basispenicillinen zu sein scheinen. Insgesamt kam es 2003 erneut zu einer Zunahme der Vorordnung dieser Substanzen. Während im Fall von Amoxicillin/Clavulansäure mehrere Generika kräftig zunahmen (Tabelle 10.2), wurde ungewöhnlicherweise auch Sultamicillin als relativ teure Kombination (Tagesdosiskosten 8,94 €), die keine Vorteile gegenüber der Kombination Amoxicillin/Clavulansäure (Tagesdosisdurchschnittskosten < 5 €) bietet, vermehrt verordnet.

10

Cephalosporine

Oralcephalosporine entsprechen in ihrem Wirkungsspektrum weitgehend den Aminopenicillinen und werden daher üblicherweise bei unzureichender Wirksamkeit der Penicilline oder bei Penicillinallergie eingesetzt. Wegen ihrer Wirkung auf penicillinresistente Staphylokokken sind sie außerdem eine Alternative zu den penicillinasefesten Penicillinen. In dieser Gruppe hat das bereits 1978 eingeführte Cefaclor (*Panoral*) seit 1995 eine auffällige Renaissance erlebt. In den letzten vier Jahren hat es sich durch mehrere preisgünstige Generika als führender Wirkstoff etabliert. Die mittleren Tagestherapiekosten (2,96 €) sind gegenüber dem Vorjahr (3,05 €) weiter zurückgegangen (Tabelle 10.3).

Cefuroximaxetil ist das zweithäufigste Oralcephalosporin. Die Substanz hat gegenüber Cefaclor ein erweitertes Spektrum gegen einige gramnegative Keime und kann so auch als Alternative bei Harnwegsinfektionen eingesetzt werden. Die mittleren Tagestherapiekosten (5,47 €) liegen immer noch doppelt so hoch wie die von Cefaclor, obwohl ganz überwiegend jetzt Generika vertreten sind.

Die neueren Oralcephalosporine Cefixim (*Cephoral*, *Suprax*, *Cefixim-ratiopharm*) und Cefpodoximproxetil (*Orelox*, *Podomexef*) sind im Wirkungsspektrum gegenüber Cefuroxim wiederum um gramnegative Bakterien erweitert, wirken gegenüber Pneumokokken je-

Tabelle 10.3: Verordnungen von Cephalosporinen 2003. Angegeben sind die 2003 verordneten Tagesdosen, die Änderungen gegenüber 2002 und die mittleren Kosten je DDD 2003.

Präparat	Bestandteile	DDD in Mio.	Änderung in %	DDD-Kosten in €
Cefaclor				
CEC	Cefaclor	3,0	(+7,5)	2,99
Cefaclor-ratiopharm	Cefaclor	2,2	(+1,9)	2,93
Infectocef	Cefaclor	1,0	(+9,1)	2,51
Cefa Wolff	Cefaclor	0,6	(−15,6)	2,53
Cefaclor STADA	Cefaclor	0,6	(+32,6)	3,11
Cefaclor AL	Cefaclor	0,3	(+26,6)	3,23
Cefaclor-1A Pharma	Cefaclor	0,3	(+63,7)	3,00
cephaclor von ct	Cefaclor	0,3	(+2,6)	3,35
Panoral	Cefaclor	0,3	(−29,7)	3,60
Cefaclor AZU	Cefaclor	0,2	(+0,6)	3,47
Cefaclor Heumann	Cefaclor	0,2	(+7,8)	3,62
		9,1	(+5,2)	2,96
Cefuroximaxetil				
Cefuroxim-ratiopharm	Cefuroximaxetil	2,6	(+34,1)	5,23
Cefuhexal	Cefuroximaxetil	1,9	(+22,5)	5,32
Elobact	Cefuroximaxetil	0,8	(−50,9)	6,96
Zinnat	Cefuroximaxetil	0,6	(−12,5)	5,83
Cefuroxim STADA	Cefuroximaxetil	0,5	(+80,2)	5,07
Cefuroxim von ct	Cefuroximaxetil	0,4	(+28,9)	5,11
Cefuroxim AL	Cefuroximaxetil	0,3	(+112,1)	4,97
		7,3	(+9,0)	5,47
Cefixim				
Suprax	Cefixim	2,7	(−9,5)	6,23
Cephoral	Cefixim	0,8	(−17,3)	6,52
Cefixim-ratiopharm	Cefixim	0,4	(neu)	5,48
		3,9	(−0,7)	6,21
Weitere Cephalosporine				
Keimax	Ceftibuten	2,4	(−13,3)	6,48
Grüncef	Cefadroxil	2,2	(−12,5)	3,43
Podomexef	Cefpodoxim	1,6	(+8,6)	7,01
Orelox	Cefpodoxim	1,4	(−10,4)	6,89
Lorafem	Loracarbef	0,5	(−1,4)	8,17
Cephalexin-ratiopharm	Cefalexin	0,4	(+3,9)	3,93
Cedrox	Cefadroxil	0,3	(+20,2)	3,27
Rocephin	Ceftriaxon	0,2	(+0,6)	50,38
		9,0	(−6,8)	6,59
Summe		29,2	(+1,3)	5,13

10

doch nicht besser, aber länger als Cefuroximaxetil. Ceftibuten (*Keimax*) und Loracarbef (*Lorafem*) sind weitere neue Oralcephalosporine. Eine klinische Überlegenheit dieser neueren Präparate gegenüber Cefuroxim bei der Behandlung von Atemwegsinfektionen ist nicht gesichert. Ihre Indikationen sollten daher kritisch überprüft werden.

Tetracycline

Tetracycline haben ein breites Wirkungsspektrum gegen grampositive und gramnegative Keime. Sie wirken gut gegen Erreger der sogenannten atypischen Pneumonie und sind Mittel der Wahl bei der Chlamydienurethritis. Bei weitgehend ähnlichem Wirkungsspektrum der einzelnen Vertreter sind seit einigen Jahren fast nur noch Doxycyclin und Minocyclin unter den häufig verordneten Arzneimitteln vertreten. Beide Wirkstoffe haben sich aufgrund ihrer pharmakokinetischen Vorteile bei der Resorption und der Wirkungsdauer durchgesetzt. Infolge ihrer häufigen Anwendung ist jedoch die Resistenzentwicklung bei grampositiven und gramnegativen Bakterien zu berücksichtigen. Während Escherichia coli nur in rund 50% empfindlich ist, sind die Resistenzquoten bei Haemophilus influenzae nach wie vor relativ gering (http://www.antiinfectives-intelligence. de/peg/ag_resistenz/main.htm). Bei Pneumokokken sind Tetracycline inzwischen teilweise wirksamer als Makrolide, so daß sie weiterhin zu geeigneten Mitteln zur Behandlung der akuten Exazerbation einer chronischen Bronchitis in der Praxis gehören. Der seit 1993 rückläufige Verordnungstrend hat sich allerdings im Jahre 2003 weiter fortgesetzt (Abbildung 10.1).

Über 90% der verordneten Tagesdosen entfallen auf die Doxycyclinpräparate (Tabelle 10.4), die auch wegen ihrer günstigen Therapiekosten bevorzugt werden. Verordnungszunahmen weisen vor allem die besonders preisgünstigen Generika auf. Die mittleren Tagestherapiekosten sind im Jahre 2003 (0,25 €) im Vergleich zu 2002 gleich geblieben.

Minocyclin hat ein identisches Wirkungsspektrum wie Doxycyclin, muß aber aus pharmakokinetischen Gründen doppelt so hoch wie Doxycyclin dosiert werden und ist insgesamt fünffach teurer. Minocyclin ist besonders lipophil, was als Vorteil bei der Aknebehandlung angesehen wird. Nach einem aktuellen Cochrane-Review gibt es

Tabelle 10.4: Verordnungen von Tetracyclinen 2003. Angegeben sind die 2003 verordneten Tagesdosen, die Änderungen gegenüber 2002 und die mittleren Kosten je DDD 2003.

Präparat	Bestandteile	DDD in Mio.	Änderung in %	DDD-Kosten in €
Doxycyclin				
Doxycyclin-ratiopharm	Doxycyclin	12,0	(−4,8)	0,26
Doxycyclin STADA	Doxycyclin	5,9	(+9,3)	0,27
Doxy-Wolff	Doxycyclin	5,4	(−18,3)	0,29
Doxyhexal	Doxycyclin	5,2	(−5,7)	0,27
Doxycyclin AL	Doxycyclin	4,6	(−3,4)	0,21
doxy von ct	Doxycyclin	4,4	(−0,2)	0,25
Doxy-1A Pharma	Doxycyclin	4,3	(+23,1)	0,20
Doxycyclin Heumann	Doxycyclin	3,7	(−8,6)	0,26
Doxymono	Doxycyclin	2,7	(−8,5)	0,23
Azudoxat	Doxycyclin	2,4	(−4,6)	0,24
Doxyderma	Doxycyclin	1,4	(−10,7)	0,29
Supracyclin	Doxycyclin	1,3	(−11,5)	0,25
Doxy-AbZ	Doxycyclin	0,9	(+2,5)	0,19
Doxy Komb	Doxycyclin	0,7	(−12,5)	0,38
Doxy-Tablinen	Doxycyclin	0,7	(−21,3)	0,24
Antodox	Doxycyclin	0,6	(+0,8)	0,19
		56,3	(−3,9)	0,25
Minocyclin				
Skid	Minocyclin	2,3	(+1,2)	1,33
Minocyclin-ratiopharm	Minocyclin	0,7	(+6,1)	1,35
Minakne	Minocyclin	0,5	(−21,1)	1,33
		3,5	(−1,7)	1,34
Tetracyclin				
Tetracyclin Wolff	Tetracyclin	0,5	(+7,2)	0,77
Summe		60,3	(−3,7)	0,32

jedoch keine zuverlässige Evidenz für eine Überlegenheit gegenüber anderen Aknetherapeutika (Garner et al. 2003). Damit werden frühere Vergleichsuntersuchungen von Minocyclin und Doxycyclin bestätigt, die keinen Unterschied in der klinischen Wirksamkeit dieser beiden Tetracycline bei der Aknetherapie gezeigt hatten (Laux 1989).

Makrolidantibiotika und Clindamycin

Makrolidantibiotika haben eine gute antibakterielle Aktivität gegen grampositive Bakterien mit zusätzlichen Wirkungen gegen Legionellen, Mycoplasma pneumoniae, Campylobacter und Chlamydien. Die Wirkung der meisten Substanzen gegenüber Haemophilus ist nicht überzeugend (Sahm et al. 2000). Seit 1992 wird eine zunehmende Resistenzentwicklung bei Pneumokokken und A-Streptokokken in Deutschland beobachtet (Reinert et al. 2002a).

Die Verordnungen sind im Jahr 2003 bei der älteren Substanz Erythromycin erneut zurückgegangen (Tabelle 10.5). Roxithromycin bleibt mit großem Abstand der am häufigsten verordnete Wirkstoff der Makrolidantibiotika (Tabelle 10.5). Es hat ein ähnliches Wirkungsspektrum wie Erythromycin und ist auch bei Infektionen des Respirationstrakts sowie bei HNO- und Hautinfektionen von vergleichbarer klinischer Wirksamkeit. Pharmakokinetische Vorteile in Form höherer Bioverfügbarkeit und längerer Halbwertszeit sind weitgehend in eine fünffach geringere Tagesdosis umgesetzt worden. Die mittleren Tagestherapiekosten (2,23 €) liegen über denen von Erythromycin (1,71 €), sind jedoch im Vergleich zu den Kosten anderer Makrolide deutlich günstiger.

Clarithromycin (*Klacid*) hat ein ähnliches Wirkspektrum. Die Substanz besitzt eine Bioverfügbarkeit von 50–55% und ein im Vergleich zu Roxithromycin höheres Verteilungsvolumen. Die Nebenwirkungsrate ist günstiger als die von Erythromycin. Clarithromycin wird als antibiotische Komponente der Tripeltherapie für die Eradikation von Helicobacter pylori bei der Therapie peptischer Ulzera eingesetzt, auch erkennbar an dem Präparat *Biaxin HP*, das speziell in einer therapiegerechten Packungsgröße für die siebentägige Behandlung angeboten wird.

Azithromycin (*Zithromax*) wurde als erster Vertreter der Azalide 1993 eingeführt. Die Säurestabilität und damit die orale Bioverfügbarkeit wurden durch die Einführung eines methylsubstituierten Stickstoffs erheblich verbessert. Die Substanz hat eine ungewöhnlich hohe Gewebsaffinität und eine lange terminale Halbwertszeit (2–4 Tage), so daß sie noch bis zur vierten Woche nach der letzten Gabe im Urin ausgeschieden wird. Deshalb wirkt eine 3–5tägige Therapie genauso gut wie eine zehntägige Erythromycintherapie. Als problematisch werten einige Experten die im Körper lang anhaltenden subinhibtorischen Konzentrationen, die möglicherweise die Resistenzentwicklung bei

Tabelle 10.5: Verordnungen von Makrolidantibiotika und Clindamycin 2003. Angegeben sind die 2003 verordneten Tagesdosen, die Änderungen gegenüber 2002 und die mittleren Kosten je DDD 2003.

Präparat	Bestandteile	DDD in Mio.	Änderung in %	DDD-Kosten in €
Erythromycin				
Eryhexal	Erythromycin	2,5	(−6,8)	1,39
Erythromycin-ratiopharm	Erythromycin	2,2	(−10,8)	1,59
Infectomycin	Erythromycin	0,9	(−15,8)	3,40
Erythromycin STADA	Erythromycin	0,7	(−9,0)	1,33
Erythromycin Wolff	Erythromycin	0,4	(−20,7)	1,34
Erybeta	Erythromycin	0,4	(−21,5)	1,25
Paediathrocin	Erythromycin	0,4	(−24,1)	1,89
Monomycin	Erythromycin	0,3	(−27,3)	1,87
		7,9	(−12,7)	1,71
Roxithromycin				
Roxithromycin-ratiopharm	Roxithromycin	5,4	(+9,8)	2,18
Roxithromycin STADA	Roxithromycin	3,5	(+2,2)	2,19
Roxihexal	Roxithromycin	2,3	(+76,1)	2,21
Roxidura	Roxithromycin	1,8	(−18,0)	2,20
Roxithromycin AZU	Roxithromycin	1,6	(−1,8)	2,22
Rulid	Roxithromycin	1,3	(−31,6)	2,58
Roxigrün	Roxithromycin	1,1	(−37,7)	2,58
Roxibeta	Roxithromycin	0,8	(+135,6)	2,19
Roxithro-Lich	Roxithromycin	0,7	(−28,7)	2,23
Roxi 1 A Pharma	Roxithromycin	0,7	(+302,6)	2,16
Roxi-Puren	Roxithromycin	0,7	(−24,6)	2,18
Roxithromycin AL	Roxithromycin	0,7	(+41,0)	2,19
Roxithromycin Heumann	Roxithromycin	0,4	(+218,5)	2,18
Roxi von ct	Roxithromycin	0,3	(+75,4)	2,19
		21,3	(+4,8)	2,23
Andere Makrolidantibiotika				
Klacid	Clarithromycin	11,1	(−1,0)	4,24
Zithromax	Azithromycin	7,7	(+1,5)	5,26
Ketek	Telithromycin	1,3	(−7,2)	7,82
		20,1	(−0,5)	4,87
Clindamycin				
Clinda-saar	Clindamycin	2,5	(+36,0)	4,24
ClindaHEXAL	Clindamycin	1,2	(+1,7)	4,54
Sobelin	Clindamycin	1,1	(−8,1)	5,17
Clindamycin-ratiopharm	Clindamycin	0,8	(+46,6)	4,32
Clindastad	Clindamycin	0,4	(−10,9)	4,97
Clin-Sanorania	Clindamycin	0,4	(−20,7)	4,87
Aclinda	Clindamycin	0,1	(−16,9)	4,58
		6,5	(+11,2)	4,55
Summe		55,8	(+0,7)	3,38

10

Pneumokokken und A-Streptokokken fördern (Baquero 1999, Granizo et al. 2000).

Das 2001 zur Behandlung von Atemwegsinfektionen neu einge-führte Telithromycin (*Ketek*) hat ein verbessertes antibakterielles Wirkungsspektrum gegenüber makrolidresistenten Streptokokken. Die relativ lange Halbwertszeit (9,8 Stunden) ermöglicht eine einmal tägliche Gabe. Klinische Vergleichsuntersuchungen haben allerdings keine Überlegenheit zu den bisherigen Standardantibiotika gezeigt. Wie bei anderen Makrolidantibiotika wurde auch Telithromycin mit Verschlimmerung einer Myasthenia gravis mit verstärkter Muskel-schwäche, Dyspnoe und akuter Ateminsuffizienz in Zusammenhang gebracht (Arzneimittelkommission der deutschen Apotheker 2003). Akute Verschlimmerungen einer Myasthenia gravis sind für Erythro-mycin (Howard 1990, May und Calvert 1990, Absher und Bale 1991, Pauker und Kopelman 1993), Clarithromycin (Pijpers et al. 1996) und Azithromycin (Cadisch et al. 1996) beschrieben worden.

Clindamycin hat ein ähnliches Wirkungsspektrum wie die Makro-lidantibiotika, ist jedoch erheblich teurer und führt häufiger zu gastrointestinalen Nebenwirkungen (z. B. pseudomembranöse Coli-tis). Anwendung findet Clindamycin bei schweren Anaerobier- und Staphylokokkeninfektionen. Das Verordnungsvolumen ist durch die Zunahmen preiswerter Clindamycingenerika angestiegen (Tabelle 10.5).

Sulfonamid-Kombinationen

Sulfonamide und Trimethoprim bewirken nach dem Prinzip der Sequentialblockade eine synergistische Hemmung der bakteriellen Folsäuresynthese und stellen ein wirksames Kombinationsprinzip mit einem breiten antibakteriellen Wirkungsspektrum dar. Auch aus phar-makokinetischen Gründen ist die Kombination sinnvoll, weil beide Komponenten nahezu gleiche Eliminationshalbwertszeiten haben und zusammen renal eliminiert werden. Sie sind Mittel der Wahl bei Harn-wegsinfektionen, daneben auch bei Pneumocystis-Pneumonien und einigen anderen opportunistischen Infektionen. Allerdings ist bei Escherichia coli als häufigster Erreger von Harnwegsinfektionen eine zunehmende Resistenzentwicklung (15–25%) zu beachten (http:// www. antiinfectives-intelligence.de/peg/ag_resistenz/main. htm). Co-trimoxazol kann auch zur gezielten Therapie als therapeutische Alter-

Tabelle 10.6: Verordnungen von Sulfonamiden 2003 (Kombinationspräparate). Angegeben sind die 2003 verordneten Tagesdosen, die Änderungen gegenüber 2002 und die mittleren Kosten je DDD 2003.

Präparat	Bestandteile	DDD in Mio.	Änderung in %	DDD-Kosten in €
Cotrim-ratiopharm	Trimethoprim Sulfamethoxazol	8,6	(−5,2)	0,46
Kepinol	Trimethoprim Sulfamethoxazol	3,8	(−14,2)	0,54
cotrim forte von ct	Trimethoprim Sulfamethoxazol	2,9	(−4,1)	0,33
Bactoreduct	Trimethoprim Sulfamethoxazol	1,6	(−21,0)	0,40
Cotrimoxazol AL	Trimethoprim Sulfamethoxazol	1,0	(−12,2)	0,34
Cotrimstada	Trimethoprim Sulfamethoxazol	0,8	(−5,8)	0,48
Cotrim Hexal	Trimethoprim Sulfamethoxazol	0,8	(+5,7)	0,42
Berlocombin	Trimethoprim Sulfamerazin	0,5	(−19,7)	0,69
TMS Tabletten/Kindersaft	Trimethoprim Sulfamethoxazol	0,5	(−13,5)	0,52
Cotrim Heumann	Trimethoprim Sulfamethoxazol	0,5	(−13,6)	0,52
Cotrim - 1 A Pharma	Trimethoprim Sulfamethoxazol	0,4	(+80,8)	0,32
Cotrim Diolan	Trimethoprim Sulfamethoxazol	0,4	(−15,1)	0,39
Cotrimox-Wolff	Trimethoprim Sulfamethoxazol	0,4	(−13,4)	0,67
Eusaprim	Trimethoprim Sulfamethoxazol	0,3	(−21,7)	0,54
Summe		22,5	(−8,6)	0,46

native bei akuter Exazerbation einer chronischen Bronchitis, Otitis media und verschiedenen Enteritiden eingesetzt werden.

Die Verordnungen der Sulfonamid-Trimethoprim-Kombinationen sind nach einer fast kontinuierlichen Abnahme seit 1993 weiter rückläufig (Tabelle 10.6). Lediglich einige besonders preisgünstige

Generika (*Cotrim-1A Pharma, Cotrim Hexal*) sind von diesem Trend nicht betroffen.

Gyrasehemmer

Gyrasehemmer (Chinolone) hemmen eine bakterielle Gyrase (DNS-Topoisomerase), die bei der Bakterienvermehrung von entscheidender Bedeutung für eine schnelle DNS-Replikation ist. Eine Hemmung dieses Enzyms führt zum raschen bakteriellen Zelltod. Die therapeutisch wichtigsten Vertreter der Gyrasehemmer sind derzeit die Fluorchinolone mit einem unterschiedlich breiten Wirkungsspektrum und einer günstigen Pharmakokinetik. Ältere Chinolone vom Typ der Nalidixinsäure sind wegen ihrer ungünstigen Pharmakokinetik, geringer Aktivität und schnellen Resistenzbildung weitgehend verlassen worden. Derzeit ist nur noch Pipemidsäure (*Deblaston*) im Handel, gehört aber schon seit 1991 nicht mehr zu den häufig verordneten Arzneimitteln.

10

Fluorchinolone sind inzwischen zur viertstärksten Verordnungsgruppe geworden (nach Betalaktamen, Tetracyclinen und Makroliden) und haben hier die Sulfonamide abgelöst. Die über viele Jahre steigende Verwendung der Gyrasehemmer hat zu einem Resistenzanstieg bei grampositiven und gramnegativen Keimen geführt, wobei die beobachteten Resistenzraten bei Streptokokken immer noch relativ niedrig liegen (Reinert et al. 2002b). Für Escherichia coli, den häufigsten Erreger von Harnwegsinfektionen wurde aus deutschen Laboratorien 2001 eine Ciprofloxacin-Resistenzrate von 14% mitgeteilt (http: //www. antiinfectives-intelligence.de/peg/ag_resistenz/main. htm).

Die Fluorchinolone werden in einer therapeutisch ausgerichteten Klassifikation dargestellt. Als Grundlage dient die Einteilung, die von einer Expertengruppe der Paul-Ehrlich-Gesellschaft vorgeschlagen wurde (Naber und Adam 1998). Die erste Gruppe bilden die Harnwegs-Fluorchinolone, zu denen Norfloxacin und Enoxacin (*Enoxor*) gehören (Tabelle 10.7). Der erste Vertreter dieser Gruppe war das 1984 eingeführte Norfloxacin (*Barazan*), das 1998 patentfrei wurde und seitdem Konkurrenz durch mehrere Generika bekommen hat (Tabelle 10.7). Enoxacin (*Enoxor*) hat ein ähnliches Wirkungsspektrum wie Ofloxacin, wird jedoch aufgrund einer schwächeren antibakteriellen Wirkungsstärke im wesentlichen nur bei Harnwegsinfektionen eingesetzt (Naber und Adam 1998). Die Verordnungen der Norfloxacinprä-

Tabelle 10.7: Verordnungen von Gyrasehemmern 2003. Angegeben sind die 2003 verordneten Tagesdosen, die Änderungen gegenüber 2002 und die mittleren Kosten je DDD 2003.

Präparat	Bestandteile	DDD in Mio.	Änderung in %	DDD-Kosten in €
Harnwegs-Fluorchinolone				
Firin	Norfloxacin	1,3	(+8,1)	1,97
Norfloxacin STADA	Norfloxacin	0,6	(−1,3)	1,98
Norflosal	Norfloxacin	0,5	(−1,7)	1,96
Enoxor	Enoxacin	0,4	(−8,2)	3,81
Norflox-AZU	Norfloxacin	0,4	(−1,5)	1,97
Norfloxacin-ratiopharm	Norfloxacin	0,3	(+8,0)	1,96
		3,5	(+2,0)	2,18
Ciprofloxacin				
Ciprohexal	Ciprofloxacin	1,9	(+16,6)	5,94
Ciprofloxacin-ratiopharm	Ciprofloxacin	1,7	(+55,7)	5,98
Ciprofloxacin STADA	Ciprofloxacin	1,3	(+41,7)	6,01
Ciprobay	Ciprofloxacin	1,1	(−39,0)	12,27
Ciprobeta/Uro	Ciprofloxacin	1,1	(+37,4)	5,88
Ciprofloxacin AZU	Ciprofloxacin	0,4	(+25,1)	6,05
Keciflox	Ciprofloxacin	0,3	(+188,3)	6,03
Ciprofloxacin AL	Ciprofloxacin	0,2	(+135,6)	6,12
Cipro Basics	Ciprofloxacin	0,2	(+777,5)	5,12
Ciprodura	Ciprofloxacin	0,2	(+12,6)	6,15
Ciprofloxacin Heumann	Ciprofloxacin	0,2	(+20,5)	6,19
Cipro 1 A Pharma	Ciprofloxacin	0,1	(+203,9)	5,83
Ciproflox von ct	Ciprofloxacin	0,1	(+21,1)	6,04
		8,8	(+22,7)	6,73
Ofloxacin				
Tarivid	Ofloxacin	0,8	(−27,4)	4,88
Ofloxacin-ratiopharm	Ofloxacin	0,8	(+19,7)	3,75
Oflohexal	Ofloxacin	0,5	(+6,5)	3,72
Ofloxacin STADA	Ofloxacin	0,5	(+25,3)	3,73
oflox ct	Ofloxacin	0,2	(+17,9)	3,77
Ofloxacin AL	Ofloxacin	0,2	(+44,2)	3,76
		3,0	(+0,9)	4,06
Weitere Fluorchinolone				
Avalox	Moxifloxacin	5,7	(+4,5)	6,38
Tavanic	Levofloxacin	3,9	(+7,0)	6,27
Bonoq	Gatifloxacin	0,4	(−56,1)	6,13
		9,9	(+0,3)	6,33
Summe		25,1	(+7,5)	5,63

10

parate und von Enoxacin (*Enoxor*) blieben 2003 im Vergleich zu 2002 weitgehend konstant.

Die nächste Gruppe bilden systemisch anwendbare Fluorchinolone mit breiter Indikation, die heute auch als Standardfluorchinolone bezeichnet werden. Dazu gehören Ofloxacin, Ciprofloxacin und Levofloxacin, die enantiomerselektive Nachfolgesubstanz von Ofloxacin (Tabelle 10.7). Eine Verordnungszunahme von über 20% im Jahr 2003 zeigt Ciprofloxacin bei zahlreich angebotenen Generika (Tabelle 10.7).

In der dritten Gruppe der Fluorchinolone mit verbesserter Aktivität gegen grampositive und atypische Erreger sowie gegen Anaerobier („Atemwegsinfektions"-Fluorchinolone) ist neben dem 1999 eingeführten Moxifloxacin (*Avalox*) im Jahr 2001 Gatifloxacin (*Bonoq*) hinzugekommen, zu Anfang des Jahres 2004 jedoch in Deutschland, inzwischen auch in Europa aus dem Handel genommen worden. Im Rahmen der Zulassungsbemühungen für alle europäischen Staaten wurden von der EMEA in London die vereinzelt aufgetretenen hypo- und hyperglykämischen Unverträglichkeitsreaktionen dieser Substanz neu bewertet und das Nutzen-Risiko-Verhältnis anders als von der FDA eingestuft.

Moxifloxacin hat im Vergleich zu Ciprofloxacin eine etwa achtfach verbesserte antibakterielle Aktivität gegen Staphylokokken, Pneumokokken und Bacteroides fragilis, aber eine verminderte Aktivität gegen Pseudomonas aeruginosa und andere gram-negative Bakterien (Balfour und Wisemann 1999). Ein Vorteil ist die längere Wirkungsdauer (Halbwertszeit 12 Stunden) mit einmal täglicher Dosierung. Das Präparat hat erhebliche Bedeutung als Reservemittel bei ambulant erworbenen Pneumonien und bei akuten Exazerbationen chronischer Bronchitiden erlangt.

Antiretrovirale Mittel

Die Verordnungsentwicklung der Virostatika ist von der weiteren Zunahme der antiretroviralen Therapie bei HIV-Patienten geprägt. Als derzeitige Standardtherapie wird eine Kombination von mindestens drei antiretroviralen Substanzen empfohlen, die typischerweise einen Proteaseinhibitor oder einen nichtnukleosidischen Reverse-Transkriptase-Inhibitor (NNRTI) enthalten (Dybul et al. 2002). Aktuelle Richtlinien (Stand 2004) sind vom Robert-Koch-Institut (http://www.rki.de/Infect/AIDS_STD/BR_LINIE) erhältlich.

Durch die breite Anwendung der hochaktiven antiretroviralen Therapie (HAART) wurde die Prognose HIV-infizierter Patienten entscheidend verbessert. Während die Letalitätsrate von HIV-infizierten Patienten 1995 noch 23% betrug, sank sie in dem Zeitraum vom September 1997 bis März 1998 auf 4,1% (Mocroft et al. 1998). Wesentlicher prognostischer Faktor ist die CD4-Zellzahl bei Therapiebeginn. In der niedrigsten Risikogruppe (über 350 CD4-Zellen/μl) erkrankten oder starben nur 3,4% der Patienten an AIDS, in der höchsten Risikogruppe (unter 50 CD4-Zellen/μl) jedoch über 50% (Egger et al. 2002).

Entsprechend den derzeitigen Therapieempfehlungen hat die Verordnung neuerer Kombinationspräparate aus Nukleosidanaloga (*Trizivir*) und Proteaseinhibitoren (*Kaletra*) zugenommen. Abgenommen hat lediglich die Verordnung von Stavudin (*Zerit*) und Didanosin (*Videx*), deutlich zugenommen hat die Verordnung des relativ neuen, einmal täglich zu verabreichenden Tenofovir (*Viread*) (Tabelle 10.8). Der in *Kaletra* enthaltene HIV-Proteaseinhibitor Lopinavir hat eine zehnfach höhere antiretrovirale Aktivität als Ritonavir, wird aber so schnell in der Leber inaktiviert, daß keine wirksamen Plasmaspiegel erreicht werden. Erst durch die Kombination mit dem ebenfalls Protease-hemmenden Ritonavir, das gleichzeitig ein starker Hemmstoff des CYP3AA-Enzyms in der Leber ist, werden die Plasmaspiegel von Lopinavir mehr als 100fach erhöht und eine ausreichende Plasmahalbwertszeit erreicht (Hurst und Faulds 2000). In der Gruppe der nichtnukleosidischen Reverse-Transkriptase-Inhibitoren (NNRTI) sind Efavirenz (*Sustiva*) und Nevirapin (*Viramune*) erneut weiter angestiegen. Ein Vorteil der NNRTI ist die lange Halbwertszeit von Efavirenz (40–55 Stunden) und Nevirapin (25–30 Stunden), so daß die Dosis einmal täglich gegeben werden kann. Leider kommt es auch unter der Kombinationstherapie zu Resistenzentwicklungen, die vor allem bei nebenwirkungsbedingten Therapieunterbrechungen problematisch werden.

Weitere Virostatika

Aciclovir ist ein Virostatikum zur Behandlung von Herpes-simplex- und Varicella-zoster-Virusinfektionen. Es hemmt nach Phosphorylierung zu Aciclovirtriphosphat die DNS-Polymerase und damit die Virus-DNS-Replikation. Die Verordnung von Aciclovir hat 2003 nicht wesentlich zugenommen (Tabelle 10.8).

Tabelle 10.8: Verordnungen von Virostatika 2003. Angegeben sind die 2003 verordneten Tagesdosen, die Änderungen gegenüber 2002 und die mittleren Kosten je DDD 2003.

Präparat	Bestandteile	DDD in Mio.	Änderung in %	DDD-Kosten in €
Antiretrovirale Mittel				
Combivir	Lamivudin Zidovudin	2,6	(+2,6)	23,69
Epivir	Lamivudin	2,1	(+12,8)	10,52
Sustiva	Efavirenz	1,7	(+8,9)	17,80
Viramune	Nevirapin	1,5	(+5,8)	15,45
Kaletra	Lopinavir Ritonavir	1,5	(+22,1)	26,10
Viread	Tenofovir disoproxil	1,5	(+156,7)	19,24
Zerit	Stavudin	1,3	(−23,4)	13,23
Videx	Didanosin	1,2	(−6,0)	14,21
Trizivir	Abacavir Lamivudin Zidovudin	1,0	(+12,7)	41,77
		14,3	(+10,5)	19,58
Aciclovir				
Aciclovir-ratioph.Tabl./p.i.	Aciclovir	0,5	(+10,2)	5,52
Acic Hexal Tbl./Amp.	Aciclovir	0,4	(+8,0)	5,40
Aciclostad	Aciclovir	0,3	(+1,0)	5,39
Aciclovir AL	Aciclovir	0,2	(−3,5)	5,29
Virzin	Aciclovir	0,2	(−20,9)	5,77
		1,7	(+0,8)	5,47
Ribavirin				
Rebetol	Ribavirin	1,2	(−12,7)	36,23
Brivudin				
Zostex	Brivudin	0,6	(+15,7)	16,43
Neuraminidasehemmer				
Tamiflu	Oseltamivir	0,8	(> 1000)	6,47
Summe		18,6	(+12,5)	18,74

10

Ribavirin (*Rebetol*) ist ein weiteres antivirales Mittel aus der Gruppe der Nukleosidanaloga, das 2003 wieder abgenommen hat (Tabelle 10.8). Das Guanosinanalogon wurde bereits Anfang der 70er Jahre synthetisiert und erhielt 1986 die Zulassung zur inhalativen Behandlung kindlicher Bronchialinfektionen durch Respiratory-Syncytial-Viren (RSV) in den USA. Im Jahre 1992 folgte die Zulassung von Ribavirin (*Virazole*) für diese Indikation auch in Deutschland. Später wurde die Anwendung von Ribavirin bei der chronischen Hepatitis C in Kombination mit Interferon alfa (*Roferon*, *Intron A*) wesentlich bedeutsamer. In mehreren klinischen Studien führte eine sechsmonatige Kombinationstherapie von Interferon alfa und Ribavirin bei 46–75% der Patienten mit reaktivierter Hepatitis C zu einer anhaltenden Viruselimination (Übersicht bei Cummings et al. 2001). Daraufhin wurde Ribavirin für diese neue Indikation zugelassen und kam im Mai 1999 mit dem Handelsnamen *Rebetol* auf den deutschen Markt.

Die Verordnung des Virostatikums Brivudin (*Zostex*) hat auch 2003 weiter kräftig zugenommen. Es wird zur Behandlung von Herpes zoster bei immunsupprimierten Patienten eingesetzt und kann aufgrund einer fast vollständigen Resorption oral gegeben werden. Vergleichsuntersuchungen mit intravenös appliziertem Aciclovir haben eine klinisch äquivalente Wirksamkeit bei 48 Patienten gezeigt (Wutzler et al. 1995).

In Deutschland relativ spät zur Therapie und Prophylaxe der Influenza zugelassen und jetzt neu in der Liste ist der oral verabreichbare Neuraminidaseinhibitor Oseltamivir (*Tamiflu*). Die Substanz liegt als Phosphat vor. Sie wird rasch resorbiert und nahezu vollständig in den aktiven Metaboliten (Oseltamivircarboxylat) umgewandelt. Der Wirkstoff wird unverändert renal mit einer Halbwertzeit von etwa 6–10 h eliminiert; eine Dosisanpassung bei Niereninsuffizienz wird empfohlen. Die empfohlene Behandlungsdauer beträgt 5 Tage. Bei prophylaktischer Indikation (postexpositionell) genügt die halbe Tagesdosis bei einer empfohlenen Gesamtbehandlungsdauer von dann 7 Tagen. Übelkeit und Erbrechen, vor allem an den ersten beiden Behandlungstagen, sind häufig. Sie lassen sich bei gleichzeitiger Medikamenteneinnahme mit den Mahlzeiten reduzieren. Nach einer britischen Metaanalyse von 24 kontrollierten Studien ist Oseltamivir klinisch wirksam zur Behandlung und Prävention von Grippeinfektionen. Die Evidenz für die Behandlung bestimmter Patientengruppen, insbesondere Risikopatienten, ist jedoch begrenzt und zeigt nur eine Verkürzung der symptomatischen Krankheitsdauer von 10 Stunden (Cooper et al. 2003).

Leitlinien zum Einsatz dieser Substanz in Deutschland liegen nicht vor, und es wurde u. a. auch seitens der kassenärztlichen Bundesvereinigung (http://www.kbv.de/themen/799. htm) zurecht darauf hingewiesen, daß die Verfügbarkeit dieser und ähnlicher Substanzen (wie Zanamivir) nicht über die Notwendigkeit der jährlichen Influenzaimpfung zur Reduktion von Morbidität und Mortalität hinwegtäuschen darf.

Nitroimidazole

Hauptvertreter der Nitroimidazole ist Metronidazol, das speziell bei Trichomoniasis, Amöbenruhr, Lambliasis und Anaerobierinfektionen wirksam ist. Weiterhin bedeutsam ist sein Einsatz bei der Tripeltherapie zur Eradikation des Helicobacter pylori bei der Therapie des Ulcus ventriculi et duodeni (siehe Kapitel 33). Die Verordnungen der Metronidazolpräparate haben 2003 gegenüber dem Vorjahr geringfügig zugenommen (Tabelle 10.9).

10

Trimethoprim

Trimethoprim (*TMP-ratiopharm, Infectotrimet*) kann zur Behandlung unkomplizierter Harnwegsinfektionen als Alternative zu Co-trimoxazol bei Sulfonamidunverträglichkeit eingesetzt werden. In vitro wirkt das Monopräparat schwächer als die Kombination aus Sulfamethoxazol und Trimethoprim (Co-trimoxazol). Es ist etwa zweifach teurer als Co-trimoxazolpräparate (siehe Tabelle 10.6), wird jedoch wegen eventuell besserer Verträglichkeit in allgemeinmedizinischen Leitlinien bei unkomplizierten Harnwegsinfektionen empfohlen (http://www.degam. de/leitlinien/01_brennen/LL_BrennenNetz.pdf).

Andere Mittel

Monuril (Fosfomycin) gilt als Mittel zweiter Wahl bei Staphylokokkeninfektionen. Es ist in der Regel nur indiziert, wenn eine Penicillin- und Cephalosporinallergie und Resistenz gegen andere Antibiotika vorliegt. Die oft zitierten pharmakokinetischen und pharmakodynamischen Vorteile der Substanz aufgrund ihrer geringen Molekülgröße sind in klinischen Studien nicht gut dokumentiert.

Tabelle 10.9: Verordnungen sonstiger Chemotherapeutika und Antibiotika 2003. Angegeben sind die 2003 verordneten Tagesdosen, die Änderungen gegenüber 2002 und die mittleren Kosten je DDD 2003.

Präparat	Bestandteile	DDD in Mio.	Änderung in %	DDD-Kosten in €
Nitroimidazole				
Clont oral	Metronidazol	0,2	(+5,4)	2,87
Metronidazol-ratiopharm	Metronidazol	0,2	(+12,2)	2,92
Arilin oral	Metronidazol	0,2	(−5,8)	3,50
Metronidazol Heumann	Metronidazol	0,1	(+12,6)	3,13
Metronidazol AL	Metronidazol	0,1	(+16,4)	2,80
Vagimid oral	Metronidazol	0,1	(−10,2)	3,52
		0,9	(+4,6)	3,09
Trimethoprim				
TMP-ratiopharm	Trimethoprim	0,7	(+4,7)	0,78
Infectotrimet	Trimethoprim	0,4	(−5,8)	1,70
		1,1	(+0,5)	1,13
Andere Mittel				
Resochin	Chloroquin	1,0	(−2,9)	0,79
Colistin	Colistin	0,2	(+52,5)	10,21
Monuril	Fosfomycin	0,1	(−5,9)	10,69
		1,3	(+2,5)	2,95
Pflanzliche Mittel				
Umckaloabo	Pelargonium-wurzelextrakt	10,8	(+15,0)	0,89
Summe		14,2	(+11,8)	1,25

10

Umckaloabo besteht aus einem Pelargoniumwurzelextrakt südafrikanischer Geranienarten, der Cumarine und Gerbsäuren enthält und schwache antibakterielle Wirkungen in Konzentrationen von 5–10 g/l hat (Kayser und Kolodziej 1997). In der Roten Liste wird das Mittel als pflanzliches Antibiotikum bezeichnet und vom Hersteller für die Behandlung von Atemwegsinfektionen in tropfenweiser Dosis empfohlen. Da *Umckaloabo* nur 8,2 mg Extrakt pro ml Lösung enthält, ist das Präparat mindestens 1000fach unterdosiert, um selbst unter optimalen Resorptionsbedingungen wirksam zu sein. Zur Wirksamkeit und Verträglichkeit des Präparates gibt es lediglich unkontrollierte, offene Beobachtungsstudien, die nur den üblichen Spontanverlauf der akuten Bronchitis bei Kindern mit Abklingen der Symptome nach 7–14 Tagen bestätigten (Haidvogl et al. 1996). Kürzlich wurde eine Placebo-kontrollierte Studie an 468 Patienten mit akuter Bronchitis publiziert, in der nach sieben Tagen der Bronchitis-Score durch den Pelargoniumextrakt signifikant (5,9 versus 3,2) gesenkt wurde (Matthys et al. 2003). Da kein Erregernachweis geführt wurde, bleibt die therapeutische Bedeutung der Studie unklar. Die Verordnungen von *Umckaloabo* sind 2003 nochmals um 15% gestiegen.

Literatur

Absher JR, Bale JF Jr (1991): Aggravation of myasthenia gravis by erythromycin. J Pediatr 119: 155–156.

Archer GL, Polk RE (2001): Approach to therapy for bacterial diseases. Braunwald E et al. (eds.): Harrison's principles of internal medicine. McGraw-Hill Medical Publishing Division, New York, pp 867–882.

Arzneimittelkommission der deutschen Apotheker (2003): Rote-Hand-Brief: Telithromycin (Ketek®). Pharm Ztg 148: 1421.

Baquero F (1999): Evolving resistance patterns of Streptococcus pneumoniae: a link with long-acting macrolide consumption? J Antimicrob Chemother 11 (Suppl 1): 35–43.

Balfour JAB, Wiseman LR (1999): Moxifloxacin. Drugs 57: 363–373.

Brockmeyer N (1998). Rationale für die antiretrovirale Therapie. Dtsch Ärztebl 95: C-313–316.

Cadisch R, Streit E, Hartmann K (1996): Exazerbation einer Myasthenia gravis pseudoparalytica nach Azithromycin (Zithromax®). Schweiz Med Wochenschr 126: 308–310.

Cooper NJ, Sutton AJ, Abrams KR, Wailoo A, Turner D, Nicholson KG (2003): Effectiveness of neuraminidase inhibitors in treatment and prevention of influenza A and B: systematic review and meta-analaysis of randomised controlled trials. Brit Med J 326: 1235.

Cummings KJ, Lee SM, West ES, Cid-Ruzafa J, Fein SG, Aoki Y, Sulkowski MS, Goodman SN (2001): Interferon and ribavirin vs interferon alone in the re-treatment of chronic hepatitis C previously nonresponsive to interferon: A meta-analysis of randomized trials. JAMA 285: 193–199.

Daschner F (2002): Antibiotika am Krankenbett. 12. Aufl., Springer-Verlag, Berlin, Heidelberg, New York.

Dybul M, Fauci AS, Bartlett JG, Kaplan JE, Pau AK and the Panel on Clinical Practices for Treatment of HIV (2002): Guidelines for using antiretzroviral agents among HIV-infected adults and adolescents. Ann Intern Med 137 (5 Pt. 2): 381–433.

Egger M, May M, Chêne G, Phillips AN, Ledergerber B, Dabis F et al. and the ART Cohort Collaboration (2002): Prognosis of HIV-1-infected patients starting highly active antiretroviral therapy: a collaborative analysis of prospective studies. Lancet 360: 119–129.

Elies W, Grünewald T, Kern WV (2003): Infektionen der oberen Luftwege. In: Deutsche Gesellschaft für Innere Medizin (Hrsg.): Rationelle Diagnostik und

10

Therapie in der Inneren Medizin. Urban & Fischer, München, Ergänzungslieferung 14, Kapitel L3.

Garner SE, Eady EA, Popescu C, Newton J, Li WA (2003): Minocycline for acne vulgaris: efficacy and safety. Cochrane Database Syst Rev 2003 (1): CD002086.

Granizo JJ, Aguilar L, Casal J, dal Re R, Baquero F (2000): Streptococcus pyogenes resistance to erythromycin in relation to macrolide consumption in Spain (1986-1997). J Antimicrob Chemother 46: 959–964.

Haidvogl M, Schuster R, Heger M (1996): Akute Bronchitis im Kindesalter. Multizenter-Studie zur Wirksamkeit und Verträglichkeit des Phytotherapeutikums Umckaloabo. Z Phytother 17: 300–313.

Howard JF Jr (1990): Adverse drug effects on neuromuscular transmission. Semin Neurol 10: 89–102.

Hurst M, Faulds D (2000): Lopinavir. Drugs 60: 1371–1379.

Kayser O, Kolodziej H (1997): Antibacterial activity of extracts and constituents of Pelargonium sidoides and Pelargonium reniforme. Planta Med 63: 508–510.

Laux B (1989): [Treatment of acne vulgaris. A comparison of doxycycline versus minocycline.] Hautarzt 40: 577–581.

Mandell LA, Bartlett JG, Dowell SF, File TM, Musher DM, Whitney CW (2003): Update of practice guidelines for the management of community-acquired pneumonia in immunocompetent adults. Clin Infect Dis 37:1405-1433.

Matthys H, Eisebitt R, Seith B, Heger M (2003): Efficacy and safety of an extract of Pelargonium sidoides (EPs 7630) in adults with acute bronchitis. A randomised, double-blind, placebo-controlled trial. Phytomedicine 10 (Suppl 4): 7–17.

May EF, Calvert PC (1990): Aggravation of myasthenia gravis by erythromycin. Ann Neurol 28: 577–579.

Mocroft A, Vella S, Benfield TL, Chiesi A, Miller V et al. (1998): Changing patterns of mortality across Europe in patients infected with HIV-1. Lancet 352: 1725–1730.

Naber KG, Adam D (1998): Einteilung der Fluorchinolone. Chemotherapie Journal 7: 66–68.

Pauker SG, Kopelman RI (1993): Weak reasoning: diagnosis by drug reaction. N Engl J Med 328: 336–339.

Pijpers E, van Rijswijk RE, Takx-Kohlen B, Schrey G (1996): A clarithromycin-induced myasthenic syndrome. Clin Infect Dis 22: 175–176.

Reinert RR, Al-Lahham A, Lemperle M, Tenholte C, Briefs C, Haupts S et al. (2002a): Emergence of macrolide and penicillin resistance among invasive pneumococcal isolates in Germany. J Antimicrob Chemother 49: 61–68.

Reinert RR, Al-Lahham A, Lütticken R, Boos M, Schmitz F-J (2002b): Characterization of clinical Streptococcus pneumoniae strains from Germany with decreased susceptibility to fluoroquinolones. J Antimicrob Chemother 49: 1015–1018.

Sahm DF, Johnes ME, Hickey ML, Diakun DR, Mani SV, Thornsberry C (2000): Resistance surveillance of Streptococcus pneumoniae, Haemophilus influenzae and Moraxella catarrhalis isolated in Asia and Europe 1997-1998. J Antimicrob Chemother 45:457-466.

Wutzler P, De Clercq E, Wutke K, Farber I (1995): Oral brivudin vs. intravenous acyclovir in the treatment of herpes zoster in immunocompromised patients: a randomized double-blind trial. J Med Virol 46: 252–257.

10

11. Antidementiva

ULRICH SCHWABE

AUF EINEN BLICK

Trend

Cholinesterasehemmer haben nach einem erneuten kräftigen Verordnungszuwachs einen Anteil von 10 % am Verordnungsvolumen der Antidementiva
nach definierten Tagesdosen erreicht. Die Verordnungen des NMDA-Antagonisten Memantin nahmen dagegen leicht ab. Ginkgoextrakte sind weiter
rückläufig, bleiben aber trotz ungenügender Beleglage die führende Präparategruppe mit über 50 % der Verordnungen.

Bewertung

Cholinesterasehemmer werden in mehreren Evidenz-basierten Leitlinien bei
leichter bis mittelschwerer Alzheimerdemenz empfohlen, wenn auch der
symptomatische Nutzen begrenzt ist. Darüber hinaus ist es in der AD2000-
Studie mit Donepezil nicht gelungen, die Krankheitsprogression oder die Zeit
bis zur Aufnahme in Pflegeeinrichtungen zu verzögern.

11

Die Demenz ist eine Krankheit des höheren Lebensalters und hat sich
durch den steigenden Anteil der älteren Bevölkerung in vielen Indust-
rieländern zu einem großen Gesundheitsproblem entwickelt. Häufigste Ursache ist die Alzheimersche Krankheit. Die Prävalenz nimmt ab
dem 60. Lebensjahr rasch zu und erreicht bei 85jährigen 24% der
Bevölkerung (Bickel 2001). Bei 10–15% der Demenzkranken liegen
potentiell reversible Grundkrankheiten vor, die sich durch eine spezifische Therapie teilweise oder vollständig rückbilden können.

Die Alzheimerdemenz ist eine progressive neurodegenerative
Krankheit, die zu einem irreversiblen Verlust von Nervenzellen führt.
Klinische Symptome sind ein zunehmender Verlust von Gedächtnis,
Urteilsfähigkeit, Orientierung und Sprache. Bei vielen Alzheimer-

patienten kommen Verhaltensveränderungen und psychiatrische Störungen hinzu, die eine enorme Belastung für die Betreuungspersonen und die Kosten nach Aufnahme in institutionalisierte Pflegeeinrichtungen darstellen. Nach aktuellen epidemiologischen Daten leiden in Deutschland ca. 1 Mio. Patienten an dementiellen Erkrankungen, davon 650.000 an der Alzheimerschen Demenz (Bickel 2001).

Es herrscht zunehmender Konsens, daß Ablagerungen des Betaamyloidpeptids eine zentrale Rolle für die Pathogenese der Alzheimerschen Krankheit spielen (Cummings 2004). Als Folgeerscheinungen werden die Bildung von Neurofibrillenbündeln, Lipidperoxidation, glutamaterge Exotoxizität, Entzündung und Aktivierung der Apoptosekaskade angesehen. Zelluläre Dysfunktion und Zelltod sind wesentlich für die Störungen der synaptischen Neurotransmission in spezifischen Hirnarealen. Eine besondere Bedeutung hat die Hypothese des cholinergen Defizits der Alzheimerschen Krankheit bekommen, die bereits vor mehr als 25 Jahren aufgestellt wurde (Davies und Maloney 1976). Auffällig ist die Abnahme der Zahl cholinerger Neurone im basalen Vorderhirn (vor allem Nucleus basalis Meynert) und ein entsprechender Verlust cholinerger Axone im Cortex von Alzheimerpatienten. Diese Hirnareale sind mit Lernen, Gedächtnis, Funktionssteuerung, Verhalten und emotionalen Reaktionen assoziiert. Aktuelle Behandlungsstrategien zur Behebung des cholinergen Defizits zielen daher auf eine Steigerung cholinerger Funktionen durch Acetylcholinesterasehemmstoffe, die den Acetylcholinabbau hemmen.

Ein grundsätzliches Problem bei der Beurteilung von Arzneimitteln zur Behandlung der Alzheimerschen Krankheit sind allgemein akzeptierte Kriterien für den Nachweis der therapeutischen Wirksamkeit. In der Richtlinie der Europäischen Gemeinschaft werden als Hauptziele der Behandlung der Alzheimerschen Krankheit eine symptomatische Besserung, eine Progressionsverzögerung der Symptome und eine Primärprävention der Krankheit im präsymptomatischen Stadium genannt (Committee for Proprietary Medicinal Products 1998). Eine symptomatische Besserung soll in den folgenden drei Beobachtungsebenen nachgewiesen werden:

- Neuropsychologischer Status, gemessen durch objektive Tests, z. B. den ADAS-cog (kognitive Endpunkte),
- Aktivitäten des täglichen Lebens (funktioneller Endpunkt),
- klinische Gesamtwirksamkeit, erfaßt durch globale ärztliche Beurteilung, z. B. anhand des CIBIC-plus (globaler Endpunkt).

Klinische Studien sollen signifikante Unterschiede in mindestens zwei primären Variablen zeigen.

Verordnungsspektrum

Die Verordnung von Antidementiva ist auch 2003 von zwei gegenläufigen Entwicklungen geprägt worden. Bei den traditionellen Antidementiva (Ginkgoextrakt, Sekalealkaloide, Piracetam) hat sich der seit 1994 rückläufige Trend fortgesetzt (Abbildung 11.1). Die Cholinesterasehemmstoffe und die beiden neu eingeführten Memantinpräparate weisen dagegen auch 2003 wieder kräftige Zuwächse auf (Tabelle 11.1). Trotz dieser Aufwärtsentwicklung erreichen jedoch diese beiden neuen Stoffgruppen zusammen bisher nur 16% (Vorjahr 13%) der verordneten Tagesdosen (DDD) in der Indikationsgruppe der Antidementiva.

11

Cholinesterasehemmer

In den letzten fünf Jahren hat die Gruppe der Cholinesterasehemmer durch jährliche Steigerungsraten von 20–50% eine beachtliche Markt-

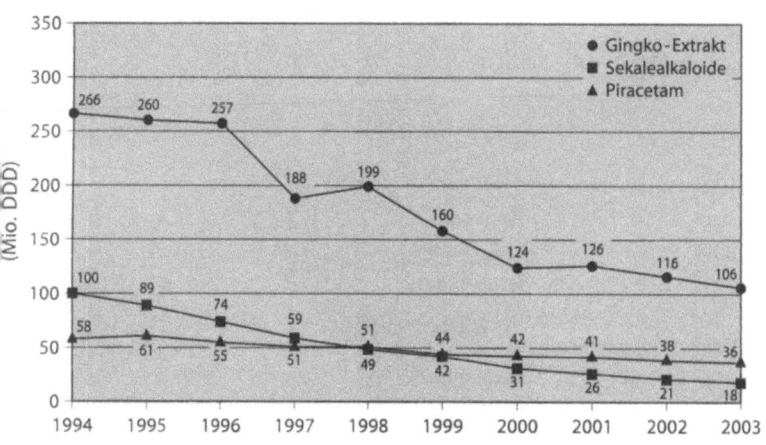

Abbildung 11.1: Verordnungen von Antidementiva 1994 bis 2003. Gesamtverordnungen nach definierten Tagesdosen

position unter den Antidementiva erreicht. Das gilt vor allem für den Umsatzanteil, der mit 88,7 Mio. € inzwischen 34% des Umsatzes der gesamten Indikationsgruppe beträgt. Hauptgrund für diese auffällige Umsatzentwicklung sind die hohen Tagestherapiekosten, die fast 7fach höher als bei den traditionellen Antidementiva liegen. Ein weiterer Grund ist aber auch die zunehmende Zahl der Wirkstoffe in dieser Arzneimittelgruppe. Nach der im Jahre 1997 erfolgten Einführung von Donepezil (*Aricept*) sind 1998 Rivastigmin (*Exelon*) und 2001 Galantamin (*Reminyl*) hinzugekommen. Der größte Teil der Verordnungen entfällt weiterhin auf Donepezil (Tabelle 11.1).

Zu Donepezil (*Aricept*) liegen mehrere große klinische Studien vor. In einer 24wöchigen Studie bei Patienten mit leichter bis mittlerer Demenz besserte Donepezil (10 mg/Tag) den globalen klinischen Effekt, gemessen anhand der siebenstufigen CIBIC-plus Skala, um 0,44 Punkte. Die kognitive Leistung der mit Donepezil behandelten Patienten war auf der 70-stufigen ADAS-cog-Skala im Vergleich zu Placebo im Durchschnitt um 2,88 Punkte besser (Rogers et al. 1998). Damit wurde allerdings nicht die Besserung um vier Punkte erreicht, die von einer Expertengruppe als klinisch bedeutsam angesehen wurde (Food and Drug Administration 1989). In einem Cochrane-Review über acht Placebo-kontrollierte Studien fanden sich leichte

Tabelle 11.1: Verordnungen von Cholinesterasehemmern und NMDA-Rezeptorantagonisten 2003. Angegeben sind die 2003 verordneten Tagesdosen, die Änderungen gegenüber 2002 und die mittleren Kosten je DDD 2003.

Präparat	Bestandteile	DDD in Mio.	Änderung in %	DDD-Kosten in €
Cholinesterasehemmer				
Aricept	Donepezil	12,0	(+23,4)	4,66
Reminyl	Galantamin	4,4	(+61,0)	4,58
Exelon	Rivastigmin	2,1	(+5,8)	6,26
		18,4	(+28,1)	4,82
NMDA-Rezeptorantagonisten				
Axura	Memantin	9,0	(+99,5)	4,73
Ebixa	Memantin	2,9	(+398,6)	4,73
		11,9	(+133,5)	4,73
Summe		30,4	(+55,8)	4,78

Besserungen kognitiver Funktionen und eine positivere globale ärztliche Beurteilung, jedoch keine Besserung in der Lebensqualität nach der Patientenselbstbeurteilung (Birks et al. 2002). Die praktische Bedeutung dieser Veränderungen für Patienten und Betreuer ist unklar. Zwei bisher publizierte Einjahresstudien mit Donepezil hatten unterschiedliche Ergebnisse. In einer amerikanischen Studie verlängerte Donepezil die Zeit bis zu einem klinisch evidenten Funktionsverlust gegenüber Placebo um fünf Monate (Mohs et al. 2001). Nach einem Jahr lag der Anteil der Alzheimerpatienten ohne Funktionsverlust in der Donepezilgruppe höher als in der Placebogruppe (59% vs 44%). Allerdings waren in dieser Studie die Dropoutraten (Donepezilgruppe 28%, Placebogruppe 26%) sehr hoch. In einer europäischen Einjahresstudie verfehlte die Besserung der Demenzsymptome nach der Gottfries-Bråne-Steen-Skala (mögliche Punktzahlen 0–162) als primärem Endpunkt mit einem Unterschied von 3,7 Punkten bezogen auf den Ausgangswert von 30 Punkten die Signifikanzgrenze ($p = 0,054$) (Winblad et al. 2001).

Der zweite Cholinesterasehemmer Rivastigmin (*Exelon*) ermöglicht ähnlich wie Donepezil eine begrenzte Verbesserung der kognitiven Leistungsfähigkeit im Unterschied zu Placebo (Corey-Bloom et al. 1998). Neben der Acetylcholinesterase wird auch die Butylcholinesterase gehemmt. In der Studie von Corey-Bloom et al. (1998) erreichte Rivastigmin in der Intention-to-Treat-Analyse 3,78 Punkte Unterschied auf der ADAS-cog-Skala, blieb damit aber ebenfalls unter dem Zielwert der FDA-Experten. Nach einer Cochrane-Metaanalyse über insgesamt sieben Studien verbessert Rivastigmin im Vergleich zu Placebo kognitive Funktionen, Alltagsaktivität und den Schweregrad in Dosen von 6–12 mg täglich (Birks et al. 2000).

Galantamin (*Reminyl*) hat inzwischen durch einen sehr starken Verordnungsanstieg mehr als das doppelte Verordnungsvolumen von Rivastigmin erreicht (Tabelle 11.1). Dazu beigetragen hat auch die Absenkung der definierten Tagesdosis von ursprünglich 24 mg auf jetzt 16 mg durch die WHO. Neben seiner Acetylcholinesteraseblockierenden Wirkung bindet Galantamin allosterisch an den nicotinischen Acetylcholinrezeptor und verstärkt dadurch zusätzlich die Wirkung des endogenen Acetylcholins auf seinen Rezeptor. Einen ähnlichen Effekt hatte auch Tacrin (*Cognex*), das jedoch wegen hepatotoxischer Effekte keine breitere Anwendung gefunden hat. Galantamin wurde in mehreren großen Placebo-kontrollierten Studien untersucht und erreichte für die 16 mg-Behandlungsgruppe eine

Besserung kognitiver Leistungen um 3,1 Punkte auf der ADAS-cog-Skala (Tariot et al. 2000). In einem Cochrane-Review über sieben Studien war das Ausmaß der Wirksamkeit ähnlich wie bei den anderen Cholinesterasehemmern (Olin und Schneider 2002).

In einer vergleichenden Metaanalyse der drei Cholinesterasehemmer, in die 16 klinische Studien mit insgesamt 7954 Patienten einbezogen wurden, wurde ein signifikanter therapeutischer Nutzen für 9% der behandelten Patienten im Vergleich zu Placebo beschrieben (Lanctot et al. 2003). Dabei ist es zur Zeit nicht möglich vorherzusagen, welche Patienten von der Behandlung profitieren werden. Die Subanalyse der einzelnen Cholinesterasehemmer ergab für alle drei Wirkstoffe eine ähnliche Wirksamkeit, aber Unterschiede in der Verträglichkeit. Typische Nebenwirkungen der Cholinesterasehemmer sind Übelkeit, Erbrechen, Diarrhö und Gewichtsverlust. Am häufigsten erscheinen Nebenwirkungen bei Rivastigmin, etwas seltener bei Galantamin und deutlich seltener bei Donepezil. So litten z. B. max. 58% der mit Rivastigmin behandelten Patienten an Übelkeit (Forette et al. 1999), 44% der mit Galantamin (Raskind et al. 2000) und maximal 24% der mit Donepezil Behandelten (Burns et al. 1999). Direkte Vergleichsstudien der Cholinesterasehemmer sind bisher nur in Form vorläufiger Daten verfügbar, die keine definitive Aussage ermöglichen.

Nach einer Evidenz-basierten Übersicht der American Academy of Neurology können Cholinesterasehemmer bei Patienten mit leichter bis mäßiger Alzheimerdemenz in Betracht gezogen werden, obwohl der durchschnittliche klinische Nutzen begrenzt ist (Doody et al. 2001). Auch das britische National Institute for Clinical Excellence (NICE) hat sich dafür ausgesprochen, daß Cholinesterasehemmer für die medikamentöse Therapie von Alzheimerpatienten zur Verfügung stehen sollten, wenn die Diagnose durch einen Spezialisten gestellt wurde und vor der Verschreibung kognitive Funktion, klinischer Gesamtstatus und die Alltagsaktivitäten analysiert wurden (O'Brien und Ballard 2001). Die Acetylcholinesterasehemmer können daher zur symptomatischen Kognitionsverbesserung herangezogen werden, wenn die entsprechenden diagnostischen Voraussetzungen im Einzelfall erfüllt sind. Für zukünftige Studien erscheint es wichtig, daß klinisch bedeutsame Therapieziele genauer analysiert werden, wie z. B. die Verzögerung der Aufnahme in institutionalisierte Pflegeeinrichtungen, Erhalt der Alltagsaktivität und eine Verminderung der Betreuerbelastung (Lanctot et al. 2003).

Genau diese Fragen sind in der ersten kontrollierten Langzeitstudie mit Donepezil untersucht worden, die kürzlich publiziert wurde und eine intensive Diskussion über den Wert der Cholinesterasehemmer entfacht hat. Die AD2000-Studie an 565 ambulanten Alzheimerpatienten, die vom britischen National Health Service initiiert wurde, bestätigte die bekannten leichten Verbesserungen des kognitiven Status (0,8 Punkte der Mini Mental State Examination, MMSE, 30-Punkteskala) und der funktionellen Alltagsaktivität (1,0 Punkte der Bristol Activities of Daily Living Scale, BADLS, 60-Punkteskala) erstmals über einen Zeitraum von zwei Jahren (AD2000 Collaborative Group 2004). Dagegen hatte Donepezil nach 3 Jahren keinen signifikanten Nutzen in den primären Endpunkten der Studie, Beginn der institutionalisierten Pflegebedürftigkeit (42% der Donepezilpatienten, 44% der Placebopatienten) oder Progression der Alltagsbeeinträchtigung (58% versus 59%). In ähnlicher Weise wurden keine signifikanten Unterschiede in Verhaltensstörungen und psychologischen Symptomen der betroffenen Patienten sowie bei der psychischen Belastung der Betreuer beobachtet. Die Interpretation der Autoren der Studie lautet: Donepezil ist nicht kosteneffektiv und liegt mit seinem Nutzen unter einer minimal relevanten Schwelle. Nicht weniger deutlich hebt das zugehörige Lancet-Editorial hervor, daß die AD2000-Studie trotz geringer Patientenzahlen in wichtigen Punkten Klarheit geschaffen habe (Schneider 2004). Die von Industrie-gesponserten Studien abgeleiteten Behauptungen, daß Donepezil den kognitiven Verlust stabilisiert (Matthews et al. 2000) oder die Pflegeheimeinweisung um 2–5 Jahre verzögert (Lopez et al. 2002, Geldmacher et al. 2003), sind nach Kenntnis der AD2000-Daten nicht mehr plausibel. Die Ergebnisse weiterer Langzeitstudien mit Donepezil und Galantamin über 2 bis 4 Jahre werden demnächst publiziert. Sie werden zusätzliche Informationen über Nutzen der gesamten Klasse der Cholinesterasehemmer liefern. Die Ergebnisse von AD2000 werden schon jetzt dazu beitragen, die Indikation für eine Behandlung mit Cholinesterasehemmern sehr überlegt zu stellen. Die erreichbaren Erfolge beschränken sich auf kurzfristige Kognitionsverbesserungen, eine längerfristige Progressionsverzögerung ist zumindest mit Donepezil nicht zu erwarten.

11

NMDA-Rezeptorantagonisten

Seit einiger Zeit werden N-Methyl-D-Aspartat (NMDA)-Antagonisten als weitere Arzneimittel zur Beeinflussung von Lernen und Gedächtnis diskutiert (Marin und Davis 1995). Erste Hinweise auf kognitive Verbesserungen bei Patienten mit schwerer Demenz zeigte der NMDA-Rezeptorantagonist Memantin in einer 12wöchigen Studie (Winblad und Poritis 1999). Allerdings bestand das untersuchte Kollektiv zu 49% aus Patienten mit Alzheimerdemenz und zu 51% aus Patienten mit Demenz vom vaskulären Typ, weshalb nicht sicher ist, welche Patientengruppe von der Behandlung profitiert. In einer kürzlich publizierten 28wöchigen Studie an 252 Patienten mit mittelschwerer bis schwerer Alzheimerscher Krankheit unterschied sich Memantin (20 mg/Tag) bezüglich des klinischen Gesamteindruckes (CIBIC-plus) mit 0,3 Punkten Differenz knapp nicht von der Placebogruppe (p=0,06), verbesserte hingegen die Alltagsaktivität im Vergleich zu Placebo um 2,1 Punkte auf der 54stufigen ADCS-ADLsev Skala (Reisberg et al. 2003). In einer weiteren Studie an 288 Patienten mit vaskulärer Demenz ergab sich über 28 Wochen eine leichte Besserung kognitiver Leistungen (ADAS-cog-Differenz 2,0 Punkte) (Orgogozo et al. 2002). In einem Cochrane-Review wurden die positiven Effekte von Memantin auf Kognition und funktionelle Parameter sowie die relativ gute Verträglichkeit beschrieben (Areosa und Sherriff 2003). Das Verordnungsvolumen von Memantin ist mit 11,9 Mio. DDD gegenüber den im Vorjahr ausgewiesenen Daten (14,4 Mio. DDD) erneut zurückgegangen, da die beiden neu eingeführten, aber auch erheblich verteuerten Präparate (*Axura, Ebixa*) immer noch nicht das DDD-Volumen des früheren Präparates *Akatinol Memantine* (13,9 Mio. DDD) aus dem Jahre 2001 erreicht haben.

Weiterhin ist eine erste Publikation über eine kombinierte Anwendung von Memantin und einem Cholinesterasehemmer erschienen. In einer 24wöchigen Studie war Memantin auch bei Alzheimerpatienten wirksam, die gleichzeitig eine schon zwei Jahre bestehende Therapie mit Donepezil (*Aricept*) erhielten (Tariot et al. 2004). In der Kombinationsstudie waren die kognitiven Effekte von Memantin mit 3,4 Punkten auf der Severe Impairment Battery (mit einer Skala von 0 bis 100 Punkten) allerdings deutlich schwächer als in einer früheren Monotherapiestudie mit 6,1 Punkten (Reisberg et al. 2003). Damit fehlt bisher eine Evidenz dafür, ob mit den beiden unterschiedlichen Therapieprinzipien ein additiver Effekt möglich ist. Nach diesen ersten

Ergebnissen scheint es eher so zu sein, daß die Kombination nicht den Gesamteffekt der Monotherapie mit Memantin erreicht. Solange keine weiteren validen Daten vorliegen, sollte eine verschiedentlich propagierte Kombinationstherapie nicht in Betracht gezogen werden.

Ginkgoextrakt

Die Verordnungen der Ginkgopräparate sind 2002 weiter zurückgegangen. Trotzdem bleiben sie weiterhin die mit weitem Abstand führende Gruppe der Antidementiva (Tabelle 11.2). Die weitere Abwärtsentwicklung ist vermutlich auf die insgesamt mangelhafte Evidenz für Ginkgopräparate zurückzuführen. In eine erste größere Metaanalyse waren 40 kontrollierte Studien einbezogen worden, von denen jedoch nur zehn Studien, darunter acht Studien bei zerebraler Insuffizienz, als methodisch akzeptabel bewertet wurden (Kleijnen und Knipschild 1992). Auch eine weitere Ginkgostudie mit drei primären Wirksamkeitsparametern ist nicht überzeugend (Kanowski et al. 1996). Die Responderanalyse erfaßte zwei von drei Primärparametern und ergab nach 24wöchiger Behandlung einen Arzneimitteleffekt bei 18% der Patienten (Ginkgogruppe 28%, Placebogruppe 10%). Wurden alle drei Primärparameter ausgewertet, resultierte nur ein marginaler Arzneimitteleffekt von 8%. Weitere Mängel der Studie sind fehlende Effekte auf die Alltagsaktivität, unvollständige Subgruppenanalyse für Alzheimer- und Multiinfarktdemenz sowie fehlende Zuordnung unabhängiger Beobachter für die drei Merkmalsgruppen.

Ebenso erreichte eine in den USA durchgeführte Ginkgostudie nur bescheidene Änderungen (Le Bars et al. 1997). Die kognitiven Leistungen zeigten nach 52 Wochen mit Ginkgoextrakt gegenüber Placebo im ADAS-Cog Score nur eine Zunahme um 1,4 Punkte. Die klinische Globalbeurteilung ergab gar keine Unterschiede zwischen Ginkgo- und Placebogruppe. Die relativ gute Verträglichkeit von Ginkgo hatte nicht den erwarteten Vorteil, da die Abbruchquote (56%) in der einjährigen Studie ebenfalls ungewöhnlich hoch lag. Trotz dieser enttäuschenden Ergebnisse hat die Herstellerfirma mit dem Slogan „USA-Studie bestätigt erneut: Tebonin ist unbestreitbar klinisch wirksam" geworben.

In einer weiteren Ginkgostudie zur Behandlung von Patienten mit Alzheimerdemenz und altersbedingten Gedächtnisstörungen wurde auf allen drei Beobachtungsebenen kein Unterschied zu Placebo gefunden (van Dongen et al. 2000). Die Resultate bei der Prüfung von

11

Tabelle 11.2: Verordnungen von sonstigen Antidementiva 2003. Angegeben sind die 2003 verordneten Tagesdosen, die Änderungen gegenüber 2002 und die mittleren Kosten je DDD 2003.

Präparat	Bestandteile	DDD in Mio.	Änderung in %	DDD-Kosten in €
Ginkgo-biloba-Extrakt				
Tebonin	Ginkgoblätterextrakt	38,6	(−7,3)	0,76
Gingium	Ginkgoblätterextrakt	26,5	(+4,8)	0,73
Ginkobil	Ginkgoblätterextrakt	14,6	(−14,8)	0,74
rökan	Ginkgoblätterextrakt	9,8	(−11,1)	0,73
Kaveri	Ginkgoblätterextrakt	4,4	(−13,5)	0,78
Ginkgo Stada	Ginkgoblätterextrakt	2,5	(−8,0)	0,74
Gingopret	Ginkgoblätterextrakt	2,0	(−22,1)	0,76
Gingobeta	Ginkgoblätterextrakt	1,7	(−17,9)	0,74
Ginkodilat	Ginkgoblätterextrakt	1,3	(−19,4)	0,76
Ginkgo Syxyl	Ginkgoblätterextrakt	1,3	(−7,4)	0,59
		102,6	(−7,1)	0,75
Sekalealkaloide				
Hydergin	Dihydroergotoxin	3,1	(−13,8)	0,52
Sermion	Nicergolin	2,7	(−13,9)	0,83
DCCK	Dihydroergotoxin	2,2	(−17,1)	0,51
Orphol	Dihydroergotoxin	1,8	(−17,4)	0,53
		9,8	(−15,3)	0,61
Piracetam				
Piracetam-ratiopharm	Piracetam	9,0	(+1,5)	0,55
Nootrop	Piracetam	5,0	(−5,0)	0,85
piracetam von ct	Piracetam	3,9	(−5,6)	0,52
Piracetam-neuraxpharm	Piracetam	3,6	(+2,7)	0,75
Piracebral	Piracetam	3,1	(−6,3)	0,52
Piracetam AL	Piracetam	2,5	(+7,7)	0,50
Normabrain	Piracetam	2,5	(−41,6)	0,83
Piracetam Abz	Piracetam	1,8	(+0,5)	0,47
Piracetam STADA	Piracetam	1,5	(+32,9)	0,52
		32,9	(−4,9)	0,62
Weitere Antidementiva				
Natil	Cyclandelat	13,3	(−5,4)	0,75
Cinnarizin R.A.N.	Cinnarizin	1,3	(+331,3)	0,18
Nimotop	Nimodipin	0,5	(−23,7)	6,94
		15,1	(+0,8)	0,91
Summe		160,4	(−6,5)	0,73

Gedächtnisfunktionen gesunder Erwachsener waren widersprüchlich (Mix and Crews 2002, Solomon et al. 2002). In einem Cochrane-Review wurde festgestellt, daß viele der älteren Studien mangelhafte Methoden verwendeten und daß ein Publikationsbias nicht ausgeschlossen ist. Trotz einiger Hinweise auf verbesserte kognitive und funktionelle Fähigkeiten zeigen aber auch neuere Studien keine konsistenten Ergebnisse (Birks et al. 2002).

In Anbetracht dieser zunehmend negativen Ergebnisse stellt sich die berechtigte Frage, ob Ginkgopräparate überhaupt noch eine Zulassung als Arzneimittel beanspruchen können. In den USA werden Ginkgoextrakte als Nahrungsergänzungsmittel (dietary supplement) vertrieben und tragen den Hinweis, daß diese Produkte nicht für die Diagnose, Behandlung, Heilung oder Prävention irgendeiner Krankheit bestimmt sind. Die amerikanische Vorgehensweise wird dadurch bestätigt, daß Ginkgoextrakt auch bei Tinnitusbehandlung, einer weiteren in Deutschland zugelassenen Indikation, nicht besser als Placebo wirkte (Drew und Davies 2001).

Ginkgopräparate haben keine Aufnahme in zwei wichtige deutsche und amerikanische Therapieempfehlungen gefunden. Nach der Therapieempfehlung der Arzneimittelkommission der deutschen Ärzteschaft (2001), die mit der Deutschen Gesellschaft für Psychiatrie, Psychotherapie und Nervenheilkunde sowie mit der Arbeitsgemeinschaft für Neuropsychopharmakologie und Pharmakopsychiatrie abgestimmt wurde, liegen für Ginkgo-biloba-Präparate keine sicheren Studienergebnisse vor, die eine günstige Wirkung bei der Demenz belegen. Auch in der Leitlinie der American Academy of Neurology werden die Ergebnisse mit verschiedenen Ginkgoextrakten nicht als ausreichend für eine klinisch wirksame Antidementivatherapie angesehen (Doody et al. 2001). Umso erstaunlicher ist die kürzlich getroffene Entscheidung des Gemeinsamen Bundesausschusses, durch die Ginkgoextrakt als Standardtherapie zur Demenzbehandlung unter die Ausnahmeregelung für nicht verschreibungspflichtige Arzneimittel nach § 34 SGB V gestellt wurde.

Piracetam

Auch die Piracetamverordnungen sind weiter rückläufig (Tabelle 11.2). Auf der Basis tierexperimenteller Befunde wird Piracetam seit 25 Jahren bei Hirnleistungsstörungen älterer Patienten zur Steigerung von

Lernen und Gedächtnis in Tagesdosen von 2,4–4,8 g/Tag eingesetzt. Die älteren Studien wurden an unterschiedlichen Patientengruppen durchgeführt und hatten widersprüchliche Ergebnisse (Vernon und Sorkin 1991). Eine Langzeitstudie, die nach den heutigen Empfehlungen in mehreren Beobachtungsebenen über einen Zeitraum von 12 Monaten durchgeführt wurde, zeigte trotz sehr hoher Dosierung (8 g/Tag) keine Effekte auf den globalen psychopathologischen Status sowie auf Verhalten und Alltagsaktivität (Croisile et al. 1993). Lediglich im Bereich kognitiver Leistungen ergab sich bei drei Einzel-Gedächtnistests eine Verlangsamung der Progression gegenüber Placebo. Eine häufige unerwünschte Nebenwirkung von Piracetam ist vermehrte, vor allem nächtliche Unruhe. Trotz der amtlichen Zulassung wird Piracetam daher bei der Behandlung von Demenzpatienten als entbehrlich angesehen (Hollister und Gruber 1996).

Sekalealkaloidderivate

Bei den Sekalealkaloidderivaten ist im Jahr 2003 abermals der größte Verordnungsrückgang aller Antidementiva eingetreten (Tabelle 11.2). Dihydroergotoxin (z. B. *Hydergin*) ist in zahlreichen Placebo-kontrollierten Studien an Patienten mit seniler zerebraler Insuffizienz untersucht worden. Mehrfach wurden statistisch signifikante Ergebnisse beobachtet (Gaitz et al. 1977, Kugler et al. 1978). Nach wie vor ist aber umstritten, ob das Ausmaß der beobachteten Verbesserungen eine klinisch relevante therapeutische Wirksamkeit belegen kann. Bei Alzheimerpatienten wurden mit Dihydroergotoxin keine signifikanten Effekte erzielt (Thompson et al. 1990).

Nicergolin (z. B. *Sermion*) ist trotz eines weiteren Verordnungsrückgangs noch unter den 3000 meistverordneten Arzneimitteln vertreten. Nach einem systematischen Cochrane-Review hatte Nicergolin positive Effekte auf kognitive Parameter und das Verhalten, die jedoch nicht mit der derzeit methodischen Studienqualität gemessen worden sind (Fioravanti und Flicker 2001).

Calciumantagonisten und Cinnarizin

Im Bereich der Calciumantagonisten entfällt auf Cyclandelat (*Natil*) eine größere Zahl von Verordnungen (Tabelle 11.2). Dieses Mittel wird als vasoaktiver oder atypischer Calciumantagonist bezeichnet und bei verschiedenen Formen zerebraler Durchblutungsstörungen angewendet. Mehrere ältere unkontrollierte Studien erfüllen nicht die heutigen Anforderungen zum Nachweis der klinischen Wirkung bei dieser Indikation. Gleiches gilt für eine neuere Placebo-kontrollierte Studie mittels quantitativer EEG-Analyse und psychophysiologischen Testskalen an Patienten mit kognitiven Störungen (Schellenberg et al. 1997).

Cinnarizin wurde ursprünglich als Antihistaminikum entwickelt und für die Behandlung von vestibulären Störungen empfohlen. Seine Bedeutung hat weiter abgenommen, nachdem es in der Indikation Hirnleistungsstörungen von der Aufbereitungskommission beim vormaligen Bundesgesundheitsamt negativ bewertet und deshalb auf die Negativliste gesetzt wurde (Tabelle 11.2).

11

Wirtschaftliche Aspekte

Der Überblick über die Antidementivaverordnungen der letzten 12 Jahre zeigt mehrere auffällige Entwicklungen. Trotz der steigenden Bedeutung dementieller Erkrankungen im höheren Lebensalter haben die Verordnungen von Antidementiva nach den Daten des Arzneiverordnungs-Reports seit 1992 kontinuierlich abgenommen. Damals wurden noch 516 Mio. definierte Tagesdosen (DDD) von Antidementiva mit einem Umsatz von 467 Mio. € verordnet (Arzneiverordnungs-Report 2002, Abbildung 11.1), mit denen rein rechnerisch täglich 1,4 Mio. Patienten behandelt werden konnten. Bis zum Jahr 2003 sind die Antidementiva-DDD um über 50% auf 191 Mio. zurückgegangen. Damit können immer noch 523.000 Patienten behandelt werden. Dieses DDD-Volumen wäre normalerweise ausreichend, um den größten Teil der 560.000 Alzheimerpatienten im Bereich der gesetzlichen Krankenversicherung zu behandeln.

Die pharmakologisch-therapeutische Analyse hat jedoch ergeben, daß sich die in Deutschland verwendeten Antidementiva hauptsächlich aus der Gruppe der Arzneimittel ohne ausreichend belegte Wirksamkeit rekrutieren. Dazu gehörten 2003 Ginkgoextrakt, Piracetam, Sekalealkaloide und eine Gruppe weiterer Antidementiva (Cyclandelat, Cinnarizin, Nimodipin) (Tabelle 11.2). Das dürfte auch der Hauptgrund sein, daß die Verordnungen dieser in ihrer Wirksamkeit umstrittenen Arzneimittel seit 1992 von 516 Mio. DDD auf 160 Mio.

DDD zurückgegangen sind. Parallel dazu sind auch die Verordnungskosten von 467 Mio. € auf 117 Mio. € gefallen.

Die Verordnungsanalyse hat weiterhin ergeben, daß bei Cholinesterasehemmstoffen und NMDA-Antagonisten eine gegenläufige Entwicklung stattgefunden hat. Hier wurden im Jahr 2003 insgesamt 30,4 Mio. Tagesdosen verordnet, die für eine Dauerbehandlung von täglich 83.000 Patienten ausreichend sind. Wenn man davon ausgeht, daß eine leichte bis mittelschwere Form der Demenz bei etwa der Hälfte der Alzheimerpatienten vorliegt, für deren Behandlung die Cholinesterasehemmstoffe und Glutamatantagonisten geeignet sind, dann kämen etwa 280.000 GKV-Patienten für diese neuen Therapeutika in Frage.

Weitere 440.000 Patienten wurden mit zweifelhaft wirksamen Präparaten behandelt, die einen Kostenaufwand von 117 Mio. € verursachten. Diese immer noch hohen Kosten für umstrittene Antidementiva können nur als Zeichen einer beträchtlichen Fehlversorgung kritisiert werden. Mit dem Betrag von 117 Mio. € könnten weitere 67.000 Alzheimerpatienten mit symptomatisch wirkenden Antidementiva behandelt werden, wenn mittlere Tagestherapiekosten von 4,78 € für Cholinesterasehemmer und NMDA-Antagonisten zugrunde gelegt werden (Tabelle 11.1). Schon mit den 2003 aufgewendeten Mitteln für die medikamentöse Versorgung von Alzheimerpatienten in Höhe von 281 Mio. € könnte über die Hälfte der Alzheimerpatienten behandelt werden. Ob diese Kosten tatsächlich erforderlich sind, hängt von den jeweils individuellen Therapiesituationen ab, da bisher nicht gesichert ist, welche Patienten auf die Therapie ansprechen und wie lange dann im Einzelfall eine Dauertherapie sinnvoll ist. Mit der derzeitigen Therapie besteht lediglich die Möglichkeit, die Symptome durch eine temporäre Besserung zu lindern (Cummings 2004). Darüber hinaus ist nach der AD2000-Studie nicht zu erwarten, daß zumindest mit Donepezil eine Progressionsverzögerung oder ein späterer Beginn einer institutionalisierten Pflege erreichbar ist (AD2000 Collaborative Group 2004).

Ausblick

Trotz zunehmender Kenntnisse über die Pathogenese der Alzheimerschen Krankheit ist bisher nicht abschätzbar, ob in naher Zukunft neue Therapieformen entstehen, die den Prozeß der Demenzentwicklung aufhalten können. Seit vielen Jahren wird ein präventiver Effekt von nichtsteroidalen Antiphlogistika auf die Entstehung der Alzheimerschen Krankheit diskutiert. Eine erste Bestätigung ergab eine prospektive Kohortenstudie an 6.989 Patienten über einen Zeitraum von 6,8 Jahren, in der eine mehr als zweijährige Einnahme nichtsteroidaler Antiphlogistika das relative Risiko einer Alzheimerdemenz auf 20% im Vergleich zu einer Kontrollgruppe senkte (in't Veld et al. 2001). Eine Einjahresstudie mit dem COX-2-Hemmer Rofecoxib an 692 Alzheimerpatienten zeigte dagegen keine Unterschiede gegenüber einer Placebogruppe (Reines et al. 2004).

Häufig werden Antioxidantien zur Progressionsverzögerung der Alzheimerschen Krankheit empfohlen. In einer Placebo-kontrollierten Studie an 341 Alzheimerpatienten über zwei Jahre wurden jedoch keine signifikanten Unterschiede zwischen Vitamin E (2000 I.E./Tag), Selegilin (10 mg/Tag) und Placebo gefunden (Sano et al. 1997). Erst bei nachträglicher Adjustierung der kognitiven Leistungen in den einzelnen Gruppen ergaben sich Hinweise auf eine Progressionsverzögerung, die jedoch methodisch zweifelhaft sind. Auch eine einjährige Östrogensubstitution hatte keinen Effekt auf die Krankheitsprogression bei Alzheimerpatientinnen (Mulnard et al. 2000). Im Rahmen der Woman's Health Initiative-Studie wurde sogar ein erhöhtes Demenzrisiko durch die Hormonersatztherapie bei Frauen über 65 Jahre beobachtet (Shumaker et al. 2003).

Besonders enttäuschend war der Abbruch einer klinischen Phase-II-Studie mit einem Alzheimer-Impfstoff (AN-1792) zur Erzeugung von Antikörpern gegen β-Amyloid, da bei 5 von 360 Patienten eine Enzephalomyelitis aufgetreten war (Birmingham und Frantz 2002). Die erste neuropathologische Untersuchung bei einer verstorbenen Patientin, die 8 Monate lang eine Immuntherapie mit AN-1792 erhalten hatte, zeigte einen weitgehenden Schwund der β-Amyloidplaques bei jedoch persistierenden Neurofibrillenbündeln und bestätigte die Meningoenzephalitis mit ausgeprägter Makrophageninfiltration (Nicoll et al. 2003). Zukünftige immuntherapeutische Strategien zielen auf die Aufklärung der Rolle von β-Amyloidautoantikörpern und eine Immuntherapie mit humanen Immunglobulinen (Dodel et al. 2002).

Für die symptomatische Therapie steht bisher eine Reihe von nichtmedikamentösen und medikamentösen Maßnahmen zur Verfügung. Mit der Demenz assoziierte Verhaltensstörungen, wie z B. Depression, Unruhe und Angst, können mit milieutherapeutischen und psychotherapeutischen Maßnahmen oder mit spezifischen Psychopharmaka aus dem Bereich der Antidepressiva und Neuroleptika gelindert werden, die wegen ihrer Nebenwirkungen aber problematisch sein können (orthostatische Dysregulation, Verschlechterung der kognitiven Funktionen, extrapyramidale Symptome). Darüber hinaus werden seit einigen Jahren weitere Therapieansätze untersucht, die auf dem Neurotransmitterverlust oder theoretischen Überlegungen zur Entzündungshemmung, zur Antioxidation und zur Hemmung der Amyloidbildung durch γ-Sekretaseinhibitoren basieren.

Literatur

AD2000 Collaborative Group (2004): Long-term donepezil treatment in 565 patients with Alzheimer's disease (AD2000): randomised double-blind trial. Lancet 363: 2105–2115.

Areosa SA, Sherriff F (2003): Memantine for dementia. Cochrane Database Syst Rev 3: CD003154.

Arzneimittelkommission der Deutschen Ärzteschaft (2001): Empfehlungen zur Therapie der Demenz. Arzneiverordnung in der Praxis, Sonderheft, 2. Auflage.

Bickel H (2001): Demenzen im höheren Lebensalter: Schätzungen des Vorkommens und der Versorgungskosten. Z Gerontol Geriat 34: 108–115.

Birks J, Grimley EV, Van Dongen M (2002): Ginkgo biloba for cognitive impairment and dementia. Cochrane Database Syst Rev (4): CD003120.

Birks J, Iakovidou V, Tsolaki M (2000): Rivastigmine for Alzheimer's disease. Cochrane Database Syst Rev 2: CD001191.

Birks JS, Melzer D, Beppu H (2002): Donepezil for mild and moderate Alzheimer's disease (Cochrane-Review). The Cochrane Library, Issue 2, 2002, Oxford: Updated Software.

Birmingham K, Frantz S (2002): Set back to Alzheimer vaccine studies. Nature Med 8: 199–200.

Burns A, Rossor M, Hecker J, Gauthier S, Petit H, Möller HJ, Rogers SL, Friedhoff LT and the International Donepezil Study Group (1999): The effects of donepezil in Alzheimer´s disease – results from a multinational trial. Dement Geriatr Cogn Disord 10: 237–244.

Committee for Proprietary Medicinal Products (CPMP) (1998): Note for guidance on medicinal products in the treatment of Alzheimer's disease.

Corey-Bloom J, Anand R, Veach J for the ENA 713 B352 Study Group (1998): A randomized trial evaluating the efficacy and safety of ENA 713 (rivastigmine tartrate), a new acetylcholinesterase inhibitor, in patients with mild to moderately severe Alzheimer's disease. Int J Geriatr Psychopharmacol 1: 55–65.

Croisile B, Trillet M, Fondarai J, Laurent B, Mauguière F, Billardon M (1993): Long-term and high-dose piracetam treatment of Alzheimer's disease. Neurology 43: 301–305.

Cummings JL (2004): Alzheimer's disease. N Engl J Med 351: 56–67.

Davies P, Maloney AJ (1976): Selective loss of central cholinergic neurons in Alzheimer's disease. Lancet 2: 1403.

Dodel RC, Hampel H, Du Y (2003): Immunotherapy for Alzheimer's disease. Lancet Neurology 2: 215–220.

Doody RS, Stevens JC, Beck C, Dubinsky RM, Kaye JA, Gwyther L et al (2001): Practice parameter: Management of dementia (an evidence-based review). Report of the Quality Standards Subcommittee of the American Academy of Neurology. Neurology 56: 1154–1166.

Drew S, Davies E (2001): Effectiveness of Ginkgo biloba in treating tinnitus: double blind, placebo controlled trial. Brit Med J 322: 1–6.

Fioravanti M, Flicker L (2001): Efficacy of nicergoline in dementia and other age associated forms of cognitive impairment. Cochrane Database Syst Rev 2001 (4): CD003159.

Food and Drug Administration (1989): Peripheral and Central Nervous System Drugs Advisory Committee Meeting, July 7, 1989. Rockville MD: Dept. of Health and Human Services, Public Health service 1989: 227.

Forette F, Anand R, Gharabawi G (1999): A phase II study in Patients with Alzheimer's disease to assess the preliminary efficacy and maximum tolerated dose of rivastigmine (Exelon®). Eur J Neurol 6: 423–429.

Gaitz CM, Varner RV, Overall J E (1977): Pharmacotherapy for organic brain syndrome in late life. Evaluation of an ergot derivative vs placebo. Arch Gen Psychiatry 34: 839–845.

Geldmacher DS, Provenzano G, McRae T, Mastey V, Ieni JR (2003): Donepezil is associated with delayed nursing home placement in patients with Alzheimer's disease. J Am Geriatr Soc 51: 937–44.

Hollister L, Gruber N (1996): Drug treatment of Alzheimer's disease. Effects on caregiver burden and patient quality of life. Drugs Aging 8: 47–55.

In't Veld BA, Riutenberg A, Hofman A, Launer LJ, van Duijn CM, Stijnen T et al (2001): Nonsteroidal antiinflammatory drugs and the risk of Alzheimer's disease. N Engl J Med 345: 1515–1521.

Kanowski S, Herrmann WM, Stephan K, Wierich W, Hörr R (1996): Proof of efficacy of the Ginkgo biloba special extract Egb 761 in outpatients suffering from mild to moderate primary degenerative dementia of the Alzheimer type or multiinfarct dementia. Pharmacopsychiatry 29: 47–56.

Kleijnen J, Knipschild P (1992): Ginkgo biloba. Lancet 340: 1136–1139.

Kugler J, Oswald WD, Herzfeld U, Seus R, Pingel J, Welzel D (1978): Langzeittherapie altersbedingter Insuffizienzerscheinungen des Gehirns. Dtsch Med Wochenschr 103: 456–462.

Lanctot KL, Herrmann N, Yau KK, Khan LR, Liu BA, LouLou MM, Einarson TR (2003): Efficacy and safety of cholinesterase inhibitors in Alzheimer's disease: a meta-analysis. Canad Med Ass J 169: 557–564.

Le Bars PL, Katz MM, Berman N, Itil TM, Freedman AM, Schatzberg AF (1997): A placebo-controlled, double-blind, randomized trial of an extract of Ginkgo biloba for dementia. JAMA 278: 1327–1332.

11

Lopez OL, Becker JT, Wisniewski S, Saxton J, Kaufer DI, DeKosky ST (2002): Cholinesterase inhibitor treatment alters the natural history of Alzheimer's disease. J Neurol Neurosurg Psychiatry 72: 310–14.

Marin DB, Davis KL (1995): Experimental therapeutics. In: Bloom FE, Kupfer DJ (eds): Psychopharmacology: The fourth generation of progress. Raven Press Ltd, New York, pp 1417–1426.

Matthews HP, Korbey J, Wilkinson DG Rowden J (2000): Donepezil in Alzheimer's disease: eighteen month results from Southampton Memory Clinic. Int J Geriatr Psychiatry 15: 713–20.

Mix JA, Crews WDJr (2002): A double-blind, placebo-controlled, randomized trial of Ginkgo biloba exctract EGb 761 in a sample of cognitively intact older adults: neuropsychological findings. Hum Psychopharmacol 17: 267–277.

Mohs RC, Doody RS, Morris JC, Ieni JR, Rogers SL, Perdomo CA, Pratt RD for the „312" Study Group (2001): A 1-year, placebo-controlled preservation of function survival study of donepezil in AD patients. Neurology 57: 481–488.

Mulnard RA, Cotman CW, Kawas C, van Dyck CH, Sano M, Doody R et al (2000): Estrogen replacement therapy for treatment of mild to moderate Alzheimer disease. JAMA 283: 1007–1015.

Nicoll JAR, Wilkinson D, Holmes C, Steart P, Markham H, Weller RO (2003): Neuropathology of human Alzheimer disease after immunization with amyloid-β peptide: a case report. Nature Med 9: 448–452.

O'Brien JT, Ballard CG (2001): Drugs for Alzheimer's disease. Brit Med J 323: 123–124.

Olin J, Schneider L (2002): Galantamine for Alzheimer's disease (Cochrane Review). In: Cochrane Library, Issue 1, 2002 Oxford: Update Software.

Orgogozo J-M, Rigaud A-S, Stöffler A, Möbius HJ, Forette F (2002): Efficacy and safety of memantine in patients with mild to moderate vascular dementia. A randomized, placebo-controlled trial (MMM 300). Stroke 33: 1834–1839.

Raskind MA, Peskind ER, Wessel T, Yuan W and the Galantamine USA-1 Study Group (2000): A 6-month randomized, placebo-controlled trial with a 6-month extension. Neurology 54: 2261–2268.

Reisberg B, Doody R, Stöffler A, Schmitt F, Ferris S, Möbius HJ for the Memantine Study Group (2003): Memantine in moderate-to-severe Alzheimer's disease. N Engl J Med 348: 1333–1341.

Reines SA, Block GA, Morris JC, Liu G, Nessly ML et al (2004): Rofecoxib. No effect on Alzheimer's disease in a 1-year, randomized, blinded, controlled study. Neurology 62: 66–71.

Rogers SL, Farlow MR, Doody RS, Mohs R, Friedhoff LT and the Donepezil Study Group (1998): A 24-week, double-blind, placebo-controlled trial of donepezil in patients with Alzheimer's disease. Neurology 50: 136–145.

Sano M, Ernesto C, Thomas RG, Klauber MR, Schafer K, Grundman M et al for the Members of the Alzheimer's Disease Cooperative Study (1997): A controlled trial of selegiline, alpha-tocopherol, or both as treatment for Alzheimer's disease. N Engl J Med 336: 1216–1222.

Schellenberg R, Todorova A, Wedekind W, Schober F, Dimpfel W (1997): Pathophysiology and psychopharmacology of dementia – a new study design. 2. Cyclandelate treatment – a placebo-controlled double-blind clinical trial. Neuropsychobiology 35: 132–142.

Schneider LS (2004): AD2000: donepezil in Alzheimer's disease. Lancet 363: 2100–2101.

Shumaker SA, Legault C, Rapp SR, Thal L, Wallace RB Ockene JK et al for the WHIMS Investigators (2003): Estrogen plus progestin and the incidence of dementia and mild cognitive impairment in postmenopausal women. The Women's Health Initiative Memory Study: a randomized controlled trial. JAMA 289: 2651–2662.

Solomon PR, Adams F, Silver A, Zimmer J, DeVeaux R (2002): Ginkgo for memory enhancement: a randomized controlled trial. JAMA 288: 835–840.

Tariot PN, Farlow MR, Grossberg GT, Graham SM, McDonald S, Gergel I for the Memantine Study Group (2004): Memantine treatment in patients with moderate to severe Alzheimer disease already receiving donepezil. JAMA 291: 317–324.

Tariot PN, Solomon PR, Morris JC, Kershaw P, Lilienfeld S, Ding C et al (2000): A 5-month, randomized, placebo-controlled trial of galantamine in AD. Neurology 54: 2269–2276.

Thompson TL II, Filley CM, Mitchell WD, Culig KM, LoVerde M, Byyny RL (1990): Lack of efficacy of hydergine in patients with Alzheimer's disease. N Engl J Med 323: 445–448.

Van Dongen MCJM, van Rossum E, Kessels AGH, Sielhorst HJG, Knipschild PG (2000): The efficacy of ginkgo for elderly people with dementia and age-associated memory impairment: new results of a randomized clinical trial. J. Am Ger Soc 48: 1183–1194.

Vernon MW, Sorkin EM (1991): Piracetam. An overview of its pharmacological properties and a review of its therapeutic use in senile cognitive disorders. Drugs Aging 1: 17–35.

Winblad B, Engedal K, Soininen H, Verhey F, Waldemar G, Wimo A et al and the Donepezil Nordic Study Group (2001): A 1-year, randomised, placebo-controlled study of donepezil in patients with mild to moderate AD. Neurology 57: 489–495.

Winblad B, Poritis N (1999): Memantine in severe dementia: results of the 9M-Best Study (Benefit and efficacy in severely demented patients during treatment with memantine). Int J Geriat Psychiatry 14: 135–146.

11

12. Antidiabetika

Hans-Georg Joost und Klaus Mengel

AUF EINEN BLICK

Trend

Die Arzneitherapie des Diabetes mellitus hat in den letzten zehn Jahren stetig zugenommen. Die Insulinverordnungen haben sich in diesem Zeitraum mehr als verdoppelt. Die Biguanidverordnungen sind sogar etwa sechsfach angestiegen, während die der Sulfonylharnstoffe annähernd konstant geblieben sind.

Kosten

Durch erhöhten Einsatz teurer Neueinführungen stieg der Umsatz der Antidiabetika stärker als die Verordnungen. Der Einsatz von Insulinanaloga verursachte Mehrkosten von insgesamt ca. 81 Mio. €. Durch Substitution teurer insulinotroper Antidiabetika mit preisgünstigen Glibenclamidgenerika ergeben sich aktuelle Einsparpotentiale von 79 Mio. €.

Ziele der Diabetestherapie sind Symptomfreiheit, Verbesserung der Lebensqualität und Vermeidung von Spätkomplikationen. Dieses wird nach den Daten mehrerer Studien durch eine möglichst optimale Blutzuckereinstellung erreicht. Für den Typ-1-Diabetes ist die Wirkung der Blutzuckereinstellung durch die DCCT-Studie gesichert (Diabetes Control and Complications Trial Research Group 1993). Für den Typ-2-Diabetes haben die Ergebnisse der UKPDS-Studie gezeigt, daß eine intensivierte Diabetestherapie mit einem HbA_{1c}-Wert unter 7% über die ersten zehn Jahre nach der Diagnose die Häufigkeit mikrovaskulärer und – in geringerem Ausmaß – makrovaskulärer Komplikationen senkt (UK Prospective Diabetes Study Group 1998a, Stratton et al. 2000).

Grundlage jeder Diabetestherapie ist die Diätbehandlung des Patienten. Beim Typ-1-Diabetes ist zudem immer die Gabe von Insulin erforderlich. Die Ersteinstellung übergewichtiger Typ-2-Diabetiker gelingt häufig allein durch Diät und Normalisierung des Körpergewichts. Gewichtsabnahme und körperliche Betätigung reduzieren die Progredienz einer gestörten Glucosetoleranz zur Nüchternhyperglykämie um 60% (Tuomilehto et al. 2001) und sind somit die wirksamsten therapeutischen Maßnahmen. Erst bei unzureichendem Erfolg von Diät und Bewegungstherapie ist die Gabe oraler Antidiabetika, im weiteren Verlauf der Erkrankung oft auch von Insulin, angezeigt.

In den letzten zehn Jahren hat die Arzneitherapie des Diabetes stetig zugenommen. Die Insulinverordnungen haben sich ungefähr verdoppelt (Abbildung 12.1). Das Verordnungsvolumen der Biguanidpräparate ist etwa sechsfach angestiegen, während die Sulfonylharnstoffe seit 1994 konstant geblieben sind. Im Jahr 2003 stieg das Verordnungsvolumen nach definierten Tagesdosen (DDD) der gesamten Indikationsgruppe im Vergleich zum Vorjahr um 8,5%, (Tabellen 12.1 bis 12.4). Diese Zunahme reflektiert den kontinuierlichen Anstieg der Diabetesmorbidität, aber auch den bereits in den Vorjahren sichtbaren Trend zur Verordnung weiterer Neueinführungen.

12

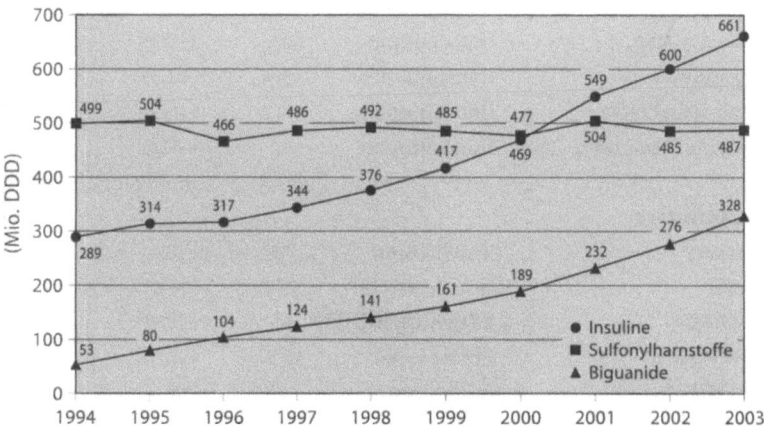

Abbildung 12.1: Verordnungen von Antidiabetika 1994 bis 2003. Gesamtverordnungen nach definierten Tagesdosen

Tabelle 12.1: Verordnungen von Insulinpräparaten 2003. Angegeben sind die 2003 verordneten Tagesdosen, die Änderungen gegenüber 2002 und die mittleren Kosten je DDD 2003.

Präparat	Bestandteile	DDD in Mio.	Änderung in %	DDD-Kosten in €
Kurzwirkende Insuline				
Actrapid human	Humaninsulin	80,6	(+18,5)	1,44
Insuman Rapid/ -Infusat	Humaninsulin	48,9	(+10,0)	1,49
Berlinsulin H-Normal	Humaninsulin	10,0	(+25,3)	1,42
Huminsulin Normal	Humaninsulin	7,1	(+12,2)	1,41
Insulin Bbm ratio Rapid	Humaninsulin	3,5	(+84,6)	1,24
		150,1	(+16,7)	1,45
Verzögerungsinsuline				
Insulin Protaphan HM	Humaninsulin	54,9	(+17,7)	1,45
Insuman Basal	Humaninsulin	24,9	(+6,1)	1,43
Huminsulin Basal / -Long	Humaninsulin	13,8	(+7,4)	1,44
Berlinsulin H Basal	Humaninsulin	6,2	(+28,4)	1,44
Insulin Novo Semilente	Schweineinsulin	3,7	(−12,9)	1,33
Insulin Bbm ratio Basal	Humaninsulin	2,4	(+84,3)	1,26
		105,9	(+13,4)	1,43
Mischinsuline				
Insulin Actraphane HM	Humaninsulin	108,0	(+0,2)	1,48
Insuman Comb	Humaninsulin	86,4	(−7,5)	1,42
Berlinsulin H	Humaninsulin	13,5	(+1,6)	1,42
Huminsulin Profil	Humaninsulin	5,3	(−11,9)	1,41
Insulin B. Braun ratio Comb	Humaninsulin	4,6	(+47,4)	1,24
		217,8	(−2,6)	1,45
Insulinanaloga				
Humalog	Insulin lispro	65,6	(+10,2)	1,89
Lantus	Insulin glargin	53,4	(+31,2)	2,24
NovoRapid	Insulin aspart	44,9	(+39,4)	1,88
Humalog Mix	Insulin lispro	15,8	(−5,5)	1,88
NovoMix 30	Insulin aspart	3,5	(+289,9)	1,93
		183,2	(+22,1)	1,99
Summe		656,9	(+10,3)	1,60

12

Zur Therapie des Diabetes mellitus haben die Arzneimittelkommission der Deutschen Ärzteschaft und die Deutsche Diabetesgesellschaft Evidenz-basierte Therapie-Leitlinien herausgegeben (http://www.akdae.de/; http://www.deutsche-diabetes-gesellschaft.de/).

Insuline

Insulinpräparate werden nach Eintritt und Dauer ihrer Wirkung in drei Gruppen eingeteilt: Kurzwirkende Insuline (Normalinsulin, Insulin lispro und Insulin aspart), Verzögerungsinsuline mit mittellanger Wirkungsdauer und Mischinsuline, die aus kurzwirkenden und verzögert wirkenden Insulinzubereitungen zusammengesetzt sind. Bei den Humaninsulinen wird, um eine problemlose Mischung mit Normalinsulin zu ermöglichen, bevorzugt Protamin als Depotfaktor (NPH-Prinzip) verwendet. Die länger wirkenden Zinkinsuline sind nahezu bedeutungslos geworden.

In den letzten 20 Jahren sind drei grundsätzliche Neuerungen in die Insulinbehandlung des Diabetes mellitus eingeführt worden. Seit 1982 stand Humaninsulin als semisynthetisches oder gentechnisch hergestelltes Produkt zur Verfügung (Karam und Etzwiler 1983). Die Insulintherapie wurde in einem kontinuierlichen Anpassungsprozeß über viele Jahre von Rinder- und Schweineinsulin auf Humaninsulin umgestellt (Abbildung 12.2). Zeitweise wurden Befürchtungen über eine verminderte Hypoglykämie-Wahrnehmung unter Humaninsulin geäußert, die sich in kontrollierten Studien jedoch nicht bestätigen ließen (Everett und Kerr 1994). Die Umstellung auf Humaninsulin ist seitdem weitgehend abgeschlossen.

Die zweite wichtige Neuerung war die Einführung der intensivierten Insulintherapie nach dem Basis-Bolus-Prinzip (Holman et al. 1983). Dabei wird für den Basalbedarf ein Verzögerungsinsulin ein- bis zweimal täglich gegeben und der nahrungsbedingte Insulinbedarf durch 3–4 zusätzliche Einzelinjektionen eines kurzwirkenden Insulins gedeckt. Die intensivierte Insulintherapie ist heute die Standardtherapie bei Typ-1-Diabetes und wird auch bei einem Teil der Typ-2-Diabetiker durchgeführt. Injektionshilfen (z. B. Novopen, Optipen) erleichtern die praktische Handhabung des Verfahrens. Als Zeichen der praktischen Umsetzung dieses Therapieprinzips hat die Verordnung der kurzwirkenden Insuline seit über zehn Jahren einen ungewöhnlich starken Aufschwung erfahren und hat auch 2003 weiter zugenommen

(Tabelle 12.1). Erstmals ist auch ein kurzwirkendes generisches Insulin (*Insulin B Braun ratiopharm Rapid*) vertreten.

Die reinen Verzögerungsinsuline zeigten 2003 ebenfalls einen Anstieg, während die Verordnung der Mischinsuline leicht rückläufig war. Mischinsuline sind aber nach wie vor die meistverordnete Gruppe. Sie werden vor allem bei der konventionellen Insulintherapie (zwei tgl. Injektionen) des Typ-2-Diabetes angewendet. Das 2002 eingeführte ‚generische' Insulin (*Insulin B Braun ratiopharm Comb*) erreichte trotz ca. 14% geringerer Tagestherapiekosten nur einen Marktanteil von 2,1% (Vorjahr 1,6%).

Die dritte Neuerung war die Einführung der Insulinanaloga. Kurzwirkende Analoga (Insulin lispro, *Humalog*; Insulin aspart, *NovoRapid*) des Humaninsulins werden nach s.c. Injektion schneller resorbiert; die Wirkung setzt bereits nach 15 Minuten ein und hält nur 2–3 Stunden an. Ihr Vorteil wird darin gesehen, daß der für Normalinsuline notwendige Spritz/Ess-Abstand entfällt, die postprandialen Blutzuckerspiegel niedriger sind und Zwischenmahlzeiten zur Vermeidung von Hypoglykämien unnötig werden (Wilde und McTavish 1997). Neuere Untersuchungen zeigen allerdings, daß auch reguläres kurzwirkendes Humaninsulin unmittelbar vor dem Essen injiziert werden kann, ohne daß signifikante Unterschiede zu der Injektion mit

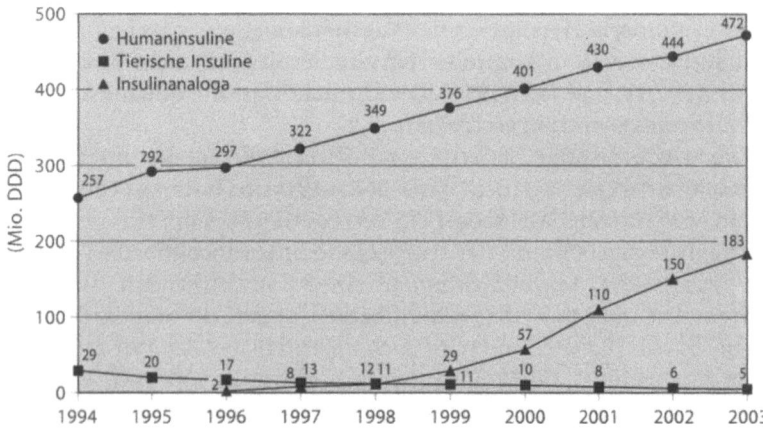

Abbildung 12.2: Verordnungen von Insulinen 1994 bis 2003. Gesamtverordnungen nach definierten Tagesdosen

dem konventionellen Spritzeßabstand im Blutzuckerverlauf auftreten (Scheen et al. 1999). Bei direktem Vergleich der Injektion ohne Spritzeßabstand bewirkt reguläres Insulin morgens und präprandial geringere Blutzuckerwerte, Insulin lispro dagegen nur postprandial (Gale et al. 2000). Auf die Langzeitkontrolle des Diabetes ließ sich nur in einem Teil der bisher durchgeführten kontrollierten Studien ein moderater Effekt der Analoga (Senkung der HbA_{1c}-Werte um 0,2–0,4%) nachweisen (Koivisto 1998, Lalli et al. 1999, Home et al. 2000, Heinemann und Heise 2001).

Deutlich weiter zugenommen hat die Verordnung des 1999 eingeführten langwirkenden Insulinanalogon Insulin glargin (*Lantus*). Durch Einführung von zwei Argininresten resultiert eine bessere Löslichkeit bei schwach saurem pH. Die Zubereitung ist eine klare Lösung, aus der der Wirkstoff nach Injektion präzipitiert und damit ein gleichmäßiger resorbierbares Depot bildet (Heinemann et al. 2000). Als Vorteil von Insulin glargin wird gesehen, daß es bei einmaliger Injektion/d gleichmäßiger als NPH-Insulin wirkt, und daß die Häufigkeit nächtlicher Hypoglykämien etwas geringer ist (Dunn et al. 2003). Vor zwei Jahren wurden 49 Verdachtsfälle unerwünschter Arzneimittelwirkungen nach Insulin glargin berichtet, wobei in sechs Berichten eine Retina- oder Glaskörperblutung mit der Applikation von Insulin glargin in Verbindung gebracht wurde (Arzneimittelkommission der deutschen Ärzteschaft 2002). Obwohl diese Komplikation auch unter anderen Insulinen vorkommt, sollte Insulin glargin bei Retinopathie nur bei zwingender Indikation eingesetzt werden.

12

Insulinanaloga sind nicht zur Behandlung von Schwangeren zugelassen. Sie sind 25–30% teurer als die vergleichbaren Humaninsulinpräparate. Der Anteil der Insulinanaloga an den Insulinverordnungen erreichte im Jahr 2003 28% und ist damit langsamer als in den Vorjahren angestiegen (Anteil 2000 12%, 2001 20%, 2003 25%) (Abbildung 12.2). Der Trend zur Umstellung auf die Analoga stellt aber weiterhin einen erheblichen Kostenfaktor dar. Ihr Umsatz hat 2003 um 81 Mio. € zugenommen, so daß fast 60% des gesamten Umsatzanstiegs der Antidiabetika (142 Mio. €) allein auf die Insulinanaloga entfallen.

Orale Antidiabetika

Insulinotrope Antidiabetika

Als insulinotrope Antidiabetika werden Sulfonylharnstoffderivate sowie seit 1999 Benzoesäurederivate (Glinide) eingesetzt. Sie steigern die Sekretion von Insulin aus den B-Zellen der Pankreasinseln. Eine noch vorhandene Funktionsfähigkeit des Inselorgans ist daher Voraussetzung für ihre Anwendung. Die Wirkung setzt vor allem zu den postprandialen Blutzuckeranstiegen ein, kann aber auch bei niedrigen Blutglucosekonzentrationen auftreten. Hypoglykämien sind daher möglich. Neben der Wirkung an den Inselzellen werden seit Einführung der Sulfonylharnstoffderivate auch extrapankreatische Wirkungen diskutiert, die jedoch wahrscheinlich therapeutisch ohne oder nur von untergeordneter Bedeutung sind.

Glibenclamid ist der bislang einzige insulinotrope Wirkstoff, für den die Wirkung auf die diabetischen Sekundärkomplikationen untersucht wurde und ein positives Langzeitergebnis nachgewiesen ist (UK Prospective Diabetes Study Group 1998a). Die Anwendung von Glibenclamid ist dadurch belastet, daß seine Kombination mit Metformin mit einer ca. 100%igen Zunahme von Diabetes-assoziierten Todesfällen assoziiert war (UK Prospective Diabetes Group 1998b). Ein ähnliches Ergebnis wurde bei retrospektiver Analyse von zwei anderen Studienpopulationen erhalten (Olsson et al. 2000, Fisman et al. 2001), in einer großen Kohorte von 8488 Patienten jedoch nicht bestätigt (Gulliford und Latinovic 2004). Es ist möglich, daß die erhöhte Mortalität durch eine ‚Anreicherung' von Patienten mit besonders hohem kardiovaskulärem Risiko in der behandelten Gruppe erklärbar ist. Dennoch wird in deutschen Therapieempfehlungen zum zurückhaltenden Einsatz dieser Wirkstoffkombination geraten (Arzneimittelkommission der deutschen Ärzteschaft 2002a).

Glibenclamid war 30 Jahre lang der am häufigsten verordnete Wirkstoff unter allen oralen Antidiabetika, ist 2002 aber von dem 1996 eingeführten Sulfonylharnstoff Glimepirid (*Amaryl*) (Langtry und Balfour 1998) überholt worden (Abbildung 12.3). Auch im Jahr 2003 sind die Glibenclamidverordnungen weiter zurückgegangen (Tabelle 12.2). Wie in den Vorjahren war 2003 neben dem Trend zur Umstellung auf Glimepirid eine Zunahme der kostengünstigeren Glibenclamidgenerika zu beobachten.

Tabelle 12.2: Verordnungen von insulinotropen Antidiabetika 2003. Angegeben sind die 2003 verordneten Tagesdosen, die Änderungen gegenüber 2002 und die mittleren Kosten je DDD 2003.

Präparat	Bestandteile	DDD in Mio.	Änderung in %	DDD-Kosten in €
Glibenclamid				
Glibenclamid-ratiopharm/-S	Glibenclamid	46,1	(−6,3)	0,12
Euglucon	Glibenclamid	39,1	(−18,3)	0,17
Glibenhexal	Glibenclamid	38,1	(−1,9)	0,11
Maninil	Glibenclamid	32,0	(−8,5)	0,21
Glibenclamid AL	Glibenclamid	14,3	(+17,3)	0,09
gliben von ct	Glibenclamid	10,1	(+7,0)	0,13
Glibenclamid Heumann	Glibenclamid	7,4	(+7,2)	0,13
Duraglucon	Glibenclamid	5,2	(−17,6)	0,17
Glukovital	Glibenclamid	5,2	(−17,2)	0,17
Glibenbeta	Glibenclamid	4,2	(+5,9)	0,09
Glib ABZ	Glibenclamid	3,8	(+42,5)	0,09
Gliben-Azu	Glibenclamid	3,1	(+165,9)	0,14
Glimidstada	Glibenclamid	2,9	(+15,1)	0,12
Gliben-Lich	Glibenclamid	2,3	(−16,5)	0,17
		213,8	(−5,0)	0,14
Andere Sulfonylharnstoffe				
Amaryl	Glimepirid	260,5	(+7,2)	0,39
Glurenorm	Gliquidon	2,5	(+6,3)	0,44
		262,9	(+7,2)	0,39
Glinide				
NovoNorm	Repaglinid	25,1	(+10,3)	1,35
Starlix	Nateglinid	7,5	(+19,1)	1,77
		32,6	(+12,2)	1,45
Summe		509,3	(+2,0)	0,35

12

Glimepirid verbessert die Stoffwechselkontrolle von Typ-2-Diabetikern vergleichbar wie andere Sulfonylharnstoffe, hat aber keine überlegene Wirkung auf Nüchternplasmaglucose und HbA_{1c}-Werte (Dills und Schneider 1996, Draeger et al. 1996). Die Einführung des Glimepirid wurde begründet mit einer niedrigeren Hypoglykämieinzidenz, insbesondere bei älteren Patienten mit eingeschränkter Nierenfunktion, und der längeren Wirkungsdauer, die eine nur einmalige tägliche Gabe erlauben soll. Diese möglichen Vorteile sind jedoch nicht gut gesichert. Der initial beobachtete Trend zu einer geringeren Hypoglykämieinzidenz unter Glimepirid verglichen mit Glibenclamid (Draeger et al. 1996) war zwar in einer nachfolgenden Studie signifikant (Holstein et al. 2001), Schweregrad und Empfindlichkeit niereninsuffizienter Patienten scheinen jedoch gleich zu sein (Holstein et al. 2003). Die gleiche Wirksamkeit einer Einmalgabe der Tagesdosis im Vergleich mit einer zweimaligen Gabe wurde nur mit supratherapeutischen Tagesdosen von 8 mg und 16 mg nachgewiesen (Rosenstock et al. 1996), während der Hersteller in seiner Fachinformation festlegt, daß 6 mg Glimepirid als tägliche Maximaldosis nicht überschritten werden sollten, und daß Tagesdosen über 4 mg nur in Einzelfällen die Wirkung verbessern. Die Vorzüge von Glimepirid werden daher nicht einheitlich beurteilt. Während viele Diabetologen Glimepirid gegenüber anderen β-zytotropen Substanzen bevorzugen (McCall 2001), faßt eine niederländische Autorengruppe ihre Beurteilung mit dem kritischen Kommentar zusammen: ,Ein neuer Stoff, ein altes Rezept' (Veneman et al. 1998). Die Datenlage hat sich seither nicht wesentlich verändert.

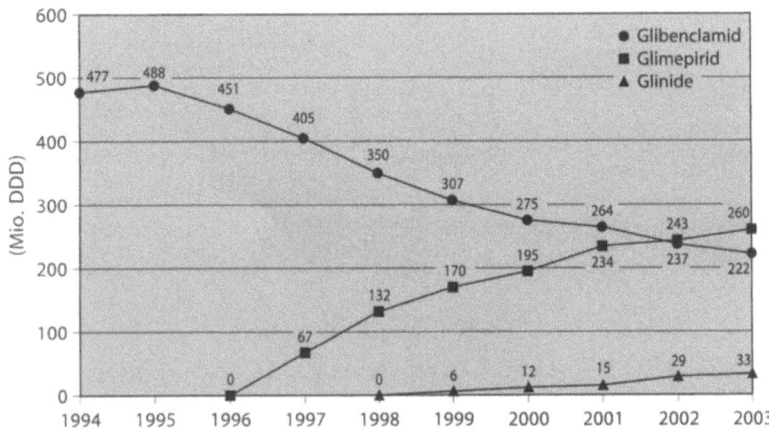

Abbildung 12.3: Verordnungen von insulinotropen Antidiabetika 1994 bis 2003. Gesamtverordnungen nach definierten Tagesdosen

Die Tagesdosis von Glimepirid ist 3–4 mal so teuer wie die generischer Glibenclamidpräparate. Deshalb verursachte die breite Umstellung auf *Amaryl* im Jahr 2003 Mehrkosten gegenüber preiswerten Glibenclamidgenerika von ca. 78 Mio. €. Auch bei Berücksichtigung der geänderten Packungspreise von 2004 ergibt sich bei *Amaryl* immer noch ein Einsparpotential 41 Mio. € (Tabelle 12.3). *Amaryl* ist damit weiterhin ein teures Analogpräparat, dessen klinische Vorzüge unzureichend gesichert sind.

Mit den 1999 bzw. 2001 eingeführten Gliniden Repaglinid (*Novo-Norm*) und Nateglinid (*Starlix*) sollte nach den Angaben der Hersteller ein neues Therapiekonzept, die Mahlzeiten-angepaßte Sekretionssteigerung (prandiale Therapie), eingeführt werden. Repaglinid und Nateglinid haben eine Eliminationshalbwertszeit von 1–2 Stunden. Repaglinid wird hauptsächlich hepatisch eliminiert, dennoch scheint die Clearance bei Patienten mit eingeschränkter Nierenfunktion vermindert zu sein. Aufgrund der kurzen Wirkdauer könnte man erwarten, daß durch Repaglinid eine bessere Blutzuckereinstellung bei geringerer Hypoglykämiehäufigkeit als mit Glibenclamid erreicht werden kann (Moses 2000). Eine dreitägige Studie der Herstellerfirma zeigte, daß nach Auslassen der Mittagsmahlzeit in der Glibenclamidgruppe (ohne Dosisreduktion) häufiger Hypoglykämien auftraten als in der Repaglinidgruppe mit gleichzeitigem Fortfall der Mittagsdosis (Damsbo et al. 1999). Bei Patienten, die eine zeitlich flexible Nah-

Tabelle 12.3: Therapiekostenvergleich insulinotroper Antidiabetika

Eigenschaften	Glimepirid *Amaryl*	Repaglinid *NovoNorm*	Nateglinid *Starlix*
WHO-Tagesdosis	2 mg	6 mg	360 mg
Packungsgröße, 120 Tbl.	2 mg	2 mg	120 mg
Preis 120 DDD 2004, €	43,88	166,14	174,93
Umsatz, Mio. € 2003	101,4	33,9	13,2
DDD, Mio. 2003	260,5	25,1	7,5
Substitution			
Wirkstoff	Glibenclamid	Glibenclamid	Glibenclamid
Präparat (Beispiel)	*Glib AbZ*	*Glibenclamid AL*	*Glibenbeta*
Packungsgröße 120 Tbl.	7 mg	7 mg	7 mg
Preis 120 DDD 2004, €	25,20	25,22	25,68
Einsparung/120 DDD, €	18,68	140,92	149,25
Einsparpotential, Mio. €	40,6	29,5	9,3

rungsaufnahme wünschen, ist das Therapieprinzip daher vorteilhaft (Landgraf et al. 2000). Bei regelmäßiger Nahrungsaufnahme sind die Vorteile bislang nicht gesichert, da mehrere Vergleichsstudien über 3–12 Monate keine Unterschiede in Stoffwechseleinstellung oder Hypoglykämiehäufigkeit zwischen Repaglinid- und Glibenclamid-behandelten Typ-2-Diabetikern zeigten (Wolffenbüttel et al. 1999, Landgraf et al. 1999, Marbury et al. 1999). Nateglinid wirkte in einer Vergleichsstudie schwächer blutzuckersenkend als Glibenclamid, senkte aber trotzdem nicht die Hypoglykämiehäufigkeit (Hollander et al. 2001). Für beide Glinide fehlen Langzeitstudien mit harten klinischen Endpunkten. Bei der Beurteilung der Substanzen sollte berücksichtigt werden, daß auch ältere Sulfonylharnstoffe mit kurzer Wirkungsdauer für das Therapiekonzept einsetzbar sein könnten (Gliquidon oder Glisoxepid).

Die Tagestherapiekosten von *NovoNorm* und *Starlix* sind etwa fünfzehnmal höher als die preiswerter Glibenclamidgenerika (Tabelle 12.2). Der Anteil von *NovoNorm* und *Starlix* an den insulinotropen Substanzen beträgt zwar insgesamt nur 6% (Glimepirid 51%). Dieser kleine Anteil verursacht aber im Vergleich mit Glibenclamidgenerika schon jetzt deutliche Mehrkosten. Bei insulinotropen Antidiabetika ermöglicht deshalb die Substitution teurer Analogpräparate durch preisgünstige Glibenclamidgenerika erhebliche Einsparpotentiale. Der Therapiekostenvergleich auf der Basis der WHO-Tagesdosis und der größten Packungsgrößen mit aktuellen Preisen (Stand Juli 2004) ergibt bei Glimepirid (*Amaryl*), Repaglinid (*NovoNorm*) und Nateglinid (*Starlix*) rechnerische Einsparpotentiale von insgesamt 79 Mio. € (Tabelle 12.3).

Biguanide

Aus der Gruppe der Biguanide wird seit langer Zeit nur noch Metformin angewendet. Es senkt die hepatische Glucoseabgabe und steigert die periphere Glucoseutilisation bei erhöhter Insulinempfindlichkeit (Stumvoll et al. 1995). Im Gegensatz zu den insulinotropen Antidiabetika löst Metformin keine Hypoglykämien und keine Gewichtszunahme aus und wird daher vor allem für übergewichtige Typ-2-Diabetiker empfohlen (Dunn und Peters 1995, Bailey et al. 1996). Metformin senkte bei Typ-2-Diabetikern mit ungenügender Diätkontrolle in einer 29wöchigen Studie Blutglucose- und HbA_{1c}-Werte gegenüber

Placebo, aber auch als Zusatztherapie zu Glibenclamid (DeFronzo und Goodman 1995). Die Laktatspiegel ändern sich unter den therapeutischen Dosierungen nicht. Bei Beachtung der Kontraindikationen (z. B. Niereninsuffizienz, Leberfunktionsstörungen, schwere Herzinsuffizienz, respiratorische Insuffizienz) ist das Auftreten einer Laktazidose daher sehr unwahrscheinlich.

Die therapeutische Aufwertung von Metformin ist durch die Ergebnisse der UKPDS-Studie zum Teil bestätigt worden. In einem Zeitraum von 10 Jahren senkte die intensivierte Blutglucosekontrolle mit Metformin die Gesamtletalität von übergewichtigen Typ-2-Diabetikern um 36% im Vergleich zu Patienten, die mit Sulfonylharnstoffen (Glibenclamid, Chlorpropamid) oder Insulin behandelt wurden (UK Prospective Diabetes Study Group 1998b). Die Metformin-behandelten Patienten zeigten außerdem eine geringere Gewichtszunahme und seltener Hypoglykämien. Die Autoren schlossen daraus, daß Metformin zukünftig die Therapie der ersten Wahl bei übergewichtigen Typ-2-Diabetikern werden könnte. Seit 2004 ist Metformin zur Behandlung von Kindern und Jugendlichen ab 10 Jahren zugelassen.

Die Verordnung von Metformin ist seit 1994 kontinuierlich angestiegen und hat auch 2003 gegenüber dem Vorjahr deutlich zugenommen (Abbildung 12.4). Dieser Anstieg betrifft sowohl den Marktführer

12

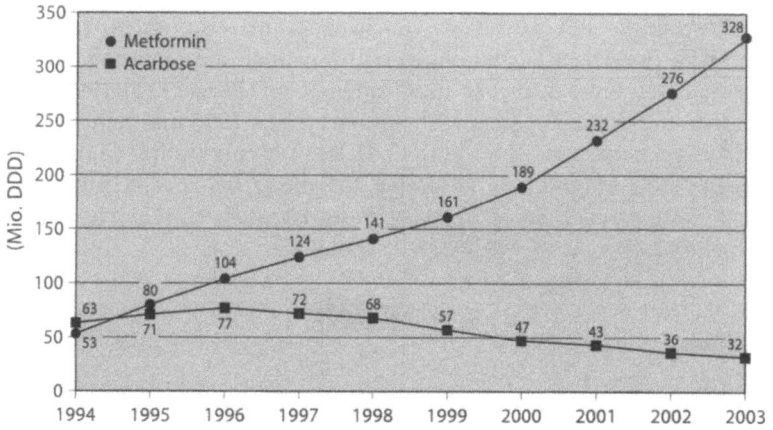

Abbildung 12.4: Verordnungen von Metformin und Acarbose 1994 bis 2003. Gesamtverordnungen nach definierten Tagesdosen

Glucophage als auch die meisten der etwas kostengünstigeren Generika (Tabelle 12.4).

α-Glukosidasehemmer

Als weitere orale Antidiabetika stehen die α-Glukosidaseinhibitoren Acarbose und Miglitol zur Verfügung. Diese Substanzen verzögern den Abbau von Di- und Polysacchariden im Darm und hemmen damit die Resorption von Glucose. Acarbose vermindert bei Typ-2-Diabetikern selektiv postprandiale Hyperglykämien und senkt das glykosylierte Hämoglobin (Chiasson et al. 1994, Holman et al. 1999). Zudem reduziert Acarbose nach der STOP-NIDDM-Studie (3 mal tgl. 100 mg) das Fortschreiten von gestörter Glucosetoleranz zu Typ-2-Diabetes um ca. 25% (Chiasson et al. 2002) und scheint auch das Herzinfarktrisiko zu senken (Hanefeld et al. 2004). Die häufig auftretenden Nebenwirkungen in Form von Meteorismus, Flatulenz und Diarrhö können durch eine einschleichende Dosierung reduziert werden.

Der Einsatz von Acarbose in der Diabetestherapie wird unterschiedlich bewertet. Acarbose kann bei unzureichender Wirkung anderer oraler Antidiabetika als zusätzliche Medikation gegeben werden (Arzneimittelkommission der deutschen Ärzteschaft (2002a) und wurde zudem bereits für die Erstbehandlung von diätetisch nicht mehr einstellbaren Typ-2-Diabetikern (Laube 2002) sowie zur Diabetes-Prävention bei gestörter Glucosetoleranz empfohlen (Scheen 2003). Von anderen Diabetologen wurde jedoch die Meinung vertreten, daß man ohne Acarbose auskommen kann (Berger et al. 1996). Die Verordnung der α-Glukosidasehemmer hat seit 1996 um mehr als die Hälfte abgenommen (Abbildung 12.4). Das 1999 als zweiter Glukosidasehemmstoff eingeführte *Diastabol* (Miglitol) hat diesen Rückgang nicht kompensiert. Seine Verschreibung ist noch stärker rückläufig (Tabelle 12.4).

Glitazone

Die Glitazone (Synonym: Thiazolidindione) Rosiglitazon (*Avandia*) und Pioglitazon (*Aktos*) sind Agonisten des Peroxisomenproliferatoraktivierten Rezeptor γ (PPARγ) und stellen ein neues Therapieprinzip dar. Sie bessern die Insulinresistenz des Typ-2-Diabetikers und senken

Tabelle 12.4: Verordnungen von weiteren oralen Antidiabetika 2003. Angegeben sind die 2003 verordneten Tagesdosen, die Änderungen gegenüber 2002 und die mittleren Kosten je DDD 2003.

Präparat	Bestandteile	DDD in Mio.	Änderung in %	DDD-Kosten in €
Biguanide				
Glucophage	Metformin	69,1	(+36,3)	0,36
Siofor	Metformin	41,9	(+8,4)	0,37
Metformin-ratiopharm	Metformin	40,4	(+33,0)	0,34
Diabetase	Metformin	23,8	(+4,8)	0,33
Meglucon	Metformin	21,5	(+2,6)	0,33
Metformin STADA	Metformin	18,4	(+36,2)	0,34
Mediabet	Metformin	13,6	(−4,2)	0,41
Diabesin	Metformin	13,2	(+8,0)	0,35
Metformin AL	Metformin	11,9	(+32,7)	0,33
Metformin-1A Pharma	Metformin	8,0	(+46,3)	0,34
Mescorit	Metformin	7,5	(−15,2)	0,38
metformin von ct	Metformin	7,4	(+24,1)	0,34
Metformin-Lich	Metformin	7,0	(+13,7)	0,32
Metfogamma	Metformin	6,8	(+16,9)	0,34
Metformin-Basics	Metformin	6,4	(−1,9)	0,35
Met	Metformin	6,4	(+12,1)	0,33
Metformin Heumann	Metformin	4,8	(+42,6)	0,35
Glucobon	Metformin	4,3	(+2,6)	0,33
metformin-biomo	Metformin	3,1	(+43,5)	0,33
Metform AbZ	Metformin	2,8	(+48,9)	0,33
espa-formin	Metformin	1,9	(+18,2)	0,35
Juformin	Metformin	1,7	(+53,3)	0,33
Metformin-Puren	Metformin	1,6	(−0,6)	0,34
		323,6	(+18,6)	0,35
α-Glucosidasehemmer				
Glucobay	Acarbose	32,0	(−11,6)	1,33
Diastabol	Miglitol	4,3	(−21,3)	1,56
		36,2	(−12,9)	1,36
Glitazone				
Actos	Pioglitazon	13,2	(+29,6)	2,49
Avandia	Rosiglitazon	12,2	(+12,9)	2,16
		25,4	(+21,0)	2,33
Summe		385,2	(+14,9)	0,58

12

Nüchternblutzucker und postprandialen Blutzucker sowie HbA_{1c} im Vergleich mit Placebo (Diamant und Heine 2003). Ihre Wirkung auf die diabetischen Sekundärkomplikationen ist immer noch unbekannt. Unerwünschte Wirkungen sind Gewichtszunahme und Ödembildung, letztere begründet die Kontraindikation Herzinsuffizienz. Die Effekte auf den Lipidstoffwechsel sind unterschiedlich. Pioglitazon senkt die Serumtriglyzeride und erhöht das HDL-Cholesterin. Rosiglitazon erhöht ebenfalls das HDL-Cholesterin, aber auch vorübergehend das LDL-Cholesterin (Wagstaff und Goa 2002). Die nach den Erfahrungen mit der Vorläufersubstanz Troglitazon befürchtete hohe Lebertoxizität (94 Fälle von akutem Leberversagen, davon 61 mit tödlichem Ausgang) hat sich für Rosiglitazon und Pioglitazon nicht bestätigt. Die Substanzen sind zur Monotherapie und zur Behandlung in Kombination mit Metformin oder Sulfonylharnstoffen zugelassen. Die Kombination mit Insulin ist in Deutschland kontraindiziert.

Rosiglitazon (2000 eingeführt) und Pioglitazon (2001 eingeführt) sind bereits 2001 in die Gruppe der 3000 meistverordneten Arzneimittel gelangt. Wegen der hohen Tagestherapiekosten trägt die Verschreibung der Glitazone erheblich zu den Kosten der Antidiabetika bei (ca. 60 Mio. €). Es bleibt bis zum Vorliegen der Langzeitdaten unklar, ob die breite Anwendung der Glitazone sinnvoll ist.

12

Literatur

Arzneimittelkommission der deutschen Ärzteschaft (2002): Glaskörper- und Retinablutungen unter Insulin glargin. Dtsch. Ärztebl. 99: C680.

Arzneimittelkommission der deutschen Ärzteschaft (2002a): Arzneiverordnungen in der Praxis: Diabetes mellitus.

Bailey CJ, Path MRC, Turner RC (1996): Metformin. N Engl J Med 334: 574–579.

Berger M, Köbberling J, Windeler J (1996): Wirksamkeit und Wertigkeit der Acarbose. Dtsch Ärztebl 93: B-443–444.

Chiasson JL, Josse RG, Hunt JA, Palmason C, Rodger NW et al. (1994): The efficacy of acarbose in the treatment of patients with non-insulin-dependent diabetes mellitus. Ann Intern Med 121: 928–935.

Chiasson JL, Josse RG, Gomis R, Hanefeld M, Karasik A, Laakso M for the STOP-NIDDM Trail Research Group (2002): Acarbose for prevention of type 2 diabetes mellitus: the STOP-NIDDM randomised trial. Lancet 359: 2072–2077.

Damsbo P, Clausen P, Marbury TC, Windfeld K (1999): A double-blind randomized comparison of meal-related glycemic control by repaglinide and glyburide in well-controlled type 2 diabetic patients. Diabetes Care 22: 789–794.

De Fronzo RA, Goodman M (1995): Efficacy of metformin in patients with non-insulin-dependent diabetes mellitus. N Engl J Med 333: 541–549.

Diabetes Control and Complications Trial Research Group (1993): The effect of intensive treatment of diabetes on the development and progression of long-term complications in insulin-dependent diabetes mellitus. N Engl J Med 329: 977–986.

Diamant M, Heine RJ (2003): Thiazolidinediones in type 2 diabetes mellitus. Drugs 63: 1373–1405.

Dills DG, Schneider J (1996): Clinical evaluation of glimepiride versus glyburide in NIDDM in a double-blind comparative study. Glimepiride/Glyburide Research Group. Horm Metab Res 28: 426–429.

Draeger KE, Wernicke-Panten K, Lomp H-J, Schüler E, Roßkamp R (1996): Long-term treatment of type 2 diabetic patients with the new oral antidiabetic agent glimepiride (Amaryl®): a double-blind comparison with glibenclamide. Horm Metab Res 28: 419–425.

Dunn CJ, Peters DH (1995): Metformin – A review of its pharmacological properties and therapeutic use in non-insulin-dependent diabetes mellitus. Drugs 49: 721–749.

Dunn CJ, Plosker GL, Keating GM, McKeage K, Scott LJ (2003): Insulin Glargine. An updated review of its use in the management of diabetes mellitus. Drugs 63: 1743-1778.

Everett J, Kerr D (1994): Changing from porcine to human insulin. Drugs 47: 286–296.

Fisman EZ, Tenenbaum A, Boyko V, Benderly M, Adler Y, Friedensohn A et al. (2001): Oral antidiabetic treatment in patients with coronary disease: time-related increased mortality on combined glyburide/metformin therapy over a 7.7-year follow-up. Clin Cardiol 24: 151–158.

Gale EAM for the UK Trial Group (2000): A randomized, controlled trial comparing insulin lispro with human soluble insulin in patients with Type 1 diabetes on intensified insulin therapy. Diabetic Med 17: 209–214.

Gulliford M, Latinovic R (2004): Mortality in type 2 diabetic subjects prescribed metformin and sulphonylurea drugs in combination: cohort study. Diabetes Metab Res Rev 20:239–245.

Hanefeld M, Cagatay M, Petrowitsch T, Neuser D, Petzinna D, Rupp M (2004): Acarbose reduziert das Risiko für einen Myocardinfarkt bei Typ 2 Diabetikern: Metaanalyse von sieben Langzeitstudien. European Heart Journal 25: 10–16.

Heinemann L, Heise T (2001): Klinische Wirkungen und Pharmakodynamik der Insulinanaloga lispro, aspart und glargin. Dtsch Med Wschr 126: 597–604.

Heinemann L, Linkeschova R, Rave K, Hompesch B, Sedlak M, Heise T (2000): Time-action profile of the long-acting insulin analog insulin glargine (HOE 901) in comparison with those of NPH insulin and placebo. Diabetes Care 23: 644–649.

Hollander PA, Zheng H, Schwartz SL, Foley JE, Gatlin MR, Dunning BE, Haas SJ (2001): Importance of early insulin secretion. Comparison of nateglinide and glyburide in previously diet-treated patients with type 2 diabetes. Diabetes Care 24: 983–988.

Holman RR, Mayon White V, Orde-Peckar C, Steemson J, Smith B et al. (1983): Prevention of deterioration of renal and sensory-nerve function by more intensive

12

management of insulin-dependent diabetic patients: a two-year randomised prospective study. Lancet: 204–208.

Holman RR, Cull CA, Turner RC (1999): A randomized double-blind trial of acarbose in type 2 diabetes shows improved glycemic control over 3 years (U.K. Prospective Diabetes Study 44). Diabetes Care 22: 960–964.

Holstein A, Plaschke A, Egberts EH (2001): Lower incidence of severe hypoglycemia in patients with type 2 diabetes treated with glimepiride versus glibenclamide. Diabetes Metab Res Rev 17: 467–473.

Holstein A, Plaschke A, Hammer C, Egberts EH (2003): Characteristics and time course of severe glimepiride versus glibenclamide-induced hypoglycemia. Eur J Clin Pharmacol 59: 91–97.

Home PD, Lindholm A, Riis A (2000): Insulin aspart vs. human insulin in the management of long-term blood glucose control in type 1 diabetes mellitus: a randomized controlled trial. Diabet Med 17: 762–770.

Karam JH, Etzwiler DD (eds.) (1983): International symposium on human insulin. Diabetes Care 6: 1–68.

Koivisto VA (1998): The human insulin analogue insulin lispro. Ann Med 30: 260–266.

Lalli C, Ciofetta M, del Sindaco P, Torlone E, Pampanelli S et al. (1999): Long-term intensive treatment of type 1 diabetes with the short-acting insulin analog lispro in variable combination with NPH insulin at mealtime. Diabetes Care 22: 468–477.

Landgraf R, Bilo HJ, Müller PG (1999): A comparison of repaglinide and glibenclamide in the treatment of type 2 diabetic patients previously treated with sulphonylureas. Eur J Clin Pharmacol 55: 165–171.

Landgraf R, Frank M, Bauer C, Dieken ML (2000): Prandial glucose regulation with repaglinide: its clinical and lifestyle impact in a large cohort of patients with type 2 diabetes. Int J Obes Relat Metab Disord 24 (Suppl. 3): S38–44.

Langtry HD, Balfour JA (1998): Glimepiride. A review of its use in the management of Type 2 diabetes mellitus. Drugs 55: 563–584.

Laube H (2002): Acarbose. An update of its therapeutic use in diabetes treatment. Clin Drug Invest 22: 141–156.

Marbury T, Huang WC, Strange P, Lebovitz H (1999): Repaglinide versus glyburide: a one-year comparison trial. Diabetes Res. Clin. Pract. 43: 155–166.

McCall AL (2001): Clinical review of glimepiride. Expert Opin Pharmacother 2: 699–713.

Moses R (2000): A review of clinical experience with the prandial glucose regulator, repaglinide, in the treatment of type 2 diabetes. Expert Opin Pharmacother 1: 1455–1467.

Olsson J, Lindberg G, Gottsater M, Lindwall K, Sjostrand A et al. (2000): Increased mortality in type 2 diabetic patients using sulphonylurea and metformin in combination: a population-based observational study. Diabetologia 43: 558–560.

Rosenstock J, Samols E, Muchmore DB, Schneider J (1996): Glimepiride, a new once-daily sulfonylurea. A double-blind placebo-controlled study of NIDDM patients. Glimepiride Study Group. Diabetes Care 19: 1194–1199.

Scheen AJ (2003): Is there a role for alpha-Glucosidase inhibitors in the prevention of type 2 diabetes mellitus?. Drugs 63: 933-951.

Scheen AJ, Lethiexhe MR, Lefèbvre PJ (1999): Minimal influence of the time interval between injection of regular insulin and food intake on blood glucose control of Type 1 diabetic patients on a basal-bolus insulin scheme. Diabetes Metab 25: 157–162.

Stratton IM, Adler AI, Neil HA, Matthews DR, Manley SE et al. (2000): Association of glycemia with macrovascular and microvascular complications of type 2 diabetes (UKPDS 35): prospective observational study. Brit Med J 321: 405–412.

Stumvoll M, Nurjhan N, Perriello G, Dailey G, Gerich JE (1995): Metabolic effects of metformin in non-insulin-dependent diabetes mellitus. N Engl J Med 333: 550–554.

Tuomilehto J, Lindstrom J, Eriksson JG, Valle TT, Hamalainen H et al. for the Finnish Diabetes Prevention Study Group (2001): Prevention of type 2 diabetes mellitus by changes in lifestyle among subjects with impaired glucose tolerance. N Engl J Med 344: 1343–1350.

UK Prospective Diabetes Study (UKPDS) Group (1998a): Intensive glood-glucose control with sulphonylureas or insulin compared with conventional treatment and risk of complications in patients with type 2 diabetes (UKPDS 33). Lancet 352: 837–853.

UK Prospective Diabetes Study (UKPDS) Group (1998b): Effect of intensive blood-glucose control with metformin on complications in overweight patients with type 2 diabetes (UKPDS 34). Lancet 352: 854–865.

Veneman TF, Tack CJ, van Haeften TW (1998): The newly developed sulfonylurea glimepiride: a new ingredient, an old recipe. Neth J Med 52: 179–186.

Wagstaff AJ, Goa KL (2002): Rosiglitazone: A review of its use in the management of type 2 diabetes. Drugs 62: 1805-1837.

Wilde MI, McTavish D (1997): Insulin Lispro. A review of its pharmacological properties and therapeutic use in the management of diabetes mellitus. Drugs 54: 597–614.

Wolffenbuttel BHR, Landgraf R on behalf of the Dutch and German Repaglinide Study Group (1999): A 1-year multicenter randomized double-blind comparison of repaglinide and glyburide for the treatment of type 2 diabetes. Diabetes Care 22: 463–467.

12

13. Antiemetika und Antivertiginosa

KARL-FRIEDRICH HAMANN

AUF EINEN BLICK

Verordnungsprofil
Antiemetika und Antivertiginosa werden für die Behandlung von Erbrechen und Schwindel eingesetzt. Hauptvertreter sind die H_1-Antihistaminika zur symptomatischen Therapie von Kinetosen und Schwindelzuständen.

Trend
Umfang und Struktur der Verordnungen dieses Indikationsgebietes zeigen seit zehn Jahren eine bemerkenswerte Konstanz.

Bewertung
Hochwirksame Antiemetika sind die $5\text{-}HT_3$-Antagonisten zur Behandlung des Zytostatika-induzierten Erbrechens.

Für die symptomatische Behandlung von Erbrechen und Schwindel stehen mehrere Arzneimittelgruppen zur Verfügung, die in der Regel zerebrale Rezeptoren für Neurotransmitter blockieren. Die weitaus größte Gruppe bilden die klassischen H_1-Antihistaminika, die neben ihren antiallergischen Wirkungen (siehe Kapitel 7) als Antiemetika bei Reisekrankheiten und bei Schwindelzuständen unabhängig von der Ätiologie eingesetzt werden. Weiterhin werden Dopaminantagonisten aus der Gruppe der Benzamide (z.B. Sulpirid) angewandt. Zu dieser Gruppe gehört auch Metoclopramid, das im Kapitel Magen-Darm-Mittel ausführlich besprochen wird. Besonders wirksame Antiemetika sind $5\text{-}HT_3$-Antagonisten, die speziell bei der Behandlung des Zytostatika-induzierten Erbrechens indiziert sind. Das Verordnungsvolumen der Antiemetika ist gegenüber dem Vorjahr geringfügig zurückgegangen (Tabelle 13.1).

Tabelle 13.1: Verordnungen von Antiemetika und Antivertiginosa 2003. Angegeben sind die 2003 verordneten Tagesdosen, die Änderungen gegenüber 2002 und die mittleren Kosten je DDD 2003.

Präparat	Bestandteile	DDD in Mio.	Änderung in %	DDD-Kosten in €
H₁-Antihistaminika				
Vertigo-Vomex S	Dimenhydrinat	8,9	(+4,4)	1,41
Vomex A/N	Dimenhydrinat	7,5	(−5,4)	1,38
Emesan	Diphenhydramin	1,5	(+16,7)	0,85
Vomacur	Dimenhydrinat	1,4	(+4,2)	1,42
Postadoxin N	Meclozin	0,6	(+1,3)	0,43
		19,9	(+1,2)	1,33
Histaminanaloga				
Vasomotal	Betahistin	14,8	(−6,0)	0,30
Aequamen	Betahistin	14,5	(−11,3)	0,40
Betahistin-ratiopharm	Betahistin	7,4	(+11,5)	0,30
Betahistin STADA	Betahistin	4,3	(+9,9)	0,31
Betahistin AL	Betahistin	2,8	(+53,6)	0,30
Betavert	Betahistin	2,3	(+9,2)	0,44
		46,1	(−1,0)	0,34
H₁-Antihistaminika-Kombinationen				
Arlevert	Dimenhydrinat Cinnarizin	11,4	(+0,3)	1,00
Diligan	Meclozin Hydroxyzin	1,3	(−8,2)	1,19
		12,7	(−0,6)	1,02
Dopaminrezeptorantagonisten				
vertigo-neogama	Sulpirid	2,7	(+11,4)	1,08
Sibelium	Flunarizin	1,4	(−12,4)	0,77
Vergentan	Alizaprid	0,5	(+3,7)	2,65
		4,7	(+2,1)	1,16
5-HT₃-Antagonisten				
Zofran	Ondansetron	0,6	(−3,3)	51,86
Navoban	Tropisetron	0,3	(−4,8)	32,77
Kevatril	Granisetron	0,2	(+91,1)	38,30
		1,0	(+5,1)	44,39
Homöopathika				
Vertigoheel	Cocculus D4 Conium D3 Ambra D6 Petroleum D8	34,3	(−8,8)	0,23
Summe		118,6	(−2,9)	0,96

13

Antihistaminika

Hauptvertreter ist der Wirkstoff Dimenhydrinat, ein salzartiges Addukt des H_1-Antihistaminikums Diphenhydramin mit dem Xanthinderivat 8-Chlortheophyllin. Die antiemetische Wirkung wurde vor allem durch Verminderung des postoperativen Erbrechens nachgewiesen (Eberhart et al. 1999, Welters et al. 2000). Diphenhydramin und andere klassische Antihistaminika mit stark sedierenden Nebenwirkungen wie Chlorphenoxamin oder Promethazin wurden früher oft zum Ausgleich ihres sedativen Effektes mit 8-Chlortheophyllin kombiniert. Nach oraler oder rektaler Gabe dissoziiert Dimenhydrinat im Blut vollständig in Diphenhydramin und 8-Chlortheophyllin. Vermutlich haben Einzeldosen von 23–46 mg 8-Chlortheophyllin, die in 50–100 mg Dimenhydrinat enthalten sind, keine signifikante antisedative Wirkung, zumal die pharmakologische Potenz von 8-Chlortheophyllin weitgehend unbekannt ist. Diese Überlegungen werden auch durch die unverändert starken sedativen Nebenwirkungen von Dimenhydrinat bestätigt. Es wäre also an der Zeit zu überprüfen, ob der 8-Chlortheophyllinzusatz noch gerechtfertigt ist, zumal es zu dieser Frage bis auf eine pharmakokinetische Studie keine kontrollierten Untersuchungen gibt (Gielsdorf et al. 1986). Ein Präparat (*Emesan*) enthält nur Diphenhydramin. Bis auf *Vomex A/N* zeigen alle Präparate dieser Gruppe eine Zunahme, die beim preiswertesten Präparat der Gruppe besonders deutlich ausfällt (Tabelle 13.1).

Arlevert enthält das H_1-Antihistaminikum Dimenhydrinat und einen unspezifischen Calciumblocker, der auch antihistaminische Eigenschaften besitzt. Eine ähnliche Kombination enthält auch *Diligan*. In der akuten Phase der Neuritis vestibularis, bei der akuten Menièreattacke und beim physiologischen Reizschwindel (Bewegungskrankheit) werden Antihistaminika als Monopräparate zur symptomatischen Unterdrückung von Übelkeit und Erbrechen empfohlen (Brandt et al. 1998, Parfitt 1999). Für eine Langzeittherapie sind sie nicht geeignet, da mit einer Unterdrückung vestibulärer Kompensationsvorgänge gerechnet werden muß. Eine Kombination ist nur begründbar, wenn eine Überlegenheit gegenüber anderen kompensationsfördernden Maßnahmen bewiesen wäre. Während die *Arlevert*-Verordnungnenn praktisch unverändert geblieben sind, haben die *Diligan*-Verordnungen abgenommen.

Histaminanaloga

Betahistin ist ein H_3-Histaminrezeptoragonist mit ähnlichen Wirkungen wie Histamin. Es wirkt gefäßerweiternd sowie kompensationsfördernd (Lacour und Tighilet 2000) und soll die Durchblutung im Bereich der vertebrobasilären Strombahn und des Innenohres verbessern. Betahistin ist in zwei Crossover-Studien bei Morbus Menière geprüft worden (Meyer 1985, Oosterveld et al. 1989), die nicht den heutigen Anforderungen zum Wirkungsnachweis entsprechen. Die Cochrane Library sieht aber den prophylaktischen Effekt auf die Schwindelbeschwerden bei M. Menière als erwiesen an (James und Burton 2003). Die Erfolgsquoten sind schwierig zu beurteilen, da beim Morbus Menière spontane Remissionen bei 60% der Patienten eintreten und die Attacken nach mehreren Jahren in 80–90% der Fälle sistieren. Trotz dieser Einschränkungen wird Betahistin als prophylaktisches Mittel der Wahl bei M. Menière angesehen (Hamann und Arnold 1999). Das zu den teureren Präparaten zählende *Aequamen* hat stark abgenommen, in geringerem Ausmaß auch *Vasomotal*, während die Betahistingenerika zugelegt haben (Tabelle 13.1).

13

Neuroleptika

Sulpirid ist ein D_2-Dopaminrezeptorantagonist aus der Gruppe der Benzamide, der in hoher Dosierung üblicherweise als Neuroleptikum in der psychiatrischen Pharmakotherapie zur Behandlung wahnhafter Psychosen und chronisch verlaufender Schizophrenien eingesetzt wird (Benkert und Hippius 1996). Für das Präparat *vertigo-neogama* werden akute und chronische Schwindelzustände als Indikation angegeben. Bisher wurde Sulpirid nach einer Medline-Recherche nur bei vestibulärem Spontannystagmus in einer Placebo-kontrollierten Studie geprüft (Mulch 1976), die jedoch keine Daten zur Beeinflussung des Schwindels enthält. Auch aus neurologischer Sicht gehört daher Sulpirid zu den Arzneimitteln, die bei Schwindelzuständen den Beweis einer signifikanten Wirkung schuldig geblieben sind (Brandt et al. 1998).

Während Sulpirid 2003 häufiger verordnet worden ist, haben die Verordnungen von Flunarizin deutlich abgenommen, das teuerste Präparat dieser Gruppe (*Vergentan*) zeigt eine leichte Zunahme (Tabelle 13.1).

5-HT₃-Antagonisten

Ondansetron (*Zofran*) wurde 1991 als erster selektiver 5-HT_3-Antagonist in die Therapie eingeführt. Es wirkt hervorragend gegen das akute Zytostatika-induzierte Erbrechen, weniger gut gegen das verzögerte Erbrechen. Üblicherweise wird es bei ungenügender Wirkung anderer Antiemetika eingesetzt. Im Vergleich zu Metoclopramid ist Ondansetron stärker wirksam und besser verträglich, da es keine extrapyramidalmotorischen Störungen auslöst. Nachteilig sind die sehr hohen Behandlungskosten (Tabelle 13.1). Das teurere Präparat dieser Stoffklasse hat ebenso wie das preiswertere *Navoban* abgenommen, nur Granisetron weist eine deutliche Zunahme auf.

Homöopathika

Das homöopathische Komplexmittel *Vertigoheel* wird weiterhin von allen Antivertiginosa am häufigsten verordnet (Tabelle 13.1). Derartige homöopathische Mischpräparate sind nicht mit der Hahnemannschen Homöopathie zu vereinbaren und werden daher auch von den Vertretern der klassischen Homöopathie abgelehnt. Dieses Komplexmittel wird sicher häufig in guter Absicht wegen vermeintlich geringer Nebenwirkungen verordnet. Dabei wird aber nicht immer realisiert, daß *Vertigoheel* eine Mischung von Pharmaka enthält, die zum Teil hochtoxisch sind, allerdings in den angegebenen D-Potenzen zum Glück völlig ungefährlich sind. Zu den Bestandteilen gehören Kockelskörner (Cocculus) mit dem strychninähnlichen Krampfgift Picrotoxin, der gefleckte Schierling (Conium) mit dem curareartigen Gift Coniin und Petroleum mit karzinogen wirkenden, polyzyklischen Kohlenwasserstoffen. Weiterhin ist in *Vertigoheel* grauer Amber (Ambra grisea) enthalten, ein talgartiges Ausscheidungsprodukt aus den Eingeweiden des Pottwales, das früher als Riechstoff in der Parfümindustrie verwendet wurde. *Vertigoheel* wurde in einer klinischen Vergleichsstudie mit Betahistin geprüft (Weiser et al. 1998). Die beschriebene Abnahme von Schwindelanfällen ist jedoch kein ausreichender Beleg der Wirksamkeit, da die Mituntersuchung einer Placebo-Kontrollgruppe versäumt wurde. Seine Verordnungen haben gegenüber dem Vorjahr weiter abgenommen.

Literatur

Benkert O, Hippius H (1996): Psychiatrische Pharmakotherapie, 6. Aufl, Springer-Verlag, Berlin Heidelberg New York, S. 231.

Boniver R (1978): Vertigo, particularly of vascular origin, treated with flunarizine (R 14 950). Arneimittelforsch 28: 1800–1804.

Brandt T, Dichgans J, Diener HC (Hrsg) (1998): Therapie und Verlauf neurologischer Erkrankungen. 3. Aufl, Verlag Kohlhammer, Stuttgart Berlin Köln S. 127–156.

Eberhart LH, Seeling W, Bopp TI, Morin AM, Georgieff M (1999): Dimenhydrinate for prevention of post-operative nausea and vomiting in female in-patients. Eur J Anaesthesiol 16: 284–289.

Gielsdorf W, Pabst G, Lutz D, Graf F (1986): Pharmakokinetik und Bioverfügbarkeit von Diphenhydramin beim Menschen. Arzneimittelforsch 36: 752–756.

Hamann K-F, Arnold W (1999): Menière's disease. In: Büttner U (ed): Vestibular dysfunction and its therapy. Adv ORL 55: 137–168.

James AL, Burton MJ (2003): Betahistine for Menière's disease or syndrome. The Cochrane Library, Issue 1, 2003. Oxford: Update Software.

Lacour M, Tighilet B (2000): Vestibular compensation in the cat: the role of the histaminergic system. Acta Otolaryngol Suppl 544: 15–18.

Meyer ED (1985): Zur Behandlung des Morbus Menière mit Betahistindimesilat (Aequamen) – Doppelblindstudie gegen Placebo (Crossover). Laryngol Rhinol Otol 64: 269–272.

Mulch G (1976): Wirkungsvergleich von Antivertiginosa im Doppelblindverfahren. Zum Einfluß von Diazepam, Dimenhydrinat und Sulpirid auf den vestibulären Spontannystagmus des Menschen. Laryngol Rhinol Otol 55: 392–399.

Oosterveld WJ, Blijleven W, Van Elferen LWM (1989): Betahistine versus placebo in paroxysmal vertigo; a double blind trial. J Drug Therapy Res 14: 122–126.

Parfitt K (ed) (1999): Antihistamines. In: Martindale. The complete drug reference. Pharmaceutical Press, London, pp. 397–401.

Weiser M, Strösser W, Klein P (1998): Homeopathic vs. conventional treatment of vertigo. A randomized double-blind controlled clinical study. Arch Otolaryngol Head Neck Surg 124 : 879–885.

Welters ID, Menges T, Graf M, Beikirch C, Menzebach A, Hempelmann G (2000): Reduction of postoperative nausea and vomiting by dimenhydrinate suppositories after strabismus surgery in children. Anesth Analg 90: 311–314.

13

14. Antiepileptika

ULRICH SCHWABE

AUF EINEN BLICK

Verordnungsprofil
Entsprechend den derzeitigen Therapieempfehlungen konzentrieren sich
69 % der Antiepileptikaverordnungen auf die drei Standardtherapeutika
Carbamazepin, Valproinsäure und Phenytoin.

Trend
Auffällig ist das kontinuierliche Wachstum des Verordnungsvolumens von
Valproinsäure, das sich in den letzten 10 Jahren verdoppelt hat. Weiterhin
hohe Verordnungszuwächse verzeichnet die Gruppe der neuen Antiepileptika, bei denen über die Hälfte der Verordnungen auf die beiden führenden
Wirkstoffe Gabapentin und Lamotrigin entfällt. Phenytoin und Barbiturate
haben ihren rückläufigen Trend fortgesetzt.

Die Arzneitherapie ist das wichtigste Verfahren zur Behandlung von
Epilepsien. Maßgebend für die Auswahl von Antiepileptika sind
Anfallstyp, Nebenwirkungsprofil, Interaktionspotential und Patien-
ten-abhängige Faktoren (Alter, neurologische Störungen, familiäre
Disposition) (Ben-Menachem et al. 2003).

Bei der Klassifikation epileptischer Syndrome werden aus therapeutischen Gründen die idiopathisch generalisierten Epilepsien und
die Epilepsien fokalen Ursprungs unterschieden. Durch die antikon-
vulsive Dauertherapie wird bei 60% der idiopathisch generalisierten
Epilepsien, aber nur bei knapp 50% der fokalen Epilepsien eine dauerhafte Anfallsfreiheit erreicht (Hufnagel und Noachtar 1998). Mittel
der Wahl für die Einleitung einer Langzeittherapie sind Carbamazepin
oder Valproinsäure, die initial als Monotherapie gegeben werden.

Verordnungsspektrum

Entsprechend den derzeitigen Therapieempfehlungen konzentrieren sich die Verordnungen der Antiepileptika auf Carbamazepin, Valproinsäure und Phenytoin (Abbildung 14.1), während Barbiturate und Benzodiazepine eine geringere Rolle spielen. Die Gesamtzahl der verordneten Tagesdosen (DDD) betrug im Jahr 2003 bei den 33 verordnungshäufigsten Antiepileptika 186 Mio. und 202 Mio. für die gesamte Indikationsgruppe. Daraus errechnet sich eine Zahl von ca. 553.000 Patienten in Deutschland, die eine Dauertherapie mit Antiepileptika erhalten. Das entspricht 0,78% der 70,42 Mio. GKV-Versicherten und stimmt ungefähr mit der Prävalenz der Epilepsien bei 0,4–0,8% der Bevölkerung überein (Stefan et al. 2001). Das Verordnungsvolumen der Antiepileptika nach definierten Tagesdosen hat 2003 weiter zugenommen (Tabelle 14.1).

Carbamazepin

Der größte Teil der verordneten Tagesdosen aller Antiepileptika entfällt auf Carbamazepin, das seit 1996 ein annähernd konstantes Verordnungsniveau aufweist (Tabelle 14.2). Seine führende Stellung

14

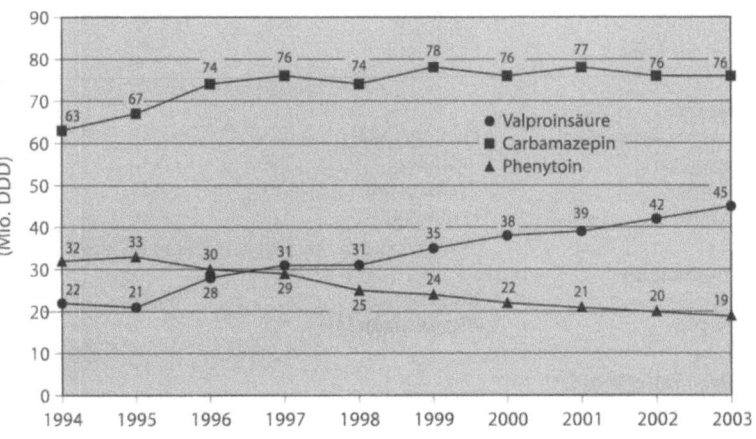

Abbildung 14.1: Verordnungen von Antiepileptika 1994 bis 2003. Gesamtverordnungen nach definierten Tagesdosen

Tabelle 14.1: Verordnungen von Antiepileptika 2003. Angegeben sind die 2003 verordneten Tagesdosen, die Änderungen gegenüber 2002 und die mittleren Kosten je DDD 2003.

Präparat	Bestandteile	DDD in Mio.	Änderung in %	DDD-Kosten in €
Carbamazepin				
Tegretal	Carbamazepin	19,2	(−8,1)	1,12
Timonil	Carbamazepin	12,7	(−7,4)	1,14
Carbamazepin-ratiopharm	Carbamazepin	9,0	(+10,7)	0,88
Carbium	Carbamazepin	7,8	(+0,8)	0,84
Carbamazepin-neuraxpharm	Carbamazepin	5,5	(+11,7)	0,86
Carbabeta/- retard	Carbamazepin	4,6	(+6,2)	0,84
Finlepsin	Carbamazepin	3,3	(−7,0)	1,12
Espa-lepsin	Carbamazepin	2,1	(+1,1)	0,85
Carbamazepin AL	Carbamazepin	1,8	(+24,4)	0,90
Carbaflux retard	Carbamazepin	1,6	(+37,0)	0,85
carba von ct	Carbamazepin	1,1	(+9,1)	0,87
		68,9	(−0,4)	1,00
Valproinsäure				
Ergenyl	Valproinsäure	18,9	(+6,1)	1,21
Orfiril	Valproinsäure	16,2	(+5,5)	1,25
Convulex	Valproinsäure	3,0	(−4,0)	0,99
Valproinsäure-ratiopharm	Valproinsäure	1,2	(+50,4)	0,90
Leptilan	Valproinsäure	1,1	(−11,8)	1,21
		40,3	(+5,4)	1,20
Phenytoin				
Zentropil	Phenytoin	8,6	(−6,8)	0,20
Phenhydan	Phenytoin	6,6	(−4,6)	0,21
Phenytoin AWD	Phenytoin	3,3	(−3,9)	0,20
		18,5	(−5,5)	0,21
Barbiturate				
Luminal/Luminaletten	Phenobarbital	5,3	(−9,2)	0,18
Mylepsinum	Primidon	3,8	(−3,4)	0,88
Maliasin	Barbexaclon	2,0	(−4,9)	1,29
Liskantin	Primidon	1,7	(−2,8)	1,02
		12,7	(−6,0)	0,67
Benzodiazepine				
Rivotril	Clonazepam	3,6	(−0,8)	1,13
Antelepsin	Clonazepam	0,5	(+23,1)	1,12
		4,1	(+1,6)	1,13
Andere Antiepileptika				
Neurontin	Gabapentin	12,4	(+30,5)	5,37
Lamictal	Lamotrigin	11,2	(+16,3)	7,23
Trileptal	Oxcarbazepin	6,0	(+17,4)	2,24
Keppra	Levetiracetam	4,4	(+42,4)	8,34

14

Tabelle 14.1: Verordnungen von Antiepileptika 2003. Angegeben sind die 2003 verordneten Tagesdosen, die Änderungen gegenüber 2002 und die mittleren Kosten je DDD 2003 (Fortsetzung).

Präparat	Bestandteile	DDD in Mio.	Änderung in %	DDD-Kosten in €
Andere Antiepileptika				
Topamax	Topiramat	2,7	(+25,8)	8,36
Timox	Oxcarbazepin	2,2	(+74,0)	2,33
Ospolot	Sultiam	1,7	(+0,6)	2,24
Gabapentin HEXAL	Gabapentin	1,0	(neu)	4,86
		41,7	(+28,2)	5,62
Summe		186,2	(+5,2)	1,98

resultiert aus der sehr guten antiepileptischen Wirkung gegen fokale Anfälle und der zusätzlich möglichen Anwendung bei generalisierten tonisch-klonischen Anfällen (Feely 1999). Carbamazepin leitet sich von den trizyklischen Antidepressiva ab und verfügt daher über stimmungsaufhellende und antriebssteigernde Effekte, die bei depressiven epileptischen Patienten als Begleitwirkung positiv zur Geltung kommen. Darüber hinaus ist Carbamazepin das Mittel der Wahl bei Trigeminusneuralgien und kann außerdem bei diabetischer Neuropathie und beim Alkoholentzugssyndrom eingesetzt werden.

Valproinsäure

Valproinsäure ist ein Antiepileptikum mit breitem Indikationsspektrum gegen generalisierte tonisch-klonische Anfälle und fokale Anfälle. Sie hat sich als Mittel der Wahl mit Evidenzstufe I für partielle und sekundär generalisierte Epilepsie, aber auch bei kindlichen Absencen, juveniler Myoklonusepilepsie und generalisierten Epilepsien erwiesen (Ben-Menachem et al. 2003). Bei mehreren gleichzeitig bestehenden Anfallsarten kann sie daher als wirksames Monotherapeutikum eingesetzt werden. Weitere Vorteile von Valproinsäure sind geringes Interaktionspotential, günstige Behandlungskosten, vielfältige Arzneiformen und eine fast 40jährige Erfahrung in Bezug auf Wirksamkeit und Sicherheit. Bei Kleinkindern wird sie wegen seltener, potentiell tödlicher Leberschäden mit Vorsicht und nur noch als

Monotherapeutikum angewendet. Das breite Anwendungsspektrum von Valproinsäure bei verschiedenen Epilepsieformen ermöglicht eine zusätzliche Sicherheit, wenn initial keine exakte Diagnose verfügbar ist. Vermutlich haben alle diese positiven Eigenschaften dazu beigetragen, daß sich die Verordnungen der Valproinsäure in den letzten 10 Jahre verdoppelt haben (Abbildung 14.1).

Phenytoin

Phenytoin wirkt ohne eine generelle Hemmung zerebraler Funktionen und kann für alle Epilepsieformen mit Ausnahme von Absencen eingesetzt werden. Wie in den vorangehenden Jahren ist die Anwendung weiter zurückgegangen (Abbildung 14.1, Tabelle 14.1), weil die Nebenwirkungen problematischer als mit Carbamazepin oder Valproinsäure sind (Feely 1999). Bei der Langzeittherapie sind vor allem reversible Veränderungen an Haut und Schleimhäuten störend, wie z. B. Gingivahyperplasie, Hypertrichose, Hirsutismus und Hautverdickung mit vergröberten Gesichtszügen.

14

Barbiturate

Barbiturate haben vor fast 100 Jahren wichtige Grundlagen der antiepileptischen Therapie gelegt, spielen aber schon seit längerer Zeit nur noch eine untergeordnete Rolle. Führendes Präparat ist trotz eines Verordnungsrückgangs das klassische Phenobarbital (*Luminal/ Luminaletten*) (Tabelle 14.1). Primidon (*Mylepsinum, Liskantin*) entfaltet seine Wirkung hauptsächlich über den aktiven Metaboliten Phenobarbital. Die beiden Barbiturate werden heute trotz geringer systemischer Toxizität nur noch selten für die initiale Therapie verwendet, weil die sedativen Nebenwirkungen die kognitiven Fähigkeiten schon bei therapeutischen Plasmaspiegeln einschränken können, die sonst keine weiteren Unverträglichkeitserscheinungen erkennen lassen.

Barbexaclon (*Maliasin*) enthält eine molekulare Verbindung aus Phenobarbital und Levopropylhexedrin, einem amphetaminartigen Sympathomimetikum. Nach der enteralen Resorption wird das Molekül bereits bei der ersten Leberpassage zum größten Teil in die beiden Einzelbestandteile aufgespalten. Durch die Kombination sollen die sedativen Barbituratwirkungen abgeschwächt werden, allerdings liegen dazu nur offene Studien ohne Vergleich mit Phenobarbital vor (Visintini et al. 1981). Levopropylhexedrin kann Abhängigkeit vom Amphetamintyp erzeugen. Bei der Risikobeurteilung der Kombination ist auch die potentiell epileptogene Wirkung zentral stimulierender Sympathomimetika zu berücksichtigen. Im Jahr 2003 wurde *Maliasin* erneut weniger verordnet (Tabelle 14.1).

Benzodiazepine

Clonazepam (*Rivotril, Antelepsin*), ein Benzodiazepin mit stärker ausgeprägten krampfhemmenden Eigenschaften, ist in erster Linie bei myoklonischen und atonischen Anfällen indiziert. Bei ungenügender Wirkung von Diazepam und Phenytoin wird es auch beim Status epilepticus eingesetzt. In der Summe haben sich die Verordnungen der beiden Präparate nur wenig verändert (Tabelle 14.1).

Neue Antiepileptika

In den letzten zehn Jahren sind in Deutschland acht neue Antiepileptika in die Therapie eingeführt worden. Dadurch sind die Optionen für die Mono- und Kombinationstherapie deutlich verbessert worden (Tabelle 14.2). Fünf dieser neuen Wirkstoffe waren 2003 unter den 3000 meistverordneten Arzneimitteln vertreten. In der Regel wurden die neuen Antiepileptika zunächst als Zusatztherapie bei nicht aus-

14

Tabelle 14.2: Neuere Antiepileptika

Einführung	Wirkstoff	Präparat	Anwendungsgebiete
1992	Vigabatrin	Sabril	Zusatztherapie, Monotherapie infantiler Spasmen
1993	Lamotrigin	Lamictal	Mono- und Zusatztherapie
1995	Gabapentin	Neurontin	Mono- und Zusatztherapie, neuropathischer Schmerz
1995	Felbamat	Taloxa	Kombinationstherapie
1997	Tiagabin	Gabitril	Zusatztherapie
1998	Topiramat	Topamax	Mono- und Zusatztherapie
2000	Levetiracetam	Keppra	Zusatztherapie
2000	Oxcarbazepin	Trileptal	Mono- und Zusatztherapie

reichend behandelbaren Epilepsien eingeführt. Inzwischen sind bis auf Tiagabin (*Gabitril*) und Levetiracetam (*Keppra*) alle Substanzen für Mono- und Zusatztherapie zugelassen. Bisher liegen jedoch nur wenige vergleichende klinische Studien vor, in denen die neuen Substanzen untereinander oder mit den alten Antiepileptika verglichen wurden. Dabei ergab sich, daß bei der Erstbehandlung partieller Anfälle keines der neuen Antiepileptika wirksamer als Carbamazepin war (Stefan et al. 2001). Allerdings hatten die neuen Vertreter meistens ein günstigeres Nebenwirkungsprofil.

Gabapentin (*Neurontin*) ist das bisher erfolgreichste Präparat in der Gruppe der neuen Antiepileptika, das 1995 als Zusatztherapie bei partiellen Anfällen mit und ohne Generalisierung eingeführt wurde und seit 1999 auch zur Monotherapie zugelassen ist. Seitdem sind die Verordnungen stark gewachsen und haben das bisher führende Lamotrigin (*Lamictal*) von der ersten Position verdrängt (Tabelle 14.1). Weiterhin ist erstmals ein Generikum (*Gabapentin Hexal*) unter den 3000 verordnungshäufigsten Arzneimitteln vertreten. Wirksamkeit und Unbedenklichkeit von Gabapentin für die Monotherapie wurden in drei großen Multizenterstudien nachgewiesen (Beydoun 1999). Gabapentin weist eine strukturelle Ähnlichkeit zu γ-Aminobuttersäure (GABA) auf und erhöht die GABA-Freisetzung.

Seit 2001 ist Gabapentin auch für die Behandlung neuropathischer Schmerzen zugelassen. Bei Patienten mit diabetischer Neuropathie wirkte Gabapentin über einen Zeitraum von 6–8 Wochen geringfügig besser als Placebo (2,5 vs 1,4 Punkte) und ähnlich wie Amitriptylin (52% vs 67% Schmerzlinderung) (Backonja et al. 1998, Morello et al. 1999). Gabapentin ist damit eine Alternative zur Therapie neuropathischer Schmerzen, bietet aber keine Vorteile gegenüber Amitriptylin und ist erheblich teurer. In den USA wurde unethisches Marketing der Herstellerfirma mit Zahlungen an verschreibende Ärzte von 350 Dollar pro Tag kritisiert (Charatan 2002).

Lamotrigin (*Lamictal*) wurde 1993 als zweiter Vertreter der neuen Antiepileptika eingeführt. Seit 1997 ist es auch zur Monotherapie fokaler und sekundär generalisierter Anfälle zugelassen. Die Verordnungen sind im Jahr 2003 weiter angestiegen (Tabelle 14.1). Als Phenyltriazinderivat zeigt es strukturelle Verwandtschaft zu den Folatreduktasehemmstoffen Pyrimethamin und Trimethoprim und ist ebenfalls ein schwacher Hemmstoff dieses Enzyms. Seine Hauptwirkung besteht in der Blockade spannungsabhängiger Natriumkanäle und einer daraus resultierenden Hemmwirkung auf die Freisetzung

exzitatorischer Neurotransmitter vom Typ des Glutamat. Die Zusatztherapie mit Lamotrigin senkte die Anfallsfrequenz bei 13–67% von
sonst therapierefraktären Patienten um mindestens 50% (Goa et al.
1993). Als Monotherapie hat Lamotrigin eine ähnliche Wirksamkeit
wie Carbamazepin oder Phenytoin, ist aber unter Berücksichtigung
von Verträglichkeit und Nebenwirkungen deutlich teurer (Beydoun
1997, Heaney et al. 1998).

Auch das im Jahr 2000 eingeführte Oxcarbazepin (*Trileptal*) erreichte 2003 einen weiteren Verordnungszuwachs. Als Carbamazepin-
derivat hat es ein ähnliches Wirkungsspektrum und eine vergleichbare
antiepileptische Aktivität wie die Ursprungssubstanz. Oxcarbazepin
wird in der Leber zu dem aktiven Metaboliten 10-Hydroxycarbazepin
reduziert, der primär die antiepileptische Wirkung vermittelt. Aufgrund einer geringeren Induktion arzneimittelabbauender Enzyme
sind Arzneimittelinteraktionen seltener (McKee et al. 1994). Daher
kommt es als therapeutische Alternative zu Carbamazepin bei störenden Arzneimittelwirkungen in Betracht.

Eine weiterhin hohe Zuwachsrate zeigt das im Jahr 2000 eingeführte Levetiracetam (*Keppra*), das 2003 gegenüber dem Vorjahr über
40% mehr verordnet wurde (Tabelle 14.1). Klinisch zeigte Levetiracetam in mehreren Studien als Zusatztherapeutikum (23–42%) deutlich
höhere Ansprechraten als Placebo (10–17%) (Dooley und Plosker
2000). Trotz einiger Hinweise auf eine Hemmung der Epileptogenese
durch Modulation Calcium-abhängiger Prozesse ist der Wirkungsmechanismus bisher nicht geklärt. Levetiracetam hat ein günstiges
pharmakokinetisches Profil und vor allem kaum Arzneimittelinteraktionen. Dadurch ist es als Kombinationspartner in der Polytherapie
partieller Anfälle mit und ohne Generalisierung besonders gut geeignet. Nachteilig sind die hohen Tagestherapiekosten.

Topiramat (*Topamax*) wurde 1998 in Deutschland als Zusatztherapie bei bisher therapieresistenten fokalen und sekundär generalisierten Anfällen ab dem 12. Lebensjahr eingeführt und weist im Jahre
2003 einen weiteren Verordnungszuwachs auf (Tabelle 14.1). Eine
Besonderheit des pharmakologischen Profils von Topiramat ist die
Hemmung der neuronalen Erregbarkeit durch Blockade von Glutamatrezeptoren vom AMPA-Typ, die neben einer Natriumkanalblockade
und einer benzodiazepinähnlichen Verstärkung $GABA_A$-Rezeptor-ver-
mittelter Hemmwirkungen zur antiepileptischen Wirkung beiträgt.
Nach einem Cochrane-Review über 6 Studien mit 743 Patienten wurde
bei 46% der Patienten eine mindestens 50%ige Abnahme der Anfalls-

14

häufigkeit beobachtet (Jette et al. 2000). Wegen der relativ kurzen Dauer (11–19 Wochen) sind die bisher vorliegenden Studien kein ausreichender Beleg für die Langzeitanwendung von Topiramat. Wichtigste Nebenwirkungen sind psychische und kognitive Veränderungen, manchmal mit Wortfindungsstörungen verbunden, Gewichtsabnahme und gelegentlich das Auftreten von Nierensteinen.

Sultiam

Sultiam (*Ospolot*) ist ein älteres Antiepileptikum aus der Gruppe der Carboanhydrasehemmer, das bereits 1960 in die Therapie eingeführt wurde, aber nur eine geringe Bedeutung hatte. Neuere Studien haben gezeigt, daß es vor allem bei benignen fokalen Epilepsien des Kindesalters (z. B. Rolando-Epilepsie) gut wirksam ist (Groß-Selbeck 1995). Daraus erklärt sich vermutlich die Tatsache, daß dieses bisher wenig beachtete Antiepileptikum seit 1997 unter den häufig verordneten Arzneimitteln vertreten ist und 2003 wieder geringfügig mehr verordnet wurde (Tabelle 14.1).

14

Literatur

Backonja M, Beydoun A, Edwards KR, Schwartz SL, Fonseca V, Hes M, et al. for the Gabapentin Diabetic Neuropathy Study Group (1998): Gabapentin for the symptomatic treatment of painful neuropathy in patients with diabetes mellitus. JAMA 280: 1831–1836.

Ben-Menachem E, Scheepers B, Stodieck S (2003): Epilepsy: from consensus to daily practice. Acta Neurol Scand 108 (Suppl 180): 5–15.

Beydoun A (1997): Monotherapy trials of new antiepileptic drugs. Epilepsia 38 (Suppl 9): S21–S31.

Beydoun A (1999): Monotherapy trials with gabapentin for partial epilepsy. Epilepsia 40 (Suppl 6): S13–S16.

Charatan F (2002): Doctor sues company over unethical marketing. Brit Med J 324: 1234.

Dooley M, Plosker GL (2000): Levetiracetam. A review of its adjunctive use in the management of partial onset seizures. Drugs 60: 871–893.

Feely M (1999): Drug treatment of epilepsy. Brit Med J 318: 106–109.

Goa KL, Ross SR, Chrisp P (1993): Lamotrigine. A review of its pharmacological properties and clinical efficacy in epilepsy. Drugs 46: 152–176.

Groß-Selbeck G (1995): Treatment of „benign" partial epilepsies of childhood, including atypical forms. Neuropediatrics 26: 45–50.

Heaney DC, Shorvon SD, Sander JW (1998): An economic appraisal of carbamazepine, lamotrigine, phenytoin and valproate as initial treatment in adults with
newly diagnosed epilepsy. Epilepsia 39 (Suppl 3): S19–S25.

Hufnagel A, Noachtar S (1998): Epilepsien und ihre medikamentöse Behandlung. In:
Brandt T, Dichgans J, Diener HC (Hrsg): Therapie und Verlauf neurologischer
Erkrankungen. 3. Aufl., Kohlhammer, Stuttgart, Berlin, Köln, S. 179–203.

Jette NJ, Marson AG, Kadir ZA, Hutton JL (2000): Topiramate for drug-resistant
partial epilepsy. Cochrane Database Syst Rev 2: CD001417.

McKee PJ, Blacklaw J, Forrest G, Gillham RA, Walker SM, Connelly D, Brodie MJ
(1994): A double-blind, placebo-controlled interaction study between oxcarba-
zepine and carbamazepine, sodium valproate and phenytoin in epileptic
patients. Br J Clin Pharmacol 37: 27–32.

Morello CM, Leckband SG, Stoner CP, Moorhouse DF, Sahagian GA (1999): Randomized double-blind study comparing the efficacy of gabapentin with amitriptyline
on diabetic peripheral neuropathy pain. Arch Intern Med 159: 1931–1937.

Stefan H, Halász P, Gil-Nagel A, Shorvon S, Bauer G, Ben-Menachem E et al. (2001):
Recent advances in the diagnosis and treatment of epilepsy. Eur J Neurol 8:
519–539.

Visintini D, Calzetti S, Mancia D (1981): Il barbexaclone nel trattamento delle
epilessie. Riv Patol Nerv Ment 102: 29–37.

14

15. Antihypertonika

Manfred Anlauf

AUF EINEN BLICK

Verordnungsprofil
Als spezielle Antihypertonika werden in diesem Kapitel neben Alpharezeptorenblockern und zentral wirkenden Antisympathikotonika in erster Linie
Kombinationspräparate von Betarezeptorenblockern, Calciumantagonisten
und Reserpin dargestellt.

Trend
Auf diese meist älteren Präparate entfällt im Vergleich zu den wichtigen
Gruppen der Antihypertonika (Diuretika, Betarezeptorenblocker, ACE-Hemmer, Angiotensinrezeptorantagonisten, Calciumantagonisten) nur noch ein
kleiner Anteil der Verordnungen. Zunahmen verzeichneten neue generische
Kombinationen von Betarezeptorenblockern mit Diuretika, aber auch Moxonidin und das Reserveantihypertonikum Minoxidil. Dies ist größtenteils schwer
interpretierbar. Im Allgemeinen setzt sich aber auch in der Hochdrucktherapie
der Trend zur Behandlung mit jenen Substanzen durch, zu deren präventiver
Potenz wichtige neue Studien publiziert wurden.

Die arterielle Hypertonie kommt in Deutschland bei über 50% der
35–64jährigen vor (Wolf-Maier et al. 2003). Sie begünstigt das Auftreten von Apoplexie, Demenz, Herzinfarkt, Herzinsuffizienz, Nieren-
versagen und peripherer arterieller Verschlußkrankheit. Bei mittelschwerer und schwerer Hypertonie ist der günstige Effekt einer
konsequenten Arzneitherapie auf die Lebenserwartung des Hochdruckpatienten durch zahlreiche Studien belegt. Bei einem diastolischen Blutdruck zwischen 90 und 99 mm Hg, der in über 75% aller
Fälle mit Hypertonie vorliegt, ist der Nutzen einer antihypertensiven
Therapie zwar ebenfalls nachgewiesen, er ist aber deutlich geringer.

Bei 65–70jährigen steigt die Prävalenz der Hypertonie weiter an, vor allem wenn die häufig vorkommende isolierte systolische Hypertonie (systolisch über 160, diastolisch unter 90 mm Hg) mit berücksichtigt wird. Kontrollierte Studien haben gezeigt, daß eine antihypertensive Therapie auch im Alter die kardiovaskuläre Morbidität und Mortalität senkt. Selbst bei isolierter systolischer Hypertonie wird im Alter vor allem die Rate von Schlaganfällen vermindert (Übersicht bei Thijs et al. 1992, Anlauf 1994, Staessen et al. 1997, Staessen et al. 2000).

Behandlungsindikationen und -ziele

Zur Frage der Indikation einer Pharmakotherapie der Hypertonie empfehlen vor Therapiebeginn die Deutsche Liga zur Bekämpfung des hohen Blutdrucks (2003) und die Arzneimittelkommission der Deutschen Ärzteschaft (2004) ebenso wie maßgebliche internationalen Fachgesellschaften eine Risikostratifizierung. Hierbei werden neben der Blutdruckhöhe ($\geq$130/$\geq$85 mm Hg bei wiederholten Messungen) weitere kardiovaskuläre Risikofaktoren und Endorganschäden berücksichtigt. Eine medikamentöse Therapie sollte erwogen werden, wenn eine Hypertonie bei wiederholten Messungen bestätigt und z. B. durch ambulante Blutdruck-Langzeitmessung eine „Praxishypertonie" ausgeschlossen wurde (Middeke et al. 1998). Ein unverzüglicher Beginn ist nach den Empfehlungen der Arzneimittelkommission der Deutschen Ärzteschaft (AkdÄ) jedoch nur dann notwendig, wenn der Blutdruck 180/110 mm Hg erreicht oder wenn die Blutdruckhöhe zusammen mit den übrigen kardiovaskulären Risiken des Patienten mit einer Wahrscheinlichkeit von über 20% in den nächsten 10 Jahren ein koronares Ereignis erwarten lassen. Bei einem Risiko von 10–20% und einem Blutdruck unter 180/100 mm Hg ist eine antihypertensive Behandlung indiziert, wenn nach dreimonatiger Beobachtung und nichtmedikamentöser Behandlung der Blutdruck noch 140 mm Hg systolisch oder 90 mm Hg diastolisch übersteigt. Liegt das 10-Jahres-Risiko unter 10%, wird nach 3–12 Monaten nichtmedikamentöser Therapie eine Pharmakotherapie erwogen.

Die 2003 publizierten US-amerikanischen Empfehlungen sehen dagegen ein weniger differenziertes Vorgehen vor (Chobanian et al. 2003). Liegt unter Allgemeinmaßnahmen (Lifestyle Modifications) der Blutdruck nicht unter 140/90 mm Hg, bei Diabetikern oder Patienten mit chronischer Nierenerkrankung nicht unter 130/80 mm Hg, so ist

15

mit einer medikamentösen Therapie zu beginnen. Dabei wird offenbar zugunsten einfach einprägsamer Regeln eine Übertherapie zahlreicher Personen in Kauf genommen. Dies kann allerdings auch als eine Fördermaßnahme für die pharmazeutische Industrie interpretiert werden. Aktuelle europäische Empfehlungen halten dagegen an einer Risikostratifizierung fest, jedoch mit dem strengen Ziel, in jedem Fall nach einem Jahr einen Blutdruck unter 140/90 mm Hg zu erreichen (Guidelines Committee 2003).

Nichtmedikamentöse Möglichkeiten der Blutdrucksenkung sind: Eine Einschränkung der Kochsalzzufuhr (4–6 g/Tag) sowie eine obst- und gemüsereiche Diät mit wenig gesättigten Fettsäuren (PREMIER Collaborative Research Group 2003), eine Reduktion des Körpergewichts bei übergewichtigen Patienten, eine Beschränkung des Alkoholkonsums auf unter 30 g/Tag und eine Steigerung der körperlichen Aktivität insbesondere bei sonst sitzender Lebensweise. Statt nacheinander zunächst mit einer nichtmedikamentösen und erst später mit einer medikamentösen Behandlung zu beginnen, können die Führung des Patienten erleichtert und das Behandlungsziel früher erreicht werden, wenn gleichzeitig mit beiden Behandlungselementen begonnen wird, mit der berechtigten Aussicht, im Laufe von Monaten die medikamentöse Behandlung zu reduzieren, vielleicht sogar ganz abzusetzen. Behandlungsziel ist eine Senkung des Ruheblutdrucks unter 140 mm Hg systolisch und unter 90 mm Hg diastolisch – soweit möglich auch im Alter bei Patienten mit Diabetes mellitus und Mikroproteinurie, koronarer Herzkrankheit oder Niereninsuffizienz unter 130 bzw. 80 mm Hg; bei Patienten mit einer Proteinurie über 1g/Tag sogar unter 125/75 was jedoch nicht immer zu erreichen ist. Die Diskussion um niedrigere als die oben genannten Interventionsgrenzen und Behandlungsziele ist zur Zeit aus ökonomischen Gründen weitgehend verstummt. Die Kombination einer Arzneitherapie mit nichtmedikamentösen Allgemeinmaßnahmen bereits bei Ausgangsblutdruckwerten von 141/91 mm Hg war weitgehend nebenwirkungsarm und einer bloßen Änderung des Lebensstils überlegen (Neaton et al. 1993). In einer Interventionsstudie mit unterschiedlichen, den Patienten randomisiert zugeordneten Zielblutdruckwerten war die Rate größerer kardiovaskulärer Ereignisse am niedrigsten bei mittleren diastolischen Drucken von 82,6 mm Hg (HOT, Hansson et al. 1998). Wegen fehlerhafter Blutdruckmessung ist das Ergebnis der HOT-Studie kein Argument, den systolischen Blutdruck unter 140 mm Hg zu senken (Anlauf et al. 2001). Auf der Grundlage vorhandener Studien ist dagegen unstrittig, daß bei Patienten mit Diabetes mellitus eine möglichst niedrige Blutdruckeinstellung angestrebt werden muß. Für Raucher scheinen nach einer Subgruppenanalyse der HOT-Studie (Zanchetti et al. 2003) besonders niedrige Blutdruckwerte dagegen mit einem wieder steigenden kardiovaskulären Risiko verbunden zu sein, ein weiteres Argument, Hypertonikern dringend die Einstellung des Rauchens zu empfehlen, obgleich dies nach den vorliegenden Daten in der Regel nicht zur Senkung des Blutdruckes beiträgt (Anlauf und Weber 2004).

Arzneimittelauswahl

Für die medikamentöse Hochdruckbehandlung steht heute eine große Zahl von Arzneistoffen mit vielfältigen Angriffspunkten zur Verfügung. Faktisch erfolgt die Auswahl überwiegend empirisch, wobei das individuelle Ansprechen des Patienten, sein Alter und sein Befinden unter der Therapie („Lebensqualität") sowie seine Compliance ausschlaggebend sind. Eine weitere Differenzierung der Therapie ist unter dem Gesichtspunkt bereits eingetretener Hochdruckkomplikationen sowie zusätzlich bestehender Krankheiten und Gesundheitsrisiken notwendig. Vor allem bei zusätzlicher koronarer Herzerkrankung, Herzinsuffizienz und Nephropathie können Zusatzwirkungen, z. B. der Betarezeptorenblocker, ACE-Hemmer und Angiotensinrezeptorantagonisten (siehe Kapitel 5), genutzt werden. Bei unzureichend wirkender Monotherapie sollte vor dem Einsatz einer Kombination versuchsweise auf Antihypertensiva mit differentem Angriffspunkt gewechselt werden. Ein Modellversuch mit Crossover-Design (Dickerson et al. 1999) an einer kleinen Patientengruppe bestätigte ältere Erfahrungen (Attwood et al. 1994), wonach es – ausschließlich unter dem Gesichtspunkt der Blutdrucksenkung, zusätzliche Erwägungen siehe unten – sinnvoll ist, von einem ACE-Hemmer (A) oder einem Betarezeptorenblocker (B) auf einen Calciumantagonisten (C) oder ein Diuretikum (D) zu wechseln, da die Blutdrucksenkungen unter A und B bzw. C und D enger korreliert sind. Bei guter Blutdrucksenkung aber unangenehmen Nebenwirkungen kann dagegen ein Wechsel von A auf B bzw. von C auf D sinnvoll sein. Die British Hypertension Society hat in Ihren neuen Empfehlungen – den aktuellsten aller hier zitierten – die ABCD-Regel für den Beginn einer antihypertensiven Therapie ganz in den Vordergrund gestellt (Williams et al. 2004, BHS IV).

15

Die Prinzipien der Kombinationsbehandlung sind eine Verstärkung der Blutdrucksenkung und eine Abschwächung unerwünschter Wirkungen, z. B. Stimulation des Renin-Angiotensin-Aldosteron-Systems durch Diuretika und dessen Blockade durch ACE-Hemmer. Unter dem Gesichtspunkt von Kosten und Compliance bei Arzt und Patient sowie auf der Basis einer Metaanalyse von über 300 im Mittel vierwöchiger Studien (Law et al. 2003) wird auch der primäre Einsatz niedrig dosierter Fixkombinationen favorisiert, von der AkdÄ vorzugsweise bei höherem Ausgangsblutdruck oder deutlich erhöhtem kardiovaskulären Risiko. Einwände gegen die generelle Präferenz der primären Kombinationstherapie sind die mögliche Langzeitbehandlung mit einem nicht blutdrucksenkenden aber nicht nebenwirkungslosen Kombinationsbestandteil und der Verlust der Übersicht bei Vielfachmedikation. Insgesamt muß man in Deutschland allerdings von einer Vernachlässigung der Kombinationsbehandlung ausgehen mit der Konsequenz einer unbefriedigenden Blutdruckeinstellung. In einer Evaluation aller Versicherten einer Ersatzkasse (Barmer Information 2003), die mit Antihypertensiva behandelt werden, fand sich eine Quote von nur 22,2% an Kombinationsbehandlungen. In ALLHAT (2002) wurde mit einer Quote von über 60% (Cushman et al. 2002) ein mittlerer Blutdruck von 135/75 mm Hg, in ANBP2 (Wing et al. 2003) mit einer Quote von 36% ein mittlerer Druck von 142/79 mm Hg erreicht. Die Güte der Blutdruckeinstellung bei einer Quote von 22,2% erscheint daher sehr fraglich. Hierüber gibt die vorlegte Evaluation jedoch leider keine Auskunft.

Abbildung 15.1 faßt die medikamentösen Behandlungsempfehlungen zusammen wie sie in die 2. Auflage der Hypertonieempfehlungen der AkdÄ aufgenommen wurden. Auf die Notwendigkeit der nichtmedikamentösen Maßnahmen, die einer Pharmakotherapie vorangehen und sie begleiten (siehe oben), wird noch einmal hingewiesen.

Seit vielen Jahren wird die Frage diskutiert, ob in der Monotherapie, vor allem wenn sie bei leichteren Hochdruckformen angewendet wird, alle zur Zeit genannten Substanzgruppen mit ihren zahlreichen Vertretern als gleichwertig zu betrachten sind (Bock und Anlauf 1984). Diuretika und Betarezeptorenblocker galten lange Zeit als unbestrittener gleichwertiger Standard einer initialen Monotherapie. Die Diskussion wurde vor allem auf der Grundlage von Studien an Patienten mittleren Alters mit leichter Hypertonie (Medical Research Council 1985) für abgeschlossen gehalten. Eine Metaanalyse ergab dann aber Hinweise auf Wirksamkeitsunterschiede mit einer Unterlegenheit der

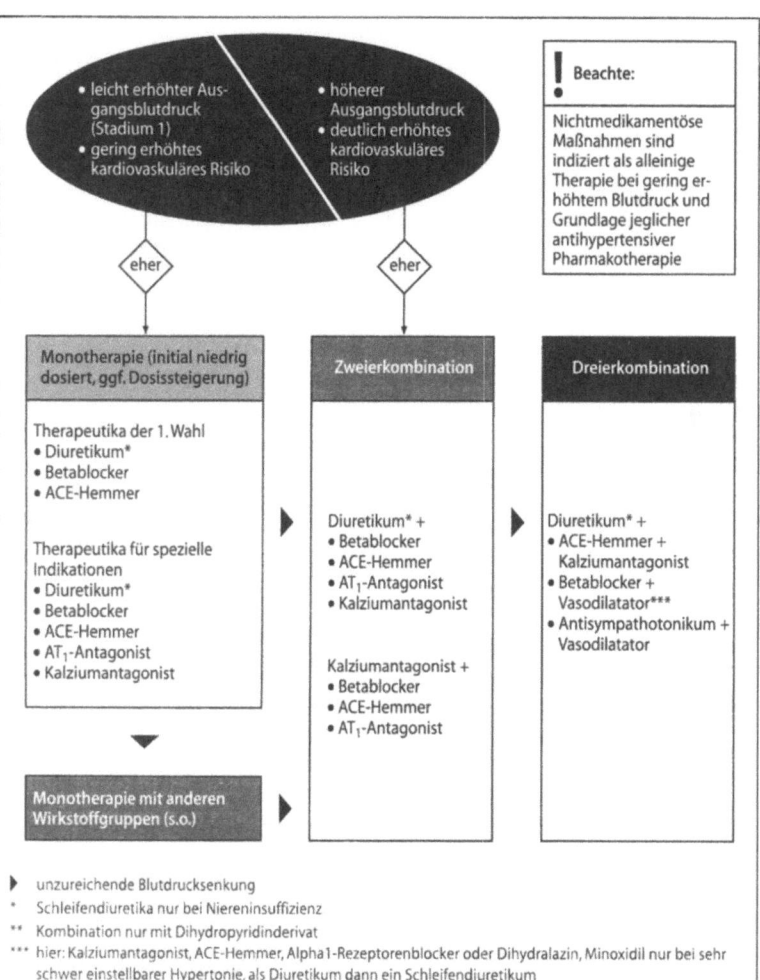

Abbildung 15.1: Antihypertensive Stufentherapie (Arzneimittelkommission der Deutschen Ärzteschaft 2004)

Betarezeptorenblocker bei alten Patienten (Messerli et al. 1998). Außerdem stehen Betarezeptorenblocker ebenso wie Diuretika im Gegensatz zu den neueren Antihypertensivagruppen im Verdacht, die Manifestation eines Typ 2 Diabetes zu begünstigen (Williams et al. 2004, BHS IV), ein wegen des zunehmenden Körpergewichtes in der Bevölkerung stetig wachsendes Problem. Mit einer neuen Form der Metaanalyse, der Netzwerk-Metaanalyse, fanden Psaty et al. (2003) bei einer Auswertung von 42 kontrollierten Hypertoniestudien, daß das Risiko kardiovaskulärer Krankheitsereignisse unter niedrigen Dosen von Diuretika um 11% niedriger lag als unter Betarezeptorenblockern Es bleibt zu prüfen, ob ein Überwiegen der an Älteren gewonnenen Daten hierfür den Ausschlag gegeben hat. In jedem Fall werden Diuretika als Antihypertensiva in Deutschland offenbar viel zu selten eingesetzt, wenn sich der Befund bestätigen sollte, daß dies nur bei 10% der Patienten der Fall ist (Barmer Information 2003).

Nach vier Studien, in denen zusätzlich zu einer Basistherapie der eine Therapiearm einen ACE-Hemmer, der andere ein Placebo erhielt, galten auch ACE-Hemmer als für die Intialtherapie qualifiziert. Unsicherheit entstand, als sich der ACE-Hemmer in der größten Hypertoniestudie (The ALLHAT Officers and Coordinators 2002) dem Diuretikum als unterlegen zeigte. In einer weiteren Studie (Wing et al. 2003) bestätigte sich dies jedoch nicht (Einzelheiten siehe Kapitel 5). Eine Kontroverse gibt es nach wie vor zu Calciumantagonisten.

Zwar ergeben die beiden Placebo-kontrollierten Studien, in denen die Dihydropyridine Nitrendipin (Syst-Eur, Staessen et al. 1997) und Amlodipin (PREVENT, Pitt et al. 2000) eingesetzt wurden, in der metaanalytischen Zusammenfassung (Neal et al. 2000) eine ebenso starke Reduktion größerer kardiovaskulärer Ereignisse wie unter ACE-Hemmerbehandlung, die Repräsentativität dieser Studien für die Mehrzahl der Hypertoniker ist jedoch begrenzt. Die Syst-Eur-Studie wurde nur bei Alten mit isolierter systolischer Hypertonie vorgenommen, die PREVENT-Studie prüfte in erster Linie und mit negativem Ergebnis, ob Amlodipin die Progression früher koronarsklerotischer Veränderungen verlangsamt.

Bei den Vergleichen von Calciumantagonisten mit Diuretika und Betarezeptorenblockern fanden Neal et al. (2000) metaanalytisch eine signifikante Überlegenheit der Calciumantagonisten bei der Vermeidung des Schlaganfalls, aber eine Unterlegenheit bei der Vermeidung der koronaren Herzkrankheit. Auch im Vergleich zu ACE-Hemmern waren Calciumantagonisten bei der koronaren Herzkrankheit und zusätzlich bei der Herzinsuffizienz unterlegen. Pahor et al. (2000) fanden sogar in einer methodisch weniger differenzierten Metaanalyse beim Herzinfarkt, bei der Herzinsuffizienz und bei den größeren kardiovaskulären Ereignissen eine Unterlegenheit der Calciumantagonisten im Vergleich zu allen anderen Antihypertensiva, während sich bei Schlaganfall und Gesamtmortalität keine signifikanten Unterschiede errechneten. In ALLHAT wurde der langwirkende Dihydropyridin-Calciumantagonist Amlodipin mit dem langwirkenden Diuretikum Chlortalidon verglichen (The ALLHAT Officers and Coordinators 2002, siehe auch Kapitel 5). Eine tödliche koronare Herzkrankheit oder ein nicht-tödlicher Herzinfarkt (primäre Endpunkte) traten unter Amlodipin nicht häufiger auf als unter Chlortalidon. Signifikant häufiger unter Amlodipin (um 4,17 Fälle/1000 Patientenjahre) als unter Chlortalidon waren jedoch Herzinsuffizienzen, deren Diagnostik und Ursache in der Studie allerdings heftig diskutiert wird (siehe hierzu Piller et al. 2002). Schließlich waren in der ergänzenden Auswertung einer Studie zur Nephropathie infolge Diabetes mellitus Typ 2 kardiovaskuläre Ereignisse insgesamt nicht signifikant unterschiedlich häufig, wenn zusätzlich zu einer konventionellen antihypertensiven Therapie Placebo, Irbesartan oder Amlodipin gegeben wurde, obgleich Irbesartan die Progression der Nephropathie günstiger beeinflußte als die Vergleichstherapie (Berl et al. 2003, siehe Kapitel 5). Unter Amlodipin waren Herzinfarkte sogar seltener als unter Placebo, aber Herzinsuffizienzen häufiger als unter Irbesartan. Diese Unterlegenheit eines Dihydropyridins bei der Herzinsuffizienz im Vergleich zu einem Sartan bestätigte sich in der VALUE-Studie an Hochrisikopatienen. In der Subgruppe der Patienten mit identischen systolischem Druck unter Therapie lag die Rate von Krankenhauseinweisungen wegen Herzinsuffizienz unter Valsartan um 19% niedriger als unter Amlodipin (VALUE, Weber et al. 2004). In einer vorzeitig abgebrochenen Vergleichsstudie zeigte retardiertes Verapamil keine therapeutische Äquivalenz zu Atenolol oder Hydrochlorothiazid (CONVINCE, Black et al. 2003).

Unter der Annahme, daß in Mitteleuropa das kardiale Risiko des Hypertonikers das zerebrale übersteigt (Jackson und Ramsay 2002), können Betarezeptorenblocker, ACE-Hemmer (oder Angiotensinrezeptorantagonisten) und Diuretika weiterhin als Antihypertensiva erster Wahl in der antihypertensiven Monotherapie betrachtet werden gefolgt von langwirkenden Calciumantagonisten z. B. bei Unverträglichkeit auf die übrigen Antihypertensivagruppen. Gegen die soeben

15

in den USA aufgestellte Regel, bei Fehlen zusätzlicher Indikationen für andere Antihypertensiva in ersten Linie Diuretika zu empfehlen, spricht u. a. ihre diabetogene Wirkung, deren langfristigen gesundheitlichen Konsequenzen in Studien, die im Mittel nicht länger als fünf Jahre dauern, nicht erfaßt werden können. Die Autoren von BHS IV sprechen in diesem Zusammenhang von unqualifizierten Schlußfolgerungen und Empfehlungen der Verfasser von ALLHAT und der sich anschließenden JNC 7-Publikation (Williams et al. 2004).

Durch erfolgreiche Studien zu Auftreten und Progressionshemmung der Nephropathie bei Typ-2-Diabetes, vor allem jedoch wegen einer leichten Überlegenheit eines Angiotensinrezeptorantagonisten im Vergleich mit einem Betarezeptorenblocker bei älteren Hochrisikopatienten können Angiotensinrezeptorantagonisten nicht mehr nur als nebenwirkungsärmere Alternative zu ACE-Hemmern betrachtet werden (Literatur und weitere Einzelheiten siehe Kapitel 5).

Im März 2000 entschloß sich die Hochdruckliga, Alpha$_1$-Rezeptorenblocker aus den Empfehlungen zur Monotherapie und zu Zweifachkombinationen herauszunehmen – eine Empfehlung zur Firstline-Behandlung mit dieser Substanzgruppe war von der AkdÄ nie ausgesprochen worden –, nachdem in einer ersten Auswertung der ALLHAT-Studie unter Doxazosin doppelt so häufig eine Herzinsuffizienz auftrat wie unter Chlortalidon (The ALLHAT Officers and Coordinators 2000) (siehe auch S. 346 f).

Werden „Surrogatparameter", d. h. die Wirksamkeit von Antihypertensiva auf intermediäre Hochdruckfolgen (z. B. linksventrikuläre Hypertrophie, vaskuläre Hypertrophie bzw. sonografisch bestimmbare Intima-Media-Dicke der großen Arterien, Nierenfunktion), als Kriterium für ihren Einsatz herangezogen, ist die meist ungeklärte Beziehung dieser Wirkungen zu Morbidität und Mortalität zu berücksichtigen.

Ungefähr 80% der Hypertoniker können mit einer Monotherapie oder einer Zweierkombination eingestellt werden. Kombinationen aus drei unterschiedlichen Antihypertensiva sind bei nur einem kleinen Prozentsatz, d. h. aber dennoch zahlreichen Patienten, erforderlich. Vor der Verordnung einer fixen Kombination sollten im Gegensatz zu der nicht überzeugenden Empfehlung von Law et al. (2003) die einzelnen Komponenten, soweit möglich durch freie Kombination, ausgetestet werden. Zunehmend wird aus Kosten- und Compliancegründen für die primäre Verordnung von fixen Kombinationen plädiert. Dem Kostenargument steht entgegen, daß für zahlreiche generische Monopräparate noch keine generischen Kombinationen zur Verfügung stehen.

Verordnungsspektrum

Die in diesem Kapitel dargestellten Antihypertonika beschränken sich auf Alpharezeptorenblocker und Antisympathikotonika sowie auf Kombinationspräparate von Betarezeptorenblockern und Calciumantagonisten. Hinzu kommen die Präparate der ACE-Hemmer und der Angiotensinrezeptorantagonisten und die Monopräparate der Betarezeptorenblocker und Calciumantagonisten, die zum überwiegenden Teil für die antihypertensive Therapie eingesetzt werden. 2003 befanden sich unter den 3000 verordnungshäufigsten Arzneimitteln 51 (2002: 46) Antihypertonika und 130 (2002: 121) ACE-Hemmer und Angiotensinrezeptorantagonisten sowie zusätzlich 93 Monopräparate von Calciumantagonisten und 77 von Betarezeptorenblockern.

Abbildung 15.2, in der alle bei der Hochdrucktherapie eingesetzten Arzneimittelgruppen zusammengefaßt sind, zeigt eine Zunahme der verordneten DDD bei allen Gruppen mit Ausnahme der Alpharezeptorenblocker. Absolut haben am stärksten die ACE-Hemmer (353 Mio.

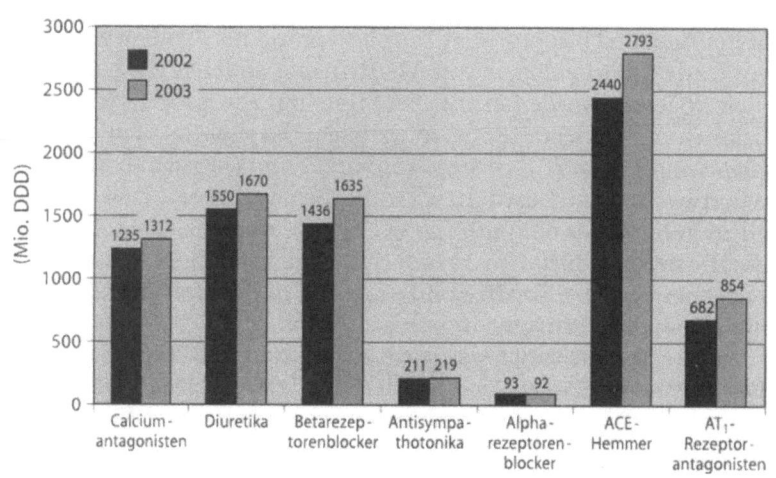

Abbildung 15.2: Verordnungen von Antihypertonika 2003. DDD der 3000 meistverordneten Arzneimittel

DDD) zugenommen, prozentual am stärksten die Angiotensinrezeptorantagonisten (25,2%).

Betarezeptorenblockerkombinationen

Die Verordnung von Betarezeptorenblockerkombinationen stieg im Jahr 2003 vor allem als Folge der Einführung mehrerer Bisoprolol enthaltener Generika aber auch eines starken Zuwachses von Metoprololkombinationen kräftig an (Tabelle 15.1, siehe auch Kapitel 22). In 16 der 18 am häufigsten verordneten Kombinationen finden sich die beta$_1$-selektiven Blocker Metoprolol, Atenolol und Bisoprolol. Kombinationen mit nichtselektiven Blockern waren um 11,2% rückläufig. Betrachtet man einzelne Dosierungen, so zeigt sich, daß einige Hersteller offenbar davon ausgehen, daß auch Patienten mit leichter Hypertonie mit niedrig dosierten Kombinationen eingestellt werden. In der Regel ist die Wirkung der verschiedenen Betarezeptorenblocker auf den Ruheblutdruck bei äquivalenter Dosierung gleich. Unterschiede bestehen dagegen in den Nebenwirkungen. Unter beta$_1$-selektiver Blockade werden unerwünschte Effekte auf die Bronchialmuskulatur, die peripheren Gefäße und den Glucosestoffwechsel seltener beobachtet.

Als Diuretikakomponenten der Kombinationen finden sich für Metoprolol und Bisoprolol Hydrochlorothiazid für Atenolol das länger wirkende Chlortalidon, das in ALLHAT und anderen Hochdruckstudien eingesetzt wurde, bei uns aber bisher nur eine geringe, wenn auch deutlich zunehmende Rolle spielt (siehe Kapitel 25). Ein Präparat (*Betasemid*) enthält das Schleifendiuretikum Furosemid. Schleifendiuretika sind im Gegensatz zu den oben genannten Diuretika vor allem geeignet für die Verordnung bei niereninsuffizienten Patienten, die Dosierung dürfte in diesen Fällen jedoch nicht selten unzureichend sein. Der Einsatz von Furosemid in der Hochdrucktherapie nierengesunder Patienten ist nur selten indiziert.

In den Dreifachkombinationen (*Treloc* und *TRI-Normin*) werden Betarezeptorenblocker und Diuretikum durch den Vasodilatator Hydralazin ergänzt. Die Kombination von Propranolol (50 mg) und Dihydralazin (35 mg) in *Obsilazin* ist in modernen Therapieschemata jedoch nicht vorgesehen. Prinzipielle Einwände bestehen gegen das Dosierungsverhältnis. Als Nebenwirkung werden unter anderem Ödeme genannt.

Tabelle 15.1: Verordnungen von Betarezeptorenblockerkombinationen 2003. Angegeben sind die 2003 verordneten Tagesdosen, die Änderungen gegenüber 2002 und die mittleren Kosten je DDD 2003.

Präparat	Bestandteile	DDD in Mio.	Änderung in %	DDD-Kosten in €
Metoprololkombinationen				
Beloc comp	Metoprolol Hydrochlorothiazid	29,6	(–4,1)	0,71
Metohexal comp.	Metoprolol Hydrochlorothiazid	17,7	(+16,4)	0,27
Metoprolol-ratiopharm comp.	Metoprolol Hydrochlorothiazid	17,3	(+21,1)	0,27
Treloc	Metoprolol Hydrochlorothiazid Hydralazin	6,5	(–7,9)	0,79
Metostad comp.	Metoprolol Hydrochlorothiazid	4,7	(+9,1)	0,27
Azumetop HCT	Metoprolol Hydrochlorothiazid	4,0	(+12,6)	0,27
		79,8	(+6,0)	0,48
Atenololkombinationen				
TRI-Normin	Atenolol Chlortalidon Hydralazin	11,2	(–1,6)	0,85
Atenolol-ratiopharm comp.	Atenolol Chlortalidon	6,0	(+6,5)	0,49
Teneretic	Atenolol Chlortalidon	4,7	(–5,9)	0,48
Atenolol AL comp.	Atenolol Chlortalidon	3,5	(+12,6)	0,41
Atehexal comp.	Atenolol Chlortalidon	3,1	(+8,6)	0,47
		28,5	(+1,9)	0,62
Bisoprololkombinationen				
Concor plus	Bisoprolol Hydrochlorothiazid	25,5	(–5,3)	0,57
Bisohexal plus	Bisoprolol Hydrochlorothiazid	23,9	(+176,9)	0,55
Bisoprolol ratiopharm comp.	Bisoprolol Hydrochlorothiazid	7,7	(+913,7)	0,54
Bisomerck plus	Bisoprolol Hydrochlorothiazid	5,2	(+162,0)	0,54

15

Tabelle 15.1: Verordnungen von Betarezeptorenblockerkombinationen 2003. Angegeben sind die 2003 verordneten Tagesdosen, die Änderungen gegenüber 2002 und die mittleren Kosten je DDD 2003 (Fortsetzung).

Präparat	Bestandteile	DDD in Mio.	Änderung in %	DDD-Kosten in €
Bisoprololkombinationen				
Bisobloc HCT	Bisoprolol Hydrochlorothiazid	3,3	(+716,3)	0,57
		65,5	(+69,5)	0,55
Nichtselektive Betarezeptorenblockerkombinationen				
Betasemid	Penbutolol Furosemid	4,2	(−10,1)	0,95
Obsilazin	Propranolol Dihydralazin	2,2	(−13,3)	0,75
		6,4	(−11,2)	0,88
Summe		180,1	(+20,9)	0,54

Die mittleren DDD-Kosten dieser Kombinationen mit elf Generika und sieben Originalpräparaten liegen mit 0,54 € über denen der Captoprilkombinationen mit 0,22 € und der generischen Enalaprilkombinationen mit 0,51 € (siehe Kapitel 5). Der Preisvorteil der generischen Zweifachkombinationen im Vergleich zu den Originalpräparaten von Atenolol und Bisoprolol ist sehr gering. Bei Metoprolol ist er dagegen bedeutend, er beträgt 0,44 € pro DDD.

Alpha$_1$-Rezeptorenblocker und Vasodilatatoren

In dieser 2003 um lediglich 0,6% geschrumpften Gruppe, die nach dem negativen Ergebnis der ALLHAT-Studie (siehe oben) seit Frühjahr 2000 nicht mehr für die Monotherapie und Zweifachkombinationen empfohlen wird, haben sich die Präparate sehr unterschiedlich entwickelt. Während die Originalpräparate von Doxazosin deutlich verloren haben, verzeichneten Generika Steigerungen bis 60%. Als günstige Zusatzwirkung der Alpha$_1$-Rezeptorenblocker kann eine Erleichterung der Blasenentleerung bei benigner Prostatahyperplasie genutzt werden.

Die Ursache des negativen Ergebnisses für Doxazosin bei der Vermeidung kardiovaskulärer Hochdruckkomplikationen insbesondere

Tabelle 15.2: Verordnungen von Alpharezeptorenblockern und Vasodilatatoren 2003. Angegeben sind die 2003 verordneten Tagesdosen, die Änderungen gegenüber 2002 und die mittleren Kosten je DDD 2003.

Präparat	Bestandteile	DDD in Mio.	Änderung in %	DDD-Kosten in €
Doxazosin				
Doxazosin-ratiopharm	Doxazosin	13,8	(+0,8)	0,68
Diblocin	Doxazosin	12,5	(−9,4)	0,86
Cardular	Doxazosin	10,9	(−17,3)	0,86
Doxacor	Doxazosin	10,3	(+9,8)	0,64
Doxazosin AZU	Doxazosin	6,3	(+10,2)	0,63
Doxazosin STADA	Doxazosin	5,0	(+16,0)	0,65
Doxazomerck	Doxazosin	4,3	(−10,4)	0,68
doxazosin von ct	Doxazosin	3,5	(+1,9)	0,70
Doxazosin AL	Doxazosin	3,0	(+60,4)	0,59
Doxazosin Heumann	Doxazosin	2,3	(−0,6)	0,72
		71,9	(−0,8)	0,72
Weitere Alpha$_1$-Rezeptorenblocker				
Ebrantil	Urapidil	12,7	(+6,6)	1,37
Andante	Bunazosin	6,1	(−12,7)	0,77
Prazosin-ratiopharm	Prazosin	1,5	(−6,3)	0,81
		20,3	(−1,0)	1,15
Direkte Vasodilatatoren				
Nepresol	Dihydralazin	3,3	(+9,7)	0,79
Depressan	Dihydralazin	2,4	(−7,6)	0,84
Lonolox	Minoxidil	0,9	(+22,7)	5,09
		6,6	(+4,1)	1,40
Summe		98,8	(−0,6)	0,86

15

einer Herzinsuffizienz im Vergleich zum Chlortalidon (The ALLHAT Officers and Coordinators 2000) ist umstritten. Unter anderem wird ein Artefakt durch die Studienplanung diskutiert: Patienten unter Diuretika mit kompensierter Insuffizienz wurde ihre Therapie entzogen (Guidelines Committee 2003).

Deutlich abgenommen hat wiederum *Andante* (Bunazosin), während das teure *Ebrantil* (Urapidil) sich wie im Vorjahr weiter steigerte. Urapidil wirkt nicht nur alpha$_1$-blockierend, sondern auch geringfügig alpha$_2$-stimulierend und serotoninantagonistisch. Die mittleren DDD-Kosten der teuren Alpha$_1$-Rezeptorenblocker und Vasodilatatoren liegen mit 0,86 € über denen von vier der sieben Monopräparate von Angiotensinrezeptorantagonisten. Urapidil (*Ebrantil*) überragt mit Tagesbehandlungskosten von 1,37 € in diesem Jahr nicht mehr alle Präparate dieses Kapitels, sondern Minoxidil (*Lonolox*) mit 5,09 €.

Nachdem seine Verordnungen innerhalb eines Jahres um mehr als 20% gestiegen sind, erscheint Minoxidil zum ersten Mal in der Liste der meistverordneten Präparate. Dies ist erstaunlich, da es sich bisher um ein Reserveantihypertensivum handelte, das eine sorgfältige Kombinationsbehandlung mit einem frequenzsenkenden Antihypertensivum, vorzugsweise einem Betarezeptorenblocker und hochdosierten Diuretikum notwendig macht (s. Abbildung 15.1, Fachinformationen beachten!). Die Verordnungszunahme spricht vielleicht dafür, daß die Handhabung dieses stärksten Vasodilatators inzwischen erlernt wurde oder niedrigere Zielblutdruckwerte angestrebt werden.

Auch Dihydralazin sollte ausschließlich in der Kombinationstherapie verwendet werden. Die Alternativen unter den Vasodilatatoren führten auch in diesem Jahr nicht zu einem Verordnungsrückgang dieser Substanz.

Calciumantagonisten-Kombinationen

2003 nahm die Verordnung dieser Gruppe im Durchschnitt prozentual wiederum um 4,2% ab (Tabelle 15.3). Drei Präparate dieser Liste sind Kombinationen aus einem Dihydropyridin-Calciumantagonisten und einem Betarezeptorenblocker. Da Betarezeptorenblocker Herzfrequenz und Herzzeitvolumen senken, ist die Kombination mit vasodilatierenden Dihydropyridinen hämodynamisch gut begründet, zumal hierdurch Tachykardien verhindert werden können. Verapamil, das in der Regel nicht zur Frequenzsteigerung führt, wurde in den Fixkombinationen *Isoptin RR plus* und *Veratride* mit einem bzw. zwei Diuretika, darunter einem Kaliumsparer kombiniert.

Alpha$_2$-Agonisten

Gewinne verzeichneten erneut die Moxonidinpräparate *Cynt* und *Physiotens* (Tabelle 15.4). Sie sollen neben den agonistischen Wirkungen auf zentrale Alpha$_2$-Rezeptoren eine hohe Affinität zu den nicht unumstrittenen zerebralen Imidazolinbindungsstellen aufweisen. Die

Tabelle 15.3: Verordnungen von Calciumantagonisten-Kombinationen 2003. Angegeben sind die 2003 verordneten Tagesdosen, die Änderungen gegenüber 2002 und die mittleren Kosten je DDD 2003.

Präparat	Bestandteile	DDD in Mio.	Änderung in %	DDD-Kosten in €
Mit Betarezeptorenblockern				
Mobloc	Felodipin Metoprolol	24,6	(−2,7)	1,02
Nif-Ten	Atenolol Nifedipin	13,2	(−8,5)	0,65
Nifatenol	Nifedipin Atenolol	3,7	(+4,0)	0,52
		41,5	(−4,0)	0,86
Mit Diuretika				
Isoptin RR plus	Verapamil Hydrochlorothiazid	5,6	(−4,1)	0,67
Veratide	Verapamil Triamteren Hydrochlorothiazid	2,9	(−6,2)	1,03
		8,5	(−4,8)	0,79
Summe		49,9	(−4,2)	0,85

blutdrucksenkende Wirkung von Moxonidin wird jedoch genauso wie die Wirkung von Clonidin und Methyldopa über postsynaptische Alpha$_{2A}$-Rezeptoren vermittelt, da beide Substanzen bei Alpha$_{2A}$-Knockoutmäusen wirkungslos sind (Zhu et al. 1999). Wirkungen und Dosisbereich von Moxonidin sind denen von Clonidin ähnlich. Die Wirkdauer ist jedoch länger, und die Häufigkeit von Nebenwirkungen soll bei leichter bis mittelschwerer Hypertonie niedriger sein. Der Markterfolg von Moxonodin (*Cynt*) hat jedoch keine Evidenzbasis für eine Senkung kardiovaskulärer Hochdruckkomplikationen. Im Gegensatz zu Betarezeptorenblockern kann die Substanz bei Patienten mit Herzinsuffizienz (NYHA II-IV) sogar gefährlich sein. Nachdem in der MOXCON-Studie mit 1934 weniger als die Hälfte der geplanten Patienten eingebracht waren, wurde die Studie abgebrochen, weil in der Moxonidingruppe 54 Patienten gestorben waren, in der Vergleichsgruppe dagegen nur 32 (Cohn et al. 2003). Moxonidin sollte daher auch bei Hochdruckpatienten mit Herzinsuffizienz nicht eingesetzt werden.

15

Tabelle 15.4: Verordnungen von Antisympathotonika 2003. Angegeben sind die 2003 verordneten Tagesdosen, die Änderungen gegenüber 2002 und die mittleren Kosten je DDD 2003.

Präparat	Bestandteile	DDD in Mio.	Änderung in %	DDD-Kosten in €
Methyldopa				
Presinol	Methyldopa	1,1	(−3,1)	1,07
Dopegyt Tabl.	Methyldopa	0,8	(−7,4)	1,19
		1,9	(−4,9)	1,12
Clonidin				
Clonidin-ratiopharm	Clonidin	8,8	(+18,6)	0,52
Catapresan	Clonidin	8,3	(−15,0)	0,58
Clonistada	Clonidin	2,5	(+17,7)	0,47
Haemiton	Clonidin	1,9	(−1,8)	0,69
		21,3	(+1,2)	0,55
Moxonidin				
Cynt	Moxonidin	91,7	(+6,7)	0,76
Physiotens	Moxonidin	37,7	(+1,7)	0,73
Moxonidin HEXAL	Moxonidin	4,4	(neu)	0,52
		133,8	(+8,7)	0,75
Reserpinkombinationen				
Briserin N	Clopamid Reserpin	43,8	(−7,2)	0,34
Triniton	Reserpin Dihydralazin Hydrochlorothiazid	9,7	(−8,3)	0,25
Homviotensin	Reserpin D3 Rauwolfia D3 Viscum album D2 Crataegus D2	8,0	(+7,5)	0,21
		61,5	(−5,7)	0,31
Summe		218,5	(+3,4)	0,61

15

Die Entwicklung des klassischen Alpha$_2$-Agonisten Clonidin zeigte eine leichte Zunahme, die von Methyldopa dagegen eine weitere Abnahme (Tabelle 15.4).

Bei den Reserpinkombinationen sind 2003 nur noch drei Präparate (Vorjahr vier Präparate) im Segment der 3000 verordnungshäufigsten Präparate zu finden. Bei Bewertung der gesamten Arzneimittelgruppe ergibt sich kein hinreichender Grund, eine Hochdruckbehandlung mit einer niedrig dosierten Reserpin-Diuretika-Kombination (Reserpin unter 0,25 mg/Tag) völlig zu meiden. Wegen der heute verfügbaren und für den überwiegenden Teil der Hypertoniker besser evaluierten alternativen Behandlungsmöglichkeiten dürften kaum noch Patienten neu auf diese Präparate eingestellt werden. Keineswegs sollten Reserpin-bedingte zentralnervöse Nebenwirkungen, z. B. Depressionen, die bei älteren Patienten als Hirnleistungsstörungen verkannt werden können, hingenommen werden.

Dem begründbaren Rückgang klassischer Reserpinkombinationen steht wiederum eine kaum verständliche Zunahme des reserpinhaltigen Homöopathikums *Homviotensin* gegenüber. Dieses Präparat ist in seiner antihypertensiven Wirkung zweifelhaft. Die auf Herstellerangaben beruhenden DDD-Kosten sind irreführend, da bei einer Tagesdosis von 1–2 Tabletten *Homviotensin* mit Reserpin D3 32 mg (0,032 mg Reserpin) eine sichere antihypertensive Wirkung nicht zu erwarten ist. Die erneute DDD-Zunahme dieses Präparates mit jährlichen Kosten von 1,7 Mio. € offenbart selbst bei der Hypertonie einen Glauben an die eigenartigen Vorstellungen der Homöopathie. Zu den gleichen DDD-Kosten sind z. B. bereits gut wirksame Captopril-Diuretika-Kombinationen erhältlich

Schlußbemerkung

15

Die in Abbildung 15.2 dargestellten DDD zeigen, daß im Jahr 2003 insgesamt 12,1 % mehr Tagesdosen antihypertensiv wirkender Arzneimittel verordnet wurden als 2002. Inwieweit mehr Patienten behandelt wurden oder die Therapie bei mehr Patienten intensiviert wurde, bleibt unklar. Die großen Zuwächse bei den ACE-Hemmern zeigen, daß die teilweise neuen Möglichkeiten der Generikaverordnung intensiv wahrgenommen werden. Dagegen stiegen die Verordnungszahlen der in diesem Kapitel zusammengefaßten Antihypertonika (Betablockerkombinationen, Calciumantagonisten-Kombinationen, Antisympathotonika und Alpharezeptorenblocker) insgesamt deutlich geringer.

Vorrangig für die Wahl eines Antihypertensivums sollte die Wahrscheinlichkeit sein, mit der die Morbidität und Mortalität der Behandelten gesenkt werden. Von Patienten mit schwerster, vor allem maligner Hypertonie abgesehen kann diese Wirksamkeit eines Antihypertensivums nur in kontrollierten Großstudien geprüft werden. Aus ALLHAT und der ANBP2-Studie (The ALLHAT Officers and Coordinators 2002, Wing et al. 2003) sowie aus den jetzt vorliegenden Metaanalysen zu ziehende allgemeine Schlußfolgerungen werden oben sowie im Kapitel 5 diskutiert. Cum grano salis erwiesen sich auf Bevölkerungsebene die zur Zeit zur Verfügung stehenden Substanzen bei mittelfristiger Anwendung über mehrere Jahre als weitgehend gleichwertig in ihrer präventiven kardiovaskulären Potenz. Zur Beantwortung der Frage, für welches Antihypertensivum bzw. welche Kombination sich der Arzt im Einzelfall entscheiden soll, tragen die genannten Untersuchungen allerdings nur wenig bei. Begleiterkrankungen, Verträglichkeit, Dosierungshäufigkeit und Preis werden damit zu wichtigen Entscheidungskriterien.

Die Palette der jetzt zur Verfügung stehenden Antihypertensiva kann allerdings so genutzt werden, daß auch niedrige Zielblutdruckwerte erreicht werden. Hierfür ist ALLHAT mit seiner intensiven, teilweise nicht einmal optimalen Kombinationstherapie aber einer mittleren Blutdruckeinstellung von 135/75 mm Hg bei über 30000 Personen ein eindrucksvoller Beleg.

Literatur

Anlauf M (1994): Hypertonie im Alter. MMV Medizin Verlag, München.

Anlauf M, Hense HW (2003): Echte und vermeintliche Sparpotenziale in der Hochdrucktherapie – Neues aus dem Zauberhut. Dtsch Med Wschr 128: 1557–1559.

Anlauf M, Tholl U, Hirche H, Weber F (2001): A silent revolution in blood pressure measurement? Some late remarks in regards to the HOT study. J Hum Hypertension 15: 649–651.

Anlauf M, Weber F (2004): Rauchen und Hypertonie (im Druck)

Arzneimittelkommission der Deutschen Ärzteschaft (2004): Empfehlungen zur Therapie der arteriellen Hypertonie. 2. Auflage AVP.

Attwood S, Bird R, Burch K, Casadei B, Coats A, Conway J, Dawes M, Ebbs D, Farmer A, Robinson J (1994): Within-patient correlation between the antihypertensive effects of atenolol, lisinopril and nifedipine. J Hypertens 12: 1053–1060.

Barmer Information (2003): Pressekonferenz der Barmer „Mehr Qualität statt weniger Leistung", 23. April 2003.

Berl T, Hunsicker LG, Lewis JB, Pfeffer MA et al (2003): Cardiovascular Outcomes in the Irbesartan Diabetic Nephropathy Trial of Patients with Type 2 Diabetes and Overt Nephropathy. Ann Intern Med 138: 542–549.

Black HR, Elliott WJ, Grandits G, Grambsch P, Lucente T, White WB et al for the CONVINCE Research Group (2003): Principal Results of the Controlled Onset Verapamil Investigation of Cardiovascular End Points (CONVINCE) Trial. JAMA 289: 2073-2082.

15

Bock KD, Anlauf M (1984): Die Qual der Wahl – das Dilemma der Hochdruck-therapie. Münch Med Wochenschr 16: 477–479.

Chobanian AV, Bakris GL, Black HR, Cushman WC et al (2003): The Seventh Report of the Joint National Committee on Prevention, Detection, Evaluation, and Treatment of High Blood Pressure: The JNC 7 Report. JAMA 289: 2560-2571.

Cohn JN, Pfeffer MA, Rouleau J, Sharpe N et al (2003): Adverse mortality effect of central sympathetic inhibition with sustained–release moxonidine in patients with heart failure. Eur J Heart Fail 5: 659-667

Cushman WC, Ford CE, Cutler JA, Margolis KL, Davis BR et al, ALLHAT Collaborative Research Group (2002): Success and predictors of blood pressure control in diverse North American settings: the antihypertensive and lipid-lowering treatment to prevent heart attack trial (ALLHAT). J Clin Hypertens 4: 393–404.

Deutsche Hochdruckliga (2003): Empfehlungen zur Therapie der arteriellen Hypertonie. Heidelberg

Dickerson JEC, Hingorani AD, Ashby MJ, Palmer CR, Brown MJ (1999): Optimisation of antihypertensive treatment by crossover rotation of four major classes. Lancet 353: 2008–2013.

Guidelines Committee (2003): 2003 European Society of Hypertension-European Society of Cardiology guidelines for the management of arterial hypertension. J Hypertens 21: 1011–1053.

Hansson L, Zanchetti A, Carruthers SG, Dahlöf B, Elmfeldt D et al (1998): Effects of intensive blood-pressure lowering and low-dose aspirin in patients with hypertension: principal results of the Hypertension Optimal Treatment (HOT) randomised trial. Lancet 351: 1755–62.

Jackson PR, Ramsay LE (2002): The United States JNC VI and British Hypertension Society Guideline. The International WHO/ISH Guideline. First-line treatment for hypertension. Eur Heart J 23: 179–182.

Law MR, Wald NJ, Morris JK, Jordan RE (2003): Value of low dose combination treatment with blood pressure lowering drugs: analysis of 354 randomised trials. BMJ 326:1427–1434

Luft FC (2001): Recent clinical trial highlights in hypertension. Curr Hypertens Rep 3: 133–138.

Medical Research Council Working Party (1985): MRC trial of treatment of mild hypertension. Brit Med J 291: 97–104.

Messerli FH, Grossman E, Goldbourt U (1998): Are beta-blockers efficacious as first-line therapy for hypertension in the elderly? A systematic review. JAMA 279: 1903–1907.

Middeke M, Anlauf M, Baumgart P, Franz A, Krönig B, Schrader J, Schulte KL (1998): Ambulante 24h-Blutdruckmessung. (ABDM). DMW 123: 1426–1430.

Neal B, MacMahon S, Chapman N for the Blood Pressure Lowering Treatment Trialists' Collaboration (2000): Effects of ACE inhibitors, calcium antagonists, and other blood-pressure-lowering drugs: results of prospectively designed overviews of randomised trials. Lancet 356: 1955–1964.

Neaton JD, Grimm RH, Prineas RJ, Stamler J, Grandits GA, for the Treatment of Mild Hypertension Study Research Group (1993): Treatment of Mild Hypertension Study Final Results. JAMA 270: 713–724.

15

Pahor M, Psaty BM, Alderman MH, Applegate WB, Williamson JD, Cavazzini C, Furberg CD (2000): Health outcomes associated with calcium antagonists compared with other first-line antihypertensive therapies: a meta-analysis of randomised controlled trials. Lancet 356: 1942–1943.

Piller LB, Davis BR, Cutler JA, Cushman WC, Wright JT Jr, Williamson JD et al (2002):Validation of heart failure events in the Antihypertensive and Lipid Lowering Treatment to Prevent Heart Attack Trial (ALLHAT). Participants Assigned to Doxazosin and Chlorthalidone. Curr Control Trials Cardiovasc Med 3: 10.

Pitt B, Byington RP, Furberg CD, Hunninghake DB, Mancini GB, Miller ME, Riley W for the PREVENT Investigators (2000): Effect of amlodipine on the progression of atherosclerosis and the occurrence of clinical events. Circulation 102: 1503–1510.

PREMIER Collaborative Research Group (2003) :Effects of comprehensive Lifestyle Modifikation on Blood Pressure Control. JAMA 289: 2083–2093

Psaty BM, Lumley T, Furberg CD, Schellenbaum G, Pahor M, Alderman MH, Weiss NS (2003): Health outcomes associated with various antihypertensive therapies used as first-line agents: a network meta-analysis. JAMA 289: 2534–2544.

Staessen JA, Fagard R, Thijs L, Celis H, Arabidze GG et al (1997): Randomised double-blind comparison of placebo and active treatment for older patients with isolated systolic hypertension. The Systolic Hypertension in Europe (Syst-Eur) Trial Investigators. Lancet 350: 757–764.

Staessen JA, Gasowski J, Wang Lj G, Thijs L, et al (2000): Risks of untreated and treated isolated systolic hypertension in the elderly: meta-analysis of outcome trials. Lancet 355: 865–872.

The ALLHAT Officers and Coordinators for the ALLHAT Collaborative Research Group (2000): Major cardiovascular events in hypertensive patients randomized to doxazosin vs chlorthalidone: the antihypertensive and lipid-lowering treatment to prevent heart attack trial (ALLHAT). JAMA 283: 1967–1975.

The ALLHAT Officers and Coordinators for the ALLHAT Collaborative Research Group (2002): Major outcomes in hypertensive patients randomized to angiotensin-converting enzyme inhibitor or calcium channel blocker vs diuretic. The Antihypertensive and Lipid-Lowering Treatment to Prevent Heart Attack Trial (ALLHAT). JAMA 288: 2981–2997.

Thijs L, Fagard R, Lijnen P, Staessen JA, Van Hoof R, Amery A (1992): A meta-analysis of outcome trials in elderly hypertensives. J Hypertension 10: 1103–1109.

Weber MA, Julius S, Kjeldsen SE, Brunner HR (2004): Blood pressure dependent and independent effects of antihypertensive treatment on clinical events in the VALUE Trial. Lancet 363: 2049–2054.

Williams B, Poulter NR, Brown MJ, Davis M et al (2004), Guidelines for management of hypertension: report of the fourth working party of the British Hypertension Society, 2004-BHS IV. J Hum Hypertens 18:139–185.

Wing LMH, Reid MC, Ryan P, Beilin LJ et al for the Second Australian National Blood Pressure Study Group (2003): A comparison of outcomes with angiotensin-converting–enzyme inhibitors and diuretics for hypertension in the elderly. N Engl J Med 348: 583–592.

15

Wolf-Maier K, Cooper RS, Banegas JR, Giampaoli S, Hense HW et al (2003): Hypertension prevalence and blood pressure levels in 6 European countries, Canada, and the United States. JAMA 289: 2363–2369.

Zanchetti A, Hansson L, Clement D, Elmfeldt D et al (2003): Benefits and risks of more intensive blood pressure lowering in hypertensive patients of the HOT study with different risk profiles: does a J-shaped curve exist in smokers? J Hypertens 21: 797–804.

Zhu QM, Lesnick JD, Jasper JR, MacLennan SJ, Dillon MP, Eglen RM, Blue DR (1999): Cardiovascular effects of rilmenidine, moxonidine and clonidine in conscious wild-type and D79N alpha2A-adrenoceptor transgenic mice. Br J Pharmacol 126: 1522–1530.

15

16. Antikoagulantien und Thrombozytenaggregationshemmer

ULRICH SCHWABE

AUF EINEN BLICK

Trend

Die Verordnungen der Thrombozytenaggregationshemmer sind auch 2003 deutlich angestiegen (+11%). Führender Vertreter ist weiterhin mit großem Abstand die niedrig dosierte Acetylsalicylsäure. Verstärkt gewachsen ist die Verordnung des ADP-Rezeptorantagonisten Clopidogrel (+29%). Bei den Antikoagulantien sind Vitamin-K-Antagonisten (Phenprocoumon, Warfarin) und niedermolekulare Heparine in etwa gleichem Ausmaß (14–15%) angestiegen.

Bewertung

ADP-Rezeptorantagonisten sind bei Unverträglichkeit von Acetylsalicylsäure und bei mangelhaften Ansprechen auf Acetylsalicylsäure indiziert, da insgesamt keine klinisch relevante Überlegenheit gegenüber Acetylsalicylsäure belegt ist. Lediglich bei kardiologischen Spezialindikationen (Stentimplantation, akutes Koronarsyndrom) hat die Kombination von Acetylsalicylsäure mit Clopidogrel einen therapeutischen Zusatznutzen.

Antikoagulantien und Thrombozytenaggregationshemmer werden in steigendem Umfang bei Thrombosen, Embolien und arteriellen Gefäßkrankheiten mit unterschiedlichen therapeutischen Schwerpunkten eingesetzt. Die akute Antikoagulation mit Heparin und die nachfolgende Gabe oraler Vitamin-K-Antagonisten ist die Standardtherapie für akute Venenthrombosen und Lungenembolien. Daneben werden orale Antikoagulantien zur Prophylaxe kardiogener Hirnembolien bei atrialen Thromben und bei arteriosklerotisch bedingten Karotisstenosen angewendet. Niedermolekulare Heparine werden überwiegend zur Prophylaxe thromboembolischer Komplikationen bei immobilisierten Patienten, aber auch zunehmend für die Therapie tiefer Venenthrombosen bei ambulanten Patienten eingesetzt.

Thrombozytenaggregationshemmer sind zur Primär- und Sekundärprophylaxe des Herzinfarkts und transienter ischämischer Attacken (TIA) bei Patienten mit zerebrovaskulären Durchblutungsstörungen indiziert. Wichtigster Vertreter dieser Gruppe ist Acetylsalicylsäure, die bereits in Dosen von 50–100 mg täglich eine irreversible Acetylierung der thrombozytären Cyclooxygenase auslöst und dadurch eine über Tage anhaltende Hemmung der Plättchenaggregation bewirkt. Unter speziellen Bedingungen werden die ADP-Rezeptorantagonisten Ticlopidin (*Tiklyd*) oder Clopidogrel (*Plavix, Iscover*) eingesetzt, die den thrombozytären ADP-Rezeptor irreversibel inaktivieren und damit die ADP-vermittelte Aggregation hemmen.

Die Verordnungen der Antikoagulantien und Thrombozytenaggregationshemmer haben im Jahr 2003 weiter zugenommen (Abbildung 16.1). Besonders ausgeprägt war die Zunahme der Thrombozytenaggregationshemmer in den letzten fünf Jahren mit einer Verdreifachung der verordneten Tagesdosen (DDD) (Abbildung 16.1). Dem Hausarzt wird insbesondere nach interventioneller Angioplastie in der Kardiologie häufig empfohlen, Antikoagulantien und Aggregationshemmer gleichzeitig zur Weiterbehandlung zu verordnen. Dies bedeutet ein erheblich erhöhtes Blutungsrisiko auch abhängig von der

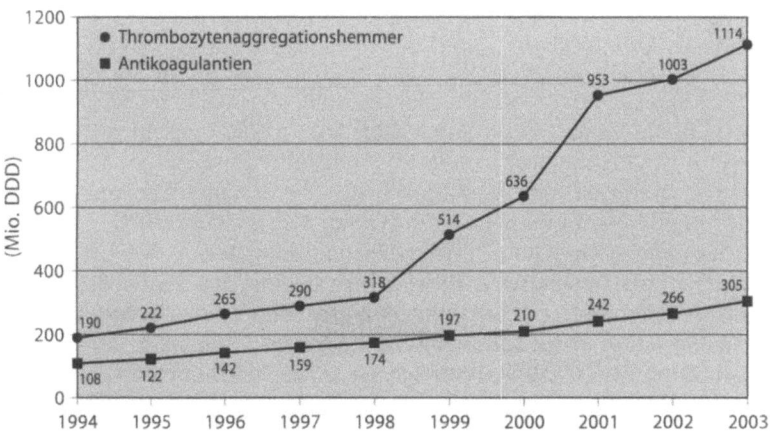

16

Abbildung 16.1: Verordnungen von Thrombozytenaggregationshemmern und Antikoagulantien 1994 bis 2003. Gesamtverordnungen nach definierten Tagesdosen

Grundkrankheit des Patienten (Hypertonie) und erfordert eine intensive ambulante Überwachung. Keine Verordnungsdaten liegen zu z.T. für später im Text erwähnte neuere Antithrombotika vor, wie die direkt wirkenden Thrombinantagonisten Hirudin und Argatroban, für Abciximab, einen Thrombozyten-Glykoproteinrezeptorantagonisten und für den Anti-Faktor Xa-Antagonisten Fondaparinux, weil diese speziellen Präparate offenbar primär im stationären Bereich eingesetzt werden.

Antikoagulantien

Vitamin-K-Antagonisten

Vitamin-K-Antagonisten sind die wichtigsten ambulant angewendeten Antikoagulantien für die Prophylaxe kardiogener Hirnembolien bei atrialen Thromben und arteriosklerotisch bedingten Koronarstenosen. Dagegen gibt es keine ausreichende Evidenz zur routinemäßigen Sekundärprävention transitorischer Attacken und kleinerer Schlaganfälle im Vergleich zur Thrombozytenaggregation mit niedrig dosierter Acetylsalicylsäure (Algra et al. 2001). Als Wirkstoffe werden in Deutschland Phenprocoumon (*Marcumar*, *Falithrom*) und in sehr geringem Umfang auch Warfarin (*Coumadin*) verordnet (Tabelle 16.1). Sie hemmen die Vitamin-K-abhängige Synthese von Faktoren des Gerinnungssystems (z. B. Prothrombin) in der Leber und führen damit zu einer überwiegend verminderten Gerinnungsfähigkeit des Blutes als Thromboseschutz. Das Ausmaß der Wirkung wird durch individuelle Faktoren und durch zahlreiche Arzneimittelinteraktionen beeinflußt. Aus diesem Grunde und aufgrund der geringen therapeutischen Breite ist eine kontinuierliche Therapieüberwachung durch Messung der Thromboplastinzeit (Quick-Wert) erforderlich.

Der gemessene „Quick"-Wert (Thromboplastinzeit) wird in „INR" (International normalized ratio) umgerechnet, um einen allgemein gültigen Laborwert zu erhalten. Entsprechend der zu behandelnden Risikosituation wird der Patient möglichst konstant auf einen bestimmten Ziel-INR-Wertbereich nach den Leitlinien verschiedener Fachgesellschaften eingestellt. Dadurch sind gefährliche Blutungskomplikationen, insbesondere zerebrale Einblutungen bei Hypertoniepatienten, erheblich zurückgegangen. Dies zeigt sich deutlich bei Vergleich der Verdachtsmeldungen an das Spontanerfassungssystem

Tabelle 16.1: Verordnungen von Antikoagulantien 2003. Angegeben sind die 2003 verordneten Tagesdosen, die Änderungen gegenüber 2002 und die mittleren Kosten je DDD 2003.

Präparat	Bestandteile	DDD in Mio.	Änderung in %	DDD-Kosten in €
Vitamin-K-Antagonisten				
Marcumar	Phenprocoumon	192,2	(+15,2)	0,20
Falithrom	Phenprocoumon	54,8	(+14,8)	0,19
marcuphen von ct	Phenprocoumon	4,4	(+14,1)	0,19
Phenpro.-ratiopharm	Phenprocoumon	3,2	(+10,5)	0,20
Coumadin	Warfarin	2,0	(+14,3)	0,31
		256,6	(+15,0)	0,20
Niedermolekulare Heparine				
Clexane	Enoxaparin	19,1	(+36,8)	4,46
Fraxiparin	Nadroparin	10,9	(+0,6)	5,59
Fragmin	Dalteparin	6,4	(+0,4)	5,00
Mono Embolex	Certoparin	5,0	(+0,3)	5,89
Innohep	Tinzaparin	2,3	(+4,4)	6,09
Clivarin	Reviparin	1,7	(−4,2)	4,23
Fraxodi	Nadroparin	1,6	(+33,2)	5,88
		46,9	(+13,7)	5,07
Unfraktionierte Heparine				
Heparin-ratiopharm	Heparin	0,8	(+0,3)	2,66
Summe		304,4	(+14,8)	0,96

16

der Arzneimittelkommission und des BfArM über letale Blutungskomplikationen im Verhältnis zur gesamten Zahl von Blutungskomplikationen, gemeldet in den letzten sechs Jahren.

Auch die heute eingeführte Selbstkontrolle der Antikoagulantientherapie durch den Patienten hat das Ergebnis der oralen Antikoagulantientherapie optimiert, da er entsprechend geschult wird und häufig dann ebenso wie der behandelnde Arzt über die Gefahren der Therapie informiert ist.

Heparine

Für die ambulante Heparinbehandlung werden fast ausschließlich niedermolekulare Heparine verwendet (Tabelle 16.1). Niedermolekulare Heparine sind Heparinfragmente mit gerinnungshemmender Wirkung, die durch Fraktionierung oder Depolymerisierung aus nativem Heparin gewonnen werden. Das mittlere Molekulargewicht beträgt 4.000–6.000 Dalton im Vergleich zu 12.000–15.000 Dalton des unfraktionierten Standardheparins. Daraus resultieren zwei wichtige Vorteile. Ihre Bioverfügbarkeit beträgt 87–98% und ist damit 3–6fach höher und wesentlich konstanter als bei unfraktioniertem Heparin, weshalb die gerinnungshemmende Wirkung besser voraussehbar ist. Die längere Halbwertszeit (3–6 Stunden) ermöglicht die einmal tägliche Gabe. Standarddosen zur Thromboseprophylaxe können im allgemeinen ohne Laborkontrollen angewendet werden (Zed et al. 1999). Als erster Vertreter wurde 1985 Dalteparin (*Fragmin*) zur Antikoagulation bei der Hämodialyse zugelassen. Später folgten fünf weitere niedermolekulare Heparine, die inzwischen alle zu den 3000 verordnungshäufigsten Arzneimitteln gehören (Tabelle 16.1). Für alle Präparate wurde bei der DDD-Berechnung die WHO-DDD für die Anti-Xa-Wirksamkeit zugrunde gelegt. Wegen der unterschiedlichen Herstellungsverfahren und der dadurch bedingten Aktivitätsunterschiede sind die mit einzelnen Substanzen erzielten Ergebnisse nicht ohne weiteres auf alle niedermolekularen Heparine übertragbar. Darüber hinaus unterscheiden sich die verschiedenen niedermolekularen Heparine in den zugelassenen Indikationen. Allerdings sind in den relativ wenigen Vergleichsstudien keine klinisch bedeutsamen Unterschiede gefunden worden (White and Ginsberg 2003).

Niedermolekulare Heparine sind für die Thromboseprophylaxe in der Allgemeinchirurgie nach einer Metaanalyse (51 Studien, 48624 Patienten) genauso wirksam und sicher wie Standardheparine (Mismetti et al. 2001). Gleiches gilt auch für die Initialbehandlung der tiefen Venenthrombose (Lensing et al. 1995). Bei akuten Koronarsyndromen (instabile Angina pectoris, Non-Q-Wellen-Infarkt) zeigte eine Metaanalyse (12 Studien, 17157 Patienten) keine signifikanten Unterschiede von niedermolekulaern Heparinen im Vergleich mit unfraktionierten Heparinen oder untereinander bezüglich Senkung von Herzinfarktrate und Mortalität (Eikelboom et al. 2000). Bezüglich des Blutungsrisikos als wichtigster Nebenwirkung und der gefährlichen Heparin-induzierten Thrombozytopenie Typ II (HIT II) bestehen keine wesentlichen Unterschiede zwischen unfraktionierten und niedermolekularen Heparinen. Letztere scheinen zwar primär seltener die HIT II auszulösen, bei eingetretener Symptomatik bestehen allerdings häufig „Kreuzreaktionen" gegenüber den meisten niedermolekularen Heparinen und sehr selten gegenüber dem Heparinoid Danaparoid (Keng 2001).

Mit der einfacheren Handhabung sind die niedermolekularen Heparine auch für die Behandlung ambulanter Patienten einsetzbar. Für ausgewählte Patienten mit tiefen Venenthrombosen ist in mehreren kontrollierten Studien gezeigt worden, daß die häusliche Behandlung mit niedermolekularen Heparinen genauso sicher und effektiv ist wie die stationäre Heparintherapie (Levine et al. 1996, Koopman et al. 1996, Grau et al. 2001). Bei dieser Indikation ist damit eine erhebliche Kostenreduktion trotz der 2–4fach höheren Kosten der niedermolekularen Heparine möglich. Bei der Langzeitprophylaxe venöser Thromboembolien sind niedermolekulare Heparine möglicherweise genauso wirksam wie Vitamin-K-Antagonisten aber erheblich teurer und kommen daher für diese Indikation nur bei Kontraindikationen von Vitamin-K-Antagonisten in Betracht (Van der Heijden et al. 2002).

Aufgrund der mehrfachen Warnungen und Mitteilungen der Arzneimittelkommission der Deutschen Ärzteschaft hat sich die anfänglich hohe Letalität der gefährlichen Heparin-induzierten Thrombozytopenie Typ II (etwa 30%) deutlich vermindert (5–8%), da nunmehr die Symptomatik thromboembolischer Komplikationen mit Thrombozytenabfall unter Heparin frühzeitig erkannt, Heparin rechtzeitig abgesetzt und eine entsprechende Ersatzantikoagulation mit rekombinanten Hirudinen (Desirudin, Lepirudin) oder dem neuerdings für diese Indikation zugelassenen, direkten, synthetischen Thrombininhibitor Argatroban (Walenga 2002) bzw. mit dem Heparinoid Danaparoid eingeleitet wird. Die Patienten erhalten einen entsprechenden Warnhinweis (Risikopaß) ausgehändigt.

Thrombozytenaggregationshemmer

Acetylsalicylsäure

Der Hauptteil der Verordnungen entfällt traditionell auf die Acetylsalicylsäure (Tabelle 16.2). Hier erscheinen allerdings nur solche Präparate, die ausschließlich für die Thrombozytenaggregationshemmung zugelassen sind. Daneben gibt es weitere Acetylsalicylsäurepräparate (*ASS-Hexal, ASS STADA, ASS-1A Pharma*), die als Analgetika klassifiziert sind (siehe Kapitel 6), aber zu einem großen Teil als niedrig dosierte Arzneiformen von 100 mg verordnet werden. Diese niedrige Dosis wird vermutlich primär zur Hemmung der Thrombozytenaggregation eingesetzt, da sie für die Schmerz- und Fiebertherapie bei Erwachsenen nicht ausreicht. Die 100 mg Tabletten dieser Präparate ergeben weitere 208 Mio. Tagesdosen, so daß im Jahr 2003 zusammen mit den 982 Mio. DDD aus der Tabelle 16.2 insgesamt 1.190 Mio. DDD

Tabelle 16.2: Verordnungen von Thrombozytenaggregationshemmern 2003. Angegeben sind die 2003 verordneten Tagesdosen, die Änderungen gegenüber 2002 und die mittleren Kosten je DDD 2003.

Präparat	Bestandteile	DDD in Mio.	Änderung in %	DDD-Kosten in €
Acetylsalicylsäure				
HerzASS-ratiopharm	Acetylsalicylsäure	313,0	(–1,6)	0,03
ASS-ratiopharm 100 TAH	Acetylsalicylsäure	302,8	(+10,0)	0,04
Aspirin protect	Acetylsalicylsäure	139,0	(+1,7)	0,08
Godamed	Acetylsalicylsäure	100,6	(+0,0)	0,04
ASS-Isis	Acetylsalicylsäure	47,7	(+15,0)	0,03
ASS mini/TAH von ct	Acetylsalicylsäure	47,7	(> 1000)	0,03
ASS-light	Acetylsalicylsäure	9,6	(+14,7)	0,03
Miniasal	Acetylsalicylsäure	9,5	(–9,4)	0,04
ASS AL 100 TAH	Acetylsalicylsäure	8,8	(neu)	0,02
ASS Atid	Acetylsalicylsäure	3,3	(–13,6)	0,08
		981,8	(+9,3)	0,04
ADP-Rezeptorantagonisten				
Plavix	Clopidogrel	62,8	(+32,1)	3,04
Iscover	Clopidogrel	54,8	(+25,4)	3,03
Ticlopidin-ratiopharm	Ticlopidin	2,3	(–17,3)	1,60
Tiklyd	Ticlopidin	2,1	(–25,8)	2,47
		122,0	(+26,0)	3,00
Kombinationspräparate				
Aggrenox retard	Dipyridamol Acetylsalicylsäure	4,1	(+407,9)	1,36
Summe		1107,9	(+11,3)	0,37

Acetylsalicylsäure zur Thrombozytenaggregationshemmung verordnet wurden. Nach den aktuellen Verordnungsdaten werden 3,3 Millionen Patienten zur Herzinfarkt- und Schlaganfallprophylaxe mit niedrig dosierter Acetylsalicylsäure behandelt. Für beide Indikationen ist der therapeutische Nutzen in zahlreichen Studien belegt und in Metaanalysen evaluiert worden (Antithrombotic Trialists' Collaboration 2002). Laboranalytisch läßt sich bei bis zu 10% der Behandelten ein fehlendes Ansprechen selbst auf Dosen von 325 mg Acetylsalicylsäure pro Tag nachweisen (Gum et al. 2001). Acetylsalicylsäure-resistente oder „non-responder" Patienten weisen das 3,5-fache höheren Risiko auf, am kardiovaskulären Leiden zu versterben (Eikelboom et al. 2003). In diesen Fällen erscheint eine ersatzweise oder zusätzliche Gabe von ADP-Rezeptorantagonisten geboten zu sein.

Dipyridamol

Dipyridamol ist ein Nukleosidtransporthemmer, der die zelluläre Adenosinaufnahme hemmt und über erhöhte Adenosinspiegel vasodilatierend und thrombozytenaggregationshemmend wirkt. Nach einem Cochrane-Review (26 Studien, 19842 Patienten) wurde keine Evidenz gefunden, daß Dipyridamol allein oder in Kombination mit anderen Thrombozytenaggregationshemmern (hauptsächlich Acetylsalicylsäure) das Risiko für vaskulär bedingte Todesfälle (Schlaganfall, Herzinfarkt andere Gefäßkrankheiten) senkt (De Schryver et al. 2003). Dieses Metaanalyseergebnis beruht fast ausschließlich auf Studien, die mit der früher verwendeten Kombination *Asasantin* (330 mg Acetylsalicylsäure und 75 mg Dipyridamol pro Tablette) durchgeführt wurden.

Aggrenox ist eine neue Kombination aus Dipyridamol (200 mg/Kps.) und Acetylsalicylsäure (25 mg/Kps.) als Retardpräparat, das zweimal täglich eingenommen wird. Mit diesem Kombinationspräparat wurde ein additiver Effekt der beiden Kombinationspartner auf die Sekundärprävention des Schlaganfalls in einer Zweijahresstudie an 6602 Patienten mit einer Reduktion der Schlaganfälle von 250 in der Placebogruppe und 206 Schlaganfälle in der Acetylsalicylsäuregruppe auf 157 Schlaganfälle in der Kombinationsgruppe (–37%) erreicht (Diener et al. 1996). *Aggrenox* ist nach der Markteinführung 2002 erstmals unter den 3000 verordnungshäufigsten Arzneimitteln vertreten (Tabelle 16.2). Die Tagestherapiekosten liegen um ein vielfaches höher als für Acetylsalicylsäure, aber etwa nur halb so hoch wie mit Clopidogrel.

16

ADP-Rezeptorantagonisten

Ticlopidin (*Tiklyd*) wurde 1980 als Thrombozytenaggregationshemmer zur Behandlung von Hämodialysepatienten mit Shuntkomplikationen bei Unverträglichkeit von Acetylsalicylsäure zugelassen. Erst 1993 wurde die Indikation auf die Sekundärprophylaxe von Schlaganfällen bei Acetylsalicylsäureunverträglichkeit erweitert, nachdem in kontrollierten Studien nachgewiesen war, daß Ticlopidin die Letalität bei dieser Indikation senkt und Acetylsalicylsäure überlegen ist (Gent et al. 1989, Hass et al. 1989). Therapeutisch bedeutsamer ist dagegen die Senkung koronarer Stentthrombosen durch gleichzeitige Gabe von Acetylsalicylsäure und Ticlopidin im Vergleich zu Acetylsalicylsäure allein (Leon et al. 1998). Die Ticlopidinprophylaxe ist jedoch mit dem Risiko schwerer Neutropenien belastet und muß daher regelmäßig durch Blutbildkontrollen überwacht werden. Bei rechtzeitigem Absetzen von Ticlopidin ist die Neutropenie reversibel, und somit kann die häufig letal endende Agranulozytose vermieden werden. Die Verordnungen von Ticlopidin sind trotz der Verfügbarkeit preisgünstiger Generikapräparate auch 2003 erheblich zurückgegangen (Tabelle 16.2).

Clopidogrel (*Iscover, Plavix*) wurde im Juli 1998 als zweiter ADP-Rezeptorantagonist eingeführt und hat auch im Jahr 2003 seinen Verordnungsanstieg fortgesetzt (Tabelle 16.2). Clopidogrel ist vor allem bezüglich hämatologischer Nebenwirkungen besser verträglich als Ticlopidin, zeigt aber im Vergleich zu Acetylsalicylsäure nur eine marginale Überlegenheit. In einer großen Studie zur Sekundärprävention ischämischer Ereignisse an 19.185 Patienten betrug das jährliche Risiko für Schlaganfall, Myokardinfarkt oder vaskulär bedingte Todesfälle mit Clopidogrel 5,32% und mit Acetylsalicylsäure 5,82% (CAPRIE Steering Committee 1996). Eine nachträgliche Subgruppenauswertung ergab jedoch nur bei Patienten mit arterieller Verschlußkrankheit eine signifikante Überlegenheit für Clopidogrel gegenüber Acetylsalicylsäure, während kein signifikanter Unterschied bei Patienten mit Herzinfarkten oder Schlaganfällen bestand. Auch die Gesamtletalität änderte sich nicht signifikant. In der anschließenden Diskussion ist daher wiederholt die Fragestellung der CAPRIE-Studie kritisiert worden, weil nur eine Kombination der beiden Thrombozytenhemmer erfolgversprechend gewesen wäre (Born und Collins 1997).

Inzwischen liegen drei klinische Studien zur kombinierten Anwendung von Acetylsalicylsäure und Clopidogrel bei kardiologischen Indikationen vor. In der CLASSICS-Studie zeigte Clopidogrel nach erfolgreicher koronarer Stentimplantation über 28 Tage eine bessere Verträglichkeit als Ticlopidin in Kombination mit Acetylsalicylsäure (Bertrand et al. 2000). In der CURE-Studie traten bei 12563 Patienten mit akutem Koronarsyndrom über einen Zeitraum von 3–12 Monaten in der Clopidogrel-Acetylsalicylsäuregruppe (9,3%) seltener kardiovaskuläre Todesfälle, nichttödliche Herzinfarkte und Schlaganfälle als in der nur mit Acetylsalicylsäure behandelten Gruppe (11,4%) auf. Größere Blutungen waren allerdings in der Clopidogrelgruppe wesentlich (3,7% vs. 2,7%) häufiger (The Clopidogrel in Unstable Angina to Prevent Recurrent Events Trial Investigators 2001, Jneid et al. 2003). In der PCI-CURE-Studie (Mheta 2001) wurde erkannt, daß frühzeitiger Behandlungsbeginn (10 Tage vor perkutaner koronarer Intervention) und Verlängerung der Therapiedauer um 8 Monate die Myokardinfarktrate signifikant senken. Die kombinierte Behandlung gilt daher als neuer Therapiestandard für Patienten mit akutem Koronarsyndrom (instabile Angina pectoris, Nicht-ST-Hebungsinfarkt).

Seit kurzem liegt auch ein erstes Ergebnis zur Sekundärprävention des Schlaganfalls durch kombinierte Anwendung von Clopidogrel und Acetylsalicylsäure vor. In der MATCH-Studie wurden 7599 Patienten nach vorangegangenem Schlaganfall oder transienter ischämischer Attacke (TIA) mit Clopidogrel (75 mg/Tag) allein oder in Kombination mit Acetylsalicylsäure (75 mg/Tag) über 18 Monate behandelt (Diener et al. 2004). Der primäre Endpunkt (Schlaganfall, Herzinfarkt, vaskulärer Tod, Angina pectoris, Verschlechterung einer peripheren arteriellen Verschlußkrankheit) trat in der Clopidgrel/Acetylsalicylsäuregruppe bei 596 Patienten (15,7%) auf und zeigte keinen signifikanten Unterschied im Vergleich zu 636 Patienten (16,7%) in der Clopidogrelgruppe. Die Clopidogrel-Kombinationstherapie erhöhte aber das Risiko lebensbedrohlicher Blutungen gegenüber der alleinigen Clopidogreltherapie (2,6% versus 1,3%). Die Kombination von Acetylsalicylsäure und Clopidogrel hat bei der Sekundärprävention des Schlaganfalls keinen Zusatznutzen, sondern erhöht die Gefahr lebensbedrohlicher und schwerer Blutungen.

16

Glykoproteinrezeptorantagonisten

In letzter Zeit wurden in der interventionellen Kardiologie zur Re-thromboseprophylaxe von Stents zunehmend Glykoproteinrezeptor-antagonisten in die Therapie eingeführt. Sie vermindern die Bindung von Fibrinogen mit den in der Plättchenmembran lokalisierten Glykoproteinrezeptoren (überwiegend IIb/IIIa) der aktivierten Plätt-chen und verhüten damit thromboembolische Komplikationen, z. B. im Bereich der Koronararterien. Neben dem monoklonalen Anti-körper Abciximab (*Reo-Pro*) werden auch kleinmolekulare Peptide angewendet (z. B. Tirofiban). Die Rezeptorantagonisten haben eine geringe therapeutische Breite und führen zu erhöhtem Blutungsrisiko, insbesondere da gleichzeitig Heparin und andere Aggregationshem-mer (Acetylsalicylsäure, Clopidogrel oder Ticlopidin) verabreicht wer-den. Diese Patienten bedürfen einer besonders sorgfältigen Über-wachung in der Praxis nach Entlassung aus der Klinik wegen der erheblichen Blutungsneigung. Unter Abciximab (*Reo-Pro*) werden auch ausgeprägte Thrombozytopenien (3%) beobachtet (Wenzel et al. 1999).

Literatur

Albers GW, Amarenco P (2001): Combination therapy with clopidogrel and aspirin. Can the CURE results be extrapolated to cerebrovascular patients? Stroke 32: 2948–2949.

Algra A, de Schryver EL, van Gijn J, Kappelle LJ, Koudstaal PJ (2001): Oral anticoa-gulants versus antiplatelet therapy for preventing further vascular events after transient ischaemic attack or minor stroke of presumed arterial origin. Coch-rane Database Syst Rev 2001 (4): CD 001342.

Antithrombotic Trialists' Collaboration (2002): Collaborative meta-analysis of ran-domised trials of antiplatelet therapy for prevention of death, myocardial infarction, and stroke in high risk patients. Brit Med J 324: 71–86.

Bertrand ME, Rupprecht H-J, Urban P, Gershlick AH for the CLASSICS Investigators (2000): Double-blind study of the safety of clopidogrel with and without a loa-ding dose in combination with aspirin compared with ticlopidine in combina-tion with aspirin after coronary stenting. The Clopidogrel Aspirin Stent Inter-national Cooperative Study (CLASSICS). Circulation 102: 624–629.

Born GVR, Collins R (1997): Aspirin versus clopidogrel: the wrong question? Lancet 349: 806–807.

CAPRIE Steering Committee (1996): A randomised, blinded, trial of clopidogrel versus aspirin in patients at risk of ischaemic events (CAPRIE). Lancet 348: 1329–1339.

16

De Schryver ELLM, Algra A, van Gijn MD (2003): Cochrane Review: Dipyridamole for preventing major vascular events in patients with vascular disease. Stroke 34: 2072–2080.

Diener HC, Bogousslavsky J, Brass LM, Cimminiello C, Csiba L, Kaste M, Leys D, Matias-Guiu J, Rupprecht HJ; MATCH investigators (2004): Aspirin and clopidogrel compared with clopidogrel alone after recent ischaemic stroke or transient ischaemic attack in high-risk patients (MATCH): randomised, double-blind, placebo-controlled trial. Lancet 364: 331–337.

Diener HC, Cunha L, Forbes C, Sivenius J, Smets P, Lowenthal A (1996): European Stroke Prevention Study. 2. Dipyridamole and acetylsalicylic acid in the secondary prevention of stroke. J Neurol Sci 143: 1–13.

Eikelboom JW, Anand SS, Maimberg K, Weitz JI, Ginsberg JS, Yusuf S (2000): Unfractionated heparin and low-molecular-weight heparin in acute coronary syndrome without ST elevation: a meta-analysis. Lancet 355: 1936–1942.

Eikelboom JW, Hirsh J, Weitz JI, Johnston M, Yi Q, Yusuf S (2003): Aspirin-resistant thromboxane biosynthesis and the risk of myocardial infarction, stroke, or cardiovascular death in patients at high risk for cardiovascular events. Circulation 105: 1650–1655.

Gent M, Blakely JA, Easton JD, Ellis DJ, Hachinski VC et al. (1989): The Canadian American Ticlopidine Study (CATS) in thromboembolic stroke. Lancet I: 1215–1220.

Gorelick PB, Born GVR, d'Agostino RB, Hanley DF Jr, Moye L, Pepine CJ (1999): Therapeutic benefit. Aspirin revisited in light of the introduction of clopidogrel. Stroke 30: 1716–1721.

Grau E, Tenias JM, Real E, Medrano J, Ferrer R, Pastor E, Selfa S (2001): Home treatment of deep venous thrombosis with low molecular weight heparin: Long-term incidence of recurrent venous thromboembolism. Am J Hematol 67: 10–14.

Gum PA, Kottke-Marchant K, Poggio ED, et al. (2001): Profile and prevalence of aspirin resistance in patients with cardiovascular disease. Am J Cardiol 88: 230–235.

Hass WK, Easton JD, Adams HP Jr, Pryse-Phillips W, Molony BA et al. (1989): A randomized trial comparing ticlopidine hydrochloride with aspirin for the prevention of stroke in high-risk patients. Ticlopidine Aspirin Stroke Study Group. N Engl J Med 321: 501–507.

Jneid H, Bhatt DL, Corti R, Badimon JJ, Fuster V, Francis GS (2003): Aspirin and clopidogrel in acute coronary syndromes. Therapeutic insights from the CURE study. Arch Intern Med 163: 1145–1153.

Keng TB (2001): Heparin-induced thrombocytopenia and thrombosis syndrome: in vivo cross-reactivity with danaparoid and successful treatment with r-Hirudin. Br J Haematol 114: 394–396.

Koopman MMW, Prandoni P, Piovella F, Ockelford PA, Brandjes DPM et al. (1996): Treatment of venous thrombosis with intravenous unfractionated heparin administered in the hospital as compared with subcutaneous low-molecular-weight heparin administered at home. N Engl J Med 334: 682–687.

Lensing AWA, Prins MH, Davidson BL, Hirsh J (1995): Treatment of deep venous thrombosis with low-molecular-weight heparins: a meta-analysis. Arch Intern Med 155: 601–607.

16

Leon MB, Baim DS, Popma JJ, Gordon PC, Cutlip DE, Ho KKL et al. (1998): A clinical trial comparing three antithrombotic-drug regimens after coronary-artery stenting. N Engl J Med 339: 1665–1671.

Levine M, Gent M, Hirsh J, Leclerc J, Anderson D et al. (1996): A comparison of low-molecular-weight heparin administered primarily at home with unfractionated heparin administered in the hospital for proximal deep-vein thrombosis. N Engl J Med 334: 677–681.

Mehta SR, Yusuf S, Peters RJG, Bertrand ME, Lewis BL, Katarajan MK et al. for the Clopidogrel in Unstable angina to prevent Recurrent Events trial (CURE) Investigators (2001): Effects of pretreatment with clopidogrel and aspirin followed by long-term therapy in patients underoing percutaneous coronary intervention: The PCI-CURE study. Lancet 358: 527–533.

Mismetti P, Laporte S, Darmon J-Y, Buchmüller A, Decousus H (2001): Meta-analysis of low molecular weight heparin in the prevention of venous thromboembolism in general surgery. Br J Surg 88: 913–930.

Moussa I, Oetgen M, Roubin G, Colombo A, Wang X, Iyer S et al. (1999): Effectiveness of clopidogrel and aspirin versus ticlopidine and aspirin in preventing stent thrombosis after coronary stent implantation. Circulation 99: 2364–2366.

The Clopidogrel in Unstable Angina to Prevent Recurrent Events Trial Investigators (2001): Effects of clopidogrel in addition to aspirin in patients with acute coronary syndromes without st-segment elevation. N Engl J Med 345: 494–502.

Van der Heijden JF, Hutten BA, Büller HR, Prins MH (2002): Vitamin K antagonists or low-molecular-weight heparin for the long term treatment of symptomatic venous thromboembolism (Cochrane Revies). In: The Cochrane Library, Issue 2, 2002. Oxford: Update Software.

Walenga JM (2002): Argatroban therapy does not generate antibodies that alter its anticoagulant activity in patients with heparin-induced thrombocytopenia. Thromb Res 105: 401–405.

Wenzel E, Keller-Stanislawski B, Tiaden JD, Mörsdorf S, Pindur G, Graul A, Seyfert UT (1999): Antithrombotische, blutstillende und antianämische Mittel. In: Müller-Oerlinghausen B, Lasek R, Düppenbecker H, Munter K-H (Hrsg): Handbuch der unerwünschten Arzneimittelwirkungen. Urban & Fischer, München.

White RH, Ginsberg JS (2003): Low-molecular-weight heparins: are thy all the same? Br J Hematol 121: 12–20.

Zed PJ, Tisdale JE, Borzak S (1999): Low-molecular-weight heparins in the management of acute coronary syndromes. Arch Intern Med 159: 1849–1857.

16

17. Antimykotika

UWE FRICKE

AUF EINEN BLICK

Trend

Antimykotika werden entsprechend der Bedeutung von Pilzinfektionen der Haut und Schleimhäute zu etwa 90% als Lokaltherapeutika eingesetzt. Insgesamt nimmt die Verordnung seit 1996 kontinuierlich ab. Lediglich die topischen Antimykotikakombinationen haben 2003 erstmals wieder deutlich zugenommen.

Bewertung

Orale Azolantimykotika sind primär bei Systemmykosen indiziert und können bei Versagen topischer Behandlungmaßnahmen auch bei Dermato-/Onychomykosen und vulvovaginalen Candidosen eingesetzt werden. Alternativ steht bei Dermatophyteninfektionen Terbinafin in oraler Darreichungsform zur Verfügung. Mittel der Wahl bei Mund- und Darmsoor ist Nystatin. Bei schwer immunsupprimierten Patienten sind orale Azolantimykotika vorzuziehen. Bei topischer Applikation sind prinzipiell alle Antimykotika (mit teilweise fraglicher Effektivität bei Onychomykosen) wirksam. Unter den topischen Antimykotikakombinationen eher kritisch zu sehen sind corticosteroidhaltige Präparate.

17

Pilzinfektionen werden klinisch-diagnostisch und therapeutisch nach ihrer Lokalisation und der Art der Erreger unterschieden. Am häufigsten sind oberflächliche Mykosen der Haut und Hautanhangsorgane sowie der Schleimhäute. Organmykosen sind in unseren Breiten deutlich seltener, haben aber bei Patienten mit erworbener Immunschwäche (AIDS) erhebliche Bedeutung und sind auch im Rahmen einer immunsuppressiven Therapie zu beachten. Für Risikopatienten kann auch die kommensale Mykoflora der Mundhöhle (Akpan und Morgan 2002) oder des Darmtraktes eine potentielle Gefahrenquelle sein (Blaschke-Hellmessen et al. 1996). Ohne therapeutische Konsequenz ist sie jedoch – wie auch die übrige standorttypische Mikroflora – bei immunkompetenten Patienten. So läßt sich weder ein Zusammenhang zwischen einer Candidabesiedlung im Darm und Störungen wie Blähungen, Verdauungsbeschwerden, Roemheld-Syndrom, Herzbeschwerden, körperliche Schwäche, Ermüdbarkeit, Kopfschmerzen, Gelenkschmerzen, depressive Verstimmung etc. (sog. candidiasis hypersensitivity syndrome bzw. Mykophobie) wissenschaftlich belegen, noch ist eine Eradikation der Hefepilze notwendig und möglich (Lacour et al. 2002).

Dermatomykosen werden durch Dermatophyten, Hefen und andere Sproßpilze sowie durch Schimmelpilze ausgelöst. Eine herabgesetzte Immunabwehr oder ein Diabetes mellitus können begünstigend wirken. Auch eine Schädigung des Hautmilieus oder begleitend gegebene Arzneimittel wie Antibiotika, Glucocorticoide oder Immunsuppressiva können die Infektion fördern. Glucocorticoide verschleiern darüber hinaus das klinische Bild (Ring und Fröhlich 1985, Steigleder 1993).

Entsprechend der Bedeutung von Pilzinfektionen der Haut und Schleimhäute werden fast 90% der Antimykotika als Lokaltherapeutika verordnet (Abbildung 17.1). Die Polyenantibiotika Nystatin und Amphotericin B sowie das Azolantimykotikum Miconazol werden darüber hinaus auch bei orointestinalen Candidainfektionen eingesetzt. Zur Behandlung von Organmykosen wie Aspergillose, Candidose, Kryptokokkose, Sporotrichose, Histoblastose oder Blastomykose steht mit Amphotericin B, Flucytosin, Ketoconazol, Fluconazol, Itraconazol und seit 2002 zusätzlich Caspofungin und Voriconazol nur ein begrenztes medikamentöses Arsenal zur Verfügung.

Die Azolantimykotika Fluconazol und Itraconazol sind in oraler Darreichungsform – sofern eine lokale Therapie nicht anspricht – auch bei Pilzinfektionen der Haut und Hautanhangsgebilde (*Diflucan Derm, Sempera*), der Schleimhäute (*Fluconazol-ratiopharm, Fluconazol STADA*) sowie bei vulvovaginalen Mykosen (*Fluconazol-ratiopharm, Fluconazol STADA, Fungata, Siros*) indiziert. Ketoconazol spielt infolge gravierender hepatotoxischer Nebenwirkungen heute praktisch keine Rolle mehr. Darüber hinaus kann zur oralen Behandlung von Dermatophytosen der Haut und Nägel auch Terbinafin eingesetzt werden (siehe „Orale Antimykotika"). Das lange Jahre als Standard geltende, jedoch nur bei Dermatophyten-Infektionen wirksame Griseofulvin ist dagegen durch die neueren Antimykotika fast vollständig verdrängt worden (Bennett et al. 2000, Higgins et al. 2000, Chan und Friedlander 2004) und wird lediglich noch bei Kindern eingesetzt, da Fluconazol nur bei fehlender therapeutischer Alternative bei Kindern ab dem 1. Lebensjahr angewendet werden darf und Itraconazol bzw. Terbinafin derzeit nur zur Anwendung bei Erwachsenen zugelassen sind.

Systemisch wirksame, orale Antimykotika werden insbesondere bei großflächigen oder häufig rezidivierenden Pilzinfektionen der Haut und Hautanhangsgebilde wie der Onychomykose sowie bei immundefizienten Patienten mit opportunistischen Infektionen eingesetzt (Crawford et al. 2002, Bell-Syer et al. 2003). Zusätzlich können ggf. topische Antimykotika nützlich sein. Nachteilig sind einige gravierende unerwünschte Wirkungen der oralen Antimykotika. Bei den neueren Substanzen fehlen noch ausreichende Langzeiterfahrungen. Günstiger ist das therapeutische Spektrum dagegen bei den topischen Arzneimitteln, vor allem durch die Entwicklung sogenannter Breitbandantimykotika (Gupta et al. 1998, Crawford et al. 2003).

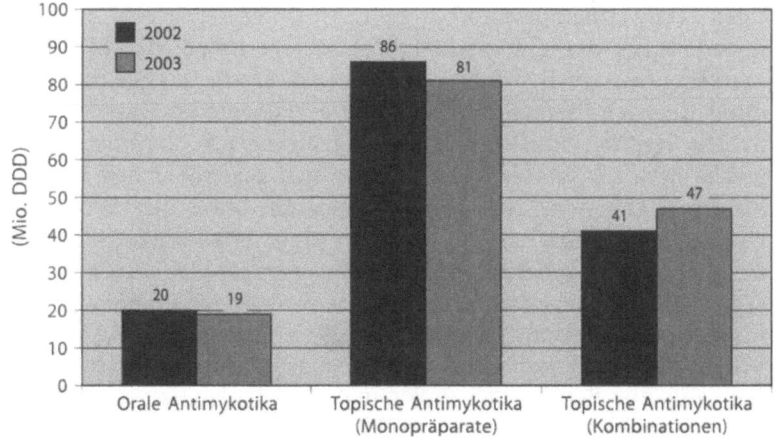

Abbildung 17.1: Verordnungen von Antimykotika 2003. DDD der 3000 meistverordneten Arzneimittel

Verordnungsspektrum

Antimykotika wurden im Jahr 2003 abermals insgesamt – wenn auch geringfügig – seltener verordnet als im Vorjahr, ein Trend, der nunmehr seit 1996 zu beobachten ist. Am stärksten rückläufig waren – nach definierten Tagesdosen (DDD) – die topischen Antimykotika, gefolgt von den oralen Azolantimykotika. Deutlich zugenommen haben dagegen die topischen Antimykotikakombinationen (Abbildung 17.1). Neu unter den 3000 meistverordneten Fertigarzneimitteln sind die oralen Azolantimykotika *Itracol*, *Fluconazol-ratiopharm* und *Fluconazol STADA*. Nicht mehr vertreten sind *Daktar Creme*, *Ellsurex*, *Mykontral*, *Pimafucin Lutschtabletten* und *Baycuten* (außer Handel 1.10.2002), das jetzt unter Austausch von Dexamethason gegen Hydrocortison als *Baycuten HC* vertrieben wird.

Orale Antimykotika

Verordnungstrend

Trotz abermals deutlichen Verordnungsrückgangs ist *Lamisil* nach definierten Tagesdosen (DDD) weiterhin das meistverordnete Antimykotikum vor den oralen Azolantimykotika und den Nystatin-haltigen Fertigarzneimitteln (Tabelle 17.1). Unter den oralen Azolantimykotika hat das um ca. 10% preiswertere *Itracol* das in diesem Marktsegment bisher führende Präparat *Sempera* abgelöst. Auch durch die nach Patentablauf von *Diflucan/Fungata* im März 2003 neu in den Handel eingeführten Fluconazolgenerika *Fluconazol-ratiopharm* bzw. *Fluconazol STADA* lassen sich gegenüber den Erstausbieterpräparaten ca. 20% Kosten einsparen. Unter den Miconazol-haltigen Mundgelen hat *Infectosoor* als preiswertester Vertreter seine Spitzenposition gehalten und als einziges Präparat dieses Marktsegments leicht zugenommen. Die Nystatin-haltigen Präparate haben insgesamt abgenommen. Am häufigsten wurde erneut *Nystatin STADA* verordnet. Es ist das preisgünstigste Präparat dieses Marktsegments zur Behandlung oraler und intestinaler Candidainfektionen. Der scheinbare Kostenvorteil von *Nystaderm Mundgel* beruht auf der für die ausschließliche Anwendung bei Mundsoor geringeren DDD. Leicht abgenommen hat ferner auch das Amphotericin B haltige *Ampho-Moronal*.

Tabelle 17.1: Verordnungen oraler Antimykotika 2003. Angegeben sind die 2003 verordneten Tagesdosen, die Änderungen gegenüber 2002 und die mittleren Kosten je DDD 2003.

Präparat	Bestandteile	DDD in Mio.	Änderung in %	DDD-Kosten in €
Miconazol				
Infectosoor Mundgel	Miconazol	0,2	(+0,2)	2,42
Daktar Mundgel	Miconazol	0,2	(−16,3)	3,81
Micotar Mundgel	Miconazol	0,2	(−3,5)	2,38
Mykoderm Mund-Gel	Miconazol	0,1	(−2,0)	2,46
		0,6	(−5,5)	2,75
Itraconazol				
Itracol/-7	Itraconazol	1,9	(+446,9)	9,36
Sempera	Itraconazol	1,4	(−51,2)	10,51
Siros	Itraconazol	0,1	(−30,4)	10,92
		3,3	(−0,0)	9,88
Fluconazol				
Diflucan/-Derm	Fluconazol	0,9	(−24,3)	19,29
Fluconazol-ratiopharm	Fluconazol	0,2	(neu)	14,15
Fungata	Fluconazol	0,1	(−44,0)	22,68
Fluconazol STADA	Fluconazol	0,1	(neu)	15,16
		1,2	(−8,2)	18,59
Nystatin				
Nystatin STADA	Nystatin	1,5	(−9,7)	1,59
Biofanal Drag. etc.	Nystatin	0,7	(−11,8)	1,88
Nystatin Lederle Filmtbl.etc	Nystatin	0,7	(−8,8)	2,54
Nystaderm/-S	Nystatin	0,7	(−13,2)	2,05
Mykundex Drag. etc.	Nystatin	0,5	(−17,4)	2,47
Moronal Susp./Drag.	Nystatin	0,4	(−1,6)	3,25
Nystaderm Mundgel	Nystatin	0,3	(−1,8)	1,21
Candio-Hermal Drag. etc.	Nystatin	0,2	(−6,7)	3,06
		5,0	(−10,1)	2,07
Andere orale Antimykotika				
Lamisil Tabletten	Terbinafin	7,0	(−5,6)	5,10
Ampho-Moronal Tabl. etc.	Amphotericin B	1,5	(−1,5)	3,24
		8,6	(−4,9)	4,77
Summe		18,8	(−5,8)	5,79

17

Therapeutische Aspekte

Die Azolantimykotika haben ein breites Wirkungsspektrum, das nahezu alle menschen- und tierpathogenen Pilze umfaßt. Ihr Wirkungstyp ist fungistatisch. Fluconazol und Itraconazol werden hauptsächlich bei Systemmykosen, z. B. Candidosen oder Kryptokokken-Meningitis, eingesetzt, Fluconazol bei AIDS-Patienten zur Vermeidung von Rezidiven auch prophylaktisch. Beide Azolantimykotika können – sofern eine topische Behandlung nicht wirksam ist – auch bei vulvovaginaler Candidose sowie bei Dermatomykosen angewandt werden (Grant und Clissold 1989, Grant und Clissold 1990, Goa und Barradell 1995, Haria et al. 1996). Darüber hinaus sind Itraconazol und Fluconazol bei Onychomykosen indiziert. Sie sind dann wirksamer als Griseofulvin und haben dieses als Mittel der Wahl abgelöst (Niewerth und Korting 2000, Deutsche Dermatologische Gesellschaft und deutschsprachige Mykologische Gesellschaft 2002, Roberts et al. 2003). Unter Nutzen-Risiko-Aspekten besonders günstig wird die sog. intermittierende Pulstherapie eingeschätzt. Dabei führt die Gabe von 2 mal 200 mg/d Itraconazol jeweils über eine Woche pro Monat bei einer Behandlungsdauer von mindestens 2–3 Monaten (ausschließlicher Befall der Fingernägel) bzw. 3–4 Monaten (Zehennagelbefall) zu vergleichbaren klinischen Ergebnissen wie die kontinuierliche Gabe des Antimykotikums (Gupta und Shear 1999, Niewerth und Korting 2000). Eine Alternative ist die einmal wöchentliche Gabe von Fluconazol (150 mg oral) über bis zu 9 Monate (Fingernägel) bzw. 12 Monate (Fußnägel). Allerdings sind nach einer offenen, randomisierten Vergleichsstudie die mykologischen und klinischen Heilungsraten unter Fluconazol signifikant geringer als nach intermittierender Applikation von Itraconazol (2 mal 200 mg/d jeweils über eine Woche pro Monat) (Arca et al. 2002). Eine systemische Behandlung von Onychomykosen ist erforderlich bei Pilzbefall der Nagelmatrix sowie einem Nagelbefall von mehr als 30–50% (Abeck et al. 1996). Die Raten vollständiger Heilung, auch mit modernen Antimykotika, sind jedoch mit 25–50% enttäuschend gering (Deutsche Dermatologische Gesellschaft und deutschsprachige Mykologische Gesellschaft 2002). Für Itraconazol werden mykologische und klinische Rezidivquoten von 48–53% angegeben. Mit einer Rezidivhäufigkeit von 21–23% deutlich günstiger ist die Behandlung mit Terbinafin (siehe unten). Sie gilt als „First-line-Therapie" mit Itraconazol als nächst besserer Alternative (Roberts et al. 2003).

Aufgrund ihrer günstigeren Nutzen-Risiko-Relation haben die neueren oralen Azolantimykotika das potentiell hepatotoxische Ketoconazol – als Ursache wird eine Überempfindlichkeit (Idiosynkrasie) diskutiert – inzwischen weitgehend verdrängt. Leberschäden wurden nach der Markteinführung jedoch auch unter Fluconazol und Itraconazol beobachtet. Neueren Meldungen der amerikanischen Arzneimittelbehörde FDA zufolge können auch Patienten ohne vorbestehende Leberschädigung betroffen sein. Im gleichen Zusammenhang wurde ferner auf ein wenn auch geringes Risiko der Entwicklung einer Herzinsuffizienz hingewiesen. Itraconazol darf daher in den USA bei Herzinsuffizienz oder Herzinsuffizienz in der Vorgeschichte nicht mehr zur Behandlung von Nagelpilzinfektionen verordnet werden. Entsprechende Warnhinweise wurden inzwischen auch in Deutschland in die Fachinformation aufgenommen. In seltenen Fällen wurde ferner über schwere Hautreaktionen (Lyell-Syndrom, Stevens-Johnson-Syndrom) sowie Interaktionen mit Astemizol (in Deutschland inzwischen aufgrund dieses Risikos außer Vertrieb), Terfenadin bzw. Cisaprid (Marktrücknahme Juni 2000) und damit verbundene schwerwiegende ventrikuläre Rhythmusstörungen berichtet. Endokrine Störungen fehlen dagegen unter Fluconazol und Itraconazol oder sind zumindest deutlich seltener als unter Ketoconazol. Auch das Risiko von Arzneimittelwechselwirkungen scheint zumindest für Fluconazol geringer zu sein als für Ketoconazol (Amichai und Grunwald 1998, Venkatakrishnan et al. 2000).

Miconazol (*Daktar*, *Micotar*, *Infectosoor*) ist aufgrund seiner geringen Bioverfügbarkeit (ca. 25%) in oraler Darreichungsform nur zur Behandlung von Hefeinfektion der Mundhöhle und – allenfalls bei abwehrgeschwächten Patienten (siehe oben) – des Gastrointestinaltrakts geeignet. Ging man aufgrund der geringen Resorption bisher von weitgehend fehlenden systemischen Nebenwirkungen aus, weisen mehrere, kürzlich publizierte Fallberichte auch bei topischer Applikation (Oralgel, Vaginalzäpfchen, Creme) auf eine bei systemischer Applikation bereits bekannte Interaktion mit oralen Antikoagulantien und eine damit verbundene erhöhte Blutungsneigung hin (Thirion und Zanetti 2000, Silingardi et al. 2000, Devaraj et al. 2002). Zu beachten ist, daß Mundgele und Tabletten/Dragees/Suspension aufgrund unterschiedlicher definierter Tagesdosen (DDD) für die Anwendung in der Mundhöhle und im Gastrointestinaltrakt inzwischen getrennt aufgeführt werden. Die DDD-Kosten sind daher nicht immer mit denjenigen der Vorjahre vergleichbar.

17

Als Mittel der Wahl bei Mund- und Darmsoor gilt das Polyenantibiotikum Nystatin (Powderly et al. 1999, Akpan und Morgan 2002). Nicht geeignet ist es allerdings zur Therapie und Prophylaxe bei schwer immunsupprimierten Patienten (Grøtzsche und Johansen 2003). In diesen Fällen haben sich die oralen Azolantimykotika, vor allem Fluconazol bewährt (Patton et al. 2001, Albougy und Naidoo 2002). Nystatin hat nur ein schmales Wirkungsspektrum und erfaßt im wesentlichen Candidaarten. Der Wirkungstyp ist fungistatisch. Nystatin-haltige Präparate (Tabelle 17.1) werden kaum resorbiert und wirken daher ausschließlich lokal. Hauptanwendungsgebiete sind orointestinale Candidainfektionen. Unerwünschte Wirkungen sind selten und bestehen im wesentlichen in gastrointestinalen Störungen (Dinnendahl und Fricke 2004).

Ferner wird zur Behandlung (und Prophylaxe) orointestinaler Pilzinfektionen Amphotericin B (*Ampho-Moronal*) eingesetzt. Es hat unter den Polyenantibiotika das breiteste Wirkungsspektrum und erfaßt neben Hefen und anderen Sproßpilzen dimorphe Pilze und einige Aspergillusstämme. Auch Amphotericin B wird bei oraler Applikation nicht resorbiert. Dermatophyten sind resistent (Merk 1993, Ellis 2002). Die prophylaktische und therapeutische Effektivität bei oropharyngealer Candidiasis wird nach Evidenz-basierten Kriterien als unzureichend eingestuft (Patton et al. 2001). In parenteraler Darreichungsform ist Amphotericin B Mittel der Wahl bei lebensbedrohenden generalisierten Mykosen (Simon und Stille 2000).

Terbinafin (*Lamisil*) gehört wie Naftifin (siehe „Lokale Antimykotika") zur Gruppe der Allylamine, ist im Gegensatz zu diesem aber lokal und oral einsetzbar. Allylamine haben ein ähnlich breites Wirkungsspektrum wie die Azolantimykotika. Der Wirkungstyp ist gegenüber Dermatophyten und Schimmelpilzen fungizid, gegen Candida albicans fungistatisch. Verglichen mit den Azolantimykotika ergeben sich – nicht zuletzt aufgrund der fungiziden Wirkung – leichte Vorteile bei Infektionen mit Dermatophyten und Schimmelpilzen. Hefen sind weniger empfindlich, daher ist Terbinafin bei Candidosen *oral* nicht wirksam und in dieser Darreichungsform nur zugelassen zur Behandlung von Dermatophyteninfektionen der Füße und des Körpers sowie der Finger- und Zehennägel (McClellan et al. 1999, Darkes et al. 2003). In topischer Darreichungsform kann Terbinafin dagegen auch bei Candidosen und Pityriasis versicolor eingesetzt werden (siehe „Lokale Antimykotika"). Bei Dermatophyteninfektionen der Haut und der Füße ist Terbinafin Griseofulvin überlegen und anderen Antimykotika

17

wie Ketoconazol, Fluconazol oder Itraconazol klinisch zumindest äquivalent (Bell-Syer et al. 2003). Bei Onychomykosen ist es Griseofulvin, Fluconazol und Itraconazol dagegen überlegen (Haugh et al. 2002, Roberts et al. 2003). Ausgenommen sind allerdings Nagelinfektionen durch Hefen und Schimmelpilze, bei denen Azolantimykotika wie Itraconazol eingesetzt werden müssen (Crawford et al. 2002, Darkes et al. 2003). Wie Itraconazol kann Terbinafin intermittierend (siehe oben) eingesetzt werden, der kontinuierlichen Gabe von Terbinafin wird allerdings der Vorzug gegeben (Gupta und Shear 1999, Darkes et al. 2003). Diese ist nach neueren klinischen Studien wirksamer als die intermittierende Applikation von Itraconazol (Evans et al. 1999, Sigurgeirsson et al. 2002) und wird auch nach multinationalen pharmakoökonomischen Untersuchungen als Therapie der Wahl bei Dermatophyten-Onychomykose eingestuft (Casciano et al. 2003). Auffällig sind insbesondere die relativ schnelle Abheilung unter Terbinafin und eine vergleichsweise geringe Rezidivrate. Letztere beruht möglicherweise auf der hohen Konzentration im Nagelkeratin und der langsamen Rückverteilung aus dem Gewebe. Dies würde auch die nach Absetzen von Terbinafin weiter zunehmende Heilungsrate erklären. Relativ häufig sind gastrointestinale Beschwerden wie Völlegefühl, Übelkeit, Bauchschmerzen und Durchfall. Auch Hautreaktionen mit Exanthemen und Urtikaria sowie selten Erythema exsudativum multiforme, Stevens-Johnson-Syndrom und toxische epidermale Nekrolyse bzw. Lyell-Syndrom sind beschrieben. Ferner wurden Transaminasenanstiege, Hepatitis und Leberschäden beobachtet. Hepatotoxische Nebenwirkungen sind möglicherweise häufiger als unter der Therapie mit Itraconazol (Gupta et al. 2001). Besonders störend sind lang anhaltende, wenngleich reversible Geschmacksveränderungen bis hin zu vollständigem Geschmacksverlust sowie ebenfalls reversible Störungen des Farbsinns, was bei unbekannter pathophysiologischer Ursache auf neurotoxische Schädigungen hinweist (Haria et al. 1996, McClellan et al. 1999, Darkes et al. 2003).

17

Lokale Antimykotika

Monopräparate

Verordnungstrend

Bei insgesamt weiter rückläufigen Verordnungen der Monopräparate sind nur wenige Fertigarzneimittel häufiger verordnet worden als im Vorjahr (Tabelle 17.2, 17.3). Unter den Clotrimazol-haltigen Lokalantimykotika weist vor allem *Clotrigalen* einen erneuten deutlichen Zuwachs auf. Es ist der preiswerteste Vertreter dieses Marktsegments. Deutlich rückläufig waren dagegen vor allem die hochpreisigen Präparate *Canesten* und *Myko Cordes*. Bei einem Kostenvergleich sollte jedoch beachtet werden, daß die in Tabelle 17.2 angegebenen DDD-Kosten auf einer mittleren DDD für Clotrimazol von 20 mg beruhen und daher höher sein können, als sich aus den individuellen Dosierungsempfehlungen des Herstellers errechnet.

Unter den anderen Azolantimykotika wurde vor allem *Bifon* erneut häufiger verordnet als im Vorjahr. Es ist neben *Bifomyk* der preiswerteste Vertreter der Bifonazol-haltigen Präparate. Geringfügig zugenommen haben darüber hinaus *Mykosert* und *Micotar*. Die beiden Sertaconazol- bzw. Miconazol-haltigen Arzneimittel sind mehr als doppelt so teuer wie die Clotrimazol-haltigen Antimykotika, ohne daß sich gegenüber diesen (und auch anderen) topischen Azolantimykotika erkennbare Vorteile ergeben. Auch die Nystatin-haltigen Lokaltherapeutika haben insgesamt abgenommen. Den geringsten Rückgang hatte *Nystaderm* zu verzeichnen. Die anderen topischen Antimykotika wurden insgesamt häufiger verordnet als im Vorjahr, lediglich *Exoderil* war rückläufig (Tabelle 17.3).

Therapeutische Aspekte

Prinzipiell können alle Lokalantimykotika bei Pilzerkrankungen der Haut eingesetzt werden, wenn auch – je nach Wirkungsspektrum der Substanzen – die individuellen Anwendungsgebiete graduell voneinander abweichen und die möglicherweise unterschiedliche Verträglichkeit des jeweiligen Vehikels zu berücksichtigen ist. So ist das Polyenantibiotikum Nystatin primär nur bei Candidamykosen indiziert, während die Azolantimykotika aufgrund ihres breiten Wirkungsspek-

Tabelle 17.2: Verordnungen topischer Azolantimykotika 2003 (Monopräparate). Angegeben sind die 2003 verordneten Tagesdosen, die Änderungen gegenüber 2002 und die mittleren Kosten je DDD 2003.

Präparat	Bestandteile	DDD in Mio.	Änderung in %	DDD-Kosten in €
Clotrimazol				
Fungizid-ratioph. Creme etc.	Clotrimazol	7,6	(−1,3)	0,36
Cloderm	Clotrimazol	4,2	(−8,3)	0,35
Clotrimazol AL Creme etc.	Clotrimazol	3,9	(−3,9)	0,26
Canifug-Creme etc.	Clotrimazol	2,3	(−6,5)	0,39
Antifungol Creme etc.	Clotrimazol	1,7	(+1,6)	0,38
Clotrigalen	Clotrimazol	1,4	(+34,8)	0,24
clotrimazol v. ct Creme etc.	Clotrimazol	1,4	(−2,5)	0,34
Mykohaug C Creme	Clotrimazol	1,4	(−9,9)	0,26
Canesten Creme etc.	Clotrimazol	1,2	(−18,3)	0,63
Azutrimazol Creme	Clotrimazol	0,6	(−6,1)	0,35
Myko Cordes Creme etc.	Clotrimazol	0,5	(−21,2)	0,44
cutistad	Clotrimazol	0,4	(−6,2)	0,42
		26,7	(−3,9)	0,35
Ketoconazol				
Terzolin	Ketoconazol	6,1	(−35,9)	0,41
Nizoral Creme	Ketoconazol	0,7	(−7,4)	0,59
		6,8	(−33,7)	0,43
Bifonazol				
Mycospor Creme etc.	Bifonazol	3,2	(−7,6)	0,38
Bifon	Bifonazol	2,6	(+10,9)	0,32
Bifomyk	Bifonazol	1,2	(+1,2)	0,32
		7,0	(+0,1)	0,34
Sertaconazol				
Mykosert	Sertaconazol	2,1	(+1,8)	0,72
Zalain	Sertaconazol	0,8	(−3,4)	0,72
		3,0	(+0,3)	0,72
Miconazol				
Vobamyk	Miconazol	1,3	(−9,4)	0,40
Micotar Creme etc.	Miconazol	1,3	(+1,3)	0,58
		2,6	(−4,4)	0,49
Andere Azolantimykotika				
Epi-Pevaryl Creme etc.	Econazol	2,1	(−3,5)	1,49
Summe		48,2	(−8,9)	0,44

17

Tabelle 17.3: Verordnungen anderer topischer Antimykotika 2003. Angegeben sind die 2003 verordneten Tagesdosen, die Änderungen gegenüber 2002 und die mittleren Kosten je DDD 2003.

Präparat	Bestandteile	DDD in Mio.	Änderung in %	DDD-Kosten in €
Nystatin				
Mykoderm Heilsalbe	Nystatin	2,8	(−7,7)	0,47
Nystaderm Creme etc.	Nystatin	1,6	(−1,6)	0,66
Candio-Hermal Creme etc.	Nystatin	1,3	(−11,6)	0,76
Nystatin Lederle Creme etc.	Nystatin	0,8	(−7,1)	0,70
Lederlind Heilpaste	Nystatin	0,6	(−24,8)	0,67
		7,2	(−9,0)	0,61
Andere topische Antimykotika				
Batrafen Creme etc.	Ciclopirox	17,5	(+4,5)	1,39
Loceryl	Amorolfin	4,8	(+6,1)	2,12
Lamisil Creme etc.	Terbinafin	2,0	(+7,2)	0,50
Exoderil	Naftifin	1,5	(−5,3)	0,44
		25,8	(+4,3)	1,40
Summe		32,9	(+1,1)	1,23

trums bei Infektionen durch Dermatophyten, Hefen und Schimmelpilze eingesetzt werden können. Das gleiche breite Wirkungsspektrum zeigen auch Ciclopirox sowie die Allylamine Naftifin und – in topischer Darreichungsform – Terbinafin (Merk 1993). Für Naftifin ist ferner eine antiphlogistische Zusatzwirkung beschrieben, die bei entzündlich ekzematisierten Dermatomykosen ausgenutzt werden kann (Gupta et al. 1998). Für die Lokalbehandlung von Fußpilzinfektionen sind leichte Vorteile der Allylamine Naftifin und Terbinafin vor den Azolantimykotika (schnelleres Ansprechen bei vergleichbarer Heilungsrate) belegt. Allerdings sind letztere preiswerter und werden daher auf Kosten-Nutzen-Basis primär vorgezogen. Bei Onychomykosen waren topische Antimykotika dagegen nicht besser wirksam als Placebo (Crawford et al. 2003).

Auch Amorolfin (*Loceryl*) hat ein breites antimyzetisches Wirkungsspektrum und erfaßt in vitro Dermatophyten und Hefen, während Schimmelpilze wie Aspergillus-Arten, Zygomyceten und Fusarium-Arten weitgehend resistent sind. Der Wirkungstyp ist fungistatisch,

gegenüber Candida albicans auch fungizid. Indiziert ist Amorolfin bei
Hautmykosen und Nagelmykosen, die durch Dermatophyten und
Hefen verursacht sind. Klinische Vergleichsstudien gegen das Azolantimykotikum Bifonazol (*Mycospor*) bei Patienten mit Pilzinfektionen
der Haut zeigen keinen signifikanten Unterschied zwischen den beiden Antimykotika. Bei Onychomykosen wird Amorolfin als 5%iger
Nagellack eingesetzt. Bei ein- bis zweimal wöchentlicher Applikation
werden nach sechsmonatiger Behandlung klinische Heilungsraten
(einschl. deutlicher Besserung) von etwa 50% angegeben (Haria und
Bryson 1995, Bodman et al. 2003).

Ähnliche Ergebnisse werden auch mit Ciclopirox (*Batrafen*) (Gupta
2002) oder Bifonazol in einer 40%igen Harnstoffzubereitung (*Mycospor
Nagelset*, siehe „Antimykotikakombinationen") erzielt, wenn auch die
topische Behandlung von Onychomykosen insgesamt als wenig effektiv
angesehen wird und daher nur eingeschränkt (Nagelbefall < 30–50%)
bzw. vorwiegend zur Prophylaxe nach erfolgreicher Behandlung der
Onychomykose empfohlen wird (Abeck et al. 1996, Deutsche Dermatologische Gesellschaft und deutschsprachige Mykologische Gesellschaft
2002). Eine kürzlich publizierte pharmakoökonomische Analyse verschiedener Behandlungsformen der Onychomykose weist allerdings
Ciclopirox als Nagellack – wenn auch bei insgesamt geringeren mykologischen Heilungsraten von 52,6% – gegenüber den oralen Antimykotika Fluconazol (mykologische Heilungsraten 65,6%), Griseofulvin
(41,1%), Itraconazol (kontinuierliche Gabe: 66,3%, Pulstherapie:
70,8%) und Terbinafin (76,9%) deutliche Vorteile zu. Dabei werden
für den amerikanischen Markt inklusive der ärztlichen Behandlungskosten Einsparmöglichkeiten zwischen 40% und 80% pro Fall angegeben (Gupta 2002). Die kombinierte Anwendung eines oralen
Antimykotikums (Itraconazol-Puls-Therapie) mit einem Lokalantimykotikum (Amorolfin Nagellack) hatte keinen signifikanten Zusatz-
effekt (Rigopoulos et al. 2003).

Antimykotikakombinationen

Verordnungstrend

Die Antimykotikakombinationen haben im Vergleich zum Vorjahr
erstmals seit 1997 wieder deutlich zugenommen (Tabelle 17.4). Die
größte Steigerung war bei *Baycuten HC* zu verzeichnen, das nach

Tabelle 17.4: Verordnungen topischer Antimykotika 2003 (Kombinationen). Angegeben sind die 2003 verordneten Tagesdosen, die Änderungen gegenüber 2002 und die mittleren Kosten je DDD 2003.

Präparat	Bestandteile	DDD in Mio.	Änderung in %	DDD-Kosten in €
Corticosteroidhaltige Kombinationen				
Lotricomb	Clotrimazol Betamethason	11,1	(+3,4)	0,74
Decoderm tri	Miconazol Flupredniden	7,4	(+3,7)	1,22
Baycuten HC	Clotrimazol Hydrocortison	6,4	(+939,9)	1,19
Epipevisone	Econazol Triamcinolonacetonid	3,0	(+0,1)	0,90
Vobaderm	Miconazol Flupredniden	1,9	(+2,4)	1,19
Nystaderm-comp.	Nystatin Hydrocortison	0,8	(+8,9)	1,28
Travocort	Isoconazol Diflucortolon	0,7	(−5,3)	1,27
Nystalocal	Nystatin Chlorhexidin Dexamethason	0,7	(−2,8)	1,94
Candio-Hermal Plus	Nystatin Flupredniden	0,5	(−4,2)	1,80
		32,5	(+24,7)	1,05
Sonstige Kombinationen				
Multilind Heilpaste	Nystatin Zinkoxid	9,3	(−4,7)	0,60
Mykundex Heilsalbe	Nystatin Zinkoxid	2,9	(−10,3)	0,65
Antifungol Heilpaste	Clotrimazol Zinkoxid	1,0	(+13,7)	0,34
Infectosoor Zinksalbe	Miconazol Zinkoxid	0,6	(−2,6)	2,05
Mycospor-Nagelset	Bifonazol Harnstoff	0,6	(−7,0)	2,99
		14,4	(−4,9)	0,76
Summe		46,9	(+13,8)	0,96

17

Änderung der Zusammensetzung das inzwischen vom Markt genommene *Baycuten* (siehe oben) ersetzt und 2003 nach DDD zu früheren Verordnungszahlen wieder aufgeschlossen hat. Weitere Steigerungen waren bei den Corticosteroid-haltigen Kombinationen *Nystaderm-comp.*, *Decoderm tri*, *Lotricomb*, *Vobaderm* und *Epipevisone* zu verzeichnen. Es handelt sich dabei überwiegend um Kombinationen schwach bis mittelstarker Glucocorticosteroide mit verschiedenen Azolantimykotika (Ausnahme von *Nystaderm comp.*). Unter den Zinkoxid-haltigen Zubereitungen wurde erneut *Antifungol Heilpaste* häufiger verordnet als im Vorjahr. Letztere ist mit Abstand der preiswerteste Vertreter dieses Marktsegments.

Therapeutische Aspekte

In der Fachliteratur werden corticosteroidhaltige Antimykotikakombinationen eher kritisch beurteilt. In der Regel sind die bei Pilzerkrankungen der Haut auftretenden Reizerscheinungen bzw. Entzündungsreaktionen als normale Abwehrmaßnahmen des Organismus anzusehen, die prinzipiell mit der Vernichtung der Erreger abklingen. Eine gleichzeitige Behandlung mit Corticoiden ist somit nicht nur überflüssig, sondern kann aufgrund ihrer immunsuppressiven Wirkung Ursache eines letztlich atypischen klinischen Erscheinungsbildes sein ("Tinea incognita"). Da die Entzündungsreaktionen zudem meist nur geringgradig sind, steht in unkomplizierten Fällen der Vorteil ihrer etwas rascheren Unterdrückung in keinem Verhältnis zu den Nachteilen, die aus der Blockierung der lokalen Abwehrreaktionen resultieren können (Male 1981, Ring und Fröhlich 1985, Pierard et al. 1996, Alston et al. 2003). In entsprechenden Leitlinien der Fachgesellschaften ist die Behandlung von Pilzerkrankungen der Haut mit Antimykotikakombinationen nicht erwähnt (Deutsche Dermatologische Gesellschaft und Deutsprachige Mykologische Gesellschaft 2000).

Die Zinkoxid-haltigen Kombinationen sind dagegen eher positiv einzuschätzen. Sie werden aus fachtherapeutischer Sicht als Mittel der Wahl bei Candidainfektionen der Haut und im Ano-Genitalbereich (z. B. bei Windeldermatitis) angesehen (Ring und Fröhlich 1985), wobei Zinkoxid durch seinen abdeckenden und trocknenden Effekt die Abheilung begünstigen kann.

Auch *Mycospor Nagelset*, eine Kombination aus dem Azolantimykotikum Bifonazol und Harnstoff zur Lokalbehandlung von Onychomykosen, wird eher positiv bewertet. Harnstoff erhöht die Hydratation der Hornschicht und steigert damit die Diffusion anderer Stoffe (z. B. von Bifonazol). Zum anderen lassen sich nach Anwendung unter Okklusivverband erkrankte Nagelpartien ablösen, ohne die gesunden Bezirke zu schädigen (Hornstein und Nürnberg 1985). Mykologische Heilungsraten liegen bei 46% (Niewerth und Korting 1999). Eine In-vitro-Studie bestätigte allerdings im Nagelbereich den resorptionsför-dernden Effekt weder für Harnstoff noch für Salicylsäure (Quintanar-Guerrero et al. 1998). Darüber hinaus gelten für diese Kombinationen die unter „Monopräparate" angeführten Einschränkungen hinsicht-lich der topischen Behandlung von Onychomykosen.

Literatur

Abeck D, Gruseck E, Korting HC, Ring J (1996): Onychomykose: Epidemiologie, Pathogenese, Klinik, Mikrobiologie und Therapie. Dtsch Ärztebl 93: A-2027–2032.

Akpan A, Morgan R (2002): Oral candidiasis. Postgrad Med J 78: 455–459.

Albougy HA, Naidoo S (2002): A systematic review of the management of oral candidiasis associated with HIV/AIDS. J South African Dent Ass 57: 457–466.

Alston SJ, Cohen BA, Braun M (2003): Persistent and recurrent tinea corporis in children treated with combination antifungal/corticosteroid agents. Pediatrics 111: 201–203.

Amichai B, Grunwald MH (1998): Adverse drug reactions of the new oral antifungal agents – terbinafine, fluconazole, and itraconazole. Int J Dermatol 37: 410–415.

Arca E, Tastan HB, Akar A, Kurumlu Z, Gur AR (2002): An open, randomized, com-parative study of oral fluconazole, itraconazole and terbinafine therapy in ony-chomycosis. J Dermatol Treat 13: 3–9.

Bell-Syer SEM, Hart R, Crawford F, Torgerson DJ, Tyrell W, Russell I (2003): Oral tre-atments for fungal infections of the skin of the foot (Cochrane Review). In: The Cochrane Library, Issue 2 2003. Oxford: Update Software.

Bennett ML, Fleischer AB, Loveless JW, Feldman SR (2000): Oral griseofulvin remains the treatment of choice for tinea capitis in children. Ped Dermatol 17: 304–309.

Blaschke-Hellmessen R, Buchmann H, Schwarze R (1996): Einfluß oral verabreich-ter Polyenantibiotika auf die Hefepilzbesiedlung des Darmtraktes: Möglich-keiten und Grenzen. Mycoses 39 (Suppl 1): 33–39.

Bodman MA, Feder L, Nace AM (2003): Topical treatments for onychomycosis. A historical perspective. J Am Podiatr Med Ass 93: 136–141.

Casciano J, Amaya K, Doyle J, Arikian S, Shear N, Haspel M, Kahler K (2003): Econo-mic analysis of oral and topical therapies for onychomycosis of the toenails and fingernails. Manag Care 12: 47–54.

17

Chan YC, Friedlander SF (2004): New treatments for tinea capitis. Curr Opin Infect Dis 17: 97–103.

Crawford F, Young P, Godfrey C, Bell-Syer SEM, Hart R, Brunt E, Russel I (2002): Oral treatments for toenail onychomycosis. Arch Dermatol 138: 811–816.

Crawford F, Hart R, Bell-Syer S, Torgerson D, Young P, Russell I (2003): Topical treatments for fungal infections of the skin and nails of the foot (Cochrane Review). In: The Cochrane Library, Issue 2, 2003. Oxford: Update Software.

Darkes MJM, Scott LJ, Goa KL (2003): Terbinafine. A review of its use in onychomycosis in adults. Am J Clin Dermatol 4: 39–65.

Deutsche Dermatologische Gesellschaft und Deutschsprachige Mykologische Gesellschaft (2000): LeitlinieTinea der freien Haut. http://www.uni-duesseldorf.de/WWW/AWMF/ll/derm-m01.htm.

Deutsche Dermatologische Gesellschaft und Deutschsprachige Mykologische Gesellschaft (2002): Leitlinie Onychomykose. http://www.uni-duesseldorf.de/WWW/AWMF/ll/derm-m02.htm.

Devaraj A, O'Beirne JP, Veasey R, Dunk A (2002): Interaction between warfarin and topical miconazole cream. Br Med J 325: 77.

Dinnendahl V, Fricke U (Hrsg) (2004): Arzneistoff-Profile. Basisinformation über arzneiliche Wirkstoffe. Stammlieferung 1982 mit 1. bis 19. Ergänzungslieferung 2004, Govi-Verlag, Eschborn.

Ellis D (2002): Amphotericin B: spectrum and resistance. J Antimicrob Chemother 49 (Suppl S1): 7–10.

Evans EGV, Sigurgeirsson B for the LION study group (1999): Double blind, randomised study of continuous terbinafine compared with intermittent itraconazole in treatment of toenail onychomycosis. Brit Med J 318: 1031–1035.

Goa KL, Barradell LB (1995): Fluconazole. An update of its pharmacodynamic and pharmacokinetic properties and therapeutic use in major superficial and systemic mycoses in immunocompromised patients. Drugs 50: 658–690.

Grant SM, Clissold SP (1989): Itraconazole. A review of its pharmacodynamic and pharmacokinetic properties, and therapeutic use in superficial and systemic mycoses. Drugs 37: 310–344.

Grant SM, Clissold SP (1990): Fluconazole. A review of its pharmacodynamic and pharmacokinetic properties, and therapeutic potential in superficial and systemic mycoses. Drugs 39: 877–916.

Grøtzsche PC, Johansen HK (2003): Nystatin prophylaxis and treatment in severely immunodepresses patients (Cochrane Review): In: The Cochrane Library, Issue 2 2003. Oxford: Update Software.

Gupta AK (2002): Treatment of dermatophyte toenail onychomycosis in the United States. A pharmacoeconomic analysis. J Am Pediatr Med Assoc 92: 272–286.

Gupta AK, Einarson TR, Summerbell RC, Shear NH (1998): An overview of topical antifungal therapy in dermatomycoses. A North American perspective. Drugs 55: 645–674.

Gupta AK, Shear NH (1999): The new oral antifungal agents for onychomycosis of the toenails. J Eur Acad Dermatol Venereol 13: 1–13.

Gupta AK, Lynde CW, Konnikov N (2001): Single-blind, randomized, prospective study of sequential itraconazole and terbinafine pulse compared with terbina-

17

fine pulse for the treatment of toenail onychomycosis. J Am Acad Dermatol 44: 485–491.

Haria M, Bryson HM (1995): Amorolfine. A review of its pharmacological properties and therapeutic potential in the treatment of onychomycosis and other superficial fungal infections. Drugs 49: 103–120.

Haria M, Bryson HM, Goa KL (1996): Itraconazole. A reappraisal of its pharmacological properties and therapeutic use in the management of superficial fungal infections. Drugs 51: 585–620.

Haugh M, Helou S, Boissel JP, Cribier BJ (2002): Terbinafine in fungal infections of the nails: a meta-analysis of randomized clinical trials. Br J Dermatol 147: 118–121.

Higgins EM, Fuller LC, Smith CH (2000): Guidelines for the management of tinea capitis. Br J Dermatol 143: 53–58.

Hornstein OP, Nürnberg E (Hrsg) (1985): Externe Therapie von Hautkrankheiten: Pharmazeutische und medizinische Praxis. Georg Thieme Verlag, Stuttgart, New York, pp. 304–315.

Lacour M, Zunder T, Huber R, Sander A, Daschner F, Frank U (2002): The pathogenic significance of intestinal Candida colonization – A systematic review from an interdisciplinary and environmental medical point of view. Int J Hyg Environ Health 205: 257–268.

Male O (1981): Medizinische Mykologie für die Praxis. Georg Thieme Verlag, Stuttgart, New York.

McClellan KJ, Wiseman LR, Markham A (1999): Terbinafine. An update of its use in superficial mycoses. Drugs 58: 179–202.

Merk HF (1993): Antimykotika. Teil I und II. Hautarzt 44: 191–199 und 257–267.

Niewerth M, Korting HC (1999): Management of onychomycoses. Drugs 58: 283–296.

Niewerth M, Korting HC (2000): The use of systemic antimycotics in dermatotherapy. Eur J Dermatol 10: 155–160.

Patton LL, Bonito AJ, Shugars DA (2001): A systematic review of the effectiveness of antifungal drugs for the prevention and treatment of oropharyngeal candidiasis in HIV-positive patients. Oral Surg Oral Med Pathol Oral Radiol Endod 92: 170–179.

Pierard GE, Arrese JE, Pierard-Franchimont C (1996): Treatment and prophylaxis of tinea infections. Drugs 52: 209–224.

Powderly WG, Mayer KH, Perfect JR (1999): Diagnosis and treatment of oropharyngeal candidiasis in patients infected with HIV: a critical reassessment. AIDS Res Hum Retroviruses 15: 1405–1412.

Quintanar-Guerrero D, Ganem-Quintanar A, Tapia-Olguin P, Kaliar YN, Buri P (1998): The effect of keratolytic agents on the permeability of three imidazole antimycotic drugs through the human nail. Drug Dev Ind Pharm 24: 685–690.

Rigopoulos D, Katoulis AC, Ioannides D, Georgala S, Kalogeromitros D, Bolbasis I et al (2003): A randomized trial of amorolfine 5% solution nail lacquer in association with itraconazole pulse therapy compared with itraconazole alone in the treatment of Candida fingernail onychomycosis. Br J Dermatol 149: 151–156.

Ring J, Fröhlich HH (1985): Wirkstoffe in der dermatologischen Therapie, 2. Aufl Springer-Verlag, Berlin, Heidelberg, New York, Tokyo, pp 133–136 und 211–213.

17

Roberts DT, Taylor WD, Boyle J (2003): Guidelines for treatment of onychomycosis. Br J Dermatol 148: 402–410.

Sigurgeirsson B, Olafsson JH, Steinsson JB, Paul C, Billstein S, Evans EGV (2002): Long-term effectiveness of treatment with terbinafine vs itraconazole in onychomycosis. Arch Dermatol 138: 353–357.

Silingardi M, Ghirarduzzi A, Tincani E, Iorio A, Iori I (2000): Miconazole oral gel potentiates warfarin anticoagulant activity. Thromb Haemost 83: 794–795.

Simon C, Stille W (2000): Antibiotika-Therapie in Klinik und Praxis, 10. Auflage. Schattauer, Stuttgart-New York, S. 330–336.

Steigleder GK (1993): Therapie der Hautkrankheiten, 4. Aufl. Georg Thieme Verlag, Stuttgart, New York.

Thirion DJ, Zanetti LA (2000): Potentiation of warfarin's hypoprothrombinemic effect with miconazole vaginal suppositories. Pharmacotherapy 20: 98–99.

Venkatakrishnan K, von Moltke LL, Greenblatt DJ (2000): Effects of the antifungal agents on oxidative drug metabolism. Clin Pharmacokinet 38: 111–180.

17

18. Antirheumatika und Antiphlogistika

RAINER H. BÖGER und GERHARD SCHMIDT

AUF EINEN BLICK

Trend
Der größte Teil der Verordnungen der Antirheumatika und Antiphlogistika entfällt auf nichtsteroidale Antiphlogistika (79 %) und Rheumasalben (13 %). Zahlenmäßig klein, aber von wachsender medizinischer Bedeutung sind die remissionsinduzierenden Antirheumatika (5 %). In der Gruppe der nichtsteroidalen Antiphlogistika dominiert Diclofenac. Aber auch die Cyclooxygenase-2-Inhibitoren gewinnen weiterhin mengenmäßig an Bedeutung. Die relativ häufig verwendeten Rheumasalben sind möglicherweise aufgrund der wiederholten kritischen Bewertungen 2003 weiter zurückgegangen.

Bewertung
Nicht alle neueren Studien bestätigen die ursprünglichen Erwartungen, daß die selektiven Cyclooxygenase-2-Hemmstoffe besser verträglich sind.

In der Therapie rheumatischer Erkrankungen einschließlich degenerativer Veränderungen werden vorzugsweise nichtsteroidale Antiphlogistika eingesetzt. Mit ihnen gelingt es, den entzündlichen Prozeß zurückzudrängen, die Beweglichkeit zu verbessern und den entzündlichen Schmerz zu vermindern. Für Glucocorticoide (vgl. Kapitel 23) sind in der Therapie der rheumatoiden Arthritis in den letzten Jahren die Indikationen für eine niedrig dosierte Therapie ausgeweitet worden. Die remissionsinduzierenden antirheumatischen Arzneimittel (langfristig wirkende Antirheumatika, auch als „Basistherapeutika" bezeichnet) haben wegen ihrer seltenen Indikation mengenmäßig nur einen geringen Anteil an den Verordnungen der Antirheumatika und Antiphlogistika. Sie werden neuerdings auch kombiniert eingesetzt, um die Effektivität zu steigern (O'Dell et al. 1996, Menninger 1998).

Eine kritische Beachtung verdienen die hierzulande besonders viel verwendeten Externa (Rheumasalben und Einreibungen), für die allerdings die abgerechneten Verordnungen wie schon in den zurückliegenden Jahren deutlich zurückgegangen sind (Abbildung 18.1).

Nichtsteroidale Antiphlogistika

Bei den nichtsteroidalen Antiphlogistika dominiert weiterhin die Substanz Diclofenac mit über 50% der Verordnungen aller nichtsteroidalen Antiphlogistika (Tabellen 18.1, 18.2 und 18.3). Möglicherweise beruht der bevorzugte Einsatz von Diclofenac auf der besseren Verträglichkeit, die in einer britischen Fallkontrollstudie beobachtet wurde (Langman et al. 1994). Das niedrigste Ulkusblutungsrisiko im Vergleich zu Kontrollen zeigten Ibuprofen (2fach) und Diclofenac (4fach). Höhere Risiken wurden für Indometacin (11fach), Piroxicam (14fach) und insbesondere Azapropazon (32fach) beobachtet.

In der Folge der Entdeckung, daß es zwei unterschiedlich exprimierte Isoenzyme der Cyclooxygenase gibt (COX-1 und COX-2) (Fu et al. 1990), wurde Diclofenac als präferentieller Inhibitor der Cyclooxygenase-2 (COX-2) identifiziert, der bevorzugt die Cytokin-induzierte COX-2 in Entzündungszellen und in etwas geringerem Maße die vor-

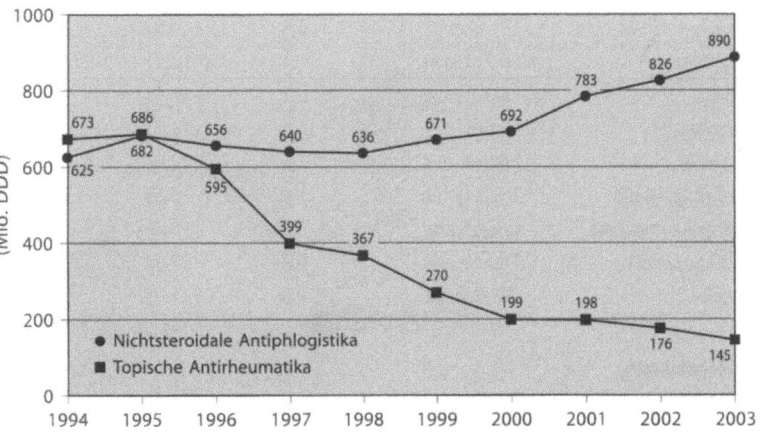

Abbildung 18.1: Verordnungen von Antirheumatika und Antiphlogistika 1994 bis 2003. Gesamtverordnungen nach definierten Tagesdosen

Tabelle 18.1: Verordnungen von Diclofenacpräparaten 2003. Angegeben sind die 2003 verordneten Tagesdosen, die Änderungen gegenüber 2002 und die mittleren Kosten je DDD 2003.

Präparat	Bestandteile	DDD in Mio.	Änderung in %	DDD-Kosten in €
Monopräparate				
Diclofenac-ratiopharm	Diclofenac	100,3	(+6,7)	0,23
Voltaren/-Migräne/-Dolo	Diclofenac	97,2	(−2,7)	0,30
Diclac	Diclofenac	65,5	(+9,6)	0,22
Diclo KD	Diclofenac	38,2	(+4,2)	0,23
Diclophlogont	Diclofenac	24,3	(−4,4)	0,26
Diclo-Divido	Diclofenac	13,3	(−3,9)	0,25
Rewodina	Diclofenac	13,1	(−10,0)	0,27
diclo von ct	Diclofenac	12,6	(−8,1)	0,24
Diclofenac AL	Diclofenac	10,2	(−3,1)	0,20
Diclo Dispers	Diclofenac	9,3	(+17,2)	0,24
Diclofenac STADA	Diclofenac	9,0	(+9,7)	0,22
Diclo-1A Pharma	Diclofenac	7,4	(+21,4)	0,18
Monoflam	Diclofenac	7,1	(−16,2)	0,23
Diclofenbeta	Diclofenac	7,0	(−18,4)	0,21
Allvoran	Diclofenac	6,4	(−11,2)	0,26
arthrex	Diclofenac	6,4	(−6,3)	0,24
Diclo AbZ	Diclofenac	2,6	(−3,3)	0,21
Diclofenac Heumann	Diclofenac	2,6	(−4,9)	0,24
Diclo-Puren	Diclofenac	2,1	(−13,9)	0,29
Effekton	Diclofenac	2,1	(−16,6)	0,22
duravolten	Diclofenac	1,6	(−14,2)	0,25
Diclo KSK	Diclofenac	1,6	(+22,5)	0,18
Diclofenac-Wolff	Diclofenac	1,0	(−15,5)	0,26
Diclofenac Pharbita	Diclofenac	0,8	(+8,1)	0,21
Diclofenac Atid	Diclofenac	0,7	(−17,7)	0,19
Diclodoc	Diclofenac	0,6	(+11,3)	0,24
		442,5	(+1,0)	0,25
Kombinationen				
Arthotec	Diclofenac Misoprostol	16,2	(−3,6)	0,97
Summe		458,7	(+0,8)	0,27

18

Tabelle 18.2: Verordnungen von Ibuprofenpräparaten 2003. Angegeben sind die 2003 verordneten Tagesdosen, die Änderungen gegenüber 2002 und die mittleren Kosten je DDD 2003.

Präparat	Bestandteile	DDD in Mio.	Änderung in %	DDD-Kosten in €
Ibuhexal	Ibuprofen	22,7	(+18,0)	0,49
Ibuprofen AL	Ibuprofen	18,7	(+20,8)	0,42
Ibuprofen Stada	Ibuprofen	18,0	(+22,0)	0,51
ibuprof von ct	Ibuprofen	14,7	(+12,0)	0,53
Ibuflam Lichtenstein	Ibuprofen	14,6	(+4,2)	0,47
IbuTAD	Ibuprofen	13,0	(+9,7)	0,47
Ibu-ratiopharm	Ibuprofen	10,7	(+39,9)	0,50
Ibu KD	Ibuprofen	10,1	(+4,4)	0,47
Ibu-1A Pharma	Ibuprofen	9,6	(+46,5)	0,41
Ibubeta	Ibuprofen	8,5	(+13,9)	0,45
Ibuprofen Heumann	Ibuprofen	7,5	(+20,2)	0,50
Nurofen	Ibuprofen	6,9	(+33,3)	0,84
Anco	Ibuprofen	4,7	(−2,8)	0,53
Ibuprofen Klinge	Ibuprofen	4,3	(−9,5)	0,53
Ibu-AbZ	Ibuprofen	4,1	(+16,8)	0,42
Imbun	Ibuprofen	3,6	(−3,0)	0,66
Ibuphlogont	Ibuprofen	3,4	(+17,4)	0,51
Dolgit Drag./ -akut Caps	Ibuprofen	2,2	(−9,6)	0,49
Dolo-Puren	Ibuprofen	2,0	(+0,7)	0,53
Dolormin/-Migräne	Ibuprofen	1,5	(+84,0)	0,89
Esprenit	Ibuprofen	1,4	(+7,0)	0,52
Urem/-forte	Ibuprofen	1,0	(−17,2)	0,64
Schmerz-Dolgit	Ibuprofen	0,8	(−12,1)	0,69
Fibraflex Filmtabl.	Ibuprofen	0,6	(+4,9)	0,44
Ibu KSK	Ibuprofen	0,6	(+42,2)	0,48
Ibuprofen PB	Ibuprofen	0,5	(+79,4)	0,42
Ibu Ben u ron	Ibuprofen	0,5	(+303,2)	0,81
ibudolor/-Migräne	Ibuprofen	0,2	(−15,9)	0,89
Summe		186,4	(+15,6)	0,50

18

Tabelle 18.3: Verordnungen weiterer nichtsteroidaler Antiphlogistika 2003. Angegeben sind die 2003 verordneten Tagesdosen, die Änderungen gegenüber 2002 und die mittleren Kosten je DDD 2003.

Präparat	Bestandteile	DDD in Mio.	Änderung in %	DDD-Kosten in €
Idometacin				
Indomet-ratiopharm	Indometacin	15,0	(+7,6)	0,42
Indometacin Berlin-Ch.	Indometacin	4,0	(−7,0)	0,45
indo von ct	Indometacin	1,3	(+16,1)	0,37
Indometacin AL	Indometacin	1,0	(+19,0)	0,22
Indo-Phlogont	Indometacin	0,8	(−32,9)	0,33
		22,2	(+3,3)	0,41
Piroxicam				
Piroxicam-ratiopharm	Piroxicam	5,4	(+3,9)	0,43
Piroxicam STADA	Piroxicam	2,4	(+6,2)	0,47
Pirorheum	Piroxicam	2,0	(−1,0)	0,44
Piroxicam AL	Piroxicam	1,8	(+6,6)	0,38
pirox von ct	Piroxicam	1,8	(−2,2)	0,44
Felden	Piroxicam	1,3	(−37,4)	0,53
Piro KD	Piroxicam	0,9	(−6,8)	0,40
Flexase	Piroxicam	0,8	(−10,8)	0,48
Piro-AbZ	Piroxicam	0,7	(+13,3)	0,38
Piro-Phlogont	Piroxicam	0,3	(+17,5)	0,53
		17,5	(−2,5)	0,44
Acemetacin				
Rantudil	Acemetacin	7,1	(−4,2)	1,09
acemetacin von ct	Acemetacin	1,5	(−0,1)	0,72
Acemetacin STADA	Acemetacin	1,5	(−1,0)	0,72
		10,0	(−3,1)	0,98
Naproxen				
naproxen von ct	Naproxen	1,9	(+4,5)	0,66
Naproxen STADA	Naproxen	1,6	(+5,9)	0,63
Naproxen Hexal	Naproxen	1,4	(+27,8)	0,63
Naproxen AL	Naproxen	1,2	(+6,1)	0,63
Dysmenalgit N	Naproxen	0,7	(−9,1)	0,74
		6,8	(+7,5)	0,65
Andere nichtsteroidale Antiphlogistika				
Mobec	Meloxicam	12,4	(−0,7)	1,29
Beofenac	Aceclofenac	5,1	(−12,2)	1,24
Telos	Lornoxicam	3,9	(−7,1)	0,83
Deltaran	Dexibuprofen	3,8	(+75,9)	1,22
Gabrilen	Ketoprofen	3,7	(−11,8)	0,45
Sympal	Dexketoprofen	2,5	(−6,5)	1,47
Protaxon	Proglumetacin	2,0	(−14,8)	1,21
Surgam	Tiaprofensäure	1,4	(−8,9)	0,94
Ambene	Phenylbutazon	0,8	(−4,4)	1,51
		35,7	(−1,8)	1,14

Tabelle 18.3: Verordnungen weiterer nichtsteroidaler Antiphlogistika 2003. Angegeben sind die 2003 verordneten Tagesdosen, die Änderungen gegenüber 2002 und die mittleren Kosten je DDD 2003 (Fortsetzung).

Präparat	Bestandteile	DDD in Mio.	Änderung in %	DDD-Kosten in €
COX-2-Inhibitoren				
Vioxx/Vioxx Dolor	Rofecoxib	80,9	(+29,1)	1,93
Celebrex	Celecoxib	32,9	(+3,8)	1,54
Bextra	Valdecoxib	20,2	(neu)	0,90
		133,9	(+42,0)	1,68
Summe		226,1	(+21,1)	1,31

zugsweise konstitutive Cyclooxygenase-1 (COX-1) in vielen anderen Körperzellen hemmt (Mitchell et al. 1993). Darüber läßt sich das für diese Substanz geringere Risiko von Gastropathien, Magenulzera und gastrointestinalen Blutungen ableiten, die als typische unerwünschte Wirkungen nichtsteroidaler Antiphlogistika über eine Hemmung der konstitutiven COX-1 entstehen. Allerdings hat Diclofenac immer noch eine erhebliche COX-1-Aktivität, so daß bei üblichen therapeutischen Plasmakonzentrationen die Prostaglandinbildung im Magen deutlich gehemmt wird (Cryer und Feldman 1998). Das Auftreten einer dadurch bedingten Gastropathie kann bei Risikopatienten durch Protonenpumpenhemmer (z. B. Omeprazol), das Prostaglandinderivat Misoprostol und weniger zuverlässig auch durch H_2-Antagonisten verringert werden. Ebenfalls für diesen Zweck steht ein Kombinationspräparat aus Diclofenac und Misoprostol (*Arthotec*) zur Verfügung. Es sollte jedoch nur gezielt eingesetzt werden, weil Misoprostol seinerseits unerwünschte Wirkungen erzeugt (Diarrhö). Die Verordnungen von *Arthotec* gingen 2003 gegenüber dem Vorjahr erneut zurück.

Als präferentieller COX-2-Inhibitor wurde 1996 Meloxicam (*Mobec*) in Deutschland zugelassen, welches die COX-2 zwei- bis dreifach stärker hemmt als die COX-1 und damit eine dem Diclofenac vergleichbare Selektivität aufweist. Nach der anfänglichen Euphorie stagniert jedoch inzwischen der Umsatz dieses Präparates (Tabelle 18.3). Beim Bundesinstitut für Arzneimittel und Medizinprodukte (BfArM) sind zahlreiche Meldungen über gastrointestinale Nebenwirkungen (Ulkusbildung, Magen-Darm-Blutungen), schwere Hautreaktionen und anaphylaktische Reaktionen eingegangen. In zwei großen kontrollierten Studien wurde eine geringere Häufigkeit gastrointestinaler

Störungen nach vierwöchiger Gabe von Meloxicam (7,5 mg/Tag) im Vergleich zu Diclofenac (100 mg/Tag) oder Piroxicam (20 mg/Tag) festgestellt (Hawkey et al. 1998, Dequeker et al. 1998). Ungeklärt blieb, ob die bessere Verträglichkeit auch für höhere Dosen von Meloxicam zutrifft.

Größere Fortschritte in Bezug auf die Verträglichkeit der Therapie mit nichtsteroidalen Antiphlogistika wurden von den selektiven COX-2-Inhibitoren erwartet. Als erster Vertreter wurde Rofecoxib (*Vioxx*) in Deutschland im November 1999 zunächst für die Therapie von Schmerzen bei degenerativen Gelenkerkrankungen zugelassen. Im Juni 2000 folgte die Markteinführung von Celecoxib (*Celebrex*), das für degenerative Gelenkerkrankungen und chronische Polyarthritis zugelassen wurde. Diese neue Gruppe von Antiphlogistika hat mit einer 8-fachen (Celecoxib) bzw. 35-fachen Selektivität für die COX-2 (Rofecoxib) bessere Voraussetzungen, um die Prostaglandin-bedingte Verknüpfung zwischen Entzündungshemmung und Gastrotoxizität differentiell zu beeinflussen. Tatsächlich haben Studien über die Verträglichkeit von Celecoxib (*Celebrex*) nach 3–6 Monaten eine ähnliche Ulkusinzidenz wie bei Placebomedikation gezeigt (Hawkey 1999). Weitere kontrollierte Studien zeigen, daß die neuen COX-2-selektiven Hemmstoffe wie Celecoxib und Rofecoxib bei gleicher Wirksamkeit auf Schmerz und Entzündungsreaktion ein geringeres Risiko gastrointestinaler unerwünschter Wirkungen aufweisen als nichtselektive nichtsteroidale Antiphlogistika wie z.B. Diclofenac oder Ibuprofen (Emery et al. 1999, Langman et al. 1999, Laine et al. 1999, Hawkey et al. 2000, Bombardier et al. 2000, Silverstein et al. 2000). Allerdings wurde COX-2 als konstitutives Enzym auch in Zentralnervensystem, Niere und Magen nachgewiesen. Daher haben sich die Hoffnungen, daß mit den neuen COX-2-selektiven Cyclooxygenasehemmstoffen auch die unerwünschten Wirkungen der nichtsteroidalen Antiphlogistika an der Niere vermieden werden können, nicht erfüllt. Die über die regulierbare COX-2 gebildeten Prostaglandine spielen eine wichtige Rolle bei der Aufrechterhaltung einer adaptierten Filtrations- und Elektrolyttransportleistung unter Belastungssituationen, z. B. Salzüberladung oder Volumenmangel (Eras und Perazella 2001, Brater et al. 2001). Weitere Untersuchungen zeigen auch, daß zwar die Schleimsekretion und der mukosale Blutfluß im Magen von COX-1-gebildeten Prostaglandinen gefördert wird, daß aber die Abheilung bestehender Läsionen in der Magenwand vornehmlich über COX-2-erzeugte Prostaglandine erfolgt (Gretzer et al. 1998). Dies ist verständlich, ist doch ein Ulkus ein lokaler Entzündungsherd, in dem es zur Induktion der COX-2 kommt (Peskar et al. 2001). Darüber kann die klinische Beobachtung erklärt werden, daß auch spezifische COX-2-Hemmer die Abheilung eines bestehenden Ulkus verzögern können (Brzozowski et al. 2001). Vereinzelt sind auch Ulkusperforationen unter der Therapie mit selektiven COX-2-Hemmstoffen gefunden worden (Hawkey 1999). Auch die FDA hat Bedenken über eine mögliche Verzögerung der Ulkusabheilung durch COX-2-selektive Inhibitoren geäußert. Tatsächlich hat eine protokollgemäße Auswertung der CLASS-Studie (Silverstein et al. 2000) ähnliche Zahlen von Ulkuskomplikationen in der Celecoxibgruppe wie in den Vergleichsgruppen mit den traditionellen nichtsteroidalen Antiphlogistika gezeigt (Jüni et al. 2002). Darüber hinaus hat eine retrospektive Auswertung ergeben, daß die Herzinfarktraten in zwei großen COX-2-Hemmer-Studien höher als in den Placebogruppen einer großen Metaanalyse lagen (Mukherjee et al. 2001). Diese Daten werden allerdings durch neuere Studien nicht unterstützt (Cipollone et al. 2004).

Die Erfahrungen breiter klinischer Anwendung werden erweisen müssen, ob die neuen selektiven COX-2-Hemmstoffe tatsächlich auch bei längerzeitiger Verwendung die in sie gesetzten Hoffnungen erfüllen können. Die COX-2-Inhibitoren stellen mit 134 Mio. verordneten Tagesdosen 2003 einen Anteil von 15% der verordneten nichtsteroidalen Antiphlogistika (Tabelle 18.1, 18.2, 18.3).

Die Gruppe der Ibuprofenpräparate steht an zweiter Stelle der Verordnungshäufigkeit nichtsteroidaler Antiphlogistika (Tabelle 18.2). Einen großen Anteil haben die niedrig dosierten, nicht verschreibungspflichtigen Präparate, die auch zur analgetischen Behandlung von Dysmenorrhö, Migräne und Kopfschmerzen zugelassen sind. Im Durchschnitt sind sie jedoch fünfmal so teuer wie entsprechende Acetylsalicylsäureanalgetika. Sie weisen auch 2003 erneut einen deutlichen Verordnungszuwachs auf.

Die Indometacinverordnungen sind gegenüber dem Vorjahr leicht angestiegen (Tabelle 18.3). Indometacin zeichnet sich unter den nichtsteroidalen Antiphlogistika durch einen besonders schnellen und zuverlässigen Wirkungseintritt aus, weist aber gleichzeitig auch eine besonders intensive unerwünschte zentrale Wirkung auf.

Piroxicam folgt als nächste Gruppe bei den Verordnungen der nichtsteroidalen Antiphlogistika. Es hat ein wesentlich höheres Risiko von Ulkusblutungen als das präferentiell COX-2-hemmende Diclofenac (Langman et al. 1994). Möglicherweise beruht darauf der erneute

18

Verordnungsrückgang der Piroxicampräparate (Tabelle 18.3). Darüber hinaus hat Piroxicam eine besonders lange Wirkungsdauer (Halbwertszeit 40 Stunden). Die lange Verweildauer im Organismus birgt die Gefahr, daß sich der Wirkstoff selbst bei einmal täglicher Gabe im Körper anreichert und kumulative Überdosierungserscheinungen entstehen. Für viele rheumatische Erkrankungen sind Antiphlogistika mit kurzer Wirkungsdauer besser steuerbar, weil man damit die tageszeitlich stark schwankende Schmerzsymptomatik gezielter unterdrücken kann als mit einem lang wirkenden Therapeutikum.

Unter den weiteren nichtsteroidalen Antiphlogistika haben lediglich die Verordnungen von Naproxen und Dexibuprofen zugenommen (Tabelle 18.3). Naproxen wird seit einiger Zeit auch zur reinen Schmerztherapie und für die Behandlung der Dysmenorrhö verwendet. Das 2001 neu eingeführte Dexibuprofen (*Deltaran*) wird als wirksames rechtsdrehendes Enantiomer nur halb so hoch wie racemisches Ibuprofen dosiert. Die verminderte Substanzbelastung hat jedoch keine Vorteile für Wirksamkeit und Verträglichkeit. Die orale Bioverfügbarkeit (66%) liegt sogar deutlich niedriger als für das Racemat. *Deltaran* ist dreifach teurer als preisgünstige Ibuprofengenerika. Trotz aller dieser Nachteile ist das Verordnungsvolumen von *Deltaran* um 76% angestiegen (Tabelle 18.3).

Die Verordnung von Phenylbutazon (*Ambene*) ist angesichts der Indikationseinschränkung und der Begrenzung der Behandlungsdauer auf eine Woche trotz eines Rückgangs der Verordnungen gegenüber dem Vorjahr immer noch relativ hoch. Die Menge von 800.000 Tagesdosen bedeutet, daß im Jahr 2003 immer noch etwa 114.000 Patienten sieben Tage lang mit 300 mg Phenylbutazon täglich behandelt worden sind, sofern man annimmt, daß die Anwendungsbeschränkung von einer Woche eingehalten wurde.

Remissionsinduzierende Mittel

Die Indikation für die Anwendung remissionsinduzierender Arzneimittel in der Therapie der rheumatoiden Arthritis wird vornehmlich von Rheumatologen gestellt. Für diese Mittel sind zur Risikominderung regelmäßige Kontrolluntersuchungen notwendig. Sie machen daher mengenmäßig nur einen geringen Anteil aus, sind jedoch mit acht Präparaten unter den 3000 verordnungshäufigsten Präparaten vertreten (Tabelle 18.4). Dazu gehören Methotrexat (z.B. *Lantarel*),

Tabelle 18.4: Verordnungen von Remissionsinduktoren 2003. Angegeben sind die 2003 verordneten Tagesdosen, die Änderungen gegenüber 2002 und die mittleren Kosten je DDD 2003.

Präparat	Bestandteile	DDD in Mio.	Änderung in %	DDD-Kosten in €
Methotrexat				
Lantarel	Methotrexat	21,0	(+12,4)	0,95
Metex	Methotrexat	11,2	(+28,1)	0,62
		32,2	(+17,5)	0,84
Sulfazalazin				
Azulfidine RA	Sulfasalazin	6,7	(−0,8)	1,37
Sulfasalazin Heyl	Sulfasalazin	3,2	(+47,0)	1,24
Pleon	Sulfasalazin	2,3	(−2,4)	1,37
		12,2	(+8,1)	1,34
Weitere Remissionsinduktoren				
Arava	Leflunomid	6,7	(+13,0)	4,32
Quensyl	Hydroxychloroquin	2,8	(+17,5)	0,96
		9,6	(+14,3)	3,33
TNFα-Antagonisten				
Enbrel	Etanercept	0,9	(+6,3)	75,16
Summe		54,9	(+14,5)	2,64

Sulfasalazin (z. B. *Azulfidine RA*), das Malariamittel Hydroxychloroquin (*Quensyl*) sowie der 1999 neu eingeführte Pyrimidinsynthesehemmstoff Leflunomid (*Arava*) und der 2000 neu eingeführte TNFα-Antagonist Etanercept (*Enbrel*). Einige von diesen Substanzen (z. B. Sulfasalazin, Methotrexat) werden auch für andere Indikationen verwendet und sind daher auch bei den Mitteln für chronisch entzündliche Darmkrankheiten (s. Tabelle 36.8) bzw. Immunsuppressiva (s. Kapitel 32) aufgelistet.

18

Leflunomid (*Arava*) hat sich 2003 nach einem erneuten Verordnungsanstieg gegenüber dem Vorjahr unter den Remissionsinduktoren nach Methotrexat und Sulfasalazin weiterhin auf den dritten Verordnungsrang plaziert (Tabelle 18.4). In klinischen Studien an Patienten mit rheumatoider Arthritis wurde die Zahl der geschwollenen und schmerzhaften Gelenke durch Leflunomid nach 24 Wochen um 44–52% gesenkt, durch Placebo dagegen nur um 21–26% (Smolen et al. 1999). Die Verträglichkeit ist allerdings gegenüber anderen langsam wirkenden Antirheumatika wie Methotrexat und Sulfasalazin etwas ungünstiger. In den USA sind in drei Jahren 130 Fälle mit schwerer Lebertoxizität, darunter 12 Todesfälle, nach Gabe von Leflunomid aufgetreten (Charatan 2002).

Der im Juni 2000 eingeführte Tumornekrosefaktor-α-Antagonist (TNFα-Antagonist) Etanercept (*Remicade*) ist ein Fusionsprotein aus dem F_c-Anteil von IgG_1 und zwei rekombinanten p75-TNFα-Rezeptoren, die genauso wie lösliche TNFα-Rezeptoren den TNFα binden und dadurch inaktivieren. *Remicade* ist 2003 etwas häufiger als im Vorjahr verschrieben worden (Tabelle 18.4). Die TNFα-Antagonisten sind als echter Fortschritt für die Behandlung der aktiven rheumatischen Arthritis und des Morbus Crohn anzusehen. Aufgrund seltener, aber gefährlicher Nebenwirkungen (z. B. schwere Infektionen) sind sie nur bei unzureichendem Effekt anderer remissionsinduzierender Mittel gemäß den Richtlinien der Deutschen Gesellschaft für Rheumatologie (www.dgrh.de/dgrhcontent/m1/k6/index. aspxx) indiziert.

Antiarthrotika

Die Gruppe der Antiarthrotika und sonstigen Antiphlogistika weist 2003 eine deutlich verminderte Verordnungshäufigkeit gegenüber dem Vorjahr auf (Tabelle 18.5). Der Rückgang betrifft alle Präparate in einem ähnlichen Umfang.

D-Glucosaminsulfat (*Dona 200-S-Dragees*) ist für die orale Behandlung der Gonarthrose zugelassen und wird unter der Vorstellung eingesetzt, daß die Biosynthese von Glucosaminglykanen erhöht und degenerative Prozesse im Gelenkknorpel gehemmt werden. Nach sechswöchiger intramuskulärer Gabe lag die Responderquote bei Glucosaminsulfat (55%) etwas höher als bei Placebo (33%) (Reichelt et al. 1994). Allerdings wurde die Zulassung der Dona S-Injektionslösung bereits 1989 durch das vormalige Bundesgesundheitsamt aufgrund des Risikos von Infektionen, Hautausschlägen und Blutbildungsstörungen widerrufen. Nach oraler Gabe wird Glucosaminsulfat bis zu 90% resorbiert, wobei kein freies Glucosamin im Plasma zu finden ist (Setnikar et al. 1993). Nach pharmakologischen Kriterien ist daher schwer beurteilbar, wie die klinischen Effekte zustande kommen, die nach oraler Gabe in einigen älteren Placebo-kontrollierten Studien beobachtet wurden (Drovanti et al. 1980, Pujalte et al. 1980, Rovati 1992). Nach einer aktuellen kontrollierten Studie war Glucosamin bei

Tabelle 18.5: Verordnungen von Antiarthrotika und Antiphlogistika 2003. Angegeben sind die 2003 verordneten Tagesdosen, die Änderungen gegenüber 2002 und die mittleren Kosten je DDD 2003.

Präparat	Bestandteile	DDD in Mio.	Änderung in %	DDD-Kosten in €
Antiarthrotika				
Dona 200-S Drag.	Glukosamin	2,9	(−8,9)	2,03
AHP 200	Oxaceprol	2,3	(−19,7)	1,20
		5,3	(−14,0)	1,66
Bromelaine				
Bromelain-POS	Bromelaine	5,4	(−18,2)	0,53
Proteozym	Bromelaine	0,3	(−15,5)	1,09
		5,7	(−18,0)	0,56
Teufelskrallenwurzelextrakt				
TEUFELSKRALLE-ratiopharm	Teufelskrallenextrakt	3,8	(−5,0)	0,48
Teltonal	Teufelskrallenextrakt	2,7	(−6,9)	0,48
Sogoon	Teufelskrallenextrakt	2,5	(−11,0)	0,50
Rivoltan	Teufelskrallenextrakt	1,7	(−21,7)	0,57
		10,8	(−10,0)	0,50
Sonstige Antiphlogistika				
Hox alpha	Brennnesselblätter-extrakt	2,2	(−24,4)	1,34
Rheuma-Hek	Brennnesselblätter-extrakt	1,7	(−22,3)	0,90
Kamillosan Lösung	Kamillenblütenextrakt	0,5	(−17,6)	2,62
Aniflazym	Serrapeptase	0,3	(−20,4)	3,30
		4,8	(−22,7)	1,45
Summe		26,5	(−15,1)	0,91

18

98 Gonarthrosepatienten nicht besser wirksam als Placebo (Rindone et al. 2000). Damit bestätigen sich Vorbehalte gegen die Qualität früherer Studien und der Verdacht eines Publikationsbias mit selektiver Veröffentlichung positiver Studien (McAlindon et al. 2000, Towheed und Anastassiades 2000). In einer neueren Langzeitstudie wurden bei Gonarthrose geringfügige Unterschiede der Gelenkspaltabnahme (Placebo 0,31 mm, Glucosaminsulfat 0,06 mm) über drei Jahre beobachtet (Reginster et al. 2001).

Mit dem Hydroxyprolinderivat Oxaceprol (*AHP 200*) wurden positive Effekte auf die Symptomatik bei degenerativen Gelenkerkrankungen gefunden (Schubotz und Hausmann 1977, Vagt et al. 1990, Bauer et al. 1999). Diese Vergleichsstudien mit nichtsteroidalen Antiphlogistika wurden allerdings ohne adäquate Placebogruppen durchgeführt und entsprechen deshalb nicht den heutigen Anforderungen an den Nachweis der Wirksamkeit für den beanspruchten Indikationsbereich.

Sonstige Antiphlogistika

Bei den sonstigen Antiphlogistika handelt es sich zum überwiegenden Teil um pflanzliche Präparate (Tabelle 18.5). Ein Teil der Verordnungen entfällt auf Bromelaine, ein Komplex pflanzlicher Proteasen aus Ananas (Ananas comosus). Nach tierexperimentellen Daten soll Bromelaine zu 40 % resorbiert werden, dagegen waren in einer Resorptionsstudie an Probanden nach Gabe von 3 g Bromelaine pro Tag nur 0,01 mg im Plasma nachweisbar, also nur eine Resorptionsquote von 0,0003 % (Castell et al. 1997). In einer unkontrollierten Beobachtungsstudie wurde eine Hemmung entzündlicher Schwellungen beobachtet (Masson 1995), in einer Placebo-kontrollierten Studie hatte Bromelaine dagegen keine signifikanten entzündungshemmenden Effekte (Hotz et al. 1989).

Als Adjuvans bei rheumatischen Beschwerden sind zwei Präparate mit Brennesselkrautextrakt (*Rheuma-Hek, Hox alpha*) vertreten (Tabelle 18.5). Diese Phytotherapeutika werden traditionell zur Durchspülung bei entzündlichen Harnwegsinfektionen angewendet, sind aber von der Kommission E beim vormaligen Bundesgesundheitsamt auch zur unterstützenden Behandlung rheumatischer Beschwerden positiv bewertet worden (Bundesgesundheitsamt 1987). Über die klinisch-therapeutischen Effekte der Extrakte gibt es bisher bestenfalls fragmentarische Daten (Obertreis et al. 1996).

Teufelskrallenwurzelextrakt war 2000 nach einem deutlichen Verordnungsanstieg erstmals unter den meistverordneten Arzneimitteln vertreten. 2003 hat ein Rückgang den früheren kräftigen Verordnungsanstieg abgelöst. Der Extrakt enthält als Leitsubstanz das Iridoidglykosid Harpagosid und wurde von der Kommission E des vormaligen Bundesgesundheitsamts zur unterstützenden Therapie degenerativer Erkrankungen des Bewegungsapparats positiv bewertet. In zwei neueren Placebo-kontrollierten Studien wurden signifikante Besserungen der Schmerzempfindlichkeit der Rückenmuskulatur und eine Senkung des Tramadolverbrauchs beschrieben (Chrubasik et al. 1999, Göbel et al. 2001). Die klinische Bedeutung ist marginal, da nur 9–15% der Patienten mit Teufelskrallenwurzelextrakt im Vergleich zu 5% der Placebopatienten nach vier Wochen schmerzfrei wurden (Chrubasik et al. 1999).

Bei den antiphlogistischen Kombinationspräparaten hat die Zahl von 6 auf 4 Präparate im Jahre 2003 abgenommen (Tabelle 18.6). Dementsprechend ist das DDD-Volumen von 18 auf 15 Mio. DDD zurück-

Tabelle 18.6: Verordnungen sonstiger antiphlogistischer Kombinationspräparate 2003. Angegeben sind die 2003 verordneten Tagesdosen, die Änderungen gegenüber 2002 und die mittleren Kosten je DDD 2003.

Präparat	Bestandteile	DDD in Mio.	Änderung in %	DDD-Kosten in €
Traumeel/S	Arnica Calendula Chamomilla Symphytum Millefolium Belladonna Aconitum Bellis perennis Hypericum Echinacea ang. Echinacea purp. Hamamelis Mercurius solub. Hepar sulfuris	5,3	(–9,5)	0,38
Zeel comp./ comp. N	Toxicodendron Arnica Solanum dulc. Sanguinaria Sulfur	4,5	(+59,8)	0,42
Phlogenzym	Bromelaine Trypsin Rutosid	3,1	(–26,8)	1,86
Phytodolor/N	Zitterpappelextrakt Goldrutenkrautextrakt Eschenrindenextrakt	1,8	(–24,3)	0,66
Summe		14,8	(–3,8)	0,74

18

gegangen. Dazu beigetragen haben auch die deutlichen Verordnungs-abnahmen der Enzymkombinationen *Phlogenzym* und *Phytodolor N.* Bei *Phlogenzym* sind die beanspruchten Anwendungsgebiete breit gestreut und reichen von Ödemen und Thrombophlebitis bis hin zu Durchblutungsstörungen, Entzündungen des Urogenitaltrakts und rheumatischen Krankheiten, obwohl keine der vielen Indikationen durch Wirksamkeitsnachweise aus publizierten klinischen Studien belegt ist. Lediglich das homöopathische Komplexpräparat *Zeel comp./comp. N* hat ungewöhnlich stark zugenommen.

Topische Antirheumatika

Trotz eines seit Jahren anhaltenden Verordnungsrückgangs machen äußerlich anzuwendende Antirheumatika in Form von Salben, Cremes, Gelen, Linimenten, Ölen und alkoholischen Lösungen weiterhin einen großen Anteil der Tagesdosen der meistverordneten Arzneimittel im Gesamtgebiet der Antirheumatika und Antiphlogistika aus. Vor zehn Jahren betrug das Verhältnis der Verschreibungen systemisch verwendeter nichtsteroidaler Antiphlogistika zu topischen Antirheumatika noch 1:1. 2003 wurden bereits etwa 6 mal häufiger systemische nichtsteroidale Antiphlogistika verordnet als topische Antiphlogistika (siehe Abbildung 18.1).

Ihre Beliebtheit bei Ärzten und vor allem bei Patienten hat mehrere Gründe. Ärzte wenden die Lokaltherapeutika unter der Vorstellung an, daß die potentiell gefährlichen Nebenwirkungen der nichtsteroidalen Antiphlogistika auf Magen, Bronchien und Nieren durch die lokale Applikation vermindert werden können. Patienten finden es viel einleuchtender, eine Rheumasalbe direkt auf die Haut in unmittelbarer Nähe des schmerzenden Gelenks aufzutragen, als mit einer Tablette den Umweg über den Mund und den Magen bis zum fernen Gelenk zu nehmen.

Obwohl die allgemeine Verträglichkeit der nichtsteroidalen Antiphlogistika bei topischer Anwendung besser ist als bei systemischer (oraler) Zufuhr, sind auch bei lokaler Anwendung nichtsteroidaler Antiphlogistika gastrointestinale unerwünschte Wirkungen bis hin zu gastrointestinalen Blutungen – besonders bei älteren Patienten – beobachtet worden (Newberry et al. 1992, Zimmermann et al. 1995, Evans und Mac Donald 1996). Uneinheitlich sind die Ergebnisse über die Bioverfügbarkeit der Inhaltsstoffe bei der kutanen Anwendung der

18

Topika. Halbwegs verläßliche Angaben liegen nur für die Monopräparate mit nichtsteroidalen Antiphlogistika vor. Nach Mikrodialysestudien ist die transdermale Penetration von Diclofenac nicht voraussagbar und stark von den individuellen Hauteigenschaften abhängig (Müller et al. 1997). Die im Gewebe wieder gefundenen Konzentrationen hängen wesentlich von den Diffusionsstrecken ab. So sind in oberflächennahen Geweben (z. B. im Bereich der Fingergelenke) hohe Konzentrationen gefunden worden (Riess et al. 1986). Ebenso wurden im Bereich des Kniegelenks deutlich höhere Diclofenacspiegel in der Haut und der Muskulatur als im Plasma gemessen, während die Konzentrationen in der Synovia und der Synovialflüssigkeit dem Plasmaspiegel entsprachen und auch keine Unterschiede zwischen dem behandelten Kniegelenk und dem kontralateralen unbehandelten Gelenk zeigten (Gondolph-Zink und Gronwald 1996). Bei Patienten mit bilateralen Kniegelenksergüssen, die doppelblind an einem Knie mit Diclofenacgel und am anderen mit Placebogel behandelt wurden, lagen die synovialen Diclofenacspiegel in beiden Gelenken im gleichen Bereich (26 bzw. 22 ng/ml), aber niedriger als im Plasma (41 ng/ml). Daraus folgt, daß Diclofenac nur wenig direkt, sondern überwiegend über das Blut in das behandelte wie auch das nicht behandelte Kniegelenk gelangte (Radermacher et al. 1991). Die Ergebnisse dieser Studien zeigen, daß topisch appliziertes Diclofenac in oberflächlich gelegene Kompartimente direkt penetriert, in tiefer gelegene Kompartimente einschließlich der Gelenke jedoch überwiegend systemisch über den Blutkreislauf gelangt.

Die Ergebnisse kontrollierter Studien zum Wirksamkeitsnachweis von Rheumasalben sind seit langem widersprüchlich (Sandholzer und Kochen 1991). Zwar wurde aus einer quantitativen Auswertung der Ergebnisse randomisierter klinischer kontrollierter Studien in der internationalen Literatur geschlossen, daß sowohl bei akuter Schmerzsymptomatik (z. B. nach Traumen) als auch bei chronischen Schmerzen im Bewegungsapparat (z. B. Osteoarthritis, Tendinitis) die topische Anwendung nichtsteroidaler Antiphlogistika eine nachweisbare Reduktion der Schmerzsymptomatik ergibt (Moore et al. 1998). Eine genauere Betrachtung der Originaldaten kann jedoch Zweifel an der zuverlässigen Wirkung topisch angewendeter nichtsteroidaler Antiphlogistika nicht beseitigen.

Eine exemplarische Auswertung von Placebo-kontrollierten Studien für das bei uns besonders häufig eingesetzte Diclofenac bestätigt die uneinheitliche Beleglage der topischen Antirheumatika. In der

18

Mehrzahl der Studien wurde nicht für alle gemessenen Parameter eine Überlegenheit von topischem Diclofenac gegenüber Placebo insbesondere für die klinischen Parameter gefunden (Grace et al. 1999). Einzelne Studien, in denen die topische Therapie (z. B. Piroxicam, Felbinac, Diclofenac) mit oraler Applikation (Ibuprofen) verglichen wurde, erbrachten bei geeigneter Indikation vergleichbare Wirksamkeit (Dickson 1991, Hosie 1993, Zacher et al. 2001). Es fehlen allerdings bei diesen Vergleichsuntersuchungen die Ergebnisse einer oralen und topischen Placebotherapie. Von einigen Rheumatologen und Fachgesellschaften wird daher die Auffassung vertreten, daß es sinnvoll ist, zu versuchen, mit topisch angewendeten nichtsteroidalen Antiphlogistika die systemische Gabe dieser Substanzklasse zu reduzieren und das Risiko unerwünschter Wirkungen zu senken (Arzneimittelkommission 1997, Zeidler 1996). Eine englische Richtlinie zur Therapie degenerativer Arthritiden kommt allerdings aufgrund fehlender ausreichender Belege über die Wirksamkeit topisch angewendeter Antiphlogistika im Vergleich mit einer oralen Applikation zu dem Ergebnis, daß die topische Anwendung nichtsteroidaler Antiphlogistika nicht als eine Evidenz-basierte Behandlung empfohlen werden kann (Eccles et al. 1998). Ein Manko in den vorliegenden Untersuchungen wird auch darin gesehen, daß die Vergleichsstudien über die orale und topische Wirksamkeit nichtsteroidaler Antiphlogistika nicht mit derselben Substanz (oral vs topisch) durchgeführt worden sind (Gøtzsche 2000).

Unter den Monopräparaten der topischen Antirheumatika bilden die Diclofenac- und Hydroxyethylsalicylatpräparate die beiden größten Gruppen, während alle anderen Wirkstoffe nur eine untergeordnete Rolle spielen. Die Verordnungen dieser Gruppe sind 2003 wiederum rückläufig (Tabelle 18.7).

Die Kombinationspräparate enthalten neben zahlreichen anderen Bestandteilen überwiegend Salicylsäurederivate und gefäßerweiternde Stoffe wie Nicotinsäureester (Tabelle 18.8). Ihre Wirkung wird vorwiegend auf eine lokale Gefäßerweiterung zurückgeführt. Ähnlich wie bei physikalischer Wärmeanwendung soll dadurch die immer wieder beobachtete analgetische Wirkung zustande kommen. Die Verordnungen der Kombinationspräparate sind im Jahr 2003 weiterhin rückläufig (Tabelle 18.8); dieser Rückgang ist stärker als derjenige der Monopräparate. Im Hinblick auf die kritische wissenschaftliche Beurteilung der Kombinationspräparate und der Externa, für die der klinische Wirksamkeitsnachweis fehlt, ist diese Entwicklung zu begrüßen.

Tabelle 18.7: Verordnungen von Externa 2003 (Monopräparate). Angegeben sind die 2003 verordneten Tagesdosen, die Änderungen gegenüber 2002 und die mittleren Kosten je DDD 2003.

Präparat	Bestandteile	DDD in Mio.	Änderung in %	DDD-Kosten in €
Diclofenac				
Voltaren topisch	Diclofenac	36,6	(–8,4)	0,62
Diclac-Gel	Diclofenac	19,3	(+5,1)	0,16
Diclo-ratiopharm Gel	Diclofenac	5,9	(+4,6)	0,56
Effekton Creme	Diclofenac	2,1	(–33,5)	0,61
Diclo SchmerzGel	Diclofenac	1,4	(+36,4)	0,56
arthrex Cellugel	Diclofenac	1,2	(–20,8)	0,58
Diclofenac Heumann Gel	Diclofenac	0,8	(–10,3)	0,58
Diclophlogont Gel	Diclofenac	0,6	(–1,6)	0,59
Diclo-Puren Gel	Diclofenac	0,4	(–19,0)	0,58
		68,4	(–4,7)	0,48
Hydroxyethylsalicylat				
Phlogont Creme/Gel	Hydroxyethylsalicylat	2,8	(–27,5)	0,15
Dolo Arthrosenex N/-NH	Hydroxyethylsalicylat	2,1	(+26,2)	0,15
Kytta-Gel	Hydroxyethylsalicylat	2,1	(–37,9)	0,15
Phardol mono	Hydroxyethylsalicylat	1,4	(+3,5)	0,20
ZUK Rheuma/Schmerz	Hydroxyethylsalicylat	1,0	(–14,7)	0,28
		9,5	(–17,7)	0,17
Etofenamat				
Traumon	Etofenamat	0,3	(–11,4)	1,23
Rheumon	Etofenamat	0,3	(–29,6)	1,09
		0,6	(–20,7)	1,17
Indometacin				
Indomet-ratio Gel/Indo Top	Indometacin	0,7	(–10,7)	0,86
Elmetacin	Indometacin	0,5	(–18,8)	0,91
		1,2	(–14,2)	0,88
Andere nichtsteroidale Antiphlogistika				
Dolgit Creme/Gel	Ibuprofen	0,9	(–16,0)	1,10
Felden Top	Piroxicam	0,8	(–21,5)	0,34
Ibutop Creme/Gel	Ibuprofen	0,7	(–13,4)	1,18
Gabrilen Gel	Ketoprofen	0,5	(–31,3)	0,68
		2,8	(–20,0)	0,84
Andere Externa				
Kytta Plasma F/Salbe F	Beinwellwurzelextrakt	3,4	(–2,2)	0,43
Summe		85,9	(–7,1)	0,47

18

Tabelle 18.8: Verordnungen von Externa 2003 (Kombinationspräparate). Angegeben sind die 2003 verordneten Tagesdosen, die Änderungen gegenüber 2002 und die mittleren Kosten je DDD 2003.

Präparat	Bestandteile	DDD in Mio.	Änderung in %	DDD-Kosten in €
Mit Salicylsäurederivaten				
Hot Thermo	Hydroxyethylsalicylat Benzylnicotinat	4,1	(−12,7)	0,10
Rheuma-Salbe Lichtenstein N	Hydroxyethylsalicylat Benzylnicotinat	3,5	(−25,8)	0,15
Mobilat Gel/Salbe	Extr. suprarenalis Mucopolysaccharid-schwefelsäureester Salicylsäure	2,5	(−64,5)	0,27
Phlogont Thermalsalbe/ Gel	Hydroxyethylsalicylat Benzylnicotinat	2,4	(−8,6)	0,28
Mobilat aktiv	Mucopolysaccharid-schwefelsäureester Salicylsäure	2,2	(+465,0)	0,27
Phardol Waerme Balsam	Hydroxyethylsalicylat Benzylnicotinat	2,0	(neu)	0,15
ZUK Thermocreme	Hydroxyethylsalicylat Benzylnicotinat	1,8	(−12,7)	0,15
Phardol Rheuma-Balsam	Hydroxyethylsalicylat Kiefernnadelöl Benzylnicotinat	1,8	(−61,8)	0,18
Rheuma Salbe STADA	Hydroxyethylsalicylat Benzylnicotinat	1,7	(+52,5)	0,12
Enelbin-Paste N	Zinkoxid Salicylsäure Aluminium-Silikate	0,8	(−12,9)	1,90
		22,6	(−19,1)	0,24
Sonstige Kombinationspräparate				
Dolobene Gel	Dimethylsulfoxid Heparin Dexpanthenol	7,0	(−15,9)	0,35
Traumeel/S Salbe	Arnika D3 Calendula Ø Hamamelis Ø Echinacea ang. Ø Echinacea purp. Ø Chamomilla Ø Symphytum D4	5,6	(−10,1)	0,23

18

Tabelle 18.8: Verordnungen von Externa 2003 (Kombinationspräparate). Angegeben sind die 2003 verordneten Tagesdosen, die Änderungen gegenüber 2002 und die mittleren Kosten je DDD 2003 (Fortsetzung).

Präparat	Bestandteile	DDD in Mio.	Änderung in %	DDD-Kosten in €
	Bellis perennis Ø Hypericum D6 Millefolium Ø Aconitum D1 Belladonna D1 Mercurius sol. D6 Hepar sulfuris D6			
Finalgon-Salbe	Nonivamid Nicoboxil	3,6	(−9,0)	0,18
Lindofluid N	Bornylacetat α-Pinen Arnikablütenextrakt Melissenblätterextrakt	2,9	(−19,3)	0,18
Kytta Balsam f	Beinwellwurzelextrakt Methylnicotinat	1,6	(−10,9)	0,34
Lymphdiaral Drainage	Conium Urtinktur Colchicum Urtinktur Podophyllum Urtinktur Mercurius bijod. D5 Ammonium crud. D1 Calendula Urtinktur	1,2	(−10,8)	0,54
		21,8	(−13,2)	0,28
Summe		44,4	(−16,3)	0,26

18

Literatur

Arzneimittelkommission der deutschen Ärzteschaft (1997): Empfehlungen zur Therapie von degenerativen Gelenkerkrankungen. Arzneiverordnung in der Praxis. Sonderheft 5, 8.

Bauer HW, Klasser M, von Hanstein KL, Rolinger H, Schladitz G et al. (1999): Oxaceprol is as effective as diclofenac in the therapy of osteoarthritis of the knee and hip. Clin Rheumatol 18: 4–9.

Bombardier C, Laine L, Reicin A, Shapiro D, Burgos-Vargas R, Davis B et al. (2000): Comparison of upper gastrointestinal toxicity of rofecoxib and naproxen in patients with rheumatoid arthritis. N Engl J Med 343: 1520–1528.

Brater DC, Harris C, Redfern JS, Gertz BJ (2001): Renal effects of COX-2 selective inhibitors. Am J Nephrol 21: 1–15.

Brzozowski T, Konturek PC, Konturek SJ, Sliwowski Z, Pajdo R, Drozdowicz D et al. (2001): Classic NSAID and selective cyclooxygenase (COX)-1 and COX-2 inhibitors in healing of chronic gastric ulcers. Microsc Res Tech 53: 343–353.

Bundesgesundheitsamt (1987): Monographie der Kommission E über Brennessel-krautextrakt. Bundesanzeiger Nr. 76 vom 23. April 1987.

Burnham R, Gregg R, Healy P, Steadward R (1998): The effectiveness of topical diclofenac for lateral epicondylitis. Clin J Sport Med 8: 78–81.

Castell JV, Friedrich G, Kuhn CS, Poppe GE (1997): Intestinal absorption of undegraded proteins in men: presence of bromelain in plasma after oral intake. Am J Physiol 273: G139–G146.

Charatan F (2002): Arthritis drug should be removed from market, says consumer group. Brit Med J 324: 869.

Chrubasik S, Junck H, Bretschwerdt H, Conradt C, Zappe H (1999): Effectiveness of Harpagophytum extract WS 1531 in the treatment of exacerbation of low back pain: a randomized, placebo-controlled, double-blind study. Eur J Anaesthesiol 16: 118–129.

Cipollone F, Rocca B, Patrono C (2004): Cyclooxygenase-2 expression and inhibition in atherothrombosis. Arterioscler. Thromb Vasc Biol 24: 246-255.

Cryer B, Feldman M (1998): Cyclooxygenase-1 and cyclooxygenase-2 selectivity of widely used nonsteroidal anti-inflammatory drugs. Am J Med 104: 413–421.

Dequeker J, Hawkey C, Kahan A et al. (1998): Improvement in gastrointestinal tolerability of the selective cyclooxygenase (COX)-2 inhibitor, meloxicam, compared with piroxicam: results of the safety and efficacy large-scale evaluation of COX-inhibiting therapies (SELECT) trial in osteoarthritis. Br J Rheumatol 37: 946–951.

Dickson DJ (1991): A double-blind evaluation of topical piroxicam gel with oral ibuprofen in osteoarthritis of the knee. Curr Ther Res 49: 199–207.

Diebschlag W (1986): Diclofenac bei stumpf-traumatischen Sprunggelenkschwellungen. Fortschr Med 104: 437–440.

Drovanti A, Bignamini AA, Rovati AL (1980): Therapeutic activity of oral glucosamine sulfate in osteoarthrosis: a placebo-controlled double-blind investigation. Clin Ther 3: 260–272.

Eccles M, Freemantle N, Mason J (1998): North of England evidence based guideline development project: summary guideline for non steroidal anti-inflammatory drugs versus basic analgesia in treating the pain of degenerative arthritis. Brit Med J 317: 526–530.

El Hadidi T, El Garf A (1991): Double-blind study comparing the use of Voltaren Emulgel versus regular gel during ultrasonic sessions in the treatment of localized traumatic and rheumatic painful conditions. J Int Med Res 19: 219–227.

Emery P, Zeidler H, Kvien TK, Guslandi M, Naudin R, Stead H et al. (1999): Celecoxib versus diclofenac in long term management of rheumatoid arthritis: randomized double blind comparison. Lancet 354: 2106–2111.

Eras J, Perazella MA (2001): NSAIDs and the kidney revistied: are selective cyclooxygenase-2 inhibitors safe? Am J Med Sci 321: 181–190.

18

Evans JMM, MacDonald TM (1996): Tolerability of topical NSAIDs in the elderly. Drugs Aging 9: 101–108.

Fu JY, Masferrer JL, Seibert K, Raz A, Needlemam P (1990): The induction and suppression of prostaglandin H2 synthase (cyclooxygenase) in human monocytes. J Biol Chem 265: 16737–16740.

Göbel H, Heinze A, Ingwersen M, Niederberger U, Gerber D (2001): Harpagophytum-Extrakt LI 174 (Teufelskralle) bei der Behandlung spezifischer Rückenschmerzen. Schmerz 15: 10–18.

Gondolph-Zink B, Gronwald U (1996): Wirkstoffkonzentrationen in artikulären und periartikulären Geweben des Kniegelenkes nach kutaner Anwendung von Diclofenac-Diethylammonium Emulgel. Akt Rheumatol 21: 298–304.

Gøtzsche PC (2000): Extracts from „Clinical evidence" non steroidal anti-inflammatory drugs. Brit Med J 320: 1058–1061.

Grace D, Rogers J, Skeith K, Anderson K (1999): Topical diclofenac versus placebo: a double blind, randomized clinical trial in patients with osteoarthritis of the knee. J Rheumatol 26: 2659–2663.

Gretzer B, Ehrlich K, Maricic N, Lambrecht N, Respondek M, Peskar BM (1998): Selective cyclo-oxygenase 2 inhibitors and their influence on the protective effect of a mild irritant in the rat stomach. Brit J Pharmacol 123: 927–935.

Hawkey CJ (1999): COX-2 inhibitors. Lancet 353: 307–314.

Hawkey C, Kahan A, Steinbrück K, Alegre C, Baumelou E et al. (1998): Gastrointestinal tolerability of meloxicam compared to diclofenac in osteoarthritis patients. Br J Rheumatol 37: 937–945.

Hawkey C, Laine L, Simon T, Beaulieu A, Maldonado-Cocco J, Acevedo E et al. (2000): Comparison of the effect of rofecoxib (a cyclooxygenase 2 inhibitor), ibuprofen, and placebo on the gastroduodenal mucosa of patients with osteoarthritis. Arthritis Rheum 43: 370–377.

Hosie GAC (1993): The topical NSAID, felbinac, versus oral ibuprofen: a comparison of efficacy in the treatment of acute lower back injury. Br J Clin Res 4: 5–17.

Hotz G, Frank T, Zoller J, Wiebelt H (1989): Antiphlogistic effect of bromelaine following third molar removal. Dtsch Zahnärztl J 44: 830–832.

Jüni P, Rutjes AWS, Dieppe PA (2002): Are selective COX 2 inhibitors superior to traditional non steroidal anti-inflammatory drugs? Brit Med J 324: 1287–1288.

Laine L, Harper S, Simon T, Bath R, Johanson J, Schwartz H et al. (1999): A randomized trial comparing the effect of rofecoxib, a cyclooxygenase 2-specific inhibitor, with that of ibuprofen on the gastroduodenal mucosa of patients with osteoarthritis. Gastroenterology 117: 776–783.

Langman MJS, Weil J, Wainwright P, Lawson DH, Rawlins MD et al. (1994): Risks of bleeding peptic ulcer associated with individual non-steroidal anti-inflammatory drugs. Lancet 323: 1075–1052.

Langman MJ, Jensen DM, Watson DJ, Harper SE, Zhao PL, Quan H et al. (1999): Adverse upper gastrointestinal effects of rofecoxib compared with NSAIDS. JAMA 282: 1929–1933.

Masson M (1995): Bromelain in blunt injuries of the locomotor system. A study of observed applications in general practice. Fortschr Med 113: 303–306.

18

McAlindon TE, LaValley MP, Gulin JP, Felson DT (2000): Glucosamine and chondroitin for treatment of osteoarthritis. A systematic quality assessment and meta-analysis. JAMA 283: 1469–1475.

Menninger H (1998): Basistherapeutische Kombinationstherapie bei chronischer Polyarthritis: Ein Überblick. Z Rheumatol 57: 25–30.

Mitchell JA, Akarasereenont P, Thiemermann C, Flower RJ, Vane JR (1993): Selectivity of nonsteroidal antiinflammatory drugs as inhibitors of constitutive and inducible cyclooxygenase. Proc Natl Acad Sci USA 90: 11693–11697.

Moore RA, Tramèr MR, Caroll D, Wiffen PJ, McQuay HJ (1998): Quantitative systematic review of topically applied non-steroidal anti-inflammatory drugs. Brit Med J 316: 333–338.

Müller M, Mascher H, Kikuta C, Schäfer S, Brunner M et al. (1997): Diclofenac concentrations in defined tissue layers after topical administration. Clin Pharmacol Ther 62: 293–299.

Mukherjee D, Nissen SE, Topol EJ (2001): Risk of cardiovascular events associated with selective COX-2 inhibitors. JAMA 286: 954–959.

Newberry R, Shuttleworth P, Rapier C (1992): A multicentre postmarketing surveillance study to evaluate the safety and efficacy of felbinac 3% gel in the treatment of musculoskeletal disorders in general practice. Eur J Clin Res 3: 139–150.

Nocker W, Diebschlag W (1991).: Behandlung akuter Sprunggelenkdistorsionen. Z Allg Med 67: 560–564.

Obertreis B, Giller K, Teucher T, Behnke B, Schmitz H (1996): Antiphlogistische Effekte von Extractum Urticae dioicae foliorum im Vergleich zu Kaffeoyläpfelsäure. Arzneim Forsch 46:52–56.

O'Dell JR, Haire CE, Erikson N, Drymalski W, Palmer W et al. (1996): Treatment of rheumatoid arthritis with methotrexate alone, sulfasalazine and hydroxychloroquine, or a combination of all three medications. N Engl J Med. 334:1287–91.

Peskar BM, Maricic N, Gretzera B, Schuligoi B, Schmassmann A (2001): Role of cyclooxygenase-2 in gastric mucosal defense. Life Sci 69: 2993–3003

Pujalte JM, Llavore EP, Ylescupidez FR (1980): Double-blind clinical evaluation of oral glucosamine sulphate in the basic treatment of osteoarthrosis. Curr Med Res Op 7: 110–114.

Radermacher J, Jentsch D, Scholl MA, Lustinetz T, Frölich JC (1991): Diclofenac concentrations in synovial fluid and plasma after cutaneous application in inflammatory and degenerative joint disease. Br J Clin Pharmacol 31: 537–541.

Reichelt A, Förster KK, Fischer M, Rovati LC, Setnikar I (1994): Efficacy and safety of intramuscular glucosamine sulfate in osteoarthritis of the knee. Arzneim Forsch 44: 75–80.

Reginster JY, Deroisy R, Rovati LC, Lee RL, Lejeune E, Bruyere O et al. (2001): Longterm effects of glucosamine sulphate on osteoarthritis progression: a randomised, placebo-controlled clinical trial. Lancet 357: 251–256.

Riess W, Schmid K, Botta L, Kobayashi K, Moppert J et al. (1986): Die perkutane Resorption von Diclofenac. Arzneim Forsch 36: 1092–1096.

Rindone JP, Hiller D, Collacott E, Nordhaugen N, Arriola G (2000): Randomized, controlled trial of glucosamine for treating osteoarthritis of the knee. West J Med 172: 91–94.

18

Roth SH (1995): A controlled clinical investigation of 3% diclofenac/2.5% sodium hyaluronate topical gel in the treatment of uncontrolled pain in chronic oral NSAID users with osteoarthritis. Int J Tissue React 17: 129–132.

Rovati LC (1992): Clinical research in osteoarthritis: design and results of short-term and long-term trials with disease-modifying drugs. Int J Tiss Reac 14: 243–251.

Sandholzer H, Kochen MM (1991): Perkutane Rheumatherapie. Pharma-Kritik 13: 13–16.

Schapira D, Linn S, Scharf Y (1991): A placebo-controlled evaluation of diclofenac diethylamine salt in the treatment of lateral epicondylitis of the elbow. Curr Ther Res 49: 162–168.

Schubotz R, Hausmann L (1977): Behandlung degenerativer Gelenkerkrankungen mit N-Azetyl-hydroxyprolin. Therapiewoche 27: 4248–4252.

Setnikar I, Palumbo R, Canali S, Zanolo G (1993): Pharmacokinetics of glucosamine in man. Arzneim Forsch 43: 1109–1113.

Silverstein FE, Faich G, Goldstein JL, Simon LS, Pincus T, Whelton A et al. (2000): Gastrointestinal toxicity with celecoxib vs nonsteroidal anti-inflammatory drugs for osteoarthritis and rheumatoid arthritis. JAMA 284: 1247–1255.

Smolen JS, Kalden JR, Scott DJ, Rozman B, Kvien TK, Larsen A et al. for the European Leflunomide Study Group (1999): Efficacy and safety of leflunomide compared with placebo and sulphasalazine in active rheumatoid arthritis: a double-blind, randomised, multicentre trial. Lancet 353: 259–266.

Towheed TE, Anastassiades TP (2000): Glucosamine and chondroitin for treating symptoms of osteoarthritis: evidence is widely touted but incomplete. JAMA 283: 1483–1484.

Vagt CW, Kaiser T, Leineweber G (1990): Wirksamkeitsvergleich der oralen Therapie mit Oxazeprol versus Ibuprofen bei Gonarthrose und Coxarthrose. Rheuma 10: 263–267.

Zacher J, Burger KJ, Färber L, Gräve M, Abberger H, Bertsch K (2001): Topisches Diclofenac Emulgel versus orales Ibuprofen in der Therapie der aktivierten Arthrose der Fingergelenke (Heberden- und/oder Bouchard-Arthrose). Akt Rheumatol 26: 7–14.

Zeidler H (1996): Nichtsteroidale Antiphlogistika. Neue Wege zu einer rationalen, sparsamen und risikoärmeren Verordnung. Akt Rheumatol 21: 269–271.

Zimmermann J, Siguencia J, Tsvang E (1995): Upper gastrointestinal hemorrhage associated with cutaneous application of diclofenac gel. Am J Gastroenterol 90: 2032–2034.

18

19. Antitussiva und Expektorantien

BJÖRN LEMMER

AUF EINEN BLICK

Trend

Die Verordnungen der Antitussiva und Expektorantien sind in den letzten zehn Jahren um über die Hälfte zurückgegangen. Auch 2003 setzte sich der rückläufige Trend fort. Antitussivakombinationen waren davon erneut am stärksten betroffen, während die Kombinationen von Expektorantien mit Antibiotika nur leicht zurückgingen.

Kosten

Insgesamt wurden durch die zurückhaltende Verordnungsweise seit 1993 319 Mio. € eingespart.

Antitussiva und Expektorantien werden bei Husten im Rahmen einer akuten oder chronischen Bronchitis angewendet. Dieses Symptom kann bei einer Reihe ätiologisch unterschiedlicher Krankheiten auftreten, die häufigste Ursache ist eine Virusinfektion in den oberen Atemwegen, wie sie bei Erkältungskrankheiten und Grippe vorkommt. Chronischer Husten ist häufig durch Rauchen bedingt. Atemnot unter Belastung, chronischer Husten und vermehrte Schleimbildung (Auswurf) sind Leitsymptome (AHA-Symptome) bei der chronisch obstruktiven Lungenerkrankung (COPD), ein Krankheitsbild mit weltweit steigender Morbidität und Mortalität und zunehmender sozioökonomischer Bedeutung.

Verordnungsspektrum

Antitussiva und Expektorantien sind seit vielen Jahren sehr häufig verordnete Arzneimittel. Durch einen weiteren deutlichen Rückgang der Verordnungen sind sie im Jahr 2003 auf den sechsten Platz der verordnungshäufigsten Indikationsgruppen zurückgefallen.

Das hohe Verordnungsvolumen der Antitussiva und Expektorantien war bis 1995 einem steten Zuwachs der Expektorantien in der Gruppe der Monopräparate zuzuschreiben, seitdem wurden sie, wie auch die Kombinationspräparate, unter den zunehmenden Engpässen des Arzneimittelbudgets Jahr für Jahr deutlich weniger verordnet. Dieser Trend hat sich auch im Jahr 2003 bei den Antitussiva und Expektorantien mit einer deutlichen Abnahme der verordneten Tagesdosen (DDD) fortgesetzt (Abbildungen 19.1 und 19.2). Die Monopräparate der Antitussiva haben auf einem wesentlich niedrigeren Niveau bis 1996 zugenommen und haben danach kontinuierlich abgenommen (Abbildung 19.1). Die Verordnungen der Antitussivakombinationen fielen bereits seit 1993 ab und waren im Jahre 2003 erneut stark rückläufig (Abbildung 19.1; Tabelle 19.2). Unter den 3000 verordnungshäufigsten Präparaten sind im Jahre 2003 103 Antitussiva und Expektorantien zu finden, neun weniger als im Vorjahr.

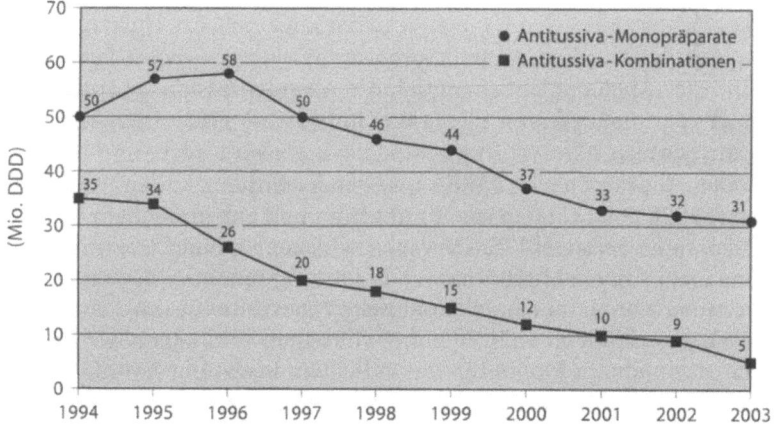

Abbildung 19.1: Verordnungen von Antitussiva 1994 bis 2003. Gesamtverordnungen nach definierten Tagesdosen

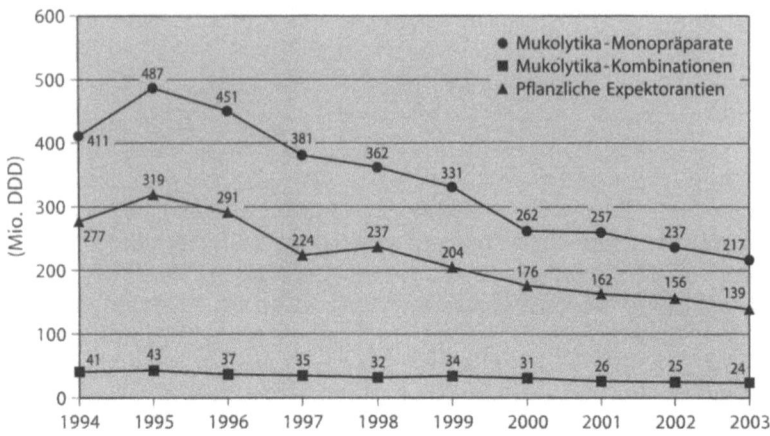

Abbildung 19.2: Verordnungen von Expektorantien 1994 bis 2003. Gesamtverordnungen nach definierten Tagesdosen

Antitussiva

Antitussiva werden bei unproduktivem, quälenden und belastenden Husten angewendet, vor allem wenn dieser den Schlaf des Patienten stört. Starke Antitussiva sind die zentral wirkenden Opioide, die den Hustenreflex durch einen direkten Effekt auf das Hustenzentrum unterdrücken. Wichtige unerwünschte Wirkungen dieser Substanzen sind das Abhängigkeitspotential, die Atemdepression und die Hemmung der mukoziliären Clearance (Imhof et al. 1988). Die wichtigsten Antitussiva aus dieser Gruppe sind nach wie vor Codein und Dihydrocodein, die etwa gleich häufig angewendet wurden. In den Verordnungen für 2003 ist Codein erneut mit zehn und Dihydrocodein mit zwei Präparaten vertreten. Das schwach wirksame Opioid Dextromethorphan ist in einem Monopräparat und in zwei Kombinationspräparaten vertreten. Noscapin, ein Alkaloid der Papaverinreihe, das antitussive Wirkungen, jedoch nicht die unerwünschten Wirkungen der Opioide hat, ist in einem Monopräparat enthalten. Insgesamt hat die Verordnung von Antitussiva in Monopräparaten im Jahre 2003 geringfügig abgenommen (Tabelle 19.1).

19

Tabelle 19.1: Verordnungen von Antitussiva-Monopräparaten 2003. Angegeben sind die 2003 verordneten Tagesdosen, die Änderungen gegenüber 2002 und die mittleren Kosten je DDD 2003.

Präparat	Bestandteile	DDD in Mio.	Änderung in %	DDD-Kosten in €
Codein				
Codeinsaft/-tropfen von ct	Codein	1,6	(+30,1)	1,13
Codicaps mono/N/Neo	Codein	1,4	(+70,6)	0,88
Bronchicum Mono Codein	Codein	1,2	(−1,7)	1,17
Tryasol Codein	Codein	1,1	(−1,4)	1,32
Codipront mono/retard	Codein	0,9	(−24,1)	1,43
Optipect Kodein forte	Codein	0,8	(−4,2)	1,35
Tussoret	Codein	0,6	(−1,2)	1,09
Codeinum phosph. Berlin-Chem.	Codein	0,5	(+7,0)	1,31
Codeinum phosph. Compr.	Codein	0,4	(+7,9)	1,21
Codicompren	Codein	0,3	(+68,1)	1,12
		9,0	(+9,8)	1,18
Weitere Opioide				
Paracodin/N/retard	Dihydrocodein	6,8	(+0,3)	1,18
Dicodid	Hydrocodon	0,3	(−6,4)	1,03
Tiamon Mono	Dihydrocodein	0,2	(+20,8)	0,91
Neo Tussan	Dextromethorphan	0,1	(+11,9)	4,00
		7,3	(+0,5)	1,20
Andere Antitussiva				
Capval	Noscapin	6,7	(+4,7)	1,25
Sedotussin	Pentoxyverin	3,8	(−25,4)	0,83
Silomat	Clobutinol	2,7	(−6,0)	0,88
Tussed Hustenstiller	Clobutinol	0,8	(+9,2)	0,69
Benadryl N/-Infant N	Diphenhydramin	0,2	(−54,0)	2,00
		14,2	(−8,7)	1,05
Summe		30,5	(−1,6)	1,12

19

Monopräparate

Codein und Dihydrocodein gehören zur Gruppe der Opioide und gelten nach wie vor als die zuverlässigsten Antitussiva. Dihydrocodein soll in geringerer Dosis als Codein wirksam sein, jedoch fehlen entsprechende sichere Daten. Auf das Dihydrocodein enthaltenden Präparat *Paracodin/retard* entfallen 42% der Opioidverordnungen (Tabelle 19.1).

Das Präparat *Capval* mit dem bereits erwähnten Antitussivum Noscapin hatte in den letzten sieben Jahren einen Zuwachs zu verzeichnen, im Jahre 2003 erneut um +4,7% (Tabelle 19.1). *Sedotussin*, *Silomat* und *Tussed Hustenstiller* enthalten synthetische Antitussiva (Tabelle 19.1), deren Wirksamkeit in klinischen Studien nicht sicher belegt ist. Die Mechanismen der Wirkungen sind nicht bekannt, auch eine Medline-Recherche ergab keine aussagekräftigen Hinweise auf entsprechend positive Studien trotz einer positiven Bewertung in Aufbereitungsmonographien. Warum das sedierend wirkende H_1-Antihistaminikum Diphenhydramin (*Benadryl Infant N*) nach wie vor als Antitussivum und gerade bei Kindern eingesetzt wird – wenn auch mit einer Abnahme von über 50% – ist seit vielen Jahren unklar.

Kombinationspräparate

In dieser Gruppe sind Präparate aufgeführt, die neben Antitussiva als Kombinationspartner Antihistaminika, Alphasympathomimetika oder pflanzliche Mittel enthalten (Tabelle 19.2). Diese Gruppe umfaßt 2003

Tabelle 19.2: Verordnungen von Antitussiva-Kombinationen 2003. Angegeben sind die 2003 verordneten Tagesdosen, die Änderungen gegenüber 2002 und die mittleren Kosten je DDD 2003.

Präparat	Bestandteile	DDD in Mio.	Änderung in %	DDD-Kosten in €
Codipront	Codein Phenyltoloxamin	2,2	(−41,0)	1,44
Rhinotussal Saft	Dextromethorphan Norephedrin Carbinoxamin	0,6	(−54,2)	2,31
Rhinotussal Kaps.	Dextromethorphan Phenylephrin Carbinoxamin	0,5	(−50,7)	1,31
Makatussin Tropfen forte	Dihydrocodein Sonnentaukrautextrakt	0,3	(−51,5)	1,17
Summe		**3,6**	**(−46,1)**	**1,55**

vier Präparate, eines weniger als im Vorjahr, da *Codicaps* nicht mehr unter den 3000 verordnungshäufigsten Arzneimitteln vertreten ist. Die Verordnungen nahmen erneut stark um über 40% ab. Die verbliebenen Präparate erfüllen immer noch nicht die Anforderungen, die an therapeutisch begründete Kombinationen zu stellen sind.

Codipront wurde trotz erneuten Rückgangs von den Kombinationspräparaten auch im Jahre 2003 am häufigsten verordnet. Es enthält neben Codein das Antihistaminikum Phenyltoloxamin, ein Isomer des besser bekannten Wirkstoffes Diphenhydramin. Über eine antitussive Wirksamkeit der Antihistaminika ist nichts Sicheres bekannt. Ein weiterer Nachteil ist, daß sie eine verfestigende Wirkung auf das Bronchialsekret haben, wodurch das Abhusten erschwert wird. Der Sinn dieser Kombination ist unklar.

Rhinotussal Kapseln enthalten eine Dreifachkombination aus dem Antitussivum Dextromethorphan, dem Antihistaminikum Carbinoxamin und dem Alphasympathomimetikum Phenylephrin, das üblicherweise in der Ophthalmologie zur lokalen Vasokonstriktion angewendet wird. In *Rhinotussal Saft* ist anstelle von Phenylephrin das indirekt wirkende Sympathomimetikum Norephedrin enthalten. Der Nutzen dieser Kombinationen ist nach wie vor nicht ausreichend belegt.

Makatussin Tropfen forte enthalten Dihydrocodein in einem Zehntel der üblichen Einzeldosis und einen Extrakt aus Sonnentaukraut (Herba Droserae), einer insektenfressenden Pflanze. Sonnentaupräparate wurden bei Atemwegsstörungen und auch als Homöopathika angewendet, sind aber von zweifelhaftem therapeutischem Wert (Sweetman 2002).

Expektorantien

Expektorantien sollen bei produktivem Husten die Sekretion der Bronchialflüssigkeit fördern oder die Viskosität eines verfestigten Bronchialschleims senken. Obwohl diese Idee theoretisch reizvoll ist, herrscht nach wie vor ein Mangel an ausreichend kontrollierten Studien, in denen eine Überlegenheit der Expektorantien gegenüber Placebo bzw. Flüssigkeitszufuhr nachgewiesen wurde. Husten ist das beste Expektorans. Zur Sekretentfernung ist es daher sinnvoll, die Patienten abhusten zu lassen.

In dem jüngsten Übersichtsartikel der „Cochrane Library" (Poole und Black 2004) werden 22 Studien mit Expektorantien (publizierte und nicht publizierte Daten, davon 12 Studien mit Acetylcystein) bei Patienten mit chronischer Bronchitis oder COPD (chronisch-obstruktiver Lungenerkrankung) analysiert. Die Autoren kommen zu dem Schluß, daß die Langzeitbehandlung (> drei Monate) mit einer geringen, aber signifikanten Verminderung akuter Exazerbationen (–0,067 Exazerbationen pro Patient und Monat) und einer etwas größeren Verringerung der Arbeitsunfähigkeit (–0,56 Tage pro Patient und Monat) einherging. Allerdings folgern die Autoren, daß „es der wertenden Beurteilung von Arzt und Patient überlassen bleiben muß, ob die Vorteile so überzeugend sind, daß sie den routinemäßigen Gebrauch rechtfertigen". Weiterhin stellten die Autoren eine signifikante Heterogenität zwischen den Studien fest. Keine der Studien wurde in die Beweiskategorie A (randomisiert, kontrolliert, ausreichende Datenlage) eingeordnet, 17 in Kategorie B (randomisiert, kontrolliert, limitierte Datenlage) und drei Studien als inadäquat hinsichtlich der Randomisierung. Unsere in den bisherigen Auflagen des Arzneiverordnungs-Reports geäußerte kritische Stellungnahme zur Wirksamkeit von Expektorantien (s. Lemmer 2000) bleibt daher prinzipiell bestehen. Diese Einstellung wird auch durch entsprechende Beiträge in Lehrbüchern der Pharmakologie gestützt, in denen Expektorantien als zweifelhaft wirksam bewertet oder gar nicht erwähnt werden (Honig und Ingram 2000, Lüllmann et al. 1999, Mutschler et al. 2001, Undem und Lichtenstein 2001, Lemmer und Wettengel 2004). Dort wird auch übereinstimmend die Meinung vertreten, daß ohne ausreichende Flüssigkeitszufuhr Expektorantien nicht wirken können. Von der französischen Arzneimittelüberwachungsbehörde wurden alle Expektorantien, die Acetylcystein (26 Studien), Ambroxol (14 Studien), Bromhexin (2 Studien), Carbocistein (24 Studien) etc. enthalten, als negativ („insuffisant") klassifiziert (Agence Francaise 2001, 2004).

Daher sollte generell den Ursachen der vermehrten Schleimbildung (z. B. Rauchen, chronische Infekte) nachgegangen werden. Dies gilt vor allem für die COPD, die nach Prognosen der WHO von Rang sechs der häufigsten Todesursachen 1990 im Jahre 2020 auf Platz drei rangieren wird. Beta$_2$-Sympathomimetika und Theophyllin sind nach wie vor bessere Stimulatoren der mukoziliären Clearance als Acetylcystein und Ambroxol (Imhof et al. 1988, Lurie et al. 1995). Bei den Verordnungen ist seit 1995 bei den Monopräparaten jährlich eine Abnahme festzustellen (Abbildung 19.2; Tabelle 19.3).

Führender Wirkstoff der Expektorantien ist seit vielen Jahren das Mukolytikum Acetylcystein, auf das wie in den letzten drei Jahren mit

Tabelle 19.3: Verordnungen von Expektorantien 2003. Angegeben sind die 2003 verordneten Tagesdosen, die Änderungen gegenüber 2002 und die mittleren Kosten je DDD 2003.

Präparat	Bestandteile	DDD in Mio.	Änderung in %	DDD-Kosten in €
Acetylcystein				
ACC	Acetylcystein	66,8	(−5,4)	0,37
NAC-ratiopharm	Acetylcystein	26,0	(−19,0)	0,40
Fluimucil	Acetylcystein	11,7	(−6,9)	0,57
Acemuc	Acetylcystein	8,1	(−7,7)	0,36
NAC-1A Pharma	Acetylcystein	4,7	(+26,5)	0,34
Bromuc	Acetylcystein	4,2	(−17,6)	0,37
NAC AL	Acetylcystein	3,5	(+2,1)	0,35
NAC STADA	Acetylcystein	2,6	(+12,9)	0,40
NAC AbZ	Acetylcystein	2,1	(−6,2)	0,35
Azubronchin	Acetylcystein	1,9	(−4,3)	0,37
NAC von ct	Acetylcystein	1,0	(−16,8)	0,46
Myxofat	Acetylcystein	0,9	(−4,3)	0,37
Acetabs	Acetylcystein	0,6	(−7,4)	0,39
		134,0	(−7,9)	0,39
Ambroxol				
Mucosolvan	Ambroxol	33,5	(−14,8)	0,37
Ambroxol-ratiopharm	Ambroxol	13,3	(−0,4)	0,44
Ambroxol AL	Ambroxol	7,1	(+6,5)	0,47
Ambrohexal	Ambroxol	4,8	(+4,1)	0,47
Ambroxol Heumann	Ambroxol	4,4	(+1,7)	0,39
Mucophlogat	Ambroxol	2,0	(−3,2)	0,44
Ambrobeta	Ambroxol	1,5	(−1,5)	0,43
ambroxol von ct	Ambroxol	1,5	(+1,9)	0,45
Ambrolös	Ambroxol	1,1	(+15,6)	0,42
frenopect	Ambroxol	1,0	(−9,1)	0,53
Muco Tablinen	Ambroxol	0,7	(−5,0)	0,33
Lindoxyl	Ambroxol	0,6	(−15,1)	0,54
Ambro AbZ	Ambroxol	0,5	(+24,9)	0,32
Ambril	Ambroxol	0,4	(−23,9)	0,47
Ambroxol acis	Ambroxol	0,4	(−9,1)	0,50
stas Hustenlöser	Ambroxol	0,2	(−26,6)	0,61
Ambroxin	Ambroxol	0,2	(−17,6)	0,65
		73,4	(−7,0)	0,41
Weitere Mukolytika				
Bromhexin Meuselbach	Bromhexin	2,6	(−22,5)	0,28
Bromhexin Berlin-Chemie	Bromhexin	2,0	(−15,6)	0,22
		4,6	(−19,7)	0,25
Summe		212,0	(−7,9)	0,39

19

13 Präparaten etwa 63% der Verordnungen entfallen. Danach folgt Ambroxol mit 17 Präparaten (2 weniger als 2003) und 35% der Verordnungen, während auf Bromhexin (2 Präparate) nur noch weniger als 3% der Verordnungen entfallen. Der Rückgang in den Verordnungen der letzten Jahre hat sich auch 2003 fortgesetzt (Tabelle 19.3).

Acetylcystein

Acetylcystein ist ein Mukolytikum mit freien Sulfhydrylgruppen, das nach Inhalation die Viskosität des Bronchialschleims durch Spaltung von Disulfidbrücken erniedrigt. Da inhalatives Acetylcystein bei Asthmapatienten Bronchospasmen auslöst, wird diese Applikationsform von Pulmologen nicht mehr empfohlen. Seitdem ist die orale Gabe in Gebrauch gekommen, obwohl die Bioverfügbarkeit von Acetylcystein nur etwa 10% beträgt (Olsson et al. 1988, Bundesgesundheitsamt 1994) und ein Nachweis von Acetylcystein im Bronchialschleim nicht möglich war (Cotgreave et al. 1987). Als Beleg für die orale Wirksamkeit von Acetylcystein wird oft die Senkung akuter Exazerbationen bei chronischer Bronchitis angegeben (Tabelle 19.4). Die Aussagekraft dieser Studien ist aber nur begrenzt, da viele Patienten die Studie nicht beendeten (Multicenter Study Group 1980) oder Nichtraucher, Asthmapatienten und Patienten mit längerfristiger Antibiotikatherapie ausgeschlossen wurden (Boman et al. 1983). Darüber hinaus ist zu beachten, daß der Begriff „Exazerbation" nicht klar definiert ist (Ren-

Tabelle 19.4: Wirkung von Acetylcystein bei chronischer Bronchitis. Ergebnisse randomisierter, doppelblinder, Placebo-kontrollierter Studien mit Acetylcystein (ACC) mit einer Therapiedauer von 3–6 Monaten.

Studie	Fall-zahl	Exazerbationen ACC	Placebo	Signifi-kanz
Multicenter Study Group (1980)*	744	47%	76%	p> 0,001
Boman et al. (1983)	254	60%	81%	p> 0,001
Jackson et al. (1984)	155	33%	39%	keine
British Thoracic Soc. (1985)	181	2,1/Jahr	2,6/Jahr	keine
Parr & Huitson (1987)	526	2,2/Jahr	2,5/Jahr	keine
Rasmussen & Glennow (1988)	116	1,5/Jahr	1,7/Jahr	keine

* Nur Raucher bzw. Exraucher

19

nard 2003), erst eine jüngste Initiative versucht hier Klarheit zu schaffen (Rodriguez-Roisin 2000). Vier weitere Studien zeigten dagegen keine Wirkung von Acetylcystein bei chronischer Bronchitis (Jackson et al. 1984, British Thoracic Society Research Committee 1985, Parr und Huitson 1987, Rasmussen und Glennow 1988, Grandjean et al. 2000; siehe Tabelle 19.4). Diese Studien waren auch in der Metaanalyse der Cochrane Library (Poole und Black 2004) berücksichtigt worden. Die französischen Behörden haben alle 26 analysierten Studien mit Acetylcystein negativ bewertet (Agence Francaise 2001, 2004). Obwohl einige doppelblind, Placebo-kontrollierte Studien vorliegen (s. Tabelle 19.4; Grandjean et al. 2000), kommt auch die GOLD-Initiative zu der Folgerung, daß für Antioxidantien wie Acetylcystein noch künftige klinische Studien sorgfältig evaluiert werden müssen, bevor eine routinemäßige Verwendung bei COPD empfohlen werden kann (GOLD 2003). Die Zweifel an der Wirksamkeit von Acetylcystein werden durch kontrollierte Studien bestätigt, in denen das Mittel bei Beatmungspatienten sogar in Dosen von 3–13 g/Tag intravenös verabreicht wurde (Konrad et al. 1995, Domenighetti et al. 1997). Dennoch hatte Acetylcystein keine klinisch signifikanten Effekte auf Lungenfunktion, Bronchialschleim, systemische Oxygenierung und Beatmungsnotwendigkeit. Nachteilig bei Acetylcystein sind seine relativ häufigen unerwünschten Wirkungen, z. B. allergische und gastrointestinale Reaktionen (Sweetman 2002). Die Aufbereitungskommission des Bundesgesundheitsamtes stellte fest, daß zur therapeutischen Wirksamkeit (Sekretolyse) von Acetylcystein kein ausreichendes Erkenntnismaterial für die Applikationsformen Instillation, Inhalation und parenterale Intensivtherapie vorliegt, und hat das Nutzen-/Risiko-Verhältnis bei inhalativer und intramuskulärer Anwendung negativ beurteilt (Bundesgesundheitsamt 1994).

Ambroxol

Ambroxolpräparate wurden im Mittel nur halb so viel verordnet wie die Acetylcystein enthaltenden, die Anzahl der Präparate nahm gegenüber dem Vorjahr um 2 ab. Allerdings liegen für die einzelnen Präparate – wie bereits in den Vorjahren - die Verordnungszahlen in einem breiten Bereich (+24,9% bis –26,6%; Tabelle 19.3). Anders als Acetylcystein hat Ambroxol eine ausreichende orale Bioverfügbarkeit von 50–65%. Als Beleg der Wirksamkeit gilt eine italienische Studie zur

Prävention akuter Exazerbationen der chronischen Bronchitis (Olivieri et al. 1987). In einer weiteren Ambroxolstudie wurden die Zeiten der Arbeitsunfähigkeit verkürzt, subjektive Symptome (Atemnot, Husten, Auswurf) und Klinikaufenthalte aber nicht beeinflußt (Cegla 1988). Bei 90 Patienten mit chronischer Bronchitis war in einer randomisierten, Placebo-kontrollierten und doppelblind durchgeführten Studie kein therapeutischer Vorteil von Ambroxol nachweisbar (Guyatt et al. 1987). Somit wird die therapeutische Wirksamkeit von Ambroxol nach den bisher vorliegenden Studien uneinheitlich bewertet (Tabelle 19.5). Die älteren Studien entsprechen nicht mehr den heutigen methodischen Ansprüchen an den Nachweis der therapeutischen Wirksamkeit (zur Problematik der Definition von „Exazerbationen" s. Abschnitt Acetylcystein). Ambroxol gehört aus diesem Grunde nicht zu den Standardtherapeutika der chronischen Bronchitis (Sweetman 2002, Grandjean et al. 2000). Die Aufbereitungskommission des Bundesgesundheitsamtes kam in der Monographie für

Tabelle 19.5: Wirkung von Ambroxol bei chronischer Bronchitis

Studie	Parameter	Ambroxol	Placebo	Signifikanz
Ericsson et al. (1986) 97 Patienten 2 Wochen	Expektoration	58%	28%	$p < 0,05$*
Ericsson et al. (1987) 14 Patienten 2 Wochen	Mukoziliäre Clearance Lungenfunktion FEV_1	54,2% 3,3 l	51,9% 3,4 l	n.s. n.s.
Guyatt et al. (1987) 90 Patienten 4 Wochen	Husten (Score 1–7) Expektoration (1–7)	4,11 4,23	3,97 4,67	n.s. n.s.
Olivieri et al. (1987) 214 Patienten 6 Monate	Exazerbationen Lungenfunktion FEV_1 Arbeitsausfalltage	54,5% 1,8 l 442	85,6% 1,8 l 837	$p < 0,01$ n.s. $p < 0,01$
Cegla (1988) 180 Patienten 2 Jahre	Expektoration Lungenfunktion FEV_1 Arbeitsausfalltage	 2,29 l 1216	 2,34 l 1789	n.s. n.s. $p < 0,01$

* Nur bei 120 mg/Tag, nicht signifikant bei 66 mg/Tag

Ambroxol zu folgender Bewertung (Bundesgesundheitsamt 1993a): Zur therapeutischen Wirksamkeit der Applikationsform „Inhalation" liegt kein ausreichendes Erkenntnismaterial vor, für die parenterale Applikationsform wurde für die Indikation „zur Sekretolyse" das Nutzen-Risiko-Verhältnis negativ beurteilt, zum Anwendungsgebiet der akuten und chronischen Erkrankungen des Nasen-Rachen-Raumes liegt ebenfalls kein dem aktuellen wissenschaftlichen Stand entsprechendes Erkenntnismaterial vor. Auch die französischen Behörden haben die 14 Studien mit Ambroxol als negativ bewertet (Agence Francaise 2001, 2004). Ebenso empfiehlt die GOLD-Initiative Mukolytika wie Ambroxol und Carbocistein aufgrund mangelnder Beweislage nicht bei COPD (GOLD 2003).

Bromhexin

Bromhexinpräparate wurden 2002 nur noch gering verordnet (Tabelle 19.3). Die Aufbereitungskommission des Bundesgesundheitsamtes kam zu dem Schluß (Bundesgesundheitsamt 1993b), daß für Bromhexin zum Anwendungsgebiet der akuten und chronischen Erkrankungen des Nasen-Rachen-Raumes sowie für die inhalative und parenterale Anwendungsformen kein dem aktuellen wissenschaftlichen Stand entsprechendes Erkenntnismaterial vorliege. Auch hier kommt die französische Behörde zu einem negativen Urteil (Agence Francaise 2001).

Kombinationspräparate mit Antiinfektiva

Die Verordnung von Kombinationspräparaten mit Antiinfektiva wechselt von Jahr zu Jahr. Nach dem Anstieg im Jahr 2002 nahmen die Verordnungen 2003 wieder geringfügig ab (Tabelle 19.6), obwohl ein Präparat weniger in dieser Liste war als im Vorjahr. Allerdings gilt dies jährliche Auf und Ab auch für einzelne Präparate (von +15,1% bis −14,9%), was möglicherweise auf Werbestrategien zurückzuführen ist. Die in den Kombinationen enthaltenen Antibiotika sind ausreichend dosiert und damit bei entsprechender Empfindlichkeit der Erreger auch wirksam. Der Zusatz der in ihrer Wirkung ungesicherten Expektorantien verteuert jedoch die Therapie unnötig. So sind die Doxycyclinkombinationen im Durchschnitt fast doppelt so teuer (0,55 € pro

Tabelle 19.6: Verordnungen von Expektorantienkombinationen mit Antibiotika 2003. Angegeben sind die 2003 verordneten Tagesdosen, die Änderungen gegenüber 2002 und die mittleren Kosten je DDD 2003.

Präparat	Bestandteile	DDD in Mio.	Änderung in %	DDD-Kosten in €
Doxycyclin und Ambroxol				
Doxam	Doxycyclin Ambroxol	6,7	(+2,8)	0,39
Ambrodoxy	Doxycyclin Ambroxol	4,1	(−3,0)	0,40
doxy comp. von ct	Doxycyclin Ambroxol	2,1	(+15,1)	0,40
Sigamuc	Doxycyclin Ambroxol	2,0	(−10,2)	0,55
Ambroxol comp.-ratiopharm	Doxycyclin Ambroxol	1,4	(−0,0)	0,54
Doximucol	Doxycyclin Ambroxol	1,2	(−10,8)	0,55
Ambroxol AL comp.	Doxycyclin Ambroxol	1,2	(−0,3)	0,39
Azudoxat comp.	Doxycyclin Ambroxol	0,9	(+9,5)	0,45
Doxy plus STADA	Doxycyclin Ambroxol	0,7	(+12,5)	0,54
Doxy Lindoxyl	Doxycyclin Ambroxol	0,5	(−9,9)	0,40
Doxy-Wolff Mucolyt.	Doxycyclin Ambroxol	0,5	(−14,9)	0,55
Doxy-duramucal	Doxycyclin Ambroxol	0,4	(−13,4)	0,40
		21,5	(−0,4)	0,44
Oxytetracyclin-Kombinationen				
Tetra-Gelomyrtol	Oxytetracyclin Myrtol	1,5	(−3,2)	2,29
Summe		23,0	(−0,6)	0,55

19

DDD) wie die Monotherapie mit Doxycyclin (0,25 € pro DDD) (vgl. Tabelle 10.4).

Pflanzliche Expektorantien

Unter den pflanzlichen Expektorantien hat sich die Präparategruppe mit Extrakten aus Efeublättern (Folia Hedera) lange Zeit dem allgemeinen Abwärtstrend der Verordnungen entziehen können, nicht jedoch in den letzten drei Jahren (Tabelle 19.7). Nach einer Medline-

Tabelle 19.7: Verordnungen von pflanzlichen Expektorantien 2003 (Monopräparate). Angegeben sind die 2003 verordneten Tagesdosen, die Änderungen gegenüber 2002 und die mittleren Kosten je DDD 2003.

Präparat	Bestandteile	DDD in Mio.	Änderung in %	DDD-Kosten in €
Efeublätterextrakt				
Prospan	Efeublätterextrakt	31,8	(−7,4)	0,40
Sinuc	Efeublätterextrakt	9,6	(−4,4)	0,28
Hedelix	Efeublätterextrakt	2,0	(−13,9)	0,67
Sedotussin Efeu	Efeublätterextrakt	1,8	(−5,9)	0,32
Espa Tussin	Efeublätterextrakt	0,8	(−15,6)	0,31
Bronchoforton Saft/Tropfen	Efeublätterextrakt	0,4	(−20,9)	0,74
Bronchostad Hustenlöser	Efeublätterextrakt	0,3	(+4,7)	0,72
		46,6	(−7,3)	0,39
Thymianextrakt				
Aspecton Saft	Thymianextrakt	2,5	(−2,4)	0,70
Thymipin N	Thymianextrakt	1,2	(−12,5)	0,74
Tussamag Husten	Thymianextrakt	1,1	(−4,9)	0,97
Soledum Hustensaft/-Tropfen	Thymianextrakt	1,0	(−8,2)	1,06
Melrosum Hustensirup	Thymianextrakt	0,6	(−7,5)	1,28
Thymiverlan	Thymianextrakt	0,4	(−4,6)	0,48
		6,8	(−6,2)	0,84
Weitere Präparate				
Gelomyrtol/-forte	Myrtol	29,9	(−2,6)	0,59
Soledum Kapseln	Cineol	5,8	(−3,4)	0,83
Exeu	Eukalyptusöl	0,9	(−17,2)	0,50
Aspecton Eukaps	Eukalyptusöl	0,5	(+66,8)	0,63
		37,1	(−2,6)	0,63
Summe		90,6	(−5,3)	0,52

19

Recherche über die letzten 34 Jahre gibt es keine kontrollierten Studien über die Anwendung bei akuten Atemwegskrankheiten. Die Herstellerfirma von *Prospan* hat mehrere Studien übersandt, die eine therapeutische Wirksamkeit bei der in Anspruch genommenen Indikation (akute Katarrhe der Atemwege, chronisch entzündliche Bronchialerkrankungen) belegen sollen. Vier Studien sind unkontrollierte Anwendungsbeobachtungen ohne Placebogruppen (Tabelle 19.8). Eine Studie zeigt einen marginalen Effekt, der jedoch wegen kleiner Patientenzahlen und kurzer Prüfdauer (3–5 Tage) kein valider Beleg ist und darüber hinaus bei Asthma bronchiale und nicht bei akuten Atemwegskatarrhen erhoben wurde (Mansfeld et al. 1998). Alle publizierten Studien weisen zahlreiche formale und inhaltliche Mängel auf. Es wäre wünschenswert, wenn die dem Hersteller zur Verfügung stehenden Daten einmal vollständig in einer begutachteten Zeitschrift publiziert würden, um das Präparat eindeutig bewerten zu können.

Von den pflanzlichen Monopräparaten wurde *Gelomyrtol* weiterhin häufig verordnet, jedoch mit einer erneuten Abnahme (Tabelle 19.7).

Tabelle 19.8: Studien mit Efeublätterextrakt bei obstruktiver Bronchitis und Asthma bronchiale. FEV_1 1-Sekunden-Kapazität.

Studie	Parameter	Efeu	Placebo	Signifikanz
Düchtel-Brühl (1976)				
Spastische Bronchitis 44 Patienten, (?) Tg.	Verbesserung von Symptomen	84%	–	p (?)
Gulyas & Lämmlein (1992)				
obstrukt. Bronchitis	Atemnot	leicht	–	p=0,03
26 Patienten, 4 Wo.	FEV_1 (l)	1,05/1,33	–	p (?)
	Auswurf	3/8 Pat.	–	p=0,09
Lässig et al. (1996)				
obstruktive Bronchitis	FEV_1 (l)	2,01/2,15	–	p (?)
113 Patienten, 20 Tg.		2,00/2,15	–	p (?)
Gulyas et al. (1997)				
obstrukt. Atemwegskrankh.	FEV_1 (l) Saft	2,01/2,15	–	p (?)
25 Patienten, 10 Tg.	FEV_1 (l) Tropfen	2,00/2,15	–	p (?)
Mansfeld et al. (1998)				
Asthma bronchiale 24 Patienten, 3–5 Tg.	Atemwegs-widerstand	0,75/0,61 (kPa/l/sec)	0,70/0,67	p=0,036

Für Cineol als Leitsubstanz von Myrtol lagen bisher nur GCP-gerechte Daten zur Pharmakokinetik (Zimmermann et al. 1995) vor. Eine Studie bei 215 Patienten mit chronischer Bronchitis, durchgeführt in 19 Praxen von Lungenfachärzten, Internisten oder Allgemeinärzten, kommt zwar im Vergleich zu Placebo zu einer positiven Bewertung hinsichtlich der Reduzierung der im Tagebuch aufgezeichneten Exazerbationen (Meister et al. 1999, auch in Cochrane Library berücksichtigt), die methodischen Mängel (s.o.) erlauben jedoch nicht, diese Bewertung nachzuvollziehen. So waren beispielsweise die Ergebnisse davon abhängig, welche Ärztegruppe die Vorbehandlung durchführte. Eine weitere Studie bei 676 Patienten mit akuter Bronchitis, die multizentrisch, randomisiert, Placebo- und doppelblind kontrolliert im Parallelgruppendesign über 4 Wochen durchgeführt wurde, zeigte einen im Vergleich zu Placebo signifikanten Effekt hinsichtlich einer schnelleren Besserung der Symptome (Hustenanfälle tags und nachts, Auskultationsbefunde, Kopfschmerz, Gelenkschmerzen, Müdigkeit und Wohlbefinden bewertet durch Patienten und Untersucher), die Effekte waren konfirmatorisch nicht verschieden von einer Therapie mit Cefuroxim oder Ambroxol (Matthys et al. 2000). Eine Bestätigung dieser Befunde durch weitere Studien wäre wichtig.

Die Verordnung von Thymianpräparaten hat im Jahre 2003, im Gegensatz zu den beiden Vorjahren, abgenommen (Tabelle 19.7). Hauptinhaltsstoff ist das ätherische Thymianöl mit sekretolytischen und broncholytischen Eigenschaften, die jedoch nach einer Medline-Recherche ebenfalls nicht durch klinische Studien belegt sind.

Die Kombinationspräparate enthalten zwei bis sieben Bestandteile. Größtenteils handelt es sich um Kombinationen von Pflanzenextrakten. Die Verordnungen nahmen 2003, im Gegensatz zu den beiden Vorjahren, deutlich zu (+11,5%; Tabelle 19.9), obwohl 4 Präparate nicht mehr vertreten waren. Allerdings ist zu beachten, daß diese mittlere Zunahme ausschließlich durch *Bronchicum S* bedingt ist, das die nicht mehr vertretene Dreifachkombination *Bronchicum N* abgelöst hat. Real hat die Gesamtmenge der verordneten Tagesdosen in dieser Gruppe 2003 auf 12,1 Mio. DDD (Vorjahr 14,9 Mio. DDD) abgenommen. Klinische Studien der überaus zahlreichen Kombinationspräparate pflanzlicher Expektorantien, die nach heute geltenden Maßstäben zur Wirksamkeit durchgeführt sind, wurden bisher nicht publiziert. Viele dieser Präparate stützen sich weiterhin auf die Aufbereitungsmonographien der Kommission E für die phytotherapeutische Therapierichtung des vormaligen Bundesgesundheitsamtes. Als Beleg für

19

Tabelle 19.9: Verordnungen von pflanzlichen Expektorantien-Kombinationen 2003. Angegeben sind die 2003 verordneten Tagesdosen, die Änderungen gegenüber 2002 und die mittleren Kosten je DDD 2003.

Präparat	Bestandteile	DDD in Mio.	Änderung in %	DDD-Kosten in €
Bronchipret Saft/Tropfen	Efeublätterextrakt Thymianextrakt	3,7	(+2,5)	1,05
Bronchicum / -S	Thymianextrakt Primelwurzelextrakt	3,2	(+169,3)	1,07
Bronchipret TP	Primelwurzelextrakt Thymiankrautextrakt	1,5	(+8,2)	0,89
Sinuforton	Anisöl Primelwurzelextrakt Thymiankrautextrakt	1,3	(−19,9)	0,91
Sinuforton Saft	Primelwurzelextrakt Thymiankrautextrakt	0,9	(−30,0)	1,09
Monapax Saft/Supp./ Tropfen	Sonnentau Ø Hedera helix Ø China D1 Cochenillelaus D1 Kupfersulfat D1 Ipecacuanha D4 Hyoscyamos D4	0,8	(−18,0)	2,88
Optipect N/Neo	Campher Menthol Pfefferminzöl	0,4	(−15,0)	0,53
Phytobronchin/S	Primelwurzelextrakt Thymiankraut	0,2	(−9,6)	0,92
Eucabal Hustensaft	Spitzwegerichextrakt Thymian-Fluidextrakt	0,0	(−9,4)	4,84
Summe		12,1	(+11,5)	1,14

19

die Wirksamkeit galt unter anderem die Aufnahme in angesehene Übersichtsartikel, Handbücher oder Lehrbücher sowie Erfahrungswissen in Verbindung mit aussagekräftigen experimentellen Ergebnissen (Bundesgesundheitsamt 1981). Damit erfüllen Phytotherapeutika zwar die geltenden arzneimittelrechtlichen Voraussetzungen als besondere Therapierichtung, erreichen aber nicht den wissenschaftlichen Standard, der bereits damals möglich war und für chemisch definierte Wirkstoffe im Arzneimittelgesetz gefordert wird. Phytotherapeutika ohne Wirksamkeitsnachweis durch kontrollierte Studien sind damit weiterhin als Arzneimittel zweiter Klasse anzusehen.

Externe Expektorantien

Nachdem sich die Verordnungen bei Expektorantien zur äußeren Anwendung 1998 stabilisiert hatten, haben sie in den letzten 4 Jahren weiter kräftig abgenommen (Tabelle 19.10). Diese Präparate enthalten zumeist ätherische Öle, darunter auch Menthol und Campher. Allerdings ist es unwahrscheinlich, daß die Inhalation von Menthol irgendeinen zusätzlichen Nutzen im Vergleich zur reinen Wasserdampfinhalation hat (Sweetman 2002). Campher ist von zweifelhafter Wirksamkeit und wurde in Großbritannien und USA wegen potentieller neurotoxischer Effekte (Krämpfe, Atemdepression) vom Markt genommen (Sweetman 2002). Überempfindlichkeitsreaktionen und Kontaktdermatitiden können auftreten (Schmidt und Brune 1997). Auch für die anderen ätherischen Öle liegen keine gezielten, klinisch kontrollierten Untersuchungen über die Wirkungen und Wirksamkeit vor, ihre Anwendung basiert überwiegend auf Empirie (Kurz 1986). Zur großen Beliebtheit dieser Bronchial- und Erkältungssalben tragen sicher auch die damit verbundenen Geruchseffekte bei. Ihr nach dem Arzneimittelgesetz besonderer Status verhindert offensichtlich, sich mit diesen pflanzlichen Präparaten hinsichtlich ihrer Wirksamkeit nach heutigen anerkannten Studienbedingungen zu befassen.

Wirtschaftliche Aspekte

Die Einsparungen durch rückläufige Verordnungen der Antitussiva und Expektorantien setzten sich auch im Jahre 2003 mit einer weiteren Umsatzverminderung um 22 Mio. € fort. In Anbetracht der ungesicherten therapeutischen Wirksamkeit der Expektorantien erscheint ihre Verordnungshäufigkeit immer noch hoch, zumal ein großer Teil dieser Verordnungen ab 2004 zu den leistungsrechtlichen Ausschlüssen von nicht verschreibungspflichtigen Arzneimitteln nach SGB V § 34 Abs. 1 gehört (siehe Kapitel 3, Tabelle 3.7). Aufgrund einer Kosten-Nutzen-Analyse zur Verwendung von Acetylcystein kommt Grandjean et al. (2000) zu der Folgerung, daß „die Behandlung von Patienten mit chronischer Bronchitis mit Acetylcystein während der

19

Tabelle 19.10: Verordnungen von äußerlich anzuwendenden Expektorantien 2003. Angegeben sind die 2003 verordneten Tagesdosen, die Änderungen gegenüber 2002 und die mittleren Kosten je DDD 2003.

Präparat	Bestandteile	DDD in Mio.	Änderung in %	DDD-Kosten in €
Monopräparate				
Soledum Balsam Lösung	Cineol	1,6	(–20,5)	0,32
Mentholkombinationen				
Transpulmin Balsam/ E	Cineol Menthol Campher	2,2	(–17,7)	0,36
Pinimenthol	Eucalyptusöl Kiefernnadelöl Menthol	0,6	(–12,2)	0,41
		2,8	(–16,6)	0,37
Andere Kombinationen				
Babix-Inhalat N	Eucalyptusöl Fichtennadelöl	9,4	(–23,0)	0,07
Bronchoforton Salbe	Eucalyptusöl Fichtennadelöl Pfefferminzöl	3,2	(–20,0)	0,30
Transpulmin Kinder / -Baby	Eucalyptusöl Kiefernnadelöl	1,8	(–21,8)	0,37
Eucabal Balsam S	Eucalyptusöl Kiefernnadelöl	1,1	(–27,0)	0,45
Pinimenthol S mild	Eucalyptusöl Kiefernnadelöl	0,4	(–17,2)	0,50
Pulmotin /-N Salbe	Anisöl Campher Eucalyptusöl Thymianöl Koniferenöl Thymol	0,3	(–21,0)	0,62
		16,2	(–22,4)	0,20
Summe		20,6	(–21,5)	0,23

19

Wintermonate teuer ist, sowohl von Seiten der Kostenträger als auch vom gesellschaftlichen Standpunkt".

Auf der einen Seite kann nur erneut gefordert werden, daß vor allem der Beseitigung der Ursachen der Erkrankung (z. B. Rauchen, Luftverschmutzung) Beachtung geschenkt werden sollte. Auf die bedrohliche Zunahme der COPD wurde hingewiesen, bei der dem

Rauchen ursächlich eine führende Rolle zukommt. Wie für chemisch definierte Pharmaka selbstverständlich ist immer wieder darauf hinzuweisen, daß qualifizierte klinische Studien nach den internationalen Regeln auch für Phytopharmaka durchgeführt werden sollten, um deren Stellenwert innerhalb der Medizin beurteilen zu können.

Literatur

Agence Francaise de Sécurité Sanitaire des Produits de Santé (2001): Troubles de la sécrétion bronchique. www. agmed.sante.gouv.fr/htm/5/smr/pneumo/sebron2. htm. Aufgerufen: 9.5.2004.

Boman G, Bäcker U, Larsson S, Melander B, Wåhlander L (1983): Oral acetylcystein reduces exacerbation rate in chronic bronchitis. Report of a trial organized by the Swedish Society for Pulmonary Diseases. Eur J Respir Dis 64: 405–415.

British Thoracic Society Research Committee (1985): Oral N-acetylcysteine and exacerbation rates in patients with chronic bronchitis and severe airways obstruction. Thorax 40: 832–835.

Bundesgesundheitsamt (1981): Monographieentwürfe für anthroposophische und phytotherapeutische Arzneimittel. Dtsch Apoth Ztg 52: 2910–2913.

Bundesgesundheitsamt (1993a): Aufbereitungsmonographie für Ambroxol. Bundesanzeiger Nr. 30 vom 13.2.1993.

Bundesgesundheitsamt (1993b): Aufbereitungsmonographie für Bromhexin. Bundesanzeiger Nr. 29 vom 12.2.1993.

Bundesgesundheitsamt (1994): Aufbereitungsmonographie für Acetylcystein. Bundesanzeiger Nr. 93 vom 19.5.1994.

Cegla UH (1988): Langzeittherapie über 2 Jahre mit Ambroxol (Mucosolvan) Retardkapseln bei Patienten mit chronischer Bronchitis. Ergebnisse einer Doppelblindstudie an 180 Patienten. Prax Klin Pneumol 42: 715–721.

Cotgreave IA, Eklund A, Larsson K, Moldéus PW (1987): No penetration of orally administered N-acetylcysteine into bronchoalveolar lavage fluid. Eur J Respir Dis 70: 73–77.

Domenighetti G, Suter PM, Schaller MD, Ritz R, Perret C (1997): Treatment with N-acetylcystein during acute respiratory distress syndrome: a randomised, double-blind, placebo-controlled clinical study. J Crit Care 12: 177–182.

Düchtel-Brühl Ä (1976): Ergebnisse der Behandlung spastischer Bronchitiden im Kindesalter mit Prospan. Med Welt 27: 481.

Ericsson CH, Juhász J, Jönsson E, Mossberg B (1986): Ambroxol therapy in simple chronic bronchitis: effects on subjective symptoms and ventilatory function. Eur J Respir Dis 69: 248–255.

Ericsson CH, Juhász J, Mossberg B, Philipson K, Svartengren M, Camner P (1987): Influence of ambroxol on tracheobronchial clearance in simple chronic bronchitis. Eur J Respir Dis 70: 163–170.

19

Global Initiative for Chronic Obstructive Lung Disease (GOLD) (2003): Pocket guide to COPD Managmenent, Diagnosis, and Prevention. http://www.goldcopd.com/revised_gp.pdf, updated July 2003, aufgerufen 9.5.2004.

Grandjean EM, Berthet PH, Ruffmann R, Leuenberger PH (2000): Efficacy of oral long-term N-acetylcysteine in chronic bronchopulmonary disease: a meta-analysis of published double-blind, placebo-controlled clinical trials. Clin Ther 22: 209–221.

Gulyas A, Lämmlein MM (1992): Zur Behandlung von Kindern mit chronisch-obstruktiver Bronchitis. Prospan-Kindersaft, ein altbewährtes Produkt in neuer Darreichungsform – Ergebnisse einer klinischen Prüfung. Sozialpädiatrie 14: 632–634.

Gulyas A, Repges R, Dethlefsen U (1997): Konsequente Therapie chronisch-obstruktiver Atemwegserkrankungen bei Kindern. Atemw-Lungenkrkh 23: 291–294.

Guyatt GH, Townsend M, Kazim F, Newhouse MT (1987): A controlled trial of ambroxol in chronic bronchitis. Chest 92: 618–620.

Honig, EG, Ingram RH (2001): Chronic bronchitis, emphysema, and airways obstruction. In: Braunwald E et al (eds): Harrison's principles of internal medicine. 15th ed, McGraw-Hill, New York, pp 1491–1499.

Imhof E, Russi E, Perruchoud AP (1988): Pharmakotherapie des Hustens. Schweiz Med Wochenschr 118: 1067–1072.

Jackson IM, Barnes J, Cooksey P (1984): Efficacy and tolerability of oral acetylcysteine (Fabrol®) in chronic bronchitis: a double-blind placebo controlled study. J Int Med Res 12: 198–206.

Konrad F, Schoenberg MH, Wiedmann H, Kilian J, Georgieff M (1995): Applikationen von Acetylcystein als Antioxidans und Mukolytikum bei mechanischer Ventilation von Intensivpflegepatienten. Eine prospektive, randomisierte Placebo-kontrollierte Doppelblindstudie. Anaesthesist 44: 651–658.

Kurz H (1986): Expektorantien und Antitussiva. Dtsch Apoth Ztg 126: 1024–1029.

Lässig W, Generlich H, Heydolph F, Paditz E (1996): Wirksamkeit und Verträglichkeit efeuhaltiger Hustenmittel. TW Pädiatrie 9: 489–491.

Lemmer B (2000): Antitussiva und Expektorantien. In: Schwabe U, Paffrath D (Hrsg): Arzneiverordnungs-Report 2001, Springer-Verlag, Berlin Heidelberg, S. 234–256.

Lemmer B, Wettengel R (2004): Erkrankungen der Atemwege. In: Lemmer B, Brune K (Hrsg): Pharmakotherapie – Klinische Pharmakologie. 12. Aufl., Springer Verlag, Berlin Heidelberg New York, S. 347–366.

Lüllmann H, Mohr K, u. Mitarbeit Wehling M (1999): Pharmakologie und Toxikologie. 14. Auflage, Thieme Verlag, Stuttgart New York, S. 267.

Lurie A, Mestiri M, Strauch G, Marsac J (1995): Drugs acting on mucociliary transport and surface tension. In: Munson PL, Mueller RA, Breese GR (eds): Principles of Pharmacology, Chapman & Hall, New York, pp 621–627.

Mansfeld H-J, Höhre H, Repges R, Dethlefsen U (1998): Therapie des Asthma bronchiale mit Efeublätter-Trockenextrakt. Münch med Wschr 140: 26–30.

Matthys H, de Mey C, Carls C, Rys A, Geib A, Wittig T (2000): Efficacy and tolerability of myrtol standardized in acute bronchitis. Arzneim-Forsch/Drug Res 50: 700–711.

19

Meister R, Wittig T, Beuscher N, de Mey C and Study Group Investigators (1999): Efficacy and tolerability of Myrtol standardized in long-term treatment of chronic bronchitis. Arzneim-Forsch 49: 351–358.

Multicenter Study Group (1980): Long-term oral acetylcysteine in chronic bronchitis. A double-blind controlled study. Eur J Respir Dis. 61: 93–108.

Mutschler E, Geisslinger G, Kroemer HK, Schäfer-Korting M (2001): Arzneimittel-wirkungen, 8. Aufl., Wissenschaftliche Verlagsgesellschaft Stuttgart, S. 618–619.

Olivieri D, Zavattini G, Tomasini G (1987): Ambroxol for the prevention of chronic bronchitis exacerbations: long-term multicenter trial. Respiration 51: Suppl1, 42–51.

Olsson B, Johansson M, Gabrielsson J, Bolme P (1988): Pharmacokinetics and bioavailability of reduced and oxidized N-acetylcysteine. Eur J Clin Pharmacol 34: 77–82.

Parr GD, Huitson A (1987): Oral fabrol (oral N-acetylcysteine) in chronic bronchitis. Br J Dis Chest 81: 341–349.

Poole PJ, Black PN (2004): Mucolytic agents for chronic bronchitis (Cochrane Review). In: The Cochrane Library, Issue 2, Oxford: Update Software. http://www.cochrane.org/cochrane/revabstr/ab001287. htm.

Rasmussen JB, Glennow C (1988): Reduction in days of illness after long-term treatment with N-acetylcysteine controlled-release tablets in patients with chronic bronchitis. Eur Respir J 1: 351–355.

Rennard SI (2003): COPD: treatments benefit patients. Lancet 361: 444–445.

Rodriguez-Roisin R (2000): Toward a consensus definition for COPD exacerbations. Chest 117: 398S–410S.

Schmidt G, Brune K (1997): Rheumatische Erkrankungen. In: Fülgraff G, Palm D (Hrsg): Pharmakotherapie - Klinische Pharmakologie. 10. Auflage, Gustav Fischer Verlag Stuttgart, S. 336–351.

Sweetman SC (ed) (2002): Martindale: The complete drug reference. 33rd ed. Pharmaceutical Press, London, pp 1082–1102.

Undem BJ, Lichtenstein LM (2001): Drugs used in the treatment of asthma. In: Goodman & Gilman's The Pharmacological basis of therapeutics. 10th ed, McGraw-Hill, New York, pp 735–754.

Zimmermann Th, Seiberling M, Thomann P, Karabelnik D (1995): Untersuchungen zur relativen Bioverfügbarkeit und zur Pharmakokinetik von Myrtol standardisiert. Arzneim Forsch 45: 1198–1201.

19

20. Betarezeptorenblocker

Björn Lemmer

AUF EINEN BLICK

Verordnungsprofil

Betarezeptorenblocker spielen eine wichtige Rolle bei der Behandlung kardiovaskulärer Erkrankungen. Hauptindikationen sind arterielle Hypertonie, koronare Herzkrankheit, tachykarde Herzrhythmusstörungen und chronische Herzinsuffizienz. Wichtigste Gruppe sind die β_1-selektiven Betarezeptorenblocker.

Trend

Die Verordnungen der β_1-selektiven Betarezeptorenblocker haben sich in den letzten 10 Jahren verdreifacht. Nichtselektive und intrinsisch aktive Wirkstoffe sind dagegen seit mehreren Jahren rückläufig.

Kosten

Trotz eines hohen Generikaanteils von 72–88% bestehen weiterhin Wirtschaftlichkeitsreserven durch Verordnung kostengünstiger Präparate.

Betarezeptorenblocker hemmen die Funktion des sympathischen Nervensystems in allen Organen, die mit adrenergen Betarezeptoren ausgestattet sind. Dazu gehören insbesondere das Herz, die Nieren und die glatte Muskulatur von Bronchien und Muskelgefäßen. Therapeutisch bedeutsam ist die Senkung der Herzfrequenz, des kardialen Sauerstoffverbrauchs, der Reninausschüttung aus der Niere und die Erniedrigung des Augeninnendrucks (vgl. Kapitel 41). Nachteilig kann sich die Betarezeptorenblockade auf die Herzkraft, die kardiale Erregungsleitung, die Bronchialfunktion (Gefahr des Bronchospasmus) und die Gefäßmuskulatur (Durchblutungsstörungen) auswirken.

In den einzelnen Organen kommen vor allem zwei Typen von Beta-rezeptoren vor, die durch Betarezeptorenblocker unterschiedlich beeinflußt werden können. Herz und Nieren enthalten überwiegend Beta$_1$-Rezeptoren, Bronchien und Gefäße überwiegend Beta$_2$-Rezeptoren. Allerdings ist zu berücksichtigen, daß das Herz 20–40% funktionell gekoppelte β_2-Rezeptoren besitzt und die Lunge etwa einen 20%igen Anteil an β_1-Rezeptoren aufweist. Im Herzventrikel werden die inotropen Effekte überwiegend über β_1-Rezeptoren vermittelt, die Stimulation der β_2-Rezeptoren erreicht in etwa nur 50–60% des maximalen positiv inotropen Effektes (Brodde 1991). Betarezeptorenblocker werden daher nach ihrer unterschiedlichen Wirkung auf die Rezeptorsubtypen folgendermaßen eingeteilt:

- nichtselektive Betarezeptorenblocker,
- beta$_1$-selektive Betarezeptorenblocker,
- Betarezeptorenblocker mit intrinsischer sympathomimetischer Aktivität (ISA),
- Alpha- und Betarezeptorenblocker.

Darüber hinaus verfügen einige neuere Betarezeptorenblocker über zusätzliche Wirkungsqualitäten, deren klinische Bedeutung meist noch nicht vollständig geklärt ist.

Für die indikative Verwendung und die Abschätzung potentieller unerwünschter Wirkungen von Betarezeptorenblocker ist von Bedeutung, daß die nichtselektiven Blocker die Betarezeptoren in allen Organen hemmen. Beta$_1$-selektive Blocker wirken bevorzugt auf die Beta$_1$-Rezeptoren von Herz und Niere (s. oben), führen weniger leicht zu einer Verlängerung Insulin-bedingter hypoglykämischer Perioden und zu einer Verringerung der Muskeldurchblutung und erzeugen erst in höheren Dosierungen die therapeutisch nicht erwünschte Blockade der Beta$_2$-Rezeptoren in Bronchien und Gefäßen. Die Beta$_1$-Selektivität ist also nur relativ und erfordert daher, daß die üblichen Kontraindikationen für Betarezeptorenblocker weiterhin zu beachten sind. Betarezeptorenblocker mit intrinsischer sympathomimetischer Aktivität (ISA; identisch mit partial-agonistischer Aktivität, PAA) führen in Ruhe zu einer geringeren Abnahme der Herzfrequenz und sollen initial einen geringeren Anstieg von Gefäß- und Bronchialwiderstand bewirken. Sie haben aber aufgrund der ISA eine geringere maximale Wirkungsstärke, so daß ihre Wirksamkeit bei Angina pectoris und in der Sekundärprophylaxe nach abgelaufenem Myokardinfarkt derjenigen anderer Betarezeptorenblocker unterlegen ist (Frishman et al.

20

1979, Quyyumi et al. 1984). Betarezeptorenblocker mit ISA sollten heute in der Kardiologie bei koronarer Herzkrankheit, Herzinsuffizienz und Angina pectoris nicht mehr verwendet werden. Bei Herzinsuffizienz führte die Verwendung eines Betarezeptorenblockers mit ISA sogar aufgrund mangelnder Wirkung zum Studienabbruch (Bristow 2000). Während der Langzeitbehandlung mit nichtselektiven Betarezeptorenblockern wurde ein Anstieg der LDL- und eine Senkung der HDL-Cholesterinkonzentrationen im Serum beobachtet, dies ist differentialtherapeutisch von Bedeutung (Deutsche Hochdruckliga 2003).

Bei der Behandlung der Hypertonie kommt den subtypenspezifischen Unterschieden bei den Betarezeptorenblockern zunehmend eine Bedeutung für den Einsatz bei Patienten mit zusätzlichen Risiken zu (Deutsche Hochdruckliga 2003, Chobanian et al. JNC7 2003). Beim akuten Herzinfarkt vermindert die frühzeitige intravenöse Applikation von Betarezeptorenblockern die Letalität. Die Inzidenz und Letalität von Reinfarkten und von plötzlichem Herztod kann durch eine Langzeittherapie mit Propranolol, Atenolol oder Metoprolol um 20–30% gesenkt werden (Schrör und Kelm 2004). Auch bei chronischer Herzinsuffizienz ist die erfolgreiche Anwendung der Betarezeptorenblockade mit einer Verlängerung der Überlebenszeit gesichert, wie Ergebnisse mit dem nichtselektiven Carvedilol (Packer et al. 2001) sowie mit den $beta_1$-selektiven Betarezeptorenblockern Bisoprolol (CIBIS II Study 1999) und Metoprolol (MERIT-HF Study 1999) zeigten (Übersicht s. Eschenhagen 2004). Bei der Hypertonie sind die $beta_1$-selektiven Rezeptorenblocker zu bevorzugen (Deutsche Hochdruckliga 2003, Kilbinger und Rahn 2004, Schrör und Kelm 2004).

Propranolol und Nadolol sind wirksam in der Prävention von Ösophagusvarizenblutungen und der Verminderung der Mortalität bei gastrointestinalen Blutungen aufgrund einer Leberzirrhose (Poynard et al. 1991).

Verordnungsspektrum

20

Im Jahr 2003 waren 78 Betarezeptorenblockerpräparate unter den 3000 verordnungshäufigsten Arzneimitteln zu finden (Tabellen 20.1–20.3). Es handelt sich ausschließlich um Monopräparate, denn die Kombinationspräparate sind bei den Antihypertonika aufgeführt (vgl. Kapitel 15). Als Wirkstoffe sind elf verschiedene Betarezeptorenblocker

Tabelle 20.1: Verordnungen von Metoprolol und Bisoprolol 2003. Angegeben sind die 2003 verordneten Tagesdosen, die Änderungen gegenüber 2002 und die mittleren Kosten je DDD 2003.

Präparat	Bestandteile	DDD in Mio.	Änderung in %	DDD-Kosten in €
Metoprolol				
Beloc	Metoprolol	180,1	(+4,3)	0,83
Metoprolol-ratiopharm	Metoprolol	130,6	(+24,1)	0,34
Metohexal	Metoprolol	64,6	(+27,6)	0,36
Azumetop	Metoprolol	44,4	(+15,4)	0,25
Metoprolol STADA	Metoprolol	37,3	(+53,0)	0,41
Meto Tablinen	Metoprolol	31,1	(+16,9)	0,25
Meprolol	Metoprolol	26,5	(+7,3)	0,25
Metoprolol AL	Metoprolol	22,5	(+15,0)	0,20
Metobeta	Metoprolol	19,7	(+18,8)	0,31
Metoprolol von ct	Metoprolol	15,1	(+19,9)	0,31
Metoprolol Heumann	Metoprolol	11,9	(+3,9)	0,28
Metoprolol-1A Pharma	Metoprolol	11,5	(+43,1)	0,18
Metodura/-Z	Metoprolol	10,8	(+34,2)	0,40
Meto-Isis/-NT	Metoprolol	10,2	(+34,6)	0,42
Meto-Hennig	Metoprolol	8,2	(+50,6)	0,24
Meto AbZ	Metoprolol	5,6	(+13,4)	0,15
metoprolol-corax	Metoprolol	5,2	(+101,4)	0,12
Jutabloc	Metoprolol	3,4	(+35,0)	0,16
Metoprogamma	Metoprolol	3,3	(+19,4)	0,26
Metoprolol Verla	Metoprolol	2,3	(+8,9)	0,26
Metoprolol Wolff	Metoprolol	2,3	(+14,3)	0,30
Lopresor	Metoprolol	1,9	(−12,9)	0,31
		648,6	(+17,7)	0,45
Bisoprolol				
Bisoprolol-ratiopharm	Bisoprolol	89,2	(+24,1)	0,36
Concor	Bisoprolol	68,3	(+15,1)	0,49
Bisobloc	Bisoprolol	27,8	(+17,6)	0,37
bisoprolol von ct	Bisoprolol	23,9	(+10,3)	0,36
Bisohexal	Bisoprolol	22,8	(+43,3)	0,36
Bisoprolol STADA	Bisoprolol	20,6	(+24,7)	0,40
Bisomerck	Bisoprolol	20,0	(+8,4)	0,38
Bisobeta	Bisoprolol	13,9	(+63,4)	0,36
Bisoprolol Heumann	Bisoprolol	12,6	(+16,3)	0,39
BISO-PUREN	Bisoprolol	12,1	(+3,5)	0,37
Biso Lich	Bisoprolol	7,2	(+44,8)	0,36
Bisoprolol TAD	Bisoprolol	5,3	(+45,1)	0,37
Bisogamma	Bisoprolol	4,5	(+49,7)	0,35
Bisoprolol 1A Pharma	Bisoprolol	3,8	(+134,6)	0,31
Bisoprolol Corax	Bisoprolol	3,2	(+392,2)	0,31
Biso Hennig	Bisoprolol	1,9	(+132,2)	0,36
		336,9	(+23,4)	0,39
Summe		985,5	(+19,6)	0,43

20

unter den 3000 am häufigsten verordneten Präparaten enthalten. Damit wurde nur etwa 2/3 der 17 verschiedenen Betarezeptorenblocker, die 2003 in Deutschland für kardiovaskuläre Indikationen im Handel waren, auch tatsächlich häufig therapeutisch angewendet. Achtzehn weitere Präparate mit sechs verschiedenen Betarezeptorenblockern werden zur Behandlung des Glaukoms eingesetzt (vgl. Kapitel 41). Das gesamte Verordnungsvolumen der Betarezeptorenblocker nach definierten Tagesdosen (DDD) stieg 2003 wie in den Vorjahren erneut deutlich an (Abbildung 20.1).

Beta$_1$-selektive Rezeptorenblocker

Die beta$_1$-selektiven Substanzen stellen seit vielen Jahren die therapeutisch bedeutsamste Gruppe unter den Betarezeptorenblockern dar (Abbildung 20.1). Seit 1994 haben sich die Verordnungen nach DDD verdreifacht. Auch 2003 war erneut eine starke Zunahme der Verordnungen festzustellen. Auf diese Gruppe entfallen nun bereits über 87% aller Verordnungen der Betarezeptorenblocker (Abbildung 20.1).

Führender Wirkstoff der β_1-selektiven Rezeptorenblocker ist Metoprolol mit 52% des DDD-Volumens. Das am häufigsten verordnete

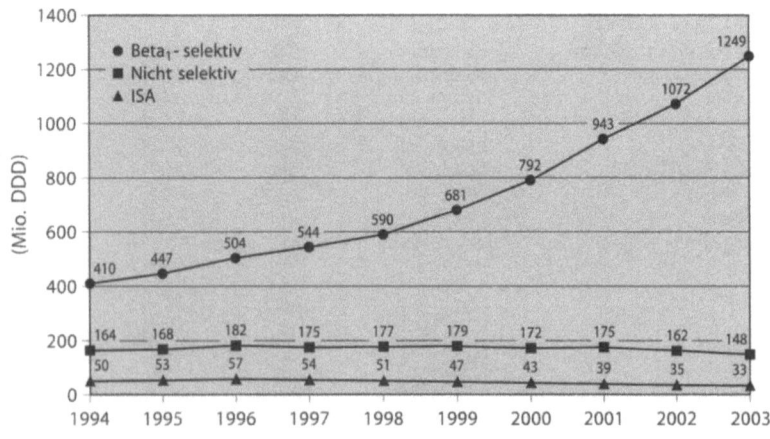

Abbildung 20.1: Verordnungen von Betarezeptorenblockern 1994 bis 2003. Gesamtverordnungen nach definierten Tagesdosen

Metoprololpräparat ist seit Jahren *Beloc*, auf das aber jetzt nur noch 28% (2002: 31%) der Metoprololverordnungen entfielen (Tabelle 20.1). Insgesamt sind 22 Metoprololpräparate unter den verordnungs- häufigsten 3000 Präparaten vertreten. An zweiter Stelle folgt Bisopro- lol, das sich durch eine höhere $Beta_1$-Selektivität auszeichnet und einen starken DDD-Zuwachs zu verzeichnen hatte (Tabelle 20.1). An dritter Stelle steht Atenolol mit nahezu unverändertem Verordnungs- volumen. Nur noch 7% der verordneten DDD entfallen auf die Gruppe der Atenololpräparate (Tabelle 20.2).

Als weitere β_1-selektive Betarezeptorenblocker sind noch Talinolol (*Cordanum*), Betaxolol (*Kerlone*) und Nebivolol (*Nebilet*) unter den verschreibungshäufigsten Arzneimitteln vertreten. Nebivolol ist ein langwirkender β_1-selektiver Betarezeptorenblocker mit zusätzlichen vasodilatierenden Eigenschaften, die auf einer endothelabhängigen NO-Freisetzung beruhen (Bowman et al. 1994, Van Nueten et al. 1998,

Tabelle 20.2: Verordnungen von weiteren $Beta_1$-selektiven Betarezeptorenblockern 2003. Angegeben sind die 2003 verordneten Tagesdosen, die Änderungen gegenüber 2002 und die mittleren Kosten je DDD 2003.

Präparat	Bestandteile	DDD in Mio.	Änderung in %	DDD- Kosten in €
Atenolol				
Atenolol-ratiopharm	Atenolol	30,4	(+2,8)	0,27
Atehexal	Atenolol	14,9	(−1,7)	0,27
Tenormin	Atenolol	12,5	(−5,5)	0,28
Blocotenol	Atenolol	11,1	(+0,1)	0,28
Atenolol AL	Atenolol	7,2	(−1,5)	0,25
atenolol von ct	Atenolol	5,4	(+0,7)	0,27
Atenolol STADA	Atenolol	5,2	(+3,7)	0,28
Atenolol-Heumann	Atenolol	5,1	(−4,3)	0,28
Atebeta	Atenolol	4,3	(−1,2)	0,26
Juvental	Atenolol	3,4	(+6,5)	0,28
Atenolol-1A Pharma	Atenolol	3,3	(+32,7)	0,22
Cuxanorm	Atenolol	2,4	(−4,5)	0,26
		105,3	(+0,6)	0,27
Weitere Wirkstoffe				
Nebilet	Nebivolol	82,8	(+20,5)	0,81
Cordanum	Talinolol	28,2	(−4,4)	0,29
Kerlone	Betaxolol	14,9	(−4,2)	0,40
		125,9	(+10,6)	0,64
Summe		231,1	(+5,8)	0,47

20

Meier und Lemmer 2004). Vier Vergleichsstudien von Nebivolol und Atenolol ergaben allerdings keine signifikanten Unterschiede in der blutdrucksenkenden Wirkung, insbesondere auch nicht im perpheren Widerstand (Ruf et al. 1999, Pesant et al. 1999, Poirier et al. 2001, Tzenos et al. 2001), bis auf daß Nebivolol die endotheliale NO-Freisetzung stimulierte (Tzemos et al. 2001). Die klinische Bedeutung der NO-Freisetzung für die Differentialtherapie der Hypertonie bei Vorliegen zusätzlicher Erkrankungen gilt es somit weiter abzuklären.

Nichtselektive Betarezeptorenblocker

In der Gruppe der nichtselektiven Betarezeptorenblocker nahmen die Verordnungen der Propranololpräparate wie bereits in den Vorjahren weiter ab. Auch die Sotalolpräparate wurden wiederum deutlich weniger verordnet (Tabelle 20.3). Sotalol, bedingt durch seine besondere chemische Struktur, verfügt über zusätzliche Eigenschaften eines Klasse-III-Antiarrhythmikums (Ijzerman und Soudijn 1989).

Betarezeptorenblocker mit intrinsischer Aktivität (ISA)

In dieser Gruppe sind drei Präparate vertreten, ihre Verordnung nahm 2003 ähnlich wie im Vorjahr ab (Tabelle 20.3). *Selectol* und *Celipro Lich* enthalten den Betarezeptorenblocker Celiprolol, einen beta$_1$-selektiven Antagonisten mit gering beta$_2$-selektiv agonistischer und vasodilatierender Wirkungsqualität. Insgesamt entfallen nur noch knapp 2% aller Verordnungen von Betarezeptorenblockern auf Präparate mit intrinsischer Aktivität.

Alpha- und Betarezeptorenblocker

Die beiden Carvedilolpräparate (*Dilatrend*, *Querto*) nahmen auch im Jahr 2003 in den Verordnungen wiederum deutlich zu (Tabelle 20.3). Carvedilol ist ein nichtselektiver, relativ lipophiler Betarezeptorenblocker mit vasodilatierenden Eigenschaften aufgrund einer zusätzlichen alphablockierenden Wirkung. Unter klinischen Bedingungen überwiegt die Betarezeptorenblockade. Nach erfolgreichen Studien bei schwerer Herzinsuffizienz mit dem Nachweis der Verminderung

Tabelle 20.3: Verordnungen von nichtselektiven Betarezeptorenblockern. Angegeben sind die 2003 verordneten Tagesdosen, die Änderungen gegenüber 2002 und die mittleren Kosten je DDD 2003.

Präparat	Bestandteile	DDD in Mio.	Änderung in %	DDD-Kosten in €
Sotalol				
Sotahexal	Sotalol	35,1	(−8,9)	0,40
Sotalol-ratiopharm	Sotalol	24,5	(−5,5)	0,39
Sotalex	Sotalol	20,9	(−18,3)	0,41
Sotabeta	Sotalol	6,4	(−10,5)	0,35
Sotalol AL	Sotalol	4,8	(+1,4)	0,32
sotalol von ct	Sotalol	4,1	(−5,2)	0,39
Sotalol Heumann	Sotalol	2,5	(+0,2)	0,39
Corsotalol	Sotalol	2,5	(−12,2)	0,39
Sotastad	Sotalol	2,3	(−7,6)	0,38
Sotaryt	Sotalol	2,1	(−11,9)	0,38
Favorex TAD	Sotalol	2,1	(−10,9)	0,35
Sota 1A-Pharma	Sotalol	1,9	(+5,7)	0,34
Rentibloc	Sotalol	1,6	(−19,7)	0,45
		110,9	(−9,6)	0,39
Propranolol				
Obsidan	Propranolol	11,4	(−4,9)	0,70
Dociton	Propranolol	6,2	(−1,7)	0,68
Propra-ratiopharm	Propranolol	3,2	(+4,6)	0,93
propra von ct	Propranolol	1,1	(+4,1)	0,51
Propranolol STADA	Propranolol	1,0	(+3,9)	0,54
Propranolol AL	Propranolol	0,9	(+9,6)	0,60
Propranolol Gry	Propranolol	0,4	(−22,4)	0,86
		24,2	(−2,0)	0,71
Intrinsische Aktivität				
Selectol	Celiprolol	14,9	(−10,2)	0,33
Celipro Lich	Celiprolol	10,5	(−2,4)	0,31
Visken	Pindolol	1,5	(−11,4)	0,84
		26,9	(−7,4)	0,35
Alpha- und Betarezeptorenblocker				
Dilatrend	Carvedilol	50,7	(+14,4)	1,65
Querto	Carvedilol	25,1	(+7,1)	1,59
		75,8	(+11,9)	1,63
Summe		237,8	(−2,6)	0,81

20

der Mortalität (Packer et al. 2001) ist Carvedilol auch für diese Indikation zugelassen worden (s. Eschenhagen 2004).

Kürzlich wurde in der COMET-Studie, einer klinischen Vergleichsstudie an 3029 Patienten mit chronischer Herzinsuffizienz über 58 Monate festgestellt, daß Carvedilol (Zieldosis: 2 mal 25 mg/Tag) die Gesamtmortalität stärker als Metoprolol (Zieldosis: 2 mal 50 mg/Tag) senkt (relative Risikoreduktion 17%, 88 Todesfälle weniger) (Poole-Wilson et al. 2003). In dem begleitenden Editorial wird jedoch betont (Dargie 2003), daß eine äquivalente Betarezeptorenblockade durch die verwendete Metoprololzieldosis nicht sichergestellt war, da sie nur halb so hoch lag wie in der MERIT-HF Study (1999) mit einer täglichen Zieldosis von 200 mg Metoprolol, die eine vergleichbare Mortalitätsreduktion um 34% wie die COPERNIKUS-Studie mit Carvedilol (2 mal 25 mg/Tag) (Packer et al. 2001) gezeigt hatte. Dies weist auf eine Unterdosierung von Metoprolol in COMET im Vergleich zu MERIT-HF hin. Damit scheint die Feststellung, daß Carvedilol dem Metoprolol in der Überlebensrate bei Herzinsuffizienz überlegen ist, nicht substantiiert zu sein.

Wirtschaftliche Aspekte

Die Generika der Betarezeptorenblocker spielen im Verordnungsvolumen eine zunehmende Rolle. Auf die Nachfolgepräparate entfallen im Jahre 2003 inzwischen bei Metoprolol 72%, Atenolol 88%, Bisoprolol 80%, Propranolol 75% und Sotalol 81% der verordneten Tagesdosen (Tabellen 20.1 bis 20.3). Der Preisvergleich bei den Metroprololpräparaten zeigt, daß die Unterschiede in den Tageskosten mit 0,12–0,83 € am größten sind. Die Spanne ist bei den Atenololpräparaten zwischen 0,22–0,28 €, den Bisoprolol (0,31–0,49 €), Sotalol (0,32–0,45 €) und Propranolol (0,51–0,93 €) enthaltenden Präparaten unterschiedlich. Weitaus am teuersten sind die Tageskosten bei den Carvedilolpräparaten mit im Mittel 1,63 €, gefolgt von den Propranololpräparaten mit im Mittel 0,71 €. Durch die verstärkte Verordnung von Generika sind 2003 die durchschnittlichen Tagestherapiekosten aller Betarezeptorenblocker auf 0,50 € (2002: 0,52 €) zurückgegangen.

Da außer bei der Herzinsuffizienz alle anderen Indikationsziele (Herzrhythmusstörungen, Angina pectoris, Hypertonie, Sekundärprophylaxe nach Myokardinfarkt, Mitralklappenprolaps, etc.) durch alle Betarezeptorenblocker ohne ISA erreicht werden können, könnten im

Prinzip teuere Analogpräparate durch preisgünstige Generika ersetzt werden.

Literatur

Bristow MR (2000): β-Adrenergic receptor blockade in chronic heart failure. Circulation 101: 558–569.

Bowman AJ, Chen CP, Ford GA (1994): Nitric oxide mediated venodilator effects of nebivolol. Brit J Clin Pharmacol 38: 199–204.

Brodde OE (1991): Beta 1- and beta 2-adrenoceptors in the human heart: properties, function, and alterations in chronic heart failure. Pharmacol Rev 43: 203–242.

Chobanian AV, Bakris GL, Black HR, et al (2003): Joint National Committee on Prevention, Detection, Evaluation, and Treatment of High Blood Pressure. National Heart, Lung, and Blood Institute; National High Blood Pressure Education Program Coordinating Committee. Seventh report of the Joint National Committee on Prevention, Detection, Evaluation, and Treatment of High Blood Pressure (JNC7). Hypertension 42: 1206–1252. http://www.nhlbi.nih.gov/guidelines/hypertension/.

CIBIS II Study (1999): The cardiac insufficiency bisoprolol study II (CIBIS II): a randomised trial. Lancet 353: 9–13.

Dargie HJ (2003): β-Blockers in heart failure. Lancet 362:2–3.

Deutsche Liga zur Bekämpfung des hohen Blutdrucks/Deutsche Hochdruckliga (2003): Leitlinien für die Prävention, Erkennung, Diagnostik und Therapie der arteriellen Hypertonie. http://www.paritaet.org/hochdruckliga/Leit2003.htm.

Eschenhagen T (2004): Herzinsuffizienz. In: Lemmer B, Brune K (Hrsg): Pharmakotherapie – Klinische Pharmakologie, 12. Auflage, Springer, Heidelberg New York, S. 223–258.

Frishman WH, Kostis J, Strom J, Hossler M, Ekayam U et al (1979): Clinical pharmacology of the new beta-adrenergic blocking drugs. Part 6: A comparison of pindolol and propranolol in the treatment of patients with angina pectoris. The role of intrinsic sympathomimetic activity. Am Heart J 98: 526–535.

Ijzerman AP, Soudijn W (1989): The antiarrhythmic properties of β-adrenoceptor antagonists. Trends Pharmacol Sci 10: 31–36.

Kilbinger H, Rahn K-H (2004): Hypertonie. In: Lemmer B, Brune K (Hrsg): Pharmakotherapie – Klinische Pharmakologie, 12. Auflage, Springer, Berlin Heidelberg New York, S. 209–226.

Meier K, Lemmer B (2004): Blood pressure and heart rate after metoprolol or nebivolol and effects on nitric oxide urinary excretion in spontaneously hypertensive rats with and without l-NAME. Z Kardiol/Germ J Cardiol 93 (Suppl 3): P1320.

MERIT-HF Study (1999): Effect of metoprolol CR/XL in chronic heart failure: Metoprolol CR/XL randomised intervention trial in congestive heart failure. Lancet 353: 2001–2007.

Packer M, Coats AJS, Fowler MB, Katus HA et al (2001): Effect of carvedilol on sur-vival in severe chronic heart failure. N Engl J Med 344: 1651–1658.

Pesant Y, Marc-Aurele J, Bielmann P, Alaupovic P, Cartier P, Bichet D, et al (1999): Metabolic and antihypertensive effects of nebivolol and atenolol in normome-tabolic patients with mild-to-moderate hypertension. Am J Ther 6: 137–147.

Poirier L, Cléroux J, Nadeau A, Lacourcière Y (2001): Effects of nebivolol and atenolol on insulin sensitivity and haemodynamics in hypertensive patients. J Hypertens 19: 1429–1435.

Poole-Wilson PA, Svedberg K, Cleland JGF, Lenarda A, Hanrath P, Komajda M et al (2003): Comparison of carvedilol and metoprolol on clinical outcomes in patients with chronic heart failure in the Carvedilol Or Metoprolol European Trial (COMET): randomised controlled trial. Lancet 362: 7–13.

Poynard T, Calès P, Pasta L, Ideo G, Pascal J-P et al and the Franco-Italian Multi-center Study Group (1991): Beta-adrenergic-antagonist drugs in the prevention of gastrointestinal bleeding in patients with cirrhosis and esophageal varices. N Engl J Med 324: 1532–1538.

Quyyumi AA, Wright C, Mockus L, Fox KM (1984): Effect of partial agonist activity in β-blockers in severe angina pectoris: A double blind comparison of pindolol and atenolol. Brit Med J 289: 951–953.

Ruf G, Trenk D, Jahnchen E, Roskamm H (1994): Determination of the anti-ischemic activity of nebivolol in comparison with atenolol. Int J Cardiol 43: 279–285.

Schrör K, Kelm M (2004): Koronare Herzkrankheit. In: Lemmer B, Brune K (Hrsg): Pharmakotherapie – Klinische Pharmakologie, 12. Auflage, Springer Verlag, Berlin Heidelberg New York, S. 259–275.

Tzemos N, Lim PO, MacDonald TM (2001): Nebivolol reverses endothelial dysfunc-tion in essential hypertension: a randomised, double-blind, crossover study. Circulation 104: 511–514.

Van Nueten L, Taylor FR, Robertson JI (1998): Nebivolol vs atenolol and placebo in essential hypertension: a double-blind randomised trial. J Hum Hypertens 12: 135–140.

21. Bronchospasmolytika und Antiasthmatika

BJÖRN LEMMER

AUF EINEN BLICK

Verordnungsprofil

Betasympathomimetika bilden traditionell die größte Arzneimittelgruppe in der Asthmatherapie. Die Domäne der kurzwirkenden Substanzen ist die inhalative Akutbehandlung des Asthmaanfalls. Langwirkende Betasympathomimetika werden jetzt überwiegend in Kombinationspräparaten mit inhalativen Glucocorticoiden verordnet.

Trend

Die Verordnungen kurzwirkender Betasympathomimetika sind seit 1999 rückläufig, da sie entsprechend den aktuellen Therapieleitlinien offenbar seltener zur Dauertherapie sondern vermehrt als Bedarfsmedikation angewendet werden. Während die Theophyllinverordnungen zurückgingen, nahmen die inhalativen Glucocorticoide weiter zu. Eine steigende Bedeutung erlangen die inhalativen Anticholinergika, die sich insbesondere bei der chronisch-obstruktiven Atemwegskrankheit bewähren.

Bronchospasmolytika werden zur Behandlung des Asthma bronchiale und der chronisch-obstruktiven Lungenkrankheit (COPD) eingesetzt. Bei beiden Erkrankungen ist es das Ziel, die Bronchialobstruktion, die beim Asthma besser reversibel ist als bei der COPD, zu reduzieren. Im Spätstadium der COPD mit Ateminsuffizienz, Emphysem und Cor pulmonale sollen die Symptome so weit wie möglich gebessert werden.

Asthma bronchiale ist eine entzündliche Erkrankung der Atemwege mit bronchialer Hyperreaktivität und variabler Atemwegsobstruktion. Die Mechanismen, die der bronchialen Übererregbarkeit zugrunde liegen, sind vielfältig, in ihrer Bedeutung für das Krankheitsgeschehen aber immer noch nicht eindeutig abgeklärt (National Asthma Education and Prevention Program Expert Panel Report 2002). Asthmatische Anfälle pflegen in 70–80% der Fälle vor allem nachts aufzutreten (Smolensky und D'Alonso 1997). Eine Zunahme der zirkadianen Tag-Nacht-Amplitude der Flussrate in den Atemwegen ist symptomatisch für den Schweregrad der Erkrankung und daher für die antiasthmatische Stufentherapie von Bedeutung (Wettengel et al. 1998, Arzneimittelkommission 2003, National Asthma Education and Prevention Program Expert Panel Report 2002). Weltweit scheint die Asthma-Prävalenz zuzunehmen, während sein Schweregrad und die Zahl der Klinikeinweisungen rückläufig sind, letzteres in zeitlichem und wohl auch in kausalem Zusammenhang mit der Einführung und zunehmenden Verordnung inhalativer Glucocortikoide. Grundlage für eine erfolgreiche Arzneitherapie ist in erster Linie die Ausschaltung auslösender Faktoren. Beim allergischen Asthma bronchiale gehört dazu die Allergenkarenz. Beim saisonalen Asthma ist nur in der Beschwerdephase eine Dauertherapie erforderlich. Beim häufigen endogenen Asthma sind allerdings die Ursachen nicht bekannt.

Die COPD, ein Krankheitsbild mit zunehmend sozioökonomischer Bedeutung, ist gekennzeichnet durch eine progressive, kaum reversible Atemwegsobstruktion, bedingt durch strukturelle Veränderungen in den Atemwegen (obstruktive Bronchitis) und im Lungenparenchym (Emphysem). Bei der COPD ist es erforderlich, daß ein absolutes Rauchverbot eingehalten wird und rezidivierende Atemwegsinfektionen sowie eine berufliche Staubexposition vermieden werden. Überschneidungen zwischen Asthma und COPD sind vorhanden.

Entsprechend einer internationalen Übereinkunft und den Empfehlungen der Deutschen Atemwegsliga basiert das Prinzip der Therapie des Asthma bronchiale auf einem Stufenschema mit einer entzündungshemmenden Dauertherapie und bedarfsorientierter Verwendung von Bronchospasmolytika (Wettengel et al. 1998, Arzneimittelkommission 2000, National Asthma Education and Prevention Program Expert Panel Report 2002, Lemmer und Wettengel 2004). Gemäß dem Schweregrad der Erkrankung wird ein vierstufiges Behandlungsschema empfohlen, wobei zunehmend einer „step-down"-Therapie der Vorzug gegeben wird, die mit einer hochdosierten Therapie zwecks rascher Rückbildung der Symptome beginnt und dann langsam bis zur niedrigsten Erhaltungsstufe abgebaut wird. Grundsätzlich teilt man die zur Therapie eingesetzten Arzneimittel in zwei Gruppen ein: Zur symptomatischen Akutbehandlung (Bedarfsmedikation, „Reliever") werden als Mittel der Wahl kurz wirksame inhalative Beta$_2$-Sympathomimetika, ggf. Anticholinergika als Alternative bei Unverträglichkeit von Beta$_2$-Sympathomimetika empfohlen. Obwohl der Wirkungseintritt der systemischen Glucocorticoide verzögert ist, werden sie bei Asthmaexazerbationen auch als Reliever eingesetzt. Zur Dauermedikation („Controller") und Kontrolle des Krankheitsgeschehens werden antiinflammatorisch wirkende inhalative und systemische Glucocorticoide sowie lang wirksame Beta$_2$-Sympathomimetika und retardiertes Theophyllin verwendet. Degranulationshemmer (Cromoglicinsäure, Nedocromil) kommen heute nur noch als Alternative bei leichtem Asthma im Kindesalter in Betracht. Als weiteres therapeutisches Prinzip stehen Leukotrienantagonisten zur Verfügung, von denen Montelukast (*Singulair*) als erster Vertreter in Deutschland zugelassen wurde.

Kurz wirkende Beta$_2$-Sympathomimetika sollten nicht regelmäßig, sondern nur bei Bedarf eingesetzt werden. Frühzeitig wird der Einsatz von inhalativen Glucocorticoiden empfohlen. Bei stärkeren Beschwerden werden zusätzlich Theophyllin, Anticholinergika oder orale Glucocorticoide vorgeschlagen. Langwirkende Beta$_2$-Sympathomimetika sind zur Dauertherapie (Controller) indiziert, wenn kurzwirksame Substanzen häufiger als zweimal pro Tag benötigt werden. Sie sind allerdings nur zusammen mit einer regelmäßigen Therapie mit inhalativen Glucocorticoiden zugelassen, da ein Wechsel der Kombinationstherapie auf eine Monotherapie mit langwirkenden Betasympathomimetika allein die Asthmakontrolle erheblich verschlechtern kann.

Bei den Schwerdegraden 2–4 der COPD wird entsprechend einem Stufenschema (Global Initiative for Chronic Obstructive Lung Disease GOLD 2003, Worth et al. 2002, s. Lemmer und Wettengel 2004) eine Langzeittherapie empfohlen. Dabei stehen Anticholinergika und Beta$_2$-Sympathomimetika nach Bedarf im Vordergrund, bei fehlender Besserung sind Behandlungsversuche mit Theophyllin und inhalativen Glucocorticoide indiziert. Als Erfolgskriterien gelten die Besserung der Symptome, die günstige Beeinflussung der Lungenfunktion und die reduzierte Häufigkeit von Exazerbationen. In Stufe IV ist eine Polytherapie angezeigt, zusätzlich häufig eine Sauerstofflangzeittherapie und evtl. chirurgische Maßnahmen.

21

Verordnungsspektrum

Nach steigendem Verordungsverhalten bis 1995 nahmen die verordneten Tagesdosen der Bronchospasmolytika und Antiasthmatika seit 1996 kontinuierlich ab (Abbildung 21.1). Da aus den vorliegenden Daten nicht hervorgeht, ob sie beim Asthma oder der COPD eingesetzt wurden, ist eine detaillierte Analyse hinsichtlich dieser Krankheitsbilder, obwohl wünschenswert, nicht möglich.

Die bei Asthma und COPD zugelassenen Präparate lassen sich mehreren pharmakologischen Stoffklassen zuordnen. Wie schon in den Vorjahren bilden die Beta$_2$-Sympathomimetika die therapeutisch bedeutsamste Gruppe, die 42% aller Verordnungen in DDD umfaßt. Als weitere wichtige Gruppen folgen die Glucocorticoide, die Xanthinpräparate und die Antiallergika. Im Gegensatz zu früheren Jahren haben die Anticholinergika in den letzten beiden Jahren einen starken Zuwachs zu verzeichnen gehabt, was auf ihre Bedeutung bei der COPD hinweisen könnte. Die Leukotrienantagonisten sind mit einem Präparat vertreten.

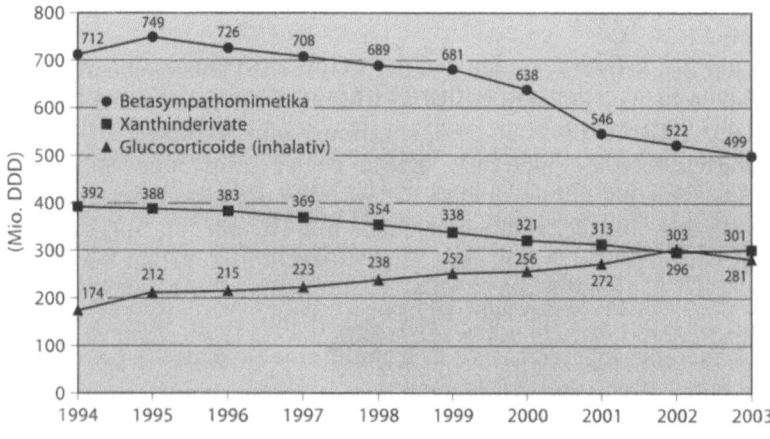

Abbildung 21.1: Verordnungen von Bronchospasmolytika und Antiasthmatika 1994 bis 2003. Gesamtverordnungen nach definierten Tagesdosen

Beta$_2$-Sympathomimetika

Beta$_2$-Sympathomimetika werden nach wie vor am häufigsten bei der Behandlung von Bronchialobstruktionen eingesetzt. Sie sind die wirksamsten Bronchospasmolytika. Neben ihrem bronchodilatatorischen Effekt verstärken sie die mukoziliäre Clearance und vermindern die mikrovasale Exsudation und die Freisetzung von Entzündungsmediatoren. Neuere Studien zeigen, daß die regelmäßige Gabe von Beta$_2$-Sympathomimetika bei bestimmungsgemäßem Gebrauch keine vermehrten Risiken, aber auch keine Vorteile gegenüber einer Bedarfstherapie mit sich bringt. Daher wird sowohl bei Asthma als auch bei der COPD die symptomorientierte, bedarfsweise Anwendung eines inhalativen Beta$_2$-Sympathomimetikums empfohlen (National Asthma Education and Prevention Program Expert Panel Report 2002, Global Initiative for Chronic Obstructive Lung Disease GOLD 2003). Bei Asthma ist ab Schweregrad zwei zusätzlich die regelmäßige Anwendung eines inhalativen Glucocorticoids indiziert.

Während sich die Verordnungen der Monopräparate kurzwirksamer inhalativer Beta$_2$-Sympathomimetika 2003 im Vergleich zum Vorjahr kaum veränderten, nahmen, wie bereits 2002, die Verordnungen der fixen Kombinationen kurzwirkender Betasympathomimetika und der Cromoglicinsäure deutlich ab (Tabelle 21.1). Die seit langem zu beobachtende Zunahme inhalativer Präparate, auf die inzwischen 95% der Verordnungen entfallen, hielt aber weiterhin an (Tabellen 21.1 bis 21.3). Wie bereits in 2002 (+58,6%) war auch im Jahre 2003 eine Zunahme (+22,9%) der Verordnungen bei den langwirkenden inhalativen Beta$_2$-Sympathomimetika-Kombinationen festzustellen (Tabelle 21.4). Spitzenreiter der Monopräparate ist trotz eines in den letzten Jahren festzustellenden starken Rückgangs *Berotec*. Wie schon im Vorjahr ist auffällig, daß die Veränderungen innerhalb der Salbutamol-haltigen Präparate von Abnahmen bis mehr als –20% bis hin zu Zunahmen von über +50% reichen, die weder pharmakologisch noch über den Preis erklärbar sind. Die Verordnungen wirkstoffgleicher Präparate der langwirkenden Beta$_2$-Sympathomimetika Salmeterol (*Serevent, Aeromax*) und Formoterol (*Foradil, Oxis*) waren erneut sehr unterschiedlich (Tabelle 21.2). Sie sind insbesondere für die Dauertherapie und bei Patienten mit nächtlichem Asthma oder häufiger Bedarfsmedikation tagsüber geeignet (Barnes 1995, Undem und Lichtenstein 2001, National Asthma Education and Prevention Program Expert Panel Report 2002, Arzneimittelkommission 2003, Lemmer und Wettengel 2004).

21

Tabelle 21.1: Verordnungen von kurzwirkenden inhalativen Beta$_2$-Sympathomimetika 2003. Angegeben sind die 2003 verordneten Tagesdosen, die Änderungen gegenüber 2002 und die mittleren Kosten je DDD 2003.

Präparat	Bestandteile	DDD in Mio.	Änderung in %	DDD-Kosten in €
Fenoterol				
Berotec/N	Fenoterol	45,8	(−1,9)	0,29
Salbutamol				
Salbutamol-ratiopharm	Salbutamol	33,1	(+8,5)	0,35
Sultanol inhalativ	Salbutamol	27,3	(−7,7)	0,54
Apsomol Dosieraerosol	Salbutamol	24,3	(−3,9)	0,36
Broncho Spray	Salbutamol	22,3	(−4,9)	0,40
Salbuhexal	Salbutamol	12,5	(+4,7)	0,43
Salbutamol Stada	Salbutamol	7,8	(+13,4)	0,39
Salbulair / -N	Salbutamol	5,3	(−13,2)	0,52
Ventilastin Novolizer	Salbutamol	1,7	(+51,6)	0,54
Epaq Dosieraerosol	Salbutamol	1,3	(−19,0)	0,37
Salbutamol AL	Salbutamol	0,7	(−2,4)	0,97
Salbutamol Trom	Salbutamol	0,5	(−20,8)	1,37
Pädiamol	Salbutamol	0,4	(+2,7)	1,19
		137,2	(−0,7)	0,43
Terbutalin				
Aerodur	Terbutalin	7,8	(−14,1)	0,47
Kombinationen				
Berodual/-N	Ipratropiumbromid Fenoterol	137,3	(−3,8)	0,55
Aarane/ N	Cromoglicinsäure Reproterol	22,3	(−12,6)	1,65
Allergospasmin-Aerosol	Cromoglicinsäure Reproterol	21,9	(−14,2)	1,65
Ditec	Cromoglicinsäure Fenoterol	4,9	(−22,8)	1,58
		186,4	(−6,9)	0,84
Summe		377,2	(−4,3)	0,61

21

Tabelle 21.2: Verordnungen von langwirksamen inhalativen Beta$_2$-Sympathomimetika 2003. Angegeben sind die 2003 verordneten Tagesdosen, die Änderungen gegenüber 2002 und die mittleren Kosten je DDD 2003.

Präparat	Bestandteile	DDD in Mio.	Änderung in %	DDD-Kosten in €
Salmeterol				
Serevent	Salmeterol	16,9	(−9,8)	1,57
Aeromax	Salmeterol	4,1	(−18,1)	1,58
		21,0	(−11,6)	1,57
Formoterol				
Foradil	Formoterol	50,4	(+10,3)	1,61
Oxis	Formoterol	19,9	(−10,9)	1,68
		70,4	(+3,3)	1,63
Summe		91,4	(−0,5)	1,61

Die Verordnung kurzwirkender inhalativer Kombinationspräparate entfällt größtenteils auf *Berodual*. Es enthält neben dem Beta$_2$-Sympathomimetikum Fenoterol das Anticholinergikum Ipratropiumbromid (siehe unten). Die Kombination eines Beta$_2$-Sympathomimetikums mit Ipratropiumbromid kann sinnvoll sein (Undem und Lichtenstein 2001, Wettengel et al. 1998), weil Fenoterol einen schnelleren Wirkungseintritt hat, während Ipratropiumbromid in der Wirkung langsamer einsetzt, aber länger anhält. Nach einer Metaanalyse von zehn Studien mit 1483 Asthmapatienten verbessert der Zusatz von Ipratropiumbromid zur Therapie mit Beta$_2$-Sympathomimetika die Lungenfunktion und vermindert die Zahl der Krankenhauseinweisungen (Rodrigo et al. 1999).

Allergospasmin-Aerosol, *Aarane/N* und *Ditec* enthalten neben einem Beta$_2$-Sympathomimetikum das Antiallergikum Cromoglicinsäure. Letzteres wird aufgrund seiner entzündungshemmenden Eigenschaften bei Anstrengungen und Allergenexposition in Stufe 2 des internationalen und nationalen Stufenplans zur Behandlung des Asthma bronchiale aufgeführt, allerdings nur alternativ zu Glucocorticoiden (Wettengel et al. 1998, National Asthma Education and Prevention Program Expert Panel Report 2002, s. Lemmer und Wettengel 2004), da seine Wirksamkeit deutlich geringer ist als die der Glucocorticoide. Zur kombinierten Anwendung von Cromoglicinsäure mit Reproterol

21

oder Fenoterol liegen überwiegend ältere Kurzzeitstudien mit kleinen Patientenzahlen vor, in denen Cromoglicinsäure keinen zusätzlichen Effekt auf die Besserung der Lungenfunktion durch die Beta$_2$-Sympathomimetika hatte (Gehrke et al. 1986, Debelic et al. 1988, Clarke und Ratowsky 1990). Nur bei Kindern mit Anstrengungsasthma hatte die einmalige Gabe der Kombination einen etwas günstigeren Akuteffekt als die alleinige Gabe von Reproterol (von Berg et al. 2002). Die von der Herstellerfirma empfohlene Daueranwendung dieser fixen Kombinationen ist damit nicht Evidenz-basiert.

Alle systemischen Beta$_2$-Sympathomimetika nahmen 2003 wie auch in den Vorjahren erneut in den Verordnungen ab (Tabelle 21.3). Wie in früheren Jahren entfallen die meisten Verordnungen auf *Spasmo-Mucosolvan*, eine Kombination von Clenbuterol mit dem Mukolytikum Ambroxol. Kontrollierte klinische Studien zu dieser Kombination wurden nach einer Medline-Recherche nicht publiziert. Insgesamt sollten Beta$_2$-Sympathomimetika vorzugsweise inhalativ angewandt werden, da sie in dieser Applikationsweise sicherer, wirksamer und mit weniger unerwünschten Wirkungen behaftet sind (Undem und Lichtenstein 2001, National Asthma Education and Prevention Program Expert Panel Report 2002, Wettengel et al. 1998). Die orale Gabe ist nicht zweckmäßig (Arzneimittelkommission 2003).

Tabelle 21.3: Verordnungen von systemischen Beta$_2$-Sympathomimetika 2003. Angegeben sind die 2003 verordneten Tagesdosen, die Änderungen gegenüber 2002 und die mittleren Kosten je DDD 2003.

Präparat	Bestandteile	DDD in Mio.	Änderung in %	DDD-Kosten in €
Monopräparate				
Spiropent	Clenbuterol	3,2	(−6,6)	0,61
Volmac	Salbutamol	3,2	(−10,9)	0,61
Bricanyl/Duriles	Terbutalin	3,0	(−15,9)	0,89
Loftan	Salbutamol	2,4	(−13,0)	0,58
Bambec	Bambuterol	2,1	(−13,2)	1,72
		13,8	(−11,8)	0,83
Kombinationen				
Spasmo-Mucosolvan	Clenbuterol Ambroxol	9,5	(−13,8)	1,70
Summe		23,3	(−12,6)	1,19

21

Unabdingbar ist nach wie vor, daß der Patient durch Schulung (richtige Inhalationstechnik, Verwendung von Inhalationshilfen, Peak-Flow-Messungen, Dokumentation von Symptomen und Arzneimittelverbrauch) und ärztlich geführte Selbstbehandlung lernen muß, seine Erkrankung zu verstehen, um einen optimalen Therapieerfolg zu erreichen (Wettengel et al. 1998). Verschiedentlich wurden Todesfälle beschrieben, weil Patienten im Vertrauen auf ihre $Beta_2$-Sympathomimetika enthaltenden Dosieraerosole zu lange warteten, bevor sie ärztliche Hilfe in Anspruch nahmen (Sears et al. 1987). „Schulung und Training sind Aufgaben des Arztes!"

Glucocorticoide

Glucocorticoide werden frühzeitig bei der Behandlung des Asthma bronchiale in inhalativer Form empfohlen (National Asthma Education and Prevention Program Expert Panel Report 2002, Wettengel et al. 1998), da sie in alle Prozesse der Entzündungsreaktion eingreifen. Glucocorticoide müssen in der Dauertherapie regelmäßig angewendet werden. Um die systemischen Nebenwirkungen möglichst gering zu halten, soll zunächst immer die inhalative Anwendung erfolgen. Dafür stehen die topisch stark wirksamen Glucocorticoide als Dosieraerosole zur Verfügung. Die Berechnung der definierten Tagesdosen basiert einheitlich auf den WHO-DDD für die Dosieraerosole, Trockenpulver und Inhalationslösungen von Beclometason (0,8 mg), Budesonid (0,8 mg), Flunisolid (1 mg) und Fluticason (0,6 mg). Inwieweit unterschiedliche inhalative Applikationsweisen und Applikationssysteme (z. B. Pulver, Aerosol, Autohaler) oder Treibgase die effektiven Dosen modifizieren können, bleibt abzuklären bzw. durch die WHO festzulegen. Neuere Studien weisen jedoch darauf hin, daß Beclometason, gelöst in dem Treibmittel Hydrofluoroalkan (HFA), durch kleinere Wirkstoffteilchen als in Chlorofluorocarbon (CFC), verstärkt in der Lunge deponiert wird (Leach et al. 1998) und daher in geringeren Dosen wirksam sein soll (Busse et al. 1999). Eine Metaanalyse hingegen berichtete keine Unterschiede hinsichtlich unterschiedlicher Treibgase (HFA, CFC) (Brocklebank et al. 2001).

Bei allem Enthusiasmus gegenüber inhalativen Glucocorticoiden sind lokale und systemische unerwünschte Wirkungen zu bedenken. Nach wie vor ist nicht eindeutig geklärt, in wieweit eine jahrelange Gabe von inhalativen Glucocorticoiden bei asthmatischen Kindern

21

das Wachstum und die Nebennierenfunktion beeinflussen können. Auch die neuere Literatur ist widersprüchlich (McCowan et al. 1998, Wettengel et al. 1998, Agertoft und Pedersen 2000, The Childhood Asthma Management Program Research Group CAMP 2000, National Asthma Education and Prevention Program Expert Panel Report 2002). Die überwiegende Meinung geht heute dahin, daß niedrige Dosen (= < 400 µg Beclometason-Äquivalent/Tag), mit denen die Mehrzahl der Fälle von leichtem bis mäßigem Asthma effektiv behandelt werden können, auch bei Kindern unbedenklich sind. Bei der Diskussion über die Beeinflussung des Längenwachstums ist zu bedenken, daß schlechte Asthmakontrolle zu einer Retardierung führt, während umgekehrt bei guter Therapieeinstellung ein Aufholwachstum zu beobachten ist. Bei erwachsenen Asthmatikern ist nach zweijähriger inhalativer Applikation hoher Dosen von Glucocorticoiden eine dosisabhängige Verminderung der Knochendichte beschrieben worden (Hanania et al. 1995). Diese Befunde sollten nicht dazu verleiten, auch eine indizierte Verordnung inhalativer Glukokortikoide zu verzichten, sondern dazu veranlassen, in jedem Einzelfall die minimale effektive Dosis zu ermitteln. Bei höheren Tagesdosen sollte, um eine orale Candidiasis zu vermeiden, immer ein Spacer verwendet und der Mund nach Inhalation ausgespült werden. Verwendung von Spacern verbessert auch die Wirkstoffdeposition in der Lunge.

Auf die Budesonidpräparate entfallen nach einem weiteren Anstieg preiswerter Generika nun 70% aller Verordnungen der inhalativen Glucocorticoide (Tabelle 21.4). Nach einer Abnahme der Verordnungen 2002 nahm die Verordnung aller inhalativen Monopräparate im Jahr 2003 zu, vor allem aufgrund der enormen Verordnungszunahme je eines preisgünstigsten Beclometason- und Budesonid-Präparates (Tabelle 21.4). Obwohl bei Fluticason davon ausgegangen wurde, daß therapeutische Dosen aufgrund der geringen oralen Bioverfügbarkeit von 1% (National Asthma Education and Prevention Program Expert Panel Report 2002) keine systemischen Nebenwirkungen haben, hatten bei Gesunden infolge der pulmonalen Resorption bereits inhalative Einzeldosen von 0,25–0,5 mg eine Abnahme des Plasmacortisols zur Folge (Grahnén et al. 1994). Das potente Fluticason scheint die Nebennierenrindenfunktion stärker zu supprimieren als die schwächer wirksamen Substanzen Budesonid und Beclometason (Lipworth 1999, Wilson und Lipworth, 1999).

Die DDD-Kosten der inhalativen Glucocorticoidpräparate variieren erheblich, wobei die Budesonidgenerika im Mittel die günstigsten Ver-

21

Tabelle 21.4: Verordnungen von inhalativen Glucocorticoiden 2003. Angegeben sind die 2003 verordneten Tagesdosen, die Änderungen gegenüber 2002 und die mittleren Kosten je DDD 2003.

Präparat	Bestandteile	DDD in Mio.	Änderung in %	DDD-Kosten in €
Beclometason				
Ventolair	Beclometason	6,7	(+12,5)	2,60
Sanasthmax	Beclometason	6,1	(−16,1)	0,97
Junik	Beclometason	5,8	(+19,4)	2,61
Beclohexal	Beclometason	2,7	(+864,2)	0,81
Aerobec	Beclometason	1,4	(−51,6)	2,46
		22,7	(+6,8)	1,94
Budesonid				
Pulmicort	Budesonid	33,0	(−25,7)	1,64
Budiair	Budesonid	20,0	(> 1000)	0,61
Novopulmon	Budesonid	16,3	(+50,5)	0,77
Budesonid-ratiopharm	Budesonid	14,9	(−24,9)	0,69
Budecort	Budesonid	9,1	(−8,8)	0,77
Miflonide	Budesonid	6,1	(+21,4)	1,05
Budes	Budesonid	4,5	(−57,0)	0,65
Cyclocaps Budesonid	Budesonid	2,7	(+56,5)	0,93
		106,7	(+4,1)	1,01
Fluticason				
Flutide	Fluticason	18,4	(−9,4)	1,55
Atemur	Fluticason	3,6	(−18,9)	1,50
		22,0	(−11,1)	1,54
Mometason				
Asmanex	Mometason	1,2	(neu)	1,66
Kombinationen				
Viani	Salmeterol Fluticason	63,4	(+9,5)	2,80
Symbicort	Budesonid Formoterol	57,5	(+41,3)	2,03
Atmadisc	Salmeterol Fluticason	19,1	(+24,5)	2,74
		140,0	(+22,9)	2,48
Summe		292,6	(+11,5)	1,83

21

ordnungskosten hatten (Tabelle 21.4). Bei allen drei Wirkstoffen der inhalativen Glucocorticoide variieren die Veränderungen der Einzelpräparate sehr stark (+1000% bis –57%), Flunisolid ist nicht mehr in dieser Gruppe vertreten.

Die Verordnung der langwirkenden inhalativen Kombinationspräparate *Viani* und *Atmadisc*, die Salmeterol und das potente Glucocorticoid Fluticason enthalten, nahmen außerordentlich stark zu (Tabelle 21.4). Zur Verordnung von Kombinationen hat jüngst ein deutsches Expertengremium festgestellt, daß unter der Maßgabe, daß das Asthma stabil ist und zusätzlich ein kurzwirksames Beta$_2$-Sympathomimetikum als Bedarfsmedikation verordnet wird, die feste Kombination als sinnvolle Alternative angesehen wird, da sie die Therapie vereinfacht (Buhl et al. 1999). In mehreren klinischen Studien an Erwachsenen und Kindern ist nachgewiesen worden, daß die fixe Kombination aus Salmeterol und Fluticason genauso wirksam wie die Einzelgabe mit zwei getrennten Inhalatoren ist und darüber hinaus signifikant wirksamer als jeder Kombinationspartner allein (Markham und Jarvis 2000). Für diese Kombination ist also der Komponentennachweis gemäß den klassischen Kriterien nach Crout (1974) erfüllt. Die Verordnung von Formoterol plus Budesonid (*Symbicort*) nahm, wie bereits im Vorjahr, außerordentlich zu, darüber hinaus hatte diese Kombination die günstigsten DDD-Kosten.

Die orale Anwendung von Glucocorticoiden ist entsprechend dem Stufenschema erst indiziert, wenn alle übrigen arzneitherapeutischen Maßnahmen versagen. Jedoch kann bei schwerem Asthma die inhalative Gabe von Glucocorticoiden zur Einsparung der oralen Form eingesetzt werden (National Asthma Education and Prevention Program Expert Panel Report 2002). Auch bei instabilem chronischen Asthma wird nach einer kurzzeitigen Verordnung von oralen Corticosteroiden eine Langzeittherapie lediglich mit hohen inhalativen Dosen angestrebt.

Xanthinderivate

Retardiertes Theophyllin wird als leicht bis mäßig wirksamer Bronchodilatator angesehen, der zusätzlich zu inhalativen Glucocorticoiden, vor allem bei nächtlichem Asthma, gegeben wird. Häufig ist eine abendliche Dosissteigerung bzw. eine abendliche hohe Einmaldosis empfehlenswert (Weinberger und Hendeles 1996, Smolensky und

21

D'Alonso 1997, Arzneimittelkommission 2003, Lemmer und Wettengel 2004). Theophyllin verfügt in niedrigen Plasmakonzentrationen auch über antiinflammatorische Wirkungsqualitäten (Barnes und Pauwels 1994).

Unter den verordnungshäufigsten Xanthinderivaten finden sich bis auf ein Theophyllin-Ethylendiamin-Präparat (*Aminophyllin OPW*) nur noch reine Theophyllinpräparate (Tabelle 21.5). Letzeren ist generell der Vorzug zu geben. *Bronchoretard* hält mit weitem Abstand seit Jahren den ersten Platz. Die Verordnung von Theophyllin ist in den letzten Jahren leicht rückläufig und bei den einzelnen Präparaten, wie schon in den Vorjahren, sehr uneinheitlich. Dies legt die Vermutung nahe, daß Werbestrategien um den Theophyllinmarkt eine Rolle spielen. Die mittleren Tageskosten der oralen Theophyllinpräparate variieren zwischen 0,19 € und 0,88 €, wobei, wie in früheren Jahren, die Verordnungshäufigkeit offensichtlich nicht mit den DDD-Kosten korreliert (Tabelle 21.5). Es ist jedoch gerade bei Theophyllin zu beachten, daß sich verschiedene Theophyllin-Retardformulierungen in Geschwindigkeit und Ausmaß der Resorption, ihrer Bioverfügbar-

Tabelle 21.5: Verordnungen von Xanthinderivaten 2003. Angegeben sind die 2003 verordneten Tagesdosen, die Änderungen gegenüber 2002 und die mittleren Kosten je DDD 2003.

Präparat	Bestandteile	DDD in Mio.	Änderung in %	DDD-Kosten in €
Bronchoretard	Theophyllin	75,3	(−8,8)	0,41
Theophyllin-ratiopharm	Theophyllin	47,3	(+3,4)	0,23
Euphylong	Theophyllin	31,4	(−11,7)	0,43
Uniphyllin	Theophyllin	27,1	(−10,8)	0,36
Afonilum	Theophyllin	18,9	(−11,5)	0,42
Theophyllin STADA	Theophyllin	17,6	(+7,8)	0,19
Tromphyllin	Theophyllin	16,1	(+26,9)	0,28
Aerobin	Theophyllin	8,1	(−10,1)	0,27
Unilair	Theophyllin	7,6	(−10,4)	0,42
Solosin	Theophyllin	7,5	(−13,4)	0,55
Theophyllin AL	Theophyllin	7,0	(+24,8)	0,20
theo von ct	Theophyllin	4,5	(−2,3)	0,24
Theophyllin Heumann	Theophyllin	3,4	(−4,9)	0,24
Theophyllin AZU	Theophyllin	2,8	(+10,0)	0,20
Aminophyllin OPW	Theophyllin-Ethylendiamin	1,6	(−16,3)	0,88
Summe		276,3	(−4,4)	0,35

21

keit und ihrem pharmakokinetischen Profil unterscheiden (Lemmer 1990, Schmidt 1994, Weinberger und Hendeles 1996) und damit nicht ohne weiteres austauschbar sind. Auch die Fachinformationen zu den einzelnen Theophyllinpräparaten schaffen hier keine Abhilfe: So sind für einzelne Präparate Plasmakonzentrationsprofile für hohe Dosierungen angegeben, die von dem Hersteller gar nicht auf den Markt gebracht worden sind, bei anderen ist die Kinetik von niedrigen Einzeldosen dargestellt, teilweise fehlen kinetische Daten, und nur selten sind Plasmakonzentrationsprofile von empfohlenen therapeutischen Dosen mit Spannbreite der Daten aufgeführt. Hier wäre eine einheitliche konsistente Darstellung erforderlich, da gerade bei Theophyllinpräparaten der Galenik und der großen interindividuellen Variabilität (National Asthma Education and Prevention Program Expert Panel Report 2000) eine außerordentliche Bedeutung für die Kinetik – und damit auch für eine mögliche Austauschbarkeit („aut idem") – zukommt. Auch die oberste deutsche Arzneimittelbehörde hat festgestellt, daß Bronchodilatatoren, einschließlich der Methylxanthine, zu den Arzneimitteln mit problematischer Bioverfügbarkeit gehören (BfArM 1998).

Anticholinergika

Anticholinergika sind Mittel der ersten Wahl bei der COPD (Global Initiative for Chronic Obstructive Lung Disease GOLD 2003, Worth et al. 2002), sie werden beim Asthma sowohl für die Bedarfs- als auch für die Dauermedikation eingesetzt (National Asthma Education and Prevention Program Expert Panel Report 2002, Wettengel et al. 1998). Außerdem stellen sie eine Alternative bei Patienten dar, die inhalative Beta$_2$-Sympathomimetika schlecht tolerieren.

Die Verordnungen der Anticholinergika nahmen auch 2003, wie bereits in den beiden Vorjahren, stark zu (Tabelle 21.6). Hauptgrund ist die Neueinführung von Tiotropiumbromid (*Spiriva*) im Jahre 2002, das nun auf Anhieb die meisten Verordnungen aufweist. Aufgrund seiner hohen Affinität zu den bronchialen Muscarinrezeptoren zeichnet es sich durch eine lange Wirkungsdauer aus, die eine Einmalgabe pro Tag und dadurch eine bessere Compliance, ermöglicht, Tiotropiumbromid ist in Deutschland jedoch nur für die COPD zugelassen. Die synthetischen Anticholinergika haben weniger systemische Wirkungen als Atropin, vor allem bei inhalativer Anwendung. Die Kombina-

21

Tabelle 21.6: Verordnungen von Anticholinergika und Antiallergika 2003. Angegeben sind die 2003 verordneten Tagesdosen, die Änderungen gegenüber 2002 und die mittleren Kosten je DDD 2003.

Präparat	Bestandteile	DDD in Mio.	Änderung in %	DDD-Kosten in €
Anticholinergika				
Spiriva	Tiotropiumbromid	36,7	(+289,8)	1,89
Atrovent	Ipratropiumbromid	32,8	(−14,7)	0,68
Ventilat	Oxitropiumbromid	4,1	(−25,3)	1,30
		73,6	(+37,8)	1,32
Cromoglicinsäure				
DNCG STADA	Cromoglicinsäure	0,9	(−28,0)	1,88
Intal	Cromoglicinsäure	0,8	(−22,8)	1,34
Flui-DNCG	Cromoglicinsäure	0,7	(−35,4)	1,55
DNCG Trom	Cromoglicinsäure	0,6	(−33,4)	1,68
Cromohexal	Cromoglicinsäure	0,6	(−24,7)	2,08
		3,5	(−28,9)	1,69
Andere Antiallergika				
Zaditen	Ketotifen	1,5	(−15,8)	0,53
Leukotrienantagonisten				
Singulair	Montelukast	24,2	(+8,9)	2,24
Summe		102,9	(+24,9)	1,54

tion von Ipratropiumbromid mit einem Beta$_2$-Sympathomimetikum wird als therapeutisch sinnvoll angesehen (siehe Abschnitt Beta$_2$-Sympathomimetika). Die fixe Kombination mit Fenoterol (*Berodual*) wird mehr als viermal so häufig verordnet wie das Monopräparat (Tabelle 21.1), nahm aber gegenüber dem Vorjahr ab. Eine solche fixe Kombination in niedriger Dosierung ist, besonders bei älteren Patienten mit chronischen Asthma, aus Gründen der Verbesserung der Compliance gebräuchlich (Wettengel et al. 1998). Bei koronarer Herzkrankheit sind Anticholinergika bevorzugt einzusetzen.

Antiallergika

In der Gruppe der Antiallergika sind sechs Präparate zusammengefaßt. Als Degranulationshemmer vermindern sie die Antigen-induzierte Histaminfreisetzung aus den Gewebsmastzellen und damit die

21

Freisetzung von Entzündungsmediatoren. Insgesamt nahm die Verordnung von Cromoglicinsäure 2003 wiederum stark ab, die mittleren Tageskosten variieren zwischen 1,34 € und 2,08 € (Tabelle 21.6).

Cromoglicinsäure verfügt über leicht bis mäßig ausgeprägte antiinflammatorische Wirkungen. Es wird heute, selbst bei Kindern, nur noch als Alternativtherapie zu Glucocorticoiden eingestuft (National Asthma Education and Prevention Program Expert Panel Report 2002, Lemmer und Wettengel 2004). Eine jüngste Cochrane-Analyse kommt zu dem Schluß, daß Cromoglicinsäure bei asthmatischen Kindern Placebo nicht überlegen ist und früher in ihrer Wirksamkeit bei Kindern überschätzt wurde (van der Wouden et al. 2003).

Wie andere, ältere H_1-Antihistaminika hat der Wirkstoff Ketotifen eine ausgeprägte sedierende Wirkung. Er wird von der Deutschen Atemwegsliga nicht mehr erwähnt (Wettengel et al. 1998).

Leukotrienantagonisten

Leukotrienantagonisten werden als Zusatzmedikation zur Behandlung bei leichten bis mittelschweren Formen (Stufe 2–3) des Asthma bronchiale eingesetzt (Drazen et al. 1999, Wettengel et al. 1998, National Asthma Education and Prevention Program Expert Panel Report 2002, Lemmer und Wettengel 2004). *Singulair* enthält als Wirkstoff Montelukast, einen Antagonisten am Cysteinyl-Leukotrien-Rezeptorsubtyp $CysLT_1$. *Singulair* hatte im Jahr 2003 erneut einen Verordnungszuwachs zu verzeichnen (Tabelle 21.6), die Tageskosten sind mit 2,24 € sehr hoch. Montelukast hat antientzündliche Wirkungen, allerdings nur bei etwa 50–60% der Patienten, schützt partiell vor Belastungsasthma und reduziert die bronchiale Hyperreaktivität. Der Bedarf an Beta$_2$-Sympathomimetika und topischen Glucocorticoiden wird reduziert. *Singulair* ist jetzt auch zur Zusatzbehandlung bei Kindern von 2–5 Jahren zugelassen. Montelukast wird durch Cytochrom P450 3A4 metabolisiert, daher ist Vorsicht angebracht bei gleichzeitiger Verordnung von Pharmaka, die CYP3A4 induzieren, wie Phenytoin, Phenobarbital und Rifampicin. Montelukast sollte niemals zur Behandlung eines akuten Asthmaanfalls eingesetzt werden. Die Beurteilung der Leukotrienantagonisten ist derzeit nicht einheitlich: Die Cochrane Library, die aus 137 Studien 10 randomisierte kontrollierte vergleichende Studien von Antileukotrienen mit inhalierten Corticoiden bis 1999 analysierte, folgerte, daß Antileukotriene hinsichtlich Zahl der Exazerbationen vergleichbar, inhalierbare Steroide jedoch in der Verbesserung die Lungenfunktion überlegen seien (Ducharme und Hicks 2001). Eine andere Studie kommt zum Schluß, daß der Leukotrienantagonist eine effektive präventive Therapie bei Erwachsenen und Kindern über 6 Jahren bei chronischem Asthma, einschließlich des Belastungsasthmas, darstellt (Jarvis und Markham 2000). Allerdings wurde in einer Placebo-kontrollierten Studie unter Zusatzmedikation von Montelukast bei Asthmapatienten kein zusätzlich therapeutischer Effekt nachgewiesen (Robinson et al. 2001) bzw. waren Leukotrienantagonisten als Monotherapie inhalierten Glucocorticoiden unterlegen (Ducharme 2003).

Literatur

Agertoft L, Pedersen S (2000): Effect of long-term treatment with inhaled budesonide on adult height in children with asthma. N. Engl. J. Med. 343: 1064–1069.

Arzneimittelkommission der deutschen Ärzteschaft (2003): Arzneiverordnungen. 20. Aufl., Deutscher Ärzte-Verlag, Köln, S. 610.

Barnes PJ (1995): Beta-adrenergic receptors and their regulation. Am. J. Respir. Crit. Care Med. 152: 838–860.

Barnes PJ, Pauwels RA (1994): Theophylline in the management of asthma: time for reappraisal? Eur. Respir. J. 7: 579–591.

Bundesamt für Arzneimittel und Medizinprodukte (BfArM) (1998): Arzneimittel mit problematischer Bioverfügbarkeit. 9. Bekanntmachung gemäß § 26, Abs. 3 AMG vom 19.1.1998.

Brocklebank D, Wright J, Cates Ch (2001): Systematic review of clinical effectiveness of pressurised metered dose inhalers versus other hand held inhaler devices for delivering corticosteroids in asthma. Brit. Med. J. 323: 1–7.

Buhl R, Kardos P, Magnussen H, Matthys H, Sauer R, Schauer P et al. (1999): Feste Kombination inhalierbarer Kortikoide und langwirkender β_2-Sympathomimetika zur Langzeittherapie des Asthma bronchiale. Pneumologie 53: 210–212.

Busse WW, Brazinsky S, Jacobson K, Stricker W, Schmitt K, Vanden Burgt J et al. (1999): Efficacy response of inhaled beclomethasone dipropionate in asthma is proportional to dose and is improved by formulation with a new prolellant. J. Allergy Clin. Immunol. 104: 1215–1222.

Clarke PS, Ratowsky DA (1990): Effect of fenoterol hydrobromide and sodium cromoglycate individually and in combination on postexercise asthma. Ann. Allergy 64 (2 Pt. 2): 187–190.

Crout JR (1974): Fixed combination prescription drugs: FDA policy. J. Clin. Pharmacol. 14: 249–254.

Debelic M, Hertel G, König J (1988): Double-blind crossover study comparing sodium cromoglycate, reproterol, reproterol plus sodium cromoglycate, and placebo in exercise-induced asthma. Ann. Allergy 61: 25–29.

21

Drazen JM, Israel E, O'Byrne PM (1999): Treatment of asthma with drugs modifying the leukotrien pathway. N. Engl. J. Med. 340: 197–206.

Ducharme FM, Hicks GC (2001): Anti-leukotriene agents compared to inhaled corticosteroids in the management of recurrent and/or chronic asthma. The Cochrane Library, Issue 2. Oxford: Update Software.

Ducharme FM (2003): Inhaled glucocorticoids versus leukotriene receptor antagonists as single agent asthma treatment: systematic review of current evidence. Brit. Med. J. 326: 619.

Gehrke I, Bohm E, Sybrecht GW (1986): Stress-induced asthma – placebo-controlled double-blind comparison of prevention using fenoterol, disodium cromoglycate and a combination of the two. Prax. Klin. Pneumol. 40: 129–134.

Global Initiative for Chronic Obstructive Lung Disease (GOLD) (2003): Pocket guide to COPD Managmenent, Diagnosis, and Prevention. http://www.goldcopd.com/revised_gp.pdf, updated July 2003, aufgerufen 9.5.2004.

Grahnén A, Eckernas SA, Brundin RM, Ling-Andersson A (1994): An assessment of the systemic activity of single doses of inhaled fluticasone propionate in healthy volunteers. Br. J. Clin. Pharmacol. 38: 521–525.

Hanania NA, Chapman KR, Sturtridge WC. et al. (1995): Dose-related decrease in bone density among asthmatic patients treated with inhaled corticosteroids. J. Allergy Clin. Immunol. 96: 571–579.

Jarvis B, Markham A. (2000): Montelukast – a review of its therapeutic potential in persistent asthma. Drugs 59: 891–928.

Leach C, Davidson PJ, Boudreau RJ (1998): Improved airway targeting with the CFC-free HFA-beclomethasone metered-dose inhaler compared with CFC-beclomethasone. Eur. Respir. J. 12: 1346–1353.

Lemmer B (1990): Chronopharmakologische Aspekte der Theophyllintherapie. In: Blume H (Hrsg.): Bioäquivalenz retardierter Theophyllin-Fertigarzneimittel. Govi, Frankfurt, S. 75–82.

Lemmer B, Wettengel R (2004): Erkrankungen der Atemwege. In: Lemmer B, Brune K (Hrsg.): Pharmakotherapie – Klinische Pharmakologie. 12. Aufl., Springer Verlag, Berlin Heidelberg New York, S. 347–366.

Lipworth BJ (1999): Modern drug treatment of chronic asthma. Brit. Med. J. 318: 380–383.

Markham A, Jarvis B (2000): Inhaled salmeterol/fluticasone propionate combination: a review of its use in persistent asthma. Drugs 60: 1207–1233.

McCowan C, Neville RG, Thomas GE, Crombie IK, Clark RA et al. (1998): Effect of asthma and its treatment on growth: four year follow up of cohort of children from general practices in Tayside, Scotland. Brit. Med. J. 316: 668–672.

National Asthma Education and Prevention Program Expert Panel Report: Guidelines for the Diagnosis and Management of Asthma. Update on Selected Topics 2002 [EPR-Update 2002] (2002). NIH Publication No. 02-5074, June 2003. http://www.nhlbi.nih.gov/guidelines/asthma/index.htm.

Parfitt K (1999): Martindale. The complete drug reference. 32nd ed. Pharmaceutical Press, London, pp. 765–774.

Robinson DS, Campbell D, Barnes PJ (2001): Addition of leukotriene antagonists to therapy in chronic persistent asthma: a randomised double-blind placebo-controlled trial. Lancet 357: 2007–2011.

Rodrigo G, Rodrigo C, Burschtin O (1999): A meta-analysis of the effects of ipratropium bromide in adults with acute asthma. Am. J. Med. 107: 363–370.

Schmidt H (1994): Retardtheophyllin ist nicht gleich Retardtheophyllin. Atemwegs-Lungenkr. 20: 223–231.

Sears MR, Rea HH, Fenwick J et al. (1987): 75 Deaths in asthmatics prescibed home nebulisers. Brit. Med. J. 294: 477–480.

Smolensky MH, D'Alonso GE (1997): Progress in the chronotherapy of nocturnal asthma. In: Redfern P, Lemmer B (eds.): Physiology and Pharmacology of Biological Rhythms. Handbook of Experimental Pharmacology, Vol. 125, Springer, Berlin, Heidelberg, New York, pp. 205–249.

The Childhood Asthma Management Program Research Group [CAMP 2000] (2000): Long-term effects of budesonide or nedocromil in children with asthma. N. Engl. J. Med. 343: 1054–1063.

Undem BJ, Lichtenstein LM (2001): Drugs used in the treatment of asthma. In: Hardman JH, Limbird LE, Goodman Gilman A (eds): Goodman & Gilman The Pharmacological Basis of Therapeutics, 10th ed. McGraw Hill, New York, pp. 733–754.

van der Wouden JC, Tasche MJ, Bernsen RM et al. (2003): Inhaled sodium cromoglycate for asthma in children. Cochrane Database Syst. Rev. 2003.

Von Berg A, Albrecht B, Darlath W, Voß HW, Berdel D (2002): Intraindividuelle, randomisierte Doppelblindstudie zum Vergleich des protektiven Effektes zwischen verschiedenen Anwendungsformen von DNCG und Reproterol bei Kindern mit Anstrengungsasthma. Allergologie 25: 557–564.

Weinberger M, Hendeles L (1996): Theophylline in asthma. N. Engl. J. Med. 334: 1380–1388.

Wettengel R, Berdel D, Hofmann D et al. (1998): Asthmatherapie bei Kindern und Erwachsenen. Empfehlungen der Deutschen Atemwegsliga in der Deutschen Gesellschaft für Pneumologie. Med. Klinik 93: 639–650.

Wilson AM, Lipworth BJ, (1999): 24 hour and fractionated profiles of adrenocortical activity in asthmatic patients receiving inhaled and intranasal corticosteroids. Thorax 54: 20–26.

Wohl MEB, Majzoub JA (2000): Asthma, steroids, and growth. N. Engl. J. Med. 343: 1113–1114.

Worth H et al. (2002): Leitlinie der Deutschen Atemwegsliga und der Deutschen Gesellschaft für Pneumologie zur Diagnostik und Therapie von Patienten mit chronisch obstruktiver Bronchitis und Lungenemphysem (COPD). Pneumologie 56: 704–738.

21

22. Calciumantagonisten

THOMAS ESCHENHAGEN und HASSO SCHOLZ

AUF EINEN BLICK

Verordnungsprofil

Hauptgruppen der Calciumantagonisten sind die Dihydropyridine und die relativ stärker kardiodepressiv wirkenden Substanzen Verapamil und Diltiazem.

Trend

In den letzten 10 Jahren haben sich die langwirkenden Dihydropyridine zur dominierenden Gruppe entwickelt, während die Verordnungen kurzwirkender Dihydropyridine (insbesondere Nifedipin) in dieser Zeit um 71% abgenommen haben. Verapamil- und Diltiazemverordnungen sind weitgehend konstant geblieben.

Kosten

Die Substitution der Dihydropyridine mit Nitrendipingenerika eröffnet ein Wirtschaftlichkeitspotential von über 300 Mio. € unter gleichzeitigem Zugewinn an therapeutischer Qualität in Bezug auf die kurzwirkenden Dihydropyridine.

Calciumantagonisten hemmen am Herzen und an der glatten Muskulatur den Einstrom von Calciumionen aus dem Extrazellulärraum während des Aktionspotentials. Dies führt zu einer Vasodilatation (vorwiegend der arteriellen Gefäße) und am Herzen zu einer Abnahme von Kontraktionskraft und Herzfrequenz, die allerdings durch eine adrenerge Gegenregulation infolge Vasodilatation kompensiert wird. Bei Calciumantagonisten vom Nifedipintyp (Dihydropyridine) bewirkt dieser Kompensationsmechanismus nicht selten sogar eine reflektorische Tachykardie.

Die Abnahme von Herzkraft und Herzfrequenz einerseits und die Gefäßerweiterung andererseits sind qualitativ bei allen Calciumantagonisten gleich. Allen Calciumantagonisten gemeinsam ist auch, daß die Vasodilatation im Vergleich zur Kardiodepression bei niedrigeren Konzentrationen auftritt. Allerdings ist der Abstand zwischen vasodilatierend und kardiodepressiv wirkenden Konzentrationen unterschiedlich. Bei einigen Dihydropyridinen (z. B. Felodipin, Nisoldipin und Nitrendipin) ist der Abstand 10- bis 100-fach, bei Nifedipin und Amlodipin etwa 3- bis 10-fach und bei Verapamil und Diltiazem 1- bis 3-fach. Diese quantitativen Unterschiede rechtfertigen den weit verbreiteten Nomenklaturunterschied „gefäßwirksame" und „herzwirksame" Calciumantagonisten nicht. Ein qualitativer Unterschied besteht nur in bezug auf die AV-Überleitung, die Calciumantagonisten vom Verapamil- und Diltiazemtyp hemmen, die Dihydropyridine jedoch nicht.

Klassische Indikationen für Calciumantagonisten sind die koronare Herzkrankheit, die arterielle Hypertonie und beim Verapamil- und Diltiazemtyp supraventrikuläre Tachyarrhythmien. Die am längsten verwendeten Calciumantagonisten sind die kurzwirkenden Substanzen Verapamil, Nifedipin und Diltiazem. Neuere Calciumantagonisten sind Weiterentwicklungen aus der Gruppe der Dihydropyridine mit

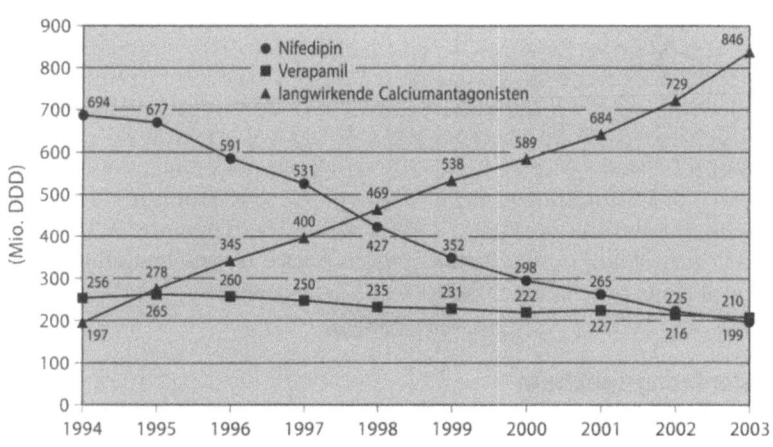

Abbildung 22.1: Verordnungen von Calciumantagonisten 1994 bis 2003. Gesamtverordnungen nach definierten Tagesdosen

22

längerer Wirkungsdauer, von denen Amlodipin, Nitrendipin, Lercanidipin und Felodipin am häufigsten verordnet werden. Gallopamil ist das Methoxyderivat des Verapamil mit ähnlichen Wirkungen wie Verapamil. Nimodipin, ein Dihydropyridin, ist nur bei hirnorganisch bedingten Leistungsstörungen im Alter zugelassen.

Alle Calciumantagonisten wirken in gleicher Weise antianginös und antihypertensiv. In ihrem sonstigen Wirkungsspektrum sind die einzelnen Calciumantagonisten jedoch nicht identisch. Wegen der Reflextachykardie können Dihydropyridine gut mit Betarezeptorenblockern kombiniert werden, während dies wegen der Gefahr von AV-Blockierungen und Hemmung der kardialen Kontraktionskraft bei Calciumantagonisten vom Verapamil- und Diltiazemtyp kontraindiziert ist. Weiterhin erlaubt die unterschiedlich ausgeprägte kompensatorische Kardiostimulation differentialtherapeutische Überlegungen insofern, als Verapamil und Diltiazem vor allem bei Patienten mit höherer Herzfrequenz, Dihydropyridine dagegen bei solchen mit Bradykardie eingesetzt werden. Die unterschiedliche Beeinflussung des AV-Knotens hat keine Bedeutung für die antihypertensive und antiischämische Wirkung der Calciumantagonisten.

Alle Calciumantagonisten werden gut aus dem Magen-Darm-Trakt resorbiert, unterliegen jedoch einem beträchtlichen First-pass-Metabolismus, so daß ihre Bioverfügbarkeit relativ gering ist. Alle Calciumantagonisten werden umfassend über das enterale und hepatische CYP3A4 Isoenzym metabolisiert, was zu Arzneimittelinteraktionen z.B. mit Statinen, Erythromycin, Clarithromycin, HIV-Proteaseinhibitoren, Ciclosporin und vielen anderen führt. Verapamil hemmt zusätzlich das enterale p-Glykoprotein (MDR1) und verursacht darüber einen Anstieg der Bioverfügbarkeit von Digoxin, Ciclosporin, Tacrolimus und vielen anderen. Einige der langwirkenden Calciumantagonisten (z.B. Nitrendipin, Felodipin, Amlodipin, Lercanidipin und Nisoldipin in retardierter Form) haben neben der längeren Wirkdauer einen relativ langsamen Wirkungseintritt und verursachen damit nur eine geringe oder keine reflektorische Tachykardie.

Verordnungsspektrum

Unter den 3000 verordnungshäufigsten Arzneimitteln befinden sich im Jahre 2003 85 Präparate mit Calciumantagonisten (Tabellen 22.1 bis 22.3). Mit einer Verordnungshäufigkeit von 1262 Mio. DDD werden sie

Tabelle 22.1: Verordnungen von Calciumantagonisten vom Verapamil- und Diltiazemtyp 2003. Angegeben sind die 2003 verordneten Tagesdosen, die Änderungen gegenüber 2002 und die mittleren Kosten je DDD 2003.

Präparat	Bestandteile	DDD in Mio.	Änderung in %	DDD-Kosten in €
Verapamil				
Isoptin	Verapamil	45,7	(−11,2)	0,43
Verapamil-ratiopharm	Verapamil	35,2	(+6,1)	0,36
Verahexal	Verapamil	33,3	(−1,3)	0,39
Verapamil AL	Verapamil	13,7	(+7,3)	0,34
Verabeta	Verapamil	11,5	(−2,6)	0,35
Veramex	Verapamil	11,0	(−10,9)	0,37
Falicard	Verapamil	10,1	(−12,0)	0,39
Verapamil-Hennig	Verapamil	5,8	(+14,1)	0,38
Verasal	Verapamil	5,4	(−7,3)	0,36
Verapamil-1A Pharma	Verapamil	4,7	(+19,7)	0,33
Azupamil	Verapamil	4,5	(−5,4)	0,36
vera von ct	Verapamil	4,5	(−0,9)	0,34
Verapamil Verla	Verapamil	3,2	(+12,5)	0,40
durasoptin	Verapamil	2,8	(−15,0)	0,40
Vera AbZ	Verapamil	2,7	(+12,4)	0,32
Vera Lich	Verapamil	2,6	(−7,0)	0,38
Verapamil-Wolff	Verapamil	2,4	(−3,1)	0,37
Veroptinstada	Verapamil	2,1	(+0,5)	0,37
Verapamil Basics	Verapamil	1,8	(+11,0)	0,39
		203,0	(−2,6)	0,38
Diltiazem				
Dilzem	Diltiazem	10,0	(−26,1)	0,76
Diltahexal	Diltiazem	7,6	(−2,6)	0,64
Diltiazem-ratiopharm	Diltiazem	6,6	(+9,6)	0,65
Diltiazem STADA	Diltiazem	2,3	(+19,1)	0,63
Diltiazem AL	Diltiazem	2,0	(+14,5)	0,56
Diltiuc	Diltiazem	1,8	(−11,0)	0,65
Diltaretard/Diltabeta	Diltiazem	1,7	(−5,1)	0,61
Diltiazem Heumann	Diltiazem	1,6	(+12,9)	0,62
		33,6	(−7,4)	0,67
Gallopamil				
Procorum	Gallopamil	5,3	(−15,7)	1,08
Summe		241,9	(−3,6)	0,44

22

nicht ganz so häufig wie Betarezeptorenblocker verordnet, die 2003 1430 Mio. DDD erreichten (Kapitel 20, Abbildung 20.1).

Nifedipin und andere kurz wirksame Dihydropyridine sind wiederum weniger verordnet worden als die langwirkenden Calciumantagonisten, auf die bei den Dihydropyridinen inzwischen 80% der verordneten Tagesdosen entfallen (Tabellen 22.2 und 22.3). Diese Entwicklung ist sinnvoll. Auf die langwirksamen Dihydropyridine folgen

Tabelle 22.2: Verordnungen von kurzwirkenden Dihydropyridinen 2003. Angegeben sind die 2003 verordneten Tagesdosen, die Änderungen gegenüber 2002 und die mittleren Kosten je DDD 2003.

Präparat	Bestandteile	DDD in Mio.	Änderung in %	DDD-Kosten in €
Nifedipin				
Nifehexal	Nifedipin	34,8	(+4,5)	0,28
Nifedipin-ratiopharm	Nifedipin	22,6	(–16,4)	0,35
Corinfar	Nifedipin	21,8	(–14,9)	0,40
Adalat	Nifedipin	21,7	(–21,2)	0,37
Nifedipat	Nifedipin	14,0	(–6,1)	0,28
duranifin	Nifedipin	11,9	(–13,8)	0,34
Nifedipin STADA	Nifedipin	9,5	(–14,4)	0,32
Pidilat	Nifedipin	7,9	(–19,2)	0,39
Nifedipin AL	Nifedipin	6,5	(–3,9)	0,21
nife von ct	Nifedipin	4,7	(–30,3)	0,30
Aprical	Nifedipin	4,6	(–12,6)	0,31
Cisday	Nifedipin	4,1	(–13,1)	0,28
Nifedipin Heumann	Nifedipin	3,8	(–4,1)	0,34
Nifical	Nifedipin	3,6	(–17,4)	0,40
Nifedipin Basics	Nifedipin	3,4	(+60,0)	0,27
Nifeclair	Nifedipin	3,0	(–8,0)	0,34
Corotrend	Nifedipin	2,8	(–23,4)	0,38
Cordicant	Nifedipin	2,5	(–26,7)	0,34
Nifecor	Nifedipin	1,9	(–10,8)	0,21
Nife-AbZ	Nifedipin	1,8	(+9,2)	0,13
Nifedipin Verla	Nifedipin	1,6	(–10,1)	0,34
		188,5	(–11,5)	0,33
Nifedipinkombinationen				
Belnif	Nifedipin Metoprolol	6,1	(–10,1)	0,61
Summe		194,6	(–11,4)	0,34

22

Tabelle 22.3: Verordnungen von langwirkenden Dihydropyridinen 2003. Angegeben sind die 2003 verordneten Tagesdosen, die Änderungen gegenüber 2002 und die mittleren Kosten je DDD 2003.

Präparat	Bestandteile	DDD in Mio.	Änderung in %	DDD-Kosten in €
Nitrendipin				
Nitrendipin-ratiopharm	Nitrendipin	59,4	(+19,1)	0,12
Nitrepress	Nitrendipin	29,0	(−0,7)	0,12
Nitrendepat	Nitrendipin	22,5	(+1,2)	0,17
Nitrendipin STADA	Nitrendipin	20,7	(+14,9)	0,12
Nitrendipin AL	Nitrendipin	14,9	(+30,2)	0,10
Nitregamma	Nitrendipin	11,9	(+7,6)	0,12
Nitrendipin Heumann	Nitrendipin	10,3	(+11,6)	0,12
Bayotensin	Nitrendipin	9,2	(−21,8)	0,76
Nitrendipin beta	Nitrendipin	9,1	(+4,6)	0,12
nitrendipin von ct	Nitrendipin	7,3	(+22,0)	0,13
NITRE-PUREN	Nitrendipin	5,5	(−1,3)	0,19
Nitren-1A Pharma	Nitrendipin	5,3	(+35,7)	0,10
Nitrensal	Nitrendipin	4,8	(−10,0)	0,16
Nitrendimerck	Nitrendipin	3,8	(−2,2)	0,12
Jutapress	Nitrendipin	2,5	(+29,9)	0,10
Nitre-AbZ	Nitrendipin	2,4	(+56,9)	0,10
		218,6	(+9,5)	0,15
Felodipin				
Felodipin-ratiopharm	Felodipin	41,6	(+33,8)	0,43
Felocor	Felodipin	20,3	(+18,8)	0,44
Felodipin STADA	Felodipin	17,2	(+36,9)	0,43
Modip	Felodipin	15,7	(−22,9)	0,70
Felodipin AZU	Felodipin	11,6	(+19,1)	0,43
Munobal	Felodipin	9,3	(−22,2)	0,68
felodipin von ct	Felodipin	8,4	(+48,4)	0,44
Felodipin Heumann	Felodipin	4,9	(+41,5)	0,44
FELO-PUREN	Felodipin	4,8	(+18,8)	0,44
Felodipin dura	Felodipin	4,5	(+13,0)	0,44
		138,4	(+15,3)	0,48
Weitere Wirkstoffe				
Norvasc	Amlodipin	317,4	(+12,5)	0,61
Carmen	Lercanidipin	73,3	(+61,8)	0,54
Corifeo	Lercanidipin	25,0	(+87,1)	0,54
Baymycard	Nisoldipin	15,3	(+11,0)	1,18
Escor	Nilvadipin	11,9	(+25,5)	0,72
Motens	Lacidipin	11,3	(−11,4)	0,94
Vascal	Isradipin	5,9	(−12,6)	0,87
Nivadil	Nilvadipin	5,6	(+4,7)	0,73
Lomir	Isradipin	2,9	(−12,6)	0,83
		468,7	(+19,5)	0,63
Summe		825,8	(+16,0)	0,48

22

Verapamil und Diltiazem, während Gallopamil kaum noch Bedeutung hat (Tabelle 22.1).

Die längere Wirkungsdauer der langwirkenden Calciumantagonisten aus der Gruppe der Dihydropyridine mit der Möglichkeit der einmal täglichen Einnahme ist unter dem Gesichtspunkt einer besseren Compliance als Vorteil gegenüber den kurzwirkenden Calciumantagonisten (Nifedipin, Verapamil, Diltiazem) anzusehen. Außerdem sind die kurzwirkenden Substanzen (Nifedipin bei akuten Koronarereignissen; Nifedipin, Verapamil und Diltiazem bei Hypertonikern) aufgrund von retrospektiven Analysen ins Kreuzfeuer der Kritik geraten (Furberg et al. 1995, Psaty et al. 1995, s. a. Lüscher et al. 1996). Als Reaktion darauf hat das Bundesinstitut für Arzneimittel und Medizinprodukte (BfArM) die Anwendung der Calciumantagonisten vom Dihydropyridintyp eingeschränkt und die instabile Angina pectoris und den akuten Myokardinfarkt innerhalb der ersten vier Wochen nach Infarkteintritt als Kontraindikationen festgelegt. Eine Stellungnahme zu schnell freisetzenden Verapamil- und Diltiazempräparaten wurde bisher vom BfArM nicht abgegeben. Schnell freisetzende Arzneiformen von Nifedipin dürfen danach bei Hypertonie und chronischer Angina pectoris nur noch eingesetzt werden, wenn andere Arzneimittel nicht angezeigt sind (Arzneimittelkommission der deutschen Ärzteschaft 1997). Nifedipin wird daher fast nur noch in Form von Retardpräparaten angewendet. Verapamil und Diltiazem haben nach wie vor ihren Platz bei Patienten mit relativ hoher Herzfrequenz und werden ebenfalls meist in retardierter Form eingesetzt.

In der Gruppe der langwirkenden Dihydropyridine gab es 2003 bei fast allen neueren Substanzen einen Zuwachs der Verordnungen, obwohl ihre DDD-Kosten (0,63 €) im Durchschnitt deutlich höher liegen als die der inzwischen patentfreien Wirkstoffe Nitrendipin (0,15 €) und Felodipin (0,48 €) (Tabelle 22.3). Offensichtlich haben hier Preisüberlegungen eine untergeordnete Rolle gespielt. Amlodipin (*Norvasc*), Felodipin (*Modip, Munobal*) und Nisoldipin (*Baymycard*) können im Gegensatz zu anderen Calciumantagonisten auch bei Patienten mit eingeschränkter linksventrikulärer Funktion eingesetzt werden, weil sie in klinischen Studien keinen negativen Einfluss auf die Prognose hatten (Packer et al. 1996, Cohn et al. 1995, The Defiant-II Research Group 1997). Die ALLHAT-Studie (The ALLHAT Officers and Coordinators 2002) hat gezeigt, daß Amlodipin bei Hypertoniepatienten mit mindestens einem weiteren Risikofaktor die Zahl der Herzinfarkte und die Gesamtletalität nicht anders beeinflußte als das

22

Diuretikum Chlortalidon oder der ACE-Hemmer Lisinopril. Dies ist in Anbetracht der Diskussion um Calciumantagonisten in den letzten Jahren beruhigend (Tabelle 22.4). Die unter Amlodipin in der ALLHAT-Studie beobachtete höhere Rate an Herzinsuffizienz ist auch bei Lisinopril gesehen worden und mit einiger Wahrscheinlichkeit auf das Studiendesign zurückzuführen. Sie sollte nicht überbewertet werden.

Zugenommen haben auch 2003 die Verordnungen von Nitrendipin, das nach Amlodipin die zweite Position unter den langwirkenden Calciumantagonisten einnimmt (Tabelle 22.3). Für Nitrendipin wurde in der Placebo-kontrollierten Syst-Eur-Studie bei älteren Hypertonikern

Tabelle 22.4: Langzeit-Evidenz für Calciumantagonisten

Studien	Methode	Kontrolle	Verum	p-Wert
Amlodipin				
Herzinsuffizienz PRAISE (1996)	Tod, Hospitalisation 1153 Pat., 2,8 J.	246 Pat. Placebo	222 Pat.	ns p=0,31
Hypertonie, Diabetes FACET (1998)	Schlaganfall, Herzinfarkt, Angina 380 Typ-2-Diabetiker, 3,5 J.	14 Pat. Fosinopril	27 Pat.	+51% p=0,03
Koronarsklerose PREVENT (2000)	Koronardurchmesser 825 Pat., 3 J., mm	−0,084 Placebo	−0,095	ns p=0,38
Koronare Angioplastie CAPARES (2000)	Koronardurchmesser 585 Pat., 132 Tage, mm	−0,30 Placebo	−0,29	ns p=0,84
Hypertonie AASK (2001)	Nierenfunktion (GFR) 1094 Pat., 3 J., ml/min/1,73 m^2	−2,1 Ramipril	−3,1	+36% p=0,002
Nephropathie, Diabetes IDNT (2001)	Serumkreatinin-verdopplung 1715 Pat., 2,6 J.	98 Pat. Irbesartan	144 Pat.	+37% p=0,003
Hypertonie, Diabetes MARVAL (2002)	Mikroalbuminurie 332 Pat., 24 Wo., μg/min	57,9/33,7 Valsartan	55,4/53,7	+36% p=0,001
Hypertonie ALLHAT (2002)	KHK, Herzinfarkt (prim.) Herzinsuffizienz (sek.) 33357 Hypertoniker, 4,9 J.	11,5% 7,7% Chlorthalidon	11,3% 10,2%	ns +38% p<0,001
Nitrendipin				
Hypertonie Syst-Eur (1997)	Schlaganfall 4695 Pat., 2 J.	77 Pat. Placebo	47 Pat.	−42% p=0,003
Hypertonie Syst-Eur (1999)	Gesamtmortalität 492 Diabetiker, 2 J.	45 Pat. Placebo	26 Pat.	−55% p=0,04

22

eine Senkung der Schlaganfallshäufigkeit (um 42%), allerdings ohne eine Senkung der Gesamtletalität, nachgewiesen (Staessen et al. 1997). Bei der Untergruppe der Patienten mit Diabetes und systolischer Hypertonie war Nitrendipin besonders wirksam. Nach zweijähriger Therapie wurde die Gesamtletalität in dieser speziellen Patientengruppe mit Nitrendipin um 55% gesenkt (Tuomilehto et al. 1999). Nitrendipingenerika sind auch im Vergleich zu den entsprechenden Nifedipinpräparaten die billigsten Calciumantagonisten mit dem zusätzlichen Vorteil der üblicherweise einmal täglichen Gabe.

Wirtschaftliche Gesichtspunkte

Das Verhältnis zwischen Erst- und Zweitanmelderpräparaten hat sich auch 2003 weiter in Richtung der preiswerteren Generikapräparate verschoben. Die Erstanmelderpräparate *Isoptin*, *Adalat* und *Dilzem* haben wiederum um 11–26% abgenommen.

Die mittleren DDD-Kosten der langwirkenden Calciumantagonisten sind 2003 mit 0,48 € (Vorjahr 0,49 €) etwa stabil geblieben. Bis auf Nitrendipin und Felodipin standen 2003 alle langwirkenden Calciumantagonisten noch unter Patentschutz und sind deshalb wesentlich teurer. Im Vergleich zu Nitrendipin (Tagestherapiekosten im Mittel 0,15 €) sind sogar ältere Calciumantagonisten wie Verapamil, Nifedipin, Diltiazem, Gallopamil, Nimodipin und Nicardipin teurer, obwohl sie aufgrund ihrer schnellen und kurzen Wirkung für die Dauertherapie in der Regel nachteilig sind. Nach Ablauf des Patentschutzes von *Norvasc* wurden im Januar 2004 die ersten Amlodipingenerika eingeführt. Auf der Basis der jeweiligen WHO-Tagesdosis und den Apothekenverkaufspreisen von 2004 (Stand Juli 2004) erreicht Amlodipin (*Norvasc*) mit 108,8 Mio. € das höchste Einsparpotential, gefolgt von Lercanidipin (*Carmen*, *Corifeo*) mit 33,7 Mio. € und Nilvadipin (*Escor*, *Nivadil*) mit 8,5 Mio. € (Tabelle 22.5). Für alle Calciumantagonisten aus der Gruppe der Dihydropyridine ergibt sich ein Einsparpotential von 301 Mio. € (siehe Kapitel 1, Analogpräparate, Tabelle 1.4).

Therapeutische Gesichtspunkte

Aus der häufigen Verordnung von Dihydropyridinen läßt sich schließen, daß Calciumantagonisten überwiegend bei koronarer Herz-

Tabelle 22.5: Therapiekostenvergleich von Calciumantagonisten

Eigenschaften	Amlodipin *Norvasc*	Nifedipin *Adalat, Corinfar*	Lercanidipin *Corifeo, Carmen*	Nilvadipin *Escor, Nivadil*
WHO-Tagesdosis	5 mg	30 mg	10 mg	8 mg
Packungsgröße, 100 Tbl.	5 mg	30 mg	10 mg	8 mg
Preis 100 DDD, € 2004	49,23	27,30	49,24	63,46
Umsatz 2003, Mio. €	195,1	16,7	52,7	12,7
Verordnete DDD 2003, Mio.	317,4	43,5	98,3	17,5
Substitution				
Wirkstoff	Nitrendipin	Nitrendipin	Nitrendipin	Nitrendipin
Präparat (Beispiel)	*Nitre-AbZ*	*Nitrendipin*	*nitrendipin-corax*	*Nitren-1A Pharma*
Packungsgröße 100 Tbl.	20 mg	20 mg	20 mg	20 mg
Preis 100 DDD, € 2004	14,94	14,94	14,94	14,94
Einsparung/100 DDD, €	34,29	12,36	34,30	48,52
Einsparpotential, Mio. €	108,8	5,4	33,7	8,5

krankheit und arterieller Hypertonie angewendet werden, da Dihydropyridine keine antiarrhythmische Wirkung aufweisen. Es ist jedoch anzunehmen, daß die Anwendung von Calciumantagonisten bei Patienten mit koronarer Herzkrankheit in Zukunft zurückgehen wird. Dies hat mehrere Gründe. Einerseits hat die symptomatische medikamentöse antianginöse Therapie insgesamt an Bedeutung gegenüber rekanalisierenden und sekundärprophylaktischen Therapiemaßnahmen (Lipidsenkung, Thrombozytenaggregationshemmung) verloren. Zweitens werden Betarezeptorenblocker seit vielen Jahren als erste Wahl für die Angina-pectoris-Prophylaxe empfohlen, wenn keine Kontraindikationen vorliegen (North of England Stable Angina Pectoris Guideline Development Group 1996, European Society of Cardiology 1997), da für Betarezeptorenblocker, nicht aber für Calciumantagonisten und Nitrate, bei verschiedenen Formen der koronaren Herzkrankheit (Zustand nach Infarkt, stabile Angina, Herzinsuffizienz) eine Verbesserung der Prognose erwiesen ist. Nach der amerikanischen Hypertonieleitlinie (JNC 7) werden Calciumantagonisten nur noch als Zusatztherapie bei Hypertonikern mit hohem koronaren Risiko oder mit Diabetes genannt, während Betarezeptorenblocker bei vier und ACE-Hemmer bei allen Risikogruppen empfohlen werden (Chobanian et al. 2003) (siehe auch Antihyperto-

22

nika, Kapitel 15). Schließlich ist die Therapie mit Betarezeptoren-blockern bei der koronaren Herzkrankheit mit weniger unerwünschten Wirkungen assoziiert als die mit Calciumantagonisten (Heidenreich et al. 1999).

Literatur

Agodoa LY, Appel L, Bakris GL, Beck G, Bourgoignie J, Briggs JP et al for the African American Study of Kidney Disease and Hypertension (AASK) Study Group (2001): Effect of ramipril vs amlodipine on renal outcomes in hypertensive nephrosclerosis. A randomized controlled trial. JAMA 285: 2719–2728.

Arzneimittelkommission der deutschen Ärzteschaft (1997): Calciumantagonisten vom 1,4-Dihydropyridin-Typ. Dtsch Ärztebl 22: C-1122–C-1123.

Blood Pressure Lowering Treatment Trialists' Collaboration (2000): Effects of ACE inhibitors, calcium antagonists, and other blood-pressure-lowering drugs: results of prospectively designed overviews of randomised trials. Lancet 356: 1955–1964.

Chobanian AV, Bakris GL, Black HR, Cushman WC, Green LA, Izzo JL et al and the National High Blood Pressure Education Program Coordinating Committee (2003): The seventh report on the joint National Committee on Prevention, Detection, Evaluation, and Treatment of High Blood Pressure. JAMA 289: 2560–2572.

Cohn JN, Ziesche SM, Loss LE, Anderson GF, V-HeFT Study Group (1995): Effect of felodipine on short-term exercise and neurohormone and long-term mortality in heart failure: Results of V-HeFT VIII. Circulation 92: I-143.

European Society of Cardiology (1997): Management of stable angina pectoris: recommendations of the Task Force of the European Society of Cardiology. Eur Heart J 18: 394–413.

Furberg C, Psaty BM, Meyer JS (1995): Nifedipine. Dose-related increase in mortality in patients with coronary heart disease. Circulation 92: 1326–1331.

Heidenreich PA, McDonald KM, Hastie T, Fadel B, Hagan V, Lee BK, Hlatky MA (1999): Meta-analysis of trials comparing β-blockers, calcium antagonists, and nitrates for stable angina. JAMA 281: 1927–1936.

Jørgensen B, Simonsen S, Endresen K, Forfang K, Vatne K, Hansen J et al (2000): Restenosis and clinical outcome in patients treated with amlodipine after angioplasty: results from the Coronary AngioPlasty Amlodipine REStenosis Study (CAPARES). J Am Coll Cardiol 35: 592–599.

Lewis EJ, Hunsicker LG, Clarke WR, Berl T, Pohl MA, Leiws JB et al (2001): Renoprotective effect of the angiotensin-receptor antagonist irbesartan in patients with nephropathy due to type 2 diabetes. N Engl J Med 345: 851–60.

Lüscher TF, Wenzel RR, Noll G (1996): Calciumantagonisten in der Kontroverse: Gibt es eine rationale Differentialtherapie? Dtsch Med Wochenschr 121: 532–538.

North of England Stable Angina Guideline Development Group (1996): North of England evidence based guidelines development project. BMJ 312: 827–832.

Packer M (1989): Combined beta-adrenergic and calcium-entry blockade in angina pectoris. N Engl J Med 320: 709–718.

Packer M, O'Connor CM, Ghali JK, Pressler ML, Carson PE et al (1996): Effect of amlodipine on morbidity and mortality in severe chronic heart failure. N Engl J Med 335: 1107–1114.

Pahor M, Psaty BM, Furberg CD (1998): Treatment of hypertensive patients with diabetes. Lancet 351: 689–690.

Pahor M, Psaty BM, Alderman MH, Applegate WB, Williamson JD, Cavazzini C, Furberg CD (2000): Health outcomes associated with calcium antagonists compared with other first-line antihypertensive therapies: a meta-analysis of randomised controlled trials. Lancet 356: 1949–1954.

Pitt B, Byington RP, Furberg CD, Hunninghake DB, Mancini J, Miller ME, Riley W for the PREVENT Investigators (2000): Effect of amlodipine on the progression of atherosclerosis and the occurrence of clinical events. Circulation 102: 1503–1510.

Psaty BM, Heckbert SR, Koepsell TD, Siscovick DS, Raghunathan TE et al (1995): The risk of myocardial infarction associated with antihypertensive drug therapies. JAMA 274: 620–625.

Scholz H (1987): Wechselwirkungen zwischen Beta-Rezeptorenblockern und Antiarrhythmika. In: Grosdanoff P et al (Hrsg): Beta-Rezeptoren und Beta-Rezeptorenblocker, Walter de Gruyter & Co, Berlin New York: S. 255–271.

Staessen JA, Fagard R, Thijs L, Celis H, Arabidze GG et al (1997): Randomised double-blind comparison of placebo and active treatment for older patients with isolated systolic hypertension. The Systolic Hypertension in Europe (Syst-Eur) Trial Investigators. Lancet 350: 757–764.

Tatti P, Pahor M, Byington RP, Di Mauro P, Guarisco R, Strollo G, Strollo F (1998): Outcome results of the Fosinopril Versus Amlodipine Cardiovascular Events Randomized Trial (FACET) in patients with hypertension and NDDM. Diabetes Care 21: 597–603.

The ALLHAT Officers and Coordinators for the ALLHAT Collaborative Research Group (2002): The Antihypertensive and Lipid-Lowering Treatment to Prevent Heart Attack Trial. Major outcomes in high-risk hypertensive patients randomized to angiotensin-converting enzyme inhibitor or calcium channel blocker vs diuretic: The Antihypertensive and Lipid-Lowering Treatment to Prevent Heart Attack Trial (ALLHAT). JAMA 288: 2981–2997.

The Defiant-II Research Group (1997): Doppler flow and echocardiography in functional cardiac insufficiency: Assessment of nisoldipine therapy. Results of the DEFIANT-II study. Eur Heart J 18: 31–40.

Tuomilehto J, Rastenyte D, Birkenhäger WH, Thjs L, Antikainen R et al (1999): Effects of calcium-channel blockade in older patients with diabetes and systolic hypertension. N Engl J Med 340: 677–684.

Viberti G, Wheeldon NM for the MicroAlbuminuria Reduction With VALsartan (MARVAL) Study Investigators (2002): Microalbuminuria reduction with valsartan in patients with typ 2 diabetes mellitus. Circulation 106: 672–678.

22

23. Corticosteroide

ULRICH SCHWABE

AUF EINEN BLICK

Verordnungsprofil

Corticosteroide werden ganz überwiegend als Glucocorticoide zur Entzündungshemmung und Immunsuppression eingesetzt, während die Hormonsubstitution mit dem Nebennierenrindenhormon Cortisol und dem Mineralocorticoid Fludrocortison nur einen sehr kleinen Teil der Verordnungen betrifft.

Trend

Bei den Glucocorticoiden hat die Verordnung des Standardpräparats Prednisolon aufgrund von pharmakokinetischen und preislichen Vorteilen 2003 weiter zugenommen, während die Verordnungen der deutlich teureren Methylprednisolonpräparate abnahmen. Weiter rückläufig sind Kombinationspräparate, auf die nur noch 0,5 % der Verordnungen entfallen.

Als Corticosteroide werden die natürlichen Steroidhormone der Nebennierenrinde und ihre synthetischen Derivate bezeichnet. Nach ihren vorherrschenden Wirkungen auf den Kohlenhydratstoffwechsel und den Elektrolythaushalt werden sie in Glucocorticoide und Mineralocorticoide eingeteilt. Sie haben ein weites Spektrum physiologischer und pharmakologischer Wirkungen und werden vor allem zur Hormonsubstitution und zur Entzündungshemmung therapeutisch eingesetzt.

In niedrigen physiologischen Mengen dienen sie zur Hormonsubstitution bei *Nebennierenrindeninsuffizienz*, wie z.B. bei Morbus Addison und adrenogenitalem Syndrom. Bei diesen Indikationen wird Cortisol (Hydrocortison) als natürliches Nebennierenrindenhormon bevorzugt, weil es gleichzeitig glucocorticoide und mineralocorticoide Eigenschaften hat.

In höheren pharmakologischen Dosen werden synthetische Gluco-corticoide eingesetzt, um *Entzündungserscheinungen* und *immunologische Reaktionen* zu unterdrücken. Hier wird Prednisolon aus der Gruppe der nichtfluorierten Glucocorticoide als Standardsteroid verwendet, weil es nur noch geringe mineralocorticoide Aktivität besitzt und am längsten in die Therapie eingeführt ist. Zu den wichtigsten Indikationen gehören rheumatische und allergische Krankheiten, Asthma bronchiale und Kollagenosen. Inhalative Glucocorticoide werden bei den Bronchospasmolytika und Antiasthmatika (Kapitel 21) besprochen, topische Glucocorticoide bei den Dermatika (Kapitel 24) und den Ophthalmika (Kapitel 41). Wegen der Risiken der Langzeitbehandlung werden orale Glucocorticoide zur Entzündungshemmung nur bei Versagen anderer Therapiemöglichkeiten und immer nur möglichst kurzfristig eingesetzt.

Verordnungsspektrum

Glucocorticoide werden in nichtfluorierte und fluorierte Glucocorticoide sowie Depotpräparate eingeteilt. Die Verordnungen nichtfluorierter Glucocorticoide haben bis 1996 deutlich, danach geringer, aber stetig zugenommen (Abbildung 23.1). Die fluorierten Glucocorticoide

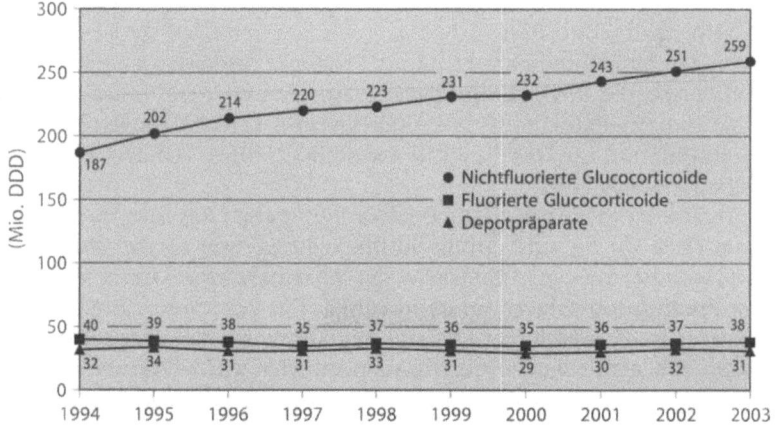

Abbildung 23.1: Verordnungen von Glucocorticoiden 1994 bis 2003. Gesamtverordnungen nach definierten Tagesdosen

und die Depotpräparate haben sich dagegen in den letzten zehn Jahren nur wenig verändert. Damit haben sich die nichtfluorierten Glucocorticoide eindeutig als therapeutische Option durchgesetzt. In der gesamten Indikationsgruppe ist das Verordnungsvolumen nach definierten Tagesdosen (DDD) im Jahr 2003 wieder leicht angestiegen (Abbildung 23.1).

Nichtfluorierte Glucocorticoide

In der Gruppe der nichtfluorierten Glucocorticoide entfallen inzwischen 63 % der Verordnungen auf Prednisolonpräparate (Tabelle 23.1). Prednisolon hat im Vergleich zu dem natürlichen Nebennierensteroid Cortisol (Hydrocortison) nur noch eine geringe Mineralocorticoidaktivität und löst daher seltener Natriumretention, Ödembildung und Hypokaliämie aus. Darüber hinaus hat Prednisolon pharmakokinetische Vorteile gegenüber seinem Prodrug Prednison, weil es bereits die aktive Wirkform darstellt, während Prednison biologisch inaktiv ist und erst durch die hepatische 11β-Hydroxysteroiddehydrogenase in seinen aktiven Metaboliten Prednisolon umgewandelt werden muß. Da diese Umwandlung ca. eine Stunde benötigt, wirkt Prednisolon bei akuten Therapieindikationen schneller als Prednison. Außerdem hat Prednisolon nach oraler Gabe eine höhere Bioverfügbarkeit als Prednison (Kamada et al. 1997). Die pharmakologisch-therapeutischen Vorteile des Prednisolons haben sich schon weitgehend in der praktischen Therapie durchgesetzt, da die Prednisolonpräparate wesentlich häufiger als die Prednisonpräparate verordnet werden (Tabelle 23.1). Zusätzlich ist damit eine Kosteneinsparung verbunden, da Prednisolonpräparate im Durchschnitt wesentlich billiger als alle anderen Glucocorticoide sind.

An zweiter Stelle folgen die Prednisonpräparate mit dem Hauptvertreter *Decortin*. Sie sind durchschnittlich 40 % teurer als die Prednisolonpräparate, was in Anbetracht der pharmakokinetischen Vorteile von Prednisolon schwer verständlich ist. Ein besonderes Prednisonpräparat ist *Rectodelt*, für das eine rektale Bioverfügbarkeit von nur knapp 30 % gemessen wurde. Die Suppositorien wurden bisher zu 90 % an Kinder verordnet, ohne daß sie entsprechend als Kinderarzneiformen gekennzeichnet sind. Vom Hersteller wird für Kinder an erster Stelle die Anwendung bei stenosierender Laryngitis (Croup-Syndrom) genannt. Nach jahrzehntelanger Diskussion ist der therapeutische

Tabelle 23.1: Verordnungen von nichtfluorierten Glucocorticoiden 2003. Angegeben sind die 2003 verordneten Tagesdosen, die Änderungen gegenüber 2002 und die mittleren Kosten je DDD 2003.

Präparat	Bestandteile	DDD in Mio.	Änderung in %	DDD-Kosten in €
Prednisolon				
Decortin-H	Prednisolon	41,8	(+6,7)	0,14
Prednisolon Jenapharm	Prednisolon	31,7	(+3,0)	0,15
Prednisolon-ratiopharm Tabl.	Prednisolon	26,1	(−2,1)	0,14
Predni H Tablinen	Prednisolon	23,9	(+0,8)	0,14
Predni/Prednisolon Galen	Prednisolon	13,3	(+26,7)	0,16
Prednihexal oral	Prednisolon	4,5	(+635,5)	0,14
Solu-Decortin H	Prednisolon	4,0	(+5,6)	1,08
Dermosolon	Prednisolon	3,1	(+0,2)	0,15
Prednisolon acis	Prednisolon	3,1	(+40,9)	0,14
duraprednisolon	Prednisolon	2,2	(−19,1)	0,15
Prednisolut/-N/-L	Prednisolon	1,9	(+31,9)	0,85
Predni Lichtenstein Amp.	Prednisolonacetat	1,4	(+46,5)	0,60
Prednisolon-Rotexmedica	Prednisolon	0,9	(+16,1)	0,22
Prednihexal	Prednisolonacetat	0,5	(−51,1)	0,58
Prectal	Prednisolon	0,1	(−2,0)	3,78
Infectocortikrupp	Prednisolon	0,1	(+80,9)	3,59
Klismacort Rektal	Prednisolon	0,0	(+3,6)	6,72
		158,6	(+7,5)	0,19
Prednison				
Decortin	Prednison	33,1	(−2,1)	0,25
Rectodelt	Prednison	11,5	(−1,1)	0,38
Prednison Galen	Prednison	5,9	(−7,0)	0,22
Prednison Hexal	Prednison	2,5	(+259,3)	0,24
Prednison-ratiopharm	Prednison	1,7	(−19,6)	0,21
		54,6	(+0,2)	0,27
Methylprednisolon				
Urbason/-solubile	Methylprednisolon	18,2	(−6,8)	0,84
Predni-M-Tablinen	Methylprednisolon	4,9	(−5,9)	0,67
Methylprednisolon Jenapharm	Methylprednisolon	4,0	(+1,1)	0,67
Metypred GALEN	Methylprednisolon	2,9	(−1,4)	0,74
Metysolon	Methylprednisolon	2,4	(−9,5)	0,66
		32,3	(−5,5)	0,77
Weitere Glucocorticoide				
Hydrocortison Jenapharm	Hydrocortison	2,6	(+10,8)	1,71
Syntestan	Cloprednol	2,1	(−8,2)	1,31
Hydrocortison Hoechst	Hydrocortison	2,0	(−2,3)	2,01
		6,7	(+0,3)	1,67
Summe		252,2	(+3,8)	0,32

23

Nutzen von Glucocorticoiden bei dieser Indikation in mehreren kontrollierten Studien nachgewiesen worden (Klassen et al. 1994). Dazu gehört die Gabe von intramuskulärem Dexamethason, oralem Prednisolon und inhalativem Budesonid, während über Prednisonsuppositorien nach einer Medline-Recherche bisher keine kontrollierten Untersuchungen publiziert wurden.

An dritter Stelle stehen die Methylprednisolonpräparate mit *Urbason* als führendem Handelspräparat (Tabelle 23.1). Die Verordnungen sind 2003 erneut zurückgegangen. Hauptgrund ist vermutlich, daß die DDD-Kosten im Durchschnitt viermal so hoch wie für Prednisolonpräparate liegen, ohne daß wesentliche therapeutische Unterschiede dokumentiert sind.

Cloprednol (*Syntestan*) ist ein weiteres Prednisolonderivat mit überwiegend glucocorticoider Aktivität. Das Steroid hat im Vergleich zu den Prednisolonpräparaten siebenmal so hohe Tagestherapiekosten, die nicht durch entsprechende Vorteile belegt sind. Bei älteren Patienten soll der Calciumverlust der Knochen nach Cloprednol geringer als nach Prednison sein (Medici und Rüegsegger 1990). Der bei einer kleinen Untergruppe postmenopausaler Frauen erhobene Unterschied (4,5%) ist jedoch nicht verwertbar, weil sich bereits die Ausgangswerte der Knochendichte wesentlich stärker unterschieden (24%).

Fluorierte Glucocorticoide

Fluorierte Glucocorticoide haben im Gegensatz zu Prednisolon keine mineralocorticoiden Wirkungen. Die Wirkungsdauer von Betamethason und Dexamethason ist erheblich länger als die von Prednisolon. Sie werden daher für die gezielte Hypophysenhemmung eingesetzt, sind aber für die übliche einmal morgendliche Dosierung am Gipfelpunkt der zirkadianen Rhythmik nicht geeignet. Vorteilhaft ist die längere Wirkungsdauer bei der intraartikulären Lokaltherapie, für die mehrere Dexamethasonpräparate eingesetzt werden. Verglichen mit den nichtfluorierten Präparaten liegen die täglichen Therapiekosten der fluorierten Glucocorticoide doppelt so hoch. Die Verordnungen von Dexamethason und Betamethason nahmen zu, während die von Fluocortolon rückläufig waren (Tabelle 23.2).

Tabelle 23.2: Verordnungen von fluorierten Glucocorticoiden und Mineralocorticoiden 2003. Angegeben sind die 2003 verordneten Tagesdosen, die Änderungen gegenüber 2002 und die mittleren Kosten je DDD 2003.

Präparat	Bestandteile	DDD in Mio.	Änderung in %	DDD-Kosten in €
Dexamethason				
Fortecortin	Dexamethason	12,6	(+2,8)	0,64
Dexamethason Jenapharm	Dexamethason	7,0	(+8,6)	0,51
Dexagalen/Dexamethason Galen	Dexamethason-dihydrogenphosphat	5,9	(+13,1)	0,48
Dexa-ratiopharm	Dexamethason-dihydrogenphosphat	1,1	(+15,7)	0,54
Dexahexal	Dexamethason-dihydrogenphosphat	1,0	(+14,9)	0,46
Lipotalon Amp.	Dexamethasonpalmitat	0,9	(+6,8)	2,38
Dexa von ct	Dexamethason-dihydrogenphosphat	0,8	(+32,2)	0,46
Dexaflam Amp./Tabl.	Dexamethason-dihydrogenphosphat	0,7	(−7,6)	0,47
Dexabene Amp.	Dexamethason-dihydrogenphosphat	0,7	(+3,2)	0,54
Dexa-Allvoran Amp.	Dexamethason-dihydrogenphosphat	0,2	(−29,9)	0,68
		31,0	(+6,8)	0,61
Weitere fluorierte Glucocorticoide				
Ultralan-oral	Fluocortolon	2,8	(−11,5)	0,86
Celestan/Celestamine N	Betamethason	1,8	(+5,0)	1,36
		4,6	(−5,8)	1,05
Depotpräparate				
Triam Lichtenstein Amp.	Triamcinolonacetonid	11,3	(+11,0)	0,23
Triamhexal	Triamcinolonacetonid	10,3	(+11,3)	0,21
Volon A Kristallsusp.	Triamcinolonacetonid	4,8	(−33,3)	0,46
Diprosone Depot	Betamethason-dihydrogenphosphat/-dipropionat	1,4	(−17,0)	0,54
		27,9	(−1,8)	0,28
Kombinationspräparate				
Supertendin Amp.	Dexamethasonacetat Lidocain	1,5	(−5,3)	1,21
Dexa-Phlogont L	Dexamethason Prednisolon Lidocain	0,2	(−53,1)	2,00
		1,8	(−17,1)	1,32
Mineralocorticoide				
Astonin H	Fludrocortison	3,1	(+3,8)	0,61
Summe		68,2	(+1,4)	0,52

Depotpräparate

Die intramuskuläre Injektion von Depotcorticosteroiden bei Heufieber und anderen Allergien wird seit 25 Jahren als nebenwirkungsreiches Verfahren mit fragwürdigen Indikationen kritisiert (Köbberling 1979). Im Vergleich zur oralen Therapie sind die atrophischen Veränderungen an Haut, Knochen und Muskulatur (sogenannte „Triamcinolonlöcher") bei Langzeitgabe besonders ausgeprägt. Die intramuskulären Depotpräparate sollten zum Schutz der Patienten verboten werden. Auch in Großbritannien wurde die Überprüfung der Zulassung der Indikation für Heufieber gefordert (N.N. 1999). Eine dänische Übersichtsarbeit bestätigte, daß die Dokumentation der intramuskulären Depotherapie mit Glucocorticoiden bei allergischer Rhinitis überraschend mangelhaft ist (Mygind et al. 2000).

Dagegen kann die intraartikuläre Injektion eines Glucocorticoids bei akuten Entzündungserscheinungen einer aktivierten Arthrose eine sinnvolle Maßnahme sein (Krüger und Schattenkirchner 1999, Lemmel 2000). Trotz der intraartikulären Injektion wird die endogene Cortisolproduktion über einen Zeitraum von 10–30 Tagen supprimiert und der zirkadiane Rhythmus der hypothalamisch-hypophysären Steuerung der Nebennierenrinde gestört (Huppertz und Pfuller 1997). Wenn in schwersten Fällen akuter Periarthropathien Ruhigstellung, Kryotherapie und systemische Gabe von nichtsteroidalen Antiphlogistika nicht ausreichend sind, kann eine gezielte periartikuläre Injektion von Glucocorticoiden hilfreich sein. Allerdings entfällt nur ein kleiner Teil der Verordnungen von Triamcinolonacetonid auf Arzneiformen, die ausschließlich für die sinnvolle intraartikuläre und intrafokale Anwendung angeboten werden. Die Depotcorticosteroide zur intramuskulären systemischen Anwendung werden wegen dieser Abgrenzungsprobleme trotzdem weiterhin als Arzneimittel mit unumstrittener Wirksamkeit klassifiziert. Die Verordnungen der Depotpräparate haben 2003 leicht abgenommen.

Kombinationspräparate

Fixe Kombinationen aus Glucocorticoiden und anderen Arzneimitteln, insbesondere Antirheumatika werden allgemein abgelehnt, weil Glucocorticoide genau dosiert werden müssen und die Kombination zur unnötigen und unkontrollierten Anwendung der Steroide verführt (Habermann und Löffler 1983).

Seit 1991 sind in dieser Gruppe nur noch zwei Kombinationspräparate vertreten, die 2003 wiederum weniger verordnet wurden (Tabelle 23.2). Sie enthalten zusätzlich zu den Glucocorticoiden ein Lokalanästhetikum. Bei Periarthropathien mit sehr starken Schmerzen kann eine gezielte Infiltration von Glucocorticoiden hilfreich sein, ggf. zusätzlich auch vermischt mit einem Lokalanästhetikum zur akuten Schmerzlinderung. Fixe Kombinationen von Glucocorticoiden und Lokalanästhetika werden in der Standardliteratur nicht erwähnt (Krüger und Schattenkirchner 1999, Kelley et al. 1997, Hettenkofer 1998). *Dexa-Phlogont L* enthält neben dem Lokalanästhetikum noch ein zweites Glucocorticoid zur täglichen intramuskulären Initialtherapie. Die fixe Kombination von zwei gleichartig wirkenden Glucocorticoiden ist pharmakologisch nicht begründbar und damit entbehrlich. Die Verordnungen von *Dexa-Phlogont L* sind 2003 stark zurückgegangen, da der Hersteller auf die fiktive Zulassung im Rahmen der Nachzulassung infolge der 10. AMG-Novelle mit Wirkung vom 30. Juni 2003 verzichtet hat (Löschliste unter www.bfarm.de).

Mineralocorticoide

Das Mineralocorticoid Fludrocortison (*Astonin H*) ist das derzeit einzige verfügbare Mineralocorticoid, das bei nicht ausreichender Wirkung von Hydrocortison zur zusätzlichen Substitution bei Morbus Addison und adrenogenitalem Syndrom mit Salzverlust eingesetzt wird. Daneben wird es bei konstitutioneller Hypotonie empfohlen, hat aber wegen ausgeprägter Wasserretention und Hypokaliämie bei dieser Indikation nur einen begrenzten therapeutischen Nutzen.

Literatur

Habermann E, Löffler H (1983): Spezielle Pharmakologie und Arzneitherapie. 4. Aufl, Springer-Verlag, Berlin Heidelberg New York, S. 283.
Hettenkofer H-J (Hrsg) (1998): Rheumatologie, 3. Aufl, Georg Thieme Verlag, Stuttgart New York, S. 289–290.
Huppertz HI, Pfuller H (1997): Transient suppression of endogenous cortisol production after intraarticular steroid therapy for chronic arthritis in children. J Rheumatol 24: 1833–1837.

23

Kamada AK, Wiener MB, LaVallee NM, Bartoszek SM., Selner JC, Szefler SJ (1997): A pharmacokinetic comparison of two oral liquid glucocorticoid formulations. Pharmacotherapy 17: 353–356.

Kelley WN, Ruddy S, Harris ED, Sledge CB (eds) (1997): Textbook of rheumatology, 5th ed, WB Saunders Company, Philadelphia, London, Toronto, Montreal, Sydney, Tokyo, pp. 594–599.

Klassen TP, Feldman ME, Watters LK Sutcliffe T, Rowe PC (1994): Nebulized budesonide for children with mild-to-moderate croup. N Engl J Med 331: 285–289.

Köbberling J (1979): Gefahren der Depotkortikoid-Therapie. Internist Welt 4: 118–122.

Krüger K, Schattenkirchner M (1999): Rheumatische Erkrankungen. In: Paumgartner G (Hrsg): Therapie innerer Krankheiten. Springer, Berlin Heidelberg New York, S. 1069–1108.

Lemmel EM (2000): Rheumatischer Formenkreis. In: Weihrauch T (Hrsg): Internistische Therapie 2000/2001, 13. Aufl, Urban & Fischer, München, Jena, S. 871–906.

Medici TC, Rüegsegger P (1990): Does alternate-day cloprednol therapy prevent bone loss? A longitudinal double-blind, controlled clinical study. Clin Pharmacol Ther 48: 455–466.

Mygind N, Laursen LC, Dahl M (2000): Systemic corticosteroid treatment for seasonal allergic rhinitis: a common but poorly documented therapy. Allergy 55: 11–15.

NN (1999): Any place for depot triamcinolone in hay fever? Drug Ther Bull 37: 17–18.

24. Dermatika und Wundbehandlungsmittel

UWE FRICKE

AUF EINEN BLICK

Verordnungsprofil

Dermatika zählen in Deutschland zu den verordnungsstärksten Arznei-mitteln. Am häufigsten werden – wie in den Vorjahren – die Corticosteroid-externa verordnet. Die Wundbehandlungsmittel nehmen dagegen einen weniger bedeutsamen Rang ein.

Trend

Die Verordnung der Dermatika und Wundbehandlungsmittel hat 2003 weiter abgenommen. Damit setzt sich ein langjähriger Trend fort. Lediglich die Kera-toplastika und Psoriasismittel wurden nach verordneten Tagesdosen (DDD) häufiger verordnet. Aktuelle Therapieempfehlungen stützen das Verord-nungsverhalten nur zum Teil. Dennoch sind eher negativ eingeschätzte Arzneimittel häufig deutlicher rückläufig als positiv bewertete. Darüber hin-aus tragen auch die individuellen Tagestherapiekosten zur Verordnungs-entscheidung bei.

Dermatika zählen in Deutschland zu den verordnungsstärksten Arz-neimitteln. Ihre Anwendungsgebiete sind sehr unterschiedlich. Ent-sprechend heterogen sind die Stoffklassen, die von wirkstofffreien Zubereitungen bis zu hochwirksamen Corticosteroidexterna reichen.

Verordnungsspektrum

Wie in den Vorjahren war das Verordnungsvolumen der Dermatika auch im Jahr 2003 weiter rückläufig. Zugenommen haben lediglich die Keratoplastika und Psoriasismittel (Abbildung 24.1).

24

Am häufigsten wurden – wie in den Vorjahren – Corticosteroide verordnet. Auf sie allein entfällt bereits ein Drittel der verordneten Tagesdosen aller Dermatika und Wundbehandlungsmittel. Auch die entzündungshemmenden und juckreizstillenden Lokaltherapeutika haben mit 14% einen hohen Anteil an den Verordnungen der Dermatika. Mit ca. 8% ebenfalls häufig verordnet werden ferner die zum Teil im Rahmen der Intervalltherapie im Wechsel mit den Corticosteroiden eingesetzten Basistherapeutika, Hautschutz- und Pflegemittel (Abbildung 24.1).

Die Wundbehandlungsmittel wurden 2003 ebenfalls wieder seltener verordnet als im Vorjahr (Abbildung 24.1). Die in dieser Gruppe zusammengefaßten Präparate werden nachfolgend aus pharmakologisch-praktischen Gründen zum Teil in dem eigenständigen Abschnitt Wundbehandlungsmittel (siehe Tabellen 24.13 und 24.14) aufgeführt, zum Teil unter antibakeriellen Dermatika (siehe Tabelle 24.6) besprochen.

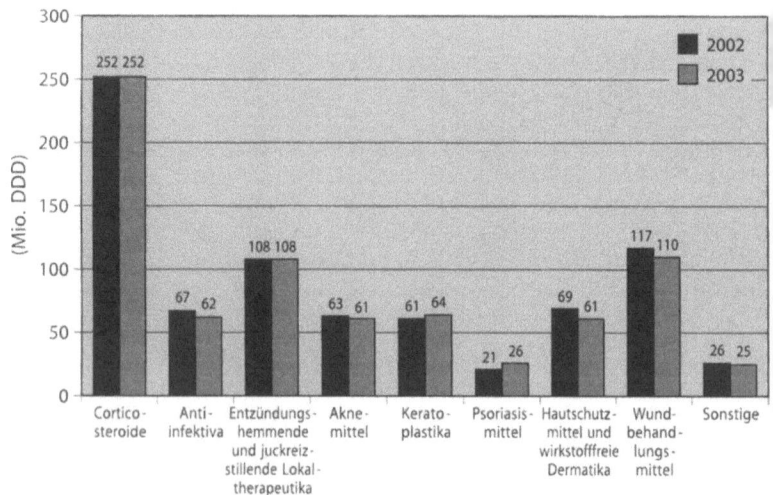

Abbildung 24.1: Verordnungen von Dermatika und Wundbehandlungsmitteln 2003. DDD der 3000 meistverordneten Arzneimittel

Corticosteroidexterna

Glucocorticoide werden in der Dermatologie bei zahlreichen Hauterkrankungen, z.B. atopischer Dermatitis und anderen nichtinfizierten Ekzemen, Psoriasis, entzündlichen Lichtdermatosen oder juckenden Hauterkrankungen, insbesondere wegen ihrer antiphlogistischen und antiproliferativen Wirkung eingesetzt, und nehmen daher in der externen Therapie eine zentrale Stellung ein. Dennoch sollten sie zurückhaltend eingesetzt werden. Corticosteroide können keine Krankheiten heilen, sie unterdrücken lediglich die Symptome. Bei falscher Indikation, z.B. bei der Akne, der Rosazea und insbesondere bei Infektionskrankheiten wie Virusinfekten, Tuberkulose, Tinea oder Pyodermie, sind sie eher schädlich und können dann den Patienten gefährden. Eine zu lange Anwendung oder die Wahl der falschen Wirkstärke ruft unerwünschte, z.T. irreversible Wirkungen oder Krankheitswechsel hervor. In der Fachliteratur finden sich daher immer wieder Hinweise auf einen kritischen Einsatz von Glucocorticoiden, sowohl in Bezug auf die Indikation als auch im Hinblick auf das einzusetzende Steroid (Hornstein und Nürnberg 1985, Savin 1985, Korting 1995, Niedner 1998, Deutsche Dermatologische Gesellschaft 2003).

Die heute verfügbaren Corticosteroide werden nach ihren erwünschten entzündungshemmenden und unerwünschten atrophisierenden Wirkungen in mehrere Gruppen eingeteilt (Niedner 1998). Sie reichen von schwach wirksamen Steroiden wie Hydrocortison mit entsprechend geringem Risiko unerwünschter Wirkungen bis zu den fluorierten Corticosteroiden mit hoher Wirksamkeit wie Clobetasol, die dann aber bei längerer Anwendung auch das Risiko erheblicher unerwünschter Wirkungen in sich bergen. Da vergleichende Untersuchungen zur Wirksamkeit topischer Corticosteroide fehlen und konzentrationsabhängige Verschiebungen von einer Gruppe in die andere möglich sind, sollte eine solche Einteilung allerdings nur als grobe Richtlinie angesehen werden. Neuere Glucocorticosteroide wie Prednicarbat, Methylprednisolonaceponat und Mometasonfuroat weisen nach bisheriger Kenntnis hinsichtlich ihres Nutzen-Risiko-Verhältnisses Vorteile vor klassischen Vertretern auf. Dies hat zu einer alternativen Einteilung der Lokalcorticoide geführt (Deutsche Dermatologische Gesellschaft 2003). Danach werden auf der Basis eines Therapeutischen Index, der das Verhältnis von erwünschten zu unerwünschten, insbesondere atrophogenen Wirkungen, widerspiegelt, lediglich zwei Kategorien unterschieden. Kategorie 1 erfaßt Glucocor-

24

ticosteroide, deren Verhältnis von erwünschten zu unerwünschten Wirkungen etwa ausgeglichen ist, z. B. Hydrocortison, Hydrocortisonbutyrat, Triamcinolonacetonid, Betamethasonvalerat und Clobetasolpropionat. In Kategorie 2 finden sich Glucocorticosteroide, bei denen die erwünschten Wirkungen gegenüber den unerwünschten Wirkungen deutlich überwiegen, z. B. Prednicarbat, Methylprednisolonaceponat und Mometasonfuroat.

Die Wirkintensität lokaler Corticosteroide ist aber auch von der verwendeten Grundlage (Galenik) abhängig. Darüber hinaus können die Hautbeschaffenheit und Lokalisation einer Dermatose die Kinetik der Glucocorticoide beeinflussen. Um das Risiko unerwünschter Wirkungen möglichst gering zu halten, werden stark bis sehr stark wirksame Glucocorticoide in der Regel nur kurzfristig und kleinflächig angewendet. Schwach wirksame Corticosteroide eignen sich dagegen auch für eine längerfristige und großflächige Anwendung bzw. für eine Applikation bei Kindern. Die Lokaltherapie sollte zunächst mit dem am stärksten wirksamen Präparat begonnen werden, das die Dermatose unter Berücksichtigung der Lokalisation und Ausprägung zuläßt. Die weitere Behandlung erfolgt mit dem schwächsten, gerade noch effektiven Glucocorticoid. Schließlich wird die Therapie im Wechsel mit einer steroidfreien Basissalbe/creme fortgeführt (Intervalltherapie, siehe Tabelle 24.12), bis eine ausschließlich pflegende Nachbehandlung möglich ist (Ring und Fröhlich 1985, Savin 1985, Niedner 1998, Chaffman 1999).

Monopräparate

Corticosteroidhaltige Lokaltherapeutika werden zu fast 90% als Monopräparate verordnet (Tabellen 24.1 bis 24.3). Bei gegenüber dem Vorjahr insgesamt leichtem Rückgang der Verordnungen nach DDD finden sich Steigerungen unter den schwach wirksamen Corticosteroiden lediglich bei einigen Hydrocortison-haltigen Präparaten (Tabelle 24.1), unter den mittelstark wirksamen Corticosteroiden bei den Triamcinolidacetonid-haltigen Lokalcorticoiden (Tabelle 24.2) und unter den stark bis sehr stark wirksamen Corticosteroiden (Tabelle 24.3) bei einigen Betamethason- und Clobetasol-haltigen Fertigarzneimitteln. Nicht immer handelt es sich dabei um preiswerte Alternativen zu anderen wirkstoffidentischen Fertigarzneimitteln. Neu ist *Flucinar*. Es enthält Fluocinolonacetonid und ist preiswerter als *Jellin/Jellisoft*

Tabelle 24.1: Verordnungen schwach wirksamer Corticosteroide 2003 (Monopräparate). Angegeben sind die 2003 verordneten Tagesdosen, die Änderungen gegenüber 2002 und die mittleren Kosten je DDD 2003.

Präparat	Bestandteile	DDD in Mio.	Änderung in %	DDD-Kosten in €
Hydrocortison				
Hydrogalen	Hydrocortison	3,4	(+1,5)	0,36
Hydro-Wolff	Hydrocortison	1,7	(−5,4)	0,54
Soventol HC	Hydrocortisonacetat	0,9	(+10,8)	0,63
Hydrocutan	Hydrocortisonacetat	0,7	(+39,6)	0,48
Fenistil Hydrocortison	Hydrocortisonacetat	0,3	(+18,6)	0,62
Munitren H/ 0,5%	Hydrocortison	0,2	(−4,3)	0,69
		7,3	(+3,9)	0,47
Prednisolon				
Linola-H N	Prednisolon	6,1	(−3,3)	0,58
Prednisolon LAW	Prednisolon	3,1	(−7,2)	0,26
Lygal Kopftinktur N	Prednisolon	0,6	(−3,2)	0,84
		9,8	(−4,6)	0,50
Dexamethason				
Dexamethason LAW	Dexamethason	1,9	(−7,7)	0,36
Dexa Loscon mono	Dexamethason	1,3	(−7,2)	0,98
		3,2	(−7,5)	0,61
Summe		20,3	(−2,2)	0,50

(Tabelle 24.3). Nicht mehr vertreten sind *Vaspit* (seit Februar 2003 außer Vertrieb) und *hydrocort von ct*.

Der Einsatz der schwach wirksamen Glucocorticoide (Tabelle 24.1) entspricht allgemeinen Therapieempfehlungen (siehe oben). Neben den bereits früher dieser Gruppe zugeordneten Steroiden Hydrocortison und Prednisolon werden auch Fluocortinbutyl (nicht in Tabelle 24.1 vertreten) und Dexamethason aufgeführt (Niedner 1998). Das klinisch relativ schwach wirksame Dexamethason wird allerdings aufgrund seiner guten perkutanen Resorption insbesondere bei längerer Anwendung mit nicht unerheblichen unerwünschten Wirkungen in Zusammenhang gebracht. Fluocortinbutyl wird dagegen bereits in der Haut (oder sehr rasch im Blut bzw. in der Leber) inaktiviert, so daß sich hieraus ein relativ günstiges Nutzen-Risiko-Verhältnis ableiten läßt.

In der Gruppe der mittelstark wirksamen Corticosteroide (Tabelle 24.2) werden die nichthalogenierten Doppelester Prednicarbat (*Dermatop*) und Methylprednisolonaceponat (*Advantan*) unter Sicherheitsaspekten als besonders günstig eingestuft (Deutsche Dermatologische Gesellschaft 2003). Auch sie werden – wie Fluocortinbutyl – in der Haut oder nach Resorption in der Leber rasch abgebaut, so daß atrophogene Wirkungen und Systemeffekte nur schwach ausgeprägt sind (Schäfer-Korting et al. 1996, Chaffman 1999, Trozak 1999). Sie machen allein bereits 60% der verordneten DDD dieses Marktsegments aus und liegen auch kostenmäßig im unteren Bereich.

Tabelle 24.2: Verordnungen mittelstark wirksamer Corticosteroide 2003 (Monopräparate). Angegeben sind die 2003 verordneten Tagesdosen, die Änderungen gegenüber 2002 und die mittleren Kosten je DDD 2003.

Präparat	Bestandteile	DDD in Mio.	Änderung in %	DDD-Kosten in €
Trimacinolonacetonid				
Triamgalen	Triamcinolonacetonid	8,5	(+8,7)	0,40
TriamSalbe/Creme Lichtenst.	Triamcinolonacetonid	6,1	(+5,2)	0,34
Kortikoid-ratiopharm/F	Triamcinolonacetonid	3,9	(+2,3)	0,46
Volon A/Volonimat	Triamcinolonacetonid	1,5	(+4,1)	0,72
Triam-Wolff	Triamcinolonacetonid	1,2	(−11,0)	0,56
		21,2	(+4,8)	0,42
Hydrocortisonbutyrat				
Alfason	Hydrocortisonbutyrat	6,1	(−1,4)	0,86
Pandel	Hydrocortisonbuteprat	0,5	(−16,0)	1,01
		6,6	(−2,8)	0,88
Andere Corticosteroide				
Dermatop	Prednicarbat	37,5	(−0,0)	0,36
Advantan	Methylprednisolon-aceponat	18,3	(−5,4)	0,39
Kaban/Kabanimat	Clocortolonpivalat	7,2	(−3,7)	0,32
Cerson	Flumetason	2,1	(−6,2)	0,35
Decoderm Creme etc.	Fluprednden	0,7	(−0,2)	0,76
		65,9	(−2,2)	0,37
Summe		93,6	(−0,7)	0,42

Tabelle 24.3: Verordnungen stark und sehr stark wirksamer Corticosteroide und Immunsuppressiva 2003 (Monopräparate). Angegeben sind die 2003 verordneten Tagesdosen, die Änderungen gegenüber 2002 und die mittleren Kosten je DDD 2003.

Präparat	Bestandteile	DDD in Mio.	Änderung in %	DDD-Kosten in €
Betamethason				
Betagalen	Betamethason	13,3	(+6,9)	0,43
Betnesol-V	Betamethason	5,5	(−5,8)	0,78
Soderm	Betamethason	5,0	(+12,1)	0,45
BetaCreme/Salbe Lichtenstein	Betamethason	4,7	(+13,1)	0,31
Diprosis	Betamethason	1,6	(−2,4)	0,60
Diprosone Creme etc.	Betamethason	1,5	(−0,6)	0,59
Betacreme/-Salbe KSK	Betamethason	1,2	(+9,0)	0,31
Bemon	Betamethason	1,2	(+26,9)	0,35
Celestan-V	Betamethason	1,1	(−10,0)	0,78
Cordes Beta	Betamethason	0,7	(−12,6)	0,71
Beta-Wolff	Betamethason	0,7	(+8,6)	0,56
		36,5	(+4,9)	0,50
Fluocinolonacetonid				
Jellin/Jellisoft	Fluocinolonacetonid	5,0	(−6,8)	0,52
Flucinar	Fluocinolonacetonid	1,0	(−5,3)	0,42
		6,0	(−6,6)	0,51
Andere stark wirksame Corticosteroide				
Ecural	Mometason	28,3	(+2,1)	0,43
Ultralan Creme etc.	Fluocortolon	8,1	(−6,9)	0,40
Amciderm	Amcinonid	3,5	(−9,9)	0,61
Topisolon Salbe etc.	Desoximetason	2,9	(−6,4)	0,62
Nerisona	Diflucortolon	1,5	(−2,2)	0,41
Topsym/-F	Fluocinonid	1,1	(−3,9)	0,62
		45,3	(−1,5)	0,45
Sehr stark wirksame Corticosteroide				
Dermoxin/Dermoxinale	Clobetasol	9,6	(−0,9)	0,44
Karison	Clobetasol	9,0	(+7,0)	0,39
Clobegalen	Clobetasol	3,0	(+8,1)	0,31
		21,6	(+3,5)	0,40
Summe		109,4	(+1,2)	0,46

In der Gruppe der stark wirksamen Corticosteroide (Tabelle 24.3) hat der halogenierte Glucocorticoidmonoester Mometasonfuroat (*Ecural*) ein besonders günstiges Nutzen-Risiko-Verhältnis (Deutsche Dermatologische Gesellschaft 2003). Er wird ähnlich den oben erwähnten Doppelestern systemisch rasch inaktiviert (Schäfer-Korting et al. 1996, Trozak 1999) und hat auch unter wirtschaftlichen Aspekten Vorteile. *Ecural* hat auch im Jahr 2003 zugenommen und erreicht inzwischen etwa ein Drittel aller Verordnungen dieses Marktsegments.

Bei den Glucocorticoiden mit sehr starker Wirksamkeit (Tabelle 24.3) hat *Clobegalen* das seit 1995 in diesem Marktsegment vertretene, wirkstoffidentische *Karison* als bisher preiswertesten Vertreter dieser Stoffklasse abgelöst. Dennoch weist letzteres gegenüber dem Vorjahr eine ähnliche Zunahme nach verordneten DDD auf. Am häufigsten wurden trotz weiter rückläufiger Tendenz wieder die Präparate *Dermoxin/Dermoxinale* verordnet.

Eine Alternative zu den Glucocorticoiden bei atopischer Dermatitis stellen die im Jahr 2002 neu eingeführten topischen Calcineurinantagonisten Tacrolimus (*Protopic*) und Pimecrolimus (*Elidel*) dar (siehe Antiphlogistika und Antipruriginosa).

Corticosteroidkombinationen

Der Einsatz corticosteroidhaltiger Kombinationen (Tabellen 24.4 und 24.5) wird in der Fachliteratur kontrovers beurteilt. So wird zwar in Einzelfällen initial eine kurzzeitige kombinierte Anwendung von Glucocorticoiden mit einem Antibiotikum oder Antiseptikum befürwortet, obwohl letztlich eine einheitliche Penetration der einzelnen Wirkstoffe in die Haut und damit die antiinfektive Wirksamkeit des entsprechenden Kombinationspartners nicht sichergestellt sind (Hornstein und Nürnberg 1985). Die rasche Wirksamkeit der Corticosteroidkomponente begünstigt die initiale Behandlung vor allem bei Infektionen mit Dermatophyten. Sie darf jedoch nicht zu einer unerwünschten Langzeittherapie verführen (Ring und Fröhlich 1985). Aus diesem Grund und weil bis heute unklar ist, ob pathogene Keime (insbesondere Staphylococcus aureus) das ekzematöse Geschehen überhaupt beeinflussen, wird allgemein eine kritische Haltung empfohlen (Ring und Fröhlich 1985, Korting 1995, Niedner 1998). Neuere Befunde einer möglicherweise ätiologisch bedeutsamen Rolle von Staphylokokkentoxinen bei einigen Formen der atopischen Der-

Tabelle 24.4: Verordnungen antiinfektivahaltiger Corticosteroidkombinationen 2003. Angegeben sind die 2003 verordneten Tagesdosen, die Änderungen gegenüber 2002 und die mittleren Kosten je DDD 2003.

Präparat	Bestandteile	DDD in Mio.	Änderung in %	DDD-Kosten in €
Schwach wirksame Corticosteroide				
Leioderm P	Prednisolon Chinolinolsulfat	1,0	(–5,9)	0,94
Lokalison antimikrobiell N	Dexamethason Neomycin Nystatin	0,4	(+2,5)	1,06
		1,5	(–3,7)	0,97
Mittelstark wirksame Corticosteroide				
Fucidine plus	Hydrocortisonbutyrat Fusidinsäure	2,0	(–10,9)	2,30
Locacorten-Vioform	Flumetason Clioquinol	0,6	(–2,9)	1,80
Decoderm comp.	Flupredniden Gentamicin	0,4	(+7,8)	1,67
		2,9	(–7,3)	2,13
Stark wirksame Corticosteroide				
Diprogenta	Betamethason Gentamicin	4,1	(+6,3)	1,09
Jellin polyvalent	Fluocinolonacetonid Neomycin Nystatin	2,6	(–6,3)	1,25
Jellin-Neomycin	Fluocinolonacetonid Neomycin	2,2	(+1,5)	0,69
Sulmycin mit Celestan-V	Betamethason Gentamicin	1,5	(–4,5)	1,85
Fucicort	Betamethason Fusidinsäure	0,9	(+17,0)	2,52
Topsym polyvalent	Fluocinonid Neomycin Nystatin	0,5	(–1,2)	1,27
		11,8	(+1,4)	1,26
Summe		16,1	(–0,8)	1,39

24

matitis lassen günstige Studienergebnisse mit fixen Lokalkombinationen aus Antibiotika und Glucocorticoiden in einem neuen Licht erscheinen (Leung 2001). Allerdings könnte in diesen Fällen auch ein topisches Glucocorticoid mit einem systemisch gegebenen Antibiotikum kombiniert werden. Gänzlich abgelehnt wird eine Kombination von extern einsetzbaren Corticosteroiden mit Antibiotika/Antiseptika und Antimyzetika (*Jellin polyvalent, Lokalison antimikrobiell N, Topsym polyvalent*) (Ring und Fröhlich 1985, Niedner 1998). „Tatsächlich hat sich jedoch weithin das *Ex-juvantibus-Denken* eingebürgert, das auf die Stellung einer Diagnose verzichtet und nur schnellstmöglich mit einer Kombination aus allem Denkbaren zum Erfolg kommen will" (Ring und Fröhlich 1985). Während *Terracortril* (seit Juli 2003 außer Vertrieb) nicht mehr vertreten ist und *Jellin polyvalent* und *Topsym polyvalent* abermals rückläufig waren, hat sich *Lokalison antimikrobiell N* erstmals einen Platz unter den 3000 meist verordneten Fertigarzneimitteln erobert (Tabelle 24.4).

Vor einer ungezielten Anwendung Gentamicin-haltiger Lokaltherapeutika (*Decoderm comp., Diprogenta, Sulmycin mit Celestan V*) wird ebenfalls gewarnt, da auf der Haut resistente Pseudomonasstämme entstehen können, die schließlich Anlaß zu schwer therapierbaren Infektionen innerer Organe oder sogar zu einer Pseudomonassepsis geben könnten (Gloor 1982). Auch diese Präparate haben jedoch mit Ausnahme von *Sulmycin mit Celestan V* Steigerungen zu verzeichnen. Andere Glucocorticoidkombinationen werden ähnlich kritisch beurteilt (zur Kombination von Corticoiden und Antimykotika siehe Kapitel 17).

Lediglich die Kombination von Glucocorticoiden mit Salicylsäure (*Alpicort, Betadermic, Diprosalic, Soderm plus, Volon A Tinktur N*) oder Harnstoff (*Hydrodexan/-S*) werden bei mit Hyper- bzw. Parakeratosen einhergehenden Hauterkrankungen, einschließlich der Psoriasis vulgaris, vorbehaltlos positiv bewertet (Tabelle 24.5). Bei diesen Kombinationen wird die Wirksamkeit des Corticosteroids infolge verbesserter Penetration erhöht, ohne daß eine Steigerung der Nebenwirkungsrate resultieren soll (Ring und Fröhlich 1985, Niedner 1998, Lebwohl 1999). Mit Ausnahme von *Hydrodexan/-S* und *Diprosalic* hat die Verordnung der genannten Corticosteroidkombinationen, insbesondere das preiswerte *Soderm plus*, zugenommen.

Tabelle 24.5: Verordnungen sonstiger corticosteroidhaltiger Dermatikakombinationen 2003. Angegeben sind die 2003 verordneten Tagesdosen, die Änderungen gegenüber 2002 und die mittleren Kosten je DDD 2003.

24

Präparat	Bestandteile	DDD in Mio.	Änderung in %	DDD-Kosten in €
Corticosteroide und Salicylsäure				
Betadermic	Betamethason Salicylsäure	4,2	(+2,7)	0,44
Soderm plus	Betamethason Salicylsäure	2,5	(+14,1)	0,42
Alpicort	Prednisolon Salicylsäure	2,0	(+1,9)	0,66
Diprosalic	Betamethason Salicylsäure	1,4	(–0,1)	1,32
Volon A Tinktur N	Triamcinolonacetonid Salicylsäure	1,3	(+5,9)	1,00
		11,5	(+4,9)	0,65
Andere Corticosteroidkombinationen				
Hydrodexan/-S	Hydrocortison Harnstoff	1,5	(–8,6)	0,81
Summe		13,0	(+3,1)	0,67

Antiinfektive Dermatika

Die Verordnung antiinfektiver Lokaltherapeutika ist seit Jahren insgesamt rückläufig. Dieser Trend hat sich auch im Jahr 2003 fortgesetzt. Neu innerhalb der Gruppe der antibakteriellen Dermatika (Tabelle 24.6) ist *InfectoPyoderm*. Es enthält Mupirocin und ist bei Hautinfektionen wirksam, die durch grampositive Erreger (Staphylokokken, Streptokokken) ausgelöst werden (Ward und Campoli-Richards 1986). Darüber hinaus wurden lediglich *Neobac, Gentamycin medphano, Leukase N, Tyrosur, Fucidine* sowie erneut insbesondere *Metrogel* häufiger als im Vorjahr verordnet. Letzteres enthält Metronidazol und wird zur Lokalbehandlung der Rosacea eingesetzt (Rebora 2002). Nicht

Tabelle 24.6: Verordnungen von antibakteriellen Dermatika 2003. Angegeben sind die 2003 verordneten Tagesdosen, die Änderungen gegenüber 2002 und die mittleren Kosten je DDD 2003.

Präparat	Bestandteile	DDD in Mio.	Änderung in %	DDD-Kosten in €
Antibiotika				
Fucidine Salbe etc.	Fusidinsäure	9,1	(+7,2)	1,29
Metrogel/-creme	Metronidazol	1,8	(+20,5)	1,31
Refobacin Creme	Gentamicin	1,5	(−3,1)	1,06
Gentamycin Cr./Slb.medphano	Gentamicin	1,3	(+1,7)	0,72
Leukase N Puder/Salbe	Framycetin	1,2	(+2,4)	0,83
Sulmycin	Gentamicin	0,9	(−12,3)	0,98
Sofra-Tüll	Framycetin	0,7	(−79,0)	0,99
Tyrosur Gel/Puder	Tyrothricin	0,4	(+6,8)	1,83
InfectoPyoderm	Mupirocin	0,3	(neu)	1,74
Oxytetracyclinsalbe 1% SR	Oxytetracyclin	0,3	(+4,9)	0,53
		17,6	(−7,7)	1,18
Antiseptika				
Betaisodona Salbe etc.	Povidon-Iod	18,7	(−10,2)	0,46
Freka-cid	Povidon-Iod	2,8	(−4,7)	0,59
PVP-Jod-ratiopharm	Povidon-Iod	2,3	(−2,3)	0,58
Braunovidon	Povidon-Iod	1,5	(−7,4)	0,61
Linola-sept	Clioquinol	1,0	(−5,8)	0,56
PVP-Jod Lichtenstein	Povidon-Iod	0,6	(−15,0)	0,52
Furacin-Sol	Nitrofural	0,5	(−3,6)	1,31
Polydona	Povidon-Iod	0,3	(−17,3)	0,58
Traumasept	Povidon-Iod	0,3	(−12,2)	0,73
		28,2	(−8,8)	0,52
Kombinationen				
Ilon-Abszess-Salbe	Lärchenterpentin Terpentinöl, gereinigt	3,9	(−6,0)	0,23
Ichthoseptal	Chloramphenicol Natriumbitumino-sulfonat	2,1	(−4,4)	0,65
Nebacetin	Neomycin Bacitracin	1,7	(−2,2)	2,15
Neobac	Neomycinsulfat Bacitracin	0,2	(+0,6)	2,20
		7,9	(−4,6)	0,79
Summe		53,6	(−7,9)	0,77

mehr vertreten ist *Terramycin Salbe* (seit März 2003 außer Vertrieb). Auch die virostatischen Dermatika wurden im Vergleich zum Vorjahr insgesamt wieder seltener verordnet (Tabelle 24.7). Eine Steigerung verzeichnete hier lediglich *Aciclovir 1A-Pharma Creme*. Sie ist derzeit der preiswerteste Vertreter innerhalb dieses Marktsegments. Das in den vergangenen Jahren hier ebenfalls gelistete Sulfadiazin-Silber haltige *Flammazine* wurde aufgrund einer Änderung des Anwendungsgebietes den sonstigen Wundbehandlungsmitteln (Tabelle 24.14) zugeordnet und wird dort näher charakterisiert.

24

Antibiotika

Der Einsatz von Antibiotika in der Lokaltherapie wird in der Fachliteratur zurückhaltend bewertet. Dabei werden vor allem Resistenzentwicklungen und Sensibilisierungen gefürchtet. Grundsätzlich gilt die Regel, nach Möglichkeit nur solche Antibiotika lokal einzusetzen, die systemisch nicht verwendet werden (Hornstein und Nürnberg 1985, Korting 1995, Lemmer und Brune 2004). Damit scheiden in der Regel – von Ausnahmen abgesehen (siehe unten) – Antibiotika wie Chloramphenicol (in *Ichthoseptal*), Fusidinsäure (*Fucidine*), Gentamicin (*Gentamycin medphano, Sulmycin, Refobacin*), Metronidazol (*Metrogel*) und Tetracycline (*Oxytetracyclinsalbe*) für einen topischen Einsatz aus. Insbesondere auf die obsolete Anwendung von Chloramphenicol sollte ganz verzichtet werden.

Ähnlich zurückhaltend werden die Neomycin-haltigen Kombinationen (*Nebacetin, Neobac*) bewertet, da hier häufig Kontaktsensibilisierungen als Folge jahrelangen, unkontrollierten Einsatzes besonders bei Patienten mit Unterschenkelekzemen vorkommen sollen (Ring und Fröhlich 1985, Niedner und Ziegenmeyer 1992, Korting 1995, Simon und Stille 2000). Kreuzreaktionen mit anderen Aminoglykosidantibiotika, z. B. Gentamicin und Framycetin (*Leukase N, Sofra-Tüll*), sowie mit dem Polypeptidantibiotikum Bacitracin (in *Nebacetin, Neobac*) sind beschrieben (Hornstein und Nürnberg 1985, Simon und Stille 2000).

In der lokalen Aknetherapie sind Antibiotika dagegen durchaus indiziert, obwohl auch hier bei länger dauernder Behandlung eine Resistenzinduktion befürchtet werden muß und Tetracycline als wenig effektiv angesehen werden (Ring und Fröhlich 1985, Goulden 2003, Tan 2004). Eine strenge Indikationsstellung sowie die Ausschöpfung

24

aller übrigen Behandlungsmöglichkeiten (siehe Aknemittel) sind daher selbstverständlich. Darüber hinaus werden Tetracycline äußerlich auch zur Wundbehandlung eingesetzt. Insbesondere hier ist jedoch die Indikation wegen der schnellen Resistenzentwicklung und Hemmung der Wundheilung besonders kritisch zu stellen (Niedner und Ziegenmeyer 1992).

Fusidinsäure (*Fucidine*) steht in Deutschland ausschließlich in topischer Darreichungsform zur Verfügung und gilt als eins der wirksamsten Antibiotika bei durch Staphylococcus aureus hervorgerufenen Hautinfektionen wie Impetigo, Follikulitis oder Furunkulose (Wilkinson 1998). Primär resistente Staphylokokkenstämme sind selten. Eine rasche Resistenzentwicklung unter der Therapie ist jedoch möglich. So wurde bei einem dermatologischen Patientenkollektiv, das in den letzten 6 Monaten mit topischen Fusidinsäurepräparaten behandelt wurde, eine Resistenzrate von 50% ermittelt, während die Resistenzrate in nichtdermatologischen Kliniken und bei ambulanten Patienten lediglich bei 10% lag (Shah und Mohanraj 2003). Eine Kreuzresistenz mit anderen Antibiotika besteht nicht (Simon und Stille 2000). Eine vergleichbar gute Wirksamkeit weist das ausschließlich zur Lokaltherapie verfügbare Mupirocin (*InfectoPyoderm*) auf. In der Behandlung der Impetigo ist es einer oralen Therapie mit Erythromycin überlegen (George und Rubin 2003, Koning et al. 2004). Kreuzresistenzen oder Kreuzallergien mit anderen Antibiotika bestehen aufgrund der abweichenden chemischen Struktur nicht (Ward und Campoli-Richards 1986). Eine sekundäre Resistenzentwicklung bei längerdauernder Anwendung ist beschrieben (Simon und Stille 2000).

Der Einsatz von Metronidazol (*Metrogel*) zur Lokalbehandlung der Rosacea ist durch zahlreiche kontrollierte klinische Studien gesichert. Im Vordergrund stehen vor allem die signifikante Besserung entzündlicher Läsionen (Papeln, Pusteln) sowie des Erythems, während Teleangiektasien kaum oder gar nicht beeinflusst werden. Vergleichende Studien belegen darüber hinaus eine klinische Äquivalenz mit oralen Tetracyclinen. Metronidazol ist nach einer kleineren klinischen Studie auch zur Rezidivprophylaxe geeignet. Rezidive nach Absetzen der Therapie sind nicht häufiger als nach oraler Gabe von Tetracyclinen. Metronidazol wird nach topischer Applikation kaum resorbiert und die Serumkonzentrationen liegen in der Regel unterhalb der Erfassungsgrenze. Systemische Nebenwirkungen (z. B. Alkoholintoleranz) sind daher nicht zu erwarten (McClellan und Noble 2000, Del Rosso 2002, Rebora 2002). Eine therapeutische Alternative bei vergleichbarer klinischer Effektivität und Verträglichkeit ist Azelainsäure (siehe Aknemittel) (Maddin 1999, van Zuuren et al. 2004).

Tyrothricin (*Tyrosur Gel*) wird bei infizierten und infektionsgefährdeten Hautverletzungen oder Wunden sowie bei Verbrennungen etc. eingesetzt. Tyrothricin (Gemisch aus 70–80% Tyrocidin und 20–30% Gramicidin) ist ein Polypeptidantibiotikum mit guter Wirksamkeit auf grampositive Kokken und Stäbchen. Es besteht keine Kreuzresistenz mit anderen Antibiotika. Die Sensibilisierungsgefahr ist gering (Hornstein und Nürnberg 1985, Niedner und Ziegenmeyer 1992, Simon und Stille 2000).

24

Antiseptika

Zur Behandlung bakterieller (und mykotischer) Hautinfektionen werden in neuerer Zeit auch wieder bereits jahrzehntelang bekannte Lokalantiseptika wie Povidon-Iod, Chinolinderivate, Fuchsin, Gentianaviolett, Malachitgrün und Methylviolett (Pyoctanin) empfohlen. Als nachteilig gelten die infolge Verfärbung der Haut geringe kosmetische Akzeptanz sowie – insbesondere bei Povidon-Iod – mögliche Überempfindlichkeitsreaktionen und Anwendungsbeschränkungen im Kindesalter sowie bei Patienten mit Schilddrüsenerkrankungen (Ring und Fröhlich 1985, Daschner 1987, Korting 1995 Lemmer und Brune 2004). Clioquinol (*Linola-sept*) ist bei infizierten Hauterkrankungen indiziert. Auch Povidon-Iod-haltige Präparate können bei infektiösen Dermatosen eingesetzt werden. Der Schwerpunkt ihrer Anwendung liegt allerdings auf der Wundbehandlung und insbesondere der Behandlung von Verbrennungen.

Nitrofural (*Furacin-Sol*) wird im wesentlichen zur Lokalbehandlung infizierter Wunden und Ulzera sowie bei Verbrennungen eingesetzt. Es wirkt bei lokaler Anwendung bakterizid auf Staphylokokken, Streptokokken, Escherichia coli, Enterobacter, Klebsiella und Proteus, nicht dagegen auf Pseudomonas aeruginosa. Allergische Reaktionen (Kontaktekzem) sind möglich. Eine Dauertherapie sollte wegen onkogener Eigenschaften unterbleiben (Korting 1995, Simon und Stille 2000).

Ilon-Abszeß-Salbe wird bei Furunkeln, Karbunkeln, Abszessen etc. angewandt. Inhaltsstoffe sind Lärchenterpentin und gereinigtes Terpentinöl. Sie werden üblicherweise als Lösungsmittel verwendet. Bei lokaler Applikation nutzt man ihre hautreizende und erweichende

Tabelle 24.7: Verordnungen von virostatischen Dermatika 2003. Angegeben sind die 2003 verordneten Tagesdosen, die Änderungen gegenüber 2002 und die mittleren Kosten je DDD 2003.

Präparat	Bestandteile	DDD in Mio.	Änderung in %	DDD-Kosten in €
Aciclovir				
Aciclovir-ratiopharm Creme	Aciclovir	2,1	(−1,8)	0,74
Acic Creme	Aciclovir	1,4	(−3,1)	0,72
Aciclostad Creme	Aciclovir	1,1	(−2,6)	0,74
Zovirax Creme	Aciclovir	0,7	(−21,4)	1,13
Aciclovir 1 A-Pharma Creme	Aciclovir	0,4	(+30,8)	0,61
Aciclobeta Creme	Aciclovir	0,3	(−9,3)	0,72
Aciclovir AL Creme	Aciclovir	0,3	(−3,4)	0,92
Aciclovir Heumann Creme	Aciclovir	0,2	(−0,5)	0,95
		6,4	(−3,7)	0,79
Andere Virostatika				
Lomaherpan	Melissenblätterextr.	0,8	(−10,7)	0,45
Virudermin	Zinksulfat	0,6	(−8,8)	0,23
Triapten	Foscarnet	0,2	(−1,5)	3,11
		1,7	(−8,8)	0,73
Summe		8,1	(−4,8)	0,77

Wirkung. Wirksamkeitsbelege finden sich nach einer Medline-Recherche nicht. Mit systemischen Nebenwirkungen muß bei großflächiger topischer Anwendung gerechnet werden (Sweetman 2002).

Virostatika

Unter den meistverordneten topischen Virostatika finden sich vor allem Aciclovir-haltige Fertigarzneimittel (siehe Tabelle 24.7). Sämtliche Präparate werden bei Infektionen durch Herpes-simplex-Viren eingesetzt. Eine beschleunigte Abheilung ist allerdings selbst bei frühzeitiger Anwendung im klinischen Prodromalstadium kaum zu erwarten. Rezidive werden nicht verhindert. Aciclovir wird noch am günstigsten beurteilt, obwohl zumindest bei immunkompetenten Patienten nur eine geringe oder gar keine Evidenz für die klinische

Wirksamkeit gesehen wird (Spruance und Kriesel 2002) und Placebo-(Vehikel-)kontrollierte klinische Studien an Patienten mit rezidivierendem Herpes labialis selbst bei Applikation innerhalb einer Stunde nach Auftreten der ersten klinischen Symptome keinen signifikanten Einfluß auf Schmerzdauer, Verkrustungs- bzw. Erscheinungsdauer zeigen (Raborn et al. 1989). In der Therapie des Herpes genitalis ist die systemische Anwendung der topischen Applikation überlegen (Hornstein und Nürnberg 1985), so daß letztere in einschlägigen Empfehlungen erst gar nicht erwähnt wird (Petersen et al. 1999).

24

Auch die Wirksamkeit von Melissenblätterextrakt (*Lomaherpan*) ist nicht gesichert (Fricke und Klaus 1985). Eine neuere Placebo-kontrollierte klinische Doppelblindstudie weist nach viermal täglicher Applikation am zweiten Tag gegenüber der Vehikelcreme eine signifikante Abnahme eines kombinierten Symptomenscores (Beschwerden, Bläschen, infizierte Fläche) um 18% aus, woraus eine schnellere Abheilung abgeleitet wird. Die abschließende Beurteilung der Wirksamkeit durch den Arzt und den Patienten ergab zwar einen Trend zugunsten der Verummedikation, ein signifikanter Unterschied wurde jedoch nicht verifiziert (Koytchev et al. 1999).

Zinksulfat (*Virudermin*) wird bei Herpes labialis im wesentlichen als Adstringens eingesetzt (Sweetman 2002). In-vitro-Befunde weisen auch auf eine virostatische Wirkung hin. Klinischen Studien fehlt jedoch in der Regel eine Placebokontrolle und die Ergebnisse sind insgesamt eher inkonsistent (Arens und Travis 2000).

Variable und letztlich enttäuschende Therapieergebnisse sind auch für den topischen Einsatz von Foscarnet (*Triapten*) bei Herpes-labialis- bzw. Herpes-genitalis-Infektionen beschrieben (Fricke und Klaus 1991). Ein möglicher Einsatz ergibt sich aus einer kleineren offenen klinischen Studie an HIV-Patienten mit mukokutaner Herpes-simplex-Infektion, die auf eine systemische Behandlung mit Aciclovir nicht angesprochen hatten. Fünfmal tägliche Applikation einer 1%igen Foscarnet-Creme führte nach im Mittel 34,5 Tagen zu einer deutlichen Besserung bis vollständigen Abheilung in 65% der Fälle. Mehr als 70% der Patienten waren schmerzfrei (Javaly et al. 1999). *Triapten* ist ein besonders teures Präparat. Die Verordnungen von *Lomaherpan*, *Virudermin* und *Triapten* waren im Jahr 2003 erneut rückläufig.

Ein weiteres Therapieprinzip wird in der Behandlung von durch humane Papillomaviren (HPV) induzierten Warzen mit dem Immunmodulator Imiquimod (*Aldara*) verfolgt (siehe Mittel zur Behandlung von Hyperkeratosen).

Antiphlogistika und Antipruriginosa

24

Die Verordnung entzündungshemmender und juckreizstillender Lokaltherapeutika ist im Jahr 2003 im Gesamtdurchschnitt praktisch konstant geblieben (Tabelle 24.8). Auffällig sind jedoch die hohen Steigerungsraten der 2002 zur Behandlung des atopischen Ekzems eingeführten Calcineurinantagonisten Tacrolimus (*Protopic*) und Pimecrolimus (*Elidel*).

Pimecrolimus und Tacrolimus unterscheiden sich im wesentlichen in ihrem Zulassungsstatus. Während Tacrolimus zur Behandlung des mittelschweren bis schweren atopischen Ekzems nach Versagen oder Unverträglichkeit herkömmlicher Therapien zugelassen ist, kann Pimecrolimus nur zur Behandlung des leichten bis mittelschweren Ekzems, dann allerdings ohne Einschränkung, eingesetzt werden. Unterschiede ergeben sich auch in den jeweiligen verfügbaren Darreichungsformen. So liegt *Protopic* nur in einer Salbenzubereitung vor und kann bei Erwachsenen (1%ig) und Kindern ab zwei Jahren (0,03%ig) zur Kurzzeit- und intermittierenden Langzeitbehandlung angewendet werden. Auch *Elidel* ist bei Patienten ab 2 Jahren zur Kurzzeit- und intermittierenden Langzeitbehandlung zugelassen, steht aber nur als Creme zur Verfügung. Die Behandlung mit *Elidel* ist etwas kostengünstiger. Die Calcineurinantagonisten sind mindestens genauso gut wirksam wie die Standardtherapie mit topischen Glucocorticoiden ohne die damit verbundenen Risiken der Langzeittherapie (Hautatrophie, Hypopigmentation). Außerdem können Tacrolimus und Pimecrolimus im Gegensatz zu den Corticosteroiden eher auch im Gesicht, z.B. beim periorbitalen Ekzem, angewendet werden. Direkt vergleichende Studien liegen jedoch nicht vor. Aufgrund von Vergleichsstudien gegen verschiedene Glucocorticoide ist jedoch davon auszugehen, daß Tacrolimus potenter als Pimecrolimus ist (Williams 2002), was sich letztlich auch im unterschiedlichen Zulassungsstatus widerspiegelt (s. oben). Erfahrungen zur Langzeitverträglichkeit fehlen. Präklinische Studien weisen auf eine mögliche Photokarzinogenität hin (Williams 2002). Eine Kombination mit UV-Therapie sollte daher vermieden werden. Bei akuten Schüben der atopischen Dermatitis sind daher die stadiengerecht verwendeten topischen Corticosteroide – nicht zuletzt auch wegen der 5–10fach geringeren Tagesbehandlungskosten – nach wie vor Mittel der Wahl (Niedner 2003, Ellis et al. 2003).

Tabelle 24.8: Verordnungen entzündungshemmender und juckreizstillender Lokaltherapeutika 2003. Angegeben sind die 2003 verordneten Tagesdosen, die Änderungen gegenüber 2002 und die mittleren Kosten je DDD 2003.

24

Präparat	Bestandteile	DDD in Mio.	Änderung in %	DDD-Kosten in €
Immunsuppressiva				
Elidel	Pimecrolimus	2,8	(+737,1)	3,32
Protopic	Tacrolimus	2,1	(+49,1)	3,41
		5,0	(+180,5)	3,36
Bufexamac				
Parfenac	Bufexamac	4,0	(−22,9)	0,38
duradermal	Bufexamac	1,9	(−15,0)	0,34
Bufexamac-ratiopharm/- Fett	Bufexamac	1,6	(−11,5)	0,36
Windol	Bufexamac	1,4	(−14,8)	0,37
Jomax	Bufexamac	0,7	(−24,7)	0,38
		9,6	(−18,6)	0,37
Gerbstoff				
Tannosynt	Gerbstoffe	29,8	(+0,9)	0,17
Tannolact	Gerbstoffe	10,0	(−5,7)	0,39
Delagil	Gerbstoffe	0,7	(−11,5)	0,75
		40,5	(−1,0)	0,24
Andere Monopräparate				
Anaesthesulf Lotio	Polidocanol	13,1	(+4,0)	0,25
Ichtholan/-T	Ammonium-bituminosulfonat	10,3	(−11,2)	0,13
Berniter	Steinkohlenteer	5,0	(−20,5)	0,20
Halicar	Cardiospermum Ø	1,7	(−21,3)	0,48
Leukichtan	Natriumbitu-minosulfonat	1,5	(+25,7)	0,42
Anaesthesin Creme etc.	Benzocain	1,3	(+15,9)	0,62
		33,0	(−5,8)	0,24
Kombinationspräparate				
Optiderm/-F	Polidocanol Harnstoff	18,8	(+17,4)	0,31
Ingelan Puder	Isoprenalin Salicylsäure	1,1	(−57,6)	0,25
		19,9	(+6,9)	0,31
Summe		108,0	(−0,2)	0,41

24

Die übrigen lokal angewendeten Antiphlogistika und Antipruriginosa werden in der Dermatologie sehr unterschiedlich beurteilt. Allgemein anerkannt ist lediglich die entzündungshemmende Wirkung von Steinkohlenteer (*Berniter*) und sulfonierten Destillationsprodukten des Schieferöls (*Ichtholan*) (Hornstein und Nürnberg 1985, Ring und Fröhlich 1985, Korting 1995), die nach einer Placebo-kontrollierten Probandenstudie der antiinflammatorischen Wirkung einer 0,5%igen Hydrocortison-Creme entspricht (Warnecke und Wendt 1998). Bei allen übrigen Präparaten zur Behandlung entzündlicher und juckender Dermatosen liegen keine oder keine ausreichenden Belege zur Wirksamkeit vor.

Am häufigsten werden Präparate mit synthetischem Gerbstoff (*Tannosynt, Tannolact, Delagil*) verordnet. Das wasserlösliche Mischkondensationsprodukt aus Phenol- und Kresolsulfonsäure, Harnstoff und Formaldehyd soll an der Haut in niedriger Konzentration entquellend und in höherer Konzentration durch Proteinfällung adstringierend, gerbend und schorfbildend wirken und wird bei entzündlichen, nässenden und juckenden Hautkrankheiten eingesetzt. Nach einer Medline-Recherche stützt sich die Anwendung lediglich auf einen älteren Erfahrungsbericht (Post und Jänner 1971).

Auch die klinische Effektivität von Bufexamac wird uneinheitlich beurteilt, da es in der Mehrzahl der Studien nicht besser als Placebo wirkte (Christiansen et al. 1977, Wolf-Jürgensen 1979, Fine und Johnson 1988). Dem zweifelhaften Nutzen steht das Risiko von z.T. schweren Kontaktallergien (3,2%) gegenüber. Vor einem Einsatz in der Dermatologie und Proktologie wird daher ausdrücklich gewarnt und eine kritische Überprüfung des Nutzen-Risiko-Verhältnisses gefordert (Gniazdowska et al. 1999, Arzneimittelkommission der deutschen Ärzteschaft 2000, Proske et al. 2003).

Auch der topische Einsatz von Lokalanästhetika, insbesondere von *Anaesthesin*, wird wegen der geringen antipruritischen Potenz und der Neigung zu Kontaktsensibilisierungen (Inzidenz unter Benzocain 3–6%) weitgehend abgelehnt. Ferner besteht bei Anwendung auf größeren Wundflächen die Gefahr einer Methämoglobinbildung (Ring und Fröhlich 1985, Maddin 1991, Mutschler et al. 2001, Sweetman 2002). Polidocanol (in *Anaesthesulf*) besitzt lokalanästhetische und juckreizstillende Eigenschaften, kann in seltenen Fällen aber auch selbst sensibilisierend wirken (Maddin 1991, Korting 1995, Sweetman 2002). *Optiderm* enthält neben Polidocanol zusätzlich Harnstoff und wird vor allem bei Kindern mit Neurodermitis als corticoideinsparendes Externum genutzt.

Der Einsatz von Isoprenalin (*Ingelan*) als juckreizstillende Substanz wurde ebenfalls seit langem kritisch bewertet (Niedner und Ziegenmeyer 1992). Der Hersteller hat auf die fiktive Zulassung im Rahmen der Nachzulassung infolge der 10. AMG-Novelle mit Wirkung vom 30. Juni 2003 verzichtet (Löschliste unter www.bfarm.de).

Bestandteil von *Halicar* ist Cardiospermum Urtinktur, die als homöopathisches Mittel bei allergischen Hauterkrankungen und Entzündungen angewandt wird. Die Inhaltsstoffe von Cardiospermum halicacabum (Ballonrebe, Herzsame), einer tropischen Pflanze, sind bisher nicht bekannt. Der Extrakt zeigte im Tierexperiment sowie an gesunden Probanden antiphlogistische und antipyretische Wirkungen (Sadique et al. 1987, Gehring und Gloor 1989, Asha und Pushpangadan 1999). Klinisch wurden widersprüchliche Ergebnisse hinsichtlich der Wirksamkeit bei Ekzemen gefunden (Grimme und Augustin 1999). Kontrollierte klinische Studien zur Wirksamkeit bei Neurodermitis liegen nach einer Medline-Recherche nicht vor.

Aknemittel

Auch die Aknemittel wurden im Jahr 2003 insgesamt wieder seltener verordnet als in den Vorjahren (Tabelle 24.9). Zunahmen sind lediglich bei einigen Benzoylperoxidpräparaten (*Benzoyt, PanOxyl*), Antibiotika (*Erydermic, Aureomycin*) sowie bei den topischen Retinoiden (*Isotrex, Differin, Isotrexin Gel*) und Azelainsäure (*Skinoren*) zu verzeichnen. Nicht mehr vertreten ist das topische Tetracyclinpräparat *Imex* sowie *Brasivil*. Beide waren bereits im vorausgegangenen Jahr deutlich rückläufig. Die Veränderungen sind überwiegend ökonomischer Natur und korrelieren – von wenigen Ausnahmen abgesehen – mit den Tagesbehandlungskosten dieser Präparate.

Für die Behandlung der Akne ist im Einzelfall ein therapeutischer Stufenplan nach Schweregrad, Vorherrschen verschiedener Effloreszenzen (Komedonen, Papeln, Pusteln, Knötchen, Knoten) und Verlauf festgelegt, der zunächst eine topische Monotherapie, bei Therapieresistenz oder schweren Aknefällen die Kombination mehrerer Topika vorsieht (Deutsche Dermatologische Gesellschaft 1998, Gollnick et al. 2003).

Tabelle 24.9: Verordnungen von Aknemitteln 2003. Angegeben sind die 2003 verordneten Tagesdosen, die Änderungen gegenüber 2002 und die mittleren Kosten je DDD 2003.

Präparat	Bestandteile	DDD in Mio.	Änderung in %	DDD-Kosten in €
Benzoylperoxid				
PanOxyl	Benzoylperoxid	9,8	(+0,5)	0,16
Benzaknen	Benzoylperoxid	6,8	(−9,3)	0,24
Cordes BPO	Benzoylperoxid	2,5	(−8,0)	0,27
Sanoxit/MT	Benzoylperoxid	2,0	(−23,1)	0,29
Benzoyt	Benzoylperoxid	1,3	(+11,9)	0,23
Aknefug-oxid	Benzoylperoxid	1,0	(−4,0)	0,36
		23,4	(−5,5)	0,22
Antibiotika				
Aknemycin Lösung	Erythromycin	2,7	(−5,3)	0,53
Inderm	Erythromycin	2,0	(−11,2)	0,37
Basocin	Clindamycin	1,9	(−14,1)	1,05
Aknefug-EL	Erythromycin	1,7	(−5,3)	0,37
Eryaknen	Erythromycin	0,8	(−12,8)	0,64
Erydermec	Erythromycin	0,7	(+6,4)	0,48
Stiemycine	Erythromycin	0,6	(−8,7)	0,53
Aureomycin Salbe etc.	Chlortetracyclin	0,6	(+9,6)	0,71
Skid Gel	Erythromycin	0,5	(−11,8)	0,45
		11,5	(−7,7)	0,57
Andere topische Mittel				
Differin	Adapalen	6,4	(+3,8)	0,58
Skinoren	Azelainsäure	3,0	(+3,5)	1,11
Isotrex	Isotretinoin	2,0	(+8,4)	0,51
Cordes VAS	Tretinoin	0,7	(−0,8)	0,42
		12,0	(+4,2)	0,70
Orale Retinoide				
Aknenormin	Isotretinoin	1,5	(+274,8)	2,46
Roaccutan	Isotretinoin	1,3	(−65,0)	2,56
Isotretinoin Isis	Isotretinoin	1,3	(+227,1)	2,31
Neotigason	Acitretin	1,0	(+3,0)	5,66
		5,1	(−6,8)	3,07
Kombinationspräparate				
Zineryt	Erythromycin Zinkacetat	2,7	(−0,1)	1,05

24

Tabelle 24.9: Verordnungen von Aknemitteln 2003. Angegeben sind die 2003 verordneten Tagesdosen, die Änderungen gegenüber 2002 und die mittleren Kosten je DDD 2003 (Fortsetzung).

Präparat	Bestandteile	DDD in Mio.	Änderung in %	DDD-Kosten in €
Kombinationspräparate				
Isotrexin Gel	Erythromycin Isotretinoin	2,6	(+4,8)	0,67
Aknemycin Plus	Erythromycin Tretinoin	2,3	(–7,3)	0,73
Aknichthol N/-soft N	Natriumbitumino-sulfonat Salicylsäure	0,9	(–13,9)	0,73
Aknemycin Emulsion	Erythromycin Ammoniumbitumino-sulfonat	0,4	(–8,2)	1,35
		8,8	(–2,6)	0,84
Summe		60,9	(–3,9)	0,71

In der lokalen Behandlung der Akne gelten Retinoide wie Tretinoin (*Cordes VAS*) und Isotretinoin (*Isotrex*) sowie Benzoylperoxid (z. B. *PanOxyl*) als Mittel der Wahl (Goulden 2003, Gollnick et al. 2003). Isotretinoin wird als *Roaccutan* bei schweren Formen der Akne auch systemisch eingesetzt (siehe unten). Ein neueres Retinoid, aufgrund seiner abweichenden polyaromatischen Struktur auch als Arotinoid bezeichnet, ist Adapalen (*Differin*). Nach bisherigen klinischen Studien an Patienten mit geringgradig bis mittelstark ausgeprägter Akne vulgaris ist es Tretinoin und Isotretinoin therapeutisch weitgehend äquivalent. Auch die Retinoid-spezifischen Irritationen der Haut sind ähnlich wie nach Isotretinoin, jedoch geringer als unter der Behandlung mit Tretinoin (Brogden und Goa 1997, Gollnick und Krautheim 2003).

Allgemein heilt die Akne unter Benzoylperoxid rascher ab als unter topischen Retinoiden. Darüber hinaus wirkt Benzoylperoxid weniger irritativ und wird daher besser toleriert. Dafür sind die Retinoide insgesamt effektiver. Wegen ihrer teratogenen Eigenschaften dürfen sie allerdings auch in topischer Darreichungsform nicht während der

24

Schwangerschaft (und Stillperiode) eingesetzt werden. Tretinoin hat unter den Retinoiden das größte teratogene Potential. In schweren Fällen wird die Kombination einer abendlichen Anwendung von Tretinoin mit der morgendlichen Applikation von Benzoylperoxid empfohlen. Eine gleichzeitige Anwendung sollte aber wegen eines dann möglichen Wirkungsverlustes vermieden werden (Gollnick et al. 2003).

Azelainsäure (*Skinoren*) ist eine natürlich vorkommende C_9-Dicarbonsäure mit antibakteriellen und entzündungshemmenden Eigenschaften, die zu einer Normalisierung der gestörten follikulären Keratinisierung führt. Ein Einfluß auf die Talgproduktion fehlt. Kontrollierte klinische Studien zeigen eine anderen topischen Aknemitteln wie Benzoylperoxid, Tretinoin oder Erythromycin äquivalente Wirksamkeit. Wie mit diesen sind erste klinische Besserungen nach etwa vier Wochen zu erwarten. Patienten mit papulopustulöser Akne und Komedonen-Akne sprechen am besten an (Goulden 2003, Gollnick et al. 2003).

Topische Antibiotika sind bei entzündlichen Akneformen indiziert, sollten aber stets in Kombination mit topischen Retinoiden wie Tretinoin oder Isotretinoin, bei Retinoidunverträglichkeit alternativ mit Azelainsäure, angewandt werden. Dies steigert die Effektivität, verkürzt die Behandlungsdauer und verzögert bzw. verhindert die Resistenzentwicklung (siehe unten). Mittel der ersten Wahl sind Clindamycin (*Basocin*) und Erythromycin (z. B. *Aknemycin*). Topische Tetracycline (*Aureomycin, Imex*) sind kaum wirksam und sollten nicht mehr eingesetzt werden. Nach Besserung des Befundes (Rückgang der Entzündung) sollte das Antibiotikum unter Fortsetzung der Retinoidtherapie abgesetzt werden. Ist eine Besserung innerhalb von 6–8 Wochen nicht eingetreten, sollte die Therapie insgesamt umgestellt werden. Auch Benzoylperoxid und – geringer ausgeprägt – Azelainsäure besitzen antibakterielle Eigenschaften gegenüber Propionibakterien (Goulden 2003, Gollnick et al. 2003, Tan 2004).

Bei schwerer zystischer Akne (Acne conglobata) oder bei Akneformen, die auf eine Lokalbehandlung nicht ansprechen, sind orale Retinoide wie Isotretinoin (z. B. *Roaccutan*) Mittel der Wahl. Zu beachten ist bei letzterem jedoch wieder das nicht unerhebliche teratogene Potential, das eine Anwendung während der Schwangerschaft sowie bei gebärfähigen Frauen ohne strenge Kontrazeption ausschließt. Ferner liegen unter der Behandlung mit Isotretinoin Berichte über Depressionen, Psychosen und in seltenen Fällen auch über Suizide vor (Byrne und Hnatko 1995). Dies hat inzwischen zu einer Änderung der

Fachinformation geführt. Die Bewertung dieser Einzelfälle ist aber kontrovers, da schwere Akneformen selbst zu Depressionen mit Suizid führen können. Schließlich ist in Einzelfällen unter der Therapie mit oralem Isotretinoin ein deutlicher Anstieg der Kreatinkinase beschrieben und mit dem potentiellen Risiko einer Rhabdomyolyse in Zusammenhang gebracht worden (Trauner und Ruben 1999). Weiterhin ist zu beachten, daß orales Isotretinoin nicht zusammen mit oralen Tetracyclinen (Hirndrucksteigerung) kombiniert werden darf.

Die zur Aknebehandlung eingesetzten Kombinationspräparate (Tabelle 24.9) werden unterschiedlich beurteilt. So sind z.B. Salicylsäure-haltige Zubereitungen wie *Aknichthol N* aufgrund der niedrigen Konzentration (< 1%) nur unzureichend wirksam, da zur Komedolyse 5–10%ige Salicylsäurezubereitungen verlangt werden (Niedner und Ziegenmeyer 1992). Auch die Ammonium- bzw. Natriumbituminosulfonat-haltigen Fertigarzneimittel (*Aknichthol N*, *Aknemycin*) sollten wegen ihrer potentiellen photo- und nephrotoxischen Wirkung sowie bei Anwendung im Gesicht wegen einer möglichen Teerakne (Korting 1995) nur nach sorgfältiger Nutzen-Risiko-Abwägung eingesetzt werden (siehe hierzu auch Psoriasismittel). Andererseits sind Kombinationen von Antibiotika wie Erythromycin oder Clindamycin mit Schälmitteln wie Benzoylperoxid oder Tretinoin bzw. Isotretinoin (z.B. *Aknemycin Plus*, *Isotrexin*) der jeweiligen Monotherapie hinsichtlich Wirksamkeit und Verträglichkeit häufig überlegen (Pfannschmidt et al. 1988, Lookingbill et al. 1997, Glass et al. 1999, Leyden et al. 2001). Der Zusatz von Zinksulfat zu Erythromycin (*Zineryt*) steigert nach einer direkt vergleichenden Doppelblindstudie die Wirksamkeit des Antibiotikums (Tan 2004) und verhindert darüber hinaus möglicherweise – wie z.B. Benzoylperoxid (siehe oben) – die Entwicklung einer antibakteriellen Resistenz (Goulden 2003).

Mittel zur Behandlung von Hyperkeratosen

Salicylsäure

Bei den Mitteln zur Behandlung von Hyperkeratosen dominiert die konservative Lokaltherapie mit der allgemein empfohlenen Salicylsäure. Die Verordnungen haben auch im Jahr 2003 insgesamt zugenommen. Lediglich *Guttaplast* und *Verrumal* wurden seltener verschrieben als im Vorjahr. Nicht mehr vertreten ist *Collomack* (seit

Februar 2003 außer Vertrieb). Dafür ist mit geänderter Zusammensetzung nun als Monopräparat *Collomack topical* (enthält nur noch Salicylsäure) im Handel. Neu gegenüber dem Vorjahr ist ferner *Acetocaustin* (Tabelle 24.10).

In der Lokalbehandlung von Warzen gelten Salicylsäurezubereitungen als einfaches und wirksames Verfahren (Gibbs et al. 2004). Ein besonders praktikables Vorgehen ist der Einsatz von Salicylsäurepflastern (Ring und Fröhlich 1985). Dementsprechend gehört *Guttaplast* seit vielen Jahren zu den führenden Präparaten dieser Gruppe und ist darüber hinaus auch die preisgünstigste Behandlungsform. (Aufgrund

Tabelle 24.10: Verordnungen von Keratoplastika 2003. Angegeben sind die 2003 verordneten Tagesdosen, die Änderungen gegenüber 2002 und die mittleren Kosten je DDD 2003.

Präparat	Bestandteile	DDD in Mio.	Änderung in %	DDD-Kosten in €
Salicylsäure				
Guttaplast	Salicylsäure	10,9	(−8,1)	0,08
Verrucid	Salicylsäure	4,4	(−0,0)	0,22
Collomack topical	Salicylsäure	1,9	(> 1000)	0,12
		17,3	(+6,0)	0,12
Salicylsäurekombinationen				
Verrumal	Salicylsäure Fluorouracil Dimethylsulfoxid	23,7	(−1,9)	0,23
Duofilm	Salicylsäure Milchsäure	13,9	(+3,8)	0,12
Clabin N/plus	Salicylsäure Milchsäure	4,0	(+32,9)	0,12
		41,5	(+2,5)	0,18
Weitere Mittel bei Hyperkeratosen				
Acetocaustin	Chloressigsäure	4,7	(+17,1)	0,09
Mittel bei aktinischen Keratosen				
Solaraze	Diclofenac	0,7	(+23,2)	3,47
Summe		64,2	(+4,6)	0,19

einer Änderung der DDD für die gesamte Gruppe sind die Tages-behandlungskosten mit den DDD-Kosten früherer Jahre nicht ver-gleichbar.) Auch Chloressigsäure (*Acetocaustin*) ist – bei vergleichbar niedrigen DDD-Kosten wie für *Guttaplast* – nach einer kleineren Placebo-kontrollierten Doppelblindstudie wirksam (Steele et al. 1988).

Für Zusätze wie Milchsäure (in *Clabin, Duofilm*) wurde die Wirk-samkeit im Rahmen der Nachzulassung nichtverschreibungspflich-tiger Arzneimittel durch die amerikanische Zulassungsbehörde (FDA) nicht belegt (Walluf-Blume 1991). Fluorouracil (in *Verrumal*) ist ein Zytostatikum mit begrenzter Evidenz einer Wirksamkeit bei kutanen Warzen (Gibbs et al. 2004) und gilt mit dieser Indikation in der derma-tologischen Fachliteratur eher als Zweitwahlmittel. Zytostatika sollten nur kleinflächig, zeitlich auf 10–14 Tage begrenzt und nicht während der Schwangerschaft eingesetzt werden (Hornstein und Nürnberg 1985, Ring und Fröhlich 1985). Bei Dihydropyrimidindehydrogenase-Defizienz sind nach topischer Behandlung mit 5-Fluoruracil Neutro-penien und Thrombozytopenien mit lebensbedrohenden Kompli-kationen beschrieben (Johnson et al. 1999). Die Verordnungen von *Verrumal* haben nach vorübergehendem Anstieg im Vorjahr wieder leicht abgenommen. Eine neue Therapieoption bei Infektionen mit Papillomaviren (Verruca vulgaris) ist Imiquimod (*Aldara*), das durch Bindung an den Toll-like Rezeptor 7 eine immunmodulatorische Wirkung besitzt. Einer breiteren Anwendung stehen allerdings bislang die hohen Kosten entgegen. Imiquimod wurde mit Erfolg auch bei aktinischen Keratosen eingesetzt. Eine Zulassung besteht für diese Indikation jedoch bisher nicht (Anonymus 2002, Babilas et al. 2003).

Mittel zur Behandlung aktinischer Keratosen

Eine neue Therapieoption zur Behandlung aktinischer Keratosen ist das im Jahr 2002 in Deutschland eingeführte *Solaraze*. Es enthält Diclofenac in einem Hyaluronsäure-haltigen Gel. Aktinische Kerato-sen sind Vorstufen von Hautkarzinomen. Grundlage jeder nichtinvasi-ven Therapie sollte daher eine sichere Differentialdiagnose durch den behandelnden Arzt mit gegebenenfalls histologischen Kontrollen zur Diagnose und Beurteilung des therapeutischen Erfolges sein. Zwei randomisierte, Vehikel-kontrollierte Doppelblindstudien belegen nach 60- bzw. 90tägiger Behandlung Erfolgsraten von 33% bzw. 50% (vs. 10% bzw. 20% unter Vehikel-Gel). Eine weitere Studie, die zusätzlich

24

eine Lichtschutzcreme einsetzte, fand allerdings keinen signifikanten Unterschied in den Erfolgsraten (29% vs. 17%). Unerwünschte Wirkungen liegen mit ca. 80% im Bereich der Vehikel-Applikation und bestehen im wesentlichen in Juckreiz, Hautrötung, trockener Haut sowie Kontaktdermatitis. Die Wirkung von Diclofenac beruht nach tierexperimentellen Befunden auf einem antiproliferativen, angiostatischen und proapoptotischen Effekt, der über eine Hemmung der Prostaglandinsynthese zustande kommen soll (Babilas et al. 2003). Hyaluronsäure verzögert die Penetration von Diclofenac durch die Haut und erhöht so die Verfügbarkeit in der Epidermis. Die Serumkonzentration von Diclofenac nach topischer Applikation liegt bei ca. 1% der nach oraler Gabe beobachteten Werte (Jarvis und Figgitt 2003). Dennoch gibt es Hinweise auf gastrointestinale Blutungen nach Anwendung eines (anderen) Diclofenacgels (Anonymus 2002).

Als Therapie der Wahl gilt derzeit die Kryotherapie mit Erfolgsraten bis zu 99%. Sie ist gleichzeitig wohl auch die kostengünstigste Behandlung. Als pharmakologische Alternative wird topisches 5-Fluorouracil (*Efudix*) eingesetzt. Auch hier werden Erfolgsraten von bis zu 98% berichtet, allerdings brechen bis zu 60% der Patienten die Behandlung wegen unerwünschter Wirkungen ab (Chamberlain und Kurwa 2003). Eine neue Behandlungsoption stellt schließlich die photodynamische Therapie in Verbindung mit einem Photosensibilisator wie Methylaminolevulinat (*Metvix*) dar, mit der bei besserem kosmetischen Ergebnis ähnliche Erfolgsraten erzielt werden wie mit der Kryotherapie oder CO_2-Laser (siehe Arzneiverordnungs-Report 2003, Kapitel 2).

Psoriasismittel

Die Behandlung der Schuppenflechte erfolgt aufgrund der nach wie vor ungeklärten Pathogenese weitgehend symptomatisch, wenngleich die überlegene Wirksamkeit von Immunsuppressiva wie Ciclosporin oder der sog. Biologika, deren Wirkung über eine Hemmung von TNF-α bzw. über die T-Lymphozyteneinwanderung in die Haut zustandekommt, bei schwersten Formen der Psoriasis auf eine zentrale Rolle der T-Lymphozyten in der Pathogenese hinweist und sich Evidenzen für eine Autoimmunreaktion mehren (Kess et al. 2003, Prinz 2003). Generell stehen lokale und systemische Maßnahmen zur Verfügung. Die Lokaltherapie erfolgt im wesentlichen mit Dithranol, fluorierten

24

Glucocorticoiden und Vitamin-D-Analoga wie Calcipotriol (*Daivonex*, *Psorcutan*), Calcitriol (*Silkis*) und Tacalcitol (*Curatoderm*), ferner mit Teer-haltigen Präparaten sowie mit topischen Retinoiden wie Tazaroten. Ferner werden im Rahmen eines Therapiemanagements – wie bei der atopischen Dermatitis (Neurodermitis) – auch Emollentia, z. B. Basiscremes, -salben und rückfettende Ölbäder (siehe Tabelle 24.12) eingesetzt. Eine große Bedeutung hat auch die Phototherapie bzw. Photochemotherapie (UVB, UVB_{311nm}, Re-SUP, PUVA). In randomisierten, kontrollierten Vergleichsstudien wurde der Vorteil von UVB_{311nm} vor der traditionellen Breitband-UVB nachgewiesen (Walters et al. 1999, Ferguson 2002). Im Vergleich zu PUVA ergab sich allerdings eine eher geringere klinische Heilungsrate (Gordon et al. 1999, Lebwohl 2002). Andererseits ist bei langfristiger PUVA-Therapie ein erhöhtes Hautkrebsrisiko zu bedenken (Ashcroft et al. 2000a). Zur Entfernung der Schuppen wird insbesondere zu Beginn der Behandlung 2–10%ige Salicylsäure-Vaseline eingesetzt. Solche Zubereitungen dienen jedoch weniger der eigenständigen Behandlung der Psoriasis als vielmehr der Resorptionsverbesserung anderer Antipsoriatika, insbesondere von Glucocorticoiden (Lebwohl 1999, Ashcroft et al. 2000a). Eine entschuppende Wirkung haben auch 1–3%ige Kochsalzbäder bzw. andere NaCl-haltige Zubereitungen wie *Nubral Forte* oder Ölbäder, z. B. *Linola-Fett-N* (siehe Tabelle 24.12).

Als Basisantipsoriatikum gilt Dithranol, das je nach klinischem Befund meist in Kombination mit Salicylsäure oder Harnstoff angewandt wird. Eine besonders hohe Akzeptanz hat hier die sog. Minutentherapie (Aschoff et al. 2003). Die systemische Therapie bleibt schweren, therapieresistenten Formen der Psoriasis vorbehalten und besteht prinzipiell in der Gabe von Retinoiden wie Acitretin, Zytostatika wie Methotrexat, Immunsuppressiva wie Ciclosporin, Mycophenolatmofetil oder Tacrolimus (letztere haben derzeit allerdings keine Zulassung für diese Indikation) sowie ggf. von Fumaraten (siehe unten). Orale Glucocorticoide gelten dagegen wegen der Gefahr schwerer Rezidive sowie der möglichen Umwandlung der Psoriasis in eine pustulöse oder erythrodermische Form als obsolet (Greaves und Weinstein 1995, Braun-Falco et al. 1995, Feldman 2000, Griffiths et al. 2000, Ashcroft et al. 2000a).

Die Verordnungen der Psoriasismittel haben insgesamt deutlich zugenommen. Dies ist im wesentlichen auf die Neueinführung von *Psorcutan Beta* und *Daivobet* zurückzuführen, die Calcipotriol und Betamethason als fixe Kombination enthalten. Nach wie vor befinden sich nur wenige Psoriasismittel unter den meistverordneten Fertigarzneimitteln (Tabelle 24.11). Schon seit Jahren in der ambulanten Behandlung nicht mehr vertreten sind – trotz der positiven Bewertung (siehe oben) – Dithranol-haltige Präparate. Auch die Akzeptanz Teerhaltiger Fertigarzneimittel, z. B. *Berniter* (siehe Tabelle 24.8), ist wegen des unangenehmen Geruchs gering. Darüber hinaus wirken Teerpräparate bei langzeitiger Anwendung kanzerogen. Ihre Anwendung sollte daher nur nach sorgfältiger Abwägung von Nutzen und Risiko unter Berücksichtigung therapeutischer Alternativen kurzfristig über maximal drei Wochen erfolgen. Allerdings scheint das Risiko insgesamt gering zu sein (Bundesgesundheitsamt 1993, Jemec und Østerlind 1994, Greaves und Weinstein 1995, Ashcroft et al. 2000a, van de Kerkhof und Vissers 2003).

Tabelle 24.11: Verordnungen von Psoriasismitteln 2003. Angegeben sind die 2003 verordneten Tagesdosen, die Änderungen gegenüber 2002 und die mittleren Kosten je DDD 2003.

Präparat	Bestandteile	DDD in Mio.	Änderung in %	DDD-Kosten in €
Vitamin-D-Analoga				
Psorcutan	Calcipotriol	11,1	(−4,2)	1,16
Daivonex	Calcipotriol	2,8	(+13,4)	1,50
Curatoderm	Tacalcitol	2,5	(+0,6)	1,07
Silkis	Calcitriol	1,4	(−15,6)	1,58
		17,8	(−2,1)	1,23
Kombinationspräparate				
Psorcutan Beta	Calcipotriol Betamethason	2,8	(>1000)	1,33
Daivobet	Calcipotriol Betamethason	2,7	(+823,6)	1,33
Fumaderm	Dimethylfumarat Ethylhydrogenfumarat	2,7	(−0,6)	7,81
		8,2	(+156,3)	3,44
Summe		26,0	(+21,6)	1,93

Vitamin-D₃-Analoga

Calcipotriol und Tacalcitol sind neuere topische Antipsoriatika zur Behandlung der leichten bis mittelschweren Psoriasis vom sog. Plaque-Typ, die chemisch dem natürlichen Vitamin-D-Hormon Calcitriol nahe stehen. Auch letzteres ist in Deutschland seit 2000 unter dem Handelsnamen *Silkis* zur Lokaltherapie der Psoriasis zugelassen, obwohl es aufgrund seines ungünstigen Sicherheitsprofils in den USA und im Vereinigten Königreich (UK) nicht mehr vermarktet wird (Mason et al. 2002). Vitamin-D₃-Analoga wirken antiproliferativ und fördern die Differenzierung der Keratinozyten, was u. a. auf eine Erhöhung der inter- und intrazellulären Calciumkonzentration zurückgeführt wird (Langner et al. 2001, Rizova und Corroller 2001). Ferner bestehen Hinweise auf immunmodulatorische Eigenschaften. So hemmen sie beispielsweise die Produktion bestimmter proinflammatorischer Zytokine (IL-1, IL-6, IL-8, RANTES) und vermindern die Zahl aktivierter T-Lymphozyten, die ihrerseits an der Pathogenese der Psoriasis beteiligt sein sollen (Cather und Menter 2002, van de Kerkhof und Vissers 2003). Klinisch sind Calcipotriol (z. B. *Psorcutan*), Tacalcitol (*Curatoderm*) und Calcitriol (*Silkis*) dem stark wirksamen Betamethasonvalerat sowie dem „Goldstandard" Dithranol therapeutisch weitgehend äquivalent oder sogar überlegen (Murdoch und Clissold 1992, Peters und Balfour 1997, Langner et al. 2001, Mason et al. 2002, van de Kerkhof und Vissers 2003). Ein direkter Vergleich der Vitamin-D₃-Analoga untereinander weist nach zwei kleineren Studien auf eine klinische Vorteil von Calcipotriol sowohl gegenüber Tacalcitol als auch gegenüber Calcitriol hin, ohne daß sich allerdings Unterschiede in der Verträglichkeit ergeben (Mason et al. 2002, van de Kerkhof und Vissers 2003). Vitamin-D-Analoga wie Calcipotriol oder Calcitriol sind auch zusätzlich zu UV B oder in freier Kombination mit Corticosteroiden angewandt worden und waren dann wirksamer als UV B allein oder die jeweilige Monotherapie (Lamba und Lebwohl 2001, Ashcroft et al. 2000b, van de Kerkhof und Vissers 2003, Aschoff et al. 2003). Vorteil der sequentiellen Kombination von Vitamin-D-Analoga und topischen Corticosteroiden war ferner auch eine bessere Verträglichkeit (van de Kerkhof und Vissers 2003). Kontrollierte klinische Doppelblindstudien (Guenther 2004) bestätigen diese Befunde auch für die neu eingeführte Fixkombination aus Calcipotriol und Betamethasondipropionat (*Daivobet, Psorcutan Beta).* Eine einmal tägliche Applikation hat sich dabei als ebenso gut wirksam erwiesen wie die

24

zweimal tägliche Anwendung. Die Anwendungsdauer sollte einen Zeitraum von 4 Wochen nicht überschreiten. Weitere Anwendungsbeschränkungen entsprechen den Empfehlungen für die Monotherapie mit den Vitamin-D-Analoga (siehe unten). Prinzipiell wird jedoch zunächst eine Monotherapie mit einem Vitamin-D-Analogon über 2 Wochen empfohlen. Nur bei unzureichender Wirksamkeit sollte auf die kombinierte Anwendung mit einem Glucococorticosteroid umgestellt werden (van de Kerkhof und Vissers 2003).

Nicht kombiniert werden darf dagegen Calcipotriol mit Salicylsäure, da Calcipotriol im sauren Milieu rasch inaktiviert wird (Patel et al. 1998). Als Vorteil gegenüber Calcipotriol und Calcitriol, die zweimal täglich angewendet werden, gilt die nur einmal tägliche Applikation von Tacalcitol. Dadurch reduzieren sich die Tagesbehandlungskosten um 10–30%. Allerdings war Tacalcitol einmal täglich im direkten Vergleich etwas schwächer wirksam als die zweimal tägliche Anwendung von Calcipotriol (Veien et al. 1997, van de Kerkhof und Vissers 2003). Zu beachten sind mögliche Störungen des Calciumhaushaltes durch die Vitamin-D-Analoga. Eine maximale Tagesdosis von 10 g *Curatoderm Salbe*, 15 g *Psorcutan/Daivonex Salbe/Creme* bzw. 30 g *Silkis Salbe* sollte daher nicht überschritten werden. Die maximale Wochendosis von *Psorcutan/Daivonex Salbe/Creme* ist auf 100 g beschränkt. Die Anwendungsdauer sollte in der Regel 6–8 Wochen nicht überschreiten. *Curatoderm Salbe* sollte über einen Zeitraum von bis zu 8 Wochen maximal auf 15% der Gesamthautfläche, bei länger dauernder Behandlung (max. 18 Monate) in einer Dosierung von 2–3,5 g/Tag auf nicht mehr als 10% der Gesamthautfläche (z. B. Fläche eines Armes) aufgetragen werden. Für *Silkis* gelten entsprechende Beschränkungen. So sollten täglich nicht mehr als 30 g Salbe angewendet und nicht mehr als 35% der Körperoberfläche (ca. ein Bein und ein Arm) behandelt werden. Die Anwendungsdauer ist derzeit auf 6 Wochen beschränkt. Dennoch wurden Hyperkalzämien auch bei regelrechter Anwendung topischer Vitamin-D-Analoga beschrieben. Regelmäßige Bestimmung des Plasmacalciums oder der Calciumausscheidung im Urin im Abstand von drei Wochen werden daher empfohlen (Murdoch und Clissold 1992, Peters und Balfour 1997, Gerritsen et al. 2001, Kawaguchi et al. 2003).

Fumarsäurederivate

Obwohl nach Verordnungen nur im Mittelfeld angesiedelt, ist *Fumaderm* nach Umsatz (20,9 Mio. €) das führende Dermatikum. Erst mit weitem Abstand folgt als meistverordnetes Dermatikum das Lokalcorticosteroid *Prednicarbat* (Umsatz 13,6 Mio. €). Zugelassen ist *Fumaderm* zur oralen Anwendung bei schweren Formen der Psoriasis vulgaris, wenn eine lokale Behandlung nicht angezeigt ist. Der früher in der Fachinformation unter Anwendungsgebiete ausgenommene Einsatz bei Psoriasis pustulosa und Psoriasis vom Plaque-Typ findet sich nunmehr unter Gegenanzeigen (siehe unten). Eine Indikationserweiterung auf alle Formen der Psoriasis ist damit also nicht verbunden (Bundesinstitut für Arzneimittel und Medizinprodukte 2001).

Fumaderm soll nicht angewendet werden bei schweren gastrointestinalen Erkrankungen wie Ulcus ventriculi und Ulcus duodeni sowie bei schweren Leber- und Nierenerkrankungen, darüber hinaus wegen des Behandlungsrisikos nicht bei leichten Formen der Psoriasis vulgaris, wie der umschriebenen Plaque-Psoriasis oder der chronisch stationären Plaque-Psoriasis bei einer Ausdehnung von weniger als 10% der Körperoberfläche. Ferner sollte *Fumaderm* wegen fehlender ausreichender klinischer Erfahrung nicht bei Psoriasis pustulosa angewandt werden, obwohl Einzelfallberichte Hinweise auf eine Wirksamkeit erlauben. Weitere Kontraindikationen bestehen bei Personen unter 18 Jahren sowie während der Schwangerschaft und Stillzeit, da für Schwangere bisher keine Erfahrungen vorliegen und nicht bekannt ist, ob die Wirkstoffe in die Muttermilch übergehen.

Fumaderm ist ein Gemisch eines Dimethylesters und eines Monoethylesters der Fumarsäure sowie dessen Calcium-, Magnesium- und Zinksalze. Fumarsäure ist als Fruchtsäure in zahlreichen Pflanzen zu finden, u. a. im Erdrauch (*Fumaria officinalis*), von dem der Name abgeleitet ist. In tierischen und menschlichen Zellen liegt Fumarsäure als Metabolit des Zitronensäurezyklus vor und entsteht auch als Nebenprodukt im Harnstoffzyklus sowie beim Abbau von Phenylalanin und Tyrosin. Der Körperbestand der Fumarsäure bei einem normalgewichtigen erwachsenen Menschen (70 kg) wird mit 8–80 mg angegeben. Wegen der besseren Lipidlöslichkeit werden zur Behandlung der Psoriasis Ester der Fumarsäure bzw. deren Salze eingesetzt (Raab 1984, N.N. 1997). Angaben zur Pharmakokinetik der Fumarsäurealkylester in allgemein zugänglicher, publizierter Form liegen derzeit nicht vor. Nach Hinweisen des Herstellers werden die Einzel-

24

stoffe der *Fumaderm*-Wirkstoffmischung nach oraler Gabe an Ratte und Hund nahezu vollständig resorbiert, wobei Dimethylfumarat im Darm offenbar sehr schnell zu Methylhydrogenfumarat hydrolysiert wird. Auch humanpharmakologische Untersuchungen an gesunden Probanden zeigen, daß Dimethylfumarat im Blut nicht nachweisbar ist, während Methylhydrogenfumarat maximale Konzentrationen von 2,4 mg/l erreicht.

Der Wirkungsmechanismus der Fumarsäurealkylester ist weitgehend unbekannt. Aus In-vitro-Untersuchungen lassen sich antiproliferative und immunmodulierende Wirkungen ableiten. Letztere bestehen im wesentlichen in einer Hemmung (initial ist auch eine erhöhte Bildung beschrieben) proinflammatorischer Th-1-Zytokine (IL-2, INF-γ, TNF-α) sowie in einer gesteigerten Sekretion antiinflammatorischer Th-2-Zytokine (IL-4, IL-5, IL-10), was der bei der Psoriasis vorliegenden Th-1-betonten Immunantwort entgegenwirken soll (Asadullah et al. 1997, Ockenfels et al. 1998, Griffiths et al. 2000, Ormerod und Mrowietz 2004). Unklar ist allerdings nach wie vor der Beitrag der beiden Fumarsäurealkylester bzw. deren Salze zu diesen Wirkungen. Vergleichende In-vitro-Studien weisen Dimethylfumarat als wirksamsten Bestandteil von *Fumaderm* aus, gefolgt von Ethylhydrogenfumarat und Methylhydrogenfumarat (Thio et al. 1994, Seböck et al. 1994, Vandermeeren et al. 1997, Stoof et al. 2000). In-vitro-Untersuchungen mit Monomethylfumarat belegen Änderungen des Zytokinmusters in einem Konzentrationsbereich von 100–200 µmol/l (entspr. 13–26 mg/l) (De Jong et al. 1996, Asadullah et al. 1997). Dieser übersteigt allerdings die maximale Serumkonzentration von Methylhydrogenfumarat um das 5–10fache. Auch neuere In-vitro-Studien zum Wirkungsmechanismus der Fumarsäurealkylester weisen Dimethylfumarat als einzig wirksamen Bestandteil des Fumarsäurealkylestergemischs aus (Loewe et al. 2001, 2002). Da Dimethylfumarat im Blut nicht nachweisbar ist (siehe oben), bleibt die Frage offen, auf welcher Basis die klinischen Wirkungen zustande kommen sollen.

Klinische Erfahrungen mit *Fumaderm* beruhen auf Fallbeschreibungen und auf den Ergebnissen von zwei Placebo-kontrollierten Studien mit nur geringen Fallzahlen (siehe Arzneiverordnungs-Report 2003). In den beiden Placebo-kontrollierten Studien an Patienten mit schweren Formen der Psoriasis zeigte *Fumaderm* im Vergleich zu Placebo (8%) eine deutliche Besserung (70–100% Abheilung) oder komplette Remission in 50% bzw. 52% der Fälle (Nugteren-Huying et al. 1990, Altmeyer et al. 1994). Eine neuere randomisierte Doppelblind-

24

studie über 13 Wochen an insgesamt 143 Patienten mit schwerer, chronischer Plaque-Psoriasis, in der der Einfluß einer zusätzlichen topischen Applikation von Calcipotriol gegen *Fumaderm* allein geprüft wurde, weist mit 41% (vs. 65% bei kombinierter Gabe von Calcipotriol plus *Fumaderm*) ähnliche Besserungs- bzw. komplette Remissionsraten aus (Gollnick et al. 2002). Monoethylfumarat ist nach einer Placebo-kontrollierten Studie schwächer wirksam als Placebo (Nugteren-Huying et al. 1990). Eine ähnliche antipsoriatische Effektivität wie *Fumaderm* weist lediglich Dimethylfumarat auf, das allerdings nach einer anderen Placebo-kontrollierten Studie nur in 27% der Fälle zu einer mehr als 50%igen Abheilung psoriatischer Läsionen führt (Nieboer et al. 1989). Zwei neuere Studien mit *Fumaderm* bzw. Dimethylfumarat an 12 (Balasubramaniam et al. 2004) bzw. 40 Patienten (Carboni et al. 2004) mit mittelschwerer bis schwerer chronischer Plaque-Psoriasis, die auf eine herkömmliche systemische Therapie nicht ansprachen oder dieses nicht vertrugen, weisen ähnliche Remissionsraten aus, entsprechen aber wegen fehlender Kontrollgruppen nicht den üblichen Standards. Neuere randomisierte und kontrollierte klinische Studien liegen nicht vor. Nach diesen Daten ist unklar, ob Monoethylfumarsäureester einen Beitrag zur Wirkung von *Fumaderm* leistet. Gefordert werden daher klinische Studien, die anstelle des komplexen Gemischs Dimethylfumarat als Monosubstanz prüfen (Ormerod und Mrowietz 2004).

Auffällig ist die hohe Zahl von Therapieabbrüchen bei 39% der Patienten unter der Verummedikation und 58% unter Placebo wegen Therapieversagens, Krankheitsverschlimmerung oder unerwünschter Wirkungen (Altmeyer et al. 1994). Eine neuere retrospektive Langzeitstudie weist eine permanente Abbruchrate von 58% und eine temporäre Abbruchrate von 29% aus. Unerwünschte Wirkungen sind danach mit 73% insgesamt sehr häufig. Bis zu 42% der Patienten klagten über gastrointestinale Störungen wie Durchfall, Übelkeit und andere Beschwerden, bei 55% der Patienten kam es zu Gesichtsrötung und Hitzegefühl. Eine relative Lymphozytopenie wurde in 76% der Fälle beobachtet, eine vorübergehende Eosinophilie fand sich bei 14% und erhöhte Leberwerte bei 25% der Patienten (Hoefnagel et al. 2003). Auf Veränderungen des Blutbildes (Leukopenie, Lymphopenie, Eosinophilie) sowie ein erhöhtes Risiko nephrotoxischer Wirkungen durch Fumarsäurederivate wurde bereits früher hingewiesen (Arzneimittelkommission der deutschen Ärzteschaft 1999). Ferner ist in einem Fall in engem zeitlichen Zusammenhang mit einer Behandlung mit

24

Fumarsäureestern eine Panzytopenie aufgetreten, die infolge einer Sepsis zum Tode geführt hat. Wegen der bekannt gewordenen unerwünschten Arzneimittelwirkungen und der umstrittenen Wirksamkeit kann die Behandlung mit Fumarsäureestern nicht vorbehaltlos empfohlen werden (Arzneimittelkommission der deutschen Ärzteschaft 1999). Fumarsäure und Fumarsäurealkylester wurden bereits 1988 im Rahmen der Aufbereitung der Altarzneimittel nach AMG 1976 aufgrund mangelnder Wirksamkeit und schwerwiegender, insbesondere nephrotoxischer Nebenwirkungen negativ beurteilt (Bundesgesundheitsamt 1988). Fumarsäuresalze, Fumarsäuremonoalkylester und Fumarsäuredialkylester sind auch in der Anlage 2 der Verordnung über unwirtschaftliche Arzneimittel in der gesetzlichen Krankenversicherung vom 21. Februar 1990, zuletzt geändert durch die Verordnung vom 9. Dezember 2002, aufgeführt. Ausgenommen sind jedoch zugelassene Kombinationen von Fumarsäureestern (wie *Fumaderm*) zur systemischen Anwendung bei Psoriasis.

Basistherapeutika, Hautschutz- und Pflegemittel

Die Wirksamkeit einer lokalen Behandlung von Hautkrankheiten wird nur selten vom pharmakologischen Wirkstoff allein bestimmt. Eine wesentliche Bedeutung hat in der Dermatologie auch der Wirkstoffträger, also die galenische Grundlage (Ring und Fröhlich 1985, Niedner und Ziegenmeyer 1992, Korting 1995). Aus diesem Grund gehören die Basistherapeutika nach verordneten Tagesdosen mit zu den meistverordneten Fertigarzneimitteln unter den Dermatika (Abbildung 24.1, Tabelle 24.12).

Die diskontinuierliche topische Corticosteroidbehandlung (Tandem- bzw. Intervalltherapie) ist allgemein akzeptiert, da sich unerwünschte Wirkungen der Glucocorticoidtherapie mildern oder sogar vermeiden lassen (siehe Corticosteroidexterna). Auch einer möglichen Tachyphylaxie gegenüber Lokalcorticoiden soll sie entgegenwirken (Hornstein und Nürnberg 1985, Merk und Bickers 1992, Korting 1995, Niedner 1998). Basistherapeutika werden daher vor allem von den Herstellern corticosteroidhaltiger Externa ausgeboten.

Außer zur Intervalltherapie finden die in Tabelle 24.12 aufgeführten Fertigarzneimittel auch bei anderen Indikationen Verwendung. So wird beispielsweise *Linola/-fett* zur Behandlung von Dermatosen bei sebostatischer Haut eingesetzt, *Linola-fett-N Ölbad* zur unterstüt-

Tabelle 24.12: Verordnungen von wirkstofffreien Dermatika, Hautschutz- und Pflege-mitteln 2003. Angegeben sind die 2003 verordneten Tagesdosen, die Änderungen gegenüber 2002 und die mittleren Kosten je DDD 2003.

24

Präparat	Bestandteile	DDD in Mio.	Änderung in %	DDD-Kosten in €
Wirkstofffreie Dermatika				
Linola/-Fett	Ungesättigte Fettsäuren	22,4	(−10,5)	0,46
Asche Basis	Wirkstofffreie Grundlage	4,0	(−28,9)	0,19
Dermatop Basis	Wirkstofffreie Grundlage	3,2	(−35,9)	0,26
Linola-Fett-N Ölbad	Paraffin, dickflüssig Hexadecyl(2-ethylhexa-noat)-Octadecyl(2-ethylhexanoat)-Iso-propylmyristat α-Dodecyl-ω-hydroxy-poly(oxyethylen)-2 (Dodecyltetradecyl)- ω - hydroxypoly(oxyethylen) -4,5-poly(oxypropylen)-5	2,0	(−18,5)	0,27
		31,6	(−17,1)	0,39
Harnstoff				
Basodexan	Harnstoff	6,9	(−4,7)	0,25
Elacutan	Harnstoff	6,0	(+1,3)	0,25
Nubral	Harnstoff	4,2	(−9,2)	0,23
Linola Urea	Harnstoff	3,9	(+1,8)	0,21
Eucerin Urea	Harnstoff	2,8	(−4,9)	0,24
Ureotop	Harnstoff	1,5	(+2,5)	0,21
		25,3	(−2,8)	0,24
Harnstoffkombinationen				
Remederm Widmer	Harnstoff Retinolpalmitat Tocopherolacetat Dexpanthenol	4,1	(−12,0)	0,17
Summe		60,9	(−11,3)	0,31

24

zenden Behandlung trockener und schuppender Dermatosen (siehe Psoriasismittel). Harnstoff-haltige Zubereitungen (*Basodexan, Elacutan, Eucerin Urea, Linola Urea, Nubral, Ureotop*) werden außer zur Nach- und Intervallbehandlung entzündlicher Hauterkrankungen auch bei trockener und seniler Haut sowie bei Hyperkeratosen (z. B. Ichthyosis) empfohlen, in Kombination mit Natriumchlorid (*Nubral Forte*) z. B. bei Psoriasis zum Lösen von Schuppen (siehe Psoriasismittel). Zusätzlich wirken sie durch die verbesserte Hydratation der Hornschicht juckreizstillend und werden daher auch bei Pruritus angewandt (Hornstein und Nürnberg 1985, Korting 1995).

Die Verordnung der Basistherapeutika und Hautschutz- und Pflegemittel hat nach Jahren kontinuierlicher Zunahme seit 1997 deutlich abgenommen. Dieser Trend hat sich auch 2003 weiter fortgesetzt. Nicht mehr unter den 3000 meistverordneten Fertigarzneimitteln ist die Harnstoffkombination *Nubral Forte*.

Basiszubereitungen werden von nahezu jedem Hersteller von Lokalcorticoiden vertrieben. Von einer prinzipiellen Austauschbarkeit kann ausgegangen werden, obwohl von fachdermatologischer Seite immer auf die Erfordernis einer dem corticoidhaltigen Fertigarzneimittel zumindest ähnlichen Grundlage hingewiesen wird (Hornstein 1997).

Wundbehandlungsmittel

Einem langjährigen Trend folgend sind Wundbehandlungsmittel auch 2003 wieder deutlich zurückhaltender verordnet worden (Tabellen 24.13 und 24.14). Neu sind *Actisorb Silver* und *Algoplaque* sowie *Pantederm N* als Nachfolgepräparat von *Pantederm* (Herausnahme von Dexpanthenol) und *Iruxol N* als Nachfolgepräparat von *Iruxol* (Herausnahme von Chloramphenicol). Nicht mehr unter den 3000 meist verordneten Fertigarzneimitteln sind das Kamillenblütenpräparat *Azulon* sowie *Pantederm* und *Iruxol*.

Obwohl die Wundbehandlung ein zentrales Anliegen vieler aktueller Forschungsprojekte der Zellbiologie ist (Scharfetter-Kochanek et al. 1999, Harding et al. 2002), können die Ergebnisse dieser Forschungen auch aus Kostengründen nur einer kleinen Patientengruppe zugute kommen. Dies gilt beispielsweise für topische Präparate mit Wachstumsfaktoren wie Becaplermin (*Regranex*), das trotz derzeit noch uneinheitlicher Datenlage (siehe Arzneiverordnungs-Report

Tabelle 24.13: Verordnungen zinkoxidhaltiger Wundbehandlungsmittel 2003. Angegeben sind die 2003 verordneten Tagesdosen, die Änderungen gegenüber 2002 und die mittleren Kosten je DDD 2003.

Präparat	Bestandteile	DDD in Mio.	Änderung in %	DDD-Kosten in €
Monopräparate				
Mitosyl/-N	Zinkoxid	5,1	(−17,7)	0,24
Zinkoxidemulsion/-salbe LAW	Zinkoxid	2,0	(−15,6)	0,22
Zinksalbe Lichtenstein	Zinkoxid	1,9	(+10,6)	0,25
Pantederm N	Zinkoxid	1,4	(+427,9)	0,23
Zinksalbe etc. Bombastus	Zinkoxid	1,3	(−11,2)	0,09
		11,8	(−2,5)	0,22
Kombinationen				
Mirfulan	Lebertran Zinkoxid	21,0	(−9,7)	0,28
Mirfulan Spray N	Zinkoxid Lebertran Levomenol	2,4	(−21,5)	0,18
Desitin Salbe/Salbenspray	Lebertran Zinkoxid	2,0	(−18,4)	0,26
		25,4	(−11,7)	0,27
Summe		37,2	(−9,0)	0,25

2001) zur Behandlung schwerer Wundheilungsstörungen bei Diabetikern zugelassen wurde. Bislang stehen zur Wundbehandlung vergleichsweise billigere, unter pharmakologischen Gesichtspunkten aber auch weniger gesicherte Therapieprinzipien im Vordergrund.

Entsprechend den Phasen der Wundheilung lassen sich Wundbehandlungsmittel in Mittel zur Reinigung, Granulationsförderung und Förderung der Epithelisierung unterscheiden. Sie werden im wesentlichen bei chronischen, schlecht heilenden Wunden eingesetzt. Traumatische Wunden bedürfen in der Regel keiner zusätzlichen Therapie, sie heilen nach chirurgischer Primärversorgung spontan ab. Auch bei chronischen Wunden wird die Behandlung der Grundkrankheit, z. B. beim Ulcus cruris die möglichst weitgehende Beseitigung der chronisch venösen Mikro- und Makrozirkulationsstörung durch

Tabelle 24.14: Verordnungen sonstiger Wundbehandlungsmittel 2003. Angegeben sind die 2003 verordneten Tagesdosen, die Änderungen gegenüber 2002 und die mittleren Kosten je DDD 2003.

Präparat	Bestandteile	DDD in Mio.	Änderung in %	DDD-Kosten in €
Vaselin				
Oleo-Tüll	Weißes Vaselin	2,5	(+5,4)	0,97
Dexpanthenol				
Panthenol-ratiopharm	Dexpanthenol	19,1	(−3,6)	0,13
Panthenol Lichtenstein	Dexpanthenol	15,0	(−9,2)	0,13
Bepanthen Wund- u. Heilsalbe	Dexpanthenol	9,2	(−17,8)	0,26
panthenol von ct	Dexpanthenol	2,9	(+5,2)	0,11
Panthogenat	Dexpanthenol	2,2	(−11,0)	0,14
Dexpanthenol Heumann	Dexpanthenol	1,2	(−25,5)	0,17
		49,7	**(−8,8)**	**0,16**
Weitere Mittel				
Iruxol N	Clostridiopeptidase	7,2	(+45,8)	0,63
Flammazine	Sulfadiazin-Silber	6,6	(−4,9)	0,32
Pyolysin	Pyolysin Zinkoxid Salicylsäure	2,1	(−14,8)	0,30
Hametum Salbe etc.	Hamamelisextrakt	1,9	(−7,6)	0,44
Actisorb Silver	Silber-Aktivkohle	1,5	(neu)	5,88
Fibrolan	Plasmin Desoxyribonuklease	1,1	(−60,1)	2,47
Algoplaque	Carmellose	0,3	(neu)	7,31
Kamillosan Wund- und Heilbad	Kamillenblütenextrakt	0,2	(−11,7)	3,09
		20,9	(+7,7)	1,09
Summe		**73,2**	**(−4,1)**	**0,45**

Kompressionsverbände (siehe Kapitel 49), als wesentliche Voraussetzung gesehen (Hornstein und Nürnberg 1985, Niedner und Ziegenmeyer 1992, Knapp 1995, Korting 1995).

Zur Wundabdeckung können wirkstofffreie Wundauflagen (*Oleo-Tüll*) zweckmäßig sein. In der Granulationsphase werden häufig Hydrokolloidverbände wie *Algoplaque* eingesetzt. Sie absorbieren das Wundsekret, schaffen so günstige Bedingungen für den Heilungsprozess und führen zu einer schnelleren Abheilung (Belmin et al. 2002, Eisenbud et al. 2003). Zinkoxid-haltige Zubereitungen werden aufgrund ihrer abdeckenden, adstringierenden, austrocknenden und exsudatbindenden Eigenschaften außer zur Randabdeckung von Ulcera crurum auch in der Säuglings- und Kleinkinderpflege, bei Windeldermatitis, subakuten intertriginösen Entzündungen, leichteren Verbrennungen oder bei Dekubitalläsionen eingesetzt und sind auch nach kontrollierten klinischen Studien wirksam (Strömberg und Ågren 1984, Niedner und Ziegenmeyer 1992). Nach einer systematischen Übersicht haben neben Zinkoxidzubereitungen nur noch Dextranomer und Cadexomer-Iod positive Resultate in kontrollierten Studien erbracht (Bradley et al. 1999). Für andere Wundbehandlungsmittel liegen dagegen keine ausreichenden Wirksamkeitsbelege vor.

Zur Wundreinigung werden neben lokalchirurgischen Maßnahmen und Umschlägen mit hypertoner Kochsalzlösung unter anderem Antiseptika (siehe Tabelle 24.6) sowie proteolytische und kollagenolytische Enzyme zum Abbau nekrotischer Belege eingesetzt. Am häufigsten wird Dexpanthenol verordnet, obwohl kaum objektive Untersuchungen zu seiner Wirkung existieren und die Ergebnisse experimenteller und klinischer Studien uneinheitlich sind (Ebner et al. 2002). Kontaktallergien auf Dexpanthenol sind beschrieben (Hornstein und Nürnberg 1985, Schulze-Dirks und Frosch 1988, Hahn et al. 1993, Korting 1995). Eine randomisierte klinische Studie an Patienten mit Kehlkopfkarzinom bzw. Brustkrebs (jeder Patient diente als eigene Kontrolle) erbrachte durch *Bepanthen Roche* (Dexpanthenol) keine beschleunigte Abheilung radiogener Hautschäden gegenüber unbehandelten Kontrollarealen (Løkkevik et al. 1996). Auch eine neuere experimentelle, Placebo-kontrollierte Doppelblindstudie, die den protektiven Effekt von Dexpanthenol auf eine durch Natriumlaurylsulfat induzierte Hautschädigung prüfte, findet zwar unter Dexpanthenol eine signifikant verbesserte Hydratisierung der Haut, klinisch ergab sich jedoch kein Unterschied zu Placebo (Biro et al. 2003). Eine beschleunigte Wundheilung mit signifikanter und klinisch relevanter

Förderung der Granulation und Epithelisierung ist somit mit derzeit verfügbaren pharmakologischen Mitteln kaum zu erreichen. „Viele Wundbehandlungsmittel sind Wundheilungsverzögerer" (Niedner und Ziegenmeyer 1992).

Silberhaltige Zubereitungen wie Sulfadiazin-Silber (*Flammazine*) oder Silber-Aktivkohle-Verband (*Actisorb Silver*) werden bei infizierten oder infektionsgefährdeten Wunden, z. B. beim Dekubitus, Ulcus cruris oder diabetischen Fuß, bzw. nach Verbrennungen, Verbrühungen und Verätzungen eingesetzt. Silberionen wirken bakterizid. In-vitro-Studien weisen jedoch in Abhängigkeit von der pharmazeutischen Zubereitung erhebliche Unterschiede in der Effektivität aus. So ist 0,5% Silbernitratlösung kaum antibakteriell wirksam. Etwas stärker, aber immer noch relativ schwach ausgeprägt, ist auch die Wirksamkeit von 1% Sulfadiazin-Silber. Den deutlichsten antibakteriellen Effekt weist ein Silber beschichteter Verband auf (Wright et al. 1998). Partiell bestätigt werden diese Befunde durch z.T. randomisierte klinische Studien (Tredget et al. 1998, Karlsmark et al. 2003, Sibbald et al. 2003, Lansdown 2004). Ist der antibakterielle Effekt von Sulfadiazin-Silber (*Flammazine*) nur schwach ausgeprägt, wird ein Einsatz auch aufgrund der kontaktsensibilisierenden Potenz der Sulfonamidkomponente prinzipiell abgelehnt (Hornstein und Nürnberg 1985, Daschner 1987, Simon und Stille 2000). In einer älteren Übersicht finden sich nach topischer Applikation von Sulfadiazin-Silber Hautausschläge, Fieber, Tachykardie sowie Leukopenien, aber auch Leukozytose (Lunan 1975). Außerdem kann Sulfadiazin-Silber nach lokaler Anwendung resorbiert werden und wie andere Sulfonamide systemische Nebenwirkungen auslösen (Sweetman 2002). Sulfadiazin-Silber zur Behandlung infizierter Wunden ist in der Verordnung über unwirtschaftliche Arzneimittel vom 16. November 2000 (BGBl. I S. 301) gelistet und damit nicht zu Lasten der GKV verordnungsfähig. Nach Änderung des Anwendungsgebietes von „Prophylaxe und Therapie von Wundinfektionen nach Verbrennungen, Verbrühungen und dermalen Verätzungen" in „Zum Auftragen auf oberflächliche, frische und infektionsgefährdete Wunden nach Verbrennungen, Verbrühungen und leichteren Säureverätzungen der Haut" ist *Flammazine* in der vom Bundesausschuss der Ärzte und Krankenkassen aufgrund o. a. Rechtsverordnung erstellten (Fertig)Arzneimittelübersicht vom 18. Oktober 2003 jedoch nicht mehr aufgeführt, da nur solche Präparate gelistet werden dürfen, die dem Wortlaut der Rechtsverordnung entsprechen. Inwieweit damit auch der Tatbestand der unwirtschaftlichen Verordnungsweise aufgehoben ist, ist wohl eher eine juristische Fragestellung.

Häufig verordnete Fertigarzneimittel sind auch *Fibrolan* und *Iruxol N* (Tabelle 24.14). *Iruxol N* ist das Nachfolgepräparat von Iruxol und enthält nach Herausnahme von Chloramphenicol jetzt nur noch Clostridiopeptidasen, die Kollagen und andere Proteine auflockern bzw. abbauen und damit dazu beitragen sollen, daß nekrotisches Material entfernt und die Reparationsphase schneller eingeleitet werden kann (Niedner und Ziegenmeyer 1992). Ein entsprechender Beleg durch kontrollierte klinische Studien liegt jedoch nach einer Medline-Recherche der letzten 30 Jahre nicht vor. *Fibrolan* enthält bovines Plasmin sowie bovine Desoxyribonuklease. Zur Wirksamkeit auch dieser Kombination liegen derzeit keine kontrollierten klinischen Studien vor. Zu beachten ist eine mögliche Allergie gegen bovines Eiweiß (Hornstein und Nürnberg 1985, Korting 1995). Der Hersteller von *Fibrolan* hat auf die fiktive Zulassung im Rahmen der Nachzulassung infolge der 10. AMG-Novelle mit Wirkung vom 30. Juni 2003 verzichtet (Löschliste unter www.bfarm.de).

Hametum enthält einen Extrakt der Zaubernuß (Hamamelis) und wird zur Anwendung bei leichten Hautverletzungen, lokalen Entzündungen sowie bei Verbrühungen, Verbrennungen, Sonnenbrand, zur Wundpflege bei Säuglingen und bei Hämorrhoiden ausgeboten. Hamamelisextrakt hat nach experimentellen Untersuchungen antiphlogistische und antivirale Eigenschaften, die sich allerdings klinisch bisher nicht bestätigen ließen (Korting et al. 1995). Auch Kamillenblütenextrakt (*Kamillosan*) wird bei entzündlichen Dermatosen sowie zur Behandlung von Sonnenbrand u. a. eingesetzt. Hinweise auf antiphlogistische Wirkungen von Kamillenextrakten ergeben sich derzeit ebenfalls nur aus experimentellen Studien (Korting 1995, Ammon et al. 1996). Nach einer randomisierten, Arzt-verblindeten klinischen Studie an Patienten mit Brustkrebs (jeder Patient diente als eigene Kontrolle) führt die Behandlung mit *Kamillosan* nicht zu einer beschleunigten Abheilung radiogener Hautschäden gegenüber Kontrollarealen (Maiche et al. 1991).

Wesentlicher Bestandteil von *Pyolysin* ist neben Salicylsäure und Zinkoxid ein keimfreies Filtrat aus Staphylokokken-, Streptokokken-, Escherichia-coli-, Pseudomonas-aeruginosa- und Enterokokken-Bouillon-Kulturen. *Pyolysin* soll antibakterielle Eigenschaften besitzen und zur Behandlung von Wundinfektionen, oberflächlichen Hautinfektionen, Ulcus cruris, Verbrennungen etc. geeignet sein. Kontrollierte

24

klinische Studien zur Wirksamkeit von *Pyolysin* liegen nach einer Medline-Recherche nicht vor.

Sonstige Dermatika

Die in diesem Marktsegment aufgeführten Dermatika verteilen sich auf Mittel zur Behandlung der androgenetischen Alopezie, der Hyperhidrosis sowie zur Behandlung von Narbenkontrakturen und Keloiden (Tabelle 24.15). Ihre klinische Bedeutung ist unklar. Die Verordnungen dieser Dermatika haben gegenüber dem Vorjahr insgesamt abgenommen. Besonders starke Rückgänge der Verordnungen finden sich bei *Kelofibrase* und *Linola Gamma*.

Ell-Cranell alpha, *Ell-Cranell dexa*, *Crinohermal fem*, *Pantostin* und *Alpicort F* enthalten Alfatradiol (17α-Estradiol) bzw. Estradiol und werden als Haarwuchsmittel angewendet. Klinisch gesicherte Belege für die Wirksamkeit Estradiol-haltiger Lösungen liegen bis auf eine ältere, Placebo-kontrollierte Doppelblindstudie (Orfanos und Vogels 1980) nicht vor. Diese stellte zwar bei 63% (vs. 37%) der Patienten mit androgenetischer Alopezie einen leichten Rückgang (> 10%) der Telogenrate (Haarausfall) fest, ein Einfluß auf die Anagenrate (Haarwachstum) ergab sich allerdings nicht. Die Rationale einer Kombination mit Glucocorticoiden (*Ell-Cranell dexa*, *Crinohermal fem*, *Alpicort F*) ist unklar (Hoffmann und Happle 2000). Möglicherweise war dies Anlaß zu einer Änderung des Anwendungsgebietes von *Crinohermal fem*. Seit dem 29. Dezember 2003 besteht für dieses Präparat eine Zulassung „zur symptomatischen Behandlung von mäßig ausgeprägten Entzündungen der Kopfhaut, die auf ein mittelstarkes Glucocorticosteroid ansprechen. Hierbei kann auch die Anzahl dystrophischer Kopfhaare vermindert und die Telogenhaarrate gesenkt werden". Im Vordergrund steht damit die Glucocorticiodwirkung. Der Beitrag von Estradiol bleibt nach wie vor zweifelhaft.

Sweatosan N wird „traditionell angewendet als mild wirkendes Arzneimittel bei vermehrter Schweißabsonderung", *Contractubex* und *Kelofibrase* bei Narben und Kontrakturen. Antihidrotika und Narbenbehandlungsmittel sind in der dermatologischen Fachliteratur kaum oder gar nicht beschrieben. Eine Wirksamkeit von Salbeiextrakt (*Sweatosan N*) ist nicht belegt (Hölzle 1984). *Kelofibrase* enthält u. a. Heparin, *Contractubex* darüber hinaus noch Allantoin und einen Extrakt aus der Küchenzwiebel. Unabhängig von der fragwürdigen

Tabelle 24.15: Verordnungen sonstiger Dermatika 2003. Angegeben sind die 2003 verordneten Tagesdosen, die Änderungen gegenüber 2002 und die mittleren Kosten je DDD 2003.

Präparat	Bestandteile	DDD in Mio.	Änderung in %	DDD-Kosten in €
Haarwuchsmittel				
Ell-Cranell alpha	Alfatradiol	6,9	(–7,1)	0,46
Ell-Cranell dexa	Alfatradiol Dexamethason	4,9	(+1,7)	0,47
Crinohermal fem	Estradiol Flupredniden	2,6	(+6,2)	0,46
Pantostin	Alfatradiol	2,3	(+6,5)	0,42
Alpicort F	Estradiol Prednisolon Salicylsäure	1,2	(–6,8)	0,91
		17,9	(–1,3)	0,48
Antihidrotika				
Sweatosan N	Salbeiblätterextrakt	3,1	(–6,7)	0,60
Narbenbehandlungsmittel				
Contractubex	Heparin Allantoin Küchenzwiebelextrakt	1,0	(–4,6)	1,80
Kelofibrase	Harnstoff Heparin Campher	0,3	(–55,0)	1,64
		1,3	(–24,0)	1,76
Pflanzliche Mittel				
Linola Gamma	Nachtkerzensamenöl	2,4	(–26,2)	0,40
Summe		24,6	(–6,5)	0,56

Zusammensetzung ist die Therapie der Keloide insgesamt problematisch. Sofern Wirkungen beobachtet werden, stellt sich die Frage, ob diese nicht allein auf der Anwendung des Vehikels bzw. auf der mechanischen Hautbehandlung beim Einreiben beruhen (Korting 1995). Für *Kelofibrase Narbencreme* hat der Hersteller hat auf die fiktive Zulassung im Rahmen der Nachzulassung infolge der 10. AMG-Novelle mit Wirkung vom 30. Juni 2003 verzichtet (Löschliste unter www.bfarm.de). Das Mittel ist aber als Kosmetikum und Pflegemittel unter der Bezeichnung *Kelofibrase Sandoz Creme* zur Narbenpflege weiterhin am Markt, auch eine Methode, um die Zulassungsentscheidungen für Arzneimittel zu umgehen.

Nachtkerzensamenöl (Gamolensäure, *Linola Gamma*) wird bei trockener Haut eingesetzt. Nach einem Übersichtsartikel ergeben sich bei Patienten mit atopischem Ekzem keine Hinweise auf einen klinischen Vorteil von topischem Nachtkerzensamenöl gegenüber der Vehikelkontrolle (Hoare et al. 2000). Darüber hinaus führte auch Borretschöl, das einen besonders hohen Anteil an Gamolensäure aufweist, nach einer Placebo-kontrollierten Doppelblindstudie bei Patienten mit atopischer Dermatitis zu keiner über die Vehikelapplikation hinausgehende statistisch signifikanten Besserung der klinischen Symptomatik (Henz et al. 1999).

Literatur

Altmeyer PJ, Matthes U, Pawlak F, Hoffmann K, Frosch PJ, Ruppert P et al. (1994): Antipsoriatic effect of fumaric acid derivatives. Results of a multicenter double-blind study in 100 patients. J Am Acad Dermatol 30: 977–981.

Ammon HPT, Sabieraj J, Kaul R (1996): Kamille. Mechanismus der antiphlogistischen Wirkung von Kamillenextrakten und -inhaltsstoffen. Dtsch Apoth Ztg 136: 1821–1834.

Anonymus (2002): New treatments for actinic keratoses. Medical Letter 44: 57–58.

Arens M, Travis S (2000): Zinc salts inactivate clinical isolates of herpes simplex virus in vitro. J Clin Microbiol 38: 1758–1762.

Arzneimittelkommission der deutschen Ärzteschaft (1999): Nutzen und Risiken durch Fumarsäure-Ester bei der Therapie der Psoriasis. Dtsch Ärztebl 96: A-721.

Arzneimittelkommission der deutschen Ärzteschaft (2000): Bufexamac: Ein Ekzemtherapeutikum, das selbst häufig allergische Kontaktekzeme hervorruft. Dtsch Ärztebl 97: A3212.

Asadullah K, Schmid H, Friedrich M, Randow F, Volk H-D, Sterry W, Döcke W-D (1997): Influence of monomethylfumarate on monocytic cytokine formation – explanation for adverse and therapeutic effects in psoriasis? Arch Dermatol Res 289: 623–630.

Aschoff R, Wozel G, Meurer M (2003): Aktuelle Aspekte der topischen Psoriasisbehandlung. Hautarzt 54: 237–241.

Asha VV, Pushpangadan P (1999): Antipyretic activity of Cardiospermum halicacabum. Indian J Exp Biol 37: 411–414.

Ashcroft DM, Li Wan Po A, Griffiths CEM (2000a): Therapeutic strategies for psoriasis. J Clin Pharm Ther 25: 1–10.

Ashcroft DM, Li Wan Po A, Williams HC, Griffiths CEM (2000b): Systematic review of comparative efficacy and tolerability of calcipotriol in treating chronic plaque psoriasis. Brit Med J 320: 963–967.

Babilas P, Landthaler M, Szeimies R-M (2003): Die aktinische Keratose. Hautarzt 54: 551–562.

Balasubramaniam P, Stevenson O, Berth-Jones J (2004): Fumaric acid esters in severe psoriasis, including experience of use in combination with other systemic modalities. Br J Dermatol 150: 741–746.

Belmin J, Meaume S, Rabus MT Bohbot S for The Investigators of the Sequential Treatment of the Elderly with Pressure Sores (STEPS) Trial. (2002): Sequential treatment with calcium alginate dressings and hydrocolloid dressings accelerates pressure ulcer healing in older subjects: a multicenter randomized trial of sequential versus nonsequential treatment with hydrocolloid dressings alone. J Am Geriatr Soc 50:269–274.

Biro K, Thaci D, Ochsendorf FR, Kaufmann R, Boehncke W-H (2003): Efficacy of dexpanthenol in skin protection against irritation: a double-blind, placebo-controlled study. Contact Dermatitis 49: 80–84.

Bradley M, Cullum N, Sheldon T (1999): The debridement of chronic wounds: a systematic review. Health Technol Assess 3: 1–78.

Braun-Falco O, Plewig G, Wolff HH (1995): Dermatologie und Venerologie, 4. Aufl Springer-Verlag, Berlin Heidelberg New York.

Brogden RN, Goa KL (1997): Adapalene. A review of its pharmacological properties and clinical potential in the management of mild to moderate acne. Drugs 53: 511–519.

Bundesgesundheitsamt (1988): Monographie Fumarsäuremonoalkylester, Fumarsäuredialkylester, Fumarsäure und Fumarsäuresalze. Bundesanzeiger vom 11.10.1988, Nr. 191.

Bundesgesundheitsamt (1993): Monographie Steinkohlenteer. Bundesanzeiger 45: 845.

Bundesinstitut für Arzneimittel und Medizinprodukte (2001): Schreiben vom 1.6.2001.

Byrne A, Hnatko G (1995): Depression associated with isotretinoin therapy. Can J Psychiatry 40: 567.

Carboni I, de Felice C, de Simoni I, Soda R, Chimenti S (2004): Fumaric acid esters in the treatment of psoriasis: an Italian experience. J Dermatol Treat 15: 23–26.

Cather J, Menter A (2002) Novel therapies for psoriasis. Am J Clin Dermatol 3: 159–173.

Chaffman MO (1999): Topical corticosteroids: A review of properties and principles in therapeutic use. Nurse Practitioner Forum 10: 95–105.

Chamberlain AJ, Kurwa HA (2003): Photodynamic therapy. Is it a valuable treatment option for actinic keratoses? Am J Clin Dermatol 4: 149–155.

Christiansen JV, Gadborg E, Kleiter I, Ludvigsen K, Meier CH, Norholm A et al. (1977): Efficacy of bufexamac (NFN) cream in skin diseases. A double-blind multicentre trial. Dermatologica 154: 177–184.

Daschner F (1987): Sind Lokalantibiotika bei Hautinfektionen sinnvoll? Arzneiverordnung 4: 41–46.

24

24

De Jong R, Bezemer AC, Zomerdijk TPL, van de Pouw-Kraan T, Ottenhoff THM, Nibbering PH (1996): Selective stimulation of T helper 2 cytokine responses by the anti-psoriasis agent monomethylfumarate. Eur J Immunol 26: 2067–2074.

Del Rosso JQ (2002): A status report on the medical management of rosacea: Focus on topical therapies. Cutis 70: 271–275.

Deutsche Dermatologische Gesellschaft (1998): Akne und ihre Subtypen. Leitlinien der Deutschen Dermatologischen Gesellschaft. AWMF-Leitlinien-Register Nr. 013/017 (http://www.uni-duesseldorf.de/AWMF/II/derm-008).

Deutsche Dermatologische Gesellschaft (2003): Topische Dermatotherapie mit Glukokortikoiden – Therapeutischer Index. Leitlinien der Deutschen Dermatologischen Gesellschaft. AWMF-Leitlinien-Register Nr. 013/034 (http://www.uni-duesseldorf.de/AWMF/II/derm-034.htm).

Ebner F, Heller A, Rippke F, Tausch I (2002): Topical use of dexpanthenol in skin disorders. Am J Clin Dermatol 3: 427–433.

Eisenbud D, Hunter H, Kessler L, Zulkowski K (2003): Hydrogel wound dressings: where do we stand in 2003? Ostomy Wound Manage 49: 52–57.

Ellis C, Luger T, Abeck D, Allen R, Graham-Brown RA, De Prost Y et al. (2003): International Consensus Conference on Atopic Dermatitis II (ICCAD II): clinical update and current treatment strategies. Br J Dermatol 148 (Suppl 63): 3–10.

Feldman S (2000): Advances in psoriasis treatment. Dermatol. Online J 6: 4.

Ferguson J (2002): What is the role of narrowband UVB in the treatment of psoriasis? Photodermal. Photoimmunol. Photomed. 18: 42–43.

Fine JD, Johnson L (1988): Evaluation of the efficacy of topical bufexamac in epidermolysis bullosa simplex. A double-blind placebo-controlled crossover trial. Arch Dermatol 124: 1669–1672.

Fricke U, Klaus W (1985): Die neuen Arzneimittel – Wirkungsweise und therapeutischer Stellenwert. Eine Übersicht von Januar 1983 – Juni 1984. Offizinpharmazie 10: 1–71.

Fricke U, Klaus W (1991): Neue Arzneimittel 1990/91. Fortschritte für die Arzneimitteltherapie? Wissenschaftliche Verlagsgesellschaft, Stuttgart.

Gehring W, Gloor M (1989): Cardiospermum – Ein neuer pflanzlicher Wirkstoff in der Dermatologie? H+G Ztschr Hautkrankh 64: 274–278.

George A, Rubin G (2003): A systematic review and mety-analysis of treatments for impetigo. Br J Gen Pract 53: 480–487.

Gerritsen MJ, van de Kerkhof PC, Langner A (2001): Long-term safety of topical calcitriol 3 microg g(-1) ointment. Br J Dermatol 144 (Suppl 58): 17–19.

Gibbs S, Harvey I, Sterling JC, Stark R (2004): Local treatments for cutaneous warts (Cochrane Review). In: The Cochrane Library, Issue 2, 2004. Chichester, UK: John Wiley & Sons, Ltd.

Glass D, Boorman GC, Stables GI, Cunliffe WJ, Goode K (1999): A placebo-controlled clinical trial to compare a gel containing a combination of isotretinoin (0,05%) and erythromycin (2%) with gels containing isotretinoin (0,05%) or erythromycin (2%) alone in the topical treatment of acne vulgaris. Dermatology 199: 242–247.

Gloor M (1982): Pharmakologie dermatologischer Externa. Springer-Verlag, Berlin Heidelberg New York.

Gniazdowska B, Rueff F, Przybilla B (1999): Delayed contact hypersensitivity to non-steroidal anti-inflammatory drugs. Contact Dermatitis 40: 63–65

Gollnick H, Altmeyer P, Kaufmann R, Ring J, Christophers E, Pavel S, Ziegler J (2002): Topical calcipotriol plus oral fumaric acid is more effective and faster acting than oral fumaric acid monotherapy in the treatment of severe chronic plaque psoriasis vulgaris. Dermatology 205: 46-53.

Gollnick H, Cunliffe W, Berson D, Dreno B, Finlay A, Leyden JJ, Shalita AR, Thiboutot D (2003): Management of acne: a report from a Global Alliance to Improve Outcomes in Acne. J Am Acad Dermatol 49 (1 Suppl): S1–37.

Gollnick HP, Krautheim A (2003): Topical treatment in acne: current status and future aspects. Dermatology. 206: 29–36.

Gordon PM, Diffey BL, Matthews JNS, Farr PM (1999): A randomized comparison of narrow-band TL-01 phototherapy and PUVA photochemotherapy for psoriasis. J Am Acad Dermatol 41: 728–732.

Goulden V (2003): Guidelines for the management of acne vulgaris in adolescents. Paediatr. Drugs 5: 301–313.

Greaves MW, Weinstein GD (1995): Treatment of psoriasis. N Engl J Med 332: 581–588.

Griffiths CE, Clark CM, Chalmers RJ, Li Wan Po A, Williams HC (2000): A systematic review of treatments for severe psoriasis. Health Technol. Assess. 4: 1–125.

Grimme H, Augustin M (1999): Phytotherapie bei chronischen Dermatosen und Wunden: Was ist gesichert? Forsch. Komplementärmed 6 (suppl 2): 5–8.

Guenther LC (2004): Fixed-dose combination therapy for psoriasis. Am J Clin Dermatol 5: 71–77.

Hahn C, Röseler S, Fritzsche R, Schneider R, Merk HF (1993): Allergic contact reaction to dexpanthenol: lymphocyte transformation test and evidence for microsomal-dependent metabolism of the allergen. Contact Dermatitis 28: 81–83.

Harding KG, Morris HL, Patel GK (2002): Healing chronic wounds. Br Med J 324: 160–163.

Henz BM, Jablonska S, van de Kerkhof PC, Stingl G, Blaszczyk M, Vandervalk PG et al. (1999): Double-blind, multicentre analysis of the efficacy of borage oil in patients with atopic eczema. Br J Dermatol 140: 685–688.

Hoare C, Li Wan Po A, Williams H (2000): Systematic review of treatments for atopic eczema. Health Technol Assess 4: 1–191.

Hoefnagel JJ, Thio HB, Willemze R, Bouwes Bavinck JN (2003): Long-term safety aspects of systemic therapy with fumaric acid esters in severe psoriasis. Br J Dermatol 149: 363–369.

Hölzle E (1984): Therapie der Hyperhidrosis. Hautarzt 35: 7–15.

Hoffmann R, Happle R (2000): Current understanding of androgenetic alopecia. Part II: clinical aspects and treatment. Eur J Dermatol 10: 410–417.

Hornstein OP (1997): Glukokortikosteroide in der Dermatologie: Tag- und Nacht-Therapie vergessen. Dtsch Ärztebl 94: A-678.

Hornstein OP, Nürnberg E (Hrsg) (1985): Externe Therapie von Hautkrankheiten. Pharmazeutische und medizinische Praxis. Georg Thieme Verlag, Stuttgart New York.

Jarvis B, Figgitt DP (2003): Topical 3% diclofenac in 2.5% hyaluronic acid gel. A review of its use in patients with actinic keratoses. Am J Clin Dermatol 4: 203–213.

Javaly K, Wohlfeiler M, Kalayjian R, Klein T, Bryson Y, Grafford K et al. (1999): Treatment of mucocutaneous herpes simplex virus infections unresponsive to acyclovir with topical foscarnet cream in AIDS patients: a phase I/II study. J Acquir Immune Defic Syndr 21: 301–306.

Jemec GBE, Østerlind A (1994): Cancer in patients treated with coal tar: a long-term follow up study. J Eur Acad Dermatol Venerol 3: 153–156.

Johnson MR, Hageboutros A, Wang K, High L, Smith JB, Diasio RB (1999): Life-threatening toxicity in a dihydropyrimidine dehydrogenase-deficient patient after treatment with topical 5-fluorouracil. Clin Cancer Res 5: 2006–2011.

Karlsmark T, Agerslev RH, Bendz SH, Larsen JR, Roed-Petersen J, Andersen KE (2003): Clinical perormance of a new silver dressing, Contreet Foam, for chronic exuding venous leg ulcers. J Wound Care 12: 351–354.

Kawaguchi M, Mitsuhashi Y, Kondo S (2003): Iatrogenic hypercalcemia due to vitamin D3 ointment (1,24(OH2D3) combined with thiazide diuretics in a case of psoriasis. J Dermatol 30: 801–804.

Kess D, Peters T, Meixner D, Scharffetter-Kochanek K (2003): Die Rolle von T-Zellen bei der Pathogenese der Psoriasis vulgaris. Haut 14: 18–21.

Knapp U (1995): Grundlagen der Wundheilung und Wundbehandlung. Med Monatsschr Pharm 18: 219–230.

Koning S, Verhagen A, Suijlekom-Smit L, Butler C, Wouden J (2004): Interventions for impetigo (Cochrane Review). In: The Cochrane Library, Issue 2, 2004. Chichester, UK: John Wiley & Sons, Ltd.

Korting HC (1995): Dermatotherapie: ein Leitfaden. Springer-Verlag, Berlin Heidelberg New York.

Korting HC, Schäfer-Korting M., Klövekorn W., Klövekorn G., Martin C., Laux P. (1995): Comparative efficacy of hamamelis distillate and hydrocortisone cream in atopic eczema. Eur J Clin Pharmacol 48: 461–465.

Koytchev R, Alken RG, Dundarov S (1999): Balm mint extract (Lo-701) for topical treatment of recurring herpes labialis. Phytomedicine 6: 225–230.

Lamba S, Lebwohl M (2001): Combination therapy with vitamin D analogues. Br. J. Dermatol. 144 (Suppl. 58): 27–32.

Langner A, Stapór W, Ambroziak M (2001): Efficacy and tolerance of topical calcitriol 3 microg g(-1) in psoriasis treatment: a review of our experience in Poland. Br J Dermatol 144 (Suppl 58): 11–16.

Landsdown AB (2004): A review of the use of silver in wound care: facts and fallacies. Br J Nurs 13 (6 Suppl): S6–S19.

Lebwohl M (1999): The role of salicylic acid in the treatment of psoriasis. Int J Dermatol 38: 16–24.

Lebwohl M (2002): Should we switch from combination UVA/UVB phototherapy units to narrowband UVB? Photodermal. Photoimmunol. Photomed 18: 44–46.

Lemmer B, Brune K (Hrsg.) (2004): Pharmakotherapie, klinische Pharmakologie, 12. Aufl. Springer-Verlag, Heidelberg.

Leung DYM (2001): Atopic dermatitis and the immune system: The role of superantigens and bacteria. J Am Acad Dermatol 45: S13–S16.

24

Leyden JJ, Hickman JG, Jarratt MT, Stewart DM, Levy SF (2001): The efficacy and safety of a combination benzoyl peroxide/clindamycin topical gel compared with benzoyl peroxide alone and a benzoyl peroxide/erythromycin combination product. J Cutan Med Surg 5: 37–42.

Loewe R, Pillinger M, de Martin R, Mrowietz U, Groger M, Holnthoner W. et al. (2001): Dimethylfumarate inhibits tumor-necrosis-factor-induced CD62E expression in an NF-kappa B-dependent manner. J Invest Dermatol 117: 1363–1368.

Loewe R, Holnthoner W, Groger M, Pillinger M, Gruber F, Mechtcheriakova D et al. (2002): Dimethylfumarate inhibits TNF-induced nuclear entry of NF-kappa B/p65 in human endothelial cells. J Immunol 168: 4781–4787.

Løkkevik E, Skovlund E, Reitan JB, Hannisdal E, Tanum G (1996): Skin treatment with Bepanthen cream versus no cream during radiotherapy. Acta Oncol 35: 1021–1026.

Lookingbill DP, Chalker DK, Lindholm JS, Katz HI, Kempers SE, Huerter CJ et al. (1997): Treatment of acne with a combination clindamycin/benzoyl peroxide gel compared with clindamycin gel, benzoyl peroxide gel and vehicle gel: combined results of two double-blind investigations. J Am Acad Dermatol 37: 590–595.

Lunan HN (1975): Topical treatment of the burn patient. Am J Hosp Pharm 32: 599–605.

Maddin S (Hrsg) (1991): Current Dermatologic Therapy, 2nd ed. W. B. Saunders Comp., Philadelphia.

Maddin S (1999): A comparison of topical azelaic acid 20% cream and topical metronidazole 0.75% cream in the treatment of patients with papulopustular rosacea. J Am Acad Dermatol 40: 961–965.

Maiche AG, Gröhn P, Mäki-Hokkonen H (1991): Effect of chamomille cream and almond ointment on acute radiation skin reaction. Acta Oncol 30: 395–396.

Mason J, Mason AR, Cork MJ (2002): Topical preparations for the treatment of psoriasis: a systematic review. Br J Dermatol 146: 351–364.

McClellan KJ, Noble S (2000): Topical metronidazole. A review of its use in rosacea. Am J Clin Dermatol 1: 191–199.

Merk HF, Bickers DR (1992): Dermatopharmakologie und Dermatotherapie. Blackwell, Berlin.

Murdoch D, Clissold SP (1992): Calcipotriol. A review of its pharmacological properties and therapeutic use in psoriasis vulgaris. Drugs 43: 415–429.

Mutschler E, Geisslinger G, Kroemer HK, Schäfer-Korting M (2001): Mutschler Arzneimittelwirkungen, 8. Auflage. Wissenschaftliche Verlagsgesellschaft mbH, Stuttgart.

Nieboer C, de Hoop D, van Loenen AC, Langendijk PNJ, van Dijk E (1989): Systemic therapy with fumaric acid derivatives: New possibilities in the treatment of psoriasis. J Am Acad Dermatol 20: 601–608.

Niedner R (1998): Kortikoide in der Dermatologie. UNI-MED Verlag, Bremen.

Niedner R (2003): Topische Kortikoide versus Calcineurinantagonisten. Hautarzt 54: 338–341.

Niedner R, Ziegenmeyer J (Hrsg) (1992): Dermatika. Therapeutischer Einsatz, Pharmakologie und Pharmazie. Wissenschaftliche Verlagsgesellschaft, Stuttgart.

NN (1997): Therapie der schweren Psoriasis mit Fumaraten. Arzneimittelbrief 31: 57–59.

Nugteren-Huying WM, van der Schroeff JG, Hermans J, Suurmond D (1990): Fumaric acid therapy for psoriasis: A randomized, double-blind, placebo-controlled study. J Am Acad Dermatol 22: 311–312.

Ockenfels HM, Schultewolter T, Ockenfels G, Funk R, Goos M (1998): The antipsoriatic agent dimethylfumarate immunomodulates T-cell cytokine secretion and inhibits cytokines of the psoriatic cytokine work. Br J Dermatol 139: 390–395.

Orfanos CE, Vogels L (1980): Lokaltherapie der Alopecia androgenetica mit 17α-Östradiol. Eine kontrollierte, randomisierte Doppelblindstudie. Dermatologica 161: 124–132.

Ormerod AD, Mrowietz U (2004): Fumaric acid esters, their place in the treatment of psoriasis. Br J Dermatol 150: 630-632.

Patel B, Siskin S, Krazmien R, Lebwohl M (1998): Compatibility of calcipotriene with other topical medications. J Am Acad Dermatol 38: 1010–1011.

Peters DC, Balfour JA (1997): Tacalcitol. Drugs 54: 265–271.

Petersen EE, Doerr HW, Gross G, Petzoldt D, Weissenbacher ER, Wutzler P (1999): Der Herpes genitalis. Dtsch Ärztebl 96: A-2358–A2364.

Pfannschmidt N, Bauer R, Kreysel HW (1988): Die topische Kombinationstherapie der Akne mit Erythromycin und Tretinoin. Z Hautkr 63: 366–368.

Post B, Jänner M (1971): Zur Indikation der Gerbstofftherapie in der Dermatologie. Klinische Erfahrungen mit Tannosynt. Ther Ggw 110: 1477–1494.

Prinz JC (2003): Neueste Aspekte in der Pathogenese der Psoriasis. Hautarzt 54: 209–214.

Proske S, Uter W, Schnuch A, Hartschuh W (2003): Schwere allergische Kontaktdermatitis mit generalisierter Streuung auf Bufexamac unter dem Bild eines „Baboon"-Syndroms. Dtsch Med Wochenschr 128: 545–547.

Raab W (1984): Psoriasis-Behandlung mit Fumarsäure und Fumarsäureestern. Z Hautkr 59: 671–679.

Raborn GW, McGaw WT, Grace M, Eng P, Percy J, Samuels S (1989): Herpes labialis treatment with acyclovir 5% modified aqueous cream: A double-blind, randomized trial. Oral Surg. Oral Med Oral Pathol Oral Radiol Endod 67: 676–679.

Rebora A (2002): The management of rosacea. Am J Clin Dermatol 3: 489–496.

Ring J, Fröhlich HH (1985): Wirkstoffe in der dermatologischen Therapie, 2. Aufl, Springer-Verlag, Berlin Heidelberg.

Rizova E, Corroller M (2001): Topical calcitriol – studies on local tolerance and systemic safety. Br J Dermatol 144 (Suppl 58): 3–10.

Sadique J, Chandra T, Thenmozhi V, Elango V (1987): Biochemical modes of action of Cassia occidentalis and Cardiospermum halicacabum in inflammation. J Ethnopharmacol 19: 201–212.

Savin JA (1985): Some guidelines to the use of topical corticosteroids. Brit Med J 290: 1607–1608.

Schäfer-Korting M, Schmid MH, Korting HC (1996): Topical glucocorticoids with improved risk-benefit ratio. Drug Safety 14: 375–385.

Scharfetter-Kochanek K, Meewes C, Eming S, Dissemond J, Hani N, Wenk J, Wlaschek M, Brenneisen P (1999): Chronische Wunden und Wachstumsfaktoren. Zeitschr. Hautkrankh. H+G 11: 664–672.

Schulze-Dirks A, Frosch PJ (1988): Kontaktallergie auf Dexpanthenol. Hautarzt 39: 375–377.

Seböck B, Bonnekoh B, Geisel J, Mahrle G (1994): Antiproliferative and cytotoxic profiles of antipsoriatic fumaric acid derivatives in keratinocyte cultures. Eur J Pharmacol 270: 79–87.

Shah M, Mohanraj M (2003): High levels of fusidic acid-resistant Staphylococcus aureus in dermatology patients. Br J Dermatol 148: 1018-1020.

Sibbald RG, Orsted H, Schultz GS, Coutts P, Keast D, International Wound Bed Preparation Advisory Board, Canadian Chronic Wound Advisory Board (2003): Preparing the wound bed 2003: focus on infection and inflammation. Ostomy Wound Manage 49: 23–51.

Simon C, Stille W (2000): Antibiotika-Therapie in Klinik und Praxis, 10. Aufl, Schattauer, Stuttgart New York.

Spruance SI, Kriesel JD (2002): Treatment of herpes simplex labialis. Herpes 9: 64–69.

Steele K, Shirodaria P, O'Hare M, Merrett JD, Irwin WG, Simpson DI, Pfister H (1988): Monochloroacetic acid and 60% salicylic acid as a treatment for simple plantar warts: effectiveness and mode of action. Br J Dermatol 118: 537–543.

Stoof TJ, Flier J, Sampat S, Nieboer C, Tensen CP, Boorsma DM (2001): The antipsoriatic drug dimethylfumarate strongly suppresses chemokine production in human keratinocytes and peripheral blood mononuclear cells. Br J Dermatol 144: 1114-1120.

Strömberg HE, Ågren MS (1984): Topical zinc oxide treatment improves arterial and venous leg ulcers. Br J Dermatol 111: 461–468.

Sweetman SC (ed) (2002): Martindale: The Complete Drug Reference, 33rd ed, Pharmaceutical Press, London.

Sykes NL, Webster GF (1994): Acne. A review of optimum treatment. Drugs 48: 59–70.

Tan H-H (2004): Topical antibacterial treatments for acne vulgaris. Comparative review and guide to selection. Am J Clin Dermatol 5: 79–84.

Thio HB, Zomerdijk TPL, Oudshoorn C, Kempenaar J, Nibbering PH, van der Schroeff JG, Ponec M (1994): Fumaric acid derivatives evoke a transient increase in intracellular free calcium concentration and inhibit the proliferation of human keratinocytes. Br J Dermatol 131: 856–861.

Trauner MA, Ruben BS (1999): Isotretinoin induced rhabdomyolysis? A case report. Dermatol Online J. 5: 2.

Tredget EE, Shankowsky HA, Groeneveld A, Burrell R (1998): A matched-pair, randomized study evaluating the efficacy and safety of Acticoat silver-coated dressing for the treatment of burn wounds. J Burn Care Rehabil 19: 531–537.

Tronnier H, Haas PJ, Zimmermann T (1990): Wirksamkeit und Wirkungsmechanismus von Isoprenalinsulfat und Clemastinhydrogenfumarat auf durch Histamin-Quaddelung ausgelösten Juckreiz. Eine Plazebo-kontrollierte Probandenstudie. Derm Beruf Umwelt 38: 15–18.

24

Trozak DJ (1999): Topical corticosteroid therapy in psoriasis vulgaris: Update and new strategies. Cutis 64: 315–318.

Van de Kerkhof PCM, Vissers WHPM (2003): The topical treatment of psoriasis. Skin Pharmacol Skin Physiol 16: 69–83.

Vandermeeren M, Janssens S, Borgers M, Geysen J (1997): Dimethylfumarate is an inhibitor of cytokine-induced E-selectin, VCAM-1, and ICAM-1 expression in human endothelial cells. Biochem Biophys Res Commun 234: 19–23.

Van Zuuren E, Graber M, Hollis S, Chaudry M, Gupta AK (2004): Interventions for rosacea (Cochrane Review). In: The Cochrane Library, Issue 2, 2004. Chichester, UK: John Wiley & Sons, Ltd.

Veien NK, Bjerke JR, Rossmann-Ringdahl I, Jakobsen HB (1997): Once daily treatment of psoriasis with tacalcitol compared with twice daily treatment with calcipotriol. A double-blind trial. Br J Dermatol 137: 581–586.

Walluf-Blume D (1991): Aufbereitung und Nachzulassung von OTC-Arzneimitteln in den USA 1990. Pharm Ind 53: 152–158.

Ward A, Campoli-Richards DM (1986): Mupirocin. A review of its antibacterial activity, pharmacokinetic properties and therapeutic use. Drugs 32: 425–444.

Walters IB, Burack LH, Coven TR, Gilleaudeau P, Krueger JG (1999): Suberythemogenic narrow-band UVB is markedly more effective than conventional UVB in treatment of psoriasis vulgaris. J Am Acad Dermatol 40: 893–900.

Warnecke J, Wendt A (1998): Anti-inflammatory action of pale sulfonated shale oile (ICHTHYOL pale) in UVB erythema test. Inflamm Res 47: 75–78.

Wilkinson JD (1998): Fusidic acid in dermatology. Br J Dermatol 139 (Suppl 53): 37–40.

Williams H (2002): New treatments for topic dermatitis. Brit Med J 324: 1533–1534.

Wolf-Jürgensen P (1979): Efficacy of bufexamac cream versus betamethasone valerate cream in contact dermatitis: a double-blind trial. Curr Med Res Opin 5: 779–784.

Wrigth JB, Lam K, Burrell RE (1998): Wound management in an era of increasing bacterial antibiotic resistance: A role for topical silver treatment. Am J Infect Control 26: 572–577.

25. Diuretika

HARTMUT OSSWALD und BERND MÜHLBAUER

AUF EINEN BLICK

Verordnungsprofil

Von Diuretika werden hauptsächlich Thiazide und Schleifendiuretika verordnet, während Aldosteronantagonisten mit weitem Abstand folgen. Schleifendiuretika sind weiterhin die dominierende Gruppe der Diuretika mit über 50 % des Verordnungsvolumens. Thiazide werden zunehmend als Monopräparate eingesetzt, während die Thiazidkombinationen mit kaliumsparenden Diuretika auf im Vergleich zu früher deutlich niedrigerem Niveau stagnieren. Der zunehmende Einsatz von Spironolacton bei chronischer Herzinsuffizienz hat sich fortgesetzt.

Bewertung

Aufgrund neuerer Studienergebnisse werden Thiaziddiuretika in aktuellen Hypertonieleitlinien vermehrt als Initialtherapie empfohlen, was sich in einer deutlichen Zunahme der Verordnungshäufigkeit bemerkbar macht. Insbesondere das in der ALLHAT-Studie verwendete Chlorthalidon weist, wenn auch bei vergleichsweise geringem Umsatz, einen starken Zuwachs auf.

Diuretika werden zur Behandlung von Erkrankungen eingesetzt, bei denen das therapeutische Ziel die Verminderung des Extrazellulärvolumens durch Vermehrung der Ausscheidung von Salz und Wasser ist. Die Hauptindikationen sind arterielle Hypertonie, Herzinsuffizienz sowie Ödeme kardialer, hepatischer und renaler Genese.

Diuretika vergrößern den Harnfluß vor allem über eine Hemmung der Rückresorption von Natrium und Chlorid in der Niere. Die einzelnen Gruppen von Diuretika wirken an verschiedenen Tubulusabschnitten des Nephrons und unterscheiden sich in Stärke und Dauer ihrer diuretischen Wirkung. Bei Thiaziden und ihren Analoga tritt die

Wirkung relativ langsam ein, sie wirken 6 bis 72 Stunden. Ihre maximale Wirkungsstärke liegt bei einer Ausscheidung von etwa 5–10% der glomerulären Filtrationsrate. Die Wirkung von Schleifendiuretika tritt schneller ein und ist in der Regel kürzer. Sie sind stärker wirksam als Thiazide und können bis zu 30% des glomerulären Filtrats zur Ausscheidung bringen (Greger 1995). Sie sind auch noch bei eingeschränkter Nierenfunktion wirksam.

Kaliumsparende Diuretika führen zu einer Hemmung der Kaliumausscheidung, während ihre natriuretische Wirkung sehr schwach ausgeprägt ist. Ihre therapeutische Bedeutung besteht daher vor allem in der Korrektur der Hypokaliämien, wie sie bei der diuretischen Therapie mit Thiaziden und Schleifendiuretika entstehen können. Aus diesem Grunde werden sie ausschließlich in Kombination mit den beiden anderen Diuretikagruppen angewendet. Der Aldosteronantagonist Spironolacton hat ebenfalls eine hemmende Wirkung auf die Kaliumausscheidung und wurde bisher hauptsächlich bei Hyperaldosteronismus eingesetzt. Nach den Ergebnissen einer großen kontrollierten Studie (Pitt et al. 1999) verbessert Spironolacton in Dosen bis 25 mg täglich zusätzlich zur Standardtherapie mit Diuretika, ACE-Inhibitoren und Herzglykosiden die Prognose der schweren Herzinsuffizienz. Bei diesen niedrigen Dosen von Spironolacton scheint das Risiko von Hyperkaliämien gering zu sein.

Verordnungsspektrum

Die Schleifendiuretika sind seit mehreren Jahren die am häufigsten verordnete Gruppe aller Diuretika und haben auch 2003 gegenüber dem Vorjahr wieder zugenommen. Monopräparate von Thiaziden wurden nach allmählicher Zunahme in den letzten Jahren 2003 zum ersten Mal häufiger als Kombinationspräparate mit kaliumsparenden Diuretika verordnet. Die Verordnungshäufigkeit solcher Thiazidkombinationen hat in den letzten zwei Jahren weiter abgenommen (Abbildung 25.1). Als Grund für die im Vergleich zu früher deutlich niedrigere Verordnungsfrequenz wird der zunehmende Einsatz von ACE-Hemmern oder AT_1-Rezeptorantagonisten gesehen, die über die Verringerung der Aldosteronsynthese ebenfalls antikaliuretisch wirken. In der gesamten Indikationsgruppe der Diuretika ist 2003 das Verordnungsvolumen weiter angestiegen (Abbildungen 25.1 und 25.2).

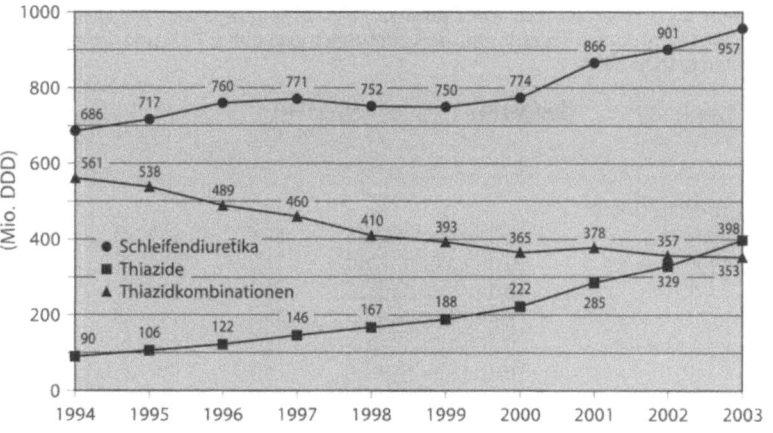

Abbildung 25.1: Verordnungen von Diuretika 1994 bis 2003. Gesamtverordnungen nach definierten Tagesdosen

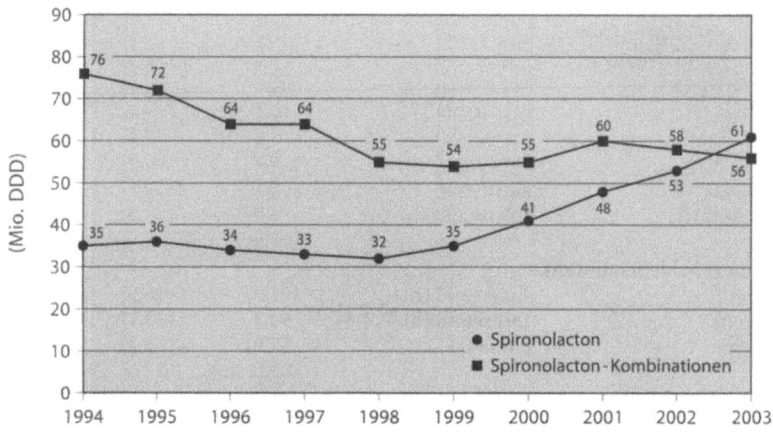

Abbildung 25.2: Verordnungen von Aldosteronantagonisten 1994 bis 2003. Gesamtverordnungen nach definierten Tagesdosen

Tabelle 25.1: Verordnungen von Diuretika 2003 (Monopräparate). Angegeben sind die 2003 verordneten Tagesdosen, die Änderungen gegenüber 2002 und die mittleren Kosten je DDD 2003.

Präparat	Bestandteile	DDD in Mio.	Änderung in %	DDD-Kosten in €
Hydrochlorothiazid				
HCT von ct	Hydrochlorothiazid	95,3	(+25,6)	0,10
HCT Hexal	Hydrochlorothiazid	61,7	(+45,2)	0,12
HCT-beta	Hydrochlorothiazid	31,1	(+72,9)	0,11
Esidrix	Hydrochlorothiazid	19,7	(−2,0)	0,21
HCT-1A Pharma	Hydrochlorothiazid	14,7	(+239,4)	0,12
HCT-ISIS	Hydrochlorothiazid	9,5	(+1,3)	0,22
Disalunil	Hydrochlorothiazid	5,5	(−7,1)	0,24
		237,6	(+34,8)	0,13
Thiazidanaloga				
Aquaphor	Xipamid	127,0	(+1,9)	0,34
Natrilix	Indapamid	16,1	(+3,3)	0,58
Hygroton	Chlortalidon	6,4	(+107,5)	0,23
		149,5	(+4,3)	0,36
Furosemid				
Furosemid-ratiopharm	Furosemid (h)	186,0	(+1,8)	0,10
Furorese	Furosemid (h)	128,6	(+1,2)	0,13
Lasix	Furosemid (h)	70,7	(−9,3)	0,11
furo von ct	Furosemid	50,7	(+5,3)	0,10
Furosemid AL	Furosemid	46,9	(+6,2)	0,09
Ödemase	Furosemid	36,2	(+2,6)	0,10
Furobeta	Furosemid	33,3	(−2,4)	0,10
Furosemid Heumann	Furosemid	33,2	(+2,4)	0,10
Furosemid STADA	Furosemid	26,1	(+16,9)	0,10
Furo 1A-Pharma	Furosemid	20,2	(+24,1)	0,09
Fusid	Furosemid	18,3	(+8,6)	0,10
Diurapid	Furosemid	9,8	(−14,5)	0,10
Furo AbZ	Furosemid	9,8	(+30,9)	0,10
Furosal	Furosemid	8,1	(−13,7)	0,10
Furanthril	Furosemid (h)	4,8	(−7,4)	0,09
		682,6	(+1,8)	0,10
Weitere Schleifendiuretika				
Unat	Torasemid (h)	101,7	(+26,5)	0,67
Torem	Torasemid (h)	98,7	(+33,1)	0,64
Arelix	Piretanid	59,9	(−5,4)	0,42
		260,3	(+19,5)	0,60
Summe		1330,0	(+10,1)	0,23

Bei den mit (h) gekennzeichneten Präparaten handelt es sich um Schleifendiuretika mit hochdosierten Arzneiformen.

Thiazide und Thiazidanaloga

In dieser Diuretikagruppe erscheinen 2003 auf der Liste der 3000 am häufigsten angewandten Präparate die vier Wirkstoffe Hydrochlorothiazid, Xipamid, Indapamid und Chlortalidon (Tabelle 25.1), die sich in ihrem Wirkungsprofil deutlich voneinander unterscheiden.

25

Hydrochlorothiazid hat, wie schon in den Vorjahren wieder einen ausgeprägten Verordnungszuwachs erfahren. Auch 2003 haben überproportional die kostengünstigen Generika zugenommen, während das Originalpräparat (*Esidrix*) und teure Generika (*HCT-Isis, Disalunil*) stagnierten oder abgenommen haben.

Aquaphor enthält das Thiazidanalogon Xipamid, das in seinem Wirkungseintritt und der Wirkungsdauer dem Hydrochlorothiazid ähnlich ist, aber in höheren Dosierungen (40–80 mg) eine etwas stärkere diuretische Wirkung besitzt und daher auch bei niereninsuffizienten Patienten eingesetzt werden kann (Oßwald und Albinus 1993). Das im Vergleich zu Hydrochlorothiazidgenerika dreifach teurere *Aquaphor* liegt 2003 wie im Vorjahr auf dem ersten Platz der Verordnungen von Thiazidmonopräparaten.

Natrilix (Indapamid) ist bis zu einer Dosierung von 2,5 mg tgl. ein Antihypertensivum ohne diuretische Wirkung. In höheren Dosierungen von 5 mg ruft es einen den Thiaziden ähnlichen diuretischen Effekt hervor, der jedoch die blutdrucksenkende Wirkung nicht steigert (Oßwald und Albinus 1993). Es kann auch in niedriger Dosierung Hypokaliämien auslösen. Im Verordnungsvolumen hat sich dieses Diuretikum trotz relativ hoher DDD-Kosten 2003 behaupten können.

Chlortalidon (*Hygroton*) entspricht in seinem natriuretischen Wirkprofil dem Hydrochlorothiazid, weist aber eine wesentlich längere Halbwertszeit von 47 Stunden auf, die im Alter zu nehmen kann. Daher muß die Gefahr der Kumulation und der Wechselwirkungen mit anderen Pharmaka beachtet werden. Chlortalidon erscheint 2003 zum ersten Mal auf der Liste der 3000 verordnungsstärksten Arzneimittel in Deutschland. Dies dürfte auf seinem durch die ALLHAT-Studie (The ALLHAT Officers and Coordinators 2002) demonstrierten therapeutischen Nutzen beruhen. Gemessen an den strengen Kriterien der Evidenz-basierten Medizin sind diese Ergebnisse nicht ohne weiteres auf andere Thiazide oder ihre Analoga übertragbar.

Insgesamt stellen 2003 die Thiazide als Monopräparate wenig mehr als ein Fünftel der Diuretikaverordnungen dar. Dieser gering erscheinende Prozentsatz sollte jedoch nicht darüber hinwegtäuschen, daß diese Substanzgruppe sehr häufig in Fixkombination mit anderen Antihypertensiva (z. B. ACE-Hemmern und AT_1-Rezeptorantagonisten) angewandt wird und ein bewährtes Therapieprinzip darstellt (siehe Abschnitt therapeutische Aspekte).

Thiazidkombinationen

Im Jahr 2003 sind die fixen Kombinationen von Thiaziden und Thiazidanaloga mit kaliumsparenden Diuretika auf dem Stand des Vorjahres geblieben. Bei zunehmenden Umsätzen der gesamten Indikationsgruppe fiel ihr Anteil daher auf unter 20% aller Diuretikaverordnungen zurück (Abbildung 25.1). Dies beruht vermutlich auf der bereits erwähnten steigenden Verordnungshäufigkeit von ACE-Inhibitoren und AT_1-Rezeptorantagonisten bei der Behandlung von Herzinsuffizienz und arterieller Hypertonie.

Spitzenreiter der fixen Kombinationen von Hydrochlorothiazid mit Triamteren bzw. Amilorid sind auch 2003 trotz eines leichten Rückganges *Dytide H* bzw. *Moduretik* geblieben (Tabelle 25.2). Wie schon in den letzten Jahren sind die Kombinationen von Triamteren mit Bemetizid oder Xipamid, sowie das Phytopharmakon *Solidagoren N*, deren DDD-Kosten im Schnitt fünfmal höher sind als die der Hydrochlorothiazidkombinationen, zurückgegangen (Tabelle 25.3).

Schleifendiuretika

Die Verordnung von Schleifendiuretika ist auch im Jahr 2003 wieder angestiegen (Abbildung 25.1). Mit einem Anteil von über 70 % an den verordneten Tagesdosen (Tabelle 25.1) dominieren nach wie vor die Furosemidpräparate. Die beiden Substanzen Piretanid (*Arelix*) und Torasemid (*Unat*, *Torem*) sind neuere Vertreter in der Gruppe der Schleifendiuretika. Mit 6% der Schleifendiuretikaverordnungen spielt Piretanid nur eine untergeordnete Rolle. Die Wirkung von Torasemid tritt im Vergleich zu Furosemid verzögert ein und hält etwas länger an. Dieser Zeitverlauf der diuretischen Wirkung wird von einigen Autoren als vorteilhaft angesehen. Für Torasemid wird als weiterer Vorteil gegenüber Furosemid die bessere Bioverfügbarkeit angeführt.

Die Verordnungshäufigkeit von *Unat* und *Torem* ist trotz ihrer im Vergleich zu Furosemidgenerika bis zu siebenfach höheren DDD-

Tabelle 25.2: Verordnungen von Hydrochlorothiazidkombinationen 2003. Angegeben sind die 2003 verordneten Tagesdosen, die Änderungen gegenüber 2002 und die mittleren Kosten je DDD 2003.

Präparat	Bestandteile	DDD in Mio.	Änderung in %	DDD-Kosten in €
Mit Triamteren				
Dytide H	Hydrochlorothiazid Triamteren	70,3	(−7,1)	0,15
triazid von ct	Hydrochlorothiazid Triamteren	31,6	(+12,9)	0,11
Diutensat	Hydrochlorothiazid Triamteren	28,8	(+6,5)	0,12
Triampur comp.	Hydrochlorothiazid Triamteren	25,9	(−6,2)	0,08
Tri.-Thiazid Stada	Hydrochlorothiazid Triamteren	22,4	(+1,6)	0,14
Triamteren comp.-ratiopharm	Hydrochlorothiazid Triamteren	20,0	(+6,8)	0,14
Triamteren HCT AL	Hydrochlorothiazid Triamteren	17,2	(+9,4)	0,10
Diuretikum Verla	Hydrochlorothiazid Triamteren	16,7	(+1,3)	0,13
Triarese Hexal	Hydrochlorothiazid Triamteren	12,9	(+12,9)	0,11
Nephral	Hydrochlorothiazid Triamteren	7,9	(−8,3)	0,15
Turfa-BASF	Hydrochlorothiazid Triamteren	7,3	(−3,1)	0,12
		261,0	(+0,8)	0,13
Mit Amilorid				
Moduretik	Hydrochlorothiazid Amilorid	14,1	(−6,1)	0,10
Aquaretic	Hydrochlorothiazid Amilorid	7,9	(−4,2)	0,10
Amilorid comp.-ratiopharm	Hydrochlorothiazid Amilorid	6,2	(+0,7)	0,10
Diursan	Hydrochlorothiazid Amilorid	5,9	(−5,1)	0,10
Amiloretik	Hydrochlorothiazid Amilorid	5,3	(+2,9)	0,09
Amilorid HCT AL	Hydrochlorothiazid Amilorid	4,1	(+9,8)	0,08
Rhefluin	Hydrochlorothiazid Amilorid	2,8	(−17,0)	0,11
		46,4	(−3,3)	0,10
Summe		307,3	(+0,2)	0,12

25

Tabelle 25.3: Verordnungen weiterer Diuretikakombinationen 2003. Angegeben sind die 2003 verordneten Tagesdosen, die Änderungen gegenüber 2002 und die mittleren Kosten je DDD 2003.

Präparat	Bestandteile	DDD in Mio.	Änderung in %	DDD-Kosten in €
Mit Thiazidanaloga				
dehydro tri mite/ -sanol tri	Triamteren Bemetizid	18,1	(−0,4)	0,35
Neotri	Triamteren Xipamid	7,4	(−14,3)	0,46
diucomb	Triamteren Bemetizid	6,6	(−7,6)	0,41
		32,2	(−5,5)	0,39
Pflanzliche Mittel				
Solidagoren N	Extr. Herb. Virgaureae Extr. Herb. Anserin. Extr. Herb. Equiseti Extr. Rad. Rubii Extr. Fruct. Petros.	0,9	(−10,1)	0,49
Summe		33,0	(−5,6)	0,39

Kosten auch im Jahr 2003 wieder kräftig angestiegen (Tabelle 25.1). Dies ist eher auf die offensive Werbeaktivität der Anbieter zurückzuführen als auf eine überzeugende Datenlage. Die zur Bewerbung herangezogenen Studien zur Pharmakoökonomie bzw. Lebensqualität (Spannheimer et al. 1998, Stroupe et al. 2001) genügen aufgrund methodischer Schwächen wie fehlender Verblindung nicht den allgemeinen wissenschaftlichen Standards und werden zudem durch andere Untersucher nicht bestätigt. So zeigte sich in einer weiteren Studie keine wesentlich unterschiedliche Lebensqualität unter Torasemid im Vergleich zu Furosemid (Noe et al. 1999). In anderen Untersuchungen war bei Patienten mit Herzinsuffizienz keine pharmakologische Differenz, z. B. anhand einer veränderten Natriumausscheidung, zu beobachten (Scheen et al. 1986, Düsing und Piesche 1990, Stauch und Stiehl 1990, Vargo et al. 1995). Von insgesamt zehn klinischen Vergleichsstudien wurden signifikante Unterschiede zwischen Furosemid und Torasemid nur in zwei Studien beobachtet. In der Einjahresstudie von Murray et al. (2001) war die Klinikswiederaufnahme herzinsuffizienter Patienten in der Torasemidgruppe (17%) niedriger als in der Furosemidgruppe (32%). Wegen des offenen Studiendesigns und des subjektiv beeinflußbaren Endpunktes ist das Ergebnis jedoch nicht aussagekräftig. Das gleiche gilt für die Ascitesstudie von Gentilini et al. (1993) wegen zu geringer Patientenzahl. Völlig ohne Aussagekraft ist die besonders stark zur Bewerbung herangezogene sogenannte TORIC-Studie (Cosin et al. 2003): Hier werden die Daten von zwei Armen einer nicht randomisierten offenen Anwendungsbeobachtung so ausgewertet, daß der Eindruck einer echten kontrollierten klinischen Prüfung entsteht.

25

Aldosteronantagonisten

Das einzige häufig als Monopräparat eingesetzte kaliumsparende Diuretikum ist Spironolacton, das als kompetitiver Antagonist des Mineralocorticoids Aldosteron wirkt. Durch Verminderung der Natriumreabsorption im Tubulussystem wird die Natriumausscheidung verstärkt und die Kaliumausscheidung gesenkt. Der diuretische Effekt von Spironolacton ist gering. Er setzt am zweiten Tag ein und erreicht sein Maximum nach 3–5 Tagen. Die klassische Indikation von Spironolacton war bisher die Behandlung des primären und sekundären Hyperaldosteronismus sowie die Therapie von Ödemen bei chronischer Herzinsuffizienz, Leberzirrhose und nephrotischem Syndrom, wenn andere Diuretika nicht ausreichend wirksam waren. Nach den Ergebnissen der RALES-Studie (Pitt et al. 1999) verringert Spironolacton, zusätzlich zur Standardtherapie gegeben, die Mortalität der schweren Herzinsuffizienz. Als Ursache für diesen günstigen Effekt wird zur Zeit diskutiert, daß Spironolacton die Aldosteron-bedingte Steigerung der Fibroblastenproliferation im Myokard hemmt. Während der Therapie mit Spironolacton muß grundsätzlich der Serumkaliumspiegel kontrolliert werden, weil auch bei gleichzeitiger Gabe von Thiaziden oder Schleifendiuretika eine Hyperkaliämie auftreten kann. Durch die niedrigen Tagesdosen von Spironolacton in dieser Indikation (12,5 bis 25 mg) ist diese Gefahr jedoch gering.

Die Verordnungshäufigkeit der Spironolactonmonopräparate ist wie im Vorjahr wieder deutlich angestiegen, was auf die hinzugekommene Indikation der schweren Herzinsuffizienz zurückzuführen sein dürfte. Der Zuwachs kam, bei nur geringen Preisunterschieden,

sowohl den inzwischen zahlreichen Generika als auch dem Originalpräparat *Aldactone* zugute (Tabelle 25.4).

Die Verordnungshäufigkeit der Spironolactonkombinationen ist in
2003 gegenüber dem Vorjahr in etwa gleich geblieben. Es handelt sich
um vier Kombinationen mit Furosemid, die wegen der unterschiedlichen Halbwertszeit der beiden Kombinationspartner möglicherweise nicht in der gewünschten Weise synergistisch wirken. Nur durch
die Beobachtung des Therapieeffektes in der Praxis kann die Frage
beantwortet werden, ob der angestrebte Kombinationseffekt trotz der

Tabelle 25.4: Verordnungen von Aldosteronantagonisten 2003. Angegeben sind die
2003 verordneten Tagesdosen, die Änderungen gegenüber 2002 und die mittleren
Kosten je DDD 2003.

Präparat	Bestandteile	DDD in Mio.	Änderung in %	DDD-Kosten in €
Spironolacton				
Spironolacton-ratiopharm	Spironolacton	19,3	(+15,7)	0,50
spiro von ct	Spironolacton	10,9	(+9,9)	0,50
Aldactone Drag./Kaps.	Spironolacton	9,7	(+3,7)	0,60
Spironolacton Heumann	Spironolacton	4,3	(+7,3)	0,50
Spironolacton AL	Spironolacton	3,7	(+25,7)	0,50
Spironolacton Hexal	Spironolacton	2,1	(+65,5)	0,50
Verospiron	Spironolacton	1,7	(+6,2)	0,58
Osyrol Filmtabletten	Spironolacton	1,6	(−2,8)	0,54
Spironolacton Stada	Spironolacton	1,5	(+26,3)	0,54
		54,9	(+12,8)	0,52
Kombinationen				
Spiro comp.-ratiopharm	Spironolacton Furosemid	31,2	(+1,7)	0,51
Osyrol-Lasix Kaps.	Spironolacton Furosemid	9,4	(−10,2)	0,50
Spiro-D-Tablinen	Spironolacton Furosemid	5,1	(+3,6)	0,48
Furorese comp.	Spironolacton Furosemid	3,7	(−1,1)	0,48
		49,4	(−0,9)	0,50
Summe		104,3	(+5,9)	0,51

unterschiedlichen Wirkungsdauer von Furosemid (4–6 Std.) und
Spironolacton (48–72 Std.) erreicht wird.

Wirtschaftliche Aspekte

Der Verordnungsanteil der Generika von patentfreien Diuretika ist
trotz des schon vorher bestehenden hohen Niveaus auch 2003 weiter
gestiegen. Besonders hoch ist der Generikaanteil (92%) bei Hydrochlorothiazid (Vorjahr 89%) und Furosemid (90%, Vorjahr 88%).
Auch bei Spironolacton beträgt der Generikaanteil 82% (Vorjahr
80%). Damit wurden bei den Standarddiuretika die generischen Einsparmöglichkeiten weiter ausgeschöpft.

Erhebliche Einsparmöglichkeiten bieten dagegen die Analogpräparate der Thiazidanaloga und der Schleifendiuretika. Würde das
Thiazidanalogon Xipamid (*Aquaphor*) durch Hydrochlorothiazid substituiert, errechnet sich nach den Verordnungsdaten des Jahres 2003
ein Einsparvolumen von 14 Mio. €, wenn die aktuellen Preise des
Jahres 2004 zugrunde gelegt werden (Tabelle 25.5). Die Einsparmög-

Tabelle 25.5: Therapiekostenvergleich von Diuretika

Eigenschaften	Xipamid *Aquaphor*	Torasemid *Torem*	Torasemid *Unat*	Piretanid *Arelix*
WHO-Tagesdosis	20 mg	10 mg*	10 mg*	6 mg*
Packung, 100 Tbl.	20 mg	10 mg	10 mg	6 mg
Preis 100 DDD, € 2004	26,73	33,86	60,84	37,93
Umsatz, Mio. € 2003	42,7	63,1	67,8	25,0
DDD, Mio. 2003	127,0	98,7	101,7	59,9
Substitution				
Wirkstoff	Hydrochloro-thiazid	Furosemid	Furosemid	Furosemid
Präparat	*HCT von ct*	*Furo ABZ*	*Furosemid-1A Pharma*	*Furosemid AL*
WHO-Tagesdosis	25 mg	40 mg	40 mg	40 mg
Preis 100 DDD, € 2004	15,39	14,18	14,18	14,19
Einsparung/100 DDD, €	11,34	19,68	46,66	23,74
Einsparpotential, Mio. €	14,4	19,4	47,5	14,2

* Herstellerdosis

lichkeit durch Verordnung des Standardpräparates Furosemid anstelle von Piretanid (*Arelix*) beträgt 14 Mio. € und anstelle von Torasemid (*Torem, Unat*) sogar 67 Mio. €. Insgesamt ließen sich im Sektor der Analogpräparate mit preiswerten Hydrochlorothiazid- und Furosemidgenerika 95 Mio. € (Vorjahr 146 Mio. €) einsparen. Dies ist allerdings ein theoretischer Maximalwert, der erreicht werden würde, wenn ausnahmslos und bei allen Patienten die teuren Analogpräparate durch günstige Standardgenerika substituiert würden. Inwieweit dies medizinisch indiziert ist, muß im Einzelfall entschieden werden. Da der Patentschutz des Furosemidanalogon Torasemid, das den weitaus größten Anteil des Einsparpotentials der Diuretika ausmacht, bereits abgelaufen ist und seit dem 1. Dezember mehrere Torasemidgenerika auf dem Markt sind, wird sich diese Zahl weiter relativieren.

Therapeutische Aspekte

Die Thiazide haben durch die günstigen Ergebnisse der ALLHAT-Studie mit dem Thiazidanalogon Chlortalidon weiteren Auftrieb erhalten (The ALLHAT Officers and Coordinators 2002). Eine erhebliche Unterstützung haben die ALLHAT-Ergebnisse durch die Empfehlungen des amerikanischen National High Blood Pressure Education Program (JNC 7 Report) erhalten, Thiaziddiuretika initial für die Behandlung der meisten Patienten mit unkomplizierter Hypertonie allein oder in Kombination mit anderen Antihypertonika einzusetzen (Chobanian et al. 2003). Auch in Deutschland zeichnet sich ein verstärkter Einsatz von Thiaziddiuretika in den vergangenen zehn Jahren ab. Das Verordnungsvolumen der Thiaziddiuretika als Monopräparate ist seit 1994 um das Vierfache angestiegen (Abbildung 25.1). Um den vollen Verordnungsumfang der Thiaziddiuretika richtig einzuschätzen, müssen natürlich auch die zahlreichen Thiazidkombinationen berücksichtigt werden, die vor allem in der Hochdrucktherapie eingesetzt werden. Ingesamt kommt dann ein stattliches Verordnungsvolumen von 1.971 Mio. DDD zusammen, das sich wie folgt zusammensetzt:

- Thiazidmonopräparate 398 Mio. DDD (Abbildung 25.1)
- Thiazidkombinationen mit kaliumsparenden Diuretika 353 Mio. DDD (Abbildung 25.1)
- Thiazidkombinationen mit Betarezeptorenblockern 174 Mio. DDD (Tabelle 15.1)

- Thiazidkombinationen mit Calciumantagonisten 9 Mio. DDD (Tabelle 15.3)
- Thiazidkombinationen mit Reserpin 54 Mio. DDD (Tabelle 15.4)
- Thiazidkombinationen mit ACE-Hemmern 646 Mio. DDD (Tabelle 5.4 und Tabelle 5.5)
- Thiazidkombinationen mit AT_1-Antagonisten 337 Mio. DDD (Tabelle 5.7)

25

Dieses Verordnungsvolumen reicht aus, um tagtäglich 5,4 Mio. Patienten als Dauertherapie mit Diuretika zu behandeln. Es liegt weitaus höher als das Verordnungsvolumen von 957 Mio. DDD der Schleifendiuretika (Abbildung 25.1), die fast ausschließlich als Monotherapeutika verordnet werden. Weiterhin zeigt diese Zusammenstellung, daß 80% der Verordnungen von Thiaziddiuretika auf Kombinationspräparate entfällt. Darüber hinaus erlauben unsere Daten keine Abschätzung darüber, wie viele Verordnungen der Monopräparate wirklich als Monotherapie oder in freier Kombination mit anderen Antihypertonika verwendet werden.

Das hohe Verordnungsvolumen von Schleifendiuretika hängt zum Teil damit zusammen, daß ein großer Anteil der verordneten DDD auf hochdosierte Arzneiformen für niereninsuffiziente Patienten entfallen. Ob diese stark wirksamen Mittel in allen übrigen Fällen einer Diuretikatherapie indiziert sind, ist fraglich. Bei intakter Nierenfunktion sind Thiazide erste Wahl zur Diuretikatherapie. Bei den inzwischen üblichen niedrigen Dosierungen von Thiaziden spielen die früher gesehenen metabolischen Nebeneffekte keine Rolle mehr. Die Frage nach der klinischen Relevanz der pharmakokinetischen Unterschiede der neueren Schleifendiuretika Torasemid und Piretanid im Vergleich zu dem klassischen Vertreter Furosemid ist nach wie vor unbefriedigend beantwortet.

Spironolacton in der Gruppe der kaliumsparenden Diuretika muß bei der Differentialtherapie mit Triamteren und Amilorid verglichen werden. Dabei fällt auf, daß Spironolacton als Monopräparat ein Gesamtverordnungsvolumen von 61 Mio. Tagesdosen erreicht (Abbildung 25.2), während die beiden anderen kaliumsparenden Diuretika (Triamteren, Amilorid) in Deutschland gar nicht als Monopräparate angeboten werden. In der Indikation des renalen Kaliumverlustes erscheint diese Bevorzugung von Spironolacton aufgrund seiner zahlreichen und z.T. schwerwiegenden Nebenwirkungen (siehe unten) therapeutisch nicht gerechtfertigt. Ein anderes Bild ergibt sich unter

Berücksichtigung der aktuellen Studiendaten zur schweren Herzinsuffizienz (siehe oben), die das therapeutische Potential von niedrig dosiertem Spironolacton bei dieser Indikation eindeutig gezeigt haben.

Die klassischen Indikationen von Spironolacton sind das Conn-Syndrom, soweit eine operative Tumorentfernung nicht möglich ist, sowie Ödemformen, die mit einem sekundären Hyperaldosteronismus einhergehen, wie z. B. die chronische Leberinsuffizienz mit Aszites oder kardial bedingte Ödeme. Wenn es um die Beseitigung oder Verhinderung eines durch Diuretika verursachten Kaliummangels im Organismus geht, wird man zunächst immer Kombinationen mit Triamteren oder Amilorid einsetzen. Diese kaliumsparenden Diuretika haben gegenüber Spironolacton den Vorteil eines schnelleren Wirkungseintritts und einer größeren Wirtschaftlichkeit. Nach den Verordnungsdaten von 2003 betragen die mittleren DDD-Kosten der Hydrochlorothiazidkombinationen mit Triamteren oder Amilorid weniger als ein Viertel der Kosten von Spironolactonkombinationen.

Bei der Anwendung von Aldosteronantagonisten in höheren Dosierungen ist schließlich noch das besondere Nebenwirkungsprofil zu berücksichtigen. Neben der Hyperkaliämie kann Spironolacton als Hormonantagonist auch Störungen anderer Steroidhormonwirkungen auslösen. So ruft eine Dauertherapie mit Tagesdosen von über 50 mg Spironolacton bei Männern oft Gynäkomastie hervor. Libido- und Potenzverlust sind ebenfalls berichtet worden. Bei Frauen können Menstruationsstörungen, Hirsutismus und tiefe Stimmlage auftreten.

Literatur

Chobanian AV, Bakris GL, Black HR, Cushman WC et al (2003): The Seventh Report of the Joint National Committee on Prevention, Detection, Evaluation, and Treatment of High Blood Pressure: The JNC 7 Report. JAMA 289: 2560-2571.

Cosin J, Diez J, TORIC investigators (2003): Torasemide in chronic heart failure: results of the TORIC study. Eur J Heart Fail 4: 507–513.

Düsing R, Piesche L (1990): Second line therapy of congestive heart failure with torasemide. Prog Pharmacol Clin Pharmacol 8: 105–120.

Gentilini P, Laffi G, La Villa G, Carloni V, Foschi M, Romanelli RG, Marra F (1993): Torasemide in the treatment of patients with cirrhosis and ascites. Cardiovasc Drugs Ther 7 (Suppl 1): 81–85.

Greger R (1995): Loop Diuretics. In: Greger R, Knauf H, Mutschler, E (eds): Handbook of Experimental Pharmacology: Diuretics, Vol 117. Springer-Verlag, Berlin, pp 221–274.

Heidland A, Bahner U (1999): Diuretika. In: Paumgartner G (Hrsg): Therapie innerer Krankheiten, 9. Aufl., Springer-Verlag, Berlin Heidelberg New York, S. 1548–1564.

Murray MD, Deer MM, Ferguson JA, Dexter PR, Bennett SJ, Perkins SM et al (2001): Open label randomized trial of torsemide compared with furosemide therapy for patients with heart failure. Am J Med 111: 513–520.

Noe LL, Vreeland MG, Pezzella SM, Trotter JP (1999): A pharmacoeconomic assessment of torsemide and furosemide in the treatment of patients with congestive heart failure. Clin Ther 21: 854–866.

Oßwald H, Albinus M (1993): Hagers Handbuch der Pharmazeutischen Praxis, Stoffe A–Z, 5. Aufl, Band 8: Indapamid. In: von Bruchhausen F et al (Hrsg): S. 534–537, Band 9: Spironolacton, S. 650–654, Band 9: Xipamid S. 1212–1215. Springer-Verlag, Berlin.

Pitt B, Zannad F, Remme WJ, Cody R, Castaigne A, Perez A, Palensky J, Wittes J (1999): The effect of spironolactone on morbidity and mortality in patients with severe heart failure. Randomized Aldactone Evaluation Study Investigators. N Engl J Med 341: 709–717.

Scheen aJ, Vancrombreucq JC, Delarge J, Luyckx AS (1986): Diuretic activity of torasemide and furosemide in chronic heart failure: a comparative double blind cross-over study. Eur J Clin Pharmacol 31 (Suppl): 35–42.

Spannheimer A, Goertz A, Dreckmann-Behrendt B (1998): Comparison of therapies with torasemide or furosemide in patients with congestive heart failure from a pharmacoeconomic viewpoint. Int J Clin Pract 52: 467–471.

Stauch M, Stiehl L (1990): Controlled, double-blind clinical trial on the efficacy and tolerance of torasemide in comparison with furosemide in patients with congestive heart failure – a multicenter study. Prog Pharmacol Clin Pharmacol 8: 121–126.

Stroupe KT, Forthofer MM, Brater DC, Murray MD (2000): Healthcare costs of patients with heart failure treated with torasemide or furosemide. Pharmacoeconomics. 17: 429–440.

The ALLHAT Officers and Coordinators for the ALLHAT Collaborative Research Group (2002). Major outcomes in high-risk hypertensive patients randomized to angiotensin-converting enzyme inhibitor or calcium channel blocker vs diuretic: The Antihypertensive and Lipid-Lowering Treatment to Prevent Heart Attack Trial (ALLHAT). JAMA 288: 2981–2997.

Vargo DL, Kramer WG, Black PK, Smith WB, Serpas T, Brater DC (1995): Bioavailability, pharmacokinetics, and pharmacodynamics of torsemide and furosemide in patients with congestive heart failure. Clin Pharmacol Ther 57: 601–609.

25

26. Durchblutungsfördernde Mittel

ULRICH SCHWABE

AUF EINEN BLICK

Trend

Die Verordnungen durchblutungsfördernder Arzneimittel sind seit 1992 rückläufig. Auch 2003 hat das Verordnungsvolumen (–11%) weiter abgenommen. Hauptursache ist die fragliche Wirksamkeit der Vasodilatatoren, die eine Anwendung nach den aktuellen Therapieempfehlungen nicht mehr rechtfertigen.

Bewertung

Bei Patienten mit peripheren arteriellen Durchblutungsstörungen sind in erster Linie nicht medikamentöse Maßnahmen wie systematisches Gehtraining und Verzicht auf Rauchen sowie die Behandlung von Risikofaktoren (Diabetes, Hypertonie, Hypercholesterinämie) indiziert.

Durchblutungsfördernde Mittel werden in Deutschland immer noch relativ häufig bei peripheren arteriellen Durchblutungsstörungen eingesetzt. Die Mehrzahl der Präparate ist zwar nach dem Arzneimittelgesetz zugelassen worden, hat aber nur einen fraglichen klinischen Nutzen für die Behandlung der peripheren arteriellen Verschlußkrankheit und der Claudicatio intermittens (Hiatt 2002). Wesentliche Komponenten einer optimalen Behandlung der peripheren Verschlußkrankheit sind Aufgabe des Rauchens, Senkung erhöhter Cholesterinwerte, Behandlung eines bestehenden Diabetes mellitus, Normalisierung eines erhöhten Blutdrucks und systematisches Gehtraining (Hiatt 2001, Burns et al. 2003). So ist in einer Cochrane-Übersicht gezeigt worden, daß durch eine Übungsbehandlung bei den meisten Patienten mit Claudicatio ein klinisch bedeutsamer Anstieg der Gehstrecke (150%) erreicht werden kann (Leng et al. 2000). Darüber hinaus ist die Arzneitherapie mit Thrombozytenaggregationshemmern und ACE-Hemmern in Betracht zu ziehen. Acetylsalicylsäure schützt vor schweren klinischen Folgeerscheinungen (Herzinfarkt, Schlaganfall, kardiovaskulärer Tod) in einer Tagesdosis von 75–100 mg (Antithrombotic Trialists' Collaboration 2002). Die zusätzliche Gabe eines weiteren Thrombozytenaggregationshemmers zu Acetylsalicylsäure bringt bei einigen kardiovaskulären Krankheiten einen zusätzlichen klinischen Nutzen. Für die periphere arterielle Verschlußkrankheit wird diese Kombination in klinischen Studien untersucht (Burns et al. 2003).

26

Vorrangige Maßnahmen in frühen Krankheitsstadien (I und II), in denen keine unmittelbare Gefahr durch Gangrän oder Amputation droht, sind daher systematisches Gehtraining und die Bekämpfung vaskulärer Risikofaktoren, vor allem des Rauchens. Ein britischer Angiologe hat diese Empfehlung in einem klassischen Editorial in fünf Worte gefaßt: „Stop smoking and keep walking" (Housley 1988). Als weitere Risikofaktoren sind Hypertonie, Diabetes und Hypercholesterinämie bedeutsam. So zeigen Daten der 4S-Studie, daß Simvastatin auch nichtkoronare Ereignisse beeinflußt und das Risiko einer neuen oder verschlechterten Claudicatio intermittens um 38% senkt (Pedersen et al. 1998).

Bei nicht mehr tolerablen Beschwerden durch die Claudicatio sind bereits im Stadium II strombahnwiederherstellende Verfahren (transluminale Angioplastie ggf. mit Stentimplantation, Thrombolyse, Operation) in Betracht zu ziehen. Grundsätzlich indiziert sind lumeneröffnende Maßnahmen im Stadium III und IV bei zufriedenstellender Operabilität oder guten Voraussetzungen zur Katheterbehandlung. Obwohl die periphere arterielle Verschlußkrankheit kontinuierlich fortschreitet, ist der klinische Verlauf in Bezug auf die lokalen Symptome in den meisten Fällen erstaunlich gutartig. Nach Diagnose einer Claudicatio intermittens kommt es nur bei einem Viertel der Patienten zu einer progredienten Verschlechterung, die bei 5% eine gefäßchirurgische Intervention und schließlich bei 1–2% aller Claudicatiopatienten eine größere Amputation erfordert (Dormandy und Rutherford 2000). Wesentlich größer ist das Morbiditäts- und Mortalitätsrisiko durch die häufig gleichzeitig bestehende koronare Herzkrankheit oder andere kardiovaskuläre Krankheiten.

Verordnungshäufigkeit

Die verbesserten Behandlungsmöglichkeiten der peripheren arteriellen Verschlußkrankheit wirken sich zunehmend auf die praktische Arzneitherapie aus. Seit 1992 sind die Verordnungen der wichtigsten durchblutungsfördernden Arzneimittel von 252 Mio. definierten Tagesdosen (DDD) (siehe Arzneiverordnungs-Report 2002) auf 78 Mio. DDD im Jahr 2003 zurückgegangen (Abbildung 26.1). In der Restgruppe der 21 Präparate haben nur noch Pentoxifyllin und Naftidrofuryl einen größeren Verordnungsumfang (Tabelle 26.1). Die relativ teuren Buflomedilpräparate haben immer nur eine untergeordnete Rolle gespielt. Auch sie sind 2003 weiter zurückgefallen. Insgesamt sind die Arzneimittelausgaben durch eine Neuorientierung der Therapie peripherer Durchblutungsstörungen seit 1992 von 783 Mio. € auf 92 Mio. € im Jahre 2003, d. h. um fast 90%, zurückgegangen.

Pentoxifyllin

Pentoxifyllin ist ein Xanthinderivat, das als Vasodilatator schwerpunktmäßig bei peripheren Durchblutungsstörungen eingesetzt wird. Diese Indikation ist in zahlreichen klinischen Untersuchungen geprüft

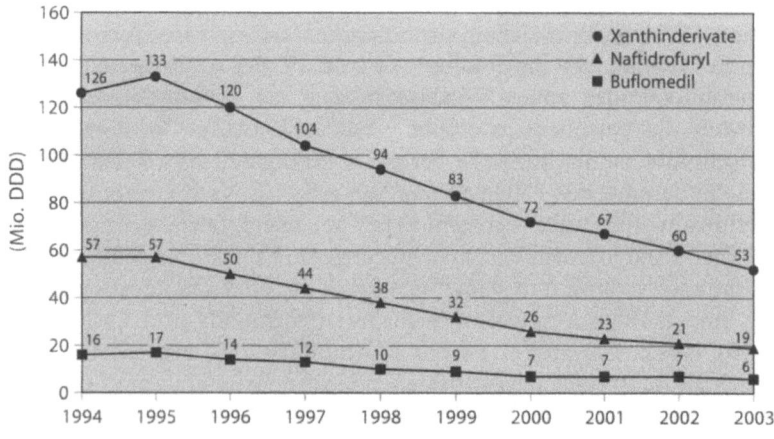

Abbildung 26.1: Verordnungen von durchblutungsfördernden Mitteln 1994 bis 2003. Gesamtverordnungen nach definierten Tagesdosen

Tabelle 26.1: Verordnungen durchblutungsfördernder Mittel 2003. Angegeben sind die 2003 verordneten Tagesdosen, die Änderungen gegenüber 2002 und die mittleren Kosten je DDD 2003.

Präparat	Bestandteile	DDD in Mio.	Änderung in %	DDD-Kosten in €
Pentoxifyllin				
Trental	Pentoxifyllin	15,9	(–12,7)	0,71
Pentoxifyllin-ratiopharm	Pentoxifyllin	14,8	(–4,4)	0,65
Claudicat	Pentoxifyllin	4,9	(–25,3)	0,62
PENTO-PUREN	Pentoxifyllin	4,0	(–15,2)	0,60
Pentoxifyllin AL	Pentoxifyllin	2,8	(–2,0)	0,50
Pentohexal	Pentoxifyllin	2,0	(–9,9)	0,58
pentox von ct	Pentoxifyllin	1,9	(–9,5)	0,63
Rentylin	Pentoxifyllin	1,4	(–31,2)	1,04
Agapurin	Pentoxifyllin	0,5	(+11,1)	0,75
		48,2	(–11,8)	0,66
Naftidrofuryl				
Dusodril	Naftidrofuryl	11,4	(–11,2)	1,32
Naftilong/Naftiretard	Naftidrofuryl	3,3	(–7,8)	1,07
Nafti-ratiopharm	Naftidrofuryl	2,2	(+1,9)	1,08
nafti von ct	Naftidrofuryl	0,9	(+7,4)	0,97
NAFTI-PUREN	Naftidrofuryl	0,8	(–4,8)	1,11
		18,6	(–8,1)	1,22
Andere Monopräparate				
Kollateral	Moxaverin	2,8	(+8,2)	0,86
Bufedil	Buflomedil	1,4	(–13,8)	1,20
Buflohexal	Buflomedil	1,1	(–8,4)	0,82
Defluina peri	Buflomedil	0,6	(–20,8)	1,74
Prostavasin	Alprostadil	0,5	(–7,4)	30,46
		6,5	(–4,5)	3,21
Pflanzliche Mittel				
Ginkgo biloba comp.	Aurum colloid. D8 Ginkgo biloba D3	2,7	(–22,2)	0,38
Cefavora	Ginko biloba Ø Viscum album Ø Crataegus Ø	2,4	(–17,7)	0,49
		5,0	(–20,2)	0,43
Summe		78,3	(–11,0)	0,99

26

worden, von denen einige Hinweise auf eine Wirksamkeit erbracht haben. Die Ergebnisse haben dazu geführt, daß Pentoxifyllin von der Food and Drug Administration in den USA zugelassen worden ist.

Trotz statistisch signifikanter Unterschiede ist aber das Ausmaß der Wirksamkeit seit langem umstritten (Transparenzkommission 1983). Die Zweifel an der therapeutischen Wirksamkeit haben auch viele weitere Studien nicht ausräumen können (Studienübersicht siehe Arzneiverordnungs-Report 2002, S. 422). Mehrere Übersichtsarbeiten kommen daher zu dem Ergebnis, daß die begrenzte Qualität vieler Daten eine zuverlässige Bewertung der Wirksamkeit von Pentoxifyllin ausschließt und daß die Durchschnittseffekte relativ klein waren (Radack und Wyderski 1990, Ernst 1994, Girolami et al. 1999, De Backer et al. 2000, Hiatt 2002). Weiterhin wird hervorgehoben, daß strukturierte Übungsprogramme die schmerzfreie Gehstrecke erhöhen (Leng et al. 2000). Durch Einstellen des Rauchens wurden die postoperativen Ergebnisse von lumeneröffnenden Maßnahmen verbessert und die Komplikationen der peripheren Verschlußkrankheit vermindert.

Eine weitere Indikation, bei der immer noch Pentoxifyllin eingesetzt wird, sind Innenohrfunktionsstörungen, insbesondere der Hörsturz. Schon vor zwölf Jahren ist in einer Placebo-kontrollierten Studie an 382 Patienten gezeigt worden, daß keine klinisch relevanten Unterschiede zwischen einer Infusionsbehandlung mit Pentoxifyllin plus Dextran, Pentoxifyllin oder physiologischer Kochsalzlösung bei der Rückbildung des Hörverlustes über einen Zeitraum von vier Wochen bestehen (Probst et al. 1992). Leider wird Pentoxifyllin trotz dieses negativen Resultats immer noch als Referenzsubstanz ohne adäquate Placebokontrolle eingesetzt, um die Wirksamkeit anderer zweifelhafter Produkte zu behaupten (Reisser und Weidauer 2001). Seit langem liegen praktische Erfahrungen über eine hohe altersabhängige Spontanheilungsrate des Hörsturzes von 68–89% vor (Weinaug 1984). Auch international gibt es keinen Konsens über eine wirksame Behandlung des plötzlichen idiopathischen Hörverlusts (Haberkamp und Tanyeri 1999). Um so erstaunlicher ist es, daß in Deutschland Infusionsprogramme unterschiedlicher Zusammensetzung nicht nur in Praxen, sondern auch in nahezu allen Universitätskliniken üblich sind.

Naftidrofuryl

Naftidrofuryl ist ein durchblutungsförderndes Mittel, für das eine Vasodilatation über eine 5-HT$_2$-Rezeptor-blockierende Wirkung an der glatten Gefäßmuskulatur und eine Verbesserung von Sauerstoff- und Glukoseaufnahme geltend gemacht wird. In klinischen Studien wurde eine Verlängerung der maximalen Gehstrecke beobachtet (Barradell und Brogden 1996). Ähnlich wie bei Pentoxifyllin waren die Effekte sehr variabel und erreichten bis auf eine neuere Studie (Boccalon et al. 2001) nicht das Ausmaß der Gehstreckenzunahmen, die durch Gehtraining erzielbar sind. Für 40 mg-Ampullen von Naftidrofuryl hat das zuständige Bundesinstitut im Januar 1996 den Widerruf der Zulassung angeordnet, weil zwei Todesfälle nach intravenöser Injektion aufgetreten waren (Arzneimittelkommission der Deutschen Apotheker 1995). Die Verordnungen der Naftidrofurylpräparate sind im Jahr 2003 insgesamt weiter rückläufig gewesen (Tabelle 26.1).

26

Buflomedil

Buflomedil ist ein durchblutungsförderndes Mittel, für dessen Wirkung eine Alpharezeptorblockade, eine bessere Verformbarkeit der Erythrozyten und eine hemmende Wirkung auf die Thrombozytenaggregation geltend gemacht werden. In kontrollierten klinischen Studien sind Hinweise auf eine therapeutische Wirksamkeit gefunden worden (Walker und MacMannaford 1995).

Moxaverin

Moxaverin (*Kollateral*) ist ein muskulotropes Spasmolytikum vom Papaverintyp, das die Calmodulin-stimulierte Phosphodiesterase hemmt. In Dosen von 300–450 mg/d wird es zur Behandlung vasospastischer Störungen angewendet. Belege für eine therapeutische Wirksamkeit wurden bisher nicht publiziert.

Prostaglandine

Prostaglandin E_1 (PGE_1) ist als Alprostadil (*Prostavasin*) für die Behandlung der peripheren arteriellen Verschlußkrankheit im Stadium III und IV zugelassen. Ursprünglich wurde Prostaglandin E_1 wegen seiner schnellen pulmonalen Inaktivierung hauptsächlich intraarteriell appliziert (Sakaguchi 1984, Böhme et al. 1987, Trübestein et al. 1987). Später wurde auch die intravenöse Infusion von Prostaglandin E_1 in mehreren Studien geprüft (Diehm et al. 1988, The Ciprostene Study Group 1991, The ICAI Study Group 1998, Trübestein et al. 1989). In zwei Studien hatte Prostaglandin keinen signifikanten Effekt. Obwohl einige Studien in einzelnen klinischen Endpunkten (Ulkusgröße, Analgetikaverbrauch, Ruheschmerz) positive Resultate zeigten, ist die Aussagekraft wegen des offenen Studiendesigns und der kurzen Dauer über 3–4 Wochen nur von begrenzter Aussagekraft, so daß weitere klinische Studiendaten für einen Nachweis der Wirksamkeit erforderlich sind (Dormandy und Rutherford 2000). Daher wird Prostaglandin E_1 nur bei Patienten empfohlen, bei denen revaskularisierende Maßnahmen nicht oder nicht mehr möglich sind und bei Patienten, bei denen eine Amputation die einzige Alternative zu sein scheint. In den bisher durchgeführten Studien ist jedoch eine Verminderung der Amputationsrate nie methodisch einwandfrei nachgewiesen worden. Die nicht ausreichend belegte Wirksamkeit von *Prostavasin* ist auch dadurch dokumentiert, daß es in den frühen 80er Jahren unter relativ großzügigen Bedinungen zwar in Deutschland zugelassen wurde, während es in den USA und den meisten europäischen Ländern keine Zulassung erhalten hat. So kommt auch ein aktueller Cochrane-Review zu dem Schluß, daß wegen der Heterogenität der Daten eine korrekte Metaanalyse nicht möglich war und daß zum Nachweis der Wirksamkeit methodisch einwandfreie Studien erforderlich sind (Reiter et al. 2004).

Ginkgoextrakte

Ginkgoextrakte waren bis 1994 als durchblutungsfördernde Mittel klassifiziert, seit 1996 werden sie größtenteils als pflanzliche Antidementiva bezeichnet (s. Kapitel 9). Die Verlagerung des indikativen Schwerpunkts von der Peripherie in das Gehirn mag damit zusammenhängen, daß immer Schwierigkeiten mit einem überzeugenden

Nachweis der Wirkung bei peripheren arteriellen Durchblutungsstörungen bestanden. Diese bereits von der Transparenzkommission beim vormaligen Bundesgesundheitsamt festgestellten methodischen Mängel sind durch weitere Studien bestätigt worden. Eine dänische Studie zeigte keine signifikanten Änderungen von Gehstrecke oder Beinschmerzen bei Patienten mit Claudicatio intermittens (Drabæk et al. 1996). Eine deutsche Multizenterstudie, die vor acht Jahren abgeschlossen wurde, ergab ebenfalls keinen signifikanten Unterschied zwischen Ginkgoextrakt und Placebo. Das Ergebnis wurde bisher nur als Kongreßabstrakt mitgeteilt (Schoop et al. 1996) und wird wohl zu den vielen Studien gehören, die aufgrund negativer Ergebnisse nicht ausführlich publiziert werden.

26

In dieser Situation ist verständlich, daß im Jahr 2003 der überwiegende Teil der Ginkgoverordnungen auf homöopathische Arzneimittel entfällt, denen vom Gesetzgeber ein Wirkungsnachweis erlassen wurde. Die weiter abnehmenden Verordnungen zeigen jedoch, daß auch die Suggestivkraft des homöopathisch verdünnten Ginkgo offensichtlich nachläßt, selbst wenn er bei *Ginkgo biloba comp.* mit millionenfach potenziertem Gold verstärkt wurde (Tabelle 26.1).

Literatur

Antithrombotic Trialists' Collaboration (2002): Collaborative meta-analysis of randomised trials of antiplatelet therapy for prevention of death, myocardial infarction, and stroke in high risk patients. Brit Med J 324: 71–86.

Arzneimittelkommission der Deutschen Apotheker (1995): Naftidrofuryl Infusionslösung. Pharmazeut Ztg 140: 2222.

Barradell LB, Brogden RN (1996): Oral naftidrofuryl. A review of its pharmacology and therapeutic use in the management of peripheral occlusive arterial disease. Drugs Aging 8: 299–322.

Boccalon H, Lehert P, Mosnier M (2001): Effect of naftidrofuryl on physiological walking distance in patients with intermittent claudication. Ann Cardiol Angéiol 50: 175–182.

Böhme H, Brülsaver M, Härtel U, Bollinger A (1987): Kontrollierte Studie zur Wirksamkeit von I.A. PGE₁ Infusionen bei peripherer arterieller Verschlußkrankheit im Stadium III und IV. Vasa 20 (Suppl): 206–208.

Burns P, Gough S, Bradbury AW (2003): Management of peripheral arterial disease in primary care. Brit Med J 326: 584–588.

De Backer TL, Van der Stichele RH, Warie HH, Bogaert MG (2000): Oral vasoactive medication in intermittent claudication: utile or futile? Eur J Clin Pharmacol 56: 199–206.

Diehm C, Hübschmüller C, Stamller F (1988): Intravenöse Prostaglandin E1-Therapie bei Patienten mit peripherer arterieller Verschlußkrankheit (AVK) im Stadium III: Eine doppelblinde, Placebo-kontrollierte Studie. In: Heinrich H, Böhme H, Rogatti W (Hrsg): Prostaglandin E1-Wirkungen und therapeutische Wirksamkeit. Springer-Verlag, Heidelberg, S. 133–143.

Dormandy JA, Rutherford RB (2000): Management of peripheral arterial disease (PAD). TASC Working Group. TransAtlantic Inter-Society Consensus (TASC). J Vasc Surg 31: S1–S296.

Drabæk H, Petersen JR, Winberg N, Hansen KF, Mehlsen J (1996): The effect of Ginkgo biloba extract in patients with intermittent claudication. Ugeskr Laeger 158: 3928–3931.

Ernst E (1994): Pentoxifylline for intermittent claudication. A critical review. Angiology 45: 339–345.

Girolami B, Bernardi E, Prins MH, Wouter ten Cate J, Hettiarachchi R et al. (1999): Treatment of intermittent claudication with physical training, smoking cessation, pentoxifylline, or nafronyl. Arch Intern Med 159: 337–345.

Haberkamp TJ, Tanyeri HM (1999): Management of idiopathic sudden sensorineural hearing loss. Am J Otol 20: 587–592.

Hiatt WR (2001): Medical treatment of peripheral arterial disease and claudication. N Engl J Med 344: 1608–1621.

Hiatt WR (2002): Pharmacological therapy for peripheral arterial disease and claudication. J Vasc Surg 36: 1283–1291.

Housley E (1988): Treating claudication in five words. Brit Med J 296: 1483–1484.

Leng GC, Fowler B, Ernst E (2000): Exercise for intermittent claudication. Cochrane Database Syst Rev (2): CD000990.

Pedersen TR, Kjekshus J, Pyörälä K, Olsson AG, Cook TJ et al. (1998): Effect of Simvastatin on ischemic signs and symptoms in the Scandinavian Simvastatin Survival Study (4S). Am J Cardiol 81: 333–335.

Probst R, Tschopp K, Ludin E, Kellerhals B, Podvinec M, Pfaltz CR (1992): A randomized, double-blind, placebo-controlled study of dextran/pentoxifylline medication in acute acoustic trauma and sudden hearing loss. Acta Otolaryngol 112: 435–443.

Radack K, Wyderski RJ (1990): Conservative management of intermittent claudication. Ann Intern Med 113: 135–146.

Reisser C, Weidauer H (2001): Ginkgo biloba extract Egb 761® or pentoxifylline for the treatment of sudden deafness: a randomized, reference-controlled, double-blind study. Acta Otolaryngol 121: 579–584.

Reiter M, Bucek RA, Stumpflen A, Minar E (2004): Prostanoids for intermittent claudication. Cochrane Database Syst Rev 2004 (1): CD000986.

Sakaguchi S (1984): Prostaglandin E_1 intra-arterial infusion therapy in patients with ischemic ulcer of the extremities. Int Angiol 3: 39–42.

Schoop W, Breddin K, Diehm C, Gruß J, Held K et al. (1996): Klinische Prüfung mit Ginkgo biloba-Spezialextrakt Egb 761 bei Patienten mit peripherer arterieller Verschlußkrankheit im Stadium II b nach Fontaine im Vergleich zu Placebo. Posterpublikation, Jahreskongress der Schweizerischen Gesellschaft für Angiologie 1.–2.11.1996.

26

The Ciprostene Study Group (1991): The effect of ciprostene in patients with peripheral vascular disease (PVD) characterized by ischemic ulcers. J Clin Pharmacol 31: 81–87.

The ICAI Study Group (1999): Prostanoids for chronic critical leg ischaemia: a randomized, controlled, open-label trial with prostaglandin E1. Ann Intern Med 130: 412–421.

Transparenzkommission (1983): Transparenzliste für das Teilgebiet periphere arterielle Durchblutungsstörungen. Bundesanzeiger Nr. 169 vom 9.9.1983.

Trübestein G, Diehm C, Gruss JD, Horsch S (1987): Prostaglandin E1 in chronic arterial disease: a multicentre study. Vasa 17 (Suppl): 39–43.

Trübestein G, von Bary S, Breddin K, Diehm C, Gruss JD, Heinrich H et al. (1989): Intravenous prostaglandin E1 versus pentoxifylline therapy in chronic arterial occlusive disease: a controlled randomised multicenter study. Vasa 28 (Suppl): 44–49.

Walker GA, MacMannaford JC (1995): A meta-analysis of randomized, double-blind, placebo-controlled studies of the effect of buflomedil on intermittent claudication. Fundam Clin Pharmacol 9: 387–394.

Weinaug P (1984): Die Spontanremission beim Hörsturz. HNO 32: 346–351.

26

27. Gichtmittel

BERND MÜHLBAUER und GERHARD SCHMIDT

Verordnungsprofil

Die spezifische Arzneitherapie der Gicht umfaßt Allopurinol, Colchicin und Benzbromaron. Standardmittel für die chronische Gicht ist Allopurinol.

Trend

Auf Allopurinol entfallen 95 % der Verordnungen. Beim akuten Gichtanfall wird Colchicin (1,3 % der Verordnungen) eingesetzt. Die in dieser Situation ebenfalls wirksamen nichtsteroidalen Antirheumatika werden in der Zusammenstellung dieses Kapitels nicht erfaßt. Die seit vielen Jahren rückläufigen Verordnungen des Urikosurikums Benzbromaron und seiner Kombinationen haben sich auf niedrigem Niveau erstmals stabilisiert.

Gicht ist eine Stoffwechselkrankheit, die mit erhöhten Harnsäurespiegeln im Serum einhergeht. Diese sind zunächst symptomlos. Gichtkomplikationen entstehen durch kristalline Ausfällung der Harnsäure. In der Synovia von Gelenken führt dies zu schmerzhaften Gichtanfällen, im Gewebe zu immunologischer Reaktion mit Knötchenbildung (Tophi), in der Niere zu Uratsteinen.

Basis der Therapie ist eine Diät mit reduzierter Purinzufuhr. Der größte Teil der Harnsäure stammt jedoch aus dem körpereigenen Purinmetabolismus. Nach epidemiologischen Untersuchungen erhöhen Übergewicht und erheblicher Alkoholkonsum, unabhängig von der Harnsäureserumkonzentration, das Risiko eines Gichtanfalls (Lin et al. 2000). Eine entsprechende Diät ist meist ausreichend, wenn der Patient keine klinischen Symptome zeigt und keine Uratsteine vorliegen. Die asymptomatische Hyperurikämie erfordert keine routinemäßige Arzneitherapie, da die meisten hyperurikämischen Patienten keine Gichtanfälle entwickeln (Emmerson 1996). Leider existieren keine verläßlichen Daten, die die Definition eines Grenzwertes der Harnsäurekonzentration erlauben, ab der auch asymptomatische Patienten behandelt werden sollten, so daß die unten angegebenen Werte nur als empirisch anzusehen sind. Vor dem ersten Gichtanfall sind Tophi oder Nierenschäden selten nachweisbar.

Die medikamentöse Therapie der symptomatisch gewordenen Gicht zielt auf die Behandlung des akuten Gichtanfalls und auf die dauerhafte Senkung der Harnsäurespiegel. Sie gliedert sich in drei Therapieprinzipien: Unterdrückung der zum Gichtanfall führenden Entzündungsreaktion, Hemmung der Harnsäurebildung durch Urikostatika und Förderung der Harnsäureausscheidung durch Urikosurika (Emmerson 1996).

27

Für die Therapie des *akuten Gichtanfalls* kommen Colchicin und nichtsteroidale Antiphlogistika (z. B. Indometacin, Diclofenac) sowie gegebenenfalls Glucocorticoide in Frage. Colchicin kann in diagnostisch unklaren Fällen von Vorteil sein, weil bei dessen prompter therapeutischer Wirkung die Diagnose Arthritis urica sehr wahrscheinlich ist. Mit Colchicin in geringeren Dosierungen ist auch eine effektive Prophylaxe von Gichtanfällen möglich. Eine Dauertherapie der *symptomatisch gewordenen Gicht* erscheint sinnvoll bei Harnsäurekonzentrationen über 6,5 mg/dl. Dieser Wert entspricht in etwa dem Löslichkeitsprodukt der Harnsäure bei Körpertemperatur und neutralem pH. Bei einer asymptomatischen Hyperurikämie ist eine medikamentöse Therapie erst bei Serumharnsäurekonzentrationen von mehr als 9,0 mg/dl indiziert. Zur Senkung der Harnsäurespiegel wird entweder die Harnsäurebildung durch Xanthinoxidasehemmstoffe wie Allopurinol reduziert oder die renale Harnsäureausscheidung durch Urikosurika wie Benzbromaron gesteigert. Letztere sind bei Patienten mit eingeschränkter Nierenfunktion und Gichtnephropathie kontraindiziert.

Verordnungsspektrum

Die Gichtmittel bilden mit 17 Präparaten unter den 3000 am häufigsten verordneten Arzneimitteln ein kleines Indikationsgebiet (Tabelle 27.1). Bis auf zwei Colchicinpräparate, ein Benzbromaronpräparat und einem Kombinationspräparat aus Allopurinol und Benzbromaron sind nur Allopurinol-Monopräparate vertreten. Sie repräsentieren

Tabelle 27.1: Verordnungen von Gichtmitteln 2003. Angegeben sind die 2003 verordneten Tagesdosen, die Änderungen gegenüber 2002 und die mittleren Kosten je DDD 2003.

Präparat	Bestandteile	DDD in Mio.	Änderung in %	DDD-Kosten in €
Allopurinol				
Allopurinol-ratiopharm	Allopurinol	131,0	(+8,3)	0,15
Allopurinol AL	Allopurinol	35,0	(+12,3)	0,14
allo von ct	Allopurinol	33,6	(+7,1)	0,14
Uripurinol	Allopurinol	21,5	(+5,6)	0,15
Allopurinol Hexal	Allopurinol	20,7	(+13,9)	0,14
Allopurinol Heumann	Allopurinol	20,4	(+5,6)	0,15
Allopurinol STADA	Allopurinol	17,6	(+21,6)	0,14
Zyloric	Allopurinol	12,5	(−14,1)	0,18
Allobeta	Allopurinol	10,9	(+7,5)	0,14
Remid	Allopurinol	6,5	(−2,4)	0,15
Allopurinol 1 A Pharma	Allopurinol	6,4	(+63,0)	0,14
Allo AbZ	Allopurinol	5,3	(+21,7)	0,13
Cellidrin	Allopurinol	4,1	(+3,7)	0,14
		325,4	(+8,7)	0,15
Colchicin				
Colchicum-Dispert	Herbstzeitlosen-samenextrakt	2,9	(−3,9)	0,98
Colchysat Bürger	Herbstzeitlosen-blütenextrakt	1,5	(−0,3)	0,49
		4,4	(−2,7)	0,81
Benzbromaron				
Benzbromaron-ratiopharm	Benzbromaron	5,5	(+0,9)	0,11
Kombinationspräparate				
Allo. comp.-ratiopharm	Allopurinol Benzbromaron	7,2	(+31,5)	0,27
Summe		342,4	(+8,8)	0,16

95 % der verordneten Tagesdosen und sind auch in 2003 gegenüber dem Vorjahr wieder angestiegen. Trotz eher marginaler Preisunterschiede zum Originalpräparat (*Zyloric*) dominieren Generika, von denen *Allopurinol-ratiopharm* 40 % der Verordnungen darstellt. Benzbromaron hat sich nach vielen Jahren rückläufiger Verordnungszahlen auf niedrigem Niveau stabilisiert (Tabelle 27.1).

Nur noch ein Kombinationspräparat aus Allopurinol und Benzbromaron (*Allo. comp.-ratiopharm*) findet sich 2003 auf der Liste der 3000 häufigsten Verordnungen und liegt sogar etwas höher als das ebenfalls nur einmal vertretene Benzbromaron Monopräparat (Tabelle 27.1). Aus theoretischen Gründen könnte es sinnvoll erscheinen, die Prinzipien Xanthinoxidasehemmung und Urikosurie zu kombinieren, um dadurch eine Wirkungssteigerung zu erzielen oder eine Dosisreduktion der Einzelsubstanzen zu ermöglichen. In der Praxis ist diese Kombination jedoch problematisch, weil Benzbromaron die Ausscheidung des wirksamen Metaboliten von Allopurinol (Oxipurinol) erhöht (Löffler et al. 1983). Daher sollte es besonderen Indikationen (z. B. schnelle Senkung besonders hoher Harnsäurespiegel) vorbehalten bleiben und nicht zur Standardtherapie in Form von fixen Kombinationen verwendet werden.

27

Colchicin ist ein Alkaloid aus Blüten und Samen der Herbstzeitlose. Es wird für die Akuttherapie des Gichtanfalls und die vorübergehende Anfallsprophylaxe zu Beginn einer medikamentösen Therapie zur Harnsäuresenkung eingesetzt. In Deutschland werden die Pflanzenextrakte der Herbstzeitlose verwendet, während in anderen Ländern das Reinalkaloid als Handelspräparat zur Verfügung steht. Der Rückgang der Verordnungszahlen der Colchicinpräparate hat sich auch in 2003 fortgesetzt (Tabelle 27.1). Nicht in der Auswertung dieses Kapitels erfaßt sind nichtsteroidale Antirheumatika und Glucocorticoide, mit denen sich ebenfalls eine wirkungsvolle Behandlung von Gichtanfällen durchführen läßt. Diese Substanzgruppen werden dem Colchicin wegen seiner regelmäßig auftretenden Nebenwirkungen, in erster Linie gastrointestinaler Art, häufig vorgezogen (Ben-Chetrit und Levy 1998).

Literatur

Ben-Chetrit E, Levy M (1998): Colchicine: 1998 Update. Semin Arthritis Rheum 28: 48–59.

Emmerson BT (1996): The management of gout. N Engl J Med 334: 445–451.

Lin KC, Lin HY, Chou P (2000): Community based epidemiological study on hyperuricemia and gout in Kin-Hou. J Rheumatol 27: 1045–1050.

Löffler W, Simmonds HA, Gröbner W (1983): Gout and uric acid nephropathy: Some new aspects in diagnosis and treatment. Klin Wochenschr 61: 1223–1239.

28. Gynäkologika

ULRICH SCHWABE und THOMAS RABE

AUF EINEN BLICK

Trend

Der seit 1996 rückläufige Verordnungstrend der Gynäkologika hat sich 2003 erneut fortgesetzt. Von dem Rückgang betroffen sind vor allem Antiinfektiva, Ovulationsauslöser und Uterusmittel. Leicht zugenommen haben die östrogenhaltigen Vaginaltherapeutika, was vermutlich mit der Umstellung der Hormonersatztherapie infolge der Ergebnisse der WHI-Studie in Zusammenhang steht. Ebenfalls zugenommen haben pflanzliche Gynäkologika, deren Wirksamkeit ungenügend belegt ist.

In der Indikationsgruppe Gynäkologika stehen Mittel zur Behandlung von gynäkologischen Infektionen und klimakterischen Beschwerden im Vordergrund. Die größte Gruppe bilden die gynäkologischen Sexualhormonpräparate zur topischen Applikation (Abbildung 28.1). Die systemisch applizierbaren Sexualhormonpräparate werden im Kapitel 46 besprochen. Ein weiterer hoher Anteil der Verordnungen entfällt auf die pflanzlichen Gynäkologika, darunter auch mehrere homöopathische Zubereitungen. Kleinere Indikationsgruppen bilden die Antiinfektiva und die Gruppe der Ovulationsauslöser, Uterusmittel und Prolaktinhemmer. Der seit 1996 rückläufige Verordnungstrend in der gesamten Indikationsgruppe der Gynäkologika hat sich im Jahr 2003 weiter fortgesetzt. Hauptsächlich betroffen von dem Verordnungsrückgang sind Antiinfektiva, Ovulationsauslöser, Uterusmittel und Prolaktinhemmer. Dagegen weisen topische Sexualhormonpräparate und pflanzliche Gynäkologika Zuwächse auf, was vermutlich mit der Umstellung der Hormonersatztherapie infolge der Ergebnisse der WHI-Studie (Writing Group for the Womens Health Initiative 2002) in Zusammenhang steht.

Gynäkologische Antiinfektiva

Die gynäkologischen Antiinfektiva werden zur Lokaltherapie von Infektionen des äußeren Genitale eingesetzt. Im Vordergrund steht dabei die Kolpitis, die oft mit einer Vulvitis oder Urethritis kombiniert auftritt und als Hauptsymptom vaginalen Fluor aufweist. Die häufigsten Erreger sind Candida albicans, Trichomonas vaginalis und Enterobakterien. Nicht selten liegen Mischinfektionen vor, die eine gezielte Therapie vor allem initial erschweren.

Eine *Candida-Kolpitis* tritt überwiegend als Folge anderer Grundkrankheiten oder Veränderungen auf (Diabetes mellitus, Gravidität, Ovulationshemmer, Antibiotikatherapie). Zur lokalen Behandlung wird in erster Linie Clotrimazol eingesetzt, das geringfügig mehr verordnet wurde. Bei den übrigen Imidazolderivaten fällt der Anstieg von Ciclopirox (*Inimur Myko Vaginal*) auf (Tabelle 28.1).

28

Die *Trichomoniasis* gehört zu den sexuell übertragbaren Krankheiten und wird in erster Linie mit Metronidazol behandelt. Stärker trichomonazid wirkt das Nitroimidazolderivat Tinidazol, das für die Einmaltherapie geeignet ist.

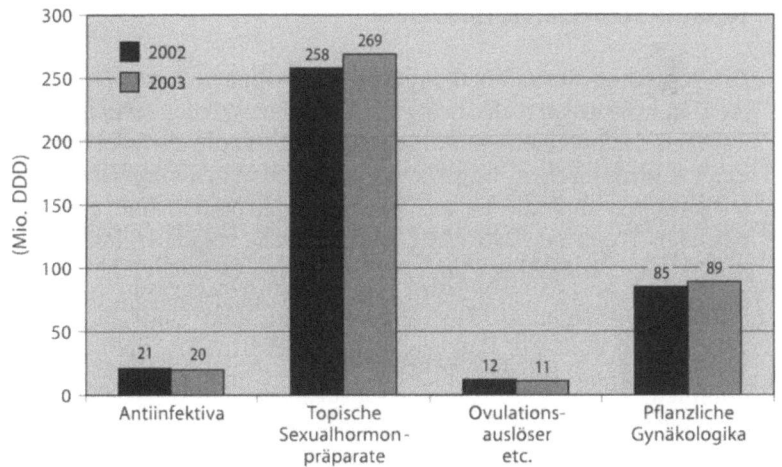

Abbildung 28.1: Verordnungen von Gynäkologika 2003. DDD der 3000 meistverordneten Arzneimittel

Bei bakterieller Vaginose (Aminkolpitis) wird ebenfalls Metronidazol empfohlen. Ähnlich wirksam wie Metronidazol ist bei dieser Indikation die topische Applikation von Clindamycin (Joesoef et al. 1999). Dagegen wird die Lokaltherapie mit Povidon-Iod (*Traumasept Vaginal*) oder weiteren Vaginaltherapeutika aus der Gruppe der anderen Antiinfektiva als wenig wirksam angesehen oder gar nicht erwähnt (Joesoef et al. 1999, Sobel 2000, Simon und Stille 2000).

Auch Milchsäurepräparate werden in der Standardliteratur nicht erwähnt (Simon und Stille 2000). *Vagiflor* und *Döderlein Med* enthalten Milchsäurebakterien (Lactobacillus acidophilus oder gasseri) und werden als Vaginalpräparate bei Vaginitiden unterschiedlicher Genese empfohlen, um den vaginalen pH-Wert zu senken. Nach einer kontrollierten Studie sind Milchsäurebakterien jedoch nicht in der Lage, eine normale Vaginalflora dauerhaft wiederherzustellen oder spezifisch pathogene Keime zu beseitigen (Hallen et al. 1992). Das bisher in der Gruppe der anderen Antiinfektiva führende *Vagiflor* zeigte einen starken Verordnungsrückgang (Tabelle 28.1), da der Hersteller auf die fiktive Zulassung im Rahmen der Nachzulassung infolge der 10. AMG-Novelle mit Wirkung vom 30. Juni 2003 verzichtet hat (Löschliste unter www.bfarm.de). Das gleiche gilt für *Nifuran* (Furazolidin).

Topische Sexualhormonpräparate

Die topischen Sexualhormonpräparate enthalten mit zwei Ausnahmen nur Östrogene. Estriol und Estradiol werden erfolgreich im Rahmen der postmenopausalen Östrogentherapie als Lokaltherapeutika bei atrophischen urogenitalen Veränderungen eingesetzt. Hauptindikationen sind die Folgen von Genitalatrophien und postmenopausalen Dysurien. Östrogene werden nach vaginaler und kutaner Applikation schnell resorbiert und erreichen wesentlich höhere Plasmaspiegel als nach oraler Gabe, weshalb die Dosierungsrichtlinien sorgfältig eingehalten werden müssen (Kaiser und Wolff 1986). Die Verordnungen topischer Östrogene haben im Jahr 2003 weiter zugenommen, während die Kombinationspräparate im Vergleich zum Vorjahr seltener verordnet wurden (Tabelle 28.2). Vermutlich werden diese Präparate nach den aktuellen Therapieempfehlungen für die Hormonersatztherapie (siehe Kapitel 46, Sexualhormone) vermehrt für die Behandlung urogenitaler Ausfallserscheinungen zur Lokaltherapie eingesetzt.

Tabelle 28.1: Verordnungen von gynäkologischen Antiinfektiva 2003. Angegeben sind die 2003 verordneten Tagesdosen, die Änderungen gegenüber 2002 und die mittleren Kosten je DDD 2003.

Präparat	Bestandteile	DDD in Mio.	Änderung in %	DDD-Kosten in €
Clotrimazol				
Kadefungin	Clotrimazol	5,4	(−10,3)	1,24
Canifug Vaginal	Clotrimazol	2,4	(−5,0)	1,28
Antifungol Vaginal	Clotrimazol	0,9	(−30,3)	1,24
Fungizid-ratiopharm Vaginal	Clotrimazol	0,9	(−11,0)	1,31
Clotrimazol AL vaginal	Clotrimazol	0,8	(−3,7)	1,02
Mykohaug C vaginal	Clotrimazol	0,4	(−19,8)	1,08
Canesten Gyn	Clotrimazol	0,3	(+26,6)	1,60
		11,1	(−10,7)	1,24
Andere Imidazolderivate				
inimur Myko Vaginal	Ciclopirox	0,5	(+11,4)	1,42
Gyno-Pevaryl	Econazol	0,3	(−6,1)	2,76
Gyno-Daktar	Miconazol	0,3	(−2,3)	1,57
Fenizolan	Fenticonazol	0,3	(−17,7)	1,07
		1,5	(−2,8)	1,69
Andere Antimykotika				
Arilin vaginal	Metronidazol	0,9	(+7,1)	1,72
Simplotan Tabl.	Tinidazol	0,1	(−3,4)	9,57
Vagimid vaginal	Metronidazol	0,0	(−7,1)	2,88
		1,0	(+5,5)	2,43
Antibiotika				
Biofanal Vaginal	Nystatin	0,7	(−1,2)	1,36
Sobelin Vaginal	Clindamycin	0,5	(+2,8)	2,72
		1,2	(+0,4)	1,92
Andere Antiinfektiva				
Vagi-Hex	Hexetidin	0,8	(+23,7)	2,46
Vagi C / -Vagi C Fem	Ascorbinsäure	0,7	(−0,7)	1,20
Fluomycin N	Dequalinium	0,6	(+6,5)	4,51
Döderlein Med	Lactobacillus gasseri	0,6	(+10,7)	1,19
inimur	Nifuratel	0,6	(+8,5)	2,85
Vagiflor	Milchsäurebakterien	0,5	(−54,8)	1,50
Vagisan	Milchsäure	0,4	(+0,6)	1,27
Traumasept Vaginal	Povidon-Iod	0,3	(+23,8)	2,26
Nifuran	Furazolidon	0,1	(−59,7)	2,16
		4,7	(−8,8)	2,20
Summe		19,5	(−8,3)	1,61

28

Tabelle 28.2: Verordnungen topischer Sexualhormonpräparate 2003. Angegeben sind die 2003 verordneten Tagesdosen, die Änderungen gegenüber 2002 und die mittleren Kosten je DDD 2003.

Präparat	Bestandteile	DDD in Mio.	Änderung in %	DDD-Kosten in €
Östrogene				
Ovestin Creme/Ovula	Estriol	89,4	(+2,5)	0,05
Linoladiol N Creme	Estradiol	56,6	(+1,5)	0,05
OeKolp vaginal	Estriol	50,0	(+7,6)	0,09
Estriol LAW	Estriol	17,3	(−2,0)	0,04
Oestro Gynaedron M	Estriol	17,0	(+10,4)	0,04
Xapro	Estriol	11,0	(+17,1)	0,04
Cordes Estriol	Estriol	7,7	(+18,9)	0,04
Estriol Jenapharm Ovula	Estriol	7,4	(+5,1)	0,14
Ortho-Gynest	Estriol	2,6	(+5,4)	0,17
Vagifem	Estradiol	0,5	(+31,1)	1,32
		259,6	(+4,5)	0,06
Gestagene				
Progestogel	Progesteron	5,4	(−6,1)	0,45
Crinone Vaginalgel	Progesteron	0,7	(+143,3)	5,82
		6,0	(+0,6)	1,03
Kombinationspräparate				
Linoladiol-H N Creme	Estradiol Prednisolon	2,4	(−4,3)	0,91
Gynoflor	Estriol L. acidophilus	0,6	(−8,4)	2,23
		3,0	(−5,1)	1,16
Summe		268,7	(+4,3)	0,09

Topisches Progesteron (*Progestogel*) wird vom Hersteller bei prämenstrueller Mastodynie zur lokalen Applikation auf der Brust empfohlen. Die Anwendung beruht auf der bisher nicht bewiesenen Annahme, daß beim prämenstruellen Syndrom ein relativer Progesteronmangel vorliegt (Gath und Iles 1988). Progesteron wird zwar zu 10% durch die Haut resorbiert, aber auch schnell zu unwirksamen Metaboliten abgebaut. Tatsächlich wirkte eine 1%-Progesteroncreme gegen zyklusbedingte Brustschmerzen nicht besser als Placebo (McFadyen et al. 1989). Auch nach oraler Gabe von 300 mg Progesteron pro

Tag wurde trotz deutlicher symptomatischer Besserung kein Unterschied zwischen Progesteron und Placebo gefunden (Vanselow et al. 1996). Die Verordnung von *Progestogel* ist im Jahr 2003 weiter zurückgegangen (Tabelle 28.2).

Als zweites topisches Progesteronpräparat erscheint erstmals *Crinone Vaginal* unter den verordnungshäufigsten Arzneimitteln. Es wird für die Unterstützung der Lutealphase bei assistierter Reproduktion angewendet. Nach einer Medline-Recherche gibt es keine Daten zur Wirksamkeit.

28

Ovulationsauslöser

Clomifen (*Clomhexal*) ist ein Antiöstrogen aus der Gruppe der Stilbene, das durch Blockade inhibitorischer Östrogenrezeptoren in Hypothalamus und Hypophyse die Gonadorelin- und Gonadotropinsekretion steigert und dadurch eine Ovulation bei anovulatorischen Zyklen auslöst. Die Clomifemverordnungen haben im Jahr 2003 weiter abgenommen (Tabelle 28.3).

Uterusmittel

Als Uterusmittel sind Arzneimittel zusammengefaßt, die in der Geburtshilfe eingesetzt werden, um die Motilität der glatten Uterusmuskulatur zu steigern oder zu hemmen (Tabelle 28.3). Methylergometrin (*Methergin*) gehört zur Gruppe der Mutterkornalkaloide und bewirkt eine langanhaltende Kontraktion des Uterus. Hauptindikation ist die postpartale Uterusatonie, insbesondere Uterusblutungen nach Plazentaablösung. Bei mangelhafter Uterusinvolution wird Methylergometrin wegen Beeinträchtigung der Laktation seltener angewendet. Die Verordnungshäufigkeit von *Methergin* ging 2003 im Vergleich zum Vorjahr zurück.

Partusisten enthält den Beta$_2$-Rezeptoragonisten Fenoterol. Es hat sich zur kurzfristigen Tokolyse für die Hemmung vorzeitiger Wehentätigkeit oder zur Uterusrelaxation bei geburtshilflichen Notfällen bewährt.

Tabelle 28.3: Verordnungen von Ovulationsauslösern, Uterusmitteln und Prolaktin-hemmern 2003. Angegeben sind die 2003 verordneten Tagesdosen, die Änderungen gegenüber 2002 und die mittleren Kosten je DDD 2003.

Präparat	Bestandteile	DDD in Mio.	Änderung in %	DDD-Kosten in €
Ovulationsauslöser				
Clomhexal	Clomifen	2,5	(−13,0)	0,31
Clomifen-ratiopharm	Clomifen	2,1	(−5,3)	0,31
		4,6	(−9,6)	0,31
Uterusmittel				
Methergin	Methylergometrin	2,2	(−10,3)	0,35
Partusisten	Fenoterol	0,4	(−11,6)	2,52
		2,6	(−10,5)	0,71
Prolaktinhemmer				
Pravidel Tabl.	Bromocriptin	1,4	(−17,7)	1,66
Bromocriptin-ratiopharm 2,5	Bromocriptin	1,2	(−4,8)	1,05
bromocriptin 2,5 von ct	Bromocriptin	1,1	(+2,6)	1,03
Dostinex	Cabergolin	0,4	(+6,7)	10,85
		4,1	(−7,1)	2,29
Summe		11,3	(−8,9)	1,12

Prolaktinhemmer

Bromocriptin ist ein Dopaminrezeptoragonist aus der Gruppe der Sekalealkaloide, der zur Behandlung der Hyperprolaktinämie und des Morbus Parkinson (siehe Kapitel 42, Parkinsonmittel) eingesetzt wird. In der Gynäkologie wird Bromocriptin bei hyperprolaktinämischen Zyklusstörungen mit Amenorrhö, Galaktorrhö und Infertilität eingesetzt. Als Abstillmittel soll es nur bei Versagen anderer Maßnahmen eingesetzt werden. Der Verordnungsrückgang der beiden führenden Bromocriptinpräparate (Tabelle 28.3) ist möglicherweise durch die Einführung langwirkender D_2-Rezeptoragonisten (z. B. Cabergolin) bedingt.

Pflanzliche Gynäkologika

Die pflanzlichen Gynäkologika sind den besonderen Therapierichtungen der Phytotherapie und der Homöopathie zuzuordnen. Entgegen dem bisherigen Trend sind die Verordnungen in beiden Präparategruppen nach mehreren Jahren erstmals wieder angestiegen (Tabelle 28.4). Möglicherweise hängt diese Entwicklung mit der verminderten Verordnung von Östrogenpräparaten zur Hormonsubstitution zusammen (siehe Sexualhormone, Kapitel 46).

Extrakte aus Cimicifuga racemosa (schwarze Schlangenwurzel, Traubensilberkerzenwurzelstock) werden bei klimakterisch bedingten neurovegetativen und psychischen Beschwerden angewendet. Eine Medline-Recherche ergab zwei Arbeiten über unkontrollierte Untersuchungen bei klimakterischen Symptomen, die nicht die Anforderungen an den Nachweis der therapeutischen Wirksamkeit erfüllen (Lehmann-Willenbrock und Riedel 1988, Düker et al. 1991).

Extrakte aus Vitex agnus castus (Mönchspfefferfrüchte, Keuschlammfrüchte) (*Agnolyt, Agnucaston*) sollen bei Regeltempoanomalien, Mastodynie und prämenstruellem Syndrom angewendet werden. Agnus-castus-Extrakten wurde eine dopaminagonistische Wirkung zugeschrieben, die zur Hemmung der Prolaktinsekretion geeignet sein soll (Jarry et al. 1994). Eine marginale Hemmung TRH-stimulierter Prolaktinspiegel ist von zweifelhafter klinischer Bedeutung (Milewicz et al. 1993). Zum prämenstruellen Syndrom wurde kürzlich eine Placebo-kontrollierte Studie publiziert, in der über drei Zyklen subjektive Symptome mit täglich 20 mg Mönchspfefferextrakt (um 49%) etwas häufiger als mit Placebo (um 31%) vermindert wurden (Schellenberg et al. 2001). Die meisten Frauen, die unter prämenstruellen Symptomen leiden, können durch nichtmedikamentöse Verfahren wie Verhaltenstherapie, Bewegung oder Diätanpassung zufriedenstellend behandelt werden. Bei etwa 5% aller Frauen treten schwere prämenstruelle Symptome auf, die effektiv mit selektiven Serotoninrückaufnahmeinhibitoren (SSRI) behandelt werden können (Dimmock et al. 2000).

Bei den Kombinationspräparaten sind neben der Johanniskrautkombination *Remifemin plus* drei homöopathische Komplexpräparate vertreten, die auch von der klassischen Homöopathie Hahnemannscher Prägung abgelehnt werden. Die Verordnungshäufigkeit der Homöopathika war bei allen drei Präparaten rückläufig (Tabelle 28.4).

28

Tabelle 28.4: Verordnungen pflanzlicher Gynäkologika 2003. Angegeben sind die 2003 verordneten Tagesdosen, die Änderungen gegenüber 2002 und die mittleren Kosten je DDD 2003.

Präparat	Bestandteile	DDD in Mio.	Änderung in %	DDD-Kosten in €
Monopräparate				
Remifemin	Cimicifuga-Wurzel-stockextrakt	16,8	(+7,0)	0,21
Agnucaston	Mönchspfefferextrakt	12,1	(−11,2)	0,19
Agnus Castus STADA	Mönchspfefferextrakt	4,8	(+21,4)	0,13
Klimadynon	Cimicifuga-Wurzel-stockextrakt	4,3	(+80,5)	0,21
Femikliman uno	Cimicifuga-Wurzel-stockextrakt	4,0	(+18,1)	0,09
Agnolyt	Mönchspfefferextrakt	3,7	(−17,2)	0,28
Agnus Castus AL	Mönchspfefferextrakt	3,5	(+46,8)	0,12
Cimicifuga Stada	Cimicifuga-Wurzel-stockextrakt	3,5	(+40,5)	0,09
		52,7	(+8,9)	0,18
Kombinationspräparate				
Remifemin plus	Johanniskrautextrakt Cimicifuga-Wurzel-stockextrakt	26,4	(+0,8)	0,39
Mastodynon	Agnus castus D1 Caulophyllum thal. D4 Cyclamen D4 Ignatia D6 Iris D2 Lilium tigrinum D3	6,2	(−4,7)	0,27
Klimaktoplant H	Sepia D2 Ignatia D3 Sanguinaria D2	2,8	(−5,0)	0,34
Cefakliman Tabletten	Lachesis D12 Cimicifuga D5 Sepia D5 Lilium tigrinum D5	0,9	(−3,6)	0,81
		36,4	(−0,7)	0,37
Summe		89,0	(+4,7)	0,26

Literatur

Dimmock PW, Wyatt KM, Jones PW, O'Brien PMS (2000): Efficacy of selective serotonin-reuptake inhibitors in premenstrual syndrome: a systematic review. Lancet 356: 1131–1136.

Düker EM, Kopanski L, Jarry H, Wuttke W (1991): Effects of extracts from Cimicifuga racemosa on gonadotropin release in menopausal women and ovariectomized rats. Planta Med 57: 420–424.

Gath D, Iles S (1988): Treating the premenstrual syndrome. Brit Med J 297: 237–238.

Hallen A, Jarstrand C, Pahlson C (1992): Treatment of bacterial vaginosis with lactobacilli. Sex Transm Dis 19: 146–148.

Jarry H, Leonhardt S, Wuttke W (1994): In vitro prolactin but not LH and FSH release is inhibited by compounds in extracts of Agnus castus: direct evidence for a dopaminergic principle by the dopamine receptor assay. Exp Clin Endocrinol 102: 448–454.

Joesoef MR, Schmid GP, Hillier SL (1999): Bacterial vaginosis: review of treatment options and potential clinical indications for therapy. Clin Infect Dis 28 (Suppl 1): S57–S65.

Kaiser R, Wolff F (1986): Lokale Östrogentherapie: Resorption, systemische Wirkungen und Dosierungsvorschläge. Dtsch Ärztebl 83: C1197–1201.

Lehmann-Willenbrock E, Riedel HH (1988): Klinische und endokrinologische Untersuchungen zur Therapie ovarieller Ausfallserscheinungen nach Hysterektomie unter Belassung der Adnexe. Zentralbl Gynäkol 110: 611–618.

McFadyen IJ, Forrest APM, Raab GM, Macintyre CCA (1989): Progesterone cream for cyclic breast pain. Brit Med J 289: 931.

Milewicz A, Gejdel E, Sworen H, Sienkiewicz K, Jedrzejak J et al. (1993): Vitex agnus-Extrakt zur Behandlung von Regeltempoanomalien infolge latenter Hyperprolaktinämie. Arzneim Forsch 43: 752–756.

Schellenberg R for the study group (2001): Treatment for the premenstrual syndrome with agnus castus fruit extract: prospective, randomised, placebo controlled study. Brit Med J 322: 134–137.

Simon C, Stille W (2000): Antibiotika-Therapie in Klinik und Praxis. 10. Aufl., Schattauer, Stuttgart New York, S. 520.

Sobel JD (2000): Bacterial vaginosis. Annu Rev Med 51: 349–356.

Vanselow W, Dennerstein L, Greenwood KM, de Lignieres B (1996): Effect of progesterone and its 5 alpha and 5 beta metabolites on symptoms of premenstrual syndrome according to route of administration. J Psychosom Obstet Gynaecol 17: 29–38.

28

29. Hämorrhoidenmittel

VOLKER DINNENDAHL

AUF EINEN BLICK

Trend

Hämorrhoidenmittel zeigen seit zehn Jahren einen rückläufigen Verordnungstrend. Hauptgrund ist vermutlich der weiterhin hohe Anteil von Kombinationspräparaten, die Substanzen von fraglichem Wert enthalten. Etwa ein Fünftel der Verordnungen fällt auf sinnvolle Monopräparate aus der Gruppe der Lokalanästhetika.

Etwa jeder dritte Bundesbürger leidet gelegentlich an Hämorrhoiden oder anderen proktologischen Erkrankungen. Hauptursache ist eine schlackenarme Ernährung und die daraus resultierende Obstipation. Daneben werden auch erbliche Belastung, bewegungsarme Lebensweise, Laxantienabusus oder Geburten als zusätzliche Faktoren diskutiert (Kirsch 1984, Brühl 1999).

Die Basistherapie eines Hämorrhoidalleidens besteht daher vor allem in ballaststoffreicher Ernährung und ausreichender Flüssigkeitszufuhr. Ein Laxantienabusus muß beseitigt werden. Je nach Schweregrad (Stadien I–IV) wird als kausale Behandlung Sklerosierung, Gummibandligatur nach Barron oder ein chirurgischer Eingriff empfohlen (Wienert 1985, Stelzner 1990, Staude 1992, Brühl 1999).

Eine lokale medikamentöse Therapie, die bestenfalls symptomatisch wirkt, kann *adjuvant* indiziert sein, um Jucken, Schmerzen und weitere Entzündungszeichen akut zu lindern bzw. zu beseitigen (Kirsch 1998). Es liegt bisher jedoch kein Nachweis vor, daß Schweregrad und Progredienz des Leidens durch eine derartige Arzneitherapie beeinflußt werden (Transparenzkommission 1990, Kirsch und Wienert 2001, Rohde 2002), insbesondere kann dadurch die notwendige

Kausalbehandlung nicht ersetzt werden. Bei jeder Lokaltherapie muß grundsätzlich mit allergischen Reaktionen gerechnet werden. Kontaktallergien gegen Lokalanästhetika durch Hämorrhoidalsalben sind wiederholt beschrieben worden (Lodi et al. 1999). Das Risiko von Überempfindlichkeitsreaktionen nimmt mit der Zahl der Kombinationspartner in den Arzneimitteln zu, so daß es sich empfiehlt, Präparate mit möglichst wenigen arzneilich wirkenden Substanzen einzusetzen. In diesem Zusammenhang müssen auch die zahlreichen galenischen Hilfsstoffe mitberücksichtigt werden. Als Konservierungsmittel werden z. B. auch Parabene eingesetzt, die ein relativ hohes allergenes Potential besitzen (ABDA-Datenbank 2004). Unverständlicherweise gibt es sogar Hersteller, die ihren anorektal anzuwendenden Zubereitungen Parfümöl bzw. Geruchskorrigentien zumischen.

Bei der Beurteilung der Frage, ob lokal anzuwendende Proktologika zur symptomatischen Behandlung von Hämorrhoidalbeschwerden geeignet sind, spielt gerade in diesem Indikationsgebiet auch die Arzneiform eine wichtige Rolle. So sind Salben, Cremes oder Sprays zumeist nur bei ekzematösen Reaktionen der Perianalhaut geeignet, sofern sie der besonderen anatomischen Situation (intertriginöses Hautareal) gerecht werden. Suppositorien sind in ihrer Effektivität kritisch zu bewerten, da sie in aller Regel aufgrund der anatomischen Gegebenheiten in der Rektumampulle ihre Wirkstoffe freisetzen und nicht am Ort der Beschwerden, nämlich im Analkanal (Transparenzkommission 1990, Kirsch 1998). Bei intraanalen Beschwerden sollten daher sogenannte „Analtampons" eingesetzt werden, von denen aufgrund ihrer besonderen Applikationsweise eine lokale Wirkung erwartet werden kann. Inzwischen sind viele Proktologika nicht nur als Salben und Suppositorien, sondern auch als Analtampons verfügbar.

Verordnungsspektrum

Trotz eindeutiger Erkenntnisse, die eine fachärztliche Behandlung nahelegen, ist die beliebteste therapeutische Maßnahme die Verordnung eines der zahlreichen Hämorrhoidenmittel, die als Zäpfchen, Salben, Cremes, Tücher, Sprays und entsprechende Kombinationspackungen im Handel sind. Allerdings hat sich der bereits seit Jahren zu beobachtende Abwärtstrend 2003 weiter fortgesetzt (Abbildung

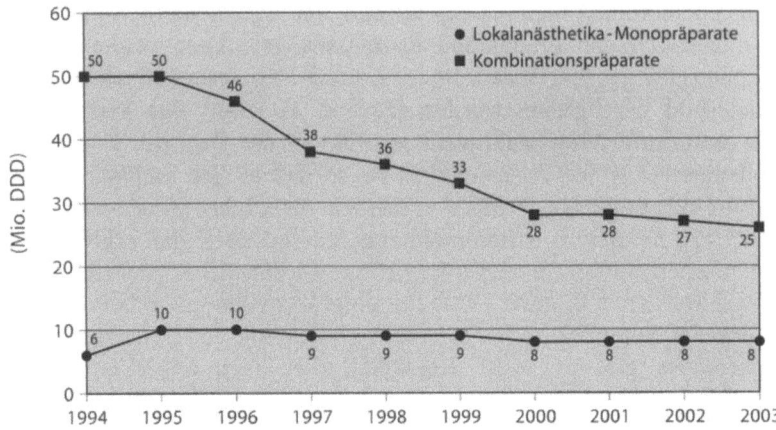

Abbildung 29.1: Verordnungen von Hämorrhoidenmitteln 1994 bis 2003. Gesamtverordnungen nach definierten Tagesdosen

29.1). Die durchschnittlichen Tagesbehandlungskosten sind mit 0,98 € (Vorjahr 1,00 €) weiter zurückgegangen (Tabelle 29.1).

Zwei Präparate (*Scheriproct, Procto-Jellin*) wurden Mitte des Jahres 2003 aus dem Markt zurückgerufen, da die Hersteller auf die fiktiven Zulassungen verzichtet hatten. Das erklärt den massiven Rückgang der Verordnungen von mehr als 50%. Hauptgewinner dieser Marktbereinigung war offenbar *Jelliproct*, dessen Umsatz um über 300% anstieg.

Therapeutische Aspekte

In der Mehrzahl der Hämorrhoidenmittel sind Lokalanästhetika wie Lidocain, Cinchocain oder Polidocanol als Kombinationspartner enthalten (Tabelle 29.1). Sie sind geeignet, kurzfristig Schmerzen und Juckreiz zu lindern. Als Salze können die Arzneistoffe allerdings nicht durch die intakte Haut, sondern nur durch die Rektalschleimhaut resorbiert werden. Im Sinne einer rationalen Therapie ist es zu begrüßen, daß die beiden einzigen Monopräparate unter den 14 meistverordneten Proktologika etwa ein Fünftel aller Verschreibungen in dieser Indikation ausmachen. *Lido Posterine* kommt übrigens mit der geringsten Zahl an galenischen Hilfsstoffen aus.

Tabelle 29.1: Verordnungen von Hämorrhoidenmitteln 2003. Angegeben sind die 2003 verordneten Tagesdosen, die Änderungen gegenüber 2002 und die mittleren Kosten je DDD 2003.

Präparat	Bestandteile	DDD in Mio.	Änderung in %	DDD-Kosten in €
Lokalanästhetika				
Dolo Posterine N	Cinchocain	5,9	(+4,3)	1,19
Lido Posterine	Lidocain	2,0	(+9,3)	1,03
		7,9	(+5,6)	1,15
Glucocorticoide				
Posterisan Corte m. Hydrocort	Hydrocortison	2,5	(+546,3)	0,62
Lokalanästhetika und Glucocorticoide				
Jelliproct	Fluocinonid Lidocain	1,4	(+429,6)	0,97
Scheriproct	Prednisolon Cinchocain	0,8	(−50,6)	1,13
Procto-Jellin	Fluocinolonacetonid Lidocain	0,6	(−61,6)	0,96
Doloproct Creme/Supp.	Fluocortolon Lidocain	0,6	(+42,1)	1,18
		3,4	(−13,4)	1,04
Andere Lokalanästhetika-Kombinationen				
Faktu	Policresulen Cinchocain	7,5	(+3,5)	1,14
Haemo-Exhirud	Blutegelwirkstoff Allantoin Polidocanol	4,5	(−2,4)	0,59
Faktu akut	Bufexamac Bismutgallat Titandioxid Lidocain	0,8	(+15,2)	0,74
Haemo-ratiopharm N	Bufexamac Lidocain Bismutgallat Titandioxid	0,7	(+15,2)	0,49
Mastu S	Bufexamac Bismutgallat Titandioxid Lidocain	0,3	(+9,5)	0,72
		13,8	(+2,8)	0,90

29

Tabelle 29.1: Verordnungen von Hämorrhoidenmitteln 2003. Angegeben sind die 2003 verordneten Tagesdosen, die Änderungen gegenüber 2002 und die mittleren Kosten je DDD 2003 (Fortsetzung).

Präparat	Bestandteile	DDD in Mio.	Änderung in %	DDD-Kosten in €
Andere Mittel				
Posterisan Salbe/Supp.	Mikroorganismen Stoffwechselprodukte	5,3	(+9,6)	0,84
Posterisan forte	Escherichia-coli-Stoffwechselprodukte Hydrocortison	0,9	(−52,4)	2,34
		6,2	(−7,8)	1,06
Summe		33,9	(+5,8)	0,98

Glucocorticoide wirken stark entzündungshemmend, dürfen jedoch allenfalls bei nässenden Analekzemen oder anderweitig therapierefraktärem Pruritus kurzfristig angewandt werden. Bei länger dauernder Behandlung (besonders mit fluorierten Corticoiden) muß mit dem Auftreten einer Candidiasis gerechnet werden. Darüber hinaus besteht die Gefahr irreparabler Hautatrophien im Analbereich und der Verschlimmerung eitrig-entzündlicher Prozesse (Transparenzkommission 1990). Bufexamac (in *Faktu akut, Haemo-ratiopharm N, Mastu S*) wirkt ebenfalls antiphlogistisch, allerdings schwächer als die Glucocorticoide. Als unerwünschte Wirkungen sind lokale Reizerscheinungen und Überempfindlichkeitsreaktionen beschrieben. Aufgrund hoher Sensibilisierungsraten und schwerer Verläufe von Bufexamacallergien sollte die Substanz „weder in der proktologischen noch in der dermatologischen Behandlung eingesetzt werden" (Proske et al. 2003).

Adstringentien wie Policresulen und Bismutverbindungen wirken aufgrund einer oberflächlichen Eiweißfällung lokal schwach blutstillend und entzündungshemmend. Sie sollten vorzugsweise bei nässenden Ekzemen im Analbereich eingesetzt werden.

Einige Proktologika enthalten zusätzliche Substanzen von fraglichem Wert, wie Allantoin oder Blutegelwirkstoff. Es fehlen immer noch überzeugende Belege dafür, daß irgendeines dieser Mischpräparate eine überlegene Wirkung hat (American Medical Association

1986). Zwei Mittel (*Posterisan, Posterisan forte*) enthalten sinnigerweise abgetötete Colibakterien, die nach Auffassung des Herstellers besondere Wirkungen im Vergleich zu den natürlichen Colibakterien der Analregion haben sollen.

Für die meisten dieser Präparate gibt es zahlreiche Literaturstellen, die aus Sicht der Hersteller den therapeutischen Effekt belegen sollen. Entscheidend für die Bewertung eines Arzneimittels sind klinisch kontrollierte Studien zur Wirksamkeit mit korrekter statistischer Auswertung. Solche Studien sind in diesem Indikationsgebiet eher die Ausnahme, wobei nicht verkannt werden soll, daß ein valider Wirksamkeitsnachweis beim Hämorrhoidalleiden schwierig zu führen ist.

Für die symptomatische Linderung von Hämorrhoidalbeschwerden sind einfache, evtl. sogar wirkstofffreie Zubereitungen wahrscheinlich am sichersten (Brühl 1999). Ob besondere Hygienemaßnahmen, wie z. B. feuchte Reinigung der Analregion nach jedem Stuhlgang, Beschwerden verhindern bzw. bessern oder nicht vielmehr mit verursachen, ist inzwischen Gegenstand fachlicher Diskussion und wird erstmalig in einer kontrollierten Studie geprüft (Rohde 2000, Alexander-Williams 2000).

29

Literatur

ABDA-Datenbank (April 2004): Werbe- und Vertriebsges. Dtsch Apotheker, Version Lauer/Fischer.

Alexander-Williams J (2000): The author replies. Dis Col Rec 43: 562–563.

American Medical Association (1986): Drug Evaluations, 6th ed, Saunders Company, Philadelphia, p. 972.

Brühl W (1999): Proktologische Erkrankungen. Dtsch Apoth Ztg 139: 2388–2392.

Kirsch JJ (1984): Hämorrhoiden: Diagnostische Abgrenzung und differenzierte Therapie. Dtsch Ärztebl 81: A-1621–1631.

Kirsch JJ (1998): 11. Kurpfälzisches Koloproktologen-Gespräch. Experten-Workshop „Proktologika". Coloproctology 20: XIII–XVIII.

Kirsch JJ, Wienert V (2001): Positivliste „Hämorrhoidenmittel" (September 2001). Coloproctology 23: 295–297.

Lodi A, Ambonati M, Coassini A, Kouhdari Z, Palvarini M, Crosti C (1999): Contact allergy to 'caines' caused by anti-hemorrhoidal ointments. Contact Dermatitis 41: 221–222.

Proske S, Uter W, Schnuch A, Hartschuh W (2003): Schwere allergische Kontaktdermatitis mit generalisierter Streuung auf Bufexamac unter dem Bild eines „Baboon"-Syndroms. Dtsch Med Wschr 128: 545–547.

Rohde H (2000): Routine anal cleansing, so-called hemorrhoids, and perianal dermatitis: Cause and effect? Dis Col Rec 43: 561–562.

Rohde H (2002): Hämorrhoidenmittel – Placebos oder mehr? Dtsch Ärztebl 99: C-887.

Staude G (1992): Sklerotherapie und Gummiring-Ligatur bei Hämorrhoiden. Münch Med Wochenschr 134: 186–190.

Stelzner F (1990): Das Corpus cavernosum recti und seine Hyperplasie – die Hämorrhoiden. Dtsch Ärztebl 87: C-1578–1581.

Transparenzkommission (1990): Transparenzliste für die Indikation Hämorrhoidalleiden. Bundesanzeiger Nr. 215 vom 17.11.1990.

Wienert V (1985): Einführung in die Proktologie. Schattauer-Verlag, Stuttgart New York.

29

30. Hypnotika und Sedativa

MARTIN J. LOHSE und BRUNO MÜLLER-OERLINGHAUSEN

AUF EINEN BLICK

Trend

Auffälligste Entwicklung der Schlafmittel ist der seit 1992 zu beobachtende starke Verordnungsrückgang um mehr als 50%. Auch 2003 waren die Hypnotikaverordnungen weiter rückläufig. Betroffen waren vor allem langwirkende Benzodiazepine und pflanzliche Präparate. Lediglich die beiden kurzwirksamen Nichtbenzodiazepine Zolpidem und Zopiclon wurden mehr verordnet.

Bewertung

Die bisherige Verordnungsentwicklung hat dazu geführt, daß jetzt der größte Teil der Verordnungen auf 2003 erstmals auf kurzwirkende Hypnotika (45,3%) entfällt, während langwirkende Benzodiazepine (37,3%) und pflanzlichen Präparate (17,4%) weiter an Bedeutung verloren haben.

Diese Entwicklung entspricht der derzeitigen Empfehlung einer bevorzugten Anwendung kurzwirkender Substanzen, da insbesondere lang- und mittellang wirkende Benzodiazepine schon in therapeutischen Dosen zu einer Abhängigkeit führen können. Ob pflanzliche Schlafmittel eine substanzbezogene Wirkung haben, ist weiterhin nicht gesichert.

Hypnotika werden zur symptomatischen Therapie von Schlafstörungen eingesetzt. Der Übergang zu den Sedativa, die vorwiegend tagsüber eingenommen werden, ist fließend. Bei vielen Wirkstoffen muß aufgrund der langen Halbwertszeit auch bei Verwendung als Hypnotikum mit einer Sedation während des auf die Einnahme folgenden Tages gerechnet werden. Die Abgrenzung gegenüber den Tranquillantien (vgl. Kapitel 43) ist oft willkürlich und basiert vermutlich weitgehend auf Marketingaspekten.

An häufigen oder ständigen Schlafstörungen leiden 7% der Bundesbürger. Eine Behandlungsbedürftigkeit ist vor allem bei solchen Patienten gegeben, deren Schlafstörungen über einen Monat mindestens dreimal pro Woche auftreten und zur Einbuße in der Tagesbefindlichkeit und Leistungsfähigkeit führen oder starken Leidensdruck auslösen (Clarenbach et al. 1995).

Die Verordnung eines Hypnotikums setzt zunächst voraus, daß tatsächlich eine objektivierbare Schlafstörung vorliegt. Häufig besteht vor allem eine subjektive Störung, so daß das Problem in erster Linie bei der Bewertung der Schlafqualität durch den Patienten zu sehen ist. Besteht eine objektivierbare Schlafstörung, so müssen mögliche Ursachen abgeklärt werden. Die Klassifikation von Schlafstörungen erfolgt nach ICD-10 in Dyssomnien, Parasomnien und Schlafstörungen bei organischen und psychiatrischen Erkrankungen (Becker et al. 2004). In der Gruppe der Dyssomnien sind die eigentlichen Schlafstörungen zusammengefaßt. Hierfür kommen ursächlich insbesondere ungünstige Schlafbedingungen, situative oder chronische psychische Belastungen und die Einnahme von Medikamenten und anderen Substanzen, die das Zentralnervensystem stimulieren (z. B. Theophyllin und Coffein), in Frage.

Behandlungsbedürftigkeit besteht nur dann, wenn eine schwere Insomnie vorliegt, die zu starken Beeinträchtigungen der sozialen und beruflichen Leistungsfähigkeit führt und mit Unruhegefühlen, Reizbarkeit, Angst, Depressivität, Erschöpfung und Müdigkeit verbunden ist (Becker et al. 2004). In vielen Fällen sind nichtmedikamentöse Maßnahmen möglich, die manchmal die Verordnung von Hypnotika überflüssig machen, immer aber ergänzen sollten (Mendelson und Jain 1995). Indiziert scheint die Verwendung von Hypnotika in erster Linie für die kurzfristige Behandlung. Der lediglich symptomatische Charakter der Therapie mit Hypnotika darf dabei nicht übersehen werden. Besonders schwierig ist die Behandlung chronischer Insomnien. Diese Patienten sollten, wenn möglich, an Spezialisten verwiesen werden, die eine differenzierte Diagnostik einschließlich der Polysomnographie (Becker et al. 2004) und spezifische verhaltenstherapeutische Interventionen und Pharmakotherapien anbieten können.

Verordnungsspektrum

Die Hypnotika gliedern sich im wesentlichen in drei Gruppen auf (Abbildung 30.1): Benzodiazepine, chemisch andersartige Benzodiazepinrezeptoragonisten oder Nichtbenzodiazepine (Zopiclon, Zolpidem, Zaleplon) und pflanzliche Präparate, von denen die Mehrzahl Kombinationspräparate sind. Daneben gibt es noch chemisch unterschiedliche Substanzen, die als Hypnotika eingesetzt werden können. Von ihnen finden sich lediglich Chloralhydrat und das Antihistaminikum Doxylamin (*Sedaplus*) unter den 3000 verordnungshäufigsten Arzneimitteln.

Insgesamt sind die Verordnungen von Hypnotika und Sedativa seit 1992 um 55% zurückgegangen, was hier ab 1994 dargestellt ist (Abbildung 30.1). Dieser Verordnungsrückgang hat sich auch 2003 mit 5,8% fortgesetzt. Er betrifft fast alle Gruppen von Hypnotika/Sedativa, synthetische, pflanzliche und homöopathische, jedoch nicht die neueren Substanzen Zolpidem und Zopiclon, deren Verordnungen leicht angestiegen sind (Tabelle 30.1). Erstmals war das Verordnungsvolumen der kurzwirkenden Nichtbenzodiazepine größer als das der langwirkenden Benzodiazepine (Tabelle 30.2). Pflanzliche Präparate haben bis 1995 kontinuierliche Zuwächse gezeigt, seitdem aber um 60% abge-

30

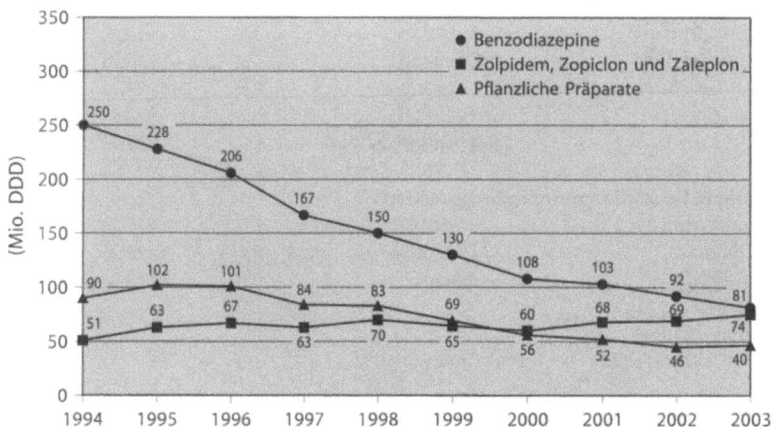

Abbildung 30.1: Verordnungen von Hypnotika und Sedativa 1994 bis 2003. Gesamtverordnungen nach definierten Tagesdosen

Tabelle 30.1: Verordnungen kurzwirkender Hypnotika 2003. Angegeben sind die 2003 verordneten Tagesdosen, die Änderungen gegenüber 2002 und die mittleren Kosten je DDD 2003.

Präparat	Bestandteile	DDD in Mio.	Änderung in %	DDD-Kosten in €
Zolpidem				
Stilnox	Zolpidem	11,8	(−20,6)	0,69
Zolpidem STADA	Zolpidem	6,0	(+36,1)	0,51
Zolpidem-ratiopharm	Zolpidem	5,6	(+75,3)	0,51
Bikalm	Zolpidem	3,6	(−36,9)	0,72
Zoldem	Zolpidem	2,6	(+12,9)	0,50
Zolpidem AL	Zolpidem	1,5	(+73,1)	0,51
Zolpidem AZU	Zolpidem	1,3	(+21,1)	0,51
Zolpi-Lich	Zolpidem	1,1	(+5,8)	0,50
Zolpidem-neuraxpharm	Zolpidem	0,8	(+16,9)	0,61
Zolpidem beta	Zolpidem	0,7	(+21,1)	0,50
		34,9	(+0,7)	0,59
Zoplicon				
Zopiclon-ratiopharm	Zopiclon	9,3	(+34,6)	0,56
Ximovan	Zopiclon	6,6	(−18,1)	0,67
zopiclon von ct	Zopiclon	3,9	(+27,2)	0,57
Zopiclon STADA	Zopiclon	3,7	(+25,7)	0,60
Zop	Zopiclon	2,0	(+50,9)	0,55
Zopiclon-neuraxpharm	Zopiclon	1,7	(−3,3)	0,61
Somnosan	Zopiclon	1,4	(−21,5)	0,67
Zopiclon AL	Zopiclon	1,3	(+49,4)	0,55
Optidorm	Zopiclon	1,2	(−12,2)	0,65
Zopiclon AZU	Zopiclon	1,0	(+30,9)	0,57
ZOPI-PUREN	Zopiclon	0,9	(−14,0)	0,56
Zopiclodura	Zopiclon	0,8	(+2,4)	0,58
Zopiclon AbZ	Zopiclon	0,7	(+32,0)	0,55
		34,5	(+10,7)	0,60
Weitere Benzodiazepinrezeptoragonisten				
Lendormin	Brotizolam	6,3	(−10,2)	0,38
Halcion	Triazolam	2,4	(−13,2)	0,42
Sonata	Zaleplon	0,5	(−18,8)	0,96
		9,2	(−11,5)	0,43
Chloralhydrat				
Chloraldurat Pohl	Chloralhydrat	2,9	(−7,4)	0,61
Antihistaminika				
Sedaplus	Doxylamin	0,2	(−4,7)	1,13
Summe		81,8	(+2,7)	0,58

Tabelle 30.2: Verordnungen von mittel- und langwirksamen Benzodiazepinhypnotika 2003. Angegeben sind die 2003 verordneten Tagesdosen, die Änderungen gegenüber 2002 und die mittleren Kosten je DDD 2003.

Präparat	Bestandteile	DDD in Mio.	Änderung in %	DDD-Kosten in €
Lormetazepam				
Noctamid	Lormetazepam	18,9	(−18,0)	0,24
Lormetazepam-ratiopharm	Lormetazepam	4,3	(+33,3)	0,23
Lormetazepam AL	Lormetazepam	3,1	(+37,7)	0,22
		26,3	(−7,8)	0,24
Temazepam				
Remestan	Temazepam	4,9	(−12,1)	0,41
Planum	Temazepam	4,4	(−7,8)	0,41
temazep von ct	Temazepam	2,0	(−5,4)	0,38
		11,3	(−9,3)	0,41
Nitrazepam				
Radedorm	Nitrazepam	2,9	(−28,3)	0,19
Nitrazepam AL	Nitrazepam	2,2	(+8,5)	0,11
Nitrazepam-neuraxpharm	Nitrazepam	1,8	(−10,4)	0,12
Eatan N	Nitrazepam	1,6	(−18,4)	0,17
Novanox	Nitrazepam	1,1	(−11,9)	0,15
		9,5	(−15,1)	0,15
Flunitrazepam				
Flunitrazepam-ratiopharm	Flunitrazepam	4,9	(−1,4)	0,25
Rohypnol	Flunitrazepam	4,8	(−26,1)	0,33
Flunitrazepam-neuraxpharm	Flunitrazepam	2,0	(−2,7)	0,25
Fluninoc	Flunitrazepam	1,5	(−1,3)	0,25
		13,2	(−12,3)	0,28
Flurazepam				
Dalmadorm	Flurazepam	3,6	(−9,7)	0,39
Staurodorm Neu	Flurazepam	3,4	(−12,8)	0,39
		7,1	(−11,3)	0,39
Summe		67,4	(−10,4)	0,28

30

nommen (Abbildung 30.1). Aus der Gesamtzahl von 195 Mio. Tagesdosen läßt sich ableiten, daß in der Bundesrepublik jeden Tag etwa 535.000 Menschen ein Schlafmittel oder Sedativum einnahmen, wobei die potentielle Anwendung von Tranquillantien als Hypnotika ebenso wenig berücksichtigt ist wie die Medikation aus anderen Beschaffungsquellen. Gegenüber den Zahlen von 1992 mit etwa 440 Mio.

Tagesdosen bedeutet dies einen Verordnungsrückgang um 55% innerhalb der GKV. Nach entsprechenden Erhebungen leidet freilich ein
wesentlich größerer Teil der Bevölkerung an die Lebensqualität beein-
trächtigenden Schlafstörungen, ohne medikamentöse Hilfe in Anspruch
zu nehmen (Gillin und Byerley 1990).

Benzodiazepine

Für den Einsatz von Benzodiazepinen als Hypnotika ist bei insgesamt
ähnlichen Eigenschaften dieser Substanzen die Wirkdauer bislang der
entscheidende Parameter für die differentialtherapeutische Anwendung. Deshalb werden sie in Präparate mit kurzer, mittlerer und langer
Wirkdauer unterteilt. Dabei ist es wichtig zu wissen, daß die Wirkdauer nicht nur durch die Halbwertszeit der Wirksubstanz, sondern
auch durch Umverteilungsprozesse, aktive Metaboliten sowie nicht
zuletzt durch patientenbezogene Variablen bestimmt ist. In diesem
Zusammenhang ist zu berücksichtigen, daß die meisten pharmakokinetischen Daten an jungen Gesunden erhoben sind, daß aber der
Metabolismus der meisten Benzodiazepine durch Leberfunktionsstörungen und ganz allgemein im Alter massiv verlangsamt sein kann
(Klotz 1995). Dies gilt in geringerem Ausmaß für solche Substanzen,
die direkt glukuronidiert werden und deshalb mit größerer Sicherheit
bei älteren Patienten dosiert werden können: Lorazepam, Lormetazepam, Oxazepam und Temazepam. Oxazepam wird beispielsweise
relativ langsam resorbiert und ist deshalb eher als Tranquillans und
weniger als Hypnotikum geeignet.

Empfohlen werden bei Einschlafstörungen Präparate mit kurzer
Wirkdauer, bei Durchschlafstörungen solche mittlerer Wirkdauer.
Besonders bei langwirkenden Benzodiazepinen muß auch am näch-
sten Tage mit einer Sedation gerechnet werden. Sehr kurz wirkende
Benzodiazepine verursachen tagsüber möglicherweise Unruhe- und
Angstzustände (Lader 1987). Als Sedativa können Präparate mit langer
Wirkdauer von Nutzen sein; es besteht dabei aber die Gefahr der
Kumulation. Neben der Bedeutung der Wirkdauer ist ein schneller
Wirkungseintritt für die Anwendung als Hypnotikum günstig.

Die Verordnungen von Benzodiazepinen sind bezogen auf die
Tagesdosen des Gesamtmarktes stark rückläufig (Abbildung 30.1).
Durch Verschiebungen bei den eigentlichen Benzodiazepinen und
durch starke Zunahmen der Nichtbenzodiazepine Zolpidem und

Zopiclon hat sich in den vergangenen Jahren insgesamt ein Trend zu kürzer wirksamen Substanzen ergeben.

Bei den Substanzen mit kurzer Wirkdauer haben sich die verordneten Tagesdosen von Brotizolam (*Lendormin*) und Triazolam (*Halcion*) wie schon seit vielen Jahren weiter verringert (Tabelle 30.1). Bei den Benzodiazepinen mit mittlerer und langer Wirkdauer sind die verordneten DDDs in diesem Jahr um über 10% nochmals zurückgegangen. Die Abnahmen betreffen die mittellang wirkenden (Lormetazepam, Temazepam) und noch etwas mehr die langwirkenden Benzodiazepine (Nitrazepam, Flunitrazepam, Flurazepam) (Tabelle 30.2).

Andere Benzodiazepinagonisten

Die Nichtbenzodiazepine Zopiclon (z. B. *Zopiclon-ratiopharm*), Zolpidem (z. B. *Stilnox*) und Zaleplon (*Sonata*) sind chemisch den Benzodiazepinen nicht verwandte Substanzen, die ebenfalls an Rezeptoren des γ-Aminobuttersäure (GABA)-regulierten Chloridkanals angreifen, jedoch an anderer Stelle als die Benzodiazepine. Daher ergeben sich insgesamt den Benzodiazepinen pharmakologisch ähnliche Eigenschaften. Mit einer Halbwertszeit von 3–6 Stunden ist Zopiclon ähnlich wie Triazolam zu bewerten, dem es nach einer großen Studie an ambulanten Patienten (Rüther et al. 1992) therapeutisch ebenbürtig ist. Zolpidem hat mit einer Halbwertszeit von 2–3 Stunden eine noch kürzere Wirkdauer und zeigt eine dem Triazolam vergleichbare Wirksamkeit. Zaleplon hat eine Halbwertszeit von nur einer Stunde und hat damit den Vorteil, praktisch keine Wirkungen mehr am nächsten Morgen zu haben.

Molekularpharmakologische Studien zeigen, daß Zolpidem im Vergleich zu den Benzodiazepinen nur an die Subtypen des GABA/Benzodiazepinrezeptors bindet, die die α1-Untereinheit enthalten (Crestani et al. 2000). Diese Selektivität stellt vermutlich die Basis für ein unterschiedliches pharmakologisches Profil dar. Tierexperimentelle Studien und die bisher verfügbaren klinischen und epidemiologischen Daten deuten auf ein geringeres Abhängigkeitsrisiko von Zopiclon und Zolpidem. Mißbrauch von Zopiclon und Zolpidem ist zwar berichtet worden, jedoch handelt es sich bisher um Einzelfälle (Soyka et al. 2000). Für beide Substanzen wurde im Rahmen des Frühwarnsystems eine nur sehr geringe Akzeptanz bei Drogenabhängigen beobachtet (Keup 1999), die sich mit Beobachtungen über kurzwirksame Benzo-

30

diazepine deckt. Vor Verordnung dieser Substanzen bei Benzodiaze-pinabhängigen wird trotzdem gewarnt (Arzneimittelkommission 1999, Keup 2004). Für beide Substanzen gibt es Einzelfallberichte sowohl über schwerwiegende zentrale Nebenwirkungen als auch War-nungen vor Abhängigkeit (Ansseau et al. 1992, Canaday 1996, Fava 1996, Markowitz und Brewerton 1996). Die WHO hat erstaunlicher-weise inzwischen Zolpidem auf die Liste IV im Sinne der Wiener Kon-vention gesetzt, was bedeutet, daß aus der Sicht der WHO das Miß-brauchs- und Abhängigkeitsrisiko von Zolpidem demjenigen von Benzodiazepinen gleichgestellt wird.

Auf eine relativ hohe Zahl gravierender zentraler Nebenwirkungen (Amnesie, visuelle Wahrnehmungsstörungen, Auslösung von Psycho-sen) wurde hingewiesen (Müller 1994). Möglicherweise beeinflußt Zopiclon vor allem bei älteren Patienten weniger das Kurzzeitgedächt-nis (Kerr et al. 1995). Zwei Todesfälle nach Zopiclon-Überdosierung wurden berichtet (Boniface und Russell 1996). Jüngere Studien und epidemiologische Daten an einer großen Zahl von Patienten zeigten für Zolpidem insgesamt ein günstiges Profil unerwünschter Wirkun-gen (Dockhorn und Dockhorn 1996, Wyss et al. 1996, Hajak und Ban-delow 1998, Noble et al. 1998, Darcourt et al. 1999).

Der 1999 eingeführte „ultrakurz" wirkende Benzodiazepinagonist Zaleplon (*Sonata*), das in dieser Wirkgruppe teuerste Präparat, hat sich auch im Jahre 2003 in der Praxis nicht durchsetzen können, ganz im Gegensatz zu etwa den USA. Es scheint bei uns auch nicht stark beworben zu werden. Die bisherigen Daten sprechen für eine gute Wirksamkeit bei Einschlafstörungen und geringe Beeinträchtigung von Psychomotorik und Gedächtnis (Dooley und Plosker 2000). Bis-herige Publikationen stellen das Fehlen von Hangover und Rebound-effekten und damit die Möglichkeit, Schlafstörungen direkt zum Zeit-punkt ihres Auftretens zu behandeln, heraus (Lader 2001, Heydorn 2000).

Insgesamt haben sich die Hinweise bestätigt, daß zumindest Zolpi-dem ein günstigeres Nutzen/Risiko-Verhältnis haben könnte als klas-sische Benzodiazepine (Holm und Goa 2000). Trotz ihres höheren Preises haben diese Präparate inzwischen ihren festen Platz in der Therapie der Schlafstörungen (Abbildung 30.1). Von Zopiclon und Zolpidem sind inzwischen auch zahlreiche preisgünstigere Generika eingeführt worden, wodurch die Verordnung der Erstanbieterprä-parate erheblich abgenommen und sich zugunsten der Generika ver-schoben hat (Tabelle 30.1).

Chloralhydrat

Die Verordnungen von *Chloraldurat* (Tabelle 30.1) zeigten seit vielen Jahren einen wellenförmigen Verlauf, seit 1996 sind sie jedoch rückläufig. Chloralhydrat ist bei leichteren Schlafstörungen interessant, weil es praktisch keine Störungen der Schlafphasen verursacht. In verkapselter Form ist es für Patienten im allgemeinen akzeptabel, obwohl auch bei dieser Darreichungsform gastrointestinale Nebenwirkungen auftreten können. Eine geringe therapeutische Breite und mögliche kardiovaskuläre Nebenwirkungen begrenzen aber die Verwendung dieses Arzneimittels besonders bei kardiovaskulären Risikopatienten.

Antihistaminika

30

Als einziges Präparat der Antihistaminika ist nur Doxylamin (*Sedaplus*) mit einem sehr kleinen Verordnungsvolumen vertreten (Tabelle 30.1). Grund für die seltene Verordnung der Antihistaminika ist vermutlich ihre langsame Anflutung über einen Zeitraum von 2–4 Stunden und ihre im Vergleich zu den Benzodiazepinen geringere hypnotische Wirkungsstärke (Glass et al. 2003). Hypnotika aus der Gruppe der Antihistaminika sind bis auf eine Ausnahme nicht verschreibungspflichtig, da sie eine relativ geringe akute Toxizität haben. Als weiterer Vorteil wird das geringere Abhängigkeitspotential angesehen, dem freilich die allen Antihistaminika eigene anticholinerge Wirkung gegenübersteht.

Pflanzliche Präparate

Pflanzliche Präparate aus Baldrian, Melisse, Hopfen etc. werden in der traditionellen Phytotherapie zur Behandlung von Schlaflosigkeit seit langem eingesetzt. Ihre Wirkung ist jedoch nicht ausreichend belegt. Von vielen Autoren werden sie im wesentlichen als (Pseudo-)Placebos eingestuft. Dazu trägt auch bei, daß von den verschiedenen in den letzten Jahrzehnten als wirksamkeitsbestimmend angesehenen Inhaltsstoffen des Baldrians – ätherisches Öl, Methylpyrrylketon, Valerensäure, Valepotriate – keiner auch nur entfernt die erforderlichen Mengen in Fertigarzneimitteln erreicht (Hänsel und Volz 1995). Der objektive Nachweis einer hypnotischen Wirkung von Baldrianextrakten ist bislang nicht überzeugend gelungen (Dreßing et al. 1992, Schulz et al. 1994). Zwei Placebo-kontrollierte Doppelblindstudien von wäßrigem Baldrianextrakt fanden zwar schlaffördernde Effekte, diese ließen sich im Schlaf-EEG aber nicht objektivieren (Balderer und Borbély 1985, Leathwood und Chauffard 1985). Eine weitere Studie (Dreßing et al. 1992) findet zwar keine signifikanten Effekte einer Baldrian-Melissen-Kombination auf Einschlaflatenz und Schlafeffizienz, kommt aber trotzdem zu dem Fazit „schlafverbessernde Wirkung der Baldrian-Melissen-Kombination nachgewiesen". Eine jüngere polysomnographische Studie (Donath et al. 2000) fand keinen Effekt von Baldrian gegenüber Placebo bei dem Zielparameter Schlafeffizienz und -latenz, jedoch zeigte sich nach einer 14-tägigen Behandlung ein schnelleres Erreichen des Tiefschlafs sowie ein geringfügig höherer Tiefschlafanteil (9,8% vs. 8,1% unter Placebo).

Die meisten Hopfenpräparate enthalten nur so viel eingesetzter Hopfendroge wie 10 ml Bier (Hänsel 1987). Allerdings haben auch die fünf Flaschen Bier entsprechenden Hopfeninhaltsstoffe keine schlafinduzierende Wirkung (Stocker 1967). Auch für Präparate aus Melisse und Passionsblume finden sich keine klinischen Studien, die eine hypnotische Wirkung zeigen (Hänsel und Volz 1995). Die Verwendung pflanzlicher Hypnotika gilt jedoch als kaum von Nebenwirkungen belastet, und der ausgeprägte Placeboeffekt kann vielen Patienten mit leichten Schlafstörungen eine subjektive Verbesserung der Schlafqualität bringen (Nachtmann und Hajak 1996). Wie aus den durchschnittlichen Kosten für eine definierte Tagesdosis zu ersehen ist (Tabelle 30.3), ist die Behandlung mit diesen Präparaten im Vergleich zu der mit Benzodiazepinen jedoch keineswegs billig, sondern oft sogar teurer. Freilich sollten die leicht höheren Kosten pflanzlicher Hypnotika kein Argument sein, wenn dem Patienten geholfen und das Entstehen einer Benzodiazepinabhängigkeit vermieden wird.

Insgesamt hat die Zahl verordneter DDDs von pflanzlichen Hypnotika und Sedativa, die meist Extrakte mehrerer Pflanzen enthalten, 2003 um 6,9% abgenommen (Tabelle 30.3). Rückläufig waren auch die Verordnungen homöopathischer Komplexpräparate. Möglicherweise wird der seit einigen Jahren beobachtete Rückgang durch verstärkte Selbstmedikation auf der Patientenseite kompensiert, eine Entwicklung, die durch den Ausschluß rezeptfreier Arzneimittel aus der vertragsärztlichen Versorgung ab 2004 noch verstärkt wird. Ihre Bedeutung gewinnen diese Präparate vermutlich vor allem in dem Versuch, der Entwicklung einer Benzodiazepinabhängigkeit durch Verordnung

Tabelle 30.3: Verordnungen von pflanzlichen Hypnotika 2003. Angegeben sind die 2003 verordneten Tagesdosen, die Änderungen gegenüber 2002 und die mittleren Kosten je DDD 2003.

Präparat	Bestandteile	DDD in Mio.	Änderung in %	DDD-Kosten in €
Monopräparate				
Euvegal Balance	Baldrianwurzelextrakt	2,1	(+12,5)	0,75
Kombinationspräparate				
Kytta-Sedativum f	Baldrianwurzelextrakt Hopfenzapfenextrakt Passionsblumenextrakt	5,3	(−36,0)	0,50
Luvased	Baldrianwurzelextrakt Hopfenzapfenextrakt	4,2	(−10,4)	0,43
dysto-loges/-N	Reserpinum D6 Gelsemium D4 Passiflora inc. ø Melissa ø Spigelia D4 Coffea D6 Glonoinum D8 Veratrum D6 Tabacum D6	3,7	(−4,7)	0,31
Kytta Sedativum Dragees	Baldrianwurzelextrakt Hopfenzapfenextrakt Passionsblumenextrakt	3,4	(neu)	0,34
Sedariston Tropfen/ -plus	Baldrianwurzelextrakt Melissenblätterextrakt Johanniskrautextrakt	3,0	(−14,7)	0,46
Psychotonin-sed.	Baldrianwurzelextrakt Johanniskrautextrakt	2,7	(−23,2)	0,36
Euvegal/- Entspann. u. Einschl.	Baldrianwurzelextrakt Melissenblütenextrakt	2,4	(−16,2)	0,75
Sedacur	Baldrianwurzelextrakt Hopfenzapfenextrakt Melissenblätterextrakt	2,1	(−7,0)	0,61
Ivel	Baldrianwurzelextrakt Hopfenzapfenextrakt	1,5	(−17,9)	0,40

30

Tabelle 30.3: Verordnungen von pflanzlichen Hypnotika 2003. Angegeben sind die 2003 verordneten Tagesdosen, die Änderungen gegenüber 2002 und die mittleren Kosten je DDD 2003 (Fortsetzung).

Präparat	Bestandteile	DDD in Mio.	Änderung in %	DDD-Kosten in €
Kombinationspräparate				
Zincum valerianicum-Hevert	Aconitum napellus D12	1,1	(–1,6)	0,98
	Ambra D12			
	Castoreum D6			
	Cimicifuga D2			
	Cocculus D4			
	Coffea D12			
	Convallaria D4			
	Cypripedium pub. D3			
	Ignatia D6			
	Lilium tigrinum D4			
	Mitchella D3			
	Moschus D6			
	Nux vomica D4			
	Ol.Anisi D4			
	Passiflora D4			
	Platinum D8			
	Valeriana D2			
	Zincum valerianicum D3			
		29,3	(–8,0)	0,47
Summe		31,4	(–6,9)	0,49

von pflanzlichen Präparaten entgegenzuwirken. Bei der oft behaupteten Unschädlichkeit gilt es aber im Auge zu behalten, daß die Langzeittoxikologie der meisten Präparate höchst unzulänglich untersucht ist. Insbesondere dürfte das karzinogene Potential der im Baldrian enthaltenen Valepotriate Grund zur Skepsis gegenüber der angeblichen Freiheit von Nebenwirkungen pflanzlicher Hypnotika sein (Hänsel und Volz 1995). Auch sind für den heute in erster Linie als Antidepressivum genutzten Johanniskrautextrakt (z. B. in *Psychotonin-sed.* und *Sedariston Tr.*) gefährliche pharmakokinetische Interaktionen bekannt geworden (s. Kapitel 41).

Therapeutische Aspekte

Die Therapie der Schlaflosigkeit ist oft schwierig und unbefriedigend. In den letzten Jahren erarbeitete Konsensus-Dokumente geben den Ärzten klare Empfehlungen für die differenzierte und rationale Therapie von Schlafstörungen (Clarenbach et al. 1995). Neben der im allgemeinen kurzfristigen Anwendung ist danach nur in wenigen begründeten Ausnahmen eine Medikation für längstens sechs Monate akzeptabel, wobei die Indikation alle zwei bis vier Wochen strikt überprüft werden muß. Wenn sich eine längerfristige Anwendung nicht vermeiden läßt, wird die flexible und intermittierende Dosierung (medikationsfreie Intervalle!) empfohlen.

Dabei ist zu berücksichtigen, daß pharmakologisch wirksame Präparate schon nach wenigen Wochen einen deutlichen Wirkungsverlust zeigen können und daß Benzodiazepine – insbesondere lang- und mittellang wirkende – auch in therapeutischen Dosen zu einer Abhängigkeit führen können, deren medizinisches Risiko bisher ungeklärt ist. Da die Entzugssymptome nach Absetzen von Hypnotika Schlaflosigkeit und Unruhe beinhalten, kann es zu einem Circulus vitiosus der Hypnotikaverordnung kommen, der zur Ausbildung einer Abhängigkeit beiträgt. Unter kurzwirkenden Benzodiazepinen wurden dagegen nur sehr wenige Fälle einer Abhängigkeit beobachtet.

Nach wie vor ist nicht eindeutig zu beantworten, ob neben den pharmakokinetischen Daten für die Bewertung des Nutzens einzelner Benzodiazepine auch unterschiedliche pharmakodynamische Eigenschaften eine Rolle spielen. Die Beschreibung multipler Formen von GABA/Benzodiazepinrezeptoren sowie die Subtyp-spezifischen Wirkungen von Benzodiazepinen und Benzodiazepinagonisten, legen die Möglichkeit solcher Unterschiede nahe.

Unklar ist, ob und wie der seit 1992 eingetretene Rückgang der Hypnotikaverordnungen kompensiert worden ist: sei es durch Selbstmedikation, Verschreibung auf Privatrezept, nichtmedikamentöse Maßnahmen, Verordnung von Antidepressiva, oder ob inzwischen eine unzureichende Versorgung schlafgestörter Patienten vermutet werden muß. Können wir eine Qualitätsverbesserung der Verordnung unterstellen, indem sich die Medikation jetzt auf die Patienten konzentriert, die tatsächlich Hypnotika benötigen? Aussagekräftige Studien hierzu liegen unseres Wissens nicht vor.

30

Literatur

Ansseau M, Pitchot W, Hansenne M, Gonzales-Moreno A (1992): Psychotic reactions to zolpidem. Lancet 339: 809.

Arzneimittelkommission der deutschen Ärzteschaft (1999): Keine Verordnung von Zolpidem bei bekannter Benzodiazepinabhängigkeit. Deutsches Ärzteblatt 96: B500.

Balderer G, Borbély A (1985): Effect of valerian on human sleep. Psychopharmacology 87: 406–409.

Becker HF, Mayer G, Penzel T (2004): Schlafstörungen und schlafbezogene Atmungsstörungen. Internist 45: 57–81.

Boniface PJ, Russell SG (1996): Two cases of fatal zopiclone overdose. J Anal Toxicol 20: 131–133.

Canaday BR (1996): Amnesia possibly associated with zolpidem administration. Pharmacotherapy 16: 687–689.

Clarenbach P, Steinberg R, Weeß HG, Berger M, Hajak G et al (1995): Empfehlungen zu Diagnostik und Therapie der Insomnie. Deutsche Gesellschaft für Schlafforschung und Schlafmedizin DGSM. Nervenarzt 66: 723–729.

Crestani F, Martin JR, Möhler H, Rudolph U (2000): Mechanism of action of the hypnotic zolpidem in vivo. Br J Pharmacol 131: 1251–1254.

Darcourt G, Pringuey D, Salliere D, Lavoisy J (1999): The safety and tolerability of zolpidem – an update. J Psychopharmacol 13: 81–93.

Dockhorn RJ, Dockhorn DW (1996): Zolpidem in the treatment of short-term insomnia: a randomized, double-blind, placebo-controlled clinical trial. Clin Neuropharmacol 19: 333–340.

Donath F, Quispe S, Diefenbach K, Maurer A, Fietze I, Roots I (2000): Critical evaluation of the effect of valerian extract on sleep structure and sleep quality. Pharmacopsychiatry 33: 47–53.

Dooley M, Plosker GL (2000): Zaleplon: a review of its use in the treatment of insomnia. Drugs 60: 413–445.

Dreßing H, Riemann D, Löw H, Schredl M, Reh C et al (1992): Baldrian-Melisse-Kombinationen versus Benzodiazepine. Bei Schlafstörungen gleichwertig? Therapiewoche 42: 726–736.

Fava GA (1996): Amnestic syndrome induced by zopiclone. Eur J Clin Pharmacol 50: 509.

Gillin JC, Byerley WF (1990): The diagnosis and management of insomnia. N Engl J Med 322: 239–248.

Glass JR, Sproule BA, Herrmann N, Streiner D, Busto UE (2003): Acute pharmacological effects of temazepam, diphenhydramine, and valerian in healthy elderly subjects. J Clin Psychopharmacol 23: 260–268.

Hänsel R (1987): Möglichkeiten und Grenzen pflanzlicher Arzneimittel (Phytotherapie). Dtsch Apoth Ztg 127: 2–6.

Hänsel R, Volz HP (1995): Pflanzliche Mittel mit psychotroper Wirkung. In: Riederer P, Laux, G, Pöldinger, W (Hrsg): Neuropsychopharmaka, Bd 2, Springer-Verlag, Wien, S. 303–334.

30

Hajak G, Bandelow B (1998): Safety and tolerance of zolpidem in the treatment of disturbed sleep: a post-marketing surveillance of 16944 cases. Int Clin Psychopharmacol 13: 157-67.

Heydorn WE (2000): Zaleplon – a review of a novel sedative hypnotic used in the treatment of insomnia. Expert Opin Investig Drugs 9: 841–858.

Holm KJ, Goa KL (2000): Zolpidem: an update of its pharmacology, therapeutic efficacy and tolerability in the treatment of insomnia. Drugs 59: 865–889.

Kerr JS, Drawe RA, Parkin C, Hindmarch I (1995): Zopiclone in elderly patients: Efficacy and safety. Human Psychopharmacology 10: 221–229.

Keup W (1999): Zolpidem und Zopiclon. Geringeres Mißbrauchspotential im Vergleich zu Benzodiazepin-Hypnotica. Arzneimitteltherapie 16: 246–253.

Keup W (2004): Zolpidem und Zopiclon. Missbrauchsverschleppung von Benzodiazepinderivaten vermeiden. Arzneimitteltherapie 22: 236–238.

Klotz U (1995): Benzodiazepin-Hypnotika; Pharmakokinetik. In: Riederer P, Laux G, Pöldinger W (Hrsg): Neuropsychopharmaka, Bd 2. Springer-Verlag, Wien, S. 135–139.

Lader M (1987): Clinical Pharmacology of Benzodiazepines. Ann Rev Med 38: 19–28.

Lader MH (2001): Implications of hypnotic flexibility on patterns of clinical use. Int J Clin Pract 116 (Suppl): 14–19.

Leathwood PD, Chauffard F (1985): Aqueous extract of valerian reduces latency of fall asleep in man. Planta Med 50: 144–148.

Markowitz JS, Brewerton TD (1996): Zolpidem-induced psychosis. Ann Clin Psychiatry 8: 89–91.

Mendelson WB, Jain B (1995): An assessment of short-acting hypnotics. Drug Safety 13: 257–270.

Müller WE (1994): Wie „neu" sind die Hypnotika Zopiclon und Zolpidem? Arzneiverordnung in der Praxis 2: 6–8.

Nachtmann A, Hajak G (1996): Phytopharmaka zur Behandlung von Schlafstörungen. Internist 37: 743–749

Noble S, Langtry HD, Lamb HM (1998): Zopiclone. An update of its pharmacology, clinical efficacy and tolerability in the treatment of insomnia. Drugs 55: 277–302.

Rüther E, Clarenbach P, Hajak G, Fischer W, Haase W (1992): Zopiclon bei Patienten mit Schlafstörungen. Einflüsse auf Schlafqualität und Tagesbefinden im Vergleich zu Flunitrazepam, Triazolam und Placebo. Münch Med Wochenschr 46: 753–757.

Schulz H, Stolz C, Müller J (1994): The effect of valerian extract on sleep polygraphy in poor sleepers. A pilot study. Pharmacopsychiatry 27: 147–151.

Soyka M, Bottlender R, Möller HJ (2000): Epidemiological evidence for a low abuse potential of zolpidem. Pharmacopsychiatry 33: 138–141.

Stocker HR (1967): Sedative und hypnogene Wirkung des Hopfens. Schweiz. Brau.-Rundsch. 78: 80–89.

Wyss PA, Radovanovic D, Meier-Abt PJ (1996): Akute Überdosierung von Zolpidem (Stilnox). Schweiz Med Wochenschr 126: 750–756.

30

31. Hypophysen- und Hypothalamushormone

Ulrich Schwabe

AUF EINEN BLICK

Trend
Hauptvertreter der Hypophysen- und Hypothalamushormone sind Gonadotropine, Wachstumshormon und Vasopressinanaloga. Der größte Teil der Verordnungskosten entfällt im Jahr 2003 auf die Gonadotropine, die einen erneuten kräftigen Verordnungszuwachs aufwiesen. Bei den bisher umsatzmäßig führenden Wachstumshormonpräparaten fiel der Anstieg etwas geringer aus.

Bewertung
Gonadotropine werden vor allem bei Infertilität und insbesondere im Rahmen der assistierten Fertilisation eingesetzt. Hauptindikation des Wachstumshormons ist der hypophysäre Minderwuchs. Anwendungsgebiet der Vasopressinanaloga ist der zentrale Diabetes insipidus.

Hormone der Hypophyse und des Hypothalamus sind die zentralen Steuerungshormone für endokrine Drüsen und somatische Körperfunktionen. So regeln einige Hypophysenhormone die periphere Hormonproduktion in Schilddrüse, Nebennierenrinde und Gonaden, andere steigern Wachstum, Laktation, peripheren Gefäßtonus und renale Wasserrückresorption. Die Steuerung der hypophysären Hormonfreisetzung erfolgt einerseits zentral durch die übergeordneten Releasinghormone und Hemmstoffe des Hypothalamus, andererseits bei einigen Hypophysenhormonen durch die peripheren Hormone der endokrinen Drüsen über eine inhibitorische Feedbackregulation.

Hypophysen- und Hypothalamushormone sind ursprünglich in erster Linie als Diagnostika für die Funktionsprüfung endokriner Organe eingesetzt worden. In den letzten zehn Jahren hat auch ihre therapeutische Bedeutung ungewöhnlich stark zugenommen. Besonders

zu nennen ist die Hemmung gonadotroper Funktionen durch Gonadorelinanaloga bei der hormonsuppressiven Behandlung des Prostatakarzinoms, die Substitution des Wachstumshormonmangels und
die ovarielle Stimulation mit Gonadotropinen zur Behandlung der
weiblichen Infertilität im Rahmen der In-vitro-Fertilisation. Diese
Entwicklung ist an der erneuten Zunahme von Verordnungen und
Umsätzen zu erkennen (Abbildung 31.1). Unter den 3000 verordnungshäufigsten Arzneimitteln sind nur zehn Präparate vertreten, die
nur ein unvollständiges Bild dieser dynamisch wachsenden Indikationsgruppe vermitteln. Deshalb wurde die Verordnungsanalyse auf
Präparate mit mindestens 3000 Verordnungen ausgedehnt, die bei der
vorliegenden Vollerfassung der Verordnungsdaten nicht durch die früheren statistischen Probleme der 0,4%igen Rezeptstichprobe begrenzt
wird.

Der Umsatz betrug 2003 445 Mio. € (Abbildung 31.1), während
das Verordnungsvolumen mit nur 25,6 Mio. definierten Tagesdosen
(DDD) im Vergleich zu anderen Indikationsgruppen verschwindend
gering war (Tabellen 31.1 und 31.2). Hypophysen- und Hypothalamushormone sind daher relativ teure Arzneimittel, die zum Teil sogar die
Tagestherapiekosten teurer Zytostatika und Immuntherapeutika über-
treffen.

31

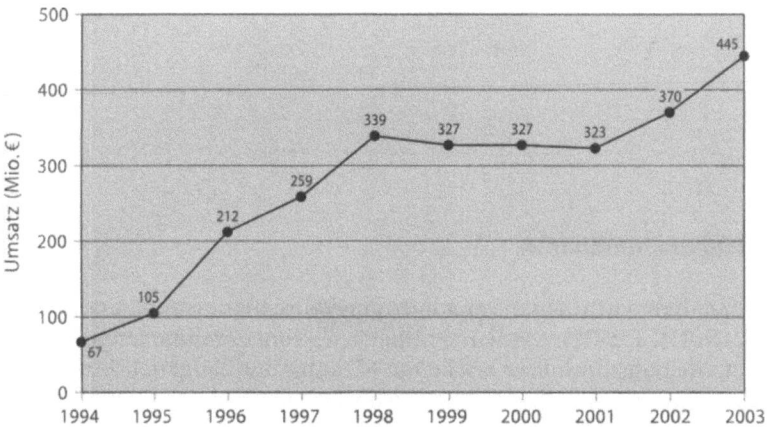

Abbildung 31.1: Umsatz von Hypophysen- und Hypothalamushormonen 1994–
2003. Angegeben ist der Gesamtumsatz der Indikationsgruppe

Tabelle 31.1: Verordnungen von Gonadorelin- und Gonadotropinpräparaten 2003. Angegeben sind die 2003 verordneten Tagesdosen, die Änderungen gegenüber 2002 und die mittleren Kosten je DDD 2003.

Präparat	Bestandteile	DDD in Mio.	Änderung in %	DDD-Kosten in €
Gonadorelinpräparate				
Enantone	Leuprorelin	3,7	(−3,1)	8,86
Synarela	Nafarelin	1,3	(+46,3)	4,94
Kryptocur	Gonadorelin	0,2	(+0,6)	6,28
		5,2	(+5,5)	7,90
Gonadorelinantagonisten				
Cetrotide	Cetrorelix	0,2	(+77,6)	47,89
Orgalutran	Ganirelix	0,0	(+51,2)	58,38
		0,2	(+71,9)	49,87
Choriongonadotropin				
Choragon	Choriongonadotropin	2,8	(+56,1)	0,68
Predalon	Choriongonadotropin	2,7	(+213,2)	0,66
Pregnesin	Choriongonadotropin	1,6	(−51,4)	0,61
Ovitrelle	Choriongonadotropin alfa	0,1	(+116,0)	29,51
		7,3	(+15,3)	1,15
Weitere Gonadotropine				
Gonal	Follitropin alfa	1,6	(+48,9)	49,19
Menogon	Menotropin	1,1	(+49,9)	34,39
Puregon	Follitropin beta	0,7	(+54,3)	48,66
Luveris	Lutropin alfa	0,1	(+84,3)	83,19
Fertinorm	Urofollitropin	0,0	(−85,1)	35,58
		3,6	(+38,1)	44,80
Summe		16,2	(+16,5)	13,47

Gonadorelinpräparate

Neben dem natürlichen Gonadotropin-Releasinghormon (Gonadorelin, GnRH, LHRH) werden synthetische Gonadorelinanaloga eingesetzt, die aufgrund ihrer stärkeren Wirkung und längeren Wirkungsdauer die hypophysären Gonadorelinrezeptoren desensitisieren und dann als funktionelle Gonadorelinantagonisten die hypophysäre Gonadotropinsekretion und die nachgeschaltete gonadale Steroidsynthese hemmen.

Tabelle 31.2: Verordnungen von Wachstumshormonen und weiteren Hypophysen-hormonen 2003. Angegeben sind die 2003 verordneten Tagesdosen, die Änderungen gegenüber 2002 und die mittleren Kosten je DDD 2003.

Präparat	Bestandteile	DDD in Mio.	Änderung in %	DDD-Kosten in €
Wachstumshormon				
Genotropin	Somatropin	1,9	(+10,1)	39,39
Norditropin	Somatropin	0,7	(+6,3)	39,19
Humatrope	Somatropin	0,5	(+6,1)	40,06
Saizen	Somatropin	0,4	(+10,7)	42,28
		3,6	(+8,5)	39,83
Somastatinanaloga				
Sandostatin	Octreotid	0,7	(+6,6)	71,51
		0,7	(+6,6)	71,51
ACTH-Analoga				
Synacthen	Tetracosactid	0,1	(−19,7)	9,11
		0,1	(−19,7)	9,11
Vasopressin-Analoga				
Minirin	Desmopressin	3,1	(+1,4)	4,77
Desmogalen	Desmopressin	1,0	(−7,4)	2,00
Nocutil	Desmopressin	0,7	(+36,4)	2,45
		4,8	(+3,1)	3,89
Oxytocin				
Syntocinon	Oxytocin	0,2	(−11,4)	0,68
		0,2	(−11,4)	0,68
Summe		9,4	(+4,9)	22,78

31

Die Indikation des Gonadorelinanalogons Leuprolin (*Enantone*) ist die Behandlung der Endometriose und des Uterus myomatosus sowie die endokrine Therapie des fortgeschrittenen Mammakarzinoms bei prämenopausalen Patientinnen. Der zweite Vertreter dieser Gruppe ist Nafarelin (*Synarela*), das zweimal täglich als Nasenspray appliziert wird. Es wird ebenfalls für die hormonsuppressive Therapie der End-ometriose eingesetzt. Außerdem wird es für die Vorbereitung der assi-stierten Fertilisation zur Ausschaltung der endogenen Gonadotropin-ausschüttung verwendet.

Mit der Einführung der beiden Gonadorelinantagonisten Cetrorelix (*Cetrotide*) und Ganirelix (*Orgalutran*) besteht die Möglichkeit einer direkten Blockade hypophysärer Gonadorelinrezeptoren (Tabelle 31.1). Dieses neue Behandlungsprinzip wirkt schneller und führt seltener zu ovarieller Überstimulation, ist allerdings wesentlich teurer als die indirekt wirkenden Gonadorelinagonisten. Die Schwangerschaftsrate ist mit beiden Verfahren gleich.

Gonadotropine

Die Gonadotropine des Hypophysenvorderlappens werden als gonadale Steuerungshormone für zahlreiche Indikationen eingesetzt. Follitropin (Follikelstimulierungshormon, FSH) stimuliert die Follikelreifung im Ovar und die Spermatogenese im Hoden. Lutropin (Luteinisierungshormon, LH) erhöht die ovarielle Steroidsynthese und induziert in der Zyklusmitte den Eisprung. In den Leydigzellen des Hodens stimuliert Lutropin die androgene Steroidsynthese. Choriongonadotropin ist ein weiteres Gonadotropin, das in der Plazenta gebildet wird und vorwiegend luteotrope Aktivität hat. Alle drei Gonadotropine werden in aktiver Form über die Niere ausgeschieden und können aus dem Harn durch Aufreinigung gewonnen werden.

Das am häufigsten verordnete Gonadotropin ist das aus Schwangerenharn gewonnene Choriongonadotropin (*Pregnesin*, *Choragon*, *Predalon*, *Primogonyl*). Wegen seiner LH-Aktivität ist es das bevorzugte Lutropinpräparat. In der Gynäkologie wird es zur Ovulationsauslösung nach eingetretener Follikelreifung im Rahmen der assistierten Fertilisation und in der Kinderheilkunde bei Kryptorchismus und bei verzögerter Pubertätsentwicklung zur Steigerung der Gonadenfunktion eingesetzt. Erstmals vertreten ist das rekombinante humane Choriongonadotropin alfa (*Otrivelle*), das bis auf eine bessere lokale Verträglichkeit keine Vorteile gegenüber den aus Schwangerenharn gewonnenen Präparaten hat (International Recombinant Human Chorionic Gonadotropin Study Group 2001). Es ist aber drastisch teurer.

Menotropin (*Menogon*) ist humanes Menopausengonadotropin (hMG, Urogonadotropin), das aus dem Harn postmenopausaler Frauen gewonnen wird und zu gleichen Teilen Follitropin und Lutropin enthält. Bei der Frau wird es zur Stimulation des Follikelwachstums eingesetzt, wenn eine hypo- oder normogonadotrope Ovarialinsuffizienz vorliegt. Beim Mann wird es bei ungenügender Gonadotropinsekretion zur Stimulation der Spermatogenese in Verbindung mit der luteotropen Wirkung des Choriongonadotropins angewendet. Seit 2002 wird *Menogon* nur noch in der hochgereinigten Form *Menogon HP* eingesetzt.

Führendes Präparat der weiteren Gonadotropine ist nach einem kräftigen Verordnungszuwachs *Gonal* (Follitropin alfa) (Tabelle 31.1). Es enthält rekombinantes humanes Follitropin und wurde 1996 in Deutschland eingeführt. Hauptindikation ist die weibliche Infertilität, insbesondere die kontrollierte ovarielle Überstimulation zur Vorbereitung einer assistierten Konzeption. In den ersten Vergleichsstudien mit dem aus dem Harn postmenopausaler Frauen gereinigten Menotropin wurde als Vorteil des rekombinanten Präparates hervorgehoben, daß es in geringeren Dosen und mit kürzeren Behandlungszeiten bis zum Erreichen der Ovulation eingesetzt werden könne (Frydman et al. 2000). Ein aktueller Cochrane-Review über sechs klinische Studien mit 2128 Patientinnen ergab jedoch keine Belege dafür, daß Unterschiede zwischen humanem Menotropin und humanem rekombinantem Follitropin bezüglich Schwangerschaftsinduktion oder Lebendgeburten bestehen (Van Wely et al. 2003a, Van Wely et al. 2004). Ebenso bestand kein Unterschied zwischen den beiden Gonadotropinen bei der Infertilitätsbehandlung des Syndroms der polyzystischen Ovarien (Van Wely et al. 2003b). Zu dem Thema gab es schon bisher frühere Metaanalysen, die zu unterschiedlichen Ergebnissen kamen, was in einem Editorial als „turbulente Arena" bezeichnet wurde (Collins 2003). Aus pharmakologischer Sicht ist es wünschenswert, daß gerade für das schwierige Gebiet der assistierten Konzeption qualitativ hochstehende Präparate eingesetzt werden. Andererseits zeigt die derzeit umfangreichste Metaanalyse (Van Wely et al. 2004), daß kein Unterschied in Wirksamkeit und Verträglichkeit zwischen dem gereinigten und dem rekombinanten Follitropin besteht und damit auch kein Grund, die über 40% höheren Kosten für das rekombinante Präparat zu rechtfertigen. Durch eine Substitution der beiden rekombinanten Follitropine (*Gonal, Puregon*) durch Menotropin (*Menogon*) ergibt sich ein Einsparpotential von 61 Mio. € (siehe Kapitel 1, Tabelle 1.4).

Seit 2001 steht auch Lutropin alfa (*Luvens*) als rekombinantes humanes luteinisierendes Hormon (LH) zur Verfügung. Zur Follikelreifung muß bei anovulatorischen Frauen zusätzlich in Kombination mit Follitropin alfa behandelt werden, ohne daß die Erfolgsquoten höher als mit Menopausengonadotropin liegen. Die DDD-Kosten liegen allerdings erheblich höher als mit Menotropin (z. B. *Menogon*).

31

Wachstumshormon

Wachstumshormon ist ein weiteres Hormon des Hypophysenvorderlappens. Seine wichtigste Indikation ist die Behandlung des hypophysären Minderwuchses. Ursprünglich wurden für diesen Zweck Hor-
monextrakte aus menschlichen Hypophysen verwendet, die jedoch in
der Menge stark limitiert waren und schließlich sogar vom Markt
genommen werden mußten, weil einige Patienten nach Gabe dieser
Humanpräparate eine Creutzfeld-Jakob-Krankheit entwickelt hatten.
Die im Jahre 1985 eingeführte gentechnische Herstellung gewähr-
leistet ein ausreichendes Angebot für die Therapie und hat eindrucks-
volle Erfolge bei der Steigerung des Längenwachstums von Kindern
mit hypophysärem Minderwuchs ermöglicht. Die Behandlungskosten
liegen allerdings mit 15.000 € pro Jahr weiterhin sehr hoch.

Seit 1996 ist Wachstumshormon auch zur Substitution des Wachstumshormonmangels bei Erwachsenen zugelassen. In kontrollierten
Studien bei Erwachsenen mit Somatropinmangel gibt es Hinweise auf
eine erhöhte Knochendichte, eine verbesserte Leistungsfähigkeit der
Muskulatur und eine Senkung des Körperfettgehalts. Eine Somatro-
pinbehandlung von Intensivpatienten zur Senkung der negativen
Stickstoffbilanz war jedoch mit einer doppelt so hohen Mortalität verbunden (Takala et al. 1999). Ein weiteres Problem sind vor allem die
hohen Behandlungskosten von Somatropin bei Erwachsenen (ca.
40.000 € pro Jahr). Die Altersanalyse der hier erfaßten Somatropin-
verordnungen zeigt allerdings, daß fast ausschließlich Kinder und
Jugendliche bis zu einem Lebensalter von 20 Jahren mit Wachstumshormon behandelt wurden. Die Verordnungen der vier Somatropin-
präparate haben 2003 weiter zugenommen (Tabelle 31.2). Mögliche
Ursachen für den weiteren Anstieg des Verordnungsvolumens ist
die ungeklärte Frage des Übergangs von der pädiatrischen zur adulten
Wachstumshormonsubstitution und die kontrovers diskutierte Anwendung bei Kindern mit idiopathischem Kleinwuchs ohne Wachs-
tumshormonmangel (Drake et al. 2001, Finkelstein et al. 2002).

Vasopressinanaloga

Desmopressin ist ein Derivat des Hyopohysenhinterlappenhormons
Vasopressin (Adiuretin) mit verstärkter antidiuretischer Wirkung
ohne wesentliche blutdrucksteigernde Aktivität. Hauptindikation ist

der zentrale Diabetes insipidus. Außerdem kann es bei Hämophilie A zur Steigerung der Faktor-VIII-Gerinnungsaktivität eingesetzt werden. Die Verordnungen aller drei am Markt vertretenen Präparate sind 2003 nur wenig angestiegen (Tabelle 31.2).

Somatostatinanaloga

Somatostatin hemmt die Freisetzung anderer Peptidhormone aus dem Hypophysenvorderlappen und dem Gastrointestinaltrakt. Octreotid (*Sandostatin*) ist ein Somatostatinanalog mit stärkerer und längerer Wirkung und wird zur symptomatischen Therapie endokrin aktiver Tumoren des Gastrointestinaltrakts eingesetzt.

Oxytocin

31

Oxytocin ist ein Hypophysenhinterlappenhormon, das die Uteruskontraktion stimuliert und die Milchejektion steigert. Mit der erweiterten Verordnungsanalyse wurde erstmals auch Oxytocin (*Syntocinon*) erfaßt, das in der ambulanten Versorgung fast ausschließlich für die Steigerung der Laktation eingesetzt wird, aber nur ein sehr kleines Verordnungsvolumen aufweist (Tabelle 31.2).

Literatur

Collins J (2003): A turbulent area. Fertil Steril 80: 1117–1120.

Drake WM, Howell SJ, Monson JP, Shalet SM (2001): Optimizing gh therapy in adults and children. Endocr Rev 22: 425–450.

Finkelstein BS, Imperiale TF, Speroff T, Marrero U, Radcliffe DJ, Cuttler L (2002): Effect of growth hormone therapy on height in children with idiopathic short stature: a meta-analysis. Arch Pediatr Adolesc Med 156: 230–240.

Frydman R, Howles CM, Truong F (2000): A double-blind, radomized study to compare recombinant human follicle stimulating hormone (FSH; Gonal-F) with highly purified urinary FSH (Metrodin HP) in women undergoing assisted reproductive techniques including intracytoplasmic sperm injection. The French Multicentre Trialists. Hum Reprod 15: 520–525.

International Recombinant Human Chorionic Gonadotropin Study Group (2001): Induction of ovulation in World Health Organization group II anovulatory women undergoing follicular stimulation with recombinant human follicle-stimulating hormone: a comparison of recombinant human chorionic gonado-tropin (rhCG) and urinary hCG. Fertil Steril 75: 1111–1118.

Takala J, Ruokonen E, Webster NR, Nielsen MS, Zandstra DF, Vundelinckx G, Hinds CJ (1999): Increased mortality associated with growth hormone treatment in critically ill adults. N Engl J Med 341: 785–792.

Van Wely M, Westergaard LG, Bossuyt PMM, van der Ween F (2003a): Effectiveness of human menopausal gonadotropin versus recombinant follicle-stimulating hormone for controlled ovarian hyperstimulation in assisted reproductive cycles: a meta-analysis. Fertil Steril 80: 1086–1093.

Van Wely M, Byram N, van der Ween F (2003b): Recombinant FSH in alternative doses or versus urinary gonadotrophins for ouvlation induction in subfertility aossociated with polycystic ovary syndrome: a systematic review based on a Cochrane review. Hum Reprod 18: 1143–1149.

Van Wely M, Westergaard LG, Bossuyt PMM, van der Veen F (2004): Human meno-pausal gonadotropin versus recombinant follicle stimulation hormone for ovarian stimulation in assisted reproductive cycles. The Cochrane Database Syst Rev 2004(1).

31

32. Immuntherapeutika und Zytostatika

W. Jens Zeller

AUF EINEN BLICK

Trend

Hauptgruppen der Immuntherapeutika sind Zytokine (Interferone, kolonie-stimulierende Faktoren) und Immunsuppressiva. Betainterferone werden in weiter steigendem Umfang zur Behandlung der multiplen Sklerose eingesetzt, Alfainterferone vor allem bei der Hepatitis C. Schwerpunkt der Immunsuppressiva ist die Prophylaxe von Abstoßungsreaktionen bei transplantierten Patienten.

Bei den Zytostatika werden wegen der kleinen Verordnungszahlen bei ambulanten Patienten nur Methotrexat, Capecitabin, Imatinib, Hydroxycarbamid sowie drei Gonadorelinanaloga, drei Aromatasehemmer und das Antiandrogen Bicalutamid erfaßt.

Bewertung

Pflanzliche, bakterielle und homöopathische Immunstimulantien werden wegen nicht ausreichender Wirksamkeitsbelege und allergisch bedingter Nebenwirkungen kritisch betrachtet. Auch für Mistelextrakte liegt bisher kein eindeutiger Beweis der Wirksamkeit vor.

32

Zu den das Immunsystem beeinflussenden Stoffen gehören solche, die Reaktionen des Immunsystems hemmen (Immunsuppressiva), und solche, die seine Aktivitäten steigern (Immunstimulantien). Hinzu kommen körpereigene Mediatoren des Immunsystems (Interferone, Interleukine, koloniestimulierende Faktoren etc.), die durch die Erfolge der Gentechnologie in größeren Mengen für therapeutische Zwecke hergestellt werden.

Die Verordnung von Interferonen und Immunsuppressiva nahm 2003 im Vergleich zum Vorjahr erneut leicht zu, während die Verordnungen der Immunstimulantien mit pflanzlichen, bakteriellen und homöopathischen Präparaten erneut deutlich abnahmen (Abbildung 32.1). Diese Entwicklung ist auch in der tabellarischen Auflistung der Immuntherapeutika zu erkennen (Tabellen 32.1 bis 32.3).

Bei den Zytostatika sind alle Arzneimittelgruppen mehr verordnet worden, lediglich bei den Mistelpräparaten sind Verordnungsrückgänge zu verzeichnen (Abbildung 32.1, Tabelle 32.4). Trotz der seit 2002 möglichen Ausweitung der Analyse auf die 3000 verordnungshäufigsten Arzneimittel fällt nur ein kleiner Anteil von ambulant verordneten Zytostatika in diese Gruppe der häufig verordneten Arzneimittel.

Interferone und koloniestimulierende Faktoren

In diesem Abschnitt werden Mediatoren des Immunsystems (Zytokine) besprochen, die inzwischen gentechnisch hergestellt und bei verschiedenen Indikationen eingesetzt werden: Interferone (IF) und koloniestimulierende Faktoren (CSF). Aufgrund ihrer Herstellungskosten zählen diese Präparate zu den preislich aufwendigsten Arzneimitteln.

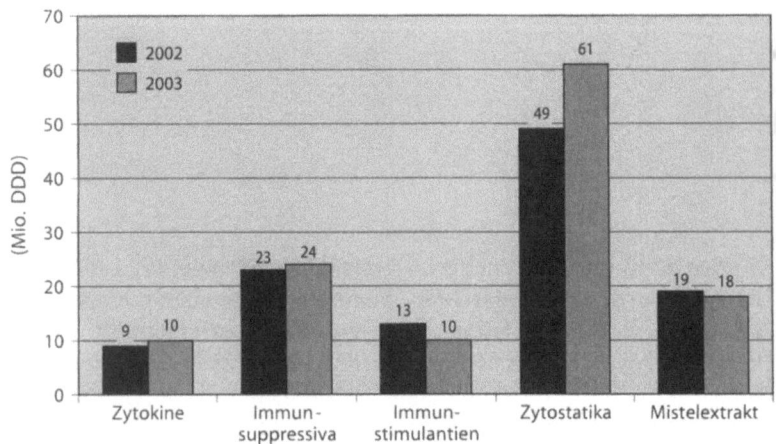

Abbildung 32.1: Verordnungen von Immuntherapeutika und Zytostatika 2003. DDD der 3000 meistverordneten Arzneimittel

Tabelle 32.1: Verordnungen von Immuntherapeutika 2003. Angegeben sind die 2003 verordneten Tagesdosen, die Änderungen gegenüber 2002 und die mittleren Kosten je DDD 2003.

Präparat	Bestandteile	DDD in Mio.	Änderung in %	DDD-Kosten in €
Interferone				
Betaferon	Interferon beta-1b	3,2	(+7,2)	46,92
Avonex	Interferon beta-1a	2,3	(+11,0)	43,54
Rebif	Interferon beta-1a	2,3	(+16,8)	71,91
Roferon	Interferon alfa-2a	1,2	(–9,5)	28,22
Pegasys	Peginterferon alfa-2a	1,0	(+313,0)	48,74
		10,1	(+16,4)	49,68
Koloniestimulierende Faktoren				
Neupogen	Filgrastim	0,3	(–12,8)	216,26
Immunsuppressiva				
Sandimmun	Ciclosporin	6,6	(–2,4)	19,20
Imurek	Azathioprin	5,4	(–3,4)	3,58
Azathioprin-ratiopharm	Azathioprin	3,6	(+15,0)	2,92
CellCept	Mycophenolsäure	3,5	(+18,7)	17,69
Prograf	Tacrolimus	3,2	(+13,5)	23,74
Zytrim	Azathioprin	1,7	(+7,2)	3,20
		24,0	(+5,2)	12,46
Immunmodulatoren				
Copaxone	Glatirameracetat	2,0	(+39,3)	40,55
Summe		36,4	(+9,4)	25,80

32

Als Interferone werden Stoffe mit weitgehend glykosylierter Proteinstruktur bezeichnet, denen die Aufgabe zukommt, im Körper Zellen vor einer Virusinfektion zu schützen. Insbesondere sind die bevorzugt in den Monozyten gebildeten Interferone Interferon-alfa-2a und die in Fibroblasten synthetisierten Interferon-beta-1a und -1b sowie das früher als Consensus-Interferon bezeichnete Interferon alfacon-1 mit seinen antiviralen, antiproliferativen und immunmodulatorischen Eigenschaften von Interesse. Induktoren für die körpereigene Stimulation der Interferonsynthese sind neben Viren aus Bakterienoberflächen stammende Lipopolysaccharide. Die Betainterferone (*Avonex*, *Rebif*, *Betaferon*) werden in weiter steigendem Umfang zur Behandlung der multiplen Sklerose verwendet (Jacobs et al. 1996) (Tabelle 32.1). Das Alfainterferon *Roferon* ist – wenn auch gegenüber 2002 weiter rückläufig – unter den 3000 meistverordneten Arzneimitteln vertreten, nicht jedoch Interferon alfa-2b (*Intron A*), das auch bei malignen Melanomen, beim Karzinoid, beim Kaposi-Sarkom und verschiedenen Hämoblastosen eingesetzt wird. Erstmals vertreten ist das Präparat *Pegasys* (Peginterferon alfa-2a), das zur Behandlung der chronischen Hepatitis C eingesetzt wird.

Die koloniestimulierenden Faktoren (CSF) fördern die Differenzierung von Stammzellen/Vorläuferzellen des hämatopoetischen Systems (Makrophagen/Monozyten-Vorläuferzellen: M-CSF; Neutrophile-Granulozyten-Vorläuferzellen: G-CSF, Filgrastim, *Neupogen*; Granulozyten-, Monozyten-, Megakaryozyten-Vorläuferzellen: GM-CSF, *Leucomax*). Insbesondere Filgrastim wird bei Tumorpatienten eingesetzt, die chemo- oder strahlentherapeutisch behandelt werden, um den Granulozytenabfall zumindest teilweise zu verhindern und damit auch die Behandlungsdauer zu verkürzen (Dunn und Goa 2000). Das Verordnungsvolumen von Filgrastim zeigte gegenüber 2002 einen leichten Rückgang. Die Therapiekosten sind sehr hoch (Tabelle 32.1).

Immunsuppressiva

Immunsuppressiva werden bei Organtransplantationen und Autoimmunerkrankungen angewandt. Azathioprin (z. B. *Imurek*) ist ein Immunsuppressivum aus der Gruppe der Purinanaloga, das über Wechselwirkungen mit dem Nukleinsäurestoffwechsel der Zelle die Zahl der Lymphozyten verringert, während Ciclosporin (*Sandimmun*) in einer frühen Phase die antigeninduzierte Differenzierung von T-Zellen über eine herabgesetzte Gentranskription von Interleukin-2, Interleukin-3 und Interferon-γ hemmt. Tacrolimus (*Prograf*) gehört zu den Makroliden und bindet wie Ciclosporin an ein „FK-binding"-Protein, einen zytosolischen Rezeptor (Immunophil). Seine Wirkungen ähneln denen von Ciclosporin. Mycophenolatmofetil (*CellCept*) ist ein „Prodrug", welches im Organismus zur aktiven Mycophenolsäure umgewandelt wird. Es hemmt ein Schlüsselenzym der Purinsynthese, die Inosinmonophosphatdehydrogenase. Dieses Enzym wird vor allem in T- und B-Lymphozyten wirksam, während andere Zelltypen die in ihnen enthaltenen Purine wiederverwerten können. Über diesen Mechanismus kommt es zu einer selektiven Hemmung der DNS-Synthese von Lymphozyten. Die Verordnung von Immunsuppressiva, die in den letzten Jahren durch die zunehmende Zahl der Organtransplantationen angestiegen war, hat auch 2003 insgesamt leicht zugenommen (Tabelle 32.1, Abbildung 32.1).

Immunmodulatoren

Die Verordnung des Immunmodulators Glatirameracetat (*Copaxone*), der im November 2001 neu eingeführt wurde und im Jahre 2002 bereits beträchtliche Verordnungszahlen erreicht hat, hat erneut zugenommen (Tabelle 32.1). Das Präparat besteht aus synthetischen Aminosäurepolymeren und wird ähnlich wie Betainterferone zur Behandlung der schubförmig verlaufenden multiplen Sklerose eingesetzt.

Immunstimulantien

32

Immunstimulantien sollen bei Immundefekten die Immunreaktion anregen, z. B. bei chronisch-infektiösen Erkrankungen und Karzinomen. Sie sind als in der Entwicklung befindliche Stoffe einzustufen und haben im Gegensatz zu den Impfstoffen keine Antigenverwandtschaft mit den Krankheitserregern. Bei der Anwendung von Immunstimulantien ist die nachfolgende Manifestation physiologischerweise unterdrückter Immunreaktionen zu bedenken, die zu einer Exazerbation chronisch-entzündlicher Prozesse führen kann. Die angestrebte „Steigerung der körpereigenen Abwehrkräfte" würde dann bisher ruhende Autoimmunprozesse aktivieren. Der Zusammenhang zwischen Immunsystem und *Tumorentstehung* ist komplex. So fand sich z. B. bei immunsupprimierten Erwachsenen kein erhöhtes Risiko für häufigere Tumorerkrankungen (Tumoren der Brust, Lunge, Prostata usw.); dagegen zeigte sich ein erhöhtes Risiko für lymphoretikuläre Neoplasmen und einige virusassoziierte epitheliale Geschwülste (Roitt et al. 1991). Auch für die Beantwortung der Fragen, wann und wie eine Immunantwort *während oder nach* der Tumorentstehung einsetzt bzw. warum diese bei der Mehrzahl der Tumoren letztendlich unwirksam ist (s. auch Beverly 1995), bedarf es weiterer Forschung, die dann möglicherweise auch zur Erklärung der schwachen oder fehlenden Wirkung von Immunmodulatoren einschließlich der Mistelextrakte bei der Behandlung menschlicher Tumoren beitragen könnte.

Tabelle 32.2: Verordnungen von pflanzlichen und bakteriellen Immunstimulantien 2003. Angegeben sind die 2003 verordneten Tagesdosen, die Änderungen gegenüber 2002 und die mittleren Kosten je DDD 2003.

Präparat	Bestandteile	DDD in Mio.	Änderung in %	DDD-Kosten in €
Pflanzliche Mittel				
Esberitox N	Rad. Baptisiae tinct. Rad. Echinaceae purp. Herba. Thujae occid. Rad. Echinaceae pallid	0,7	(−40,0)	1,06
Echinacin	Extr. Herba Echinacea	0,3	(−31,9)	1,25
		1,0	(−37,6)	1,12
Bakterielle Mittel				
Broncho-Vaxom	Bakterienlysat aus Haemophilus influenzae Diplococcus pneumoniae Klebsiella pneumoniae Staphylococcus aureus Streptococcus pyogenes und viridans Neiseria catarrhalis	3,2	(−23,9)	0,61
Symbioflor I	Enterococcus faecalis	1,6	(−17,9)	1,63
		4,8	(−21,9)	0,95
Summe		5,9	(−25,3)	0,98

Als Immunstimulantien werden pflanzliche Mittel, bakterielle Mittel und Homöopathika verordnet. Die beiden noch verbliebenen pflanzlichen Mittel enthalten Zubereitungen aus Echinacea. Im Vergleich zu 2002 sind die Verordnungen abermals überaus stark gesunken (Tabelle 32.2). Echinaceaextrakte werden zur Steigerung der körpereigenen Abwehr, zur Vorbeugung und Behandlung leichter Erkältungskrankheiten, bei bakteriellen Hautinfektionen, Herpes simplex labialis sowie bei Leukopenien nach Strahlen- und Zytostatikaanwendung angeboten. Die Indikationen waren lange Zeit nur durch Erfahrungsberichte belegt (Dorsch 1996). In einer Placebo-kontrollierten Studie gelang es jedoch nicht, die prophylaktische Wirksamkeit zweier Echinaceaextrakte bei Infektionen des oberen Respirationstraktes nachzuweisen (Melchart et al. 1998). Eine weitere Placebo-kontrollierte Studie an 246 Patienten mit einfachen Erkältungen zeigte nach sieben Tagen eine signifikante, aber nur geringfügige Reduktion der Beschwerden durch Echinaceaextrakte (48–62%) im Vergleich zu Placebo (41%) (Brinkeborn et al. 1999). In einer dritten kontrollierten Studie an 109 Patienten hatte die Behandlung mit Echinaceaextrakt keinen signifikanten Einfluß auf Inzidenz, Dauer und Schweregrad von Erkältungen und Atemwegskrankheiten im Vergleich zu Placebo (Grimm und Müller 1999). Im Gegensatz zu zahlreichen retrospektiven und unkontrollierten Berichten gibt es bisher keine ausreichenden Belege aus randomisierten Studien für eine klinische Wirksamkeit von Echinaceaextrakten bei Erkältungskrankheiten.

Neben der unsicheren therapeutischen Wirksamkeit gibt es jedoch zahlreiche Berichte über unerwünschte Wirkungen von Echinaceapräparaten. Von 1990 bis Mai 2001 wurden der Arzneimittelkommission der Deutschen Ärzteschaft für 50 echinaceahaltige Präparate 131 Fallberichte über unerwünschte Arzneimittelwirkungen gemeldet, bei denen in mehr als der Hälfte der Fälle allergische Reaktionen (61%) bis hin zum Erythema multiforme und Störungen im Respirationstrakt mit Asthma bronchiale (12%) sowohl nach parenteraler als auch nach oraler Gabe aufgetreten sind. Unter diesen Berichten ist ein Todesfall sicher, ein zweiter möglicherweise auf die Gabe eines Echinaceapräparats zu beziehen. Auch ein in Australien veröffentlichter Fall weist auf schwere allergische Reaktionen hin, die sich dadurch noch komplizieren können, daß sich auch kreuzallergische Reaktionen zu anderen Pflanzenprodukten mit ähnlichen Wirkstoffen ausbilden können (Mullins 1998). In Anbetracht dieser Berichte muß vor einer unkritischen Anwendung von Echinaceapräparaten gewarnt werden. Diese Warnung gilt auch für die Anwendung bei Kindern, die sogar noch häufiger als Erwachsene mit diesen Präparaten behandelt werden. Einige Hersteller warnen zwar vor einer langfristigen Anwendung von echinaceahaltigen Zubereitungen. Damit ist jedoch nicht ausgeschlossen, daß eine wiederholte Applikation zu einer Sensibilisierung führt, wobei die in ihren Zubereitungen enthaltenen Glykoproteine und Polysaccharide für die Sensibilisierung verantwortlich sein könnten. Es ist unerheblich, ob Echinaceapräparate parenteral oder per os eingenommen werden, oder ob es sich um pflanzliche oder homöopathische Präparate handelt. Bei fraglichem therapeutischem Wert und wiederholt beobachteten Risiken sollte sich der Arzt

Tabelle 32.3: Verordnungen von homöopathischen Immunstimulantien 2003. Angegeben sind die 2003 verordneten Tagesdosen, die Änderungen gegenüber 2002 und die mittleren Kosten je DDD 2003.

Präparat	Bestandteile	DDD in Mio.	Änderung in %	DDD-Kosten in €
Contramutan/-D/-N	Echin. angustifolia Ø Aconitum Ø Belladonna Ø Eupatorium perfol. Ø	1,8	(−21,9)	2,01
toxi-loges Tropfen	Echinacea Ø Eupatorium Ø Baptisia Ø China Ø Bryonia D4 Aconitum D4 Ipecacuanha D4	0,8	(−17,5)	0,52
toxi-loges N	Eupatorium perfol. Ø Baptisia Ø Aconitum D4 Ipecacuanha D4	0,6	(−19,7)	0,40
Lymphomyosot	Myosotis arvensis D3 Veronica D3 Teucrium scorodon D3 Pinus silvestris D4 Gentiana lutea D5 Equisetum hyemale D4 Sarsaparilla D6 Scrophularia nodosa D3 Juglans D3 Calcium phosphor. D12 Natrium sulfuricum D4 Fumaria officinalis D4 Levothyroxinum D12 Aranea diadema D6 Geranium robertian. D4 Nasturtium offic. D4 Ferrum iodatum D12	0,4	(−24,0)	1,05
Summe		3,7	(−20,9)	1,30

überlegen, ob er diese Immuntherapeutika einsetzt (Arzneimittelkommission der deutschen Ärzteschaft 1996).

Patienten mit AIDS, Autoimmunerkrankungen und Leukämien wird von einer längeren Einnahme von Echinacea abgeraten; ebenso wird Patienten, die Medikamente einnehmen, die hepatotoxisch sind (z. B. anabole Steroide, Amiodaron, Methotrexat, Ketoconazol), von einer Echinacea-Einnahme abgeraten (Ernst 2001, American Cancer Society 2002). Die deutlich rückläufige Entwicklung der Verordnungen (Tabelle 32.2) spiegelt offenbar diese insgesamt kritische Beurteilung wider.

Die Verordnungen der bakteriellen Mittel *Broncho-Vaxom* und *Symbioflor I* verringerten sich 2003 erneut (Tabelle 32.2). In einigen Placebo-kontrollierten Studien an Patienten mit chronischen Bronchitiden bzw. rezidivierenden Atemwegsinfektionen wurde mit *Broncho-Vaxom* eine Reduktion der infektiösen Episoden und des Antibiotikaverbrauchs (nur in vier von zwölf Studien) beschrieben (Pforte und Emmerich 1993). In einer kanadischen Studie wurde keine Abnahme der Häufigkeit akuter Exazerbationen chronisch-obstruktiver Atemwegserkrankungen (Zielkriterium) nachgewiesen, dafür aber eine 55%ige Abnahme der Krankenhaustage. Das Risiko einer Hospitalisierung wegen dieser Erkrankung war in der Verumgruppe um 30% geringer als in der Placebogruppe (Collet et al. 1997). Da diese Studie abgebrochen wurde, ist sie methodisch zu kritisieren und bezüglich der beschriebenen Ergebnisse nicht im Sinne einer überzeugenden Wirksamkeit zu bewerten.

Eine weitere Gruppe von Immunstimulantien bilden die homöopathischen Komplexpräparate, deren Verordnung 2003 gegenüber dem Vorjahr in erheblichem Umfang abnahm (Tabelle 32.3). Sie enthalten z. T. ähnlich wie die pflanzlichen Immunstimulantien auch Zubereitungen aus Echinacea. Ausnahmen bilden das aus 17 verschiedenen Bestandteilen bestehende Komplex-Homöopathikum *Lymphomyosot* zur Anwendung u. a. bei Lymphödemen und *toxi-loges N*, welches zur Erhöhung der körpereigenen Abwehr bei akuten und chronischen Infektionen sowie bei Virusinfekten eingesetzt werden soll.

Zytostatika

In dem Segment der 3000 meistverordneten Arzneimittel finden sich zwei klassische zytostatische Wirkstoffe, ein „Prodrug" von 5-Fluorouracil, ein Tyrosinkinaseinhibitor, drei Gonadorelinanaloga, ein Antiandrogen und drei Aromatasehemmer. Weiterhin finden sich in dieser Gruppe drei Mistelpräparate (Tabelle 32.4). Eine große Zahl der kostenintensiven Zytostatika hat nur kleine Verordnungszahlen bei ambulanten Patienten und wird unter diesen Bedingungen nicht erfaßt.

Methotrexat ist ein Zytostatikum und Immunsuppressivum aus der Gruppe der Folsäureantagonisten, das aufgrund einer hohen Affinität zur Dihydrofolatreduktase als Antimetabolit die Bildung der Tetrahydrofolsäure hemmt. Als Zytostatikum wird es vor allem in zahlreichen Therapieschemata zur Behandlung von Leukämien und des Mammakarzinoms eingesetzt. Die Methotrexatverordnungen nahmen 2003 zu (Tabelle 32.4). Das Präparat *Xeloda* (Capecitabin), ein orales „Prodrug" von 5-Fluorouracil, das in drei Stufen enzymatisch in 5-Fluorouracil umgewandelt wird, wurde 2003 ebenfalls häufiger verordnet als im Jahre 2002. Das Präparat wird in der Monotherapie (metastasiertes Kolorektalkarzinom, metastasiertes Mammakarzinom) und in der Kombinationstherapie (metastasiertes Mammakarzinom) eingesetzt.

Neu erfaßt ist der Tyrosinkinaseinhibitor *Glivec* (Imatinib), der nach einem sehr ausgeprägten Anstieg erstmals unter den 3000 meistverordneten Arzneimitteln vertreten ist. Er wird bei der Philadelphia-Chromosom-positiven chronischen myeloischen Leukämie in der chronischen Phase nach Versagen einer Interferon-alfa-Therapie, in der akzelerierten Phase oder in der Blastenkrise eingesetzt. Weiterhin wird *Glivec* (Imatinib) bei der Behandlung CD117-positiver nicht resezierbarer oder metastasierter gastrointestinaler Stromatumoren (GIST) eingesetzt (Peggs und Mackinnon 2003, Hohenberger et al. 2003).

Hydroxycarbamid (*Litalir*) ist ein Hemmstoff der Ribonukleosiddiphosphatreduktase und blockiert dadurch in der S-Phase die DNS-Synthese. Wesentliche Indikationen sind die chronische myeloische Leukämie und weitere myeloproliferative Erkrankungen (Polycythaemia vera rubra und essentielle Thrombozythämie). Die Verordnung von *Litalir* ist im Vergleich zu 2002 leicht angestiegen ist (Tabelle 32.4).

Hauptindikation der Gonadorelinanaloga ist die hormonsuppressive Therapie des fortgeschrittenen Prostatakarzinoms, durch die der Testosteronplasmaspiegel auf Kastrationsniveau gesenkt wird. Außerdem werden Gonadorelinanaloga zur endokrinen Therapie des fortgeschrittenen Mammakarzinoms bei prä- und perimenopausalen

Tabelle 32.4: Verordnungen von Zytostatika 2003. Angegeben sind die 2003 verordneten Tagesdosen, die Änderungen gegenüber 2002 und die mittleren Kosten je DDD 2003.

Präparat	Bestandteile	DDD in Mio.	Änderung in %	DDD-Kosten in €
Antimetabolite				
MTX Hexal Tabl.	Methotrexat	6,2	(+20,6)	0,98
Xeloda	Capecitabin	0,7	(+19,9)	30,95
Methotrexat medac Amp.	Methotrexat	0,5	(+5,8)	24,13
MTX Hexal Amp.	Methotrexat	0,5	(+6,7)	8,47
		7,9	(+18,5)	5,71
Tyrosinkinaseinhibitoren				
Glivec	Imatinib	0,6	(+105,9)	135,74
Ribonukleotidreduktasehemmer				
Litalir	Hydroxycarbamid	1,9	(+3,9)	6,45
Gonadorelinanaloga				
Trenantone	Leuprorelin	12,0	(+13,9)	8,04
Zoladex	Goserelin	9,4	(+7,1)	8,07
Profact	Buserelin	7,1	(+9,9)	7,23
		28,4	(+10,6)	7,85
Antiandrogene				
Casodex	Bicalutamid	6,8	(+78,6)	7,34
Aromatasehemmer				
Arimidex	Anastrozol	7,7	(+64,5)	7,15
Femara	Letrozol	4,2	(+10,7)	7,23
Aromasin	Exemestan	3,0	(+16,0)	7,31
		15,0	(+34,6)	7,21
Mistelpräparate				
Iscador	Mistelextrakt	7,3	(−4,6)	2,07
Lektinol	Mistelextrakt	5,6	(−5,6)	1,76
Helixor	Mistelextrakt	5,2	(−0,3)	1,54
		18,1	(−3,7)	1,82
Summe		78,7	(+15,4)	7,05

32

Patientinnen eingesetzt. Führende Präparate sind Leuprorelin (*Trenantone*), Goserelin (*Zoladex*) und Buserelin (*Profact*), die häufig für die Langzeittherapie des Prostatakarzinoms eingesetzt werden (Tabelle 32.4). Goserelin und Leuprorelin sind Wirkstoffe mit einer relativ langen Halbwertszeit und können daher als subkutane Depotimplantate im Abstand von drei Monaten injiziert werden. Auch Buserelin (*Profact*) kann beim Prostatakarzinom trotz einer kürzeren Halbwertszeit als Depotimplantat alle drei Monate gegeben werden. Die Verordnungen der Gonadorelinanaloga nahmen 2003 im Vergleich zu 2002 weiter zu (Tabelle 32.4).

Die Verordnungen des Antiandrogens *Casodex* (Bicalutamid), das beim fortgeschrittenen Prostatakarzinom eingesetzt wird sowie der drei Aromatasehemmer *Arimidex* (Anastrozol), *Femara* (Letrozol) und *Aromasin* (Exemestan), deren Haupteinsatzgebiet das fortgeschrittene Mammakarzinom bei postmenopausalen Frauen ist, nahmen 2003 im Vergleich zu 2002 deutlich zu (Tabelle 32.4).

Ein erheblicher Teil der Zytostatikaverordnungen entfällt weiterhin auf Mistelpräparate, deren Verordnungen gegenüber 2002 aber insgesamt leicht rückläufig sind (Abbildung 32.1, Tabelle 32.4). Als Indikationen werden Geschwulstkrankheiten und begleitende Störungen blutbildender Organe angegeben. Bei *Lektinol* handelt es sich um einen wäßrigen Auszug aus unverholzten Mistelzweigen mit Blättern, also ein Präparat mit wechselnder Zusammensetzung. Seit einiger Zeit werden die Mistelextrakte analysiert und einzelne Mistellektine auf ihre immunmodulatorischen Wirkungen untersucht. Bei In-vivo-Untersuchungen wurde eine verstärkte Expression des Interleukin-2-Rezeptors, die Erhöhung der Zahl und Aktivität der NK-Zellen sowie eine erhöhte Freisetzung von β-Endorphin nachgewiesen (Heiny et al. 1998). Deshalb wird eine Korrelation zwischen Immunsystem und einem endokrinen System vermutet, die von therapeutischer Bedeutung sein soll.

Die bisher vorliegenden Daten reichen unseres Ermessens nicht aus, um eine tumorhemmende Wirksamkeit der Mistelextrakte beim Menschen eindeutig zu belegen. So zeigte beispielsweise die Studie von Dold et al. (1991) an 337 auswertbaren Patienten mit histologisch gesicherten fortgeschrittenen nicht-kleinzelligen Bronchialkarzinomen, in welcher in einem anderen Therapiearm auch Polyerga untersucht wurde, keine signifikanten Unterschiede bezüglich der Überlebenszeiten (9,1 vs. 7,6 Monate, Iscador vs. Placebo) und des Anteils der nach zwei Jahren überlebenden Patienten (11,5 vs. 10,1%, Iscador vs. Placebo). Nach einer Metaanalyse von elf kontrollierten klinischen Studien zogen Kleijnen und Knipschild (1994) die Schlußfolgerung: „… we can not recommend the use of mistletoe extracts in the treatment of cancer patients with an exception for patients involved in clinical trials". Nach dieser kritischen Analyse von Kleijnen und Knipschild wurden weitere Studien vorgelegt, die jedoch insgesamt keine positivere Schlußfolgerung zulassen (Ernst 2001a, b).

Der derzeitige Stand bei der Beurteilung der klinischen Wirksamkeit von Mistelextrakten bei Tumorpatienten läßt sich gut durch die beiden folgenden Veröffentlichungen charakterisieren.

In einer Pilotstudie von Lenartz et al. (2000) an insgesamt 38 Patienten mit malignen Gliomen wurden 20 Patienten im Anschluß an die Standardtherapie (Operation, Bestrahlung) komplementär mit dem Galaktosid-spezifischen Mistelzweiglektin ML-1 behandelt. Eine nichtstratifizierte Analyse aller Patienten ergab eine nichtrelevante Verlängerung des rückfallfreien Intervalls und der Gesamtüberlebenszeit der mit dem Mistelzweigextrakt behandelten Gruppe beim Vergleich mit der Kontrollgruppe. Eine Analyse der Patienten mit Gliomen im Stadium III/IV ergab eine Tendenz für eine Verlängerung des rückfallfreien Überlebens und eine statistisch signifikante Verlängerung des Gesamtüberlebens in der mit dem Mistelzweigextrakt behandelten Gruppe gegenüber der Kontrollgruppe. Im Hinblick auf die begrenzte Anzahl der Patienten in dieser Pilotstudie interpretierten die Autoren das Ergebnis ihrer Studie jedoch nur als positive Tendenz.

Eine prospektive, randomisierte, kontrollierte klinische Studie von Steuer-Vogt et al. (2001), in die 477 Patienten mit Kopf-Hals-Karzinomen einbezogen wurden, untersuchte den Effekt einer adjuvanten Therapie mit einem standardisierten Mistelzweigextrakt (*Eurixor* mit standardisierter Menge von ML-1). Die mit dem Mistellektin behandelten Patienten hatten kein geringeres Risiko eines lokalen/lokoregionalen Rezidivs, von Fernmetastasen oder von Zweit-Primärtumoren als die Patienten der Kontrollgruppe. Auch im Hinblick auf die 5-Jahresüberlebensrate ergaben sich keine Vorteile für die Mistelzweigextrakt- plus Standardtherapie beim Vergleich mit der Standardtherapie allein. Die Autoren zogen die Schlußfolgerung, daß das von ihnen eingesetzte Mistelzweigpräparat nicht für die adjuvante Behandlung von Patienten mit Kopf-Hals-Karzinomen empfohlen werden kann.

32

Obwohl zahlreiche klinische Studien einen Vorteil für die Misteltherapie zeigten, lag die Qualität der Studien häufig unter dem heute
geforderten Standard (Kienle und Kiene 2004, Kienle und Kiene 2003).
Insgesamt kann deshalb zur Misteltherapie die Schlußfolgerung
gezogen werden, daß ein eindeutiger Beweis der Wirksamkeit von
Mistelextrakten bei menschlichen Tumoren nicht vorliegt und ggf.
weiteren Studien vorbehalten sein muß (s. auch Scheer et al. 2001).

Literatur

American Cancer Society (2002): Complementary and Alternative Cancer Methods
    Handbook. American Cancer Society.

Arzneimittelkommission der deutschen Ärzteschaft (1996): Wie verträglich sind
    Echinacea-haltige Präparate? Dtsch Ärztebl 93: A-2723.

Beverly P (1995): Tumorimmunologie. In: Roitl JM, Broxtoff J, Male DK (Hrsg.):
    Kurzes Lehrbuch der Immunologie. 3. Aufl. Thieme, Stuttgart New York, S.
    246–257.

Brinkeborn RM, Shah DV, Degenring FH (1999): Echinaforce® and other Echinacea
    fresh plant preparations in the treatment of the common cold. Phytomedicine 6:
    1–5.

Collet JP, Shapiro S, Ernst P, Renzi P, Ducruet T, Robinson A, PARI-IS Study Steering
    Committee and Research Group (1997): Effects of an immunostimulating agent
    on acute exacerbations and hospitalizations in patients with chronic obstruc-
    tive pulmonary disease. Amer J Respir Crit Care Med 156: 1719–1724.

Dold U, Edler L, Mäurer HC et al. (1991): Krebszusatztherapie beim fortgeschrit-
    tenen nicht-kleinzelligen Bronchialkarzinom. Thieme, Stuttgart.

Dorsch W (1996): Klinische Anwendung von Extrakten aus Echinacea purpurea
    oder Echinacea pallida. Klinische Wertung kontrollierter klinischer Studien. Z
    Ärztl Fortbild (Jena) 90: 117–122.

Dunn CJ, Goa KL (2000): Lenograstim: an update of its pharmacological properties
    and use in chemotherapy-induced neutropenia and related clinical settings.
    Drugs 59: 681–717.

Ernst E (2001a): A primer of complementary and alternative medicine commonly
    used by cancer patients. Med J Aust 174: 88–92.

Ernst E (2001b): Mistletoe for cancer? Eur J Cancer 37: 9–11.

Ernst E (2001 c): The desktop guide to complementary and alternative medicine an
    evidence-based approach . Mosby, Hartcourt.

Fischer T (2002): Der Signalhemmer Imatinib Mesilat (STI571). Wirkprinzip und
    klinische Anwendung. UNI-MED, Bremen.

Grimm W, Müller H-H (1999): A randomized controlled trial of the effect of fluid
    extract of Echinacea purpurea on the incidence and severity of colds and
    respiratory infections. Am J Med 106: 138–143.

Hajto T, Hostanska K, Frei K, Rordorf C, Gabius HJ (1990): Increased secretion of
    tumor necrosis factor-alpha, interleukin-1, and interleukin-6 by human mono-

32

nuclear cells exposed to β-galactoside-specific lectin from clinically applied mistletoe extracts. Cancer Res 50: 3322–3326.

Heiny BM, Albrecht V, Beuth J (1998): Correlation of immune cell activities and beta-endorphin release in breast carcinoma patients treated with galactose-specific lectin standardized mistletoe extract. Anticancer Res 18: 583–586.

Hohenberger P, Reichardt P, Stroszczynski C, Schneider U, Hossfeld DK (2003): Gastrointestinale Stromatumoren – Tumorentität und Therapie mit Imatinib. Dtsch Ärztebl 100: A1612–A1618.

Jacobs LD, Cookfair DL, Rudick RA, Herndon RM, Richert JR, Salazar AM et al. (1996): Intramuscular interferon ß-1a for disease progression in relapsing multiple sclerosis. The Multiple Sclerosis Colloborative Research Group (MSCRG). Ann Neurol 39: 285–294.

Jensen DM, Krawitt EL, Keeffe EB, Hollinger FB, James SP, Mullen K et al. for the Consensus Interferon Study Group (1999): Biochemical and viral response to consensus interferon (CIFN) therapy in chronic hepatitis C patients: effect of baseline viral concentration. Am J Gastroenterol 94: 3583–3588.

Kao JH, Chen PJ, Lai MY, Chen DS (2000): Efficacy of consensus interferon in the treatment of chronic hepatitis C. J Gastroenterol Hepatol 15: 1418–1423.

Kienle GS, Kiene H (2004): Klinische Studien zur Misteltherapie onkologischer Erkrankungen. Dtsch Zeitschr Onkol 36: 17–24.

Kienle GS, Kiene H (2003): Die Mistel in der Onkologie. Fakten und konzeptionelle Grundlagen. Schattauer, Stuttgart.

Kleijnen J, Knipschild P (1994): Mistletoe treatment for cancer. Review of controlled trials in humans. Phytomedicine 1: 255–260.

Lenartz D, Dott U, Menzel J, Schierholz JM, Beuth J (2000): Survival of glioma patients after complementary treatment with galactoside-specific lectin from mistletoe. Anticancer Res 20: 2073–2076.

McHutchinson JG, Gordon SC, Schiff ER (1998): Interferon alpha-2b alone or in combination with ribavirin as initial treatment for chronic hepatitis C. N Engl J Med 339: 1485–1492.

Melchart D, Walther E, Linde K, Brandmaier R, Lersch C (1998): Echinacea root extracts for the prevention of upper respiratory tract infections: a double-blind, placebo-controlled randomized trial. Arch Fam Med 7: 541–545.

Mullins RJ (1998): Echinacea-associated anaphylaxis. Med J Aust 16: 170–171.

Peggs K, Mackinnon S (2003): Imatinib Mesylate – The new gold standard for treatment of chronic myeloid leukemia. N Engl J Med 348: 1048–1050.

Pforte A, Emmerich B (1993): Störungen der Infektabwehr bei Patienten mit chronischer Bronchitis: präventive und supportive Möglichkeiten. Pneumologie 47: 395–402.

Roitt IM, Brostoff J, Male DK (1991): Kurzes Lehrbuch der Immunologie. 2. Aufl., Thieme, Stuttgart, New York.

Rote Liste 2004. Editio Cantor Verlag, Aulendorf.

Scheer R, Bauer R, Becker H, Berg PA, Fintelmann V (2001): Vorwort S. V. In: Scheer R. et al. (Hrsg.): Die Mistel in der Tumortherapie, Grundlagenforschung und Klinik, KVC, Essen.

Stein G, Henn W, von Laue H, Berg P (1998): Modulation of the cellular and humoral immune responses of tumor patients by mistletoe therapy. Eur J Med Res 3: 194–202.

Steuer-Vogt MK, Bonkowsky V, Ambrosch P, Scholz M, Neiß A, Strutz J, Hennig M, Lenarz T, Arnold W (2001): The effect of an adjuvant mistletoe treatment programme in resected head and neck cancer patients: a randomised controlled clinical trial. Eur J Cancer 37: 23–31.

32

33. Kardiaka

THOMAS ESCHENHAGEN und HASSO SCHOLZ

AUF EINEN BLICK

Trend

Mit dem erfolgreichen Einsatz von ACE-Hemmern und Betarezeptorenblockern treten die traditionell bedeutenden Herzglykoside bei der Herzinsuffizienz zunehmend in den Hintergrund. Seit 1994 sind ihre Verordnungen um die Hälfte zurückgegangen. Gleichzeitig hat sich Digitoxin zum führenden Vertreter der Digitalisglykoside entwickelt.

Bewertung

Der immer noch häufige Einsatz von Crataegusextrakten ist aus pharmakologisch-therapeutischen Gründen und wegen dreifach höherer Behandlungskosten nicht sinnvoll.

33

In der Indikationsgruppe Kardiaka werden Arzneimittel zur Behandlung der Herzinsuffizienz zusammengefaßt, die positiv inotrop wirken und dadurch zu einer Steigerung der Herzleistung führen. Von diesen werden heute nur noch die Herzglykoside bei schwerer Herzinsuffizienz empfohlen. Primär werden Pharmaka verwendet, die auf eine neurohumorale Entlastung des Herzens zielen und nicht nur die Symptome und die Belastbarkeit, sondern auch die Lebenserwartung verbessern. Dies gilt für ACE-Hemmer und Sartane, welche die neurohormonale Aktivierung durch Angiotensin, Aldosteron und Noradrenalin reduzieren und dadurch Vor- und Nachlast des Herzens senken (vgl. Kapitel 5). Zusätzlich kommen die Betarezeptorenblocker Carvedilol, Bisoprolol und Metoprolol in Betracht, wenn sie in initial sehr niedrigen, langsam gesteigerten Dosen zusätzlich zur Standardtherapie eingesetzt werden (vgl. Kapitel 20). Diuretika erhöhen die Natriumausscheidung und senken das Blutvolumen. Sie bessern dadurch

Stauungssymptome und sind in höheren Schweregraden unverzichtbar (vgl. Kapitel 25).

Für Herzglykoside ist gezeigt worden, daß sie die Notwendigkeit von Krankenhausaufnahmen bei Herzinsuffizienz senken. Die Letalität wurde nicht signifikant gesenkt, allerdings auch nicht gesteigert (The Digitalis Investigation Group 1997). Retrospektive Auswertungen weisen darauf hin, daß niedrige Digoxin-Plasmakonzentrationen (0,5–0,8 ng/ml) mit einem Vorteil, höhere (> 1,2 ng/ml) aber mit einem signifikanten Überlebensnachteil einhergingen (Rathore et al. 2003). Die bisherigen „Normalwerte" von 0,8–2,0 ng/ml müssen daher als zu hoch gelten.

Verordnungsspektrum

Wie in den vorangehenden Jahren nahm die Verordnungshäufigkeit in der gesamten Indikationsgruppe weiter ab (Tabellen 33.1 und 33.2), während die Verordnungen von ACE-Hemmern, Betarezeptorenblockern und Diuretika zunahmen. ACE-Hemmer, Betarezeptorenblocker und Diuretika werden inzwischen wesentlich häufiger als Herzglykoside verordnet, wobei allerdings berücksichtigt werden muß, daß diese beiden Arzneimittelgruppen auch bei anderen Indikationen, vor allem bei der Hypertonie, indiziert sind (Kapitel Antihypertonika, Abbildung 15.2).

Unter den häufig verordneten Digitalisglykosiden dominiert weiterhin Digitoxin (Abbildung 33.1). An zweiter Stelle folgen Digoxinderivate. Insgesamt erscheinen 12 Präparate mit Reinglykosiden unter den 20 verordnungshäufigsten Kardiaka (Tabelle 33.1).

Die pflanzlichen Kardiaka waren 2003 ebenfalls weiter rückläufig. Sie machen aber immer noch 15% (Vorjahre 16–23%) des gesamten Marktsegments aus (Tabelle 33.2). Das ist unter pharmakologischen Gesichtspunkten wenig verständlich, denn die Wirkung dieser Mittel, die zum Teil immer noch nach MSE (Meerschweincheneinheiten) „standardisiert" werden, ist unsicher.

Therapeutische Gesichtspunkte

Es ist positiv zu bewerten, daß im Jahre 2003 85% (Vorjahre 77–84%) des Marktsegments der positiv inotropen Substanzen auf chemisch

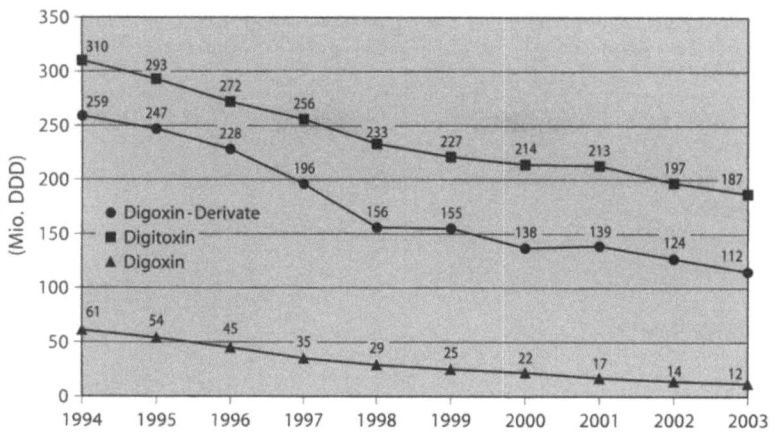

Abbildung 33.1: Verordnungen von Herzglykosiden 1994 bis 2003. Gesamtverordnungen nach definierten Tagesdosen

33

definierte Herzglykoside entfallen. Digoxin und Digoxinderivate sind in entsprechender galenischer Zubereitung gut bioverfügbar und ausreichend gut steuerbar. Allerdings muß bei Digoxinpräparaten die Dosis bei eingeschränkter Nierenfunktion und damit insbesondere im Alter reduziert werden, was bei Digitoxin nicht der Fall ist. Das erklärt die hohe Verordnungshäufigkeit von Digitoxin.

Der mit etwa 15% immer noch relativ hohe Verordnungsanteil der zum Teil bizarr zusammengesetzten pflanzlichen Kardiaka ist weiterhin wenig plausibel. Außer intensiver Werbung ist für Patienten und Ärzte möglicherweise von Einfluß, daß zum Beispiel Crataegusextrakte auf Grund eines Votums der phytotherapeutischen Kommission E vom vormaligen Bundesgesundheitsamt für die Anwendung bei nachlassender Leistungsfähigkeit des Herzens (Klasse II nach NYHA) zugelassen wurden.

Dieser Einwand gilt nach wie vor auch unter Berücksichtigung von Ergebnissen Placebo-kontrollierter Studien an herzinsuffizienten Patienten mit dem Schweregrad NYHA II, die jedoch nicht als einwandfreie Belege der klinischen Wirksamkeit angesehen werden können (Tabelle 33.3). Bei einer Dosierung von 300 mg Weißdornextrakt pro Tag über 4 Wochen waren die Effekte auf Arbeitstoleranz, Druckfrequenzprodukt und klinische Symptomatik nicht signifikant,

Tabelle 33.1: Verordnungen von Herzglykosiden 2003. Angegeben sind die 2003 verordneten Tagesdosen, die Änderungen gegenüber 2002 und die mittleren Kosten je DDD 2003.

Präparat	Bestandteile	DDD in Mio.	Änderung in %	DDD-Kosten in €
Digoxin				
Dilanacin	Digoxin	4,9	(–17,7)	0,10
Lanicor	Digoxin	4,3	(–11,8)	0,10
		9,2	(–15,0)	0,10
β-Acetyldigoxin				
Novodigal Tabl.	β-Acetyldigoxin	59,7	(–8,9)	0,16
Digostada	β-Acetyldigoxin	7,3	(+10,3)	0,13
β-Acetyldigoxin-ratiopharm	β-Acetyldigoxin	5,0	(–13,9)	0,13
Stillacor	β-Acetyldigoxin	3,7	(–10,6)	0,16
Digotab	β-Acetyldigoxin	3,2	(–11,6)	0,17
digox mite von ct	β-Acetyldigoxin	1,8	(–14,5)	0,13
		80,9	(–8,1)	0,16
Metildigoxin				
Lanitop	Metildigoxin	29,7	(–14,6)	0,19
Digitoxin				
Digimerck	Digitoxin	104,4	(–4,5)	0,10
Digitoxin AWD	Digitoxin	72,8	(–6,4)	0,11
Digimed	Digitoxin	6,8	(+20,3)	0,09
		184,1	(–4,6)	0,10
Summe		303,9	(–6,9)	0,13

was auf die zu niedrige Dosis zurückgeführt wurde, die jedoch der Crataegus-Monographie entsprach (Bödigheimer und Chase 1994). Mit einer geringeren Dosis (160 mg/Tag) wurden dagegen signifikante Unterschiede der Druckfrequenzprodukte in dem wenig aussagekräftigen Vorher-Nachher-Vergleich gemessen, während die Gruppenunterschiede nicht auf Signifikanz geprüft wurden (Leuchtgens 1993, Weikl et al. 1996). Ähnlich waren die Ergebnisse in einer weiteren Studie mit höherer Dosis, bei der signifikante Unterschiede der Arbeitstoleranz nur im Paardifferenzentest, aber offenbar nicht bei den Gruppenunterschieden zwischen Verum- und Placebogruppe gefunden

Tabelle 33.2: Verordnungen von pflanzlichen Kardiaka 2003. Angegeben sind die 2003 verordneten Tagesdosen, die Änderungen gegenüber 2002 und die mittleren Kosten je DDD 2003.

Präparat	Bestandteile	DDD in Mio.	Änderung in %	DDD-Kosten in €
Monopräparate				
Crataegutt	Weißdornextrakt	30,8	(−2,7)	0,39
Faros	Weißdornextrakt	3,5	(−20,4)	0,37
Kytta-Cor	Weißdornextrakt	2,6	(−16,2)	0,34
Craegium	Weißdornextrakt	2,1	(+11,0)	0,27
Orthangin N	Weißdornextrakt	1,8	(−40,7)	0,45
		40,9	(−7,5)	0,38
Kombinationspräparate				
Diacard Liquidum	Valeriana D1	7,9	(−13,6)	0,11
	Aether sulf. D1			
	Camphora D2			
	Cactus D2			
	Crataegus D2			
Miroton	Meerzwiebelextrakt	3,0	(+26,9)	0,93
	Maiglöckchenextrakt			
	Oleanderblätterextrakt			
	Adoniskrautextrakt			
Septacord	Kalium-Ion	1,1	(−15,6)	0,76
	Magnesium-Ion			
	Weißdornextrakt			
		12,0	(−6,3)	0,38
Summe		52,8	(−7,2)	0,38

33

wurden, wie aus den dazu fehlenden Angaben geschlossen werden kann (Schmidt et al. 1994). Bei Messung der fahrradergometrischen Wattleistung wurde ebenfalls kein signifikanter Gruppenunterschied zwischen Verum und Placebo festgestellt, sondern nur bei der anaeroben Schwelle und im Globalbefund subjektiver Beschwerden (Förster et al. 1994).

Crataegusextrakte und ähnliche Phytotherapeutika sind bei der Herzinsuffizienz auch deshalb nicht zu empfehlen, weil es dafür Arzneimittel, wie Betarezeptorenblocker, ACE-Hemmer und Sartane, mit

Tabelle 33.3: Placebo-kontrollierte Studien mit Weißdornextrakt bei Patienten mit Herzinsuffizienz NYHA II.

Studie	Patienten (Dauer)	Placebo vor/nach	Crataegus vor/nach	Signifikanz
Leuchtgens (1993) DFP-Differenz*	20 (8 Wo.)	37/35	36/27	$p < 0{,}05$
Bödigheimer & Chase (1994) Arbeitstoleranz (Watt)	85 (4 Wo.)	94/97	88/101	keine
Schmidt et al. (1994) Arbeitstoleranz (Watt)	78 (8 Wo.)	71/76	79/107	$p < 0{,}001$
Förster et al. (1994) Globalbefund (Score) Wattleistung (Wattsec) Anaerobe Schwelle verbessert (Patienten)	72 (8 Wo.)	7,0/6,6 3,0/3,7 0/10	8,1/5,3 4,1/5,1 0/18	$p < 0{,}01$ keine $p < 0{,}05$
Weikl et al. (1996) DFP-Differenz*	136 (8 Wo.)	63,3/66,9	66,4/62,3	$p = 0{,}018$

* DFP-Differenz: Differenz des Druckfrequenzprodukts nach zweiminütiger Belastung mit 50 Watt gegenüber dem Ruhewert

eindeutig belegter therapeutischer Wirksamkeit gibt. Dementsprechend haben pflanzliche Kardiaka trotz Zulassung auch keine Berücksichtigung weder in älteren noch in aktuellen ärztlichen Empfehlungen für die Therapie der Herzinsuffizienz gefunden (z. B. Burkart et al. 1993, Erdmann 2000, Hoppe und Erdmann 2001, Remme und Swedberg 2001). Die Wirksamkeit von Crataegusextrakten wird seit 1998 in einer großen prospektiven und kontrollierten Studie (SPICE-Studie) geprüft (Holubarsch et al. 2000).

Wirtschaftliche Gesichtspunkte

Unter den 3000 am häufigsten verordneten Arzneimitteln befinden sich in der Gruppe der Kardiaka auch im Jahre 2002 mehrere generische Präparate. Bemerkenswert ist, daß die pflanzlichen Arzneimittel (0,38 €/DDD) im Durchschnitt nach wie vor dreimal so teuer sind wie reine Herzglykoside (durchschnittlich 0,13 €/DDD). *Crataegutt* hat mit 12 Mio. € weiterhin den höchsten Umsatz von allen Kardiaka. Eine

Zurückhaltung bei der Verordnung solcher Präparate wäre daher nicht nur unter pharmakologisch-therapeutischen, sondern auch unter wirtschaftlichen Gesichtspunkten sinnvoll.

Ein Kostenfaktor ist nach wie vor auch die nicht indizierte Therapie mit Kardiaka. Durch eine indikationsgerechtere Therapie könnten wahrscheinlich zahlreiche Verordnungen abgesetzt und beträchtliche Ausgaben eingespart werden. Zum Beispiel muß bei der heterogenen Pathogenese der Herzinsuffizienz berücksichtigt werden, daß in vielen Fällen Herzglykoside von vornherein keine günstigen Wirkungen zeigen (Erdmann und Riecker 1996). Klare Empfehlungen für Herzglykoside bestehen heute nur bei Patienten mit Herzinsuffizienz und Vorhofflimmern (alle Stadien) und bei Patienten, die bereits einmal kardial dekompensiert waren oder sich im Stadium III oder IV nach NYHA befinden (Hoppe und Erdmann 2001).

Literatur

Bödigheimer K, Chase D (1994): Wirksamkeit von Weißdorn-Extrakt in der Dosierung 3 mal 100 mg täglich. Multizentrische Doppelblindstudie mit 85 herzinsuffizienten Patienten im Stadium NYHA II. Münch med Wschr 136 (Suppl 1): S7–S11.

Burkart F, Erdmann E, Hanrath P, Kübler W, Mutschler E et al (1993): Consensus-Konferenz „Therapie der chronischen Herzinsuffizienz". Z Kardiol 82: 200–210.

Erdmann E (Hrsg) (2000): Klinische Kardiologie. 5. Aufl., Springer-Verlag, Berlin Heidelberg New York, S. 611–700.

Erdmann E, Riecker G (Hrsg) (1996): Klinische Kardiologie. 4. Aufl., Springer-Verlag, Berlin Heidelberg New York, S. 751–917.

Förster A, Förster K, Bühring M, Wolfstädter HD (1994): Crataegus bei mäßig reduzierter linksventrikulärer Auswurffraktion. Ergospirometrische Verlaufsuntersuchung bei 72 Patienten in doppelblindem Vergleich mit Plazebo. Münch med Wschr 136 (Suppl 1): S21–S26.

Holubarsch CJ, Colucci WS, Meinertz T, Gaus W, Tendera M (2000): Survival and prognosis: Investigation of Crataegus extract WS 1442 in congestive heart failure (SPICE) – Rationale, study design and study protocol. Eur J Heart Fail 2: 431–437.

Hoppe UC, Erdmann E (2001): Leitlinien zur Therapie der chronischen Herzinsuffizienz. Z Kardiol 90: 218–237.

Leuchtgens H (1993): Crataegus-Spezialextrakt WS 1442 bei Herzinsuffizienz NYHA II. Fortschr Med 111: 352–354.

Rathore SS, Curtis JP, Wang Y, Bristow MR, Krumholz HM (2003) Association of serum digoxin concentration and outcomes in patients with heart failure. JAMA. 289: 871–8.

33

Remme WJ, Swedberg K (2001): Guidelines for the diagnosis and treatment of chronic heart failure. Eur Heart J 22: 1527–1560.

Schmidt U, Kuhn U, Ploch M, Hübner W-D (1994): Wirksamkeit des Extraktes LI 132 (600 mg/Tag) bei achtwöchiger Therapie. Plazebokontrollierte Doppelblindstudie mit Weißdorn an 78 herzinsuffizienten Patienten im Stadium II nach NYHA. Münch med Wschr 136 (Suppl 1): S13–S19.

The Digitalis Investigation Group (1997): The effect of digoxin on mortality and morbidity in patients with heart failure. N Engl J Med 336: 525–533.

Weikl A, Assmus K-D, Neukum-Schmidt A, Schmitz J, Zapfe G jun et al (1996): Crataegus-Spezialextrakt WS 1442. Fortschr Med 114: 291–296.

33

34. Koronarmittel

THOMAS ESCHENHAGEN und HASSO SCHOLZ

AUF EINEN BLICK

Trend

Die seit Jahren rückläufige Verordnung der Koronarmittel hat sich auch 2003 fortgesetzt. Standardmittel für die Kupierung des akuten Angina-pectoris-Anfalls ist weiterhin Glyceroltrinitrat. Mengenmäßig bedeutsamer ist die Verordnung der Langzeitnitrate Isosorbiddinitrat (ISDN) und Isosorbidmononitrat (ISMN) sowie Molsidomin zur symptomatischen antianginösen Dauertherapie. Pentaerythrityltetranitrat (PETN) wird insbesondere in den neuen Bundesländern eingesetzt.

34

In der Indikationsgruppe Koronarmittel sind wie in der Roten Liste Arzneimittel zur *symptomatischen* Arzneibehandlung der koronaren Herzkrankheit zusammengefaßt. Die wichtigsten Vertreter dieser Gruppe sind organische Nitrate, Molsidomin (NO-Donatoren) und Trapidil. Außer Koronarmitteln werden zur Behandlung der koronaren Herzkrankheit auch Betarezeptorenblocker (siehe Kapitel 20), Statine (siehe Kapitel 35), Calciumantagonisten (siehe Kapitel 22) und unter prognostischen Gesichtspunkten ACE-Hemmer (siehe Kapitel 5) verwendet.

Verordnungsspektrum

Unter den 3000 am häufigsten verordneten Arzneimitteln sind im Jahr 2003 49 Koronarmittel vertreten. Das Verordnungsvolumen nach definierten Tagesdosen (DDD) hat bei allen Wirkstoffen gegenüber dem Vorjahr abermals abgenommen (Tabellen 34.1 bis 34.3). Dies erscheint sinnvoll, da es für NO-Donatoren keine überzeugenden Belege für eine Reduktion von kardiovaskulärer Morbidität und Letalität gibt, sie also im Gegensatz zu den Betarezeptorenblockern rein symptomatisch wirken.

Die Auswertung über die letzten zehn Jahre zeigt innerhalb der NO-Donatoren einen auffälligen Rückgang von Glyceroltrinitrat und Langzeitnitraten, während sich die Molsidominverordnungen fast verdoppelt haben (Abbildung 34.1). Das ist schwer verständlich, weil Molsidomin kaum in Studien untersucht ist.

Insgesamt hat sich bei den Koronarmitteln im Vergleich zum Vorjahr wenig geändert. Bei den Nitraten ist Glyceroltrinitrat, für das die verordneten Tagesdosen auf der Basis der WHO-DDD von 2,5 mg für die sublinguale Applikation berechnet werden, erneut leicht zurückgegangen (Tabelle 34.1). Auch die relativ teuren Nitratpflaster haben abgenommen. Nitratkombinationen gehören nicht zur medikamentösen Standardtherapie der koronaren Herzkrankheit. Umso erstaunlicher ist es, daß sich unter den meistverordneten Präparaten immer noch *Nitrangin compositum* findet, eine Kombination aus Glyceroltrinitrat und Baldriantinktur, die nicht nur überflüssig, sondern auch erheblich teurer als wirksame Glyceroltrinitratpräparate ist (Tabelle 34.1).

34

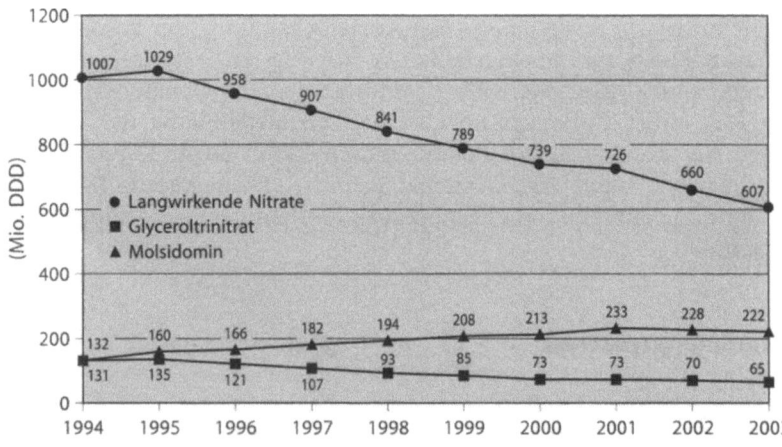

Abbildung 34.1: Verordnungen von Koronarmitteln 1994 bis 2003. Gesamtverordnungen nach definierten Tagesdosen

Tabelle 34.1: Verordnungen von Glyceroltrinitrat 2003. Angegeben sind die 2003 verordneten Tagesdosen, die Änderungen gegenüber 2002 und die mittleren Kosten je DDD 2003.

Präparat	Bestandteile	DDD in Mio.	Änderung in %	DDD-Kosten in €
Glyceroltrinitrat				
Nitrolingual	Glyceroltrinitrat	48,6	(−1,4)	0,27
Nitrangin	Glyceroltrinitrat	5,5	(−5,2)	0,21
Corangin Nitro	Glyceroltrinitrat	3,0	(−10,1)	0,20
Nitro Mack	Glyceroltrinitrat	1,8	(−24,6)	0,33
		58,9	(−3,2)	0,26
Nitratpflaster				
Nitroderm TTS	Glyceroltrinitrat	3,5	(−15,4)	0,77
Kombinationen				
Nitrangin compositum	Glyceroltrinitrat Baldriantinktur	1,3	(−15,0)	0,83
Summe		63,7	(−4,2)	0,30

34

Bei den Langzeitnitraten wurde Isosorbiddinitrat (ISDN) erstmalig etwas mehr verordnet als das früher etwa 30% teurere Isosorbidmononitrat (ISMN), dessen Preis sich jetzt dem von ISDN annähert (Tabelle 34.2). Pentaerythrityltetranitrat (PETN, *Pentalong*), das als einziges Langzeitnitrat in der ehemaligen DDR verfügbar war und vermutlich deshalb trotz des doppelt so hohen Preises immer noch viel in den neuen Bundesländern verordnet wird, hat ebenfalls leicht abgenommen. Dieses Nitrat wirkt hauptsächlich über die beiden Metaboliten Pentaerythrityldinitrat und -mononitrat, die eine Eliminationshalbwertszeit von 4,2 bzw. 10,4 Stunden haben (Weber et al. 1995).

In der Gruppe der anderen Koronarmittel spielt nur noch der Phosphodiesterasehemmer Trapidil (*Rocornal*) eine Rolle, der in der ehemaligen DDR entwickelt wurde (Mest 1990). 2003 nahmen die Verordnungen leicht ab und liegen jetzt bei 7,3 Mio DDD (Tabelle 34.3). Trapidil wirkt positiv inotrop und venodilatatorisch und hemmt die Thrombozytenaggregation. Damit unterscheidet es sich in seinem Wirkungsspektrum und seinem Wirkungsmechanismus von den übrigen Koronarmitteln.

Tabelle 34.2: Verordnungen von Langzeitnitraten 2003. Angegeben sind die 2003 verordneten Tagesdosen, die Änderungen gegenüber 2002 und die mittleren Kosten je DDD 2003.

Präparat	Bestandteile	DDD in Mio.	Änderung in %	DDD Kosten in €
Isosorbiddinitrat				
Isoket	Isosorbiddinitrat	135,8	(−11,2)	0,28
ISDN STADA	Isosorbiddinitrat	35,9	(−0,5)	0,23
ISDN-ratiopharm	Isosorbiddinitrat	22,6	(+1,2)	0,25
ISDN von ct	Isosorbiddinitrat	19,3	(+2,6)	0,23
Nitrosorbon	Isosorbiddinitrat	12,5	(−2,4)	0,21
ISDN AL	Isosorbiddinitrat	12,0	(+0,8)	0,21
ISDN Hexal	Isosorbiddinitrat	6,3	(+39,1)	0,21
Isostenase	Isosorbiddinitrat	4,1	(−13,5)	0,27
Jenacard	Isosorbiddinitrat	3,7	(−17,0)	0,27
ISDN Heumann	Isosorbiddinitrat	3,7	(+1,5)	0,25
Iso Mack/Retard	Isosorbiddinitrat	3,4	(−25,2)	0,29
		259,4	(−6,3)	0,26
Isosorbidmononitrat				
Mono Mack	Isosorbidmononitrat	39,8	(−21,2)	0,31
Corangin	Isosorbidmononitrat	35,0	(−14,7)	0,44
IS 5 mono-ratiopharm	Isosorbidmononitrat	33,8	(−6,1)	0,28
Monostenase	Isosorbidmononitrat	17,5	(−1,7)	0,28
Isomonit	Isosorbidmononitrat	17,0	(−1,6)	0,27
Monoclair	Isosorbidmononitrat	15,5	(+0,0)	0,28
ISMN STADA	Isosorbidmononitrat	13,0	(+19,3)	0,28
Conpin	Isosorbidmononitrat	11,9	(−8,3)	0,27
ISMN AL	Isosorbidmononitrat	11,4	(+3,9)	0,21
Monobeta	Isosorbidmononitrat	10,7	(−2,5)	0,25
ISMN von ct	Isosorbidmononitrat	9,8	(+3,6)	0,28
Ismo	Isosorbidmononitrat	7,9	(−47,2)	0,40
Monolong	Isosorbidmononitrat	6,8	(−14,9)	0,33
ISMN AbZ	Isosorbidmononitrat	6,2	(+7,8)	0,20
ISMN Heumann	Isosorbidmononitrat	4,8	(+8,0)	0,28
Coleb	Isosorbidmononitrat	4,6	(−16,3)	0,24
Elantan	Isosorbidmononitrat	3,4	(−14,9)	0,33
Monopur	Isosorbidmononitrat	3,0	(−20,0)	0,28
		252,2	(−9,9)	0,30
Pentaerythrityltetranitrat				
Pentalong	Pentaerythrityl-tetranitrat	68,6	(−3,9)	0,57
Summe		580,1	(−7,6)	0,31

Therapeutische Gesichtspunkte

Die Tabellen 34.2 und 34.3 zeigen, daß zur symptomatischen Therapie der koronaren Herzkrankheit weiterhin ISDN und ISMN am häufigsten verwendet worden sind. Dies ist unter pharmakologisch-therapeutischen Gesichtspunkten plausibel. Mit beiden Substanzen kann eine wirksame Anfallsprophylaxe durchgeführt werden. Allerdings ist zur Vermeidung einer Toleranzentwicklung zu beachten, daß die Dosis nicht zu hoch gewählt und daß ein nitratfreies bzw. nitratarmes Intervall eingehalten wird. Das wird am besten dadurch erreicht, daß die Nitrate *un*gleichmäßig über den Tag verteilt eingenommen werden (z. B. morgens und mittags). Isosorbidmononitrat hat gegenüber Isosorbiddinitrat lediglich theoretische Vorzüge, z. B. eine höhere Bioverfügbarkeit, die jedoch praktisch, außer bei der Dosisfindung, keine Bedeutung besitzen. Außerdem ist ISMN wegen seiner relativ langsamen Resorption auch bei sublingualer Applikation im Gegensatz zu

Tabelle 34.3: Verordnungen von Molsidomin und anderen Koronarmitteln 2003. Angegeben sind die 2003 verordneten Tagesdosen, die Änderungen gegenüber 2002 und die mittleren Kosten je DDD 2003.

34

Präparat	Bestandteile	DDD in Mio.	Änderung in %	DDD-Kosten in €
Molsidomin				
Molsidomin-ratiopharm	Molsidomin	56,7	(+5,0)	0,23
Molsihexal	Molsidomin	44,9	(−5,0)	0,23
Corvaton	Molsidomin	40,5	(−8,4)	0,26
molsidomin von ct	Molsidomin	24,6	(−2,9)	0,24
Molsidomin Heumann	Molsidomin	16,3	(−8,6)	0,25
Molsidomin STADA	Molsidomin	13,6	(+18,8)	0,22
Molsicor	Molsidomin	5,7	(−50,8)	0,23
duracoron	Molsidomin	4,2	(−10,9)	0,23
Molsiket	Molsidomin	4,2	(−17,2)	0,30
Molsi AZU	Molsidomin	3,7	(+11,1)	0,22
Molsibeta/-retard	Molsidomin	3,0	(neu)	0,23
		217,5	(−3,3)	0,24
Trapidil				
Rocornal	Trapidil	7,3	(−4,0)	1,56
Summe		224,8	(−3,3)	0,28

ISDN nicht zur Behandlung akuter Angina-pectoris-Anfälle geeignet. ISMN ist in diesem Sinne also kein „Universalpräparat".

Molsidomin wirkt ähnlich wie die Nitrate, soll aber nach experimentellen Daten eine geringere Toleranzentwicklung induzieren, weil aus Molsidomin das letztlich in der Zelle wirkende Stickstoffmonoxid NO nichtenzymatisch freigesetzt wird. Vergleichsstudien zeigen jedoch, daß die antiischämischen Effekte nicht nur von Isosorbiddinitrat, sondern auch von Molsidomin bereits nach 1–4 Tagen deutlich abgeschwächt sind (Wagner et al. 1991, Lehmann et al. 1998). Deshalb ist auch die zeitweise gängige Kombination von Isosorbiddinitrat am Tag mit Molsidomin in der Nacht nicht ausreichend begründet, zumal die Überlegenheit dieses Therapieschemas nicht durch entsprechende Studien belegt ist. Grundsätzlich problematisch an Molsidomin ist, daß es keine kontrollierten Endpunktstudien gibt. Molsidomin-haltige Lösungen sind vor einigen Jahren vom Markt genommen worden, da durch Lichteinwirkung eine Verunreinigung (Morpholin) entstehen kann, die im Magen möglicherweise in einen krebsverdächtigen Stoff umgewandelt wird (Arzneimittelkommission der deutschen Ärzteschaft 1989).

PETN verursacht nach einigen Studien an Tieren und an Freiwilligen (Jurt et al. 2001) weniger oder gar keine Toleranz. Ob sich dies in einen klinischen relevanten Vorteil gegenüber den anderen Nitraten umsetzt, müssen klinische Studien klären.

Der Stellenwert des PDE-Hemmers Trapidil ist zur Zeit unklar. Eine offene Studie an 1700 Patienten weist darauf hin, daß Trapidil die Prognose von Patienten mit Koronarer Herzkrankheit verbessert (Hirayama et al. 2003). Allerdings muß dies in einer Placebo-kontrollierten Studie überprüft werden.

Wirtschaftliche Gesichtspunkte

Die Preisunterschiede zwischen den beiden Langzeitnitraten ISDN und ISMN, die noch vor wenigen Jahren bei über 60% lagen, sind 2003 weitgehend aufgehoben (Tabelle 34.2). Einsparpotentiale ergeben sich bei der Substitution von relativ teuren Originalpräparaten. Umstellung von *Isoket* (ISDN) und *Corangin* (ISMN) auf das jeweils günstigste Generikum würde 3,5 bzw. 2,8 Mio. € einsparen (Tabelle 34.4). Für PETN (*Pentalong*) gibt es keine generische Alternative, allerdings ist zu fragen, ob die Datenlage den mehrfach höheren Preis rechtfertigt

Tabelle 34.4: Therapiekostenvergleich von führenden Nitraten

Eigenschaften	ISDN *Isoket*	ISMN *Corangin*	PETN *Pentalong*
WHO-Tagesdosis	60 mg	40 mg	120 mg
Packungsgröße, 100 Tbl.	60 mg	40 mg	80 mg
Preis 100 DDD, € 2004	23,77	29,14	52,53
Umsatz 2003, Mio. €	37,4	15,3	39,2
DDD 2003, Mio.	135,8	35,0	68,6
Substitution			
Wirkstoff	ISDN	ISDN	ISDN
Präparat (Beispiel)	*ISDN AL*	*ISDN von ct*	*Nitrosorbon*
Packungsgröße 100 Kps.	60 mg	60 mg	60 mg
Preis 100 DDD, € 2004	21,17	21,20	21,20
Einsparung/100 DDD, €	2,60	7,94	31,33
Einsparpotential, Mio. €	3,5	2,8	21,5

(Einsparpotential 21,5 Mio. €, Vorjahr 26,1 Mio. €). Die deutlich geringeren Einsparmöglichkeiten des Jahres 2004 beruhen auf der neuen Arzneimittelpreisverordnung mit einem einheitlichen Dienstleistungshonorar für die Apotheker von 8,10 € je Packung. Dadurch werden die bisher preisgünstigen Generika verteuert und teure Arzneimittel billiger. Insgesamt ist daher das Einsparpotential im Bereich der Koronarmittel durch Umstellung eher gering und am ehesten durch Überprüfung der Indikation gegeben.

34

Literatur

Arzneimittelkommission der deutschen Ärzteschaft (1989): Molsidomin-haltige Lösungen/Tropfen vom Markt genommen. Dtsch Ärztebl 86: C-2266.

Hirayama A, Kodama K, Yui Y, Nonogi H, Sumiyoshi T, Origasa H, Hosoda S, Kawai C; Japan Multicenter Investigation for Cardiovascular Diseases-Mochida Investigators (2003): Effect of trapidil on cardiovascular events in patients with coronary artery disease (results from the Japan Multicenter Investigation for Cardiovascular Diseases-Mochida [JMIC-M]). Am J Cardiol 92: 789–793.

Jurt U, Gori T, Ravandi A, Babaei S, Zeman P, Parker JD (2001): Differential effects of pentaerythritol tetranitrate and nitroglycerin on the development of tolerance and evidence of lipid peroxidation: a human in vivo study. J Am Coll Cardiol 38: 854–859.

Lehmann G, Reiniger G, Beyerle A, Schomig A (1998): Clinical comparison of antiischemic efficacy of isosorbide dinitrate and molsidomine. J Cardiovasc Pharmacol 31: 25–30.

Mest HJ (1990): Trapidil: a potent inhibitor of platelet aggregation. J Drug Dev 3: 143–149.

Wagner F, Gohlke-Barwolf C, Trenk D, Jähnchen E, Roskamm H (1991): Differences in the antiischaemic effects of molsidomine and isosorbide dinitrate (ISDN) during acute and short-term administration in stable angina pectoris. Eur Heart J 12: 994–999.

Weber W, Michaelis K, Luckow V, Kuntze U, Stalleicken D (1995): Pharmacokinetics and bioavailability of pentaerythrityl tetranitrate and two of its metabolites. Arzneim-Forsch 45: 781–784.

34

35. Lipidsenkende Mittel

GERALD KLOSE und ULRICH SCHWABE

AUF EINEN BLICK

Verordnungsprofil
Seit acht Jahren sind die Statine die dominierende Gruppe der lipidsenkenden Arzneimittel. Diese Entwicklung beruht im wesentlichen auf ihrer hervorragenden Wirkung in der Prävention der koronaren Herzkrankheit.

Trend
Auch 2003 sind die Verordnungen der Statine weiter gestiegen. Damit ist jetzt ein Verordnungsvolumen erreicht, das die tägliche Behandlung von 3,2 Millionen Patienten mit Standarddosierungen ermöglicht. Gleichzeitig haben sich die Voraussetzungen für eine qualitativ und quantitativ hoch stehende Versorgung aller Koronarpatienten und weiterer Risikogruppen verbessert.

Bewertung
Durch die Einführung von Simvastatingenerika sind bereits in den ersten 9 Monaten des Jahres 2003 Kosteneinsparungen von 220 Mio. € erzielt worden. Durch Substitution weiterer wirkungsgleicher Analogpräparate der Statine ergibt sich ein zusätzliches Einsparpotential von fast 500 Mio. €. Fibrate spielen eine untergeordnete Rolle, da nur mit Gemfibrozil signifikante Effekte auf kardiale Endpunkte in Langzeitstudien beschrieben wurden.

Die lipidsenkende Therapie ist zentraler Bestandteil Evidenzbasierter Leitlinien zur Prävention atherosklerosebedingter Gefäßkomplikationen (z. B. Arzneimittelkommission 1999, Expert Panel on Detection, Evaluation, and Treatment of High Blood Cholesterol in Adults 2001, SIGN 1999, SIGN 2000, The International Task Force for Prevention of Coronary Heart Disease 2003, European Guidelines 2003). Das Ausmaß des therapeutischen Nutzens korreliert mit der LDL-Senkung und dem globalen Risiko für kardiovaskuläre und zerebrovaskuläre Ereignisse. Die Höhe des Ausgangscholesterins trägt mit Ausnahme von Patienten mit familiären Dyslipidämieformen weniger zur Risikoabschätzung bei als die Summe weiterer Risikomerkmale wie bereits klinisch manifeste Atherosklerosekomplikationen, Diabetes mellitus, Lebensalter, Familienanamnese, arterielle Hypertonie und Zigarrettenrauchen. Cholesterin-*Grenzwerte* sind deshalb als Indikationskriterium für lipidsenkende Therapie zugunsten riskobasierter *Therapieziele* aufgegeben worden. Als Risikokategorien wurden anstelle der klinisch und prognostisch inadäquaten Differenzierung in Primär- und Sekundärprävention 10-Jahres-Ereignis-Risiken von bis 10%, bis 20% und über 20% vorgeschlagen (NCEP, The International Task Force for Prevention of Coronary Heart Disease).

Leitliniengerechte Therapieziele sind für die jeweiligen Risiken LDL-Cholesterinkonzentrationen von 160 mg/dl, 130 mg/dl und < 100 mg/dl. Ein Therapieziel von < 100 mg/dl gilt grundsätzlich für Post-Infarkt-Patienten. Diabetes mellitus wird wegen des hohen kardiovaskulären Risikos als Äquivalent der koronaren Herzkrankheit aufgefaßt und beinhaltet entsprechend das LDL-Behandlungsziel von 100 mg/dl, auch wenn noch keine makrovaskulären Gefäßkomplikationen manifest sind.

Eine neuere Europäische Leitlinie bezieht die Behandlungsindikation auf das Risikofaktor-abhängige 10-Jahresrisiko kardiovaskulärer Mortalität. Bei einem Risiko von > 5% ist der LDL-Zielwert ebenfalls bei < 100 mg/dl (De Backer et al. 2003). Die Einbeziehung von Arzneimitteln hängt vom Risiko und von der Art einer Fettstoffwechselstörung ab. Für die Prävention kardiovaskulärer Ereignisrezidive oder eines besonders hohen Gefäßrisikos (> 20% in 10 Jahren) ist der Statinnutzen unabhängig vom Cholesterinausgangswert belegt (Heart Protection Study Collaborative Group 2002). Bei Patienten mit akutem Koronarsyndrom setzte sich der Nutzen in der PROVE IT TIMI 22-Studie weiter proportional mit der LDL-Senkung unter 100 mg/dl fort (Cannon et al. 2004).

Um eine Ereigniswahrscheinlichkeit von > 20% in zehn Jahren als Hochrisiko abschätzen zu können und als mögliches Indikationskriterium für medikamentöse Therapie zu berücksichtigen, ist vorgeschlagen worden, die Ermittlung und Beschreibung des globalen Risikos durch ein Score System oder durch Charts zu unterstützen (Assmann et al. 2002, De Backer et al. 2003).

Evidenz-basierte Leitlinien zur lipidsenkenden Therapie berücksichtigen nicht nur die wissenschaftliche Rechtfertigung, sondern auch die angemessene Indikationsstellung und praktische Umsetzbarkeit im Hinblick auf eine ökonomisch realisierbare Ressourcenallokation im Gesundheitssystem (SIGN 1999, Scottish Intercollegiate Guidelines Network, Lipids and the Primary Prevention of Coronary Heart Disease; SIGN 2000, Secondary Prevention of Coronary Heart Disease). Eine systematische Literaturdurchsicht ist dabei Grundlage für gewichtete Empfehlungen (A–C) nach dem Grad der ermittelten Evidenz (Ia–IV). Sowohl für die Primärprävention wie für die Sekundärprävention besteht ein Ib-Evidenz und eine Empfehlungsgrad A.

Den entscheidenden Durchbruch für die Anerkennung der Lipidsenkung in der Prävention der koronaren Herzkrankheit lieferte die 4S-Studie (Scandinavian Simvastatin Survival Studygroup 1994). Sie zeigte aufgrund ihres Umfangs (4444 Teilnehmer; 5,4 Beobachtungsjahre) erstmals bei Koronarpatienten eine Senkung der Gesamtletalität von 11,5% auf 8,2% (relative Risikoreduktion um 30%), wobei die Abnahme der koronaren Todesfälle um 42% ausschlaggebend war. Der therapeutische Nutzen erstreckte sich auch auf Frauen (nur Myokardinfarkte) und ältere Patienten (bis 70 Jahre) sowie auf Diabetiker (Pyörälä et al. 1997). Mittlerweile liegen elf große Präventionsstudien aus der Gruppe der Statine (HMG-CoA-Reduktasehemmer) vor (Tabelle 35.1).

In der CARE-Studie wurde der klinische Nutzen der Sekundärprävention schon bei niedrigen Cholesterinausgangswerten (<240 mg/dl) nachweisbar. Unter LDL-Cholesterinsenkung mit Pravastatin ging die Häufigkeit der tödlichen koronaren Herzkrankheit und nichttödlicher Herzinfarkte von 13,2% auf 10,2% zurück (relative Risikoreduktion 24%) (Sacks et al. 1996). Die Gesamtmortalität wurde trotz einer LDL-Senkung auf 98 mg/dl nicht signifikant vermindert (Tabelle 35.1). Wenig später gelang dann mit Pravastatin in der LIPID-Studie eine Senkung der Gesamtmortalität mit einem besonders großen Kollektiv von über 9000 Koronarpatienten mit durchschnittlichen Cholesterinwerten (Gesamtcholesterin 218 mg/dl, LDL-Cholesterin 150 mg/dl) (The Long-Term Intervention with Pravastatin in Ischemic Disease Study Group 1998). Weiterhin zeigt die Heart Protection Study (2002) an einer noch größeren Zahl von Patienten (n=20536) mit erhöhten kardiovaskulären Risiken (koronare Herzkrankheit, arterielle Verschlußkrankheiten, Diabetes), daß die Gesamtmortalität sowie die Inzidenz von Herzinfarkten und Schlaganfällen durch Simvastatin

35

Tabelle 35.1: : Präventionsstudien mit Statinen. KHK: koronare Herzkrankheit, PKI: perkutane koronare Intervention, LDL-C: LDL-Cholesterin, NNT: Zahl der zu behandelnden Patienten pro Jahr, um einen Todesfall zu verhindern.

Studie Statin	Methode	Gesamtmortalität Placebo	Verum	p-Wer
Sekundärprävention				
4S (1994) Simvastatin	4444 KHK, 5,4 J. LDL-C. 188 → 122 mg/dl	11,5%	8,2%	0,0003 NNT 164
CARE (1996) Pravastatin	4159 KHK, 5 J. LDL-C. 139 → 98 mg/dl	9,4%	8,6%	ns
LIPID (1998) Pravastatin	9014 KHK, 6,1 J. LDL-C. 150 → 113 mg/dl	14,1%	11,0%	<0,0001 NNT 197
HPS (2002) Simvastatin	20536 KHK, AVK, Diabetes, 5 J., LDL-C. 131 → 92 mg/dl	14,7%	12,9%	0,0003 NNT 278
PROSPER (2002) Pravastatin	5804, (70-82 J.), vaskuläre Risiken, LDL-C 147 → 97 mg/dl	10,5%	10,3%	ns
LIPS (2002) Fluvastatin	1677 KHK nach PKI, 3,9 J. LDL-C 131 → 96 mg/dl	5,9%	4,3%	ns
PROVE IT-TIMI 22 (2004) Atorvastatin	4162 Pat. mit akutem Koronarsyndrom, 2 Jahre Pravastatin LDL-C 106 → 62 mg/dl	3,2%	2,2%	ns
Primärprävention				
WOSCOP (1995) Pravastatin	6595 Männer, 4,9 J. LDL-C. 192 → 144 mg/dl	4,1%	3,2%	ns (0,051)
AFCAPS/ TexCAPS (1998) Lovastatin	6605 Patienten, 5,2 J. niedriges HDL-Cholesterin LDL-C. 150 → 112 mg/dl	2,3%	2,4%	ns
ALLHAT-LLT (2002) Pravastatin	10.355 Hypertoniker, LDL-C 145 → 104 mg/dl	15,3%	14,9%	ns
ASCOT-LLA (2003) Atorvastatin	10.305 Hypertonie mit KHK-Risikofaktoren, LDL-C 131 → 89 mg/dl	4,1%	3,6%	ns

(40 mg) unabhängig von der initialen Cholesterinkonzentration gesenkt werden. Die PROSPER-Studie zeichnet sich dadurch aus, daß gezielt ältere Patienten mit ihrer höchsten Prävalenz kardiovaskulärer Erkrankungen untersucht wurden (Shepherd et al. 2002). Es wurde eine signifikante Verbesserung des primären Endpunktes erzielt, aber kein Effekt auf die Gesamtmortalität. Mit der PROVE IT-TIMI 22-

Studie wurde eine Antwort auf die Frage nach dem Stellenwert des Ausmaßes der LDL-Senkung gesucht. Der primäre kombinierte Endpunkt (Tod, Herzinfarkt, Revaskularisierungen, Schlaganfall) bei Patienten mit akutem Koronarsyndrom wurde durch eine zweijährige hochdosierte Therapie mit Atorvastatin (80 mg/Tag) um 3,9% im Vergleich zur Pravastatingruppe (40 mg/Tag) gesenkt (Cannon et al. 2004). Die Senkung der Gesamtmortalität und der Herzinfarktmortalität verfehlte trotz einer maximalen Senkung des LDL-Cholesterins von 106 auf 62 mg/dl die Signifikanz knapp. Eine frühe Intensivtherapie mit täglich 80 mg Simvastatin bei Patienten mit akutem Koronarsyndrom hatte dagegen keinen signifikanten Effekt auf koronare Endpunkte, war aber mit einer höheren Nebenwirkungsrate (Myopathie) belastet (de Lemos et al. 2004).

Ein Effekt auf die Gesamtmortalität ist in Primärpräventionsstudien oder Studien mit geringerem kardiovaskulärem Risiko nicht darstellbar. Die ALLHAT-LLT-Studie zeigte auch für den kombinierten Endpunkt keine Signifikanz (The ALLHAT Officers and Coordinators 2002). Das scheinbare Versagen der Intervention wird darauf zurückgeführt, daß der Unterschied der LDL-Senkung gegenüber dem Therapiearm mit Standardsenkung unter anderem wegen der Statintherapie im Placeboarm sehr viel geringer war als in vergleichbaren Interventionsstudien. In der ASCOT-LLA-Studie (2003) war der Effekt auf die Gesamtmortalität nicht signifikant, wohl aber fand sich eine signifikante positive Beeinflussung des kombinierten primären Endpunktes (Sever et al. 2003). Die in der West-of-Scotland-Studie erzielte Verminderung kardiovaskulärer Todesfälle von 2,3% auf 1,6% in der absoluten Änderung (–0,7%) wird als grenzwertig für eine routinemäßige Anwendung angesehen (Shepherd et al. 1995). Auch in der mit Lovastatin durchgeführten AFCAPS-TexCAPS-Studie an Patienten mit niedrigem HDL-Cholesterin gingen zwar die primären Endpunkte (Herzinfarkt, instabile Angina pectoris, plötzlicher Herztod) von 10,9% auf 6,8% zurück, die Gesamtmortalität blieb jedoch unverändert (Downs et al. 1998).

Grundlagen lipidsenkender Therapie sind eine Ernährungsumstellung durch Fettrestriktion und Fettmodifikation sowie vermehrte körperliche Aktivität. Sie reichen für das bei geringem Risiko (früher Primärprävention, heute definiert durch 10 Jahres-Ereigniswahrscheinlichkeit unter 10%, z. B. wenn keine klinisch erkennbare Arteriosklerosemanifestationen und höchstens ein weiterer Risikofaktor bestehen) empfohlene Behandlungsziel von 160 mg/dl LDL-Cholesterin oft aus. Leitlinien räumen für die medikamentöse Therapie bis zu einem LDL-Cholesterin von 190 mg/dl einen Ermessensspielraum entsprechend den individuellen Umständen des Patienten ein. Darüber hinaus sollten die Patienten motiviert werden, alle anderen Risikofaktoren für die Entstehung einer Arteriosklerose abzubauen. Dazu gehört die Aufgabe des Rauchens, Behandlung einer bestehenden Hypertonie und Gewichtsreduktion bei Übergewicht oder Adipositas.

Der Erfolg nichtmedikamentöser Maßnahmen als Basistherapie ist gut belegt. Mit einer speziellen Diät aus Phytosterolen, Ballaststoffen (Hafer, Gerste, Plantago-ovata-Samenschalen), Sojaproteinen (Tofu) und Mandeln gelang es kürzlich, das LDL-Cholesterin bereits nach 4 Wochen genauso stark zu senken (von 172 auf 117 mg/dl) wie durch 20 mg Lovastatin tgl. (172 auf 117 mg/dl) (Jenkins et al 2003). Schon früher ist in der Lyon Diet Heart Study an 605 Patienten nach Herzinfarkt gezeigt worden, daß eine mediterrane Kost einen eindrucksvollen klinischen Nutzen hat, da die kardiale Mortalität und die Herzinfarktrate um 68% im Vergleich zu Normalkost gesenkt wurde (de Lorgeril et al. 1999).

Verordnungsspektrum

Die Verordnungen lipidsenkender Mittel haben im Jahr 2003 erneut zugenommen. Hauptgrund ist ein weiterer kräftiger Anstieg der Statine um 19% (Abbildung 35.1). Die seit 1992 zu beobachtende Abwärtsentwicklung der Fibrate, hier dargestellt ab 1994, setzt sich 2003 weiter fort.

Statine

Die Substanzklasse der Statine (HMG-CoA-Reduktasehemmer) hat 89% der Verordnungen von allen lipidsenkenden Pharmaka nach DDD erreicht (Abbildung 35.1, Tabelle 35.2). Anders als in den vorangehenden Jahren liegt der Hauptschub der Verordnungszunahmen bei Simvastatin, bei dem der Patentablauf der beiden Originalpräparate und die Einführung der ersten Simvastatingenerika am 15. März 2003 eine ungewöhnlich breite Substitution innerhalb von 9 Monaten in Gang gesetzt haben. Die generische Umstellung hat massive Verordnungsrückgänge bei den beiden Originalpräparaten *Zocor* (–50%)

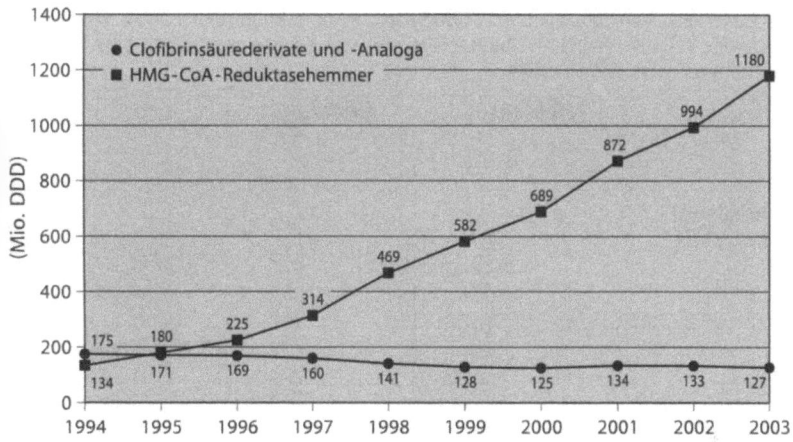

Abbildung 35.1: Verordnungen von lipidsenkenden Mitteln 1994 bis 2003. Gesamtverordnungen nach definierten Tagesdosen

und *Denan* (–44%) zur Folge gehabt und zusätzlich zu einer Ausweitung der Simvastatinverordnungen um 69% geführt. Inzwischen sind bereits 29 Simvastatingenerika am Markt vertreten, von denen 9 auf Anhieb den Sprung in die Gruppe der 3000 meistverordneten Arzneimittel schafften und 2003 einen Anteil von 70% an allen Simvastatinverordnungen erreicht haben.

Die starke Ausweitung des Verordnungsvolumens von Simvastatin hat mit Ausnahme von Fluvastatin auch Auswirkungen auf alle anderen Statine gehabt. Pravastatin (*Pravasin, Mevalotin*) hat um 9% abgenommen, Lovastatin sogar um 31% (Tabelle 35.2). Selbst das bisher überaus erfolgreiche Atorvastatin (*Sortis*) hat erstmals seit seiner Einführung im Jahre 1997 eine, wenn auch kleine, Verordnungseinbuße hinnehmen müssen, so daß sein Marktanteil an den Statinverordnungen deutlich auf 47% (Vorjahr 55%) zurückgegangen ist. Die vor allem in Deutschland erfolgreiche Entwicklung von Atorvastatin beruhte bisher vor allem auf den günstigen Tagestherapiekosten (0,95 €), die deutlich unter denen der Originalpräparate von Simvastatin (*Zocor, Denan*) und Pravastatin (*Pravasin, Mevalotin*) liegen (Tabelle 35.2). Die Simvastatingenerika sind fast 50% billiger als *Sortis* und haben damit über den Preis erstmals einen zusätzlichen Wettbewerbsvorteil gegenüber Atorvastatin. Denn schon bisher hatte Simvastatin das

35

Tabelle 35.2: Verordnungen von HMG-CoA-Reduktasehemmern 2003. Angegeben sind die 2003 verordneten Tagesdosen, die Änderungen gegenüber 2002 und die mittleren Kosten je DDD 2003.

Präparat	Bestandteile	DDD in Mio.	Änderung in %	DDD Kosten in €
Simvastatin				
Simvahexal	Simvastatin	112,5	(neu)	0,49
Zocor	Simvastatin	97,5	(−49,8)	1,23
Simvabeta	Simvastatin	60,2	(neu)	0,50
Simvastatin-ratiopharm	Simvastatin	34,6	(neu)	0,46
Simvastatin STADA	Simvastatin	25,2	(neu)	0,47
Denan	Simvastatin	23,4	(−44,4)	1,52
Simvastatin AZU	Simvastatin	15,0	(neu)	0,47
Zocor MSD	Simvastatin	13,9	(neu)	0,97
Simva TAD	Simvastatin	7,9	(neu)	0,48
Simvacard	Simvastatin	5,0	(neu)	0,47
SIMVASTATIN-ISIS	Simvastatin	3,6	(neu)	0,46
		399,0	(+68,9)	0,74
Pravastatin				
Pravasin	Pravastatin	74,9	(−8,0)	1,58
Mevalotin	Pravastatin	19,0	(−10,9)	1,47
		94,0	(−8,6)	1,56
Fluvastatin				
Locol	Fluvastatin	63,3	(+6,2)	1,09
Cranoc	Fluvastatin	32,9	(+23,6)	1,08
		96,2	(+11,6)	1,09
Lovastatin				
Mevinacor	Lovastatin	17,3	(−30,9)	1,87
Atorvastatin				
Sortis	Atorvastatin	541,8	(−0,4)	0,95
Summe		1148,2	(+15,5)	0,95

„härtere" Evidenz-Kriterium als Atorvastatin durch den Nachweis von Langzeitwirkungen auf die koronare Morbidität und Gesamtmortalität (siehe Tabelle 35.1). Mit der ASCOT-Studie und der PROVE IT-TIMI-22-Studie liegen jetzt auch für Atorvastatin Langzeitstudien vor, die die Senkung kardiovaskulärer Ereignisse in kombinierten Endpunkten zeigen, aber keine verminderte Sterblichkeit im Vergleich zu Placebo oder einem anderen Statin (Sever et al. 2003, Cannon et al. 2004).

Insgesamt wurden 1180 Mio. definierte Tagesdosen von Statinen im Jahr 2003 verschrieben, die eine tägliche Behandlung von 3,2 Mio. Patienten mit Standarddosen ermöglicht. Darin kommt zum Ausdruck, daß die cholesterinsenkende Arzneitherapie inzwischen weit über den ursprünglich gesteckten Rahmen genetisch bedingter Hypercholesterinämien hinausreicht. Die drei häufigsten genetisch sicher zuzuordnenden Lipoproteinstoffwechselstörungen sind die familiäre Hypercholesterinämie mit partiellem LDL-Rezeptordefekt (Inzidenz 1:500), der familiäre Apolipoprotein-B-Defekt (Inzidenz 1:500) und die kombinierte Hyperlipidämie (Inzidenz 1:300), während andere monogene Hypercholesterinämien erheblich seltener sind. Nach diesen Inzidenzen ist eine genetisch so definierbare Hypercholesterinämie bei etwa 600.000 Menschen in Deutschland zu erwarten.

Nach den aktuellen Verordnungsdaten kommt daher eine cholesterinsenkende Therapie auch vielen Patienten mit polygenetisch bedingten Hypercholesterinämien oder auch ohne Hypercholesterinämie im traditionellen Sinn zugute, bei denen die Sekundärprävention der koronaren Herzkrankheit heute zu den durch zahlreiche Studien etablierten Therapiezielen gehört. Aktuelle Daten über das Herzinfarktgeschehen in Deutschland zeigen eine Lebenszeitprävalenz an Zuständen nach Herzinfarkt von 2,45% bei der 18–80jährigen Wohnbevölkerung (Wiesner et al. 1999). Wenn diese Prävalenz auf die 70,42 Mio. GKV-Versicherten unter Berücksichtigung der Altersstruktur bezogen wird, ergibt sich eine Zahl von 1,5 Mio. Herzinfarktträgern. Mit dem oben angegebenen DDD-Volumen für die Behandlung von 3,2 Mio. Patienten sind die Voraussetzungen gegeben, daß neben den 1,5 Mio. Herzinfarktpatienten noch weitere 1,7 Mio. Patienten behandelbar sind, die noch keinen Herzinfarkt erlitten haben, aber ein hohes Risiko für die koronare Herzkrankheit haben. Da keine Prävalenzdaten über die gesamte Häufigkeit der koronaren Herzkrankheit in Deutschland verfügbar sind, können amerikanische Daten einer Prävalenz von ca. 4% herangezogen werden, woraus sich im GKV-Bereich eine Zahl von ca. 2,8 Mio Patienten mit koronarer Herzkrankheit berechnen läßt. Danach haben im Jahr 2003 bereits nicht nur alle Patienten mit koronarer Herzkrankheit eine lipidsenkende Sekundärprophylaxe mit Statinen erhalten, sondern auch weitere Patienten, wie beispielsweise Diabetiker, auf deren ähnlich strenge Richtwerte für das LDL-Cholesterin wie bei Koronarpatienten hingewiesen wurde.

35

Cholesterinresorptionshemmer

Der Cholesterinresorptionshemmer Ezetimib (*Ezetrol*) wurde im November 2002 als erster Vertreter einer neuen Klasse von cholesterinsenkenden Arzneimitteln in Deutschland eingeführt und erscheint bereits ein Jahr später unter den 3000 meistverordneten Präparaten (Tabelle 35.3). Er ist bei primärer Hypercholesterinämie zusammen mit einem Statin begleitend zu Diät zugelassen, wenn die Therapie mit einem Statin nicht ausreicht. Weitere Indikationen sind die Monotherapie bei Patienten, bei denen ein Statin als ungeeignet erachtet oder nicht vertragen wird, die Kombinationstherapie mit einem Statin bei homozygoter familiärer Hypercholesterinämie und begleitend zu Diät die homozygote Sitosterinämie. Für alle Indikationen beträgt die empfohlene Tagesdosis 10 mg. Inzwischen ist im April 2004 Ezetimib als fixe Kombination mit Simvastatin (*Inegy*) in den Handel gekommen.

Ezetimib hemmt die Resorption des diätetischen und biliären Cholesterins in der Dünndarmschleimhaut um 54% und senkt dadurch das LDL-Cholesterin bei primärer Hypercholesterinämie in einer Dosierung von 10 mg/d nach 12 Wochen um 17,7% (Knopp et al. 2003). Zusätzlich zu Statinen gegeben, verstärkt Ezetimib den cholesterinsenkenden Effekt im gleichen Zeitraum etwa additiv. Somit wurden in Kombination mit jeweils niedrigen Dosen (10 mg) von Pravastatin, Simvastatin und Atorvastatin LDL-Cholesterinsenkungen erreicht, die die Effekte höherer Dosierungen in Interventionsstudien erreichten oder überschreiten (Davidson et al. 2002, Melani et al. 2003, Ballantyne et al. 2003). In Kombination mit der Höchstdosis von Atorvastatin (80 mg/d) sind Senkungen des LDL-Cholesterins um 60% möglich (Ballantyne et al. 2003).

Von besonderer therapeutischer Bedeutung ist Ezetimib bei homozygoter familiärer Hypercholesterinämie, die wegen des geringen Effekts der Statine bei dieser Erkrankung häufig mit LDL-Apherese oder sogar Lebertransplantation behandelt werden muß. Bei 50 Patienten mit homozygoter familiärer Hypercholesterinämie wurde die LDL-Cholesterinsenkung durch hochdosierte Therapie mit Simvastatin oder Atorvastatin (jeweils 40 mg oder 80 mg/Tag) wesentlich durch Ezetimib (–6,7 vs –20,7%) verstärkt (Gagné et al. 2002).

Unerwünschte Wirkungen von Ezetimib waren ähnlich wie in den Placebogruppen. Nur bei Kombinationstherapie mit Statinen traten häufiger Transaminaseanstiege (1,3%) als mit Statinen allein (0,3%) auf. Aus diesem Grunde ist die Kombinationstherapie mit Statinen bei

Tabelle 35.3: Verordnungen von Fibraten und anderen lipidsenkenden Mitteln 2003. Angegeben sind die 2003 verordneten Tagesdosen, die Änderungen gegenüber 2002 und die mittleren Kosten je DDD 2003.

Präparat	Bestandteile	DDD in Mio.	Änderung in %	DDD-Kosten in €
Bezafibrat				
Bezafibrat-ratiopharm	Bezafibrat	11,9	(−6,8)	0,56
Cedur	Bezafibrat	5,0	(−14,0)	0,59
Bezafibrat AL	Bezafibrat	4,1	(−0,7)	0,52
Befibrat	Bezafibrat	4,0	(−6,0)	0,58
Lipox	Bezafibrat	2,9	(−21,6)	0,54
Azufibrat	Bezafibrat	2,7	(−15,3)	0,58
Bezafibrat Heumann	Bezafibrat	2,6	(−4,8)	0,60
Bezacur	Bezafibrat	2,2	(−10,9)	0,56
Bezafibrat STADA	Bezafibrat	2,1	(+8,3)	0,56
		37,4	(−8,5)	0,56
Fenofibrat				
Cil	Fenofibrat	21,0	(+4,6)	0,48
durafenat	Fenofibrat	14,0	(−9,4)	0,46
Lipidil	Fenofibrat	13,8	(+2,3)	0,77
Fenofibrat-ratiopharm	Fenofibrat	7,7	(−8,8)	0,47
Normalip	Fenofibrat	6,5	(−14,2)	0,71
		63,0	(−3,1)	0,56
Gemfibrozil				
Gevilon	Gemfibrozil	2,6	(−12,2)	0,83
Cholesterinresorptionshemmer				
Ezetrol	Ezetimib	18,3	(> 1000)	1,87
Anionenaustauscher				
Quantalan	Colestyramin	0,8	(−16,8)	3,20
Andere Präparate				
Sedalipid	Magnesium-pyridoxal-phosphat-glutamat	1,9	(−19,2)	1,29
Summe		124,0	(+10,0)	0,79

35

aktiver Leberkrankheit oder ungeklärter persistierender Erhöhung der Transaminasewerte kontraindiziert. Derzeit ist der Behandlungsnutzen durch Dosissteigerung von Statinen besser belegt. Unerwünschte Wirkungen sind selten und durch Therapiekontrollen gut erfaßbar sind. Ezetimib sollte vor allem für solche Patienten reserviert werden, die echte Nebenwirkungen durch hochdosierte Statine entwickeln (Sacks 2002). Zu dieser zurückhaltenden Option trägt bei, daß bisher Endpunktstudien fehlen und inzwischen erste Berichte über Ezetimib-assoziierte Myopathien vorliegen (Fux et al. 2004, Arzneimittelkommission der Deutschen Ärzteschaft 2004).

Clofibrinsäurederivate und Analoga

Für die Gruppe der Clofibrinsäurederivate und analoger Verbindungen ist die DDD-Kurve im Jahr 2003 wieder leicht rückläufig (Abbildung 35.1). Sie senken bevorzugt erhöhte Triglyzeridspiegel, während die cholesterinsenkende Wirkung weniger stark ausgeprägt ist. Im Vergleich zu Clofibrat haben Bezafibrat und Fenofibrat eine stärkere lipidsenkende Wirkung, insbesondere auf das LDL-Cholesterin. Entsprechend können sie auch bei überwiegenden Hypercholesterinämien eingesetzt werden. Fenofibrat ist seit einigen Jahren der führende Wirkstoff unter den Fibraten. Allerdings hat Fenofibrat 2003 ähnlich wie die beiden noch im Markt verbliebenen Fibrate abgenommen (Tabelle 35.3). Bezafibrat hatte in einer großen Studie an 3090 Patienten über einen Zeitraum von 6,2 Jahren keine Effekte auf kardiale Endpunkte (Herzinfarkt, plötzlicher Herztod) (The Bezafibrate Infarction Prevention BIP Study Group).

Gevilon enthält Gemfibrozil, einen mit der Clofibrinsäure verwandten Stoff. Es wurde 1984 in die Therapie eingeführt und nahm 2003 gegenüber dem Vorjahr noch weiter ab. Als therapeutischer Vorteil wird ein stärkerer Effekt auf die HDL-Konzentration geltend gemacht. Die Helsinki-Herz-Studie hat gezeigt, daß Gemfibrozil zu einem Rückgang der Inzidenz der koronaren Herzkrankheit führt (Helsinki Heart Study 1987). Die kardiovaskuläre Mortalität wurde allerdings nicht verändert. Inzwischen liegt eine größere Sekundärpräventionsstudie mit Gemfibrozil vor, die einen klinischen Nutzen (22% Ereignisreduktion) in Verbindung mit einer Triglyzeridsenkung und einer HDL-Cholesterinerhöhung belegt (VA-HIT-Studie) (Rubins et al. 1999).

Anionenaustauscher

Der Anionenaustauscher Colestyramin (*Quantalan*) gehörte ursprünglich zu den gut wirksamen Mitteln bei der familiären Hypercholesterinämie. Mit diesem Stoff wurde erstmals eine Senkung der

35

Erkrankungshäufigkeit an koronarer Herzkrankheit bei Männern mit Hypercholesterinämie nachgewiesen (Lipid Research Clinics Program 1984). Die Colestyraminverordnungen sind allerdings seit 1992 von 4,9 Mio. DDD auf 0,8 Mio. DDD im Jahre 2003 zurückgegangen. Gründe sind die subjektiv unangenehmen Nebenwirkungen des Anionenaustauschers und die geringere Wirksamkeit im Vergleich zu den Statinen.

Wirtschaftliche Gesichtspunkte

Durch den Ablauf des Patentschutzes von Lovastatin (*Mevinacor*) und Simvastatin (*Zocor, Denan*) sind in der Gruppe der Statine erstmals erheblich Kosteneinsparungen durch Generikapräparate möglich und auch bereits in einen erstaunlich hohen Umfang realisiert worden. Bei Simvastatin betragen die in einem Zeitraum von nur 9 Monaten erzielten Einsparungen durch die Verordnung von Generika 220 Mio. €, wenn die Differenz der tatsächlichen DDD-Kosten für Simvastatinpräparate von 0,74 € und den mittleren DDD-Kosten von *Zocor* (1,23 €) und *Denan* (1,52 €) zugrunde gelegt wird (Tabelle 35.2). Durch weitere Substitution der Originalpräparate *Zocor, Zocor MSD* und *Denan* mit einem preiswerten Simvastatingenerikum (mittlere DDD-Kosten 0,46 €) berechnet sich ein zusätzliches Einsparpotential von 107 Mio. € nach den Verordnungsdaten des Jahres 2003.

Neben der ursprünglichen und zuerst eingeführten Innovationssubstanz Lovastatin (*Mevinacor*) gibt es in der Gruppe der Statine vier Analogwirkstoffe, nämlich Simvastatin (*Zocor*), Pravastatin (*Pravasin, Mevalotin*), Fluvastatin (*Locol, Cranoc*) und Atorvastatin (*Sortis*). Simvastatin ist definitionsgemäß eine Analogsubstanz von Lovastatin, da sie erst ein Jahr nach Lovastatin im Jahre 1990 eingeführt wurde und außer einer etwas stärkeren LDL-Cholesterinsenkung keinen therapeutischen Zusatznutzen im Vergleich zu Lovastatin hatte. Im Gegensatz zu Lovastatin wurde aber mit Simvastatin erstmals die Wirksamkeit der Cholesterinsenkung durch die Senkung der Gesamtmortalität von Patienten mit koronarer Herzkrankheit und Hypercholesterinämie in der ersten großen Langzeitstudie über 5 Jahre nachgewiesen (Scandinavian Simvastatin Survival Study Group 1994). Vier Jahre später wurde mit der LIPID-Studie auch für Pravastatin der Nachweis einer Mortalitätssenkung bei Koronarpatienten erbracht (Tabelle 35.1).

35

Weitere große Simvastatinstudien legen nahe, diese Substanz wegen der hervorragend belegten Langzeitevidenz als Leitsubstanz der Statine zur Prävention kardiovaskulärer Risiken zu klassifizieren. Ob Atorvastatin (*Sortis*) gegenüber Simvastatin einen therapeutischen Zusatznutzen hat, ist derzeit nicht zu beantworten, da es bisher keine direkten vergleichenden Endpunktstudien von Simvastatin und Atorvastatin gibt. Durch eine Intensivtherapie mit täglich 80 mg Atorvastatin wurde bei Patienten mit akutem Koronarsyndrom in der PROVE IT-TIMI-Studie eine stärkere Endpunktsenkung im Vergleich zur Standardtherapie mit 40 mg Pravastatin nachgewiesen (Cannon et al. 2004). Auch bei mehreren Surrogatparametern wurde durch eine hochdosierte Atorvastatintherapie (80 mg/Tag) eine Überlegenheit gegenüber der Standardtherapie mit 40 mg Simvastatin (van Wissen et al. 2003) oder 40 mg Pravastatin (Taylor et al. 2002, Nissen et al. 2004) beschrieben. In einer großen Metaanalyse über 58 randomisierte Statinstudien senkte hoch dosiertes Atorvastatin das LDL-Cholesterin ebenfalls stärker als Standarddosierungen anderer Statine (Law et al. 2003). Da übliche Statindosen das Risiko der koronaren Herzkrankheit substantiell senken, ist es nach Auffassung dieser Autoren vernünftig, für die allgemeine Therapie ältere Statine in Standarddosen zu verwenden. Darüber hinaus beschränkt sich die Frage eines möglichen Zusatznutzens von hoch dosiertem Atorvastatin unter praktischen Bedingungen nur auf eine kleine Patientenzahl, da in Deutschland die Verordnung von *Sortis* in 40 mg-Tabletten 2003 nur 8,7 % aller Atorvastatinverordnungen betraf.

Wenn die Analogsubstanzen der Statine durch die vier kostengünstigsten Simvastatingenerika mit den Preisen des Jahres 2004 substituiert werden (Stand Juli 2004), sind weiterhin hohe Wirtschaftlichkeitsreserven erkennbar (Tabelle 35.4). Das höchste Einsparpotential würde Atorvastatin (*Sortis*) erreichen, wenn die Therapieziele mit der Standardtherapie erreicht werden. Auszunehmen sind davon lediglich Patienten mit akutem Koronarsyndrom, bei denen eine therapeutische Zusatzwirkung einer Intensivtherapie mit hoch dosiertem Atorvastatin nachgewiesen wurde. Ohne Abzug begründeter Indikationen erreicht Atorvastatin ein Einsparpotential von 317 Mio. €, gefolgt von Pravastatin (*Pravasin, Mevalotin*) mit 87 Mio. €, Fluvastatin (*Locol, Cranoc*) mit 56 Mio. € und Lovastatin (*Mevinacor*) mit 16 Mio. €. Dementsprechend ergibt sich für die drei weiteren Analogsubstanzen der Statine ein rechnerisches Einsparpotential von 476 Mio. €. Diese Summe liegt etwas höher als das Einsparvolumen auf der Basis der

Tabelle 35.4: Therapiekostenvergleich von Statinen

Eigenschaften	Atorvastatin Sortis	Pravastatin Pravasin, Mevalotin	Fluvastatin Locol, Cranoc	Lovastatin Mevinacor
WHO-Tagesdosis	10 mg	20 mg	40 mg	30 mg
Packungsgröße, 100 Tbl.	10 mg	20 mg	40 mg	20 mg/40 mg
Preis 100 DDD €, 2004	102,00	136,13	101,87	138,44
Umsatz, Mio. €	515,5	146,4	104,8	32,3
Verordnete DDD, Mio.	541,8	94,0	96,2	17,3
Substitution				
Wirkstoff	Simvastatin	Simvastatin	Simvastatin	Simvastatin
Präparat (Beispiel)	Simvastatin-corax	Simvastatin AbZ	Simvastatin-1A Pharma	Simvastatin AL
Packungsgröße 100 Tbl.	10 mg/20 mg	10 mg/20 mg	10 mg/20 mg	10 mg/20 mg
Preis 100 DDD €, 2004	43,47	43,48	43,48	43,48
Einsparung/100 DDD, €	58,53	92,65	58,40	94,96
Einsparpotential, Mio. €	317,1	87,1	56,2	16,4

tatsächlich verordneten Packungsgrößen, das erst ab der Markteinführung der Simvastatingenerika im März 2003 berechnet wurde
(Kapitel 1, Tabelle 1.4). Zusammen mit dem generischen Einsparpotential für die Originalpräparate von Simvastatin (siehe oben) sind
nach den Verordnungsdaten des Jahres 2003 insgesamt 583 Mio. € an
Wirtschaftlichkeitsreserven im Gesamtbereich der Statine vorhanden.
Da die Verordnungskosten der Statine 2003 insgesamt 1096 Mio. €
betrugen, können mit den Simvastatingenerika in Zukunft bis zur
Hälfte der Arzneimittelausgaben in diesem therapeutisch so bedeutsamen Indikationsgebiet eingespart werden.

35

Literatur

Arzneimittelkommission der deutschen Ärzteschaft (1999): Empfehlungen zur
Therapie von Fettstoffwechselstörungen. Arzneiverordnung in der Praxis, Sonderheft 1, 2. Aufl.: 1–1.

Arzneimittelkommission der deutschen Ärzteschaft (2004): Myopathien bzw.
Leberreaktionen unter Ezetimib (Ezetrol®) (Aus der UAW-Datenbank). www.
akdae.de/2020/20040402.html.

Assmann G, Cullen P, Schulte H (2002): Simple scoring scheme for calculating the
risk of acute coronary events based on the 10-year follow-up of the prospective
cardiovascular Munster (PROCAM) study. Circulation 105: 310–315.

Ballantyne CM, Houri J, Notarbartolo A, Melani L, Lipka LJ et al. for the Ezetimibe Study Group (2003): Effect of ezetimibe coadministered with atorvastatin in 628 patients with primary hypercholesterolemia. A prospective, randomized, double-blind trial. Circulation 107: 2409–2415.

Cannon CP, Braunwald E, McCabe CH, Rader DJ, Rouleau JL et al. for the Pravastatin or Atorvastatin Evaluation and Infection Therapy – Thrombolysis in Myocardial Infarction 22 Investigators (2004): Comparison of intensive and moderate lipid lowering with statins after acute coronary syndromes. N Engl J Med 350: 1495–1504.

Davidson MH, McGarry T, Bettis R, Melani L, Lipka LJ, LeBeaut AP et al. (2002): Ezetimibe coadministered with simvastatin in patients with primary hypercholesterolemia. J Am Coll Cardiol 40: 2125–2134.

De Backer G, Ambrosioni E, Borch-Johnsen K, Brotons C, Cifkova R et al. (2003): European Guidelines on cardiovascular disease prevention in clinical practice. Third joint task force of European and other societies on cardiovascular disease prevention in clinical practice. Eur Heart Journal 24: 1601–1610.

De Lemos JA, Blazing MA, Wiviott SD, Lewis EF, Fox KA, White HD et al. (2004): Early intensive vs a delayed conservative simvastatin strategy in patients with acute coronary syndromes: Phase Z of the A to Z Trial. JAMA Aug 30 [Epub ahead of print].

De Lorgeril M, Salen P, Martin J-L, Monjaud I, Delaye J, Mamelle N (1999): Mediterranean diet, traditional risk factors, and the rate of cardiovascular complications after myocardial infarction. Circulation 99: 779–785.

Downs JR, Clearfield M, Weis S, Whitney E, Shapiro DR et al. (1998): Primary prevention of acute coronary events with lovastatin in men and women with average cholesterol levels. JAMA 279: 1615–1622.

Expert Panel on Detection, Evaluation, and Treatment of High Blood Cholesterol in Adults (2001): Executive summary of the third report of the national cholesterol education program (NCEP) Expert Panel on Detection, Evaluation, and Treatment of High Blood Cholesterol in Adults (Adult Treatment Panel III). JAMA 285: 2486–2497.

Fux R, Möricke K, Gundel UF, Hartmann R, Gleiter CH (2004): Ezetimibe and statin-associated myopathy. Ann Intern Med 140: 671–672.

Gagné C, Gaudet D, Bruckert E for the Ezetimibe Study Group (2002): Efficacy and safety of ezetimibe coadministered with atorvastatin or simvastatin in patients with homozygous familial hypercholesterolemia. Circulation 105: 2469–2475.

Heart Protection Study Collaborative Group (2002): MRC/BHF heart protection study of cholesterol lowering with simvastatin in 20536 high-risk individuals: a randomised placebo-controlled trial. Lancet 360: 7–22.

Helsinki Heart Study (1987): Primary-prevention trial with gemfibrozil in middle-aged men with dyslipidemia. N Engl J Med 317: 1237–1245.

Jenkins DJA, Kendall CWC, Marchie A, Faulkner DA, Wong JMW et al. (2003): Effects of a dietary portfolio of cholesterol-lowering foods vs lovastatin on serum lipids and C-reactive protein. JAMA 290: 502–510.

Knopp RH, Gitter H, Truitt T, Bays H, Manion CV et al. Ezetimibe Study Group (2003): Effects of ezetimibe, a new cholesterol absorption inhibitor, on plas-

35

ma lipids in patients with primary hypercholesterolemia. Eur Heart J 24: 729–741.

Law MR, Wald NJ, Rudnicka AR (2003): Quantifying effect of statins on low density lipoprotein cholesterol, ischaemic heart disease, and stroke: systematic review and meta-analysis. Brit Med J 326: 1423–1430.

Lipid Research Clinics Program (1984): Lipid Research Clinics Coronary Primary Prevention Trial Results. I. Reduction in incidence of coronary heart disease. II. Relationship of reduction in incidence of coronary heart disease to cholesterol lowering. JAMA 251: 351–364, 365–374.

Melani L, Mills R, Hassman D, Lipetz R, Lipka L et al. Ezetimibe Study Group (2003): Efficacy and safety of ezetimibe coadministered with pravastatin in patients with primary hypercholesterolemia: a prospective, randomized, double-blind trial. Eur Heart J 24: 717–782

Nissen SE, Tuzcu EM, Schoenhagen P, Brown BG, Ganz P, Vogel RA, Crowe T, Howard G, Cooper CJ, Brodie B, Grines CL, DeMaria AN; REVERSAL Investigators (2004): Effect of intensive compared with moderate lipid-lowering therapy on progression of coronary atherosclerosis: a randomized controlled trial. JAMA 291: 1071–1080.

Pearson TA (1998): Lipid-lowering therapy in low risk patients. JAMA 279: 1659–1661.

Pyörälä K, De Backer G, Graham I, Pole-Wilson P, Wood D (1994): Prevention of coronary heart disease in clinical practice. Eur Heart J 15: 1300–1331.

Pyörälä K, Pedersen RT, Kjekshus J, Faergeman O, Olsson AG et al. (1997): Cholesterol lowering with simvastatin improves prognosis of diabetic patients with coronary heart disease. Diabetes Care 20: 614–620.

Rubins HB, Robins SJ, Collins D, Fye CL, Anderson JW, Elam MB et al. for The Veterans Affairs High-Density Lipoprotein Cholesterol Intervention Trial Study Group (1999): Gemfibrozil for the secondary prevention of coronary heart disease in men with low levels of high-density lipoprotein cholesterol. N Engl J Med 341: 410–418.

Sacks FM (2002): Low-density lipoprotein lowering therapy: An analysis of the options. J Am Coll Cardiol 40: 2135–2138.

Sacks FM, Pfeffer MA, Moye LA, Rouleau JL, Rutherford JD et al (1996): The effect of pravastatin on coronary events after myocardial infarction in patients with average cholesterol levels. N Engl J Med 335: 1001–1009.

Scandinavian Simvastatin Survival Study Group (1994): Randomized trial of cholesterol lowering in 4444 patients with coronary heart disease. The Scandinavian Simvastatin Survival Study (4S). Lancet 344: 1383–1389.

Sever SP, Dahlöf B, Poulter NR, Wedel H, Beevers G, Caulfield M et al. (2003): Prevention of coronary and stroke events with atorvastatin in hypertensive patients who have average or lower-than-average cholesterol concentrations, in the Anglo-Scandinavian Cardiac Outcomes Trial-Lipid Lowering Arm (ASCOT-LLA): a multicentre randomised controlled trial. Lancet 361: 1149–1158.

Shepherd J, Blaun GJ, Murphy MB et al. (2002): Pravastatin in elderly individuals at risk of vascular disease (PROSPER), a randomised controlled trial. Lancet 360: 1623–1630.

35

Shepherd J, Cobbe SM, Ford I, Isles CG, Lorimer AR et al. for the West of Scotland Coronary Prevention Study Group (1995): Prevention of coronary heart disease with pravastatin in men with hypercholesterolemia. N Engl J Med 333: 1301–1307.

SIGN Publication Number 40 (1999): Lipids and the Primary Prevention of Coronary Heart Disease. SIGN Secretariat, Royal College of Physicians, 9 Queen Street, Edinburgh EH2 1JQ.

SIGN Publication Number 41 (2000): Secondary Prevention for Coronary Heart Disease following Myocardial Infarction. SIGN Secretariat, Royal College of Physicians, 9 Queen Street, Edinburgh EH2 1JQ.

Stamler J, Wentworth D, Neaton JD (1986): Is relationship between serum cholesterol and risk of premature death from coronary heart disease continuous and graded? Findings in 356,222 primary screenees of the Multiple Risk Factor Intervention Trial (MRFIT). JAMA 256: 2823–2828.

Stein E (2001): Results of phase I/II clinical trials with ezetimibe, a novel selective cholesterol absorption inhibitor. Eur Heart J Suppl. 3 (Suppl. E): E11–E16.

Taylor AJ, Kent SM, Flaherty PJ, Coyle LC, Markwood TT, Vernalis MN (2002): ARBITER: Arterial biology for the investigation of the treatment effects of reducing cholesterol. A randomized trial comparing the effects of atorvastatin and pravastatin on carotid intima medial thickness. Circulation 106: 2055–2060.

The ALLHAT Officers and Coordinators for the ALLHAT Collaborative Research Group (2002): Major outcomes in moderately hypercholesterolemic, hypertensive patients randomized to pravastatin vs usual care. The Antihypertensive and Lipid-Lowering Treatment to Prevent Heart Attack Trial (ALLHAT-LLT). JAMA 288: 2998–3007.

The Bezafibrate Infaction prevention (BIP) Study Group (2000): Secondary prevention by raising HDL cholesterol and reducing triglycerides in patients with coronary artery disease: the Bezafibrate Infaction Prevention (BIP) study. Circulation 102: 21–27.

The International Task Force for Prevention of Coronary Heart Disease (2003): www.chd-taskforce.de

The Long-Term Intervention With Pravastatin in Ischemic Disease (LIPID) Study Group (1998): Prevention of cardiovascular events and death with pravastatin in patients with coronary heart disease and a broad range of initial cholesterol levels. N Engl J Med 339: 1349–1357.

van Wissen S, Smilde TJ, de Groot E, Hutten BA, Kastelein JJ, Stalenhoef AF (2003): The significance of femoral intima-media thickness and plaque scoring in the atorvastatin versus simvastatin on atherosclerosis progression (ASAP) study. Eur J Cardiovasc Prev Rehabil 10: 451–455.

Wiesner G, Grimm J, Bittner E (1999): Zum Herzinfarktgeschehen in der Bundesrepublik Deutschland: Prävalenz, Inzidenz, Trend, Ost-West-Vergleich. Gesundheitswesen 61 (Sonderheft 2): S72–S78.

36. Magen-Darm-Mittel und Laxantien

Joachim Mössner und Karl Hans Holtermüller

AUF EINEN BLICK

Verordnungsprofil

Bedeutsamste Gruppe der Magen-Darm-Mittel sind die Protonenpumpen-hemmer zur Behandlung der Refluxkrankheit und der Magen-Duodenalul-zera. Zweitgrößte Gruppe sind die Laxantien, bei denen die Lactulosepräparate dominieren. Kleinere Verordnungsvolumen entfallen auf Prokinetika, Mittel gegen chronisch-entzündliche Darmkrankheiten und Virushepatitis B und C sowie Antidiarrhoika, Pankreasenzyme und Carminativa.

Trend

Die Verordnungen der Ulkustherapeutika haben sich in den letzten 10 Jahren mehr als verdoppelt, vor allem durch den erfolgreichen Einsatz der Protonen-pumpenhemmer zur Helicobacter-pylori-Eradikation und zur Behandlung der Refluxkrankheit. Antacida und H_2-Rezeptorantagonisten zeigen einen gegenläufigen Abwärtstrend.

Kosten

Auf Protonenpumpenhemmer entfallen über 60% des Umsatzes der Magen-Darm-Mittel. Die Substitution der Analogpräparate (Esomeprazol, Lanso-prazol, Pantoprazol) durch Omeprazolgenerika ergibt ein rechnerisches Einsparpotential von 132 Mio. €, unter der Voraussetzung, daß das gleiche Therapieziel in der gleichen Zeit mit den verwendeten WHO-Standarddosen erzielt wird.

Als Magen-Darm-Mittel werden verschiedene Arzneimittelgruppen zur Behandlung von Krankheiten des Gastrointestinaltrakts zusammengefaßt. Das weitaus größte Verordnungsvolumen nach definierten Tagesdosen (DDD) entfällt auf die Protonenpumpenhemmer, gefolgt von Laxantien, H_2-Rezeptorantagonisten und motilitätssteigernden Mitteln (Prokinetika), während die übrigen Arzneimittelgruppen nur eine untergeordnete Rolle spielen (Abbildung 36.1). Insgesamt hat das Verordnungsvolumen in der gesamten Indikationsgruppe 2003 etwas zugenommen, im wesentlichen bedingt durch den deutlichen Anstieg der Protonenpumpenhemmer und einen geringeren Anstieg der Mittel zur Behandlung chronisch entzündlicher Darmkrankheiten. Dagegen sind die Verordnungen aller übrigen Präparategruppen rückläufig gewesen (Abbildung 36.1). In diesem Indikationsbereich sind z. B. Antibiotika (mit Ausnahme eines Kombinationspräparates *ZacPac*, vgl. Tabelle 36.3) nicht enthalten, die zur Eradikationstherapie von Helicobacter pylori eingesetzt werden. Ebenso fehlen Corticosteroidpräparate (mit Ausnahme von Budesonid und Hydrocortison-

36

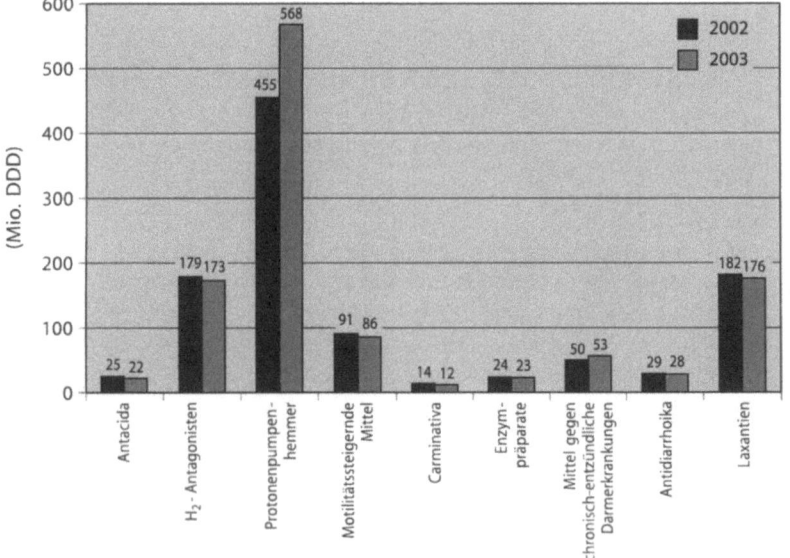

Abbildung 36.1: Verordnungen von Magen-Darm-Mitteln 2003. DDD der 3000 meistverordneten Arzneimittel

acetat), Immunsuppressiva und TNF-Antagonisten, die bei entzündlichen Darmerkrankungen zur Anwendung kommen.

Ulkustherapeutika

Mit der Entdeckung der Rolle von Helicobacter pylori für die Ulkus-
entstehung und dem Nachweis, daß die Eradikation die Heilung von
Ulcera ventriculi und Ulcera duodeni fördert und die Rezidivrate bei
Patienten mit der Ulkuskrankheit relevant senkt, hat sich die Ulkus-
therapie grundlegend gewandelt. Die Behandlung des Magen- und
Zwölffingerdarmgeschwüres besteht heute bei Nachweis von Helicobacter pylori in einer siebentägigen Therapie mit einem Protonenpumpeninhibitor und zwei antimikrobiell wirksamen Substanzen. Es
werden Eradikationsraten von etwa 90% erreicht (Labenz et al. 1996).
Durch die erfolgreiche Eradikation von Helicobacter pylori kann die
infektionsbedingte Ulkuskrankheit geheilt werden.

Die Fünf-Jahres-Rezidivrate nach Beendigung einer erfolgreichen
Eradikationstherapie liegt in den westlichen Industrienationen mit
hohem Hygienestandard zwischen 5 und 10%. Zwar handelt es sich
bei der Ulkuskrankheit, sofern sie nicht durch die Einnahme von
nichtsteroidalen Antiphlogistika hervorgerufen wird, überwiegend
um eine Infektionskrankheit, es ist aber bislang nicht gelungen einen
Impfstoff sowohl zur Prävention als auch zur Therapie der Infektion
insbesondere für Länder der Dritten Welt zu entwickeln. Die Standardtherapie zur Eradikation von Helicobacter pylori besteht in der
siebentägigen Einnahme eines Protonenpumpeninhibitors am Morgen und am Abend in der Standarddosis (z. B. Omeprazol 2 mal 20 mg)
zusammen mit zwei Antibiotika, z. B. Amoxicillin 2 mal 1 g und Clarithromycin 2 mal 500 mg (Lind et al. 1999, MACH 2-Studie) (sogenannte französische Triple-Therapie) oder statt Amoxicillin (z. B. bei
Penicillinallergie) Metronidazol 2 mal 400 oder 500 mg täglich (sogenannte italienische Triple-Therapie). Bei der italienischen Triple-Therapie kann die Clarithromycindosis auf 250 mg 2 mal täglich reduziert
werden. Wegen der häufigen Resistenz gegenüber Metronidazol (35%)
sollten Patienten, die bereits einmal Metronidazol erhalten haben,
nicht erneut mit dieser Substanz im Rahmen einer Eradikations-
behandlung therapiert werden. In Deutschland muß gegenwärtig von
einer primären Clarithromycinresistenz von etwa 5% ausgegangen
werden (Ellenrieder et al. 1999). Bei Therapieversagern kann die

36

Tabelle 36.1: Verordnungen von Antacidapräparaten 2003. Angegeben sind die 2003 verordneten Tagesdosen, die Änderungen gegenüber 2002 und die mittleren Kosten je DDD 2003.

Präparat	Bestandteile	DDD in Mio.	Änderung in %	DDD Kosten in €
Magaldrat				
Riopan	Magaldrat	5,7	(−14,4)	0,88
Magaldrat-ratiopharm	Magaldrat	1,7	(+4,3)	0,80
Marax	Magaldrat	0,8	(−18,8)	0,82
magaldrat von ct	Magaldrat	0,5	(−1,4)	0,79
Magaldrat Heumann	Magaldrat	0,4	(−5,2)	0,81
Magastron	Magaldrat	0,4	(+3,6)	0,78
		9,4	(−10,3)	0,85
Aluminium- und Magnesiumhydroxid				
Maaloxan	Aluminiumoxid Magnesiumhydroxid	3,8	(−14,3)	2,41
Maalox	Aluminiumhydroxid Magnesiumhydroxid	0,4	(−4,9)	3,25
almag von ct Suspension	Aluminiumhydroxid Magnesiumhydroxid	0,2	(−11,9)	1,67
		4,4	(−13,4)	2,45
Andere Antacida				
Talcid	Hydrotalcit	2,6	(−19,3)	0,99
Kompensan Liquid/ Tabl.	Dihydroxyaluminium-natriumcarbonat	1,9	(−10,1)	1,00
Gelusil/Lac	Simaldrat	1,1	(−15,3)	1,62
Solugastril	Aluminiumhydroxid Calciumcarbonat	0,4	(−9,0)	2,26
Hydrotalcit-ratiopharm	Hydrotalcit	0,3	(+29,3)	0,81
Megalac Almasilat	Almasilat	0,2	(−21,6)	1,58
		6,6	(−13,9)	1,19
Antacida-Kombinationen				
Tepilta Suspension	Oxetacain Aluminiumhydroxid Magnesiumhydroxid	1,7	(−14,6)	3,93
Gaviscon Advance	Natrium alginat Kaliumhydrogen-carbonat	0,2	(+155,1)	2,57
		1,9	(−7,4)	3,77
Summe		22,3	(−11,7)	1,52

Clarithromycinresistenz auf 50% ansteigen. In einer Studie an einer kleinen Patientenzahl mit peptischen Ulzera (20 Patienten) zeigten Lüth et al. (2001), daß eine viertägige Eradikationstherapie mit Rabeprazol (2 mal 20 mg/Tag), Clarithromycin (2 mal 500 mg/Tag) und Amoxicillin (2 mal 1000 mg/Tag) bei 90% der Patienten zur Eradikation führte. Diese Eradikationsrate war vergleichbar mit den Ergebnissen der siebentägigen Therapieschemata.

Im Falle eines Therapieversagens mit dem Behandlungsregime der MACH 2-Studie ist eine Vierfachtherapie über zwei Wochen mit einem Protonenpumpenhemmer 2 mal täglich, Bismutcitratkomplex 120 mg 4 mal täglich, Tetracyclin 500 mg 4 mal täglich und Metronidazol 400 mg 3 mal täglich angezeigt. Mit diesem Behandlungsregime werden nach Versagen der Primärtherapie immerhin noch Eradikationsraten von 75% erzielt (Lee et al. 1999). Alternativ kann auch die Kombination aus Rifabutin 120 mg 2 mal täglich, Amoxicillin 1 g 2 mal täglich und der Standarddosis eines Protonenpumpeninhibitors 2 mal täglich über 14 Tage empfohlen werden. Bei Therapieversagern nach der französischen oder italienischen Triple-Therapie sollte aber eine Helicobacter pylori Resistenzbestimmung erfolgen.

Seit 1994 ist die Verordnung von Ulkustherapeutika von 338 Mio. Tagesdosen auf 791 Mio. Tagesdosen im Jahr 2003 angestiegen (Abbildung 36.2). Dieser Anstieg ist im wesentlichen auf die zunehmende

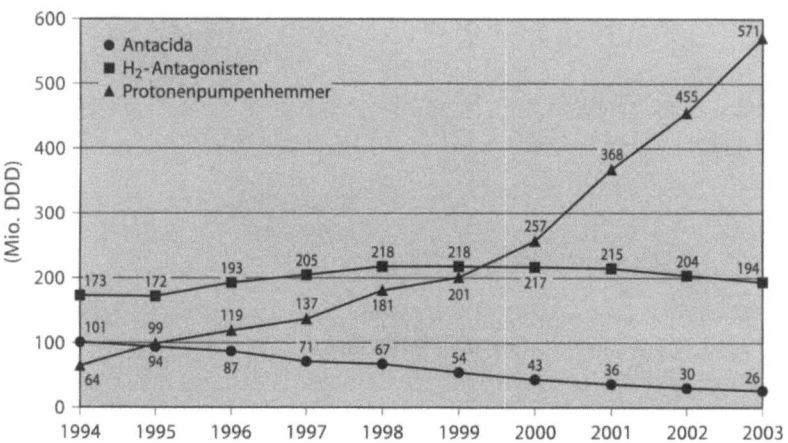

Abbildung 36.2: Verordnungen von Ulkustherapeutika 1994 bis 2003. Gesamtverordnungen nach definierten Tagesdosen

Tabelle 36.2: Verordnungen von H_2-Antagonisten und Sucralfat 2003. Angegeben sind die 2003 verordneten Tagesdosen, die Änderungen gegenüber 2002 und die mittleren Kosten je DDD 2003.

Präparat	Bestandteile	DDD in Mio.	Änderung in %	DDD-Kosten in €
Ranitidin				
Ranitidin-ratiopharm	Ranitidin	45,5	(−3,9)	0,54
Ranitic	Ranitidin	37,4	(−5,3)	0,54
Ranibeta	Ranitidin	15,5	(−3,6)	0,52
Ranitidin AL	Ranitidin	12,8	(+3,9)	0,43
Ranitidin STADA	Ranitidin	12,0	(+1,9)	0,54
Ranitidin – 1 A Pharma	Ranitidin	9,0	(+13,4)	0,43
ranitidin von ct	Ranitidin	5,9	(−5,5)	0,53
Azuranit	Ranitidin	5,7	(−2,3)	0,53
Rani AbZ	Ranitidin	4,8	(+3,0)	0,44
Ranitidin Heumann	Ranitidin	3,6	(−3,8)	0,53
Ranidura	Ranitidin	3,2	(−12,5)	0,52
Ranicux	Ranitidin	2,7	(−13,0)	0,52
Zantic	Ranitidin	1,4	(−46,0)	1,16
Sostril	Ranitidin	1,4	(−42,9)	1,15
		161,1	(−3,8)	0,53
Famotidin				
Fadul	Famotidin	3,3	(−3,0)	0,55
Famotidin-ratiopharm	Famotidin	3,2	(+3,8)	0,54
Famobeta	Famotidin	1,9	(−0,8)	0,53
Famotidin Stada	Famotidin	1,3	(+12,1)	0,54
		9,7	(+1,5)	0,54
Cimetidin				
H2 Blocker-ratiopharm	Cimetidin	1,1	(−10,0)	0,51
Sucralfat				
Ulcogant	Sucralfat	1,1	(−7,3)	1,70
Summe		173,0	(−3,6)	0,54

Verordnung von Protonenpumpenhemmern zur Therapie der Refluxkrankheit zurückzuführen. Nach epidemiologischen Daten nimmt die Refluxkrankheit in den Industrienationen kontinuierlich zu, wohingegen das Ulkusleiden deutlich an Häufigkeit abnimmt. Dies dürfte mit dem Rückgang der Helicobacter pylori-Prävalenz erklärt sein. Antacida werden zunehmend weniger verschrieben.

Tabelle 36.3: Verordnungen von Protonenpumpenhemmern 2003. Angegeben sind die 2003 verordneten Tagesdosen, die Änderungen gegenüber 2002 und die mittleren Kosten je DDD 2003.

Präparat	Bestandteile	DDD in Mio.	Änderung in %	DDD-Kosten in €
Omeprazol				
Omep	Omeprazol	75,6	(+17,7)	1,43
Omeprazol-ratiopharm	Omeprazol	61,1	(+46,7)	1,40
Omeprazol STADA	Omeprazol	45,2	(+27,0)	1,36
Omeprazol AZU	Omeprazol	27,6	(+19,4)	1,36
Omeprazol AL	Omeprazol	17,9	(+36,5)	1,28
omeprazol von ct	Omeprazol	15,7	(+23,3)	1,38
Antra	Omeprazol	12,6	(−36,7)	2,66
Omebeta	Omeprazol	12,4	(+44,6)	1,44
Omeprazol Heumann	Omeprazol	10,7	(+20,2)	1,45
Omeprazol dura	Omeprazol	7,5	(+1,3)	1,42
Omeprazol-1A Pharma	Omeprazol	5,4	(+47,6)	1,43
OME-nerton	Omeprazol	4,6	(+0,0)	1,45
Ome-Puren	Omeprazol	3,7	(−9,3)	1,44
Gastracid	Omeprazol	3,0	(> 1000)	1,46
Ulnor	Omeprazol	2,4	(−6,0)	1,44
		305,5	(+22,0)	1,45
Andere Protonenpumpenhemmer				
Nexium Mups	Esomeprazol	132,2	(+45,3)	1,40
Pantozol	Pantoprazol	83,3	(+19,6)	2,79
Rifun	Pantoprazol	20,6	(+7,5)	2,83
Agopton	Lansoprazol	17,8	(+8,8)	2,71
Pariet	Rabeprazol	6,4	(+10,8)	2,43
Lanzor	Lansoprazol	1,4	(−14,0)	2,92
ZacPac	Pantoprazol Amoxicillin Clarithromycin	1,1	(+0,5)	17,22
		262,9	(+28,4)	2,14
Summe		568,4	(+24,9)	1,77

36

Bei den H$_2$-Rezeptorantagonisten sind die verordneten Tagesdosen nach einem Maximum 1998/1999 von Jahr zu Jahr leicht rückläufig gewesen (Abbildung 36.2). Der Hauptteil der Verordnungen entfällt auf Ranitidinpräparate, während Famotidinpräparate nur eine untergeordnete Rolle spielen und Cimetidin nur noch mit einem Präparat vertreten ist (Tabelle 36.2). Sie werden vielfach bei Nicht-Ulkuserkrankungen, wie z. B. der funktionellen Dyspepsie (Nicht-Ulkus-Dyspepsie) und gelegentlich auch zur Magensäuresekretionshemmung bei der Eradikationstherapie eingesetzt. Der starke Rückgang bei der Verordnung der Originalpräparate von Ranitidin (*Sostril, Zantic*) spricht für eine gezielte Auswahl des Arztes bei der Anwendung desselben Therapieprinzips nach Kostengesichtspunkten (Tabelle 36.2). Auch die Verordnung von Sucralfat hat gegenüber 2002 wiederum deutlich abgenommen.

Die Verordnung von Protonenpumpenhemmern zeigt erneut eine deutliche Aufwärtsentwicklung. Sie beruht vor allem auf dem starken Anstieg von Esomeprazol und Pantoprazol und nach Ablauf des Patentschutzes von *Antra* auf der Einführung zahlreicher Omeprazolgenerika ab April 1999. Der Verordnungszuwachs der Protonenpumpenhemmer wird etwa zu gleichen Teilen von den Analogpräparaten und den Omeprazolgenerika getragen. Wenn die Preise des Jahres 2004 berücksichtigt werden (Stand Juli 2004), können durch vermehrte Substitution von *Antra* durch Omeprazolgenerika immer noch 11 Mio. € eingespart werden. Bei den Analogpräparaten Pantoprazol (*Pantozol, Rifun*), Esomeprazol (*Nexium*) und Lansoprazol (*Agopton, Lanzor*) sind Wirtschaftlichkeitsreserven von insgesamt 132 Mio. € realisierbar, unter der Voraussetzung, daß das gleiche Therapieziel in der gleichen Zeit mit den verwendeten WHO-Standarddosen erzielt wird (Tabelle 36.4).

Der vermehrte klinische Einsatz von Protonenpumpenhemmern reflektiert die Wirksamkeit dieser Substanzen bei der Ulkuskrankheit, der Refluxkrankheit und bei der Prävention und Therapie von Erosionen und Ulzerationen, die unter der Einnahme von nichtsteroidalen Antirheumatika im Magen und Duodenum entstehen (Hawkey et al 1998). Die Eradikation von Helicobacter pylori bei Patienten mit funktioneller Dyspepsie führt im Vergleich zu Placebo vielleicht zu einer symptomatischen Besserung bei einem Nachbeobachtungszeitraum von 12 Monaten nach Abschluß der Behandlung bei 10% der Behandelten (Malfertheiner et al. 2003, Talley et al. 1999). Bei japanischen Patienten mit Helicobacter pylori-positiver funktioneller Dyspepsie

Tabelle 36.4: Therapiekostenvergleich von Protonenpumpeninhibitoren

Eigenschaften	Omeprazol *Antra*	Esomeprazol *Nexium*	Pantoprazol *Pantozol, Rifun*	Lansoprazol *Agopton, Lanzor*
WHO-Tagesdosis	20 mg	20 mg	40 mg	30 mg
Packungsgröße	30 Tbl.	30 Tbl.	30 Tbl.	28 Kps.
Preis 30 DDD, € 2004	65,92	46,41	63,99	68,22
Umsatz, Mio. € 2003	33,4	184,7	290,8	52,5
DDD, Mio. 2003	12,6	132,2	103,9	19,2
Substitution				
Wirkstoff	Omeprazol	Omeprazol	Omeprazol	Omeprazol
Präparat (Beispiel)	*Omeprazol AL*	*Omeprazol AbZ*	*Omeprazol-1A Pharma*	*Omeprazol Basics*
Packungsgröße 30 Tbl.	20 mg	20 mg	20 mg	20 mg
Preis 30 DDD, € 2004	39,66	39,66	39,67	39,68
Einsparung/Packung, €	26,26	6,75	24,32	28,54
Einsparpotential, Mio. €	11,0	29,7	84,2	18,3

findet sich ein Risiko zur Entwicklung eines Magenkarzinoms von 4,7%. Da Patienten mit funktioneller Dyspepsie und Helicobacter pylori-Infektion ein signifikant höheres Magenkarzinomrisiko aufweisen als Patienten mit funktioneller Dyspepsie ohne Helicobacter pylori-Infektion (Uemura et al. 2001), ist auch bei diesen Patienten (funktionelle Dyspepsie mit Helicobacter pylori-Infektion) eine Eradikationstherapie als mögliche „Karzinomprävention" indiziert.

Unter der Einnahme von nichtsteroidalen Antiphlogistika geben 10–60% der behandelten Patienten gastrointestinale Symptome an, wobei jedoch keineswegs alle diese Patienten in einer endoskopischen Untersuchung Schleimhautläsionen aufweisen. Bei Langzeitanwendung nichtsteroidaler Antiphlogistika treten bei 10–20% der behandelten Patienten Schleimhautläsionen auf. Das Risiko einer signifikanten Komplikation (z. B. einer Blutung) liegt bei 1–4% pro Jahr unter einer Dauertherapie mit nichtsteroidalen Antiphlogistika. Die Letalität einer dadurch induzierten Blutung liegt bei 5–10% (Wolfe et al. 1999).

Die prophylaktische Gabe von Misoprostol oder Omeprazol vermindert die Häufigkeit des Auftretens von Ulzerationen und von lebensgefährlichen Komplikationen dieser Ulzerationen (wie z. B. Perforation und Blutung) unter der Einnahme nichtsteroidaler Antiphlogistika (Hawkey et al. 1998). Während der anschließenden sechs-

36

monatigen Erhaltungstherapie traten jedoch unter Omeprazol deutlich weniger Rezidive und seltener Nebenwirkungen auf als unter Misoprostol. Da bei der großen Zahl der Verschreibungen nichtsteroidaler Antiphlogistika eine generelle Prävention gastroduodenaler Läsionen mit Omeprazol zu erheblichen Mehrkosten führen würde, sollen nur jene Patienten eine Präventivtherapie erhalten, bei denen das Risiko für die Ausbildung von Komplikationen besonders hoch ist, wie z. B. Patienten, die älter als 60 Jahre sind, Patienten mit früher aufgetretener gastrointestinaler Blutung, Patienten mit bekannter Ulkuskrankheit, Patienten die gleichzeitig Corticosteroide oder Antikoagulantien erhalten. Durch die Verordnung von selektiven Cyclooxygenase-2-Inhibitoren kann die Häufigkeit gastrointestinaler Nebenwirkungen gegenüber nichtselektiven Cyclooxygenaseinhibitoren vermindert werden (Bombardier et al. 2000). In der Prävention von Ulzerationen durch nicht selektive nichtsteroidale Antiphlogistika, z. B. Diclofenac, ist die gleichzeitige Gabe des Protonenpumpenhemmers Omeprazol ähnlich wirksam wie der selektive COX-2-Hemmer Celecoxib (Chan et al. 2002)

Motilitätssteigernde Mittel

Die Verordnung motilitätssteigernder Mittel ist 2003 zurückgegangen (Tabelle 36.5). Bei der Refluxösophagitis haben klinische Studien gezeigt, daß eine Kombinationstherapie von motilitätssteigernden Substanzen (z. B. Metoclopramid) mit Protonenpumpeninhibitoren keinen therapeutischen Zugewinn gegenüber der Monotherapie mit einem Protonenpumpeninhibitor erbringt (Vigneri et al. 1995).

Das Kombinationspräparat *Iberogast* zeigt 2003 gegenüber dem Vorjahr einen Rückgang der Verordnungen. Dieses Mittel enthält neun verschiedene Pflanzenauszüge in alkoholischer Lösung. In einer Placebo-kontrollierten Studie führte *Iberogast* bei 60 Patienten mit funktioneller Dyspepsie nach zwei- und vierwöchiger Therapie zu einer signifikanten Beschwerdebesserung (Madisch et al. 2001). Auch in einer doppelblinden Vergleichsstudie mit Cisaprid ergaben sich bei 137 von ursprünglich 186 eingebrachten Patienten mit funktioneller Dyspepsie nach vierwöchiger Behandlung mit *Iberogast* vergleichbare symptomatische Beschwerderaten (Rösch et al. 2002). Die vorliegenden Befunde geben Hinweise auf eine Wirkung von *Iberogast* bei funktionellen Magen-Darm-Beschwerden, wobei allerdings Fragen bezüg-

Tabelle 36.5: Verordnungen von motilitätssteigernden Mitteln 2003. Angegeben sind die 2003 verordneten Tagesdosen, die Änderungen gegenüber 2002 und die mittleren Kosten je DDD 2003.

Präparat	Bestandteile	DDD in Mio.	Änderung in %	DDD-Kosten in €
Metoclopramid				
MCP-ratiopharm	Metoclopramid	24,3	(−4,0)	0,44
Paspertin	Metoclopramid	9,0	(−24,3)	0,52
MCP AL	Metoclopramid	6,5	(+15,5)	0,43
Gastrosil	Metoclopramid	5,8	(−14,3)	0,49
MCP von ct	Metoclopramid	3,7	(+5,7)	0,39
MCP Hexal	Metoclopramid	3,0	(+2,4)	0,48
MCP STADA	Metoclopramid	2,1	(+6,9)	0,49
Cerucal	Metoclopramid	2,0	(−13,7)	0,39
Gastronerton	Metoclopramid	1,9	(−13,9)	0,54
MCP-beta	Metoclopramid	1,5	(−2,9)	0,48
MCP ISIS	Metoclopramid	0,9	(−17,9)	0,50
Gastrotranquil	Metoclopramid	0,6	(+1,5)	0,45
MCP 1A Pharma	Metoclopramid	0,5	(+157,3)	0,47
		61,8	(−6,3)	0,46
Weitere Prokinetika				
Motilium	Domperidon	5,6	(−15,3)	1,80
Domperidon Hexal	Domperidon	1,0	(+401,0)	1,39
Domperidon Stada	Domperidon	0,6	(+676,4)	1,39
		7,2	(+4,3)	1,71
Pflanzliche Mittel				
Iberogast	Bittere Schleifenblume Angelikawurzel Kamillenblütenextrakt Kümmeltinktur Schöllkrauttinktur Mariendistelfrüchtetinktur Melissenblättertinktur Süßholzwurzeltinktur Pfefferminzblättertinktur	15,8	(−5,9)	0,85
Gastrovegetalin	Melissenblätterextrakt	1,0	(−3,5)	0,63
		16,8	(−5,8)	0,84
Summe		85,7	(−5,4)	0,64

36

lich des Wirkungsmechanismus, der hohen Drop-out-Quote und der fehlenden Komponentenanalyse des Vielstoffgemisches offen bleiben.

Melissenblätterextrakt (*Gastrovegetalin*) beansprucht als Anwendungsgebiet aufgrund einer Positivmonographie der Komission E funktionelle Magen-Darm-Beschwerden und nervös bedingte Einschlafstörungen. Kontrollierte Studien wurden nach einer Medline-Recherche nicht publiziert.

Carminativa

Unter den Carminativa werden Simeticonpräparate und pflanzliche Mittel mit ätherischen Ölen zusammengefaßt, welche die Magen-Darm-Motorik anregen und dadurch Völlegefühl und Blähungen beseitigen sollen. Im Vordergrund steht die Verordnung von Simeticon. Bei dieser Substanz handelt es sich um Polydimethylsiloxan (Dimeticon), das mit Siliciumdioxid aktiviert wurde und wegen seiner oberflächenspannungssenkenden Wirkung als Entschäumer verwendet wird. Dieses Mittel hat unter anderem die Indikation Meteorismus mit gastrointestinalen Beschwerden und wird zur Entfernung abnormer Gasansammlungen im Gastrointestinaltrakt empfohlen. Zur Vorbereitung diagnostischer Untersuchungen im Abdominalbereich liegen positive Studiendaten vor (Sudduth et al. 1995, Kark et al. 1995).

Sehr oft wird Simeticon bei Säuglingskoliken eingesetzt, die im Alter bis zu vier Monaten auftreten. Die Behandlung dieser Störungen erfolgt üblicherweise mit nichtmedikamentösen Maßnahmen und mit einer Überprüfung der Ernährungstechnik. Wichtig erscheint es vor allem, die Mutter zu beruhigen und über die vorübergehende Natur der Symptome aufzuklären (Koletzko 1997). Simeticon ist auch speziell bei Säuglingskoliken geprüft worden, war aber nicht besser wirksam als Placebo (Metcalf et al. 1994). Es empfiehlt sich gegenwärtig, den Einsatz dieses Mittels als Placebomedikation auf besondere Einzelfälle zu beschränken. Diätetische Modifikationen sollten bei diesem Beschwerdebild im Vordergrund stehen. Anticholinerge Spasmolytika werden heute als nicht mehr sinnvoll angesehen. Entsprechend den neueren Erkenntnissen hat die Verordnung von Simeticon auch 2003 deutlich abgenommen (Tabelle 36.6).

36

Tabelle 36.6: Verordnungen von Carminativa 2003. Angegeben sind die 2003 verordneten Tagesdosen, die Änderungen gegenüber 2002 und die mittleren Kosten je DDD 2003.

Präparat	Bestandteile	DDD in Mio.	Änderung in %	DDD-Kosten in €
Simeticon				
sab simplex	Dimeticon	4,7	(−14,0)	1,69
Lefax	Dimeticon	3,6	(−15,0)	1,72
Espumisan	Dimeticon	0,8	(−8,9)	1,74
		9,0	(−14,0)	1,71
Kombinationen				
Enteroplant	Pfefferminzöl Kümmelöl	1,2	(+2,7)	0,84
Carminativum-Hetterich/-N	Kamillenblüten Pfefferminzblättern Fenchel Kümmel Pomeranzenschalen	1,1	(−41,0)	0,31
Gastritol	Gänsefingerkrautextrakt Wermutkrautextrakt Kardobenediktenkrautextrakt Süßholzwurzelextrakt Angelikawurzelextrakt Kamillenblütenextrakt Johanniskrautextrakt	0,7	(−11,3)	0,43
		3,1	(−21,4)	0,55
Summe		12,1	(−16,0)	1,41

36

Enzympräparate

Pankreasenzympräparate werden zur Behandlung der exokrinen Pankreasinsuffizienz im fortgeschrittenen Stadium benötigt. Eine Enzymsubstitution ist erst dann indiziert, wenn die tägliche Stuhlfettausscheidung 15 g überschreitet oder der Patient an Gewicht abnimmt. Indikationsbereiche sind die chronische Pankreatitis und ein Zustand nach ausgedehnten Pankreasoperationen. Nach Magenresektionen, insbesondere Gastrektomien, kann es zu einer funktionellen

Pankreasinsuffizienz im Rahmen einer pankreaticocibalen Dyssyn-
chronie kommen. Auch hier können Pankreasenzyme eingesetzt
werden. Placebo-kontrollierte Vergleichsstudien, ob sich das Körpergewicht heben läßt, liegen allerdings nicht vor. Zur Substitution wird
meist Pankreatin vom Schwein verwendet. Für den therapeutischen
Erfolg ist der Lipasegehalt der Enzympräparate von Bedeutung. Als
Richtdosis werden 80.000 FIP-Einheiten Lipase pro Mahlzeit angegeben, d. h. 240.000 Einheiten pro Tag. Es ist erforderlich, daß diese
Präparate galenisch so hergestellt werden, daß sie bei der Passage

Tabelle 36.7: Verordnungen von Enzympräparaten 2003. Angegeben sind die 2003
verordneten Tagesdosen, die Änderungen gegenüber 2002 und die mittleren Kosten je
DDD 2003.

Präparat	Bestandteile	DDD in Mio.	Änderung in %	DDD-Kosten in €
Pankreatin				
Kreon	Pankreatin	7,0	(+2,1)	4,94
Panzytrat	Pankreatin	2,7	(−5,4)	4,86
Pangrol	Pankreatin	2,7	(+22,7)	4,13
Ozym	Pankreatin	1,8	(+6,1)	4,30
Pankreon	Pankreatin	1,4	(−6,9)	4,11
Pankreatin-ratiopharm	Pankreatin	0,7	(+1,5)	4,15
Cotazym	Pankreatin	0,5	(−7,5)	5,00
Pankreatin Stada	Pankreatin	0,4	(+10,8)	2,59
Enzym Lefax forte Pankreatin	Pankreatin	0,3	(+66,2)	5,60
		17,5	(+3,7)	4,60
Enzymkombinationen				
Enzym-Lefax Neu/Forte	Dimeticon Pankreatin	3,4	(−20,7)	1,06
Meteozym	Pankreatin Simethicon	1,3	(−14,1)	1,33
		4,7	(−19,0)	1,13
Enzym-Acida-Kombinationen				
Enzynorm forte	Magenschleimhautextr. Aminosäurehydrochlorid	1,2	(−20,9)	1,10
Summe		23,4	(−3,3)	3,73

36

durch den Magen nicht durch die Salzsäure inaktiviert werden. In der Galenik haben sich säuregeschützte Mikrotabletten oder Mikropellets mit einem Durchmesser nicht über 2 mm bewährt.

Die Verordnung von Pankreatinpräparaten ist leicht angestiegen, während die Enzymkombinationen und Enzym-Acida-Kombinationen 2003 im Vergleich zum Vorjahr deutlich weniger verordnet wurden (Tabelle 36.7). Die immer noch häufige Anwendung von Pankreasenzympräparaten entspricht keineswegs der Inzidenz einer therapiebedürftigen Pankreasinsuffizienz. Enzympräparate werden vielfach ungerechtfertigt zur Behandlung dyspeptischer Beschwerden wie Druck- und Völlegefühl eingesetzt. Die Behandlung dieser Beschwerden mit Enzympräparaten ist nicht nur ineffektiv, sondern auch zu teuer, selbst wenn bei einigen Patienten eine therapeutische Wirksamkeit über einen Placeboeffekt anzunehmen ist.

Tabelle 36.8: Verordnungen von Mitteln gegen chronisch-entzündliche Darmerkrankungen 2003. Angegeben sind die 2003 verordneten Tagesdosen, die Änderungen gegenüber 2002 und die mittleren Kosten je DDD 2003.

Präparat	Bestandteile	DDD in Mio.	Änderung in %	DDD-Kosten in €
Sulfasalazin				
Azulfidine	Sulfasalazin	3,5	(−4,5)	1,56
Mesalazin				
Salofalk	Mesalazin	26,3	(+7,9)	2,46
Claversal	Mesalazin	9,0	(+3,6)	2,66
Pentasa	Mesalazin	6,8	(+7,1)	2,20
		42,1	(+6,8)	2,46
Glucocorticoide				
Colifoam	Hydrocortison	3,6	(−1,1)	0,93
Budenofalk	Budesonid	1,9	(+10,6)	6,03
Entocort	Budesonid	1,7	(−3,2)	6,61
		7,2	(+1,2)	3,64
Summe		52,8	(+5,2)	2,56

36

Mittel gegen chronisch-entzündliche Darmerkrankungen

Sulfasalazin, Mesalazin, Olsalazin sind therapeutisch wirksam bei der Behandlung des Morbus Crohn und der Colitis ulcerosa. Diese Substanzen beeinflussen nicht nur die akute Entzündungsphase, sondern sie verhindern, als Langzeitprophylaxe auch Rezidive bei der Colitis ulcerosa, nicht jedoch beim Morbus Crohn. In Tabelle 36.8 ist erkennbar, daß die Verordnung von Mesalazin zugenommen hat, vermutlich auch durch höhere Dosierungen in der akuten Phase einer chronisch entzündlichen Darmerkrankung. Dagegen ist die Verordnung von Sulfasalazin gegenüber dem Vorjahr gering zurückgegangen. Sulfasalazin wird außerdem als remissionsinduzierendes Medikament bei der rheumatoiden Arthritis eingesetzt (s. Kapitel 18). Auf diese Indikation entfallen ca. 65% der Verordnungen.

Als weitere Gruppe werden in der Tabelle 36.8 Glucocorticoide aufgeführt. Budesonid (*Budenofalk*, *Entocort*) wird infolge eines hohen First-Pass-Effekts in der Leber rasch metabolisiert und hat geringe systemische Nebenwirkungen. Es kann bei entzündlichen Darmerkrankungen bei Befall des terminalen Ileums oral oder bei Befall des Rektosigmoids als Klysma verabreicht werden. In einer Dosis von 9 mg/Tag läßt sich unter Budesonid bei Morbus Crohn eine Remission erreichen (Rutgeerts et al. 1994). Budesonid verhindert jedoch nicht Rezidive, kann aber die Remissionsdauer nach initialer Therapie verlängern. Budesonid erwies sich ebenfalls als nicht wirksam bei der Verhinderung von Rezidiven eines Morbus Crohn nach vorausgegangener chirurgischer Behandlung (Hellers et al. 1999). In zunehmendem Maße wird auch in Deutschland die topische Steroidtherapie eingesetzt, da sie als Klysma (Hydrocortisonacetat) eine effektive Behandlungsform vorwiegend bei linksseitig lokalisierten entzündlichen Darmerkrankungen darstellt.

Antidiarrhoika

Nach Angaben der Krankenkassen leiden etwa 30% der Bevölkerung mindestens einmal jährlich unter einer Durchfallerkrankung. 69% der Betroffenen warten ab oder kurieren sich mit Hausmitteln, 31% suchen ihren Hausarzt auf, durchschnittlich allerdings erst zwei Tage nach dem Auftreten der Diarrhö (Caspary et al. 1995). Grundlage der Behandlung akuter Durchfallerkrankungen ist eine ausreichende

Zufuhr von Flüssigkeit und Salzen, die vorzugsweise als enterale Elektrolytlösungen gegeben werden sollen. Die Anwendung von Arzneimitteln aus der Gruppe der obstipierenden Mittel und Chemotherapeutika ist nur dann notwendig, wenn die allgemeinen Maßnahmen nicht ausreichen, und sollte mit Vorsicht erfolgen. In der Gruppe der Antidiarrhoika ist 2003 ein Rückgang der Verordnungen gegenüber 2002 eingetreten (Tabelle 36.9).

Loperamid

Loperamid wirkt über eine Stimulation der Opioidrezeptoren im Darm. Neben der Hemmung der Propulsivmotorik vermindert Loperamid auch die intestinale Flüssigkeitssekretion. Häufiges Anwendungs-

Tabelle 36.9: Verordnungen von Antidiarrhoika 2003. Angegeben sind die 2003 verordneten Tagesdosen, die Änderungen gegenüber 2002 und die mittleren Kosten je DDD 2003.

Präparat	Bestandteile	DDD in Mio.	Änderung in %	DDD-Kosten in €
Opioide				
Imodium	Loperamid	2,9	(−10,3)	1,41
Lopedium	Loperamid	2,7	(−3,6)	1,32
Loperamid-ratiopharm	Loperamid	1,9	(−1,8)	1,44
Loperamid STADA	Loperamid	0,6	(−0,2)	1,43
loperamid von ct	Loperamid	0,5	(−5,6)	1,13
Loperhoe	Loperamid	0,4	(−6,7)	1,15
Loperamid AL	Loperamid	0,4	(+2,2)	1,09
Loperamid Heumann	Loperamid	0,4	(−6,8)	1,61
Loperamid – 1 A Pharma	Loperamid	0,3	(+36,4)	1,17
Lopalind	Loperamid	0,1	(−7,5)	1,31
		10,2	(−4,6)	1,35
Chemotherapeutika				
Tannacomp	Tanninalbuminat Ethacridinlactat	0,6	(−6,0)	2,12
Pentofuryl	Nifuroxazid	0,3	(−2,6)	2,09
		0,9	(−4,8)	2,11
Summe		11,1	(−4,6)	1,42

36

gebiet für Loperamid ist die Reisediarrhö, wobei es hier sicherlich nur selten indiziert ist. Opioide sollten keinesfalls bei bakteriellen Darminfektionen eingesetzt werden, die mit hohem Fieber und blutiger Diarrhö einhergehen. Bei Kindern unter zwei Jahren ist die Substanz kontraindiziert.

Sonstige Antidiarrhoika

In dieser Arzneimittelgruppe sind Präparate mit unterschiedlichen Bestandteilen aufgelistet (Tabelle 36.10). Neben Adsorbentien handelt es sich hier um Hefepräparate, Stoffwechselprodukte und Autolysate von Bakterien sowie um Präparate mit lebensfähigen Bakterien, die auch als Probiotika oder Biotherapeutika zusammengefaßt werden. Die Gesamtgruppe zeigt eine Abnahme der Verordnung gegenüber 2002.

Am häufigsten wurden Bakterien- und Hefepräparate verordnet. Das Trockenhefepräparat Saccharomyces boulardii ist seit 1995 zur Behandlung von Durchfallkrankheiten sowie zur Vorbeugung von Reisediarrhöen zugelassen. Aus den bisherigen Untersuchungen ergeben sich zwar statistisch signifikante Unterschiede des Trockenhefepräparates zu Placebo, die jedoch aus klinischer Sicht wenig relevant sind. Nach 2–7tägiger Therapie wurde die Stuhlfrequenz bei akuter Erwachsenendiarrhö nur am zweiten Tag signifikant von 3,0 auf 2,4 Stühle pro Tag gesenkt (Höchter et al. 1990). Ähnlich marginale Ergebnisse werden für antidiarrhoische Therapie von Kindern in einer mexikanischen Studie beschrieben (Cetina-Sauri und Basto 1991). Bei der Prävention der Reisediarrhö hatte Saccharomyces boulardii ebenfalls keine überzeugenden Wirkungen. In der dazu vorliegenden Placebo-kontrollierten Studie an 3000 österreichischen Fernreisenden wurde die Durchfallquote von 39% auf 34% (250 mg Trockenhefe tgl.) oder 29% (1000 mg Trockenhefe tgl.) gesenkt, wenn mehr als die Hälfte der Studienteilnehmer wegen Protokollverletzungen ausgeschlossen wurden (Kollaritsch et al. 1993). Eine Auswertung aller Studienteilnehmer zeigt dagegen keine Unterschiede in der Wirksamkeit von Saccharomyces boulardii und Placebo. Wir schließen uns daher der klinisch-pharmakologischen Beurteilung an, daß eine antibakterielle Therapie weiterhin die wesentlich erfolgreichere Form der Prophylaxe und der Therapie der Reisediarrhö mit Erfolgsquoten bis zu 90% ist (Scarpignato und Rampal 1995). Auch bei der Behandlung

Tabelle 36.10: Verordnungen sonstiger Antidiarrhoika 2003. Angegeben sind die 2003 verordneten Tagesdosen, die Änderungen gegenüber 2002 und die mittleren Kosten je DDD 2003.

Präparat	Bestandteile	DDD in Mio.	Änderung in %	DDD-Kosten in €
Adsorbentien				
Colina	Smektit	0,5	(−14,9)	1,63
Colina spezial	Smektit Aluminiumhydroxid Magnesiumcarbonat	0,3	(−16,1)	1,99
Diarrhoesan	Apfelpektin Kamillenblütenextrakt	0,2	(−11,0)	6,73
Kohle-Compretten/ Granulat	Medizinische Kohle	0,1	(−22,9)	4,39
Kaoprompt-H	Kaolin Pektin	0,1	(−8,3)	17,41
		1,0	(−14,9)	3,49
Hefepräparate				
Perenterol	Saccharomyces boulard.	4,5	(−3,6)	2,66
Perocur	Saccharomyces boulard.	1,4	(−4,6)	1,75
Hamadin/-N	Saccharomyces boulard.	0,4	(−23,9)	1,86
Santax S	Saccharomyces boulard.	0,3	(−22,3)	1,99
Omniflora Akut Hefe	Saccharomyces boulard.	0,2	(+25,0)	1,72
		6,7	(−5,7)	2,37
Bakterienpräparate				
Mutaflor	Escherichia coli	3,7	(+1,0)	2,03
Omniflora N	Lactobacillus gasseri Bifidobacterium longum	1,4	(−14,2)	1,23
Symbioflor II	Escherichia coli	1,2	(−18,5)	0,63
Pro-Symbioflor	Autolysat von Escherichia coli und Enterococcus faecalis	0,8	(−18,1)	1,02
Lacteol	Lactobacillus acidophilus	0,7	(+146,0)	1,54
Infectodiarrstop GG	Lactobacillen	0,2	(−46,3)	4,40
		8,0	(−5,0)	1,61
Pflanzliche Mittel				
Uzara	Uzarawurzelextrakt	0,8	(−0,9)	1,21
Summe		16,6	(−5,8)	2,02

36

des Rezidivs der Clostridium-difficile-Kolitis und bei sondenernährten Intensivpatienten hatte die Behandlung mit Trockenhefepräparaten nur marginale Erfolgsquoten (McFarland et al. 1994, Bleichner et al. 1997).

Der Nutzen von Bakterienpräparaten ist schwierig zu beurteilen. Bei Kindern, die Antibiotika erhielten, führte die prophylaktische Gabe von Laktobazillus-Präparationen zu einer Verminderung der Stuhlfrequenz (Jung et al. 1989). In einer Placebo-kontrollierten Doppelblindstudie erwies sich eine orale Bakterientherapie über 9 Monate als wirksam in der Verhinderung von Rezidiven bei chronischer Pouchitis. Bei 40 Patienten mit ileoanaler Anastomose wegen Colitis ulcerosa wurde über 9 Monate eine Verlaufsbeobachtung durchgeführt, um die Rezidivneigung unter zwei Therapieregimen festzustellen. 20 Patienten erhielten ein Placebopräparat und 20 Patienten ein Bakterienpräparat, bestehend aus 4 Lactobazillusstämmen, 3 Stämmen Bifidumbakterium und einem Stamm Streptococcus salivarius. Nach 9 Monaten fand sich bei 3 der 20 mit der Bakterientherapie behandelten Patienten ein Rezidiv der Pouchitis während unter Placebo 17 der 20 Patienten einen Rückfall der Pouchitis entwickelten (Gionchetti et al 2000). In einer weiteren Studie (Gionchetti et al. 2003) verhinderte das oben erwähnte Bakterienmischpräparat (VSL#3) prophylaktisch gegeben im Vergleich zu Placebo im ersten Jahr nach Operation signifikant die Ausbildung einer Pouchitis und verbesserte die Lebensqualität der Patienten mit ileoanaler Anastomose. Wenn diese Befunde durch andere Studien bestätigt werden, ergibt sich für Probiotika ein neues Indikationsgebiet, da nahezu 50% der Patienten nach ileoanaler Anastomose im Verlauf von 10 Jahren eine Pouchitis entwickeln und etwa zwei Drittel der Patienten zu gehäuften Rezidiven neigen.

Mit dem Bakterienpräparat *Mutaflor*, das den Escherichia coli Stamm Nissle enthält, wurden in einer Placebo-kontrollierten Studie Effekte auf die Remissionserhaltung bei einer kleinen Gruppe von Patienten mit Morbus Crohn beobachtet, die jedoch nicht signifikant waren (Malchow 1997). In einer weiteren Studie erreichten steroidbehandelte Patienten mit Colitis ulcerosa ähnlich hohe Remissionsraten mit Mesalazin (75%) wie mit dem Colipräparat (68%) (Rembacken et al. 1999). Wegen der ungewöhnlich hohen Rezidivrate unter Mesalazin (73%) und dem hohen Anteil steroidbehandelter Patienten ist das Ergebnis nicht repräsentativ für die Standardtherapie.

In einer zweiten randomisierten Doppelblindstudie erhielten 120 Patienten mit Colitis ulcerosa zur Erhaltung der Remission entweder

Mesalazin (500 mg 3 mal täglich) oder 200 mg/Tag einer E.coli-Präparation (*Mutaflor*) für 12 Wochen. Rezidive traten in der Mesalazin-Gruppe bei 6 von 53 Patienten (11,3%) und bei 8 von 50 (16%) mit E. coli behandelten Patienten auf (Kruis et al 1997).

Trotz der Ergebnisse beider Studien und der Empfehlung der Deutschen Gesellschaft für Verdauungs- und Stoffwechselerkrankungen zu einem möglichen Einsatz von *Mutaflor* zur Remissionserhaltung bei Colitis ulcerosa (Stange et al 2001) sind größere und über einen längeren Zeitraum gehende kontrollierte Studien erforderlich, um die Wirksamkeit bei der Remissionserhaltung der Colitis ulcerosa und das Fehlen relevanter, unerwünschter Wirkungen über einen längeren Zeitraum zu belegen (Hoffmann et al. 2002, Guarner et al 2003).

Laxantien

Die Gruppe der Laxantien umfaßt in ihrem Wirkungsmechanismus unterschiedliche Substanzen wie Quellstoffe, Lactulose, hydragoge Laxantien (z. B. Bisacodyl), pflanzliche Kombinationen und salinische Laxantien in Form von Klysmen (Tabellen 36.11 und 36.12). Da Laxantien im wesentlichen bei Patienten mit intaktem Kolon zum Einsatz kommen, sollten nach ausführlicher Beratung verdauungsphysiologische Vorgänge und diätetische Empfehlungen von schlackenreicher Kost und reichlich Flüssigkeit vorrangig Quellstoffe verordnet werden.

Die Gruppe der Laxantien zeigt 2003 eine geringe Abnahme des Verordnungsvolumens nach definierten Tagesdosen (DDD) (Abbildung 36.1). Allerdings sind in dieser Gruppe einige Lactulosepräparate enthalten, die in der Roten Liste als Lebertherapeutika eingesetzt sind. Die meisten Lactulosepräparate werden inzwischen als Laxantien klassifiziert. Nur noch wenige Präparate werden in der Roten Liste als Lebertherapeutika (z. B. *Lactuflor G*, *Lactulose-ratiopharm*) aufgeführt, womit vermutlich der Ausschluß der Verordnungshäufigkeit gemäß Sozialgesetzbuch V (§ 34, Abs. 1, Nr. 3) für Abführmittel umgangen werden soll.

Der überwiegende Anteil der verordneten Tagesdosen entfällt auf Lactulosepräparate, die nach Versagen diätetischer Maßnahmen und von Quellstoffen indiziert sind. Lactulose ist ein schwer resorbierbares Disaccharid, das im Darmlumen osmotisch Flüssigkeit bindet und erst im Dickdarm bakteriell zu Milchsäure und Essigsäure gespalten wird. Durch die kolonspezifische Wirkung werden potentielle Risiken

36

Tabelle 36.11: Verordnungen von Laxantien (Monopräparate) 2003. Angegeben sind die 2003 verordneten Tagesdosen, die Änderungen gegenüber 2002 und die mittleren Kosten je DDD 2003.

Präparat	Bestandteile	DDD in Mio.	Änderung in %	DDD Kosten in €
Quellstoffe				
Mucofalk	Plantago-ovata-Samenschalen	3,9	(+0,6)	0,54
Flosa	Plantago-ovata-Samenschalen	1,2	(−9,5)	0,64
		5,1	(−2,0)	0,56
Lactulose				
Lactulose-ratiopharm	Lactulose	36,5	(−1,4)	0,20
Lactulose STADA	Lactulose	28,0	(−6,3)	0,20
Lactulose AL	Lactulose	24,9	(−4,7)	0,18
Bifiteral	Lactulose	21,4	(−12,2)	0,21
Lactulose-saar	Lactulose	9,1	(−16,4)	0,20
Lactulose-1A Pharma	Lactulose	6,9	(+65,3)	0,18
Lactulose Neda	Lactulose	4,5	(−28,6)	0,23
Lactulose Hexal	Lactulose	3,4	(+18,8)	0,20
Lactulose Heumann	Lactulose	3,0	(+4,8)	0,20
Lactocur	Lactulose	2,3	(−34,1)	0,22
Eugalac	Lactulose	1,3	(−23,6)	0,24
		141,1	(−5,6)	0,20
Hydragoge Laxantien				
Laxoberal	Natriumpicosulfat	10,9	(−2,1)	0,22
Dulcolax	Bisacodyl	2,4	(−1,4)	0,48
		13,4	(−1,9)	0,27
Gleitmittel				
Obstinol mild/M	Paraffin, dickflüssig	0,4	(−9,6)	1,37
Glycilax	Glycerol	0,3	(−5,9)	0,69
Babylax	Glycerol	0,2	(−8,0)	1,15
		0,9	(−8,0)	1,09
Summe		160,5	(−5,2)	0,22

36

anderer Laxantien vermieden. Lactulose wird bei der hepatischen Enzephalopathie zur Steigerung der enteralen Ammoniakelimination eingesetzt. Die Verordnungsentwicklung unter den verschiedenen Lactulosepräparaten zeigt, daß der behandelnde Arzt sich überwiegend nach dem Preis richtet. Die Lactuloseverordnungen haben 2003 etwas abgenommen (Tabelle 36.11). Eine ähnlich rückläufige

Tabelle 36.12: Verordnungen von Laxantienkombinationen 2003. Angegeben sind die 2003 verordneten Tagesdosen, die Änderungen gegenüber 2002 und die mittleren Kosten je DDD 2003.

Präparat	Bestandteile	DDD in Mio.	Änderung in %	DDD-Kosten in €
Movicol Pulver	Macrogol Natriumchlorid Natriumhydrogen-carbonat Kaliumchlorid	8,0	(+35,5)	1,32
Microklist	Natriumcitrat Natriumlaurylsulfo-acetat Sorbitol	2,3	(+1,2)	1,39
Isomol Pulver	Macrogol Natriumchlorid Natriumhydrogencarbonat Kaliumchlorid	1,5	(+10,4)	1,67
Practo-Clyss	Natriumdihydrogen-phosphat Natriummonohydrogen-phosphat	1,1	(−1,0)	2,02
Lecicarbon CO_2-Laxans	Natriumhydrogen-carbonat Natriumhydrogen-phosphat	1,1	(+1,2)	0,46
Chol-Kugeletten Neu	Schöllkrautextrakt Aloeextrakt	0,9	(−25,7)	0,84
Klysma-Salinisch	Natriumdihydrogen-phosphat Natriummonohydrogen-phosphat	0,3	(−11,2)	2,49
Summe		15,0	(+14,6)	1,35

36

Entwicklung ist auch bei den Quellstoffen (*Mucofalk*, *Flosa*) und den übrigen Monopräparaten der Laxantien zu beobachten.

In der Gruppe der Laxantienkombinationen wurden die Macrogol enthaltenden Präparate *Movicol* und *Isomol* 2003 deutlich häufiger verordnet als 2002, während die Verordnung von *Chol-Kugeletten Neu* mit dem potentiell hepatotoxischen Schöllkrautextrakt zurückging (Tabelle 36.12). Leichte Zuwächse ergaben sich bei verschiedenen als Klistier (*Microklist*) oder Suppositorien (*Lecicarbon CO$_2$-Laxans*) verwendeten Laxantien.

Literatur

Bleichner G, Bléhaut H, Mentec H, Moyse D (1997): Saccharomyces boulardii prevents diarrhea in critically ill tube-fed patients. Intensive Care Med 23: 517–523.

Bombardier C, Laine L, Reicin A et al (2000): Comparison of upper gastrointestinal toxicity of rofecoxib and naproxen in patients with rheumatoid arthritis. N Engl J Med 343: 1520–1528.

Caspary WF, Lüpke NP, Oldiges FJ, Wahle K (1995): Diarrhoe in der ärztlichen Praxis. Münch Med Wochenschr 137: 411–415.

Cetina-Sauri G, Basto GS (1991): Antidiarrhöische Therapie bei Kindern. Der Kinderarzt 22: 2059–2061.

Chan FK, Hung LC, Suen BY, Wu JC, Lee KC, Leung VK, Hui AJ, To KF, Leung WK, Wong VW, Chung SC, Sung JJ (2002): Celecoxib versus diclofenac and omeprazole in reducing the risk of recurrent ulcer bleeding in patients with arthritis. N Engl J Med 347: 2104–2110.

Ellenrieder V, Boeck W, Richter C, Marre R, Adler G, Glasbrenner B (1999): Prevalence of resistance to clarithromycin and its clinical impact on the efficacy of Helicobacter pylori eradication. Scand J Gastroenterol 34: 750–756.

Gionchetti P, Rizzello F, Helwig U, Venturi A, Lamers KM et al (2003): Prophylaxis of pouchitis onset with probiotic therapy: a double-blind, placebo-controlled trial. Gastroenterology 124: 1202–1209.

Gionchetti P, Rizzello F, Venturi A, Brigidi P, Matteuzzi D, Bazzocchi G et al (2000): Oral bacteriotherapy as maintenance treatment in patients with chronic pouchitis: a double-blind, placebo-controlled trial. Gastroenterology 119: 305–309.

Guarner F, Malagelada JR (2003): Gut flora in health and disease. Lancet 361: 512–519.

Hawkey CJ, Karrasch JA, Szczepanski L, Walter DG, Barkun A et al (1998): Omeprazole compared with misoprostol for ulcers associated with nonsteroidal anti-inflammatory drugs. Omeprazole versus Misoprostol for NSAID-induced Ulcer Management (OMNIUM) Study Group. N Engl J Med 338: 727–734.

36

Hellers G, Cortot A, Jewell D et al (1999): Oral budesonide for prevention of post-surgical recurrence in Crohn's disease. Gastroenterology 116: 294–300.

Höchter W, Chase D, Hagenhoff G (1990): Saccharomyces boulardii bei akuter Erwachsenendiarrhoe. Wirksamkeit und Verträglichkeit der Behandlung. Münch Med Wochenschr 132: 188–192.

Hoffmann, RM, Kruis W (2002): Probiotika und Präbiotika – eine Renaissance? Internist 43: 1400–1406.

Kark W, Krebs-Richter H, Hotz J (1995): Improving the effect of orthograde colonic lavage with golytely solution by adding dimethicone. Z Gastroenterol 33: 20–23.

Koletzko S (1997): Sonstige Erkrankungen des Magen-Darm-Traktes. In: Reinhardt D (Hrsg): Therapie der Krankheiten im Kindes- und Jugendalter. 6. Aufl., Springer, Berlin Heidelberg New York, S. 759–776.

Kollaritsch H, Holst H, Grobara P, Wiedermann G (1993): Prophylaxe der Reisediarrhöe mit Saccharomyces boulardii. Fortschr Med 111: 152–156.

Kruis W, Schütz E, Fric P, Judmaier G, Stolte M (1997): Double-blind comparison of an oral Escherichia coli preparation and mesalazine in maintaining remission of ulcerative Colitis. Aliment Pharmacol Ther 11: 853–858.

Labenz J, Tillenburg B, Peitz U, Köhl H, Becker T et al (1996): Ulcusheilung durch Helicobacter-pylori-Eradikation: Genügt eine Woche Therapie? Dtsch Med Wochenschr 121: 3–8.

Lee JM, Breslin NP, Hyde DK, Buckley MJ, O'Morain CA (1999): Treatment options for Helicobacter pylori infection when proton pump inhibitor-based triple therapy fails in clinical practice. Aliment Pharmacol Ther 13: 489–496.

Lind T, Mégraud F, Unge P, Bayerdörffer E, O'Morain C, Spiller R, van Zenten S et al (1999): The MACH 2 study: Role of omeprazole in eradication of Helicobacter pylori with I-week triple therapies. Gastroenterology 116: 248–253.

Lüth S, Teyssen S, Kölbel CB, Singer MV (2001): 4 day triple therapy with rabeprazole, amoxicillin and clarithromycin in the eradication of Helicobacter pylori in patients with peptic ulcer disease. Z Gastroenterol 39: 279–285.

Madisch A, Melderis H, Mayr G, Sassin I, Hotz J (2001): Ein Phytotherapeutikum und seine modifizierte Rezeptur bei funktioneller Dyspepsie. Ergebnisse einer doppelblinden plazebokontrollierten Vergleichsstudie. Z Gastroenterol 39: 511–517.

Malchow H A (1997): Crohn's disease and Escherichia coli. A new approach in therapy to maintain remission of colonic Crohn's disease? J Clin Gastroenteraol 25: 653–658.

Malfertheiner P, Mössner J, Fischbach W, Layer P, Leodolter A, Stolte M, Demleitner K, Fuchs W (2003): Helicobacter pylori eradication is beneficial in the treatment of functional dyspepsia. Aliment Pharmacol Ther 18: 615–625.

McFarland LV, Surawicz CM, Greenberg RN (1994): A randomized placebo-controlled trial of saccharomyces boulardii in combination with standard antibiotics for clostridium difficile disease. JAMA 271: 1913–1918.

Metcalf TJ, Irons TG, Sher LD, Young PC (1994): Simethicone in the treatment of infant colic: a randomized placebo-controlled multicenter trial. Pediatrics 94: 29–34.

Peters FTM, Ganesch S, Kuipers EJ, Sluitder WJ, Klinkenberg-Knol EC, Lamers CBHW, Kleibeucker JH (1999): Endoscopic regression of Barrett's oesophagus

36

during omeprazole treatment; a randomised double blind study. Gut 45: 489–494

Rembacken BJ, Snelling AM, Hawkey PM, Chalmers DM, Axon ATR (1999): Non pathogenic Escherichia coli versus mesalazine for the treatment of ulcerative colitis: a randomised trial. Lancet 354: 635–639.

Rösch W, Vinson B Sassin I (2002): A randomized clinical trial comparing the efficacy of a herbal preparation STW5 with the prokinetic drug cisapride in patients with dysmotility type of functional dyspepsia. Z Gastroenterol 40: 401–408.

Rutgeerts P, Löfberg R, Malchow H et al (1994): A comparison of budesonide with prednisolone for active Crohn's disease. N Engl J Med 331: 842–845.

Scarpignato C, Rampal P (1995): Prevention and treatment of traveler's diarrhea: a clinical pharmacological approach. Chemotherapy 41 (Suppl 1): 48–81.

Stange EF, Riemann J, von Herbay A, Lochs H, Fleig WE, Scholmerich J et al (2001): Diagnostik und Therapie der Colitis ulcerosa – Ergebnisse einer evidenzbasierten Konsensuskonferenz der Deutschen Gesellschaft für Verdauungs- und Stoffwechselkrankheiten. Z Gastroenterol 39: 19–70.

Sudduth RH, DeAngelis S, Sherman KE, McNally PR (1995): The effectiveness of simethicone in improving visibility during colonoscopy when given with a sodium phosphate solution: a double-bind randomized study. Gastrointest Endosc 42: 413–415.

Talley NJ, Vakil N, Baillard ED, Fennerty BM (1999): Absence of benefit of eradicating helicobacter pylori in patients with nonulcer dyspepsia. N Engl J Med 341: 1106–1111.

Uemura N, Okamoto S, Yamamoto S, Matsumura N, Yamaguchi S, Yamakido M et al (2001): Helicobacter pylori infection and the development of gastric cancer. N Engl J Med 345: 784–789.

Vigneri S, Termini R, Leandro G, Badalamenti S, Pantalena M et al (1995): A comparison of five maintenance therapies for reflux esophagitis. New Engl J Med 333: 1106–1110.

Wolfe MM, Lichtenstein DR (1999): Gastrointestinal toxicity of nonsteroidal antiinflammatory drugs. N Engl J Med 340: 1888–1899.

37. Migränemittel

JUDITH GÜNTHER

AUF EINEN BLICK

Trend

Mit der Einführung der Triptane im Jahr 1993 hat sich die Migränetherapie deutlich gewandelt. Mutterkornalkaloide sind – vor allem aufgrund ihrer schlechteren Verträglichkeit – fast vollständig verlassen worden. Auch die Verordnung der Sekalealkaloidkombinationen ist seit zehn Jahren um mehr als 70% zurückgegangen. Diesem Trend folgend sind die Triptanverordnungen – wohl auch begründet durch die Neueinführung von Frovatriptan – 2003 erneut angestiegen. Sumatriptan behauptet weiterhin seine führende Position, mittlerweile jedoch mit nur knappem Vorsprung vor anderen Wirkstoffen der Triptangruppe.

Migränemittel werden zur Anfallskupierung eingesetzt. Typisch für die Migräne ist der anfallsartig auftretende Halbseitenkopfschmerz, häufig verbunden mit Erbrechen, Übelkeit und Lichtscheu. Die Ursache der Migräne ist genetisch bedingt, bei 60–70% der betroffenen Patienten läßt sich eine familiäre Belastung nachweisen. Bei 15% der Patienten leiten Aura-Symptome visueller und sensorischer Natur den Anfall ein. Frauen sind mit 12–14% häufiger betroffen als Männer mit 6–8%. Bei Frauen ist nicht selten ein Zusammenhang mit der Menstruation zu beobachten. Als Auslösefaktoren für einzelne Attacken kommen psychogener Streß, hormonelle Faktoren und bestimmte Nahrungsmittel wie tyraminhaltige Speisen (Schokolade und Hartkäse) sowie Alkohol in Frage. Insgesamt handelt es sich um ein Krankheitsbild, das anhand der Anamnese leicht von anderen Kopfschmerzformen abgrenzbar ist (Diener 2002).

Schmerzfreiheit bzw. die deutliche Besserung von Kopfschmerzen zwei Stunden nach Medikamenteneinnahme sowie eine reproduzierbare Wirkung bei zwei bis drei Migräneattacken gelten derzeit als Kriterien für eine erfolgreiche medikamentöse Therapie des akuten Migräneanfalls. Leichte Migräneanfälle sind mit den üblichen Analgetika und Antiemetika gut zu beeinflussen. Bei schweren Migräneattacken stehen seit einigen Jahren spezifische Migränemittel aus der Gruppe der 5-HT$_{1B/1D}$-Rezeptoragonisten (Triptane) zur Verfügung. Zusätzlich zu dem 1993 eingeführten Sumatriptan (*Imigran*) sind in den letzten Jahren sechs weitere Triptane auf den Markt gekommen, um bestimmte pharmakologische Eigenschaften von Sumatriptan zu verbessern, wie beispielsweise seine geringe Bioverfügbarkeit, die kurze Halbwertszeit und seine geringe Lipophilie. 2003 befinden sich mit Ausnahme der im Jahr 2002 neu eingeführten Verbindung Eletriptan alle weiteren Triptane unter den 3000 häufig verordneten Arzneimitteln. Aufgrund dieser Entwicklung gehört Ergotamin als Monosubstanz nicht mehr zu den meistverordneten Präparaten.

Eine Migräneprophylaxe ist indiziert, wenn mehr als drei Migräneanfälle pro Monat auftreten, die auf eine Akuttherapie nicht ausreichend ansprechen, eine Zunahme der Attackenfrequenz beobachtet werden kann, sowie Schmerz- und Migränemittel an mehr als zehn

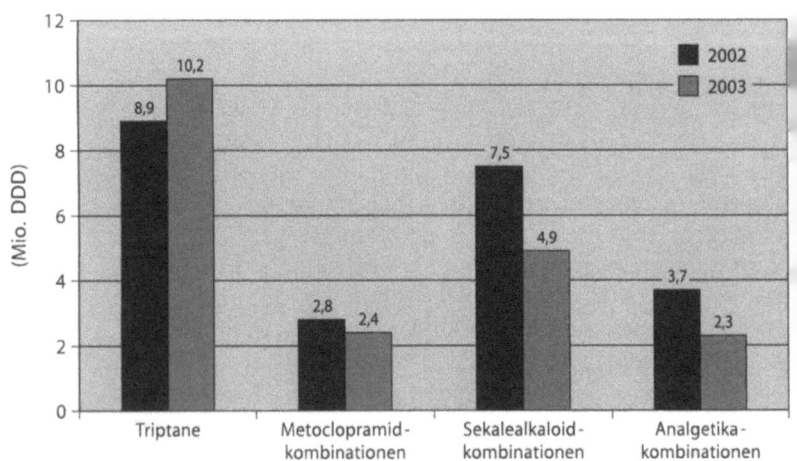

Abbildung 37.1: Verordnungen von Migränemitteln 2003. DDD der 3000 meistverordneten Arzneimittel

Tagen im Monat eingenommen werden. Mittel der Wahl sind in diesen Fällen Betarezeptorenblocker (z. B. Propranolol und Metoprolol), die im Kapitel 20 besprochen werden. Alternativ wird auch der Calciumantagonist Flunarizin eingesetzt. Zu Dihydroergotamin liegen keine sicheren Belege vor (Diener 2002). Die Substanz kann nach längerer Anwendung zu einer Verschlechterung der Migräne und zu Induktion eines Dauerkopfschmerzes führen. Wirksam sind auch Valproinsäure und Topiramat, für die allerdings noch keine Zulassung vorliegt.

Das Verordnungsvolumen der Migränemittel nach definierten Tagesdosen (DDD) fiel im Verordnungsjahr 2003 um 10,7%, was sich vor allem durch einen deutlichen Verordnungsrückgang bei den sonstigen Migränemitteln erklären läßt (Tabellen 37.1 und 37.2). Neben der Gruppe der Triptane zeigen lediglich das Mitte 2003 neu als Monopräparat ausgebotene *Migräne Kranit* und das Kombinationsmittel *Migraeflux* Zuwächse bei den Verordnungen.

Triptane

Die Triptane sind als selektive Serotoninrezeptoragonisten ($5\text{-HT}_{1B/1D}$) die wirksamsten Mittel für eine akute Migränetherapie. Beim Spannungskopfschmerz sind sie unwirksam. Über vaskuläre Serotoninrezeptoren bewirken sie eine Vasokonstriktion großer Hirngefäße, arteriovenöser Anastomosen und von Duragefäßen. Daneben hem-

37

Tabelle 37.1: Verordnungen von $5\text{-HT}_{1B/1D}$-Rezeptoragonisten 2003. Angegeben sind die 2003 verordneten Tagesdosen, die Änderungen gegenüber 2002 und die mittleren Kosten je DDD 2003.

Präparat	Bestandteile	DDD in Mio.	Änderung in %	DDD-Kosten in €
Imigran	Sumatriptan	3,2	(+0,4)	9,08
AscoTop	Zolmitriptan	3,0	(+11,1)	8,94
Maxalt	Rizatriptan	2,2	(+15,5)	11,78
Naramig	Naratriptan	0,7	(−1,9)	10,07
Allegro	Frovatriptan	0,6	(> 1000)	6,74
Almogran	Almotriptan	0,4	(+35,2)	9,82
Summe		10,2	(+14,1)	9,61

men sie die neurogene Entzündung im Migräneanfall durch eine verminderte Freisetzung proinflammatorischer Neurotransmitter aus perivaskulären Trigeminusfasern. Im Gegensatz zu den Sekalealkaloiden können sie zu jedem Zeitpunkt innerhalb der Attacke eingenommen werden und lindern zusätzlich auch migränetypische Symptome wie Übelkeit, Erbrechen, Lichtscheu und Lärmempfindlichkeit. 2003 sind bereits sechs der derzeit insgesamt sieben zugelassenen Triptane in der Gruppe der 3000 meistverordneten Arzneimittel vertreten. Damit wird das therapeutisch bedeutsame Potential dieser relativ neuen Arzneimittelgruppe auch in der praktischen Verordnungstätigkeit deutlich. Alle Triptane haben ein ähnliches Wirkungsprofil, unterscheiden sich aber in der Pharmakokinetik und damit vor allem in der Wirkungsdauer und in der Häufigkeit des Wiederauftretens von Migräneanfällen. Alle Triptane können – wie auch für Mutterkornalkaloide bekannt – bei zu häufiger Anwendung die Attackenfrequenz erhöhen und zu einem medikamenteninduzierten Dauerkopfschmerz führen. Ihre Anwendung wird daher auf höchstens 10 Tage im Monat begrenzt.

Am besten untersucht ist Sumatriptan, das in Dosen von 25–100 mg oral bei 50–70% der Patienten die Beschwerden innerhalb von 2 Stunden lindert. Bei Übelkeit und Erbrechen können 25 mg rektal oder 10–20 mg als Nasenspray eingesetzt werden. Besonders wirksam ist die subkutane Injektion, nach der sich die Symptome bereits nach 60 Minuten bei 80% der Patienten zurückbilden. Wegen der kurzen Halbwertszeit von zwei Stunden treten 12 Stunden nach oraler Gabe bei 30–40% der Patienten erneut Migränekopfschmerzen auf, bei denen eine zweite Gabe wiederum wirksam ist. Schwerwiegende Nebenwirkungen bei Patienten mit kardialen Vorerkrankungen oder anderen Kontraindikationen haben die Arzneimittelkommission der deutschen Ärzteschaft (1995) veranlaßt, auf die sorgfältige Beachtung der Kontraindikationen hinzuweisen. Hierzu zählen unter anderem Patienten mit Koronarspasmen, symptomatischer ischämischer Herzkrankheit, überstandenem Herzinfarkt oder Schlaganfall, manifestem Hypertonus sowie Morbus Raynaud, arterieller Verschlußkrankheit und multiplen vaskulären Risikofaktoren.

Die neueren Triptane Zolmitriptan (*AscoTop*), Naratriptan (*Naramig*), Rizatriptan (*Maxalt*), Almotriptan (*Almogran*), Frovatriptan (*Allegro*) und das bisher unter den verordnungshäufigsten Mitteln noch nicht vertretene Eletriptan (*Relpax*) haben eine höhere orale Bioverfügbarkeit und eine längere Halbwertszeit. Die Kontraindikationen für diese Verbindungen unterscheiden sich nicht von denen der Leitsubstanz Sumatriptan. Die günstigen pharmakokinetischen Eigenschaften der neuen Verbindungen bieten jedoch nicht immer einen klinisch relevanten Vorteil. So ist das sehr lange wirkende Naratriptan weniger wirksam als Sumatriptan, hat aber deswegen auch weniger Nebenwirkungen als dieses. Es eignet sich daher besonders bei Patienten, die unter Sumatriptan mit ausgeprägten Nebenwirkungen reagiert haben, sowie bei Patienten mit langen und regelmäßig wiederauftretenden Attacken (Diener 2002, Bomhof et al. 1999). Ähnliches gilt auch für Frovatriptan, dessen Wirkung erst nach bis zu 4 Stunden eintritt und dann lange anhält. Frovatriptan erreicht in der Akutbehandlung von Migräneattacken 2 Stunden nach der Anwendung nicht die Erfolgsquoten von Sumatriptan oder Eletriptan, besitzt aber eine geringere Rezidivrate als diese. Das Mittel eignet sich daher am ehesten für Patienten mit langsam einsetzenden und lang andauernden Migräneattacken. Rizatriptan ist in der höheren Dosierung (10 mg) wirksamer als Sumatriptan (100 mg) und führt aber in dieser Dosierung auch häufiger zum Wiederauftreten der Kopfschmerzen (headache recurrence). Zolmitriptan und Almotriptan weisen im Vergleich zu Sumatriptan eine praktisch identische Wirksamkeit und Verträglichkeit auf (Gruffyd-Jones et al. 2001, Spierrings et al. 2001). Nach einer Metaanalyse von 53 Triptanstudien sind alle Triptane wirksam und gut verträglich. Rizatriptan (10 mg), Eletriptan (2 mal 40 mg) und Almotriptan (12,5 mg) haben die höchsten Erfolgsquoten (Ferrari et al. 2001). Nach wie vor gilt Sumatriptan als Standardsubstanz mit den längsten klinischen Erfahrungen und der größten Variationsbreite in Applikationsart und Dosis (Diener 2002).

Nahezu alle Triptane zeigen trotz der hohen Therapiekosten einen weiteren Anstieg in der Verordnungshäufigkeit (Tabelle 37.1). Ausnahme ist hier lediglich das zum höheren Preissegment gehörende Naratriptan (*Naramig*) mit leichten Verordnungseinbußen.

37

Sekalealkaloide

Sekalealkaloide sind auch 2003 nicht mehr als Monopräparate unter den häufig verordneten Arzneimitteln vertreten. Lange Zeit waren sie die einzigen Arzneimittel zur Behandlung der akuten Migräneattacke, obwohl ihre Wirksamkeit in prospektiven Untersuchungen nur unzureichend nachgewiesen ist. Als nichtselektive 5-HT-Rezeptoragonisten haben sie jedoch zusätzliche Wirkungen auf mehrere Serotoninrezeptoren, adrenerge Alpharezeptoren und Dopaminrezeptoren, so daß sie mehr Nebenwirkungen als die selektiv wirkenden Triptane auslösen. In allen Vergleichsstudien waren Triptane besser wirksam als die Sekalealkaloide. Triptane wirken im Gegensatz zu Sekalealkaloiden zu jedem Zeitpunkt einer Migräneattacke und müssen daher auch nicht zu Beginn der Attacke verabreicht werden. Sekalealkaloide können Übelkeit und Erbrechen induzieren und damit typische Initialsymptome der schweren Migräneattacke verstärken. Daher wird allgemein die gleichzeitige Gabe prokinetischer Antiemetika vom Typ des Metoclopramids empfohlen. Ein weiterer Nachteil ist ihre geringe und damit unsichere Bioverfügbarkeit in oraler oder rektaler Form. Dihydroergotamin (DHE) wird extrem variabel resorbiert und eignet sich daher nicht für die orale Therapie. Schließlich sind Sekalealkaloide vor allem bei Erkrankungen der Koronarien und peripheren Gefäße, Hypertonie, Leber- und Nierenkrankheiten sowie in der Schwangerschaft kontraindiziert. Demgegenüber ist bei Sekalealkaloiden das Problem einer Verschlechterung der Kopfschmerzintensität 2 bis 24 Stunden nach der ersten Medikamenteneinnahme (headache recurrence) nicht so ausgeprägt wie bei den Triptanen. Sekalealkaloide werden daher nur noch bei einer begrenzten Zahl von Migränepatienten empfohlen, die selten oder langdauernde Kopfschmerzen haben sowie unter multiplen rekurrierenden Kopfschmerzen leiden und die die Dosisbegrenzungen einhalten (Tfelt-Hansen et al. 2000). Viele Hersteller von Sekalealkaloiden zur Migränebehandlung haben im Rahmen der Nachzulassung auf die Zulassung mit Wirkung vom 1. Juli 2003 verzichtet.

Analgetikamonopräparate

Bei leichten und mittelgradigen Migränekopfschmerzen werden in den Leitlinien der Fachgesellschaften Acetylsalicylsäure, Ibuprofen, Diclofenac und Paracetamol als Mittel der ersten Wahl genannt (siehe Kapitel 4 Analgetika).

Erstmals in diesem Jahr wird Phenazon in der Liste der 3000 häufigst zu Lasten der GKV verordneten Arzneimitteln gelistet. Phenazon wird als Synonym für das früher als fiebersenkenden Wirkstoff eingesetzte Antipyrin benutzt. *Migräne Kranit* ist seit Juli 2003 unter diesem Namen als Monotherapeutikum zur Akutbehandlung der

Kopfschmerzen von Migräneanfällen mit und ohne Aura sowie bei leichten bis mäßig starken Schmerzzuständen zugelassen. Das Mittel löst damit *Migräne Kranit N* ab, ein Kombinationsmittel aus Phenazon, Paracetamol und Codein, auf dessen Nachzulassung seitens der Firma verzichtet wurde.

Studien, die die klinische Wirksamkeit von Phenazon in der Migränebehandlung nachweisen, fehlen. Unter der Therapie können allergische Sofortreaktionen mit Schocksymptomatik, angioneurotisches Ödem sowie toxische epidermale Nekrolyse auftreten. Unerwünschte Wirkungen auf die Blutbildung können wie auch bei anderen Pyrazolonen nicht ausgeschlossen werden. Der Wirkstoff wird in der Leitlinie zur Therapie der Migräne der Deutschen Gesellschaft für Neurologie nicht erwähnt, da es keine Placebo-kontrollierten Studien zum Nachweis der klinischen Wirksamkeit gibt (Diener 2002).

Kombinationspräparate

Die Kombinationspräparate haben trotz der im Jahr 2003 deutlich rückläufigen Verordnungszahlen immer noch einen Anteil von 42% am Verordnungsvolumen der Migränemittel (Tabellen 37.1 und 37.2). Alle diese Kombinationen sind nach heutigen Therapievorstellungen nicht empfehlenswert (Diener 2002). Eine ähnliche Schlußfolgerung wurde auch aus einer Analyse von ca. 90.000 Verordnungen an Migränepatienten gezogen, die sich über den Zeitraum von 1994 bis 1996 erstreckte (Krobot et al. 1999). Nach unseren Daten aus den letzten Jahren werden die aktuellen Therapieempfehlungen in der praktischen Migränetherapie aber zunehmend beachtet. Seit 1992 sind die Verordnungen der Kombinationspräparate insgesamt um 80% zurückgegangen (vgl. Arzneiverordnungs-Report '94). Für die initiale Therapie des Migräneanfalls wird die freie Kombination von Analgetika mit prokinetischen Antiemetika empfohlen. Als Therapieprinzipien kommen dabei die peripher analgetische Wirkung des Paracetamols sowie die periphere Wirkung des Metoclopramids auf die Magenmotorik (bessere Resorption des Paracetamols) und seine zentrale Wirkung (Unterdrückung des Brechreizes) zum Tragen. Die Substanz blockiert zentrale Dopaminrezeptoren und wirkt zusätzlich auf Serotoninrezeptoren. Metoclopramid ist auch in Kombination mit Acetylsalicylsäure gut wirksam. In einer kontrollierten Studie wurde nachgewiesen, daß die Kupierung eines Migräneanfalls mittels Acetyl-

37

Tabelle 37.2: Verordnungen von weiteren Migränemitteln 2003. Angegeben sind die 2003 verordneten Tagesdosen, die Änderungen gegenüber 2002 und die mittleren Kosten je DDD 2003.

Präparat	Bestandteile	DDD in Mio.	Änderung in %	DDD Kosten in €
Monopräparate				
Migräne-Kranit/-mono	Phenazon	0,4	(+902,3)	1,91
Metoclopramidkombinationen				
Migränerton	Paracetamol Metoclopramid	2,4	(−11,1)	1,18
Sekalealkaloidkombinationen				
Migrätan S	Ergotamintartrat Propyphenazon	2,3	(−0,7)	0,82
Cafergot N	Ergotamintartrat Coffein	1,1	(−19,6)	1,76
Optalidon spezial NOC	Dihydroergotamin Propyphenazon	0,8	(−56,3)	0,93
Ergo-Lonarid PD	Dihydroergotamin Paracetamol	0,6	(−67,7)	0,97
		4,9	(−35,1)	1,08
Analgetikakombinationen				
Migräne-Kranit N Tabletten	Propyphenazon Paracetamol Codein	1,2	(−53,9)	0,81
Migräflux s.C./Orange N	Dimenhydrinat Paracetamol	0,6	(+7,2)	0,99
Migräflux (orange/grün)/ -N	Dimenhydrinat Paracetamol Codein	0,6	(−1,5)	0,98
		2,3	(−36,2)	0,90
Pflanzliche Mittel				
Petadolex	Pestwurzextrakt	2,4	(−5,4)	1,66
Summe		12,5	(−24,3)	1,21

37

salicylsäure und Metoclopramid fast ebenso effektiv gelingt wie mit oral verabreichtem Sumatriptan (Tfelt-Hansen et al. 1995).

Die Verordnung der fixen Metoclopramidkombination *Migränerton* ist auch 2003 weiterhin rückläufig. Für dieses Präparat gibt es lediglich eine unkontrollierte Beobachtungsstudie und eine Studie zur Pharmakokinetik (Becker et al. 1988, Becker et al. 1992). Die fixe Kombination bietet aber gegenüber der freien Kombination der Wirkstoffe keine Vorteile, da die Einzelkomponenten zeitversetzt eingenommen werden sollen und die Halbwertszeiten von Paracetamol (2 Std.) und Metoclopramid (5 Std.) unterschiedlich sind. Metoclopramid wirkt bei Migräneattacken auf die Übelkeit besser als Placebo, führt jedoch nicht zu einer signifikanten Verstärkung der Paracetamolwirkung (Tfelt-Hansen et al. 1980). Darüber hinaus genügt bei geringeren Migränesymptomen meist die alleinige Gabe eines Analgetikums zur Kupierung des Migräneanfalls (Diener 2002).

Fixe Kombinationen mit Sekalealkaloiden werden im Verordnungsjahr 2003 deutlich seltener verordnet als im Vorjahr, was wohl auch mit dem Verzicht auf die Nachzulassung einiger Mittel erklärt werden kann (Tabelle 37.2). *Optalidon spezial NOC* und *Ergo Lonarid PD* sind seit Mitte 2003 nicht mehr im Handel. Zu den verbleibenden Kombinationen gibt es nur wenige gut kontrollierte Studien. *Migrätan S* enthält Propyphenazon, das als Pyrazolderivat mit dem Risiko anaphylaktischer Reaktionen und Agranulozytose behaftet sein kann und daher nur zurückhaltend angewendet werden soll (Mutschler et al. 2001). Darüber hinaus gibt es bei der Migräne keine kontrollierten Studien zur Wirkung von Propyphenazon.

Bei der Zweierkombination aus Ergotamin und Coffein soll Coffein zu einer Steigerung der intestinalen Ergotaminresorption führen (Schmidt und Fanchamps 1974). Die Ergotaminkombination *Cafergot N* war in einer Vergleichsstudie nach zwei Stunden erwartungsgemäß schwächer wirksam (48%) als Sumatriptan (66%), wurde jedoch weder gegen Placebo noch die Einzelkomponenten geprüft (The Multinational Oral Sumatriptan and Cafergot Comparative Study Group 1991). Die Hersteller von Coffein-Ergotamin-Kombinationen haben im Rahmen der Nachzulassung auf die Zulassung der oralen Zubereitungen mit Wirkung vom 1. Juli 2003 verzichtet.

Die als Analgetikakombinationen bezeichneten Migränemittel enthalten nichtopioide Analgetika, Codein und Antihistaminika mit fraglicher therapeutischer Bedeutung für die Anfallskupierung der Migräne.

37

Bei Migränepatienten induzierte die regelmäßige Einnahme von Analgetika- sowie Sekalealkaloidkombinationen häufig Dauerkopfschmerzen (Dichgans et al. 1984). Auch ein Sumatriptan-induzierter Dauerkopfschmerz wird beobachtet (Kaube et al. 1994). Darüber hinaus häufen sich derzeit auch die Hinweise auf einen durch die neuen Triptanderivate induzierten Dauerkopfschmerz (Limmroth et al. 1999, Katsarava et al. 2001). Insgesamt scheint die Dauer und der Schweregrad der Entzugssypmtomatik von der Art der zuvor überdosierten Kopfschmerzmedikation abzuhängen (Katsarava et al. 2001).

Pflanzliche Mittel

Nach Verordnungsanstiegen in den vergangenen Jahren mußte Pestwurzwurzelextrakt-haltige Mittel *Petadolex* im Jahr 2003 leichte Einbußen bei den Tagesdosen hinnehmen (Tabelle 37.2). Vom Hersteller wird die Anwendung als Spasmoanalgetikum bei Migräne, Asthma, Nacken- und Rückenschmerzen in Anspruch genommen. Extrakte aus Pestwurz (Petasites hybridus) sollen die Leukotriensynthese über eine Calciumkanalblockade hemmen. Nach einer Medlinerecherche wurde bisher nur in einer Placebo-kontrollierten Studie an 60 Patienten nach prophylaktischer Einnahme von Pestwurz eine Reduktion der Migräneattackenfrequenz beobachtet, allerdings ohne genaue Angaben der übrigen Arzneitherapie (Grossmann und Schmidramsl 2000, Grossmann und Schmidramsl 2001). Mittlerweile wurde das Datenmaterial dieser Studie als Reanalyse erneut publiziert (Diener et al. 2004). Eine zweite – ebenfalls Placebo-kontrollierte – Studie an einem größeren Patientenkollektiv von 245 Patienten ist bisher noch nicht vollständig publiziert. Untersuchungen im Vergleich zu Standardmedikamenten wie Metoprolol und Propranolol fehlen. Nach aktuellen Übersichtsarbeiten ist Pestwurzextrakt möglicherweise wirksam, die bisher veröffentlichen Daten reichen jedoch nicht aus, um die therapeutische Wirksamkeit bei der Migränebehandlung zu belegen (Floer et al. 2003, Bigal et al. 2003). Außerdem sind tierexperimentell festgestellte Nebenwirkungen auf die Steroidsynthese und die toxikologische Unbedenklichkeit noch nicht ausreichend abgeklärt. Spontanmeldungen zu schwerwiegenden Leberschädigungen aus Deutschland haben Anfang 2004 die Schweizerische Zulassungsbehörde Swissmedic dazu veranlasst, die Zulassung des schweizerischen Pestwurz-haltigen Mittels gleicher Zusammensetzung zu widerrufen. Nach Ansicht der Behörde fällt das Risiko-Nutzen-Verhältnis des CO_2-Wurzelextraktes der Pestwurz in einer nicht-vitalen Indikation negativ aus, vor allem da geeignete Alternativen in der Migräneprophylaxe zur Verfügung stehen (Swissmedic 2004).

Literatur

Arzneimittelkommission der deutschen Ärzteschaft (1995): Kontraindikation bei Sumatriptan beachten. Dtsch Ärztebl 92: A-1546–47.

Becker A, Buck W, Vögtle-Junkert U (1988): Analgesie und Antiemese – Therapieziele in der Migränebehandlung. Med Welt 39: 473–476.

Becker A, Berner G, Leuschner F, Vögtle-Junkert U (1992): Pharmakokinetische Aspekte zur Kombination von Metoclopramid und Paracetamol. Arzneim-Forschg 42: 552–555.

Bigal ME, Krymchantowski AV, Rapoport AM (2003): New developments in migraine prophylaxis. Expert Opin Pharmacother 4: 433–443.

Bomhof M, Paz J, Legg N, Allen C, Vandormael K, Patel K (1999): Comparison of rizatriptan 10 mg vs naratriptan 2.5 mg in migraine. Eur Neurol 42: 173–179.

Dichgans J, Diener HC, Gerber WD, Verspohl EJ, Kukiolka H, Kluck M (1984): Analgetika-induzierter Dauerkopfschmerz. Dtsch Med Wochenschr 109: 369–373.

Diener HC (2002): Therapie der Migräne. In: Diener HC, Hacke W und die Kommission Leitlinien der Deutschen Gesellschaft für Neurologie (Hrsg): Leitlinien für Diagnostik und Therapie in der Neurologie, Thieme-Verlag, Stuttgart.

Diener HC, Rahlfs VW, Danesch U (2004): The first placebo-controlled trial of an spezial butterbur root extract for the prevention of migraine: reanlaysis of efficacy criteria. Eur Neurol 51: 89–97.

Ferrari MD, Roon KI, Lipton RB, Goadsby PJ (2001): Oral triptans (serotonin 5-HT_{1B1D} agonists) in acute migraine treatment: a meta-analysis of 53 trials. Lancet 358: 1668–1675.

Floer B, Butzlaff M, Koneczny N, Isfort J (2003): Leitlinie Kopfschmerzen und Migräne, Version 4/2003. http://www.evidence.de/Leitlinien/leitlinien-intern/Kopfschmerzen_Start/Kopfschmerzen_Impressum/kopfschmerzen_impressum.html; 30.04.04.

Grossmann M, Schmidramsl H (2000): An extract of petasites hybridus is effective in the prophylaxis of migraine. Int J Clin Pharmacol Ther 38: 430–435.

Grossman W, Schmidramsl H (2001): An extract of Petasites hybridus is effective in the prophylaxis of migraine. Altern Med Rev 6: 303–10.

Gruffyd-Jones K, Kies B, Middleton A, Mulder LJ, Rosjo O, Millson DS (2001): Zolmitriptan versus sumatriptan for the acute oral treatment of migraine: arandomized, double-blind, international study. Eur J Neurol 8: 237–245.

Katsarava Z, Fritsche G, Muessig M, Diener HC, Limmroth V (2001): Clinical features of withdrawal headache following overuse of triptans and otherheadache drugs. Neurology 57: 1694–1698.

37

Kaube H, May A, Diener HC, Pfaffenrath V (1994): Sumatriptan. Brit Med J 308: 1573–1574.

Krobot KJ, Steinberg HW, Pfaffenrath V (1999): Migraine prescription density and recommendations. Results of the PCAOM study. Cephalalgia 19: 511–519.

Limmroth V, Kazawara Z, Fritsche G, Diener HC (1999): Headache after frequent use of serotonin agonists zolmitriptan and naratriptan. Lancet 353: 378.

Mutschler E, Geisslinger G, Kroemer HK, Schäfer-Korting M (2001): Arzneimittel-wirkungen. 8. Aufl., Wissenschaftliche Verlagsgesellschaft, Stuttgart, S. 240.

Schmidt R, Fanchamps A (1974): Effect of caffeine on intestinal absorption of ergo-tamine in men. Eur J Clin Pharmacol 7: 213–216.

Spierings EL, Gomez-Mancilla B, Grosz DE, Rowland CR, Whaley FS, Jirgens KJ (2001): Oral almotriptan vs oral sumatriptan in the abortive treatment of migraine: a double-blind, randomized, parallel-group, optimum-dose compari-son. Arch Neurol 58: 944–950.

Swissmedic (2004) Widerruf der Zulassung von gewissen Pestwurz-haltigen Arznei-mitteln. Swissmedic Journal 03: 21; http://www.swissmedic.ch/files/pdf/01_2004.pdf

Tfelt-Hansen P, Herny P, Mulder LJ, Scheldewaert RG, Schoenen J, Chazot G (1995): The effectiveness of combined oral lysine acetylsalicylate and metoclopramide compared with oral sumatriptan for migraine. Lancet 346: 923–926.

Tfelt-Hansen P, Olesen J, Aebelholt-Krabbe A, Melgaard B, Veilis B (1980): A double blind study of metoclopramide in the treatment of migraine attacks. J Neurol Neurosurg Psychiatry 43: 369–371.

Tfelt-Hansen P, Saxena PR, Dahlöf C, Pascual J, Lainez M, Henry P et al (2000): Ergotamine in the acute treatment of migraine. A review and European consen-sus. Brain 123: 9–18.

The Multinational Oral Sumatriptan and Cafergot Comparative Study Group (1991): A randomized, double-blind comparison of sumatriptan and cafergot in the acute treatment of migraine. Eur Neurol 31: 314–322.

37

38. Mineralstoffpräparate und Osteoporosemittel

Ulrich Schwabe und Reinhard Ziegler

AUF EINEN BLICK

Verordnungsprofil

Hauptvertreter der Mineralstoffpräparate sind Calcium-, Kalium- und Magnesiumpräparate. Kaliumpräparate dienen der Korrektur eines höhergradigen Kaliummangels. Magnesiumpräparate sind bei Magnesiummangelzuständen indiziert, die aber bei der weiten Verbreitung von Magnesium in der Nahrung bei üblicher Kost selten sind.

Trend

Bei der Therapie der Osteoporose werden neben den Calciumsalzen vor allem Bisphosphonate und mit rückläufiger Tendenz Fluoridpräparate und Calcitonin eingesetzt. Bisphosphonate dienen auch in der Onkologie dem Schutz vor Knochenmetastasen.

In der Gruppe der Mineralstoffpräparate werden verschiedene Mineralsalze nach chemischer Systematik zusammengefaßt, die therapeutisch mehreren Indikationen zuzuordnen sind. Hauptvertreter sind die Calcium-, Kalium- und Magnesiumpräparate, die primär für die Substitution bei entsprechenden Mangelzuständen in Frage kommen. Daneben gibt es kleinere Präparategruppen, die Fluorid, Zink, Aluminium, Selen oder Kupfer enthalten.

Calcium- und Fluoridpräparate werden neben der Substitutionsbehandlung vor allem schwerpunktmäßig bei der Therapie der Osteoporose eingesetzt. Daher werden weitere Osteoporosemittel in die Verordnungsanalyse einbezogen, nämlich die für diese Indikation zugelassenen Bisphosphonate, die mit ihren potenteren Vertretern auch zunehmend in der Onkologie zur Bekämpfung von Knochenmetastasen an Bedeutung gewinnen. Neben den Mineralstoffpräparaten

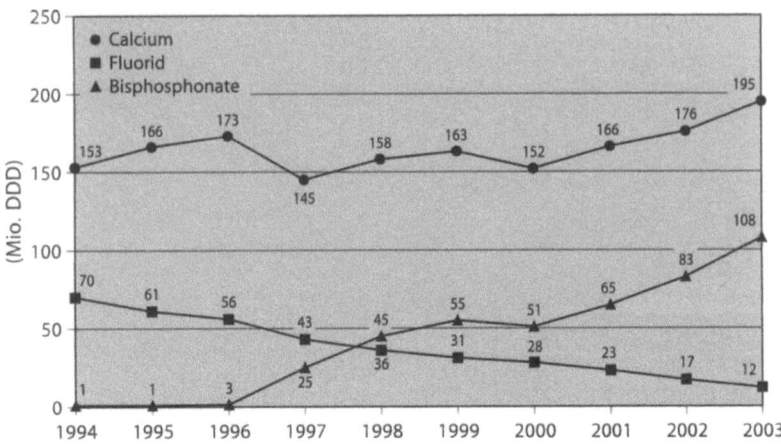

Abbildung 38.1: Verordnungen von Osteoporosemitteln und Calciumpräparaten 1994 bis 2003. Gesamtverordnungen nach definierten Tagesdosen

werden deshalb Osteoporosemittel dargestellt, die in der Indikationsgruppe der Osteoporosemittel und Calciumstoffwechselregulatoren in der Roten Liste aufgeführt sind. Die meisten Hersteller haben auch Fluoridpräparate in diese Gruppe eingeordnet.

Osteoporosemittel

Die differenzierte Osteoporosetherapie stützt sich auf den Einsatz von Hormonen wie Östrogene, aktuell ergänzt durch den ersten selektiven Estrogen-Rezeptor-Modulator (SERM) Raloxifen (*Evista*), der entsprechend der Systematik der Roten Liste bei den Östrogenen (Kapitel 46) besprochen wird, Vitaminen wie Colecalciferol und seinen Metaboliten sowie auf die Calcium- und Fluoridpräparate sowie Bisphosphonate. In den folgenden Abschnitten werden Calciumpräparate und Fluoride sowie die Bisphosphonate und Calcitonine abgehandelt. Dabei wird auch auf weitere Anwendungsgebiete der Calciumpräparate eingegangen.

Calciumpräparate

Calciumsalze werden bei nutritiven oder malabsorptionsbedingten Calcium- und Vitamin-D-Mangelzuständen sowie substitutiv-adjuvant bei der Therapie der Osteoporose und des Hypoparathyreoidismus eingesetzt. Die empfohlene tägliche Calciumzufuhr beträgt für Erwachsene 1000 mg, für Schwangere, Stillende und postmenopausale Frauen, die keine Östrogensubstitution erhalten, sowie für Männer und Frauen im Alter über 65 Jahre 1500 mg (NIH Consensus Conference 1994). Diese Mengen werden ohne weiteres durch den Calciumgehalt der üblichen Ernährung gedeckt. Besonders calciumreich sind Milch, Milchprodukte (Käse, Joghurt, Quark, Schokolade, Eiscreme) und viele Gemüse. Für eine ausreichende Calciumaufnahme wird Vitamin D in seiner wirksamen Form als 1,25-Dihydroxycolecalciferol benötigt. Bei funktionierender Calciumhomöostase hat eine den Bedarf übersteigende Calciumzufuhr beim gesunden Organismus keinen Nutzen.

Leichtere Calciummangelerkrankungen können infolge unzureichender Zufuhr oder leichter Resorptionsstörungen entstehen. Sie sollten primär durch eine ausreichende Calciumaufnahme mit der Nahrung (Milchprodukte) behandelt werden, bevor Calciumpräparate in Betracht gezogen werden. Chronische Calciummangelzustände infolge Hypoparathyreoidismus, Rachitis, Osteomalazie und Malabsorptionszuständen müssen dagegen mit Colecalciferol (Vitamin D_3) oder seinen Metaboliten (bei ungenügender Aktivität der renalen 1α-Hydroxylase, z. B. bei terminaler Niereninsuffizienz) behandelt werden, um die intestinale Calciumresorption zu erhöhen. Die Calciumpräparate dienen in derartigen Situationen der Garantie eines ausreichenden bzw. optimierten Angebotes. Der verschreibende Arzt muß unbedingt nach geschätztem Bedarf verordnen. Die Bedeutung des Calciums als „Basistherapie" bei der Osteoporose ist heute unbestritten (Ziegler 2002, Arzneimittelkommission der Deutschen Ärzteschaft 2003). In Substitutionsdosen reduzieren Calcium und Colecalciferol bei alten Menschen Frakturen relevant (Dawson-Hughes et al. 1997).

Für die orale Substitutionsbehandlung wird in erster Linie Calciumcarbonat empfohlen, da es 40% Calcium enthält. Wegen des geringeren Calciumgehaltes sind Calciumlaktat (13%), Calciumgluconat (9%) und Calciumglucobionat (6,6%) weniger für die orale Therapie geeignet (American Medical Association 1986). Für die Beurteilung

38

der verordneten Calciumpräparate sind daher ein ausreichender Calciumgehalt und eine entsprechende Dosierungsempfehlung von Bedeutung. Legt man den Richtwert von 1000 mg Calcium pro Tag zugrunde, dann sind inzwischen fast alle Calciumpräparate ausreichend hoch dosiert, um in 1–2 Tagesdosen das Optimum zu erfüllen. Begrüßenswert ist die Zunahme der Verschreibungen in der Gesamtgruppe der Calciumpräparate, obwohl die reinen Calciumpräparate weiter rückläufig sind (Tabelle 38.1). Eine ausreichende Calciumzufuhr gegebenenfalls ergänzt durch Vitamin D stellt die Basis der Osteoporosebehandlung dar. Sie ist von besonderer Bedeutung, da die Osteoporose absolut und als Diagnose zunimmt.

Wie es bei der Basistherapie der Osteoporose empfohlen wird (Ziegler 2002), hat sich seit einigen Jahren ein stärkerer Trend zu Kombinationen von Calcium mit Vitamin D entwickelt, der sich auch 2003 fortgesetzt hat (Tabelle 38.2). Die wirtschaftlich sinnvolle Mindestdosis von 500 mg Calcium pro Tag erreichen inzwischen die Mehrzahl der Präparate. Beim Erwachsenen sind die niedriger dosierten Präparate (*Ossofortin*, *Frubiase Calcium forte*) kaum sinnvoll. Diese Bewertungen haben sich sichtbar auf das Verordnungsverhalten ausgewirkt,

Tabelle 38.1: Verordnungen von Calciumpräparaten 2003. Angegeben sind die 2003 verordneten Tagesdosen, die Änderungen gegenüber 2002 und die mittleren Kosten je DDD 2003.

Präparat	Bestandteile	DDD in Mio.	Änderung in %	DDD-Kosten in €
Calciumcarbonat				
Calcium Sandoz Brausetabl.	Calciumlactogluconat Calciumcarbonat	33,5	(−11,6)	0,24
Calcium-dura	Calciumcarbonat	7,5	(−7,9)	0,37
Calcium Hexal	Calciumcarbonat	3,9	(+7,8)	0,47
Calcium Verla Btbl./Ftbl.	Calciumcarbonat	1,5	(+60,0)	0,43
Calcium STADA	Calciumcarbonat	1,4	(−7,4)	0,47
Calcium AL	Calciumcarbonat	1,3	(−14,9)	0,44
Calcimagon	Calciumcarbonat	1,2	(−15,3)	0,60
		50,3	(−8,6)	0,30
Summe		50,3	(−8,6)	0,30

38

Tabelle 38.2: Verordnungen von Vitamin-D-Präparaten 2003. Angegeben sind die 2003 verordneten Tagesdosen, die Änderungen gegenüber 2002 und die mittleren Kosten je DDD 2003.

Präparat	Bestandteile	DDD in Mio.	Änderung in %	DDD-Kosten in €
Vitamin-D-Kombinationen				
Calcimagon-D3	Calciumcarbonat Colecalciferol	35,4	(+23,1)	0,42
Ossofortin forte/fortissimo	Calciumcarbonat Colecalciferol	17,6	(−1,5)	0,65
Calcium D$_3$ STADA	Calciumcarbonat Colecalciferol	12,1	(+27,0)	0,43
Calcilac KT	Calciumcarbonat Colecalciferol	11,2	(+20,1)	0,42
Osteoplus Brause	Calciumcarbonat Colecalciferol	10,4	(+268,6)	0,41
Ideos	Calciumcarbonat Colecalciferol	9,6	(+17,5)	0,62
Sandocal D	Calciumcarbonat Colecalciferol	9,3	(−2,9)	0,51
Calcigen D	Calciumcarbonat Colecalciferol	7,9	(+34,4)	0,45
Calcivit D	Calciumcarbonat Colecalciferol	7,5	(+30,8)	0,46
Calcium D$_3$-ratiopharm	Calciumcarbonat Colecalciferol	3,2	(+54,5)	0,52
Calcimed D$_3$ forte	Calciumcarbonat Colecalciferol	2,8	(+9,0)	0,46
Calcium-dura Vit. D$_3$	Calciumcarbonat Colecalciferol	2,2	(+37,9)	0,46
Calcium Sandoz D	Calciumcarbonat Colecalciferol	1,6	(+6,9)	0,65
Ossofortin	Calciumphosphat Calciumgluconat Colecalciferol	1,1	(−63,7)	0,74
Frubiase Calcium forte	Calciumgluconat Calciumlactat Ergocalciferol	0,8	(−12,1)	1,60
		132,8	(+21,4)	0,49
Vitamin-D-Derivate				
A.T. 10	Dihydrotachysterol	3,4	(+3,2)	1,72
Tachystin Perlen	Dihydrotachysterol	1,7	(+6,5)	1,30
		5,1	(+4,3)	1,58
Summe		137,9	(+20,6)	0,53

38

weil die beiden noch verbliebenen unterdosierten Calciumpräparate deutlich abgenommen haben. Der Hersteller von *Ossofortin* hat auf die fiktive Zulassung im Rahmen der Nachzulassung gemäß der 10. AMG-Novelle mit Wirkung vom 30. Juni 2003 verzichtet (Löschliste unter www.bfarm.de).

Dihydrotachysterol (*A.T. 10, Tachystin Perlen*) ist ein Vitamin-D-Derivat, das trotz chemischer Unterschiede genauso wie Colecalciferol wirkt und traditionell bei Hypoparathyreoidismus zur Steigerung der Calciumkonzentration eingesetzt wird. Im Vergleich zum Vorjahr sind die Verordnungen von Dihydrotachysterol im Jahr 2003 weiter gestiegen. Das Verschwinden höher dosierter Vitamin D-Präparate mag dabei eine Rolle spielen.

Fluoridpräparate

Fluoride dienen der Behandlung der primären Osteoporose mit langsamem Umsatz. Sie stimulieren die Knochenneubildung. Als Volldosis sind 20 mg Fluorid in Gestalt von Monofluorphosphat anzusehen, beziehungsweise 33–36 mg Fluorid als Natriumfluorid (75–80 mg). Die Therapiezeit beträgt 2–4 Jahre. Bei den Verschreibungen führt *Tridin* als Kombinationspräparat von Fluorophosphat und Calciumsalzen, da die Fluoridtherapie in der Regel mit Calcium kombiniert wird (Tabelle 38.3). Vielerorts wird eine niedrig dosierte Vitamin-D-Zusatztherapie empfohlen.

Durch randomisierte Studien in den USA entstanden Zweifel an der Wirksamkeit des Fluorids. Verantwortlich war vermutlich das Studiendesign infolge fehlender Adaptierung an erforderliche Dosen und Fortsetzung der Therapie über vier Jahre, ohne Rücksicht darauf, ob bereits früher ein ausreichender Erfolg erzielt war (Wüster und Ziegler 1993). In einer nachträglichen Analyse bestätigen die amerikanischen Autoren diese Vermutung (Riggs et al. 1994). Die verschreibenden Ärzte sind offenbar weiterhin verunsichert. Das Jahr 2003 brachte einen erneuten Rückgang der verordneten Tagesdosen (Tabelle 38.3). Hauptgrund dürfte die weitere Umstellung auf andere Therapieprinzipien sein, vor allem auf die Bisphosphonate. Addiert man die 108 Mio. DDD für Bisphosphonate und die 12 Mio. DDD für Fluoride, so zeigt die Summe von 120 Mio. DDD im Vergleich zum Jahr zuvor eine deutliche Zunahme (Abbildung 37.1). Nimmt man die Verordnungen von Raloxifen (*Evista*) in Höhe von 11,7 Mio. DDD (siehe Tabelle 46.2)

Tabelle 38.3: Verordnungen von weiteren Osteoporosemitteln 2003. Angegeben sind die 2003 verordneten Tagesdosen, die Änderungen gegenüber 2002 und die mittleren Kosten je DDD 2003.

Präparat	Bestandteile	DDD in Mio.	Änderung in %	DDD-Kosten in €
Fluoridpräparate				
Tridin	Natriumfluorophosphat Calciumgluconat Calciumcitrat	3,1	(–31,0)	1,42
Ossin	Natriumfluorid	2,0	(–20,9)	0,25
Tridin forte	Natriumfluorophosphat Calciumcarbonat	2,0	(–33,1)	0,98
Natriumfluorid 25 Baer	Natriumfluorid	1,6	(–19,2)	0,26
Ossiplex retard	Natriumfluorid Ascorbinsäure	1,6	(–26,8)	0,65
		10,2	(–27,3)	0,81
Bisphosphonate				
Fosamax	Alendronsäure	65,5	(+48,0)	1,86
Actonel 5/35 wöchentlich	Risedronsäure	30,1	(+40,9)	1,76
Didronel-Kit	Etidronsäure Calciumcarbonat	10,3	(–34,0)	1,35
Zometa	Zoledronsäure	0,1	(+95,5)	412,89
Aredia	Pamidronsäure	0,1	(–38,7)	265,65
		106,1	(+30,3)	2,51
Summe		116,3	(+21,8)	2,36

38

hinzu, werden mittlerweile 132 Mio. DDD für spezielle Osteotherapeutika verordnet. Dabei haben die Kosten der Verschreibungen (Umsatz) nochmals stärker zugenommen, da eine Umschichtung von den kostengünstigeren Fluoriden zu den teureren Bisphosphonaten weiterhin stattfindet (Tabelle 38.3).

Bisphosphonate

Eines der Prinzipien der Osteoporosetherapie ist die Hemmung der verstärkten Resorption von Knochengewebe, die sogenannte antiresorptive Therapie. Im Sinne der Substitution werden einerseits die Östrogene bzw. SERMs verordnet, andererseits (abnehmend) die Calcitonine und (zunehmend) Bisphosphonate. Ein prinzipieller Unterschied in der Wirkung besteht bei letzteren nicht – hinsichtlich Zuverlässigkeit der Wirkung sind jedoch die Bisphosphonate den Calcitoninen überlegen. Sie haben auch den Vorteil günstigerer Behandlungskosten. Die aktuelle Zurückhaltung gegenüber den Östrogenen (Brustkrebsrisiko) wie auch in den USA (Hersh et al. 2004) kommt sicher der Bisphosphonatverschreibung zugute.

An führender Stelle steht die Alendronsäure (*Fosamax*) (Bone et al. 2000), gefolgt von der Risedronsäure (*Actonel 5* bzw. *Actonel 35* wöchentlich) (Tabelle 38.3). Etidronsäure (*Didronel*) (Miller et al. 1997) wurde bereits 1982 als erstes Bisphosphonat zur Behandlung des Morbus Paget eingeführt und erhielt 1996 auch die Zulassung für die postmenopausale Osteoporose. Seine Verschreibung hat weiter deutlich abgenommen. Alendronsäure und Risedronsäure haben ähnliche Wirkungen wie Etidronsäure, wirken aber in deutlich geringeren Dosen. Die Einnahmevorschriften sind korrekt zu befolgen. Als weitere Präparate sind seit 1999 die Pamidronsäure (*Aredia*) und seit 2002 die Zoledronsäure (*Zometa*) vertreten, die bei tumorinduzierter Hyperkalzämie als Infusionsbehandlung angewendet werden und eine Wirkungsdauer von 2–3 Wochen haben. Die Verordnungen haben hier bei *Zometa* zu-, bei *Aredia* abgenommen. Die Gruppe der Bisphosphonate liegt 2003 nach der Zahl der verordneten Tagesdosen zehnmal so hoch wie die der Fluoridpräparate (Tabelle 38.3). Es ist zu prognostizieren, daß sich die Bisphosphonate noch weiter verbreiten werden (Fleisch 2000). „Konkurrieren" könnten in Zukunft stärker die SERMs, z. B. Raloxifen (*Evista*), aber auch das Parathormonanalog Teriparatid mit deutlicher den Knochenaufbau stimulierender Potenz (Neer et al. 2001). Der hohe Preis wirkt hier aber noch limitierend.

Kaliumpräparate

Kaliumpräparate dienen zur Korrektur eines Kaliummangels, der in ausgeprägten Fällen auch als Hypokaliämie in Erscheinung tritt. Ur-

Tabelle 38.4: Verordnungen von Kaliumpräparaten 2003. Angegeben sind die 2003 verordneten Tagesdosen, die Änderungen gegenüber 2002 und die mittleren Kosten je DDD 2003.

Präparat	Bestandteile	DDD in Mio.	Änderung in %	DDD-Kosten in €
Monopräparate				
Kalinor/retard	Kaliumchlorid	5,5	(+10,0)	0,76
Kalium-Duriles	Kaliumchlorid	4,8	(+9,8)	0,61
Kalitrans-Brausetabl.	Kaliumhydrogencarbonat	2,3	(+11,0)	0,48
Rekawan	Kaliumchlorid	1,4	(−7,0)	0,49
Kalium-Verla Granulat	Kaliumcitrat	1,3	(+12,1)	0,29
		15,4	(+8,4)	0,60
Kaliumkombinationen				
Kalinor-Brausetabl.	Kaliumcitrat Kaliumhydrogencarbonat Citronensäure	11,8	(+2,7)	0,99
Elektrolyt-Glucose-Lösungen				
Oralpädon 240	Natriumchlorid Kaliumchlorid Glucose Natriumhydrogencitrat	0,7	(+2,8)	1,84
Elotrans	Glucose Natriumchlorid Natriumcitrat Kaliumchlorid	0,3	(−13,0)	1,77
		1,0	(−2,5)	1,82
Summe		28,2	(+5,5)	0,81

38

sachen sind meist renale oder gastrointestinale Kaliumverluste. Am häufigsten ist die durch Diuretika induzierte Hypokaliämie. Auch an einen Diuretika- oder Laxantienabusus muß gedacht werden.

Kalium sollte grundsätzlich oral substituiert werden. Die intravenöse Gabe ist jedoch immer dann notwendig, wenn der Patient oral kein Kalium einnehmen kann, z. B. im Coma diabeticum. Bei leichterem Kaliummangel ohne zusätzliche Risiken (z. B. Digitalistherapie, EKG-Veränderungen) und einem Kaliumserumspiegel über 3,5 mmol/l

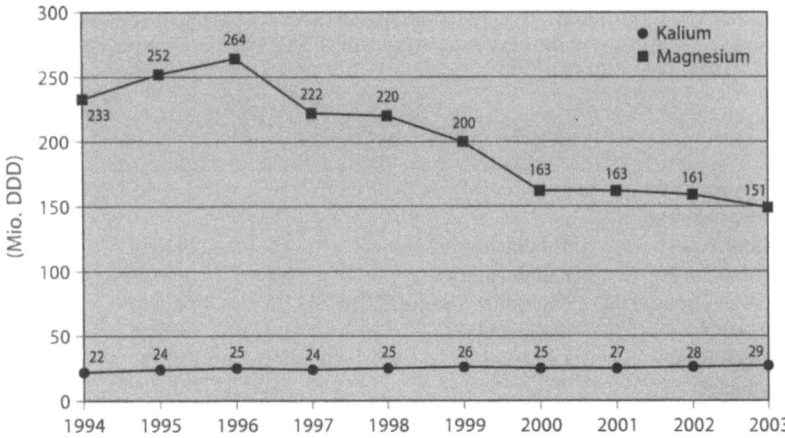

Abbildung 38.2: Verordnungen von Kalium- und Magnesiumpräparaten 1994 bis 2003. Gesamtverordnungen nach definierten Tagesdosen

ist keine medikamentöse Therapie erforderlich (American Medical Association 1986). Hier reicht eine Korrektur durch kaliumreiche Nahrungsmittel aus (z. B. Obst, Gemüse, Kartoffeln, Fruchtsäfte). Die normale tägliche Kost enthält ohnehin 2–4 g Kalium (50–100 mmol).

Erst bei einem Kaliumserumspiegel unter 3,5 mmol/l ist die Verordnung von Kaliumpräparaten sinnvoll. Als Tagesdosis werden 40 mmol Kalium empfohlen. Da ein Kaliummangel fast immer mit einer hypochlorämischen Alkalose einhergeht, ist Kaliumchlorid das Mittel der Wahl (American Medical Association 1986). Es ist in den meisten Monopräparaten enthalten. Marktführer ist allerdings weiterhin das Kombinationspräparat *Kalinor-Brausetabletten*, das Kaliumcitrat und Kaliumhydrogencarbonat enthält (Tabelle 38.4). Es wirkt alkalosefördernd und ist daher für die Korrektur der häufig vorkommenden hypochlorämischen Hypokaliämie wenig geeignet. Insgesamt haben die Verschreibungen der Kaliumpräparate 2003 gegenüber dem Vorjahr etwas zugenommen. Schon seit vielen Jahren zeigt der Zeitverlauf der Kaliumpräparate eine bemerkenswerte Konstanz (Abbildung 38.2).

Oralpädon und *Elotrans* sind für die Kaliumsubstitution nicht geeignet, weil sie nur geringe Kaliummengen enthalten. Bei diesen Präparaten handelt es sich vielmehr um glukosehaltige Elektrolytkombinationen, die für den Elektrolytersatz und die Rehydratation bei

Durchfallerkrankungen verwendet werden. Ihre Verordnung hat leicht abgenommen.

Magnesiumpräparate

Magnesiumpräparate sind zur Korrektur von Magnesiummangelzuständen indiziert. Typisches Symptom einer Hypomagnesiämie ist eine Tetanie infolge gesteigerter neuromuskulärer Erregbarkeit. Ursachen können langdauernde Elektrolytverluste bei Malabsorptionszuständen, Diarrhö, Nierenerkrankungen oder Diuretikatherapie sein, aber auch eine mangelnde Zufuhr bei chronischem Alkoholismus oder parenteraler Ernährung. Selten ist die autosomal-rezessive familiäre Hypomagnesiämie (Meyer und Boettger 2001). Die tägliche Magnesiumaufnahme des Erwachsenen beträgt etwa 10–20 mmol (240–480 mg). Wegen der weiten Verbreitung dieses Kations in der Nahrung ist ein alimentär bedingter Magnesiummangel bei üblicher Kost selten (Kuhlmann et al. 1987). Bei stationären Patienten wird dagegen eine Hypomagnesiämie in 6–11% der Fälle beobachtet (Manz et al. 1990).

In der Geburtshilfe und in der Kardiologie gibt es spezielle Indikationen für eine gezielte pharmakologische Magnesiumtherapie. Kurzfristige Magnesiuminfusionen gelten bei speziellen Tachykardieformen (Torsade des pointes) und bei Digitalis-bedingten Arrhythmien als sichere und weitgehend gefahrlose Therapie. Eine dreiwöchige Kombinationsbehandlung mit Magnesium und Kalium hatte statistisch signifikante Effekte auf ventrikuläre Arrhythmien (–17,4%), wobei die klinische Bedeutung weiterer Überprüfung bedarf, da auch unter Placebo eine signifikante Abnahme (–7,4%) auftrat und repetitive Tachyarrhythmien unverändert blieben (Zehender et al. 1997). Dagegen hatte Magnesium beim akuten Myokardinfarkt keinen Effekt auf die 5-Wochen-Letalität, sondern erhöhte sogar die Häufigkeit von Herzversagen, schwerer Hypotonie und kardiogenem Schock (ISIS-4 Collaborative Group 1995). Auch eine einjährige Magnesiumgabe (15 mmol/d oral) senkte nach einem Myokardinfarkt das Auftreten kardialer Ereignisse (z. B. Reinfarkt, plötzlicher Herztod) nicht, sondern erhöhte das Risiko sogar um 55% (Galloe et al. 1993). Eine Magnesiuminfusion unmittelbar vor der Entbindung zu sehr frühem Zeitpunkt (Gestationsalter < 30 Wochen) reduziert die Kombination von kindlicher Mortalität und motorischer Dysfunktion signifikant von 22,7% auf 17% (Crowther et al. 2003).

38

Tabelle 38.5: Verordnungen von Magnesiumpräparaten (Monopräparate) 2003. Angegeben sind die 2003 verordneten Tagesdosen, die Änderungen gegenüber 2002 und die mittleren Kosten je DDD 2003.

Präparat	Bestandteile	DDD in Mio.	Änderung in %	DDD-Kosten in €
Magnetrans forte	Magnesiumoxid	22,8	(–7,7)	0,32
Magnesium-Diasporal N/orange	Magnesiumcitrat	13,3	(–7,4)	0,33
Magnesium Verla Tabl./ N Konz	Magnesiumaspartat	7,9	(–7,5)	0,33
Magnesiocard	Magnesiumaspartat	6,9	(–11,3)	0,37
magno sanol	Magnesiumoxid	6,5	(+35,0)	0,31
Magnesium Jenapharm	Magnesiumcarbonat	3,6	(–9,1)	0,34
Magnesium-Optopan	Magnesiumoxid	1,9	(+1,4)	0,23
Mg 5-Longoral/Granulat	Magnesiumaspartat	1,7	(–20,0)	0,32
Magnesium-Diasporal 150	Magnesiumoxid	1,7	(–16,4)	0,31
Magnesium-ratiopharm	Magnesiumaspartat	1,3	(–4,1)	0,27
Magnesium 500 von ct	Magnesiumaspartat	1,0	(–1,7)	0,44
Summe		68,6	(–5,4)	0,33

38

Der seit 1996 rückläufige Trend der Magnesiumverordnungen hat sich 2003 neuerlich weiter fortgesetzt (Abbildung 38.2). Hersteller bewerben zunehmend die Selbstmedikation im Apothekenmarkt („Magnetrans: Jetzt auch als leckere Lutschtablette. Mehr Umsatz für Sie. Mehr Geschmack für Ihre Kunden"). Darüber hinaus gibt es unter den Magnesiumkombinationen mehrere Präparate, die noch nicht einmal die Mengen der normalen täglichen Magnesiumaufnahme erreichen und für die Behandlung einer manifesten Hypomagnesiämie ungeeignet sind, weil nur 30–145 mg Magnesium pro Tag mit den angegebenen Dosierungsempfehlungen erreicht werden. Unterdosierte Magnesiumpräparate sind *Tromcardin*, *Zentramin Bastian N Tbl.* und *galacordin*, die außerdem noch überdurchschnittlich hohe DDD-Kosten aufweisen (Tabelle 38.6).

Tabelle 38.6: Verordnungen von Magnesiumkombinationen 2003. Angegeben sind die 2003 verordneten Tagesdosen, die Änderungen gegenüber 2002 und die mittleren Kosten je DDD 2003.

Präparat	Bestandteile	DDD in Mio.	Änderung in %	DDD-Kosten in €
Magnesium Verla N Drag.	Magnesiumhydrogen-glutamat Magnesiumcitrat	27,6	(–9,2)	0,40
Tromcardin Amp./Drag./Tabl.	Kaliumhydrogenaspartat Magnesiumhydrogen-aspartat	23,0	(–3,0)	0,71
Magium K	Kaliumaspartat Magnesiumaspartat	12,5	(–0,1)	0,46
galacordin	Kaliumhydrogenaspartat Magnesiumhydrogen-aspartat	5,1	(+2,3)	0,65
Kalium-Mag.-Apogepha	Kaliumadipat Magnesiumadipat	3,6	(–8,9)	0,43
Zentramin Bastian N Tabl.	Magnesiumcitrat Calciumcitrat Kaliumcitrat	2,2	(–21,3)	1,32
Lösnesium	Magnesiumcarbonat Magnesiumoxid	1,3	(–16,1)	0,56
Magnerot N	Magnesiumhydrogen-phosphat Magnesiumcitrat	1,3	(–14,9)	0,37
Biomagnesin	Magnesiumhydrogen-phosphat Magnesiumhydrogen-citrat	0,7	(–21,2)	0,52
Summe		77,4	(–6,1)	0,55

38

Weitere Mineralstoffpräparate

Zinkpräparate sind bei Zinkmangel indiziert, der bei langdauernder parenteraler Ernährung oder bei Dialysepatienten vorkommen kann. Andere Anwendungen zur Förderung der Wundheilung, zur Immunaktivierung bei Neoplasien oder zur Behandlung von virilen Potenzstörungen sind nicht ausreichend belegt. Zu nennen sind auch dermatologische Indikationen. Im Jahre 2003 haben die Verschreibungen vor allem beim Zink etwas abgenommen, ohne daß die Gründe offensichtlich wären (Tabelle 38.7).

In der Gruppe der Phosphatbinder ist Calciumacetat (*Calciumacetat-Nefro*) 2003 in etwa wie im Vorjahr verordnet worden (Tabelle 38.7). Es wird zur Hemmung der enteralen Phosphatresorption bei Hyperphosphatämie eingesetzt, die vor allem als Folge eines sekundären Hyperparathyreoidismus bei eingeschränkter Nierenfunktion vorkommt. Calciumsalze (5–10 g/Tag) sind für diese Indikation Mittel erster Wahl. Aluminiumhydroxid ist für diesen Zweck weniger gut geeignet, da es zu Hyperaluminämie mit dem Risiko einer Enzephalopathie und Osteopathie führen kann. Stattdessen nimmt Sevelamer (*Renagel*) weiter deutlich zu, allerdings verbunden mit enormen DDD-Kosten (Tabelle 38.7).

Tabelle 38.7: Verordnungen von weiteren Mineralstoffpräparaten 2003. Angegeben sind die 2003 verordneten Tagesdosen, die Änderungen gegenüber 2002 und die mittleren Kosten je DDD 2003.

Präparat	Bestandteile	DDD in Mio.	Änderung in %	DDD-Kosten in €
Zinkpräparate				
Zinkorotat	Zinkorotat	2,6	(−20,9)	0,68
Unizink	Zinkhydrogenaspartat	2,6	(−13,8)	0,42
		5,1	(−17,5)	0,55
Phosphatbinder				
Calciumacetat-Nefro	Calciumacetat	1,8	(−1,3)	1,51
Renagel	Sevelamer	1,6	(+61,5)	10,36
Phosphonorm	Aluminiumchlorid-hydroxid-Komplex	1,1	(+12,7)	1,92
Anti-Phosphat	Aluminiumhydroxid	0,9	(+7,6)	3,44
		5,5	(+16,8)	4,55
Selenpräparate				
Cefasel	Natriumselenit	1,6	(+1,9)	0,71
Selenase	Natriumselenit	1,2	(+3,5)	1,64
		2,8	(+2,6)	1,11
Summe		13,5	(−1,6)	2,31

38

Literatur

American Medical Association (1986): Agents affecting calcium metabolism. In: Drug Evaluations, 6th ed, Saunders Company, Philadelphia, pp. 827–839, 885–902.

Arzneimittelkommission der Deutschen Ärzteschaft (2003): Empfehlungen zur Therapie und Prophylaxe der Osteoporose. Arzneiverordnung in der Praxis (Sonderheft 34S).

Bone HG, Greenspan SL, McKeever C et al (2000): Alendronate and estrogen effects in postmenopausal women with low bone mineral density. J Clin Endocrinol Metab 85: 720–726.

Crowther CA, Hiller JE, Doyle LW, Haslam RR (2003): Effect of magnesium sulfate given for neuroprotection before preterm birth. JAMA 290: 2669–2676.

Dawson-Hughes B, Harris SS, Krall EA, Dallal GE (1997): Effect of calcium and vitamin D supplementation on bone density in men and women 65 years of age or older. N Engl J Med 337: 670–676.

Fleisch H (2000): Bisphosphonates in bone disease. From the laboratory to the patient. 4th ed, Academic Press, San Diego etc., pp. 1–212.

Galloe AM, Rasmussen HS, Jorgensen LN, Aurup P, Balslov S et al (1993): Influence of oral magnesium supplementation on cardiac events among survivors of an acute myocardial infarction. Brit Med J 307: 585–587.

Hersh AL, Stefanick ML, Stafford RS (2004): National use of postmenopausal hormone therapy. Annual trends and response to recent evidence. JAMA 291: 47–53.

ISIS-4 Collaborative Group (1995): ISIS-4: a randomised Arctoriol trial assessing early oral Captopril, oral mononitrate and intravenous magnesium sulphate in 58050 patients with suspected acute myocardial infarction. Lancet 345: 669–685.

Kuhlmann U, Siegenthaler W, Siegenthaler G (1987): Wasser- und Elektrolythaushalt. In: Siegenthaler W. (Hrsg): Klinische Pathophysiologie. Georg Thieme Verlag, Stuttgart New York, S. 209–237.

Manz M, Mletzko R, Jung W, Lüderitz B (1990): Behandlung von Herzrhythmusstörungen mit Magnesium. Dtsch Med Wschr 115: 386–390.

Meyer P, Boettger MB (2001): Familial hypomagnesaemia with second hypocalcemia: A new case that indicates autosomal recessive inheritance. J Inherit Metab Dis 24: 875–876.

Miller PD, Watts NB, Licata AA et al (1997): Cyclical etidronate in treatment of postmenopausal osteoporosis. Am J Med 103: 468–476.

Neer RM, Arnaud CD, Zanchetta JR, Prince R, Gaich GA, Reginster JY et al (2001): Effect of parathyroid hormone (1-34) on fractures and bone mineral density in postmenopausal women with osteoporosis. N Engl J Med 344: 1434–1441.

NIH Consensus Conference (1994): Optimal calcium intake. JAMA 272: 1942–1948.

Riggs BL, O'Fallon WM, Lane A, Hodgson SF, Wahner HW et al (1994): Clinical trial of fluoride therapy in postmenopausal osteoporotic women: Extended observations and additional analysis. J Bone Miner Res 9: 265–275.

Wüster C, Ziegler R (1993): Fluorid-Therapie der Osteoporose: „Auf die Dosis kommt es an". Dtsch Ärztebl 90: B-41–42.

38

Zehender M, Meinertz T, Faber T, Caspary A, Jeron A et al (1997): Antiarrhythmic effects of increasing the daily intake of magnesium and potassium in patients with frequent ventricular arrhythmias. J Am Coll Cardiol 29: 1028–1034.

Ziegler R (2002): Osteoporose: aktuelle Diagnostik und Therapie. Orthopädische Praxis 38: 570–577.

38

39. Mund- und Rachentherapeutika

JUDITH GÜNTHER

AUF EINEN BLICK

Trend

Mund- und Rachentherapeutika sind als Bagatellarzneimittel bis auf wenige Ausnahmen von der vertragsärztlichen Verordnung ausgeschlossen. Seit 1996 sinken die Verordnungszahlen in dieser Indikationsgruppe kontinuierlich.

Bewertung

Für Pilzinfektionen im Mund- und Rachenraum werden sinnvollerweise antimykotische Lokaltherapeutika eingesetzt (siehe Kapitel 17 Antimykotika). Dagegen gibt es für Antiseptika, Antiphlogistika, Lokalanästhetika und zahlreiche Kombinationspräparate keine ausreichenden Belege der therapeutischen Wirksamkeit.

Mund- und Rachentherapeutika werden zur Behandlung von Infektionen und schmerzhaften Schleimhautaffektionen des Mund- und Rachenraumes eingesetzt. In der Regel werden diese Infektionen durch Viren ausgelöst, so daß der Einsatz vor allem antiseptisch oder lokal antibiotisch wirkender Präparate nicht angezeigt ist. Bei der Behandlung der weit überwiegenden Zahl von Infektionen in Mund und Rachen stehen Maßnahmen zur subjektiven Linderung der Symptomatik im Vordergrund. Auch bei der Anwendung von Tabletten und Pastillen zum Lutschen spielt der vermehrte Speichelfluß wohl die entscheidende Rolle bei der positiven Beeinflussung subjektiver Beschwerden.

Die nicht selten infolge von Virusinfektionen auftretenden Candidabesiedlungen müssen gezielt mit Antimykotika therapiert werden. Für eine lokale Therapie verbleibt demnach allenfalls ein Anteil von ca. 20% der Erkrankungen, die primär oder sekundär durch Bakterien ausgelöst werden. Nachgewiesene bakterielle Infektionen, insbesondere Infektionen durch β-hämolysierende Streptokokken, bedürfen jedoch aufgrund möglicher Spätfolgen wie rheumatischem Fieber und Perikarditis in jedem Fall einer systemischen Antibiotikatherapie. Darüber hinaus sollten differentialdiagnostisch ernsthafte Erkrankungen wie Agranulozytose, Diphtherie, Tumoren und Mandelabszesse ausgeschlossen werden. Nach einer regionalen Handlungsleitlinie niedergelassener Allgemeinmediziner, die in Anlehnung an den niederländischen NHG-Standard (Nederlands-Huisartsen-Genootschap-Standaarsen) erarbeitet wurde, sind Lokalantibiotika und Lokalanästhetika bei der oralen Lokalbehandlung von Mund- und Racheninfektionen nicht ausreichend wirksam. In der Regel stehen daher nichtmedikamentöse Maßnahmen bei der hausärztlichen Beratung im Vordergrund (Kühne 1994).

Verordnungsspektrum

Im Jahr 2003 sank das Verordnungsvolumen der Mund- und Rachentherapeutika weiter um 9% (Abbildung 39.1). Trotz der damit seit 1996 kontinuierlich fallenden Verordnungszahlen bleibt anzumerken, daß

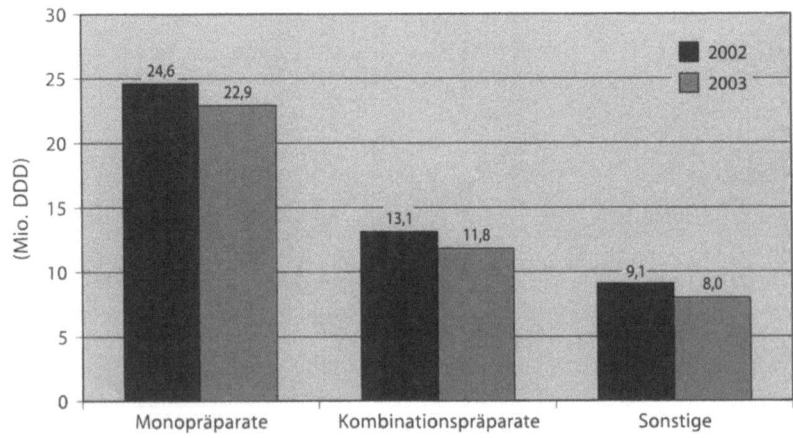

Abbildung 39.1: Verordnungen von Mund- und Rachentherapeutika 2003. DDD der 3000 meistverordneten Arzneimittel

Mund- und Rachentherapeutika bis Ende 2003 gemäß § 34 Abs. 1 SGB V zu den ausgeschlossenen Arzneimitteln gehörten und für Versicherte nach dem vollendeten 18. Lebensjahr grundsätzlich nur bei Pilzinfektionen verordnet werden durften. Seit Januar 2004 liegen nun neue Bestimmungen zur Verordnungsfähigkeit dieser Mittel vor. Nach der Neufassung der Arzneimittelrichtlinien dürfen apothekenpflichtige nicht verschreibungspflichtige Arzneimittel nach § 34, Abs. 1 SGB V generell nicht mehr zu Lasten der GKV verordnet werden, es sei denn, es handelt sich um Arzneimittel, die bei der Behandlung schwerwiegender Erkrankungen als Therapiestandard gelten. Von dieser Regelung sind lediglich Kinder bis zum vollendeten 12. Lebensjahr und Jugendliche mit Entwicklungsstörungen bis zum vollendeten 18. Lebensjahr nicht betroffen. Als schwerwiegende Erkrankungen werden in diesem Zusammenhang Pilzinfektionen im Mund- und Rachenraum sowie onkologische und rheumatische Erkrankungen genannt, die den Einsatz verschreibungsfreier Antimykotika bzw. des synthetischen Speichels rechtfertigen würden. Ergänzend gilt § 34 Abs.1 des SGB V, wonach auch die verschreibungspflichtigen Mund- und Rachentherapeutika nicht an Versicherte verordnet werden dürfen, die das 18. Lebensjahr vollendet haben, es sei denn, es handelt sich um Pilzinfektionen, geschwürige Erkrankungen der Mundhöhle oder Maßnahmen nach chirurgischen Eingriffen im Hals-Nasen-Ohrenbereich.

Therapeutische Aspekte

Antiseptika

Unter den Monopräparaten überwiegen die Antiseptika, deren Wirkung in vitro nachgewiesen werden kann. In-vitro-Ergebnisse können jedoch nicht ohne weiteres auf die in-vivo-Bedingungen lokaler Infektionen im Mund- und Rachenraum übertragen werden. Zum Nachweis der therapeutischen Wirksamkeit einer Arzneimitteltherapie bedarf es vielmehr kontrollierter klinischer Studien. Für die Planung von Studien zum Nachweis der therapeutischen Wirksamkeit und zur besseren Vergleichbarkeit von Mund- und Rachentherapeutika wird zudem eine Standardisierung der Prüfmethodik gefordert (Pitten und Kramer 1998). Antiseptika können in höheren Dosierungen zu Schleimhautreizungen bis hin zu Läsionen der Mundschleimhaut führen. Daher sind die Wirkstoffe besonders in Lutschtabletten häufig unterdosiert.

Chlorhexamed, Corsodyl und *Frubilurgyl* enthalten Chlorhexidindigluconat, das eine breite antimikrobielle Wirkung gegen grampositive und gramnegative Keime zeigt, hingegen weniger gegen Hefen und Dermatophyten. Durch standardisierte Effektivitätsmessungen kann eine deutliche Keimzahlreduktion nachgewiesen werden (Pitten und Kramer 1999). Bei Daueranwendung kann es zur reversiblen bräunlichen Verfärbung der Zunge und der Zähne sowie zur Beeinträchtigung des Geschmacksempfindens kommen (Bundesgesundheitsamt 1994).

Chlorhexidindigluconat-haltige Zubereitungen halten in der Gruppe der Antiseptika wie bereits in den Vorjahren mit über 70% den überwiegenden Anteil der verordneten Tagesdosen (Tabelle 39.1).

Hexetidin (*Hexoral*) wirkt schwächer und deutlich kürzer als Chlorhexidin (Raetzke 1993). Eine 0,1 %ige Hexetidinlösung war bei Patienten mit Aphthen nicht effektiver als Placebo und hatte keinen zusätzlichen Nutzen für die Mundhygiene oder die Zahnfleischgesundheit (Chadwick et al. 1991). Das oberflächenaktive Cetylpyridiniumchlorid (*Dobendan*) besitzt im Vergleich zu Chlorhexidin eine geringer Antiplaquewirkung (Moran et al. 2000, Renton-Haper et al. 1996). In seiner Aufbereitungsmonographie (Bundesgesundheitsamt 1993a) wird es zudem negativ bewertet. Die Kommission kam zu dem Schluß, daß die Anwendung angesichts des begrenzten antimikrobiellen Wirkspektrums sowie möglicher Risiken (z. B. allergische Reaktionen) nicht vertretbar ist.

Povidon-Iod (*Betaisodona Mundantiseptikum*) zeigt in vitro eine starke Keimreduktion, die jedoch in vivo durch Speichel oder Serumkontakt deutlich abnimmt. Bei Patienten mit Schilddrüsenerkrankungen und Iodüberempfindlichkeit ist Vorsicht geboten, da Iod aus den Zubereitungen resorbiert wird.

Im Vergleich zum Vorjahr nahm im Jahr 2003 die Anzahl der verordneten Antiseptika-Tagesdosen um mehr als 10% ab.

Antimykotika

Pilzinfektionen im Mund- und Rachenraum benötigen eine kausale antimykotische Therapie. Eine Behandlung mit Antiseptika ist nicht angezeigt, da die Konzentrationen in den Präparaten häufig unter den

Tabelle 39.1: Verordnungen von Mund- und Rachentherapeutika 2003 (Monopräparate). Angegeben sind die 2003 verordneten Tagesdosen, die Änderungen gegenüber 2002 und die mittleren Kosten je DDD 2003.

Präparat	Bestandteile	DDD in Mio.	Änderung in %	DDD-Kosten in €
Antiseptika				
Chlorhexamed	Chlorhexidindigluconat	4,5	(+2,9)	1,00
Corsodyl	Chlorhexidin	2,0	(−36,0)	0,46
Dobendan	Cetylpyridiniumchlorid	1,0	(−9,9)	0,96
Hexoral	Hexetidin	0,9	(+9,3)	1,35
Betaisodona Mundantiseptikum	Povidon-Iod	0,6	(−12,1)	1,35
Frubilurgyl	Chlorhexidindigluconat	0,1	(−18,7)	2,05
		9,1	(−11,2)	0,95
Antimykotika				
Ampho-Moronal Lutschtabl.	Amphotericin B	1,4	(−0,9)	1,62
Antiphlogistika				
Tantum Verde Lösung	Benzydamin	0,8	(−3,4)	1,82
Lokalanästhetika				
Dynexan A Gel	Lidocain	6,4	(−2,6)	0,22
Recessan	Polidocanol	2,5	(−6,2)	0,18
		8,9	(−3,6)	0,21
Glucocorticoide				
Dontisolon D	Prednisolon	2,6	(−8,2)	0,35
Summe		22,9	(−7,1)	0,67

39

jeweiligen minimalen Hemmkonzentrationen liegen. Die im Mundraum auftretenden Pilzinfektionen werden fast ausschließlich durch Candidaarten verursacht. Eine zuverlässige und gut verträgliche lokale Behandlung ist mit Amphotericin B (*Ampho-Moronal Lutschtbl.*, Tabelle 39.1) und Nystatin möglich. Nystatin-haltige Zubereitungen zur antimykotischen Therapie im Mund sowie flüssige Amphotericinpräparate, die bei Pilzinfektionen im Mund aber auch bei Pilzinfektionen im Gastrointestinaltrakt eingesetzt werden (*Moronal Suspension* und *Ampho Moronal Suspension*) werden im Kapitel 17 Antimykotika besprochen (Tabelle 17.1). Die Verordnungen der ausschließlich lokal eingesetzten *Ampho Moronal Lutschtabletten* waren gegenüber dem Vorjahr nahezu konstant.

Antiphlogistika

Benzydamin (*Tantum Verde*) soll lokal angewendet antiphlogistisch und lokalanästhetisch wirken. Der antibakterielle Effekt des Wirkstoffes ist schwach, so daß bei der kurzen Anwendungsdauer die Keimzahl kaum reduziert werden kann. Die Substanz wird resorbiert und kann zu einer Vielzahl von Nebenwirkungen führen, wie z. B. Brechreiz, Übelkeit, Schlafstörungen und Hautkomplikationen. Systemisch verabreichtes Benzydamin wurde aufgrund fehlender Belege für die klinische Wirksamkeit und einer damit einhergehenden negativen Nutzen-Risiko-Bilanz im Rahmen der Aufbereitungsmonographien der Kommission B negativ bewertet (Bundesanzeiger 1993b). Kontrollierte klinische Studien zu lokal verabreichtem Benzydamin befassen sich nahezu ausschließlich mit der Wirksamkeit auf strahleninduzierte orale Mukositiden. In einer randomisierten Untersuchung an Patienten mit Burning-mouth-Syndrom war die lokale Benzydaminbehandlung einer Placebo-Behandlung bzw. dem therapeutischen Abwarten nicht überlegen (Sardella et al. 1999).

Mit *Tantum Verde Lösung* verblieb 2003 lediglich ein antiphlogistisch wirkendes Mund- und Rachentherapeutikum unter den 3000 meist verordneten Arzneimitteln. Auch bei diesem Mittel nahmen die verordneten Tagesdosen leicht ab (Tabelle 39.1).

Lokalanästhetika

Die als Monopräparat ausgewiesene *Recessan Salbe* enthält neben dem Oberflächenanästhetikum Polidocanol noch sieben weitere arzneilich wirksame Bestandteile, die als Hilfsstoffe deklariert sind. Hierzu zählt auch das im Entwurf der Aufbereitungsmonographie negativ bewertete Benzalkoniumchlorid (Bundesgesundheitsamt 1990).

In ähnlicher Weise wurde im Jahr 2000 *Dynexan A Gel* ohne Veränderung der Rezeptur als Monopräparat umdeklariert. Die Zubereitung enthält weiterhin das Lokalanästhetikum Lidocain und das nun als Hilfsstoff deklarierte, aber negativ bewertete Antiseptikum Benzalkoniumchlorid.

Glucocorticoide

Die längerfristige Anwendung von Glucocorticoiden auf Schleimhäuten sollte ebenso kritisch betrachtet werden wie die topische Anwendung bei entzündlichen Hautkrankheiten (s. Kapitel 24, Dermatika und Wundbehandlungsmittel). Für *Dontisolon D* mit dem schwach wirkenden Prednisolonacetat sanken 2003 im Vergleich zum Vorjahr die verordneten Tagesdosen um 8,2% (Tabelle 39.1).

Antiseptische Kombinationspräparate

Die Kombination von Antiseptika mit einem Lokalanästhetikum kann sinnvoll sein, um stark schmerzende Affektionen zu lindern. Die Lokalanästhetika Benzocain (*Dolo-Dobendan, Hexoraletten N, Dorithricin*) und Tetracain (*Herviros Lösung*) sind jedoch aufgrund einer möglichen Paragruppenallergie als Lokaltherapeutika auf der Schleimhaut nicht geeignet.

Weiterhin enthalten viele der Kombinationspräparate Antiseptika, die in der Literatur oder im Rahmen der Aufbereitung der Altarzneimittel kritisch beurteilt werden. Das Antiseptikum Benzalkoniumchlorid (*Dorithricin, Dequonal* und in *Kamistad N* als Hilfsstoff) wird im Entwurf der Aufbereitungsmonographie aufgrund des begrenzten Wirkspektrums und der hohen Allergisierungsrate negativ bewertet (Bundesgesundheitsamt 1990). Auch für die Kombination mit dem schwach wirkenden Dequaliniumchlorid (*Dequonal*) wurde keine ausreichende Wirksamkeit gegen Candidainfektionen nachgewiesen (Wunderer 1986).

Das Lokalantibiotikum Tyrothricin (*Lemocin, Dorithricin*) wirkt gegen grampositive Bakterien. Die minimale Hemmkonzentration wird allerdings durch die entsprechenden Zubereitungen kaum erreicht. Daher wird die Verwendung von Tyrothricin in Lutschtabletten negativ beurteilt (Fricke et al. 1990, Daschner 1999, Daschner 2002).

Frubienzym enthält eine fixe Kombination aus dem negativ bewerteten Cetylpyridiniumchlorid und Lysozym. Lysozym, ein auch Muramidase genanntes Enzym, kommt beim Menschen als unspezifischer humoraler Immunitätsfaktor in zahlreichen Körperflüssigkeiten vor wie Nasen- und Darmsekret, Blutplasma und Tränenflüssigkeit. Das Enzym spaltet spezifisch das Murein der Bakterienzellwand an seiner glykosidischen Bindung und besitzt so bakterizide Eigenschaften.

39

Neben der begrenzten Wirksamkeit der Kombination wurden wiederholt allergische Reaktionen gemeldet, die sowohl auf das aus Hühnereiweiß gewonnene Lysozym als auch auf das antiseptisch wirkende Cetylpyridiniumchlorid zurückgeführt werden können.

Die Anzahl der verordneten Tagesdosen bei den Kombinationsarzneimitteln aus der Gruppe der antiseptischen Mund- und Rachentherapeutika sank auch 2003 im Vergleich zum Vorjahr durchschnittlich um 10,2 % (Tabelle 39.2). Bei den Einzelpräparaten ist hier aber auf die

Tabelle 39.2: Verordnungen von antiseptischen Mund- und Rachentherapeutika 2003 (Kombinationspräparate). Angegeben sind die 2003 verordneten Tagesdosen, die Änderungen gegenüber 2002 und die mittleren Kosten je DDD 2003.

Präparat	Bestandteile	DDD in Mio.	Änderung in %	DDD-Kosten in €
Mit Lokalanästhetika				
Kamistad N	Lidocain Kamillenblütentinktur	6,7	(+17,4)	0,16
Herviros Lösung	Tetracain Aminoquinurid	1,6	(−53,5)	0,62
Lemocin	Tyrothricin Cetrimoniumbromid Lidocain	1,6	(−5,3)	1,39
Dolo-Dobendan	Cetylpyridiniumchlorid Benzocain	0,9	(−11,3)	1,58
Dorithricin	Tyrothricin Benzocain Benzalkoniumchlorid	0,2	(+4,5)	1,40
Hexoraletten N	Chlorhexidin Benzocain	0,2	(−46,4)	1,46
		11,2	(−10,0)	0,56
Mit anderen Stoffen				
Dequonal	Benzalkoniumchlorid Dequaliniumchlorid	0,4	(−12,3)	0,62
Frubienzym	Lysozym Cetylpyridiniumchlorid	0,1	(−15,3)	1,45
		0,5	(−13,0)	0,82
Summe		11,8	(−10,2)	0,58

39

große Bandbreite von leichten Verordnungsanstiegen bei *Kamistad N* (+17,4%), bis hin zu deutlichen Rückgängen bei der zum 30.06.2003 aus dem Handel genommenen *Herviros Lösung* (-53,5%) hinzuweisen.

Sonstige Mund- und Rachentherapeutika

Es handelt sich in dieser Gruppe fast ausschließlich um Präparate mit pharmakologisch fragwürdigen Kombinationen und einer Vielzahl von vor allem pflanzlichen Bestandteilen (Tabelle 39.3). Allenfalls sind unspezifische Wirkungen zu erwarten, da die Kombinationspartner nicht ausreichend dosiert oder, was insbesondere für den Kälberblutextrakt (*Solcoseryl*) zutrifft, nicht ausreichend geprüft sind.

Tonsilgon N enthält sieben pflanzliche Bestandteile und soll zur Behandlung rezidivierender und chronischer Atemwegsinfekte, insbesondere Tonsillitis, eingesetzt werden. Inwieweit die Inhaltsstoffe hier wirksam sind, bleibt offen. Gemäß einer umfassenden Medline-Recherche existiert keine klinische Untersuchung, die das Präparat als wirksam für die oben genannte Indikation ausweist. Umso erstaunlicher ist, daß *Tonsilgon N* nach *Chlorhexamed* immer noch das Präparat mit dem zweithöchsten Umsatz in der gesamten Indikationsgruppe ist.

Dentinox, eine Kombination aus Kamillentinktur, Lidocain und Polidocanol, gilt als „traditionell angewendetes" und „mild wirkendes" Arzneimittel. Klinische Studien, die eine Wirksamkeit dieser fixen Kombination bei Zahnungsbeschwerden belegen, liegen demnach nicht vor.

Pyralvex enthält die antiphlogistisch wirkende Salicylsäure und einen Rhabarberwurzelextrakt mit angeblich antibiotisch-antiphlogistischen Effekten, die in nationalen und internationalen Monographien allerdings nicht erwähnt werden. Das Handelspräparat wird auf ein Antrachinonderivat standardisiert, obwohl das antiphlogistische Prinzip wahrscheinlich in den Gerbstoffen zu suchen ist. Es existieren einige wenige klinische Untersuchungen, die die Wirksamkeit des Präparates gegenüber Placebo nachzuweisen versuchen. Allerdings ist eine valide doppelblinde Durchführung der Studien aufgrund des Eigengeschmacks der handelsüblichen Zubereitungen praktisch nicht möglich (Wunderer 1986).

Glandosane wird als künstlicher Speichel eingesetzt bei Mundtrockenheit jeglicher Genese insbesondere im pflegerischen Bereich.

39

Tabelle 39.3: Verordnungen von sonstigen Mund- und Rachentherapeutika 2003. Angegeben sind die 2003 verordneten Tagesdosen, die Änderungen gegenüber 2002 und die mittleren Kosten je DDD 2003.

Präparat	Bestandteile	DDD in Mio.	Änderung in %	DDD Kosten in €
Tonsilgon/-N Drag./Tropf.	Rad. Althaeae Flor. Chamomillae Herb. Equiseti Fol. Juglandis Herb. Millefolii Cort. Quercus Herb. Taraxaci	2,4	(–9,2)	1,08
Pyralvex	Rhabarberwurzelextrakt Salicylsäure	1,9	(–7,6)	0,26
Dentinox N	Kamillentinktur Lidocain-HCl Polidocanol	1,3	(–24,2)	0,14
Tonsiotren	Atropin. sulf. D5 Hepar sulf. D3 Kalium bichrom. D4 Silicea D2 Merc. biiodat. D8	1,2	(–10,6)	0,70
Solcoseryl	Kälberblutextrakt Polidocanol	0,6	(–11,4)	0,55
Glandosane	Carmelose-Natrium Sorbitol Kaliumchlorid Natriumchlorid Magnesiumchlorid Calciumchlorid Kaliummonohydrogen-phosphat	0,4	(–7,8)	2,00
Osanit	Magnesium phosph. C6 Calcium carb. „Hahnemanni" C8 Chamomilla D6 Calcium phosph. D12 Ferrum phosporicum C8	0,2	(–14,0)	1,20
Summe		8,0	(–12,1)	0,68

39

Nach einer einzigen kontrollierten Untersuchung war *Glandosane* laut subjektiver Einschätzung der Betroffenen in der Lage, Mundtrockenheit im Vergleich zu Placebo verbessern. Eine Korrelation zwischen den subjektiven Angaben der Patienten und dem objektiven Messparameter Speichelflussrate fehlte allerdings (Wolpert et al. 1980). Tierexperimentelle Untersuchungen legen eine Demineralisation der Zahnhartsubstanz nach Langzeitanwendung von *Glandosane* nahe. Da entsprechende Untersuchungen am Menschen bisher fehlen, wird eine Anwendung künstlicher Speichellösungen bei bezahnten Personen daher abgelehnt (Meyer-Lueckel et al. 2002, Kielbassa et al. 2001). Das Mittel kann laut derzeit geltenden Arzneimittelrichtlinien verordnet werden zur Behandlung der krankheitsbedingten Mundtrockenheit bei rheumatischen und onkologischen Erkrankungen.

Im Sinne einer wirtschaftlichen Verordnungsweise bei den Mund- und Rachentherapeutika sollte – insbesondere nach der Neufassung der Verordnungsrichtlinien – die indikative Eingrenzung der Verordnungsfähigkeit verstärkt beachtet und auf sinnvoll zusammengesetzte Präparate zurückgegriffen werden.

Literatur

Bundesgesundheitsamt (1990): Entwurf der Aufbereitungsmonographie Benzalkoniumchlorid vom 27.07.1990.
Bundesgesundheitsamt (1993a): Aufbereitungsmonographie Cetylpyridiniumchlorid, Bundesanzeiger vom 03.09.1993: S. 8559.
Bundesgesundheitsamt (1993b): Aufbereitungsmonographie Benzydamin (systemische Anwendung). Bundesanzeiger vom 29.01.1993: 635.
Bundesgesundheitsamt (1994): Aufbereitungsmonographie Chlorhexidin und Chlorhexidinsalze. Bundesanzeiger vom 24.08.1994: 9126.
Chadwick B, Addy M, Walker DM (1991): Hexetidine mouthrinse in the management of minor aphthous ulceration and as adjunct to oral hygiene. Br Dent J 171: 83–87.
Daschner F, Frank U (2004): Antibiotika am Krankenbett, 12. Auflage, Springer-Verlag Berlin Heidelberg New York, S. 226.
Daschner F (1999): Desinfektionsmittel im Rachen von Kindern? Intern. Praxis 1/99 Jahrgang 39: 185–186.
Fricke U, Keseberg A, Liekfeld H (1990): Empfehlungen für die Selbstmedikation; Leitsymptom Halsschmerz. Pharm Ztg 135: 28–31.
Kielbassa AM, Shohadai SP, Schulte-Monting J (2001): Effect of saliva substitutes on mineral content of demineralized and sound dental enamel. Support Care Cancer 9: 40–47.

39

Kühne G (1994): Ärztliche Qualitätszirkel – Handlungsleitlinie Halsschmerzen erarbeitet. Dtsch Apoth Ztg 134: 3024–3025.

Meyer-Lueckel H, Schulte-Monting J, Kielbassa AM (2002): The effect of commercially available saliva substitutes on demineralized bovine dentin in vitro. Oral Dis. 8: 177–179.

Moran J, Addy M, Jackson R, Newcombe RG (2000): Comparative effects of quaternary ammonium mouthrinses on 4-day plaque regrowth. J Clin Periodontol 27: 37–40.

Pitten F-A, Kramer A (1998): Untersuchungen zur standardisierten Prüfung von Mundhöhlenantiseptika an freiwilligen Probanden. Hyg Med 23: 451–456.

Pitten F-A, Kramer A (1999): Antimicrobial efficacy of antiseptic mouthrinse solutions. Eur J Clin Pharmacol 55: 95–100.

Raetzke P (1993): Chlorhexidin. Ein Wirkstoff bereichert die Zahnheilkunde. Dtsch Apoth Ztg 133: 3997–4000.

Renton-Harper P, Addy M, Moran J, Doherty FM, Newcombe RG (1996): A comparison of chlorhexidine, cetylpyridinium chloride, triclosan, and C31G mouthrinse products for plaque inhibition. J Periodontol 67: 486–489.

Sardella A, Uglietti D, Demarosi F, Lodi G, Bez C, Carrassi A (1999): Benzydamine hydrochloride oral rinses in management of burning mouth syndrome. A clinical trial. Oral Surg Oral Med Oral Pathol Oral Radiol Endod 88: 683–686.

Wolpert E, Jung F, Middelhoff HD, Piegler T (1980): Treatment of drug-induced dryness of mouth in psychiatric patients – a controlled comparative study. Fortschr Neurol Psychiatr Genzgeb 48: 224–233.

Wunderer H (1986): Mund- und Rachentherapeutika. Dtsch Apoth Ztg 126: 2281–2292.

40. Muskelrelaxantien

Judith Günther

AUF EINEN BLICK

Trend

Nach wie vor entfällt der Hauptteil der Verordnungen zentralwirkender Muskelrelaxantien auf Tetrazepam (30 %), Chininsulfat (24 %) und Baclofen (18 %).

Bewertung

Baclofen wird erfolgreich bei zentral bedingter Spastik der Skelettmuskulatur eingesetzt, die beiden anderen Präparate bei lokalen entzündlich oder degenerativ bedingten Muskelverspannungen. Bei weiteren Präparaten (Tolperison, Pridinol, Mephenesin, Methocarbamol) fehlen ausreichende Belege der therapeutischen Wirksamkeit bzw. der therapeutischen Äquivalenz zur Standardtherapie.

Therapeutisch werden peripher und zentral wirkende Muskelrelaxantien unterschieden. Während peripher wirkende Muskelrelaxantien klinisch vor allem zur Muskelrelaxation bei Narkose eingesetzt werden, kommen zentral wirkende Muskelrelaxantien bei der Behandlung krankhafter Tonuserhöhungen der Skelettmuskulatur zur Anwendung. Periphere Muskelrelaxantien lassen sich nach ihrem Wirkmechanismus in depolarisierende (z. B. Suxamethoniumchlorid) und nichtdepolarisierende Muskelrelaxantien (z. B. Tubocurarin, Atracurium, Rocuronium etc.) einteilen. Sie hemmen die neuromuskuläre Übertragung an der motorischen Endplatte der Skelettmuskulatur und führen so zu einer Erschlaffung der quergestreiften Muskulatur. Zentral wirkende Muskelrelaxantien (Myotonolytika) vermindern den Tonus der Skelettmuskulatur durch Veränderung der neuronalen Übertragungsraten in den absteigenden und segmental-spinalen, polysynaptischen Neuronensystemen. Nicht für alle Myotonolytika sind genauer An-

40

griffsort und zellulärer Wirkmechanismus geklärt. Grundsätzlich lassen sich zwei Indikationen für den Einsatz zentraler Muskelrelaxantien unterscheiden.

Die *spastische Tonuserhöhung der Skelettmuskulatur* ist durch zentralmotorische Störungen bedingt und tritt beispielsweise bei Schlaganfall oder multipler Sklerose auf. Durch eine einschleichende Dosierung von Muskelrelaxantien wird versucht, die bestehende Spastik zu reduzieren, ohne daß die meist gleichzeitig bestehenden Lähmungserscheinungen zu stark hervortreten. Eine wirksame Therapie ist mit den zentral angreifenden Mitteln Baclofen, Diazepam, Tetrazepam und Tizanidin möglich. Schwächere Wirkungen hat das direkt auf die Muskulatur wirkende Dantrolen.

Weiterhin können *lokale Muskelverspannungen* durch Entzündungen, Verletzungen oder degenerative Wirbelsäulenerkrankungen ausgelöst werden. Sie reagieren in den meisten Fällen auf Ruhigstellung, physikalische Maßnahmen und Analgetika wie Acetylsalicylsäure oder Paracetamol. Schmerzhafte Muskelspasmen, die die Funktion beeinträchtigen und nicht ausreichend auf die konservativen Maßnahmen ansprechen, können mit zentral wirksamen Muskelrelaxantien aus der Gruppe der Benzodiazepine (Diazepam, Tetrazepam) behandelt werden. Eine häufig auftretende unerwünschte Wirkung der Myotonolytika ist die ausgeprägte Sedierung, die den therapeutischen Einsatz begrenzt.

Gegenüber dem Jahr 2002 steigt das Verordnungsvolumen in der gesamten Indikationsgruppe moderat um 3,3% an (Tabelle 40.1). Im Vergleich zum Vorjahr ergeben sich keine Änderungen im Verordnungsspektrum.

Verordnungsspektrum

Auch im Jahr 2003 wurde das Benzodiazepinderivat Tetrazepam am häufigsten verordnet. Obwohl weiterhin ein Trend zur vermehrten Verordnung Tetrazepam-haltiger Generika zu beobachten ist, bleibt *Musaril* immer noch mit beachtlichem Vorsprung das führende Präparat (Tabelle 40.1). Tetrazepam hat ähnliche muskelrelaxierende und sedierende Eigenschaften wie das seit langem für diese Indikation eingesetzte Standardtherapeutikum Diazepam. Auch im Abhängigkeitspotential unterscheidet sich Tetrazepam nicht wesentlich von anderen langwirksamen Benzodiazepinen, so daß auch für diesen Wirkstoff

Tabelle 40.1: Verordnungen von Muskelrelaxantien 2003. Angegeben sind die 2003 verordneten Tagesdosen, die Änderungen gegenüber 2002 und die mittleren Kosten je DDD 2003.

Präparat	Bestandteile	DDD in Mio.	Änderung in %	DDD-Kosten in €
Tetrazepam				
Musaril	Tetrazepam	5,7	(−10,4)	1,11
Tetrazepam-ratiopharm	Tetrazepam	4,8	(+2,6)	0,89
Tethexal	Tetrazepam	2,7	(−4,4)	0,89
tetrazep von ct	Tetrazepam	1,0	(−7,4)	0,93
Tetrazepam Stada	Tetrazepam	1,0	(+17,0)	0,93
Tetrazepam AL	Tetrazepam	0,9	(+16,5)	0,79
Tetrazepam-1A Pharma	Tetrazepam	0,9	(+35,0)	0,78
Myospasmal	Tetrazepam	0,8	(−14,9)	0,90
Tetrazep AbZ	Tetrazepam	0,7	(+5,2)	0,77
Tetra-saar	Tetrazepam	0,7	(−3,2)	0,92
Tetramdura	Tetrazepam	0,5	(−10,1)	0,88
Rilex	Tetrazepam	0,5	(+2,6)	0,90
Muskelat	Tetrazepam	0,4	(+4,6)	0,90
		20,7	(−1,8)	0,95
Baclofen				
Lioresal	Baclofen	8,1	(+3,2)	1,47
Baclofen-ratiopharm	Baclofen	4,2	(−0,5)	1,25
		12,3	(+1,9)	1,40
Andere Muskelrelaxantien				
Limptar N	Chininsulfat	16,8	(+4,9)	0,52
Mydocalm	Tolperison	11,3	(+19,7)	1,99
Sirdalud	Tizanidin	4,3	(+2,0)	1,24
Myoson	Pridinol	1,2	(−10,1)	1,25
Dantamacrin	Dantrolen	1,0	(+1,2)	2,10
Dolo-Visano M	Mephenesin	1,0	(−10,2)	3,89
Ortoton	Methocarbamol	0,8	(−5,8)	3,58
Ortoton Plus	Methocarbamol Acetylsalicylsäure	0,3	(−12,8)	2,68
		36,7	(+7,0)	1,30
Summe		69,7	(+3,3)	1,21

40

eine Begrenzung der Behandlungsdauer anzustreben ist. Nach tierexperimentellen Daten hat Tetrazepam sogar eine geringere myotono-
lytische Gesamtwirkung als Diazepam (Simiand et al. 1989). Allerdings soll Tetrazepam aufgrund einer geringeren Sedation eine höhere
Selektivität für die Muskelrelaxation aufweisen. Eine Bestätigung dieser lediglich tierexperimentellen Beobachtungen einer französischen
Arbeitsgruppe durch klinische Vergleichsstudien gegenüber Diazepam
steht nach einer Medline-Recherche weiterhin aus (Simiand et al. 1989,
Keane et al. 1988a, Keane et al. 1988b). Trotz der steigenden Verwendung von Generika ist die Verordnung von Tetrazepam-haltigen
Therapeutika aber immer noch zwölfmal teurer als Diazepam
(0,08 €/Tag, vgl. Tabelle 43.2) und könnte daher sicher in den meisten
Fällen durch Diazepam substituiert werden.

Baclofen (*Lioresal, Baclofen-ratiopharm*) ist nur bei zentral bedingten spastischen Tonuserhöhungen der Muskulatur indiziert, beispielsweise zur symptomatischen Behandlung der Spastizität bei multipler
Sklerose und traumatischen und neoplastisch bedingten Rücken-
markserkrankungen. Es handelt sich um das am stärksten wirksame
Arzneimittel bei dieser Indikation. Wie bereits in den Vorjahren ist
auch für 2003 ein moderater Verordnungsanstieg bei Baclofen-halti-
gen Zubereitungen zu verzeichnen.

Chinin (*Limptar N*) wird seit längerer Zeit zur Behandlung nächtlicher Wadenkrämpfe empfohlen, obwohl die Belege aus kontrollierten
Studien widersprüchlich sind (Mandal et al. 1995). Eine Metaanalyse
von acht Placebo-kontrollierten Studien ergab, daß Chinin die Waden-
krampfhäufigkeit um 21% senkt (Man Son Hing et al. 1998). Im Vergleich zu Placebo traten jedoch unter Chininmedikation mehr Nebenwirkungen, insbesondere Ohrensausen, auf. Unter Berücksichtigung
des Nebenwirkungsprofils sind daher als erstes nichtmedikamentöse
Maßnahmen zu empfehlen, z. B. aktive Dorsalflexion des Fußes. Erst
wenn diese Maßnahmen erfolglos sind, kann ein Versuch mit Chinin
unternommen werden. Im Jahr 2003 wurde Chinin wieder häufiger
verordnet, so daß es gemessen an den verordneten Tagesdosen nach
Tetrazepam auf Rang zwei der häufigst verordneten Wirkstoffe in der
Klasse der Muskelrelaxantien verbleibt.

Tolperison (*Mydocalm*) wurde bereits vor 40 Jahren entwickelt und
gelangte 1994 erstmals unter die 2000 meistverordneten Arzneimittel.
Die Verordnungen von *Mydocalm* stiegen von 1994 bis 1999 kontinuierlich an, obwohl die Wirksamkeit nicht nach den heutigen Standards
belegt ist. Insgesamt liegen nur wenige kleinere Placebo-kontrollierte

Untersuchungen zur Behandlung reflektorischer Muskelkrämpfe vor. Als zentralwirkendes Muskelrelaxans wird es bei Muskelverspannungen und Spastik angewendet. Nach einem leichten Verordnungsrückgang im Jahr 2000 steigen die Verordnungszahlen von *Mydocalm* seit 2001 wieder an. Für das Jahr 2003 ist ein deutlicher Verordnungsanstieg von 19,7% zu verzeichnen.

Sirdalud enthält den Wirkstoff Tizanidin, welcher dem Clonidin strukturverwandt ist und ähnliche sedative und hypotensive Nebenwirkungen hat. Die Wirksamkeit bei zentral und peripher bedingten Muskelspasmen ist belegt. Es gilt daher als sinnvolle Alternative zu Baclofen bei Patienten mit spinal bedingter Spastizität.

Pridinol (*Myoson*) wird in die Gruppe der Muskelrelaxantien eingruppiert, ist aber pharmakologisch ein Anticholinergikum (Waelbroeck et al. 1993). Es wurde bisher als Myotonolytikum (*Lyseen-Hommel*) und als Parkinsonmittel angeboten (*Parks 12*). *Lyseen-Hommel* befindet sich derzeit im Abverkauf. Parallel dazu wird Pridinol von einer anderen Firma unter dem Namen *Myoson* vertrieben. Wie bereits im Vorjahr mußte *Myoson* auch im Jahr 2003 deutliche Rückgänge bei der Anzahl der Verordnungen wie auch der Tagesdosen hinnehmen (Tabelle 40.1). Dies trägt der derzeitigen klinischen Datenlage Rechnung, da zu den beiden in Anspruch genommenen Indikationen, Muskelspasmen und Erkrankungen des rheumatischen Formenkreises, nach einer Medline-Recherche weiterhin keine aussagekräftige kontrollierten Studien vorliegen.

Mephenesin (*Dolo-Visano M*) ist ein zentral wirkendes Myotonolytikum mit sedierenden und anxiolytischen Eigenschaften, das bei der Behandlung schmerzhafter Muskelspasmen angewendet wird. Nach einer Medline-Recherche fehlen allerdings kontrollierte Untersuchungen, die den Nutzen von Mephenesin beim beanspruchten Indikationsgebiet zeigen. In jedem Fall dürfte der klinische Nutzen von Mephenesin aufgrund seiner kurzen Wirkdauer (Halbwertszeit 1 h) und der sedierenden Nebenwirkungen nur begrenzt sein.

40

Dantrolen (*Dantamacrin*) gehört zu den peripher wirkenden Muskelrelaxantien und wird eingesetzt bei Spastik der Skelettmuskulatur infolge von Hirn- und Rückenmarksschädigungen. Die Substanz setzt den Muskeltonus durch partielle Blockade der Freisetzung von Calciumionen aus dem longitudinalen System herab. Dantrolen wirkt potentiell hepatotoxisch und kann die Parese verstärken. Darüber hinaus liegen zum Nachweis eines therapeutischen Nutzens zur Verbesserung der Muskelspastik von Dantrolen nur begrenzte bzw.

widersprüchliche Daten vor. Ein systematischer Review kommt zum Schluß, daß Dantrolen klinisch zwar häufig zur Verbesserung der Muskelspastik bei multipler Sklerose eingesetzt wird, seine Überlegenheit gegenüber Placebo jedoch nicht ausreichend belegt ist (Shakespeare et al. 2003). Dantrolen sollte daher nur unter strengster Indikationsstellung verordnet werden und nur dann, wenn die Muskelspastik mit Standardtherapeutika wie z. B. Baclofen, Tizanidin oder Diazepam nicht zu beherrschen ist (Deutsche Gesellschaft für Neurologie 2002).

Das zentral wirkende Methocarbamol (*Ortoton*) hat ähnliche Wirkeigenschaften wie Mephenesin. In zwei älteren Arbeiten war es bei Patienten mit Rücken- oder Nackenschmerzen sowie traumatisch oder entzündlich bedingten Schmerzen auf der Basis subjektiver Symptome nach 2–7 Tagen etwas besser wirksam als Placebo (Tisdale und Ervin 1975, Valtonen 1975). Vergleichende Untersuchungen gegenüber Diazepam fehlen jedoch. In einer kontrollierten Studie erzeugte Methocarbamol deutliche Anstiege mehrerer Sedationsparameter (Preston et al. 1992). Nach einer kontrollierten Untersuchung an insgesamt 48 Patienten mit schmerzhaften Kontraktionen der Skelettmuskulatur wurden unerwünschte Wirkungen (insbesondere Müdigkeit) unter Methocarbamol im Vergleich zu Tetrazepam erst nach dem 11. Behandlungstag statistisch signifikant seltener beschrieben. Eine Aussage über die therapeutische Äquivalenz der beiden Muskelrelaxantien beim untersuchten Patientenkollektiv war mit dieser Studie leider nicht möglich (Bröse et al. 1996). Darüber hinaus scheint Methocarbamol insbesondere in höherer Dosierung und bei Patienten mit Arzneimittelmißbrauch in der Vorgeschichte ein Abhängigkeitspotential zu besitzen (Preston et al. 1989).

Für die klinische Wirksamkeit der fixen Kombination aus Methocarbamol und Acetylsalicylsäure (*Ortoton plus*) am Menschen liegen nach einer aktuellen Medline-Recherche lediglich einige ältere Studien im Vergleich zu anderen, hierzulande jedoch nicht im Handel befindlichen Kombinationspräparaten vor (Middleton 1984, Gready 1976). Dagegen fehlen kontrollierte Untersuchungen, die eine Überlegenheit der fixen Kombination in den beanspruchten Anwendungsgebieten sowohl gegenüber Placebo sowie gegenüber den Einzelsubstanzen Methocarbamol und Acetylsalicylsäure zeigen.

40

Literatur

Bröse HD, Repges R, Dethlefsen U (1996): Therapie schmerzhafter Kontraktionen der Skelettmuskulatur – Doppelblinder Parallelgruppenvergleich zwischen den zentral wirksamen Myotonolytika Methocarbamol und Tetrazepam. Münch Med Wschr 138: 726–731.

Deutsche Gesellschaft für Neurologie (2002): Leitlinie Spastik. http://www.dgn.org/130.0.html.

Gready DM (1976): Parafon forte® versus Robaxisal® in skeletal muscle disorders: a double-blind study. Curr Therap Res 20: 666–673.

Keane RE, Simiand J, Morre M, Biziere K (1988a): Tetrazepam: a benzodiazepine which dissociates sedation from other benzodiazepine activities. I. Psychopharmacological profile in rodents. J Pharmacol Exp Ther 245: 692–698.

Keane RE, Bachy A, Morre M, Biziere K (1988b): Tetrazepam: a benzodiazepine which dissociates sedation from other benzodiazepine activities. II. In vitro and in vivo interactions with benzodiazepine binding sites. J Pharmacol Exp Ther 245: 699–705.

Mandal AK, Abernathy T, Nelluri SN, Stitzel V (1995): Is quinine effective and safe in leg cramps? J Clin Pharmacol 35: 588–593.

Man Son Hing M, Wells G, Lau A (1998): Quinine for nocturnal leg cramps: a meta-analysis including unpublished data. J Gen Intern Med 13: 600–606.

Middleton RSW (1984): A comparison of two analgesic muscle relaxant combinations in acute back pain. Br J Clin Pract 38: 107–109.

Preston KL, Guarino JJ, Kirk WT, Griffiths RR (1989): Evaluation of the abuse potential of methocarbamol. J Pharmacol Exp Ther 248: 1146–1157.

Preston KL, Wolf B, Guarino JJ, Griffiths RR (1992): Subjective and behavioral effects of diphenhydramine, lorazepam and methocarbamol: evaluation of abuse liability. J Pharmacol Exp Ther 262: 707–720.

Shakespeare DT, Boggild M, Young C (2003): Anti-spasticity agents for multiple sclerosis (Cochrane Review). In: The Cochrane Library, Issue 1, 2003. Oxford: Update Software.

Simiand J, Keane PE, Biziere K, Soubrie P (1989): Comparative study in mice of tetrazepam and other centrally active skeletal muscle relaxants. Arch Int Pharmacodyn Ther 297: 272–285.

Tisdale SA, Ervin DK (1975): A controlled study of methocarbamol (Robaxin®) in acute painful musculoskeletal conditions. Curr Ther Res 17: 525–530.

Valtonen EJ (1975): A double-blind trial of methocarbamol versus placebo in painful muscle spasm. Curr Med Res Op 3: 382–385.

Waelbroeck M, Camus J, Tastenoy M, Lambrecht G, Mutschler E, Kropfgans M et al (1993): Thermodynamics of antagonist binding to rat muscarinic M2 receptors: antimuscarinics of the pridinol, sila-pridinol, diphenidol and sila-diphenidol type. Br J Pharmacol 109: 360–370.

40

41. Ophthalmika

Trend

Bei den Ophthalmika dominieren seit vielen Jahren die Glaukommittel. Durch Einführung neuer Therapieprinzipien (lokal wirkende Carboanhydrasehemmer, selektive Alpha$_2$-Agonisten und Prostaglandinderivate) ist die medikamentöse Therapie wesentlich effektiver geworden. Die nächst wichtige Gruppe der Ophthalmika sind die Filmbildner, die bei trockenem Auge angewendet werden. Bemerkenswert zugenommen haben in den letzten zehn Jahren die Verordnungen von Antiphlogistika und von unspezifisch wirkenden Vitaminpräparaten. Dagegen sind die Verordnungen der zweifelhaft wirksamen Antikataraktika kontinuierlich zurückgegangen.

Die Indikationsgruppe der Ophthalmika umfaßt Präparate, die lokal oder in Einzelfällen auch systemisch bei Augenkrankheiten gegeben werden. Sie erreichen hohe Verordnungszahlen, sind aber bis auf wenige Ausnahmen sehr preisgünstig, so daß eine Verordnung auf Rezept vermutlich häufig unterbleibt. Die erfaßten Präparate der Ränge bis 3000 sind für ein kleines Indikationsgebiet sehr zahlreich. Abbildungen 41.1 und 41.2 geben als Übersichten die 3000 verordnungsstärksten Präparate bzw. den Gesamtmarkt wieder. Beim Vergleich mit früher publizierten Werten muß bedacht werden, daß 1997 entsprechend den WHO-Empfehlungen einige DDDs neu festgelegt wurden. So wurde z. B. bei allen Glaukommitteln eine beidseitige Therapie angenommen. In Abbildung 41.2 sind jedoch die Verordnungen auch für die früheren Jahre mit den neu festgelegten DDD vorgenommen, so daß die Trends der Verordnungen korrekt wiedergegeben werden.

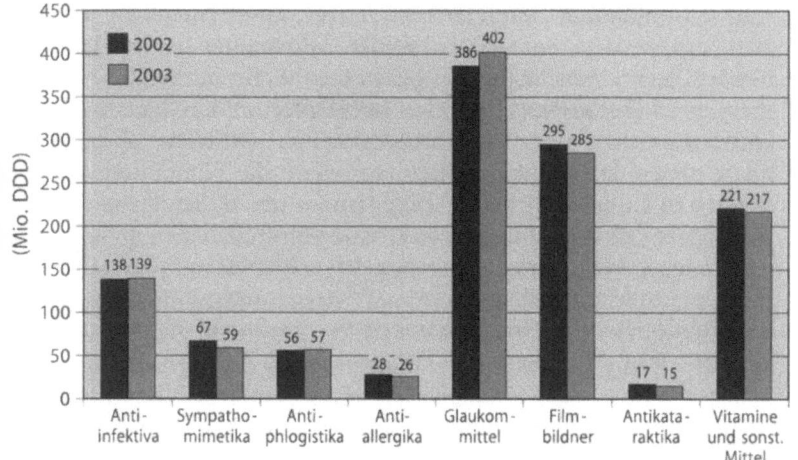

Abbildung 41.1: Verordnungen von Ophthalmika 2003. DDD der 3000 meistverordneten Arzneimittel

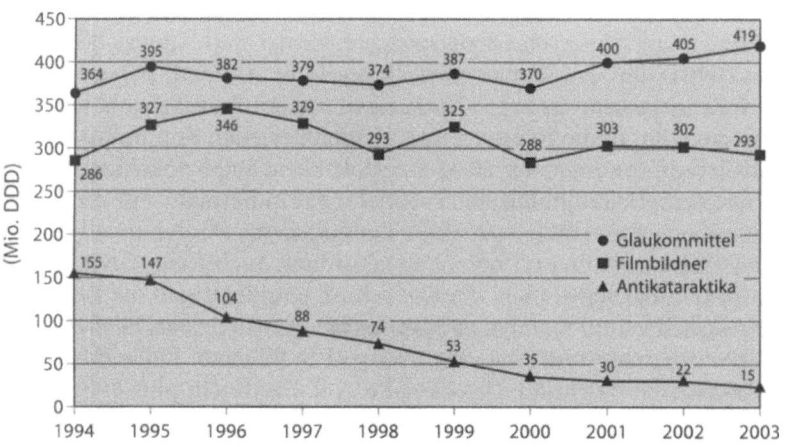

Abbildung 41.2: Verordnungen von Ophthalmika 1994 bis 2003. Gesamtverordnungen nach definierten Tagesdosen

Die Ophthalmika umfassen zahlreiche unterschiedliche Arzneimittelgruppen. In den letzten beiden Jahrzehnten ist es dabei zu beträchtlichen Verschiebungen gekommen: Während früher von den definierten Tagesdosen (DDD) fast zwei Drittel auf die Glaukommittel, „Antikataraktika" und Sympathomimetika entfielen, dominieren heute neben den Glaukommitteln vor allem die Filmbildner (Abbildungen 41.1 und 41.2). Diese Trends haben sich in den letzten Jahren stabilisiert: Die Verordnungen von Glaukommitteln haben in den achtziger Jahren erheblich zugenommen, sich seit 1994 auf hohem Niveau stabilisiert und seit 2000 noch einmal langsam zugenommen, während die Filmbildner bis 1996 kontinuierliche Zuwächse zeigten, seitdem aber ein wenig zurückgingen. Dagegen sind die Verordnungen der in ihrer Wirksamkeit zweifelhaften „Antikataraktika" kontinuierlich zurückgegangen. Bemerkenswert zugenommen haben in den letzten zehn Jahren auch die Verordnungen von Antiphlogistika und Vitaminpräparaten, besonders von Retinol und Dexpanthenol (vgl. Abbildung 41.1 und Arzneiverordnungs-Report '94, Abbildung 36.1).

Antiinfektiva

Antiinfektive Ophthalmika (Tabellen 41.1 und 41.2) werden zur Behandlung von Infektionen des vorderen Augenabschnittes eingesetzt. Diese Infektionen äußern sich zumeist als Konjunktividen. Klinische Kriterien zur Unterscheidung zwischen viraler und bakterieller Konjunktivitis gibt es offenbar nicht (Rietveld et al. 2003). Daher erklärt sich die insgesamt geringe Wirksamkeit von Antibiotika wohl wesentlich auch durch die Prävalenz von nichtbakteriellen Konjunktividen. Als Erreger kommen vor allem Streptokokken, Staphylokokken, Pneumokokken, Haemophilus und Pseudomonas in Betracht. Für die durch Abstrich nachweisbare bakterielle Konjunktivitis werden im allgemeinen lokal anwendbare Antibiotika verordnet. Auch wenn ein Antibiogramm in der Regel nicht erforderlich ist, empfiehlt sich die Kenntnis der aktuellen und regional oft spezifischen Resistenzlage. In einer größeren Resistenzstudie aus den USA wurde folgende Reihenfolge der Wirksamkeit bestimmt: Chloramphenicol, Bacitracin plus Polymyxin B, Gentamicin, Gyrasehemmstoffe, Neomycin, Erythromycin (Everett et al. 1995). Resistenzstudien aus den USA (Jensen und Felix 1998) und Japan (Ooishi und Miyao 1997) zeigen vor allem hohe Sensitivität gegenüber Fluorchinolonen und relativ hohe Resistenzraten gegen-

41

Tabelle 41.1: Verordnungen antiinfektiver Ophthalmika 2003. Angegeben sind die 2003 verordneten Tagesdosen, die Änderungen gegenüber 2002 und die mittleren Kosten je DDD 2003.

Präparat	Bestandteile	DDD in Mio.	Änderung in %	DDD-Kosten in €
Antibiotika				
Refobacin Augensalbe/Tropf.	Gentamicin	10,3	(−3,0)	0,20
Kanamytrex	Kanamycin	7,5	(−2,2)	0,36
Gentamicin-POS	Gentamicin	5,9	(+0,6)	0,19
Kanamycin-POS	Kanamycin	5,5	(+4,6)	0,22
Fucithalmic	Fusidinsäure	5,5	(−7,5)	0,27
Kan-Ophtal	Kanamycin	1,7	(+10,4)	0,20
Gentamytrex	Gentamicin	1,5	(−1,5)	0,18
Terramycin N Gentamicin	Gentamicin	1,4	(−5,0)	0,20
Oxytetracyclin Augensalbe	Oxytetracyclin	1,2	(−15,8)	0,86
Gent Ophtal	Gentamicin	1,1	(−2,7)	0,17
		41,6	(−1,9)	0,25
Gyrasehemmer				
Floxal	Ofloxacin	19,4	(+6,8)	0,29
Ciloxan	Ciprofloxacin	4,1	(+17,0)	0,26
Oftaquix	Levofloxacin	1,6	(+131,9)	0,29
Chibroxin	Norfloxacin	0,8	(−9,7)	0,28
		25,9	(+11,4)	0,28
Adstringentien				
Posiformin	Bibrocathol	1,6	(−5,5)	0,33
Noviform AS	Bibrocathol	0,9	(−12,5)	0,87
		2,4	(−8,2)	0,52
Antibiotikakombinationen				
Polyspectran	Polymyxin B Bacitracin Neomycin	4,6	(+7,3)	0,48
Ecolicin	Erythromycin Colistin	3,5	(−7,6)	0,56
Nebacetin Augensalbe	Neomycin Bacitracin	0,2	(−38,8)	0,62
		8,4	(−1,3)	0,52
Virostatika				
Acic Ophtal	Aciclovir	0,3	(+1,9)	1,98
Summe		78,6	(+1,9)	0,31

41

Tabelle 41.2: Verordnungen antiinfektiver Ophthalmikakombinationen mit Glucocorticoiden 2003. Angegeben sind die 2003 verordneten Tagesdosen, die Änderungen gegenüber 2002 und die mittleren Kosten je DDD 2003.

Präparat	Bestandteile	DDD in Mio.	Änderung in %	DDD Kosten in €
Antibiotika und Glucocorticoide				
Dexa-Gentamicin	Gentamicin Dexamethason	17,4	(+5,6)	0,34
Isopto-Max	Neomycin Polymyxin B Dexamethason	8,1	(+7,5)	0,69
Dexa-Polyspectran Tropfen	Polymyxin B Neomycin Dexamethason	7,0	(+23,2)	0,45
Dexamytrex	Gentamicin Dexamethason	5,8	(+0,8)	0,38
Aquapred/-N Augentropfen	Chloramphenicol Prednisolon	4,0	(−9,3)	0,14
Terracortril N	Betamethason Gentamicin	3,8	(−13,4)	0,16
Mycinopred	Polymyxin B Neomycin Prednisolon	2,6	(+1,5)	0,30
Oxytetracycl. Pred. Jenapharm	Oxytetracyclin Prednisolon	2,2	(−16,5)	0,93
Spersadexolin	Chloramphenicol Tetryzolin Dexamethason	2,1	(−8,1)	0,52
Betagentam	Betamethason Gentamicin	1,7	(+7,5)	0,27
Corti Biciron N	Dexamethason Oxytetracyclin	0,8	(+12,9)	0,19
Dispadex comp.	Neomycin Dexamethason	0,7	(−17,7)	0,37
		56,0	(+2,4)	0,41
Sulfonamidkombinationen				
Blephamide Augensalbe/Tr.	Sulfacetamid Prednisolon	4,2	(−27,0)	0,24
Summe		60,2	(−0,4)	0,39

41

über Erythromycin. Vergleichbare Daten liegen für Deutschland nicht vor.

In einer vergleichenden Untersuchung zur experimentellen Konjunktivitis durch *Staph. aureus* wurde allerdings gefunden, daß Antiseptika wie Ethacridin (*Biseptol*) oder Povidon-Iod zu schnellerer Elimination der Bakterien und Regression der Symptome führten als die Kombination aus Bacitracin, Polymyxin B und Neomycin (Behrens-Baumann und Begall 1993); ähnliches zeigte eine klinische Studie (Isenberg et al. 2002). Insofern ist nicht gesichert, daß Antibiotika bei einfacher bakterieller Konjunktivitis notwendig sind. Zu einem ähnlichen Schluß kam eine Übersicht der Cochrane Database (Sheikh et al. 2004), nach der im Vergleich zu Placebo die Behandlung der Konjunktivitis mit Antibiotika zwar die Heilung zu beschleunigen scheint, jedoch das Endergebnis nicht beeinflußt. Daher empfehlen die Richtlinien der American Academy of Ophthalmology (http://www. aao.org/aao/education/library/ppp/upload/Conjunctivitis_.pdf) die Gabe des billigsten Antibiotikums. In einer Studie mit Levofloxacin gegen Placebo berichteten Hwang et al. (2003) dagegen, daß auch das Endergebnis bei Levofloxacin besser sei. In den meisten Fällen sollte eine antibiotische Behandlung des Auges eine Woche nicht überschreiten.

Bei schweren Infektionen des vorderen Augenabschnittes, etwa Keratitis, ist dagegen eine antibiotische Therapie dringend geboten; bei schweren Hornhautulzera ist ein Antibiogramm erforderlich, während in weniger schweren Fällen empirisch mit Breitspektrumantibiotika behandelt werden kann (McLeod et al. 1996).

Monopräparate

Die Verordnungen von antibiotischen Monopräparaten haben 2003 durch Steigerungen bei den Gyrasehemmern zugenommen (Tabelle 41.1). Am häufigsten werden nach wie vor die Aminoglykoside Kanamycin und Gentamicin verordnet. Sie gelten als gut wirksam und relativ nebenwirkungsarm. Die Entwicklung von Resistenz ist möglich. Daneben finden sich das relativ teure Oxytetracyclin und seit einigen Jahren die Fusidinsäure (*Fucithalmic*), die vor allem gegen Staphylokokken wirksam ist, in einigen jüngeren Studien gute Wirksamkeit zeigte (etwa Jackson et al. 2002) und nur zweimal täglich angewendet werden muß. Gyrasehemmer haben sich in den letzten Jahren auch in

41

der Ophthalmologie fest etabliert und ihre Verordnungen stiegen auch im Jahr 2003 deutlich an. Sie scheinen gute Wirksamkeit und gute lokale Penetration mit geringen unerwünschten Wirkungen zu kombinieren (O'Brien et al. 1995, Hanioglu-Kargi et al. 1998) und sind nicht teurer als die länger etablierten Präparate. Levofloxacin soll etwas wirksamer sein als das racemische Ofloxacin (Schwab et al. 2003).

Auf die Wirksamkeit von Adstringentien wurde oben bereits eingegangen. Bei dem allein hier vertretenen Adstringens Bibrocathol (*Noviform, Posiformin*) schwanken die Verordnungen von Jahr zu Jahr, 2003 nahmen sie um fast 10% ab. Nachteilig ist für die Anwendung tagsüber, daß die Bibrocatholpräparate nur als Salbe verfügbar sind. In Tabelle 41.10 ist mit dem Salicylsäure-haltigen *Sophtal-POS N* ein weiteres als Antiseptikum im Handel befindliches Präparat aufgeführt; Salicylsäure wirkt topisch angewandt vor allem keratolytisch.

Kombinationspräparate

Die Verordnungen von Kombinationspräparaten mit Antiinfektiva waren 2003 stabil (Tabellen 41.1 und 41.2). Sie umfassen zum einen Kombinationen verschiedener lokal wirksamer Antibiotika (Tabelle 41.1), vor allem aber die Kombinationen mit Glucocorticoiden (Tabelle 41.2).

Die Kombinationen von nur lokal anwendbaren Antibiotika sind seit langem etabliert und in ihren Wirkungen dokumentiert. Diese Präparate enthalten Neomycin bzw. Bacitracin, die ein relativ hohes Allergisierungs- und Reizungspotential haben. Rückläufig sind die Verordnungen der Kombination Erythromycin/Colistin (*Ecolicin*), möglicherweise infolge der ungünstigen Resistenzlage.

Auch im Jahr 2003 erfreuten sich die Kombinationen von Antibiotika und Glucocorticoiden ungebrochener Beliebtheit (Tabelle 41.3), die etwa 40% der Verordnungen von Antibiotika ausmachen. Die Verschreibung solcher Pharmaka „vereinfacht" die Diagnostik, da sowohl bei allergischer als auch bakterieller Genese einer Konjunktivitis mit einer Besserung zu rechnen ist, was durch Hinzufügen eines vasokonstringierenden Sympathomimetikums noch verstärkt wird (z. B. in *Spersadexolin*). Man erhofft durch die Kombination auch eine Abnahme von Entzündungserscheinungen und ein besseres Endergebnis. Die Richtlinien der American Academy of Ophthalmology für die bakterielle Keratitis betonen aber, daß hierfür die wissenschaftliche

Tabelle 41.3: Verordnungen von Sympathomimetika und Mydriatika 2003. Angegeben sind die 2003 verordneten Tagesdosen, die Änderungen gegenüber 2002 und die mittleren Kosten je DDD 2003.

Präparat	Bestandteile	DDD in Mio.	Änderung in %	DDD-Kosten in €
Sympathomimetika				
Ophtalmin N/sine	Tetryzolin	14,9	(−10,7)	0,05
Yxin	Tetryzolin	11,3	(−13,8)	0,06
Proculin	Naphazolin	5,7	(−16,4)	0,06
Berberil N	Tetryzolin	5,6	(−8,4)	0,07
Biciron	Tramazolin	4,7	(−14,8)	0,05
Otriven Augentropfen	Xylometazolin	3,1	(−2,9)	0,14
		45,3	(−11,9)	0,06
Sympathomimetikakombinationen				
Allergopos N	Antazolin Tetryzolin	4,0	(−14,2)	0,09
Spersallerg	Antazolin Tetryzolin	3,4	(−18,8)	0,16
Konjunktival	Naphazolin Pheniramin	1,5	(−6,5)	0,20
		8,9	(−14,8)	0,13
Mydriatika				
Boro-Scopol/-N	Scopolamin	4,4	(−10,0)	0,03
Summe		58,5	(−12,3)	0,07

Evidenz fehle (http://www.aao.org/aao/education/library/ppp/upload/Bacterial-Keratitis.pdf). Eine ungezielte Verwendung von Glucocorticoiden am Auge kann wegen ihrer Risiken in den meisten Fällen nicht begründet werden.

Zwei hier vertretene Präparate, *Aquapred Augentropfen* und *Spersadexolin*, enthalten Chloramphenicol, das sich durch gute Wirksamkeit, lokale Verträglichkeit und günstigen Preis auszeichnet, in Einzelfällen aber auch nach lokaler Gabe am Auge hämatologische Nebenwirkungen verursacht hat (Fraunfelder und Bagby 1983).

Die topische Anwendung von Sulfonamiden muß wegen der hohen Sensibilisierungsrate als obsolet gelten. Als einziges Präparat erscheint unter den 3000 führenden Arzneimitteln nur noch die Sulfonamid-

41

kombination *Blephamide Augensalbe/Tropfen*, dessen Verordnungen 2003 um über 25% abgenommen haben.

Sympathomimetika

Sympathomimetika werden zur symptomatischen Therapie besonders bei chronischen Reizzuständen der Bindehaut, die keine spezifische Diagnose erlauben, eingesetzt. Ihre Wirkung beruht im wesentlichen auf der Verengung von Gefäßen und damit einer Abschwellung der Schleimhäute. Es handelt sich um alphasympathomimetisch wirkende Substanzen. Diese Therapie ist rein symptomatisch, wenn auch oft angenehm für den Patienten. Bei chronischer Applikation kann es reflektorisch zu einer Erweiterung der Gefäße kommen, die nur jeweils kurzfristig nach der Applikation des Medikaments verschwindet, und auch zur Austrocknung des Auges und damit zu vermehrter, aber nicht mehr bemerkter Reizung. Aus dem symptomatischen Charakter dieser Therapie, aber vermutlich auch aus den niedrigen Preisen, die eine Verordnung auf Rezept kaum mehr lohnen lassen, erklären sich vermutlich die in den letzten Jahren beobachteten Rückgänge entsprechender Verordnungen (Tabelle 41.3).

Die einzelnen Alphasympathomimetika unterscheiden sich in ihrem Wirkungsspektrum nicht und müssen daher als therapeutisch gleichwertig gelten. Im allgemeinen ist die Anwendung eines Monopräparates vollkommen ausreichend. Bei einer allergischen Genese der Konjunktivitis werden häufig Sympathomimetika in Verbindung mit Antihistaminika eingesetzt. Ob diese Kombinationen sinnvoll sind, muß in Frage gestellt werden.

Antiphlogistische Ophthalmika

Glucocorticoide werden in der Ophthalmologie bei verschiedenen entzündlichen Erkrankungen der Cornea, Sklera und Iris und zur Unterdrückung von Narbenwucherungen an Lidern und Cornea eingesetzt. *Nicht* indiziert sind sie in der Regel bei infektiöser Konjunktivitis. Die Gefahren ihrer Anwendung am Auge liegen in dem Aufflammen von infektiösen Prozessen, besonders Pilzinfektionen. Bei längerer Anwendung können Glaukome ausgelöst werden, bei prädisponierten Patienten vereinzelt auch schon innerhalb weniger

Wochen. Nach Anwendung über ein oder mehrere Jahre können sich Linsentrübungen entwickeln. Grundsätzlich gewarnt werden muß vor der Anwendung von Glucocorticoiden, wenn die Hornhaut nicht intakt ist. Aus diesen Gründen sollte jede längerdauernde Anwendung von Glucocorticoiden am Auge sorgfältig überwacht werden.

Zum Einsatz kommen verschiedene Glucocorticoide, die sich nicht nur in ihrer Potenz, sondern auch in ihrer Resorbierbarkeit erheblich unterscheiden. So ist die Resorption von Prednisolonacetat (*Inflanefran, Ultracortenol*) höher als die von Phosphatsalzen der Glucocorticoide (*Dexa-sine*). Dagegen ist – gleiche Resorption vorausgesetzt – die Potenz von Dexamethason deutlich höher als die von Prednisolon und Hydrocortison. In den Kombinationspräparaten mit Sympathomimetika (Tabelle 41.4) und Antibiotika (Tabelle 41.2) findet vor allem Dexamethason Verwendung, häufig in Form der schlechter resorbierten Phosphatsalze. Bei den Monopräparaten dagegen überwiegt die Verwendung von Prednisolonacetat. Die Verordnungen von Glucocorticoiden waren 2003 in etwa stabil, wobei es aber wiederum Umschichtungen vor allem zu solchen Präparaten gegeben hat, die zum Teil erheblich preisgünstiger sind (Tabellen 41.2 und 41.4).

Separat aufgeführt werden die nichtsteroidalen Antiphlogistika Flurbiprofen (*Ocuflur*), Diclofenac (*Voltaren ophtha, Diclo cv*), das 1999 neu hinzugekommene Ketorolac (*Acular*) sowie seit 2001 auch Indometacin (*Indocolir*) (Tabelle 41.4). Diese Präparate gewinnen zunehmend an Bedeutung. Sie werden hauptsächlich zur Entzündungshemmung nach Operationen sowie zur Vermeidung intraoperativer Miosis eingesetzt, bei denen ihre antiinflammatorische Potenz der der Glucocorticoide gleichkommt (Wright et al. 1997). Bei den Zahlen ist zu bedenken, daß diese Therapie ganz wesentlich auch in der Klinik durchgeführt wird. Der Versuch, Ketorolac auch zur Therapie der viralen Konjunktivitis einzusetzen, war nicht erfolgreich (Shiuey et al. 2000).

Antiallergika

41

Für die Therapie allergischer Erkrankungen steht eine Reihe von Substanzen zur Verfügung (Bielory 2002). Eine Prophylaxe ist mit Cromoglicinsäure möglich. Ihre Wirkung wird auf eine Hemmung der Mastzelldegranulation zurückgeführt, der genaue Wirkmechanismus ist jedoch unklar. Cromoglicinsäure muß viermal täglich vorbeugend vor der Allergenexposition (z. B. Pollen) gegeben werden. Gegenüber den

Tabelle 41.4: Verordnungen von antiphlogistischen Ophthalmika 2003. Angegeben sind die 2003 verordneten Tagesdosen, die Änderungen gegenüber 2002 und die mittleren Kosten je DDD 2003.

Präparat	Bestandteile	DDD in Mio.	Änderung in %	DDD Kosten in €
Prednisolon				
Predni-POS	Prednisolon	11,9	(+22,8)	0,09
Inflanefran	Prednisolon	9,2	(−5,6)	0,40
Predni-Ophtal	Prednisolon	3,4	(+29,4)	0,15
Ultracortenol	Prednisolon	2,5	(−13,5)	0,53
Prednisolon AS Jenapharm	Prednisolon	0,7	(−17,2)	1,09
		27,8	(+7,3)	0,27
Dexamethason				
Totocortin	Dexamethason	5,4	(+0,0)	0,12
Dexa-sine	Dexamethason	2,3	(−4,1)	0,51
Dexapos	Dexamethason	1,7	(−0,5)	0,27
Dexagel	Dexamethason	1,7	(+1,5)	0,33
Dexa in der Ophthiole	Dexamethason	0,9	(+25,6)	0,57
Isopto-Dex	Dexamethason	0,7	(+19,4)	0,35
		12,8	(+1,8)	0,28
Hydrocortison				
Ficortril	Hydrocortison	1,7	(−22,2)	0,47
Hydrocortison-POS N	Hydrocortison	0,8	(+7,8)	0,81
		2,5	(−14,3)	0,58
Fluorometholon				
Fluoropos	Fluorometholon	1,4	(+7,4)	0,15
Efflumidex	Fluorometholon	1,3	(−13,7)	0,39
		2,8	(−3,9)	0,27
Glucocorticoidkombinationen				
Dexa Biciron	Dexamethason Tramazolin	1,4	(−10,4)	0,33
Efemolin	Fluorometholon Tetryzolin	0,9	(−8,9)	0,44
		2,3	(−9,8)	0,37
Nichtsteroidale Antiphlogistika				
Acular	Ketorolac	2,1	(−5,0)	0,68
Voltaren ophtha	Diclofenac	2,0	(−20,5)	0,83
Ocuflur	Flurbiprofen	1,8	(−7,0)	0,75
Indocolir	Indometacin	1,6	(−13,8)	0,60
Diclo cv	Diclofenac	1,5	(+104,7)	0,29
		9,1	(−2,8)	0,65
Summe		57,2	(+1,9)	0,35

41

akut und stärker wirksamen Corticosteroiden ist Cromoglicinsäure wegen der sehr viel geringeren Nebenwirkungen vorzuziehen (Hingorani und Lightman 1995). Sehr selten kann Cromoglicinsäure selbst anaphylaktische Reaktionen auslösen (Ibanez et al. 1996). Die Verordnungen der in der Tabelle 41.5 aufgeführten Präparate haben 2003 deutlich abgenommen.

Nedocromil (*Irtan*) wirkt ähnlich wie Cromoglicinsäure, ist klinisch mindestens ebenso effektiv wie diese und muß nur zweimal täglich angewendet werden, findet sich aber 2003 nicht mehr unter den 3000 verordnungshäufigsten Präparaten. Lodoxamid (*Alomide*) gilt ebenfalls als Degranulationshemmer, zeichnet sich aber gegenüber der Cromoglicinsäure durch schnelleren Wirkungseintritt aus (Fahy et al. 1992).

Tabelle 41.5: Verordnungen von antiallergischen Ophthalmika 2003. Angegeben sind die 2003 verordneten Tagesdosen, die Änderungen gegenüber 2002 und die mittleren Kosten je DDD 2003.

Präparat	Bestandteile	DDD in Mio.	Änderung in %	DDD-Kosten in €
Cromoglicinsäure				
Cromohexal-Augentropfen	Cromoglicinsäure	3,9	(−10,9)	0,19
Crom Ophtal	Cromoglicinsäure	2,5	(−15,7)	0,20
Vividrin Augentropfen	Cromoglicinsäure	2,2	(−24,7)	0,23
Cromoglicin-ratioph.Augentr.	Cromoglicinsäure	1,9	(−7,1)	0,20
Allergo-COMOD Augentr.	Cromoglicinsäure	1,2	(−1,4)	0,20
cromo von ct Augentropfen	Cromoglicinsäure	1,0	(−11,8)	0,20
		12,7	(−13,4)	0,20
Weitere Degranulationshemmer				
Zaditen ophtha	Ketotifen	1,8	(+9,8)	0,66
Alomide	Lodoxamid	1,1	(−22,7)	0,62
		2,9	(−5,4)	0,64
H$_1$-Antihistaminika				
Livocab/-direkt Augentropfen	Levocabastin	5,1	(−16,3)	0,43
Loxin	Azelastin	3,0	(+4,9)	0,22
Allergodil Augentropfen	Azelastin	2,7	(+58,5)	0,22
		10,8	(+1,2)	0,32
Summe		26,4	(−7,0)	0,30

41

Weiter zugenommen haben die Verordnungen des seit kurzem auch in der Ophthalmologie verwendeten Ketotifen, das bei Asthma bronchiale schon lange etabliert ist und dem neben einer Degranulationshemmung noch eine Reihe weiterer Wirkmechanismen zugesprochen werden. Klinisch-experimentell hat es sich der Cromoglicinsäure bei viel schnellerem Wirkungseintritt als gleichwertig erwiesen (Greiner et al. 2002), in mehreren Vergleichsstudien war es aber verschiedenen Antihistaminika unterlegen (etwa Lai et al. 2002). Kidd et al. (2003) berichten dagegen über eine bessere Wirkung als Levocabastin.

Lokal anwendbare H_1-Antihistaminika wirken bei Konjunktivitis schneller und länger als Cromoglicinsäure (Dechant und Goa 1991) oder Nedocromil (Hammann et al. 1996). Allerdings sind die Ergebnisse insgesamt nicht wesentlich besser als bei anderen antiallergisch wirkenden Substanzen, wozu die hohe Placeborate von 30–80% beiträgt (Noble und McTavish 1995). Neben Levocabastin (*Livocab*) hat sich in den letzten Jahren auch Azelastin (*Loxin*) etabliert (Pinto et al. 2001).

Glaukommittel

Als Glaukom wird eine Anzahl von ätiologisch verschiedenen Krankheiten bezeichnet, deren gemeinsames Kennzeichen ein individuell zu hoher Augeninnendruck ist, aus dem die Gefahr von zunehmenden Gesichtsfeldausfällen resultiert. Selbst in entwickelten Ländern weiß etwa die Hälfte der Glaukompatienten nicht von ihrer Erkrankung (Quigley 1996). Bei der Forschung nach den Ursachen gewinnen genetische Veränderungen an Bedeutung, sie sind aber in der gegenwärtigen klinischen Praxis nicht relevant (Frezzotti et al. 2004).

Bei erhöhtem Augeninnendruck und bei Glaukom gibt es eine Reihe medikamentöser und chirurgischer Therapien (Weinreb et al. 2004). Zur Zeit laufen große Studien zum Vergleich dieser Strategien und zu den Therapiezielen. Ein wichtiger Befund der Ocular Hypertension Treatment Study (OHTS) ist, daß die Senkung des asymptomatischen erhöhten Augeninnendruck das Auftreten von Gesichtsfelddefekten verhindern oder verzögern kann – mithin daß auch ohne Symptome eine Behandlung angezeigt sein dürfte (Kass et al. 2002). Zweitens hat sich gezeigt, daß das Gesichtsfeld bei symptomatischen Patienten umso besser erhalten wird, je niedriger der Augeninnendruck ist. Erst bei einem Augeninnendruck unter 14 mmHg blieb es in etwa stabil (The AGIS Investigators 2000). Dies spricht für eine aggressive Therapie zumindest bei fortgeschrittenem Glaukom.

In der medikamentösen Therapie des Glaukoms hat es in den letzten Jahren eine Reihe von Neuerungen gegeben (Pfeiffer 1998, Weinreb et al. 2004, Woodward und Gil 2004). Zur Auswahl stehen hier verschiedene Gruppen von Arzneimitteln, die entweder den Kammerwasserabfluß erhöhen (Cholinergika) oder die Kammerwasserproduktion reduzieren (Betarezeptorenblocker, Alpha$_2$-Sympathomimetika). Neue Therapiemöglichkeiten stellen das stark alpha$_2$-selektive Brimonidin, die lokal wirksamen Carboanhydrasehemmer Dorzolamid und Brinzolamid und die Prostaglandinderivate Latanoprost, Travoprost und Bimatoprost dar.

Die DDD für die Glaukommittel sind entsprechend den DDD der WHO definiert. Bei Pilocarpinpräparaten wurden sie auf 0,4 ml (4 Tr. täglich), bei Betarezeptorenblockern auf 0,2 ml (2 Tr. täglich), bei allen anderen Präparaten entsprechend den Herstellerempfehlungen festgelegt. Dabei bezieht sich die DDD auf *zwei* Augen, auch wenn Glaukome bei etwa einem Drittel der Patienten nur einseitig bestehen. Für die Eindosispackungen wurde angenommen, daß eine Packung pro Tag verwendet wird, auch wenn strikt genommen wegen der Gefahr bakterieller Kontamination bei jeder Applikation eine neue Packung angebrochen werden sollte, was diese Therapieform noch weiter verteuern würde. Dieses Problem der Verteuerung der Glaukomtherapie durch Eindosispackungen ist im Detail von Hertel und Pfeiffer (1994) untersucht worden.

Nach deutlichen Steigerungen in den achtziger Jahren haben sich die Verordnungen von Glaukommitteln seit 1992 stabilisiert, seit 2000 haben sie aber noch einmal um fast 15% zugenommen (Abbildung 41.2). Unter den verschiedenen Arzneimittelgruppen haben sich aber die bisher beobachteten Umschichtungen weiter fortgesetzt: weiterhin führende Stellung der Betarezeptorenblocker, inzwischen eine Randstellung der Cholinergika und eine kontinuierliche Zunahme bei den neuen Therapieprinzipien.

Die neuen Strategien der medikamentösen Therapie des Glaukoms haben zu einem erheblichen Rückgang der Zahl der notwendig gewordenen drucksenkenden Glaukomoperationen geführt, wobei die Langzeiterfolge der medikamentösen Therapie im Vergleich mit operativem Vorgehen erst nach Abschluß der derzeit laufenden großen Studien beurteilt werden können. Aktuelle Empfehlungen zum praktischen Vorgehen finden sich in den Richtlinien der American Academy

41

of Ophthalmology (http://www.aao.org/aao/education/library/ppp/upload/Primary-Open-Angle-Glaucoma_.pdf). Theoretische Überlegungen haben zu laufenden Versuchen geführt, das Fortschreiten des Glaukom-Schadens durch Neuroprotektiva zu hemmen. Bisher gibt es aber keine Evidenz, daß irgendein Medikament bei Glaukom eine Neuroprotektion bewirkt.

Die sich jetzt auf hohem Niveau stabilisierenden Verordnungszahlen lassen hoffen, daß die Glaukomtherapie einen großen Teil der Erkrankten erfaßt. Fragwürdige Präparate spielen in diesem Indikationsgebiet keine Rolle. Die medikamentöse Glaukomtherapie erweist sich als sinnvolle und kostengünstige Behandlung einer schwerwiegenden Krankheit, wobei in Zukunft vermehrt auf eine ausreichende Senkung des Augeninnendrucks geachtet werden sollte.

Cholinergika

Cholinergika stellten früher – allein oder in Kombination mit Betarezeptorenblockern – die klassische Therapie des Glaukoms dar. Die Nebenwirkungen dieser Therapie bestehen vor allem in Miosis mit Sehstörung in der Dämmerung und bei Linsentrübungen sowie bei jungen Patienten besonders in der akkommodativen Myopie und Ziliarmuskelspasmus. Ganz überwiegend wird Pilocarpin benutzt, dessen Verordnungen auch 2003 bei den Monopräparaten (Tabelle 41.6) wie auch den Kombinationen (Tabelle 41.7) weiter abgenommen haben. Beim Vergleich der Kombinationen von Pilocarpin mit Betarezeptorenblockern muß berücksichtigt werden, daß entsprechend den Herstellerempfehlungen die DDD-Werte für *Timpilo* auf 0,2 ml (zweimal tgl.), für *Normoglaucon* auf 0,4 ml (viermal tgl.) festgelegt wurden.

Alpha$_2$-Sympathomimetika

Bei den Alpha$_2$-Sympathomimetika wurden 2002 die klassischen Clonidinpräparate (*Isoglaucon, Clonid-Ophtal*) vom stärker alpha$_2$-selektiv Brimonidin (*Alphagan*) (Walters 1996) als führendem Präparat abgelöst (Tabelle 41.6), 2003 führte dagegen wieder das deutlich preisgünstigere Clonidin. Auch bei der lokalen Anwendung von Clonidin ist an die Möglichkeit systemischer Nebenwirkungen, Blutdruckabfall und Sedation, zu denken (Nordlund et al. 1995, Schuman 1996). Brimonidin

Tabelle 41.6: Verordnungen von Cholinergika und Alpha$_2$-Sympathomimetika 2003. Angegeben sind die 2003 verordneten Tagesdosen, die Änderungen gegenüber 2002 und die mittleren Kosten je DDD 2003.

Präparat	Bestandteile	DDD in Mio.	Änderung in %	DDD-Kosten in €
Cholinergika				
Pilomann	Pilocarpin	5,3	(−11,9)	0,14
Pilocarpin Ankerpharm	Pilocarpin	5,0	(−8,3)	0,12
Borocarpin S	Pilocarpin	3,3	(−12,6)	0,11
Pilocarpol	Pilocarpin	3,1	(−12,9)	0,11
		16,7	(−11,2)	0,12
Alpha$_2$-Sympathomimetika				
Clonid Ophtal	Clonidin	18,9	(+2,6)	0,13
Alphagan	Brimonidin	17,8	(−4,2)	0,92
Isoglaucon	Clonidin	11,7	(−16,7)	0,13
		48,4	(−5,2)	0,42
Summe		65,1	(−6,8)	0,34

erwies sich in einer großen Studie als dem Timolol (0,5%) überlegen, ohne Effekte auf Blutdruck oder Herzfrequenz zu zeigen. Allerdings wurden bei über 10% der Patienten lokale allergische Reaktionen beobachtet (Katz 1999).

Betarezeptorenblocker

Betarezeptorenblocker dominieren seit vielen Jahren die medikamentöse Therapie des Glaukoms. Als Standard gilt dabei Timolol, von dem mehrere Nachfolgepräparate in das hier untersuchte Marktsegment vorgedrungen sind. Keiner der neueren Betarezeptorenblocker hat sich – bei insgesamt guter Wirksamkeit – im Vergleich mit Timolol als überlegen erwiesen (Sorensen und Abel 1996, Watson et al. 2001). Die Anwendung von Betarezeptorenblockern kann systemische Nebenwirkungen mit sich bringen. Daher stellen insbesondere Asthma bronchiale und AV-Überleitungsstörungen Kontraindikationen dar. Lokale Nebenwirkung der Therapie mit Betarezeptorenblockern kann ein Sicca-Syndrom sein, das vor allem bei Kontaktlinsenträgern zu Proble-

41

Tabelle 41.7: Verordnungen von Betarezeptorenblockern 2003. Angegeben sind die 2003 verordneten Tagesdosen, die Änderungen gegenüber 2002 und die mittleren Kosten je DDD 2003.

Präparat	Bestandteile	DDD in Mio.	Änderung in %	DDD-Kosten in €
Timolol				
Tim Ophthal	Timolol	42,2	(+6,7)	0,14
Timolol CV	Timolol	28,8	(+8,4)	0,12
Timomann/TimoEDO	Timolol	19,5	(−3,6)	0,15
Arutimol	Timolol	13,1	(−8,5)	0,17
Nyogel	Timolol	8,5	(−3,0)	0,20
Chibro-Timoptol	Timolol	8,0	(−15,3)	0,18
Timo-Comod	Timolol	7,1	(+8,7)	0,18
Timohexal	Timolol	4,7	(−3,1)	0,17
Dispatim	Timolol	4,6	(−14,3)	0,20
Timosine	Timolol	4,3	(−7,6)	0,28
Timolol-POS	Timolol	4,0	(−5,0)	0,17
		145,0	(+0,2)	0,16
Andere Betarezeptorenblocker				
Betamann	Metipranolol	13,3	(−3,8)	0,20
Vistagan	Levobunolol	12,5	(−13,4)	0,19
Betoptima	Betaxolol	4,7	(−14,0)	0,18
Arteoptic	Carteolol	4,0	(−15,4)	0,18
		34,5	(−10,3)	0,19
Kombinationen				
Normoglaucon	Pilocarpin Metipranolol	8,0	(−13,0)	0,38
Timpilo	Pilocarpin Timolol	3,0	(−12,7)	0,71
		11,0	(−12,9)	0,47
Summe		190,4	(−2,7)	0,18

41

men führt. Die Verordnungen von Betarezeptorenblockern zeigten 2003 eine weiterhin zunehmende Betonung preisgünstiger Timolol-generika. In jüngster Zeit ist diskutiert worden, ob die Betarezeptoren-blocker wegen ihrer im Vergleich zu neueren Medikamenten geringe-ren Wirkung noch in der primären Therapie indiziert sind (Goldberg 2002). In diesem Zusammenhang ist es interessant zu sehen, daß wie schon im Vorjahr auch 2003 die Verordnungen von Betarezeptorenblockern zurückgegangen sind, vermutlich durch Wechsel zu neueren, stärker wirksamen Arzneimitteln (Tabelle 41.7).

Carboanhydrasehemmer

Der systemisch angewandte Carboanhydrasehemmstoff Acetazolamid (*Glaupax*) spielt nur noch bei akuten Anfällen und in der kurzfristigen Glaukomtherapie eine Rolle. Inzwischen dominieren lokal anwendbare Präparate wie das 1995 eingeführte Dorzolamid (*Trusopt*) dar. Wirksamkeit und Verträglichkeit sind für dieses Präparat gut dokumentiert (Strahlman et al. 1995, Pfeiffer 1996). Allerdings scheint Dorzolamid akut weniger wirksam als systemisches Acetazolamid (Maus et al. 1997) und chronisch weniger wirksam als Timolol zu sein (Heijl et al. 1997). Derzeit liegt seine Bedeutung vor allem in der Monotherapie bei Unverträglichkeit von Betarezeptorenblockern und zunehmend (z. B. in *Cosopt*) in der Kombination mit diesen (Balfour und Wilde 1997, Ormrod und McClellan 2000). Ein zweiter lokal anwendbarer Carboanhydrasehemmstoff ist Brinzolamid, das als Monotherapie zweimal täglich (gegenüber dreimal täglich bei Dorzolamid) angewendet werden kann, besser verträglich und preisgünstiger ist (Sall 2000).

Prostaglandinderivate

Eine weitere neue Therapiemöglichkeit zur Behandlung des Weitwinkelglaukoms stellt das Prostaglandinanalogon Latanoprost (*Xalatan*) dar, das sich durch gute therapeutische Wirksamkeit, aber auch erhebliche lokale Nebenwirkungen auszeichnet (Patel und Spencer 1996). Zu diesen gehören Pigmentierungen der Iris bei bis zu 10% der Patienten sowie Wachstum und Pigmentierungen von Lidhaaren (Johnstone 1997). Systemische unerwünschte Wirkungen umfassen vor allem Muskel- und Gelenkschmerzen sowie allergische Hautreaktionen (Watson et al. 1996). Über Einzelfälle der Reaktivierung von Herpes-simplex-Infektionen wurde berichtet (Wand et al. 1999). Latanoprost wirkt – anders als die meisten Glaukommittel – über eine Erhöhung des Kammerwasserabflusses und ist besonders stark wirksam. In mehreren kontrollierten Studien erwies es sich der Kombination aus Timolol und Dorzolamid ebenbürtig oder überlegen (z. B.

41

Tabelle 41.8: Verordnungen von Carboanhydrasehemmern und Prostaglandinderivaten 2003. Angegeben sind die 2003 verordneten Tagesdosen, die Änderungen gegenüber 2002 und die mittleren Kosten je DDD 2003.

Präparat	Bestandteile	DDD in Mio.	Änderung in %	DDD Kosten in €
Carboanhydrasehemmerpräparate				
Cosopt	Dorzolamid Timolol	26,9	(+13,5)	1,07
Azopt	Brinzolamid	26,8	(+23,0)	0,70
Trusopt	Dorzolamid	15,4	(−3,3)	1,33
Glaupax	Acetazolamid	0,5	(+43,2)	1,50
		69,5	(+12,7)	0,99
Prostaglandinderivate				
Xalatan	Latanoprost	48,7	(+10,0)	1,07
Travatan	Travoprost	11,0	(+79,7)	0,99
Lumigan	Bimatoprost	9,5	(+143,0)	0,85
Xalacom	Latanoprost Timolol	8,0	(+101,2)	1,19
		77,2	(+32,5)	1,05
Summe		146,8	(+22,3)	1,02

Emmerich 2000), ebenso im Vergleich zu Brimonidin (Stewart et al. 2001). In einer Studie, in der Patienten zusätzlich zu Timolol/Dorzolamid oder Timolol/Pilocarpin entweder Latanoprost oder Brimonidin erhielten, war allerdings Brimonidin deutlich überlegen (Simmons und Samuelson 2000).

Zwei neuere Prostaglandinderivate, Travoprost (*Travatan*) und Bimatoprost (*Lumigan*) wurden erfolgreich eingeführt. Sie sind in ihrer Wirkung dem Latanoprost gleichwertig (Parrish et al. 2003) oder vielleicht sogar überlegen (Gandolfi und Cimino 2003) (Tabelle 41.8).

41

Filmbildner

Die Anwendung von Filmbildnern ist beim Syndrom des trockenen Auges (Keratokonjunktivitis sicca) indiziert. Bei diesem Syndrom handelt es sich entweder um eine Hyposekretion der wäßrigen Phase des präkornealen Films oder um eine Störung der Zusammensetzung des aus einer Lipidschicht, einer wäßrigen Schicht und einer Muzin-schicht bestehenden präkornealen bzw. präkonjunktivalen Films. Dies hat zur Folge, daß der Tränenfilm instabil wird, zu früh „aufreißt" und dadurch sowohl Sehstörungen als auch subjektive Beschwerden bewirkt werden. Als Konsequenz kommt es zu entzündlichen Erscheinungen, die ihrerseits eine spezifisch anti-entzündliche Therapie notwendig machen könnten (Pflugfelder 2004). Eine kausale Therapie ist meist nicht möglich. Allerdings sollte versucht werden, äußere Reize wie Rauch und schlecht klimatisierte zugige Luft zu meiden (Kampik et al. 1996). Weiter ist zu bedenken, daß eine Keratokonjunktivitis sicca durch Adstringentien und Sympathomimetika („Weißmacher") verschlechtert oder gar provoziert werden kann.

Als Präparate werden Lösungen mit inerten Substanzen verwendet, die die Tränenflüssigkeit substituieren und das Epithel besser benetzen können. Meist enthalten sie noch Zusätze, die eine längere Verweildauer im Bindehautsack bewirken. Diese Therapie ist nur symptomatisch, und es sollte daher zuvor geklärt werden, ob als Ursache eine Erkrankung (rheumatische Erkrankung, Vitamin-A-Mangel, Östrogenmangel) in Frage kommt. Da alle diese Pharmaka relativ häufig appliziert werden müssen, können die in den Augentropfen enthaltenen Konservierungsstoffe eine Schädigung des Hornhautepithels herbeiführen (Kampik et al. 1996). Deshalb sind inzwischen von etlichen Arzneimitteln auch Konservierungsmittel-freie Formen eingeführt worden, die jeweils eine Einzeldosis separat abgepackt enthalten. Diese sinnvolle Strategie bedeutete bisher eine deutliche Erhöhung der Kosten, die sich aber inzwischen bei vielen Präparaten in vertretbaren Grenzen hält.

Die Tabelle 41.9 unterteilt die Filmbildner in Mono- und Kombinationspräparate strikt nach der von den Herstellern vorgenommenen Einteilung, auch wenn diese nicht immer nachvollziehbar ist. Bei der Berechnung der definierten Tagesdosen dieser Präparate wurde von einer durchschnittlichen definierten Tagesdosis von 0,4 ml (4 Tropfen für jedes Auge) ausgegangen, um Vergleichbarkeit zu gewährleisten, auch wenn die Herstellerangaben teilweise hiervon abweichen. Ähnlich wie bei den Glaukommitteln wurde weiter bei den Einzeldosis-packungen jeweils eine Packung als DDD definiert, auch wenn strikt gesehen für jede einzelne Applikation eine neue Packung genommen werden sollte.

Seit 1992 sind Filmbildner nach den Glaukommitteln das zweitgrößte Segment der Ophthalmika. Dies legt die Vermutung nahe, daß

41

Tabelle 41.9: Verordnungen von Filmbildnern 2003. Angegeben sind die 2003 verordneten Tagesdosen, die Änderungen gegenüber 2002 und die mittleren Kosten je DDD 2003.

Präparat	Bestandteile	DDD in Mio.	Änderung in %	DDD Kosten in
Povidon				
Lacophtal	Povidon	34,5	(+2,7)	0,10
Arufil/-uno	Povidon	20,0	(−10,3)	0,09
Oculotect fluid	Povidon	18,3	(−7,7)	0,11
Vidisept	Povidon	9,3	(−2,9)	0,11
Protagent	Povidon	6,7	(−12,3)	0,29
Vidirakt S mit PVP	Povidon	4,7	(−16,0)	0,09
		93,6	(−5,1)	0,12
Zellulosederivate				
Sic Ophtal	Hypromellose	33,8	(+11,0)	0,11
Artelac	Hypromellose	22,0	(−1,9)	0,18
Lacrigel	Hydroxyethylcellulose	7,5	(+12,1)	0,12
		63,2	(+6,3)	0,14
Polyvinylalkohol				
Liquifilm	Polyvinylalkohol	7,9	(+6,0)	0,13
Lacrimal	Polyvinylalkohol	3,3	(−55,4)	0,12
		11,2	(−24,5)	0,13
Carbomer				
Visc-Ophtal/-sine	Carbomer	13,5	(+9,7)	0,11
Liposic	Carbomer	8,8	(−1,0)	0,16
Siccapos	Carbomer	5,8	(+8,1)	0,10
Liquigel	Carbomer	5,1	(−2,4)	0,15
		33,2	(+4,4)	0,13
Kombinationen				
Lacrisic	Hypromellose Glycerol Povidon	22,7	(−8,4)	0,14
Vidisic	Cetrimid Polyacrylsäure	14,4	(−6,9)	0,11
Oculotect	Retinolpalmitat Hypromellose	14,3	(−11,8)	0,14
Siccaprotect	Dexpanthenol Polyvinylalkohol	13,0	(+1,9)	0,09
Dispatenol	Dexpanthenol Polyvinylalkohol	7,8	(−11,9)	0,09
Lacrimal O.K.	Polyvinylalkohol Povidon	6,4	(+3,9)	0,30
Thilo-Tears	Carbomer Mannitol	4,7	(−15,1)	0,24
		83,4	(−7,2)	0,14
Summe		284,5	(−3,4)	0,13

41

in den letzten Jahren besonders die durch äußere Bedingungen (trockene Luft, klimatisierte Räume, Bildschirmarbeit) verursachten Beschwerden Anlaß für die Verordnung von Filmbildnern geworden sein müssen. Daneben ist auch eine psychosomatische Beteiligung an der Entstehung der Keratokonjunktivitis sicca durch eine Studie nahe gelegt worden (Erb et al. 1996). Im Jahr 1996 wurde ein Höhepunkt der Verordnungen erreicht. Für den seitdem zu beobachtenden leichten Rückgang dürften vermutlich eher Budget- als therapeutische Gründe verantwortlich sein.

Sonstige Ophthalmika

In dieser Gruppe wurden Präparate zusammengefaßt, die sich in keine der vorhergehenden therapeutischen Gruppen einordnen lassen. Hierzu gehören vor allem die Gruppen der sogenannten „Antikataraktika" und Vitaminpräparate.

Erfreulich sind die seit 1992 kontinuierlich zu beobachtenden Abnahmen bei den sogenannten Antikataraktika, Präparate, von denen die Hersteller geltend machen, daß sie bei Katarakt oder Sehminderung aus anderen Gründen eine Besserung ermöglichen (Tabelle 41.10). Ein solcher Effekt ist jedoch bisher weder belegt noch wahrscheinlich gemacht worden. Die häufig wechselnden Zusammensetzungen bei solchen Präparaten legen diesen Schluß ebenfalls nahe. Die Verordnungen von Antikataraktika sind dem langfristigen Trend folgend auch 2003 noch einmal deutlich gefallen (s. auch Abbildung 41.2).

Einige vitaminhaltige Ophthalmika finden sich unter den 3000 verordnungshäufigsten Präparaten (Tabelle 41.10), vor allem Dexpanthenol und Retinol. Diese Präparate dürften im wesentlichen ähnlich wie die Filmbildner indifferent wirken und z. B. zur Reduktion von Fremdkörpergefühl besonders bei abendlicher Gabe geeignet sein, auch wenn für Dexpanthenol-haltige Tränenflüssigkeit spezifische Wirkungen berichtet wurden (Göbbels und Gross 1996). Die allgemeine Wirksamkeit von Vitamin-A-(Retinol-)haltigen Präparaten wird aus ihren anerkannten Wirkungen bei echtem Vitamin-A-Mangel abgeleitet. Sie ist aber nur für diesen Spezialfall belegt, und bei der Mehrzahl der Patienten sind spezifische Wirkungen des Vitamins nicht wahrscheinlich (Moroi und Lichter 2001).

41

Tabelle 41.10: Verordnungen von sonstigen Ophthalmika 2003. Angegeben sind die 2003 verordneten Tagesdosen, die Änderungen gegenüber 2002 und die mittleren Kosten je DDD 2003.

Präparat	Bestandteile	DDD in Mio.	Änderung in %	DDD Kosten in €
Sogenannte Antikataraktika				
Antikataraktikum N	Inosinmonophosphat	14,9	(−11,3)	0,06
Dexpanthenol				
Corneregel	Dexpanthenol	81,2	(−0,2)	0,04
Bepanthen Roche Augen/ Nasen	Dexpanthenol	27,1	(−8,8)	0,11
Pan Ophtal	Dexpanthenol	18,7	(+18,5)	0,05
Panthenol-Augensalbe	Dexpanthenol	0,5	(−31,3)	0,39
		127,6	(−0,1)	0,06
Retinolpalmitat				
Vitafluid	Retinolpalmitat	28,2	(+3,2)	0,03
Solan M	Retinolpalmitat	14,2	(−11,6)	0,06
Vitagel	Retinolpalmitat	6,4	(+3,6)	0,09
Oculotect Gel/sine Tropfen	Retinolpalmitat	3,9	(−13,1)	0,16
Vitamin A-POS	Retinolpalmitat	2,1	(−4,1)	0,24
		54,8	(−2,6)	0,06
Sonstige Mittel				
Sophtal-POS N	Salicylsäure	12,7	(−1,7)	0,08
Dexium	Calciumdobesilat	6,4	(−21,0)	0,49
Heparin-POS	Heparin	4,1	(−8,2)	0,10
Posorutin Augentropfen	Troxerutin	2,5	(−14,5)	0,07
Euphrasia D3 Augentropfen	Euphrasia	2,3	(+9,1)	0,10
Dobica	Calciumdobesilat	2,2	(−22,6)	0,59
Augentonikum Stulln N	Digitalisglykoside	2,1	(+23,4)	0,16
Regepithel	Retinolpalmitat Thiaminchlorid Calciumpantothenat	1,2	(−8,5)	0,27
Adsorbonac	Natriumchlorid	1,1	(+8,5)	0,29
		34,7	(−7,5)	0,21
Summe		231,9	(−2,6)	0,08

41

In der Tabelle 41.10 sind schließlich weitere Präparate aufgelistet, die keiner der bisher aufgeführten Arzneimittelgruppen zugeordnet werden können. Darunter finden sich trotz deutlicher Abnahmen weiterhin zwei Präparate mit Calciumdobesilat (*Dexium, Dobica*), für das seit langem eine Verminderung der Kapillarpermeabilität und eine Vermehrung der NO-Produktion geltend gemacht wird. Daraus wurde ein Anwendungsanspruch bei venöser Insuffizienz und Hämorrhoiden, aber auch diabetischer Retinopathie abgeleitet. Dieser Anspruch ist nicht belegt, da in einer zweijährigen klinischen Studie kein Unterschied zwischen Calciumdobesilat (1,5 g/Tag) und Placebo auf die Progression der diabetischen Retinopathie beobachtet wurde (Haas et al. 1995). Deutlich aber doch bemerkenswert langsam sind die Verordnungen der beiden Calciumdobesilatpräparate von 33 Mio. DDD im Jahr 1997 auf nunmehr knapp 9 Mio. DDD gefallen.

Literatur

Balfour JA, Wilde MI (1997): Dorzolamide. A review of its pharmacology and therapeutic potential in the management of glaucoma and ocular hypertension. Drugs Aging 19: 384–403.

Behrens-Baumann W, Begall T (1993): Antiseptics versus antibiotics in the treatment of the experimental conjunctivitis caused by staphylococcus aureus. Ger J Ophthalmol 2: 409–411.

Bielory L (2002): Ocular allergy guidelines: a practical treatment algorithm. Drugs. 62: 1611–1634.

Dechant KL, Goa KL (1991): Levocabastine. A review of its pharmacological properties and therapeutic potential as a topical antihistamine in allergic rhinitis and conjunctivitis. Drugs 41: 202–224.

Emmerich KH (2000): Comparison of latanoprost monotherapy to dorzolamide combined with timolol in patients with glaucoma and ocular hypertension. A 3-month randomised study. Graefes Arch Clin Exp Ophthalmol 238: 19–23.

Erb C, Horn A, Günthner A, Saal JG, Thiel HJ (1996): Psychosomatische Aspekte bei Patienten mit primärer Keratoconjunctivitis sicca. Klin Monatsbl Augenheilkd 208: 96–99.

Everett SL, Kowalski RP, Karenchak LM, Landsittel D, Day R, Gordon YL (1995): An in vitro comparison of the susceptibilities of bacterial isolates from patients with conjunctivitis and blepharitis to newer and established topical antibiotics. Cornea 14: 382–387.

Fahy GT, Easty DL, Collum LM, Benedict-Smith A, Hillery M, Parsons DG (1992): Randomised double-masked trial of lodoxamide and sodium cromoglycate in allergic eye disease. A multicentre study. Eur J Ophthalmol 1992: 144–149.

41

Fraunfelder FT, Bagby GC (1983): Ocular chloramphenicol and aplastic anemia. N Engl J Med 308: 1536.

Frezzotti R, Renieri A, Frezzotti P (2004): Adult-onset primary glaucoma and molecular genetics: a review. Eur J Ophthalmol 14: 220–225.

Gandolfi SA, Cimino L (2003): Effect of bimatoprost on patients with primary open-angle glaucoma or ocular hypertension who are nonresponders to latanoprost. Ophthalmology 110: 609–614.

Göbbels M, Gross D (1996): Klinische Studie der Wirksamkeit einer Dexpanthenol-haltigen künstlichen Tränenflüssigkeit (Siccaprotect) bei der Behandlung des trockenen Auges. Klin Monatsbl Augenheilkd 209: 84–88.

Goldberg I (2002): Should beta blockers be abandoned as initial monotherapy in chronic open angle glaucoma? The controversy. Br J Ophthalmol 86: 691–692.

Greiner JV, Michaelson C, McWhirter CL, Shams NB (2002): Single dose of ketotifen fumarate .025% vs 2 weeks of cromolyn sodium 4% for allergic conjunctivitis. Adv Ther 19: 185–193.

Haas A, Trummer G, Eckhardt M, Schmut O, Uyguner I, Pfeiffer KP (1995): Einfluß von Kalziumdobesilat auf die Progression der diabetischen Retinopathie. Klin Monatsbl Augenheilkd 207: 17–21.

Hammann C, Kammerer R, Gerber M, Spertini F (1996): Comparison of effects of topical levocabastine and nedocromil sodium on the early response in a conjunctival provocation test with allergen. J Allergy Clin Immunol 98: 1045–1050.

Hanioglu-Kargi S, Basci N, Soysal H, Bozkurt A, Gursel E, Kayaalp O (1998): The penetration of ofloxacin into human aqueous humor given by various routes. Eur J Ophthalmol 8: 33–36.

Heijl A, Strahlman E, Sverrisson T, Brinchman-Hansen O, Puustjarvi T, Tipping R (1997): A comparison of dorzolamide and timolol in patients with pseudoexfoliation and glaucoma or ocular hypertension. Ophthalmology 104: 137–142.

Hertel F, Pfeiffer N (1994): Einzeldosisapplikationen in der Glaukomtherapie. Ophthalmologe 91: 602–605.

Hingorani M, Lightman S (1995): Therapeutic options in ocular allergic disease. Drugs 50: 208–221.

Hwang DG, Schanzlin DJ, Rotberg MH, Foulks G, Raizman MB; Levofloxacin Bacterial Conjunctivitis Place-controlled Study Group (2003): A phase III, placebo controlled clinical trial of 0.5% levofloxacin ophthalmic solution for the treatment of bacterial conjunctivitis. Br J Ophthalmol. 87: 1004–1009.

Ibanez MD, Laso MT, Martinez San Irineo M, Alonso E (1996): Anaphylaxis to disodium cromoglycate. Ann Allergy Asthma Immunol 77: 185–186.

Isenberg SJ, Apt L, Valenton M, Del Signore M, Cubillan L, Labrador MA et al (2002): A controlled trial of povidone-iodine to treat infectious conjunctivitis in children. Am J Ophthalmol 134: 681–688.

Jackson WB, Low DE, Dattani D, Whitsitt PF, Leeder RG, MacDougall R (2002): Treatment of acute bacterial conjunctivitis: 1% fusidic acid viscous drops vs. 0.3% tobramycin drops. Can J Ophthalmol 37: 228–237.

Jensen HG, Felix C (1998): In vitro antibiotic susceptibilities of ocular isolates in North and South America. In vitro antibiotic testing group. Cornea 17: 79–87.

41

Johnstone MA (1997): Hypertrichosis and increased pigmentation of eyelashes and adjacent hair in the region of the ipsilateral eyelids of patients treated with unilateral topical latanoprost. Am J Ophthalmol 124: 544–547.

Kampik A, Meßmer E, Thoma K (1996): Das Auge – Konjunktivitis und Sicca Syndrom. Schriftenreihe der Bayerischen Landesapothekerkammer, Heft 53.

Kass MA, Heuer DK, Higginbotham EJ, Johnson CA, Keltner JL, Miller JP et al (2002): The Ocular Hypertension Treatment Study: a randomized trial determines that topical ocular hypotensive medication delays or prevents the onset of primary open-angle glaucoma. Arch Ophthalmol 120: 701–713.

Katz LJ (1999): Brimonidine tartrate 0.2% twice daily vs timolol 0.5% twice daily: 1-year results in glaucoma patients. Brimonidine Study Group. Am J Ophthalmol 127: 20–26.

Kidd M, McKenzie SH, Steven I, Cooper C, Lanz R; Australian Ketotifen Study Group (2003): Efficacy and safety of ketotifen eye drops in the treatment of seasonal allergic conjunctivitis. Br J Ophthalmol 87: 1206–1211.

Lai DS, Lue KH, Hsieh JC, Lin KL, Lee HS (2002): The comparison of the efficacy and safety of cetirizine, oxatomide, ketotifen, and a placebo for the treatment of childhood perennial allergic rhinitis. Ann Allergy Asthma Immunol 89: 589–598.

Maus TL, Larsson LI, McLaren JW, Brubaker RF (1997): Comparison of dorzolamide and acetazolamide as suppressors of aqueous humor flow in humans. Arch Ophthalmol 115: 45–49.

McLeod SD, Kolahdouz-Isfahani A, Rostamian K, Flowers CW, Lee PP, McDonnell PJ (1996): The role of smears, cultures, and antibiotic sensitivity testing in the management of suspected infectious keratitis. Ophthalmology 103: 23–28.

Moroi SE, Lichter PE (2001): Ocular Pharmacology. In: Hardman JG, Limbird LE (eds): Goodman & Gilman's The Pharmacological Basis of Therapeutics, 10th ed, McGraw-Hill, New York, pp 1821–1848.

Noble S, McTavish D (1995): Levocabastine. An update of its pharmacology, clinical efficacy and tolerability in the topical treatment of allergic rhinitis and conjunctivitis. Drugs 50: 1032–1049.

Nordlund JR, Pasquale LR, Robin AL et al (1995): The cardiovascular, pulmonary, and ocular hypotensive effects of 0.2% brimonidine. Arch Ophthalmol 113: 77–83.

O'Brien TP, Maguire MG, Fink NE, Alfonso E, McDonnell P (1995): Efficacy of ofloxacin vs cefazolin and tobramycin in the therapy for bacterial keratitis. Arch Ophthalmol 113: 1257–1265.

Ooishi M, Miyao M (1997): Antibiotic sensitivity of recent clinical isolates from patients with ocular infections. Ophthalmologica 211, Suppl 1, 15–24.

Ormrod D, McClellan K (2000): Topical dorzolamide 2%/timolol 0.5%: a review of its use in the treatment of open-angle glaucoma. Drugs Aging 17: 477–496.

Parrish RK, Palmberg P, Sheu WP and the XLT Study Group (2003): A comparison of latanoprost, bimatoprost, and travoprost in patients with elevated intraocular pressure: a 12-week, randomized, masked-evaluator multicenter study. Am J Ophthalmol 135: 688–703.

41

Patel SS, Spencer CM (1996): Latanoprost. A review of ist pharmacological properties, clinical efficacy and tolerability in the management of primary open-angle
glaucoma. Drugs Aging 9: 363–378.

Pfeiffer N (1996): Lokaler Carboanhydrasehemmer Dorzolamid: Entwicklung und
Eigenschaften. Ophthalmologe 93: 103–118.

Pfeiffer N (1998): Moderne medikamentöse Glaukomtherapie. Dtsch Ärztebl 95:
A3292–A3297.

Pinto CG, Lafuma A, Fagnani F, Nuijten MJ, Berdeaux G (2001): Cost effectiveness of
emedastine versus levocabastine in the treatment of allergic conjunctivitis in
7 European countries. Pharmacoeconomics 19: 255–265

Pflugfelder SC (2004): Antiinflammatory therapy for dry eye. Am J Ophthalmol 137:
337–42.

Quigley HA (1996): Number of people with glaucoma worldwide. Brit J Ophthalmol
80: 389–393.

Rietfeld RP, van Weert HCPM, ter Ried G, Bindels PJF (2003): Diagnostic impact of
signs and symptoms in acute infectious conjunctivitis: systematic literature
search. Brit med J 327: 789.

Sall K (2000): The efficacy and safety of brinzolamide 1% ophthalmic suspension
(Azopt) in patients with open-angle glaucoma or ocular hypertension maintai-
ned on timolol therapy. The Brinzolamide Primary Therapy Study Group. Surv
Ophthalmol 44 (Suppl 2): S155–S162.

Schuman JS (1996): Clinical experience with brimonidine 0.2% and timolol 0.5% in
glaucoma and ocular hypertension. Surv Ophthalmol 41 (Suppl) S27–37.

Schwab IR, Friedlaender M, McCulley J, Lichtenstein SJ, Moran CT; Levofloxacin
Bacterial Conjunctivitis Active Control Study Group (2003): A phase III clinical
trial of 0.5% levofloxacin ophthalmic solution versus 0.3% ofloxacin ophthalmic solution for the treatment of bacterial conjunctivitis. Ophthalmology. 110:
457–465.

Sheikh A, Hurwitz B, Cave J (2004): Antibiotics versus placebo for acute bacterial
conjunctivitis. Cochrane Database Syst Rev 2000: CD001211 (http://www.
update-software.com/abstracts/ab001211.htm).

Shiuey Y, Ambati BK, Adamis AP (2000): A randomized, double-masked trial of
topical ketorolac versus artificial tears for treatment of viral conjunctivitis.
Ophthalmology 107: 1512–1517.

Simmons ST, Samuelson TW (2000): Comparison of brimonidine with latanoprost
in the adjunctive treatment of glaucoma. ALPHAGAN/XALATAN Study Group.
Clin Ther 22: 388–399.

Sorensen SJ, Abel SR (1996): Comparison of the ocular beta-blockers. Ann Pharmacother 30: 43–54.

Stewart WC, Day DG, Stewart JA, Schuhr J, Latham KE (2001): The efficacy and
safety of latanoprost 0.005% once daily versus brimonidine 0.2% twice daily
in open-angle glaucoma or ocular hypertension. Am J Ophthalmol 131:
631–635.

Strahlman E, Tipping R, Vogel R (1995): A double-masked, randomized 1-year
study comparing dorzolamide (Trusopt), timolol, and betaxolol. International
dorzolamide study group. Arch Ophthalmol 113: 985–986.

41

The AGIS Investigators (2000): The advanced glaucoma intervention study (AGIS): 7. The relationship between control of intraocular pressure and visual field deterioration. Am J Ophthalmol 130: 429–440.

Walters TR (1996): Development and use of brimonidine in treating acute and chronic elevations of intraocular pressure: a review of safety, efficacy, dose response, and dosing studies. Surv Ophthalmol 41: S19–S26.

Wand M, Gilbert CM, Liesegang TJ (1999): Latanoprost and herpes simplex keratitis. Am J Ophthalmol 127: 602–604.

Watson P, Stjernschantz J, Latanoprost Study Group (1996): A six-month, randomized, double-masked study comparing latanoprost with timolol in open-angle glaucoma and ocular hypertension. Ophthalmology 103: 126–137.

Watson PG, Barnett MF, Parker V, Haybittle J (2001): A 7 year prospective comparative study of three topical beta blockers in the management of primary open angle glaucoma. Br J Ophthalmol 85: 962–968.

Weinreb RN, Khaw PT (2004): Primary open-angle glaucoma. Lancet 363: 1711–20.

Woodward DF, Gil DW (2004): The inflow and outflow of anti-glaucoma drugs. Trends Pharmacol Sci 25: 238–41.

Wright M, Butt Z, McIlwaine G, Fleck B (1997): Comparison of the efficacy of diclofenac and betamethasone following strabismus surgery. Brit J Ophthalmol 81: 299–301.

41

42. Parkinsonmittel

Ulrich Schwabe

AUF EINEN BLICK

Trend

Führende Vertreter der Parkinsonmittel sind Levodopapräparate und Dopaminrezeptoragonisten. In beiden Gruppen haben die Verordnungen 2003 weiter zugenommen. Besonders erfolgreich haben sich bei den Dopaminrezeptoragonisten das langwirkende Cabergolin und das Nichtergolinderivat Pramipexol entwickelt. Die Anticholinergikaverordnungen sind weiter zurückgegangen.

Bewertung

Dopaminrezeptoragonisten lösen seltener Dyskinesien als Levodopapräparate aus und werden daher zunehmend als initiale Monotherapie für Patienten unter 70 Jahren empfohlen. Die Nichtergolinderivate können plötzliche Schlafattacken auslösen. Anticholinergika werden wegen der Beeinträchtigung kognitiver Fähigkeiten bei älteren Patienten nur noch zurückhaltend eingesetzt.

Die Parkinsonsche Krankheit ist eine fortschreitende neurologische Erkrankung des extrapyramidalmotorischen Systems. Ursache ist eine in ihrer Ätiologie unbekannte Degeneration von Nervenzellen in der Substantia nigra, die zu einem „striatalen" Dopaminmangelsyndrom führt und mit einer erhöhten cholinergen Aktivität einhergeht. Die klassischen Symptome sind Akinese, Rigor und Tremor. Daneben können vegetative und psychische Veränderungen auftreten.

Ziel der Arzneitherapie ist es, das fehlende Dopamin zu substituieren und die gesteigerte cholinerge Aktivität zu dämpfen. Levodopa ist weiterhin das wirksamste Parkinsonmittel und hat daher in allen Stadien der Parkinsontherapie eine wichtige Rolle (Siderowf und

Stern 2003). Es bessert vor allem die Akinese, während Rigor wenig und Tremor kaum ansprechen. Problematisch sind jedoch extrapyramidalmotorische Nebenwirkungen wie Wirkungsverlust, Dyskinesien, On-off-Fluktuationen und paradoxe Akinesien („Freezing") bei der Langzeittherapie. Daher wird häufig eine Zusatztherapie mit Dopaminrezeptoragonisten durchgeführt, um durch eine Reduktion der Levodopadosis oder durch vollständigen Ersatz von Levodopa seine Nebenwirkungen auszuschalten. Unter dem Eindruck klinischer Daten mit einer initialen Monotherapie mit Dopaminrezeptoragonisten wird intensiv diskutiert, ob diese eine neuroprotektive Wirkung haben und die Parkinsonprogression möglicherweise verzögern. So war durch SPECT-Studien (Single Photon Emission Computed Tomography) mit einem Dopamintransporterliganden nachweisbar, daß der striatale Dopamintransporter nach 46 Monaten Therapie mit dem Dopaminrezeptoragonisten Pramipexol weniger eingeschränkt war als nach Levodopatherapie (16% versus 26%) (Parkinson Study Group 2002). Heute wird für jüngere Patienten (unter 70 Jahren) als Initialtherapie ein Dopaminagonist und für ältere Patienten und solche mit stärkerer Symptomatik initial wie bisher ein Levodopapräparat empfohlen (Deutsche Gesellschaft für Neurologie 2003, Siderowf und Stern 2003).

Das Verordnungsvolumen von Parkinsonmitteln hat im Jahr 2003 in der gesamten Indikationsgruppe weiter um 5,5% zugenommen (Tabellen 42.1–42.3). Die Levodopapräparate haben sich in den letzten zehn Jahren durch einen kontinuierlichen Anstieg zur führenden Arzneimittelgruppe der Parkinsonmittel entwickelt (Abbildung 42.1). Die Dopaminagonisten sind im gleichen Zeitraum um das siebenfache angestiegen und haben 2003 erstmals die Anticholinergika überflügelt, die seit 1995 stetig weniger verordnet werden.

Dopaminerge Mittel

Levodopapräparate

42

Levodopa wird ausschließlich in Kombination mit Hemmstoffen der Dopadecarboxylase (Benserazid, Carbidopa) verwendet, die den peripheren Stoffwechsel von Levodopa hemmen und dadurch die zerebrale Verfügbarkeit von Levodopa als Vorstufe von Dopamin erhöhen. Durch diese sinnvolle Kombination werden wesentlich geringere

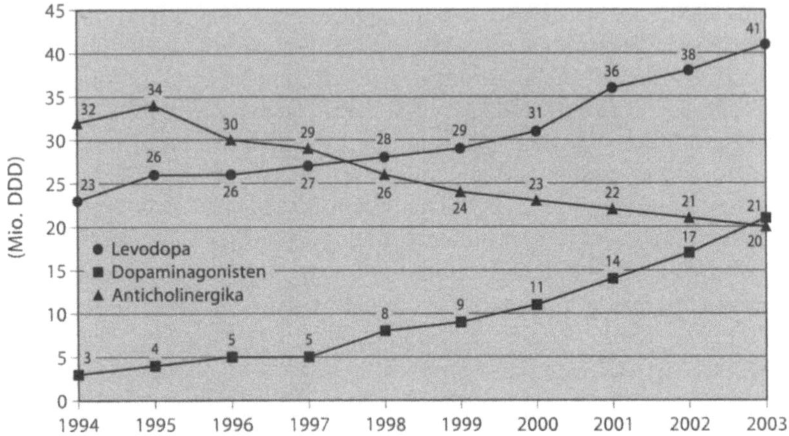

Abbildung 42.1: Verordnungen von Parkonsonmitteln 1994 bis 2003. Gesamtverordnungen nach definierten Tagesdosen

Dosierungen von Levodopa benötigt und seine peripheren vegetativen Nebenwirkungen vermindert.

Der größte Teil der Verordnungen entfällt auf die Levodopakombinationen mit Benserazid. Neben dem Originalpräparat *Madopar* sind drei preisgünstigere Generikapräparate vertreten, die bisher jedoch nur knapp 20% der Verordnungen erreicht haben (Tabelle 42.1). Daneben gibt es mit *Restex* eine weitere Levodopakombination, die ausschließlich zur Behandlung des Restless-Legs-Syndrom (Syndrom der unruhigen Beine) angewendet wird. Das Präparat kam im Jahr 2000 auf den Markt und wies 2003 wieder einen hohen Verordnungsanstieg auf. Levodopapräparate werden schon seit 20 Jahren zur Behandlung des Restless-Legs-Syndrom eingetzt und haben sich in mehreren Studien als wirksam erwiesen (Schapira 2004). Problematisch sind Reboundphänomene und eine Verstärkung der Beinunruhe (Augmentation) nach höheren Dosen von Levodopa und längerer Anwendung.

Die zweite Levodopakombination enthält den Decarboxylasehemmer Carbidopa, der ähnliche Wirkungen wie Benserazid hat. Auch hier gibt es neben dem Originalpräparat *Nacom* mehrere preisgünstige Generikapräparate.

Tabelle 42.1: Verordnungen von Levodopapräparaten 2003. Angegeben sind die 2003 verordneten Tagesdosen, die Änderungen gegenüber 2002 und die mittleren Kosten je DDD 2003.

Präparat	Bestandteile	DDD in Mio.	Änderung in %	DDD-Kosten in €
Levodopa und Benserazid				
Madopar	Levodopa Benserazid	14,5	(−3,1)	2,76
Restex	Levodopa Benserazid	2,8	(+44,5)	2,96
Levopar	Levodopa Benserazid	1,8	(+15,1)	2,16
PK Levo	Levodopa Benserazid	1,3	(+9,8)	2,17
Levodopa comp. B STADA	Levodopa Benserazid	1,1	(+27,8)	2,15
		21,5	(+4,9)	2,67
Levodopa und Carbidopa				
Nacom	Levodopa Carbidopa	7,4	(−0,7)	3,16
Isicom	Levodopa Carbidopa	2,1	(−7,6)	2,01
Levodop-neuraxpharm	Levodopa Carbidopa	1,8	(+32,5)	1,62
Levodopa-ratiopharm comp.	Levodopa Carbidopa	1,6	(+37,9)	1,67
Levodopa/Carbidopa STADA	Levodopa Carbidopa	1,1	(+21,2)	1,63
Levocarb Gry	Levodopa Carbidopa	1,1	(−2,7)	1,55
Levocomp/-retard	Levodopa Carbidopa	0,8	(+45,4)	1,82
Levobeta/-retard	Levodopa Carbidopa	0,7	(+103,7)	1,68
		16,6	(+9,5)	2,37
Summe		38,1	(+6,9)	2,54

42

Dopaminrezeptoragonisten

Die Gruppe der Dopaminrezeptoragonisten hat 2003 weiter kräftig zugenommen, vor allem wieder durch den weiteren Verordnungszuwachs bei dem Nichtergolinderivat Pramipexol (*Sifrol*) (Tabelle 42.2). Diese Entwicklung entspricht den heutigen Empfehlungen für einen möglichst frühzeitigen Einsatz der Dopaminrezeptoragonisten als initiale Monotherapie für jüngere Patienten oder als Kombinationstherapie mit Levodopa (Siderowf und Stern 2003, Deutsche Gesellschaft für Neurologie 2003).

Cabergolin ist ein hochpotenter D_2-Rezeptoragonist aus der Gruppe der Sekalealkaloide (Ergoline) mit einer langen Halbwertszeit von 65 Stunden, der daher einmal täglich verabreicht werden kann. Er wurde 1995 zunächst als Prolaktinhemmer mit dem Handelsnamen *Dostinex* und 1997 auch als Parkinsonmittel mit dem Handelsnamen *Cabaseril* eingeführt.

Pergolid (*Parkotil*) ist ein älterer D_2-Rezeptoragonist aus der Gruppe der Sekalealkaloide mit ähnlichen Eigenschaften wie Bromocriptin, das als erster Dopaminrezeptoragonist in die Parkinsontherapie eingeführt wurde, wegen seiner kurzen Wirkungsdauer aber heute nur noch selten verwendet wird.

Ropinirol (*Requip*) wurde 1997 als erster Vertreter der Nichtergolinderivate eingeführt. In einer fünfjährigen Vergleichsstudie wurden bei initialer Ropiniroltherapie deutlich seltener Dyskinesien als mit Levodopa (20% vs 45%) beobachtet (Rascol et al. 2000). Als zweiter Vertreter dieser Gruppe kam Pramipexol (*Sifrol*) 1998 auf den Markt und hat schon zwei Jahre später das Ropinirol überflügelt. Pramipexol unterscheidet sich von den Sekalealkaloidderivaten Bromocriptin und Pergolid durch eine präferentielle Affinität zum D_3-Rezeptorsubtyp. Eine Vergleichsstudie über 23,5 Monate zeigte, daß die initiale Monotherapie mit Pramipexol seltener Dyskinesien als Levodopa (28% vs 51%) auslöste (Parkinson Study Group 2000). Allerdings wurde die Parkinsonsymptomatik durch Levodopa stärker gebessert als durch Pramipexol (9,2 vs 4,5 Skalenpunkte). Pramipexol und Ropirinol haben plötzliche Schlafattacken bei Autofahrern ausgelöst und dadurch zu Verkehrsunfällen geführt (Frucht et al. 1999). Beide Präparate haben daher einen Warnhinweis, daß die Patienten nicht autofahren oder ähnliche Aktivitäten ausüben dürfen.

42

Tabelle 42.2: Verordnungen von Dopaminrezeptoragonisten, -antagonisten und COMT-Hemmern 2003. Angegeben sind die 2003 verordneten Tagesdosen, die Änderungen gegenüber 2002 und die mittleren Kosten je DDD 2003.

Präparat	Bestandteile	DDD in Mio.	Änderung in %	DDD-Kosten in €
Dopaminrezeptoragonisten				
Cabaseril	Cabergolin	8,0	(+24,9)	8,69
Sifrol	Pramipexol	4,7	(+43,5)	10,19
Parkotil	Pergolid	2,3	(−6,0)	11,63
Requip	Ropinirol	2,2	(+14,5)	7,68
Almirid	Dihydroergocryptin-mesilat	1,2	(−1,5)	7,38
Dopergin	Lisurid	1,0	(−12,2)	5,25
		19,4	(+18,3)	9,03
Dopaminrezeptorantagonisten				
Tiapridex	Tiaprid	6,6	(−3,3)	2,96
COMT-Hemmer				
Comtess	Entacapon	4,1	(+19,5)	7,56
Summe		30,1	(+12,9)	7,50

COMT-Hemmer

Hemmstoffe der Catechol-O-Methyltransferase (COMT) sind eine neue Klasse von Arzneimitteln zur Behandlung des Morbus Parkinson. Die COMT katalysiert in zahlreichen Geweben den Abbau endogener Catecholamine, aber auch der therapeutisch eingesetzten Dopaminvorstufe Levodopa zu inaktiven Metaboliten. COMT-Hemmer vermindern bei der Komedikation mit Levodopapräparaten den Abbau von Levodopa zu 3-O-Methyldopa. Dadurch wird die Bioverfügbarkeit von Levodopa um 40–90% erhöht und seine Eliminationshalbwertszeit verlängert, so daß die Wirkungsdauer zunimmt und weniger motorische Fluktuationen resultieren.

Einziger Vertreter der COMT-Hemmer ist derzeit Entacapon (*Comtess*), das im Oktober 1998 nach der Marktrücknahme von Tolcapon (*Tasmar*) eingeführt wurde. Entacapon ist aufgrund einer geringeren Lipophilie in therapeutisch verwendeten Dosierungen ausschließlich peripher wirksam, während Tolcapon auch die zerebrale COMT hemmt. Mit Tolcapon wurden bereits bei der klinischen Prüfung in

42

Placebo-kontrollierten Studien gelegentlich Leberenzymanstiege (4%
der Fälle) beobachtet. Dagegen fanden sich bei Entacapon keine
signifikanten Leberenzymanstiege im Vergleich zu Placebo-behandelten Patienten (Arnold und Kupsch 2000). Die Verordnungen sind 2003
weiter deutlich gestiegen (Tabelle 42.2).

Dopaminrezeptorantagonisten

Tiapridex (Tiaprid) ist ein D_2-Dopaminrezeptorantagonist aus der
Gruppe der Benzamide, der bisher bei Dyskinesien verschiedener
Ursachen eingesetzt wurde. Die Berichte über die klinische Wirksamkeit bei Dyskinesien nach Gabe von Levodopapräparaten. sind
widersprüchlich. In einer kontrollierten Studie zur Dosisfindung
wurde keine signifikante Abnahme Levodopa-induzierter Hyperkine-
sen beobachtet, wenn niedrige Tapriddosen verwendet wurden, die
nicht von einer gleichzeitigen Zunahme der Parkinsonsymptomatik
begleitet waren (Mejer Nielsen 1983). Das ist vermutlich auch der
Grund für die Änderung der Zulassung von *Tiapridex*, für das jetzt nur
noch Neuroleptika-induzierte Spätdyskinesien als Anwendungsgebiet
angegeben werden. Für die Anwendung bei Chorea Huntington liegen
nur begrenzte Studiendaten vor. Auch die Anwendung bei kindlichen
Ticstörungen gehört nicht mehr zu den zugelassenen Anwendungsgebieten.

Amantadin

Amantadin wirkt schwächer, aber schneller als Levodopa und erzeugt
weniger unerwünschte Wirkungen. Amantadin erhöht die synaptische
Verfügbarkeit von Dopamin und blockiert N-Methyl-D-Aspartat-Re-
zeptoren. Die Verordnungen haben 2003 weiter geringfügig abgenommen (Tabelle 42.3).

42

Anticholinergika

Anticholinergika sind bei der Parkinsonschen Krankheit insgesamt
weniger effektiv als die dopaminergen Mittel. Bei älteren Patienten
sollen Anticholinergika wegen der Beeinträchtigung kognitiver Fähig-

Tabelle 42.3: Verordnungen von Anticholinergika und Amantadin 2003. Angegeben sind die 2003 verordneten Tagesdosen, die Änderungen gegenüber 2002 und die mittleren Kosten je DDD 2003.

Präparat	Bestandteile	DDD in Mio.	Änderung in %	DDD-Kosten in €
Anticholinergika				
Akineton	Biperiden	6,9	(–7,9)	0,78
Biperiden-neuraxpharm	Biperiden	4,0	(–1,8)	0,52
Sormodren	Bornaprin	3,5	(–2,4)	0,75
Tremarit	Metixen	1,8	(–4,9)	1,72
Parkopan	Trihexyphenidyl	1,8	(–9,1)	0,48
		18,1	(–5,4)	0,78
Amantadin				
PK-Merz	Amantadin	9,4	(–6,4)	0,60
Amantadin-ratiopharm	Amantadin	3,2	(–10,6)	0,42
Amantadin-neuraxpharm	Amantadin	2,9	(+18,4)	0,47
		15,5	(–3,6)	0,54
Summe		33,6	(–4,6)	0,67

keiten vermieden werden (Silver und Ruggieri 1998). Wenn die Verordnungen trotzdem relativ hoch liegen, so beruht das vor allem auf dem hohen Anteil von Biperiden (*Akineton, Biperiden-neuraxpharm*). Dieses Präparat wird vermutlich weitaus häufiger für das medikamentös ausgelöste Parkinsonoid benötigt, das nach Gabe von Neuroleptika bei der Behandlung von schizophrenen Psychosen in Form von Frühdyskinesien auftritt. Die Verordnungen der Anticholinergika gingen 2003 weiter zurück (Tabelle 42.3).

Literatur

Arnold G, Kupsch A (2000): Hemmung der Catechol-O-Methyltransferase. Optimierung der dopaminergen Therapie beim idiopathischen Parkinsonsyndrom mit Entacapone. Nervenarzt 71: 78–83.

Deutsche Gesellschaft für Neurologie (2003): Leitlinie Parkinson-Syndrome. www.dgn.org/168.0.html.

Frucht S, Rogers JD, Greene PE, Gordon MF, Fahn S (1999): Falling asleep at the wheel: motor vehicle mishaps in persons taking pramipexole and ropinirole. Neurology 52: 1908–1910.

42

Mejer Nielsen B (1983): Tiapride in levodopa-induced involuntary movements. Acta Neurol Scand 67: 372–375.

Parkinson Study Group (2000): Pramipexole vs levodopa as initial treatment for Parkinson disease. JAMA 284: 1931–1938.

Parkinson Study Group (2002): Dopamine transporter brain imaging to assess the effects of pramipexole vs levodopa on Parkinson disease progression. JAMA 287: 1653–1661.

Rascol O, Brooks DJ, Korczyn AD, De Deyn PP, Clarke CE, Lang AE for The 056 Study Group (2000): A five-year study of the incidence of dyskinesia in patients with early Parkinson's disease who were treated with ropinirole or levodopa. N Engl J Med 342: 1484–1491.

Schapira AH (2004): Restless legs syndrome: an update on treatment options. Drugs 64: 149–158.

Siderowf A, Stern M (2003): Update on Parkinson disease. Ann Intern Med 138: 651–658.

Silver DE, Ruggieri S (1998): Initiating therapy for Parkinson's disease. Neurology 50 (Suppl 6): S18–S22; discussion S44–S48.

43. Psychopharmaka

MARTIN J. LOHSE, ANNA LORENZEN und
BRUNO MÜLLER-OERLINGHAUSEN

AUF EINEN BLICK

Trend

Die Verordnungsstruktur der Psychopharmaka hat sich in den letzten 10 Jahren auffällig verändert. Die Verordnungen der früher führenden Tranquillantien sind 2003 weiter rückläufig. Umgekehrt haben sich die Antidepressivaverordnungen seit 1994 mehr als verdoppelt. Dieser Trend setzte sich 2003 durch die Anstiege bei den selektiv wirkenden Antidepressiva fort (+22%). Demgegenüber haben sich Neuroleptika auf fast konstantem Niveau gehalten. Allerdings haben sich die Verordnungen atypischer Neuroleptika mit geringerer Störung der Motorik weiter kräftig erhöht (+20%), während klassische hochpotente Neuroleptika weniger eingesetzt wurden (−5%). Pflanzliche Psychopharmaka sind erneut rückläufig (−12%).

Bewertung

Diese Veränderungen reflektieren die Empfehlungen nationaler und internationaler Leitlinien. Gründe für die verminderte Verordnung pflanzlicher Mittel sind vermutlich zahlreiche, zum Teil lebensbedrohliche Arzneimittelwechselwirkungen von Johanniskraut sowie Zweifel an seiner Wirksamkeit aufgrund neuerer Studien.

Unter Psychopharmaka werden verschiedene Gruppen von Arzneimitteln zusammengefaßt, die der Beeinflussung psychischer Erkrankungen dienen (Abbildung 43.1). Dazu zählen vier große Gruppen: Tranquillantien, die überwiegend von den Benzodiazepinen gestellt werden, Antidepressiva und Neuroleptika, wobei hier Präparate mit unterschiedlicher chemischer Struktur eingesetzt werden, sowie pflanzliche Psychopharmaka.

43

Alle vier Gruppen von Psychopharmaka werden für eine Vielzahl von Indikationen eingesetzt, die in jüngerer Zeit noch erweitert wurden. So werden Antidepressiva nicht nur bei depressiven Störungen eingesetzt, sondern z. B. auch bei Angsterkrankungen, Zwangsstörungen, Schmerzsyndromen und Enuresis nocturna. Hauptindikationen der Neuroleptika sind die schizophrenen und manischen Psychosen. Ihre Verwendung als Tranquillantien wird kontrovers beurteilt, da auch bei niedrigen Dosierungen extrapyramidalmotorische Wirkungen beobachtet wurden. Tranquillantien werden bei einer Vielzahl von psychischen und somatischen Störungen genutzt, insbesondere zur kurzfristigen Behandlung von Angstzuständen. Weitere Indikationen stellen die Sedierung bei schweren somatischen Erkrankungen sowie vor diagnostischen Eingriffen und die Alkoholentzugsbehandlung dar. Ein unzureichend untersuchter und von den meisten Autoren kritisierter Indikationsbereich ist dagegen die Anwendung von Tranquillantien zur langdauernden Behandlung wiederkehrender Angstzustände bzw. ängstlich-depressiver Syndrome einschließlich der in der Praxis häufigen somatoformen Störungen. Diese Anwendung leistet der Entstehung von Abhängigkeit und möglicherweise auch der Chronifizierung psychischer Symptome Vorschub. Tranquillantien werden nicht unbedingt zu häufig, sondern vermutlich zu lange verordnet.

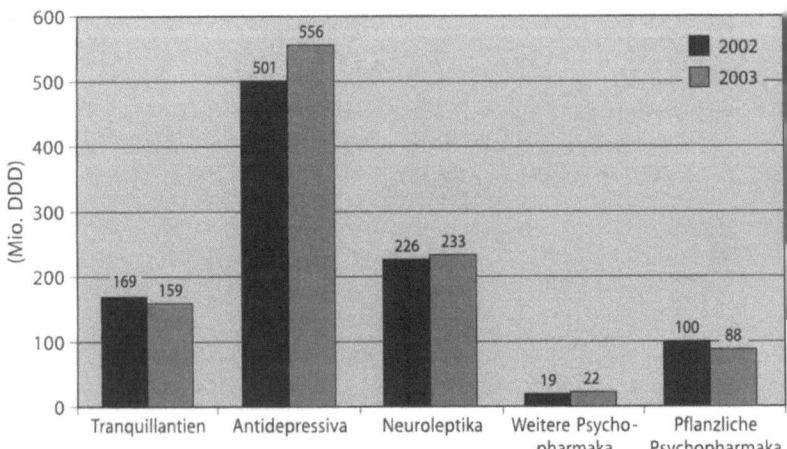

Abbildung 43.1: Verordnungen von Psychopharmaka 2003. DDD der 3000 meistverordneten Arzneimittel

Entsprechend dem Bundesgesundheitssurvey nahmen 1998 3,75% der Frauen und 1,47% der Männer im Alter von 18–79 Jahren täglich ein Psychopharmakon ein (Knopf und Melchert 2003). Fast 80% derjenigen Menschen, die täglich benzodiazepin- oder barbiturathaltige Medikamente 1998 einnahmen, berichten über eine 3 monatige oder länger dauernde Anwendung. Bei der Nennung der entsprechenden Indikationen fällt auf, daß sie sich größtenteils auf symptomatische Zeichen und ungenau bezeichnete Zustände beziehen.

Verordnungsspektrum

Das Verordnungsvolumen der Psychopharmaka hat 2003 ähnlich wie im Vorjahr zugenommen (+4,2%), was vor allem durch die deutlichen Zuwächse bei den Antidepressiva bedingt war, während Tranquillantien und pflanzliche Psychopharmaka weiter abgenommen haben (Abbildung 43.1). Die zeitliche Betrachtung der einzelnen Psychopharmakagruppen des Gesamtmarkts (Abbildung 43.2) zeigt für die Benzodiazepine seit vielen Jahren eine kontinuierliche Abnahme der Verordnungen. Bei den Neuroleptika finden sich seit 1995 relativ stabile Verordnungszahlen. Die seit vielen Jahren ungebrochene Zunahme

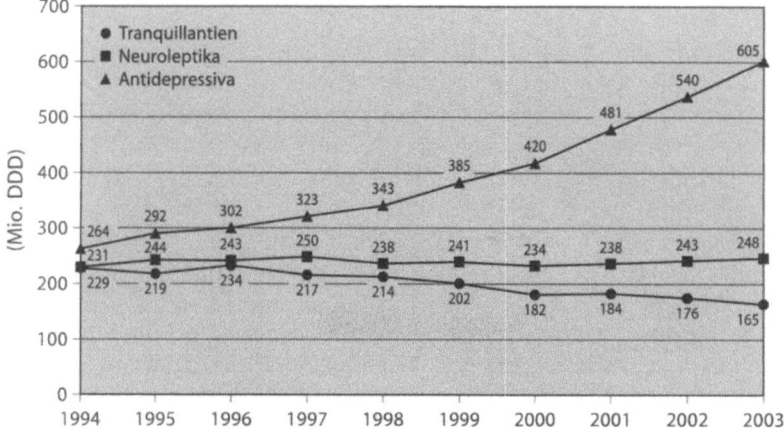

Abbildung 43.2: Verordnungen von Psychopharmaka 1994 bis 2003. Gesamtverordnungen nach definierten Tagesdosen

der Verordnungen von Antidepressiva war auch im Jahr 2003 wieder zu beobachten. Die Verordnungen von Antidepressiva haben sich in den letzten zehn Jahren mehr als verdoppelt, was vermutlich auf die Ausweitung des Indikationsspektrums sowie auf die vielfachen Anstrengungen, die Diagnostik der Depression in der allgemeinmedizinischen Praxis zu verbessern, zurückzuführen ist.

Tranquillantien

Tranquillantien werden bevorzugt zur Dämpfung von Angst- und Spannungszuständen, jedoch auch im Kontext antimanischer, antipsychotischer und antidepressiver Therapie eingesetzt. Geiselmann und Linden (1991) beobachteten eine längerfristige Anwendung von Benzodiazepinen bei multimorbiden älteren Patienten allgemeinmedizinischer Praxen, die vorzugsweise an Schlafstörungen, Nervosität etc. litten. Gegenwärtig werden hierzu vornehmlich Benzodiazepine verwendet. Unter den 3000 verordnungshäufigsten Arzneimitteln befindet sich eine große Zahl von Präparaten, die sich bei den Benzodiazepinen aber auf lediglich vier Wirkstoffe bei den mittellang wirkenden (Tabelle 43.1) und drei Wirkstoffe bei den lang wirkenden Präparaten (Tabelle 43.2) konzentrieren. Wie im Vorjahr kam es bei allen Benzodiazepinen außer Lorazepam, das auch bei akuten manischen Zuständen eingesetzt wird, zu Abnahmen der verordneten Tagesdosen. Im Verlauf der letzten 15 Jahre hat sich die Verordnung von Benzodiazepin-Tranquillantien ungefähr halbiert. Ähnliches gilt auch für die als Hypnotika eingesetzten Benzodiazepine, wobei freilich eine Substitution durch Verordnung von anderen Benzodiazepinagonisten vom Typ des Zolpidem erfolgte (s. Abbildung 30.1). Auch im letzten Jahr hat sich der Trend zur Verordnung preisgünstiger Zweitanbieterpräparate fortgesetzt.

Buspiron (*Bespar*) wurde 2003 wiederum deutlich häufiger verordnet als im Vorjahr (Tabelle 43.1). Innerhalb der mittellang wirkenden Tranquillantien nimmt es aufgrund seines abweichenden Wirkungsmechanismus und Nebenwirkungsprofils, insbesondere des fehlenden Abhängigkeitsrisikos, eine Sonderstellung ein. Im Gegensatz zu Benzodiazepinen wird das GABAerge Transmittersystem durch Buspiron nicht beeinflußt. Buspiron wirkt als (partieller) Agonist an Serotonin-(5-HT_{1A})-Rezeptoren. Die anxiolytische Wirkung setzt jedoch verzögert (ca. 10–14 Tage) ein und ist wohl geringer ausgeprägt als bei den

43

Tabelle 43.1: Verordnungen mittellang wirkender Tranquillantien 2003. Angegeben sind die 2003 verordneten Tagesdosen, die Änderungen gegenüber 2002 und die mittleren Kosten je DDD 2003.

Präparat	Bestandteile	DDD in Mio.	Änderung in %	DDD-Kosten in €
Bromazepam				
Bromazanil	Bromazepam	11,4	(−1,2)	0,26
Normoc	Bromazepam	7,5	(−6,2)	0,31
durazanil	Bromazepam	4,5	(−7,5)	0,31
Bromazep	Bromazepam	2,2	(−5,7)	0,26
Lexotanil	Bromazepam	2,0	(−36,9)	0,58
Gityl	Bromazepam	1,7	(−8,8)	0,31
Bromazepam-ratiopharm	Bromazepam	1,0	(+40,8)	0,26
Bromazepam AL	Bromazepam	0,9	(−5,3)	0,25
Lexostad	Bromazepam	0,9	(+5,2)	0,30
Bromaz 1A Pharma	Bromazepam	0,6	(+4,8)	0,25
		21,8	(−10,9)	0,35
Oxazepam				
Oxazepam-ratiopharm	Oxazepam	8,0	(+9,2)	0,32
Adumbran	Oxazepam	4,0	(−44,6)	0,48
Praxiten	Oxazepam	3,1	(−8,1)	0,33
oxa von ct	Oxazepam	2,1	(−2,0)	0,31
Oxazepam AL	Oxazepam	1,2	(+4,4)	0,31
Oxazepam-neuraxpharm	Oxazepam	1,0	(+2,7)	0,25
Sigacalm	Oxazepam	0,8	(+1,8)	0,36
Oxazepam STADA	Oxazepam	0,8	(+22,1)	0,41
Noctazepam	Oxazepam	0,5	(−6,1)	0,37
Azutranquil	Oxazepam	0,3	(+12,4)	0,40
		21,8	(−10,9)	0,35
Lorazepam				
Tavor	Lorazepam	19,7	(−4,9)	0,49
Lorazepam-neuraxpharm	Lorazepam	7,5	(+11,0)	0,32
Lorazepam-ratiopharm	Lorazepam	3,5	(+35,4)	0,32
Laubeel	Lorazepam	1,0	(−7,0)	0,47
		31,8	(+1,9)	0,43
Alprazolam				
Tafil	Alprazolam	6,8	(−8,8)	0,45
Alprazolam AZU	Alprazolam	1,5	(+36,8)	0,39
Alprazolam-ratiopharm	Alprazolam	1,2	(+13,1)	0,46
Cassadan	Alprazolam	1,0	(−7,6)	0,52
		10,5	(−1,9)	0,45
Buspiron				
Bespar	Buspiron	0,8	(+13,8)	2,78
Summe		97,6	(−4,3)	0,39

43

Tabelle 43.2: Verordnungen lang wirkender Tranquillantien 2003. Angegeben sind die 2003 verordneten Tagesdosen, die Änderungen gegenüber 2002 und die mittleren Kosten je DDD 2003.

Präparat	Bestandteile	DDD in Mio.	Änderung in %	DDD-Kosten in €
Diazepam				
Diazepam-ratiopharm	Diazepam	26,3	(–7,5)	0,08
Faustan	Diazepam	4,1	(–17,5)	0,11
Diazepam STADA	Diazepam	3,0	(–6,4)	0,07
Tranquase	Diazepam	2,6	(–16,7)	0,07
Valocordin-Diazepam	Diazepam	2,3	(–15,1)	0,10
Diazep AbZ	Diazepam	1,4	(+2,8)	0,07
diazep von ct	Diazepam	1,0	(–13,1)	0,08
Diazepam Desitin Rectiole	Diazepam	0,4	(–0,9)	4,21
		41,1	(–9,4)	0,12
Chlordiazepoxid				
Librium	Chlordiazepoxid	1,2	(–5,6)	0,61
Radepur	Chlordiazepoxid	0,9	(–13,2)	0,83
		2,2	(–8,9)	0,70
Medazepam				
Rudotel	Medazepam	4,3	(+2,4)	0,49
Rusedal	Medazepam	1,8	(–31,7)	0,55
		6,1	(–10,9)	0,51
Andere Benzodiazepine				
Tranxilium	Dikaliumclorazepat	6,7	(–5,5)	0,59
Frisium	Clobazam	3,2	(–2,6)	0,50
Demetrin/Mono Demetrin	Prazepam	1,3	(–8,4)	0,77
Tranxilium N	Nordazepam	0,4	(–13,4)	0,88
		11,6	(–5,3)	0,59
Summe		61,0	(–8,8)	0,27

Benzodiazepinen. Das Indikationsgebiet für diesen Wirkstoff umfaßt ein relativ breites Spektrum (Apter und Allen 1999). Gute Wirksamkeitsnachweise existieren für die Behandlung der generalisierten Angststörung mit Buspiron, sofern die Patienten zuvor keine Erfahrungen mit Benzodiazepinen gemacht hatten (Gale und Oakley-Browne 2000, Rickels und Rynn 2002, Sramek et al. 2002). Der Stellenwert der Behandlung mit Buspiron ist in der Praxis trotz deutlicher Zunahme der Verordnungshäufigkeit mit 0,8 Mio. Tagesdosen 2003 relativ gering.

43

Die Therapie der Angststörungen dürfte zunehmend durch die Verordnung von Antidepressiva bzw. Opipramol erfolgen. Es wäre wichtig, die Frage der Verordnungen dieser Substanzen durch entsprechende Studien erneut zu untersuchen, um festzustellen, ob das gegenwärtige Niveau sinnvoll ist, bzw. ob es in bestimmten Indikationen zur Untermedikation und fragwürdigen Substitution durch andere Psychopharmaka gekommen ist (Linden und Gothe 1993, Woods und Winger 1995). Die Therapieempfehlung der Arzneimittelkommission der deutschen Ärzteschaft zur Behandlung von Angststörungen vermittelt klare Aussagen zum differentiellen Stellenwert verschiedener Substanzklassen (Anxiolytika/Antidepressiva/Neuroleptika) sowie verschiedener Psychotherapieformen bei der Behandlung diverser Formen von Angsterkrankungen (Arzneimittelkommission 2003, 2. Aufl).

Die bisher verfügbaren Benzodiazepine erscheinen pharmakodynamisch und von ihrem klinischen Wirkprofil her nicht unterschiedlich, wenn auch die Heterogenität der GABA/Benzodiazepinrezeptoren ebenso wie die Entwicklung der Benzodiazepinagonisten (s. Kapitel 30) die prinzipielle Möglichkeit solcher Unterschiede nahe legen. Sehr verschieden ist bei den derzeit als Tranquillantien eingesetzten Benzodiazepinen dagegen die Pharmakokinetik.

Bei den Antidepressiva (Tabelle 43.4) aufgelistet ist das weder den Antidepressiva noch den Tranquillantien eindeutig zurechenbare Opipramol (*Insidon*), das nach den Ergebnissen zweier jüngerer Studien für die Behandlung von somatoformen Störungen und generalisierten Angststörungen eingesetzt werden kann.

Antidepressiva

Antidepressiva sind prinzipiell bei allen Formen depressiver Störungen indiziert, wobei jedoch die Wertigkeit der verschiedenen therapeutischen Strategien von der genaueren diagnostischen Zuordnung abhängig ist (Arzneimittelkommission 1997). In jüngerer Zeit finden Antidepressiva auch bei einer Reihe weiterer psychiatrischer Erkrankungen Verwendung, wie etwa Panikattacken, generalisierten Angstsyndromen, Bulimia nervosa, Eßstörungen, Zwangsstörungen und Phobien, im Kindes- und Jugendalter bei Enuresis nocturna und elektivem Mutismus sowie schließlich bei der Kombinationstherapie chronischer Schmerzen. Nach Erkenntnissen der WHO wird freilich

43

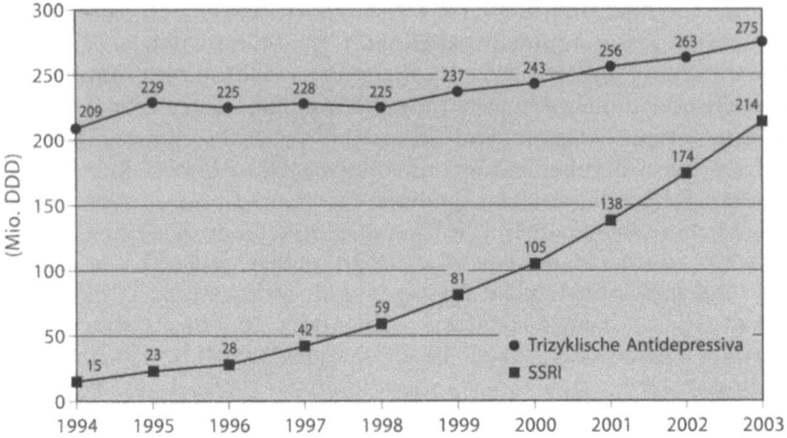

Abbildung 43.3: Verordnungen von Antidepressiva 1994 bis 2003. Gesamtverordnungen nach definierten Tagesdosen

der größere Teil depressiver Patienten nicht korrekt diagnostiziert und selbst bei zutreffender Diagnose nur in ca. der Hälfte der Fälle adäquat behandelt (Lepine et al. 1997).

Antidepressiva werden häufig durch drei wesentliche verschiedene Wirkungskomponenten charakterisiert, die für die einzelnen Substanzen unterschiedlich stark ausgeprägt sein sollen (Riederer et al. 1993). Dies sind in grober Orientierung dämpfende, stimmungsaufhellende und aktivierende Wirkungen. Die meisten gebräuchlichen Antidepressiva wirken in etwa gleichem Maße stimmungsaufhellend. Als Prototypen für die dämpfenden Wirkungen gelten Amitriptylin bzw. Doxepin, für die aktivierenden Wirkungen Desipramin. Im Durchschnitt beträgt der absolute Unterschied der Responserate zwischen Antidepressiva und Placebo 20% (Snow et al. 2000, Walsh et al. 2002). Dies macht den Nachweis von Wirksamkeitsunterschieden zwischen verschiedenen Antidepressiva sehr schwierig. Entsprechend wurde kritisch kommentiert, daß die Wirksamkeit von Antidepressiva überschätzt werde (Moncrieff 2001). Dies dürfte entsprechend einer modernen Leitlinie (Bauer et al. 2002) vor allem für depressive Patienten in allgemeinmedizinischen Praxen gelten. Eine allen Antidepressiva gemeinsame unerwünschte Wirkung ist die Auslösung eines potentiell lebensbedrohlichen Serotoninsyndroms (Birmes et al. 2003, Ener et al. 2003).

Breite Fortschritte in der Behandlung depressiver Patienten sind in den kommenden Jahren nicht primär von neuen Substanzen zu erwarten, sondern von verbesserter Kenntnis des optimierten Umgangs mit den vorhandenen Antidepressiva einschließlich rationaler Dosierungsstrategien unter Einschluß von Plasmaspiegelbestimmungen, Vermeidung von (Pseudo-)Therapieresistenz sowie rationaler Kombinations- bzw. Augmentationsstrategien (Oeljeschläger und Müller-Oerlinghausen 2004).

Unter den 3000 verordnungshäufigsten Arzneimitteln findet sich eine Vielzahl Antidepressiva mit unterschiedlichen Inhaltsstoffen, wobei die Zahl der verordneten definierten Tagesdosen nochmals erheblich angestiegen ist. 2003 wurden mit 605 Mio. DDD 12% mehr Antidepressiva verordnet als im Jahr zuvor (540 Mio.) (Abbildung 43.2). Jedoch ist die Entwicklung der einzelnen Wirkstoffgruppen unterschiedlich. Ebenso wie im Vorjahr war bei den sedierenden klassischen nichtselektiven Monoamin-Rückaufnahme-Inhibitoren (NSMRI; Amitriptylin, Doxepin, Trimipramin) die Verordnungshäufigkeit nur geringfügig höher. Deutliche Zuwachsraten sind wiederum bei SSRIs (Abbildung 43.3) und anderen neueren Antidepressiva mit abweichendem Wirkungsmechanismus (Tabelle 43.6) zu verzeichnen.

Nichtselektive Monoamin-Rückaufnahme-Inhibitoren (NSMRI)

Bei den NSMRIs dominieren Amitriptylin und Doxepin als die klassischen „trizyklischen" Substanzen mit stärker sedierenden Wirkungen, zu denen auch das häufig verordnete Trimipramin (Lapierre 1989) zu rechnen ist (Tabelle 43.3). Innerhalb dieser Substanzen hat es Umschichtungen zu günstigeren Zweitanbieterpräparaten gegeben. Die Verordnungen von Maprotilin (Tabelle 43.4) gingen wie im Vorjahr weiter zurück, obwohl eine Studie für diese Substanz gute Wirksamkeit und geringe unerwünschte Wirkungen fand (Schnyder und Koller-Leiser 1996). In einer Metaanalyse zeigte sich bei Auswertung von 186 kontrollierten Studien für Amitriptylin im Vergleich zu SSRIs eine schlechtere Verträglichkeit (Barbui und Hotopf 2001). Die Autoren wiesen darauf hin, daß entsprechend systematischen Übersichten auch niedriger dosierte NSMRIs (die dann weniger Nebenwirkungen hätten) in der Wirksamkeit sich nicht von SSRIs unterscheiden.

43

Tabelle 43.3: Verordnungen trizyklischer Antidepressiva (nichtselektive Monoamin-rückaufnahmehemmer) 2003. Angegeben sind die 2003 verordneten Tagesdosen, die Änderungen gegenüber 2002 und die mittleren Kosten je DDD 2003.

Präparat	Bestandteile	DDD in Mio.	Änderung in %	DDD-Kosten in €
Amitriptylin				
Amitriptylin-neuraxpharm	Amitriptylin	30,3	(+27,9)	0,33
Saroten	Amitriptylin	21,5	(−27,2)	0,35
Amineurin	Amitriptylin	19,5	(+15,1)	0,31
Amitriptylin beta	Amitriptylin	6,1	(+38,3)	0,31
amitriptylin von ct	Amitriptylin	4,6	(+35,6)	0,33
Novoprotect	Amitriptylin	3,5	(−8,1)	0,31
Syneudon	Amitriptylin	3,2	(+13,6)	0,34
Amitriptylin Desitin	Amitriptylin	2,2	(+8,4)	0,34
		90,9	(+4,9)	0,33
Doxepin				
Doxepin-neuraxpharm	Doxepin	15,2	(+2,3)	0,65
Aponal	Doxepin	11,1	(−7,9)	0,78
Doxepin-ratiopharm	Doxepin	7,9	(+14,4)	0,56
Doneurin	Doxepin	4,2	(+6,2)	0,60
Doxepin dura	Doxepin	3,7	(−4,7)	0,65
Mareen	Doxepin	3,6	(+10,2)	0,59
Doxepin Holsten	Doxepin	2,7	(+12,7)	0,59
doxepin-biomo	Doxepin	2,4	(+21,4)	0,53
Doxepin AL	Doxepin	1,8	(+26,7)	0,53
Doxepin AZU	Doxepin	1,6	(+21,2)	0,71
Doxepin-Stada	Doxepin	1,4	(+20,1)	0,59
Doxepin beta	Doxepin	1,3	(+27,8)	0,62
Sinquan	Doxepin	1,0	(−50,5)	0,91
		57,8	(+2,9)	0,65
Trimipramin				
Stangyl	Trimipramin	13,7	(−7,3)	1,09
Trimipramin-neuraxpharm	Trimipramin	9,6	(+3,7)	1,03
Trimineurin	Trimipramin	2,7	(+23,7)	0,79
Herphonal	Trimipramin	1,0	(+18,4)	1,07
		27,0	(−0,2)	1,04
Amitriptylinoxid				
Amioxid-neuraxpharm	Amitriptylinoxid	6,7	(+3,3)	0,29
Equilibrin	Amitriptylinoxid	5,8	(−8,5)	0,34
		12,5	(−2,5)	0,31
Clomipramin				
Anafranil	Clomipramin	7,0	(−16,2)	1,06
Clomipramin-neuraxpharm	Clomipramin	1,8	(+20,4)	0,93
		8,8	(−10,6)	1,03
Summe		197,0	(+2,3)	0,55

43

Tabelle 43.4: Verordnungen weiterer nichtselektiver Monoaminorückaufnahmehemmer 2003. Angegeben sind die 2003 verordneten Tagesdosen, die Änderungen gegenüber 2002 und die mittleren Kosten je DDD 2003.

Präparat	Bestandteile	DDD in Mio.	Änderung in %	DDD-Kosten in €
Maprotilin				
Ludiomil	Maprotilin	2,9	(−18,8)	0,49
Maprotilin-neuraxpharm	Maprotilin	2,0	(−0,0)	0,45
Maprolu	Maprotilin	1,6	(−1,4)	0,49
Maprotilin-ratiopharm	Maprotilin	1,2	(+10,4)	0,45
		7,8	(−7,1)	0,47
Imipramin				
Imipramin-neuraxpharm	Imipramin	2,6	(+1,0)	0,75
Tofranil	Imipramin	0,9	(−14,8)	0,89
		3,4	(−3,5)	0,78
Weitere Wirkstoffe				
Insidon	Opipramol	46,1	(−3,2)	0,74
Opipramol neuraxpharm	Opipramol	6,8	(> 1000)	0,65
Nortrilen	Nortriptylin	2,2	(+2,3)	0,74
Noveril	Dibenzepin	1,7	(−7,7)	1,07
Thombran	Trazodon	1,4	(−19,1)	2,05
		58,2	(+9,1)	0,77
Summe		69,4	(+6,4)	0,74

Diese Trends – gleichbleibende Verordnungen klassischer Antidepressiva bei gleichzeitig deutlich steigenden Verordnungen neuerer Substanzen – legen die Vermutung nahe, daß neue Indikationen für insbesondere neuere Antidepressiva erschlossen werden. Die andersartigen unerwünschten Wirkungen und neue, wissenschaftlich begründete Indikationen (z. B. Zwangssyndrome, Eßstörungen; vgl. Arzneimittelkommission 2003) könnten höhere Verordnungszahlen rechtfertigen. Ähnliche Daten wurden für die USA freilich auch so interpretiert, daß insbesondere die SSRIs aufgrund populistischer Berichte zu „life-style"-Medikamenten stilisiert wurden (Olfson et al. 1998). Es gibt bislang aber keine deutlichen Hinweise auf eine analoge Entwicklung in Deutschland.

Das führende Präparat unter den trizyklischen Antidepressiva ist weiterhin *Insidon* (Opipramol), dessen antidepressive Wirksamkeit unzureichend belegt ist. In den letzten Jahren ist jeweils eine positive

43

Tabelle 43.5: Verordnungen selektiver Serotonin-Rückaufnahme-Inhibitoren 2003. Angegeben sind die 2003 verordneten Tagesdosen, die Änderungen gegenüber 2002 und die mittleren Kosten je DDD 2003.

Präparat	Bestandteile	DDD in Mio.	Änderung in %	DDD-Kosten in €
Citalopram				
Cipramil	Citalopram	23,7	(−32,1)	1,43
Citalopram-ratiopharm	Citalopram	16,1	(+179,4)	0,93
Citalopram HEXAL	Citalopram	15,1	(+136,5)	0,92
Citalopram AZU	Citalopram	9,4	(+139,7)	0,92
Citalopram STADA	Citalopram	8,1	(+150,9)	0,93
Sepram	Citalopram	3,5	(−54,1)	1,45
Citadura	Citalopram	3,1	(+134,3)	0,92
Citalopram Biomo	Citalopram	2,9	(+940,5)	0,90
Citalopram-neuraxpharm	Citalopram	2,6	(+552,0)	0,97
		84,5	(+32,3)	1,09
Fluoxetin				
Fluoxetin-ratiopharm	Fluoxetin	8,4	(+21,2)	0,59
Fluneurin	Fluoxetin	4,5	(+51,9)	0,53
Fluoxetin-neuraxpharm	Fluoxetin	4,1	(+0,4)	0,65
Fluoxetin beta	Fluoxetin	3,7	(+115,4)	0,51
Fluctin	Fluoxetin	2,4	(−42,9)	1,57
		23,1	(+16,2)	0,68
Paroxetin				
Paroxat	Paroxetin	10,7	(+37,8)	1,15
Seroxat	Paroxetin	6,6	(−33,7)	1,38
Paroxetin-ratiopharm	Paroxetin	6,5	(+31,8)	1,22
Paroxetin beta	Paroxetin	5,3	(+58,6)	1,12
		29,1	(+12,0)	1,21
Sertralin				
Zoloft	Sertralin	37,6	(+19,8)	1,34
Gladem	Sertralin	9,3	(−4,9)	1,33
		46,9	(+13,9)	1,34
Summe		183,6	(+21,7)	1,12

Studie zu den Indikationen „somatoforme Störung" und „generalisierte Angststörung" publiziert worden (Volz et al. 2000, Möller et al. 2001). In beiden Studien zeigten sich signifikante Effekte gegenüber Placebo. Allerdings unterscheidet sich in der ersten Studie die Abnahme an somatischer bzw. psychischer Angst quantitativ nur marginal von denen der Placebogruppe nach sechswöchiger Medikation (Volz et al. 2000). Als Vorteil von Opipramol kann gelten, daß

43

Tabelle 43.6: Verordnungen weiterer Antidepressiva 2003. Angegeben sind die 2003 verordneten Tagesdosen, die Änderungen gegenüber 2002 und die mittleren Kosten je DDD 2003.

Präparat	Bestandteile	DDD in Mio.	Änderung in %	DDD-Kosten in €
Alpha$_2$-Antagonisten				
Remergil	Mirtazapin	45,2	(+15,4)	2,28
Mianserin-neuraxpharm	Mianserin	1,4	(+5,7)	1,07
mianserin von ct	Mianserin	1,0	(+5,0)	1,11
		47,6	(+14,8)	2,22
Selektive Serotonin-Noradrenalin-Rückaufnahme-Inhibitoren				
Trevilor	Venlafaxin	28,7	(+32,6)	2,53
Selektive Noradrenalin-Rückaufnahme-Inhibitoren				
Edronax	Reboxetin	3,8	(+14,7)	2,25
MAO-Inhibitoren				
Jatrosom-N	Tranylcypromin	2,7	(+2,4)	1,00
Aurorix	Moclobemid	2,4	(−23,5)	1,33
		5,1	(−11,6)	1,16
Lithiumsalze				
Quilonum	Lithium	10,6	(+1,2)	0,50
Hypnorex	Lithium	8,9	(+2,5)	0,56
Lithium Apogepha	Lithium	1,2	(−3,2)	0,61
		20,7	(+1,5)	0,53
Summe		105,9	(+14,4)	1,92

es im Gegensatz zu Benzodiazepinen keine Abhängigkeit erzeugt. Dies gilt aber auch für klassische bei Angststörungen eingesetzte Antidepressiva, deren Wirksamkeit viel besser belegt ist (Arzneimittelkommission 2003).

43

Selektive Monoamin-Rückaufnahme-Inhibitoren (SSRI)

Die Wirksamkeit von SSRI ist inzwischen gut belegt. Große unabhängige Metaanalysen u. a. der Cochrane Collaboration haben keinen generellen Wirksamkeitsunterschied zwischen NSMRI, SSRI und anderen neueren Antidepressiva feststellen können (Geddes et al. 2000, MacGillivray et al. 2003). Auch die Rate an Behandlungsabbrüchen unterscheidet sich nicht relevant (Barbui et al. 2001). Nur für NSMRI der ersten Generation gilt, daß die Abbruchrate wegen Nebenwirkungen etwas höher liegt als bei SSRIs. Deshalb können auch ältere Patienten ohne relevante Komorbidität in der allgemeinmedizinischen Praxis grundsätzlich sowohl mit NSMRIs als auch SSRIs behandelt werden (Snow et al. 2000, Barbui et al. 2000). Bei den SSRIs fehlen im Unterschied zu den NSMRIs sedierende und vegetative Nebenwirkungen weitgehend, dafür stehen gastrointestinale und exzitatorische Symptome sowie Sexualfunktionsstörungen im Vordergrund.

Bei den Antidepressiva vom SSRI-Typ hat sich der Trend zur bevorzugten Verordnung neuerer Substanzen fortgesetzt. Fluvoxamin ist nicht mehr unter den 3000 verordnungshäufigsten Arzneimitteln vertreten. Fluvoxamin und Fluoxetin weisen ein erhebliches Interaktionspotential mit anderen Medikamenten durch die Hemmung einer Vielzahl von Subtypen des Cytochrom P450-Systems auf. Ein Nachteil von Fluoxetin ist im Vergleich zu neueren SSRIs die lange Halbwertszeit der Substanz (3 Tage) und vor allem des aktiven Metaboliten Norfluoxetin (7 Tage) sowie ausgeprägte Wechselwirkungen mit anderen Pharmaka durch Hemmung des Cytochrom-P450-Systems (Baumann 1996). Citalopram und Sertralin sind diesbezüglich günstiger zu beurteilen. Damit sind die Umschichtungen innerhalb der SSRI zugunsten der Verordnung von Präparaten mit geringerem Interaktionspotential grundsätzlich als sinnvoll zu bewerten.

Bei den Fluoxetin-haltigen Arzneimitteln, die 2003 dennoch deutlich häufiger als im Vorjahr verordnet wurden, findet sich ein deutlicher Trend zur Verordnung preisgünstiger Präparate. Bei den neueren Wirkstoffen der SSRI sind Zuwächse von bis zu über 32% zu verzeichnen. Dies gilt insbesondere für Citalopram, bei dem sich der Verordnungszuwachs auf die deutlich preisgünstigeren Generika bezieht, während die Originalpräparate *Cipramil* und *Sepram* wesentlich seltener verordnet wurden (Tabelle 43.5).

Bei Patienten mit Herzinsuffizienz stellt der Einsatz der neueren Substanzen wohl die risikoärmere Alternative dar (Braun und Strasser 1997). Andererseits verlangt das andere Profil unerwünschter Wirkungen (z.B. Schlaflosigkeit, Übelkeit, Diarrhö und Störungen der Sexualfunktion) weiterhin Aufmerksamkeit und eine differenzierte Verordnungsweise (Trindade et al. 1998). Als stark beworbener Vorteil der neueren Substanzen gilt ihre niedrige akute Toxizität im Hinblick auf das hohe Suizidrisiko depressiver Patienten. Allerdings nimmt sich nach epidemiologischen Studien aus verschiedenen Ländern nur ein kleiner Prozentsatz suizidaler Patienten mittels des jeweils verschriebenen Antidepressivums das Leben (Müller-Oerlinghausen und Berghöfer 1999). Unter SSRI wurden jedoch deutlich mehr suizidale Handlungen als unter NSMRI beobachtet (Donovan et al. 2000). Trotz der geringeren akuten Toxizität neuerer Antidepressiva hat die FDA davor gewarnt, Kinder und Jugendliche mit dieser Arzneimittelgruppe, insbesondere SSRI, zu behandeln, da Metaanalysen auf ein erhöhtes Suizidrisiko hinwiesen (Healy 2003). Eine Metaanalyse klinischer Studien von Antidepressiva bei Kindern und Jugendlichen wies auf eine Überschätzung der Effizienz bei Unterschätzung von unerwünschten Wirkungen und Risiken hin (Jureidini et al. 2004). Die FDA hat die Hersteller der SSRI-Wirkstoffe Fluoxetin, Sertralin, Paroxetin, Fluvoxamin, Citalopram, Escitalopram und außerdem der anderen neueren Wirkstoffe Bupropion, Venlafaxin, Nefazodon und Mirtazapin aufgefordert, Warnhinweise in Bezug auf eine mögliche Verschlechterung einer bestehenden Depression und das Auftreten von Suizidalität in die Produktinformationen aufzunehmen. Wahrscheinlich besteht ein publication bias bei der Bewertung von SSRI, wobei ungünstige Risiko-Nutzen-Profile teilweise nicht veröffentlicht wurden (Whittington et al. 2004).

Besondere Beachtung verdient auch das unter Einnahme von SSRI erhöhte Risiko einer oberen gastrointestinalen Blutung (de Abajo et al. 1999, van Walraven et al. 2001), weshalb eine Kombination von SSRI mit nichtsteroidalen Antiphlogistika und oralen Antikoagulantien mit Vorsicht erfolgen sollte.

Der Hersteller hat den Vertrieb des Antidepressivum Nefazodon (*Nefadar*) kürzlich europaweit eingestellt, nachdem dieses Präparat wegen erheblicher Hepatotoxizität bereits zum 1. Januar 2003 in Schweden vom Markt genommen wurde. 2002 und 2003 sind mehrere Arbeiten erschienen, die eine größere Anzahl von Fällen von zum Teil lebensbedrohlichem Leberversagen unter Nefazodon-Applikation belegen (Stewart 2002, Carvajal et al. 2002, Spigset et al. 2003). In diesem Zusammenhang sei auf den unterschiedlichen Umgang mit bekannten Arzneimittelrisiken in unterschiedlichen Ländern hingewiesen. Bekannte Risiken, die in den nordamerikanischen Staaten oder in Europa zur Marktrücknahme von bestimmten Präparaten führten, haben keine Konsequenzen für die Vermarktung dieser Arzneimittel in Ent-

43

wicklungsländern. So wird beispielsweise Nefazodon ebenso wie z. B. Cisaprid, Astemizol und Terfenadin in Indien weiterhin vertrieben. Angesichts dieses uneinheitlichen Umgangs der Hersteller mit Arzneimittelrisiken in Ländern mit unterschiedlichem sozioökonomischem Status sollte auch weltweit, wie in Europa bereits länderübergreifend initiiert, eine wissenschaftlich begründete Kontrolle und Regulierung der Arzneimittelanwendung gefordert werden (Abraham 2003).

Alpha$_2$-Antagonisten

Die Verordnungen des relativ teuren Mirtazapin haben wiederum stark zugenommen (Tab. 43.6). Es besitzt ein zumindest theoretisch interessantes Profil mit weniger exzitatorisch toxischen Wirkungen und wird vermutlich wegen seiner sedierenden Wirkungen relativ breit eingesetzt (Kasper 1996). Eine Vergleichsstudie gegen Paroxetin zeigte gleiche Wirksamkeit mit möglicherweise schnellerem Wirkungseintritt bei Mirtazapin (Benkert et al. 2000). Die Wirksamkeit von Mirtazapin war auch der von Venlafaxin vergleichbar, wobei Behandlungsabbrüche aufgrund von unerwünschten Wirkungen bei der Einnahme von Mirtazapin signifikant seltener auftraten als beim Vergleichspräparat (Guelfi et al. 2001). In der Langzeitbehandlung bis zu einem Jahr war Mirtazapin in der Rückfallprophylaxe der Depression wirksam (Thase et al. 2001b).

Serotonin-Noradrenalin-Rückaufnahme-Inhibitoren (SNRI)

Auffallend sind angesichts des hohen Preises die auch 2003 beobachteten hohen Zuwächse beim Venlafaxin (Tabelle 43.6), das sich in einer Metaanalyse als besonders gut wirksam und verträglich erwies (Einarson et al. 1999). Metaanalysen weisen insbesondere auf eine im Vergleich zu SSRI höhere Wirksamkeit bzw. höhere Zahl von Vollremissionen unter Venlafaxin hin (Thase et al. 2001a, Smith et al. 2002, Thase 2003), wobei freilich Venlafaxin nicht effektiver als NSMRI, insbesondere Amitriptylin oder Clomipramin war. Auch für Venlafaxin wurde eine positive Placebo-kontrollierte Studie bei Angststörungen publiziert (Gelenberg et al. 2000).

43

Noradrenalin-Rückaufnahme-Inhibitoren (NaRI)

Der selektive Noradrenalin-Rückaufnahme-Hemmstoff Reboxetin (*Edronax*) (Tabelle 43.6) wurde wieder häufiger als im Vorjahr verordnet. Trotz dieses Verordnungszuwachses kann der Stellenwert dieses neuen Präparates, insbesondere im Vergleich zu Desipramin und MAO-Inhibitoren, gegenwärtig nicht schlüssig beurteilt werden, da Vergleichsdaten nicht vorliegen. Klinische Studien weisen auf gute Wirksamkeit auch bei schweren Depressionen hin (Montgomery et al. 2003). Eine kleinere placebokontrollierte Studie spricht für eine bessere Wirksamkeit von kognitiven Funktionen im Vergleich zu Paroxetin (Ferguson et al. 2003).

Monoaminoxidasehemmer

Mit Moclobemid (*Aurorix*) begann 1992 eine Renaissance der Monoaminoxidase (MAO)-Inhibitoren. Moclobemid unterscheidet sich von bisher verfügbaren Substanzen dadurch, daß es für den relevanten Subtyp A der MAO relative Selektivität aufweist und daß die Hemmwirkung reversibel ist (RIMA, reversible Inhibitoren der MAO). Dadurch dürften hypertensive Krisen, wie sie durch den Verzehr tyraminhaltiger Nahrungsmittel ausgelöst werden können, seltener sein als bei den klassischen MAO-Inhibitoren (Berlin und Lecrubier 1996). Ob seine Wirksamkeit freilich der des unselektiven MAO-Hemmstoffs Tranylcypromin ganz entspricht, bleibt zweifelhaft (Laux et al. 1995). Eine schlechtere Wirksamkeit wurde im Vergleich mit Clomipramin beobachtet (Volz et al. 1996). Die oben erwähnte Leitlinie des American College of Physicians kommt aber zum Schluß, daß sich auch reversible MAO-Inhibitoren in ihrer generellen Wirksamkeit nicht von NSMRIs oder SSRIs unterscheiden (Snow et al. 2000). In ähnlicher Weise äußern sich Bauer et al. (2002). Moclobemid wurde 2003 wieder weniger verordnet als 2002. Möglicherweise wird anstelle dieses Präparates heute bevorzugt der Noradrenalin-Wiederaufnahme-Inhibitor Reboxetin verschrieben, der klinisch ähnlich wirken soll und inzwischen häufiger als Moclobemid verschrieben wird (Tabelle 43.6).

43

Lithiumpräparate

Klar umrissen in Indikationen wie auch Nebenwirkungen ist die Anwendung von Lithiumpräparaten zur Prophylaxe von manisch-depressiven Phasen und zur Therapie von Manien (Müller-Oerlinghausen et al. 1997, Anonym 2003). Die Verordnungen sind im vergangenen Jahr weitgehend konstant geblieben. Insgesamt dürfte die Zahl der Lithium-behandelten Patienten in der Bundesrepublik angesichts des auch volkswirtschaftlich eindrucksvollen Nutzens dieser Prophylaxe noch immer eher zu niedrig liegen (Lehmann und Müller-Oerlinghausen 1993).

Ob es zu Lithiumsalzen wirksame Alternativen der Phasenprophylaxe unipolarer Depressionen gibt, ist wiederholt untersucht worden. Carbamazepin ist als Phasenprophylaktikum dem Lithium generell nicht gleichwertig, hat jedoch bei bestimmten Verlaufsformen Vorteile (Dardennes et al. 1995). Für einige SSRIs ist auch die rezidivprophylaktische Wirksamkeit mäßig gut belegt, obwohl die Studiendauer für eine valide Aussage fast immer zu kurz ist (Montgomery et al. 1994, Franchini et al. 1996). Die prophylaktische Wirksamkeit von NSMRIs läßt sich wegen der beschränkten Zahl von Studien leider nur aus Metaanalysen ableiten, wobei sich trendmäßig eine etwas bessere Wirksamkeit von Lithium gegenüber freilich nicht hoch dosiertem Amitriptylin bei den unipolaren Depressionen zeigt. Eine ausgezeichnete rezidivprophylaktische Wirksamkeit wurde in einer Dreijahresstudie mit hochdosiertem Imipramin nachgewiesen (Frank et al. 1990). Eine große prospektive deutsche Langzeitstudie fand eine bessere Rezidivprophylaxe über 2,5 Jahre mit Lithium im Vergleich zu 100 mg/d Amitriptylin (Greil et al. 1996). Die Wirksamkeit von Valproat und neueren Antikonvulsiva (Lamotrigin, Gabapentin, Topiramat) in der Phasenprophylaxe von bipolaren Störungen ist gegenwärtig nicht ausreichend belegt (Macritchie et al. 2001, Dinan 2002, Müller-Oerlinghausen et al. 2002). Hingegen ist für Lamotrigin eine depressionspräventive Wirksamkeit in zwei großen Studien gezeigt worden, die zur Zulassung in dieser Indikation geführt hat (Goodwin et al. 2004). Eine suizidpräventive Wirksamkeit bei Patienten mit affektiven Psychosen ist bislang für keine andere Substanz außer Lithiumsalzen gezeigt worden (Schou 1998, Müller-Oerlinghausen et al. 2003). Für erhebliche Irritation insbesondere in den USA, wo inzwischen ohne zureichende Evidenz vor allem Valproat zur Phasenprophylaxe bipolarer Patienten eingesetzt wird, sorgte die Studie von

Goodwin et al. (2003): Die Autoren beobachteten in einer großen epidemiologischen Untersuchung eine 2,7fach höhere Suizidrate bei Valproat- im Vergleich zu Lithium-behandelten Patienten. Eine praktisch wichtige, in kontrollierten Studien gut belegte Anwendung von Lithium ist die leider nicht ausreichend bekannte Augmentationsstrategie, d. h. die Kombination mit Lithium bei auf Antidepressiva nicht befriedigend ansprechenden Patienten (Bauer und Dopfner 1999).

Neuroleptika

Neuroleptika werden primär zur Behandlung schizophrener und manischer Psychosen eingesetzt. Jedoch werden sie auch bei anderen Indikationen, z. B. Erregungszuständen im Rahmen oligophrener Syndrome oder bei chronischen Schmerzzuständen, verwendet. Die wesentliche Wirkung dieser Arzneimittel besteht in der Abschwächung produktiver psychotischer Symptome, daneben aber auch in einer Verminderung des Antriebes, Verlangsamung der Reaktion und Erzeugung von Gleichgültigkeit gegenüber äußeren Reizen. Dabei bleiben die intellektuellen Funktionen und die Bewußtseinslage weitgehend erhalten. Für die zunehmend stärkere Verordnung der sogenannten atypischen Neuroleptika wird ins Feld geführt, daß sie auch die Negativsymptome, also z. B. den Antriebsmangel und die gestörte Affektivität des chronisch Schizophrenen, günstig beeinflussen und daß aufgrund der geringeren Auswirkung auf die Motorik die „Zwangsjacken"-Wirkung geringer ist (Möller 1999). Für eine besonders günstige Beeinflussung der Negativsymptomatik durch Atypika fand sich jedoch in einer Metaanalyse von 52 klinischen Studien mit insgesamt 12649 Patienten keine klinische Evidenz (Geddes et al. 2000). Neben weniger häufigen unerwünschten frühen extrapyramidalen Wirkungen treten auch Spätdyskinesien unter atypischen Neuroleptika weniger häufig auf als unter Neuroleptika der ersten Generation (Correll et al. 2004).

Insbesondere Olanzapin und Clozapin verursachen erhebliche Störungen des Kohlenhydrat- und Lipidstoffwechsels (Melkersson und Dahl 2004). Die Herstellerfirma Novartis hat in den USA vor den Risiken der Clozapin-induzierten Hyperglykämie gewarnt. Leitlinien zum Management von Schizophrenie und Diabetes wurden kürzlich veröffentlicht (Schizophrenia and Diabetes 2003 Expert Consensus Meeting 2003).

43

Olanzapin und Risperidon führten in placebokontrollierten Studien bei älteren Patienten mit Demenz zu erhöhter Sterblichkeit und häufigeren zerebrovaskulären Ereignissen. Bereits 2002 wurde in Kanada vor dem erhöhten Risiko zerebrovaskulärer Ereignisse (transitorische ischämische Attacken, Schlaganfälle, Tod) bei älteren Patienten gewarnt. Mittlerweile wurden auch in Deutschland die Produktinformationen von *Risperdal* und *Zyprexa* um entsprechende Warnhinweise ergänzt. Der tatsächliche Stellenwert atpyischer Neuroleptika in der Praxis muß deshalb weiter kritisch evaluiert werden (Dose 2003).

Aufgrund des – gerade in Deutschland – sehr breiten Anwendungsspektrums der Neuroleptika ist die Angabe definierter Tagesdosen außerordentlich schwierig. Neuroleptika können von niedrigsten Dosen als Tranquillantien bis hin zu Höchstdosen in der Behandlung akuter Psychosen eingesetzt werden, und es ist selten möglich, einzelne Darreichungsformen eindeutig einer bestimmten Verwendung zuzuordnen. Deshalb wurden seit 1997 durchweg (soweit definiert) die neuen DDDs der WHO verwendet. Diese in Skandinavien erarbeiteten DDDs beruhen allerdings vor allem auf der akuten antipsychotischen Therapie und liegen damit für den ambulanten Bereich relativ hoch. So betragen die DDDs für die meisten oral angewendeten Phenothiazine 300 mg, für Prothipendyl 240 mg, für Fluphenazin 10 mg, für Haloperidol 8 mg, für Pipamperon 200 mg, für Clozapin 300 mg und für Flupentixol 6 mg. Lediglich beim Perazin mit 100 mg und bei Benperidol mit 1,5 mg liegen die WHO-DDDs relativ niedrig. Durch Abweichungen in der tatsächlichen Praxis von den WHO-Richtwerten können sich beträchtliche Abweichungen bei der Summe der berechneten DDDs und den Tagesbehandlungskosten (DDD-Kosten) ergeben. Trotzdem scheint die Verwendung der WHO-DDDs derzeit die objektivste Bezugsgröße darzustellen. Von dieser wurde lediglich dann abgewichen, wenn auf Grund der Fachinformationen festgestellt werden kann, daß ein Präparat praktisch ausschließlich für einen anderen als von der WHO erfaßten Zweck vorgesehen ist, und wenn die Verordnungspraxis dies unterstützt. Dies ist der Fall bei den als Tranquillantien niedrigdosierten Neuroleptika Fluspirilen (1,5 mg/7 Tage) und Flupentixol (DDD 1,5 mg) sowie für das als stark dämpfendes Antihistaminikum anzusehende Promethazin (DDD 75 mg). Diese niedrig dosierten Präparate sind in Tabelle 43.8 zusammengefaßt.

Die Verordnungen der Neuroleptika haben sich auch 2003 abhängig von der Präparategruppe sehr unterschiedlich entwickelt. Wie schon

Tabelle 43.7: Verordnungen hochpotenter Neuroleptika 2003. Angegeben sind die 2003 verordneten Tagesdosen, die Änderungen gegenüber 2002 und die mittleren Kosten je DDD 2003.

Präparat	Bestandteile	DDD in Mio.	Änderung in %	DDD-Kosten in €
Haloperidol				
Haldol	Haloperidol	12,2	(−6,7)	0,72
Haloperidol-ratiopharm	Haloperidol	4,1	(−4,2)	0,47
Haloperidol-neuraxpharm	Haloperidol	3,1	(−10,1)	0,46
Haloper	Haloperidol	0,8	(−14,9)	0,46
Haloperidol STADA	Haloperidol	0,6	(+10,3)	0,52
		20,7	(−6,7)	0,62
Benperidol				
Benperidol-neuraxpharm	Benperidol	7,5	(−0,7)	0,23
Glianimon	Benperidol	5,3	(−7,1)	0,27
		12,8	(−3,5)	0,25
Fluphenazin				
Lyogen/Depot	Fluphenazin	4,7	(−10,5)	0,91
Dapotum	Fluphenazin	2,6	(−7,4)	0,74
		7,4	(−9,4)	0,85
Fluspirilen				
Fluspi	Fluspirilen	1,4	(−8,4)	1,30
Imap	Fluspirilen	0,9	(−12,3)	1,41
		2,3	(−9,9)	1,34
Thioridazin				
Melleril	Thioridazin	3,9	(−14,9)	0,80
Thioridazin-neuraxpharm	Thioridazin	1,1	(−13,2)	1,19
		5,0	(−14,5)	0,89
Perazin				
Perazin-neuraxpharm	Perazin	11,2	(+3,5)	0,47
Taxilan	Perazin	6,4	(−10,2)	0,56
		17,6	(−1,9)	0,50
Weitere hochpotente Neuroleptika				
Fluanxol/-depot	Flupentixol	9,3	(−0,8)	1,44
Ciatyl-Z	Zuclopenthixol	5,5	(−2,6)	1,23
Decentan	Perphenazin	0,8	(−10,8)	1,62
		15,7	(−2,0)	1,38
Summe		81,5	(−5,2)	0,74

43

Tabelle 43.8: Verordnungen niedrigpotenter Neuroleptika 2003. Angegeben sind die 2003 verordneten Tagesdosen, die Änderungen gegenüber 2002 und die mittleren Kosten je DDD 2003.

Präparat	Bestandteile	DDD in Mio.	Änderung in %	DDD Kosten in €
Promethazin				
Promethazin-neuraxpharm	Promethazin	14,3	(+5,9)	0,37
Atosil	Promethazin	9,5	(−6,2)	0,51
Prothazin	Promethazin	3,6	(−12,0)	0,48
Proneurin	Promethazin	1,8	(+10,0)	0,31
Prothazin	Promethazin	0,5	(−10,5)	0,57
		29,6	(−0,7)	0,43
Melperon				
Melperon-ratiopharm	Melperon	2,2	(+9,8)	2,08
Eunerpan	Melperon	1,8	(−26,9)	2,29
Melperon-neuraxpharm	Melperon	1,5	(+1,4)	1,82
Melneurin	Melperon	1,3	(−0,6)	1,89
Melperon STADA	Melperon	0,9	(+13,8)	2,18
melperon von ct	Melperon	0,8	(+33,3)	1,84
Melperon AL	Melperon	0,7	(+21,2)	2,05
Melperon beta	Melperon	0,7	(−6,8)	1,92
Melperon AZU	Melperon	0,3	(+27,2)	1,89
Harmosin	Melperon	0,3	(−13,0)	2,09
Mel-Puren	Melperon	0,3	(−11,2)	2,00
		10,8	(−0,6)	2,03
Sulpirid				
Sulpirid-neuraxpharm	Sulpirid	0,9	(+17,3)	0,90
sulpirid von ct	Sulpirid	0,8	(−1,4)	2,95
Sulpirid-ratiopharm	Sulpirid	0,8	(+2,2)	2,90
Dogmatil/-forte	Sulpirid	0,7	(−16,8)	3,70
Neogama	Sulpirid	0,5	(−18,0)	3,56
Sulp/Sulpirid HEXAL	Sulpirid	0,5	(−6,3)	2,90
Meresa/-forte	Sulpirid	0,5	(−18,1)	3,65
Sulpivert	Sulpirid	0,4	(−0,1)	3,33
Sulpirid STADA	Sulpirid	0,3	(+18,7)	2,95
Sulpirid beta	Sulpirid	0,3	(−3,6)	2,92
Sulpirid AL	Sulpirid	0,3	(+44,3)	2,88
		6,2	(−2,4)	2,85
Levomepromazin				
Levomepromazin-neuraxpharm	Levomepromazin	2,4	(−0,2)	1,51
Neurocil	Levomepromazin	1,7	(−5,8)	1,73
		4,1	(−2,6)	1,60

43

Tabelle 43.8: Verordnungen niedrigpotenter Neuroleptika 2003. Angegeben sind die 2003 verordneten Tagesdosen, die Änderungen gegenüber 2002 und die mittleren Kosten je DDD 2003 (Fortsetzung).

Präparat	Bestandteile	DDD in Mio.	Änderung in %	DDD-Kosten in €
Pipamperon				
Dipiperon	Pipamperon	5,2	(−16,7)	2,23
Pipamperon-neuraxpharm	Pipamperon	1,5	(+308,9)	2,05
		6,7	(+1,2)	2,19
Fluspirilen				
Fluspi 1,5	Fluspirilen	6,4	(+6,5)	0,49
Imap 1,5 mg	Fluspirilen	4,6	(−9,0)	0,49
		11,0	(−0,6)	0,49
Chlorprotixen				
Truxal	Chlorprothixen	3,7	(−10,6)	0,85
Chlorprothixen-neuraxpharm	Chlorprothixen	3,0	(+6,2)	0,72
		6,7	(−3,8)	0,79
Weitere niedrigpotente Neuroleptika				
Dominal	Prothipendyl	1,9	(+9,4)	1,37
Fluanxol 0,5 mg	Flupentixol	1,3	(+2,4)	0,50
Sinophenin	Promazin	0,3	(+3,9)	1,56
Propaphenin	Chlorpromazin	0,2	(−12,5)	1,89
		3,8	(+4,9)	1,12
Summe		79,0	(−0,8)	1,12

im Vorjahr sind bei den meisten klassischen hoch- und niederpotenten Neuroleptika Rückgange in den verordneten DDDs eingetreten (Tabellen 43.7 und 43.8). Dagegen haben die Verordnungen bei den atypischen Neuroleptika zum wiederholten Mal erheblich zugenommen (Tabelle 43.9). Insgesamt zeigte sich in den letzten 10 Jahren ein zehnfacher Anstieg in der Verordnung atypischer Neuroleptika (Abbildung 43.4).

Unter den 3000 am häufigsten verordneten Arzneimitteln findet sich eine große Anzahl von Neuroleptika, die verschiedenen chemischen Gruppen angehören und von sehr unterschiedlicher neuroleptischer Potenz sind. Dazu gehört auch das deutlich seltener verordnete Benzamidderivat Sulpirid mit hoher Selektivität für D_2-Dopaminrezeptoren, das in niedriger Dosis nach einer Placebo-kontrollierten

43

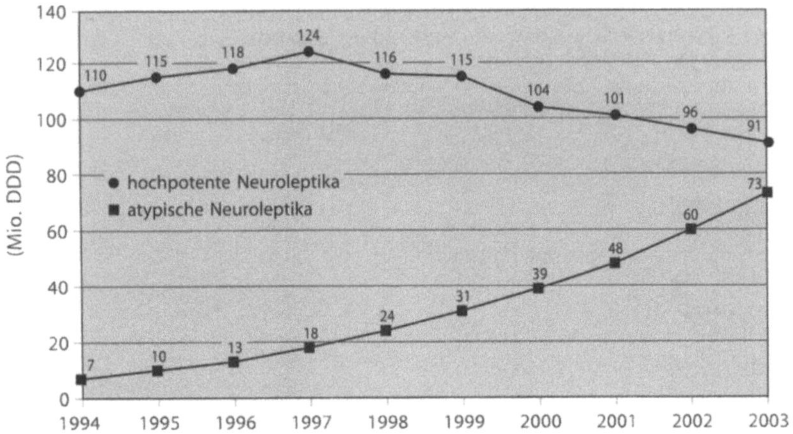

Abbildung 43.4: Verordnungen von Neuroleptika 1994 bis 2003. Gesamtverordnungen nach definierten Tagesdosen

Studie eine milde bis mäßige antidepressive Wirkung hat (Rüther et al. 1999) und dessen antipsychotische Wirkung bei der Schizophrenie mit Tagesdosen von 800–1200 mg in mehreren Studien gut belegt ist (Caley und Weber 1995). Sein Nachfolger Amisulprid (*Solian*) hat wiederum einen bedeutsamen Zuwachs erfahren (Tabelle 43.9). In einer multizentrischen Doppelblindstudie war es in seiner Wirksamkeit bei akuter Schizophrenie dem Haloperidol zumindest gleichwertig bei geringeren Nebenwirkungen (Carriere et al. 2000). In einer offenen 12-Monats-Studie zeigte es gegenüber Haloperidol geringere extrapyramidale Nebenwirkungen (Colonna et al. 2000).

Derzeit verbreitete Vorstellungen über einen adäquaten Einsatz von Neuroleptika entsprechen die Zuwächse bei den atypischen Neuroleptika. Dazu gehört prototypisch Clozapin, weiterhin Olanzapin und Risperidon. Freilich ist der Begriff „atypisch", der inzwischen zum Werbeargument der Hersteller geworden ist, hinsichtlich seiner pharmakologischen und klinischen Bedeutung kritisch zu hinterfragen. Offenbar kann ein ganzes Spektrum von „Atypikalität" diskutiert werden (Stip 2000). Clozapin erweist sich weiterhin als eine unverzichtbare Substanz in der Psychiatrie. Die Verordnungen dieser Substanz sind insgesamt mit Umschichtungen zu den Generika im Vergleich zum Vorjahr praktisch unverändert. Der besondere Vorteil besteht darin, daß Spätdyskinesien unter Clozapin niemals gesehen wurden

Tabelle 43.9: Verordnungen atypischer Neuroleptika 2003. Angegeben sind die 2003 verordneten Tagesdosen, die Änderungen gegenüber 2002 und die mittleren Kosten je DDD 2003.

Präparat	Bestandteile	DDD in Mio.	Änderung in %	DDD-Kosten in €
Clozapin				
Clozapin-neuraxpharm	Clozapin	4,5	(+7,8)	2,66
Leponex	Clozapin	3,8	(−9,6)	3,68
Elcrit	Clozapin	1,4	(−38,6)	2,85
Clozapin Hexal	Clozapin	1,1	(+305,8)	2,69
		10,8	(−0,9)	3,05
Weitere atypische Neuroleptika				
Zyprexa	Olanzapin	24,1	(+18,7)	8,01
Risperdal	Risperidon	19,2	(+22,9)	7,79
Solian	Amisulprid	8,0	(+21,3)	5,39
Seroquel	Quetiapin	6,5	(+35,9)	7,42
Zeldox	Ziprasidon	2,3	(+251,7)	6,88
Nipolept	Zotepin	1,3	(−9,6)	1,65
		61,5	(+24,3)	7,36
Summe		72,3	(+19,7)	6,71

(Kane et al. 1988). Clozapin wirkt an sehr vielen verschiedenen Rezeptoren, wobei nach wie vor nicht klar ist, was seine pharmakologische Sonderstellung bedingt, die auch klinisch immer wieder beschrieben wird. Obwohl für die Anwendung bei Kindern und Jugendlichen unter 16 Jahren nicht zugelassen, hat sich das Präparat offenbar gerade auch bei diesem Patientenkreis bewährt (Elliger et al. 1994).

Die intensive Suche nach Clozapin-ähnlichen Wirkstoffen hat zur erfolgreichen Einführung des freilich auch sehr teuren Olanzapin (*Zyprexa*) geführt, dessen Verordnungen auch im Jahr 2003 wieder kräftig zugenommen haben. Erste Fälle von Blutzellschäden unter Olanzapin sind berichtet worden (Dettling et al. 1999). Eine Metaanalyse kommt zu dem Schluß, daß gegenüber typischen Neuroleptika Olanzapin gute antipsychotische Wirksamkeit bietet bei geringeren extrapyramidalen unerwünschten Wirkungen, aber vermutlich größerer Gewichtszunahme (s.o. sowie Duggan et al. 2000). Der Hersteller bemüht sich erfolgreich, die Indikationen in den Bereich der affektiven Störungen auszuweiten (Goodnick und Barrios 2001). Das Präparat ist mittlerweile für die Behandlung der akuten Manie zugelassen, sowie

43

für die Langzeitprophylaxe bei bipolaren Patienten, die zuvor auf den Wirkstoff während einer akuten manischen Phase positiv angesprochen haben (Tohen et al. 2004). Atypische Neuroleptika wie Clozapin oder Olanzapin können einen bestehenden Diabetes mellitus verschlimmern oder einen Diabetes mellitus auslösen (s.o. sowie Baptista et al. 2001). Ob dieses Risiko in Zusammenhang mit der Gewichtszunahme unter atypischen Neuroleptika zu sehen ist, ist bisher nicht geklärt. Die Zunahme des Körpergewichts unter atypischen Neuroleptika, besonders Clozapin und Olanzapin, kann exzessive Ausmaße von 30 kg und mehr erreichen und die Patienten nicht nur stigmatisieren (Taylor und McAskill 2000; Wetterling 2001), sondern auch medizinisch langfristig gefährden.

Auch die Verordnungen von Risperidon, das wie Clozapin oder Olanzapin sowohl D_2- als auch 5-HT_2-Rezeptoren blockiert (Kornhuber 1994), haben wieder stark zugenommen, so daß *Risperdal* jetzt wie auch im letzten Jahr in der Rangliste der Verordnungen an zweiter Stelle aller atypischen Neuroleptika steht. Risperidon (6 mg) war in Phase-III-Studien ähnlich wirksam wie Haloperidol bei geringeren extrapyramidalmotorischen Wirkungen (Chouinard et al. 1993, Marder und Meibach 1994). Dagegen führen Carter et al. (1995) aus, daß Risperidon zwar eine erhebliche Verteuerung der stationären antipsychotischen Therapie, aber keine Abnahme der Häufigkeit unerwünschter Wirkungen gebracht habe. Extrapyramidale Wirkungen wurden von diesen Autoren bereits bei mittleren Dosierungen von 3,5 mg/d beobachtet. Vergleiche von Risperidon mit Neuroleptika geringerer Potenz fehlen. Auch hier wird versucht, die Substanz bei affektiven Störungen verstärkt einzusetzen.

Mittlerweile liegt eine doppelblinde, multizentrische Studie vor, in der die Wirkung einer langfristigen Einnahme von Risperidon (mittlere Dosis 4,9 mg/d) und Haloperidol (mittlere Dosis 11,7 mg/d) in der Rezidivverhinderung von schizophrenen und schizoaffektiven Psychosen verglichen wurde (Csernansky et al. 2002). Unter Risperidon kam es signifikant seltener zu Rückfällen und Behandlungsabbrüchen als unter Haloperidol. Neben der oral anwendbaren Form von Risperidon ist mittlerweile auch eine Depotform mit komplexer Pharmakokinetik im Handel (Kane et al. 2003). Der Nutzen der ersten Depotform eines atypischen Neuroleptikums kann derzeit nicht beurteilt werden, da nicht ausreichend Daten aus der Langzeitanwendung vorliegen. Eine Besonderheit unter atypischen Neuroleptika stellt die durch Risperidon dosisabhängig induzierte Hyperprolaktinämie dar, die sich auch klinisch symptomatisch manifestieren kann (Volovka et al. 2004).

Seit Mai 2002 ist mit Ziprasidon (*Zeldox*) ein weiteres atypisches Neuroleptikum in Deutschland zugelassen. Eine relativ geringe Affinität zu D_2-artigen Rezeptoren und eine ausgeprägte antiserotoninerge Wirkung werden auch hier als Grund für niedriggradige extrapyramidalmotorische Nebenwirkungen bei guter antipsychotischer Wirkung diskutiert. Der Hemmung der Wiederaufnahme von Serotonin und Noradrenalin und dem Antagonismus an Serotonin 5-HT$_{1A}$-Rezeptoren wird eine anxiolytisch-antidepressive Wirkung dieses Neuroleptikums zugeschrieben. Nachteilig ist allerdings, daß Ziprasidon häufiger als andere atypische Neuroleptika EKG-Veränderungen (QT-Intervallverlängerung) auslösen kann und deshalb bei Patienten mit QT-Intervallverlängerung, Myokardinfarkt, Herzinsuffizienz und Herzrhythmusstörungen sowie bei Wechselwirkungen mit QT-Invervall-verlängernden Arzneimitteln kontraindiziert ist. Ziprasidon wurde 2003 mehr als doppelt so häufig verschrieben wie im Vorjahr, der Stellenwert dieses Arzneimittels kann jedoch derzeit nicht beurteilt werden.

Erhebliches Volumen haben in kurzer Zeit die Verordnungen des 2000 eingeführten Quetiapin erreicht. Sein therapeutischer Stellenwert erscheint noch nicht beurteilbar. Unterschiede der Wirksamkeit von Quetiapin im Vergleich zu Risperidon und Olanzapin sind zweifelhaft, während das Nebenwirkungsprofil deutlich different erscheint (Tandon und Jibson 2003). Hinweise auf Blutbildungsstörungen und Katarakte mahnen zur Wachsamkeit, wie bei allen neuen Substanzen (Laties 2002).

Das National Institute for Clinical Excellence (NICE) hat im Juni 2002 in seiner Leitlinie die Verordnung atypischer Neuroleptika bei der Ersttherapie und beim Vorliegen nicht akzeptabler Nebenwirkungen unter einer bisherigen Medikation mit typischen Neuroleptika empfohlen. Andererseits wird von NICE nicht empfohlen, Patienten, die bisher mit typischen Neuroleptika gut eingestellt sind, auf atypische Neuroleptika umzustellen. Auf den Mangel an aussagekräftigen Langzeitstudien bei dieser Indikation wird deutlich hingewiesen (NICE: Technology Appraisal Guidance No. 43. Web: www.nice.org.uk). Entgegen den Auffassungen psychiatrischer Meinungsbildner ist weder die therapeutische Überlegenheit noch die Kosteneffektivität atypischer Neuroleptika überzeugend belegt (Leucht et al. 2003b). Vermeintliche Vorteile der Atypika werden häufig aus Studien abgelei-

43

tet, in denen Vergleichssubstanzen (z. B. Haloperidol) bis zu fünffach überdosiert waren (Geddes et al. 2000, Dose 2003). Aus diesem Grunde erscheinen Empfehlungen, ausschließlich atypische Neuroleptika als Mittel der ersten Wahl zur Behandlung von Psychosen einzusetzen, nicht gerechtfertigt (Leucht 2003a). Davis et al. (2003) folgerten aus ihrer Metaanalyse, daß nur für einige atypische Neuroleptika, und zwar an erster Stelle für Clozapin, bezüglich der Wirksamkeit größere Effektstärken wie für typische Neuroleptika sich ergeben.

Die Verwendung niedrig dosierter Neuroleptika als Tranquillantien (Tabelle 43.8) wird kontrovers diskutiert, da Neuroleptika erhebliche Nebenwirkungen haben und auch bei niedrig dosierten Neuroleptika Einzelfälle von Spätdyskinesien, d. h. einer der schwersten, da oft irreversiblen, Nebenwirkungen dieser Substanzklasse, beobachtet wurden (Kappler et al. 1994). Die Verordnung dieser Präparate, häufig sogar als injizierbare Depotform, hängt vermutlich mit der zunehmend kritisch gewordenen Einstellung gegenüber Benzodiazepinen zusammen. Die Abbildung 43.2 zeigt, daß der Rückgang der Benzodiazepine in den vergangenen Jahren nur bis 1997 von einer Zunahme bei den Neuroleptika begleitet war, wobei es sich vermutlich um eine direkte Kompensation handelte (Linden und Gothe 1993). Sorgfältige Phase-IV-Studien zum Vergleich niedrig dosierter Neuroleptika mit Benzodiazepinen existieren nach wie vor nicht. Angesichts des Spektrums unerwünschter Wirkungen von Neuroleptika scheint jedoch Vorsicht geboten. Die weiteren Rückgänge bei dem früheren Spitzenreiter unter den Neuroleptika, *Imap 1,5mg,* sind vor diesem Hintergrund verständlich und wohl sinnvoll.

Psychostimulantien

Das Verordnungsvolumen des Stimulans Methylphenidat (z. B. *Ritalin*) hat auch im Jahr 2003 wieder deutlich zugenommen (Abbildung 43.5), wobei sich der Trend zur Verschreibung günstigerer Zweitanbieterpräparate fortgesetzt hat. Ausgelöst wurden die Steigerungen in den letzten 10 Jahren vermutlich durch den begründeten Verdacht, daß in Deutschland bei der Indikation „hyperkinetische Verhaltensstörung" Psychostimulantien lange Zeit unterverordnet wurden (Elliger et al. 1990). Offensichtlich setzt sich diese Auffassung in Angleichung an internationale Trends jetzt durch, nachdem die Wirksamkeit in zahlreichen Studien dokumentiert wurde (Kimko et al. 1999).

Über die Berechtigung solcher Verordnungen wird gerade in der Öffentlichkeit viel diskutiert, wobei vor allem Elternverbände sich sehr nachdrücklich für diese Therapie aussprechen. Die MTA-Studie unterstreicht den Stellenwert gerade der medikamentösen Therapie bei hyperkinetischer Verhaltensstörung im Vergleich zu nichtmedikamentösen Ansätzen (MTA Cooperative Group 1999). Dennoch muß aufgrund bekannt gewordener Vorfälle vor der Verordnung überhöhter Dosen sowie laxer Indikationsstellung gewarnt werden. In den USA, wo etwa 90 % der Kinder mit hyperkinetischer Verhaltensstörung mit Methylphenidat behandelt werden, wird die Möglichkeit der zu häufigen Verschreibung ebenfalls intensiv diskutiert (Safer 2000). Nach einer Studie in Hessen wurde Methylphenidat dort überwiegend niedrig oder kurz dosiert. Etwa die Hälfte der Patienten erhielt die Medikation für kürzer als vier Monate, nur bei 4 % fand sich eine Hochdosisbehandlung (von Ferber et al. 2003). Nur eine exakte, möglichst kinderpsychiatrisch abgesicherte Diagnose und eine sorgfältige Verlaufskontrolle können die Verordnung rechtfertigen. Dabei ist auch zu beachten, daß auf Grund individueller Unterschiede bei Pharmakokinetik und Ansprechbarkeit die optimale Dosis sehr individuell gesucht werden muß (Kimko et al. 1999). Auch die Narkolepsie stellt eine mögliche Indikation für Methylphenidat dar.

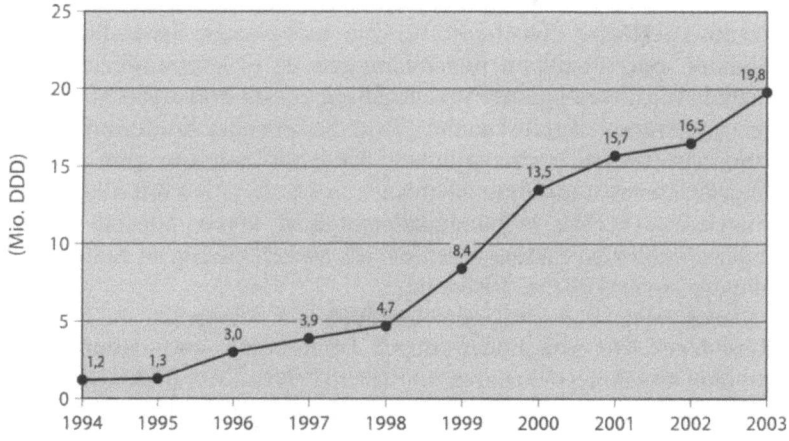

Abbildung 43.5: Verordnungen von Methylphenidat von 1994 bis 2003. Gesamtverordnungen nach definierten Tagesdosen

Tabelle 43.10: Weitere Psychopharmaka 2003. Angegeben sind die 2003 verordneten Tagesdosen, die Änderungen gegenüber 2002 und die mittleren Kosten je DDD 2003.

Präparat	Bestandteile	DDD in Mio.	Änderung in %	DDD Kosten in €
Psychostimulantien				
Ritalin	Methylphenidat	7,5	(−24,5)	1,52
Medikinet	Methylphenidat	6,2	(+0,8)	1,38
Concerta	Methylphenidat	4,6	(neu)	3,23
Equasym	Methylphenidat	1,5	(+282,6)	1,32
		19,8	(+19,6)	1,86
Mittel zur Behandlung von Alkoholfolgekrankheiten				
Distraneurin	Clomethiazol	1,3	(−13,7)	2,35
Campral	Acamprosat	0,8	(+6,9)	3,21
		2,1	(−6,8)	2,68
Summe		21,9	(+16,5)	1,94

Mittel zur Behandlung von Alkoholfolgekrankheiten

Die Verordnungen von Clomethiazol (*Distraneurin*) sind 2003 wiederum rückläufig (Tabelle 43.10). Zur ambulanten Behandlung bei Alkohol- oder Medikamentenabhängigen ist es kontraindiziert. Die Gründe für die ambulante Verschreibung dieses Präparates sind derzeit ungenügend durchschaubar. Trotz bestehender Kontraindikation wird *Distraneurin* auch ambulant Alkoholabhängigen zum Entzug verschrieben und mißbräuchlich auch in Kombination mit Alkoholika eingenommen. Das Abhängigkeitspotential dieser Substanz stellt unter ambulanten Bedingungen bei der Verschreibung an Alkoholabhängige ein erhebliches Risiko dar.

Acamprosat (*Campral*) ist ein schwacher Antagonist an NMDA-Rezeptoren, der Alkoholwirkungen vermindern und dadurch die Alkoholaufnahme reduzieren soll (Swift 1999). Zwei multizentrische Untersuchungen gegen Placebo ergaben widersprüchliche Resultate. Während eine italienische Studie (Tempesta et al. 2000) einen signifikanten Unterschied fand (58% abstinent über 6 Monate gegen 45% unter Placebo), zeigte sich in einer britischen Studie, bei der die

43

Behandlung später begann, kein Effekt (Chick et al. 2000). Eine österreichische Studie fand, daß Acamprosat nur bei bestimmten Formen wirksam ist (Lesch et al. 2001). Die kontrollierte Studie von Sass et al. (1996) erbrachte eine doppelt so hohe Abstinenzrate wie unter Placebo (43% vs. 21%); dieser Unterschied blieb auch in der Nachbeobachtungsphase bestehen. Das Präparat soll nur im Gesamtkonzept einer Alkoholentwöhnung verwendet werden und kommt vor allem bei chronisch stabilem Trinkverhalten in Frage (Müller-Oerlinghausen 2001). Nach Rückgängen in 2001 und 2002 wurde Acamprosat 2003 wieder etwas häufiger als im Vorjahr verordnet. Die Gründe für die Schwankungen in der Verordnungshäufigkeit sind unklar.

Pflanzliche Psychopharmaka

Pflanzliche Psychopharmaka sind in der Tabelle 43.11 aufgeführt. Es handelt sich dabei vor allem um Präparate, die Johanniskrautextrakt, zum Teil in Kombination mit Baldrian, enthalten. Die dort angegebenen DDD-Werte für Johanniskrautpräparate sind einheitlich auf 3 g Droge entsprechend der Johanniskrautmonographie berechnet worden. Dadurch ist ein direkter Vergleich mit den vor 2001 publizierten Werten nicht möglich. Für Kava-Kava- oder Kavain-haltige Arzneimittel war wegen zum Teil lebensbedrohlicher Leberschäden im Juni 2002 vom Bundesinstitut für Arzneimittel und Medizinprodukte die Zulassung widerrufen worden (Arzneimittelkommission der deutschen Apotheker 2002).

Nach Anstiegen in den vergangenen Jahren sind die Verordnungen von Johanniskrautpräparaten wie in den Vorjahren auch im Jahr 2003 wieder deutlich rückläufig gewesen. Die Wirkungen von Johanniskraut haben in letzter Zeit verstärkt wissenschaftliches Interesse gefunden (Schulz und Hänsel 1996, Di Carlo et al. 2001). Positive Wirkungen wurden für Johanniskrautextrakte bei leichten bis mäßig ausgeprägten Depressionen in einem Cochrane Review festgestellt (Linde und Mulrow 2000). Ungeklärt ist jedoch, ob die Wirksamkeit der von anderen Antidepressiva gleichwertig ist. Jüngere Studien an ambulanten Patienten galten der Vergleichbarkeit gegenüber Fluoxetin (Schrader 2000) und Imipramin (Philipp et al. 1999, Woelk 2000). Nur die Studie von Philipp et al. enthielt aber eine Placebogruppe und ist deshalb als Äquivalenzstudie biometrisch interpretierbar.

43

Tabelle 43.11: Verordnungen von pflanzlichen Psychopharmaka 2003. Angegeben sind die 2003 verordneten Tagesdosen, die Änderungen gegenüber 2002 und die mittleren Kosten je DDD 2003.

Präparat	Bestandteile	DDD in Mio.	Änderung in %	DDD Kosten in €
Johanniskraut				
Laif	Johanniskrautextrakt	21,2	(+1,8)	0,37
Jarsin	Johanniskrautextrakt	14,6	(−19,7)	0,52
Felis	Johanniskrautextrakt	13,2	(−14,8)	0,38
Neuroplant	Johanniskrautextrakt	12,1	(+2,4)	0,53
Texx	Johanniskrautextrakt	3,3	(−17,7)	0,33
Johanniskraut-ratiopharm	Johanniskrautextrakt	2,9	(−10,3)	0,35
Helarium	Johanniskrautextrakt	2,1	(−31,2)	0,38
Remotiv	Johanniskrautextrakt	2,0	(−31,0)	0,56
Hypericum STADA	Johanniskrautextrakt	1,7	(−16,8)	0,39
Psychotonin M/N/300	Johanniskrautextrakt	1,7	(−25,1)	0,58
Esbericum	Johanniskrautextrakt	1,6	(−29,3)	0,65
Hyperforat	Johanniskrautextrakt	1,4	(−6,2)	0,72
		77,8	(−11,2)	0,45
Kombinationen				
Sedariston Konzentrat Kaps.	Johanniskrautextrakt Baldrianwurzelextrakt	5,9	(−12,2)	0,90
Hyperesa	Baldrianextrakt Johanniskrautextrakt	2,4	(−22,0)	0,58
Neurapas balance	Johanniskrautextrakt Baldrianwurzelextrakt Passionsblumenkrautextrakt	0,9	(+4,1)	0,94
		9,2	(−13,6)	0,82
Homöopathika				
Viburcol N	Chamomilla D1 Belladonna D2 Plantago major D3 Pulsatilla D2 Calc. carb. Hahnem. D8	1,5	(−18,5)	0,87
Summe		88,4	(−11,5)	0,49

43

Amerikanische Therapierichtlinien äußern allerdings Skepsis gegenüber den positiven Befunden, da hier ein eindeutiger „publication bias", also die bevorzugte Publikation positiver Daten, nachzuweisen sei (Williams et al. 2000). Eine methodisch einwandfreie multizentrische Studie aus den USA fand keinen Unterschied von Johanniskrautextrakt (900–1200 mg) gegen Placebo (Shelton et al. 2001). Johanniskrautextrakt (900–1500 mg) zeigte in einer weiteren Studie weder auf der Hamilton Depression Skala noch in der Clinical Global Impressions Skala Vorteile gegenüber Placebo bei mittelschwerer Depression (Hypericum Depression Trial Study Group 2002). Auch wenn aus den placebokontrollierten Studien mit keinen oder nur leichten methodischen Mängeln sich eine statistisch gesicherte Wirksamkeit bei der leichten bis mittelgradigen Depression ergibt (nicht dagegen für die mittelgradige bis schwere Depression), so ist doch der Effekt quantitativ gering und scheint eine negative Beziehung zur methodischen Qualität der jeweiligen Studie zu haben. Darüber hinaus gibt es bei der Standardisierung dieser Präparate Schwierigkeiten. Inzwischen wird Hyperforin als der möglicherweise wirksame Bestandteil diskutiert (Laakmann et al. 1998). Nach einer Metaanalyse sollen Präparate mit einem Hypericingehalt von über 1% gegenüber Placebo eher eine klinische Wirksamkeit in Studien gezeigt haben (Berner 2002). Der praktische Nutzen dieser post-hoc Auswertung erscheint freilich zweifelhaft.

Pflanzliche Präparate werden oft als besonders verträglich und nebenwirkungsarm angesehen. Neben einer allgemein positiven Grundeinstellung trägt oft das Fehlen von Daten zu Toxizität und unerwünschten Wirkungen hierzu bei. Es ist deshalb bemerkenswert, daß zum Johanniskraut eine ganze Reihe von zum Teil lebensbedrohlichen Interaktionen berichtet worden sind (Ernst 2000). Dazu gehören starke Reduktionen der Plasmaspiegel des HIV-Proteasehemmstoffs Indinavir (Piscitelli et al. 2000), des Immunsuppressivums Ciclosporin bis hin zur Transplantatabstoßung (Ruschitzka et al. 2000), von Phenprocoumon (Bon et al. 1999), Warfarin (Yue et al. 2000), Digoxin (Johne et al. 1999) und Simvastatin (Sugimoto et al. 2001). Als Mechanismen werden die Induktion bestimmter Isoformen des Cytochrom P450 über den Pregnan-X-Rezeptor sowie des P-Glyco-protein-Transportsystems angesehen (De Smet und Touw 2000, Moore et al. 2000). Im Gegensatz zur Langzeitanwendung kann eine Einzeldosis eines Johanniskrautpräparats die Funktion des intestinalen P-Glycoproteins hemmen und zu einem signifikanten Anstieg der

43

Plasmakonzentration von Fexofenadin führen (Wang et al. 2002). Von besonderem Interesse ist die Interaktion mit Antidepressiva. Johanniskrautextrakt vermindert die Plasmakonzentration von Amitriptylin und Nortriptylin und ihrer Metabolite (Johne et al. 2002). Inzwischen liegen Fallbeschreibungen über die Auslösung manischer Zustandsbilder (Nierenberg et al. 1999, Moses und Mallinger 2000, Barbenel et al. 2000, Guzelcan et al. 2001) und des potentiell lebensbedrohlichen Serotoninsyndroms (Lantz et al. 1999, Parker et al. 2001) unter Anwendung von Johanniskrautpräparaten vor.

Im Hinblick auf diese schwerwiegenden Störungen besteht Klärungsbedarf hinsichtlich der Kausalität und des Gefahrenpotentials von Kombinationen von Johanniskrautpräparaten mit Antidepressiva, die den Monaminstoffwechsel beeinflussen. Dies läßt noch weitere Interaktionen und unerwünschte Wirkungen erwarten und zeigt, daß für pflanzliche Präparate dringend zuverlässige Daten zu Toxizität, Verträglichkeit und Interaktionen benötigt werden. Da Johanniskrautextrakte nicht der Rezeptpflicht unterliegen, dürfte die tatsächliche Einnahmehäufigkeit weit höher liegen, als aus der Verordnungshäufigkeit abgeschätzt werden kann. In Anbetracht der bisher bekannten Interaktionen und unerwünschten Wirkungen muß von einem erheblichen Risikopotential bei limitiertem Nutzen ausgegangen werden, so daß eine kritischere Überwachung der Anwendung dringend erforderlich erscheint.

Literatur

Abraham J (2003): The science and politics of medicines control. Drug Saf 26: 135–143.

Anonym (2003): Lithium-Therapie bei der manisch-depressiven Erkrankung: Immer noch der Standard? Arzneimittelbrief 37: 49–51.

Apter JT, Allen LA (1999): Buspirone: future directions. J Clin Psychopharmacol 19: 86–93.

Arzneimittelkommission der deutschen Apotheker (2002): BfArM-Bescheid zu Kava-Kava. Pharm Ztg 147: 6–7.

Arzneimittelkommission der deutschen Ärzteschaft (Hrsg) (1997): Empfehlungen zur Therapie der Depression. 1. Aufl. Sonderheft Arzneiverordnung in der Praxis. September 1997.

Arzneimittelkommission der deutschen Ärzteschaft (Hrsg) (2003): Empfehlungen zur Therapie von Angst- und Zwangsstörungen. 2. Aufl. Sonderheft Arzneiverordnung in der Praxis.

43

Arzneimittelkommission der deutschen Ärzteschaft (2001): Hepatotoxizität des neuen Antidepressivums Nefazodon (Nefadar®). Dtsch Ärztebl 98: B52.

Baptista T, Lacruz A, Angeles F, Silvera R, de Mendoza S, Mendoza MT et al (2001): Endocrine and metabolic abnormalities involved in obesity associated with typical antipsychotic drug administration. Pharmacopsychiatry 34: 223–231.

Barbenel DM, Yusufi B, O'Shea D, Bench CJ (2000): Mania in a patient receiving testosterone replacement postorchidectomy taking St John's wort and sertraline. J Psychopharmacol 14: 84–86.

Barbui C, Hotopf M (2001): Amitriptyline vs. the rest: still the leading antidepressant after 40 years of randomised controlled trials. Brit J Psychiatry 178: 129–144.

Barbui C, Hotopf M, Freemantle N, Boynton J, Churchill R, Eccles MP et al (2000): Selective serotonin reuptake inhibitors versus tricyclic and heterocyclic antidepressants: comparison of drug adherence. Cochrane Database Syst Rev 2000 (4): CD002791.

Bauer M, Dopfner S (1999): Lithium augmentation in treatment-resistant depression: meta-analysis of placebo-controlled studies. J Clin Psychopharmacol 19: 427–434.

Bauer M, Whybrow PC, Angst C, Verslani M, Möller H-J (2002): World Federation of Societies of Biological Psychiatry (WFSBP) Guidelines for biological treatment of unipolar depressive disorders, Part 1: Acute and continuation treatment of major depressive disorder. World J Biol Psychiatry 3: 5–43.

Baumann P (1996): Pharmacokinetic-pharmacodynamic relationship of the selective serotonin reuptake inhibitors. Clin Pharmacokinet 31: 444–469.

Benkert O, Szegedi A, Kohnen R (2000): Mirtazapine compared with paroxetine in major depression. J Clin Psychiatry 61: 656–663.

Berlin I, Lecrubier Y (1996): Food and drug interactions with monoamine oxidase inhibitors: How safe are the newer agents? CNS Drugs 5: 403–413.

Berner MM, Riemann D, Berger M (2002): The efficacy of hypericum extracts with more than 1% or less than 0.5% hyperforin content compared to placebo in the treatment of major depression – a systematic review and analysis of randomized controlled trials. Eur Arch Psychiatry Clin Neurosci 252 (suppl 1): P230 (Abstract).

Birmes P, Coppin D, Schmitt L, Lauque D (2003): Serotonin syndrome: a brief review. CMAJ 168: 1439–1442.

Bon S, Hartmann K, Kuhn M (1999): Johanniskraut: Ein Enzyminduktor? Schweiz Ap Ztg 16: 535–536.

Braun M, Strasser RH (1997): Trizyklische Antidepressiva und kongestive Kardiomypathie. Internist 38: 1236–1238.

Caley CF, Weber SS (1995): Sulpiride: an antipsychotic with selective dopaminergic antagonist properties. Ann Pharmacother 29: 152–160.

Carriere P, Bonhomme D, Lemperiere T (2000): Amisulpride has a superior benefit/risk profile to haloperidol in schizophrenia: results of a multicentre, double-blind study (the Amisulpride Study Group). Eur Psychiatry 15: 321–329.

Carter CS, Mulsant BH, Sweet RA, Maxwell RA, Coley K et al (1995): Risperidone use in a teaching hospital during its first year after market approval: economic and clinical implications. Psychopharmacol Bull 31: 719–25.

43

Carvajal GP, Garcia D, Sanchez SA, Velasco MA, Rueda D, Lucena ML (2002): Hepatotoxicity associated with the new antidepressants. J Clin Psychiatry 63: 135–137.

Chick J, Howlett H, Morgan MY, Ritson B (2000): United Kingdom Multicentre Acamprosate Study (UKMAS): a 6-month prospective study of acamprosate versus placebo in preventing relapse after withdrawal from alcohol. Alcohol Alcohol 35: 176–187.

Chouinard G, Jones B, Remington G, Bloom D, Addington D et al (1993): A Canadian multicenter placebo-controlled study of fixed doses of risperidone and haloperidol in the treatment of chronic schizophrenic patients. J Clin Psychopharmacol 13: 25–40.

Colonna L, Saleem P, Dondey-Nouvel L, Rein W (2000): Long-term safety and efficacy of amisulpride in subchronic or chronic schizophrenia. Amisulpride Study Group. Int Clin Psychopharmacol 15: 13–22.

Correll CU, Leucht S, Kane JM (2004): Lower risk for tardive dyskinesia associated with second-generation antipsychotics: a systematic review of 1-year studies. Am J Psychiatry 161: 414–425.

Csernansky JG, Mahmoud R, Brenner R (2002): A comparison of risperidone and haloperidol for the prevention of relapse in patients with schizophrenia. N Engl J Med 346: 16–22.

Dardennes R, Even C, Bange F, Heim A (1995): Comparison of carbamazepine and lithium in the prophylaxis of bipolar disorders – a metaanalysis. Brit J Psychiat 166: 378–381.

Davis JM, Chen N, Glick ID (2003): A meta-analysis of the efficacy of second-generation antipsychotics. Arch Gen Psychiatry 60: 553–564.

De Abajo FJ, Rodriguez LAG, Montero D (1999): Association between selective serotonin reuptake inhibitors and upper gastrointestinal bleeding: population based case-control study. Brit Med J 319: 1106–1109.

De Smet PAGM, Touw DJ (2000): Safety of St John's wort (Hypericum perforatum). Lancet 355: 575–576.

Dettling M, Hellweg R, Cascorbi I, Deichle U, Weise L, Müller-Oerlinghausen B (1999): Genetic determinants of drug-induced agranulocytosis: potential risk of olanzapine? Pharmacopsychiatry 32: 32: 110–112.

Di Carlo G, Borreli F, Ernst E, Izzo AA (2001): St John's wort: Prozac from the plant kingdom. Trends Pharmacol Sci 22: 292–297.

Dinan TG (2002): Lithium in bipolar mood disorder. Evidence suggests that lithium should still be first choice for prophylactic treatment. Brit Med J 324: 988–989.

Donovan S, Clayton A, Beeharry M, Jones S, Kirk C, Waters K et al (2000): Deliberate self-harm and antidepressant drugs. Investigation of a possible link. Br J Psychiatry 177: 551–556.

Dose M (2003): Was ist der Stellenwert atypischer Neuroleptika für die Praxis? Arzneiverordnung in der Praxis 30, Heft 3: 5–6.

Duggan L, Fenton M, Dardennes RM, El-Dosoky A, Indran S (2000): Olanzapine for schizophrenia. Cochrane Database Syst Rev 2: CD001359.

Einarson TR, Arikian SR, Casciano J, Doyle JJ (1999): Comparison of extended-release venlafaxine, selective serotonin reuptake inhibitors, and tricyclic anti-

43

depressants in the treatment of depression: a meta-analysis of randomized controlled trials. Clin Ther 21: 296–308.

Elliger T, Englert E, Freisleder FJ, Friedrich M, Gierow B et al (1994): Zur Behandlung schizophrener Psychosen des Kindes- und Jugendalters mit Clozapin (Leponex). Konsensuskonferenz vom 4. März 1994, Kinder und Jugendpsychiatrie. Z Kinder-Jugendpsychiat 22: 325–327.

Elliger TJ, Trott GE, Nissen G (1990): Prevalence of psychotropic medication in childhood and adolescence in the Federal Republic of Germany. Pharmacopsychiatry 23: 38–44.

Ener RA, Meglathery SB, van Decker WA, Gallagher RM (2003) Serotonin syndrome and other serotonergic disorders. Pain Medicine 4: 63–74.

Ernst E (2000): Second thoughts about safety of St. John's wort. Lancet 354: 2014–2016.

Ferguson JM, Wesnes KA, Schwartz GE (2003) Reboxetine versus paroxetine versus placebo: effects on cognitive functioning in depressed patients. Int Clin Psychopharmacol 18: 9–14.

Franchini L, Zanardi R, Gasperini M, Perez J, Smeraldi E (1996): Fluvoxamine and lithium in long-term treatment of unipolar subjects with high recurrence rate. J Affect Disord 38: 67–69.

Frank E, Kupfer DJ, Perel JM (1990): Three-years outcomes for maintenance therapies in recurrent depression. Arch Gen Psychiatry 47: 1093–1099.

Gale C, Oakley-Browne M (2000) Anxiety disorder. Brit Med J 321: 1204–1207.

Geddes J, Freemantle N, Harrison P et al (2000): Atypical antipsychotics in the treatment of schizophrenia: systematic overview and meta-regression analysis. Brit Med J 321: 1371–1376.

Geddes JR, Freemantle N, Mason J, Eccles MP, Boynton J (2001): SSRIs versus other antidepressants for depressive disorder. Update Software Ltd Oxford, The Cochrane Library – Issue 1.

Geiselmann B, Linden M (1991): Prescription and intake patterns in long-term and ultra-long-term benzodiazepine treatment in primary care practice. Pharmacopsychiatry 24: 55–61.

Gelenberg AJ, Lydiard RB, Rudolph RL, Aguiar L, Haskins JT, Salinas E (2000): Efficacy of venlafaxine extended-release capsules in nondepressed outpatients with generalized anxiety disorder: A 6-month randomized controlled trial. JAMA 283: 3082–3088.

Goodnick PJ, Barrios CA (2001): Use of olanzapine in non-psychotic psychiatric disorders. Expert Opin Pharmacother 2: 667–680.

Goodwin FK, Fireman B, Simon GE, Hunkeler EM, Lee J, Revicki D (2003): Suicide risk in bipolar disorder during treatment with lithium and divalproex. JAMA 290: 1467–1473.

Goodwin GM, Bowden CL, Calabrese JR, Grunze H, Kasper S et al (2004): A pooled analysis of 2 placebo-controlled 18-month trials of lamotrigine and lithium maintenance in bipolar I disorder. J Clin Psychiatry 65: 432–441.

Greil W, Ludwig-Mayerhofer W, Erazo N, Engel RR, Czernik A et al (1996): Comparative efficacy of lithium and amitriptyline in the maintenance treatment of recurrent unipolar depression: a randomised study. J Affect Disord 40: 179–190.

43

Guelfi JD, Ansseau M, Timmerman L, Korsgaard S (2001): Mirtazapine versus venlafaxine in hospitalized severely depressed patients with melancholic features. J Clin Psychopharmacol 21: 425–431.

Guzelcan Y, Scholte WF, Assies J, Becker HE (2001): Mania during the use of a combination preparation with St. John's wort (Hypericum perforatum). Ned Tijdschr Geneeskd 6: 1943–1945.

Healy D (2003): Lines of evidence on the risks of suicide with selective serotonin reuptake inhibitors. Psychother Psychosom 72: 71–79.

Hypericum Depression Trial Study Group (2002): Effect of Hypericum perforatum (St John's Wort) in major depressive disorder. JAMA 287: 1807–1814.

Johne A, Brockmöller J, Bauer S, Maurer A, Langheinrich M, Roots I (1999): Pharmacokinetic interaction of digoxin with an herbal extract from St. John's wort (Hypericum perforatum). Clin Pharmacol Ther 66: 338–345.

Johne A, Schmider J, Brockmöller J, Stadelmann AM, Stormer E, Bauer S et al (2002): Decreased plasma levels of amitriptyline and its metabolites on comedication with an extract from St. John's wort (Hypericum perforatum). J Clin Psychopharmacol 22: 46–54.

Jureidini JN, Doecke CJ, Mansfield PR, Haby MM, Menkes DB, Tonkin AL (2004): Efficacy and safety of antidepressants for children and adolescents. BMJ 328: 879–883.

Kane J, Honigfeld G, Singer J, Meltzer H (1988): Clozapine for the treatment-resistant schizophrenic. Arch Gen Psychiatry 45: 789–796.

Kane JM, Eerdekens M, Lindenmayer JP, Keith SJ, Lesem M, Karcher K (2003): Long-acting injectable risperidone: efficacy and safety of the first long-acting atypical antipsychotic. Am J Psychiatry 160: 1125–1132.

Kappler J, Menges C, Ferbert A, Ebel H (1994): Schwere „Spät"dystonie nach „Neuroleptanxiolyse" mit Fluspirilen. Nervenarzt 65: 66–68.

Kasper S (1996): Mirtazapin. Klinisches Profil eines noradrenalin- und serotoninspezifischen Antidepressivums. Arzneimitteltherapie 14 (9): 257–259.

Kimko HC, Cross JT, Abernethy DR (1999): Pharmacokinetics and clinical effectiveness of methylphenidate. Clin Pharmakokinet 37: 457–470.

Knopf H, Melchert H-U (2003): Bundes-Gesundheitssurvey: Arzneimittelgebrauch. Robert-Koch-Institut Berlin (Hrsg).

Kornhuber J (1994): Potentielle Antipsychotica mit neuartigen Wirkmechanismen. In: Riederer P, Laux G, Pöldinger W (Hrsg): Neuropsychopharmaka, Bd. 4: Neuroleptica. Springer-Verlag, Wien New York, S. 185–196.

Laakmann G, Schüle C, Baghai T, Kieser M (1998): St. John's wort in mild to moderate depression: The relevance of hyperforin for clinical efficacy. Pharmacopsychiatry 31 (Suppl): 54–59.

Lapierre YD (1989): A review of trimipramine 30 years of clinical use. Drugs 38 (suppl 1): 17–24.

Laties AM (2002): Quetiapine and cataracts. Am J Psychiatry 159: 322–323.

Laux G, Volz H-P, Möller H-J (1995): Newer and older monoamine oxidase inhibitors. CNS Drugs 3: 145–158.

Lantz MS, Buchalter E, Giambanco V (1999): St. John's wort and antidepressant drug interactions in the elderly. J Geriatr Psychiatry Neurol 12: 7–10.

43

Lehmann K, Müller-Oerlinghausen B (1993): Kosten-/Nutzen-Kalkulation der Lithium-Langzeit-Prophylaxe. Klin Pharmakol Aktuell 4: 68–70.

Lepine JP, Gastpar M, Mendlewicz J, Tylee A (1997): Depression in the community: the first pan-European study DEPRES (Depression Research in European Society). Int Clin Psychopharmacol 12: 19–29.

Lesch OM, Riegler A, Gutierrez K, Hertling I, Ramskogler K, Semler B et al (2001): The European acamprosate trials. Conclusions for research and therapy. J Biomed Sci 8: 89–95.

Leucht S, Barnes TR, Kissling W, Engel RR, Correll C, Kane JM (2003a): Relapse prevention in schizophrenia with new-generation antipsychotics: a systematic review and exploratory meta-analysis of randomized, controlled trials. Am J Psychiatry 160: 1209–1222.

Leucht S, Wahlbeck K, Hamann J, Kissling W (2003b): New generation antipsychotics versus low-potency conventional antipsychotics: a systematic review and meta-analysis. Lancet 361: 1581–1589.

Linde K, Mulrow CD (2000): St. John's wort for depression. Cochrane Database Syst Rev 2000 (2): CD000448.

Linde K, Ramirez G, Mulrow CD, Pauls A, Weidenhammer W, Melchart D (1996): St John's wort for depression – an overview and meta-analysis of randomised clinical trials. Brit Med J 313: 253–258.

Linden M, Gothe H (1993): Benzodiazepine substitution in medical practice. Analysis of pharmacoepidemiological data based on expert interviews. Pharmacopsychiatry 26: 107–113.

MacGillivray S, Arroll B, Hatcher S, Ogston S, Reid I, Sullivan F et al (2003): Efficacy and tolerability of selective serotonin reuptake inhibitors compared with tricyclic antidepressants in depression treated in primary care: systematic review and meta-analysis. Brit Med J 326: 1014–1019.

Macritchie KAN, Geddes MR, Scott J, Haslam DRS, Goodwin GM (2001): Valproic acid, valproate and divalproex in the maintenance treatment of bipolar disorders. Cochrane Review. In: The Cochrane Library Issue 3. Oxford, Updated Software.

Marder SR, Meibach RC (1994): Risperidone in the treatment of schizophrenia. Am J Psychiatry 151: 825–835.

Melkersson K, Dahl ML (2004): Adverse metabolic effects associated with atypical antipsychotics: literature review and clinical implications. Drugs 64: 701–723.

Möller H-J (1999): Atypical neuroleptics: a new approach in the treatment of negative symptoms. Eur Arch Psychiatry Clin Neurosci 249 (Suppl 4): 99–107.

Möller H-J, Volz HP, Reimann IW, Stoll KD (2001): Opipramol for the treatment of generalized anxiety disorder: a placebo-controlled trial including an alprazolam-treated group. J Clin Psychopharmacol 21: 59–65.

Moncrieff J (2001): Are antidepressants overrated? A review of methodological problems in antidepressant trials. J Nerv Ment Dis 189: 288–295.

Montgomery SA, Roberts A, Patel AG (1994): Placebo-controlled efficacy of antidepressants in continuation treatment. Int Clin Psychopharmacology 9: 49–53.

Montgomery S, Ferguson JM, Schwartz GE (2003): The antidepressant efficacy of reboxetine in patients with severe depression. J Clin Psychopharmacol 23: 45–50.

43

Moore LB, Goodwin B, Jones SA, Wisely GB, Serabjit-Singh CJ, Willson TM et al (2000): St. John's wort induces hepatic drug metabolism through activation of the pregnane X receptor. Proc Natl Acad Sci USA 97: 7500–7502.

Moses EL, Mallinger AG (2000): St. John's wort: three cases of possible mania induction. J Clin Psychopharmacol 20: 115–117.

MTA Cooperative Group (1999): A 14-month randomized clinical trial of treatment strategies for attention-deficit/hyperactivity disorder. Arch Gen Psychiat 56: 1073–1086.

Müller-Oerlinghausen B (2001): Abhängigkeit und Mißbrauch von Substanzen. Dtsch Ärztebl 98: A1625–A1627.

Müller-Oerlinghausen B, Berghöfer A (1999): Antidepressants and suicidal risk. J Clin Psychiatry 60 (suppl 2): S94–S99.

Müller-Oerlinghausen B, Berghöfer A, Ahrens B (2003): The antisuicidal and mortality-reducing effect of lithium prophylaxis: consequences for guidelines in clinical psychiatry. Can J Psychiatry 48: 433–439.

Müller-Oerlinghausen B, Berghöfer A, Bauer M (2002): Bipolar disorder. Lancet 359: 241–247.

Müller-Oerlinghausen B, Greil W, Berghöfer A (Hrsg) (1997): Die Lithiumtherapie. Nutzen Risiken Alternativen. Springer-Verlag, Berlin Heidelberg New York.

Nierenberg AA, Burt T, Matthews J, Weiss AP (1999): Mania associated with St. John's wort. Biol Psychiatry 46: 1707–1708.

Oeljeschläger B, Müller-Oerlinghausen B (2004): Wege zur Optimierung der individuellen antidepressiven Therapie. Deutsches Ärzteblatt 101: A 1337–1340.

Olfson M, Marcus SC, Pincus HA, Zito JM, Thompson JW, Zarin DA (1998): Antidepressant prescribing practices of outpatient psychiatrists. Arch Gen Psychiatry 55: 310–316.

Parker V, Wong AH, Boon HS, Seeman MV (2001): Adverse reactions to St John's wort. Can J Psychiatry 46: 77–79.

Philipp M, Kohnen R, Hiller KO (1999): Hypericum extract versus imipramine or placebo in patients with moderate depression: randomised multicentre study of treatment for eight weeks. Brit Med J 319: 1534–1538.

Piscitelli SC, Burstein AH, Chaitt D, Alfaro RM, Falloon J (2000): Indinavir concentrations and St John's wort. Lancet 355: 547–548.

Rickels K, Rynn M (2002): Pharmacotherapy of generalized anxiety disorder. J Clin Psychiatry 63 (Suppl 14): 9–16.

Riederer P, Laux G, Pöldinger W (Hrsg) (1993): Neuropsychopharmaka Bd. 3 Antidepressiva und Phasenprophylaktika. Springer-Verlag, Wien New York.

Rüther E, Degner D, Munzel U, Brunner E, Lenhard G, Biehl J, Vogtle-Junkert U (1999): Antidepressant action of sulpiride. Results of a placebo-controlled double-blind trial. Pharmacopsychiatry 32: 127–135.

Ruschitzka F, Meier PJ, Turina M, Lüscher TF, Noll G (2000): Acute heart transplant rejection due to Saint John's wort. Lancet 355: 548–549.

Safer DJ (2000): Are stimulants overprescribed for youths with ADHD? Ann Clin Psychiatry 12: 55–62.

43

Sass H, Soyka M, Mann K, Zieglgansberger W (1996): Relapse prevention by acam-prosate. Results from a placebo-controlled study on alcohol dependence. Arch Gen Psychiatry 53: 673–680.

'Schizophrenia and Diabetes 2003' Expert Consensus Meeting, Dublin, 3–4 October 2003: consensus summary. Br J Psychiatry 184 (suppl 47): s112–s114.

Schnyder U, Koller-Leiser A (1996): A double-blind, multicentre study of paroxetine and maprotiline in major depression. Can J Psychiatry 41: 239–44.

Schou M (1998): Has the time come to abandon prophylactic lithium treatment? A review for clinicians. Pharmacopsychiatry 31: 210–215.

Schrader E (2000): Equivalence of St John's wort extract (Ze 117) and fluoxetine: a randomized, controlled study in mild-moderate depression. Int Clin Psycho-pharmacol 15: 61–68.

Schulz V, Hänsel R (Hrsg) (1996): Rationale Phytotherapie. Ratgeber für die ärzt-liche Praxis. Springer-Verlag, Berlin Heidelberg New York.

Shelton RC, Keller MB, Gelenberg A, Dunner DL, Hirschfeld R, Thase ME et al (2001): Effectiveness of St John's wort in major depression: a randomized controlled trial. JAMA 285: 1978–1986.

Smith D, Dempster C, Glanville J, Freemantle N, Anderson I (2002): Efficacy and tolerability of venlafaxine compared with selective serotonin reuptake inhibi-tors and other antidepressants: a meta-analysis. Br J Psychiatry 180: 396–404.

Snow V, Lascher S, Mottur-Pilson C, for the American College of Physicians – American Society of Internal Medicine (2000): Clinical guideline I. Pharmaco-logical treatment of acute major depression and dysthymia. Ann Int Med 132: 739–742.

Spigset O, Hagg S, Bate A (2003): Hepatic injury and pancreatitis during treatment with serotonin reuptake inhibitors: data from the World Health Organization (WHO) database of adverse drug reactions. Int Clin Psychopharmacol 18: 157–161.

Sramek JJ, Zarotsky V, Cutler NR (2002): Generalized anxiety disorder: treatment options. Drugs 62: 1635–1648.

Stewart DE (2002): Hepatic adverse reactions associated with nefazodone. Can J Psychiatry 47: 375–377.

Stip E (2000): Novel antipsychotics: issues and controversies. Typicality of atypical neuroleptics. J Psychiatry Neurosci 25: 137–153.

Sugimoto K, Ohmori M, Tsuruoka S, Nishiki K, Kawaguchi A, Harada K et al (2001): Different effects of St John's wort on the pharmacokinetics of simvastatin and pravastatin. Clin Pharmacol Ther 70: 518–524.

Swift RM (1999): Drug therapy for alcohol dependence. N Engl J Med 340: 1482–1490.

Tandon R, Jibson MD (2003): Efficacy of newer generation antipsychotics in the treatment of schizophrenia. Psychoneuroendocrinology 28: 9–26.

Taylor DM, McAskill R (2000): Atypical antipsychotics and weight gain – a systema-tic review. Acta Psychiatr Scand 101: 416–432.

Tempesta E, Janiri L, Bignamini A, Chabac S, Potgieter A (2000): Acamprosate and relapse prevention in the treatment of alcohol dependence: a placebo-control-led study. Alcohol Alcohol 35: 202–209.

43

Thase ME (2003): Effectiveness of antidepressants: comparative remission rates. J Clin Psychiatry 64 (Suppl 2): 3–7.

Thase ME, Entsuah R, Rudolph RL (2001a): Remission rates during treatment with venlafaxine or selective reuptake inhibitors. Br J Psychiatry 178: 234–241.

Thase ME, Nierenberg AA, Keller MB, Panagides J (2001b): Efficacy of mirtazapine for prevention of depressive relapse: a placebo-controlled double-blind trial of recently remitted high-risk patients. J Clin Psychiatry 62: 782–788.

Tohen M, Chengappa KN, Suppes T, Baker RW, Zarate CA et al (2004): Relapse prevention in bipolar I disorder: 18-month comparison of olanzapine plus mood stabilizer v. mood stabilizer alone. Br J Psychiatry 184: 337–345.

Trindade E, Menon D, Topfer LA, Coloma C (1998): Adverse effects associated with selective serotonin reuptake inhibitors and tricyclic antidepressants: a meta-analysis. Canad Med Ass J 159: 1245–1252.

Van Walraven C, Mamdani MM, Wells PS, Williams JI (2001) Inhibition of serotonin reuptake by antidepressants and upper gastrointestinal bleeding in elderly patients: retrospective cohort study. Brit Med J 323: 1–6.

Volovka J, Czobor P, Cooper TB, Sheitman B, Lindenmayer JP et al (2004): Prolactin levels in schizophrenia and schizoaffective disorder patients treated with clozapine, olanzapine, risperidone, or haloperidol. J Clin Psychiatry 65: 57–61.

Volz HP, Gleiter CH, Möller HJ (1996): Monoaminoxidasehemmer in der Psychiatrie. Nervenarzt 67: 339–347.

Volz HP, Möller HJ, Reimann I, Stoll K (2000): Opipramol for the treatment of somatoform disorders. Results from a placebo-controlled trial. Eur Neuropsychopharmacol 10: 211–217.

Von Ferber L, Lehmkuhl G, Köster I, Döpfner M, Schubert I, Frölich J, Ihle P (2003): Methylphenidatgebrauch in Deutschland. Dtsch Ärztebl 100: C38–C43.

Walsh BT, Seidman SN, Sysko R, Gould M (2002): Placebo response in studies of major depression. Variable, substantial and growing. JAMA 287: 1840–1847.

Wang Z, Hamman MA, Huang SM, Lesko LJ, Hall SD (2002): Effect of St John's wort on the pharmacokinetics of fexofenadine. Clin Pharmacol Ther 71: 414–420.

Wetterling T (2001): Bodyweight gain with atypical antipsychotics. A comparative review. Drug Saf 24: 59–73.

Whittington CJ, Kendall T, Fonagy P, Cottrell D, Colgrove A, Boddington E (2004): Selective serotonin reuptake inhibitors in childhood depression: systematic review of published versus unpublished data. Lancet 363: 1341–1345.

Williams JWJr, Mulrow CD, Chiquette E, Hitchcock Noël P, Aguilar C, Cornell J (2000): Clinical guideline, part 2. A systematic review of newer pharmacotherapies for depression in adults: Evidence report summary. Ann Intern Med 132: 743–756.

Woelk H (2000): Comparison of St John's wort and imipramine for treating depression: randomised controlled trial. Brit Med J 321: 536–539.

Woods JH, Winger G (1995): Current benzodiazepine issues. Psychopharmacology 118: 107–115.

Yue Q-Y, Bergquist C, Gerdén B (2000): Safety of St John's wort (Hypericum perforatum). Lancet 355: 576–577.

43

44. Rhinologika und Otologika

KARL-FRIEDRICH HAMANN

AUF EINEN BLICK

Verordnungsprofil

Rhinologika werden lokal zur symptomatischen Linderung der behinderten Nasenatmung bei Nasenschleimhautentzündungen eingesetzt. Die weitaus größte Gruppe bilden die schleimhautabschwellenden Sympathomimetika mit fast 60% der Verordnungen. Bei allergischer Rhinitis kommen Antiallergika und Glucocorticoide in Frage.

Bewertung

Bei der Lokaltherapie der Otitis externa werden bisher noch viele Kombinationspräparate eingesetzt, die für eine gezielte Anwendung nicht geeignet sind. Mit der Einführung von Ciprafloxacin-Ohrentropfen stehen erstmals gut wirksame Monopräparate zur Verfügung.

Mit Rhinologika und Otologika sind Arzneimittel zusammengefaßt worden, die überwiegend lokal bei verschiedenen Erkrankungen des äußeren Ohres und des Mittelohres sowie bei bestimmten Erkrankungen der Nasenhaupthöhlen und bei Beteiligung der Nasennebenhöhlen eingesetzt werden. Die Beliebtheit der Lokaltherapeutika geht auf den alten Volksglauben zurück, Krankheiten dort behandeln zu müssen, wo sie sich bemerkbar machen. Der Hauptteil der Verordnungen fällt auf die Sympathomimetika in der Gruppe der Rhinologika, während alle anderen Rhinologika und auch die Otologika eine geringere Rolle spielen (Abbildung 44.1). Gegenüber dem Vorjahr sind die Verordnungen der Rhinologika und Otologika in allen Gruppen mit Ausnahme der glucocorticoidhaltigen Rhinologika zurückgegangen.

Rhinologika und Otologika zählen, bezogen auf die Einzelverordnung, zu den preiswerten Therapeutika, erreichen jedoch relativ hohe

44

Umsätze, weil sie in der Behandlung von sehr häufig auftretenden Erkrankungen zum Einsatz kommen.

Rhinologika

Im Vordergrund der symptomatischen Behandlung mit Rhinologika steht die Beseitigung der behinderten Nasenatmung. Sie ist das am meisten störende Symptom aller Rhinitisformen, wobei in manchen Fällen noch Niesreiz und eine Hypersekretion der Schleimhäute hinzukommen. Zur lokalen Applikation stehen schleimhautabschwellende Alphasympathomimetika, Corticosteroide und Antiallergika zur Verfügung. Darüber hinaus gibt es Präparate zur systemischen Anwendung, Homöopathika oder Kombinationen von Alphasympathomimetika und Antihistaminika. Letztere besitzen eher Nebenwirkungen als die Lokaltherapeutika. Die bei manchen Rhinitisformen eingesetzten Sekretomukolytika werden bei den Expektorantien (siehe Kapitel 19) abgehandelt.

Die im Zusammenhang mit banalen Erkältungskrankheiten auftretende *akute Rhinitis* ist im allgemeinen harmlos und weist eine

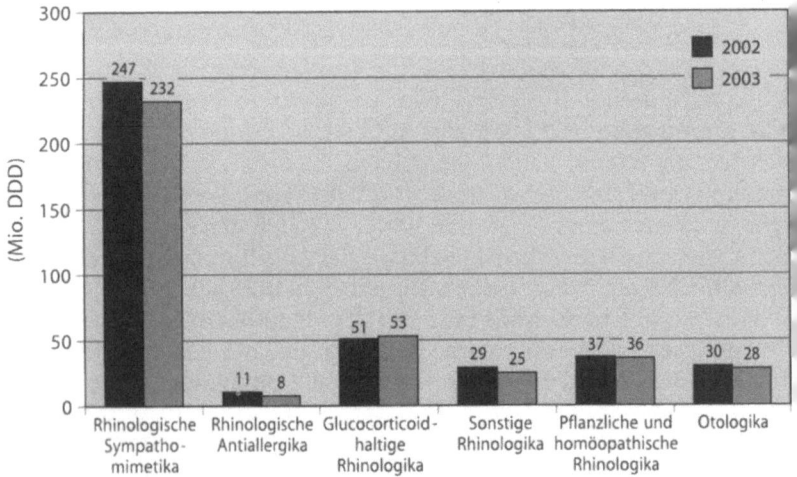

44

Abbildung 44.1: Verordnungen von Rhinologika und Otologika 2003. DDD der 3000 meistverordneten Arzneimittel

hohe Selbstheilungsrate auf. Der Gesichtspunkt einer Vorbeugung von Komplikationen in den Nasennebenhöhlen und die durch starke Blutfüllung der Schleimhäute bedingte „verstopfte Nase" machen je nach Leidensdruck dennoch eine Therapie notwendig. Sinnvoll ist dazu die Anwendung von Alphasympathomimetika. Durch ihren abschwellenden Effekt läßt sich zum einen die Nasenluftpassage selbst verbessern, zum anderen werden auch die Ostien der Nasennebenhöhlen für den natürlichen Selbstreinigungsmechanismus frei gemacht. Schließlich muß man auch versuchen, ein Zuschwellen der Ostien der Tuba Eustachii zu verhindern und so den Mittelohr-Belüftungsmechanismus aufrechtzuerhalten, damit kein lästiger Ohrendruck entsteht. Die Therapiedauer sollte sieben Tage nicht überschreiten, damit nicht durch den vasokonstriktorischen Effekt eine trophische Störung der Schleimhaut mit anschließender Nekrosebildung auftritt. Dieser Gesichtspunkt gewinnt vor allem bei langanhaltenden Beschwerden an Bedeutung.

Der Begriff „nasale Hyperreaktivität" umfaßt alle übersteigerten Reaktionsformen der Nasenschleimhaut auf physikalische, chemische oder pharmakologische Reize, die zu den bekannten Symptomen Obstruktion, Sekretion und Niesreiz führen (Bachert 1997). Sie beruht auf unterschiedlichen, sich teilweise überlappenden Pathomechanismen. Dazu gehören auch die allergische Rhinitis und die früher sog. „vasomotorische Rhinitis", der neben lokalen Reizfaktoren auch psychosomatische Faktoren zugrunde liegen können.

Die Behandlung der nasalen Hyperreaktivität richtet sich, wenn möglich, nach Ätiologie und Pathogenese, vor allem aber gegen die dominierenden Symptome. Zur medikamentösen Therapie werden Degranulationshemmer (Cromoglicinsäure), die am besten prophylaktisch anzuwenden sind, topische und systemische Corticosteroide, Alphasympathomimetika sowie topische und systemische Antihistaminika eingesetzt. Gegenüber den klassischen, mit sedierenden Nebenwirkungen behafteten Antihistaminika stehen seit einigen Jahren auch Antihistaminika ohne diese störenden Begleiterscheinungen zur Verfügung (siehe Kapitel 7, Antiallergika).

Alphasympathomimetika

Die Sympathomimetika bilden die weitaus größte therapeutische Gruppe unter den Rhinologika (Abbildung 44.1). Der Hauptteil der

44

Verordnungen entfällt weiterhin auf die drei führenden Xylometazolinpräparate *Nasengel/Spray/Tropfen-ratiopharm*, *Olynth* und *Otriven*
(Tabelle 44.1). In einigen Präparaten taucht wieder Naphazolin (*Rhinex*,
Siozwo mit Naphazolin) auf – wenn auch in geringer Dosierung –,
dessen Handelsname *Privin* dem bei übertriebenem Gebrauch auftretenden Symptomenkomplex den Namen gegeben hat („Privinismus").
Alle Wirkstoffe gehören zur Gruppe der Alpha$_1$-Sympathomimetika

Tabelle 44.1: Verordnungen rhinologischer Alphasympathomimetika 2003. Angegeben sind die 2003 verordneten Tagesdosen, die Änderungen gegenüber 2002 und die
mittleren Kosten je DDD 2003.

Präparat	Bestandteile	DDD in Mio.	Änderung in %	DDD Kosten in €
Xylometazolin				
Nasengel/Spray/Tr.-ratioph.	Xylometazolin	76,1	(+5,5)	0,11
Olynth	Xylometazolin	56,8	(−19,3)	0,09
Otriven Lösung etc.	Xylometazolin	35,6	(−1,6)	0,09
Nasengel/Spray/Tropfen AL	Xylometazolin	12,5	(+0,3)	0,13
Nasan	Xylometazolin	2,0	(−1,4)	0,13
xylo von ct	Xylometazolin	1,7	(−6,5)	0,16
Imidin N/S	Xylometazolin	1,3	(−16,9)	0,20
Gelonasal	Xylometazolin	1,1	(−13,4)	0,18
Stas Nasenspray/Tropfen	Xylometazolin	0,9	(+3,0)	0,18
Nasenspray Heumann	Xylometazolin	0,7	(+0,4)	0,20
Schnupfen Endrine	Xylometazolin	0,7	(−19,8)	0,19
		189,4	(−5,4)	0,11
Andere Sympathomimetika				
Nasivin	Oxymetazolin	21,8	(−13,8)	0,15
Ellatun/N	Tramazolin	3,5	(−25,6)	0,10
Rhinex	Naphazolin	1,1	(−42,3)	0,38
Siozwo mit Naphazolin	Naphazolin	0,4	(−13,3)	0,40
		26,7	(−17,1)	0,15
Kombinationen				
Nasic	Xylometazolin Dexpanthenol	15,7	(+13,5)	0,16
Rinofluimucil-S	Acetylcystein Tuaminoheptan-sulfat	0,4	(−54,2)	0,87
		16,0	(+9,8)	0,18
Summe		232,2	(−6,1)	0,12

44

und gelten als therapeutisch gleichwertig. Bemerkenswert ist, daß die preisgünstigen und auch am häufigsten verordneten Xylometazolin-präparate alle abgenommen haben, zwei der vergleichsweise teureren Sympathomimetika (*Stas Nasenspray, Nasenspray Heumann*) aber leicht zugelegt haben. In der Gruppe der teureren Kombinations-präparate nahm vor allem *Rinofluimucil-S* deutlich ab (Tabelle 44.1), während das preiswerte *Nasic* weiter zugenommen hat.

Die schleimhautabschwellenden Sympathomimetika ermöglichen eine sichere Linderung der behinderten Nasenatmung, wie sie bei akuter Rhinitis im Rahmen von Erkältungskrankheiten, aber auch bei der allergischen Rhinitis auftritt. Allerdings kommt es bei diesen Substanzen zu einem Reboundphänomen nach 4–6 Stunden mit ver-stärkter Schleimhautschwellung, die eine erneute Anwendung not-wendig macht. Um diesen Circulus vitiosus nicht zu stabilisieren, sollte die Anwendung auf sieben Tage begrenzt sein, maximal auf 14 Tage (Günnel und Knothe 1973).

Hinzu kommt, daß der vasokonstriktorische Effekt bei Dauer-anwendung zu einer Mangeldurchblutung der Schleimhaut führt und damit zu einer Beeinträchtigung ihrer Hauptfunktion, der Schleim-bildung. Die Folge davon ist, daß weniger Schleim produziert wird. Die Nase trocknet aus, es kommt zur Borkenbildung, in extremen Fällen zusätzlich zu Nekrosen mit dem Endbild einer Ozäna (Stink-nase). Um einem Mißbrauch vorzubeugen, sollten die Sympathomi-metika zur rhinologischen Anwendung nur in kleinsten Packungen von 10 ml verschrieben werden.

Antiallergika

Bei den lokal wirksamen Antiallergika sind die Cromoglicinsäure und Levocabastin (*Livocab*) von Bedeutung. Während die Cromoglicin-säure als Degranulationshemmer prophylaktisch das Auftreten aller-gischer Symptome verhindern soll, wird der H_1-Antagonist Levocaba-stin bedarfsorientiert nur bei vorhandenen Symptomen eingesetzt. Im Gegensatz zu manchen systemisch verabreichten Antiallergika ist für diese topisch applizierten Substanzen nicht mit sedierenden Neben-wirkungen zu rechnen. Alle Cromoglicinsäurepräparate haben abge-nommen. Das H_1-Antihistaminikum *Livocab-Nasenspray*, das durch hohe Tagestherapiekosten auffällt, hat ebenfalls deutlich abgenommen (Tabelle 44.2).

44

Tabelle 44.2: Verordnungen von rhinologischen Antiallergika 2003. Angegeben sind die 2003 verordneten Tagesdosen, die Änderungen gegenüber 2002 und die mittleren Kosten je DDD 2003.

Präparat	Bestandteile	DDD in Mio.	Änderung in %	DDD Kosten in €
Degranulationshemmer				
Cromohexal Nasenspray	Cromoglicinsäure	2,0	(–20,5)	1,14
Cromoglicin-ratioph. Nasensp.	Cromoglicinsäure	0,9	(–15,2)	1,14
Vividrin Nasenspray	Cromoglicinsäure	0,9	(–30,8)	1,28
Irtan Nasenspray	Nedocromil	0,6	(–30,8)	1,49
cromo pur von ct Nasenspray	Cromoglicinsäure	0,6	(–19,1)	1,10
		4,9	(–22,9)	1,20
H₁-Antihistaminika				
Livocab/-direkt Nasenspray	Levocabastin	3,6	(–21,0)	2,46
Summe		8,5	(–22,1)	1,73

Glucocorticoide

Lokal applizierte Glucocorticoide besitzen zwar zuverlässige Wirkungen in der Behandlung der allergischen Rhinitis, manche sind aber je nach Wirkstoff nicht frei von systemischen Nebenwirkungen. Der Wirkungseintritt ist allerdings langsam. Corticosteroide können auch zu einer Schrumpfung von Nasenpolypen führen.

Während unter den Monopräparaten wenige Präparate dieser Gruppe abgenommen haben, weist das preisgünstige *Rhinisan* einen auffallend starken Zuwachs auf (Tabelle 44.3), obwohl es als zilienhemmend eingestuft wird (Merkus et al. 2001). Die Wirkstoffe Budesonid und Flunisolid zeigen neben der guten lokalen Wirkung keine bisher klinisch bemerkbaren Corticosteroidnebenwirkungen. Gleiches gilt für Beclometason, Mometason und Fluticason (Tabelle 44.3).

Die Präparate *Dexa-Rhinospray M*, *Solupen S* und *Dexa-Siozwo* enthalten Dexamethason. Für diese Substanz ist bekannt, daß mit systemischen Nebenwirkungen zu rechnen ist. Nach Anwendung Dexamethason-haltiger Nasentropfen sind wiederholt Fälle von iatrogenem Cushing-Syndrom und Nebennierenrindensuppression

44

Tabelle 44.3: Verordnungen von glucocorticoidhaltigen Rhinologika 2003. Angegeben sind die 2003 verordneten Tagesdosen, die Änderungen gegenüber 2002 und die mittleren Kosten je DDD 2003.

Präparat	Bestandteile	DDD in Mio.	Änderung in %	DDD-Kosten in €
Beclometason				
Beclorhinol	Beclometason	3,2	(+20,8)	0,60
Beclomet Nasal Orion	Beclometason	1,9	(−10,0)	0,62
Beclometason-ratiopharm	Beclometason	1,1	(+16,7)	0,60
ratioAllerg Heuschnupfen	Beclometason	0,6	(+2,7)	0,59
		6,7	(+8,1)	0,60
Triamcinolonacetonid				
Rhinisan	Triamcinolon-acetonid	3,7	(+75,1)	0,57
Nasacort	Triamcinolon-acetonid	1,5	(−30,2)	0,75
		5,2	(+21,3)	0,62
Dexamethason				
Dexa Rhinospray M Mono	Dexamethason	2,6	(−33,5)	0,61
Dexa Siozwo mit Dexamethason	Dexamethason	0,8	(+15,3)	0,55
Solupen S mono/ N	Dexamethason	0,6	(−22,1)	1,17
		3,9	(−25,9)	0,68
Weitere Glucocorticoide				
Nasonex	Mometason	24,2	(+19,7)	0,76
Pulmicort nasal	Budesonid	4,8	(−25,6)	0,53
Syntaris	Flunisolid	4,3	(+6,0)	0,41
Flutide Nasal	Fluticason	3,8	(−19,7)	0,66
		37,1	(+4,7)	0,68
Summe		52,9	(+3,4)	0,66

beschrieben worden (Fuchs et al. 1999). Die Anwendung solcher Präparate erscheint trotz der relativ geringen Dexamethasonmengen nicht mehr gerechtfertigt, da andere Corticosteroide ohne solche Nebenwirkungen zur Verfügung stehen. Bis auf *Dexa Siozwo* haben die Verordnungen dieser Präparate abgenommen (Tabelle 44.3).

44

Sonstige Rhinologika

Selbst hergestellte Salzlösungen oder Fertigpräparate wie *Emser Salz Nase Siemens* und *Olynth Salin* haben keine direkten Wirkungen auf die Durchgängigkeit der Nase, bewirken aber durch eine pH-Verschiebung eine Alkalisierung des Schleimes und damit eine Verflüssigung. Besonders bei lang anhaltenden Rhinitiden mit starker Borkenbildung kommt dieses rational begründete Therapieprinzip in Frage. Alle Salzlösungen haben in ihren Verordnungen abgenommen (Tabelle 44.4).

Tabelle 44.4: Verordnungen sonstiger Rhinologika 2003. Angegeben sind die 2003 verordneten Tagesdosen, die Änderungen gegenüber 2002 und die mittleren Kosten je DDD 2003.

Präparat	Bestandteile	DDD in Mio.	Änderung in %	DDD Kosten in €
Salzlösungen				
Emser Salz Nase Siemens	Emser Salz	4,3	(−8,4)	0,83
Rhinomer	Meerwasser	3,5	(−16,2)	0,51
Nisita/-salin	Emser Salz	1,5	(−10,0)	0,34
Tetrisal E / -S	Natriumchlorid	1,3	(−19,3)	0,23
Olynth Salin	Natriumchlorid	1,0	(−13,4)	0,60
Nasenspray pur ratiopharm	Natriumchlorid	0,4	(−40,8)	0,27
		12,0	(−14,1)	0,57
Antihistaminika				
Rhinopront Kaps.	Carbinoxamin Phenylephrin	0,2	(−52,1)	0,98
Rhinopront Saft	Carbinoxamin Phenylpropanolamin	0,2	(−50,0)	1,70
Arbid N	Diphenylpyralin	0,1	(+0,4)	4,78
		0,4	(−48,1)	1,69
Vitaminpräparate				
Coldastop	Retinolpalmitat Tocopherolacetat	8,0	(−10,1)	0,20
Nasicur	Dexpanthenol	4,3	(−9,6)	0,17
		12,3	(−10,0)	0,19
Adstringentien				
Rhinoguttae Argenti Leyh	Silbereiweiß-Acetyltannat	0,6	(−22,5)	0,64
Summe		25,3	(−13,4)	0,41

44

Die therapeutischen Effekte oral applizierter Präparate, die Antihistaminika und Sympathomimetika enthalten, sind mehrfach in Frage gestellt worden (Bachert 1996). Antihistaminika sind zwar bei Erkältungskrankheiten statistisch signifikant wirksam, die Effekte waren jedoch minimal und häufig von sedativen Nebenwirkungen begleitet (American Medical Association 1986). Sympathomimetika wie Phenylephrin sind bei oraler Gabe weniger wirksam als lokal in der Nase und können darüber hinaus systemische Nebenwirkungen wie Blutdruckanstieg und Kopfschmerzen verursachen (Bachert 1996). Die Verordnungen dieser Arzneimittelgruppe haben deutlich abgenommen.

Vitamine haben keine spezifischen pharmakologischen Wirkungen bei lokaler Applikation auf die Nasenschleimhaut. Die Vitaminkombination *Coldastop* hat abgenommen ebenso wie der Dexpanthenolspray (*Nasicur*), der nach einer kontrollierten Studie bei Rhinitis sicca wirksamer als Placebo war (Kehrl und Sonnemann 1998) (Tabelle 44.4).

Pflanzliche und homöopathische Rhinologika

Bei den pflanzlichen Rhinologika ist das Kombinationspräparat *Sinupret* vertreten (Tabelle 44.5), das früher als pflanzliches Expektorans in der Roten Liste klassifiziert wurde. Dieses Phytopharmakon hat 1997 die Nachzulassung erhalten, obwohl die als Wirksamkeitsnachweis vorgelegten Daten keiner strengen wissenschaftlichen Überprüfung standhalten (Chibanguza et al. 1984, Neubauer und März 1994, Ernst et al. 1997). Fünf verschiedene Inhaltsstoffe sollen antivirale, antiinflammatorische und sekretolytische Wirkungen besitzen, deren pharmakologische Zuordnung jedoch nicht nachvollziehbar ist. Seine Verordnungen haben weiter leicht abgenommen.

Ein großer Teil der Verordnungen entfällt auf die homöopathischen Kombinationspräparate (Tabelle 44.5). Spezifische pharmakologische Wirkungen sind für diese Kombinationen nicht bekannt. Die relativ häufige Anwendung des Homöopathikums *Euphorbium compositum Spray N* beruht wahrscheinlich auch darauf, daß es vielfach als Placebo angesehen wird (Tabelle 44.5). Es ist im Vergleich zum Vorjahr ebenso wie *Sinuselect* deutlich seltener verordnet worden. Das Argument, daß diese Produkte als Placebo wegen des Fehlens von Nebenwirkungen eingesetzt werden können, wird bedenklich bei ernsten Erkrankun-

44

Tabelle 44.5: Verordnungen von pflanzlichen und homöopathischen Rhinologika 2003. Angegeben sind die 2003 verordneten Tagesdosen, die Änderungen gegenüber 2002 und die mittleren Kosten je DDD 2003.

Präparat	Bestandteile	DDD in Mio.	Änderung in %	DDD Kosten in €
Pflanzliche Mittel				
Sinupret	Enzianwurzel Schlüsselblumenblüten Ampferblätter Holunderblüten Eisenkraut	27,3	(−1,1)	0,87
Homöopathika				
Euphorbium comp. SN/Spray	Euphorbium D4 Pulsatilla D2 Mercurius biiod. D8 Hepar sulfuris D10 Argentum nitr. D10 Luffa operculata D2	4,9	(−13,9)	0,44
Sinuselect	Cinnabaris D8 Carbo vegetabilis D8 Silicea D8 Mercur. solub. D8 Kalium bichromic. D4 Calc. sulfuric. D4 Hydrastis D4 Thuja D8	2,2	(−6,1)	0,36
Sinusitis Hevert N	Echinacea D2 Galphimia D2 Luffa D2 Apis D4 Atropin. sulf. D4 Baptisia D4 Cinnabaris D3 Crotalus D8 Hepar. sulf. D3 Kal. bichromic. D8 Lachesis D8 Mercur. biiod. D9 Silicea D2 Spongia D6	1,0	(−7,9)	1,02
Sinfrontal	Chininum arsen. D12 Cinnabaris D4 Ferrum phosphoricum D3 Mercur. solub. D5	0,4	(−19,1)	1,16
		8,5	(−11,6)	0,52
Summe		35,8	(−3,8)	0,78

gen, bei denen eine wirkungsvolle Therapie versäumt wird. Die Verordnung von *Sinfrontal*, des teuersten Präparates, hat deutlich abgenommen.

Es ist zu hoffen, daß die Appelle an die Kassenärzte zur kostenbewußten Verschreibung Anlaß geben, wissenschaftlich begründete Präparate einzusetzen und nicht auf vergleichsweise teurere, in ihrer Wirksamkeit aber nicht gesicherte auszuweichen.

Otologika

Otologika sind Arzneimittel zur Applikation in den äußeren Gehörgang. Sie werden eingesetzt zur Behandlung des Ohrekzems, der Otitis externa und zur Vorbereitung einer operativen Therapie der chronischen Otitis media. Für die Therapie der *akuten* Otitis media sind Otologika *nicht* geeignet, da diese Substanzen den Ort der Erkrankung wegen des geschlossenen Trommelfells nicht erreichen können.

Bei der *Otitis externa* handelt es sich um eine banale Entzündung der Haut des äußeren Gehörgangs. Sie wird meist verursacht durch Bakterien, die über Mikroläsionen in die Haut eindringen können. Im allgemeinen tritt die Otitis externa als diffuse Form auf, ganz selten als Gehörgangsfurunkel. Wegen der entzündlich bedingten Schwellung kommt es zu starken Schmerzen mit erheblichem Leidensdruck. Die Abschwellung der Gehörgangshaut selbst bringt meist schon den gewünschten Erfolg und Abheilung der Entzündung. Daher standen bis zum Wirksamwerden der Nachzulassung in der Therapie der diffusen Otitis externa Ohrentropfen mit antibiotischem, abschwellendem und analgetischem Effekt im Vordergrund (Federspil 1984, Weerda 1994). Seit Herbst 2003 sind neue, dem Gesetz angepaßte Ohrentropfen eingeführt worden, von denen bereits *Panotile cipro* in bedeutender Zahl verordnet worden ist.

Die *chronische Mittelohrentzündung* entsteht, von Ausnahmen abgesehen, als primär chronische Erkrankung. Sie ist gekennzeichnet durch einen mesotympanalen oder epitympanalen Defekt, durch den es immer wieder zum Eindringen von Mikroorganismen und damit zum Aufflammen der Entzündung kommt. Die chronische Mittelohrentzündung macht sich fast nie durch Schmerzen bemerkbar als vielmehr durch eine pathologische Ohrsekretion und Schwerhörigkeit. Die sinnvolle Therapie einer chronischen Mittelohrentzündung besteht in der Tympanoplastik. Allerdings sind die Erfolgschancen von

44

tympanoplastischen Operationen sehr vom Reizzustand der Mittel-
ohrschleimhaut abhängig. Man versucht daher immer, eine chronische
Mittelohrentzündung ohne akute Reizzeichen zu operieren. Dieser
Gesichtspunkt berechtigt zur Vorbehandlung mit Otologika, die das
Ziel hat, die pathologische Ohrsekretion zum Stillstand zu bringen. Zu
bedenken ist, daß manche in Ohrentropfen enthaltenen Antibiotika,
zumindest beim Tier, ototoxisch sind (Russel et al. 2001). Die Rück-
führung auf Monopräparate scheint unsinnig, wenn verschiedene
Therapieprinzipien im äußeren Gehörgang angewandt werden sollen.

Antibiotika

In der Therapie der Otitis externa diffusa kommen Präparate mit dem
Ziel einer lokalen antibiotischen Wirkung zur Anwendung. Wegen des
Keimspektrums, das sich hauptsächlich aus Pseudomonas aeruginosa
und Proteus zusammensetzt, wurde bisher Polymyxin B bevorzugt
(Federspil 1984).

Die bisher führende Antibiotikakombination *Panotile N* wurde inzwischen vom Markt genommen und durch das Ciprofloxacin-haltige
Monopräparat *Panotile cipro* ersetzt (Tabelle 44.6). Zugenommen
haben *Polyspectran HC*, das neben Polymyxin B noch das Antibiotikum Bacitracin enthält, und die Chloramphenicol-haltige Kombination *Dexa-Biofenicol N*. In den Kombinationspräparaten ist ein Corticosteroid enthalten, das die akuten Entzündungserscheinungen
zurückdrängen soll. Nach heutiger Auffassung stellen Viruserkran-
kungen wie der Zoster oticus keine absolute Kontraindikation für
Corticosteroide dar.

Lokalanästhetikakombinationen

Die Lokalanästhetikakombinationen *Otobacid N, Otalgan* und *Otodolor*
werden mit dem Ziel einer lokalen Schmerzbehandlung eingesetzt.
Selbst wenn der lokalanästhetische Effekt wegen der geringen Resorption durch die Haut nur schwach ist, wird er durch das abschwellende
Agens unterstützt. Reicht diese Therapie nicht aus, müssen systemisch
wirkende Analgetika zusätzlich eingesetzt werden.

In dem Kombinationspräparat *Otobacid N* ist zusätzlich zu dem
Lokalanästhetikum (Cinchocain) Dexamethason enthalten. Es wird

44

Tabelle 44.6: Verordnungen von Otologika 2003. Angegeben sind die 2003 verordneten Tagesdosen, die Änderungen gegenüber 2002 und die mittleren Kosten je DDD 2003.

Präparat	Bestandteile	DDD in Mio.	Änderung in %	DDD-Kosten in €
Antibiotika				
Panotile cipro	Ciprofloxacin	0,3	(neu)	1,52
Antibiotikakombinationen				
Panotile N	Polymyxin B Fludrocortison Lidocain	2,4	(−54,4)	1,01
Polyspectran HC Salbe	Polymyxin B Bacitracin Hydrocortison	2,3	(+9,0)	0,48
Dexa-Biofenicol N	Dexamethason Chloramphenicol Tetracain	0,9	(+38,0)	0,36
		5,6	(−30,1)	0,68
Lokalanästhetikakombinationen				
Otobacid N	Dexamethason Cinchocain Butandiol	7,6	(+10,1)	0,82
Otalgan	Phenazon Procain Glycerol	5,6	(−0,1)	0,32
Otodolor	Phenazon Procain Glycerol	0,1	(−51,2)	1,91
		13,3	(+4,6)	0,62
Homöopathika				
Otovowen	Aconitum D6 Capsicum D4 Chamomilla Ø Echinacea purp. Ø Hydrastis D4 Hydrargyrum D6 Jodum D4 Natrium tetraboracicum D4 Sambucus nigra Ø Sanguinaria Ø	6,8	(−2,1)	0,42
Cerumenolytika				
Cerumenex N	Ölsäure-Polypeptid	2,0	(−7,4)	0,19
Summe		27,9	(−6,0)	0,56

44

bevorzugt beim Ohrekzem zur Behandlung des Juckreizes palliativ eingesetzt. Seine Verordnungen sind angestiegen (Tabelle 44.6). Die Verordnung von *Otalgan* ist gleich geblieben, die von *Otodolor*, dem mit Abstand teuersten Otologikum, hat abgenommen, weil es vom Markt genommen worden ist.

Homöopathika

Weiterhin ist mit *Otovowen* ein Homöopathikum als Otologikum vertreten, dessen Verordnungen abgenommen haben. Es gilt, daß pharmakologische Wirkungen ebenso wenig nachgewiesen sind wie die Wirksamkeit.

Cerumenolytika

Ceruminalpfröpfe werden, wenn weder eine Trommelfellperforation noch eine frische Verletzung bekannt sind, im allgemeinen durch eine Spülung entfernt. Gelingt dies nicht, erfolgt die Entfernung instrumentell. Nur in seltenen Fällen, in denen die genannten Maßnahmen nicht ausreichen, versucht man, mit warmen Ölen den Ohrschmalzpfropf aufzuweichen, um ihn dann über Spülung entfernen zu können. Als Handelspräparat hat *Cerumenex N*, dessen Verordnung abgenommen hat, eine gewisse Bedeutung erlangt (Tabelle 44.6). Preisgünstigere unspezifische Öle erfüllen denselben Zweck.

Literatur

American Medical Association (1986): Decongestant, cough and cold preparations. Drug Evaluations, 6th ed, Saunders Company, Philadelphia London, pp. 369–391.

Bachert C (1996): Klinik der Umwelterkrankungen von Nase und Nasennebenhöhlen. Eur Arch Otorhinolaryngol (Suppl I): 75–153.

Bachert C (1997): Die nasale Hyperreaktivität. HNO 45: 189–201.

Chibanguza G, März R, Sterner W (1984): Zur Wirksamkeit und Toxizität eines pflanzlichen Sekretolytikums und seiner Einzeldrogen. Arzneim-Forsch 34: 32–36.

Ernst E, März RW, Sieder C (1997): Akute Bronchitis: Nutzen von Sinupret. Fortschr Med 115: 52–53.

Federspil P (1984): Moderne HNO-Therapie. In: Kuemmerle H-P, Hitzenberger G, Spitzy K-H (Hrsg): Die medikamentöse Behandlung in der Hals-Nasen-Ohren-Heilkunde. 4. Aufl, Ecomed Verlagsgesellschaft mbH, Landsberg München.

Fuchs M, Wetzig H, Kertscher F, Täschner R, Keller E (1999): Iatrogenes Cushing-Syndrom und Mutatio tarda durch Dexamethason-haltige Nasentropfen. HNO 47: 647–650.

Günnel F, Knothe J (1973): HNO-Therapiefibel. Steinkopff, Darmstadt.

Kehrl W, Sonnemann U (1998): Dexpanthenol-Nasenspray als wirksames Therapieprinzip zur Behandlung der Rhinitis sicca anterior. Laryngorhinootologie 77: 506–512.

Merkus P, Romeijn SG, Verhoef JC, Merkus F, Schouwenburg PF (2001): Classification of cilio-inhibiting effects of nasal drugs. Laryngoscope 111: 595–602.

Neubauer N, März RW (1994): Placebo-controlled, randomized double-blind clinical trial with Sinupret® sugar coated tablets on the basis of a therapy with antibiotics and decongestant nasal drops in acute sinusitis. Phytomedicine 1: 177–181.

Russell PT, Church CA, Jiun TH, Kim DJ, John EO, Jung TTK (2001): Effects of common topical otic preparations on the morphology of isolated cochlear outer hair cells. Acta Otolaryngol 121: 135–139.

Weerda H (1994): Entzündungen des äußeren Ohres. In: Helms J (Hrsg): Oto-Rhino-Laryngologie in Klinik und Praxis, Bd 1, Thieme, Stuttgart, S. 494–510.

45. Schilddrüsentherapeutika

Reinhard Ziegler und Ulrich Schwabe

AUF EINEN BLICK

Verordnungsprofil

Krankheiten der Schilddrüse werden mit Schilddrüsenhormonen, Iodsalzen und Thyreostatika behandelt. Die größte Gruppe der Schilddrüsentherapeutika sind die Schilddrüsenhormone, die bei der Schilddrüsenunterfunktion und beim Iodmangelkropf eingesetzt werden. Als zweitgrößte Gruppe folgen die Iodsalze zur Strumaprophylaxe. Wesentlich seltener werden Thyreostatika zur Hemmung der Hormonproduktion bei Schilddrüsenüberfunktion eingesetzt.

Trend

Schilddrüsenhormone wurden 2003 nochmals häufiger verordnet. Die Verordnungen von Iodsalzen sind 2003 leicht angestiegen, ohne das bisherige Maximum (1998) zu erreichen, was möglicherweise auf einer verbesserten Iodversorgung der Bevölkerung durch die Speisesalziodierung beruht.

Schilddrüsentherapeutika werden eingesetzt, um eine Unterfunktion zu substituieren bzw. bei Tendenz zur Unterfunktion eine Kropfprophylaxe zu betreiben oder eine Überfunktion der Schilddrüse zu behandeln. Dementsprechend werden innerhalb dieser Indikationsgruppe drei verschiedene Arzneimittelgruppen unterschieden. Schilddrüsenhormone werden gegeben, um bei Unterfunktion die mangelnde Hormonbildung der Drüse zu substituieren. Sie dienen auch der TSH-Suppression bei der endemischen Struma infolge Iodfehlverwertung oder Iodmangel. Bei letzterem werden vermehrt Iodidpräparate verabreicht, insbesondere solange die Struma noch nicht regressiv bzw. knotig verändert ist. Thyreostatika werden bei Schilddrüsenüberfunktion gegeben, um eine übermäßige Hormonproduktion der Schilddrüse zu blockieren.

45

Die weitaus häufigste Schilddrüsenerkrankung in Deutschland ist der Iodmangelkropf, der bei 30% der Bevölkerung, entsprechend ca. 25 Millionen Strumaträgern, nachgewiesen worden ist. Die Kropfhäufigkeit weist offenbar kein typisches Nord-Süd-Gefälle auf, wie früher vermutet wurde. Wesentlich seltener dagegen ist die Schilddrüsenüberfunktion, die insgesamt nur 5% bis 10% aller Schilddrüsenerkrankungen ausmacht. Die reduzierte Zahl der Verschreibungen von Thyreostatika gegenüber den Maxima von 1996 und 1997 hat sich auch 2003 gehalten (Abbildung 45.1). Hier scheint das Maximum der Demaskierung der Autonomien durch Iodexposition bleibend unterschritten zu sein. Dies wäre ein gutes Zeichen, daß die Folgen des früher noch stärkeren Iodmangels in dieser Hinsicht allmählich immer weiter abnähmen.

Verordnungsspektrum

Die Verlaufsbeobachtung der definierten Tagesdosen (DDD) zeigt 2003 bei den Hormonen eine Fortsetzung des Aufwärtstrends seit 1998. Die iodhaltigen Präparate umfassen sowohl die reinen Iodidpräparate als auch die Kombinationen von Iodid plus Schilddrüsen-

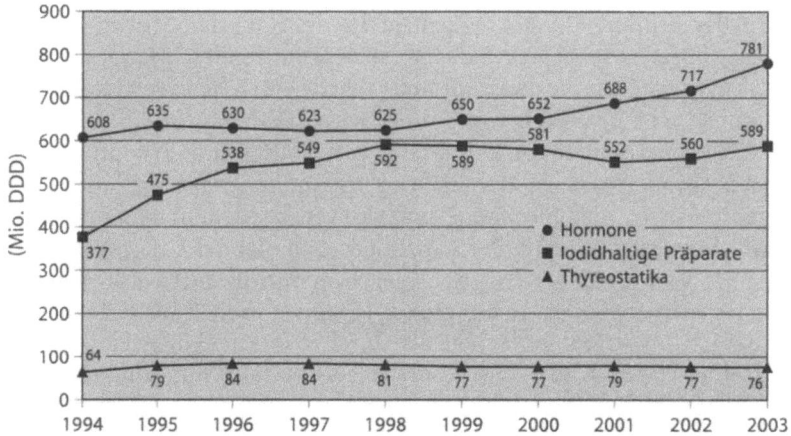

Abbildung 45.1: Verordnungen von Schilddrüsentherapeutika 1994 bis 2003. Gesamtverordnungen nach definierten Tagesdosen

hormon. Das „Eingefrorensein" dieser wichtigen Therapie, die ja vor allem der immer noch nicht optimalen Strumaprophylaxe und -therapie dient, in den Jahren 1998 bis 2001 scheint überwunden zu sein. Im Vergleich zu der den Erfordernissen entsprechenden Jodversorgung z. B. in den USA (Soldin et al. 2003) oder Österreich (Lind et al. 2002) rückt Deutschland näher (Meng und Scriba 2002). Es bleibt der Wunsch nach weiterer Verbesserung, da ein wirksameres System der Jodversorgung über das Speisesalz wie in der Schweiz (Hess et al. 2001) bei uns weiterhin fehlt.

Unter den 3000 verordnungshäufigsten Arzneimitteln finden sich 25 Schilddrüsentherapeutika. Das Angebot ist vielfältig und umfaßt neben sieben Levothyroxinpräparaten, drei Hormonkombinationen, vier Kombinationen von Schilddrüsenhormon mit Iodid, fünf Iodidpräparate und schließlich sechs Thyreostatika. Der weitaus größte Teil der Verordnungen entfällt mit einer weiteren Zunahme auf Schilddrüsenhormone, dicht gefolgt von den Iodidpräparaten, während der Anteil der Thyreostatika nur sehr gering ist und 2003 gegenüber dem Vorjahr gering, aber weiter optimistisch stimmend abgenommen hat (Abbildung 45.1). Diese prozentualen Anteile entsprechen ungefähr auch der Morbiditätsstruktur der Schilddrüsenerkrankungen.

Schilddrüsenhormone

Bei den Schilddrüsenhormonen entfällt der Hauptteil der verordneten Tagesdosen wie bisher auf die beiden führenden Monopräparate *L-Thyroxin Henning* und *Euthyrox* (Tabelle 45.1). Neue Vertreter in der Gruppe sind 2003 *L-Thyrox Hexal* sowie *L-Thyroxin beta*.

Bei den Kombinationspräparaten von Liothyronin (Triiodthyronin) und Levothyroxin ist der bisher rückläufige Trend im Jahre 2003 gebremst. In den meisten Empfehlungen wird dem Monopräparat Levothyroxin eindeutig der Vorzug gegeben. Bei der Langzeittherapie ist ein gleichmäßiger Hormonspiegel im Serum durch das pharmakologisch langlebige Levothyroxin (Halbwertszeit 5 bis 8 Tage) wesentlich besser zu erreichen als durch das kurzlebige Liothyronin (Halbwertszeit 1 bis 2 Tage). Bei der Verwendung von Kombinationspräparaten beider Schilddrüsenhormone entstehen unerwünschte Spitzen des Triiodthyroninspiegels im Serum mit entsprechend unerwünschten Nebenwirkungen bei höherer Dosierung. Beim „Härtetest" der Schilddrüsenhormontherapie, der Substitution der Hypothyreose,

Tabelle 45.1: Verordnungen von Schilddrüsenhormonen und Kaliumiodid 2003. Angegeben sind die 2003 verordneten Tagesdosen, die Änderungen gegenüber 2002 und die mittleren Kosten je DDD 2003.

Präparat	Bestandteile	DDD in Mio.	Änderung in %	DDD-Kosten in €
Levothyroxin				
L-Thyroxin Henning	Levothyroxin	423,3	(+3,9)	0,14
Euthyrox	Levothyroxin	189,5	(+9,3)	0,14
Eferox	Levothyroxin	64,6	(+10,6)	0,13
Berlthyrox	Levothyroxin	26,5	(+1,7)	0,14
L-Thyrox Hexal	Levothyroxin	21,8	(> 1000)	0,13
L-Thyroxin beta	Levothyroxin	2,9	(> 1000)	0,13
Thevier	Levothyroxin	1,8	(−9,7)	0,21
		730,5	(+9,4)	0,14
Hormonkombinationen				
Novothyral	Liothyronin Levothyroxin	35,1	(+2,1)	0,18
Prothyrid	Liothyronin Levothyroxin	8,3	(+19,0)	0,19
Thyreotom	Liothyronin Levothyroxin	5,6	(−2,0)	0,51
		49,1	(+4,1)	0,22
Schilddrüsenhormone plus Iodid				
Thyronajod	Levothyroxin Kaliumiodid	181,3	(+16,7)	0,14
Jodthyrox	Levothyroxin Kaliumiodid	94,8	(−0,5)	0,15
Thyreocomb N	Levothyroxin Kaliumiodid	9,8	(−0,1)	0,15
L-Thyrox Jod Hexal	Levothyroxin Kaliumiodid	2,9	(+234,0)	0,13
		288,8	(+10,5)	0,15
Kaliumiodid				
Jodid Tabletten	Kaliumiodid	137,2	(−8,5)	0,06
Jodetten	Kaliumiodid	98,9	(+1,1)	0,04
Jodid-ratiopharm	Kaliumiodid	48,4	(+19,5)	0,05
Kaliumiodid BC	Kaliumiodid	5,7	(−10,9)	0,06
Jodid Hexal	Kaliumiodid	3,2	(> 1000)	0,05
		293,3	(−0,4)	0,05
Summe		1361,7	(+7,1)	0,12

mehren sich die Befunde, daß die Zugabe von Liothyronin weder bei der konnatalen Hypothyreose (Cassio et al. 2003) noch bei der der Erwachsenen (Walsh et al. 2003) Vorteile erkennen läßt. Hinzu kommt, daß die mittleren DDD-Kosten bei den Kombinationen unnötigerweise höher als bei Levothyroxin liegen, so daß die Therapie mit den Monopräparaten auch wirtschaftlicher ist. Bei den relativ niedrigen DDD-Kosten aller Schilddrüsentherapeutika fällt der Kostenfaktor allerdings nicht so sehr ins Gewicht. Bemerkenswert ist, daß die Verschreibungen der reinen Schilddrüsenhormonpräparate in den letzten fünf Jahren weiter angestiegen sind.

Iodidhaltige Präparate

Bis 1998 zeigten die iodidhaltigen Präparate hohe Steigerungsraten in den Verordnungen und erreichten ein annähernd ähnlich hohes Plateau wie die Schilddrüsenhormone (Abbildung 45.1). Hierin spiegelt sich die erfolgreiche Propagierung der Strumaprophylaxe mit Iodid wider, die auch nach neueren Studien verstärkt befürwortet wird, sei es als Primärprophylaxe oder nach ein- bis zweijähriger Levothyroxintherapie als Anschlußprophylaxe. Ob der seit 1998 eingetretene Stillstand der Iodidverschreibungen (2003 war es sogar eine leichte Abnahme) die verbesserte Speisesalziodierung widerspiegelt, werden die nächsten Jahre zeigen (Willgerodt et al. 2000).

Unverändert deutlich nahmen die Verordnungen der Kombinationspräparate aus Levothyroxin und Kaliumiodid zu, vor allem *Thyronajod*, das mit großem Abstand führende Präparat (Tabelle 45.1). Die Wahl der Kombination von Levothyroxin plus Iodid spricht auch für eine Übergangstherapie in der Absicht, beim Patienten später Levothyroxin durch Iodid zu ersetzen. Höhere Iodidgehalte in den Kombinationspräparaten führen auch zu einem geringeren posttherapeutischen TSH-Anstieg nach dem Absetzen (Kreißl et al. 2001). Die unterschiedlichen Angriffspunkte der beiden Prinzipien rechtfertigen ihre Kombination (Schumm-Draeger und Grünwald 2003).

Einen konstanten Verlauf bzw. eine diskrete Abnahme zeigen die Kaliumiodidmonopräparate (Tabelle 45.1). Zur Notwendigkeit der Iodidpräparate ist anzumerken, daß in den neuen Bundesländern bedauerlicherweise die gesetzliche Iodsalzprophylaxe entfallen ist (Meng und Schindler 1998). Diese Länder benötigen jetzt vermehrt Präparate zur Strumaprophylaxe.

Thyreostatika

Für die medikamentöse Therapie der Schilddrüsenüberfunktion werden unter den 3000 meistverordneten Arzneimitteln sechs Präparate eingesetzt (Tabelle 45.2). Das Carbimazolpräparat (*Carbimazol Henning*) hat genauso wie die Thiamazolpräparate abgenommen. Carbimazol wird im Organismus in seinen aktiven Metaboliten Thiamazol umgewandelt. Da es Carbimazol-refraktäre Fälle gibt, die auf Thiamazol ansprechen, wird zunehmend empfohlen, nur mit dem aktiven Metaboliten zu behandeln (Grußendorf 1996). Außerdem ist Thiamazol (10 mg) in äquimolaren Mengen 2–3fach billiger als das Prodrug Carbimazol (15 mg).

Bemerkenswert ist die seit 1998 weiter anhaltende leichte Abnahme der Thyreostatika-DDD insgesamt (Abbildung 45.1). In vorsichtiger Interpretation könnte das Erreichen und Überschreiten des Gipfels der Thyreostatikaverschreibungen bedeuten, daß die Demaskierung von Autonomien durch Iodidexposition abnimmt, wie es in der Schweiz nach Erreichen einer verbesserten Iodversorgung gesehen wurde. Auch Meng (persönliche Mitteilung) teilte dies aus den neuen Bundesländern mit.

Tabelle 45.2: Verordnungen von Thyreostatika 2003. Angegeben sind die 2003 verordneten Tagesdosen, die Änderungen gegenüber 2002 und die mittleren Kosten je DDD 2003.

Präparat	Bestandteile	DDD in Mio.	Änderung in %	DDD-Kosten in €
Thioharnstoffderivate				
Carbimazol Henning	Carbimazol	27,2	(–2,0)	0,24
Favistan	Thiamazol	17,9	(–5,3)	0,08
Methizol	Thiamazol	14,7	(–2,8)	0,20
Thiamazol Henning	Thiamazol	7,1	(–3,2)	0,14
Thyrozol	Thiamazol	2,7	(–5,6)	0,15
		69,6	(–3,3)	0,18
Perchlorat				
Irenat	Natriumperchlorat	1,2	(–2,4)	0,37
Summe		70,8	(–3,3)	0,18

45

Wirtschaftliche Aspekte der Kropfbehandlung

Unter den Schilddrüsenpräparaten haben die Verordnungen der Hormonpräparate leicht zugenommen. Es ist anzunehmen, daß der größte Teil der Patienten diese Behandlung als Strumaprophylaxe gegen den Iodmangelkropf benötigt hat. Angesichts der hohen Kropfhäufigkeit in der Bundesrepublik kann man davon ausgehen, daß sogar 40 Mio. Menschen potentiell behandlungsbedürftig sind (Hampel et al. 1995). Damit ist zu erwarten, daß die Therapie mit Schilddrüsenpräparaten auch in den kommenden Jahren noch zunehmen wird. Sehr genau sind die Iodidverordnungen mit ihrem Abnahmetrend zu beobachten, um einer ungünstigen „Iodidmüdigkeit" durch Aufklärung entgegenzusteuern (Scriba und Gärtner 2000). Wichtig sind immer wieder aufklärende Appelle auch an die Ärzte, daß die Iodprophylaxe kein Risiko darstellt.

Angesichts des endemischen Iodmangels in Deutschland haben Endokrinologen seit langem gefordert, eine wirksame Kropfprophylaxe bei der Bevölkerung durchzuführen. Als Methode der Wahl bietet sich die Kropfprophylaxe mit iodiertem Speisesalz an. Hier stagniert der Iodsalzanteil seit 1996 leider bei „nur" 70% (Meng und Scriba 2002). In unseren Nachbarländern wie Österreich, Schweiz, der ehemaligen Tschechoslowakei und der ehemaligen DDR wurde die Iodsalzprophylaxe bereits mit großem Erfolg eingeführt. In Schweden ist der Kropf seit Einführung der Iodsalzprophylaxe weitgehend beseitigt. Allerdings ist anzumerken, daß die Iodsalzprophylaxe oder auch Iodidgabe bei der seltenen Strumaform der Iodfehlverwertung nicht wirksam ist.

Es ist ausgerechnet worden, daß das Gesundheitswesen pro Jahr mehr als eine Mrd. € für die ambulante Diagnostik und Behandlung von Schilddrüsenerkrankungen ausgibt (Pfannenstiel 1998). Mit der gesetzlichen Iodsalzprophylaxe könnten mittelfristig also erhebliche finanzielle Aufwendungen im Gesundheitswesen eingespart werden (vermutlich 70%, d. h. 700 Mio. € pro Jahr), ganz abgesehen von dem Gewinn an Lebensqualität durch den Fortfall der Dauertherapie mit Hormonpräparaten, die Abnahme der Häufigkeit von Strumaoperationen und von Radioiodtherapien (bei Autonomie). Immerhin darf seit einiger Zeit auch iodiertes Speisesalz für Fertiglebensmittel verwendet werden. Dennoch wird das beibehaltene Freiwilligkeitsprinzip eine grundlegende Verbesserung verhindern. Tragisch ist die Entwicklung in den neuen Bundesländern. Dort war durch gesetzliche Salziodie-

45

rung die endemische Struma im drastischen Rückgang. 1990 brachte die Abschaffung der wirksamen Maßnahmen den neuen Ländern die Iodmangelstruma mitsamt ihren Kosten zurück (Meng, persönliche Mitteilung). Ermutigend sind Trendstudien, die für eine Mitarbeit der Lebensmittelindustrie in Gestalt der Iodsalzverwendung sprechen (Hampel et al. 2000, Grüning et al. 2001). Die Zunahme der Verschreibung von zur Zeit vor allem Schilddrüsenpräparaten (Abbildung 45.1) findet möglicherweise zum Teil ihre Erklärung in der Erfahrung, daß Iodid allein nicht alle Probleme der Strumaentstehung oder auch der Rezidivprophylaxe lösen könnte. Um so wachsamer müssen Trends der Abnahme weiterhin äußerst wichtiger Verschreibungen registriert werden, um notfalls mit intensivierten Aufklärungsmaßnahmen gegenzusteuern.

Auch wenn aus dem ersten Absinken der Thyreostatika-Verschreibungskurve eine „Morgenröte" der Verbesserung der Iodversorgung abgelesen werden könnte, sollte dies nicht als Signal mißverstanden werden, in den Bemühungen um eine weitere Optimierung nachzulassen.

Literatur

Cassio A, Cacciari E, Cicognani A et al (2003): Treatment for congenital hypothyroidism: thyroxine alone or thyroxine plus triiodothyronine? Pediatrics 111: 1055–1060.

Grüning T, Zöphel K, Wunderlich G, Franke W-G (2001): Strumaprävalenz und Joddefizit in Sachsen geringer als bisher angenommen. Med Klinik 96: 1–8.

Grußendorf M (1996): Hyperthyreose. In: Allolio B, Schulte HM (Hrsg): Praktische Endokrinologie. Urban & Schwarzenberg, München Wien Baltimore, S. 168–177.

Hampel R, Gordalla A, Zöllner H, Klinke D, Demuth M (2000): Continuous rise of urinary iodine excretion and drop in thyroid gland size among adolescents in Mecklenburg-West-Pomerania from 1993–1997. Exp Clin Endocrinol Diabetes 108: 197–201.

Hampel R, Kühlberg T, Klein K, Jerichow J-U, Pichmann E-G et al (1995): Strumaprävalenz in Deutschland größer als bisher angenommen. Med Klinik 90: 324–329.

Hess SY, Zimmermann MB, Torresani T, Burgi H, Hurrell RF (2001): Monitoring the adequacy of salt iodization in Switzerland: a national study of school children and pregnant women. Eur J Clin Nutr 55: 162–166.

Kreißl M, Thiemann M, Hänscheid H, Rendl J, Reiners C (2001): Vergleich der Wirksamkeit zweier verschieden dosierter Levothyroxin-Jodid-Kombinationen in der Therapie der euthyreoten diffusen Struma. Dtsch med Wschr 126: 227–231.

45

Lind P, Kumnig G, Heinisch M, Igerc C, Mikosch P, Gallowitsch HJ et al (2002): Iodine supplementation in Austria: Methods and results. Thyroid 12: 903–907.

Meng W, Schindler A (1998): Epidemiologie und Prophylaxe des Jodmangels in Deutschland. In: Reiners C, Weinheimer B (Hrsg): Schilddrüse 1997. De Gruyter, Berlin, New York, S. 8–19.

Meng W, Scriba PC (2002): Jodversorgung in Deutschland. Dtsch Ärztebl 99: A2560–A2564.

Pfannenstiel P (1998): The cost of continuing deficiency in Germany and the potential cost benefit of iodine prophylaxis. IDD Newsletter 14: 11–12.

Schumm-Draeger P-M, Grünwald F (2003): Aspekte der Kombinationstherapie. Dtsch Ärztebl 100: C427–C428.

Scriba PC, Gärtner R (2000): Risiken der Iodprophylaxe? Dtsch Med Wschr 125: 671–675.

Soldin OP, Soldin SJ, Pezzullo JC (2003): Urinary idodine percentile ranges in the United States. Clin Chim Acta 328: 185–190.

Walsh JP, Shiels L, Lim EM et al (2003): Combined thyroxine/liothyroxine treatment does not improve well-being, quality of life, or cognitive function compared to thyroxine alone: A randomized controlled trial in patients with primary hypoparathyroidism. J Clin Endocrinol Metab 88: 4543–4550.

Willgerodt H, Baldauf T, Dannenberg C, Stach B (2000): Aktueller Stand der Iodversorgung und Schilddrüsenvolumina von Leipziger Schulkindern. Endokrinologie-Informationen 24: 29–31.

46. Sexualhormone

Ulrich Schwabe und Thomas Rabe

AUF EINEN BLICK

Verordnungsprofil

Die wichtigsten Gruppen der Sexualhormone sind Östrogenpräparate und Kontrazeptiva. Danach folgen mit weitem Abstand Gestagene, Antiöstrogene und Androgene.

Trend

Die Verordnungen der Östrogenpräparate zur Hormonersatztherapie in der Postmenopause sind seit vier Jahren auffällig zurückgegangen (–32 %). Damit werden die neuen Therapieempfehlungen zur postmenopausalen Hormonersatztherapie in zunehmendem Maße praktisch umgesetzt. Hormonale Kontrazeptiva wurden dagegen 2003 wieder häufiger verordnet.

Bewertung

Die Zurückhaltung bei der postmenopausalen Hormonersatztherapie beruht auf einer strengeren Nutzen-Risiko-Bewertung der Östrogene, da die bisher beobachteten koronarprotektiven Wirkungen in neueren randomisierten Studien nicht bestätigt wurden. Nach den aktuellen Leitlinien ist die Hormonersatztherapie nur noch bei klimakterischen Ausfallserscheinungen (z. B. vasomotorische und urogenitale Symptome) und nicht mehr zur langfristigen Osteoporoseprophylaxe als Mittel erster Wahl indiziert. Sie soll so niedrig dosiert und so kurz wie möglich gegeben werden.

Sexualhormone werden zur Behandlung verschiedener Störungen der Sexualfunktion bei Mann und Frau eingesetzt. Sie dienen in erster Linie zur Substitution einer ungenügenden körpereigenen Hormonproduktion, aber auch zur Hemmung der Hormonproduktion durch Änderung der zentralen Regulationsvorgänge im Zwischenhirn und der Hypophyse. Neben vielen anderen Anwendungen sind Sexualhor-

46

mone und ihre entsprechenden Antihormone bei der Therapie von Sexualhormon-abhängigen Tumoren von Bedeutung.

Im einzelnen lassen sich die Sexualhormone in Androgene, Anabolika, Antiandrogene, Östrogene, Gestagene und Antiöstrogene einteilen. Darüber hinaus werden Östrogen-Gestagen-Kombinationen in großem Umfang für die hormonale Kontrazeption eingesetzt. Kontrazeptiva sind seit 1992 in dieser Indikationsgruppe vertreten, weil sie seitdem bei weiblichen Versicherten bis zum vollendeten 20. Lebensjahr auf Kassenrezept verordnet werden können.

Verordnungsspektrum

Das diesjährige Verordnungsspektrum der Sexualhormone ist vor allem von dem kräftigen Rückgang der Östrogene als Folge der neuen Therapieempfehlungen zur postmenopausalen Hormonersatztherapie geprägt (Abbildung 46.1). Auf die Östrogene entfällt zwar mit 60% weiterhin der größte Teil der Verordnungen (Vorjahr 65%). Die seit dem Jahr 2000 eingetretene Abnahme hat sich aber 2003 weiter verstärkt, so daß jetzt auch schon der Wert des Jahres 1992 (882 Mio. DDD) unterschritten wurde. Eine gegenläufige Entwicklung ist dagegen bei den hormonalen Kontrazeptiva eingetreten, die in den letzten

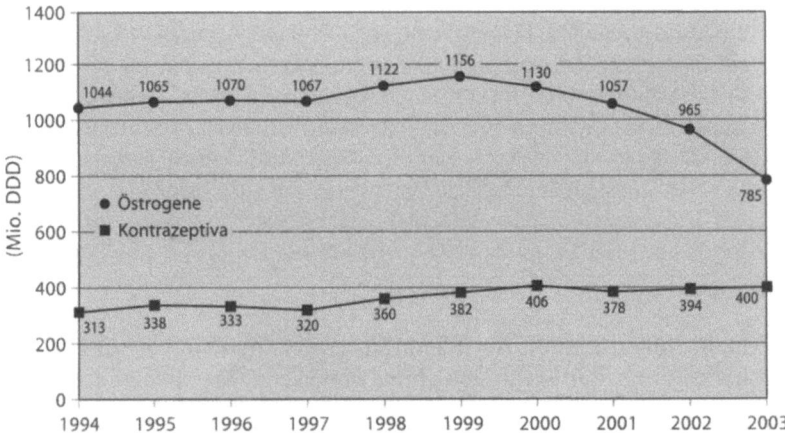

Abbildung 46.1: Verordnungen von Sexualhormonen 1994 bis 2003. Gesamtverordnungen nach definierten Tagesdosen

zehn Jahren von 313 auf 400 Mio. definierte Tagesdosen (DDD) zugenommen haben. Alle übrigen Sexualhormonpräparate (Androgene, Antiandrogene, Antiöstrogene, Gestagene) spielen nur eine untergeordnete Rolle.

46

Erstmals in die Gruppe der 3000 verordnungshäufigsten Arzneimittel sind zwei Östrogenpräparate (*Estriol Jenapharm, Clionara*), ein Tamoxifenpräparat (*Tamox-1A Pharma*) und ein Notfallkontrazeptivum (*Duofem*) gelangt. Nicht mehr vertreten ist ein Androgen (*Andriol*), zwei Östrogenpräparate (*Menorest, Estreva*), zwei Östrogengestagenkombinationen (*Estracomb TTS, Estrafemol*) und ein Tamoxifenpräparat (*Tamoxifen von ct*).

Androgene

Androgene werden zur Substitutionstherapie bei Hypogonadismus eingesetzt. Beim primären Hypogonadismus ist eine Dauertherapie mit lang wirksamen Testosteronpräparaten erforderlich. Beim sekundären Hypogonadismus, der durch Gonadotropinmangel infolge von hypothalamischen oder hypophysären Störungen bedingt ist, werden Behandlungspausen eingelegt, um eine reaktive Stimulation des zentralen Steuerungssystems der Hormonsekretion zu induzieren. Bei psychisch bedingten Potenzstörungen ist die Zufuhr von Androgenen unwirksam. Testosteron und seine Derivate haben außerdem anabole und somatische Wachstumswirkungen. *Testoviron* und *Testosteron Jenapharm* sind beides Testosteronester zur intramuskulären Injektion für einen Zeitraum von 2–5 Wochen. Im Vergleich zum Vorjahr haben die Verordnungen abgenommen (Tabelle 46.1).

Antiandrogene

Antiandrogene verdrängen männliche Hormone von ihrem Rezeptor und heben dadurch ihre Wirkung auf. Sie können daher eingesetzt werden, um androgenbedingte Krankheitszustände zu behandeln. Dazu gehören Prostatakarzinom, männliche Hypersexualität und Sexualdeviation, Hirsutismus bei der Frau, starke Akne vulgaris, androgenetischer Haarausfall bei Frauen und Pubertas praecox bei Knaben. Die Verordnungen von Cyproteronpräparaten (*Diane, Androcur*) haben insgesamt 2003 leicht abgenommen (Tabelle 46.1).

Tabelle 46.1: Verordnungen von Androgenen und Antiandrogenen 2003. Angegeben sind die 2003 verordneten Tagesdosen, die Änderungen gegenüber 2002 und die mittleren Kosten je DDD 2003.

Präparat	Bestandteile	DDD in Mio.	Änderung in %	DDD-Kosten in €
Androgene				
Testoviron	Testosteronpropionat	3,2	(−9,3)	1,20
Testosteron Jenapharm	Testosteronenantat	2,2	(−11,4)	1,00
		5,4	(−10,2)	1,12
Antiandrogene				
Diane	Cyproteronacetat Ethinylestradiol	32,3	(−1,8)	0,35
Androcur	Cyproteron	1,8	(−13,6)	4,44
		34,1	(−2,5)	0,57
Summe		39,5	(−3,6)	0,64

Östrogene

Östrogene regeln zusammen mit den Gestagenen die Reproduktionsvorgänge bei der Frau, induzieren die Pubertätsveränderungen und erhalten die Funktion der Sexualorgane. Zu den therapeutisch wichtigen Wirkungen der Östrogene gehört die Proliferation der Schleimhaut in Uterus und Vagina sowie die Förderung der Knochenmineralisation.

Hauptindikation der natürlichen Östrogene ist die postmenopausale Hormonsubstitution. Ursprünglich wurde sie primär zur Linderung typischer vasomotorischer Beschwerden eingesetzt. Später galt sie nach den Ergebnissen zahlreicher Beobachtungsstudien auch als aussichtsreiche Strategie, um Osteoporose (Cauley et al. 1995), koronare Herzkrankheit (Grodstein et al. 2000) und altersbedingte Hirnleistungsstörungen (Tang et al. 1996) zu verhindern oder wenigstens hinauszuzögern. Alle diese Ergebnisse haben in den neunziger Jahren weltweit zu einer hohen Akzeptanz der postmenopausalen Hormonsubstitution geführt.

Neuere randomisierte Studien haben jedoch die verbreitete Begeisterung für die postmenopausale Hormontherapie erheblich gedämpft, da die bisherigen Beobachtungsergebnisse nicht bestätigt werden konnten. So hat die erste randomisierte Studie an postomenopausalen Frauen mit koronarer Herzkrankheit keinen Effekt einer Östrogensubstitution über 4,1 Jahre nachgewiesen (Hulley et al. 1998). Im ersten Studienjahr wurde das Koronarrisiko durch die Hormongabe sogar um 50% erhöht. Nach den Ergebnissen der Woman's Health Initiative an 16608 Frauen waren die gesundheitlichen Risiken insgesamt höher als der Nutzen einer kombinierten Östrogen-Gestagen-Substitution (Writing Group for the Woman's Health Initiative Investigators 2002). Daher mußte diese erste randomisierte, Placebo-kontrollierte Studie nach 5,2 Jahren vorzeitig abgebrochen werden. Im einzelnen lag das Risiko für eine koronare Herzkrankheit 29%, Brustkrebs 26%, Schlaganfall 41% und Lungenembolie 133% höher. Niedriger lag nur das Risiko für kolorektales Karzinom (−37%), Korpuskarzinom (−17%) und Oberschenkelfrakturen (−33%). Der absolute Risikoüberschuß ist mit einem Ereignis pro 100 Frauen in 5 Jahren zwar gering, aber das eigentliche Ziel der Hormonersatztherapie, die Gesundheit zu erhalten, wurde gerade nicht erreicht. Auch in einer britischen Studie zur Hormonersatztherapie stieg das Brustkrebsrisiko mit der Dauer der Hormonsubstitution und führte mit Östrogengestagenkombinationen in 10 Jahren zu 19 zusätzlichen Mammakarzinomen pro 1000 Anwenderinnen (Million Women Study Collaborators 2003). Bei Östrogenmonopräparaten traten 5 zusätzliche Mammakarzinome pro 1000 Anwenderinnen auf.

Das generelle Risikopotential ergibt sich aus der weit verbreiteten Anwendung der postmenopausalen Hormonersatztherapie in Deutschland. Die Verordnung von 785 Mio. Tagesdosen für die Östrogensubstitution (Abbildung 46.1) entspricht einer täglichen Behandlung von 2,15 Mio. GKV-versicherten Frauen und damit einer Zahl von 2,5 Mio. Frauen in der Gesamtbevölkerung. Gegenüber dem Höhepunkt der Verordnungen von Östrogenpräparaten zur Hormonersatztherapie mit 1.156 Mio. DDD ist das DDD-Volumen 2003 zwar schon um 32% zurückgegangen, aber noch immer stellt sich die Frage, ob dieser Verordnungsumfang im Hinblick auf die neuen Therapieleitlinien (siehe unten) gerechtfertigt ist.

In dieser Situation kommt dem potentiellen Krebsrisiko einer postmenopausalen Östrogensubstitution in der Gesamtbeurteilung des therapeutischen Nutzens eine besondere Bedeutung zu. Das Risiko für das Korpuskarzinom ist durch den Gestagenzusatz beseitigt worden. Es ließ sich sogar ein protektiver Effekt durch die Gestagenkompo-

46

nente nachweisen. Ganz anders stellt sich die Situation für das Mammakarzinom dar. Das relative Risiko für die Entstehung eines Mammakarzinoms ist nicht nur nach Östrogensubstitution um 30 bis 40% erhöht, sondern auch nach kombinierter Östrogen-Gestagen-Gabe (Colditz et al. 1995). Dieses Ergebnis wurde in einer Metaanalyse von 51 Studien an über 50000 Patientinnen grundsätzlich bestätigt (Collaborative Group on Hormonal Factors in Breast Cancer 1997). Eine Östrogenanwendung über weniger als fünf Jahre erhöhte das Brustkrebsrisiko nicht, bei längerer Anwendungsdauer stieg das Risiko jedoch um 30–60% an. Eine Kohortenstudie an 46.353 postmenopausalen Frauen zeigte weiterhin, daß eine kombinierte Östrogen-Gestagen-Gabe das Brustkrebsrisiko stärker erhöht als die alleinige Östrogensubstitution (Schairer et al. 2000).

Auch in der WHI-Studie wurde nach dem Abbruch des Kombinationsstudienarms die Östrogenmonotherapie bei hysterektomierten Frauen zunächst weitergeführt, weil noch keine adäquate Nutzen-Risiko-Beurteilung möglich war. Im Februar 2004 haben die National Institutes of Health (NIH) den Studienarm mit der Östrogenmonotherapie wegen fehlenden Nutzens ebenfalls vorzeitig vor dem geplanten Studienende zwischen Oktober 2004 und März 2005 abgebrochen. Konjugierte equine Östrogene (0,625 mg/Tag) erhöhten das Schlaganfallsrisiko bei 10739 postmenopausalen hysterektomierten Frauen in 6,8 Jahren um 39% (276 Fälle) und das Lungenembolierisiko um 34% (85 Fälle) (Womens Health Initiative Steering Committee 2004). Das Risiko für koronare Herzkrankheit wurde um 9% (376 Fälle), für Brustkrebs um 23% (218 Fälle) und für Hüftfrakturen um 39% (102 Fälle) reduziert. Insgesamt war die Belastung durch Krankheitsereignisse in der Hormontherapiegruppe und der Placebogruppe gleich. Wegen des fehlenden Gesamtnutzens soll daher auch die Östrogenmonotherapie nicht zur Prophylaxe von Krankheiten in der Postmenopause empfohlen werden.

Die Ergebnisse der WHI-Studie haben entscheidenden Einfluß auf die aktuellen Therapieempfehlungen für die Hormonersatztherapie gehabt. Nach den aktuellen Leitlinien bleibt die Behandlung von klimakterischen Symptomen (z. B. vasomotorische und urogenitale Symptome) die Hauptindikation für die Hormonersatztherapie (NAMS Advisory Panel 2003). Die Behandlung sollte mit der niedrigsten wirksamen Dosis und so kurz wie möglich erfolgen. Bei der Prävention chronischer Krankheiten (koronare Herzkrankheit, Schlaganfall, Osteoporose, Thromboembolien, Demenz, Mammakarzinom,

Kolonkarzinom, Ovarialkarzinom) sind die schädigen Effekte der Hormonersatztherapie bei den meisten Frauen höher als der Nutzen (U.S. Preventive Service Task Force). Dementsprechend hat auch die Europäische Arzneimittelbehörde (Committe for Proprietory Medicinal Products, CPMP) für Östrogenpräparate neue Empfehlungen zur Hormonersatztherapie gegeben, die in alle Fach- und Gebrauchsinformationen übernommen wurden (Arzneimittelkommission der Deutschen Ärzteschaft 2003).

Für die kurzfristige Behandlung klimakterischer Ausfallserscheinungen werden Östrogene (Estradiol, Estradiolester, equine Östrogene) mit einem 10–14tägigen Gestagenzusatz (Sequenztherapie), die kontinuierliche Kombinationstherapie (Östrogen/Gestagen) oder östrogenhaltige Pflaster mit intermittierender Gestagengabe pro Zyklus alle 2–3 Monate (Cave in Einzelfällen Endometriumkarzinome) angewendet. Die mit dieser Therapieform verbundenen Entzugsblutungen hören nach mehrjähriger Substitution meist spontan auf. Eine langandauernde Östrogentherapie ohne Gestagenzusatz soll heute wegen des Korpuskarzinomrisikos nicht vorgenommen werden. Eine Ausnahme stellen hysterektomierte Patientinnen dar.

Östrogen-Monopräparate

Die Gruppe der Monopräparate hat im Jahr 2003 weiter abgenommen. Die Verordnungen entfallen zu 33% auf die Östrogenpflaster und andere auf der Haut applizierte Präparate, die eine transdermale Resorption von Estradiol in Dosierungen von täglich 25–100 µg bei zweimaliger bzw. einmaliger Gabe pro Woche ermöglichen (Tabelle 46.2). Transdermal werden infolge der Umgehung der Leber 40fach kleinere Estradioldosen benötigt. In die Leber gelangen auf diesem Wege erheblich geringere Hormonmengen, so daß die östrogenabhängige Synthese von Angiotensinogen, Lipoproteinen und Gerinnungsfaktoren nicht übermäßig stimuliert wird. Bis auf ein Präparat sind die Verordnungen der Östrogenpflaster im Jahr 2003 weiter rückläufig (Tabelle 46.2).

Nach den Östrogenpflastern folgen als zweitgrößte Gruppe die oralen Estradiolpräparate, die in Form des Estradiolvalerat (*Gynokadin, Estradiol Jenapharm, Progynova, Merimono*) oder als Estradiol (*Estrifam*) in einer Dosis von 1–4 mg/Tag angewendet werden (Tabelle 46.2). Estriol (*Ovestin Tabl., OeKolp Tbl., Estriol Jenapharm*) hat eine geringe

Tabelle 46.2: Verordnungen von Östrogenen 2003 (Monopräparate). Angegeben sind die 2003 verordneten Tagesdosen, die Änderungen gegenüber 2002 und die mittleren Kosten je DDD 2003.

Präparat	Bestandteile	DDD in Mio.	Änderung in %	DDD Kosten in
Estradiol (transdermal)				
Estraderm TTS/MX	Estradiol	25,5	(–32,3)	0,39
Estramon	Estradiol	14,3	(–11,8)	0,28
Estradot	Estradiol	13,5	(+261,3)	0,38
Fem7	Estradiol	8,1	(–28,0)	0,29
Dermestril	Estradiol	5,4	(–13,9)	0,36
Sisare Gel mono	Estradiol	5,1	(–16,6)	0,38
Tradelia	Estradiol	4,7	(–17,5)	0,35
Cutanum	Estradiol	3,6	(–28,4)	0,36
Sandrena	Estradiol	3,3	(–18,5)	0,38
Estrabeta	Estradiol	2,2	(–16,7)	0,29
		85,7	(–13,1)	0,35
Estradiol (oral)				
Gynokadin	Estradiolvalerat	32,4	(+3,2)	0,21
Estradiol Jenapharm	Estradiolvalerat	14,6	(–10,8)	0,20
Estrifam	Estradiol	9,2	(–4,6)	0,25
Merimono	Estradiolvalerat	8,4	(+9,0)	0,24
Progynova	Estradiolvalerat	7,2	(–18,6)	0,25
		71,8	(–2,9)	0,22
Konjugierte Östrogene				
Presomen	Konjugierte Estrogene	46,2	(–13,8)	0,30
Climarest	Konjugierte Estrogene	11,2	(–33,9)	0,19
Oestrofeminal	Konjugierte Estrogene	8,3	(–48,3)	0,25
		65,7	(–24,1)	0,27
Estriol				
Ovestin Tabl.	Estriol	3,1	(–11,5)	0,48
OeKolp Tabl.	Estriol	3,1	(–8,0)	0,24
Estriol Jenapharm Tbl./Amp.	Estriol	2,1	(–2,4)	0,24
		8,2	(–8,0)	0,33
Synthetische Östrogene				
Evista	Raloxifen	11,7	(+21,6)	1,76
Liviella	Tibolon	10,5	(–7,2)	1,03
		22,1	(+6,1)	1,42
Pflanzliche Östrogene				
Phytoestrol N	Rhapontikrhabarber wurzelextr.	3,9	(+3,1)	0,26
Summe		257,4	(–12,1)	0,38

östrogene Wirkung. Es stimuliert das Endometrium nur noch schwach und löst kaum Blutungen aus. Postmenopausale Dysphorien und lokale Befunde im Genitalbereich werden gemindert.

46

Die oralen Präparate mit konjugierten Östrogenen (*Presomen, Climarest, Oestrofeminal*) haben von allen Östrogenmonopräparaten am stärksten abgenommen (Tabelle 46.2). Sie werden aus dem Harn trächtiger Stuten extrahiert und liegen hauptsächlich als Estron und Equilin in Form konjugierter Sulfate vor. Wirkung und Wirkungsdauer sind geringer als bei anderen Östrogenen.

In der Gruppe der synthetischen Östrogene hat das nichtsteroidale Benzothiophenderivat Raloxifen (*Evista*) deutlich zugenommen. Es wird als selektiver Östrogenrezeptormodulator (SERM) klassifiziert, der den Knochen- und Lipidstoffwechsel ähnlich wie Östrogene beeinflußt, gleichzeitig aber als Östrogenantagonist auf Gebärmutter und Brustdrüse wirkt. In einer Placebo-kontrollierten Studie an 7705 postmenopausalen Frauen mit Osteoporose wurde das Wirbelkörperfrakturrisiko über einen Zeitraum von drei Jahren durch Raloxifen um 30–50% gesenkt (Ettinger et al. 1999). Nichtvertebrale Frakturen wurden nicht beeinflußt, obwohl alle Patientinnen zusätzlich Calcium und Colecalciferol erhalten hatten. Das Thromboserisiko wurde dreifach erhöht.

Rückläufig waren dagegen die Verordnungen von Tibolon (*Liviella*) (Tabelle 46.2), ein synthetisches Steroid mit östrogenen, gestagenen und schwach androgenen Eigenschaften. Ähnlich wie Östrogen-Gestagen-Kombinationen reduziert Tibolon klimakterische Ausfallserscheinungen. Durch das Überwiegen gestagener Tibolonmetaboliten wird der Endometriumaufbau vermindert und die Blutungsrhythmik abgeschwächt. Weiterhin wurde in klinischen Studien eine Verbesserung der Knochendichte nachgewiesen, aber bisher keine Verminderung der Frakturhäufigkeit (Modelska und Cummings 2002). Aus diesem Grunde ist Tibolon nicht zur Behandlung der postmenopausalen Osteoporose zugelassen. Im Hinblick auf ein potentielles Brustkrebsrisiko wurde bisher als vorteilhaft angesehen, daß Tibolon als Monosubstanz angewendet werden kann und keinen Gestagenzusatz benötigt. In einer großen britischen Studie zur Hormonersatztherapie war das Brustkrebsrisiko bei Anwenderinnen von Tibolon (+45%) jedoch stärker erhöht als nach alleiniger Östrogengabe (+30%), wenn auch geringer als nach Östrogen-Gestagen-Kombinationen (+100%) (Million Women Study Collaborators 2003). Damit beschränken sich mögliche Vorteile von Tibolon auf eine Besserung der Sexualfunktion, die jedoch nicht ausreichend gesichert ist (Modelska und Cummings 2002).

Phytoestrol N enthält einen Trockenextrakt aus Rhapontikrhabarberwurzel (Rheum rhaponticum) mit dem Stilbenglykosid Rhaponticosid, das östrogenartige Wirkungen haben soll. Nach einer Medline-Recherche gibt es keine wissenschaftlichen Publikationen über dieses Phytotherapeutikum.

Östrogen-Kombinationen

Auch die Östrogen-Kombinationen mit Gestagenzusatz zur Substitution im Klimakterium haben in allen Präparategruppen abgenommen (Tabellen 46.3 und 46.4). Von den insgesamt erfaßten 28 Kombinationspräparaten weist die überwiegende Mehrzahl Verordnungsrückgänge auf. Am deutlichsten ist die Verordnungsabnahme bei den Kombinationspräparaten mit konjugierten equinen Östrogenen (Tabelle 46.4). Diese Entwicklung ist darauf zurückzuführen, daß die Östrogenpräparate der WHI-Studie equine Östrogene enthielten. Die weiter rückläufige Verordnungsentwicklung der Östrogenpräparate für die postmenopausale Hormonsubstitution entspricht den neuen Empfehlungen zur Hormonersatztherapie, die nach den Ergebnissen der WHI-Studie von mehreren Fachgesellschaften und Arzneimittelbehörden publiziert wurden (siehe oben).

Bei *Gynodian Depot* handelt es sich um eine Kombination aus Estradiolvalerat und dem Androgen Prasteronenantat, die als Depot im Abstand von vier Wochen intramuskulär injiziert wird. Dehydroepiandrosteron (Prasteron) ist das mengenmäßig bedeutendste Steroidhormon der Nebennierenrinde, das die höchsten Werte bei Zwanzigjährigen erreicht und mit dem Alter kontinuierlich auf 20–30% der Ausgangswerte abfällt. Seit einigen Jahren besteht daher ein zunehmendes Interesse an einer Hormonsubstitution mit Dehydroepiandrosteron in der Menopause und im Alter, ohne daß bisher ausreichende Daten für die Beurteilung seiner Wirkung erarbeitet worden sind (Lamberts et al. 1997, Katz und Morales 1998). Daher wird der Einsatz von Dehydroepiandrosteron außerhalb von klinischen Studien derzeit nicht empfohlen, insbesondere auch unter dem Eindruck des nicht überwachten Verkaufs als Nahrungsergänzungsmittel in den USA. Für das Kombinationspräparat *Gynodian Depot* ist in einer Einjahresstudie an 120 postmenopausalen Frauen eine Zunahme der

Tabelle 46.3: Verordnungen von Estradiol-Gestagen-Kombinationen 2003. Angegeben sind die 2003 verordneten Tagesdosen, die Änderungen gegenüber 2002 und die mittleren Kosten je DDD 2003.

46

Präparat	Bestandteile	DDD in Mio.	Änderung in %	DDD-Kosten in €
Estradiol und Norethisteron				
Activelle	Estradiol Norethisteronacetat	47,7	(+2,6)	0,37
Estragest TTS	Estradiol Norethisteronacetat	40,1	(−12,8)	0,37
Kliogest N	Estradiol Norethisteronacetat	39,3	(−37,7)	0,40
Merigest	Estradiolvalerat Norethisteron	23,3	(−25,2)	0,36
Mericomb	Estradiolvalerat Norethisteron	13,9	(−18,8)	0,29
Trisequens	Estradiol Norethisteronacetat	11,3	(−29,8)	0,44
Estalis Sequi	Estradiol Norethisteronacetat	6,3	(+94,1)	0,40
Clionara	Estradiol Norethisteron	5,5	(neu)	0,32
Novofem	Estradiol Norethisteronacetat	5,3	(+9,6)	0,32
Gynamon	Estradiol Norethisteronacetat	4,0	(−32,6)	0,29
		196,6	(−15,9)	0,37
Estradiol und Medroxyprogesteron				
Indivina	Estradiolvalerat Medroxyprogesteronacetat	12,4	(+18,1)	0,40
Sisare	Estradiolvalerat Medroxyprogesteronacetat	5,6	(−27,2)	0,34
Gianda	Estradiolvalerat Medroxyprogesteronacetat	5,4	(−26,2)	0,32
Osmil	Estradiol Medroxyprogesteronacetat	2,8	(−29,3)	0,30
		26,2	(−11,1)	0,36
Summe		222,8	(−15,4)	0,37

Tabelle 46.4: Verordnungen weiterer Östrogen-Gestagen-Kombinationen 2003. Angegeben sind die 2003 verordneten Tagesdosen, die Änderungen gegenüber 2002 und die mittleren Kosten je DDD 2003.

Präparat	Bestandteile	DDD in Mio.	Änderung in %	DDD-Kosten in €
Estradiol und andere Gestagene				
Klimonorm	Estradiolvalerat Levonorgestrel	16,9	(−32,2)	0,30
CycloÖstrogynal	Estradiolvalerat Estriol Levonorgestrel	15,9	(−25,2)	0,30
Femoston Conti	Estradiol Dydrogesteron	14,3	(+9,8)	0,36
Cyclo-Menorette	Estradiolvalerat Estriol Levonorgestrel	13,5	(−31,1)	0,36
Lafamme	Estradiolvalerat Dienogest	12,2	(+14,4)	0,42
Cyclo-Progynova	Estradiolvalerat Norgestrel	11,7	(−22,9)	0,32
Femoston	Estradiol Dydrogesteron	10,9	(−20,1)	0,36
Climodien	Estradiolvalerat Dienogest	9,3	(+18,6)	0,42
Oestronara	Estradiolvalerat Levonorgestrel	6,8	(−27,2)	0,35
		111,4	(−17,7)	0,35
Konjugierte Östrogene und Gestagene				
Presomen comp. Drag.	Konjugierte Östrogene Medrogeston	66,7	(−33,3)	0,29
Climopax	Konjugierte Östrogene Medroxyprogesteronacetat	31,0	(−35,7)	0,32
Climopax Cyclo	Konjugierte Östrogene Medroxyprogesteronacetat	4,0	(−40,1)	0,31
		101,7	(−34,4)	0,30
Estradiol und andere Mittel				
Gynodian Depot	Estradiolvalerat Prasteronenantat	27,8	(−14,2)	0,38
Climen	Estradiolvalerat Cyproteronacetat	16,3	(−23,6)	0,36
		44,1	(−17,9)	0,37
Summe		257,2	(−25,2)	0,34

Knochendichte und der sexuellen Aktivität beobachtet worden (Castelo-Branco et al. 2000). Nachteilig war ein Anstieg von LDL-Cholesterin und Serumtriglyzeriden. Die Verordnungen von *Gynodian Depot* waren 2003 weiter rückläufig.

46

Antiöstrogene

Das am häufigsten verordnete Antiöstrogen Tamoxifen wird als Adjuvans bei der Behandlung des metastasierenden Mammakarzinoms, vor allem bei Estradiolrezeptor-positiven Patientinnen in der Postmenopause, angewendet (Tabelle 46.5). Weiterhin ist die primärprophylaktische Wirkung von Tamoxifen in mehreren Studien untersucht worden. In der amerikanischen BCPT-Studie (Breast Cancer Prevention Trial) wurde eine 49%ige Senkung des Auftretens des Mammakarzinoms bei Frauen mit erhöhtem Risiko beobachtet (Fisher et al. 1998). Innerhalb von fünf Jahren erkrankten von insgesamt 13338 Frauen in der Placebogruppe 154 (2,3%) und in der Tamoxifengruppe 85 (1,3%) an einem invasiven Mammakarzinom. Allerdings war das Nebenwirkungsrisiko in der Tamoxifengruppe für Lungenembolie (17 Fälle) und Endometriumkarzinom (33 Fälle) höher als in der Placebogruppe (6 bzw. 14 Fälle). In den USA ist Tamoxifen im Oktober 1998 zur Primärprophylaxe des Brustkrebs bei Hochrisikopatientinnen zugelassen worden, obgleich zwei europäische Studien zur Primärprä-

Tabelle 46.5: Verordnungen von Antiöstrogenen 2003. Angegeben sind die 2003 verordneten Tagesdosen, die Änderungen gegenüber 2002 und die mittleren Kosten je DDD 2003.

Präparat	Bestandteile	DDD in Mio.	Änderung in %	DDD-Kosten in €
Tamoxifen Hexal	Tamoxifen	9,7	(−2,5)	0,61
Tamoxifen-ratiopharm	Tamoxifen	9,7	(+2,0)	0,62
Tamoxifen AL	Tamoxifen	6,5	(+17,2)	0,24
Tamokadin	Tamoxifen	4,3	(−12,9)	0,61
Tamox-1A Pharma	Tamoxifen	3,9	(+33,2)	0,24
Tamoxifen D.A.V.I.D	Tamoxifen	3,7	(−16,8)	0,31
Summe		37,9	(+1,3)	0,48

46

vention des Mammakarzinoms bisher keine protektive Wirkung von Tamoxifen gezeigt haben (Powles et al. 1998, Veronesi et al. 1998).

Gestagene

Gestagene wirken zusammen mit den Östrogenen auf nahezu alle weiblichen Reproduktionsvorgänge. Sie hemmen die Östrogen-induzierte Proliferation des Endometriums und induzieren die Sekretionsphase. Alle Gestagene unterdrücken dosisabhängig die Ovulation und hemmen die Tubenmotilität. In der Schwangerschaft führen Progesteron und 17α-Hydroxyprogesteron zu einer Ruhigstellung des Uterus.

In der Therapie werden heute vor allem synthetische Gestagene eingesetzt, die sich von dem natürlichen Gestagen Progesteron oder von Testosteron ableiten. Die meisten Derivate haben unterschiedliche Zusatzeffekte auf androgene und östrogene Hormonwirkungen. Diese Gestagene sind ungeeignet zur Schwangerschaftserhaltung bei drohendem oder habituellem Abort, weil es in höherer Dosierung zu Virilisierung oder Feminisierung des Fötus kommen kann. Für eine Gestagentherapie in der Schwangerschaft (Gelbkörperinsuffizienz) wird daher nur das natürliche Progesteron als Vaginalsuppositorium bzw. ein Derivat des Progesteronmetaboliten 17α-Hydroxyprogesteron eingesetzt, das keine zusätzlichen androgenen Wirkungen hat.

Reine Gestagenpräparate werden hauptsächlich bei prämenstruellem Syndrom, Dysmenorrhö, Endometriose und zur Zyklusregulierung bei dysfunktionellen Blutungen gegeben. Mit Ausnahme eines Präparats sind die Verordnungen generell zurückgegangen (Tabelle 46.6).

Die Kombinationspräparate enthalten das stärker wirksame synthetische Östrogen Ethinylestradiol und werden bei dysfunktionellen Blutungen, sekundärer Amenorrhö oder zur Menstruationsverlegung eingesetzt. Die Verordnungen von *Prosiston* und *Primosiston Tabl.* sind besonders stark zurückgegangen, da sie im Jahre 2003 vom Markt genommen wurden.

Tabelle 46.6: Verordnungen von Gestagenen 2003. Angegeben sind die 2003 verordneten Tagesdosen, die Änderungen gegenüber 2002 und die mittleren Kosten je DDD 2003.

Präparat	Bestandteile	DDD in Mio.	Änderung in %	DDD-Kosten in €
Norethisteronacetat				
Gestakadin	Norethisteronacetat	6,4	(−14,2)	0,06
Primolut-Nor	Norethisteronacetat	3,5	(−2,6)	0,25
Sovel	Norethisteronacetat	3,0	(−20,2)	0,07
Norethisteron Jenapharm	Norethisteronacetat	2,9	(−1,3)	0,17
		15,8	(−11,0)	0,13
Medroxyprogesteronacetat				
Clinofem	Medroxy-progesteronacetat	2,0	(−22,8)	0,36
Weitere Gestagene				
Utrogest	Progesteron	4,2	(+8,1)	1,05
Orgametril	Lynestrenol	4,0	(−2,4)	0,38
Chlormadinon Jenapharm	Chlormadinon	2,4	(−15,5)	0,50
Duphaston	Dydrogesteron	2,2	(−12,6)	0,38
Prothil	Medrogeston	1,1	(−12,6)	0,58
		13,9	(−4,7)	0,62
Gestagen-Östrogen-Kombinationen				
Cyclosa	Desogestrel Ethinylestradiol	2,7	(−6,2)	0,37
Prosiston	Norethisteronacetat Ethinylestradiol	0,7	(−67,4)	0,66
Primosiston Tabl.	Norethisteronacetat Ethinylestradiol	0,5	(−52,6)	1,07
		3,9	(−35,4)	0,51
Summe		35,5	(−13,1)	0,37

Hormonale Kontrazeptiva

Die häufig verordneten Kontrazeptiva gehören bis auf drei Ausnahmen zur Gruppe der Östrogen-Gestagen-Kombinationen. Als Ovulationshemmer supprimieren sie in erster Linie die Ausschüttung des hypothalamischen Gonadotropin-Releasinghormons und der hypophysären Gonadotropine. Dadurch hemmen sie Follikelwachstum, Ovulation und Gelbkörperbildung. Die Gestagenkomponente vermindert zusätzlich die Proliferation des Endometriums (Nidationshem-

Tabelle 46.7: Verordnungen von Kontrazeptiva (Einphasenpräparate) 2003. Angegeben sind die 2003 verordneten Tagesdosen, die Änderungen gegenüber 2002 und die mittleren Kosten je DDD 2003.

Präparat	Bestandteile	DDD in Mio.	Änderung in %	DDD-Kosten in €
Mit Levonorgestrel				
Leios	Ethinylestradiol Levonorgestrel	39,1	(+14,4)	0,32
MonoStep	Ethinylestradiol Levonorgestrel	30,9	(−9,0)	0,20
Microgynon	Ethinylestradiol Levonorgestrel	20,7	(−1,0)	0,16
Miranova	Ethinylestradiol Levonorgestrel	18,9	(−12,4)	0,32
Minisiston	Ethinylestradiol Levonorgestrel	18,3	(+0,9)	0,20
Femigoa	Ethinylestradiol Levonorgestrel	14,3	(−14,2)	0,20
		142,3	(−2,2)	0,24
Mit Desogestrel				
Lamuna	Ethinylestradiol Desogestrel	21,0	(+37,2)	0,21
Desmin	Ethinylestradiol Desogestrel	15,6	(−0,8)	0,24
Lovelle	Ethinylestradiol Desogestrel	4,4	(−33,0)	0,30
		41,0	(+9,0)	0,23
Weitere Einphasenpräparate				
Valette	Ethinylestradiol Dienogest	56,6	(+2,2)	0,33
Belara	Ethinylestradiol Chlormadinonacetat	44,1	(+14,3)	0,33
Yasmin	Ethinylestradiol Drospirenon	14,8	(+14,1)	0,38
Cilest	Ethinylestradiol Norgestimat	14,0	(−15,7)	0,18
Petibelle	Ethinylestradiol Drospirenon	11,9	(+22,0)	0,38
Nora-ratiopharm	Ethinylestradiol Norethisteron	3,8	(−10,9)	0,12
		145,2	(+5,6)	0,32
Summe		328,6	(+2,4)	0,27

mung) und steigert die Viskosität des Zervixschleims (Hemmung der Spermienaszension).

Orale Kontrazeptiva sind seit ihrer Einführung vor 40 Jahren kontinuierlich weiterentwickelt worden, um das Nebenwirkungsrisiko zu reduzieren. Nach der Beobachtung von seltenen, aber gefährlichen kardiovaskulären Komplikationen in Form von Schlaganfällen, Herzinfarkten und Thromboembolien (Royal College of General Practitioners 1981) wurde zunächst Ethinylestradiol als wichtigste Östrogenkomponente von 50 µg auf 20–35 µg pro Tag reduziert. Mit diesen neuen Präparaten der sogenannten zweiten Generation gingen die thromboembolischen Zwischenfälle zurück. Weiterhin wurden niedrig dosierte Gestagene aus der Gruppe der Gonangestagene als sogenannte dritte Generation der Kontrazeptiva eingeführt, Desogestrel im Jahre 1981 und Gestoden im Jahre 1987. Einige Jahre später wurden 61 Verdachtsfälle von zerebrovaskulären Störungen unter Einnahme von gestodenhaltigen Kontrazeptiva gemeldet (König 1991). Im Oktober 1995 wurden drei große Studien bekannt, in denen ein erhöhtes thromboembolisches Risiko für die beiden niedrig dosierten Gestagene bestätigt wurde. Das Risiko war in einer multinationalen Fallkontrollstudie für Kontrazeptiva mit Desogestrel (9,1fach) und für Gestoden (9,1fach) im Vergleich zu Levonorgestrel (3,5fach) gegenüber Nichtanwenderinnen erhöht (World Health Organization Collaborative Study 1995). Ähnliche Daten ergaben zwei weitere Studien (Jick et al. 1995, Spitzer et al. 1996). Möglicherweise ist dieses Ergebnis durch ein zusätzliches thromboembolisches Risiko bei jungen Erstanwenderinnen bedingt. Obwohl das absolute Risiko für Thromboembolien gering ist (jährlich 1–3 Fälle pro 100.000 Frauen), ordnete das Bundesinstitut für Arzneimittel und Medizinprodukte am 5. November 1995 eine Gegenanzeige für Erstanwenderinnen unter 30 Jahren an. Auf Antrag der betroffenen Hersteller hob das Berliner Verwaltungsgericht diese Einschränkung im Dezember 1997 im Eilverfahren und im Juni 1998 im Hauptverfahren wieder auf (VG 14 A 360.97/361.97/379.97). Die Kontroverse um die hormonalen Kontrazeptiva der dritten Generation geht weiter. Nach einer Metaanalyse von 12 Studien sind orale Kontrazeptiva der dritten Generation mit einem 1,7fach erhöhten Thromboserisiko im Vergleich mit Kontrazeptiva der zweiten Generation assoziiert (Kemmeren et al. 2001). In industriegeförderten Studien war das Thromboserisiko nur 1,3fach erhöht.

In der Gesamtgruppe der hormonalen Kontrazeptiva haben die Verordnungen 2003 leicht zugenommen (Abbildung 46.1). Bei den

46

46

Einphasenpräparaten hat sich die Kombination aus Ethinylestradiol und Levonorgestrel mit einem Anteil von 43% zur Standardkombination entwickelt. Mit Ausnahme von *Leios* und *Minisiston* nahmen die Verordnungen in dieser Gruppe jedoch ab (Tabelle 46.7).

Daneben sind Kontrazeptiva mit den antiandrogenen Gestagenen bedeutsam, auf die inzwischen 39% der Verordnungen bei den Einphasenpräparaten entfallen. Dazu gehören *Valette*, das mit Abstand am häufigsten verordnete Kontrazeptivum, das weiter angestiegene Chlormadinonacetat-haltige Präparat *Belara*, ebenso wie die Drospirenon-haltigen Kontrazeptiva (*Yasmin, Petibelle*). Das Gestagen Drospirenon ist ein Derivat des Spirolactons und hat neben seinen antiandrogenen auch aldosteronantagonistische Eigenschaften, die allerdings in den zur Kontrazeption eingesetzten Dosierungen nur schwach ausgeprägt sein dürften. Die dadurch bedingte schwachte natriuretische Wirkung soll der Östrogen-induzierten Natriumretention entgegenwirken. Tatsächlich nahm das Körpergewicht mit einem Drospirenon-haltigen Kontrazeptivum nach sechs Zyklen geringfügig ab (0,7–1,7 kg), während mit einer Levonorgestrelkombination ein leichter Gewichtsanstieg eintrat (0,7 kg) (Oelkers et al. 1995).

Auffälligerweise haben die Desogestrel-Kombinationen, insbesondere das Präparat *Lamuna* deutlich zugenommen. Weitere Desogestrelpräparate sind bei den Zweiphasenpräparaten (*Biviol*) und bei den Dreiphasenpräparaten (*Novial*) vertreten. Es hat damit den Anschein, daß desogestrelhaltige Kontrazeptiva trotz der international lebhaften Diskussion über das erhöhte Thromboembolierisiko wieder am Markt durchsetzbar sind. Sowohl Zweiphasen- wie auch Dreiphasenpräparate enthalten relativ höhere Östrogenanteile als die Einphasenpräparate. Es gibt aber bisher keine zuverlässigen Kriterien für die Entscheidung, ob eine Patientin Ein-, Zwei- oder Dreiphasenpräparate gut verträgt.

Seit 2002 ist ein niedrig dosiertes Gestagenpräparat unter den hormonalen Kontrazeptiva vertreten. Es handelt sich um das Desogestrelpräparat *Cerazette*, das im November 1999 auf den Markt kam und 2002 durch einen hohen Verordnungszuwachs erstmals in die Gruppe der häufig verordneten Arzneimittel gelangte (Tabelle 46.8). Die Desogestreldosis (75 µg/Tag) liegt halb so hoch wie bei den Desogestrelkombinationen aus der Gruppe der Einphasenpräparate (z. B. *Lamuna, Desmin*) und ist deshalb nicht den sogenannten Minipillen gleichzusetzen, bei denen die Gestagendosis nur ein Drittel oder Viertel der Einphasenpräparate beträgt. *Cerazette* unterdrückt wie

Tabelle 46.8: Verordnungen von weiteren Kontrazeptiva 2003. Angegeben sind die 2003 verordneten Tagesdosen, die Änderungen gegenüber 2002 und die mittleren Kosten je DDD 2003.

Präparat	Bestandteile	DDD in Mio.	Änderung in %	DDD-Kosten in €
Zweiphasenpräparate				
Neo-Eunomin	Ethinylestradiol Chlormadinonacetat	10,8	(–13,8)	0,34
Biviol	Desogestrel Ethinylestradiol	6,3	(–6,9)	0,29
		17,1	(–11,4)	0,33
Dreiphasenpräparate				
Novial	Desogestrel Ethinylestradiol	13,1	(+29,8)	0,23
Trigoa	Levonorgestrel Ethinylestradiol	6,4	(–17,9)	0,20
NovaStep	Levonorgestrel Ethinylestradiol	3,7	(–25,4)	0,22
		23,1	(+1,5)	0,22
Depotgestagene				
Depo-Clinovir	Medroxyprogesteron	8,7	(–6,7)	0,32
Gestagenpräparate				
Cerazette	Desogestrel	4,8	(+32,0)	0,33
Notfallskontrazeptiva				
Duofem	Levonorgestrel	0,0	(+30,9)	11,39
Summe		53,8	(–2,4)	0,29

kombinierte Einphasenpräparate die Ovulation. Aus diesem Grunde ist der Konzeptionsschutz von *Cerazette* mit einem Pearl-Index von 0,14 (0,14 Schwangerschaften auf 100 Frauenjahre) genauso sicher wie mit Einphasenpräparaten, während mit Levonorgestrel (30 µg/Tag) nur ein Pearl-Index von 1,2 erreicht wurde (Collaborative Study Group on the Desogestrel-containing Progesteron-only Pill 1998). Wie bei allen Gestagenmonopräparaten erfolgt die Einnahme ohne Intervall pünktlich zur gleichen Tageszeit. Die Zykluskontrolle ist jedoch ungünstiger als bei den Östrogen-Gestagen-Kombinationen, da die

46

meisten Frauen amenorrhoisch werden. *Cerazette* wird daher wie andere Gestagenmonopräparate nur als Ausweichmethode bei Kontraindikationen gegen Östrogene empfohlen.

Erstmals vertreten ist das Notfallskontrazeptivum *Duofem*, das Levonorgestrel als Monopräparat enthält (Tabelle 46.8). Die Monogestagenmethode wird standardmäßig spätestens 72 Stunden nach ungeschütztem Geschlechtsverkehr eingesetzt und hat die früher verwendete Östrogen-Gestagenkombination (*Tetragynon*) abgelöst, da die Versagerquote (1%) deutlich geringer ist und seltener Übelkeit oder Erbrechen als unerwünschte Nebenwirkungen auftreten.

Literatur

Arzneimittelkommission der Deutschen Ärzteschaft (2003): Rote Hand Brief zur Hormontherapie im Klimakterium vom 09.12.2003. www. akdae.de/20/40/index. html.

Castelo-Branco C, Vicente JJ, Figueras F, Sanjuan A, Martinez de Osaba MJ, Casals E et al (2000): Comparative effects of estrogens plus androgens and tibolone on bone, lipid pattern and sexuality in postmenopausal women. Maturitas 34: 161–168.

Cauley JA, Black DM, Barrett-Connor E, Harris F, Shields K, Applegate W, Cummings SR (2001): Effects of hormone replacement therapy on clinical fractures and height loss: the heart and estrogen/Progestin replacement study (HERS). Am J Med 110: 442–450.

Cauley JA, Seeley DG, Ensrud K, Ettinger B, Black D, Cummings SR (1995): Estrogen replacement therapy and fractures in older women. Ann Intern Med 122: 9–16.

Colditz GA, Hankinson SE, Hunter DJ, Willett WC, Manson JE et al (1995): The use of estrogens and progestins and the risk of breast cancer in postmenopausal women. N Engl J Med 332: 1589–1593.

Collaborative Group on Hormonal Factors in Breast Cancer (1997): Breast cancer and hormone replacement therapy: collaborative reanalysis of data from 51 epidemiological studies of 52705 women with breast cancer and 108411 women without breast cancer. Lancet 350: 1047–1059.

Collaborative Study Group on the Desogestrel-containing Progesteron-only Pill (1998): A double blind study comparing the contraceptive efficacy, acceptability and safety of two progesteron-only pills containing desogestrel 75 micrograms/day or levonorgestrel 30 micrograms/day. Eur J Contracept Reprod Health Care 3: 169–178.

Ettinger B, Black DM, Mitlak BH, Knickerbocker RK, Nickelsen T, Genant HK et al for the Multiple Outcomes of Raloxifene Evaluation (MORE) Investigators (1999): Reduction of vertebral fracture risk in postmenopausal women with osteoporosis treated with raloxifene: results from a 3-year randomized clinical trial. JAMA 282: 637–645.

Fisher B, Constantino JP, Wickerham LD, Redmond CK et al (1998): Tamoxifen for prevention of breast cancer: report of the National Surgical Adjuvant Breast and Bowel Project P-1 Study. J Natl Cancer I 90: 1371–1388.

Grady D (2002): A 60-year-old woman trying to discontinue hormone replacement therapy. JAMA 287: 2130–2137.

Grodstein F, Manson JE, Colditz GA, Willett WC, Speizer FE, Stampfer MJ (2000): A prospective, observational study of postmenopausal hormone therapy and primary prevention of cardiovascular disease. Ann Intern Med 133: 933–1001.

Herrington DM, Reboussin DM, Brosnihan KB, Sharp PC, Shumaker SA, Snyder TE et al (2000): Effects of estrogen replacement on the progression of coronary-artery atherosclerosis. N Engl J Med 343: 522–529.

Hulley S, Grady D, Bush T, Furberg C, Herrington D, Riggs B, Vittinghoff E (1998): Randomized trial of estrogen plus progestin for secondary prevention of coronary heart disease in postmenopausal women. JAMA 280: 605–613.

Jick H, Jick SS, Gurewich V, Myers MW, Vasilakis C (1995): Risk of idiopathic cardiovascular death and nonfatal venous thromboembolism in women using oral contraceptives with differing progestagen components. Lancet 346: 1589–1593.

Katz S, Morales AJ (1998): Dehydroepiandrosterone (DHEA) and DHEA-sulfate (DS) as therapeutic options in menopause. Semin Reprod Endocrinol 16: 161–170.

Kemmeren JM, Algra A, Grobbee DE (2001): Third generation oral contraceptives and risk of venous thrombosis: meta-analysis. Brit Med J 323: 1–9.

König HJ (1991): Hirnkreislaufstörungen unter Einnahme gestodenhaltiger hormonaler oraler Kontrazeptiva – Kausalität oder Koinzidenz? Dtsch Ärztebl 91: C-1745–1748.

Lamberts SW, van den Beld AW, van der Lely AJ (1997): The endocrinology of aging. Science 278: 419–424.

Manson JE, Martin KA (2001): Postmenopausal hormone-replacement therapy. N Engl J Med 345: 34–40.

Million Women Study Collaborators (2003): Breast cancer and hormone-replacement in the Million Women Study. Lancet 362: 419–427.

Modelska K, Cummings S (2002): Tibolone for postmenopausal women: systematic review of randomized trials. J Clin Endocrinol Metab. 87:16–23.

Mosca L, Collins P, Herrington DM, Mendelsohn ME, Pasternak RC, Robertson RM et al (2001): Hormone replacement therapy and cardiovascular disease. A statement for healthcare professionals from the American Heart Association. Circulation 104: 499–503.

Mulnard RA, Cotman CW, Kawas C, van Dyck CH, Sano M, Doody R et al (2000): Estrogen replacement therapy for treatment of mild to moderate Alzheimer disease: a randomized controlled trial. Alzheimer's Disease Cooperative Study. JAMA 283: 1007–1015.

Oelkers W, Foidart JM, Dombrovicz N, Welter A, Heithecker R (1995): Effects of a new oral contraceptive containing an antimineralocorticoid progestogen, drospirenone, on the renin-aldosterone system, body weight, blood pressure, glucose tolerance, and lipid metabolism. J Clin Endocrinol Metab 80: 1816–1821.

46

46

Powles T, Eeles R, Ashley S, Easton D, Chang J et al (1998): Interim analysis of the incidence of breast cancer in the Royal Marsden Hospital Tamoxifen randomised Chemoprevention Trial. Lancet 352: 98–101.

Royal College of General Practitioners Oral Contraception Study (1981): Further analysis of mortality in oral contraceptive users. Lancet I: 541–546.

Schairer C, Lubin J, Troisi R, Sturgeon S, Brinton L, Hoover R (2000): Menopausal estrogen and estsrogen-progestin replacement therapy and breast cancer risk. JAMA 283: 485–491.

Spitzer WO, Lewis MA, Heinemann LAJ, Thorogood M, MacRae KD (1996): Third generation oral contraceptives and risk of venous thromboembolic disorders: an international case-control study. Brit Med J 312: 83–88.

Tang M-X, Jacobs D, Stern Y, Marder K, Schofield P, Gurland B, Andrews H (1996): Effect of oestrogen during menopause on risk and age at onset of Alzheimer's disease. Lancet 348: 429–432.

Veronesi U, Maisonneuve P, Costa A, Saccini V Maltoni C et al on behalf of the Italian Tamoxifen Prevention Study (1998): Prevention of breast cancer with tamoxifen: preliminary findings from the Italian randomised trial amoung hysterectomised women. Italian Tamoxifen Prevention Study. Lancet 352: 93–97.

World Health Organization Collaborative Study of Cardiovascular Disease and Steroid Hormone Contraception (1995): Effect of different progestagens in low oestrogen oral contraceptives on venous thromboembolic disease. Lancet 346: 1582–1588.

Womens Health Initiative Steering Committee (2004): Effect of conjugated equine estrogen in postmenopausal women with hysterectomy. The Women's Health Initiative randomized controlled trial. JAMA 291: 1701–1712.

Writing Group for the Women's Health Initiative (2002): Risks and benefits of estrogen plus progestin in healthy postmenopausal women. Principal results from the Women's Health Initiative randomized controlled trial. JAMA 288: 321–333.

47. Spasmolytika

Ulrich Schwabe

AUF EINEN BLICK

Trend

Wie in den vergangenen Jahren sind die Verordnungen der Spasmolytika 2003 weiter zurückgegangen.

Bewertung

Hauptgrund ist vermutlich der ungenügend dokumentierte therapeutische Nutzen. Bei der überwiegenden Zahl der Präparate war keine Wirkung in Placebo-kontrollierten Studien nachweisbar. Häufig liegen überhaupt keine verwertbaren Ergebnisse vor. Lediglich für intravenös gegebenes Butylscopolamin ist die Wirksamkeit bei Gallenkolikschmerzen in einer klinischen Studie gezeigt worden.

Spasmolytika werden zur Lösung krampfartiger Schmerzen im Bereich von Magen, Darm, Gallenwegen, Harnwegen und des weiblichen Genitale eingesetzt. Wichtigste Gruppe sind die Anticholinergika (Antimuskarinika, Parasympatholytika), die Kontraktionen cholinerg innervierter glatter Muskeln über eine Blockade muskarinischer Acetylcholinrezeptoren hemmen. Hauptvertreter dieser neurotropen Spasmolytika sind Atropin, Scopolaminderivate und synthetische Anticholinergika. Während die natürlichen Belladonnaalkaloide Atropin und Scopolamin eine gute Bioverfügbarkeit aufweisen, ist die therapeutische Wirksamkeit vieler synthetischer Anticholinergika nur nach parenteraler Injektion, aber nicht nach oraler oder rektaler Gabe ausreichend belegt. Viele der pharmakologisch wirksamen Substanzen erreichen aufgrund geringer Resorption oder hoher präsystemischer Elimination keine wirksamen Plasmaspiegel.

Die Spasmolytika sind eine relativ kleine Indikationsgruppe, die im Jahr 2003 mit einem Verordnungen von 32,6 Mio. definierten Tagesdosen (DDD) erneut rückläufig ist (Tabelle 47.1). Damit setzt sich der seit 1992 abnehmende Trend der Verordnungen weiter fort, der vor allem bei den Monopräparaten erkennbar ist (Abbildung 47.1). Weitere Spasmolytika werden bei den Urologika (Kapitel 48) besprochen.

Monopräparate

Mebeverin (*Duspatal, Mebemerck*) ist nach definierten Tagesdosen (DDD) weiterhin das am häufigsten verordnete Spasmolytikum (Tabelle 47.1). Es gehört zur Gruppe der myotropen Spasmolytika und wird speziell für die Behandlung des Reizdarms eingesetzt. Die Arzneitherapie wird bei dieser Krankheit jedoch schon seit längerem als problematisch angesehen, seit Klein (1988) bei der Auswertung von kontrollierten Studien der vorangehenden 20 Jahre keine ausreichenden Belege für die Wirksamkeit von Arzneimitteln bei der Therapie des Reizkolons gefunden hat. Seiner Meinung nach sollten Ärzte immer von einer chronischen Gabe kostenträchtiger Arzneimittel abraten, da die Nebenwirkungen störender als die Beschwerden des Reizdarms sein können. Die Situation hat sich auch 15 Jahre später

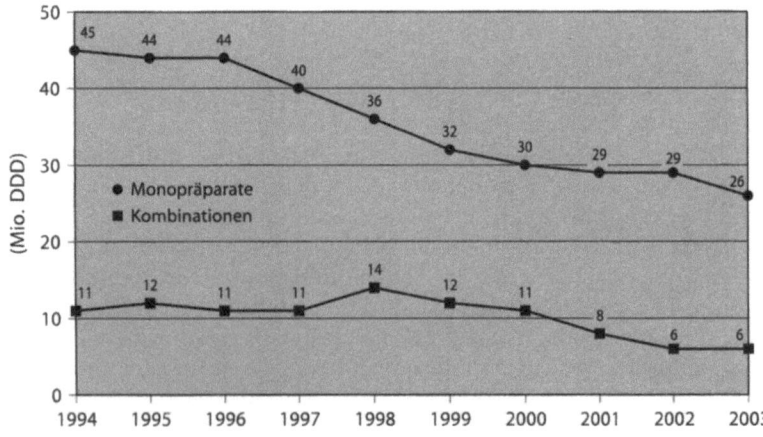

Abbildung 47.1: Verordnungen von Spasmolytika 1994 bis 2003. Gesamtverordnungen nach definierten Tagesdosen

Tabelle 47.1: Verordnungen von Spasmolytika 2003. Angegeben sind die 2003 verordneten Tagesdosen, die Änderungen gegenüber 2002 und die mittleren Kosten je DDD 2003.

Präparat	Bestandteile	DDD in Mio.	Änderung in %	DDD-Kosten in €
Mebeverin				
Duspatal/- retard	Mebeverin	9,1	(−1,1)	1,05
Mebemerck	Mebeverin	3,6	(−2,6)	0,88
		12,7	(−1,5)	1,01
Butylscopolamin				
Buscopan	Butylscopolamin	4,0	(+26,7)	1,62
BS-ratiopharm	Butylscopolamin	0,5	(−66,6)	1,40
		4,6	(−4,7)	1,60
Weitere Spasmolytika				
Cholspasmin/- forte	Hymecromon	5,8	(−13,5)	0,51
Paveriwern	Mohnpflanzenextrakt	1,4	(−17,6)	0,53
spasmo gallo sanol mint/-N	Pfefferminzöl	1,2	(+90,6)	1,83
Ila-Med M	Pipenzolat	0,3	(−17,6)	1,70
		8,7	(−7,5)	0,74
Kombinationspräparate				
Buscopan plus	Butylscopolamin Paracetamol	3,4	(−0,1)	2,36
Spasman	Demelverin Trihexyphenidyl	2,1	(−17,2)	0,94
Spascupreel Supp./ Tabl.	Colocynthis D3 Ammonium brom. D3 Atropinum sulf. D5 Veratrum D5 Magnesium phosph. D5 Gelsenium D5 Passioflora Inc. D1 Chamomilla D2 Cuprum sulf. D5 Agaricus D3 Aconitum D5	1,1	(+7,8)	0,32
		6,7	(−5,1)	1,57
Summe		32,6	(−4,4)	1,13

47

wenig geändert. Das Reizdarmsyndrom ist weiterhin häufig, aber ätiologisch immer noch ungeklärt. Das Leiden hat eine hohe Ansprechquote für Placebos (20–70%), deren Effekt bis zu einem Jahr anhält (Talley 2003). Eine Metaanalyse über 24 klinische Studien mit Spasmolytika beim Reizdarm hat dieses Ergebnis zumindest teilweise bestätigt. Signifikante Effekte der Spasmolytika wurden für Schmerzerleichterung gefunden, obwohl die Unterschiede zwischen Placebo (41% der Patienten) und Spasmolytika (53%) nur gering waren (Poynard et al. 2001). Bei Transitveränderungen, Diarrhö und Obstipation ergaben sich dagegen keine signifikanten Unterschiede. Mebeverin hatte auch in einer Placebo-kontrollierten Studie keinen signifikanten Effekt (Kruis et al. 1986). Seit einigen Jahren ist die Beleglage von Mebeverin sogar noch ungünstiger geworden, da der aktive Wirkstoff nach oraler Gabe infolge einer kompletten präsystemischen Hydrolyse durch unspezifische Esterasen im Blut nicht nachweisbar war (Dickinson et al. 1991, Sommers et al. 1997). Auch nach einer neueren Evidenzbasierten Bewertung können Spasmolytika nicht für die Behandlung des Reizdarmsyndroms empfohlen werden (Fennerty 2003). Trotz der fraglichen Wirksamkeit haben sich die Verordnungen von Mebeverin 2003 kaum verändert (Tabelle 47.1).

Hymecromon (*Cholspasmin forte*) ist ein Choleretikum und Spasmolytikum, das bei Gallensteinleiden und Cholangitis sowie bei Dyskinesien und Krampfzuständen im Gallenwegsbereich eingesetzt wird. In Probandenstudien wurde nach i.v. Injektion von 400 mg Hymecromon eine Erweiterung des Hauptgallengangs beobachtet (Heistermann et al. 1997), die möglicherweise auf eine biliäre Elimination der Substanz zurückzuführen ist. Die orale Bioverfügbarkeit beträgt nur 1,8% (Garrett et al. 1993). Bei Patienten mit Postcholezystektomiesyndrom wurde in einer Placebo-kontrollierten Studie nach oraler Gabe eine Abnahme krampfartiger Oberbauchscherzen beschrieben, die jedoch aufgrund fehlender statistischer Angaben nicht nachvollziehbar ist (Hoffmann et al. 1986).

An dritter Stelle folgt Butylscopolamin (*Buscopan, BS-ratiopharm*) aus der Gruppe der neurotropen Spasmolytika (Tabelle 47.1). Als Scopolaminderivat blockiert es die Acetylcholinwirkung an peripheren Organen, die durch cholinerge Nerven innerviert werden, zu einem kleinen Teil auch über einen ganglienblockierenden Effekt. Die quaternäre Stickstoffverbindung kann die Bluthirnschranke nicht durchdringen, wird aber aus dem gleichen Grunde bei oraler Gabe nur zu 8% resorbiert. Noch geringer ist die Resorption als Zäpfchen (3%). Nach parenteraler Gabe ist Butylscopolamin (20 mg i.v.) bei Kolikschmerzen durch Gallensteine sicher wirksam, allerdings langsamer als Metamizol oder Tramadol (Schmieder et al. 1993). Die Wirksamkeit der oralen oder rektalen Gabe ist nicht durch kontrollierte Studien dokumentiert. Ob Tabletten und vor allem Zäpfchen zuverlässig wirken, ist daher zweifelhaft, zumal die empfohlene Einzeldosis (10 mg) trotz der marginalen Resorptionsquote nur halb so hoch wie die parenterale Dosis liegt. Dementsprechend hat der Hersteller von *BS-ratiopharm* auf die fiktive Zulassung im Rahmen der Nachzulassung infolge der 10. AMG-Novelle mit Wirkung vom 30. Juni 2003 verzichtet (Löschliste unter www.bfarm.de). Viele andere orale und rektale Butylscopolaminpräparate sind nicht mehr in der Roten Liste vertreten.

47

Pipenzolat (*Ila-Med M*) ist ein weiterer Vertreter der quaternären Anticholinergika ohne ausreichende Dokumentation der oralen Wirksamkeit. Das Präparat wird vor allem in der niedrig dosierten Form verordnet, die vom Hersteller in erster Linie für Säuglinge und Kleinkinder zur Behandlung gastrointestinaler Spasmen, z.B. Pylorospasmus, Säuglingskoliken und Erbrechen, empfohlen wird. Für diese Indikation gibt es nach einer Medline-Recherche jedoch nur einen Bericht über Todesfälle bei Säuglingen, die wegen Säuglingskoliken mit einem Pipenzolat-haltigen Kombinationspräparat behandelt wurden (Tahir 1992). Aber auch für die Anwendung bei Erwachsenen fanden sich lediglich ältere Arbeiten über die Wirkung auf die Magensekretion bei peptischem Ulkus. Orale Einzeldosen von 10 mg Pipenzolat wirkten jedoch auf die Magensekretion nicht besser als Placebo (Duggan 1965, Vincent et al. 1967).

Paveriwern enthält einen auf Morphin standardisierten Schlafmohnextrakt, der bei Krämpfen des Magendarmtraktes angewendet werden soll. Hier stimmt weder die Indikation noch die Dosierung. Da Morphin am Darm selbst spasmogen wirkt, müßte zumindest eine Standardisierung auf das spasmolytisch wirkende Papaverin vorgenommen werden, das ebenfalls in Schlafmohnextrakten vorkommt. Die empfohlene Einzeldosis des Extraktes enthält 0,15 mg Morphin und ist daher im Vergleich zur üblichen oralen Morphindosis mindestens hundertfach unterdosiert. *Paveriwern* ist damit ein weiteres Beispiel für die vielen Phytoplacebos, die uns die besonderen Therapierichtungen des Arzneimittelgesetzes beschert haben.

Pfefferminzöl (*spasmo gallo sanol mint*) ist ein weiteres Phytotherapeutikum, für das traditionell spasmolytische Wirkungen in Anspruch genommen werden. Nach einer Metaanalyse von 8 kontrollierten

Studien ist die Wirksamkeit von Pfefferminzöl wegen zahlreicher methodischer Unzulänglichkeiten nicht gesichert (Pittler und Ernst 1998). Das gleiche gilt für ein scheinbar positives Ergebnis einer Studie an 42 Kindern mit Reizdarmsyndrom, bei dem eine positiv bewertete Symptomänderung, aber keine Unterschiede in einer Gastrointestinal Symptom Rating Scale beobachtet wurden (Kline et al. 2001). Somit gilt auch für das Pfefferminzöl die Schlußfolgerung einer neueren Evidenz-basierten Bewertung, daß traditionelle und alternative Therapien des Reizdarmsyndroms wegen ungenügender Evidenz nicht empfohlen werden können (Fennerty 2003).

Kombinationspräparate

Auf die Kombinationspräparate entfällt nur noch ein Fünftel der Spasmolytikaverordnungen (Tabelle 47.1). Von den drei noch übrig gebliebenen Präparaten dieser Gruppe erfüllt keines die Ansprüche, die an sinnvolle Kombinationen zu stellen sind.

Buscopan plus ist wenig empfehlenswert, da das quaternäre Butylscopolamin nur geringfügig resorbiert wird und nicht entsprechend hoch dosiert ist. Immerhin liegt für dieses Kombinationspräparat eine kontrollierte Komponentenstudie bei Patienten mit irritablem Kolon vor (Schäfer und Ewe 1990). Angesichts der bekannten hohen Placeboquote (hier 64%) und des geringen zusätzlichen Effekts der Kombination (81%) sind Zweifel berechtigt, zumal der Nutzen einer chronischen Arzneitherapie bei dieser Krankheit uneinheitlich ist (Poynard et al. 2001).

Spasman stammt ursprünglich aus der ehemaligen DDR und enthält zwei spasmolytisch wirkende Substanzen. Trihexyphenidyl überwindet als tertiäres Amin gut die Bluthirnschranke und wird deshalb primär als zentrales Anticholinergikum beim Morbus Parkinson unter dem Handelsnamen *Parkopan* eingesetzt (s. Kapitel 42, Parkinsonmittel). Demelverin wird ebenfalls der Gruppe der Spasmolytika zugeordnet, findet aber nirgendwo im Schrifttum Erwähnung. Somit ist nicht beurteilbar, warum hier eine Kombination zweier Spasmolytika vorgenommen wurde.

Der weitere Verordnungsanstieg des homöopathischen Komplexpräparates *Spascupreel* mit immerhin elf Bestandteilen stützt die Annahme, daß Placeboeffekte bei der Behandlung krampfartiger abdominaler Beschwerden eine wichtige Rolle spielen.

Literatur

Dickinson RG, Baker PV, Franklin ME, Hooper WD (1991): Facile hydrolysis of mebeverine in vitro and in vivo: negligible circulating concentrations of the drug after oral administration. J Pharm Sci 80: 952–957.

Duggan JM (1965): A controlled trial of an anticholinergic drug, pipenzolate methylbromide („piptal"), in the management of peptic ulcer. Med J Aust 2: 826–827.

Fennerty MB (2003): Traditional therapies for irritable bowel syndrome: an evidence-based appraisal. Rev Gastroenterol Disord 3 (suppl 2): S18–S24.

Garrett ER, Venitz J, Eberst K, Cerda JJ (1993): Pharmacokinetics and bioavailabilities of hymecromone in human volunteers. Biopharm Drug Dispos 14: 13–39.

Heistermann HP, Krawzak H-W, Andrejeweski K, Hohlbach G (1997): Pharmakologische Beeinflussung der postprandialen Gallengangskinetik – Sonographische Lumenmessung des Gallenganges. Ultraschall in Med 18: 84–87.

Hoffmann J, Badenberg B, Day U-H, Garanin G, Lohr E (1986): Hymecromon bei funktionellen Gallenwegsstörungen. Med Welt 37: 1593–1598.

Klein KB (1988): Controlled treatment trials in the irritable bowel syndrome: a critique. Gastroenterology 95: 232–241.

Kline RM, Kline JJ, Di Palma J, Barbero GJ (2001): Enteric-coated, pH-dependent peppermint oil capsules for the treatment of iffitable bowel syndrome in children. J Pediatr 138: 125–128.

Kruis W, Weinzierl M, Schüssler P, Holl J (1986): Comparison of the therapeutic effect of wheat bran, mebeverine and placebo in patients with the irritable bowel syndrome. Digestion 34: 196–201.

Pittler MH, Ernst E (1998): Peppermint oil for irritable bowel syndrome: a critical review and metaanalysis. Am J Gastroenterol 93: 1131–1135.

Poynard T, Regimbeau C, Benhamou Y (2001): Meta-analysis of smooth muscle relaxants in the treatment of irritable bowel syndrome. Aliment Pharmacol Ther 15: 355–361.

Schäfer E, Ewe K (1990): Behandlung des Colon irritabile. Wirksamkeit und Verträglichkeit von Buscopan plus, Buscopan, Paracetamol und Plazebo bei ambulanten Patienten mit Colon irritabile. Fortschr Med 108: 488–492.

Schmieder G, Stankov G, Zerle G, Schinzel S, Brune K (1993): Observer-blind study with metamizole versus tramadol and butylscopolamine in acute biliary colic pain. Arzneim Forsch 43: 1216–1221.

Sommers DK, Snyman JR, van Wyk M, Eloff JN (1997): Lack of bioavailability of mebeverine even after pretreatment with pyridostigmine. Eur J Clin Pharmacol 53: 247–249.

Tahir KI (1992): Return to Pakistan of pipenzolate plus phenobarbitone. Lancet 339: 498.

Talley NJ (2003): Evaluation of drug treatment in irritable bowel syndrome. Br J Clin Pharmacol 56: 362–369.

Vincent PC, Fenton BH, Beeston D (1967): The effect of pipenzolate on gastric secretion in man. Med J Aust 1: 546–548.

47

48. Urologika

BERND MÜHLBAUER und HARTMUT OSSWALD

AUF EINEN BLICK

Verordnungsprofil

Hauptgruppe der Urologika sind nach wie vor die Prostatamittel mit etwa 77 % der Verordnungen.

Trend

Deutliche Verordnungszuwächse haben wieder die bei benigner Prostatahyperplasie eingesetzten Alpha$_1$-Rezeptorenblocker erzielt. Bei den nach wie vor häufig eingesetzten pflanzlichen Prostatamitteln mit unzureichend belegter Wirksamkeit hat sich das seit Jahren rückläufige Verordnungsvolumen stabilisiert. Auch 2003 wurden anticholinerg wirkende Spasmolytika zur Behandlung der Harninkontinenz häufiger als im Vorjahr verordnet, obwohl die Zweifel an der klinischen Relevanz der Effekte immer stärker werden. Urologische Antiinfektiva, Urolithiasismittel und Kathetermittel erreichen nur kleine Verordnungszahlen.

Urologika werden zur Behandlung von Miktionsstörungen im weitesten Sinne angewandt, denen Erkrankungen der Prostata, Harnwegsinfektionen und verschiedene andere urologische Störungen zugrunde liegen können. Nach einzelnen Indikationen differenziert, war in den Gruppen der Prostatamittel und der urologischen Spasmolytika ein deutlicher Anstieg der Verordnungszahlen zu verzeichnen, während die anderen Urologika keine wesentliche Änderung zeigten (Abbildung 48.1).

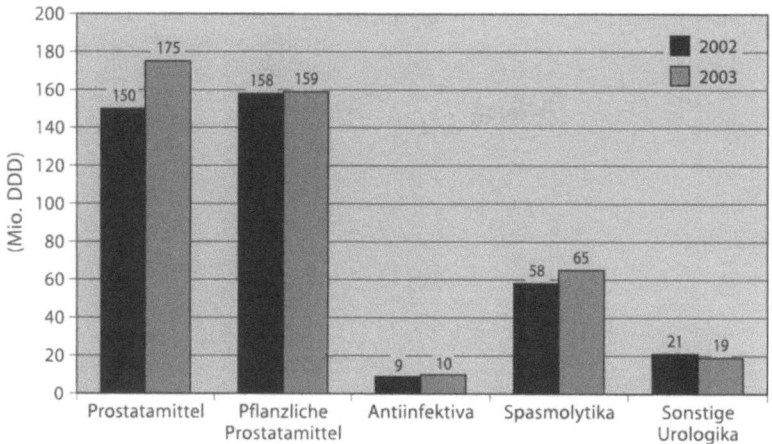

Abbildung 48.1: Verordnungen von Urologika 2003. DDD der 3000 meistverordneten Arzneimittel

Prostatamittel

Die benigne Prostatahyperplasie (BPH) ist eine Krankheit, die ab einem Alter von 65 Jahren bei 50% aller Männer auftritt. Ohne subjektive Beschwerden bedarf sie keiner Therapie. Im weiteren Verlauf kommt es jedoch bei der Hälfte der betroffenen Patienten zu einer behandlungsbedürftigen Blasenentleerungsstörung mit Nykturie, Restharnbildung und Überlaufblase bis zur Harninkontinenz. Pathophysiologie, objektiv quantifizierbare somatische Befunde, subjektive Symptomatik sowie Progredienz dieser Erkrankung weisen eine große interindividuelle Varianz auf, was die vergleichende Beurteilung klinischer Studien erschwert. Aktuelle systematische Therapieempfehlungen finden sich in Deutschland lediglich in einer Leitlinie der AWMF, die allerdings mit ihrer S2-Entwicklungsstufe die Aussagekraft einer Konsensuskonferenz nicht überschreitet und damit in Akzeptanz und Gültigkeit eingeschränkt ist (AWMF-Leitlinien-Register Nr. 043/035)

Als Therapie der Wahl bei Restharnvolumina über 100 ml gilt nach wie vor die transurethrale Resektion der Prostata. Nach einer neueren Fünfjahresstudie führt die frühe Prostataresektion auch bei mäßiger Symptomatik zu günstigeren Ergebnissen als das beobachtende Abwarten (Flanigan et al. 1998). Mit den selektiven Inhibitoren der

48

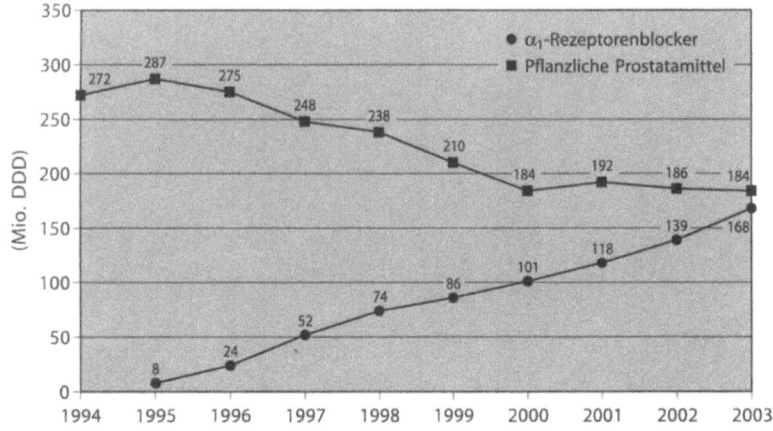

Abbildung 48.2: Verordnungen von Prostatamitteln 1994 bis 2003. Gesamtverordnungen nach definierten Tagesdosen

adrenergen Alpha$_1$-Rezeptoren sowie des Enzyms 5α-Reduktase stehen medikamentöse Therapieoptionen zur Verfügung, die bei leichter bis mäßiger Symptomatik, zumindest in der Zeit bis zur Operation, eine wirksame Behandlung möglich machen. Da unter den genannten medikamentösen Strategien symptomatische Verbesserungen zu erwarten sind, soll vor Behandlungsbeginn eine urologische Beurteilung erfolgen, da sonst eine bisher asymptomatische, aber ausgeprägte Obstruktion unbemerkt außer Kontrolle geraten kann.

Adrenerge Alpha$_1$-Rezeptorenblocker

Adrenerge Alpha$_1$-Rezeptorenblocker werden aufgrund ihrer vasodilatierenden Wirkungen seit langem als Antihypertensiva eingesetzt (s. Kapitel 15). Daneben blockieren sie die Alpha$_1$-Rezeptoren in der glatten Muskulatur der Prostata und des Blasenhalses, so daß die Urinflußrate ansteigt und das Restharnvolumen sinkt. Eine Besserung von Miktionsbeschwerden bei benigner Prostatahyperplasie wurde zuerst mit dem nichtselektiven Alpharezeptorenblocker Phenoxybenzamin (*Dibenzyran*) beschrieben (Caine et al. 1975). Später wurden selektive adrenerge Alpha$_1$-Rezeptorenblocker entwickelt, die wegen geringerer kardiovaskulärer Nebenwirkungen besser verträglich sind. Als erster

Vertreter wurde das kurzwirkende Alfuzosin (*Uroxatral, Urion*) für die Indikation Prostatahyperplasie zugelassen, kurz darauf folgten die Alpha$_1$-Rezeptorenblocker Terazosin (*Flotrin*), Doxazosin (*Diblocin Uro*) und Tamsulosin (*Alna, Omnic*). Deren längere Eliminationshalbwertszeit oder galenische Retardierung erlauben eine tägliche Einmaldosierung. Mit Alpha$_1$-Rezeptorenblockern sind in zahlreichen Studien bei benigner Prostatahyperplasie vergleichbare Steigerungen der Urinflußrate um 20–35% nachgewiesen worden (Übersicht bei Chapple 1996). Allerdings darf dabei nicht übersehen werden, daß in der Mehrzahl der Studien auch in den Placebo-Armen erhebliche Responderraten verzeichnet wurden. Für Tamsulosin ist eine erhöhte Selektivität für den vor allem in der Prostata vorkommenden α_{1A}-Subtyp der adrenergen Alpharezeptoren gezeigt worden (Foglar et al. 1995). Nach den Daten zweier doppelblind durchgeführter Studien könnte dies im Vergleich zu Terazosin (de Mey et al. 1998) und Alfuzosin (Buzelin et al. 1997) von Vorteil sein, insbesondere mit Blick auf die geringere Inzidenz von Blutdruckeffekten. Leider sind diese Studien nur über kurze Zeit und an kleinen Patientenkollektiven durchgeführt worden, so daß die klinische Relevanz der genannten Rezeptorselektivität im Praxisalltag mit umfangreicheren Studien noch bestätigt werden muß. Ungeachtet dessen war Tamsulosin auch im Jahr 2003 mit über 66% der DDD der weitaus meistverordnete Vertreter dieser Gruppe. Offensichtlich wurde in dieser Indikationsgruppe preisbewußt verordnet: Ein teures Alfuzosinpräparat sowie Terazosin wiesen rückläufige Verordnungszahlen auf, während alle anderen Präparate dieser Indikationsgruppe wie in den letzten Jahren auch 2003 einen Verordnungszuwachs erreichten (Tabelle 48.1).

5α-Reduktasehemmer

2003 hat der bis dahin einzige in Deutschland zugelassene 5α-Reduktasehemmer Finasterid (*Proscar*) nach leichter Steigerung im Vorjahr in den Verordnungszahlen stagniert (Tabelle 48.1). 5α-Reduktasehemmer hemmen die Umwandlung von Testosteron in Dihydrotestosteron, das zehnfach wirksamer als die Muttersubstanz das Adenomwachstum fördert. Entsprechend diesem Wirkprinzip führt Finasterid vor allem dann zu einer klinischen Besserung, wenn das Prostatavolumen deutlich vergrößert ist. Dies zeigte sich auch in einer Metaanalyse sechs relevanter klinischer Studien (Boyle et al. 1996). Gemäß den

Tabelle 48.1: Verordnungen von Prostatamitteln 2003. Angegeben sind die 2003 verordneten Tagesdosen, die Änderungen gegenüber 2002 und die mittleren Kosten je DDD 2003.

Präparat	Bestandteile	DDD in Mio.	Änderung in %	DDD-Kosten in €
5α-Reduktasehemmer				
Proscar	Finasterid	13,1	(+1,6)	1,69
Alpha₁-Rezeptorenblocker				
Omnic	Tamsulosin	54,3	(+17,7)	1,18
Alna	Tamsulosin	51,8	(+14,7)	1,18
Uroxatral	Alfuzosin	27,3	(+32,7)	1,03
Urion	Alfuzosin	12,6	(+20,3)	1,00
Flotrin	Terazosin	10,9	(−5,3)	1,59
Uriduct	Doxazosin	4,5	(+47,5)	1,04
		161,4	(+17,9)	1,16
Summe		174,6	(+16,5)	1,20

oben erwähnten Therapieempfehlungen ist ein Erfolg der Therapie mit Finasterid bei Prostatavolumina über 40 ml zu erwarten. Bei geringem Prostatavolumen scheint Finasterid dagegen schwächer wirksam zu sein als die Alpha₁-Rezeptorenblocker (Lepor et al. 1996).

Kombinationstherapie

Basierend auf den unterschiedlichen pharmakodynamischen Mechanismen könnte in ausgewählten Fällen die Kombination von Alpha₁-Rezeptorblockern und 5α-Reduktaseinhibitoren eine additive, weil komplementäre Wirkung entfalten. Eine solche Kombination, Doxazosin (4–8 mg/Tag) und Finasterid (5 mg/Tag), wurde in der MTOPS-Studie an über 3.000 Patienten mit mäßig bis ausgeprägt symptomatischer benigner Prostatahyperplasie sowohl mit der Gabe der Einzelsubstanzen als auch mit Placebo verglichen (McConnell et al. 2003). Ein von den Autoren gewählter kombinierter Symptomenscore nahm während der mittleren Beobachtungszeit von 4,5 Jahren unter Placebo um 20%, unter den beiden Monotherapien um 13%, unter der Kombinationstherapie dagegen nur um 7% zu. Die Inzidenz opera-

tiver Eingriffe wurde nur in den beiden Gruppen mit Finasterid-
behandlung signifikant verringert. Für diese Behandlungsgruppen
wird auch eine Reduktion des Prostatavolumens angegeben. Leider
werden weder Ausgangswerte noch Veränderungen der Prostatavolumina explizit für die einzelnen Behandlungsgruppen angegeben,
so daß keine Aussage möglich ist, welche Patienten von einer solchen
Kombinationstherapie tatsächlich profitieren könnten.

48

Pflanzliche Prostatamittel

In Deutschland werden für die symptomatische Behandlung der Prostatahyperplasie nach wie vor sehr häufig Phytotherapeutika eingesetzt (Tabelle 48.2). Ihre Wirksamkeit wird kontrovers beurteilt, da
einleuchtende Konzepte für mögliche Wirkungsmechanismen fehlen
oder das Design von Studien mit positivem Ergebnis nicht den empfohlenen Qualitätsanforderungen entspricht. Die AWMF-Leitline
kommt zu dem Schluß, daß für keinen Pflanzenextrakt eine hinrei-
chende Datenlage existiert, die eine Anwendungsempfehlung rechtfertigen würde. An dieser Einschätzung ändern auch einige in letzter
Zeit vorgelegte Metaanalysen nichts, da sie, abgesehen von den systematischen Fehlern solcher post-hoc Auswertungen, sehr unterschiedliche Produkte mit variabler Zusammensetzung der Einzelsubstanzen
untersuchten oder zu statistisch signifikanten, aber klinisch irrelevan-
ten Ergebnissen kamen (Dreikorn 2003). Wie in den letzten Jahren
wurden am häufigsten Extrakte aus Sägepalmenfrüchten (Synonyme:
Sabalfrüchte, Sabal serrulatum fructus, Serenoa repens fructus) verordnet. In diesen Extrakten sind Phytosterine enthalten, die nicht auf
einen bestimmten Inhaltsstoff standardisiert sind. Darunter befindet
sich vor allem Sitosteringlykosid (Sitosterolin). Auch wurde vorgeschlagen, daß in Extrakten der Sägepalmenfrüchte eine Substanz mit
Alpha$_1$-Rezeptoren-antagonistischer Aktivität enthalten sein könne
(Goepel et al. 1999). In einer Vergleichsstudie über drei Wochen wirkte
der Alpha$_1$-Rezeptorantagonist Alfuzosin jedoch stärker als Sägepal-
menfrüchteextrakt (Grasso et al. 1995).

Weiterhin sind cholesterinsenkende Pharmaka unter der Vorstellung eingesetzt worden, daß der erhöhte Cholesteringehalt in der
hyperplastischen Prostata gesenkt werden müsse (Editorial 1988). Mit
Sitosterin wurde in Placebo-kontrollierten Untersuchungen eine Bes-

Tabelle 48.2: Verordnungen von pflanzlichen Prostatamitteln 2003. Angegeben sind die 2003 verordneten Tagesdosen, die Änderungen gegenüber 2002 und die mittleren Kosten je DDD 2003.

Präparat	Bestandteile	DDD in Mio.	Änderung in %	DDD-Kosten in €
Sabalfruchtextrakt				
Prostagutt mono	Sabalfruchtextrakt	17,0	(+6,3)	0,31
Prostess	Sabalfruchtextrakt	16,6	(−3,7)	0,30
Talso	Sabalfruchtextrakt	10,6	(−9,8)	0,32
Sabalvit	Sabalfruchtextrakt	4,8	(+21,8)	0,27
Eviprostat S Uno/ -S Sabal	Sabalfruchtextrakt	4,8	(+4,2)	0,28
Serenoa-ratiopharm	Sabalfruchtextrakt	4,8	(+0,4)	0,30
Sabal uno Apogepha	Sabalfruchtextrakt	3,6	(+20,4)	0,29
Sabal Stada Uno	Sabalfruchtextrakt	3,5	(+18,0)	0,27
		65,7	(+2,2)	0,30
Sitosterin				
Azuprostat	Beta-Sitosterin	34,1	(−2,9)	0,22
Harzol	Beta-Sitosterin	4,4	(−7,5)	1,04
		38,5	(−3,4)	0,31
Brennesselwurzelextrakt				
Bazoton	Brennnesselwurzelextr.	16,1	(−2,5)	0,67
utk	Brennnesselwurzelextr.	5,9	(+2,1)	0,36
		22,1	(−1,3)	0,58
Andere Mittel				
Prosta Fink forte	Kürbissamenextrakt	8,6	(+3,4)	0,50
Cernilton N	Pollenextrakt	2,3	(−9,6)	1,02
		10,9	(+0,4)	0,61
Kombinationspräparate				
Prostagutt forte	Sabalfruchtextrakt Brennnesselwurzelextr.	21,5	(+4,1)	0,62
Summe		158,7	(+0,4)	0,41

serung von subjektiven Symptomen und des Urinflusses bei unverändertem Prostatavolumen beschrieben (Berges et al. 1995, Klippel et al. 1997). Diese Effekte erscheinen allerdings wenig plausibel, da Sitosterin in der normalen Nahrung bereits in ähnlicher Menge enthalten ist (Cobb et al. 1997), wie sie durch die Sitosterindosierungen von *Harzol* und *Azuprostat M* angestrebt wird, und da zudem die systemische Bioverfügbarkeit von Sitosterin nur wenige Prozent beträgt.

Die Verordnungen pflanzlicher Prostatamittel sind 2003 leicht angestiegen (Tabelle 48.2). Nach wie vor sind die jährlichen Gesamtkosten für diese Mittel, deren Wirksamkeit nach heutigem Wissensstand über den Placeboeffekt nicht wesentlich hinausgeht, mit 65 Mio. € immer noch beträchtlich.

48

Urologische Antiinfektiva

Zur Behandlung akuter Harnwegsinfektionen steht eine Reihe effektiver Chemotherapeutika mit breitem Wirkspektrum und guter Gewebegängigkeit zur Verfügung, vom klassischen Co-trimoxazol bis hin zu den neuen Gyrasehemmern aus der Gruppe der Fluorchinolone. Diese werden bei den Antibiotika und Chemotherapeutika (Kapitel 10) beschrieben.

Als speziell urologische Chemotherapeutika werden noch einige ältere Substanzen angeboten, zu denen die Nitrofurane und ältere Gyrasehemmer der Nalidixinsäuregruppe gehören. Da wirksame Konzentrationen dieser Medikamente aufgrund ihrer schnellen Elimination nur in den ableitenden Harnwegen auftreten, werden sie auch als Hohlraumchemotherapeutika bezeichnet. In der Gruppe der Nitrofurantoinpräparate sind im Jahr 2003 fünf Arzneimittel unter den 3000 am häufigsten verordneten Arzneimitteln vertreten. Das preisgünstigste Generikum *Nitrofurantoin-ratiopharm* legte 2003 in den Verordnungszahlen zu, während, wie schon in den Vorjahren, das Originalpräparat *Furadantin* deutlich abnahm (Tabelle 48.3). Bei der Behandlung der unkomplizierten Zystitis bei Frauen hat Nitrofurantoin eine deutlich geringere Eradikationsrate als Co-trimoxazol (Hooton et al. 1995). Aus diesem Grunde wurde Nitrofurantoin nicht als Standardtherapie in die Leitlinie der Infectious Diseases Society of America zur Behandlung dieser Harnwegsinfektion aufgenommen (Warren et al. 1999). Wegen seltener, aber schwerwiegender Nebenwirkungen (Malinverni et al. 1996) ist der *therapeutische* Einsatz von Nitrofurantoin nicht mehr zu rechtfertigen (Simon und Stille 2000).

Der *prophylaktische* Einsatz von Nitrofurantoin wird kontrovers diskutiert. Eine sechsmonatige prophylaktische Behandlung mit Nitrofurantoin, Co-trimoxazol oder Trimethoprim war bei Patientinnen mit rezidivierenden Harnwegsinfekten im Vergleich zu Placebo wirksam, wobei zwischen den drei Substanzen kein Unterschied beobachtet wurde. Nach Therapieende zeigte sich jedoch kein prophy-

Tabelle 48.3: Verordnungen von urologischen Antiinfektiva 2003. Angegeben sind die 2003 verordneten Tagesdosen, die Änderungen gegenüber 2002 und die mittleren Kosten je DDD 2003.

Präparat	Bestandteile	DDD in Mio.	Änderung in %	DDD-Kosten in €
Nitrofurantoin				
Nitrofurantoin-ratiopharm	Nitrofurantoin	2,6	(+7,8)	0,34
Uro-Tablinen	Nitrofurantoin	1,5	(+30,3)	0,73
Furadantin	Nitrofurantoin	1,2	(−9,3)	0,42
Nifurantin	Nitrofurantoin	0,9	(+19,8)	0,52
Nifuretten	Nitrofurantoin	0,2	(+1,8)	1,68
		6,5	(+9,6)	0,51
Andere Chemotherapeutika				
Nitroxolin Chephasaar	Nitroxolin	0,8	(−6,1)	3,66
Uro-Nebacetin N	Neomycin	0,4	(−15,5)	5,42
Cysto-Myacyne N	Neomycin	0,3	(−10,0)	4,57
		1,5	(−9,5)	4,32
Pflanzliche Mittel				
Cystinol akut	Bärentrauben-blätterextrakt	0,8	(−5,9)	1,56
Uvalysat	Bärentrauben-blätterextrakt	0,3	(−10,0)	1,48
		1,0	(−7,0)	1,54
Kombinationspräparate				
Urospasmon sine	Nitrofurantoin Sulfadiazin	0,6	(+64,4)	2,85
Nifurantin B6	Nitrofurantoin Vitamin B6	0,3	(−23,0)	2,17
		1,0	(+18,4)	2,62
Summe		10,0	(+5,1)	1,39

laktischer Effekt mehr (Stamm et al. 1980). In Placebo-kontrollierten Untersuchungen an Kindern mit neurogener Blase wurde in einer dreimonatigen Studie eine effektive Prophylaxe mit Nitrofurantoin beobachtet (Johnson et al. 1994), in einer sechsmonatigen Studie jedoch nicht (Schlager et al. 1998). Die Wirksamkeit von Nitrofurantoin bei der Prophylaxe chronisch-rezidivierender Harnwegsinfektionen gilt daher als nicht gesichert, auch wenn sie von vielen

Urologen, vor allem bei Kindern, eingesetzt wird. Schwere Nebenwirkungen scheinen im Kindesalter allerdings wesentlich seltener zu sein als bei Erwachsenen (Coraggio et al. 1989, Uhari et al. 1996).

Nitroxolin (*Nitroxolin Chephasaar*) ist ein älteres Nitrochinolinderivat. Wegen seiner schwachen Wirkung und geringen Erfolgsquote (nur bei 40% der Fälle) ist es schon lange nicht mehr zeitgemäß. Seine Verordnungshäufigkeit ist auch 2003 gegenüber dem Vorjahr zurückgegangen (Tabelle 48.3).

48

Ähnlich kontrovers wird die lokale Instillation von Neomycin (*Uro-Nebacetin N*) in die Blase beurteilt. Das veraltete, oto- und nephrotoxische Aminoglykosid sollte wegen häufiger Unwirksamkeit, Resistenzentwicklung und dazu Allergisierungsgefahr auch zur Instillationsbehandlung nicht mehr eingesetzt werden (Simon und Stille 2000). Wenn überhaupt noch intravesikale Spülungen vorgenommen werden, sollten Antiseptika (z. B. Chlorhexidin) bevorzugt werden.

Neben den urologischen Chemotherapeutika werden auch Phytotherapeutika eingesetzt (*Cystinol akut, Uvalysat*). Ihre Verordnung nahm 2003 wieder ab. Der in diesen Präparaten enthaltene Bärentraubenblätterauszug (Arctostaphylos uva ursi) wurde bereits vor über 100 Jahren als Mittel zur Behandlung von Harnwegsinfekten beschrieben. Wirksamer Inhaltsstoff ist das Hydrochinonglykosid Arbutin, das im Körper über einen Zwischenschritt zu Hydrochinon umgewandelt wird und bei alkalischem Harn-pH schwach desinfizierend wirkt. Hydrochinon wurde als einer der Benzolmetabolite identifiziert, die sich im Knochenmark anreichern und Ursache der benzolinduzierten Leukämie sind (Snyder et al. 1993). Aus Gründen des vorbeugenden Gesundheitsschutzes sollte der Bärentraubenblätterextrakt einer zeitgemäßen Risikoabschätzung unterzogen werden. Eine toxikologische Prüfung erscheint auch deshalb geboten, weil Bärentraubenblätterextrakt nicht nur in den genannten Monopräparaten, sondern auch in Kombinationspräparaten (*z.B. Cystinol*) enthalten ist. Auch im Jahr 2003 fiel die verordnete Gesamtmenge dieser Zubereitungen wie in den Vorjahren wieder deutlich ab. Legt man eine mittlere Behandlungsdauer von 14 Tagen zugrunde, wurden im Jahr 2003 immer noch fast 130.000 Verordnungen von bärentraubenblätterhaltigen Urologika ausgestellt.

Urologische Spasmolytika

Urologische Spasmolytika werden zur Behandlung der Harninkontinenz eingesetzt. Die anticholinerge Wirkung dieser Medikamente soll in der Blase hauptsächlich den Detrusortonus senken. Bei der Beurteilung der therapeutischen Wirksamkeit urologischer Spasmolytika muß die Ätiologie der Blasenfunktionsstörung beachtet werden, da sich daraus unterschiedliche Effizienzraten ableiten. So ist bei erhöhter Detrusoraktivität infolge neurologischer Erkrankungen, die mit Drang- oder Reflexinkontinenz einhergeht (Hyperreflexie), eine höhere Wirksamkeit von Anticholinergika zu erwarten als bei instabiler Blase, die beispielsweise der weit verbreiteten Inkontinenz geriatrischer Pflegepatienten zugrunde liegt. Bei Überlaufinkontinenz (z. B. durch Prostatahyperplasie) oder Belastungsinkontinenz (z. B. durch Sphinkterinsuffizienz) sollten operative Verfahren mit kausalem Behandlungsziel immer differentialtherapeutische Priorität erhalten. Bei der häufigen Dranginkontinenz können Harnwegsentzündungen vorliegen, die einen kausalen Behandlungsansatz ermöglichen. In jedem Fall sollte die Entscheidung zur pharmakologischen Behandlung der Harninkontinenz auf gründlicher Anamnese und suffizienter Differentialdiagnostik beruhen, im Idealfall auf einer Untersuchung der Urodynamik.

Die Heterogenität der Symptomatik, die Vielfalt der pathophysiologischen Faktoren sowie ein Mangel an differentialdiagnostischen Erwägungen bei der Definition von Ein- und Ausschlusskriterien ist vermutlich die Ursache dafür, daß sich trotz einer wachsenden Zahl von klinischen Studien kein eindeutiges Bild des therapeutischen Stellenwertes von anticholinergen Spasmolytika in der Behandlung der Harninkontinenz ergibt. Erschwert wird die Quantifizierung von Therapieeffekten zudem durch die relativ hohen Ansprechraten in den Placeboarmen. Dies betont den Wert einer intensiven therapeutischen Betreuung dieser Patienten, z. B. durch spezielles Verhaltenstraining (Physiotherapie). In einer Übersichtsarbeit sind die verschiedenen therapeutischen Situationen sowie die zur Inkontinenzbehandlung zur Verfügung stehenden Substanzen ausführlich beschrieben (Thüroff et al. 1998). Dreizehn Präparate dieser Gruppe gehörten im Jahr 2003 zu den 3000 meistverordneten Medikamenten. Fast ausnahmslos zeigte sich eine deutliche Zunahme (Tabelle 48.4).

Mehr als 40% der Verordnungen entfielen auf das Parasympatholytikum Trospiumchlorid (Tabelle 48.4), das als Spasmolytikum bei

Tabelle 48.4: Verordnungen von urologischen Spasmolytika 2003. Angegeben sind die 2003 verordneten Tagesdosen, die Änderungen gegenüber 2002 und die mittleren Kosten je DDD 2003.

Präparat	Bestandteile	DDD in Mio.	Änderung in %	DDD-Kosten in €
Trospiumchlorid				
Spasmex Tabl.	Trospiumchlorid	17,9	(+13,9)	1,25
Spasmolyt	Trospiumchlorid	6,5	(+2,3)	1,45
Trospi	Trospiumchlorid	2,0	(+16,6)	0,95
Spasmo-Urgenin TC	Trospiumchlorid	1,1	(−14,2)	4,57
		27,4	(+9,8)	1,41
Oxybutynin				
Spasyt	Oxybutynin	2,6	(+9,5)	0,88
Oxybutynin-ratiopharm	Oxybutynin	1,7	(+20,7)	0,94
Oxymedin	Oxybutynin	1,2	(+12,1)	1,07
Oxybutynin STADA	Oxybutynin	1,1	(+30,8)	0,87
Oxybutynin von ct	Oxybutynin	0,8	(+18,5)	0,95
		7,3	(+16,1)	0,93
Andere Spasmolytika				
Detrusitol	Tolterodin	20,3	(+12,2)	2,23
Mictonorm	Propiverin	8,5	(+17,9)	1,58
Mictonetten	Propiverin	0,9	(+8,0)	2,55
Spasuret	Flavoxat	0,8	(+4,3)	1,94
		30,4	(+13,3)	2,05
Summe		65,2	(+12,1)	1,65

48

vegetativ bedingten Blasenfunktionsstörungen und gegen Spasmen der glatten Muskulatur im Gastrointestinaltrakt eingesetzt wird. In einer kontrollierten Studie an rückenmarksverletzten Patienten erhöhte Trospiumchlorid die maximale Blasenkapazität von 171 auf 302 ml, während unter Placebo nur eine Zunahme um 3 ml zu beobachten war (Stöhrer et al. 1991). Daten zur Inkontinenz konnten naturgemäß nicht erhoben werden, da es sich in den meisten Fällen um Patienten mit regelmäßiger Katheterisierung handelte.

Das früher häufig verwendete Anticholinergikum Oxybutynin legte wie auch im Vorjahr wieder deutlich zu (Tabelle 48.4). Oxybutynin gilt vielfach als Standardpräparat und ist sehr häufig in klinischen Studien geprüft worden. Auf die wichtigsten Ergebnisse sei deshalb kurz eingegangen. Während in einigen Studien eine signifikante Erhöhung der maximalen Blasenkapazität um 20–30% beobachtet wurde (Riva und

Casolati 1984, Moore et al. 1990, Thüroff et al. 1991), waren in anderen Studien die Ergebnisse nicht signifikant (Tapp et al. 1990, Wehnert und Sage 1992, Iselin et al. 1997). Die Inkontinenzhäufigkeit als Kernsymptom einer Detrusorinstabilität bei geriatrischen Patienten wurde nur in zwei von sieben Placebo-kontrollierten Studien signifikant beeinflußt (Tabelle 48.5). In einer Dranginkontinenzstudie mit positivem Ergebnis war eine Verhaltenstherapie allerdings deutlich effektiver als Oxybutynin (Burgio et al. 1998). Daher sind andere Verfahren nach wie vor bedeutsam für die Behandlung dieser häufigen Inkontinenzform.

Tabelle 48.5: Wirkung von urologischen Spasmolytika und Physiotherapie auf die Inkontinenz bei Patienten mit erhöhter Detrusoraktivität. Ergebnisse randomisierter, doppelblinder, Placebo-kontrollierter Studien. NA : nicht angegeben.

Studie	Fall-zahl	Dauer (Tage)	Inkontinenzhäufigkeit/Woche Placebo vor/nach	Verum vor/nach	p-Wert
Oxybutynin					
Ouslander et al. (1988)	14	42	24,5/15,4	24,5/16,5	< 0,10
Zorzitto et al. (1989)	18	8	NA/19,1	NA/17,4	0,57
Szonyi et al. (1995)	57	42	7,0/0,0	10,0/2,2	kein
Ouslander et al. (1995)	75	3	20,1/18,0	20,1/15,4	0,48
Burgio et al. (1998)	197	56	15,4/8,2	15,9/5,7	< 0,005
Abrams et al. (1998)	175	84	23,1/16,8	18,2/6,3	0,023
Drutz et al. (1999)	71	84	24,5/18,2	23,1/9,1	0,10
Tolterodin					
Abrams et al. (1998)	174	84	23,1/16,8	16,8/11,2	0,22
Millard et al. (1999)	316	84	24,5/15,4	25,2/12,6	0,19
Larsson et al. (1999)	319	14	27,3/17,5	25,9/14,7	0,18
Drutz et al. (1999)	93	84	24,5/18,2	25,9/13,3	0,063
Van Kerrebroeck et al. (2003)	1529	84	23,1/16,1	22,4/10,5	< 0,0001
Malone-Lee et al. (2003)	177	28	35,7/35,7	19,6/14,7	0,007
Zinner et al. (2003)					
20–65 J.	576	84	23,2/15,8	21,4/9,4	0,001
über 65 Jahre	437	84	23,4/17,1	23,2/11,7	0,001
Physiotherapie					
Burgio et al. (1998)	197	56	15,4/8,2	15,8/2,8	0,005
Wyman et al. (1998)	204	84		14,9/6,8	0,004
McDowell et al. (1999)	105	56	28,7/24,5	28,0/12,6	0,001
Jansen et al. (2003)	530	90		14,4/6,0	0,001
Subak et al. (2003)	152	42	13,2/11,0	9,6/5,2	0,001

Das 1998 eingeführte Tolterodin (*Detrusitol*) hat auch im Jahr 2003 mit dem zweitgrößten Verordnungsanteil in der Gruppe der urologischen Spasmolytika seinen Platz behauptet (Tabelle 48.4). In neueren Übersichten wurden die wichtigsten klinischen Studien Metaanalysen unterzogen (Guay 1999, Chapple 2000, Harvey et al. 2003). Zum einen wird für beide Substanzen eine Wirksamkeit gegenüber Placebo konstatiert. Zum anderen wird Tolterodin im Vergleich zu Oxybutynin bei ähnlicher Wirksamkeit eine geringere Frequenz anticholinerger Nebenwirkungen bescheinigt. Allerdings ist in der Analyse von Harvey et al. (2003) zumindest bei Patienten mit so genannter Dranginkontinenz auch eine etwas höhere therapeutische Effizienz von Oxybutinin konstatiert worden. Die Analyse der Einzelstudien zeigt, daß Tolterodin bei Inkontinenz in drei von sieben – wenn auch methodisch sehr heterogenen – Therapiestudien signifikant wirksamer als Placebo war (Tabelle 48.5).

Die Einschätzung eines geringen therapeutischen Nutzens der spasmolytischen Anticholinergika wird durch einen aktuellen systematischen Review 32 publizierter klinischer Studien eindrucksvoll unterstrichen: Er kommt zu dem Schluß, daß die Wirkung dieser Präparate im Vergleich zu Placebo eher in ihren unerwünschten Effekten wie Mundtrockenheit zum Ausdruck kommt als in einer klinisch relevanten Kontinenzverbesserung (Herbison et al. 2003). Auch durch Verhaltens- und Physiotherapie wurde in mehreren Studien eine einheitliche Besserung der Inkontinenz um 50–80% erreicht (Tabelle 48.5). Ein ähnliches Ergebnis zeigten zwei systematische Cochrane Reviews von 43 Studien über Beckenbodentraining bei Stressinkontinenz und gemischter Inkontinenz sowie 7 Studien über Blasentraining bei Dranginkontinenz (Hay-Smith et al. 2003, Roe et al. 2003). Nichtmedikamentöse Verfahren werden daher weiterhin als Therapie der ersten Wahl für die verschiedenen Inkontinenzformen empfohlen.

Die Verordnungen des älteren Muscarinrezeptorantagonisten Propiverin (*Mictonetten*, *Mictonorm*) nahmen im Jahr 2003 deutlich zu (Tabelle 48.4). Flavoxat (*Spasuret*) hatte auch im Jahr 2003 den geringsten Verordnungsanteil unter den genannten urologischen Spasmolytika.

Urolithiasismittel und Kathetermittel

Mittel zur Behandlung der Urolithiasis wurden, wie schon in den Vorjahren, auch 2003 mit rückläufiger Tendenz verordnet. Sie haben nur einen geringen Anteil am gesamten Verordnungsvolumen der Urologika (Tabelle 48.6). Citrathaltige Präparate (*Blemaren N, Uralyt-U Granulat*) erhöhen die renale Bikarbonatausscheidung und bewirken dadurch eine Harnalkalisierung. Sie werden zur Prophylaxe von Cystin- und Harnsäuresteinen eingesetzt. Zusätzlich kann durch sie eine Hypocitraturie, die mit einem erhöhten Risiko für calciumhaltige Nierensteine einhergeht, korrigiert werden. Die Aminosäure L-Methionin (z. B. *Acimethin*) wird zur Ansäuerung des Urins verwendet. Neben ihrer Indikation zur Prophylaxe von Phosphatsteinen wird sie als Antidot bei Paracetamolvergiftung als SH-Gruppendonor eingesetzt.

Kathetermittel enthalten das Lokalanästhetikum Lidocain zusammen mit einem Antiseptikum und werden zur Vermeidung von Schmerzen bei der transurethralen Harnblasenkatheterisierung angewendet. *Instillagel* stellte mit 1,7 Mio. DDD über 80% der gesamten Verordnungszahlen dieser Gruppe (Tabelle 48.6). Bei Betrachtung des 10- bis 17-fach höheren Preises der weiteren Präparate (*Peha Katheter-*

Tabelle 48.6: Verordnungen von Urolithiasismitteln 2003. Angegeben sind die 2003 verordneten Tagesdosen, die Änderungen gegenüber 2002 und die mittleren Kosten je DDD 2003.

Präparat	Bestandteile	DDD in Mio.	Änderung in %	DDD-Kosten in €
Methionin				
Acimethin	L-Methionin	3,5	(−10,7)	1,64
Methionin Stada	L-Methionin	1,1	(−8,3)	1,14
Uromethin	L-Methionin	0,8	(−4,4)	1,25
Methionin AL	L-Methionin	0,7	(+27,6)	1,10
Methiotrans	L-Methionin	0,7	(−32,7)	1,69
Acimol	L-Methionin	0,6	(> 1000)	1,14
		7,4	(−1,9)	1,43
Kombinationen				
Uralyt-U Granulat	Kalium-natrium-hydrogencitrat	2,0	(−6,8)	0,90
Blemaren N	Citronensäure Kaliumhydrogencarbonat Natriumcitrat	1,8	(−10,7)	1,86
		3,8	(−8,7)	1,36
Summe		11,2	(−4,3)	1,41

Tabelle 48.7: Verordnungen von Kathetermitteln 2003. Angegeben sind die 2003 verordneten Tagesdosen, die Änderungen gegenüber 2002 und die mittleren Kosten je DDD 2003.

Präparat	Bestandteile	DDD in Mio.	Änderung in %	DDD-Kosten in €
Instillagel	Lidocain Chlorhexidindigluconat	1,7	(+2,7)	1,35
Peha Katheterset	Lidocain Chlorhexidingluconat Povidon-Iod	0,3	(−10,3)	14,58
Katheterset Tyco	Lidocain Chlorhexidingluconat Povidon-Iod	0,0	(−17,0)	22,67
Katheterset Braun	Lidocain Chlorhexidingluconat Povidon-Iod	0,0	(−10,6)	14,72
Summe		2,1	(−0,3)	4,03

48

set, *Katheterset Tyco, Katheterset Braun*) muß allerdings berücksichtigt werden, daß hier der Katheter und weiteres zur Katheterisierung notwendige Material enthalten ist.

Sonstige Urologika

Bei den „sonstigen Urologika" handelt es sich um eine heterogene Gruppe meist pflanzlicher Arzneimittel, die zur Behandlung von Miktionsstörungen und Harnwegsinfektionen angeboten werden. Zum Teil überschneiden sich die empfohlenen Anwendungsgebiete dieser Substanzen mit denen von Urologika spezifischer Indikationen, die bereits in anderen Abschnitten dieses Kapitels besprochen wurden (s. oben).

In den letzten Jahren sind viele Kombinationspräparate in Monopräparate umgewandelt worden, wodurch jedoch die grundsätzlichen Probleme dieser Gruppe nicht gelöst wurden. Noch immer werden zahlreiche Präparate (z. B. *Canephron N, Cystinol*) zur „unspezifischen Durchspülungstherapie" bei Harnwegsinfektionen bis hin zur Pyelonephritis angeboten. Es handelt sich um veraltete Therapiekonzepte, die sogar gefährlich sein können, wenn dadurch eine rasche und wirksame antibiotische Therapie versäumt wird. Des weiteren können in bestimmten Situationen (z. B. Herz- oder Niereninsuffizienz) durch Flüssigkeitsretention gefährliche Hypervolämien auftreten. Auch wenn für neuere Monopräparate wie *Urol mono* die „Durchspülungstherapie" als Anwendungsgebiet amtlich zugelassen wurde, bleibt diese Indikation weiterhin medizinisch fragwürdig.

Die in Tabelle 48.8 gelistete Gruppe der sonstigen Urologika war in den Verordnungszahlen 2003 fast ausnahmslos rückläufig. Dennoch verursachten diese Urologika, deren Nutzen wissenschaftlich nicht begründet ist, 2003 Kosten von fast 20 Mio €.

Tabelle 48.8: Verordnungen von sonstigen Urologika 2003. Angegeben sind die 2003 verordneten Tagesdosen, die Änderungen gegenüber 2002 und die mittleren Kosten je DDD 2003.

Präparat	Bestandteile	DDD in Mio.	Änderung in %	DDD-Kosten in €
Monopräparate				
Nomon mono	Kürbissamenextrakt	4,1	(−9,5)	0,63
Uro-Vaxom	E.coli-Fraktionen	3,5	(−14,4)	1,37
Uvirgan mono	Kürbissamenextrakt	3,0	(+1,6)	0,98
CYSTO FINK Mono	Goldrutenkrautextrakt	2,2	(−20,7)	1,04
Cystinol long	Goldrutenkrautextrakt	1,0	(+1,6)	1,18
Urol mono/ -Brause	Goldrutenkrautextrakt	0,7	(−1,1)	2,85
Solidago Steiner	Goldrutenkrautextrakt	0,2	(−4,0)	2,14
		14,7	(−9,5)	1,10
Kombinationspräparate				
Inconturina SR	Goldrutenkrautextrakt Gewürzsumachwurzelrindenextrakt	1,9	(−13,1)	0,43
Canephron/-N	Tausendgüldenkraut Liebstöckelwurzel Rosmarinblätter	1,0	(−13,9)	0,95
Cystinol	Birkenblätterextrakt Schachtelhalmextrakt Riesengoldrutenextrakt Bärentraubenblätterextrakt	0,8	(−10,5)	1,10
Angocin Anti-Infect N	Kapuzinerkressenkraut Meerrettichwurzel	0,4	(−0,6)	1,68
		4,0	(−11,8)	0,80
Summe		18,7	(−10,0)	1,04

Literatur

AWMF-Leitlinien-Register Nr. 043/035, Therapie des Benignen Prostata-Syndroms (BPS), http://www.uni-duesseldorf.de/AWMF/ll/urol-035.htm

Abrams P, Freeman R, Anderström C, Mattiasson A (1998): Tolterodine, a new antimuscarinic agent: as effective but better tolerated than oxybutynin in patients with an overactive bladder. Br J Urol 81: 801–810.

Berges RR, Windeler H, Trampisch HJ, Senge T and the β-sitosterol study group (1995): Randomised, placebo-controlled, double-blind clinical trial of β-sitosterol in patients with benign prostatic hyperplasia. Lancet 345: 1529–1532.

Boyle P, Gould AL, Roehrborn CG (1996): Prostate volume predicts outcome of treatment of benign prostatic hyperplasia with finasteride: meta-analysis of randomized clinical trials. Urology 48: 398–405.

Burgio KL, Locher JL, Goode PS, Hardin JM, McDowell BJ et al (1998): Behavioral vs drug treatment for urge urinary incontinence in older women. A randomized controlled trial. JAMA 280: 1995–2000.

Buzelin JM, Fonteyne E, Kontturi M, Witjes WP, Khan A (1997): Comparison of tamsulosin with alfuzosin in the treatment of patients with lower urinary tract symptoms suggestive of bladder outlet obstruction (symptomatic benign prostatic hyperplasia). The European Tamsulosin Study Group. Br J Urol 80: 597–605.

Caine M, Raz S, Ziegler M (1975): Adrenergic and cholinergic receptors in the human prostate., prostatic capsule, and bladder neck. Brit J Urol 27: 193–202.

Chapple CR (1996): Selective α_1-adrenoceptor antagonists in benign prostatic hyperplasia: rationale and clinical experience. Eur Urol 29: 129–144.

Chapple CR (2000): Muscarinic receptor antagonists in the treatment of overactive bladder. Urology 55 (5A Suppl.): 33–46.

Cobb MM, Salen G, Tint GS (1997): Comparative effect of dietary sitosterol on plasma sterols and cholesterol and bile acid synthesis in a sitosterolemic homozygote and heterozygote subject. J Am Coll Nutr 16: 605–613.

Coraggio MJ, Gross TP, Roscelli JD (1989): Nitrofurantoin toxicity in children. Pediatr Infect Dis J 8: 163–166.

Dreikorn K (2003): The role of phytotherapy in treating lower urinary tract symptoms and benign prostatic hyperplasia. World J Urol 19: 426–435.

De Mey C, Michel MC, McEwen J, Moreland T (1998): A double-blind comparison of terazosin and tamsulosin on their differential effects on ambulatory blood pressure and nocturnal orthostatic stress testing. Eur Urol 33: 481–488.

Drutz HP, Appell RA, Gleason D, Klimberg I, Radomski S (1999): Clinical efficacy and safety of tolterodine compared to oxybutynin and placebo in patients with overactive bladder. Int Urogynecol J 10: 283–289.

Editorial (1988): Medical treatment of benign prostatic hyperplasia. Lancet I: 1083–1084.

Flanigan RC, Reda DJ, Wasson JH, Anderson RJ, Abdellatif M, Bruskewitz RC (1998): 5-year outcome of surgical resection and watchful waiting for men with moderately symptomatic benign prostatic hyperplasia: a Department of Veterans Affairs cooperative study. J Urol 160: 12–16.

48

Foglar R, Shibata K, Horie K, Hirasawa A, Tsujimoto G (1995): Use of recombinant α_1-adrenoceptors to characterize subtype selectivity of drugs for the treatment of prostatic hypertrophy. Eur J Pharmacol 288: 201–207.

Goepel M, Hecker U, Krege S, Rubben H, Michel MC (1999): Saw palmetto extracts potently and noncompetitively inhibit human alpha$_1$-adrenoceptors in vitro. Prostate 38: 208–215.

Grasso M, Montesano A, Buonaguidi A, Castelli M, Lania C et al (1995): Comparative effects of alfuzosin versus Serenoa repens in the treatment of symptomatic benign prostatic hyperplasia. Arch Esp Urol 48: 97–103.

Guay DRP (1999): Tolterodine, a new antimuscarinic drug for treatment of bladder overactivity. Pharmacotherapy 19: 267–280.

Hadorn DC, Baker D, Hodges JS, Hicks N (1996): Rating the quality of evidence for clinical practice guidelines. J Clin Epidemiol 49: 749–754.

Harvey M-A, Baker K, Wells GA (2003): Tolterodine versus oxybutynin in the treatment of urge urinary incontinence: A meta-analysis. Am J Obstet Gynecol 185: 56–61.

Hay-Smith EJ, Bo Berghmans LC, Hendriks HJ, de Bie RA van Waalwijk van Doorn ES (2003): Pelvic floor muscle training for urinary incontinence in women. Cochrane Database Syst. Rev. 2003 (1): CD001407.

Herbison P, Hay-Smith J, Ellis G, Moore K (2003): Effectiveness of anticholinergic drugs compared with placebo in the treatment of overactive bladder: systematic review. Brit Med J 326: 841–847.

Hooton TM, Winter C, Tiu F, Stamm WE (1995): Randomized comparative trial and cost analysis of 3-day antimicrobial regimens for treatment of acute cystitis in women. JAMA 273: 41–45.

Iselin CE, Schmidlin F, Borst F, Rohner S, Graber P (1997): Oxybutynin in the treatment of early detrusor instability after transurethral resection of the prostate. Brit J Urol 79: 915–919.

Janssen CCM, Lagro-Janssen ALM, Felling AJA (2003): The effects of physiotherapy for female urinary incontinence: individual compared with group treatment. Brit J Urol Int 87: 201–206.

Johnson HW, Anderson JD, Chambers GK, Arnold WJ, Irwin BJ, Brinton JR (1994): A short-term study of nitrofurantoin prophylaxis in children managed with clean intermittent catheterization. Pediatrics 93: 752–755.

Klippel KF, Hiltl DM, Schipp B (1997): A multicentric, placebo-controlled, double-blind clinical trial of β-sitosterol (phytosterol) for the treatment of benign prostatic hyperplasia. Brit J Urol 80: 427–432.

Larsson G, Hallén B, Nilvebrant L (1999): Tolterodine in the treatment of overactive bladder: analysis of the pooled phase II efficacy and safety data. Urology 53: 990–998.

Lepor H, Williford WO, Barry MJ, Brawer MK, Dixon CM et al (1996): The efficacy of terazosin, finasteride, or both in benign prostatic hyperplasia. N Engl J Med 335: 533–539.

Malinverni R, Hoigné R, Sonntag R (1996): Sulfonamides, other folic acid antagonists and miscellaneous antibacterial drugs. In: Dukes MNG (ed): Meyler's side effects of drugs. 13th ed Elsevier, Amsterdam Lausanne New York Oxford Shannon Tokyo, pp 843–871.

48

Malone-Lee JG, Walsh JB, Maugourd M-F and the Tolterodine in the Elderly Study Group (2003): Tolterodine: A safe and effective treatment for older patients with overactive bladder. J Am Geriatr Soc 49: 700–705.

McConnell JD, Roehrborn CG, Bautista OM, Andriole GL Jr, Dixon CM et al for the Medical Therapy of Prostatic Symptoms (MTOPS) Research Group (2003): The long-term effect of doxazosin, finasteride, and combination therapy on the clinical progression of benign prostatic hyperplasia. N Engl J Med 349: 2387–2398.

McDowell BJ, Engberg S, Sereika S, Donovan N, Jubeck ME, Weber E, Engberg R (1999): Effectiveness of behavioral therapy to treat incontinence in homebound older adults. J Am Geriatr Soc 47: 309–318.

Millard R, Tuttle J, Moore K, Susset J, Clarke B, Dwyer P, Davis BE (1999): Clinical efficacy and safety of tolterodine compared to placebo in detrusor overactivity. J Urol 161: 1551–1555.

Moore KH, Hay DM, Imrie AE, Watson A, Goldstein M (1990): Oxybutynin hydrochloride (3 mg) in the treatment of women with idiopathic detrusor instability. Brit J Urol 66: 479–485.

Ouslander JG, Blaustein J, Connor A, Pitt A (1988): Habit training and oxybutynin for incontinence in nursing home patients: a placebo-controlled trial. J Am Geriatr Soc 36: 40–46.

Ouslander JG, Schnelle JF, Uman G, Fingold S, Nigam JG et al (1995): Does oxybutynin add to the effectiveness of prompted voiding for urinary incontinence among nursing home residents? A placebo-controlled trial. J Am Geriatr Soc 43: 610–617.

Riva D, Casolati E (1984): Oxybutynin chloride in the treatment of female idiopathic bladder instability. Results from double blind treatment. Clin Exp Obst Gyn 11: 37–42.

Roe B, Williams K, Palmer M (2003): Bladder training for uninary incontinence in adults (Cochrane Review). In: The Cochrane Library, Issue 2, 2003. Oxford: Update Software.

Schlager TA, Anderson S, Trudell J, Hendley JO (1998): Nitrofurantoin prophylaxis for bacteriuria and urinary tract infection in children with neurogenic bladder on intermittent catheterization. J Pediatr 132: 704–708.

Simon C, Stille W (2000): Antibiotika-Therapie in Klinik und Praxis. 10. Aufl., Schattauer, Stuttgart New York, S. 238–241, 247–252.

Snyder R, Witz G, Goldstein BD (1993): The toxicology of benzene. Environ Health Perspect 100: 293–306.

Stamm WE, Counts GW, Wagner KF, Martin D, Gregory D et al (1980): Antimicrobial prophylaxis of recurrent urinary tract infections: a double-blind, placebo-controlled trial. Ann Intern Med 92: 770–775.

Stöhrer M, Bauer P, Giannetti BM, Richter R, Burgdörfer H, Mürtz G (1991): Effect of trospium chloride on urodynamic parameters in patients with detrusor hyperreflexia due to spinal cord injuries. Urol Int 47: 138–143.

Subak LL, Quesenberry CP, Posner SF, Cattolica E, Soghikian K (2003): The effect of behavioral therapy on urinary incontinence: a randomized controlled trial. Obstet Gynecol 100: 72–78.

48

Szonyi G, Collas DM, Ding YY, Malone-Lee JG (1995): Oxybutynin with bladder retraining for detrusor instability in elderly people: a randomized controlled trial. Age Ageing 24: 287–291.

Tapp AJS, Cardozo LD, Versi E, Cooper D (1990): The treatment of detrusor instability in postmenopausal women with oxyxbutynin chloride: a double blind placebo controlled study. Brit J Obstet Gynaec 97: 521–526.

Thüroff JW, Bunke B, Ebner A, Faber P, de Geeter P et al (1991): Randomized, double-blind, multicenter trial on treatment of frequency, urgency and incontinence related to detrusor hyperactivity: oxybutynin versus propantheline versus placebo. J Urol 145: 813–817.

Thüroff JW, Chartier-Kastler E, Corcus J, Humke J, Jonas U et al (1998): Medical treatment and medical side effects in urinary incontinence in the elderly. World J Urol 16 (suppl): S48–S61.

Uhari M, Nuutinen M, Turtinen J (1996): Adverse reactions in children during longterm antimicrobial therapy. Pediatr Infect Dis 15: 404–418.

Van Kerrebroeck PEVA, Kreder K, Jonas U, Zinner N, Wein A for the Tolterodine Study Group (2003): Tolterodine once-daily: superior efficacy and tolerability in the treatment of the overactive bladder. Urology 57: 414–421.

Warren JW, Abrutyn E, Hebel JR, Johnson JR, Schaeffer AJ, Stamm WE for the Infectious Diseases Society of America (IDSA) (1999): Guidelines for antimicrobial treatment of uncomplicated acute bacterial cystitis and acute pyelonephritis in women. Clin Infect Dis 29: 745–758.

Wehnert J, Sage S (1992): Therapie der Blaseninstabilität und Urge-Inkontinenz mit Propiverin hydrochlorid (Mictonorm®) und Oxybutyninchlorid (Dridase®) – eine randomisierte Cross-over-Vergleichsstudie. Akt Urol 23: 7–11.

Wyman JF, Fantl JA, McClish DK, Bump RC (1998): Comparative efficacy of behavioral interventions in the management of female urinary incontinence. Continence Program for Women Research Group. Am J Obstet Gynecol 179: 999–1007.

Zinner NR, Mattiasson A, Stanton SL (2003): Efficacy, safety, and tolerability of extended-release once-daily tolterodine treatment for overactive bladder in older versus younger patients. J Am Geriatr Soc 50: 799–807.

Zorzitto ML, Holliday PJ, Jewett MAS, Herschorn S, Fernie GR (1989): Oxybutynin chloride for geriatric urinary dysfunction: a double-blind placebo-controlled study. Age Ageing 18: 195–200.

48

49. Venenmittel

UWE FRICKE

AUF EINEN BLICK

Verordnungsprofil

Verordnungsstärkste Gruppe der Venenmittel sind die topischen Heparinpräparate. Orale Venenmittel decken etwa ein Drittel des Marktsegments ab.

Bewertung

Wichtigste therapeutische Maßnahme bei Venenkrankheiten ist die Kompressionsbehandlung. Eine systemische medikamentöse Therapie hat allenfalls adjuvanten Charakter. Die Wirksamkeit topischer Venenmittel ist nicht belegt und wird in Leitlinien einschlägiger Fachgesellschaften auch nicht erwähnt.

Trend

Die Verordnung der Venenmittel ist weiterhin deutlich rückläufig und hat in den letzten 10 Jahren um mehr als 80% abgenommen.

Venenmittel werden zur adjuvanten Therapie von venösen Rückflußstörungen infolge primärer Varikosis oder chronischer Veneninsuffizienz eingesetzt. Ursachen können Venenerweiterungen mit Klappeninsuffizienz oder Stenosen und Verschlüsse, meist durch tiefe Beinvenenthrombosen, sein. Die Befunde reichen – neben subjektiven Beschwerden wie Schwere- und Spannungsgefühl bzw. Schmerzen – je nach Dauer der Störung von Ödemen, Corona phlebectatica paraplantaris, weißer Atrophie, Dermatoliposklerose, Hyperpigmentierung bis hin zum Ulcus cruris. Primäres Ziel einer Behandlung dieser Erkrankungen ist die Verbesserung der Zirkulation in den erkrankten Gefäßen durch Aktivierung der Muskelpumpe sowie die Beseitigung von Stauung, Schwellung und trophischen Hautschäden.

Bei allen Venenkrankheiten sind Allgemeinmaßnahmen wie Gewichtsreduktion bei Übergewicht, Vermeiden von langem Sitzen oder Stehen, Hochlagerung der Beine beim Sitzen sowie Aktivierung der Muskelpumpe durch Bewegung und Sport Grundlage der Therapie. Bei Varizen stehen neben der Kompressionsbehandlung (phlebologischer Kompressionsverband, medizinischer Kompressionsstrumpf) operative Maßnahmen und Varizenverödung im Vordergrund. Beim postthrombotischen Syndrom ist die Kompressionsbehandlung Therapie der Wahl (Hach-Wunderle 1995, Gallenkemper et al. 1998, Deutsche Dermatologische Gesellschaft und Berufsverband der Deutschen Dermatologen 1998, Schadeck 2003, Arzneimittelkommission der deutschen Ärzteschaft 2003, Rabe et al. 2004).

Die Wirksamkeit der Kompressionstherapie ist durch beschleunigte Ulkusheilung, Senkung der Ulkusrezidivrate und Verminderung der prozentualen Häufigkeit des postthrombotischen Syndroms in kontrollierten Studien belegt (Arzneiverordnungs-Report 2001, Cullum et al. 2004, Nelson et al. 2004). Gefordert werden in der Regel Kompressionsstrümpfe der Klasse III bzw. Kompressionsverbände, mit denen ein Fesseldruck von etwa 35–45 mmHg erreicht werden kann (Fletcher et al. 1997, Choucair und Phillips 1998, Clement 1999, Sarkar und Ballantyne 2000, Cullum et al. 2004).

Eine systemische medikamentöse Therapie bei der chronisch-venösen Insuffizienz kann nach den Leitlinien der Deutschen Gesellschaft für Phlebologie mit Substanzen indiziert sein, für die eine Wirksamkeit nachgewiesen ist, insbesondere wenn physikalische Maßnahmen keinen ausreichenden Erfolg haben oder nicht möglich sind. Außerdem kann eine systemische medikamentöse Therapie symptombezogen bei chronisch venöser Insuffizienz oder bei besonderen Begleitumständen eingesetzt werden, z. B. Antiphlogistika bei entzündlicher Dermatoliposklerose, Rheologika in fortgeschrittenen Stadien (Gallenkemper et al. 1998). Eine Therapie mit Venenmitteln (z. B. Ödemprotektiva) wird in der Standardliteratur entweder nicht erwähnt, als umstritten bzw. allenfalls als adjuvante Behandlung angesehen oder als nicht erforderlich abgelehnt (Deutsche Gesellschaft für Gefäßchirurgie 1998, Creager und Dzau 2001, Arzneimittelkommission der deutschen Ärzteschaft 2003, Creutzig 2003). Lediglich Pentoxifyllin führt nach einer Meta-Analyse von acht Placebo-kontrollierten klinischen Studien (Jull et al. 2004) zusätzlich zur Kompressionsbehandlung oder allein angewandt zu einer höheren Heilungsrate bzw. deutlicheren Besserung venöser Beinödeme als Placebo (RR = 1,41), verteuert allerdings die Behandlung. Pentoxifyllin sollte daher nur bei solchen Patienten eingesetzt werden, bei denen eine Kompressionsbehandlung über 24 Wochen voraussichtlich ineffektiv ist. Dies gilt am ehesten für Patienten mit Ulcera $> 5\,cm^2$ und solchen, die bereits seit mehr als 6 Monaten bestehen (Jull et al. 2002).

Diuretika sind für die *Dauerbehandlung* venös bedingter Ödeme *nicht* geeignet, weil durch die potentielle Hämokonzentration der venöse Abfluß erschwert sein kann und daraus eine Stase mit erhöhter Thromboseneigung resultiert. Prinzipiell zu vermeiden sind Schleifendiuretika. Spezifische „Venendiuretika" gibt es nicht (Arzneimittelkommission der deutschen Ärzteschaft 2003, Creutzig 2003, Greven und Kramer 2004). Allenfalls zur Einleitung einer Kompressionstherapie wird eine kurzzeitige Anwendung von Thiaziddiuretika zur Ausschwemmung venös bedingter Ödeme anerkannt (Deutsche Gesellschaft für Gefäßchirurgie 1998).

49

Verordnungsspektrum

Die Venenmittel haben nach ständig rückläufiger Tendenz in den Vorjahren auch im Jahr 2003 weiter deutlich abgenommen (Abbildung 49.1). Orale Venenmittel sind abermals stärker rückläufig als die topi-

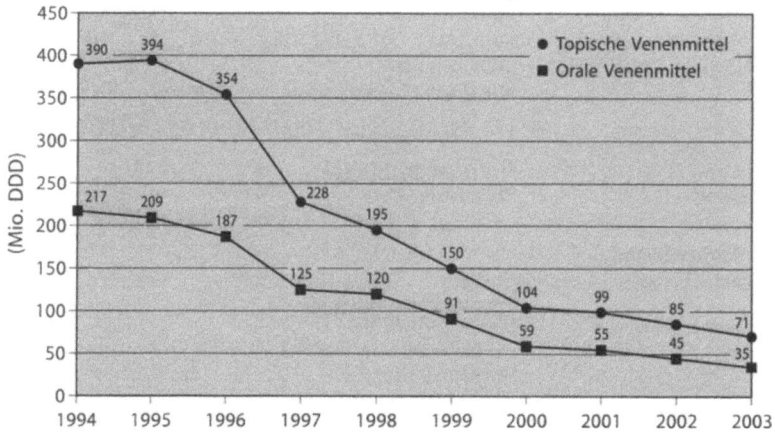

Abbildung 49.1: Verordnungen von Venenmitteln 1994 bis 2003. Gesamtverordnungen nach definierten Tagesdosen

schen Präparate, so daß nur noch ein Drittel des Verordnungsvolumens auf orale Mittel entfällt. Nicht mehr unter den 3000 meist verordneten Fertigarzneimittel sind *Troxerutin-ratiopharm* und *Perivar*. Insgesamt sind die Verordnungen in den letzten 10 Jahren um 84% (orale Venenmittel) bzw. 82% (topische Venenmittel) zurückgegangen (Abbildung 49.1). Trotzdem finden sich in beiden Gruppen nach wie vor Präparate, für die eine Wirkung kaum zu erwarten ist (Künzel 1995).

Orale Venenmittel

Unter den oralen Venenmitteln dominieren nach definierten Tagesdosen (DDD) die sogenannten Ödemprotektiva (Tabelle 49.1). Sie

Tabelle 49.1: Verordnungen oraler Venenmittel 2003. Angegeben sind die 2003 verordneten Tagesdosen, die Änderungen gegenüber 2002 und die mittleren Kosten je DDD 2003.

Präparat	Bestandteile	DDD in Mio.	Änderung in %	DDD-Kosten in €
Roßkastaniensamenextrakt				
Venostasin N/-retard/-S	Roßkastanienextr.	5,7	(−16,7)	0,89
Aescusan/-retard/-mono	Roßkastanien samenextr.	2,2	(−26,0)	0,85
Venoplant retard S	Roßkastanien-samenextr.	1,7	(−24,2)	0,82
		9,6	(−20,4)	0,87
Hydroxyethylrutoside				
Venoruton Tropfen etc.	Hydroxyethylrutoside	8,3	(−20,6)	1,02
Veno SL	Troxerutin	1,3	(+4,8)	0,72
		9,6	(−18,0)	0,98
Kombinationen				
Venalot Depot	Cumarin Troxerutin	1,2	(−22,2)	1,80
Phlebodril Kaps.	Mäusedornwurzel-stockextrakt Trimethylhesperidin-chalkon	0,8	(−20,2)	0,94
		2,0	(−21,4)	1,45
Summe		21,2	(−19,4)	0,98

werden überwiegend in Form von Monopräparaten eingesetzt und enthalten Pflanzenextrakte (Roßkastaniensamen, Mäusedornwurzelstock) oder halbsynthetische Derivate pflanzlicher Inhaltsstoffe (Hydroxyethylrutoside, Troxerutin).

Roßkastaniensamenextrakt

Der Samen der Roßkastanie (Aesculus hippocastanum) enthält ein komplexes Gemisch verschiedener Triterpenglykoside (Triterpensaponine), das sich wiederum in eine wasserlösliche Fraktion (α-Aescin) und eine aus Wasser leicht kristallisierbare Fraktion (β-Aescin) trennen läßt. Sowohl α-Aescin als auch β-Aescin sind ihrerseits Gemische aus z.T. mehr als 30 Einzelstoffen, deren relative Anteile im Extrakt zudem erheblich variieren können (Hänsel und Haas 1983, Loew et al. 2000, Sirtori 2001). Roßkastaniensamenextrakte werden auf Triterpenglykoside standardisiert und als Aescin berechnet. Saponine haben ihren Namen vom gemeinen Seifenkraut (Saponaria officinalis), das einen hohen Anteil solcher Triterpenglykoside enthält. Die in Lösungen seifenartig schäumenden Saponine wirken aufgrund ihrer Oberflächenaktivität membranschädigend und führen unter anderem zur Hämolyse, nach der sie früher auch standardisiert wurden. Die ödemprotektive Wirkung von Aescin wird darauf zurückgeführt, daß es zu einer sphärischen Anschwellung der Erythrozyten und nachfolgend über den dadurch ausgelösten Wasserentzug zu einem Anstieg des kolloidosmotischen Drucks und des Hämatokrits kommen soll (Gessner und Orzechowski 1974). Daraus wird unter anderem eine Wirkung bei traumatischen Schwellungen abgeleitet. Weitere Untersuchungen zeigen, daß Aescin die Bildung von Prostaglandin-$F_{2\alpha}$ in Venen induziert, die durch Cyclooxygenaseinhibitoren hemmbar ist (Longiave et al. 1978). Diese Daten weisen auf eine Phospholipase-A_2-Aktivierung hin, wie sie bei Entzündungsreaktionen vorkommt. Andere In-vitro-Studien belegen dagegen eher eine Hemmung der Phospholipase A_2 und damit eine Inhibition der Prostaglandinbildung durch Aescin. Auch der unter Hypoxie beobachtete Abfall von Adenosintriphosphat (ATP), eine daraus resultierende Freisetzung von Plättchen-aktivierendem Faktor (PAF) bzw. Aktivierung und endotheliale Adhäsion von Neutrophilen scheint durch Aescin inhibiert zu werden (Frick 2000, Sirtori 2001). Darüber hinaus hemmt Aescin in vitro die Aktivität der Elastase und Hyaluronidase, die am enzymatischen Abbau von Proteoglykanen

49

(Bestandteile des Gefäßendothels sowie im wesentlichen extrazellulärer Gewebe) beteiligt sind. Hieraus werden antiödematöse Wirkungen von Aescin abgeleitet (Pittler und Ernst 1998, Sirtori 2001), die sich allerdings in Placebo-kontrollierten klinischen Studien nicht bestätigen ließen (Clement 2000). Eine geringfügige Abnahme lysosomaler Enzymaktivitäten im Plasma variköser Patienten, die in einer kontrollierten Pilotstudie nach Einnahme von Roßkastaniensamenextrakt beobachtet wurde, beruht nur auf einem nicht aussagekräftigen Vorher-Nachher-Vergleich (Kreysel et al. 1983). Endothelprotektive Wirkungen werden auch aufgrund neuerer In-vitro-Befunde an venulären Endothelzellen von Meerschweinchen u. a. Tierspezies in Anspruch genommen (Nees et al. 2001). Darüber hinaus wurden venentonisierende Wirkungen im Tierexperiment auch in vivo gezeigt, allerdings ohne Bestätigung in entsprechenden klinischen Untersuchungen (Pittler und Ernst 1998). Die orale Bioverfügbarkeit ist gering. So werden nach empfohlener 2 mal täglicher oraler Gabe von retardiertem Roßkastaniensamenextrakt mit 50 mg Aescin nur maximale Plasmakonzentrationen von 12–17 ng/ml gemessen (Bässler et al. 2003), was einer Resorptionsquote von lediglich ca. 0,5–0,7% entspricht. Trotzdem haben verschiedene Hersteller immer wieder versucht, ödemprotektive Effekte bei Venenkrankheiten nachzuweisen (Hitzenberger 1989).

Eine Placebo-kontrollierte klinische Studie an insgesamt 240 Patienten mit chronisch-venöser Insuffizienz (Grad I) ergab nach zweimal täglicher Gabe von retardiertem Roßkastaniensamenextrakt (entsprechend 2 mal 50 mg Aescin) über 12 Wochen eine ähnliche Abnahme des wasserplethysmometrisch gemessenen Unterschenkelvolumens wie die vergleichsweise durchgeführte Behandlung mit medizinischen Kompressionsstrümpfen (Diehm et al. 1996). Allerdings waren die gemessenen Änderungen, obwohl statistisch signifikant, mit 43,8 ml (Roßkastaniensamenextrakt) bzw. 46,7 ml (Kompressionsstrumpf) nur gering und entsprechen damit lediglich etwa 2% des mittleren Unterschenkelvolumens von 2200 ml bzw. nur ca. 25% des angenommenen Ödemvolumens bei Patienten mit chronisch-venöser Insuffizienz, das im Mittel mit 220 ml angegeben wird. Darüber hinaus gingen die Autoren von einer durch Kompressionsbehandlung erreichbaren mittleren Volumenabnahme von 100 ml aus und stuften eine Änderung unter 50 ml selbst als klinisch „irrelevant" ein. In kritischen Kommentaren zu der Arbeit wurde darauf hingewiesen, daß – wie auch schon früher mitgeteilt (Rudofsky et al. 1986) – bereits im Tagesverlauf Schwankungen des Unterschenkelvolumens um 20–70 ml beobachtet werden (Vayssairat et al. 1996). Eine bisher noch nicht ausführlich publizierte klinische Studie der gleichen Arbeitsgruppe an 355 Patienten mit chronisch-venöser Insuffizienz (Grad II/IIIA) zeigt ebenfalls keinen statistisch signifikanten Unterschied zwischen Placebo und retardiertem Roßkastaniensamenextrakt. Während die Gabe von entsprechend 2 mal 50 mg Aescin über 16 Wochen zu einer Abnahme des plethysmometrisch gemessenen Unterschenkelvolumens um 18 ± 75 ml führte und damit gegenüber Placebo (Zunahme um 2 ± 82 ml) keine statistische Signifikanz erreichte, war die mittlere Abnahme unter Kompressionsbehandlung mit 89 ± 122 ml der Placebobehandlung signifikant überlegen (Ottillinger und Greeske 2001). Auch in mehreren anderen Studien ist die Beinvolumenabnahme unter Roßkastaniensamenextrakt geringer als nach Kompressionstherapie (siehe Arzneiverordnungs-Report 2001). Dennoch weisen zwei neuere Metaanalysen – wenn auch nicht in allen geprüften klinischen Endpunkten signifikant – auf eine wirksame und sichere Behandlung der chronisch-venösen Insuffizienz durch Roßkastaniensamenextrakte hin (Siebert et al. 2002, Pittler und Ernst 2004). Wegen nach wie vor bestehender Vorbehalte gegen die bisher durchgeführten klinischen Studien werden jedoch weitere gut angelegte randomisierte Studien mit größeren Patientenzahlen gefordert, ehe eine entsprechende Empfehlung für die klinische Praxis gegeben werden kann (Bielanski und Piotrowski 1999, Vanscheidt et al. 2000, Siebert et al. 2002, Pittler und Ernst 2004).

49

Hydroxyethylrutoside

Hydroxyethylrutoside (Oxerutin) sind eine standardisierte Mischung semisynthetischer Flavonoide und werden durch Hydroxyethylierung des natürlich vorkommenden Flavonols Rutin gewonnen. Sie enthalten ca. 5% Monohydroxyethylrutosid, ca. 34% Dihydroxyethylrutosid, ca. 46% Trihydroxyethylrutosid (Troxerutin) und etwa 5% Tetrahydroxyethylrutosid. Pharmakologisch werden prinzipiell ähnliche Effekte beschrieben wie für Aescin (siehe oben). Auch Hydroxyethylrutoside hemmen nach experimentellen Untersuchungen die Hypoxie-induzierte Aktivierung endothelialer Zellen, senken die kapilläre Filtrationsrate und wirken antiödematös (Wadworth und Faulds 1992, Roland et al. 1998, Frick 2000). Klinisch ist für Hydroxyethylrutoside in

Kurzzeitstudien bei Patienten mit chronischer Veneninsuffizienz eine Besserung subjektiver Beschwerden und auch einiger objektiver Meß- parameter beschrieben. Allerdings wird der globale Therapieerfolg bereits unter Placebo mit 25–90% (vs. 73–100% unter der Therapie mit Hydroxyethylrutosiden) angegeben (Wadworth und Faulds 1992). Ausgeprägte Placeboeffekte und eine unter der Behandlung mit Hydroxyethylrutosiden zusätzliche Besserung verschiedener Symp- tome der chronisch venösen Insuffizienz (Schmerzen, Krämpfe, Schwellung, Restless Legs, Schweregefühl in den Beinen) im Bereich von lediglich 11–24% belegt ferner eine Metaanalyse von 15 klinischen Studien an insgesamt 1973 Patienten (Poynard und Valterio 1994). Auch eine nach mehrwöchiger Behandlung mit Hydroxyethylruto- siden (500–1200 mg/d) nachgewiesene Reduktion des wasserpleth- hysmometrisch ermittelten Beinvolumens ist trotz statistisch signi- fikanter Ergebnisse mit 2–31 ml klinisch kaum relevant (siehe Arzneiverordnungs-Report 2001). Nur in einer neueren Studie mit kleiner Patientenzahl wird nach viermonatiger Behandlung mit Hydroxyethylrutosiden eine deutlich höhere Abnahme des opto- elektronisch gemessenen Beinvolumens ausgewiesen. Im gleichen Zeitraum war jedoch der klinische Effekt unter einer Kompressionsbe- handlung mit einer Reduktion des Beinvolumens um 230 ml (nach einmonatiger Behandlung 254 ml) wesentlich stärker ausgeprägt (Neumann und van den Broek 1995, Clement 2000). Wenig effektiv und in der Regel von Placebo nicht verschieden sind Hydroxyethyl- rutoside in der Behandlung venöser Unterschenkelgeschwüre (Cle- ment 1999). Problematisch erscheint darüber hinaus die schlechte Resorption der Hydroxyethylrutoside nach oraler Gabe. Weniger als 10% einer Dosis erreichen nach Untersuchungen an gesunden Pro- banden den großen Kreislauf (Wadworth und Faulds 1992). Auch die Dosierung ist kritisch. Tagesdosen von 600 mg Hydroxyethylrutosid weisen keinen signifikanten Unterschied zu Placebo aus.

Kombinationen

Bei Kombination verschiedener Wirkprinzipien ist nicht bekannt, ob sich unterschiedliche ödemprotektive Stoffe in ihrer Wirkung verstär- ken. Eine In-vitro-Studie an humanen Endothelzellen von Umbilikal- venen weist zwar auf (nicht immer dosisabhängige) antihypoxische Wirkungen und eine davon abhängige Hemmung der Phospholipase

A$_2$ bzw. der endothelialen Neutrophilenadhäsivität von Mäusedorn-
wurzelstockextrakt (Ruscus aculeatus) und dem Flavonoid Hesperi-
donchalkon (in *Phlebodril*) sowie auf einen additiven Effekt beider
Inhaltsstoffe hin (Bouaziz et al. 1999), entsprechende klinische Studien
liegen jedoch nicht vor. Zur Kombination von Cumarin und Troxerutin (in *Venalot Depot*) liegt eine neuere Hersteller-gesponserte,
Placebo-kontrollierte Doppelblindstudie vor, die nach Aussagen der
Autoren „eine Therapieoption für Patienten bietet, die die Kompressionstherapie nach kurzer Zeit absetzen". Danach wird jedoch
mit ca. 93 ml (Placebo-Gruppe) bzw. ca. 100 ml (Verum-Gruppe) die
deutlichste Abnahme des wasserplethysmometrisch gemessenen
Unterschenkelvolumens (Ablesung aus der Graphik) nach 2-wöchiger
Kompressionsbehandlung erzielt. Die anschließende zusätzliche Gabe
von *Venalot Depot* steigert diese Abnahme nur um weitere ca. 8 ml
und ist damit weniger effektiv als Placebo (ca. 15 ml). Lediglich nach
Beendigung der Kompressionsbehandlung ergibt sich mit einer
erneuten Zunahme des Unterschenkelvolumens um 6,5 ± 12,1 ml vs.
36,7 ± 12,1 ml unter Placebo ein signifikanter Unterschied zugunsten
der Verum-Medikation (Vanscheidt et al. 2002). Die Einnahme Cuma-
rin-haltiger Präparate kann mit schwerwiegenden Leberschäden einhergehen (Koch et al. 1997, Capoferri et al. 2000). Dies hat 1997 in
Frankreich und Belgien zur Marktrücknahme entsprechender Fertigarzneimittel, einschl. Venenmittel wie *Venalot-Depot*, geführt (N.N.
1997) und auch eine Änderung der entsprechenden Fachinformation
nach sich gezogen. Auch in einer neueren Untersuchung ist unter der
Therapie mit einer Kombination aus Cumarin und Troxerutin bei
mehreren Patienten ein Anstieg der Leberwerte beobachtet worden
(Schmeck-Lindenau et al. 2003). In seltenen Fällen können ferner
schwere Hautnekrosen mit bullöser Epidermolyse und Nekrosen des
subkutanen Fettgewebes auftreten (Seyfarth et al. 2001).

Topische Venenmittel

Bei den topischen Venenmitteln werden zu mehr als 90% heparinhal-
tige Monopräparate verordnet (Tabelle 49.2). Heparinähnlich wirken
Mucopolysaccharidpolyschwefelsäureester (*Hirudoid*). *Exhirud* enthält einen auf Hirudin standardisierten Extrakt aus dem medizinischen Blutegel. Hirudin ist ein Polypeptid und hemmt als selektiver
Thrombininhibitor bereits in sehr niedrigen Konzentrationen die

Tabelle 49.2: Verordnungen topischer Venenmittel 2003. Angegeben sind die 2003 verordneten Tagesdosen, die Änderungen gegenüber 2002 und die mittleren Kosten je DDD 2003.

Präparat	Bestandteile	DDD in Mio.	Änderung in %	DDD-Kosten in €
Heparin				
Heparin-ratiopharm	Heparin	13,4	(−9,4)	0,17
Thrombareduct	Heparin	9,8	(−13,5)	0,19
Vetren Gel/Salbe	Heparin	9,5	(−22,0)	0,16
Hepa-Gel/Salbe Lichtenstein	Heparin	7,5	(−19,3)	0,14
Heparin AL	Heparin	6,0	(−10,7)	0,13
Thrombocutan N/-Ultra	Heparin	4,6	(−12,6)	0,09
Hepathromb	Heparin	2,7	(−23,8)	0,17
Hepathrombin	Heparin	2,1	(−19,9)	0,15
heparin von ct	Heparin	2,1	(−5,1)	0,19
Heparin Heumann	Heparin	1,4	(−4,2)	0,16
		59,0	(−14,9)	0,16
Heparinoide				
Hirudoid/-forte	Mucopolysaccharid-schwefelsäureester	1,8	(−16,5)	0,32
Organpräparate				
Exhirud-Gel etc.	Blutegelextrakt	2,3	(−19,3)	0,59
Summe		63,1	(−15,1)	0,18

plasmatische Gerinnung und die thrombininduzierte Thrombozyten-aggregation.

Die lokale Anwendung von Venenmitteln ist in den Leitlinien zur Diagnostik und Therapie der chronischen venösen Insuffizienz (CVI) nicht erwähnt. Auch andere lokale medikamentöse Maßnahmen werden wegen der hohen Sensibilisierungsrate (bis zu 80%) sowie zusätzlicher nichtallergischer Unverträglichkeiten weitgehend in Frage gestellt (Gallenkemper und Schultz-Ehrenburg 1999, Deutsche Gesellschaft für Phlebologie 1999). Darüber hinaus ist nach wie vor zweifelhaft, ob Heparin bzw. Heparinoide wegen ihres hohen Molekulargewichts und ihrer stark negativen Ladung in ausreichenden Mengen durch die Haut bis zu den subkutanen Venen vordringen können (Sznitowska und Janicki 2000, Raake und Binder 2002, Dinnendahl und Fricke 2004). Auch die perkutane Penetration von Blutegelextrakt (Hirudin) ist gering. Systemisch-therapeutisch wirksame Konzentrationen werden nicht erreicht (Bundesgesundheitsamt 1990a, 1990b). Eine über den Massageeffekt hinausgehende Wirksamkeit ist nicht belegt (Mutschler et al. 2001). Lediglich in einer älteren kontrollierten Untersuchung mit einer Heparinoid-haltigen Salbe (*Hirudoid*) wurde eine Besserung bei Infusionsthrombophlebitiden beobachtet (Mehta et al. 1975). Eine Wirksamkeit im Sinne einer Prophylaxe von Thrombosen sowie eine Besserung daraus resultierender Folgezustände kann damit jedoch nicht begründet werden. Schließlich stehen dem begrenzten Nutzen der Lokaltherapeutika in der Behandlung der chronisch-venösen Insuffizienz Risiken in Form von Allergisierungen und Kontaktekzemen gegenüber (Arzneimittelkommission der deutschen Ärzteschaft 2003).

49

Literatur

Arzneimittelkommission der deutschen Ärzteschaft (2003): Arzneiverordnungen, 20. Aufl., Deutscher Ärzte-Verlag, Köln.

Bässler D, Okpanyi S, Schrödter A, Loew D, Schürer M, Schulz H-U (2003): Bioavailability of β-aescin from horse chestnut seed extract: comparative clinical studies of two galenic formulations. Adv Ther 20: 295–304.

Bielanski TE, Piotrowski ZH (1999): Clinical question: Does horse-chestnut seed extract (HCSE) reduce symptoms of chronic venous insufficiency? J Fam Pract 48: 171–172.

Bouaziz N, Michiels C, Janssens D, Berna N, Eliaers F, Panconi E, Remacle J (1999): Effect of Ruscus extract and hesperidin methylchalcone on hypoxia-induced activation of endothelial cells. Int Angiol 18: 306–312.

Bundesgesundheitsamt (1990a): Monographie: Heparin zur topischen Anwendung. Bundesanzeiger Nr. 165: 4542.

Bundesgesundheitsamt (1990b): Monographie: Extrakt aus Hirudo medicinalis. Bundesanzeiger Nr. 165: 4542.

Capoferri M, Realini S, Balestra B (2000): Akute nekrotisierende Hepatitis: eine ungewöhnliche Nebenwirkung oraler Antikoagulantien. Schweiz Rundsch Med Prax 89: 929–932.

Choucair M, Phillips TJ (1998): Compression therapy. Dermatol Surg 24: 141–148.

Clement DL on behalf of the members of the VEINES International Task Force (1999): Venous ulcer reappraisal: Insights from an international task force. J Vasc Res 36 (Suppl 1): 42–47.

Clement DL on behalf of the members of the International Task Force (2000): Management of venous edema: Insights from an international task force. Angiology 51: 13–17.

Creager MA, Dzau VJ (2001): Vascular diseases of the extremities. In: Braunwald E et al (eds): Harrison's principles of internal medicine. 15th ed, McGraw-Hill, New York, pp 1434–1442.

Creutzig A (2003): Krankheiten der Gefäße. In: Berdel WE, Böhm M, Classen M, Diehl V, Kochsiek K, Schmiegel W (Hrsg): Innere Medizin, 5. Aufl Urban & Fischer, München Jena, S 383–431.

Cullum N, Nelson EA, Fletcher AW, Sheldon TA (2004): Compression for venous leg ulcers (Cochrane Review). In: The Cochrane Library, Issue 2 2004. Chichester, UK: John Wiley & Sons, Ltd.

Deutsche Dermatologische Gesellschaft und Berufsverband der Deutschen Dermatologen (1998): Leitlinien Phlebologie. Hautarzt 48 (Suppl 1).

Deutsche Gesellschaft für Gefäßchirurgie (1998): Leitlinien zu Diagnostik und Therapie. Deutscher Ärzteverlag, Köln.

Deutsche Gesellschaft für Phlebologie (1999): Leitlinien zu Diagnostik und Therapie von Venenerkrankungen. Schattauer Verlag, Stuttgart New York.

Diehm C, Trampisch HJ, Lange S, Schmidt C (1996): Comparison of leg compression stocking and oral horse-chestnut seed extract therapy in patients with chronic venous insufficiency. Lancet 347: 292–294.

Dinnendahl V, Fricke U (Hrsg) (2004): Arzneistoff-Profile. Basisinformation über arzneiliche Wirkstoffe. Stammlieferung 1982 mit 1. bis 19. Ergänzungslieferung 2004. Govi-Verlag GmbH, Pharmazeutischer Verlag, Eschborn.

Fletcher A, Cullum N, Sheldon TA (1997): A systematic review of compression treatment for venous leg ulcers. Brit Med J 315: 576–580.

Frick RW (2000): Three treatments for chronic venous insufficiency: Escin, hydroxyethylrutoside, and Daflon. Angiology 51: 197–205.

Gallenkemper G, Bulling B-J, Gerlach H, Jünger M, Kahle B et al (1998): Leitlinien zur Diagnostik und Therapie der chronischen venösen Insuffizienz (CVI). Phlebologie 27: 32–35.

Gallenkemper G, Schultz-Ehrenburg U (1999): Kontaktallergisierung bei chronischer venöser Insuffizienz. Phlebologie 28: 27–39.

Gessner G, Orzechowski G (1974): Gift- und Arzneipflanzen von Mitteleuropa. 3. Aufl, Carl Winter Universitätsverlag, Heidelberg, S 169.

Greven J, Kramer HJ (2004): Therapie von Ödemen. In: Lemmer B, Brune K (Hrsg): Pharmakotherapie, Klinische Pharmakologie, 12. Auflage. Springer-Verlag, Berlin Heidelberg New York, S 57–67.

Hach-Wunderle V (1995): Venöser Gefäßstatus. Internist 36: 525–543.

Hänsel R, Haas H (1983): Therapie mit Phytopharmaka. Springer-Verlag, Berlin Heidelberg New York Tokyo.

Hitzenberger G (1989): Die therapeutische Wirksamkeit des Roßkastaniensamenextraktes. Wien Med Wschr 139: 385–389.

Jull A, Waters J, Arroll B (2002): Pentoxifylline for treatment of venous leg ulcers: a systematic review. Lancet 359: 1550–1554.

Jull A, Waters J, Arroll B (2004): Pentoxifylline for treating venous leg ulcers (Cochrane Review). In: The Cochrane Library, Issue 2 2004. Chichester, UK: John Wiley & Sons, Ltd.

Koch S, Beurton I, Bresson-Hadni S, Monnot B, Hrusovsky S et al (1997): Hepatite aigue cytolytique à la coumarine. Deux cas Gastroenterol Clin Biol 21: 223–225.

Kreysel HW, Nissen HP, Enghofer E (1983): A possible role of lysosomal enzymes in the pathogenesis of varicosis and the reduction in their serum activity by Venostasin. Vasa 12: 377–381.

Künzel D (1995): Die Behandlung der chronisch-venösen Insuffizienz in der hausärztlichen Praxis. Ein BDA-Leitfaden.

Loew D, Schrödter A, Schwankl W, März RW (2000): Measurement of the Bioavailability of aescin-containing extracts. Methods Find Exp Clin Pharmacol 22: 537–542.

Longiave D, Omini C, Nicosia S, Berti F (1978): The mode of action of Aescin on isolated veins: relationship with PGF. Pharmacol Res Comm 10: 145–152.

Mehta PP, Sagar S, Kakkar VV (1975): Treatment of superficial thrombophlebitis: A randomized double-blind trial of heparinoid cream. Brit Med J 3: 614–616.

Mutschler E, Geisslinger G, Kroemer HK, Schäfer-Korting M (2001): Arzneimittelwirkungen, 8. Auflage. Wissenschaftliche Verlagsgesellschaft mbH, Stuttgart, S 595–596.

Nees S, Weiss D, Thallmair M, Lamm P, Juchem G (2001): Neue Aspekte zur Pathogenese und Therapie chronischer peripherer Venenleiden. Fortschr Fortbildg Med 24: 137–153.

Nelson EA, Bell-Syer SEM, Cullum NA (2004): Compression for preventing recurrence of venous ulcers (Cochrane Review). In: The Cochrane Library, Issue 2 2004. Chichester, UK: John Wiley & Sons, Ltd

Neumann HAM, van den Broek MJTB (1995): A comparative clinical trial of graduated compression stockings and O-(β-hydroxyethyl)-rutosides (HR) in the treatment of patients with chronic venous insufficiency. Lymphology 19: 8–11.

NN (1997): Frankreich/Belgien: Aus für „Venenmittel" Cumarin (in Venalot Depot u. a.). Arzneitelegramm 3: 27.

Ottillinger B, Greeske K (2001): Rational therapy of chronic venous insufficiency – chances and limits of the therapeutic use of horse-chestnut seeds extract. BMC Cardiovasc Disord 1: 5.

Pittler MH, Ernst E (1998): Horse-chestnut seed extract for chronic venous insufficiency. Arch Dermatol 134: 1356–1360.

Pittler MH, Ernst E (2004): Horse-chestnut seed extract for chronic venous insufficiency (Cochrane Review). In: The Cochrane Library, Issue 2 2004. Chichester, UK: John Wiley & Sons, Ltd.

Poynard T, Valterio C (1994): Meta-analysis of hydroxyethylrutosides in the treatment of chronic venous insufficiency. VASA 23: 244–250.

Raake W, Binder M (2002): Behandlung der oberflächlichen Thrombophlebitis. Hämostaseologie 22: 149–153.

Rabe E, Pannier-Fischer F, Gerlach H, Breu FX, Guggenbichler S, Zabel M (2004): Guidelines for sclerotherapy of varicose veins (ICD 10: I83.0, I83.1, I83.2, and I83.9). Dermatol Surg 30: 687–693.

Roland IH, Bouguelet C, Ninane N, Arnould T, Michiels C, Remacle J (1998): Effect of hydroxyethylrutosides on hypoxial-induced neutrophil adherence to umbilical vein endothelium. Cardiovasc. Drugs Ther 12: 375–381.

49

Rudofsky G, Neiss A, Otto K, Seibel K (1986): Ödemprotektive Wirkung und klinische Wirksamkeit von Venostasin retard im Doppelblindversuch. Phlebol Proktol 15: 47–54.

Sarkar PK, Ballantyne S (2000): Management of leg ulcers. Postgrad Med J 76: 674–682.

Schadeck M (2003): Aktueller Stand der Sklerosierungstherapie von Varizen. Hautarzt 54: 1065–1072.

Schmeck-Lindenau HJ, Naser-Hijazi B, Becker EW, Henneicke-von Zepelin HH, Schnitker J (2003): Safety aspects of a coumarin-troxerutin combination regarding liver function in a double-blind placebo-controlled study. Int J Clin Pharmacol Ther 41: 193–199.

Seyfarth H-J, Siegemund A, Helling L, Woinke M, Pfeiffer D, Rühlmann C (2001): Rezidivierende Cumarinnekrose bei Protein S-Mangel vom Typ II. VASA 30: 72–75.

Siebert U, Brach M, Sroczynski G, Überla K (2002): Efficacy, routine effectiveness, and safety of horsechestnut seed extract in the treatment of chronic venous insufficiency. A meta-analysis of randomized controlled trials and large observational studies. Int Angiol 21: 305–315.

Sirtori CR (2001): Aescin: Pharmacology, pharmacokinetics and therapeutic profile. Pharmacol Res 44: 183–193.

Sznitowska M, Janicki S (2000): [Percutaneous absorption of heparin: a critical review of experimental results]. Pol Merkuriusz Lek 7: 58–63.

Vanscheidt W, Heidrich H, Jünger M, Rabe E (2000): Leitlinien zur Prüfung von Arzneimitteln bei Chronischer Venöser Insuffizienz Phlebologie 29: 92–96.

Vanscheidt W, Rabe E, Naser-Hijazi B, Ramelet AA, Partsch H, Diehm C et al (2002): The efficacy and safety of a coumarin-/troxerutin-combination (SB-LOT) in patients with chronic venous insufficiency: A double blind placebo-controlled randomised study. VASA 31: 185–190.

Vayssairat M, Debure C, Maurel A, Gaitz JP (1996): Horse-chestnut seed extract for chronic venous insufficiency. Lancet 347: 1182.

Wadworth AN, Faulds D (1992): Hydroxyethylrutosides. A review of its pharmacology, and therapeutic efficacy in venous insufficiency and related disorders. Drugs 44: 1013–1032.

50. Vitamine und Neuropathiepräparate

KLAUS MENGEL und ANETTE ZAWINELL

AUF EINEN BLICK

Trend

In der Gruppe der Vitamine entfällt der größte Teil der Verordnungen auf die Vitamin-D-Präparate, die vor allem zur Rachitisprophylaxe eingesetzt werden. An zweiter Stelle folgt Vitamin B_{12} (Cyanocobalamin) zur parenteralen Therapie der perniziösen Anämie. Die Verordnungen von Vitamin E (Tocopherol) und Dexpanthenol sowie Neuropathiepräparaten sind im Jahr 2003 erneut gesunken.

Bewertung

Als Neuropathiepräparate werden α-Liponsäure und Vitaminkombinationen verordnet, ohne daß überzeugende Belege zur Wirksamkeit vorliegen.

Vitamine sind lebensnotwendige organische Verbindungen, die in Zentraleuropa unter normalen Bedingungen in ausreichenden Mengen in der Nahrung für Erwachsene enthalten sind. Eine zusätzliche Gabe von Vitaminpräparaten ist nur bei ungenügender Zufuhr (z. B. Reduktionskost, Vegetarier), erhöhtem Bedarf (z. B. Säuglinge, Schwangere, Dialysepatienten) oder bei Resorptionsstörungen (z. B. perniziöse Anämie) indiziert (Bässler et al. 2002). Der weitaus überwiegende Anteil der verordneten Tagesdosen entfällt auf Vitamin-D-Präparate, die überwiegend bei Kindern eingesetzt werden (Abbildung 50.1). Nennenswerte Verordnungen erreichen außerdem Vitamin-B_{12}-Präparate und Neuropathiepräparate, die in diesem Kapitel gemeinsam mit den Vitaminen dargestellt werden, weil neben α-Liponsäure zahlreiche Vitaminkombinationen dazu gerechnet werden.

50

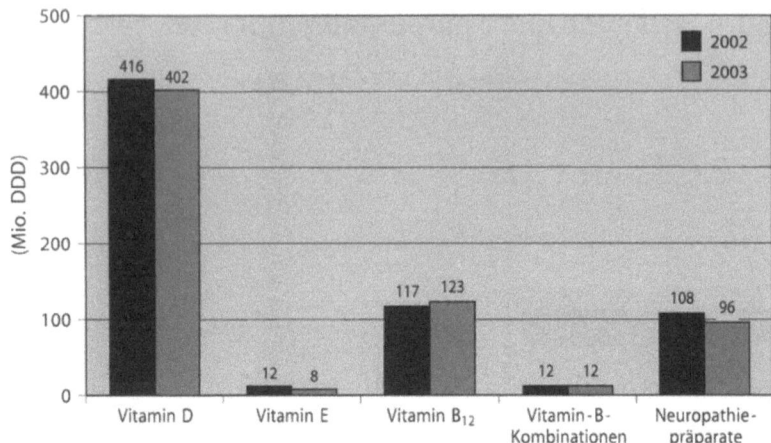

Abbildung 50.1: Verordnungen von Vitaminen und Neuropathiepräparaten 2003. DDD der 3000 meistverordneten Arzneimittel

Vitamine

Im Jahr 2003 ist das Verordnungsvolumen der meisten Vitaminpräparate erneut leicht gesunken (Abbildung 50.1). Nach den Arzneimittelrichtlinien dürfen Vitamine nicht zu Lasten der gesetzlichen Krankenkassen verordnet werden, ausgenommen bei nachgewiesenen schwerwiegenden Vitaminmangelzuständen, die durch entsprechende Ernährung nicht behoben werden können, als Antidot und bei Dialysepatienten.

Vitamin D

Vitamin D_3 (Colecalciferol) wird in großem Umfang routinemäßig zur Rachitisprophylaxe gegeben. Die Verordnung von 389 Mio. Tagesdosen von Vitamin D_3 und Vitamin D_3-Kombinationspräparaten (Tabelle 50.1) bedeutet, daß täglich mehr als eine Mio. Säuglinge und Kleinkinder mit dem Vitamin substituiert werden. Damit erhalten vermutlich nach wie vor alle Kinder im ersten Lebensjahr die Vitamin-D-Prophylaxe. Dieses Vorgehen ist dadurch begründet, daß der Gehalt der Mut-

Tabelle 50.1: Verordnungen von Vitamin D-Präparaten 2003. Angegeben sind die 2003 verordneten Tagesdosen, die Änderungen gegenüber 2002 und die mittleren Kosten je DDD 2003.

Präparat	Bestandteile	DDD in Mio.	Änderung in %	DDD-Kosten in €
Colecalciferol				
Vigantoletten	Colecalciferol	111,7	(+0,8)	0,05
Vigantol	Colecalciferol	32,2	(+11,2)	0,01
Ospur D$_3$	Colecalciferol	21,3	(−8,8)	0,04
Dedrei	Colecalciferol	17,8	(+13,1)	0,03
Vitamin D$_3$ Hevert	Colecalciferol	12,0	(+1,7)	0,03
Dekristol	Colecalciferol	3,8	(+5,3)	0,12
		199,0	(+2,3)	0,04
Alfacalcidol				
Doss	Alfacalcidol	4,0	(−16,0)	1,20
Bondiol	Alfacalcidol	3,6	(+5,1)	1,33
EinsAlpha	Alfacalcidol	2,4	(+28,9)	2,54
		10,1	(−0,5)	1,57
Calcitriol				
Rocaltrol	Calcitriol	2,5	(−1,3)	3,28
Decostriol	Calcitriol	1,0	(+3,7)	2,79
		3,5	(+0,1)	3,14
Kombinationen				
D-Fluoretten	Colecalciferol Natriumfluorid	100,5	(−11,4)	0,07
Zymafluor D	Colecalciferol Natriumfluorid	80,3	(−5,3)	0,07
Fluor-Vigantoletten	Colecalciferol Natriumfluorid	8,9	(−6,7)	0,06
		189,7	(−8,7)	0,07
Summe		402,2	(−3,3)	0,12

50

termilch an Vitamin D häufig unzureichend ist. Säuglinge sollten pro Tag 12,5 µg (entspr. 500 I.E.) oral bekommen (Bässler et al. 2002). Die am häufigsten verwendeten Präparate enthalten 12,5 µg Colecalciferol pro Tablette. Industriell gefertigte Säuglingsnahrung enthält teilweise Vitamin D, was berücksichtigt werden sollte.

Seit langem werden auch Kombinationen mit Natriumfluorid (z.B. *D-Fluoretten*) verordnet. Der Zusatz von Fluorid in kleinen Mengen hat sich zur Kariesprophylaxe bewährt. Es ist aber darauf zu achten, daß keineswegs noch zusätzlich Fluorid verabreicht wird, weil anderenfalls die bekannten Fluoroseschäden zu befürchten sind, besonders Zahnfluorose.

In steigendem Umfang wird Vitamin D_3 bei der Osteoporose als adjuvante Therapie zur Förderung der intestinalen Calciumresorption verabreicht (siehe Mineralstoffpräparate und Osteoporosemittel, Kapitel 38). Weiterhin sind auch die beiden Vitamin D_3-Metabolite Alfacalcidol (z. B. *Doss*) und Calcitriol (z. B. *Rocaltrol*) zu nennen. Calcitriol (1,25-Dihydroxycolecalciferol) ist die finale biologisch aktive Form des Vitamin D_3, das bei ungenügender renaler Synthese infolge fortschreitender Niereninsuffizienz mit renaler Osteopathie indiziert ist. Alternativ kann Alfacalcidol (1α-Hydroxycalciferol) eingesetzt werden, das in der Leber zu Calcitriol hydroxyliert wird. Beide Präparate sind erheblich teurer als Vitamin D_3, insbesondere die Calcitriolpräparate (Tabelle 50.1).

Vitamin E

Vitamin E (Tocopherol) wirkt als natürliches Antioxidans in der Lipidphase von Zellmembranen gegen freie Sauerstoffradikale und schützt ungesättigte Fettsäuren gegen Oxidation. Tocopherol ist nur bei den äußerst seltenen Vitamin E-Mangelzuständen indiziert. Die frühere Indikationslyrik für viele Präparate, die auch in der Roten Liste aufgeführt wurde (Arteriosklerose, Krebs, vorzeitiges Altern, Herzmuskelschäden, klimakterische Beschwerden, Sterilität, Potenzstörungen, Hexenschuß, Arthrose, Leistungsschwäche etc.) ist offenbar im Zuge der Nachzulassung bereinigt worden. Insbesondere bei koronarer Herzkrankheit war eine Wirkung von Vitamin E nach den Ergebnissen großer kontrollierter Studien nicht nachweisbar. In der britischen CHAOS-Studie wurde zwar das Risiko nicht tödlicher Herzinfarkte reduziert, gleichzeitig war jedoch die Gesamtmortalität in der Tocopherolgruppe leicht, aber nicht signifikant erhöht (Stephens et al. 1996). In der finnischen ATBC-Studie wurde kein Unterschied bei größeren koronaren Ereignissen zwischen Tocopherol und Placebo beobachtet (Virtamo et al. 1998). Bei 9541 Patienten mit einem hohen Risiko für kardiovaskuläre Ereignisse hatte eine Gabe von Vitamin E (tgl. 400 I.E.) über 4,5 Jahre keinen Effekt auf kardiovaskuläre Todesfälle, Myokardinfarkte oder Schlaganfälle (The Heart Outcomes Prevention Evaluation Study Investigators 2000). Auch die PPP-Studie

(Collaborative Group of the Primary Prevention Project 2001) bei 4495 Patienten mit wenigstens einem kardiovaskulären Risikofaktor brachte im Gegensatz zu Acetylsalicylsäure keinen protektiven Effekt. Kürzlich zeigte auch die MRC/BHF Studie an 20536 Patienten mit koronarer Herzkrankheit, anderen arteriellen Verschlußkrankheiten oder Diabetes, daß eine Vitamin-E-Kombinationstherapie mit Vitamin C und Carotin keinen Einfluß auf die 5-Jahresmortalität, den Auftritt von Gefäßerkrankungen oder Krebs im Vergleich zu Placebo hat (Heart Protection Study Collaborative Group 2002). Eine therapeutische Anwendung antioxidativ wirkender Vitamine kann zur Zeit aufgrund fehlender Evidenz nicht empfohlen werden (U.S. Preventive Task Force 2003). Vermutlich haben die aktuellen Studienergebnisse dazu beigetragen, daß die Verordnungen des einzigen Vitamin-E-Präparats unter den meistverordneten 3000 Arzneimitteln weiterhin drastisch abgenommen haben (Tabelle 50.2). Damit sind die Vitamin-E-Verordnungen seit 1996 von 51,6 Mio. DDD (siehe Arzneiverordnungs-Report '97) um mehr als 80% zurückgegangen.

Vitamin B$_{12}$

Vitamin B$_{12}$ (Cyanocobalamin) wird für die parenterale Behandlung der perniziösen Anämie benötigt, bei der infolge des Mangels an Intrinsic Factor eine orale Resorption nicht möglich ist. Gelegentlich können die damit verbundenen neurologischen Störungen (bis hin zu funikulärer Myelose) auch isoliert auftreten oder den hämatologischen Symptomen vorausgehen. Andere B$_{12}$-Mangelzustände sind extrem selten. Bei allen nicht hämatologischen Indikationen ist eine therapeutische Wirkung nicht belegt (American Medical Association 1986). Entsprechend korrekte Indikationsangaben finden sich inzwischen bei allen in Tabelle 50.2 vertretenen Präparaten, deren Verordnungen gegenüber dem Vorjahr zugenommen haben. Für alle B$_{12}$-Präparate wird die definierte Tagesdosis der WHO von 20 µg parenteral der Berechnung zugrunde gelegt. Trotzdem bestehen immer noch Zweifel an dem korrekten Einsatz der B$_{12}$-Präparate, da die 123,5 Mio. DDD ausreichen, um etwa 340.000 Patienten täglich zu behandeln. Da die Prävalenz der perniziösen Anämie 0,1–0,2% beträgt (Frickhofen 2003), ist nur bei etwa 106.000 Patienten eine Substitution mit Cyanocobalamin in Deutschland (GKV-Versicherte) erforderlich.

Tabelle 50.2: Verordnungen weiterer Vitaminpräparate 2003. Angegeben sind die 2003 verordneten Tagesdosen, die Änderungen gegenüber 2002 und die mittleren Kosten je DDD 2003.

Präparat	Bestandteile	DDD in Mio.	Änderung in %	DDD-Kosten in €
Vitamin B$_{12}$				
Vitamin B12 Lichtenstein	Cyanocobalamin	44,2	(+17,2)	0,01
B12-Steigerwald	Cyanocobalamin	29,0	(−7,8)	0,02
Vitamin B$_{12}$ Jenapharm	Cyanocobalamin	28,9	(+7,8)	0,02
Cytobion	Cyanocobalamin	15,7	(+1,2)	0,03
Vitamin-B$_{12}$-ratiopharm	Cyanocobalamin	5,7	(+0,1)	0,09
		123,5	(+5,4)	0,02
Dexpanthenol				
Bepanthen Roche Tabletten	Dexpanthenol	0,8	(−46,8)	0,44
Panthenol Jenapharm	Dexpanthenol	0,5	(−27,0)	0,47
		1,3	(−40,0)	0,45
Vitamin E				
Spondyvit	Tocopherol	8,1	(−31,0)	0,18
B-Vitamin-Kombinationen				
Dreisavit	Folsäure Biotin Ascorbinsäure Thiamin Riboflavin Pyridoxin Nicotinsäureamid Calciumpantothenat	4,9	(+19,1)	0,26
Neuro-Lichtenstein	Thiaminchlorid Pyridoxin	4,6	(−21,7)	0,27
Medyn	Pyridoxin Folsäure Cyanocobalamin	1,8	(+51,7)	0,62
Medivitan N	Hydroxocobalamin Folsäure Pyridoxin Lidocain	0,6	(−28,6)	2,58
		11,9	(−0,9)	0,43
Summe		144,9	(+1,2)	0,07

Dexpanthenol

Dexpanthenol ist das alkoholische Analogon der Pantothensäure, die in jeder Körperzelle als Bestandteil des Coenzym A vorhanden ist und an zahlreichen biochemischen Reaktionen beteiligt ist. Klinisch manifeste Mangelerscheinungen werden kaum beobachtet (Bässler et al. 2002). Grundsätzlich wurde die Substanz früher auch zur Behandlung von Mund- und Magenschleimhautentzündungen und postoperativer Darmatonie empfohlen. Nach dem Fortfall der gastrointestinalen Indikation wurde sie bei den Vitaminen aufgelistet. Aber auch für die jetzt noch verbliebenen Restindikationen (z. B. entzündliche Atemwegserkrankungen) gibt es nach der Standardliteratur aus Lehrbüchern und einer Medline-Recherche über die letzten 30 Jahre keine klinische Evidenz. Die Verordnung der beiden verbliebenen Präparate ist gering und deutlich rückläufig (Tabelle 50.2).

50

B-Vitaminkombinationen

Ein kleiner Anteil der Verordnungen entfällt auf die B-Vitaminkombinationen (Tabelle 50.2). Während sich in dieser Gruppe im Vorjahr noch neun Präparate unter den 3000 meistverordneten Arzneimitteln befanden, sind es im Jahr 2003 nur noch vier. Im Rahmen der Nachzulassung von Arzneimitteln, die bereits vor 1978 im Verkehr waren, endete im letzten Jahr für *Vitamin-B-Kompl. N Lichtenstein.*, *Neuro-Lichtenstein* und *Vit. B-Komplex forte-ratiopharm* die Verkehrsfähigkeit. Die Vitaminkombinationen werden zum Teil von den Herstellern als Nahrungsergänzungsmittel auf den Markt gebracht. *Multibionta Tropfen* und *Polybion N* sind aufgrund der rückgängigen Verordnungen nicht mehr unter den meistverordneten Fertigarzneimitteln. Immer noch vertreten ist die *Medivitan N* Injektionslsg., die vom Hersteller unter anderem bei erhöhten Homocysteinwerten (siehe unten) angeboten wird. Darüber hinaus wurde in der Laienpresse z. B. unter dem Motto „Raus aus dem Leistungstief" für eine „Vitalisierungskur" mit *Medivitan N* bei Erschöpfung oder Schwächezuständen geworben. Der Umsatz von *Medivitan N* ist seit dem Höhepunkt im Jahre 1995 von 13,5 Mio. € auf 1,5 Mio. € zurückgegangen.

Eine weiterhin rasante Verordnungszunahme erfährt die nicht rezeptpflichtige B-Vitaminkombination *Medyn-Filmtabletten* (Tabelle 50.2), die ebenfalls vom Hersteller zur Vermeidung erhöhter Homocysteinspiegel durch Vitaminmangel angeboten wird. Homocystein wird mit der Entstehung der Arteriosklerose in Zusammenhang gebracht und die Hyperhomocysteinämie wird seit einigen Jahren als Risikofaktor der koronaren Herzkrankheit diskutiert (Boushey et al. 1995). Vitamin B_6, Vitamin B_{12} und Folsäure sind auf verschiedenen Stoffwechselwegen am Abbau dieser Aminosäure beteiligt. Inwieweit eine Supplementation dieser Vitamine Gefäßerkrankungen und als Folge Herzinfarkt und Schlaganfall beeinflussen kann, wird jedoch kontrovers beurteilt. Die Ergebnisse der prospektiven und doppelblinden Swiss Heart Studie (SHS) an 553 Patienten, die sich einer Angioplastie unterzogen, zeigten, daß die Restenoserate durch die orale Gabe von Vitamin B_6, Vitamin B_{12} und Folsäure signifikant gesenkt wurde (Schnyder et al. 2002). In der kürzlich veröffentlichten VISP-Studie (Toole et al. 2004), einer Sekundärpräventionsstudie des Schlaganfalls an 3680 Patienten, wurde durch die Behandlung mit hochdosierten B-Vitaminen (Pyridoxin 25 mg, Folsäure 2,5 mg und Cyanocobalamin 0,4 mg) der Homocysteinspiegel zwar um 2 µmol/l gesenkt, es ergab sich jedoch kein signifikanter Unterschied in der Anzahl erneuter Schlaganfälle (primärer Endpunkt) und aller kardiovaskulärer Ereignisse (sekundärer Endpunkt) gegenüber den Studienteilnehmern, die die Vitamine niedriger Dosierung eingenommen hatten. Eine Metaanalyse (Homocysteine Studies Collaboration 2002) kommt zu dem Ergebnis, daß Hyperhomocysteinämie allenfalls ein geringer Risikofaktor für kardiovaskuläre Ereignisse ist.

Neuropathiepräparate

Neuropathiepräparate wurden im Jahr 2003 deutlich weniger verordnet (Tabelle 50.3). Unter den 3000 meistverordneten Arzneimitteln befinden sich 15 Neuropathiemittel. Während die α-Liponsäurepräparate seit 1998 nur geringfügig abnahmen, verminderte sich das DDD-Volumen der Kombinationspräparate um mehr als die Hälfte (Abbildung 50.2).

α-Liponsäure

α-Liponsäure und viele der Kombinationspräparate mit neurotropen Vitaminen werden seit 1994 als sogenannte Neuropathiepräparate zu

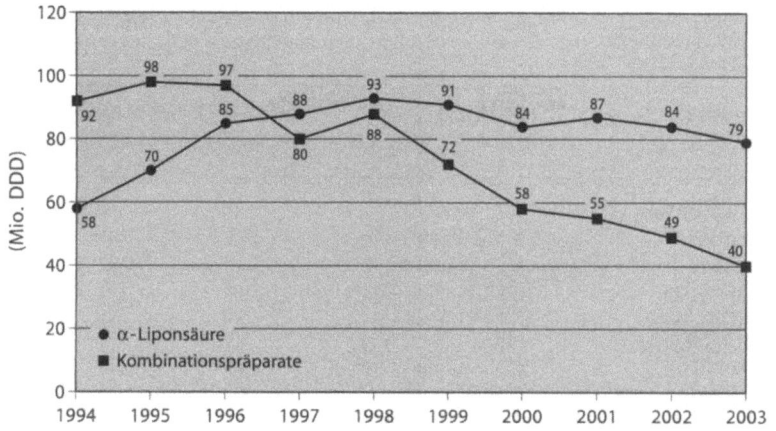

Abbildung 50.2: Verordnungen von Neuropathiepräparaten 1994 bis 2003. Gesamtverordnungen nach definierten Tagesdosen

einer Gruppe in der Roten Liste zusammengefaßt (Tabelle 50.3). Gelegentlich wird die α-Liponsäure zur Gruppe der B-Vitamine gerechnet. Sie ist jedoch kein typisches Vitamin, da nutritive Mangelzustände nicht bekannt sind. Bedeutsam ist ihre Funktion als enzymatischer Kofaktor der Pyruvatdehydrogenase. Aufgrund von zusätzlichen antioxidativen Eigenschaften soll sie eine günstige Wirkung auf Schmerzen und Parästhesien bei der diabetischen Neuropathie haben (Mehnert et al. 1995).

Trotz zahlreicher Studien sind diese Vermutungen nie überzeugend belegt worden. In einer Studie an 328 Diabetikern mit peripherer Neuropathie über 19 Tage besserte α-Liponsäure (600–1200 mg/d i.v.) die Gesamtsymptomatik um 71–83% im Vergleich zu 58% in der Placebogruppe (Ziegler et al. 1995). Das Ergebnis wird dadurch relativiert, daß die Patienten mit einer Blutglukose von 200 mg/dl und einem HbA_1-Wert von 9,1% nicht nach den heutigen Kriterien der Diabetestherapie eingestellt waren. Ein ähnliches Ergebnis hatte eine kleine Pilotstudie über 21 Tage an 24 Patienten mit einer hohen oralen Dosis von α-Liponsäure (1800 mg/Tag) (Ruhnau et al. 1999). Bei 70 Diabetikern mit kardialer autonomer Neuropathie wurden nach viermonatiger oraler α-Liponsäuretherapie nur geringe Herzfrequenzänderungen beobachtet, die ohne wesentliche klinische Relevanz waren, da sich autonome kardiovaskuläre Symptome nicht signifikant änderten

Tabelle 50.3: Verordnungen von Neuropathiepräparaten 2003. Angegeben sind die 2003 verordneten Tagesdosen, die Änderungen gegenüber 2002 und die mittleren Kosten je DDD 2003.

Präparat	Bestandteile	DDD in Mio.	Änderung in %	DDD-Kosten in €
α-Liponsäure				
Neurium	Alpha-Liponsäure	14,8	(−6,4)	0,83
Liponsäure-ratiopharm	Alpha-Liponsäure	13,2	(+0,0)	0,87
Thioctacid	Alpha-Liponsäure	10,1	(−5,6)	0,97
biomo-lipon	Alpha-Liponsäure	8,6	(−1,4)	0,87
espa-lipon	Alpha-Liponsäure	5,4	(−12,2)	0,89
Tromlipon	Alpha-Liponsäure	4,5	(−15,1)	0,92
Thiogamma	Alpha-Liponsäure	4,2	(−10,5)	0,87
Alpha-Lipon STADA	Alpha-Liponsäure	4,0	(−8,2)	1,00
Alpha-Vibolex	Alpha-Liponsäure	3,0	(−5,0)	0,92
		67,8	(−5,9)	0,89
Thiamin und Pyridoxin				
Neuro-ratiopharm N	Thiamin Pyridoxin	8,9	(−24,6)	0,27
Neurotrat S	Thiamin Pyridoxin	3,7	(−17,8)	0,51
Neuro STADA	Thiamin Pyridoxin	1,9	(−9,6)	0,25
Neuro B forte Biomo	Thiamin Pyridoxin	1,3	(−22,9)	0,30
		15,8	(−21,4)	0,33
Sonstige Kombinationen				
Keltican N	Uridintriphosphat Uridindiphosphat Uridinmonophosphat Cytidinmonophosphat	10,3	(−15,5)	1,50
milgamma NA/100	Benfotiamin Pyridoxin	2,4	(−26,4)	1,37
		12,7	(−17,8)	1,48
Summe		96,2	(−10,5)	0,87

(Ziegler et al. 1997). In einer weiteren Studie an 335 Diabetespatienten mit symptomatischer distaler Neuropathie hatte eine dreiwöchige intravenöse α-Liponsäuretherapie (600 mg tgl.) gefolgt von einer 6 monatigen oralen Gabe (1800 mg tgl.) keinen klinisch relevanten Einfluß auf neuropathische Beschwerden (Ziegler et al. 1999). Ein ähnliches negatives Ergebnis hatte eine Placebo-kontrollierte Zweijahresstudie an 65 Patienten (Reljanovic et al. 1999). In einer monozentrischen Infusionsstudie (120 Diabetiker, 600 mg α-Liponsäure i.v. tgl., 14 Behandlungen) wurde eine Abnahme der Gesamtsymptomatik der sensorischen neuropathischen Symptome (total symptom score) im Vergleich zu Placebo beobachtet (Ametov et al. 2003). Das Ergebnis ist nicht sicher beurteilbar, da Daten über Stoffwechseleinstellungen der stark übergewichtigen Patienten (Body Mass Index 29,4 kg/m^2) fehlen.

Grundsätzlich spielt bei der Pathogenese dieser häufigen und schwer zu behandelnden Komplikation des Diabetes mellitus die Hyperglykämie eine entscheidende schädigende Rolle. Bedeutsam für die Prophylaxe diabetischer Spätkomplikationen ist daher eine strikte normnahe Blutzuckereinstellung durch intensivierte Insulintherapie. Hierdurch ließ sich das Auftreten einer Neuropathie um 60% reduzieren (Diabetes Control and Complications Trial Research Group 1993). International üblich sind daher sorgfältige Stoffwechselkontrollen und ein korrekter Gebrauch analgetisch wirkender Substanzen (Fedele und Giugliano 1997, Müller-Felber 2000, Powers 2001). Eine Besserung der Schmerzsymptomatik wurde durch Amitriptylin bei 28 von 38 Patienten mit diabetischer Neuropathie (74%) im Vergleich zu 19 von 46 Patienten der Placebogruppe (41%) nachgewiesen (Max et al. 1992). Ähnliche Ergebnisse wurden in zahlreichen anderen Studien mit Antidepressiva erhalten (McQuay et al. 1996). Dementsprechend wird auch in Deutschland eine Behandlung chronisch-schmerzhafter Neuropathien mit trizyklischen Antidepressiva oder ggf. mit Gabapentin empfohlen (Nationale Versorgungs-Leitlinie Diabetes mellitus Typ 2, 2002).

Die unverhältnismäßig hohen Kosten der intravenösen α-Liponsäureinfusionen (17–35 € tgl.) sowie auch die Kosten der oralen Therapie (2,58–3,87 € tgl.) sind unter diesen Bedingungen nicht zu rechtfertigen. Schon früher ist die α-Liponsäure als Arzneimittel ohne gesicherte Wirkung in der Diabetestherapie kritisiert worden (Heise et al. 1995). Die Kosten dieser Therapie haben 2003 nur wenig abgenommen und betragen aber immer noch 60 Mio. € (Vorjahr 64 Mio. €) (Tabelle 50.3).

Kombinationspräparate

Der Rest der Verordnungen von Neuropathiepräparaten entfällt auf Thiamin-Pyridoxin-Kombinationen und sonstige Kombinationen

(Tabelle 50.3). Thiamin-Pyridoxin-Kombinationen werden als sogenannte „neurotrope" Vitamine bei zahlreichen neurologisch bedingten Schmerzzuständen propagiert. Hauptgrund dürfte die Ähnlichkeit
der Symptomatik mit entsprechenden Mangelerscheinungen von
Thiamin (Polyneuropathien) und Pyridoxin (Neuritiden, epilepti-
forme Krämpfe) sein.

Unstrittig sind B-Vitamine bei Beriberi-Polyneuropathie, Isonia-
zid-induzierter Pyridoxinmangel-Neuropathie und Cobalaminman-
gel-Neuropathie. Diese Mangelzustände der B-Vitamine treten aber
nur unter besonderen Bedingungen auf (z. B. Alkoholismus, Mangel-
ernährungs- und Malabsorptionssyndrome). Über die prinzipiellen
Überlegungen hinaus gibt es seit Jahren Diskussionen über die richtige Dosierung von Vitaminen. Unter hochdosierter Pyridoxinein-
nahme kann es zu einer schweren sensiblen ataktischen Neuropathie
kommen (Brandt et al. 1998). Nach Bässler et al. (2002) kann ein exak-
ter Grenzbereich der toxischen Dosierung nicht angegeben werden, er
wird aber bei einer Therapie über längere Zeit zwischen 300 und
500 mg/d vermutet. Einige Neuropathiepräparate werden in diesen
hohen Dosen empfohlen, z. B. *Neuro-ratiopharm N, Neurotrat S forte,
Neuro B forte biomo, Milgamma NA/100*. Eine hochdosierte Pyridoxin-
gabe wird nur bei seltenen hereditären Stoffwechselkrankheiten (z. B.
Homozysteinurie, Zysteinurie, primäre Oxalose Typ I) als Monotherapie angewendet (Bässler et al. 2002).

Das Präparat *milgamma NA/100* enthält Benfotiamin, ein chemi-
sches Analogon von Vitamin B_1 (Thiamin, syn. Aneurin). In einer tierexperimentellen Studie an diabetischen Ratten verhinderte Benfotiamin (80 mg/kg) die Entwicklung einer diabetischen Retinopathie
(Hammes et al. 2003). Thiamin wurde allerdings nicht geprüft. Bei
24 Patienten mit diabetischer Polyneuropathie steigerte Benfotiamin
die Nervenleitgeschwindigkeit von 40 auf 42 m/s, hatte aber keinen
signifikanten Effekt auf das Vibrationsempfinden (Stracke et al. 1996).

Keltican N ist eine Nukleotidkombination, die früher als Analgetikum und seit 1992 als Neuraltherapeutikum klassifiziert wurde. Es
enthält mehrere Uridinphosphate und Cytidinmonophosphat in einer
Gesamtmenge von 4–5 mg. Das Mittel soll als „physiologisches Neurotropikum" schmerzhafte Neuritiden und Myopathien bessern, obwohl
noch nicht einmal belegt ist, daß die kleinen Dosen nach oraler Gabe
überhaupt resorbiert werden.

Literatur

American Medical Association (1986): Drug evaluations, 6th ed, Saunders Company, Philadelphia London, pp. 589–601.

Ametov AS, Barinov A, Dyck PJ, Hermann R, Kozlova N, Litchy WJ et al for the SYDNEY Trial Study Group (2003): The sensory symptoms of diabetic polyneuropathy are improved with α-lipoic acid. Diabetes Care 26: 770–776.

Bässler KH , Golly I, Loew D, Pietrzik K, (2002): Vitamin-Lexikon. Urban & Fischer Verlag München und Jena, 3. Aufl.

Boushey CJ, Beresford SA, Omenn GS, Motulsky AG (1995): A quantitative assessment of plasma homocysteine as risk factor for vascular disease. Probable benefits of increasing folic acid intakes. JAMA 274: 1049–1057.

Brandt T, Dichgans J, Diener HC (Hrsg) (1998): Therapie und Verlauf neurologischer Erkrankungen. 3. Aufl, Kohlhammer, Stuttgart, S. 1046.

Collaborative Group of the Primary Prevention Project (PPP) (2001): Low-dose aspirin and vitamin E in people at cardiovascular risk, a randomised trial in general practice. Lancet 357: 89–95.

Diabetes Control and Complications Trial Research Group (1993): The effect of intensive treatment of diabetes on the development and progression of long-term complications in insulin-dependent diabetes mellitus. N Engl J Med 329: 977–986.

Fedele D, Giugliano D (1997): Peripheral diabetic neuropathy. Drugs 54: 414–421.

Frickhofen N (2003): Vitamin-B_{12}-Mangelanämien. In: Berdel WE, Böhm M, Classen M, Dichl V, Kochsiek K, Schmiegel W (Hrsg): Innere Medizin, 5. Aufl, Urban & Fischer, München, Jena, S. 711–714.

Hammes H-P, Du X, Edelstein D, Taguchi T, Matsumura T, Ju Q et al (2003): Benfotiamine blocks three major pathways of hyperglycemic damage and prevents experimental diabetic retinopathy. Nature Med 3: 294–299.

Heart Protection Study Collaborative Group (2002): MRC/BHF Heart Protection Study of antioxidant vitamin supplementation in 20536 high-risk individuals: a randomised placebo-controlled trial. Lancet 366: 23–33.

Heise T, Heinemann L, Bucher E, Richter B, Berger M, Sawicki PT (1995): Kosten von Medikamenten ohne gesicherte Wirkung in der Diabetestherapie. Dtsch Ärztebl 92: C-2236–2241.

Homocysteine Studies Collaboration (2002): Homocysteine and risk of ischemic heart disease and stroke: a meta-analysis. JAMA 288: 2015–2022.

Max MB, Lynch SA, Muir J, Shoaf SE, Smoller B, Dubner R (1992): Effects of desipramine, amitriptyline and fluoxetine on pain in diabetic neuropathy. N Engl J Med 326: 1250–1256.

McQuay HJ, Tramèr M, Nye BA, Carroll D, Wiffen PJ, Moore RA (1996): A systematic review of antidepressants in neuropathic pain. Pain 68: 217–227.

Mehnert H, Schmidt K, Stracke H, Sachse G (1995): Diabetische Polyneuropathie. Münch Med Wschr 137: 83–86.

Müller-Felber W (2000): Die periphere Neuropathie bei Diabetes mellitus aus neurologischer Sicht. Internist 41: 429–433.

Nationale Versorgungs-Leitlinie Diabetes mellitus Typ 2 (2002). Z Ärztl Fortbild Qual Sich 96 (Suppl II): 1–24.

50

Powers AC (2001): Diabetes mellitus. In: Braunwald E et al (eds): Harrison's principles of internal medicine, 15th ed, McGraw-Hill, New York, pp. 2109–2137.

Reljanovic M, Reichel G, Rett K, Lobisch M, Schuette K, Möller W, Tritschler HJ, Mehnert H (1999): Treatment of diabetic polyneuropathy with the antioxidant thioctic acid (Alpha-lipoic acid): A two year multicenter randomized double-blind placebo-controlled trial (ALADIN II). Free Rad Res 31: 171–179.

Ruhnau KJ, Meissner HP, Finn JR, Reljanovic M, Lobisch M, Schütte K et al (1999): Effects of 3-week oral treatment with the antioxidant thioctic acid (Alpha-lipoic acid) in symptomatic diabetic polyneuropathy. Diabet Med 16: 1040–1043.

Schnyder G, Roffi M, Flammer Y, Pin R, Hess OM (2002): Effect of homocysteine-lowering therapy with folic acid, vitamin B_{12}, and vitamin B_6 on clinical outcome after percutaneous coronary intervention. The Swiss Heart study: a randomized controlled trial. JAMA. 288: 973–979.

Stephens NG, Parsons A, Schofield PM, Kelly F, Cheeseman K et al (1996): Randomised controlled trial of vitamin E in patients with coronary disease: Cambridge Heart Antioxidant Study (CHAOS). Lancet 347: 781–786.

Stracke H, Lindemann A, Federlin K (1996): A Benfotiamine-vitamin B combination in treatment of diabetic polyneuropathy. Exp Clin Endocrinol Diabetes 104: 311–316.

The Heart Outcomes Prevention Evaluation Study Investigators (2000): Vitamin E supplementation and cardiovascular events in high-risk patients. N Engl J Med 342: 154–160.

Toole JF, Malinow MR, Chambless LE, Spence JD, Pettigrew LC et al (2004): Lowering homocysteine in patients with ischemice stroke to prevent recurrent stroke, myocardial infarction and death. The vitamin intervention for stroke prevention (VISP). Randomized controlled trial. JAMA 291: 565–575.

U.S. Preventive Task Force (2003): Routine vitamin supplementations to prevent cancer and cardiovascular disease: recommendations and rationale. Ann Intern Med 139: 51–55

Virtamo J, Rapola JM, Ripatti S, Heinonen OP, Taylor PR et al (1998): Effect of vitamin E and beta carotene on the incidence of primary nonfatal myocardial infarction and fatal coronary heart disease. Arch Intern Med 158: 668–675.

Ziegler D, Hanefeld M, Ruhnau KJ, Meißner HP, Lobisch M et al (1995): Treatment of symptomatic diabetic peripheral neuropathy with the anti-oxidant α-lipoic acid: A 3-week multicentre randomized controlled trial (ALADIN Study). Diabetologia 38: 1425–1433.

Ziegler D, Hanefeld M, Ruhnau K-J, Hasche H, Lobisch M et al (1999): Treatment of symptomatic diabetic polyneuropathy with the antioxidant α-lipoic acid (ALADIN III Study). Diabetes Care 22: 1296–1301.

Ziegler D, Schatz H, Conrad F, Gries FA Ulrich H, Reichel G (1997): Effects of treatment with the antioxidant alpha-lipoic acid on cardiac autonomic neuropathy in NIDDM patients (DEKAN Study). Diabetes Care 20: 369–373.

50

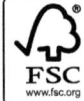

U. Schwabe/D. Paffrath (Hrsg.)

Arzneiverordnungs-Report 2004

Ulrich Schwabe und Dieter Paffrath (Hrsg.)

Arzneiverordnungs-Report 2004

Aktuelle Daten, Kosten, Trends und Kommentare

Mit Beiträgen von

Manfred Anlauf
Jürgen Bausch
Rainer H. Böger
Volker Dinnendahl
Thomas Eschenhagen
Uwe Fricke
Judith Günther
Karl-Friedrich Hamann
Karl Hans Holtermüller
Hans-Georg Joost
Winfried V. Kern
Gerald Klose
Björn Lemmer
Martin J. Lohse
Anna Lorenzen
Hans F. Merk

Klaus Mengel
Joachim Mössner
Bernd Mühlbauer
Bruno Müller-Oerlinghausen
Katrin Nink
Hartmut Oßwald
Thomas Rabe
Gerhard Schmidt
Harald Schmidt
Hasso Scholz
Helmut Schröder
Ulrich Schwabe
Anette Zawinell
W. Jens Zeller
Reinhard Ziegler

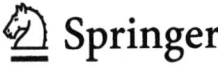 Springer

Prof. Dr. med. Ulrich Schwabe
Pharmakologisches Institut der Universität Heidelberg
Im Neuenheimer Feld 366
69120 Heidelberg

Dr. rer. soc. Dieter Paffrath
Bachstraße 29
50858 Köln

ISBN 978-3-540-21359-8   ISBN 978-3-642-18513-7 (eBook)

DOI 10.1007/978-3-642-18513-7

springer.de

© Springer-Verlag Berlin Heidelberg 2004
Ursprünglich erschienen bei Springer-Verlag Berlin Heidelberg New York 2004

Wichtiger Hinweis

Die Erkenntnisse in der Medizin unterliegen laufendem Wandel durch Forschung und klinische Erfahrungen. Sie sind darüber hinaus vom wissenschaftlichen Standpunkt der Beteiligten als Ausdruck wertenden Dafürhaltens geprägt. Wegen der großen Datenfülle sind Unrichtigkeiten gleichwohl nicht immer auszuschließen. Alle Angaben erfolgen insoweit nach bestem Wissen aber ohne Gewähr.

Die Wiedergabe von Gebrauchsnamen, Handelsnamen, Warenbezeichnungen usw. in diesem Werk berechtigt auch ohne besondere Kennzeichnung nicht zu der Annahme, daß solche Namen im Sinne der Warenzeichen- und Markenschutz-Gesetzgebung als frei zu betrachten wären und daher von jedermann benutzt werden dürften.

Produkthaftung: Für Angaben über Dosierungsanweisungen und Applikationsformen können Autoren, Herausgeber und Verlag keine Gewähr übernehmen. Derartige Angaben müssen vom jeweiligen Anwender im Einzelfall anhand anderer Literaturstellen und anhand der Beipackzettel der verwendeten Präparate in eigener Verantwortung auf ihre Richtigkeit überprüft werden.

Herstellung: Frank Krabbes, Heidelberg
Einbandgestaltung: design & production, D-69121 Heidelberg
Satz: SDS, Leimen
Gedruckt auf säurefreiem Papier   SPIN 10957431   14/3109fk – 5 4 3 2 1 0

Vorwort der Herausgeber

Mit dem Arzneiverordnungs-Report 2004 erscheint die 20. Ausgabe der jährlichen Analysen vertragsärztlicher Arzneiverordnungen. Bedingt durch zusätzliche Themen haben wir eine neue Gliederung des Buches in vier Teilabschnitte gewählt, in denen die allgemeine Verordnungs- und Marktentwicklung, Indikationsgruppen, Arzt- und Patientengruppen und ein methodisch-statistischer Anhang zusammengefaßt wurden. Erstmals werden die Verordnungen nicht rezeptpflichtiger Arzneimittel als eigenständige Arzneimittelgruppe analysiert, die durch das GKV-Modernisierungs-Gesetz (GMG) ab 2004 aus der vertragsärztlichen Versorgung ausgeschlossen werden. Als weitere Neuerung wird das Verordnungsprofil von elf Arztgruppen auf der Basis der jeweils 50 umsatzstärksten Arzneimittel mit pharmakologisch-therapeutischer Klassifikation und Vorschlägen zur Nutzung von Wirtschaftlichkeitsreserven dargestellt. Die benötigten Verordnungsdaten des GKV-Arzneimittelindex, der vom Wissenschaftlichen Institut der AOK (WIdO) erstellt wird, wurden uns dankenswerterweise wieder von den Projektträgern zur Verfügung gestellt.

Allen unseren Autoren danken wir für ihre tatkräftige Mitarbeit. Besonders hervorheben möchten wir das langjährige Engagement von Herrn Professor Adalbert Keseberg (Autor von 1986 bis 2003), der mit Eintritt in den Ruhestand seine Mitwirkung am Arzneiverordnungs-Report beendet hat. Als neue Autoren wurden Dr. Jürgen Bausch, Professor Thomas Eschenhagen, Professor Hans F. Merk und Professor Joachim Mössner gewonnen. Wertvolle Anregungen haben wir von allen Beratern der Herausgeber erhalten, denen wir ebenfalls vielmals danken.

Unser Dank gilt weiterhin Frau Katrin Nink und Herrn Helmut Schröder vom Wissenschaftlichen Institut der AOK (WIdO) für die Erstellung des statistischen Teils und die sorgfältige Datenkontrolle des Gesamtwerks, ebenso für die Mitwirkung von Frau Gudrun Billesfeld, Frau Gabi Brückner, Herrn Kai Bungarz, Frau Sylvia Ehrle, Frau Andrea

Hall, Frau Sandra Heric, Herrn Andreas Keller, Frau Manuela Steden, Frau Marie-Luise Watty und Frau Dr. Anette Zawinell. Besonders danken wir Frau Rosemarie LeFaucheur im Pharmakologischen Institut der Universität Heidelberg, die seit sieben Jahren das Manuskript des Buches in bewährter Weise für den Druck vorbereitet. Schließlich gilt unser Dank Herrn Dr. Thomas Mager vom Springer-Verlag für die verantwortungsvolle Planung und Betreuung der diesjährigen Ausgabe und Herrn Bernd Reichenthaler für die zügige Herstellung des Buches.

Heidelberg, 14. August 2004   *Ulrich Schwabe*
                                                Dieter Paffrath

Autorenverzeichnis

Prof. Dr. med. Manfred Anlauf, Friedrich-Plettke-Weg 12, 27570 Bremerhaven, e-mail: manfred.anlauf@t-online.de

Dr. med. Jürgen Bausch, Bad Sodener Straße 19, 63628 Bad Soden-Salmünster, e-mail: juergen.bausch@kvhessen.de

Prof. Dr. med. Rainer H. Böger, Institut für Experimentelle und Klinische Pharmakologie, Universitäts-Krankenhaus Eppendorf, Martinistraße 52, 20246 Hamburg, e-mail: boeger @uke.uni-hamburg.de

Prof. Dr. rer. nat. Volker Dinnendahl, Deutsches Apothekerhaus, Ginnheimer Straße 26, 65760 Eschborn, e-mail: v.dinnendahl@abda.aponet.de

Prof. Dr. med. Thomas Eschenhagen, Institut für Experimentelle und Klinische Pharmakologie, Universitäts-Krankenhaus Eppendorf, Martinistraße 52, 20246 Hamburg, e-mail: t.eschenhagen@uke.uni-hamburg.de

Prof. Dr. rer. nat. Uwe Fricke, Institut für Pharmakologie der Universität zu Köln, Gleueler Straße 24, 50924 Köln, e-mail: Uwe.Fricke@medizin.uni-koeln.de

Dr. rer. nat. Judith Günther, Ludwigstr. 37, 79104 Freiburg, e-mail: jg@phacts.de

Prof. Dr. med. Karl-Friedrich Hamann, Hals-Nasen-Ohrenklinik und Poliklinik der Technischen Universität München, Ismaninger Straße 22, 81675 München

Prof. Dr. med. Karl Hans Holtermüller, Markus-Krankenhaus, 1. Medizinische Klinik, Wilhelm-Epstein-Straße 2, 60431 Frankfurt am Main, e-mail: med1.mk@diakonie-kliniken.de

Prof. Dr. med. Dr. rer. nat. Hans-Georg Joost, Deutsches Institut für Ernährungsforschung, Arthur-Scheunert-Allee 114–16, 14558 Bergholz-Rehbrücke, e-mail: joost@mail.dife.de

Prof. Dr. med. Winfried V. Kern, Universitätsklinikum Freiburg, Innere Medizin II/Infektiologie, Hugstetter Str. 55, 79106 Freiburg, e-mail: kern@med1.ukl.uni-freiburg.de

Prof. Dr. med. Gerald Klose, Medizinische Klinik, Zentralkrankenhaus links der Weser, Senator-Weßling-Straße 1, 28277 Bremen, e-mail: klose.g@zkhldw.de

Prof. Dr. med. Dr. h.c. Björn Lemmer, Institut für Pharmakologie und Toxikologie, Fakultät für Klinische Medizin Mannheim der Universität Heidelberg, Maybachstraße 14-16, 68169 Mannheim, e-mail: bjoern.lemmer@urz.uni-heidelberg.de

Prof. Dr. med. Martin J. Lohse, Institut für Pharmakologie und Toxikologie der Universität Würzburg, Versbacher Straße 9, 97078 Würzburg, e-mail: lohse@toxi.uni-wuerzburg.de

Privatdozentin Dr. med. Anna Lorenzen, Psychiatrisches Zentrum Nordbaden, Zentrum für Psychiatrie Wiesloch, Heidelberger Str. 1a, 69168 Wiesloch, e-mail: anna.lorenzen@urz.uni-heidelberg.de

Prof. Dr. med. Hans F. Merk, Hautklinik, Universitätsklinikum der RWTH Aachen, Pauwelsstraße 30, 52074 Aachen

Dr. med. Klaus Mengel, Höferstraße 15, 68199 Mannheim, e-mail: emengel@gmx.de

Prof. Dr. med. Joachim Mössner, Medizinische Klinik und Poliklinik II der Universität Leipzig, Philipp-Rosenthal-Straße 27, 04103 Leipzig, e-mail: Joachim.Moessner@medizin.uni-leipzig.de

Prof. Dr. med. Bernd Mühlbauer, Institut für Klinische Pharmakologie, Zentralkrankenhaus Sankt-Jürgen-Straße, 28205 Bremen, e-mail: b.muehlbauer@klinpharm-bremen.de

Prof. Dr. med. Bruno Müller-Oerlinghausen, Jebenstraße 3, 10623 Berlin, e-mail: bmoe@zedat.fu-berlin.de

Katrin Nink, Wissenschaftliches Institut der AOK, Kortrijker Straße 1, 53177 Bonn, e-mail: katrin.nink@wido.bv.aok.de

Prof. Dr. med. Hartmut Oßwald, Pharmakologisches Institut der Universität, Wilhelmstraße 56, 72074 Tübingen, e-mail: hartmut.osswald@uni-tuebingen.de

Prof. Dr. med. Dr. h.c. Thomas Rabe, Universitäts-Frauenklinik, Voßstraße 9, 69115 Heidelberg, e-mail: thomas_rabe@med.uni-heidelberg.de

Prof. Dr. med. Gerhard Schmidt, Institut für Pharmakologie und Toxikologie der Universität, Robert-Koch-Straße 40, 37075 Göttingen, e-mail: gerhard.schmidt@med.uni-goettingen.de

Prof. Dr. med. Harald Schmidt, Rudolf-Buchheim-Institut für Pharmakologie, Frankfurter Straße 107, 35392 Gießen, e-mail: Harald.Schmidt@pharma.med.uni-giessen.de

Prof. Dr. med. Dr. h.c. Hasso Scholz, Institut für Experimentelle und Klinische Pharmakologie, Universitäts-Krankenhaus Eppendorf, Martinistraße 52, 20246 Hamburg, e-mail: h.scholz@uke.uni-hamburg.de

Helmut Schröder, Wissenschaftliches Institut der AOK, Kortrijker Straße 1, 53177 Bonn, e-mail: helmut.schroeder@wido.bv.aok.de

Prof. Dr. med. Ulrich Schwabe, Pharmakologisches Institut der Universität Heidelberg, Im Neuenheimer Feld 366, 69120 Heidelberg, e-mail: ulrich.schwabe@urz.uni-heidelberg.de

Dr. rer. nat. Anette Zawinell, Wissenschaftliches Institut der AOK, Kortrijker Straße 1, 53177 Bonn, e-mail: anette.zawinell@wido.bv.aok.de

Prof. Dr. med. W. Jens Zeller, Deutsches Krebsforschungszentrum, Abt. Perinatale Toxikologie, Im Neuenheimer Feld 280, 69120 Heidelberg

Prof. Dr. med. Reinhard Ziegler, Mozartstraße 20, 69121 Heidelberg

Berater der Herausgeber

Inhaltsverzeichnis

Teil III
Arzt- und Patientengruppen

Teil IV
Anhang

Teil III
Arzt- und Patientengruppen

51. Überblick über die Arzneiverordnungen nach Arztgruppen

KATRIN NINK und HELMUT SCHRÖDER

AUF EINEN BLICK

Die Zahl der an der vertragsärztlichen Versorgung teilnehmenden Ärzte ist auch im Jahr 2003 um 0,8 % auf eine Gesamtzahl von 130.563 angestiegen, während gleichzeitig die Anzahl der zu versorgenden Versicherten abgenommen hat. Insgesamt ist die Versorgungsdichte seit 1992 um knapp 25 % gestiegen. Jeder Vertragsarzt hat im Jahr 2003 durchschnittlich 5.736 Arzneimittelpackungen mit 241.000 Tagesdosen zu einem Umsatz von 185.000 € verordnet. Der größte Teil der Verordnungen entfällt auf Allgemeinmediziner (54,7 %) und Internisten (18,5 %). Bei den Arzneimittelumsätzen stehen die Internisten mit einem durchschnittlichen Jahresumsatz von 286.000 € pro Arzt an erster Stelle, gefolgt von Nervenärzten (265.000 €), Allgemeinärzten (263.000 €) und Urologen (218.000 €). Alle übrigen Arztgruppen haben geringere Arzneimittelumsätze von 21.000 bis 117.000 €.

Der Arzneimittelverbrauch hängt – neben einer Vielzahl anderer Faktoren – maßgeblich vom Verordnungsverhalten der Ärzte ab. Im folgenden werden die Verordnungen einzelner Facharztgruppen vergleichend analysiert. Aktuelle Auswertungen für das gesamte Bundesgebiet wurden hier mit den Daten des GKV-Arzneimittelindex für elf Arztgruppen durchgeführt. Dabei ist zu berücksichtigen, daß die Gruppe der Nervenärzte anders als in den vorangegangenen Jahren Nervenärzte, Neurologen und Psychiater sowie Kinder- und Jugendpsychiater umfaßt, ärztliche Psychotherapeuten finden sich hingegen in der Gruppe der sonstigen Ärzte (Nink und Schröder 2004).

In weiteren Kapiteln werden die Verordnungsprofile von 11 Arztgruppen anhand der jeweils 50 umsatzstärksten Präparate pharmakologisch-therapeutisch analysiert (Kapitel 52 bis 62). Die umsatz-

starken Arzneimittel umfassen insgesamt 458 verschiedene Arzneimittel mit einem Umsatzvolumen von 9,8 Mrd. € und damit 41% des
gesamten Fertigarzneimittelumsatzes des Jahres 2003.

Verschreibungsmengen nach Arztgruppen

Die Darstellung der verordneten Tagesdosen nach Arztgruppen zeigt,
daß Allgemeinärzte (einschließlich praktische Ärzte) und Internisten
auch im Jahr 2003 die meisten Arzneimittel verordnet haben und die
Gesamtmenge der verordneten Tagesdosen gegenüber dem Vorjahr in
diesen Gruppen erneut zugenommen hat (Abbildung 51.1). Auch die
Analyse der Verordnungen nach Arzneimittelpackungen bestätigt, daß
von der Gesamtzahl der 749 Mio. Verordnungen der größte Teil auf
Allgemeinmediziner (410 Mio.) und Internisten (139 Mio.) entfällt.
Dabei ist im Jahr 2003 sowohl der Anteil der Allgemeinmediziner an

51

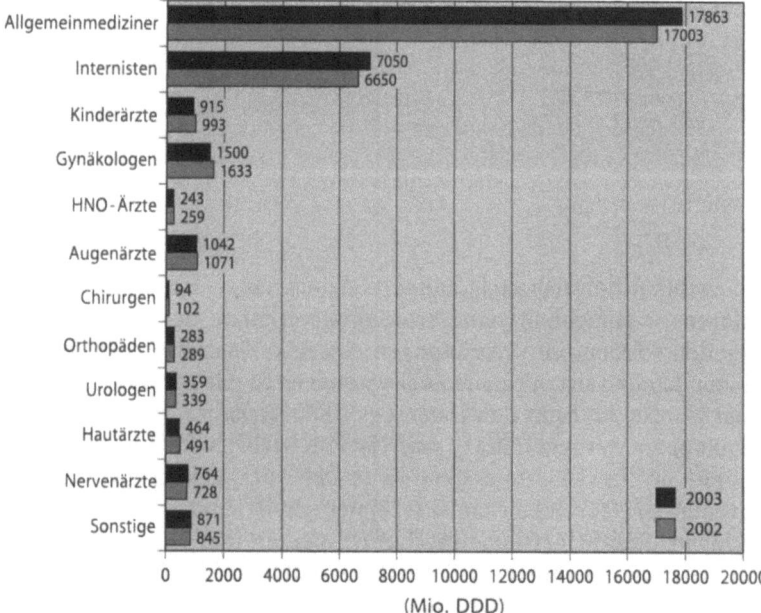

Abbildung 51.1: Arzneiverordnungen einzelner Arztgruppen 2002/2003

der Verordnungstätigkeit mit 54,7% (2002: 54,1%) als auch der Anteil der Internisten mit 18,5% (2002: 18,0%) leicht angestiegen. Der Umsatzanteil der Allgemeinmediziner am Gesamtmarkt ist mit 48,2% leicht gesunken, während er bei Internisten mit 24,4% geringfügig angestiegen ist. Damit verschreiben Internisten deutlich teurere Arzneimittel als der Durchschnitt aller Ärzte.

Allgemeinmediziner und Internisten stellen die mit Abstand größten Arztgruppen, so daß die Konzentration des Verordnungsgeschehens auf diese Gruppen größtenteils erklärbar ist (Tabelle 51.1). Im Jahre 2003 hat ein an der vertragsärztlichen Versorgung teilnehmender Arzt im Mittel 5.736 Fertigarzneimittelpackungen verordnet. Das entspricht 241.000 definierten Tagesdosen mit einem Umsatzvolumen von 185.000 € je Arzt. Jeder einzelne Arzt verordnete 2003 zwar weniger Packungen (–2,4%) aber mehr Tagesdosen als im Vorjahr (+2,6%). Gleichzeitig stieg der durchschnittliche Umsatz je Arzt um 5,4%.

Die Verordnungsfrequenz der einzelnen Arztgruppen zeigt große Unterschiede. Sie ist besonders hoch bei Allgemeinmedizinern und praktischen Ärzten, Kinderärzten und Internisten. Beim Umsatz und bei den mittleren Tagesdosen bleiben die Kinderärzte jedoch deutlich hinter den Allgemeinmedizinern und Internisten zurück, da sie vor

Tabelle 51.1: Arzneiverordnungen, Umsätze und definierte Tagesdosen je Arzt 2003, aufgeführt nach Facharztgruppen

Arztgruppe	Zahl der Ärzte	Verordnungen je Arzt	Umsatz je Arzt (Tsd. €)	DDD je Arzt (Tsd. DDD)
Allgemeinmediziner und Praktische Ärzte	44128	9281	263	405
Internisten	20579	6747	286	343
Kinderärzte	6838	7171	81	134
Gynäkologen	10911	2599	75	137
HNO-Ärzte	4190	3172	44	58
Augenärzte	5440	3514	58	192
Chirurgen	5618	1055	21	17
Orthopäden	5500	2390	43	51
Urologen	2857	2893	218	125
Hautärzte	3535	5159	107	131
Nervenärzte	6290	3473	265	121
Sonstige	14677	1591	117	59
Alle Ärzte	130563	5736	185	241

allem akute Krankheiten mit in der Regel kleineren Arzneimittelpackungen behandeln und niedrig dosierte Präparate (Kinderdosen)
verordnen.

Gegenüber dem Vorjahr hat sich die Arztzahl um 1.085 (+0,8%)
erhöht. Deutlich gewachsen sind die Gruppen der Internisten (+2,4%)
und der Orthopäden (+1,4%). Lediglich die Gruppe der Allgemeinmediziner hat sich im Vergleich zum Vorjahr um 175 Ärzte (−0,4%) etwas
verkleinert. Verursacht wird dieser Rückgang durch einen deutlich
stärkeren Rückgang der praktischen Ärzte (−4,9%) und einen gleichzeitigen Anstieg der ohnehin deutlich größeren Gruppe der Allgemeinmediziner (+1,3%) innerhalb der Gruppe der Allgemeinmediziner und praktischen Ärzte. Insgesamt sind seit der deutschen
Vereinigung die Arztzahlen jedoch deutlich stärker gewachsen als die
Versichertenzahlen (Abbildung 51.2). Wurden 1992 noch 1000 Versicherte von 1,49 Ärzten versorgt, ist dieser Wert bis zum Jahr 2003 auf
etwas über 1,85 gestiegen. Damit ist die Versorgungsdichte im statistischen Mittel um knapp 25% gestiegen. Dieser Zuwachs hat Auswirkungen darauf, wie die für Arzneimittel zur Verfügung stehenden
finanziellen Ressourcen bewirtschaftet werden.

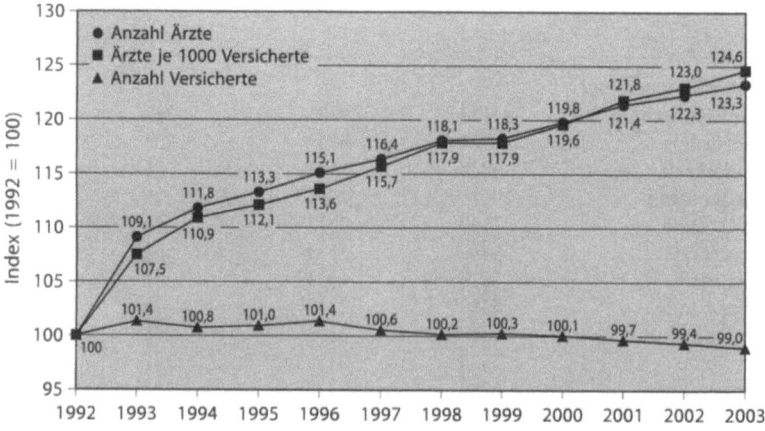

Abbildung 51.2: Entwicklung von Arzt- und Versichertenzahlen

Analyse der Verordnungszahlen

Deutliche Unterschiede im Verordnungsverhalten der einzelnen Arztgruppen zeigen sich auch in diesem Jahr bei Packungsgrößen und Verordnungskosten (Tabelle 51.2). Die Anzahl der Tagesdosen je Verordnung gibt an, wie viele Tage die Medikation mit einer Verordnung durchgeführt werden kann. Dies ist somit ein Maß für die Größe der Packung. Im Vergleich der Arztgruppen muß bedacht werden, daß die verschiedenen Krankheitsbilder, die von den jeweiligen Arztgruppen behandelt werden, unterschiedliche Verläufe haben und deshalb auch eine unterschiedlich lange Therapiedauer erfordern. Wie schon mehrfach in den vergangenen Jahren bemerkt, verschreiben Augenärzte mit 55 Tagesdosen überdurchschnittlich große Arzneimittelmengen pro Verordnung, die für eine Therapiedauer von knapp acht Wochen ausreichend sind. Als nächstes folgen die Gynäkologen, bei denen eine Packung im Mittel für eine Therapiedauer von 53 Tagen ausreicht während dieser Wert 1989 noch weniger als die Hälfte (25,7 Tage) betrug. In der Zunahme spiegelt sich einerseits die Abgabe hormonaler Kontrazeptiva an junge Frauen, andererseits aber auch die postmenopausale Hormontherapie wider, die 1999 ihre Höchstmarke erreicht hatte. Inwieweit sich das Verordnungsverhalten der Gynäkolo-

51

Tabelle 51.2: Maßzahlen zur Beschreibung der arztgruppenspezifischen Besonderheiten 2003

Arztgruppe	DDD je Verordnung	Umsatz je Verordnung in €	Umsatz je DDD in €
Allgemeinmediziner und Praktische Ärzte	43,6	28,38	0,65
Internisten	50,8	42,40	0,83
Kinderärzte	18,7	11,30	0,61
Gynäkologen	52,9	28,73	0,54
HNO-Ärzte	18,3	13,89	0,76
Augenärzte	54,5	16,63	0,31
Chirurgen	15,9	19,50	1,22
Orthopäden	21,5	17,80	0,83
Urologen	43,4	75,51	1,74
Hautärzte	25,4	20,77	0,82
Nervenärzte	35,0	76,44	2,19
Sonstige	37,3	73,55	1,97
Mittelwert	42,0	32,21	0,77

gen bereits an die neue Evidenzlage und die entsprechend geänderten Therapieempfehlungen für klimakterische Beschwerden angepaßt hat, läßt sich anhand dieser Zahlen nicht beurteilen. Der Zeitverlauf der Verordnungen von Östrogenpräparaten und Östrogenkombinationen zeigt jedoch, daß das Verordnungsvolumen der postmenopausalen Hormontherapie nach definierten Tagesdosen (DDD) in den letzten vier Jahren um 32% abgenommen hat (siehe Kapitel 46, Abbildung 46.1). Darüber hinaus liegen Hinweise aus anderen Analysen vor, daß die Hormonverordnungen für Frauen in der Postmenopause in Deutschland noch nicht in dem eigentlich zu erwartenden Umfang abgenommen haben, da die neue Erkenntnislage offensichtlich noch nicht in jeder Arztpraxis umgesetzt wird (Zawinell und Dören 2003, Buksch et al. 2003).

Auf der anderen Seite der Skala verordnen die Chirurgen mit durchschnittlich 15,9 DDD je Verordnung die kleinsten Packungen, die lediglich für rund zwei Wochen ausreichen. Bei der Beurteilung dieser Zahlen muß sicherlich auch der Anteil der chronisch Kranken berücksichtigt werden. Hier können hohe DDD-Volumina je Verordnung durchaus wirtschaftlich sein, denn größere Packungen haben im allgemeinen die niedrigeren Tagestherapiekosten. Die Umsätze je Verordnung und Tagesdosis zeigen große Unterschiede zwischen den einzelnen Fachgebieten (Tabelle 51.2). Bezogen auf die einzelne Verordnung liegt der durchschnittliche Umsatz je Packung mit 11,30 € bei den Kinderärzten weiterhin am niedrigsten. Dagegen kostet die durchschnittliche Verordnung eines Nervenarztes, Neurologen oder Psychiaters fast siebenmal so viel.

Bezieht man die Reichweite der verordneten Packungen in die Berechnung ein (Tagestherapiekosten im Arzneimittelbereich), haben die von Augenärzten verordneten Arzneimittel mit 0,31 € unverändert den niedrigsten Umsatz je DDD. Nervenärzte dagegen verschreiben Medikamente, die mit 2,19 € je DDD mehr als siebenmal so teuer sind, obwohl diese Gruppe mit einem Verordnungsvolumen von 121.000 DDD unter dem Durchschnitt aller Arztgruppen liegt. Damit verordnen die Nervenärzte in Relation zu anderen Arztgruppen weniger aber gleichzeitig teurere Medikamente. Ganz anders stellt sich die Situation bei den Allgemeinmedizinern dar, die mit 405.000 DDD pro Arzt weit über dem Verordnungsdurchschnitt liegen, die einzelne DDD mit 0,65 € aber deutlich weniger kostet. Einen Gesamtüberblick über die Anzahl der verordneten Tagesdosen je Arzt in den wesentlichen Indikationsgruppen gibt Tabelle 51.3. Dabei werden spezifische Vertei-

Tabelle 51.3: Arzneiverordnungen in definierten Tagesdosen (DDD) je Arzt der Fachgruppe in der Gesetzlichen Krankenversicherung im Jahre 2003 nach Indikationsgruppen

Indikationsgruppe	Allgemein-mediziner	Inter-nisten	Kinder-ärzte	Gynäko-logen	HNO-Ärzte	Augen-ärzte	Chirur-gen	Ortho-päden	Uro-logen	Haut-ärzte	Nerven-ärzte	Sonstige	Insgesamt
5 Analgetika/Antirheumatika	23210,0	15765,2	4162,0	650,7	1607,0	120,4	6113,9	26459,5	1721,5	533,7	2588,5	4869,9	12760,3
7 Antiallergika	3286,8	2074,5	3414,4	40,2	9306,4	259,1	53,7	28,1	56,7	17929,2	134,1	1172,6	2557,9
8 Antianämika	1408,5	2017,8	293,0	2098,7	9,3	2,9	25,9	52,8	66,7	157,2	66,8	559,2	1060,4
9 Antiarrhythmika	2900,7	3288,1	24,7	3,1	3,5	1,6	5,9	2,3	5,2	5,8	7,3	104,4	1513,1
10 Antibiotika/Antiinfektiva	4363,2	2565,4	5037,3	842,1	6418,3	150,4	566,4	213,6	4151,6	3386,1	102,7	1530,6	2818,4
11 Antidementiva (Nootropika)	2582,5	1723,5	13,2	7,9	2066,2	132,8	21,7	19,1	16,7	11,7	6013,5	330,5	1546,9
12 Antidiabetika	23514,7	24612,6	816,8	33,6	17,0	9,2	64,4	15,5	40,9	30,7	20,4	1294,4	11025,1
14 Antiemetika/Antivertiginosa	1712,3	1131,0	384,5	121,6	2681,0	2,4	12,5	99,2	12,0	6,7	857,5	106,9	931,9
15 Antiepileptika	1752,9	858,3	1240,9	5,3	32,9	2,2	17,5	37,4	10,2	9,0	13303,5	1003,6	1550,8
17 Antihypertonika	43938,6	38706,0	97,6	79,3	44,6	24,5	107,1	42,7	403,3	80,1	69,8	1767,0	21184,8
19 Antihypotonika	726,3	476,4	88,7	71,5	16,3	9,2	9,6	3,7	8,3	10,1	128,1	31,7	342,8
20 Antikoagulantia	4389,9	4614,2	41,2	102,1	6,1	3,3	1052,1	512,0	83,2	56,3	12,0	375,3	2335,0
21 Antimykotika	1603,9	690,7	1296,0	455,5	230,0	4,9	101,2	17,0	537,2	12996,0	8,8	211,0	1157,3
23 Antiphlogistika	539,2	213,8	226,5	107,8	317,2	7,5	351,8	543,6	139,3	58,4	34,8	89,6	301,7
24 Antitussiva/Expektorantia	5690,4	2858,4	10164,3	49,9	3163,8	13,7	72,3	32,9	133,8	44,2	36,7	680,7	3099,3
27 Beta-,Ca-Bl., Angiotensin-Hemmst.	67685,4	60239,1	297,4	98,4	70,6	36,8	188,3	67,1	154,0	109,4	684,0	2848,9	32769,3
28 Broncholytika/Antiasthmatika	15820,1	15255,1	6163,9	54,8	455,1	49,7	56,3	32,3	42,0	594,5	42,5	8872,3	9115,7
31 Corticoide (Interna)	3365,8	4624,5	1281,2	218,7	1487,5	359,9	532,8	3068,6	137,8	2177,4	1404,0	2082,1	2530,5
32 Dermatika	6471,8	2330,5	8914,4	1064,5	1066,6	42,7	993,5	243,3	784,4	81579,1	71,1	1331,0	5578,5
33 Desinfizienzia/Antiseptika	410,5	259,7	424,9	38,1	35,2	15,0	391,0	73,9	1059,1	497,9	16,6	141,6	280,2
36 Diuretika	27601,1	26498,3	114,7	72,9	30,8	13,8	126,4	59,4	746,0	104,2	71,4	2517,1	13832,4
37 Durchblutungsfördernde Mittel	1301,0	879,6	3,3	2,0	1786,4	152,5	89,6	10,7	33,8	41,8	297,5	71,0	670,9
44 Gichtmittel	5721,1	4626,1	24,3	5,3	5,7	2,2	126,1	304,4	2605,7	16,9	9,9	225,0	2766,3
45 Grippemittel	558,3	144,3	1662,5	5,0	178,0	2,8	4,7	5,0	4,3	5,7	4,8	28,3	308,9
46 Gynäkologika	1713,4	602,9	1056,3	27876,4	23,1	7,5	58,7	12,9	3314,0	947,5	176,8	336,5	3207,7
47 Hämorrhoidenmittel	512,6	405,3	25,6	143,4	1,4	0,6	354,8	2,8	377,7	238,8	1,7	28,2	283,9
48 Hepatika	1058,9	781,0	340,8	10,6	2,9	1,2	29,6	11,1	38,2	9,9	40,3	118,5	518,0
49 Hypnotika/Sedativa	2751,0	1850,5	253,1	54,2	56,5	7,0	40,7	53,2	70,9	22,0	4143,0	448,6	1497,5
50 Hypophysen-, Hypothalamushormone	61,1	70,6	437,6	1177,4	0,7	0,6	10,9	1,6	1118,9	3,8	12,4	251,3	207,1
51 Immunmodulatoren	389,4	834,0	422,5	19,2	161,7	11,5	86,0	8,8	123,2	156,9	1542,7	606,4	446,0

51

Tabelle 51.3: Arzneiverordnungen in definierten Tagesdosen (DDD) je Arzt der Fachgruppe in der Gesetzlichen Krankenversicherung im Jahre 2003 nach Indikationsgruppen (Fortsetzung)

Indikationsgruppe	Allgemein-mediziner	Inter-nisten	Kinder-ärzte	Gynäko-logen	HNO-Ärzte	Augen-ärzte	Chirur-gen	Ortho-päden	Uro-logen	Haut-ärzte	Nerven-ärzte	Sonstige	Insgesamt
52 Infusionslösungen usw.	179,0	151,6	916,6	11,4	108,5	2,4	22,7	31,9	61,1	11,3	24,8	90,0	152,2
53 Kardiaka	6144,2	4923,2	86,2	11,7	6,3	2,8	14,7	6,5	11,3	11,0	19,0	184,8	2881,6
54 Karies- und Parodontosemittel	2428,5	744,5	18424,9	617,0	605,0	649,4	584,1	529,2	850,1	535,9	493,4	4658,4	2629,1
55 Koronarmittel	14226,9	12968,5	21,0	10,6	12,4	5,3	33,2	9,7	19,5	33,0	20,2	547,9	6920,8
56 Laxantia	1954,5	1498,6	829,6	44,5	8,0	2,0	117,7	77,1	154,4	13,0	129,2	489,8	1017,6
58 Lipidsenker	19784,0	21303,8	64,5	22,8	20,0	10,1	75,1	29,5	58,3	40,0	61,8	1241,3	10200,2
60 Magen-Darm-Mittel	15130,9	14764,4	1396,6	201,6	160,7	32,8	443,5	211,2	175,2	158,8	360,2	1532,0	7763,3
61 Migränemittel	399,9	215,8	21,2	15,3	11,5	2,6	8,6	16,1	6,3	4,0	404,9	72,4	201,0
62 Mineralstoffpräparate	4931,0	4752,0	188,6	2777,1	48,1	69,0	135,9	4333,8	202,0	394,5	203,5	805,1	2965,8
63 Mund- und Rachentherapeutika	594,2	226,2	1342,0	76,4	750,7	64,7	108,2	69,0	87,9	325,9	59,8	478,9	415,0
64 Muskelrelaxanzien	999,5	586,3	135,6	3,9	26,6	25,4	108,5	809,8	74,1	23,6	2786,0	726,7	696,5
66 Neuropathiepräparate usw.	1529,5	1359,6	8,2	16,8	90,3	8,4	70,3	316,6	23,0	20,2	2821,2	201,1	912,3
67 Ophthalmika	3220,4	1092,2	4057,6	30,9	4984,6	188693,9	61,8	26,4	55,1	1270,7	68,8	1076,4	9661,4
68 Osteoporosemittel/Ca-Stoffw.reg.	1494,0	1440,0	9,1	121,6	4,2	0,8	90,1	6149,7	50,9	7,0	7,1	350,6	1046,7
69 Otologika	312,7	72,5	992,5	3,8	1533,9	11,8	5,5	3,7	4,3	10,4	2,8	37,6	224,3
70 Parkinsonmittel usw.	948,2	472,6	28,7	7,9	15,0	0,9	3,3	4,6	5,9	49,9	10734,9	379,9	959,3
71 Psychopharmaka	11056,3	6363,7	1653,2	236,9	196,4	24,5	85,5	253,3	189,5	92,3	67125,7	6165,0	8801,4
72 Rhinologika/Sinusitismittel	2821,7	918,8	20478,0	33,4	16302,2	51,2	37,9	25,9	25,3	398,1	28,9	618,3	2784,0
74 Schilddrüsentherapeutika	22215,0	18932,1	3078,8	1540,8	876,1	30,4	176,4	56,9	78,7	82,1	148,4	1521,6	11071,4
76 Sexualhormone	4590,4	1535,6	181,1	91114,2	32,6	27,9	61,8	798,3	2002,8	1493,2	57,5	602,6	9610,6
77 Spasmolytika	497,9	461,7	120,4	49,9	3,9	0,8	16,4	10,2	170,4	3,7	24,5	38,0	262,1
79 Thrombozyten-aggregationshemmer	17498,8	15041,7	110,5	99,6	149,5	329,2	286,1	59,1	54,4	100,7	2387,5	715,7	8531,9
82 Urologika	3970,4	2606,9	200,5	484,9	15,4	5,9	57,7	13,5	87635,9	18,2	115,1	392,8	3775,5
83 Venentherapeutika	1572,1	940,7	115,3	108,9	17,4	23,6	1136,9	714,2	100,8	465,7	23,5	76,6	799,9
84 Vitamine	5640,4	5458,7	27997,6	423,7	275,0	89,1	234,9	4644,2	447,7	203,1	1024,2	1269,7	4694,1
85 Wundbehandlungsmittel	1744,9	889,4	1647,1	153,4	320,7	5,1	959,5	69,0	640,0	1921,2	12,3	292,0	983,2
86 Zytostatika usw.	862,9	1137,3	35,2	3672,3	7,6	2,6	111,8	66,9	13079,3	134,8	14,2	404,3	1123,6
Gesamter Fertigarzneimittelmarkt	404805,9	342590,1	133825,7	137493,4	58038,7	191625,8	16808,3	51486,8	125487,7	131226,1	121468,3	59374,7	240878,7

51

Tabelle 51.4: Gesamtumsätze und Umsätze der 50 umsatzstärksten Arzneimittel nach Arztgruppen im Jahr 2003

Arztgruppe	Umsatz in Mio. €	Umsatz der 50 umsatz-stärksten Arzneimittel in Mio. €	Anteil der 50 umsatz-stärksten Arzneimittel in %
Allgemeinmediziner	11.623,2	3.615,3	31,1
Internisten	5.886,7	2.179,1	37,0
Kinderärzte	553,9	248,6	44,9
Gynäkologen	814,6	488,2	59,9
HNO-Ärzte	184,6	82,8	44,8
Augenärzte	318,0	253,9	79,9
Chirurgen	115,6	66,5	57,5
Orthopäden	234,1	164,0	70,0
Urologen	624,1	516,8	82,8
Hautärzte	378,8	195,5	51,6
Nervenärzte	1.669,9	1.230,0	73,7
Sonstige	1.717,6	799,2	46,5
Summe	24.121,1	9.839,9	40,8

51

lungsmuster nach Arztgruppen deutlich, die – wie zum Thema Antibiotikaverbrauch dargestellt – eine weitergehende Analyse ermöglichen (Schröder et al. 2003).

Die nachfolgenden Analysen der jeweils 50 umsatzstärksten Präparate in den einzelnen Fachgruppen machen daher das spezifische Verordnungsgeschehen in den einzelnen Gruppen transparent (Kapitel 52 bis 62). Damit wird eine differenzierte pharmakologisch-therapeutische Bewertung dieser umsatzstarken Arzneimittel mit einem Volumen von 9,8 Mrd. € – entsprechend 41% des gesamten Fertigarzneimittelumsatzes des Jahres 2003 – für die einzelnen Fachgruppen vorgenommen (Tabelle 51.4).

Literatur

Buksch J, Deitermann B, Kolip P (2003): Hormontherapie in den Wechseljahren – Analyse der Webseiten von Gynäkologinnen und Gynäkologen zum Thema Wechseljahre/Hormontherapie. Abschlussbericht eines Projekts im Auftrag des Wissenschaftlichen Instituts der AOK. http://www.wido.de/Arzneimittel/hormone/index.html

Nink K, Schröder H (2004): Arzneimittelverordnungen nach Arztgruppen 2003. Wissenschaftliches Institut der AOK, Bonn.

Schröder H, Nink K, Günther J, Kern WV (2003): Antibiotika: Solange sie noch wirken .... Gesundheit und Gesellschaft Wissenschaft 2/2003: 7–16. http://www.wido.de/Arzneimittel/antibiotika/index.html

Zawinell A, Dören M (2003): Hormontherapie: Tritt auf die Verordnungsbremse. Gesundheit und Gesellschaft, 6, 30–33. http://www.wido.de/Arzneimittel/hormone/index.html

51

52. Verordnungsprofil der Allgemeinärzte

JÜRGEN BAUSCH

AUF EINEN BLICK

Verordnungsanteil
Allgemeinärzte bewältigen das Gros der Arzneiverordnungen. Im Jahre 2003 haben sie mit 11,6 Mrd. € fast die Hälfte des gesamten Arzneimittelumsatzes von 24,1 Mrd. € im Bundesgebiet rezeptiert.

Bewertung
Unter den 50 führenden allgemeinärztlichen Arzneimitteln sind 14 Präparate mit verbesserten therapeutischen Eigenschaften, aber keine Arzneimittel mit umstrittener Wirksamkeit vertreten. Das zeigt die wünschenswerte Modernisierung der Arzneimittelversorgung.

Einsparpotentiale
Wichtige Einsparpotentiale wurden bereits ausgenutzt, wie die Präsenz von fünf Generika in der Hitliste zeigt. Allgemeinärzte haben nur noch 5,1% umstrittene Arzneimittel verordnet und damit geringfügig mehr als der Durchschnitt aller Arztgruppen (4,7%). Das verbleibende Einsparpotential bei den allgemeinärztlichen Arzneiverordnungen beträgt für Generika 840 Mio. €, Analogpräparate 1.227 Mio. € und umstrittene Arzneimittel 599 Mio. €, also insgesamt 2.666 Mio. €. Die hochgerechneten Einsparvolumina sind Zielwerte, die in der Hausarztpraxis nicht kurzfristig erreichbar sind, da viele Arzneiverordnungen durch andere vertragsärztliche Versorgungsbereiche vorgegeben werden.

52

Allgemeinärzte und praktische Ärzte tragen die Hauptverantwortung der Arzneiverordnungen für das Gros aller Patienten. Nahezu die Hälfte aller ausgabenrelevanten Arzneimittel wird auf dieser Versorgungsebene rezeptiert. 2003 betrug das Verordnungsvolumen 11.623 Mio. € und hatte damit einen Anteil von 48,2% an den Gesamtausgaben von 24.121 Mio. € im gesamten Bundesgebiet (Tabelle 52.1). Hauptgrund für diesen hohen Verordnungsanteil der Allgemeinärzte und praktischen Ärzte ist die Tatsache, daß sie mit 44128 Ärzten die größte Gruppe der 130.563 Vertragsärzte in Deutschland stellen und mit einem jährlichen Verordnungsvolumen von 263.000 € pro Arzt dicht auf Internisten und Nervenärzte folgen (siehe Kapitel 51, Tabelle 51.1).

Das Verordnungsprofil wird am Beispiel der 50 umsatzstärksten Arzneimittel analysiert. Angesichts des breiten Versorgungsauftrages der Allgemeinärzte und ihrer Mitwirkung an der Langzeitbehandlung vieler Patienten, die primär von hochspezialisierten Fachärzten oder Fachabteilungen eingestellt werden, ist diese Auswahl relativ klein. Dennoch erreichen die ersten 50 Arzneimittel ein Umsatzvolumen von 3.615 Mio. € und damit fast ein Drittel der Arzneimittelausgaben der Fachgruppe (Tabelle 52.1).

Analyse der wichtigsten Indikationsgruppen

Unter den 50 umsatzstärksten Arzneimitteln, die im Jahre 2003 von Allgemeinmedizinern in Deutschland verordnet wurden, befindet sich kein einziges Medikament mit ungewisser oder umstrittener Wirkung (Tabelle 52.1). Zu einem beträchtlichen Teil werden Wirkstoffe verordnet, die hochwirksam sind und therapeutische Verbesserungen darstellen. Von einem „unverantwortlichen" Umgang mit Arzneimitteln, wie gelegentlich von Politikern behauptet, kann ebenso wenig die Rede sein, wie von einer Verweigerung des therapeutischen Fortschritts gegenüber den Patienten.

Vergleicht man diese Hitliste des Jahres 2003 mit früheren Analysen zurückliegender Jahre, dann spürt man die schrittweise erfolgte wünschenswerte Modernisierung der Arzneimittelversorgung in unserem Land.

Bei der Berechnung von Einsparpotentialen ergibt sich im Jahre 2004 eine Ausnahmesituation, die sich von früheren Jahren stark unterscheidet. Denn der Patentablauf hat in der zweiten Hälfte des

Jahres 2003 und vor allem mit dem Beginn diesen Jahres besonders viele patentgeschützte, umsatzträchtige Wirkstoffe erfaßt, die unter den Top 50 der umsatzstärksten Arzneimittel aufgelistet sind, und für die nunmehr in diesem Jahr erstmals generische Varianten des gleichen Wirkstoffs zur Verfügung stehen. Somit wird das diesmal errechnete Einsparpotential zu einer nicht konkret abschätzbaren Rechengröße, zumal sie zusätzlich durch gesetzliche Änderungen (z. B. Arzneimittelpreisverordnung) modifiziert wird. Weitere kontroverse Erörterungen zum Analogpräparatethema relativieren sich durch die vielen Patentfreigaben.

Das Ordnungsprinzip der folgenden Detaildarstellung wichtiger Indikationsgruppen folgt dem Ranking der jeweiligen Verordnungsvolumina der Tabelle 52.1.

Statine

Aus der Gruppe der Statine sind mit *Sortis* (Atorvastatin), *Pravasin* (Pravastatin), *Zocor* (Simvastatin), *Locol* (Fluvastatin) und *Simvahexal* (Simvastatin) fünf Präparate vertreten (Tabelle 52.1). Mit einem Verordnungsvolumen von 567 Mio. € bilden sie die umsatzstärkste Gruppe unter den 50 führenden Arzneimitteln der Allgemeinärzte. Dank der guten Beleglage dieser gesamten Wirkstoffgruppe und des Patentablaufs für Simvastatin, Pravastatin und Lovastatin wird sich dieser umsatzträchtige Markt 2004 auf preiswertere generische Präparate umschichten. Dies kann man bereits für das Jahr 2003 an dem 50. Verordnungsrang von *Simvahexal* erkennen. Dieses Präparat hat durch einen „early entry" Mechanismus einen vergleichsweise schnellen Umstellungsprozess eingeleitet. Es signalisiert einen rasanten Umstellungsprozeß vom Originalpräparat *Zocor* auf generische Simvastatinpräparate.

Sortis (Atorvastatin) führt das Marktsegment der Statine mit einem Umsatz von 333,9 Mio. € an. Die vom Hersteller des noch länger patentgeschützten Präparates behauptete Sonderstellung in der Gruppe bedarf allerdings noch einer gesicherten wissenschaftlichen Beleglage. *Sortis* weist im Vergleich zu anderen Statinen eine längere Halbwertszeit auf, die vermutlich für die stärkere LDL-Cholesterinsenkung verantwortlich ist. Bisher gibt es jedoch keine Belege, daß diese pharmakokinetische Eigenschaft mit der dosismäßig stärkeren Wirkung in Zusammenhang steht. Denn mit Atorvastatin ist ledig-

52

Tabelle 52.1: Verordnung der 50 umsatzstärksten Arzneimittel durch Allgemeinmediziner 2003. Angegeben sind die 50 umsatzstärksten Präparate mit Umsatz, Kommentar, Substitutionsvorschlägen und Einsparpotentialen.

Rang	Präparat	Umsatz Mio. €	Kommentar	Substitutions-vorschlag	Einspar-potential Mio. €
1	Sortis	333,9	Analogpräparat	Simvastatin-1A Pharma	142,5
2	Durogesic	165,2	Verbesserung (begr.)		
3	Pantozol	150,9	Analogpräparat	Omeprazol AL	67,8
4	Norvasc	133,4	Analogpräparat	Nitren-1A Pharma[1]	112,3
5	Nexium Mups	119,8	Analogpräparat	Omeprazol AL	20,4
6	Plavix	117,4	Verbesserung (begr.)		
7	Insulin Actraphane HM	108,8	Originalpräparat	Insulin Bbm ratio comb	13,0
8	Iscover	105,5	Verbesserung (begr.)		
9	Viani	100,8	Verbesserung		
10	Beloc	99,4	Analogpräparat	Atenolol-1A Pharma[2]	68,4
11	Vioxx/Vioxx Dolor	95,6	Verbesserung (begr.)		
12	Delix/-protect	93,3	Analogpräparat	enalapril corax[3]	45,9
13	Insuman Comb	84,5	Originalpräparat	Insulin Bbm ratio comb	10,8
14	Pravasin	76,0	Analogpräparat	Simvastatin-1A Pharma	43,0
15	Zocor	76,0	Analogpräparat	Simvastatin-1A Pharma	23,9
16	Omep	73,5	Generikum	Omeprazol AL	8,2
17	Amaryl	71,8	Analogpräparat	Glibenclamid AL	55,3
18	Lantus	66,7	Verbesserung (begr.)		
19	Actrapid human	65,9	Originalpräparat	Insulin Bbm ratio rapid	7,5
20	Delix plus	65,3	Analogpräparat	Enahexal comp	24,2
21	Symbicort	64,3	Verbesserung		
22	Humalog	63,4	Verbesserung (begr.)		
23	Fosamax	58,6	Verbesserung		
24	Codiovan	58,1	Analogpräparat		
25	Omeprazol-ratiopharm	57,0	Generikum	Omeprazol AL	8,7
26	Dilatrend	56,8	Analogpräparat	Bisoprolol-1A Pharma	35,0
27	Valoron N	56,2	Originalpräparat	Tilidin AL comp. (nur Tr.)	1,6
28	Lorzaar plus	52,1	Verbesserung (begr.)		
29	Berodual/-N	48,7	Verbesserung		
30	Unat	46,9	Analogpräparat	Furosemid AL	30,3

52

Tabelle 52.1: Verordnung der 50 umsatzstärksten Arzneimittel durch Allgemein-mediziner 2003. Angegeben sind die 50 umsatzstärksten Präparate mit Umsatz, Kommentar, Substitutionsvorschlägen und Einsparpotentialen (Fortsetzung).

Rang	Präparat	Umsatz Mio. €	Kommentar	Substitutions-vorschlag	Einspar-potential Mio. €
31	Nebilet	46,8	Analogpräparat	Atenolol-1A Pharma[2]	37,4
32	Cynt	46,5	Analogpräparat	Moxonidin HEXAL	3,8
33	Locol	45,5	Analogpräparat	Simvastatin-1A Pharma	19,6
34	Foradil	45,3	Verbesserung		
35	Diovan	45,2	Analogpräparat		
36	Torem	44,8	Analogpräparat	Furosemid AL	27,3
37	Atacand plus	44,6	Analogpräparat		
38	Insulin Protaphan HM	44,4	Originalpräparat	Insulin Bbm ratio basal	5,2
39	Clexane	43,8	Analogpräparat		
40	NovoRapid	43,4	Analogpräparat		
41	Risperdal	42,0	Verbesserung		
42	Omeprazol STADA	41,0	Generikum	Omeprazol AL	3,7
43	Atacand	41,0	Analogpräparat		
44	Lorzaar	40,9	Innovation (begr.)		
45	L-Thyroxin Henning	40,3	Generikum	Eferox	2,8
46	OXYGESIC	40,1	Analogpräparat		
47	Coaprovel	40,0	Analogpräparat		
48	Insuman Rapid	39,2	Originalpräparat	Insulin Bbm ratio rapid	6,3
49	Rifun	39,0	Analogpräparat	Omeprazol AL	17,9
50	Simvahexal	35,7	Generikum	Simvastatin-1A Pharma	3,2
Summe 1–50		3.615,3			846,0
Summe gesamt		11.623,2		Einsparpotential gesamt	2.666,3
				davon generisch	839,5
				analog	1.227,3
				umstritten	599,4

[1] Bei Einmalgabe nicht für nächtliche Blutdruckspitzen geeignet
[2] Dosisanpassung bei eingeschränkter Nierenfunktion beachten
[3] Ab 2004 ähnliches Einsparpotential mit Ramiprilgenerika

52

lich eine Verminderung koronarer Ereignisse nachgewiesen worden, während mit Simvastatin und Pravastatin darüber hinaus auch die Gesamtmortalität von kardiovaskulären Risikopatienten in mehreren Langzeitstudien gesenkt wurde. Allerdings war eine Intensivtherapie mit Atorvastatin bei Patienten mit akutem Koronarsyndrom der Standardtherapie mit Pravastatin überlegen. Aus der Sichtweise der wirtschaftlichen Verordnung von Statinen wird jedoch in der Regel den preiswerteren generischen Varianten der Vorzug zu geben sein, wobei hier die Dosisäquivalenz zu beachten ist. Der Einsatz von Statinen in der reinen Primärprävention ist durch die Vorgabe des SGB V nicht gedeckt. Hingegen wird der Einsatz von Atorvastatin bei studienbelegten Ausnahmen (z. B. akutes Koronarsyndrom) eine bedeutsame Rolle spielen.

Insuline

Insuline sind mit acht Präparaten die zahlenmäßig größte Arzneimittelgruppe Gruppe unter den 50 führenden Arzneimitteln der Allgemeinärzte. Außerdem stehen sie mit einem Umsatz von 516,3 Mio. € an zweiter Stelle nach den Statinen. Drei Präparate gehören zu den Insulinanaloga (*Lantus, Humalog, Novorapid*), gefolgt von zwei Mischinsulinen (*Insulin Actraphane HM, Insuman Comb*), zwei kurzwirkenden Insulinen (*Actrapid human, Insuman Rapid*) und einem Verzögerungsinsulin (*Insulin Protaphan HM*) (Tabelle 52.1).

Für die natürlichen Insuline ist prinzipiell die Substitution mit dem ersten generischen Insulin (*Insulin B. Braun ratiopharm*) in seinen verschiedenen Formen möglich, was eine rechnerische Kosteneinsparung von 12% bedeutet. Die Errechnung von Einsparpotentialen ist bei den Insulinen leicht. Die Realisierung dieser Potentiale in der Allgemeinpraxis ist jedoch nahezu ausgeschlossen. Es sei denn, man hat eine diabetologische Schwerpunktpraxis, was die reine Ausnahme von der Regel in der Allgemeinmedizin darstellt. Denn bei der Indikation zur Insulintherapie und der Insulinauswahl ist der Allgemeinarzt nur im Ausnahmefall alleiniger Herr des Geschehens. Zugleich spielt die Insulineinstellung der Patienten eine nicht zu unterschätzende Rolle. Warum? Weil Art und Dosis der Insulintherapie überwiegend in klinischen oder ambulanten diabetologischen Schwerpunktpraxen bzw. Krankenhausabteilungen festgelegt, und die Patienten in einer systematischen Schulung darauf eingestellt werden. Es wird nirgendwo ernsthaft bestritten, daß solche diabetologischen Schwerpunkteinrichtungen großzügig und kostenlos mit Insulinen, Pens und Blutzuckerselbstkontrollgeräten ausgestattet werden. Die Therapieumstellung von einem teuren auf ein preiswertes Insulin scheitert zum einen an den untereinander nicht kompatiblen, teuren Pens und vor allem daran, daß man einen gut eingestellten insulinpflichtigen Diabetiker nicht – aus welchen Gründen auch immer – einem Therapieumstellungsexperiment unterwirft. Nur bei Therapieversagen oder bei einer Therapieumstellung sind preiswertere Maßnahmen in der Hausarztpraxis umsetzbar. Aber dies ist die Ausnahme von der Regel. Das in Tabelle 52.1 errechnete Einsparvolumen ist bezogen auf die Insuline für Allgemeinärzte so nicht realisierbar.

Der Sonderfall der teuren Analoginsuline mit dem Wegfall des Spritz-Ess-Abstands ist in der täglichen Allgemeinpraxis trotz aktueller Diabetes-Management-Programme und fehlender Beleglage in Langezeitstudien hinsichtlich relevanter klinischer Eckpunkte kein Thema.

52

Protonenpumpeninhibitoren

Die hervorragende Wirksamkeit der Protonenpumpeninhibitoren erklärt ihren Markterfolg. So sind unter den 50 führenden Arzneimitteln der Allgemeinärzte sechs Präparate dieser Gruppe vertreten, Pantoprazol (*Pantozol, Rifun*), Esomeprazol (*Nexium*) und drei Omeprazolgenerika (*Omep, Omeprazol-ratiopharm, Omeprazol STADA*) (Tabelle 52.1). Die Wirksamkeitsunterschiede sind in den Standarddosierungen so geringfügig, daß aus Wirtschaftlichkeitsgründen den preiswertesten Marktvarianten der Vorzug gegeben werden sollte. Diese Empfehlung wurde bereits in großem Umfang praktisch umgesetzt, wie die Präsenz von drei Omeprazolgenerika unter den ersten 50 Präparaten zeigt.

Der Marktführer *Pantozol* (Pantoprazol) verdankt seine häufige Anwendung wohl vor allem dem breiten klinischen Einsatz, da Pantoprazol ähnlich wie *Antra* für klinische Indikationen auch intravenös verabreicht werden kann. Da es sich in sehr vielen Kliniken Deutschlands weitgehend als Standard entwickelt hat, daß chronisch kranke Patienten mit einer Multimedikation prophylaktisch mit einem Protonenpumpeninhibitor versehen werden, um Ulkuskomplikationen im oberen Gastrointestinaltrakt zu vermeiden, gelangen diese vielen Pantoprazolpatienten ganz automatisch nach dem stationären Aufenthalt den ambulanten Sektor.

Nexium (Esomeprazol) spielt als *enantiomere* Omeprazolvariante in der täglichen praktischen Anwendung hinsichtlich seines therapeutischen Nutzens überhaupt keine Rolle. Allerdings fallen Vermarktungsargumente, geschickt platziert, immer wieder auf fruchtbaren Boden. Die angeblich preiswerte Teilbarkeit von *Nexium* zur Therapiekostenreduktion ist zwar machbar und sinnvoll, aber die Fachinformation des Herstellers besagt: „Die Tabletten sollen unzerkaut und unzerkleinert eingenommen werden."

Sartane

Angiotensinrezeptorantagonisten sind eine pharmakologisch-therapeutisch bedeutsame Weiterentwicklung des Prinzips der Angiotensinhemmung. Allerdings ergibt die derzeitige Studienlage keine stabilen Hinweise, daß diese Substanzen, die deutlich teurer sind als die generischen ACE-Hemmer, einen echten therapeutischen Zusatznutzen darstellen. Es sei denn, ACE-Hemmer würden nicht vertragen. Hier gibt es in der Tat eine ganze Reihe von Patienten, die in der Praxis durch Unverträglichkeitsreaktionen bei der Standard-ACE-Hemmertherapie von Hochdruck und Herzinsuffizienz auffällig werden. Der Anteil dieser Patienten dürfte bei 10% der ACE-Hemmerpatienten liegen.

Die Verordnungszahlen deuten jedoch auf einen deutlich höheren Einsatz hin, der vor allem auch durch die „Schlepperfunktion" aus dem Klinikbereich in den ambulanten Sektor mitbestimmt wird. Denn heutzutage muß man als Allgemein- und Hausarzt der Familie davon ausgehen, daß selbst ein gut auf einen klassischen ACE-Hemmer eingestellter Patient nach dem Aufenthalt in einem Krankenhaus aus beliebigem Anlass auf einen AT_1-Antagonisten umgestellt wird, ohne daß eine zwingende Indikationen dies nötig machen würde. Das bestätigen auch die allgemeinärztlichen Verordnungsdaten der Sartane. Unter den ersten 50 Präparaten sind allein sieben Sartane mit einem Verordnungsvolumen von 322 Mio. € vertreten, vor allem Diuretikakombinationen (*Codiovan, Lorzaar plus, Atacand plus, Coaprovel*), aber auch als Monopräparate (*Atacand, Diovan, Lorzaar*), während nur zwei ACE-Hemmer in diesem Segment erscheinen (Tabelle 52.1), die im folgenden Abschnitt besprochen werden.

ACE-Hemmer

ACE-Hemmer sind mit zwei Ramiprilpräparaten (*Delix, Delix plus*) vertreten. Ramipril ist ein länger wirksamer ACE-Hemmer mit einer vergleichbar guten Beleglage. Es zählt zu den klassischen Analogpräparaten, die durch preiswertere, generische Substanzen auch in den Kombinationsprodukten im Jahr 2003 ersetzt werden konnten. Im Jahr 2004 ist Ramipril als Monosubstanz und in seinen verschiedenen Kombinationsvarianten generisch frei, so daß nunmehr eine unmittelbare wirkstoffgleiche Substitution erfolgen kann. Die Diskussion um das Analogpräparat dürfte sich bei zunehmendem Generikaeinsatz relativieren. Eine konsequente Umsetzung von den Originalprodukten auf die generischen Varianten dürfte in Analogie zu den anderen Vorläufern im Bereich der ACE-Hemmer systematisch erfolgen.

Opioidanalgetika

52

Nach einer langjährigen Opioidabstinenz der deutschen Ärzte in den siebziger und den achtziger Jahren des letzten Jahrhunderts steigt seit 10 Jahren der Verbrauch kontinuierlich (Kapitel 6, Abbildung 6.1), vor allem in der Form länger wirksamer Darreichungsformen. Das WHO-Stufenschema zur Therapie chronischer Schmerzzustände, ungezählte Publikationen und Appelle zu einer großzügigeren Opioidbehandlung vor allem bei Tumorpatienten und anderen nicht kausal behebbaren chronischen Schmerzzuständen haben die bisher restriktive Opioidverordnung in der ambulanten Versorgung stark gelockert. Dies entspricht dem modernen medizinischen Standard in der Schmerztherapie.

Unter den 50 führenden Arzneimitteln der Allgemeinärzte sind drei Opioidanalgetika mit einem Umsatz von 262 Mio. € vertreten, das langwirkende transdermale Fentanylpräparat *Durogesic*, die teilweise als Retardpräparat verordnete Tilidinkombination *Valoron* und retardiertes Oxycodon (*Oxygesic*) (Tabelle 52.1).

Durogesic (*Fentanyl*) hat eine gute Beleglage bei der Bekämpfung von Schmerzen in der Tumortherapie. Für andere chronische Schmerzzustände fehlen noch Daten aus kontrollierten Studien.

Bei der Umstellung von *Valoron* (Tilidin + Naloxon) auf Generika ist bei der Errechnung von Einsparpotentialen bedacht worden, daß die in der kontinuierlichen Schmerzbehandlung geforderten retardierten Darreichungsformen bislang nur als *Valoron retard Tabletten*, nicht aber als generische retardierte Arzneiformen zur Verfügung stehen.

Antiasthmatika

Unter den 50 führenden Arzneimitteln der Allgemeinärzte gibt es vier inhalative Antiasthmatika mit einem Umsatzvolumen von 259 Mio. €. Eine besondere Bedeutung für die Langzeittherapie haben die beiden Kombinationspräparate von inhalativen Glucocorticoiden mit den langwirkenden Betasympathomimetika Salmeterol (*Viani*) und Formoterol (*Symbicort*). Weiterhin vertreten sind die Fenoterolkombination *Berodual* und das Monopräparat Formoterol (*Foradil*).

Fixe Kombinationen aus Salmeterol und Fluticason (*Viani*) sind signifikant wirksamer als jeder Kombinationspartner für sich alleine. Insoweit ist die fixe Kombination ein echter therapeutischer Fortschritt, der durch Studien gut belegt ist. Ähnliches gilt für die Kombination aus Budesonid und Formoterol (*Symbicort*). Das Bronchospasmolytikum *Berodual* ist ebenfalls durch eine umfangreiche Metaanalyse in seiner Kombination zwischen Ipratropiumbromid und Fenoterol gut belegt. Insgesamt ergibt sich im Bereich der Antiasthmatika eine therapeutische Verbesserung und die Umsetzung therapeutischen Fortschritts in die ambulante, vertragsärztliche Versorgung.

Betarezeptorenblocker

Mit *Beloc* (Metoprolol), *Carvedilol* (Dilatrend) und *Nebivolol* (Nebilet) sind immerhin drei Betarezeptorenblocker unter den 50 umsatzstärksten Arzneimitteln mit einem Verordnungsvolumen von 203 Mio. € vertreten. Da auf diese Wirkstoffgruppe grundsätzlich nicht verzichtet werden kann, geht es lediglich um die Frage des wirtschaftlicheren Einsatzes.

Für *Beloc* (Metoprolol) stellt sich dieser so dar, daß die Substanz mit ihrer kurzen Halbwertzeit von nur drei bis vier Stunden ohne Retardierung zweimal täglich gegeben werden muß, was Complianceprobleme heraufbeschwört. Deswegen wurden zahlreiche Retardgaleniken entwickelt, unter denen *Beloc-Zok* wirtschaftlich besonders erfolgreich ist. Gleichwohl ist seit längerem preiswerteres, retardiertes Metoprolol mit vergleichbarer langwirkender Freisetzung vorhanden. Wählt man jedoch einen beta$_1$-selektiven Betarezeptorenblocker mit längerer Halbwertzeit, bedarf es überhaupt keiner teuren Retardgalenik. Dies trifft beispielsweise auf Atenolol zu, welches in sehr preiswerten generischen Varianten zur Verfügung steht, wodurch sich deutliche Einsparvolumina realisieren lassen, ohne das Therapieziel aus dem Auge zu verlieren. Lediglich bei Patienten mit eingeschränkter Nierenfunktion ist eine entsprechende Dosisanpassung von Atenolol zu beachten. Gerade das Beispiel des Metoprolol zeigt jedoch ein erhebliches Beharrungsvermögen im Markt, insbesondere weil Krankenhäuser und Kurkliniken in ihrer Entlassungsmedikation andere Betarezeptorenblocker außer *Beloc-Zok* offenkundig nicht kennen.

Im Fall von *Dilatrend* (Carvedilol) liegen die Verhältnisse anders. Erstens ist es ein nicht selektiver Betarezeptorenblocker mit zusätzlichen alphablockierenden Wirkungen, der auch bei chronischer Herzinsuffizienz angewendet werden kann. Durch eine große Langzeitstudie wurde wie bei Metoprolol und Bisoprolol eine Mortalitätsabsenkung um 35% nachgewiesen. Zweitens erleichtert der Patentablauf von Carvedilol die Umstellung auf preiswertere generische Varianten, so daß sich Substitutionen mit generischen Standardpräparaten der Betarezeptorenblocker inzwischen teilweise erübrigen, die immer strittig in der Diskussion sind.

Nebilet (Nebivolol) ist ein neuerer langwirkender Betarezeptorenblocker bei dem Vergleichsstudien mit Atenolol ergaben, daß signifikante Unterschiede in der blutdrucksenkenden Wirkung nicht nachzuweisen waren. *Nebilet* ist der Prototyp eines Analogpräparats mit dreifach höheren Therapiekosten als generisches Atenolol, wodurch sich Einsparvolumina errechnen lassen, denn Sondereffekte sind von umstrittener klinischer Relevanz. Die derzeitige Beleglage rechtfertigt hinsichtlich des echten therapeutischen Nutzens keinen dreifach höheren Preis.

Thrombozytenaggregationshemmer

Bei dem Wirkstoff Clopidogrel, der unter zwei verschiedenen Handelsnamen (*Plavix, Iscover*) ausgeboten wird, handelt es sich um einen Thrombozytenaggregationshemmer, der nur eine geringfügig verbesserte Wirksamkeit gegenüber Acetylsalicylsäure hat. Bei der Stentimplantation und dem akuten Koronarsyndrom gibt es zur kombinierten Behandlung mit Clopidogrel und Acetylsalicylsäure derzeit keine besser belegte Alternative. Nach wie vor keine überzeugende Beleglage gibt es für diesen Wirkstoff jedoch in der allgemeinen Sekundärprävention oder gar in der Primärprävention von Herzinfarkt und Schlaganfall. Die seit langem angekündigten Studienergebnisse der vor kurzem veröffentlichten MATCH-Studie sind eher ernüchternd, da die Kombination von Acetylsalicylsäure und Clopidogrel bei der Sekundärprävention des Schlaganfalls keinen Zusatznutzen hatte, sondern die Gefahr lebensbedrohlicher und schwerer Blutungen erhöhte (siehe Kapitel 16, Antikoagulantien und Thrombozytenaggregationshemmer).

Schleifendiuretika

Torasemid (*Unat, Torem*) ist ein klassisches Schleifendiuretikum vom Typ des Furosemid. Der Unterschied besteht vor allem darin, daß das hochwirksame Furosemid eine ziemliche Sturzdiurese in den ersten vier Stunden nach Einnahme bewirkt, während Torasemid über ca. 24 Stunden kontinuierlich die Wasserausscheidung fördert. Die Sturzdiurese ist aus allgemeinmedizinischer Sicht durchaus gewünscht, wenn es um eine schnelle diuretische Reaktion geht. So zum Beispiel bei einem beginnenden Lungenödem. Aber in der Standardversorgung erwies sich das Furosemid hinsichtlich der Patientencompliance wegen der Sturzdiurese und der bekannten Inkontinenzprobleme des gleichen Klientels als recht störend. Torasemid ist inzwischen patentfrei geworden und steht generisch zur Verfügung. Damit relativiert sich die Diskussion um das Analogpräparat. Der generische Substitutionseffekt findet statt. Mehr und mehr entwickelt sich zur Zeit Torasemid zum Standard des therapeutischen Vorgehens, wenn es um den Einsatz von Schleifendiuretika geht. Die Parallelität zu Amlodipin ist unübersehbar.

Einzelpräparate

Norvasc (Amlodipin) ist der führende Vertreter der langwirkenden Calciumantagonisten. Einsparpotentiale von *Norvasc* kann man durch ein billiges Nitrendipinpräparat rechnerisch trefflich darstellen. Dies wurde in den vorangegangenen Auflagen des Arzneiverordnungs-Reports regelmäßig gemacht und trifft auch noch für das hier analysierte Jahr 2003 zu. Seit 2004 ist das Patent von *Norvasc* abgelaufen. Die Generikawelle läuft seit Januar 2004 an. So ungern man bislang in der Allgemeinpraxis von Amlodipin auf Nitrendipin umgestellt hat, so komfortabel ist die jetzige Situation. Denn die pharmakologischen Unterschiede zwischen Nitrendipin und Amlodipin waren in der Vergangenheit der Haupthinderungsgrund für eine flächendeckende Umstellung auf eine preiswertere Behandlung mit Calciumantagonisten dieser Antagonistengeneration. Durch die deutlich längere Halbwertszeit des Amlodipin von 35–50 Stunden gegenüber 8–12 Stunden bei Nitrendipin können sich praktisch relevante Therapieprobleme lösen lassen, die durch Klagen der Patienten über den lästigen Flush, nicht ausreichender 24 Stundenwirkung und einer deutlich höheren Kopfschmerzrate bei der Gruppe der Nitrendipinpatienten auftraten.

Daß bei der Medikamentenauswahl in der Hochdruckbehandlung nicht nur aus Preisgründen in erster Linie den Thiaziddiuretika der Vorzug zu geben ist, ist gut belegt. Aber auch bei Betarezeptorenblockern und ACE-Hemmern ist der prognoseverbessernde Effekt seit langem bewiesen, so daß die antihypertensive Zusatztherapie zu Diuretika grundsätzlich nicht primär mit Calciumantagonisten durchgeführt werden sollte. Damit beschränkt sich die Anwendung von Calciumantagonisten auf eine relativ kleine Gruppe von Hochdruckpatienten. Unter diesen Bedingungen könnte generisches Amlodipin das bisher empfohlene generische Nitrendipin ablösen. Zu berücksichtigen ist jedoch, daß Amlodipingenerika weiterhin mehr als doppelt so teuer wie preiswerte Nitrendipingenerika sind. Amlodipin empfiehlt sich daher als Zusatztherapie vor allem für Patienten mit nächtlichen Blutdruckspitzen und bei Unverträglichkeit von Nitrendipin.

Vioxx mit dem Wirkstoff Rofecoxib gehört zu den ersten Vertretern der neuen, selektiven Cox-2-Inhibitoren, und hat in der Hitliste der Allgemeinärzte 2003 den 11. Platz belegt (Tabelle 52.1). Diese Cox-2-Inhibitoren haben in der Akutbehandlung bei in etwa gleicher Wirksamkeit auf Schmerz- und Entzündungsreaktionen ein geringeres Nebenwirkungsrisikoprofil hinsichtlich gastrointestinaler Nebenwirkungen im Vergleich zu den nichtsteroidalen Antiphlogistika vom Typ Diclofenac. Da die modernen Coxibe deutlich teurer sind als die Standardmedikamente vom Typ Diclofenac, ergibt sich in der allgemeinärztlichen Praxis immer ein gewisses ethisches Dilemma im Hinblick auf die Indikationsstellung und die Risikoabwägung eventuell möglicher Komplikationen im oberen Gastrointestinaltrakt, insbesondere wenn man weiß, daß nach längerer Anwendung der Coxibe in der Größenordnung von 12 Monaten die gleiche Rate von Ulkuskomplikationen nachgewiesen wird wie bei den Vergleichsgruppen aus der Standardtherapie. Eine deutlich bessere Wirkung der Coxibe gegenüber Paracetamol war, allerdings in einer sehr hohen Dosierung von 4000 mg Paracetamol/Tag, auf die Schmerzsymptomatik bei Gonarthrose nicht nachzuweisen. Klinische und poliklinische Einrichtungen praktizieren die modernere Behandlung mit den neuen, selektiven Cox-2-Inhibitoren generell. Eine einschlägige Empfehlung von NICE zur Anwendung dieser Substanzen kommt einer Privilegierung der Coxibe bei Hochrisikopatienten anstelle der preiswerteren Therapie mit traditionellen nichtsteroidalen Antirheumatika gleich.

Amaryl (Glimepirid) ist ein klassischer Sulfonylharnstoff mit einem Verordnungsvolumen von 101 Mio. €, davon 72 Mio. € bei Allgemeinärzten im Jahre 2003 (Tabelle 52.1). Noch zählt es zu den Analogpräparaten und wird deswegen mit dem Standard Glibenclamid verglichen. Dadurch ergeben sich erhebliche Einsparvolumina, auch wenn die Herstellerfirma mehrfach versucht hat, den therapeutischen Zusatznutzen gegenüber dem Glibenclamid unter Beweis zu stellen. Der entscheidende Punkt ist, daß eine strenge Betrachtung von Glimepirid gegenüber Glibenclamid nur belegen kann, daß der Surrogatparameter Blutzucker positiv beeinflußt wird. Die Vermeidung von diabetischen Spätkomplikationen ist in Langzeitstudien bislang nur für Glibenclamid belegt. Trotzdem ist Glimepirid – zumindest in Deutschland – schon jetzt durch seine häufige Anwendung praktisch zum Standardpräparat der Sulfonylharnstoffe geworden. Aus der Sicht der Allgemeinpraxis ist die strittige Frage des therapeutischen Zusatznutzens, der von dem Hersteller Aventis mit der Einmalgabe und der verminderten Hypoglykämierate auf der Basis von Studien reklamiert wird, ohne externe Hilfestellung in der objektiven Bewertung der Studienlage nicht zu entscheiden.

Fosamax (Alendronat) ist unter den führenden 50 Arzneimitteln der Allgemeinärzte mit einem Verordnungsvolumen von 59 Mio. € vertreten. Die Anwendung von Bisphosphonaten in der Behandlung der Osteoporose stellt eine tatsächliche Therapieverbesserung gegenüber den bisherigen Therapiemöglichkeiten dar. Die Osteoporose wird neben der Demenz in erheblichem Umfange zu einer Ausgabenausweitung im Arzneimittelbereich in den nächsten Jahren führen.

Cynt (Moxonidin) ist ein zentral wirksames Bluthochdruckmittel aus der Gruppe der Alpha$_2$-Rezeptoragonisten, welches inzwischen patentfrei geworden ist und durch preiswertere generische Varianten ersetzt werden kann. Wie bei anderen vergleichbaren Wirkstoffgruppen relativiert sich dadurch die Analogpräparatediskussion.

Clexane (Enoxaparin) ist das einzige hier vertretene Präparat zahlreicher niedermolekularer Heparine, die nach der Einführung von Dalteparin (*Fragmin*) im Jahre 1984 als Analogpräparate auf dem Markt kamen und im Vergleich zu den Standardheparinen durch eine verlängerte Wirkungsdauer eine deutliche Verbesserung bei der Thromboseprophylaxe ermöglichten. Die Vertreter unterscheiden sich etwas in ihrer Standardisierung, so daß sie nicht ohne weiteres austauschbar sind. Eine Substitution wird für diese Gruppe nicht vorgeschlagen, weil keine erheblichen Qualitäts- und Preisunterschiede bestehen. Aus der Sicht der Allgemeinpraxis geht es bei der Anwendung dieser Substanzen um die Fortsetzung klinischer oder ambulanter, operativer Behandlungen. Dabei hat der niedergelassene Praktiker auf den therapeutischen Gang der Dinge kaum Einfluß, da Auswahl und Dosierung des Heparins zur Thrombosephropylaxe nach operativen Eingriffen in aller Regel vom Operateur in Klinik oder Praxis getroffen wird und lediglich die Fortsetzungsbehandlung durch die hausärztliche Versorgung stattfindet. Einflüsse auf eine wirtschaftliche Verordnungsweise sind hier kaum gegeben.

52

Risperdal (Risperidon) ist der einzige Vertreter der atypischen neuroleptischen Substanzen, der in der Allgemeinpraxis häufig verordnet wird. Eine wesentlich größere Bedeutung hat diese Stoffklasse in der psychiatrischen Behandlung durch Nervenärzte (siehe Kapitel 60). Atypische Neuroleptika werden als Alternative zur klassischen Neuroleptikatherapie angewendet. Die therapeutische Verbesserung ergibt sich durch eine niedrigere Nebenwirkungsquote z. B. bei den extrapyramidalmotorischen Bewegungsstörungen, die irreversibel in etwa 4 bis 6% in der klassischen neuroleptischen Behandlung auftreten. Insoweit stellt die Behandlung mit *Risperdal* einen therapeutischen Fortschritt und eine Verbesserung dar, die den Patienten zugute kommt.

L-Thyroxin Henning (Levothyroxin) ist auffälligerweise unter den 50 führenden Arzneimitteln vertreten, obwohl die Tagestherapiekosten (0,15 €) sehr niedrig liegen. Das weist auf die große praktische Bedeutung dieses Präparates hin. Hier gibt es eine generische Variante mit dem Namen *Eferox*, woraus sich rechnerisch für das Jahr 2003 eine deutliche Ersparnis ergibt, wenn alle Patienten auf die preiswertere Variante umgesetzt würden. Derartige Sparvolumina sind wegen der niedrigen Tagestherapiekosten sehr virtuell, weil der Preisunterschied pro Patient und Packung bezogen auf ein Quartal derart gering ist, daß die Umstellung häufig unverhältnismäßig viel Mühe macht. Patienten reagieren mit Unverständnis, wenn sie auf ein billigeres, gleichwirksames Präparat umgestellt werden, wenn der Preisunterschied nur wenige Eurocent beträgt. Durch die Änderung der Arzneimittelpreisverordnung mit einem fixen Apothekenzuschlag von 8,10 € ist der relative Preisunterschied im Jahre 2004 noch geringer.

Einsparpotentiale

Unter den 50 umsatzstärksten Arzneimitteln der Allgemeinärzte befinden sich 28 Präparate, für die sich mehr oder minder große rechnerische Einsparpotentiale nach einer Substitution durch Generika und äquivalente Leitsubstanzen ergeben. Darüber hinaus sind weitere Wirtschaftlichkeitsreserven bei umsatzstarken Originalpräparaten zu erwarten, deren Patent Ende 2003 oder im ersten Halbjahr 2004 abgelaufen ist. Dazu gehören die bereits erwähnten Arzneimittel Amlodipin (*Norvasc*), Ramipril (*Delix, Delix plus*), Carvedilol (*Dilatrend*) und Moxonidin (*Cynt*).

Der Hauptteil der allgemeinärztlichen Einsparpotentiale entfällt auf die Substitution von Analogpräparaten (1.227 Mio. €) gefolgt von der generischen Substitution von Originalpräparaten (840 Mio. €) und den umstrittenen Arzneimitteln (599 Mio. €). Damit ergibt sich 2003 bei den allgemeinärztlichen Arzneimittelausgaben von 11.623 Mio. € ein rechnerisches Einsparpotential von 2.666 Mio. € entsprechend einem Umsatzanteil von 23% (Tabelle 52.1).

Es ist prinzipiell ausgeschlossen, daß in einer Hausarztpraxis stets vorhandene Einsparreserven zu 100% realisiert werden können. Die Umsetzung rationaler und rationeller Pharmakotherapieprinzipien ist jedoch umso leichter, je kleiner und enger ein Fachgebiet definiert und der Versorgungsauftrag konkretisiert ist. Je breiter das Spektrum desto größer werden die Unschärfen und Ungenauigkeiten bei der richtigen Auswahl und der Preiswürdigkeit der verordneten Medikamente. Dies umso mehr, als der Hausarzt als Allgemeinmediziner oder als hausärztlich tätiger Internist nicht selten lediglich der Vollzugsgehilfe therapeutischer Aktivitäten von hochspezialisierten Fachärzten oder

Fachabteilungen ist. Insbesondere gilt dies für die Versorgung auf dem Land, wo man es den Patienten gar nicht zumuten kann und will, lediglich zum Zwecke einer speziellen Rezeptverordnung den langen Weg zum Spezialisten anzutreten, auch wenn man an der Auswahl der Präparate und der Sinnhaftigkeit der Therapie mitunter etwas zweifelt.

Insoweit macht die rein schematische Errechnung eines möglichen Einsparpotentials auf der Basis einer 100% Ausschöpfung nur dann Sinn, wenn man diesem virtuellen Rechenergebnis den Stellenwert gibt, den es längst unter Experten hat: Die hochgerechneten Einsparvolumina sind Zielwerte, die in der Realität nicht ohne weiteres erreichbar sind, insbesondere nicht sofort binnen Jahresfrist und nicht mit der Brechstange.

Denn bei jeder wirtschaftlichen Verordnungsumstellung entsteht in jeder Praxis ein mehr oder minder heftiger Disput mit jedem Patienten darüber, was er sich als Kassenpatient gefallen lassen muß. Zumal er von seiner Kasse im Konfliktfall hört: „Alles, was der Arzt verordnet, zahlen wir." Und dazu gibt es noch eine weitere Wahrheit: Man kann eine Arztpraxis nur dann dauerhaft wirtschaftlich und medizinisch erfolgreich führen, wenn man nicht permanent mit seinen Patienten auf Kriegsfuß steht. Diese empfinden jede sparsame Verordnungsweise aus Wirtschaftlichkeitsgründen zunächst einmal als einen Akt der persönlichen Leistungsverweigerung.

52

Trotz dieser Feststellungen aus dem wirklichen Leben gilt jedoch der Grundsatz: Ziel muß sein, vorhandene Einsparpotentiale zeitnah auszuschöpfen. Das setzt vor allem eine Analyse des vergangenen Verordnungsverlaufs und eine fachlich fundierte knappe Kommentierung voraus. Aber auch die Bereitschaft der Vertragsärzte, den eingeschlagenen Weg der Modernisierung der Arzneimitteltherapie unter Ausnutzung von Einsparpotentialen weiter zu gehen.

53. Verordnungsprofil der Augenärzte

Ulrich Schwabe

AUF EINEN BLICK

Verordnungsanteil

Augenärzte haben im Jahre 2003 Arzneimittel für 318 Mio. € Arzneimittel entsprechend einem Umsatzanteil von 1,3% an den gesamten Arzneimittelausgaben im Bundesgebiet verordnet. Wichtigste Komponenten des augenärztlichen Verordnungsprofils unter den 50 führenden Präparaten sind 22 Glaukommittel, 14 Filmbildner, 6 antiphlogistische Ophthalmika und 4 Antibiotika.

Bewertung

Unter den 50 führenden augenärztlichen Präparaten sind 5 innovative oder pharmakologisch-therapeutisch verbesserte Arzneimittel, 9 Analogpräparate, 6 Arzneimittel mit umstrittener Wirksamkeit und eine auffällig hohe Zahl von 17 Generika vertreten.

Einsparpotential

Im Jahr 2003 beträgt das rechnerische Einsparpotential für alle augenärztlich verordneten Arzneimittel 32 Mio. € entsprechend einem Umsatzanteil von 10,1%. Augenärzte haben damit Einsparpotentiale bei Generika, Analogpräparaten und umstrittenen Arzneimitteln im Vergleich zu allen anderen Arztgruppen (18,3%) überdurchschnittlich gut genutzt.

Augenärzte haben im Jahre 2003 für 318,0 Mio. € Arzneimittel verordnet, was einem Umsatzanteil von 1,3% an den Gesamtausgaben von 24.121 Mio. € im Bundesgebiet entspricht. Augenärzte gehören damit zu den Arztgruppen mit einem kleinen Anteil an den Arzneiverordnungskosten. Das beruht zum einen darauf, daß von den 130.563 Vertragsärzten in Deutschland nur 5440 Augenärzte (4,2%) sind. Außerdem liegt der Arzneimittelumsatz pro Augenarzt mit 58.000 € wesentlich niedriger als der durchschnittliche Umsatz aller Ärzte (185.000 €) (Kapitel 51, Tabelle 51.1). Auffälligerweise wird der Hauptteil der augenärztlichen Arzneimittelkosten bereits mit den 50 umsatzstärksten Arzneimitteln erfaßt, die 253,9 Mio. € betragen und einen Anteil von 79,8% an den Ausgaben der Fachgruppe ausmachen (Tabelle 53.1). Damit ermöglichen die 50 umsatzstärksten augenärztlichen Arzneimittel einen weitgehenden Überblick über das Arzneimittelprofil dieser Arztgruppe und die Kostenstruktur der fachspezifischen Arzneiverordnungen.

53

Die dominierende Arzneimittelgruppe unter den 50 umsatzstärksten Ophthalmika sind die Glaukommittel mit 22 Präparaten, darunter elf Betarezeptorenblocker, vier Prostaglandinanaloga, drei Carboanhydrasehemmer, zwei Alpha$_2$-Rezeptoragonisten und zwei Pilocarpinpräparate. Gleichzeitig sind die Glaukommittel mit 189,5 Mio. € die umsatzstärkste Ophthalmikagruppe, wobei der größte Teil auf die Prostaglandinanaloga (77,9 Mio. €) und die Carboanhydrasehemmer (64,1 Mio. €) entfällt. Die elf Betarezeptorenblockerpräparate sind mit einem Umsatz von 23,7 Mio. € wesentlich preisgünstiger, da hier überwiegend Generika eingesetzt werden.

Häufig verordnet werden weiterhin 14 Filmbildner mit einen Umsatz von 26,9 Mio. €, vier Antibiotikapräparate (14,5 Mio. €), vier topische nichtsteroidale Antiphlogistika (4,7 Mio. €) und zwei Glucocorticoide (4,4 Mio. €). Die restlichen Arzneimittel verteilen sich auf zwei Dexpanthenolpräparate sowie auf das neu eingeführte Verteporfin (*Visudyne*) zur Behandlung der Makuladegeneration und das bei diabetischer Retinopathie eingesetzte Calciumdobesilat (*Dexium*).

Nicht verschreibungspflichtige Arzneimittel haben unter den 50 führenden Ophthalmika einen auffällig hohen Anteil von 16 Präparaten, die in der Tabelle 53.1 mit Fußnoten markiert sind und in einem gesonderten Abschnitt beschrieben werden. Im folgenden werden die wichtigsten Indikationsgruppen in der Reihenfolge der Verordnungsvolumina und danach einige Einzelpräparate dargestellt.

Tabelle 53.1: Verordnung der 50 umsatzstärksten Arzneimittel durch Augenärzte 2003. Angegeben sind die 50 umsatzstärksten Präparate mit Umsatz, Kommentar, Substitutionsvorschlägen und Einsparpotentialen.

Rang	Präparat	Umsatz Mio. €	Kommentar	Substitutionsvorschlag	Einsparpotential Mio. €
1	Xalatan	50,1	Innovation	Lumigan	10,6
2	Cosopt	27,1			
3	Trusopt	19,0	Verbesserung		
4	Azopt	18,0	Analogpräparat		
5	Alphagan	15,3	Analogpräparat		
6	Travatan	10,7	Analogpräparat	Lumigan	1,6
7	Xalacom	9,3			
8	Visudyne	8,7	Innovation (begr.)		
9	Lumigan	7,8	Analogpräparat		
10	Tim Ophthal	5,6	Generikum	Timolol CV	0,3
11	Dexa-Gentamicin	4,9	umstrittenes Mittel	Gent Ophtal	2,4
12	Isopto-Max	4,8	umstrittenes Mittel	Gent Ophtal	3,6
13	Timolol CV	3,4	Generikum (preiswert)		
14	Sic Ophtal[1]	3,4	Generikum		
15	Floxal	3,3			
16	Artelac[1]	3,3	Generikum	Sic Ophtal	1,3
17	Inflanefran	3,3	Generikum	Predni-POS	0,3
18	Lacophtal[1]	3,2	Generikum	Vidirakt S mit PVP	0,7
19	Corneregel[1]	3,1	umstrittenes Mittel		
20	Normoglaucon	2,8			
21	Timomann/TimoEDO	2,8	Generikum	Timolol CV	0,4
22	Lacrisic[1]	2,7			
23	Betamann	2,4	Analogpräparat	Timolol CV	0,9
24	Clonid Ophtal	2,3	Generikum		
25	Vistagan	2,2	Analogpräparat	Timolol CV	0,7
26	Arutimol	2,1	Generikum	Timolol CV	0,4
27	Timpilo	2,0			
28	Oculotect fluid[1]	1,8	Generikum	Vidirakt S mit PVP	0,5
29	Arufil/-uno[1]	1,7	Generikum		
30	Oculotect[1]	1,7			

53

Tabelle 53.1: Verordnung der 50 umsatzstärksten Arzneimittel durch Augenärzte 2003. Angegeben sind die 50 umsatzstärksten Präparate mit Umsatz, Kommentar, Substitutionsvorschlägen und Einsparpotentialen (Fortsetzung).

Rang	Präparat	Umsatz Mio. €	Kommentar	Substitutions-vorschlag	Einspar-potential Mio. €
31	Nyogel	1,6	Generikum		
32	Protagent[1]	1,6	Generikum	Vidirakt S mit PVP	1,0
33	Dexamytrex	1,5	umstrittenes Mittel	Gent Ophtal	0,8
34	Lacrimal O.K.[1]	1,5			
35	Voltaren ophtha	1,4	Analogpräparat		
36	Isoglaucon	1,4	Originalpräparat	Clonid Ophtal	0,2
37	Visc-Ophtal/-sine[1]	1,4	Generikum		
38	Vidisic[1]	1,3			
39	Chibro-Timoptol	1,3	Innovation	Timolol CV	0,4
40	Acular	1,3	Analogpräparat		
41	Timo-Comod	1,2	Generikum	Timolol CV	0,2
42	Liposic[1]	1,2		Siccapos	0,4
43	Timosine	1,1	Generikum		
44	Bepanthen Roche Augen/Nasen[1]	1,1	umstrittenes Mittel		
45	Ocuflur	1,1	Verbesserung		
46	Dexium	1,1	umstrittenes Mittel	Intensivierte Insulintherapie	1,1
47	Predni-POS	1,1	Generikum		
48	Siccaprotect[1]	1,0			
49	Thilo-Tears[1]	1,0			
50	Indocolir	0,9	Analogpräparat		
Summe 1–50		253,9			27,7
Summe gesamt		318,0		Einsparpotential gesamt	32,1
				davon generisch	10,7
				analog	14,5
				umstritten	6,8

53

[1] Präparat ist nicht verschreibungspflichtig oder teilweise nicht verschreibungspflichtig

Glaukommittel

Betarezeptorenblocker

Betarezeptorenblocker sind mit elf Präparaten die zahlenmäßig größte Gruppe der Glaukommittel. Als erster Vertreter wurde Timolol 1978 für die topische Glaukombehandlung in den USA zugelassen (Frishman 1981). In Deutschland kam Timolol (*Chibro-Timoptol*) 1984 auf den Markt. Später wurden noch weitere Betarezeptorenblocker für diese Indikation eingeführt, von denen Metipranolol (*Betamann*) und Levobunolol (*Vistagan*) ebenfalls unter den 50 führenden Präparaten der Augenärzte vertreten sind. Ab 1990 gab es die ersten Timololgenerika, die sich seitdem sehr erfolgreich entwickelt haben, so daß inzwischen 80% der Verordnungen ophthalmologischer Betarezeptorenblocker auf Timololgenerika entfallen. Unter Berücksichtigung von Wirksamkeit, Sicherheit und Kosten gilt Timolol seit langem als Mittel der Wahl, da mit anderen Substanzen kein therapeutischer Zusatznutzen nachgewiesen wurde (Sorensen und Abel 1996). Aus diesem Grunde können die beiden Analogpräparate *Betamann* und *Vistagan* durch preisgünstige Timololgenerika (z. B. *Timolol CV*) substituiert werden (Tabelle 53.1).

Prostaglandinanaloga

Die vier Prostaglandinpräparate (3 Monopräparate, 1 Kombinationspräparat) bilden mit einem Umsatz von 77,9 Mio. € die umsatzmäßig größte Arzneimittelgruppe der Augenärzte.

Xalatan mit dem Wirkstoff Latanoprost ist der mit großem Abstand führende Vertreter der Prostaglandinanaloga zur Behandlung des Weitwinkelglaukoms. Er wurde 1997 als erster Vertreter dieses innovativen Wirkprinzips in die Therapie eingeführt. Latanoprost ist ein Prostaglandin $F_{2\alpha}$-Analogon und senkt den Augeninnendruck als selektiver Agonist des Prostanoid-FP-Rezeptors primär über eine Steigerung des uveoskleralen Abflusses. Es hat eine stärkere augendrucksenkende Wirkung als Timolol und wird daher in zunehmendem Maße bei Patienten mit nicht ausreichender Wirkung der Betarezeptorenblocker eingesetzt. Latanoprost weist aber auch lokale Nebenwirkungen in Form von konjunktivaler Hyperämie, Irispigmentierungen und vermehrtem Wachstum von Lidhaaren auf (Patel und Spencer 1996).

Travatan (Travoprost) ist der zweite Vertreter der Prostaglandinderivate zur Glaukombehandlung, der mindestens genauso stark wie
Latanoprost wirkt (Netland et al. 2001). Häufigste unerwünschte Wirkungen sind wie bei Latanoprost okuläre Hyperämie, okuläres Brennen und Stechen, okulärer Juckreiz sowie Fremdkörpergefühl. Als
gruppenspezifische Nebenwirkungen ist eine Irisverfärbung seltener,
verstärktes Wimpernwachstum offensichtlich häufiger als unter Latanoprost.

Lumigan (Bimatoprost) wurde im Jahre 2002 als dritter Vertreter
der Prostaglandinderivate eingeführt und gelangte im Jahr seiner
Markteinführung auf Anhieb in die Gruppe der 3000 meistverordneten Arzneimittel. In einer 6 monatigen Vergleichsstudie an 269 Glaukompatienten hatte Bimatoprost einen stärkeren augendrucksenken-
den Effekt (1,2–2,2 mmHg) als Latanoprost (Noecker et al. 2003). Wie
bei allen Prostaglandinanaloga treten auch mit Bimatoprost konjunk-
tivale Hyperämie and Wimpernwachstum auf. Beide Nebenwirkungen
wurden mit Bimatoprost häufiger als mit Latanoprost beobachtet, aber
nur 1–4% der Patienten brachen die Behandlung wegen konjunktivaler Hyperämie ab (Hylton und Robin 2003). Die stärkere Wirkung
und die geringeren Therapiekosten berechtigen dazu, Bimatoprost bei
der überwiegenden Zahl der Patienten, die keine Verträglichkeits-
probleme haben, als Alternative zu den beiden anderen Prostaglandinanaloga zu empfehlen. Durch die im Vergleich zu *Xalatan* ca. 20%
geringeren Therapiekosten ergibt sich ein Einsparpotential von bis zu
10,6 Mio. € (Tabelle 53.1). Wegen des geringeren Preisunterschieds
betragen die Einsparmöglichkeiten bei der Substitution von *Travatan*
nur 1,6 Mio. €.

53

Carboanhydrasehemmer

Lokal applizierbare Carboanhydrasehemmer sind eine therapeutisch
bedeutsame Verbesserung von Acetazolamid (*Diamox*), das seit 50 Jahren zur systemischen Therapie des akuten Glaukomanfalls eingesetzt
wird. Die topischen Präparate verursachen im Gegensatz zu Acetazolamid praktisch keine systemischen Nebenwirkungen und haben
daher eine zunehmende Bedeutung für die Dauertherapie des Glaukoms bekommen. Auf die drei topischen Carboanhydrasehemmer
(2 Monopräparate, 1 Kombinationspräparat) entfiel 2003 ein Umsatz
von 64,1 Mio. € (Tabelle 53.1).

Trusopt (Dorzolamid) wurde 1995 als erster topisch applizierbarer Carboanhydrasehemmstoff eingeführt. Seine therapeutische Bedeutung liegt vor allem in der Monotherapie bei Unverträglichkeit von Betarezeptorenblockern und zunehmend auch in der Kombination mit Betarezeptorenblockern (Balfour und Wilde 1997).

Azopt (Brinzolamid) ist ein weiterer topisch applizierbarer Carboanhydrasehemmer mit ähnlichen pharmakologischen Eigenschaften wie Dorzolamid (*Trusopt*), wirkt aber stärker und länger. Brinzolamid senkt den Augeninnendruck in 1%iger Lösung genauso gut wie 2%iges Dorzolamid und kann in der Monotherapie zweimal statt dreimal täglich eingesetzt werden (Sall et al. 2000). Ein weiterer Vorteil ist die Verträglichkeit, da lokale Augenreizungen in Form von Brennen oder Stechen seltener auftraten (3% vs. 11%). Auch die Tagestherapiekosten sind für *Azopt* günstiger als für *Trusopt*. Diese Vorteile haben offenbar dazu beigetragen, daß *Azopt* inzwischen schon häufiger als *Trusopt* angewendet wird.

Cosopt ist ein Kombinationspräparat aus Dorzolamid und Timolol für Patienten, die nicht ausreichend auf die Monotherapie mit dem Betarezeptorenblocker ansprechen. Als wesentlicher Vorteil der fixen Kombination wird eine verbesserte Compliance angesehen (Ormrod und McClellan 2000).

Alpha₂-Rezeptoragonisten

Alpha$_2$-Rezeptoragonisten sind mit Brimonidin (*Alphagan*) und Clonidin (*Clonid Ophtal, Isoglaucon*) unter den Glaukommitteln vertreten. Der Umsatz der drei Präparate betrug 2003 19 Mio. €.

Isoglaucon (Clonidin) wurde als erster Vertreter der Alpha$_2$-Rezeptoragonisten bereits vor 30 Jahren in die Glaukomtherapie eingeführt. Der Augendruck wird initial durch eine Verminderung der Kammerwassersekretion und danach überwiegend durch eine Erhöhung des uveoskleralen Abflusses gesenkt. Auch bei der lokalen Anwendung von Clonidin am Auge können systemische Nebenwirkungen in Form von Mundtrockenheit, Sedierung und Blutdruckabfall auftreten (Robin 1997). Durch ein generisches Clonidinpräparat (*Clonid Ophtal*) sind Einsparungen von etwa 10% der Kosten im Vergleich zum Originalpräparat möglich.

Alphagan (Brimonidin) ist ein hochselektiver Alpha$_2$-Rezeptoragonist, der 1998 zur Behandlung des Offenwinkelgaukoms eingeführt wurde. Brimonidin und Timolol zeigten eine klinisch vergleichbare Augendrucksenkung (Adkins und Balfour 1998). Häufigste Nebenwirkungen sind Mundtrockenheit (30% der Patienten), okuläre Hyperämie (26%), Augenbrennen (24%) und okuläre allergische Reaktionen (10%). Eine Abnahme von Blutdruck und Herzfrequenz sind bei längerdauernder Therapie mit Brimonidin beobachtet worden, waren aber nicht klinisch bedeutsam.

Filmbildner

Filmbildner (Tränenersatzmittel) bilden weiterhin die Basis der Therapie des trockenen Auges (Schirra und Ruprecht 2004). Die verwendeten Präparate enthalten Lösungen verschiedener inerter großmolekularer Substanzen (Povidon, Carbomer, Hypromellose, Polyvinylalkohol), die die Tränenflüssigkeit substituieren und eine längere Verweildauer im Bindehautsack bewirken sollen. Am häufigsten wurden Hypromellose-haltige Präparate (*Sic Ophtal, Artelac, Lacrisic*) verordnet (Tabelle 53.1). Alle diese Präparate sind nicht verschreibungspflichtig und damit seit 2004 aus der vertragsärztlichen Versorgung ausgeschlossen. An der Kostenbelastung der Patienten ändert sich jedoch nichts, da die Kosten der üblichen Standardpackungen mit 10 ml Lösung unter der Zuzahlungsgrenze von 5 € liegen und in den günstigsten Fällen (*Lacophthal, Arufil*) nur 3,00 € kosten (siehe auch Nicht verschreibungspflichtige Arzneimittel, Kapitel 3).

Antibiotika

Unter den 50 führenden Ophthalmika sind vier Antibiotikapräparate vertreten, davon ein Monopräparat und drei Kombinationspräparate mit Glucocorticoiden. Die Antibiotika-Glucocorticoid-Kombinationen werden mit einem Umsatzvolumen von 11,2 Mio. € häufiger verordnet als der Gyrasehemmer *Floxal* (3,3 Mio. €) und die beiden Monopräparate der Glucocorticoide (4,4 Mio. €) (Tabelle 53.1).

Floxal (Ofloxaxin) ist das am häufigsten verordnete Monopräparat aus der Gruppe der ophthalmologischen Antibiotika. Ofloxacin gehört zur Gruppe der Fluorchinolone (Gyrasehemmer), die in den letzten Jahren in zunehmendem Maße bei Infektionen vorderen Augenabschnitts eingesetzt werden. Sie verbinden eine hohe antibakterielle Aktivität gegen grampositive und gramnegative Keime mit einer guten Penetrationsfähigkeit, so daß nach topischer Applikation in der Cornea die therapeutisch notwendigen Konzentrationen erreicht werden (Smith et al. 2001). Wegen der Resistenzentwicklung gegen Fluorchinolone ist eine sorgfältige Verschreibungspraxis wichtig.

Dexa-Gentamicin ist der umsatzstärkste Vertreter der glucocorticoidhaltigen Antibiotikakombinationen und enthält eine Kombination aus Dexamethason und Gentamicin. Die Indikationsangabe des Herstellers lautet „Infektionen des vorderen Augenabschnittes, wie Bindehautentzündung, Hornhautentzündung, Lidrandentzündung, Gerstenkorn, soweit sie durch gentamicinempfindliche Erreger verursacht werden. Superinfizierte, allergische Entzündungen des äußeren Auges". Die Beliebtheit dieser Kombinationspräparate ist seit vielen Jahren ungebrochen. Der vermeintliche Vorteil liegt darin, daß sowohl allergische wie auch bakterielle Konjunktividen durch diese Präparate gebessert werden. Wegen der besonderen Risiken der Glucocorticoide am Auge kann jedoch eine ungezielte Verwendung in den meisten Fällen nicht begründet werden. Für die gentamicinempfindlichen Infektionen des vorderen Augenabschnittes wird nur das Antibiotikum als Monopräparat benötigt. Eine beschleunigte Abheilung der akuten bakteriellen Konjunktivitis durch topische Antibiotika ist nach einem Cochrane Review belegt (Sheikh et al. 2000). Für allergische Entzündungen des äußeren Auges werden als topische Mittel primär H_1-Antihistamika, Vasokonstriktoren, Degranulationshemmer und nichtsteroidale Antiphlogistika eingesetzt. Topische Glucocorticoide kommen bei allergischer Konjunktivitis zur Entzündungshemmung nur als Mittel dritter Wahl in Betracht, wenn die genannten Standardtherapeutika versagen (Bielory 2002). Diese zurückhaltende Handhabung ist durch die lokalen Nebenwirkungen der Glucocorticoide am Auge begründet, wie erhöhter Augendruck, Begünstigung von Virusinfektionen und Kataraktentstehung. Über die kombinierte Anwendung von Antibiotika und Glucocorticoiden gibt es kaum kontrollierte Untersuchungen. In einer älteren Studie wurde bei der Behandlung der Konjunktivitis kein Unterschied zwischen Dexamethason als Monopräparat oder Kombinationspräparat beschrieben (Leibowitz et al. 1976). Auch die Richtlinien der American Academy of Ophthalmology für die Behandlung der bakteriellen Keratitis betonen, daß die wissenschaftliche Evidenz für die Anwendung von Kombinationspräparaten fehlt (siehe Ophthalmika, Kapitel 41). Bei dem Substitutionsvorschlag ist daher Gentamicin als der Bestandteil ausgewählt worden, der dem zuerst angegebenen indikativen Schwerpunkt dieses Kombinationspräparates entspricht.

Isopto-Max ist eine Kombination aus Dexamethason und zwei Antibiotika (Neomycin, Polymyxin) mit der Indikation „Entzündungen des vorderen Augenabschnitts, die der Behandlung mit einem Kortikoid bedürfen und bei denen eine durch Polymyxin-B oder Neomycin empfindliche Erreger verursachte Infektion des äußeren Auges vorliegt oder die Gefahr einer bakteriellen Infektion besteht". Hier wird also zusätzlich noch eine Antibiotikaprophylaxe bei entzündlichen Augenkrankheiten propagiert, für die es keine Belege gibt. Im übrigen gelten die gleichen Überlegungen wie bei *Dexa-Gentamicin*.

Dexamytrex ist eine weitere glucocorticoidhaltige Antibiotikakombination mit der Indikation „Infektionen des vorderen Augenabschnittes mit gentamicinempfindlichen Erregern und allergischen superinfizierten Entzündungen der Bindehaut und des Lidrandes". Auch hier wird wie bei *Dexa-Gentamicin* entsprechend dem indikativen Schwerpunkt Gentamicin zur Substitution vorgeschlagen.

Antiphlogistische Ophthalmika

Als antiphlogistische Ophthalmika werden hier zwei Vertreter der Glucocorticoide und vier nichtsteroidale Antiphlogistika zur topischen Applikation zusammengefaßt.

Glucocorticoide

Topische Glucocorticoide werden bei verschiedenen entzündlichen Erkrankungen der Cornea, Sklera und Iris und zur Unterdrückung von Narbenwucherungen an Lidern und Cornea eingesetzt (siehe Ophthalmika, Kapitel 41). Unter den 50 umsatzstärksten Ophthalmika sind zwei Prednisolonpräparate vertreten, *Inflanefran*, und das preisgünstigere Generikum *Predni-POS*, mit dem eine Einsparung möglich ist.

Nichtsteroidale Antiphlogistika

Topisch applizierte nichtsteroidale Antiphlogistika werden vielfach im Rahmen der Kataraktchirurgie zur Entzündungshemmung sowie zur Vermeidung intraoperativer Miosis eingesetzt (Schalnus 2003). Als Cyclooxygenasehemmer vermindern sie die lokale Prostaglandinbildung und sind für die akute entzündungshemmende Wirkung den Glucocorticoiden etwa gleichwertig. Unter den führenden 50 Ophthalmika sind vier Substanzen vertreten, ein Zeichen für die zunehmende Bedeutung der nichtsteroidalen Antiphlogistika. Als erster Vertreter dieser Gruppe wurde *Ocuflur* (Flurbiprofen) 1988 eingeführt. Dann folgten 1991 *Voltaren ophtha* (Diclofenac), 1999 *Acular* (Ketorolac) und seit 2001 *Indocolir* (Indometacin). Die einzelnen Substanzen unterscheiden sich in ihren therapeutischen Wirkungen und Nebenwirkungen nicht wesentlich (Gaynes und Fiscella 2002).

Einzelpräparate

Verteporfin

Visudyne mit dem Wirkstoff Verteporfin ist eine innovative Substanz, die als Photosensibilisator für die Behandlung der altersbedingten Makuladegeneration zugelassen ist. Diese Netzhauterkrankung kommt bei 11–19% der Patienten über 85 Jahre vor und ist die Hauptursache der Erblindung im Alter. Die Effekte von Verteporfin sind jedoch relativ begrenzt, da der Sehschärfenverlust innerhalb eines Jahres nur um 15% im Vergleich zur Placebogruppe vermindert wurde (TAP Study Group 2001). Die hohen Arzneimittelkosten von 1.700 € pro Einzelanwendung, die etwa dreimal im Jahr erforderlich ist, begrenzen die Anwendbarkeit des Verfahrens zusätzlich. Aus dem Umsatz von 8,7 Mio. € ist ableitbar, daß in Deutschland etwa 1700 GKV-Patienten mit diesem teuren Therapieverfahren behandelt worden sind.

Dexpanthenol

Corneregel mit dem Bestandteil Dexpanthenol soll nach den Anwendungsangaben des Herstellers zur Linderung von Keratopathien bei Kontaktlinsenträgern eingesetzt werden. In einer kontrollierten Studie an Patienten mit trockenen Auge verbesserte ein dexpanthenolhaltiges Filmbildnerpäparat die korneale epitheliale Permeabilität im Vergleich zu dexpanthenolfreien Augentropfen, während die Filmaufbruchzeit und die subjektiven Symptome der Patienten keine Änderungen zeigten (Göbbels und Gross 1996). Vermutlich wirken diese Präparate ähnlich wie die Filmbildner und können durch diese ersetzt werden. Allerdings ergibt sich wegen der günstigen Therapiekosten der Dexpanthenolpräparate kein Einsparpotential.

Bepanthen Roche Augen- und Nasensalbe enthält ebenfalls Dexpanthenol und soll nach Herstellerangaben unterstützend zur Heilung von Läsionen an Bindehaut, Hornhaut und Nasenschleimhaut angewendet werden. Die Angabe „zur Unterstützung" deutet darauf hin, daß keine gesicherten Daten zur therapeutischen Wirkung vorliegen. Nach Angaben von Augenärzten sei weniger das Dexpanthenol sondern die Salbengrundlage für die Anwendung von praktischer Bedeutung. Aus diesem Grund wird auch hier auf eine Substitution verzichtet. Außerdem sind die beiden Dexpanthenolpräparate nicht verschreibungspflichtig und damit seit 2004 aus der vertragsärztlichen Versorgung ausgeschlossen (siehe unten).

53

Calciumdobesilat

Für *Dexium* (Calciumdobesilat) wird seit langem eine Verminderung der Kapillarpermeabilität geltend gemacht. Neuerdings wurde auch eine Vermehrung der NO-Produktion beobachtet. Dementsprechend werden als Anwendungsgebiete Gefäßschäden mit erhöhter Kapillarbrüchigkeit beansprucht. Dazu gehören diabetische Mikroangiopathie, diabetische Retinopathie, venöse Insuffizienz mit ihren Folgeerscheinungen (postthrombotisches Syndrom, Ulcus cruris, Stauungsdermatosen), periphere Stauungsödeme und Hämorrhoiden. In der Augenheilkunde ist die Wirksamkeit nicht belegt, da in einer zweijährigen klinischen Studie kein Unterschied zwischen Calciumdobesilat (1,5g/Tag) und Placebo auf die Progression der diabetischen Retinopathie beobachtet wurde (Haas et al. 1995). Auch in anderen Anwendungsgebieten gibt es nur geringe Evidenz für eine klinische Wirksamkeit. Darüber hinaus wird die Nutzen-Risiko-Relation durch 13 Fälle von Agranulozytose beeinträchtigt, die im Zusammenhang mit der Einnahme von Calciumdobesilat beschrieben wurden (Ibanez et al. 2000). Eine wirksame Prophylaxe der diabetischen Retinopathie ist durch eine intensivierte Insulintherapie nachgewiesen worden (Diabetes Control and Complications Trial Research Group 1993).

Nicht verschreibungspflichtige Arzneimittel

Unter den 50 führenden Arzneimitteln der Augenärzte haben die nicht verschreibungspflichtigen Arzneimittel einen auffällig hohen Anteil von 16 Präparaten (Tabelle 53.1). Sie sind ab 2004 aus der vertragsärztlichen Versorgung gemäß § 34 Abs. 1 SGB V ausgeschlossen und müssen von den Patienten selbst bezahlt werden. Die rezeptfreien Ophthalmika konzentrieren sich auf 14 Filmbildnerpräparate und 2 Dexpanthenolpräparate.

Die meisten Filmbildnerpräparate kosten weniger als die Standardzuzahlung von 5 €, so daß die Patienten bei einer preisorientierten Auswahl durch die neue Erstattungsregelung nicht zusätzlich belastet werden. Standardpackungen mit 10 ml Lösung kosten in den günstigsten Fällen 3,00 € (*Arufil*, *Lacophthal*). Hier ändert sich durch die Ausgrenzung rezeptfreier Präparate nichts an der Kostenbelastung der Patienten. Nur teurere Präparate liegen über der üblichen Zuzahlung von 5 €, wie z. B. *Oculotect* 5,73 €, *Protagent* 5,42 € und *Thilo-Tears* 5,42 €. Deutlich teurer sind Eindosispipetten mit einzeln abgepackten Einzeldosen von 0,5 ml, wie z. B. *Lacrimal OK* mit 30 Einzeldosen für 11,40 €.

Die beiden Dexpanthenolpräparate *Corneregel* (10 ml 4,30 €) und *Bepanthen Roche Augen und Nasensalbe* (10 g 4,45 €) liegen ebenfalls unter der Standardzuzahlung von 5 €. Trotz der niedrigen Kosten können sie wegen der ungesicherten Wirksamkeit von Dexpanthenol (siehe oben) nicht für die Selbstmedikation empfohlen werden.

Einsparpotentiale

Unter den 50 umsatzstärksten ophthalmologischen Arzneimitteln befinden sich 20 Präparate, die durch Generika, pharmakologisch-therapeutisch äquivalente Leitsubstanzen oder wirksame Arzneimittel substituiert werden können.

Die zahlenmäßig größte Gruppe bilden 17 Generika, die sich aus 7 Timololgenerika, 7 Filmbildnern, 2 Prednisolongenerika und einem Clonidingenerikum rekrutieren. Der hohe Generikaanteil unter den

50 führenden Ophthalmika zeigt, daß Augenärzte in erheblichem Umfang die Einsparmöglichkeiten durch generische Substitution nutzen. Bei den augenärztlichen Gesamtarzneimittelausgaben von 318,0 Mio. € errechnet sich ein Einsparpotential von insgesamt 32,1 Mio. € entsprechend einem Umsatzanteil von 10,1%. Augenärzte haben damit im Vergleich zum Durchschnitt aller Arztgruppen (18,6%) die Wirtschaftlichkeitsreserven bei Generika, Analogpräparaten und umstrittenen Arzneimitteln überdurchschnittlich gut genutzt.

Literatur

Adkins JC, Balfour JA (1998): Brimonidine. A review of its pharmacological properties and clinical potential in the management of open-angle glaucoma and ocular hypertension. Drugs Aging 12: 225–241.

Balfour JA, Wilde MI (1997): Dorzolamide. A review of its pharmacology and therapeutic potential in the management of glaucoma and ocular hypertension. Drugs Aging 19: 384–403.

Bielory L (2002): Ocular allergy guidelines: a practical treatment algorithm. Drugs 62: 1611–1634.

Diabetes Control and Complications Trial Research Group (1993): The effect of intensive treatment of diabetes on the development and progression of long-term complications in insulin-dependent diabetes mellitus. N Engl J Med 329: 977–986.

Frishman WH (1981): β-Adrenoceptor antagonists: New drugs and new indications. N Engl J Med 305: 500–506.

Gaynes BI, Fiscella R (2002): Topical nonsteroidal anti-inflammatory drugs for ophthalmic use: a safety review. Drug Saf. 25: 233–250.

Göbbels M, Gross D (1996): Klinische Studie der Wirksamkeit einer Dexpanthenol-haltigen künstlichen Tränenflüssigkeit (Siccaprotect) bei der Behandlung des trockenen Auges. Klin Monatsbl Augenheilkd 209: 84–88.

Haas A, Trummer G, Eckhardt M, Schmut O, Uyguner I, Pfeiffer KP (1995): Einfluß von Kalziumdobesilat auf die Progression der diabetischen Retinopathie. Klin Monatsbl Augenheilkd 207: 17–21.

Hylton C, Robin AL (2003): Update on prostaglandin analogs. Curr Opin Ophthalmol 14: 65–69.

Ibanez L, Ballarin E, Vidal X, Laporte JR (2000): Agranulocytosis associated with calcium dobesilate clinical course and risk estimation with the case-control and the case-population approaches. Eur J Clin Pharmacol. 56: 763–767.

Leibowitz HM, Pratt MV, Flagstad IJ, Berrospi AR, Kundsin R (1976): Human conjunctivitis. II. Treatment. Arch Ophthalmol. 94: 1752–1756.

Netland PA, Landry T, Sullivan EK, Andrew R, Silver L, Weiner A et al for the Travoprost Study Group (2001): Travoprost compared with latanoprost and timolol in

53

patients with open-angle glaucoma or ocular hypertension. Am J Ophthalmol 132: 472–484.

Noecker RS, Dirks MS, Choplin NT, Bernstein P, Batoosingh AL, Whitcup SM (2003): A six-month randomized clinical trial comparing the intraocular pressure-lowering efficacy of bimatoprost and latanoprost in patients with ocular hypertension or glaucoma. Am J Ophthalmol 135: 55–63.

Ormrod D, McClellan K (2000): Topical dorzolamide 2%/timolol 0.5%: a review of its use in the treatment of open-angle glaucoma. Drugs Aging 17: 477–496.

Patel SS, Spencer CM (1996): Latanoprost. A review of ist pharmacological properties, clinical efficacy and tolerability in the management of primary open-angle glaucoma. Drugs Aging 9: 363–378.

Robin AL (1997): The role of alpha-agonists in glaucoma therapy. Curr Opin Ophthalmol 8: 42–49.

Sall K, the Brinzolamide Primary Therapy Study Group (2000): The efficacy and safety of brinzolamide 1% ophthalmic suspension (Azopt®) in patients with open-angle glaucoma or ocular hypertension maintained on timolol therapy. Surv Ophthalmol 44 (Suppl 2): 163–168.

Schalnus R (2003): Topical nonsteroidal anti-inflammatory therapy in ophthalmology. Ophthalmologica 217: 89–98.

Schirra F, Ruprecht KW (2004): Das trockene Auge. Ein Update über Epidemiologie, Diagnose, Therapie und neue Konzepte. Ophthalmologe 101:10–18.

Sheikh A, Hurwitz B, Cave J (2000): Antibiotics for acute bacterial conjunctivitis. Cochrane Database Syst Rev. 2000 (2): CD001211.

Smith A, Pennefather PM, Kaye SB, Hart CA (2001): Fluoroquinolones: place in ocular therapy. Drugs 61: 747–761.

Sorensen SJ, Abel SR (1996): Comparison of the ocular beta-blockers. Ann Pharmacother 30: 43–54

TAP Study Group (2001): Photodynamic therapy of subfoveal choroidal neovascularization in age-related macular degeneration with verteporfin. Two-year results of 2 randomized clinical trials – TAP Report 2. Arch Ophthalmol 119: 198–207.

53

54. Verordnungsprofil der Chirurgen

ULRICH SCHWABE

AUF EINEN BLICK

Verordnungsanteil

Chirurgen benötigen mit einem Arzneimittelumsatz von 21.000 € pro Jahr am wenigsten Arzneimittel von allen Arztgruppen. Verordnungsschwerpunkte unter den 50 führenden Arzneimitteln waren 8 nichtsteroidale Antiphlogistika, 7 Heparine, 5 Analgetika, 4 Immunsuppressiva und 4 Antibiotika.

Bewertung

Unter den 50 führenden Präparaten der Chirurgen sind 15 innovative oder pharmakologisch-therapeutisch verbesserte Arzneimittel und 5 Arzneimittel mit umstrittener Wirksamkeit vertreten. Im Jahr 2003 beträgt das rechnerische Einsparpotential für alle von Chirurgen verordneten Arzneimittel 19,8 Mio. € entsprechend einem Umsatzanteil von 17,1 %.

Chirurgen haben im Jahre 2003 Arzneimittel mit Kosten von 115,6 Mio. € verordnet, was einem Umsatzanteil von 0,48 % an den gesamten Arzneimittelumsatz von 24.121 Mio. € im Bundesgebiet entspricht. Damit haben die Chirurgen die geringsten Arzneimittelausgaben von allen analysierten Arztgruppen. Das beruht zunächst darauf, daß unter den 130.563 Vertragsärzten in Deutschland nur 5618 Chirurgen (4,3 %) vertreten sind. Hauptgrund ist jedoch, daß die Chirurgen mit 21.000 € pro Arzt den niedrigsten Arzneimittelumsatz aller Ärzte haben, der im Durchschnitt 185.000 € beträgt (Kapitel 51, Tabelle 51.1). Auffälligerweise wird der Hauptteil der chirurgischen Arzneimittelkosten bereits mit den 50 umsatzstärksten Arzneimitteln erfaßt, die einen Umsatz von 66,5 Mio. € erreichen und damit 57,5 % der Gesamtausgaben dieser Fachgruppe ausmachen (Tabelle 54.1). Die 50 umsatzstärksten

Tabelle 54.1: Verordnung der 50 umsatzstärksten Arzneimittel durch Chirurgen 2003. Angegeben sind die 50 umsatzstärksten Präparate mit Umsatz, Kommentar, Substitutionsvorschlägen und Einsparpotentialen.

Rang	Präparat	Umsatz Mio. €	Kommentar	Substitutions-vorschlag	Einspar-potential Mio. €
1	Clexane	9,0	Analogpräparat		
2	Fraxiparin	5,9	Analogpräparat		
3	Mono Embolex	4,8	Analogpräparat		
4	Vioxx/Vioxx Dolor	4,0	Verbesserung (begr.)		
5	Fragmin	3,9	Verbesserung		
6	Prostavasin	3,7	umstrittenes Mittel	Lumeneröffnung	3,7
7	Prograf	3,2	Innovation		
8	Sandimmun	2,5	Innovation	Cicloral	0,7
9	CellCept	2,5	Innovation (begr.)		
10	Clivarin	2,4	Analogpräparat		
11	Innohep	1,7	Analogpräparat		
12	Voltaren topisch[1]	1,1	umstrittenes Mittel	Diclo-1A Pharma (oral)	0,8
13	Valoron N	1,0	Originalpräparat	Tilidin AL comp. (nur Tropfen)	0,1
14	Rapamune	1,0	Verbesserung		
15	Voltaren/-Migräne/-Dolo[1]	1,0	Analogpräparat	Diclo-1A Pharma	0,3
16	Celebrex	1,0	Analogpräparat		
17	Bextra	0,9	Analogpräparat		
18	Fraxodi	0,8	Analogpräparat		
19	Salofalk	0,8	Verbesserung		
20	Hepatect	0,8			
21	Pantozol	0,7	Analogpräparat	Omeprazol AL	0,3
22	Ciprobay	0,7	Analogpräparat	Cipro Basics	0,4
23	Tramal	0,6	Originalpräparat		
24	Claversal	0,6	Verbesserung		
25	Diclofenac-ratiopharm	0,6	Generikum		
26	Durogesic	0,6	Verbesserung (begr.)		
27	Plavix	0,6	Verbesserung (begr.)		
28	Dolo Posterine N	0,6			
29	Betaisodona Salbe etc.[1]	0,6	Originalpräparat		
30	Karil	0,6		Calcitonin-ratiopharm	0,3

54

Tabelle 54.1: Verordnung der 50 umsatzstärksten Arzneimittel durch Chirurgen 2003. Angegeben sind die 50 umsatzstärksten Präparate mit Umsatz, Kommentar, Substitutionsvorschlägen und Einsparpotentialen (Fortsetzung).

Rang	Präparat	Umsatz Mio. €	Kommentar	Substitutions-vorschlag	Einspar-potential Mio. €
31	Arimidex	0,5	Verbesserung		
32	Cefuroxim-ratiopharm	0,5	Generikum		
33	Fosamax	0,5	Verbesserung		
34	Xeloda	0,5	Verbesserung		
35	Sympal	0,5	Analogpräparat	Diclo-1A Pharma	0,2
36	Clinda-saar	0,5	Generikum		
37	Actisorb Silver[1]	0,5			
38	Leucovorin[1]	0,5			
39	Nexium Mups	0,4	Analogpräparat	Omeprazol AL	0,1
40	Lipotalon Amp.	0,4	Generikum	Dexa von ct	0,3
41	Lido Posterine[1]	0,4			
42	Diclo KD	0,4	Generikum	Diclo-1A Pharma	0,1
43	Iruxol N	0,4	umstrittenes Mittel	chirurgisch	0,4
44	Unacid PD	0,4	Analogpräparat		
45	Dona 200-S Drag.[1]	0,4	umstrittenes Mittel	Diclo-1A Pharma	0,3
46	OXYGESIC	0,4	Analogpräparat		
47	Zometa	0,3	Verbesserung		
48	Pentasa	0,3	Generikum		
49	Dolobene Gel[1]	0,3	umstrittenes Mittel	Diclo-1A Pharma (oral)	0,2
50	Novaminsulfon-ratiopharm	0,3	Generikum		
	Summe 1–50	66,5			8,1
	Summe gesamt	115,6		Einsparpotential gesamt	19,8
				davon generisch	6,3
				analog	2,4
				umstritten	11,1

54

[1] Präparat ist nicht verschreibungspflichtig oder teilweise nicht verschreibungspflichtig

Arzneimittel vermitteln damit einen guten Einblick in das Arzneimittelprofil dieser Arztgruppe und die Kostenstruktur der fachspezifischen Arzneiverordnungen.

Umsatzstärkste Arzneimittelgruppe unter den 50 führenden Präparaten dieser Arztgruppe sind die niedermolekularen Heparine (7 Präparate) mit einem Umsatz von 28,5 Mio. €. Weitere häufig verwendete Arzneimittel sind acht nichtsteroidale Antiphlogistika, darunter drei selektive COX-2-Hemmer, fünf Analgetika (davon vier Opioidanalgetika), vier Immunsuppressiva, vier Antibiotika und drei Mesalazinpräparate zur Behandlung der Colitis ulcerosa.

Die übrigen 19 Präparate verteilen sich auf kleinere Gruppen mit jeweils ein bis zwei Präparaten, die nur bei besonderen Auffälligkeiten gesondert besprochen werden. Darunter sind acht nicht verschreibungspflichtige Arzneimittel, die ab 2004 überwiegend von der vertragsärztlichen Versorgung ausgeschlossen sind. Sie sind in der Tabelle 54.1 mit Fußnoten markiert sind und werden in einem gesonderten Abschnitt beschrieben. Im folgenden werden die wichtigsten Indikationsgruppen in der Reihenfolge der Verordnungsvolumina dargestellt.

Analyse wichtiger Indikationsgruppen

Niedermolekulare Heparine

Niedermolekulare Heparine bilden die umsatzmäßig größte Arzneimittelgruppe der Chirurgen. Schon die drei ersten Arzneimittel (*Clexane, Fraxiparin, Mono Embolex*) sind niedermolekulare Heparine. Als erster Vertreter wurde 1984 Dalteparin (*Fragmin*) eingeführt, das im Vergleich zu den Standardheparinen durch eine verlängerte Wirkungsdauer eine deutliche Verbesserung bei der Thromboseprophylaxe ermöglichte. Seitdem sind sechs weitere niedermolekulare Heparine eingeführt worden, die alle unter den 50 umsatzstärksten Präparaten der Chirurgen vertreten sind. Die einzelnen niedermolekularen Heparine unterscheiden sich etwas in ihrer Standardisierung, so daß sie nicht ohne weiteres austauschbar sind. Da keine erheblichen Preisunterschiede bestehen, wird auch keine Substitution vorgeschlagen. Auf die sieben Präparate der niedermolekularen Heparine entfällt ein Umsatz von 28,5 Mio. €, was bereits ein Viertel aller chirurgischen Arzneiverordnungskosten von 115,6 Mio. € ausmacht.

Nichtsteroidale Antiphlogistika

Die zahlenmäßig größte Gruppe unter den 50 führenden Arzneimitteln der Chirurgen sind acht nichtsteroidale Antiphlogistika, darunter drei selektive COX-2-Hemmer und drei Diclofenacpräparate zur systemischen Applikation und eine topische Diclofenacpräparation.

Vioxx (Rofecoxib) ist der erste in Deutschland zugelassene Vertreter der neuen selektiven COX-2-Inhibitoren. In zahlreichen großen Studien wurde nachgewiesen, daß Rofecoxib bei gleicher Wirksamkeit auf Schmerz und Entzündungsreaktionen ein geringeres Risiko gastrointestinaler Nebenwirkungen als traditionelle nichtsteroidale Antiphlogistika (z. B. Naproxen) aufweist. Allerdings wurde in der VIGOR-Studie eine höhere Herzinfarktrate mit Rofecoxib (0,4%) als mit Naproxen (0,1%) beobachtet (Bombardier et al. 2000). Auffällig ist weiterhin, daß Rofecoxib (12,5 mg/Tag) über einen Zeitraum von sechs Wochen nicht besser als Paracetamol (4000 mg/Tag) auf die Schmerzsymptomatik bei Gonarthrose wirkte (Geba et al. 2002). Nur eine höhere Dosis von Rofecoxib (25 mg/Tag) war der Paracetamolbehandlung überlegen. Daraus folgt, daß Arthroseschmerzen zunächst mit Paracetamol behandelt werden sollten und nur bei nicht ausreichendem Erfolg ggf. ein COX-2-Hemmer eingesetzt werden sollte. Potentielle Risiken bei Koronarpatienten sollten berücksichtigt werden.

Celebrex (Celecoxib) kam als zweiter Vertreter der neuen selektiven COX-2-Inhibitoren im Mai 2000 in Deutschland auf den Markt, wurde aber in den USA vor *Vioxx* (Rofecoxib) zugelassen. Auch für Celecoxib wurde ein geringeres Risiko gastrointestinaler Nebenwirkungen im Vergleich zu traditionellen nichtsteroidalen Antiphlogistika in der CLASS-Studie an 8059 Patienten mit Arthrose und rheumatoider Arthritis für einen Zeitraum von 6 Monaten nachgewiesen (Silverstein et al. 2000). Die protokollgemäße Auswertung der CLASS-Studie hat jedoch nach zwölf Monaten die gleiche Rate von Ulkuskomplikationen in der Celecoxibgruppe wie in der Vergleichsgruppe gezeigt (Jüni et al. 2002). Schließlich wirkte Celecoxib (100 mg/Tag) über einen Zeitraum von sechs Wochen nicht besser als Paracetamol (4000 mg/Tag) auf die Schmerzsymptomatik bei Gonarthrose (Geba et al. 2002).

Bextra (Valdecoxib) wurde 2003 neu eingeführt und ist der vierte Vertreter der selektiven der Cyclooxygenase-2-Inhibitoren zur symptomatischen Behandlung von Schmerzen bei Arthrose, rheumatoider Arthritis und primärer Dysmenorrhö. Valdecoxib ist der aktive Metabolit von Parecoxib (*Dynastat*), das 2002 zur parenteralen Kurzzeit-

54

behandlung postoperativer Schmerzen eingeführt wurde. Die pharmakologischen Eigenschaften unterscheiden sich im Vergleich zu Rofecoxib (*Vioxx*) kaum (siehe Neue Arzneimittel, Kapitel 2). In Vergleichsstudien an Patienten mit Arthrose oder rheumatoider Arthritis war Valdecoxib nach 12 Wochen genauso wirksam wie Naproxen, aber besser verträglich bezüglich gastrointestinaler Nebenwirkungen und Blutungsrisiken (Übersicht bei Ormrod et al. 2002). Nach der Markteinführung wurden schwere Hautreaktionen und weitere Überempfindlichkeitsreaktionen (z. B. Anaphylaxie, Angioödem) beobachtet, die zumindest partiell auf die Sulfonamidstruktur zurückgeführt werden. Eine bekannte Sulfonamidallergie gilt daher als Kontraindikation.

Sympal (Dexketoprofen) ist ein weiterer Vertreter der nichtsteroidalen Antiphlogistika mit ähnlichen Eigenschaften wie Ketoprofen. Als wirksames, rechtsdrehendes Enantiomer wird Dexketoprofen halb so hoch wie das Racemat Ketoprofen dosiert. Die verminderte Wirkstoffbelastung führt jedoch nicht zu erkennbaren Vorteilen bei Wirksamkeit oder Verträglichkeit (Berti et al. 2000). Dexketoprofen zeigt als Analogpräparat keine Unterschiede zu seinem Vorläuferpräparat und ist sogar vierfach teurer als entsprechende Ketoprofenpräparate (z. B. *Gabrilen*). Aus allen diesen Gründen wird zur Substitution das nichtsteroidale Antiphlogistikum Diclofenac als Generikum (z. B. *Diclo-1A Pharma*) vorgeschlagen, das als präferentieller Hemmstoff der Cyclooxygenase-2 (COX-2) eine bessere Verträglichkeit als viele andere nichtselektive nichtsteroidale Antiphlogistika in einer britischen Fallkontrollstudie hatte (Langman et al. 1994).

Voltaren Emulgel enthält das nichtsteroidale Antiphlogistikum Diclofenac zur topischen Applikation. Wie viele andere antirheumatische Lokaltherapeutika wird *Voltaren Emulgel* unter der Vorstellung angewendet, daß die potentiell gefährlichen Nebenwirkungen der nichtsteroidalen Antiphlogistika (Magen, Bronchien und Nieren) durch die lokale Applikation vermindert werden könnten. Pharmakokinetische Studien zeigen, daß topisch appliziertes Diclofenac nur in oberflächlich gelegene Kompartimente, beispielsweise an den Fingern direkt penetriert, in tiefer gelegene Kompartimente einschließlich der Gelenke jedoch überwiegend systemisch über den Blutkreislauf gelangt (siehe Antirheumatika und Antiphlogistika, Kapitel 18). Eine britische Richtlinie zur Therapie degenerativer Arthritiden kommt aufgrund nicht ausreichender Belege über die Wirksamkeit topisch angewendeter Antiphlogistika im Vergleich mit einer oralen Applikation zu dem Ergebnis, daß die topische Anwendung nichtsteroidaler Antiphlogistika nicht als Evidenz-basierte Behandlung empfohlen werden kann (Eccles et al. 1998). Nach einer aktuellen Metaanalyse von 26 Studien mit 2853 Patienten waren topische nichtsteroidale Antiphlogistika bei akuten Schmerzzuständen (Verstauchungen, Zerrungen) über einen Zeitraum von 7 Tagen besser wirksam als Placebo (Mason et al. 2004). Ketoprofen wirkte besser als andere Wirkstoffe, Indometacin unterschied sich kaum von Placebo. Diclofenacstudien waren in der Metaanalyse nicht enthalten. Aus allen diesen Gründen wird die Substitution von *Voltaren Emulgel* durch ein oral appliziertes Diclofenacgenerikum (z. B. *Diclo-1A Pharma*) vorgeschlagen, wodurch sich in diesem Fall 70% der Kosten einsparen lassen.

Immunsuppressiva

Sandimmun (Ciclosporin) wurde 1983 als erster Vertreter der Calcineurinantagonisten zur Prophylaxe der Transplantatabstoßung nach Organ- und Knochenmarktransplantationen eingeführt und hat als erstes effektives Immunsuppressivum einen der wichtigsten Fortschritte in der Transplantationsmedizin ermöglicht. Als ausgeprägter Inhibitor der Interleukin 2-Bildung hemmt es bei der Immunantwort die Aktivierung von T-Lymphozyten. Inzwischen steht eine generische Substitutionsmöglichkeit (*Cicloral*) zur Verfügung, wobei auf mögliche Unterschiede in der oralen Bioverfügbarkeit geachtet werden muß.

Prograf (Tacrolimus) ist das zweite nicht zytotoxische Immunsuppressivum aus der Gruppe der Calcineurinantagonisten und steht seit 1995 zur Prophylaxe und Behandlung der Abstoßungsreaktion nach Organtransplantationen zur Verfügung. Tacrolimus bindet an ein separates intrazelluläres Cyclophilin (FK-Bindungsprotein), hat aber insgesamt ähnliche Hemmwirkungen wie Ciclosporin auf die Aktivierung von T-Lymphozyten. Es wirkt in 50–100fach geringerer Dosis als Ciclosporin und hat nach klinischen Studien leichte Vorteile in der Verhinderung der Transplantatabstoßung bei Leber-, Nieren- und Herztransplantationen.

Rapamune (Sirolimus) ist ein weiteres Immunsuppressivum, das zur Prophylaxe der Organabstoßung bei Nierentransplantationen eingesetzt wird. Es bindet wie Tacrolimus an das Tacrolimus-bindende Cyclophilin (FK-Bindungsprotein), ist aber im Gegensatz zu Tacroli-

54

mus und Ciclosporin kein Calcineurinantagonist. Hierauf wird die fehlende Nephrotoxizität von Sirolimus zurückgeführt. Bei direktem Vergleich von Sirolimus und Ciclosporin als Basisimmunsuppressiva waren ein Jahr nach der Nierentransplantation die Serumkreatininspiegel bei den Sirolimus-behandelten Patienten immer niedriger (Groth et al. 1999). Trotzdem werden Sirolimus und Ciclosporin wegen ihrer synergistischen immunsuppressiven Effekte in der Initialphase nach einer Nierentransplantation für einen Zeitraum von zwei bis drei Monaten kombiniert. In der anschließenden Erhaltungstherapie wird Ciclosporin stufenweise abgesetzt und die Dosis von Sirolimus entsprechend erhöht.

CellCept (Mycophenolatmofetil) ist ein Immunsuppressivum, das als Hemmstoff der Inosinmonophosphatdehydrogenase zu einer selektiven Proliferationshemmung von T- und B-Lymphozyten führt. Es wird in Kombination mit Ciclosporin und Glucocorticoiden zur Prophylaxe akuter Abstoßungsreaktionen bei Patienten mit Nieren-, Herz oder Lebertransplantationen angewendet. Als Bestandteil der Kombinationstherapie traten bei Nierentransplantationen unter Mycophenolatmofetil seltener akute Abstoßungsreaktionen als mit Azathioprin oder Placebo auf, Transplantatverlust und Mortalität wiesen jedoch keine signifikanten Unterschiede auf (Fulton und Markham 1996). Auch bei Herztransplantationen zeigte sich im Vergleich zu Azathioprin ein Trend zur Verminderung von Abstoßungsreaktionen, dagegen waren bei der Intent-to-treat-Analyse aller Studienpatienten Überlebens- und Transplantatabstoßungsraten gleich (Kobashigawa et al. 1998). Mycophenolatmofetil ist also ein neuartig wirkendes Immunsuppressivum mit begrenzter Evidenz für eine Überlegenheit gegenüber Standardtherapeutika, die zur Prophylaxe der Transplantatabstoßung eingesetzt werden.

Analgetika

Valoron N wird von den Opioidanalgetika am häufigsten von Chirurgen verordnet. Es enthält Tilidin mit dem Opioidantagonisten Naloxon, der zur Verhinderung des Mißbrauchs zugesetzt wird. Tilidin hat weitgehend ähnliche Eigenschaften wie Morphin, erreicht allerdings aufgrund einer geringen opioidantagonistischen Komponente nicht die volle analgetische Wirkungsstärke des Morphins. Wegen der kurzen Halbwertszeit von 3–5 Stunden muß *Valoron N* üblicherweise mehrfach täglich verabreicht werden. In Form der Retardtabletten ist eine zweimal tägliche Gabe ausreichend, für die allerdings bisher noch keine generische Substitution verfügbar ist.

Tramal (Tramadol) ist ein weiteres Opioidanalgetikum mit opioid-antagonistischen Wirkungen, das daher nicht die volle analgetische Wirkungsstärke des Morphins erreicht. Tramadol scheint geringere spasmogene Effekte auf die glatte Muskulatur als Morphin zu haben, da Gallenwegsspasmen, Obstipation und Harnverhaltung nach therapeutischen Dosen nicht beobachtet wurden. Auch die atemdepressive Wirkung ist offenbar geringer. Das Abhängigkeitspotential ist nach bisherigen Studien schwach, möglicherweise wegen deutlicher emetischer Nebenwirkungen.

Durogesic enthält das stark wirkende Opioidanalgetikum Fentanyl als Membranpflaster zur Dauerbehandlung chronischer Schmerzen. Diese Form der transdermalen Opioidtherapie hat in den letzten sechs Jahren stark zugenommen, so daß *Durogesic* inzwischen das mit weitem Abstand führende Opioidanalgetikum in Deutschland geworden ist. Als Belege für die Wirksamkeit bei der Behandlung chronischer Tumorschmerzen wurden in einer Übersicht mehrere positive Studien zusammengefaßt (Gourlay 2001). Zum Einsatz von Fentanyl bei anderen chronischen Schmerzzuständen (z. B. stärkere Rückenschmerzen, neuropathische Schmerzen) gibt es bisher keine Daten aus Placebokontrollierten Studien (Breivik 2001). Auch in Deutschland beschränken sich die Berichte über die Anwendung von *Durogesic* im wesentlichen auf die Behandlung von Tumorschmerzen (Radbruch und Elsner 2004). Trotzdem entfällt ein beträchtlicher Anteil der gestiegenen Opioidverordnungen auf chronische Nichttumorschmerzen, die wegen der fehlenden wissenschaftlichen Evidenz nur in begründeten Fällen mit stark wirkenden Opioiden wie *Durogesic* behandelt werden sollten.

Oxygesic (Oxycodon) war in Deutschland bis 1989 als *Eukodal* im Handel und wurde im August 1998 unter einem neuen Handelsnamen in Retardform wieder auf den Markt gebracht. Pharmakokinetische Vorteile gegenüber Morphin sind eine höhere orale Verfügbarkeit (65%) und eine längere Halbwertszeit (4–6 Stunden).

Novaminsulfon-ratiopharm (Metamizol) ist als einziges nichtopioides Analgetikum unter den 50 führenden Arzneimitteln der Chirurgen vertreten. Metamizol hat vor allem bei intravenöser Anwendung eine zuverlässige schmerzstillende Wirkung, z. B. bei schweren Schmerzen durch Steinkoliken. Wegen der Gefahr der Auslösung von Agranulo-

54

zytosen und Schockreaktionen soll Metamizol nicht bei leichten Schmerz- und Fieberzuständen eingesetzt werden.

Antibiotika

Ciprobay (Ciprofloxacin) ist ein Analogpräparat aus der Gruppe der Fluorchinolone (Gyrasehemmer), das inzwischen aber vielfach als Standardpräparat dieser Antibiotikagruppe angesehen wird. Nach dem Patentablauf von *Ciprobay* stehen seit 2001 mehrere Ciprofloxacingenerika (z. B. *Cipro Basics*) zur Verfügung, wodurch etwa die Hälfte der Kosten eingespart werden kann (Tabelle 54.1).

Cefuroxim-ratiopharm (Cefuroximaxetil) wurde nach dem Patentablauf der beiden Originalpräparate (*Elobact, Zinnat*) im Jahre 2000 als Generikum eingeführt und ist seit 2002 das meistverordnete Cefuroximpräparat. Es gehört zur Gruppe der besonders preisgünstigen Cefuroximgenerika, so daß hier die generischen Einsparmöglichkeiten optimal ausgeschöpft wurden.

Clinda-saar (Clindamycin) wurde bereits 1995 als Generikum eingeführt. Inzwischen sind preisgünstigere Clindamycingenerika (z. B. *Clinda-1A Pharma, Clindamycin AbZ*) am Markt, die weitere Kosteneinsparungen von 10–14% ermöglichen.

Unacid PD (Sultamicillin) ist ein Doppelester aus dem Betalactamantibiotikum Ampicillin und der Betalactamasehemmer Sulbactam zur oralen Applikation, der bei Ampicillin-resistenten Erregern mit Sulbactam-hemmbaren Betalactamasen einsetzbar ist. In der Chirurgie kommen vor allem Haut- und Weichteilinfektionen durch Betalactamase-bildende Staphylokokken in Frage. *Unacid PD* bietet als Betalactamasehemmerkombination keine Vorteile gegenüber der Kombination Amoxicillin/Clavulansäure (Simon und Stille 2000), ist aber deutlich teurer als generische Clavulansäurekombinationen (z. B. *Amoclav*) (siehe Antibiotika und Chemotherapeutika, Kapitel 10, Tabelle 10.2).

Mesalazin

Salofalk (Mesalazin) ist ein pharmakologisch-therapeutisch verbessertes Arzneimittel, das bereits 1983 zur Akutbehandlung und Rezidivprophylaxe der Colitis ulcerosa eingeführt wurde. Es enthält 5-Aminosalicylsäure, den wirksamen Metaboliten von Sulfasalazin, wodurch viele Nebenwirkungen der Sulfapyrimidingruppe von Sulfasalazin vermieden werden.

Claversal und *Pentasa* sind zwei weitere Mesalazinpräparate, die ebenfalls häufig verordnet wurden, aber keine weiteren Einsparpotentiale ermöglichen.

Protonenpumpenhemmer

Pantozol (Pantoprazol) ist ein Analogpräparat aus der Gruppe der Protonenpumpeninhibitoren. Vergleichende Studien der einzelnen Protonenpumpenhemmer bei Refluxösophagitis, Duodenalulkus und Helicobacter-pylori-Eradikation zeigen nur geringfügige Unterschiede, wenn sie in ihren therapeutischen Standarddosen verwendet werden (Stedman und Barclay 2000). So gibt es Unterschiede zwischen den einzelnen Protonenpumpenhemmern im Interaktionspotential. Die Herstellerfirma von Pantoprazol betont das fehlende Interaktionspotential als Vorteil gegenüber anderen Protonenpumpenhemmern. Für Omeprazol sind aber nur Interaktionen für den Stoffwechsel über CYP2C9 (Phenytoin, S-Warfarin, Carbamazepin, Tolbutamid) und CYP2C19 (Diazepam, Mephenytoin, R-Warfarin) in Probandenstudien beschrieben worden (Stedman und Barclay 2000). Die vermeintliche Interaktionsfreiheit von Pantoprazol ist durch eine Auswertung der Nebenwirkungsmeldungen der amerikanischen Food and Drug Administration in Frage gestellt worden, nach der Interaktionen von Pantoprazol mit Vitamin-K-Antagonisten etwa achtmal häufiger als mit Omeprazol auftraten (Labenz et al. 2002). Aus allen diesen Gründen macht das britische National Institute of Clinical Excellence (NICE) keine Unterschiede zwischen den einzelnen Protonenpumpenhemmern und empfiehlt, das jeweils preisgünstigste Präparat in der zugelassenen Indikation anzuwenden (National Institute of Clinical Excellence 2000).

Nexium (Esomeprazol) ist das S-Isomer des racemischen Omeprazol und wurde im Oktober 2000 als Nachfolgepräparat von *Antra* eingeführt. Im Gegensatz zu vielen anderen racemischen Arzneistoffen haben S-Omeprazol und R-Omeprazol die gleiche pharmakologische Aktivität, da beide Isomere durch Inaktivierung der Protonenpumpe die Salzsäureproduktion gleich stark hemmen. So zeigte eine große Studie an 1960 Patienten mit Refluxösophagitis nur marginale Unter-

54

schiede auf die Abheilungsrate mit 20 mg Esomeprazol und 20 mg Omeprazol (90% vs. 87%) (Kahrilas et al. 2000). Bei Patienten mit Duodenalulkus ergibt die Helicobacter-Eradikation überhaupt keine Unterschiede zwischen Esomeprazol und dem racemischen Omeprazol (Spencer und Faulds 2000). Aus diesen Gründen ist nach der Empfehlung von NICE eine Substitution von *Nexium* durch preiswerte Omeprazolgenerika (z. B. *Omeprazol AL*) gerechtfertigt (National Institute of Clinical Excellence 2000). Die Behauptung der Herstellerfirma, daß *Nexium* gut teilbar und dadurch billiger als alle Omeprazolgenerika sei, wird allein schon durch die Fachinformation dieses Präparates widerlegt („Die Tabletten sollen unzerkaut und unzerkleinert eingenommen werden").

Zytostatika

Arimidex (Anastrozol) ist der erste oral wirksame selektive Aromatasehemmer zur Hemmung der Östrogensynthese beim östrogenrezeptorpositiven, fortgeschrittenen Mammakarzinom. Dadurch werden Estradiolplasmaspiegel bei postmenopausalen Frauen um 80% gesenkt, ohne daß die adrenale Cortisol- und Aldosteronsynthese beeinträchtigt wird. Klinische Studien haben die verbesserte Wirksamkeit bestätigt.

Xeloda (Capecitabin) wurde 2001 als Prodrug von 5-Fluorouracil für die Firstline-Monotherapie des metastasierten kolorektalen Karzinoms eingeführt. Capecitabin ist oral wirksam und wurde speziell entwickelt, um hohe 5-Fluorouracil-Konzentrationen in den Tumorzellen zu erzeugen. Wirksamkeit und Verträglichkeit sind der intravenösen Bolustherapie mit 5-Fluorouracil/Folinsäure weitgehend äquivalent bei allerdings 1,5fach höheren Kosten. Damit besteht zumindest eine therapeutische Äquivalenz zwischen beiden Methoden, die einen Ersatz der intravenösen Therapie mit 5-Fluorouracil/Calciumfolinat durch eine orale Therapie mit Capecitabin ermöglichen.

Bisphosphonate

Fosamax (Alendronsäure) ist nach der ursprünglichen Innovationssubstanz Etidronsäure der fünfte Vertreter der Bisphosphonate, der 1996 auf den Markt kam und zur Behandlung mehrerer Osteoporoseformen (postmenopausal und glucocorticoidinduziert bei Frauen, Männer) zugelassen ist. Bisphosphonate haben eine hohe Affinität zu den Knochenmineralien und vermindern als metabolisch stabile Pyrophosphatanaloga den pathologischen Knochenabbau durch Hemmung der Osteoklastenaktivität. Alendronsäure wirkt ähnlich wie Etidronsäure, aber in ca. 50fach geringerer Dosis. Die terminale Halbwertszeit der Freisetzung aus dem Knochen beträgt über 10 Jahre. Bei postmenopausalen Frauen mit manifester Osteoporose wurde nach 3jähriger Behandlung eine Senkung vertebraler und extravertebraler Frakturen um 50% nachgewiesen (Übersicht bei Delmas 2002). Ein weiterer Vorteil der Osteoporosetherapie mit Alendronsäure ist die einmal wöchentliche Einnahme von 70 mg, die genauso gut wirksam und verträglich ist wie die tägliche Gabe von 10 mg.

Zometa (Zoledronsäure) ist der siebente Vertreter aus der Gruppe der Bisphosphonate, der 2001 in Deutschland eingeführt wurde und speziell zur Therapie der tumorinduzierten Hyperkalzämie sowie zur Prävention skelettbezogener Tumorkomplikationen zugelassen ist. Zoledronsäure hat aufgrund ihres schnellen Wirkungseintritts und ihrer längeren Wirkungsdauer möglicherweise Vorteile gegenüber den bisher verwendeten Bisphosphonaten bei dieser Indikation. In einer Langzeitstudie an 1648 Patienten mit multiplem Myelom oder fortgeschrittenem Mammakarzinom über 13 Monate war Zoledronsäure (4 mg) genauso wirksam und verträglich wie Pamidronsäure (90 mg) (Rosen et al. 2001).

54

Wundbehandlungsmittel

Betaisodona (Povidon-Iod) ist ein häufig angewendetes Desinfektionsmittel, das Iod in komplexer Bindung an Polyvinylpyrrolidon enthält und durch die langsame Freisetzung von Iod weniger lokal reizend und weniger toxisch als elementares Iod wirkt. Obwohl die Wundheilung nicht immer durch Povidon-Iod gefördert wird, hat Povidon-Iod mehrere positive Eigenschaften und gilt daher als bevorzugtes Antiseptikum für die Wundbehandlung (Selvaggi et al. 2003). *Betaisodona* ist nicht verschreibungspflichtig und daher ab 2004 nur noch ausnahmsweise erstattungsfähig (siehe unten).

Actisorb Silver ist ein Silber-Aktivkohle-Verband, der bei infizierten oder infektionsgefährdeten Wunden, z. B. beim Dekubitus, Ulcus cruris oder diabetischen Fuß sowie nach Verbrennungen, Verbrühungen und Verätzungen eingesetzt wird. Bei vergleichender Prüfung mehrerer Silberpräparationen hatte ein mit Silber beschichteter Verband den deutlichsten antibakteriellen Effekt (Wright et al. 1998) (siehe auch Dermatika und Wundbehandlungsmittel, Kapitel 24). Auch *Actisorb Silver* gehört zu den rezeptfreien Präparaten.

Iruxol N Salbe enthält Clostridiopeptidase und andere Peptidasen zur enzymatischen Reinigung oberflächlicher Geschwüre von abgestorbenem Gewebe. Nach einer Medline-Recherche der letzten 30 Jahre liegen ähnlich wie für viele andere Wundbehandlungsmittel keine kontrollierten klinischen Studien über die Wirkung von Clostridiopeptidase vor (Bradley et al. 1999). Es gibt nur ältere methodisch ungenügende Berichte ohne Placebokontrollen (z. B. Fischer et al. 1984). Aus diesem Grunde wird hier ein nichtmedikamentöses, chirurgisches Vorgehen zur Wundversorgung vorgeschlagen.

Hämorrhoidenmittel

54

DoloPosterine N (Cinchocain) ist eines der wenigen Monopräparate unter den zahlreichen Kombinationspräparaten der Hämorrhoidenmittel. Bei der Applikation auf die Rektalschleimhaut sind Lokalanästhetika geeignet, kurzfristig Schmerzen und Juckreiz zu lindern. *Dolo Posterine N* ist verschreibungspflichtig und damit auch 2004 weiterhin erstattungsfähig.

LidoPosterine enthält als Lokalanästhetikum Lidocain. Das Präparat kommt mit der geringsten Zahl an galenischen Hilfsstoffen aus. *LidoPosterine N* ist nicht verschreibungspflichtig und daher ab 2004 nicht mehr erstattungsfähig (siehe unten).

Einzelpräparate

Durchblutungsfördernde Mittel

Prostavasin mit dem Wirkstoff Prostaglandin E_1 (Alprostadil) wird für die Behandlung der peripheren arteriellen Verschlußkrankheit im Stadium III und IV eingesetzt. Ursprünglich wurde *Prostavasin* wegen seiner schnellen pulmonalen Inaktivierung hauptsächlich intraarteriell geprüft. Später wurde auch die intravenöse Infusion von *Prostavasin* zugelassen. Obwohl einige Studien in einzelnen klinischen Endpunkten (Ulkusgröße, Analgetikaverbrauch, Ruheschmerz) positive Resultate zeigten, ist die Aussagekraft wegen des offenen Studiendesigns und der kurzen Dauer über drei bis vier Wochen nur begrenzt, so daß weitere klinische Studiendaten für einen Nachweis der Wirksamkeit erforderlich sind (Dormandy und Rutherford 2000). Daher wird Prostaglandin E_1 nur bei Patienten empfohlen, bei denen revaskularisierende Maßnahmen nicht oder nicht mehr möglich sind und bei Patienten, bei denen eine Amputation die einzige Alternative zu sein scheint. In den bisher vorliegenden Studien ist jedoch eine Verminderung der Amputationsrate bisher nie statistisch signifikant nachgewiesen worden. Die nicht ausreichend belegte Wirksamkeit von *Prostavasin* ist auch dadurch dokumentiert, daß dieses Präparat in den frühen 80er Jahren unter noch relativ großzügigen Bedingungen nur in Deutschland zugelassen wurde, während es in den USA und den meisten anderen europäischen Ländern keine Zulassung erhalten hat. Aus allen diesen Gründen sollten an Stelle von *Prostavasin* lumeneröffnende Verfahren (transluminale Angioplastie, Thrombolyse, Operation) in Betracht gezogen werden. Sind diese Möglichkeiten nicht gegeben, können konservative Maßnahmen wie Analgetika oder Lokalanästhetika zur Schmerzbehandlung versucht werden.

Thrombozytenaggregationshemmer

Plavix ist ein Thrombozytenaggregationshemmer mit dem Wirkstoff Clopidogrel aus der Gruppe der ADP-Rezeptorantagonisten. Im Vergleich zu Acetylsalicylsäure ist nur eine geringfügig verbesserte Wirksamkeit dokumentiert, da das jährliche Risiko für Schlaganfall, Myokardinfarkt oder vaskulär bedingte Todesfälle lediglich von 5,82% auf 5,32% gesenkt wurde (CAPRIE Steering Committee 1996). Nur bei der Stentimplantation (CURE-PCI-Studie) und beim akuten Koronarsyndrom (CURE-Studie) gilt die kombinierte Behandlung aus Clopidogrel und Acetylsalicylsäure als neuer Therapiestandard (Metha et al. 2001, Jneid et al. 2003). Für die allgemeine Sekundärprävention des Schlaganfalls gibt es dagegen keine Evidenz. Das zeigen die vor kurzem veröffentlichten Ergebnisse der MATCH-Studie, in der die Kombination von Acetylsalicylsäure und Clopidogrel bei der Sekundärprävention des Schlaganfalls keinen Zusatznutzen hatte, sondern die Gefahr lebensbedrohlicher und schwerer Blutungen erhöhte (Diener et al. 2004) (vgl. Kapitel 16, Antikoagulantien und Thrombozyten-

54

aggregationshemmer). Aus diesem Grunde beschränkt sich die Evidenz-basierte Therapie mit Clopidogrel auf die beiden kardiologischen Indikationen Stentimplantation und akutes Koronarsyndrom.

Calcitonin

Karil (Calcitonin) wird ähnlich wie die Bisphosphonate (siehe oben) bei Krankheiten mit gesteigertem Knochenumbau eingesetzt. Am besten ist seine Wirkung bei Morbus Paget belegt, aber auch bei dieser Indikation ist es inzwischen weitgehend durch die potenteren Bisphosphonate ersetzt worden. Als adjuvante Therapie wird es noch bei akuten Knochenschmerzen (z. B. infolge osteoporotischer Wirbeleinbrüche) und als Nasenspray zur Osteoporosebehandlung bei postmenopausalen Frauen angewendet. Aber auch bei der postmenopausalen Osteoporose ist die Wirksamkeit von Calcitonin im Vergleich zu den Bisphosphonaten weniger gut belegt (Übersicht bei Delmas 2002). Nachteilig sind weiterhin die deutlich höheren Behandlungskosten. Wenn überhaupt, sollten dann wenigstens generische Calcitoninpräparate verordnet werden.

Antiarthrotika

Dona 200-S Dragees enthalten D-Glucosaminsulfat, das als Antiarthrotikum für die orale Behandlung der Gonarthrose zugelassen ist. Der Einsatz geschieht unter der Vorstellung, daß die Biosynthese von Glucosaminglucanen erhöht und degenerative Prozesse im Gelenkknorpel gehemmt werden. Die Ergebnisse aus kontrollierten Studien sind widersprüchlich. Während in einer zweimonatigen Studie an 98 Gonarthrosepatienten mit Glucosaminsulfat kein Unterschied zu Placebo nachweisbar war (Rindone et al. 2000), wurden in einer Langzeitstudie geringfügige Unterschiede in der Gelenkspaltabnahme zwischen Placebo und Glucosaminsulfat (0,31 versus 0,06 mm) beobachtet (Reginster et al. 2001). Eine neuere Placebo-kontrollierte Studie aus Großbritannien fand jedoch keine Überlegenheit von Glucosaminsulfat und sieht darin methodische Vorbehalte aus mehreren systematischen Übersichtsarbeiten gegen frühere positive Befunde mit Glucosaminsulfat bestätigt (Hughes und Carr 2002). In England und in den USA ist Glucosaminsulfat lediglich als Nahrungsergänzungsmittel zugelassen. In Deutschland sind *Dona 200-S Dragees* nicht verschreibungspflichtig und damit ab 2004 nicht mehr erstattungsfähig (siehe unten).

Topische Antiphlogistika

Dolobene Gel ist ein Kombinationspräparat aus Dimethylsulfoxid (DMSO), Heparin und Dexpanthenol, für das als Anwendungsgebiete Schwellungen, Blutergüsse, Entzündungen nach stumpfen Traumen, weichteilrheumatische Beschwerden, akute Neuralgien sowie Arm- und Schultersteife angegeben werden. Dimethylsulfoxid ist eine hochpolare Verbindung mit besonderen Lösungsmitteleigenschaften und dient daher als Vehikel für die transdermale Resorption von Arzneimitteln. Daneben wird die Anwendung bei Störungen des Bewegungsapparates (z. B. Weichteilrheumatismus) versucht. Die meisten klinischen Studien sind jedoch von geringer methodischer Qualität und haben widersprüchliche Ergebnisse erzielt (Swanson 1986, Rosenstein 1999). Auch für Heparin und Heparinoide ist es wegen ihres hohen Molekulargewichts und ihrer stark negativen Ladung zweifelhaft, ob sie in ausreichenden Mengen durch die Haut in tiefere Gewebsschichten vordringen können (Sznitowska und Janicki 2000). Für die kurzfristige Schmerzlinderung wird daher die Substitution von *Dolobene Gel* durch ein oral appliziertes Diclofenacgenerikum (z. B. *Diclo-1A Pharma*) vorgeschlagen. Weiterhin sollte berücksichtigt werden, daß *Dolobene Gel* rezeptfrei ist und damit ab 2004 nicht mehr erstattet wird (siehe unten).

54

Nicht verschreibungspflichtige Arzneimittel

Unter den 50 führenden Arzneimitteln der Chirurgen sind acht nicht verschreibungspflichtige Präparate vertreten (Tabelle 53.1). Sie sind ab 2004 bis auf einige Ausnahmen aus der vertragsärztlichen Versorgung gemäß § 34 Abs. 1 SGB V ausgeschlossen und müssen von den Patienten selbst bezahlt werden. Zu den rezeptfreien Arzneimitteln gehören zwei Wundbehandlungsmittel, zwei nichtsteroidale Antiphlogistika, ein Hämorrhoidenmittel, ein Folinsäurepräparat, ein Antiarthrotikum und ein topisches Antiphlogistikum. Bei einigen Fertigarzneimitteln sind nicht alle Arzneiformen rezeptfrei (z. B. *Voltaren*).

Das Wundbehandlungsmittel *Betaisodona* ist als iodhaltige Verbindung zur Behandlung von Dekubitalgeschwüren und Hautulzera nach der Ausnahmeliste gemäß § 34 Abs.1 SGB V weiterhin verordnungsfähig. Diese Ausnahme gilt jedoch nicht für *Actisorb Silver*.

Bei *Voltaren topisch* sind nur die Arzneiformen *Voltaren Wirkstoffpflaster* (2 Pflaster 6,80 €) und *Voltaren Schmerzgel* (60 g 6,36 €) rezeptfrei. Da topische Diclofenacpräparate umstrittene Arzneimittel ohne ausreichend belegte Wirksamkeit sind (siehe *Voltaren Emulgel*), sollten die Patienten nicht mit diesen Kosten belastet werden. Stattdessen wird eine Substitution mit einem oralen Diclofenacpräparat (z. B. *Diclo-1A Pharma*) als wirksames Arzneimittel empfohlen.

Bei *Voltaren/Migräne/Dolo* sind nur *Voltaren Dolo Filmtabletten* (20 Filmtbl. 12,5 mg 5,30 €) rezeptfrei. Daher werden vermutlich nur noch rezeptpflichtige Arzneiformen, z. B. *Voltaren dispers* (20 Tbl. 50 mg 10,94 €) verordnet.

Leucovorin (Calciumfolinat) wird häufig zur adjuvanten Chemotherapie des kolorektalen Karzinoms eingesetzt und ist in dieser Indikation nach der Ausnahmeliste gemäß § 34 Abs.1 SGB V weiterhin verordnungsfähig.

Das Hämorrhoidenmittel *LidoPosterine* (25 g 12,17 €) ist anders als *DoloPosterine* (25 g 16,72 €) mit dem Lokalanästhetikum Cinchocain nicht verschreibungspflichtig. Das wird vermutlich dazu führen, daß nun nur noch das teurere rezeptpflichtige Mittel verordnet wird.

Dona 200-S Dragees (100 Dragees 250 mg 33,90 €) und *Dolobene Gel* (100g 10,60 €) sind umstrittene Arzneimittel. Auch hier sollten die Patienten nicht mit Kosten für umstrittene Arzneimittel ohne ausreichend belegte Wirksamkeit belastet werden. Daher wird orales Diclofenac (z. B. *Diclo-1A Pharma*) als wirksames Arzneimittel zur Substitution vorgeschlagen, womit 90% der Verordnungskosten eingespart werden.

Einsparpotentiale

Unter den 50 umsatzstärksten Arzneimitteln, die von den Chirurgen im Jahre 2003 verordnet wurden, sind 15 Präparate, für die eine Substitution vorgeschlagen wird, davon bei 13 Präparaten eine medikamentöse Substitution durch Generika, pharmakologisch-therapeutisch äquivalente Leitsubstanzen oder wirksame Arzneimittel. Der Hauptteil der Einsparpotentiale entfällt auf die Substitution von Arzneimitteln mit umstrittener Wirksamkeit (11,1 Mio. €). Bei den Gesamt-arzneimittelausgaben der Chirurgen von 115,6 Mio. € errechnet sich ein Einsparpotential von insgesamt 19,8 Mio. € entsprechend einem Umsatzanteil von 17,1%.

Literatur

Berti M, Albertin A, Casati A, Palmisano S, Municino G, da Gama Malcher M, De Ponti A (2000): A prospective, randomized comparison of dexketoprofen, keto-profen or paracetamol for postoperative analgesia after outpatient knee arthro-scopy. Minerva Anestesiol 66: 549–554.

Bombardier C, Laine L, Reicin A, Shapiro D, Burgos-Vargas R, Davis B et al (2000): Comparison of upper gastrointestinal toxicity of rofecoxib and naproxen in patients with rheumatoid arthritis. N Engl J Med 343: 1520–1528.

Bradley M, Cullum N, Sheldon T (1999): The debridement of chronic wounds: a systematic review. Health Technol Assess 3: 1–78.

Breivik H (2001): Opioids in cancer and chronic non-cancer pain therapy – indica-tions and controversies. Acta Anaesthesiol Scand 45: 1059–1066.

CAPRIE Steering Committee (1996): A randomised, blinded, trial of clopidogrel versus aspirin in patients at risk of ischaemic events (CAPRIE). Lancet 348: 1329–1339.

Delmas PD (2002): Treatment of postmenopausal osteoporosis. Lancet 359: 2018–2026.

Diener HC, Bogousslavsky J, Brass LM, Cimminiello C, Csiba L, Kaste M, Leys D, Matias-Guiu J, Rupprecht HJ; MATCH investigators (2004): Aspirin and clopi-dogrel compared with clopidogrel alone after recent ischaemic stroke or tran-sient ischaemic attack in high-risk patients (MATCH): randomised, double-blind, placebo-controlled trial. Lancet 364: 331–337.

Dormandy JA, Rutherford RB (2000): Management of peripheral arterial disease (PAD). TASC Working Group. TransAtlantic Inter-Society Consensus (TASC). J Vasc Surg 31: S1–S296.

Eccles M, Freemantle N, Mason J (1998): North of England evidence based guideline development project: summary guideline for non steroidal anti-inflammatory drugs versus basic analgesia in treating the pain of degenerative arthritis. Brit Med J 317: 526–530.

Fischer H, Gilliet F, Hornemann M, Leyh F, Lindemayr H, Stegmann W, Welke S (1984): Enzymatisches Debridement von venösen Hautulzera. Bericht über eine multizentrische Vergleichsstudie mit verschiedenen Enzympräparaten. Fort-schr Med. 102: 281–283.

Fulton B, Markham A (1996): Mycophenolate mofetil. A review of its pharmaco-dynamic and pharmacokinetic properties and clinical efficacy in renal trans-plantation. Drugs 51: 278–298.

Geba GP, Weaver AL, Polis AB, Dixon ME, Schnitzer TJ for the VACT Group (2002): Efficacy of rofecoxib, celecoxib, and acetaminophen in osteoarthritis of the knee. JAMA 287: 64–71.

54

Gourlay GK (2001): Treatment of cancer pain with trandermal fentanyl. Lancet Oncol 2: 165–172.

Groth CG, Backman L, Morales JM, Calne R, Kreis H, Lang P et al for the Sirolimus European Renal Transplant Study Group (1999): Sirolimus (rapamycin)-based therapy in human renal transplantation: similar efficacy and different toxicity compared with cyclosporine. Transplantation 67: 1036–1042.

Hughes R, Carr A (2002): A randomized, double-blind, placebo-controlled trial of glucosamine sulphate as an analgesic in osteoarthritis of the knee. Rheumatology 41: 279–284.

Jneid H, Bhatt DL, Corti R, Badimon JJ, Fuster V, Francis GS (2003): Aspirin and clopidogrel in acute coronary syndromes. Therapeutic insights from the CURE study. Arch Intern Med 163: 1145–1153.

Jüni P, Rutjes AWS, Dieppe PA (2002): Are selective COX 2 inhibitors superior to traditional non steroidal anti-inflammatory drugs? Brit Med J 324: 1287–1288.

Kahrilas PJ, Falk GW, Johnson DA, Schmitt C, Collins DW, Whipple J et al (2000): Esomeprazole improves healing and symptom resolution as compared with omeprazole in reflux oesophagitis patients: a randomized controlled trial. Aliment Pharmacol Ther 14: 1249–1258.

Kobashigawa J, Miller L, Renlund D, Mentzer R, Alderman E et al (1998): A randomized active-controlled trial of mycophenolate mofetil in heart transplant recipients. Mycophenolate Mofetil Investigators. Transplantation 66: 507–515.

Labenz J, Petersen K-U, Rösch W, Koelz H (2002): Auswahl von Protonenpumpen-Inhibitoren. Dtsch Ärztebl 99: C1940–C1944.

Langman MJS, Weil J, Wainwright P, Lawson DH, Rawlins MD et al (1994): Risks of bleeding peptic ulcer associated with individual non-steroidal anti-inflammatory drugs. Lancet 323: 1075–1052.

Mason L, Moore RA, Edwards JE, Derry S, McQuay HJ (2004): Topical NSAIDs for acute pain: a meta-analysis. BMC Fam Pract. 5: 10–19.

Mehta SR, Yusuf S, Peters RJG, Bertrand ME, Lewis BL, Katarajan MK et al for the Clopidogrel in Unstable angina to prevent Recurrent Events trial (CURE) Investigators (2001): Effects of pre-treatement with clopidogrel and aspirin followed by long-term thearpy in patients undergoing percutaneous coronary intervention: The PCI-CURE study. Lancet 358: 527–533.

National Institute of Clinical Excellence (2000): Guidance on the use of proton pump inhibitors (PPI) in the treatment of dyspepsia. Technology appraisal guidance No. 7 (2000) (http://www.nice.org.uk).

Ormrod D, Wellington K, Wagstaff AJ (2002): Valdecoxib. Drugs 62: 2059–2071.

Radbruch L, Elsner F (2004): Clinical experience with transdermal fentanyl for the treatment of cancer pain in Germany. Keio J Med 53: 23–29.

Reginster JY, Deroisy R, Rovati LC, Lee RL, Lejeune E, Bruyere O et al (2001): Long-term effects of glucosamine sulphate on osteoarthritis progression: a randomised, placebo-controlled clinical trial. Lancet 357: 251–256.

Rindone JP, Hiller D, Collacott E, Nordhaugen N, Arriola G (2000): Randomized, controlled trial of glucosamine for treating osteoarthritis of the knee. West J Med 172: 91–94.

Rosen LS, Gordon D, Antonio BS, Kaminski M, Howell A, Belch A et al (2001): Zoledronic acid versus pamidronate in the treatment of skeletal metastases in patients with breast cancer or osteolytic lesions of multiple myeloma: a phase III, double-blind, comparative trial. Cancer J 7: 377–387.

Rosenstein ED (1999): Topical agents in the treatment of rheumatic disorders. Rheum Dis Clin North Am 25: 899–918.

Selvaggi G, Monstrey S, Van Landuyt K, Hamdi M, Blondeel P (2003): The role of iodine in antisepsis and wound management: a reappraisal. Acta Chir Belg 103: 241–247.

Silverstein FE, Faich G, Goldstein JL, Simon LS, Pincus T, Whelton A et al (2000): Gastrointestinal toxicity with celecoxib vs nonsteroidal anti-inflammatory drugs for osteoarthritis and rheumatoid arthritis. JAMA 284: 1247–1255.

Simon C, Stille W (2000): Antibiotika-Therapie in Klinik und Praxis. 10. Auflage, Schattauer Stuttgart New York, S 61–63.

Spencer CM, Faulds D (2000): Esomeprazole. Drugs 60: 321–329.

Stedman CAM, Barclay ML (2000): Review article: comparison of the pharmacokinetics, acid suppression and efficacy of proton pump inhibitors. Aliment Pharmacol Ther 14: 963–978.

Swanson BN (1986): Medical use of dimethyl sulfoxide (DMSO). Rev Clin Basic Pharm 5:1–33.

Sznitowska M, Janicki S (2000): [Percutaneous absorption of heparin: a critical review of experimental results]. Pol Merkuriusz Lek 7: 58–63.

Wrigth JB, Lam K, Burrell RE (1998): Wound management in an era of increasing bacterial antibiotic resistance: A role for topical silver treatment. Am J Infect Control 26: 572–577.

54

55. Verordnungsprofil der Gynäkologen

ULRICH SCHWABE

AUF EINEN BLICK

Verordnungsanteil

Gynäkologen stellen nach Allgemeinärzten und Internisten mit 10.911 Ärzten die drittgrößte Arztgruppe, haben aber 2003 mit Arzneimittelausgaben von 815 Mio. € nur einen Umsatzanteil von 3,4 % an den gesamten Arzneimittelausgaben im Bundesgebiet. Im Verordnungsprofil der Gynäkologen dominieren unter den 50 umsatzstärksten Arzneimitteln weiterhin 17 Präparate der Hormonersatztherapie, gefolgt von 11 hormonalen Kontrazeptiva und je 4 Präparaten der Gonadotropine, Zytostatika und Gonadoreline.

Bewertung

Unter den 50 führenden gynäkologischen Präparaten sind 13 innovative oder pharmakologisch-therapeutisch verbesserte Arzneimittel, aber nur 3 Arzneimittel mit umstrittener Wirksamkeit vertreten. Das rechnerische Einsparpotential für alle von Gynäkologen verordneten Arzneimittel beträgt im Jahr 2003 134 Mio. € entsprechend einem Umsatzanteil von 16,5 %.

Gynäkologen haben im Jahre 2003 Arzneimittel mit Kosten von 814,6 Mio. € verordnet, was einem Umsatzanteil von 3,4 % am Arzneimittelumsatz der gesetzlichen Krankenversicherung (GKV) von 24.121 Mio. € im Bundesgebiet entspricht. Gynäkologen gehören damit zu den Arztgruppen mit einem mittleren Anteil an den Arzneiverordnungskosten. Nach Allgemeinärzten und Internisten stellen die Gynäkologen mit 10.911 Ärzten zwar die drittgrößte Arztgruppe unter den 130.563 Vertragsärzten in Deutschland, liegen aber mit einem Arzneimittelumsatz von 75.000 € pro Arzt mit wesentlich niedriger als der Durchschnitt aller Ärzte (185.000 €) (Kapitel 51, Tabelle 51.1). Der

Hauptteil der gynäkologischen Arzneimittelkosten wird bereits mit den 50 umsatzstärksten Arzneimitteln erfaßt, die 488,2 Mio. € im Jahre 2003 betragen und damit einen Anteil von 59,9% an den Ausgaben der Fachgruppe in Höhe von 814,6 Mio. € ausmachen (Tabelle 55.1). Daher vermitteln die 50 führenden Arzneimittel bereits einen guten Einblick in das Arzneimittelprofil dieser Arztgruppe und die Kostenstruktur der fachspezifischen Arzneiverordnungen.

Die gynäkologische Arzneimittelbehandlung wird entscheidend durch verschiedene Verfahren der Hormontherapie geprägt. Mit 39 Präparaten gehören mehr als drei Viertel der führenden gynäkologischen Arzneimittel zur Gruppe der Hormonpräparate. Die größte Gruppe bilden Präparate der Hormonersatztherapie zur Behandlung klimakterischer Beschwerden (17 Präparate), die auch umsatzmäßig mit 119,6 Mio. € etwa ein Viertel der Kosten unter den 50 führenden Arzneimitteln beanspruchen. Die umsatzstärkste Gruppe bilden die Gonadotropine (4 Präparate) mit Kosten von 140,5 Mio. €, die zur Behandlung der weiblichen Infertilität eingesetzt werden. Weitere wichtige Arzneimittelgruppen sind hormonale Kontrazeptiva (11 Präparate) mit Kosten von 88,3 Mio. €, vier Zytostatika (3 Aromatasehemmer, 1 Antikörper) mit Kosten von 57,7 Mio. € und Gonadorelinanaloga (4 Präparate) mit Kosten von 34,9 Mio. €. Den Rest bilden 10 Einzelpräparate aus weiteren gynäkologischen Therapiebereichen.

55

Innovationen

Unter den 50 führenden Präparaten der Gynäkologen sind 13 innovative oder verbesserte Arzneimittel vertreten. Zu den Innovationen gehören das schon seit längerer Zeit verwendete Gonadotropin Menotropin (z. B. *Menogon*), das Anti-D-Immunglobulin *Rhesogam*, das erste langwirkende Gonadorelinanalogon Leuprorelin (1984 als *Carcinil*, seit 1991 *Enantone*) und das seit 1988 verfügbare rekombinante humane Epoetin alfa (*Erypo*), das in der Gynäkologie vermutlich hauptsächlich für die Behandlung Zytostatika-induzierter Anämien verwendet wird. Neuere Entwicklungen sind der koloniestimulierende Faktor Filgrastim (*Neupogen*, 1991) zur Behandlung Zytostatika-induzierter Neutropenien, die beiden 1996 eingeführten rekombinanten Gonadotropine Follitropin alfa (*Gonal*) und Follitropin beta (*Puregon*), der erste direkte Gonadorelinantagonist Cetrorelix (*Cetrotide*, 1999), der Rezeptorantikörper Trastuzumab (*Herceptin*, 2000) zur

Tabelle 55.1: Verordnung der 50 umsatzstärksten Arzneimittel durch Gynäkologen 2003. Angegeben sind die 50 umsatzstärksten Präparate mit Umsatz, Kommentar, Substitutionsvorschlägen und Einsparpotentialen.

Rang	Präparat	Umsatz Mio. €	Kommentar	Substitutions-vorschlag	Einspar-potential Mio. €
1	Gonal	69,9	Innovation (begr.)	Menogon	35,3
2	Menogon	35,1	Innovation		
3	Puregon	31,2	Innovation (begr.)	Menogon	17,6
4	Arimidex	30,7	Verbesserung		
5	Zoladex	16,0	Analogpräparat		
6	Valette	15,6			
7	Activelle	15,4			
8	Presomen comp. Drag.	13,6			
9	Femara	12,9	Analogpräparat		
10	Estragest TTS	12,9			
11	Belara	12,3			
12	Kliogest N	10,7			
13	Leios	10,7			
14	Aromasin	9,8	Analogpräparat		
15	Presomen	8,8	Originalpräparat	Climopax mono	3,4
16	Enantone	8,6	Innovation		
17	Diane	8,4			
18	Liviella	8,3	Verbesserung (begr.)		
19	Climopax	8,2			
20	Gynodian Depot	7,3	umstrittenes Mittel	Klimonorm	1,5
21	Merigest	7,1			
22	Estraderm TTS/MX	6,0	Originalpräparat	Estramon	1,9
23	Kadefungin[1]	6,0	Generikum	Clotrimazol AL vaginal	0,8
24	Gynokadin	5,8	Generikum	Estradiol Jenapharm	0,2
25	Zometa	5,8	Verbesserung		
26	Cetrotide	5,6	Innovation		
27	Synarela	5,4	Analogpräparat		
28	Neupogen	5,3	Innovation		
29	MonoStep	5,2			
30	Miranova	5,0			

55

Tabelle 55.1: Verordnung der 50 umsatzstärksten Arzneimittel durch Gynäkologen 2003. Angegeben sind die 50 umsatzstärksten Präparate mit Umsatz, Kommentar, Substitutionsvorschlägen und Einsparpotentialen (Fortsetzung).

Rang	Präparat	Umsatz Mio. €	Kommentar	Substitutions-vorschlag	Einspar-potential Mio. €
31	Climen	4,9			
32	Decapeptyl	4,9	Analogpräparat		
33	Remifemin plus [1]	4,9	umstrittenes Mittel	Mericomb	1,2
34	Estradot	4,6	Generikum	Estramon	1,6
35	Detrusitol	4,6	umstrittenes Mittel	Physiotherapie	4,6
36	Femoston Conti	4,6			
37	Lafamme	4,6			
38	Yasmin	4,4			
39	Erypo	4,3	Innovation		
40	Luveris	4,3	Innovation		
41	Indivina	4,3			
42	Herceptin	4,3	Innovation		
43	Klimonorm	4,0			
44	Utrogest	3,9			
45	CycloÖstrogynal	3,9			
46	Lamuna	3,9			
47	Petibelle	3,8			
48	OeKolp vaginal	3,7	Generikum		
49	Trisequens	3,6			
50	Rhesogam	3,5	Innovation		
Summe 1–50		488,2			68,1
Summe gesamt		814,6		Einsparpotential gesamt	134,4
				davon generisch	42,4
				analog	54,6
				umstritten	37,4

[1] Präparat ist nicht verschreibungspflichtig oder teilweise nicht verschreibungspflichtig

55

Behandlung des metastasierten HER2-positiven Mammakarzinoms und das rekombinante humane Lutropin alfa (*Luveris*, 2001).

Verbesserte Arzneimittel

Pharmakologisch-therapeutisch verbesserte Arzneimittel sind der selektive Aromatasehemmer Anastrozol (*Arimidex*) zur Hemmung der Östrogensynthese beim Mammakarzinom, das synthetische Steroid Tibolon (*Liviella*) zur Behandlung klimakterischer Beschwerden. und das Bisphosphonat Zoledronsäure (*Zometa*) zur Behandlung der tumorinduzierten Hyperkalzämie. Dieser kurze Überblick über die 50 führenden Arzneimittel in der Gynäkologie zeigt, daß ein großer Teil der erfolgreichen Innovationen zur Behandlung von Fertilitätsstörungen und von Tumorpatientinnen eingesetzt wird.

Begrenzter Zusatznutzen

Unter den Innovationen und Verbesserungen sind aber auch drei Wirkstoffe vertreten, bei denen der Nachweis eines therapeutischen Zusatznutzens oder einer therapeutischen Verbesserung nur in begrenzter Form erbracht worden ist. Die Belege für diese eingeschränkte Beurteilung werden im folgenden dargestellt.

Gonal enthält rekombinantes humanes Follitropin alfa (r-hFSH), das seit 1996 zur Verfügung steht. Hauptindikationen sind die weibliche Infertilität, insbesondere Anovulation einschließlich des Syndroms polyzystischer Ovarien nach erfolgloser Anwendung von Clomifen und die kontrollierte ovarielle Überstimulation zur Vorbereitung einer assistierten Reproduktion. Als Vorteil wurde bisher hervorgehoben, daß Follitropin alfa wirksamer als das aus dem Harn postmenopausaler Frauen gereinigte Urofollitropin sei, da es in geringeren Dosen und mit kürzeren Behandlungszeiten bis zum Erreichen einer Ovulation eingesetzt werden könne (Frydman et al. 2000). Ein Cochrane-Review über sechs klinische Studien mit 2128 Patientinnen ergab jedoch keine Belege dafür, daß signifikante Unterschiede zwischen Menotropin (humanes Menopausengonadotropin, HMG) und rekombinantem Follitropin (r-hFSH) bezüglich Schwangerschaftsinduktion oder Lebendgeburten bestehen (Van Wely et al. 2003a, Van Wely et al. 2004). Weiterhin bestand kein Unterschied zwischen den beiden Gonadotropinen bei der Infertilitätsbehandlung des Syndroms der polyzystischen Ovarien (Van Wely et al. 2003b). Die Autoren empfehlen daher, bei der Verschreibung von Gonadotropin für die ovarielle Hyperstimulation die preiswerteste Medikation zu verwenden. Aus diesem Grunde wird hochgereinigtes Menotropin (*Menogon HP*) zur Substitution vorgeschlagen, wodurch sich ein Einsparpotential von 35,3 Mio. € ergibt.

Puregon enthält rekombinantes Follitropin beta, das mit den gleichen Indikationen wie Follitropin alfa (*Gonal*) zur Behandlung der weiblichen Infertilität eingesetzt wird. Auch hier wird Menotropin (*Menogon HP*) zur Substitution vorgeschlagen, was mit einem Einsparpotential von 17,6 Mio. € verbunden ist.

Liviella (Tibolon) ist ein synthetisches Steroid mit östrogenen, gestagenen und schwach androgenen Eigenschaften zur Behandlung klimakterischer Beschwerden. Ähnlich wie Östrogen-Gestagen-Kombinationen reduzierte Tibolon klimakterische Ausfallserscheinungen. Durch das Überwiegen gestagener Tibolonmetaboliten wird der Endometriumaufbau vermindert und die Blutungsrhythmik abgeschwächt. Als Folge des androgenbetonten Steroidprofils wird das Sexualleben positiv beeinflußt (Nahorst-Boos und Hammar 1997). Weiterhin wurde in klinischen Studien eine Verbesserung der Knochendichte nachgewiesen, aber bisher keine Verminderung der Frakturhäufigkeit (Modelska und Cummings 2002). Aus diesem Grunde ist Tibolon nicht zur Behandlung der postmenopausalen Osteoporose zugelassen. Im Hinblick auf ein potentielles Brustkrebsrisiko wurde bisher als vorteilhaft angesehen, daß Tibolon als Monosubstanz angewendet werden kann und keinen Gestagenzusatz benötigt. In einer großen britischen Studie zur Hormonersatztherapie war das Brustkrebsrisiko bei Anwenderinnen von Tibolon (+45%) jedoch stärker erhöht als nach alleiniger Östrogengabe (+30%), wenn auch geringer als nach Östrogen-Gestagen-Kombinationen (+100%) (Million Women Study Collaborators 2003). Damit beschränken sich mögliche Vorteile von Tibolon auf eine Besserung der Sexualfunktion, die jedoch nicht ausreichend gesichert ist (Modelska und Cummings 2002).

Analogpräparate

In der Gruppe der 50 führenden Präparate der Gynäkologen sind fünf Analogpräparate vertreten, die neue Moleküle mit analogen Wirkungen wie bekannte Arzneimittel enthalten und daher chemische Innovationen ohne einen therapeutischen Zusatznutzen darstellen. Produkte mit solchen Molekülvariationen werden wegen ihrer Ähnlichkeit zu bereits eingeführten Wirkstoffen auch als Me-too-Präparate bezeichnet. Für die Gonadorelinpräparate Goserelin (*Zoladex*), Nafarelin (*Synarela*) und Triptorelin (*Decapeptyl*) sind keine Substitutionsvorschläge gemacht worden, weil sich diese Arzneimittel zum Teil unterschiedliche Anwendungsgebiete haben und sich auch kostenmäßig kaum von Leuprorelin (*Enantone*) unterscheiden.

Die zahlreichen Östrogen-Gestagen-Kombinationen für die Hormonersatztherapie und die hormonelle Kontrazeption gehören ebenfalls in die Gruppe der Analogpräparate. Sie unterscheiden sich jedoch in den einzelnen Zusatzkomponenten (z. B. antiandrogene Wirkungen, aldosteronantagonistische Wirkungen), im Phasenaufbau und in der Dosierung, so daß eine Austauschbarkeit nicht ohne weiteres gegeben ist.

55

Generika

Unter den 50 führenden Arzneimitteln der Gynäkologen gibt es nur vier Generika, ein Clotrimazolpräparat (*Kadefungin*) und drei Östrogenpräparate (*Gynokadin, Estradot, Oekolp vaginal*). Nur für das Clotrimazolpräparat ergibt sich ein geringes Einsparpotential (0,8 Mio. €). Für den Gesamtmarkt aller gynäkologisch verordneten Arzneimittel beträgt das generische Substitutionspotential 42,4 Mio. € (Tabelle 55.1).

Umstrittene Arzneimittel

Als umstrittene Arzneimittel werden Wirkstoffe oder Fertigarzneimittel bezeichnet, deren therapeutische Wirksamkeit nicht oder nicht in ausreichendem Maße durch kontrollierte klinische Studien nachgewiesen worden ist oder deren Nutzen-Risiko-Verhältnis negativ bewertet wird. Unter den 50 umsatzstärksten Arzneimitteln der Gynäkologen sind nur drei umstrittene Arzneimittel vertreten. Es handelt sich dabei um zwei Kombinationspräparate zur Behandlung klimakterischer Beschwerden sowie um ein Monopräparat aus dem Bereich der urologischen Spasmolytika.

Hormonersatzpräparate

Gynodian Depot ist eine Östrogenkombination mit dem Androgen Dehydroepiandrosteron (Prasteron), das im Körper in Testosteron und östrogenartige Steroide umgewandelt wird. Dehydroepiandrosteron ist das mengenmäßig bedeutsamste Nebennierenrindensteroid, das die höchsten Werte bei Zwanzigjährigen erreicht und im Alter kontinuierlich auf 20–30% der Ausgangswerte abfällt. Seit einigen Jahren besteht daher ein zunehmendes Interesse an einer Hormonsubstitution mit Dehydroepiandrosteron in der Menopause und im Alter, ohne daß ausreichende Daten für die Beurteilung seiner Wirksamkeit erarbeitet worden sind. Bisher sind lediglich stimmungsaufhellende Effekte bei Patienten mit Nebennierenrindeninsuffizienz beschrieben worden, während bei Personen mit einem physiologischen altersbedingten Abfall von Dehydroepiandrosteron kein signifikanter Nutzen nachweisbar war (Allolio und Arlt 2002). Diese zurückhaltende Beurteilung von Dehydroepiandrosteron wird dadurch bestätigt, daß es bisher kaum Arbeiten über das Kombinationspräparat *Gynodian Depot* gibt. In einer Einjahresstudie an 120 postmenopausalen Frauen wurde eine Zunahme der Knochendichte und der sexuellen Aktivität beobachtet, gleichzeitig kam es jedoch zu einem Anstieg von LDL-Cholesterin und Serumtriglyzeriden (Castelo-Branco et al. 2000). Wegen der unzureichenden Beleglage für die Verwendung von Dehydroepiandrosteron als fixe Kombination mit Estradiol wird eine Substitution mit einer üblichen Östrogen-Gestagen-Kombination (z. B. *Klimonorm*) empfohlen.

Remifemin plus ist ein phytotherapeutisches Kombinationspräparat aus Cimicifugawurzelstockextrakt und Johanniskrautextrakt. Nach einer neueren Übersichtsarbeit gibt es keine Hinweise auf eine erfolgreiche Behandlung klimakterischer Symptome durch Cimicifugapräparate (Borrelli und Ernst 2002). Aus diesem Grunde wird empfohlen, *Remifemin plus* bei Bedarf durch eine übliche Östrogen-Gestagen-Kombination für die Hormonersatztherapie zu substituieren. Das geschieht auch im Hinblick darauf, daß für Johanniskraut eine ganze Reihe von zum Teil lebensbedrohlichen Arzneimittelinteraktionen berichtet worden sind (Ernst 2000). Schließlich sollten die Patientinnen nicht mit Kosten für umstrittene Arzneimittel ohne ausreichend belegte Wirksamkeit belastet werden, denn *Remifemin plus* ist rezeptfrei und damit ab 2004 auch nicht mehr erstattungsfähig.

55

Urologische Spasmolytika

Detrusitol enthält das anticholinerge Spasmolytikum Tolterodin und
wird in einer Metaanalyse der wichtigsten klinischen Studien als wirksame Substanz im Vergleich zu Placebo dargestellt (Harvey et al. 2001).
Die Einzelanalyse der Studien zeigt jedoch, daß Tolterodin bei Inkontinenz nur in drei von sieben Therapiestudien wirksamer als Placebo
war. Durch Verhaltens- und Physiotherapie ließ sich in zwei systematischen Cochrane-Reviews von 43 Studien über Beckenbodentraining
bei Stressinkontinenz und sieben Studien über Blasentraining bei
Dranginkontinenz eine einheitliche Verbesserung der Inkontinenz um
50–80% erreichen (Hay-Smith et al. 2002, Roe et al. 2002). Die Zweifel
an der klinischen Relevanz statistisch signifikanter Effekte der anticholinergen Spasmolytika werden durch einen aktuellen systematischen Review eindrucksvoll unterstrichen (Herbison et al. 2003).
Nichtmedikamentöse Verfahren werden daher weiterhin als Therapie
der ersten Wahl für die verschiedenen Inkontinenzformen empfohlen.
In Analogie dazu lautet der Substitutionsvorschlag für *Detrusitol*
Physiotherapie. Dieser Vorschlag wird sicher nicht vollständig umsetzbar sein, da viele Patientinnen nicht die notwendige Ausdauer und
Compliance für die Physiotherapie aufbringen und auch in einigen
Fällen nicht ausreichend auf nichtmedikamentöse Therapieverfahren
ansprechen.

Einsparpotentiale

Unter den 50 umsatzstärksten Arzneimitteln der Gynäkologen finden
sich 10 Präparate, für die eine Substitution vorgeschlagen wird, davon
bei 9 Präparaten eine medikamentöse Substituion durch Generika,
pharmakologisch-therapeutisch äquivalente Leitsubstanzen oder wirksame Arzneimittel. Bei den Gesamtarzneimittelausgaben der Gynäkologen von 814,6 Mio. € ergibt sich ein rechnerisches Einsparpotential
von insgesamt 134,4 Mio. € entsprechend einem Umsatzanteil von
16,5%. Gynäkologen haben damit die Wirtschaftlichkeitsreserven
bei Generika, Analogpräparaten und umstrittenen Arzneimitteln
etwas besser als der Durchschnitt aller Arztgruppen im Bundesgebiet
(18,3%) genutzt.

Literatur

Allolio B, Arlt W (2002): DHEA treatment: myth or reality? Trends Endocrinol Metab 13: 288–294.

Borrelli F, Ernst E (2002): Cimicifuga racemosa: a systematic review of its clinical efficacy. Eur J Clin Pharmacol 58: 235–241.

Castelo-Branco C, Vicente JJ, Figueras F, Sanjuan A, Martinez de Osaba MJ, Casals E et al (2000): Comparative effects of estrogens plus androgens and tibolone on bone, lipid pattern and sexuality in postmenopausal women. Maturitas 34: 161–168.

Ernst E (2000): Second thoughts about safety of St. John's wort. Lancet 354: 2014–2016.

Frydman R, Howles CM, Truong F (2000): A double-blind, radomized study to compare recombi-nant human follicle stimulating hormone (FSH; Gonal-F) with highly purified urinary FSH (Metrodin HP) in women undergoing assisted reproductive techniques including intracytoplasmic sperm injection. The French Multicentre Trialists. Hum Reprod 15: 520–525.

Harvey M-A, Baker K, Wells GA (2001): Tolterodine versus oxybutynin in the treatment of urge urinary incontinence: A meta-analysis. Am J Obstet Gynecol 185: 56–61.

Hay-Smith EJ, Bo Berghmans LC, Hendriks HJ, de Bie RA van Waalwijk van Doorn ES (2002): Pelvic floor muscle training for urinary incontinence in women. Cochrane Database Syst Rev 2002 (1): CD001407.

Herbison P, Hay-Smith J, Ellis G, Moore K (2003): Effectiveness of anticholinergic drugs compared with placebo in the treatment of overactive bladder: systematic review. Brit Med J 326: 841–847.

Million Women Study Collaborators (2003): Breast cancer and hormone-replace-ment in the Million Women Study. Lancet 362: 419–427.

Modelska K, Cummings S (2002): Tibolone for postmenopausal women: systematic review of randomized trials. J Clin Endocrinol Metab. 87:16–23.

Nathorst-Boos J, Hammar M (1997): Effect on sexual life – a comparison between tibolone and a continuous estradiol-norethisterone acetate regimen. Maturitas. 26: 15–20.

Roe B, Williams K, Palmer M (2002): Bladder training for uninary incontinence in adults (Cochrane Review). In: The Cochrane Library, Issue 2, 2002. Oxford: Update Software.

Van Wely M, Westergaard LG, Bossuyt PMM, van der Ween F (2003a): Effectiveness of human menopausal gonadotropin versus recombinant follicle-stimulating hormone for controlled ovarian hyperstimulation in assisted reproductive cycles: a meta-analysis. Fertil Steril 80: 1086–1093.

Van Wely M, Byram N, van der Ween F (2003b): Recombinant FSH in alternative doses or versus urinary gonadotrophins for ouvlation induction in subfertility aossociated with polycystic ovary syndrome: a systematic review based on a Cochrane review. Hum Reprod 18: 1143–1149.

Van Wely M, Westergaard LG, Bossuyt PMM, van der Veen F (2004): Human meno-pausal gonadotropin versus recombinant follicle stimulation hormone for ovarian stimulation in assisted reproductive cycles. The Cochrane Database Syst Rev 2004(1).

55

56. Verordnungsprofil der Hals-Nasen-Ohren-Ärzte

KARL-FRIEDRICH HAMANN und ULRICH SCHWABE

AUF EINEN BLICK

Verordnungsanteil

Im Jahre 2003 gab es im Bundesgebiet 4190 vertragsärztlich tätige Hals-Nasen-Ohren-Ärzte, die mit einem Arzneimittelumsatz von 185 Mio. € nur einen kleinen Anteil (0,8%) an den gesamten Arzneimittelausgaben rezeptiert haben. Wichtigste Komponenten der HNO-ärztlichen Verordnungen unter den 50 führenden Arzneimitteln sind 16 Hyposensibilisierungsmittel, 13 Antibiotika und 7 Rhinologika.

Bewertung

Unter den 50 führenden HNO-ärztlichen Arzneimitteln sind 8 preisgünstige Generika, 13 Analogpräparate und 12 Arzneimittel mit umstrittener therapeutischer Wirksamkeit vertreten. Bei einem Teil der Analogpräparate und umstrittenen Arzneimittel ist eine Substitution durch medikamentöse oder nichtmedikamentöse Therapieverfahren möglich, woraus sich bei voller Ausschöpfung ein rechnerisches Einsparpotential von 32,1 Mio. € entsprechend einem Umsatzanteil von 17,4% ergibt.

Hals-Nasen-Ohren-Ärzte haben im Jahre 2003 für 184,6 Mio. € Arzneimittel verordnet, was einem Umsatzanteil von 0,8% an den Gesamtausgaben von 24.121 Mio. € im gesamten Bundesgebiet entspricht. Die HNO-Ärzte gehören damit zu den Arztgruppen mit einem relativ kleinen Anteil an den Arzneiverordnungskosten. Das beruht zum einen darauf, daß von den 130.563 Vertragsärzten in Deutschland nur 4190 HNO-Ärzte (3,2%) sind. Außerdem liegt der Arzneimittelumsatz pro HNO-Arzt mit 44.000 € wesentlich niedriger als der durchschnittliche Umsatz aller Ärzte (185.000 €) (Kapitel 51, Tabelle 51.1). Auf die 50 umsatzstärksten Arzneimittel dieser Fachgruppe entfallen 82,8 Mio. €

und damit ein Umsatzanteil von 44,9% (Tabelle 56.1). Der Anteil der 50 umsatzstärksten Arzneimittel liegt bei den HNO-Ärzten etwas höher als beim Gesamtumsatz aller Arztgruppen und umfaßt damit einen ausreichend großen Umsatzanteil, um wesentliche Merkmale des Verordnungsprofils dieser Arztgruppe und der Kostenstrukturen der fachspezifischen Arzneiverordnungen darzustellen.

Trotz des geringen Umsatzvolumens verteilen sich die HNO-ärztlichen Arzneiverordnungen auf relativ viele kleinere Arzneimittelgruppen. Zahlenmäßig stehen die Hyposensibilisierungsmittel mit 16 Präparaten und die Antibiotika mit 13 Präparaten im Vordergrund. Danach folgen sieben Rhinologika, fünf durchblutungsfördernde Mittel und drei Otologika. Der Rest verteilt sich auf je zwei Präparate der H_1-Antihistaminika und der Expektorantien sowie zwei Einzelpräparate (*Sinupret, HAES-steril*).

Innovative Arzneimittel oder Arzneimittel mit pharmakologisch-therapeutischen Verbesserungen sind auffälligerweise unter den 50 führenden Arzneimitteln der HNO-Ärzte 2003 nicht vertreten.

Die große Zahl von 16 Hyposensibilisierungsmitteln mit einem Umsatz von 31,5 Mio. € zeigt, daß die spezifische Immuntherapie allergischer Krankheiten mit Allergenextrakten zum größten Teil von HNO-Ärzten durchgeführt wird. Die zweite Arztgruppe, die 2003 häufig Hyposensibilisierungsmittel anwendete, sind Hautärzte mit einem Umsatz von 20,5 Mio. € (Kapitel 57, Tabelle 57.1). Die allergenspezifische Immuntherapie (Hyposensibilisierung) ist eine wirksame Behandlung von Patienten mit allergischer Rhinokonjunktivitis, allergischem Asthma bronchiale und Insektengiftallergien. Belege für die Wirksamkeit liegen für definierte Allergenextrakte vor, wie z.B. Insektengiftpräparate, Gräserpollenextrakte, Monopräparate definierter Hausstaubmilben und Birkenpollenextrakte. Die Beleglage für Allergengemische wie *Alk-Depot SQ Gräser und Roggen, Alk-Depot SQ Milbe, Alk7-depot SQ Frühblüher, Allergovit Birke/Erle/Haselnuß, BU-Pangramin, Pollinex quattro-Bencard, Depigoid Leti* und *Tyrosin Tu* ist dagegen weniger konsistent (siehe Kapitel 7, Antiallergika). Da einige Präparate jedoch vom Arzt in Form von Einzelallergenen oder Mischungen rezeptiert werden können, ist aus den Verordnungsdaten nicht sicher erkennbar, ob Monopräparate oder Allergengemische eingesetzt wurden.

56

Tabelle 56.1: Verordnung der 50 umsatzstärksten Arzneimittel durch HNO-Ärzte 2003. Angegeben sind die 50 umsatzstärksten Präparate mit Umsatz, Kommentar, Substitutionsvorschlägen und Einsparpotentialen.

Rang	Präparat	Umsatz Mio. €	Kommentar	Substitutions- vorschlag	Einspar- potential Mio. €
1	Nasonex	9,2	Analogpräparat	Syntaris	1,8
2	Alk-depot SQ Gräser+ Roggen	4,7			
3	Alk 7/-depot SQ Frühblüher	4,7			
4	Alk-depot SQ Milbe	3,9			
5	Sinupret [1]	3,3	umstrittenes Mittel	Olynth	2,9
6	Novo-Helisen D.farin./ptero.	2,5			
7	Dexa-Polyspectran Tropfen	2,4	umstrittenes Mittel	Panotile cipro	−5,8
8	HAES-steril [1]	2,1			
9	Amoxicillin-ratiopharm	2,0	Generikum	Amoxi AbZ	0,3
10	Rhinisan	1,9	Analogpräparat	Syntaris	0,3
11	Allergovit Birke/Erle/Haseln	1,9			
12	Alk7 Gräser/Roggen	1,9			
13	Tebonin [1]	1,8	umstrittenes Mittel	nichtmedikamentös	1,8
14	BU-Pangramin	1,7			
15	Trental	1,6	umstrittenes Mittel	Spontanheilung	1,6
16	Pentoxifyllin-ratiopharm	1,5	umstrittenes Mittel	Spontanheilung	1,5
17	Pollinex quattro-Bencard	1,5			
18	Gelomyrtol/-forte [1]	1,4	umstrittenes Mittel	Hydratation	1,4
19	Allergovit Graes./Getreide	1,4			
20	Beclorhinol	1,4	Analogpräparat	Syntaris	0,5
21	Aerius	1,4	Analogpräparat	Loragalen	0,8
22	Gingium [1]	1,3	umstrittenes Mittel	nichtmedikamentös	1,3
23	Novo Helisen indiv. Zubereit.	1,3			
24	Allergovit Graes./Roggen	1,2			
25	Depigoid Leti	1,2			
26	Tavanic	1,1	Analogpräparat		
27	Syntaris	1,1	Analogpräparat (preiswert)		
28	Clinda-saar	1,1	Generikum		
29	Cefuhexal	1,1	Generikum		
30	BU-Pangramin Milbe	1,0			

56

Tabelle 56.1: Verordnung der 50 umsatzstärksten Arzneimittel durch HNO-Ärzte 2003. Angegeben sind die 50 umsatzstärksten Präparate mit Umsatz, Kommentar, Substitutionsvorschlägen und Einsparpotentialen (Fortsetzung).

Rang	Präparat	Umsatz Mio. €	Kommentar	Substitutions- vorschlag	Einspar- potential Mio. €
31	Keimax	1,0	Analogpräparat		
32	Cefuroxim-ratiopharm	1,0	Generikum		
33	Otobacid N	1,0	umstrittenes Mittel	Totocortin	0,9
34	Dusodril	1,0	umstrittenes Mittel	Spontanheilung	1,0
35	Nasengel/Spray/Tr.-ratioph.[1]	1,0	Generikum		
36	Flutide Nasal	1,0	Analogpräparat	Syntaris	0,4
37	Coldastop[1]	1,0	umstrittenes Mittel	Tetrisal E/-S	−0,1
38	Amoclav/-forte	1,0	Generikum (preiswert)		
39	XUSAL/A/-akut	0,9	Analogpräparat	Loragalen	0,6
40	Klacid	0,9	Analogpräparat		
41	Ciloxan	0,9	Analogpräparat		
42	Sublivac indiv. Zubereitung	0,9			
43	Avalox	0,9	Analogpräparat		
44	Tyrosin Tu	0,9			
45	Staloral indiv. Zubereitung	0,8			
46	Amoxihexal	0,8	Generikum		
47	Soledum Kapseln[1]	0,8	umstrittenes Mittel	Hydratation	0,8
48	Polyspectran	0,8	umstrittenes Mittel	Panotile cipro	−1,8
49	Amoxicillin AL	0,8	Generikum		
50	Podomexef	0,8	Analogpräparat		
Summe 1–50		82,8			10,1
Summe gesamt		184,6		Einsparpotential gesamt	32,1
				davon generisch	5,8
				analog	6,8
				umstritten	19,5

56

[1] Präparat ist nicht verschreibungspflichtig oder teilweise nicht verschreibungspflichtig

Analogpräparate

In der Gruppe der 50 führenden Arzneimittel der HNO-Ärzte sind 13 Analogpräparate vertreten, die neue Moleküle mit analogen Wirkungen wie bekannte Arzneimittel enthalten und daher chemische Innovationen ohne einen therapeutischen Zusatznutzen darstellen. Produkte mit solchen Molekülvariationen werden wegen ihrer Ähnlichkeit zu bereits eingeführten Wirkstoffen auch als Me-too-Präparate bezeichnet. Nennenswerte Einsparungen durch Substitution ergeben sich lediglich bei den topischen Glucocorticoiden und den wenig sedierenden H_1-Antihistaminika. Im folgenden wird die klinische Evidenz für die zur Substitution vorgeschlagenen Leitsubstanzen dargestellt.

Glucocorticoidhaltige Rhinologika

Nasonex mit dem Wirkstoff Mometason ist das am häufigsten eingesetzte Präparat aus der Gruppe der intranasal angewendeten Glucocorticoide zur Behandlung der allergischen Rhinitis. Darüber hinaus steht *Nasonex* auch mit weitem Abstand an der Spitze aller HNO-ärztlich verordneten Arzneimittel. Mometason hat nach nasaler Applikation nur eine geringe systemische Verfügbarkeit und zeigte bei Kindern in einer einjährigen Studie keine Suppression des Knochenwachstums mit der empfohlenen Kinderdosis (100 µg tgl.) (Schenkel et al. 2000). Aber auch nasal appliziertes Budesonid, Flunisolid und Fluticason haben in den empfohlenen Dosen keinen nachweisbaren Effekt auf die Hypophysen-Nebennierenrinden-Achse (Allen 2000). Aus diesem Grunde wird Flunisolid (*Syntaris*) als das derzeit preiswerteste Präparat der intranasal anwendbaren Glucocorticoide zur Substitution von *Nasonex* vorgeschlagen. Der einzige Nachteil von *Syntaris* ist die zweimal tägliche Anwendung, die jedoch bei dem fast doppelt so hohen Preis von *Nasonex* durchaus vertretbar erscheint.

   Beclorhinol (*Beclometason*) und **Rhinisan** (*Triamcinolon*) sind zwei weitere Glucocorticoide zur intranasalen Anwendung, bei denen sich in gleicher Weise Einsparpotentiale durch Flunisolid (*Syntaris*) ergeben.

Wenig sedierende H₁-Antihistaminika

Telfast mit dem Wirkstoff Fexofenadin wurde im Dezember 1997 als Nachfolgepräparat von Terfenadin eingeführt. Mit geringfügigen Unterschieden bezüglich Restsedation und Wirkungseintritt gelten alle neueren, wenig sedierenden H₁-Antihistaminika als weitgehend klinisch äquivalent (Mattila und Paakkari 1999). Aus diesem Grunde wird Loratadin als Leitsubstanz für die Substitution der wenig sedierenden H₁-Antihistaminika in Form von preisgünstigen Generika (z. B. *Loragalen*) vorgeschlagen. Loratadin hat den Vorteil, daß es in den üblichen Dosierungen weniger sedativ als Cetirizin wirkt, wenn auch allergische Rhinitissymptome durch Cetirizin etwas schneller und stärker gebessert werden. Da seit 2002 preiswerte Cetirizingenerika (z. B. *Cetrizin-1A Pharma*) zur Verfügung stehen, kann natürlich auch ein Cetirizingenerikum mit dem gleichen Preisvorteil eingesetzt werden.

Aerius (Desloratadin) und *Zyrtec* (Cetirizin) sind weitere Analogpräparate aus der Gruppe der wenig sedierenden H₁-Antihistaminika. Auch hier können durch preiswerte Generika von Loratadin (z. B. *Loragalen*) oder Cetirizin (z. B. *Cetrizin-1A Pharma*) mehr als 50% der Therapiekosten eingespart werden.

56

Generika

Die Gruppe der Generika unter den 50 umsatzstärksten Arzneimitteln der HNO-Ärzte umfaßt acht Präparate. Sie gehören fast ausschließlich zur Gruppe der Antibiotika, darunter drei Amoxicillingenerika, zwei Cefuroximaxetilgenerika, ein Clindamycingenerikum und ein Co-Amoxiclav-Generikum. Außerdem ist ein Xylometazolingenerikum vertreten. Das generische Substitutionspotential beträgt für alle HNO-ärztlich verordneten Arzneimittel 5,8 Mio. € (Tabelle 56.1).

Umstrittene Arzneimittel

Als umstrittene Arzneimittel werden Wirkstoffe oder Fertigarzneimittel bezeichnet, deren therapeutische Wirksamkeit nicht oder nicht in ausreichendem Maße durch kontrollierte klinische Studien nachgewiesen worden ist oder deren Nutzen-Risiko-Verhältnis negativ bewertet wird. Auf die Arzneimittel mit umstrittener Wirksamkeit entfallen 12 Präparate der 50 umsatzstärksten Arzneimittel der HNO-ärztlichen Verordnungen. Auch umsatzmäßig entfällt auf diese Präparategruppe mit 19,5 Mio. € (10,6%) ein relativ hoher Anteil an den Verordnungen dieser Fachgruppe (Tabelle 56.1). Die meisten umstrittenen Arzneimittel gehören zu den durchblutungsfördernden Mitteln (fünf Präparate) und Otologikakombinationen (drei Präparate). Weiterhin sind in dieser Gruppe zwei Expektorantien, ein Sinusitismittel und ein Rhinologikum vertreten. Ein großer Teil der umstrittenen Arzneimittel ist nicht verschreibungspflichtig und damit gemäß GKV-Modernisierungs-Gesetz (GMG) seit Januar 2004 aus der Arzneimittelversorgung in der gesetzlichen Krankenversicherung ausgeschlossen (§ 34, Absatz 1, SGB V). Im folgenden wird für die einzelnen Präparategruppen dargestellt, warum die therapeutische Wirksamkeit dieser Arzneimittel nicht ausreichend belegt ist und damit umstritten ist.

Durchblutungsfördernde Mittel

Tebonin enthält Ginkgo-biloba-Extrakt und wird schwerpunktmäßig als Antidementivum angewendet. Außerdem ist das Präparat zur Behandlung von Schwindel und Tinnitus vaskulärer oder involutiver Genese zugelassen. Eine britische, Placebo-kontrollierte Studie an 1.121 Tinnituspatienten zeigte jedoch keinen Unterschied zwischen Placebo und Ginkgo biloba (*Kaveri*) (Drew und Davies 2001). In einer deutschen Studie an 106 Patienten mit akutem Hörverlust wurde ebenfalls kein Unterschied in der Heilungsrate zwischen einer Normaldosierung (240 mg/Tag) und einer subtherapeutischen Dosis (24 mg/Tag) von Ginkgo biloba gefunden (Burschka et al. 2001). Da bisher keine wirksamen Medikamente zur Behandlung des Tinnitus und des Hörverlustes zur Verfügung stehen, werden nichtmedikamentöse Maßnahmen vorgeschlagen. Außerdem sollte berücksichtigt werden, daß *Tebonin* nicht verschreibungspflichtig und damit für die Indikation Schwindel und Tinnitus ab 2004 auch nicht mehr erstattungsfähig ist.

Trental mit dem Wirkstoff Pentoxifyllin ist ein durchblutungsförderndes Mittel, das sein Hauptanwendungsgebiet bei peripheren arteriellen Durchblutungsstörungen hat, aber auch bei Innenohrstörungen zugelassen ist. Hier wird es insbesondere zur Behandlung des

Hörsturzes eingesetzt. Allerdings ist schon vor zehn Jahren in einer Placebo-kontrollierten Studie an 382 Patienten gezeigt worden, daß keine klinisch relevanten Unterschiede zwischen einer Infusionsbehandlung mit Pentoxifyllin, Pentoxifyllin plus Dextran oder physiologischer Kochsalzlösung bei der Rückbildung des Hörverlusts über einen Zeitraum von vier Wochen bestehen (Probst et al. 1992). Seit langem liegen praktische Erfahrungen über eine hohe altersabhängige Spontanheilungsrate des Hörsturzes von 68–89% vor (Weinaug 1984). Umso erstaunlicher ist es, daß in Deutschland Infusionsprogramme unterschiedlicher Zusammensetzung nicht nur in Praxen, sondern auch in nahezu allen Universitätskliniken üblich sind. Aus diesem Grunde werden zur Substitution nichtmedikamentöse Maßnahmen vorgeschlagen, um die Spontanheilung zu fördern.

Pentoxifyllin-ratiopharm ist ein Pentoxifyllingenerikum, für das eine entsprechende Substitutionsempfehlung wie für *Trental* gilt.

Gingium ist ein generisches Ginkgoextraktpräparat, für das die gleiche Bewertung wie für *Tebonin* gilt.

Dusodril enthält das durchblutungsfördernde Mittel Naftidrofuryl, das ähnlich wie Pentoxifyllin (siehe *Trental*) schwerpunktmäßig bei peripheren Durchblutungsstörungen angewendet wird. Darüber hinaus wird *Dusodril* auch bei Durchblutungs- und Nutritionsstörungen des Innenohrs eingesetzt. In einer Placebo-kontrollierten Untersuchung an 102 Patienten mit plötzlichem Hörverlust hatte eine Kochsalzinfusion den gleichen Effekt wie die Infusion von Naftidrofuryl, Pentoxifyllin und Hydroxyethylstärke oder Pentoxifyllin und Hydroxyethylstärke (Desloveere et al. 1988). Aus diesem Grunde wird bei dieser Indikation auch für *Dusodril* eine Substitution mit nichtmedikamentösen Maßnahmen zur Erleichterung der Spontanheilung empfohlen.

Otologikakombinationen

Dexa-Polyspectran Tropfen ist ein Kombinationspräparat aus Dexamethason, Polymyxin B und Neomycinsulfat zur Anwendung bei bakteriellen Entzündungen und allergischen Prozessen des Außen- und Mittelohres sowie des äußeren Auges. Nach einem Cochrane-Review ist die Behandlung der chronischen Mittelohrentzündung mit topischen Antibiotika wirksam (Acuin 2000). Die vergleichende Auswertung von fünf Studien in dieser Übersicht ergab, daß topische

56

Fluorchinolone wirksamer als andere Lokalantibiotika sind. Weiterhin wurde in einer kontrollierten Studie an 100 Patienten mit Otorrhö nach Tympanostomie gezeigt, daß die Prophylaxe mit topischem Ciprofloxacin genauso wirksam war wie mit einer Antibiotikakombination (Polymyxin B, Neomycinsulfat, Hydrocortison) (Morpeth et al. 2001). Aminoglykoside wie Neomycin wirken nach tierexperimentellen Studien otoxisch. Obwohl beim Menschen ototoxische Nebenwirkungen kaum vorkommen, gibt es sporadische Berichte über einen sensorineuralen Hörverlust nach topischer Anwendung von aminoglykosidhaltigen Ohrentropfen. Aus diesem Grunde wird der Einsatz von Fluorchinolon-haltigen Ohrentropfen zur Lokaltherapie empfohlen. Zur Substitution von *Dexa-Polyspectran Tropfen* werden daher *Panotile Cipro Ohrentropfen* vorgeschlagen, wodurch sich die Therapie allerdings etwas verteuert.

Otobacid N Ohrentropfen ist ein Kombinationspräparat aus Dexamethason, Cinchocain und Butandiol zur Behandlung von Otitis externa, Gehörgangsekzemen und bakteriellen Entzündungen der Ohrmuschel. Da Cinchocain durch die Haut kaum resorbiert wird und potentielle antiseptische Wirkungen von Butandiol nicht belegt sind, wird eine Substitution der Kombination mit einem Dexamethasonmonopräparat (z. B. *Totocortin Augentropfen* oder *Solupen D Ohrentropfen*) vorgeschlagen, das allerdings lediglich beim Gehörgangsekzem geeignet ist.

Polyspectran Tropfen ist ein Kombinationspräparat aus Polymyxin B, Bacitracin und Neomycinsulfat zur Anwendung bei Otitis externa und bakteriellen Infektionen des äußeren Auges. Wegen der potentiell ototoxische Nebenwirkungen von aminoglykosidhaltigen Ohrentropfen wird aus dem gleichen Grunde wie bei *Dexa-Polyspectran* der Einsatz von Fluorchinolon-haltigen Ohrentropfen zur Lokaltherapie empfohlen. Zur Substitution von *Polyspectran Tropfen* werden daher *Panotile Cipro Ohrentropfen* vorgeschlagen, wodurch sich die Therapie allerdings etwas verteuert.

Expektorantien

Gelomyrtol enthält das ätherische Öl Myrtol mit der Leitsubstanz Cineol (Eukalyptol), die bei akuter und chronischer Bronchitis sowie bei Sinusitis angewendet wird. *Gelomyrtol* ist in zwei Placebo-kontrollierten Studien untersucht worden, die jedoch wegen methodischer

Mängel (unterschiedliche Zusatzmedikation, unterschiedliche Effekte bei einzelnen Arztgruppen, unterschiedliche Dropout-Quoten) für einen Wirksamkeitsnachweis nicht aussagekräftig sind (Meister et al. 1999, Matthys et al. 2000). Aus diesem Grunde werden für *Gelomyrtol* nichtmedikamentöse Maßnahmen (z. B. ausreichende Hydratation) zur Substitution vorgeschlagen. *Gelomyrtol* ist nicht verschreibungspflichtig und damit ab 2004 auch nicht mehr erstattungsfähig.

Soledum Kapseln enthalten das ätherische Öl Cineol (Eukalyptol) und sind daher genauso zu beurteilen wie *Gelomyrtol* (siehe oben).

Sinusitismittel und Rhinologika

Sinupret ist ein phytotherapeutisches Rhinologikum mit fünf Bestandteilen. Nach Angaben der Herstellerfirma soll es bei akuten und chronischen Entzündungen der Nasennebenhöhlen eingesetzt werden. Einzelne pflanzliche Bestandteile von *Sinupret* wurden positiv monographiert, jedoch mit Tagesdosen (Enzianwurzel 3 g, Primelblüten 3 g, Holunderblüten 10–15 g), die 30–40fach höher als die Dosisangaben für *Sinupret* liegen. Der Bestandteil Eisenkraut (Herba verbenae) wurde in der Aufbereitungsmonographie negativ bewertet, da die Wirksamkeit nicht belegt ist. Allerdings wurde in der Monographie noch ergänzt, daß aufgrund der sekretolytischen Wirkung von Eisenkraut ein positiver Beitrag zur Wirksamkeit von fixen Kombinationen bei Katarrhen der oberen Luftwege denkbar sei (Bundesgesundheitsamt 1990). Zum Nachweis der therapeutischen Wirksamkeit liegt eine tierexperimentelle Arbeit vor, bei der eine erhöhte Bronchialsekretmenge mit der 50fachen Humandosis von *Sinupret* bei Kaninchen publiziert wurde (Chibanguza et al. 1984). Später wurde in einer Placebo-kontrollierten Studie an 160 Patienten mit akuter Sinusitis, die alle gleichzeitig Antibiotika und schleimhautabschwellende Nasentropfen erhielten, beobachtet, daß nach 14 Tagen in der Sinupretgruppe mehr Patienten (60%) als in der Placebogruppe (25%) asymptomatisch wurden (Neubauer und März 1994). Die Daten sind jedoch wenig plausibel, weil in vergleichbaren Studien die alleinige Antibiotikatherapie bei 68–72% der Patienten wirksam war und sogar in der Placebogruppe bei 40–52% der Patienten Symptomfreiheit erzielt wurde (Lindbaek et al. 1996, Van Buchem et al. 1997). Eine weitere unkontrollierte Anwendungsbeobachtung von *Sinupret* an 3187 Patienten kann nicht als anerkannte Methode für den Nachweis der

Wirksamkeit gewertet werden (Ernst et al. 1997). Auch in einer neueren nicht randomisierten Studie mit einer Kombinationsbehandlung von *Sinupret* und einem Homöopathikum fehlt eine Placebogruppe (Weber et al. 2002). Trotz dieser unzureichenden Beleglage ist diesem Präparat offenbar aufgrund eines Votums der Kommission E für Phytotherapie die Zulassung erteilt worden. Aus einer denkbaren Wirksamkeit eines negativ monographierten Bestandteils (Eisenkraut) wurde eine reale Zulassung, obwohl nach dem Arzneimittelgesetz auch für Phytotherapeutika zu begründen ist, daß jeder arzneilich wirksame Bestandteil einen Beitrag zur positiven Beurteilung des Arzneimittels leistet. Um die Patienten nicht mit Kosten für umstrittene Arzneimittel ohne ausreichend belegte Wirksamkeit zu belasten, wird zur symptomatischen Behandlung einer akuten Sinusitis eine Substitutionsbehandlung mit einem schleimhautabschwellenden Mittel (z. B. *Olynth*) zur Offenhaltung der Nasennebenhöhlenostien und der Tuba Eustachii vorgeschlagen. Dadurch können etwa 90% der Verordnungskosten von *Sinupret* eingespart werden, das als rezeptfreies Arzneimittel ab 2004 nicht mehr erstattungsfähig ist.

Coldastop Nasenöl enthält Retinolpalmitat (Vitamin A) und Tocopherolacetat (Vitamin E) sowie als weitere Bestandteile Citronenöl, Orangenöl, Terpineol und Erdnußöl. Die vom Hersteller beanspruchten Anwendungsgebiete lauten trockene Rhinitisformen mit Schleimhautatrophie, akut und chronisch geschädigte Nasenschleimhaut, z. B. Rhinopathia medicamentosa und zur Nachbehandlung von Septumoperationen. Nach einer Medline-Recherche gibt es keine Hinweise auf die Wirksamkeit der beiden Vitamine bei den angegebenen Indikationen. *Coldastop* (20 ml 7,30 €) ist nicht verschreibungspflichtig und damit ab 2004 auch nicht mehr erstattungsfähig. Als Alternative können preisgünstige Rhinologika mit isotonischer Salzlösung, wie z. B. *Tetrisal* (20 ml 3,85 €), zur Reinigung und Befeuchtung der Nasenschleimhaut empfohlen werden.

Einsparpotentiale

Unter den 50 umsatzstärksten Arzneimitteln, die von den Hals-Nasen-Ohren-Ärzten im Jahre 2003 verordnet wurden, sind 19 Präparate vertreten, für die eine Substitution vorgeschlagen wird, davon bei 12 Präparaten eine medikamentöse Substitution durch Generika, pharmakologisch-therapeutisch äquivalente Leitsubstanzen oder wirksame Arzneimittel. Damit ergibt sich bei den Gesamtarzneimittelausgaben der HNO-Ärzte von 184,6 Mio. € ein rechnerisches Einsparpotential von 32,1 Mio. € entsprechend einem Umsatzanteil von 17,4% (Tabelle 56.1). Der größte Teil der möglichen Einsparungen entfällt mit 19,5 Mio. € auf die Gruppe der Arzneimittel mit umstrittener Wirksamkeit.

Literatur

Acuin J, Smith A, Mackenzie I (2000): Interventions for chronic suppurative otitis media. Cochrane Database Syst Rev 2000 (2): CD000473.

Allen DB (2000): Systemic effects of intranasal steroids: an endocrinologist's perspective. J Allergy Clin Immunol. 106: S179–190.

Bundesgesundheitsamt (1990): Aufbereitungsmonographien Kommission E. Monographie: Verbenae herba (Eisenkraut). Bundesanzeiger Nr. 22a vom 01.02.1990.

Burschka MA, Abdel-Hady Hassan H, Reineke T, von Bebber L, Caird DM, Mösges R (2001): Effect of treatment with Ginkgo biloba extract EGb 761 (oral) on unilateral idiopathic sudden hearing loss in a prospective randomized double-blind study of 106 outpatients. Eur Arch Otorhinolaryngol 258: 213–219.

Chibanguza G, März R, Sterner W (1984): Zur Wirksamkeit und Toxizität eines pflanzlichen Sekretolytikums und seiner Einzeldrogen. Arzneim-Forsch/Drug Res 34: 32–36.

Ernst E, März RW, Sieder Ch (1997): Akute Bronchitis: Nutzen von Sinupret. Fortschr Med 115: 52–53.

Desloveere C, Meyer-Breiting E, von Ilberg C (1988): Randomized double-blind study of therapy of sudden deafness: initial results. HNO 36: 417–422.

Drew S, Davies E (2001): Effectiveness of Ginkgo biloba in treating tinnitus: double blind, placebo controlled trial. Brit Med J 322: 1–6.

Lindbaek M, Hjortdahl P, Johnsen UL-H (1996): Randomised, double-blind, placebo-controlled trial of penicillin V and amoxycillin in treatment of acute sinus infections in adults. Brit Med J 313: 325–329.

Mattila MJ, Paakkari I (1999): Variations among non-sedating antihistamines: are there real differences? Eur J Clin Pharmacol 55: 85–93.

Matthys H, de Mey C, Carls C, Rys A, Geib A, Wittig T (2000): Efficacy and tolerability of myrtol standardized in acute bronchitis. Arzneim-Forsch/Drug Res 50: 700–711.

Meister R, Wittig T, Beuscher N, de Mey C and Study Group Investigators (1999): Efficacy and tolerability of Myrtol standardized in long-term treatment of chronic bronchitis. Arzneim-Forsch 49: 351–358.

Morpeth JF, Bent JP, Watson T (2001): A comparison of cortisporin and ciprofloxacin otic drops as prophylaxis against post-tympanostomy otorrhea. Int J Pediatr Otorhinolaryngol 6: 99–104.

Neubauer N, März RW (1994): Placebo-controlled, randomized double-blind clinical trial with Sinupret® sugar coated tablets on the basis of a therapy with

56

antibiotics and decongestant nasal drops in acute sinusitis. Phytomedicine 1: 177–181.

Probst R, Tschopp K, Ludin E, Kellerhals B, Podvinec M, Pfaltz CR (1992): A randomized, double-blind, placebo-controlled study of dextran/pentoxifylline medication in acute acoustic trauma and sudden hearing loss. Acta Otolaryngol 112: 435–443.

Schenkel EJ, Skoner DP, Bronsky EA, Miller SD, Pearlman DS, Rooklin A et al (2000): Absence of growth retardation in children with perennial allergic rhinitis after one year of treatment with mometasone furoate aqueous nasal spray. Pediatrics 105: E22.

Van Buchem FL, Knottnerus JA, Schrijnemaekers VJJ, Peeters MF (1997): Primary-care-based randomised placebo-controlled trial of antibiotic treatment in acute maxillary sinusitis. Lancet 349: 683–687.

Weber U, Luedtke R, Friese KH, Fischer I, Moeller H (2002): A non-randomised pilot study to compare complementary and conventional treatments of acute sinusitis. Forsch Komplementarmed Klass Naturheilkd 9: 99–104.

Weinaug P (1984): Die Spontanremission beim Hörsturz. HNO 32: 346–351.

56

57. Verordnungsprofil der Hautärzte

Uwe Fricke und Hans F. Merk

AUF EINEN BLICK

Bewertung

Unter den 50 umsatzstärksten hautärztlich verordneten Arzneimitteln befinden sich 17 Fertigarzneimittel, die zum Zeitpunkt der Markteinführung gegenüber therapeutisch bereits verfügbaren Arzneimitteln – wenn auch zum Teil mit Einschränkungen – innovative oder verbesserte Eigenschaften aufwiesen. Durch Ablauf des Patentschutzes können 3 dieser Präparate durch preiswertere Generika substituiert werden. Sieben weitere Mittel werden zur allergenspezifischen Immuntherapie eingesetzt.

Als Analogpräparate sind 12 Fertigarzneimittel einzuordnen, davon können 5 Präparate durch preiswertere Generika substituiert werden. Sechs Fertigarzneimittel werden bereits als Generikapräparate eingesetzt. Fünf Fertigarzneimittel weisen eine umstrittene Wirksamkeit auf. Das mögliche rechnerische Einsparpotential beläuft sich auf 10,5 % der Gesamtarzneimittelausgaben der Fachgruppe. Hautärzte haben damit im Vergleich zum Durchschnitt aller Arztgruppen die bestehenden Wirtschaftlichkeitsreserven bei Generika, Analogpräparaten und umstrittenen Arzneimitteln optimal genutzt.

Die Hautärzte stellen in Deutschland mit 3535 Ärzten nur eine vergleichsweise kleine Gruppe unter den 130.563 Vertragsärzten. Sie liegen damit an 10. Stelle aller Arztgruppen (siehe Kapitel 51, Tabelle 51.1). Entsprechend haben die Hautärzte mit einem Arzneimittelumsatz von 378,8 Mio. € im Jahr 2003 bundesweit auch nur einen relativ kleinen Anteil (1,6%) an den Arzneimittelausgaben der GKV, die sich insgesamt auf 24.121 Mio. € belaufen. Dennoch erreichen sie mit einem Arzneimittelumsatz von 107.000 € pro Hautarzt den 5. Rang aller kassenärztlich tätigen Ärzte. Auf die 50 umsatzstärksten Arzneimittel entfällt ein Umsatz von 195,5 Mio. €. Dies entspricht 51,6% der Arzneiverordnungen der Fachgruppe (Tabelle 57.1) und erlaubt damit einen guten Einblick in das Verordnungsprofil der Hautärzte sowie die Kostenstruktur der fachspezifischen Arzneiverordnungen.

Die mit Abstand umsatzstärkste Arzneimittelgruppe unter den 50 führenden Arzneimitteln der Hautärzte sind die Antimykotika mit einem Umsatz von 62,4 Mio. €, auf die acht Präparate entfallen. Mit ebenfalls acht Präparaten folgen die Psoriasismittel (38,7 Mio. €). Jeweils sieben Fertigarzneimittel sind den topischen Corticoiden (24,2 Mio. €) bzw. den Hyposensibilisierungsmitteln (20,5 Mio. €) zuzuordnen. Fünf weitere Fertigarzneimittel entfallen auf die Gruppe der Aknemittel (14,2 Mio. €) und jeweils drei Präparate auf Mittel zur Behandlung der atopischen Dermatitis (8,6 Mio. €) sowie auf die H_1-Antihistaminika (7,4 Mio. €) und die Gruppe der Antibiotika (7,0 Mio. €). Weitere sechs Arzneimittel verteilen sich auf kleinere Gruppen von jeweils 1 bis 2 Präparaten.

Vier Arzneimittel sind als apothekenpflichtige, nicht verschreibungspflichtige Arzneimittel ab 2004 von der Versorgung nach § 31 SGB V ausgeschlossen. Dazu gehören die beiden topischen Antimykotika *Nagel Batrafen* (andere *Batrafen*-Präparate sind rezeptpflichtig) und *Loceryl* sowie eine Harnstoffkombination (*Optiderm*) und ein Mittel zur Verbesserung des Haarwuchses (*Ell-Cranell alpha*). Die übrigen umsatzstärksten, hautärztlich verordneten Arzneimittel unterliegen der Verschreibungspflicht und sind damit mit Ausnahme von *Ell-Cranell dexa* (Lifestyle-Arzneimittel nach § 34 SGB V) auch zukünftig erstattungsfähig.

Arzneimittel mit innovativen oder verbesserten Eigenschaften

Unter den 50 führenden Arzneimitteln der Hautärzte befinden sich 17 Fertigarzneimittel, die zum Zeitpunkt ihrer Markteinführung – wenn auch zum Teil mit Einschränkungen – innovative oder verbesserte Eigenschaften gegenüber therapeutisch bereits verfügbaren Arzneimitteln aufwiesen. Hervorzuheben sind insbesondere das topische Antipsoriatikum Calcipotriol (*Psorcutan, Daivonex*) aus der Gruppe der Vitamin-D_3-Analoga (Mason et al. 2002), das sich darüber hinaus in Kombination mit Betamethason (*Daivobet, Psorcutan Beta*) in der Initialbehandlung der chronisch-stationären Psoriasis vulgaris vom Plaque-Typ als effektiver und besser verträglich als die jeweilige

Monotherapie erwiesen hat (Guenther 2004) sowie der zur Lokalbehandlung des mittelschweren bis schweren atopischen Ekzems eingesetzte Calcineurinantagonist Tacrolimus (*Protopic*) (Nghiem et al.
2002).

Die aufgrund ihrer Struktur und ihres möglicherweise differenten
Wirkungsmechanismus primär ebenfalls innovativen Aknemittel Adapalen (*Differin*) und Azelainsäure (*Skinoren*) besitzen zusätzliche antiinflammatorische Wirkungen, sind aber bisherigen Standards wie
Benzoylperoxid (z. B. *PanOxyl*) oder topisch appliziertem Isotretinoin
(*Isotrex*) klinisch weitgehend äquivalent (siehe Kapitel 24, Aknemittel)
und könnten somit durch entsprechende Generika substituiert werden.

Auch das topische Antimykotikum Amorolfin (*Loceryl*) weist eine
von anderen Vertretern dieser Stoffgruppe abweichende Struktur auf,
ohne einen nennenswerten klinischen Vorteil vor z. B. Clotrimazol
(z. B. *Clotrigalen*) oder Bifonazol (*Mycospor*) zu besitzen und könnte
somit ebenfalls durch ein preiswerteres Generikum substituiert
werden (siehe Kapitel 17, Lokale Antimykotika).

Verbesserte therapeutische Eigenschaften sind für die auch bei
malignem Melanom, Kaposi-Sarkom bei AIDS-Patienten und beim
kutanen T-Zelllymphom eingesetzten Präparate Interferon alfa-2a
(*Roferon*) und Interferon alfa-2b (*IntronA*) (siehe Kapitel 32, Zytokine), für das orale Aknemittel Isotretinoin (*Roaccutan*) (siehe Kapitel
24, Aknemittel), die beiden oralen Antimykotika Terbinafin (*Lamisil*)
und Fluconazol (*Diflucan/-Derm*) (siehe Kapitel 17, Orale Antimykotika), das topische Antimykotikum Ciclopirox (*Batrafen*) (siehe Kapitel 17, Lokale Antimykotika) sowie für das topische Glucocorticoid
Prednicarbat (*Dermatop*) nachgewiesen worden (siehe Kapitel 24,
Corticoidexterna). Bei einigen der aufgeführten Arzneimittel mit verbesserten Eigenschaften ist inzwischen der Patentschutz abgelaufen,
so daß sie durch preiswertere Generika substituiert werden können.
So lassen sich bei Substitution von *Roaccutan* (Markteinführung
Februar 1985) durch z. B. *Isotret Hexal* (Markteinführung August
2002) ca. 14% Kosten einsparen. Einsparpotentiale von ca. 23% ergeben sich bei Substitution von *Diflucan* (Markteinführung Juli 1990)
durch *Fluconazol AbZ* (Markteinführung März 2003) und bei Substitution von *Dermatop* (Markteinführung August 1986) durch *Prednitop*
(Markteinführung April 2004) ließen sich ca. 10% Kosten einsparen.

Als gesonderte therapeutische Gruppe sind die Hyposensibilisierungsmittel aufzufassen. Die allergenspezifische Immuntherapie
(Hyposensibilisierung) ist eine wirksame Behandlung von Patienten

57

Tabelle 57.1: Verordnung der 50 umsatzstärksten Arzneimittel durch Hautärzte 2003. Angegeben sind die 50 umsatzstärksten Präparate mit Umsatz, Kommentar, Substitutionsvorschlägen und Einsparpotentialen.

Rang	Präparat	Umsatz Mio. €	Kommentar	Substitutionsvorschlag	Einsparpotential Mio. €
1	Lamisil Tabletten	24,5	Verbesserung		
2	Fumaderm	15,5	Reservemittel		
3	Batrafen Creme etc.[1]	13,0	Verbesserung		
4	Itracol/-7	10,9	Generikum (preiswert)		
5	Psorcutan	7,0	Innovation		
6	Loceryl[1]	5,7	Innovation (begrenzt)		
7	Dermatop	5,0	Verbesserung		
8	Ecural	4,7	Analogpräparat		
9	Alk 7/-depot SQ Frühblüher	4,5			
10	Neotigason	4,0	Analogpräparat		
11	Betagalen	4,0	Generikum		
12	Alk-Depot/Lyophil SQ Wespe	3,9			
13	Alk-depot SQ Gräser + Roggen	3,9			
14	Aknenormin	3,6	Generikum	Isotret Hexal	0,5
15	Protopic	3,4	Innovation		
16	Advantan	3,3	Analogpräparat		
17	Differin	3,1	Innovation (begrenzt)		
18	Psorcutan Beta	3,1	nur Initialtherapie		
19	Daivobet	2,9	nur Initialtherapie		
20	Isotretinoin Isis	2,8	Generikum	Isotret Hexal	0,2
21	Elidel	2,8	Analogpräparat		
22	XUSAL/A/-akut	2,8	Analogpräparat	Loragalen	1,7
23	Fucidine Salbe etc.	2,8			
24	Karison	2,7	Generikum	Clobegalen	0,3
25	Daivonex	2,7	Innovation		
26	Roferon	2,7	Verbesserung		
27	Sempera	2,6	Analogpräparat	Itracol/-7	0,3
28	Skinoren	2,5	Innovation (begrenzt)		
29	Optiderm/-F[1]	2,4			
30	Telfast	2,4	Verbesserung	Loragalen	1,4

57

Tabelle 57.1: Verordnung der 50 umsatzstärksten Arzneimittel durch Hautärzte 2003. Angegeben sind die 50 umsatzstärksten Präparate mit Umsatz, Kommentar, Substitutionsvorschlägen und Einsparpotentialen (Fortsetzung).

Rang	Präparat	Umsatz Mio. €	Kommentar	Substitutions- vorschlag	Einspar- potential Mio. €
31	Triamgalen	2,4	Generikum (preiswert)		
32	Allergovit Birke/Erle/Haseln	2,4			
33	Alk-depot SQ Milbe	2,4			
34	Skid	2,3	Analogpräparat	Doxy-AbZ	1,1
35	Roaccutan	2,2	Verbesserung	Isotret Hexal	0,3
36	Diflucan/-Derm	2,2	Verbesserung	Fluconazol Isis	0,5
37	Aerius	2,2	Analogpräparat	Loragalen	1,2
38	IntronA	2,1	Verbesserung		
39	Alfason	2,1	Analogpräparat		
40	Solaraze	2,0	Innovation (begrenzt)	Kryotherapie	
41	Ell-Cranell alpha [1]	2,0	umstrittenes Mittel	Leistungsausschluß	2,0
42	Metrogel/-creme	1,9			
43	Curatoderm	1,9	Analogpräparat		
44	Verrumal	1,9	umstrittenes Mittel	Verrucid	0,1
45	Vobaderm	1,8	umstrittenes Mittel	Clotrigalen	1,5
46	Ell-Cranell dexa	1,8	umstrittenes Mittel	Leistungsausschluß	1,8
47	BU-Pangramin	1,8			
48	Lotricomb	1,7	umstrittenes Mittel	Clotrigalen	1,2
49	Pollinex quattro-Bencard	1,7			
50	Silkis	1,7	Analogpräparat		
Summe 1–50		195,5			13,9
Summe gesamt		378,8		Einsparpotential gesamt	39,6
				davon generisch	11,3
				analog	11,3
				umstritten	17,0

57

[1] Präparat ist nicht verschreibungspflichtig oder teilweise nicht verschreibungspflichtig

mit allergischer Rhinokonjunktivitis, allergischem Asthma bronchiale und Insektengiftallergien. Belege für die Wirksamkeit liegen jedoch in der Regel nur für definierte Allergene bzw. Allergenextrakte wie z. B. *Alk-Depot/Lyophil SQ Wespe* vor. Die Beleglage für Allergengemische wie *Alk-Depot SQ Milbe*, *Alk-Depot SQ Gräser und Roggen*, *Alk⁷*, *Allergovit*, *BU-Pangramin* und *Pollinex quattro-Bencard* ist dagegen weniger konsistent. Da einige Präparate jedoch vom Arzt in Form von Einzelallergenen oder Mischungen rezeptiert werden können, ist aus den Verordnungsdaten nicht sicher erkennbar, ob Monopräparate oder Allergengemische eingesetzt wurden (siehe Kapitel 7, Hyposensibilisierungsmittel).

Solaraze enthält Diclofenac in Kombination mit Hyaluronsäure und ist zur topischen Behandlung aktinischer Keratosen zugelassen. In drei von fünf Placebo-kontrollierten Studien konnte ein Effekt bei mindestens 2 monatiger, zumeist 3 monatiger 2 mal täglicher Anwendung gezeigt werden, wenn auch die Ansprechrate (vollständige Remission) mit 29–47% (vs. 10–19% Placebo) vergleichsweise gering war (Center for Drug Evaluation and Research 2000). Als Therapie der Wahl gilt die Kryotherapie mit Erfolgsraten von bis zu 99% (siehe Kapitel 24, Mittel zur Behandlung von aktinischen Keratosen). Eine medikamentöse Behandlung wird daher bei einzelnen aktinischen Keratosen nicht vorgeschlagen. Hat der Patient jedoch mehrere aktinische Keratosen („Feldkarzinisierung"), wird ein umfangreiches Therapieprogramm notwendig sein, das auch *Solaraze* berücksichtigt.

Fumaderm besteht aus einem Fumarsäureestergemisch und wird zur oralen Anwendung bei schweren Formen der Psoriasis vulgaris eingesetzt, wenn eine lokale Behandlung nicht angezeigt ist. Der Wirkungsmechanismus ist weitgehend unbekannt (siehe Kapitel 24, Fumarsäurederivate). Die Zulassung erfolgte im wesentlichen auf der Basis einer Placebo-kontrollierten Studie aus dem Jahr 1994 an insgesamt 100 Patienten, für die eine deutliche Besserung (70–100%) oder komplette Remission in 52% der Fälle (vs. 8% unter Placebo) gezeigt werden konnte (Altmeyer et al. 1994). Ein Vergleich mit anderen, zur systemischen Behandlung schwerer Formen der Psoriasis vulgaris eingesetzten Arzneimitteln, z. B. Acitretin (*Neotigason*), Methotrexat (z. B. *Lantarel*) oder Ciclosporin (z. B. *Sandimmun*) wurde bisher nicht durchgeführt. *Fumaderm* sollte daher nur als Reservemittel nach Ausschöpfung aller Therapiemöglichkeiten eingesetzt werden.

Analogpräparate

Unter den 50 umsatzstärksten Arzneimitteln der Hautärzte sind 11 Analogpräparate (24%) vertreten, darunter je drei Lokalcorticoide und Psoriasismittel sowie zwei H_1-Antihistaminika, je ein orales Antibiotikum, orales Antimykotikum und topisches Neurodermitismittel.

Lokalcorticoide

Das 1993 in den Markt eingeführte stark wirksame *Ecural* (Mometasonfuroat) und das seit 1994 verfügbare mittelstark wirksame *Advantan* (Methylprednisolonaceponat) gehören wie das bereits 1986 in die Therapie eingeführte mittelstark wirksame Prednicarbat (siehe oben) zu den Glucocorticoiden mit verbessertem Nutzen-Risiko-Verhältnis und sollten prinzipiell den älteren Vertretern vorgezogen werden, die lediglich über ein ausgeglichenes Verhältnis von erwünschten (entzündungshemmenden) zu unerwünschten (atrophogenen) Wirkungen verfügen (siehe Kapitel 24, Corticoidexterna). Auf die Wirkstärke des jeweiligen Glucocorticoids ist jedoch zu achten. Prednicarbat steht seit April 2004 auch als preiswerteres Generikum (*Prednitop*) zur Verfügung und könnte bei Ekzemerkrankungen auch zur Substitution des in der Wirkstärke ähnlichen Methylprednisolonaceponat (*Advantan*) herangezogen werden. Bei im tiefen Corium vornehmlich lokalisierten Entzündungsreaktionen, wie z.B. Lichen ruber oder kutanem Lupus erythematodes, sind die klassischen Glucocorticoide von Vorteil.

Alfason enthält das mittelstark wirksame Hydrocortisonbutyrat, das zu den älteren Glucocorticoiden mit ausgeglichenem Verhältnis von erwünschten zu unerwünschten Wirkungen gehört. Kosten können z.B. durch Substitution mit dem im Wirkprofil günstigeren Prednicarbatgenerikum *Prednitop* eingespart werden.

57

H_1-Antihistaminika

Telfast mit dem Wirkstoff Fexofenadin wurde im Dezember 1997 als verbessertes Nachfolgepräparat von Terfenadin eingeführt. Mit geringfügigen Unterschieden bezüglich Restsedierung und Wirkungseintritt gelten alle neueren, wenig sedierenden H_1-Antihistaminika als weitgehend klinisch äquivalent. Aus diesem Grunde wird Loratadin als Leitsubstanz für die Substitution der gering sedierenden H_1-Antihistaminika in Form von preisgünstigen Generika (z.B. *Loragalen*) vorgeschlagen (siehe Kapitel 7, H_1-Antihistaminika). Loratadin hat den Vorteil, daß es in den üblichen Dosierungen weniger sedierend als Cetirizin wirkt, wenn auch allergische Rhinitissymptome durch Cetirizin etwas schneller und stärker gebessert werden. Da seit 2002 preiswerte Cetirizingenerika (z.B. *Cetirizin-1A*) zur Verfügung stehen, kann natürlich auch ein Cetirizingenerikum mit dem gleichen Preisvorteil eingesetzt werden.

Aerius (Desloratadin) ist ein Metabolit des Loratadin mit möglicherweise geringerem Interaktionspotential. Trotzdem gelten sowohl *Aerius* als auch *Xusal* (Levocetirizin) als weitere Analogpräparate aus der Gruppe der wenig sedierenden H_1-Antihistaminika, für die ebenfalls die Substitution mit einem Loratadin- oder Cetirizingenerikum (siehe oben) vorgeschlagen wird.

Psoriasismittel

Das 1992 eingeführte orale Psoriasismittel *Neotigason* (Acitretin) ist ein aktiver Metabolit von Etretinat (*Tigason*, außer Handel) und zeichnet sich diesem gegenüber durch eine deutlich kürzere Eliminationshalbwertzeit (50 h vs. 120 Tage) aus. Wegen der teratogenen und embryotoxischen Eigenschaften ist ein sicherer Konzeptionsschutz unerläßlich und wurde für Etretinat auf 2 Jahre nach Absetzen der Medikation festgesetzt. Aufgrund der kürzeren Halbwertzeit von Acitretin wurde für dieses zunächst von einem auf 2 Monate drastisch verkürzten Konzeptionsschutz ausgegangen. Der Nachweis von Etretinat als Metabolit von Acitretin in späteren Studien machte diese Hoffnung allerdings zunichte, so daß heute auch für Acitretin ein notwendiger Konzeptionsschutz von 2 Jahren gilt.

Curatoderm (Tacalcitol) und *Silkis* (Calcitriol) sind zwei topische Vitamin-D_3-Analoga mit ähnlichen Eigenschaften wie Calcipotriol (*Daivonex, Psorcutan*) (siehe oben). Tacalcitol kann einmal täglich appliziert werden, Calcipotriol 1–2 mal täglich und Calcitriol wird 2 mal täglich aufgetragen. Ein direkter Vergleich der drei Vitamin-D_3-Analoga weist auf einen klinischen Vorteil von Calcipotriol hin (siehe Kapitel 24, Vitamin-D_3-Analoga).

Antimykotika

Sempera mit dem Wirkstoff Itraconazol ist ein orales Azolantimykotikum mit ähnlichen Eigenschaften wie Fluconazol (siehe oben). Beide
sind unter Nutzen-Risiko-Aspekten Ketoconazol (*Nizoral*) überlegen.
Letzteres spielt insbesondere im Hinblick auf die gravierenden hepatotoxischen Nebenwirkungen heute praktisch keine Rolle mehr (siehe
Kapitel 17, Orale Antimykotika). Ein preiswerteres Generikum ist *Itracol.*

Antibiotika

Skid enthält das Tetracyclinderivat Minocyclin und wird in der Dermatologie zur oralen Therapie schwerer Formen der Akne vulgaris
eingesetzt. Als Mittel der Wahl gilt Doxycyclin, da Minocyclin wegen
der Gefahr seltener, aber schwerwiegender Nebenwirkungen (z. B.
Lupus erythematodes, Autoimmunhepatitis, Arthritiden, Hyperpig-
mentierungen) nur noch in Ausnahmefällen eingesetzt werden sollte
(Garner et al. 2004).

Mittel zur Behandlung der Neurodermitis

57

Elidel enthält Pimecrolimus und ist nach Tacrolimus (siehe oben) der
zweite Vertreter der Calcineurinantagonisten zur Behandlung des atopischen Ekzems. Direkt vergleichende klinische Studien liegen nicht
vor. Auf der Basis von Vergleichsstudien gegen verschiedene Lokalcorticoide ist jedoch davon auszugehen, daß Tacrolimus potenter als
Pimecrolimus ist, was sich letztlich auch im Zulassungsstatus widerspiegelt (siehe Kapitel 17, Antiphlogistika und Antipruriginosa).

Umstrittene Arzneimittel

Unter den 50 umsatzstärksten Arzneimitteln der Hautärzte sind fünf
Präparate mit umstrittener Wirksamkeit vertreten. Dazu gehören zwei
topische Östrogenpräparate zur Verbesserung des Haarwuchses, ein
Warzenbehandlungsmittel und zwei Antimykotikakombinationen.

 Ell-Cranell alpha enthält Alfatradiol (17α-Estradiol) und wird vom
Hersteller zur Anwendung bei leichter androgenetischer Alopezie

bei Männern und Frauen empfohlen. Klinisch gesicherte Belege für die Wirksamkeit Estradiol-haltiger Lösungen beschränken sich ausschließlich auf eine ältere Placebo-kontrollierte Doppelblindstudie, die jedoch keinen Einfluß auf die Anagenrate (Haarwachstum) ergab (Orfanos et al. 1980). *Ell-Cranell alpha* ist seit 2004 als sog. Lifestyle-Arzneimittel nach § 34 Abs. 1 SGB V von der Versorgung durch die GKV ausgeschlossen.

Ell-Cranell dexa ist ein Kombinationspräparat aus Alfatradiol und Dexamethason, das vom Hersteller bei hormonell bedingtem Haarausfall mit perifollikulären Entzündungen ausgeboten wird. Die Rationale einer solchen Kombination ist unklar (siehe Kapitel 24, Sonstige Dermatika). Auch *Ell-Cranell dexa* ist seit 2004 als sog. Lifestyle-Arzneimittel nach § 34 Abs. 1 SGB V von der Versorgung durch die GKV ausgeschlossen.

Verrumal ist eine Dreifachkombination aus Fluorouracil, Salicylsäure und Dimethylsulfoxid zur Behandlung von Warzen. Nach einem aktuellen Cochrane-Review ist das Zytostatikum 5-Fluorouracil ein Mittel mit begrenzter Evidenz einer Wirksamkeit bei kutanen Warzen, während die topische Behandlung mit Salicylsäure allein als einfaches und wirksames Verfahren gilt (siehe Kapitel 24, Mittel zur Behandlung von Hyperkeratosen). Zur Substitution von *Verrumal* wird daher eine topische Salicylsäurelösung (z. B. *Verrucid*) vorgeschlagen. Als apothekenpflichtiges, nicht verschreibungspflichtiges Arzneimittel ist *Verrucid* (8,63 €/10 ml Packung) allerdings ab 2004 von der Versorgung nach § 31 SGB V ausgeschlossen, wodurch für zuzahlungspflichtige Patienten Mehrkosten entstehen können. Preisgünstigere Alternativen sind *W-Tropfen* (3,12 €/11,5 g), *Gehwol Hühneraugentinktur* (4,40 €/15 ml) oder *Collomack topical* (4,98 €/10 ml).

Vobaderm und *Lotricomb* sind Kombinationen von Azolantimykotika mit einem Glucocorticosteroid zur topischen Initialbehandlung oberflächlicher entzündlicher Pilzerkrankungen der Haut. Da Infektionskrankheiten der Haut in der Regel mit Entzündungsreaktionen einhergehen und diese prinzipiell mit der Vernichtung der Erreger abklingen, ist eine gleichzeitige Behandlung mit Corticoiden nicht nur überflüssig, sondern kann aufgrund ihrer immunsuppressiven Wirkung Ursache eines letztlich atypischen klinischen Erscheinungsbildes sein (Alston et al. 2003). Als Substitution wird daher ein Lokalantimykotikum, z. B. Clotrimazol (z. B. *Clotrigalen*) als Monotherapie vorgeschlagen. Dieses ist zwar als nicht verschreibungspflichtiges Arzneimittel im Gegensatz zu den Glucocorticosteroid-haltigen

Antimykotikakombinationen nicht erstattungsfähig, liegt aber kostenmäßig deutlich unter der Mindestzuzahlung von 5,00 €, die für *Vobaderm* oder *Lotricomb* vom Patienten geleistet werden müßte.

Einsparpotentiale

Unter den 50 umsatzstärksten, hautärztlich verordneten Arzneimitteln sind 16 Präparate vertreten, für die eine Substitution durch Generika, pharmakologisch-therapeutisch äquivalente Leitsubstanzen oder wirksame Arzneimittel vorgeschlagen wird. Für ein Mittel wird als Alternative eine nichtmedikamentöse Behandlung angeboten. Drei weitere Präparate sind seit 2004 nicht mehr erstattungsfähig. Damit können in diesem Arzneimittelsektor 39,6 Mio. €, entsprechend 10,5% der Gesamtarzneimittelausgaben von 378,8 Mio. € in dieser Fachgruppe eingespart werden (siehe Tabelle 57.1). Hervorzuheben ist, daß die Arzneiverordnungen der Hautärzte nach Urologen (6,7%), Nervenärzten (9,4%) und Augenärzten (10,1%) das viertniedrigste prozentuale Einsparpotential im Vergleich zum Durchschnitt aller Arztgruppen (18,6%) aufweisen. Hautärzte haben damit die bestehenden Wirtschaftlichkeitsreserven bei Generika, Analogpräparaten und umstrittenen Arzneimitteln bereits optimal genutzt.

57

Literatur

Alston SJ, Cohen BA, Braun M (2003): Persistent and recurrent tinea corporis in children treated with combination antifungal/corticosteroid agents. Pediatrics 111: 201–203.

Altmeyer PJ, Matthes U, Pawlak F, Hoffmann K, Frosch PJ, Ruppert P et al (1994): Antipsoriatic effect of fumaric acid derivatives. Results of a multicenter double-blind study in 100 patients. J Am Acad Dermatol 30: 977–981.

Center for Drug Evaluation and Research (CDER) (2000): Solaraze, Medical Review. http://www.fda.gov/cder/foi/nda/2000/21005_Solaraze.htm.

Garner SE, Eady EA, Popescu C, Newton J, Li WA (2004): Minocycline for acne vulgaris: efficacy and safety. (Cochrane Review). In: The Cochrane Library, Issue 2, 2004. Chichester, UK: John Wiley & Sons Ltd.

Guenther LC (2004): Fixed-dose combination therapy for psoriasis. Am J Clin Dermatol 5: 71–77.

Mason J, Mason AR, Cork MJ (2002): Topical preparations for the treatment of psoriasis: a systematic review. Br J Dermatol 146: 351–364.

Nghiem P, Pearson G, Langley RG (2002): Tacrolimus and pimecrolimus: from clever prokaryotes to inhibiting calcineurin and treating atopic dermatitis. J Am Acad Dermatol 46: 228–241.

Orfanos CE, Vogels L (1980): Lokaltherapie der Alopecia androgenetica mit 17α-Östradiol. Eine kontrollierte, randomisierte Doppelblindstudie. Dermatologica 161: 124–132.

57

58. Verordnungsprofil der Internisten

Ulrich Schwabe, Gerald Klose und Manfred Anlauf

AUF EINEN BLICK

Verordnungsanteile

Internisten haben im Jahre 2003 Arzneimittel im Wert von 5.887 Mio. € im gesamten Bundesgebiet entsprechend einem Umsatzanteil von 24,4% am Gesamtarzneimittelumsatz von 24,1 Mrd. € verordnet. Mit diesem Verordnungsanteil stehen sie nach den Allgemeinärzten an zweiter Stelle aller Arztgruppen. Die 50 umsatzstärksten Arzneimittel erreichen ein Umsatzvolumen von 2.179 Mio. € (37,0%).

Bewertung

Unter den 50 führenden Arzneimitteln sind 9 Innovationen und 17 Arzneimittel mit verbesserten therapeutischen Eigenschaften, aber keine Arzneimittel mit umstrittener therapeutischer Wirksamkeit vertreten. Im Gesamtvolumen der internistischen Arzneiverordnungen entfallen nur noch 172 Mio. € auf umstrittene Arzneimittel (2,9%). Dieser Wert liegt deutlich unter dem prozentualen Anteil umstrittener Arzneimittel in allen Arztgruppen (4,7%).

Einsparpotentiale

Im Jahr 2003 beträgt das rechnerische Einsparpotential für alle internistisch verordneten Arzneimittel 1.076 Mio. € entsprechend einem Anteil von 18,3% an den Arzneimittelaufwendungen in dieser Arztgruppe. Der Hauptteil der Einsparpotentiale entfällt auf Analogpräparate (521 Mio. €), gefolgt von Generika (383 Mio. €) und umstrittenen Arzneimitteln (172 Mio. €).

Im Jahre 2003 wurden im gesamten Bundesgebiet Arzneimittel im Wert von 5.887 Mio. € durch Internisten verordnet. Mit diesem Umsatzvolumen hatten sie einen Umsatzanteil von 24,4% an den Arzneimittelgesamtausgaben von 24,1 Mrd. € und stehen hinter den Allgemeinärzten an zweiter Stelle aller Arztgruppen. Die 50 umsatzstärksten Arzneimittel erreichen ein Umsatzvolumen von 2.179 Mio. € und damit mehr als ein Drittel (37,0%) der Arzneimittelausgaben der Fachgruppe (Tabelle 58.1). Der Umsatzanteil der 50 führenden Arzneimittel liegt damit bei den Internisten höher als bei den Allgemeinärzten und umfaßt einen ausreichend großen Anteil, um wesentliche Merkmale des Verordnungsprofils dieser Arztgruppe und der Kostenstruktur der fachspezifischen Arzneiverordnungen darzustellen.

Unter den 50 führenden Präparaten der Internisten sind 26 Arzneimittel mit innovativen oder verbesserten therapeutischen Eigenschaften (9 Innovationen, 17 Verbesserungen) vertreten (Tabelle 58.1). Damit zeigt die internistische Arzneitherapie den höchsten Innovationsgrad aller Arztgruppen. Daneben gibt es 16 Analogpräparate, die sich nach der Methode von Fricke und Klaus (2004) durch das Fehlen eines therapeutischen Zusatznutzens definieren. Solche Analogpräparate können grundsätzlich therapeutisch gleichwertig zu den Innovationssubstanzen sein oder können sogar eine überlegene klinische Evidenz erreichen, wie das Beispiel des Cholesterinsynthesehemmers Simvastatin zeigt (siehe Abschnitt Statine). Sie können aber auch schlechter sein, wie das Beispiel Cerivastatin (*Lipobay*) zeigt. In anderen Fällen erhalten sie aufgrund pharmakokinetischer (z. B. Halbwertszeit, Eliminationsweg) oder pharmakologischer (z. B. Betarezeptorenselektivität von Bisoprolol, LDL-Senkung durch Atorvastatin) Eigenschaften therapeutische Bedeutung für bestimmte Patientengruppen. Nach Patentablauf des Innovators und Markteinführung entsprechender Generika sind die Analogpräparate jedoch in der Regel zu teuer und können dann sehr häufig ohne Einbuße an therapeutischer Qualität durch preisgünstige generische Alternativen des Innovators substituiert werden, wie das hier bei 11 Vertretern aus der Gruppe der Analogpräparate möglich erscheint (Tabelle 58.1). Solche generischen Substitutionen sind inzwischen so erfolgreich, daß bereits zwei Generika zu den führenden internistischen Arzneimitteln gehören.

Allerdings deutet sich an, daß die mögliche Senkung von Arzneimittelkosten infolge einer konsequenten Substitution von analogen Originalpräparaten teilweise durch einen Strategiewechsel der pharmazeutischen Industrie aufgefangen wird. In den letzten Jahren sind an die Stelle von Innovationen gegen Volkskrankheiten Präparate für seltenere Indikationen mit hohen Tagesbehandlungskosten getreten. Beispiele sind *Glivec, Prograf, Remicade, Enbrel* und besonders eindrucksvoll die Erythropoetine. 2003 betrug der Umsatz von *Erypo, NeoRecormon* und *Aranesp* zusammengenommen 293,4 Mio. €, d.h. 5% der Medikamenten-Gesamtausgaben der Internisten.

Bemerkenswert ist schließlich, daß unter den 50 umsatzstärksten Arzneimitteln der Internisten keine umstrittenen Arzneimittel und damit nur Präparate mit gesicherter therapeutischer Wirksamkeit vertreten sind. Diese erfreuliche Entwicklung zeigt, daß Internisten einen wesentlichen Grundsatz der rationalen Arzneitherapie in vorbildlicher Weise umgesetzt haben.

Analyse wichtiger Indikationsgruppen

Unter den 50 führenden internistisch verordneten Arzneimitteln sind fünf umsatzstarke Arzneimittelgruppen vertreten. An der Spitze stehen acht Präparate aus der Gruppe der Insuline mit einem Umsatzvolumen von 337,6 Mio. €. Danach folgen drei Erythropoetinpräparate (293,4 Mio. €), vier Statine (276,6 Mio. €), vier Protonenpumpenhemmer (188,8 Mio. €) und vier Bronchospasmolytika (130,0 Mio. €). Auf diese fünf Arzneimittelgruppen entfallen bereits mehr als die Hälfte des Umsatzvolumens der 50 führenden Präparate. Auch die drei Immunsuppressiva (*Sandimmun, Prograf, Cellcept*) sind mit einem Umsatzvolumen von Mio. € 120,1 besonders kostenintensiv. Das gleiche gilt für die beiden Clopidogrelpräparate (*Iscover, Plavix*) mit einem Umsatz von 114,1 Mio. € und die beiden TNFα-Antagonisten (*Enbrel, Remicade*) mit 73,2 Mio. € Umsatz. Weiterhin vertreten sind zwei Betarezeptorenblocker (72,5 Mio. €), zwei ACE-Hemmer (62,3 Mio. €), zwei Bisphosphonate (52,8 Mio. €) und zwei Angiotensinrezeptorantagonisten (47,5 Mio. €). Der Rest verteilt sich auf 12 Einzelpräparate aus weiteren Arzneimittelgruppen. Im folgenden werden die wichtigsten Indikationsgruppen in der Reihenfolge der Verordnungsvolumina und danach die 12 Einzelpräparate dargestellt.

58

Tabelle 58.1: Verordnung der 50 umsatzstärksten Arzneimittel durch Internisten 2003. Angegeben sind die 50 umsatzstärksten Präparate mit Umsatz, Kommentar, Substitutionsvorschlägen und Einsparpotentialen.

Rang	Präparat	Umsatz Mio. €	Kommentar	Substitutions- vorschlag	Einspar- potential Mio. €
1	Sortis	172,9	Analogpräparat	Simvastatin-1A Pharma	74,6
2	Erypo	117,6	Innovation		
3	Neorecormon	111,7	Analogpräparat		
4	Pantozol	69,8	Analogpräparat	Omeprazol AL	32,0
5	Aranesp	64,1	Verbesserung		
6	Plavix	61,6	Verbesserung (begr.)		
7	Durogesic	60,7	Verbesserung (begr.)		
8	Nexium Mups	59,9	Analogpräparat	Omeprazol AL	10,2
9	Sandimmun	59,6	Innovation	Cicloral [1]	16,0
10	Norvasc	58,5	Analogpräparat	Nitren-1A Pharma [2]	49,3
11	Humalog	55,5	Verbesserung (begr.)		
12	Glivec	52,8	Innovation		
13	Iscover	52,5	Verbesserung (begr.)		
14	Lantus	49,7	Verbesserung (begr.)		
15	Viani	49,0	Verbesserung		
16	Insulin Actraphane HM	48,6	Originalpräparat	Insulin Bbm ratio comb	5,8
17	Beloc	46,7	Analogpräparat	Atenolol-1A Pharma [3]	32,1
18	Actrapid human	45,6	Originalpräparat	Insulin Bbm ratio rapid	5,3
19	Enbrel	41,6	Innovation		
20	Zocor	41,4	Analogpräparat	Simvastatin-1A Pharma	13,8
21	Pravasin	39,9	Analogpräparat	Simvastatin-1A Pharma	22,8
22	NovoRapid	38,0	Analogpräparat		
23	Delix/-protect	37,6	Analogpräparat	enalapril corax [4]	18,3
24	Insuman Comb	37,0	Originalpräparat	Insulin Bbm ratio comb	4,7
25	Symbicort	35,9	Verbesserung		
26	Prograf	34,2	Innovation		
27	Vioxx/Vioxx Dolor	33,4	Verbesserung (begr.)		
28	Omep	32,5	Generikum	Omeprazol AL	3,9
29	Insulin Protaphan HM	32,0	Originalpräparat	Insulin Bbm ratio basal	3,8
30	Remicade	31,6	Innovation		

58

Tabelle 58.1: Verordnung der 50 umsatzstärksten Arzneimittel durch Internisten 2003. Angegeben sind die 50 umsatzstärksten Präparate mit Umsatz, Kommentar, Substitutionsvorschlägen und Einsparpotentialen (Fortsetzung).

Rang	Präparat	Umsatz Mio. €	Kommentar	Substitutions-vorschlag	Einspar-potential Mio. €
31	Insuman Rapid	31,2	Originalpräparat	Insulin Bbm ratio rapid	5,6
32	Amaryl	28,8	Analogpräparat	Glibenclamid AL	22,2
33	Zometa	28,6	Verbesserung		
34	Pegasys	28,0	Analogpräparat		
35	Omeprazol-ratiopharm	26,6	Generikum	Omeprazol AL	4,2
36	Combivir	26,6			
37	CellCept	26,3	Innovation (begr.)		
38	Salofalk	26,3	Verbesserung		
39	Dilatrend	25,8	Analogpräparat	Bisoprolol-1A Pharma	16,0
40	Rebetol	24,9	Innovation		
41	Delix plus	24,7	Analogpräparat	Enahexal comp	9,2
42	Neupogen	24,3	Innovation		
43	Fosamax	24,2	Verbesserung		
44	Lorzaar plus	23,9	Verbesserung (begr.)		
45	Sandostatin	23,6	Verbesserung		
46	Codiovan	23,6	Analogpräparat		
47	Spiriva	22,6	Verbesserung		
48	Foradil	22,5	Verbesserung		
49	Locol	22,4	Analogpräparat	Simvastatin-1A Pharma	9,8
50	Cerezyme	22,4	Verbesserung		
Summe 1–50		2.179,1			359,7
Summe gesamt		5.886,7		Einsparpotential gesamt	1.075,7
				davon generisch	382,6
				analog	520,8
				umstritten	172,3

58

[1] Orale Bioverfügbarkeitsunterschiede beachten
[2] Bei Einmalgabe nicht für nächtliche Blutdruckspitzen geeignet
[3] Dosisanpassung bei eingeschränkter Nierenfunktion beachten
[4] Ab 2004 ähnliches Einsparpotential mit Ramiprilgenerika

Insuline

Insuline sind mit acht Präparaten die zahlenmäßig größte Arzneimittelgruppe unter den 50 führenden internistisch verordneten Arzneimitteln. Das größte Verordnungsvolumen (170,3 Mio. €) entfällt auf vier kurzwirkende Insuline, davon jeweils zwei reguläre Humaninsuline (*Actrapid human, Insuman Rapid*) und zwei Insulinanaloga (*Humalog, Novorapid*). Weiterhin folgen zwei Mischinsuline (*Insulin Actraphane HM, Insuman Comb*) und je ein Verzögerungsinsulin aus der Gruppe der Insulinanaloga (*Lantus*) und der regulären Präparate (*Insulin Protaphan HM*) (Tabelle 58.1).

Für die regulären Humaninsuline kommt die Substitution mit dem ersten generischen Insulin (*Insulin B. Braun ratiopharm*) in seinen verschiedenen Formen in Frage, was eine rechnerische Kosteneinsparung von 12% ermöglicht. Dagegen gelten für die Insulinanaloga einige Besonderheiten.

Humalog enthält Insulin lispro, den ersten Vertreter aus der neu eingeführten Gruppe der Insulinanaloga. Hauptargument für die Einführung von Insulin lispro ist der schnelle Wirkungseintritt und die kurze Wirkungsdauer. Damit entfällt der für Normalinsuline üblicherweise empfohlene Spritzeßabstand. Als weitere Vorteile werden hervorgehoben, daß die postprandialen Blutzuckerspiegel niedriger sind und Zwischenmahlzeiten zur Vermeidung von Hypoglykämien überflüssig werden. Inzwischen ist jedoch gezeigt worden, daß auch reguläres Humaninsulin ohne Spritzeßabstand injiziert werden kann und nur geringe Abweichungen im Blutzuckerspiegel im direkten Vergleich zwischen Insulin lispro und Normalinsulin beobachtet wurden (Gale et al. 2000). In der Langzeitkontrolle des Diabetes mellitus ließ sich bisher mit Insulin lispro nur eine moderate Senkung des HbA_{1c}-Werts um 0,2–0,4% nachweisen (Heinemann und Heise 2001).

NovoRapid (Insulin aspart) ist ein weiteres kurzwirkendes Insulinanalogon, für das die gleichen Einschränkungen wie für Insulin lispro (*Humalog*) gelten.

Lantus enthält Insulin glargin, den ersten Vertreter der langwirkenden Insulinanaloga. Als Vorteil von Insulin glargin wird angesehen, daß es gleichmäßiger als NPH-Insulin wirkt und daß die Häufigkeit nächtlicher Hypoglykämien etwas geringer ist. Die Datenbasis reichte jedoch zu einer endgültigen Beurteilung der Vorteile in der Langzeitkontrolle nicht aus (Heinemann und Heise 2001). Auch nach einer neueren Studie sind die Unterschiede in der Häufigkeit nächtlicher

Hypoglykämien zwischen *Lantus* und NPH-Insulin nur gering (26,7% versus 33,2%) (Riddle et al. 2003). Ferner sind einige Fälle progredienter Retinopathien nach längerer Behandlung mit Insulin glargin nicht ausreichend geklärt, so daß die amerikanische Zulassung für *Lantus* unter der Auflage für eine Retinopathiestudie erfolgte. Die Arzneimittelkommission der Deutschen Ärzteschaft hat daher empfohlen, *Lantus* bei Patienten mit Retinopathie nur bei zwingender Indikation einzusetzen.

Erythropoetine

In der Gruppe der Erythropoetine sind drei Arzneimittel vertreten. Als erster Vertreter wurde 1988 das rekombinante humane Epoetin alfa (*Erypo*) eingeführt. Damit wurde ein neuer Therapiestandard in der Behandlung renaler Anämien bei chronischen Nierenkrankheiten, insbesondere bei Dialysepatienten begründet. Als zweites Präparat kam wenig später das praktisch identisch anwendbare Epoetin beta (*NeoRecormon*) auf den Markt.

Aranesp (Darbepoetin alfa) wurde 2001 als Analogon des rekombinanten humanen Erythropoetins mit einer zwei- bis dreifach längeren Halbwertszeit als Erythropoetin (49 versus 13–28 Stunden) eingeführt. Die verlängerte Wirkungsdauer ist eine praktisch wichtige Verbesserung, weil eine einmal wöchentliche Gabe ausreicht, während Erythropoetin zwei- bis dreimal wöchentlich gegeben werden muß. Trotz der praktischen Vorteile liegen die Therapiekosten von Darbepoetin nicht höher als die bereits verfügbarer Erythropoetinpräparate. Daher wird die Therapie in zunehmendem Maße auf *Aranesp* umgestellt.

58

Statine

Sortis mit dem Wirkstoff Atorvastatin wurde 1997 als fünfter Vertreter der HMG-CoA-Reduktasehemmer (Statine) eingeführt und hat sich bereits drei Jahre später als führendes Präparat seiner Gruppe und wenig später auch als umsatzstärkstes Arzneimittel in Deutschland etabliert. Gründe dafür waren die starke cholesterinsenkende Wirkung in niedrigen Dosen und die dadurch günstigen Tagestherapiekosten. Lange Zeit gab es jedoch außer der Cholesterinsenkung als Surrogatparameter keine klinischen Daten über die Langzeitevidenz von Atorvastatin zur Risikoreduktion bei koronarer Herzkrankheit. In der ASCOT-LLA-Studie an 19342 Hypertonikern mit manifesten kardiovaskulären Risikofaktoren ist erstmals eine Senkung der Herzinfarkthäufigkeit durch Atorvastatin (10 mg) gegenüber Placebo (1,9% versus 3%) über einen Zeitraum von 3 Jahren gezeigt worden (Sever et al. 2003). Die Gesamtmortalität wurde jedoch nicht signifikant geändert. Mit anderen Statinen ist eine Senkung der Gesamtmortalität bei kardiovaskulären Risikopatienten in mehreren Langzeitstudien nachgewiesen worden. Ein darüber hinausgehender therapeutischer Zusatznutzen ist für das dosismäßig stärker wirksame Atorvastatin im Vergleich mit Simvastatin nicht nachgewiesen worden. Allerdings war eine Intensivtherapie mit täglich 80 mg Atorvastatin bei Patienten mit akutem Koronarsyndrom in der PROVE IT-TIMI-Studie der Standardtherapie mit 40 mg Pravastatin überlegen (Cannon et al. 2004). Eine frühe Intensivtherapie mit täglich 80 mg Simvastatin bei Patienten mit akutem Koronarsyndrom hatte dagegen keinen signifikanten Effekt auf koronare Endpunkte, war aber mit einer höheren Nebenwirkungsrate (Myopathie) belastet (de Lemos et al. 2004). In einer großen Metaanalyse über 58 randomisierte Statinstudien senkte hoch dosiertes Atorvastatin das LDL-Cholesterin ebenfalls stärker als Standarddosierungen anderer Statine (Law et al. 2003). Da übliche Statindosen das Risiko der koronaren Herzkrankheit substantiell reduzieren, ist es nach Auffassung dieser Autoren vernünftig, für die allgemeine Therapie ältere Statine in Standarddosen zu verwenden. Als Standarddosen wurden kürzlich solche Statindosierungen (Atorvastatin 10 mg, Pravastatin 40 mg, Simvastatin 20–40 mg, Fluvastatin 40–80 mg) definiert, die das LDL-Cholesterin um 30–40% senken und damit eine ähnliche Senkung des koronaren Risikos über einen Fünfjahreszeitraum erreichen (Grundy et al. 2004). Die Substitution von *Sortis* durch ein Simvastatingenerikum (z. B. *Simvastatin-1A Pharma*) ergibt ein rechnerisches Einsparpotential von 74,6 Mio. € für das Jahr 2003 seit der Einführung der ersten Simvastatingenerika im März 2003 (Tabelle 58.1).

Zocor (Simvastatin) wurde ein Jahr nach der ursprünglichen Innovationssubstanz Lovastatin (*Mevinacor*) im Jahre 1990 eingeführt. Im Vergleich zu Lovastatin hatte Simvastatin außer einer etwas stärkeren LDL-Cholesterinsenkung keinen therapeutischen Zusatznutzen. Im Gegensatz zu Lovastatin wurde aber mit Simvastatin die Wirksamkeit der Cholesterinsenkung in mehreren großen Langzeitstudien nachgewiesen. Besonders eindrucksvoll gelang das bereits vor 10 Jahren mit

Simvastatin, das in der 4S-Studie erstmals einen Durchbruch im Nachweis des therapeutischen Erfolges der Cholesterinsenkung zur Sekundärprävention der koronaren Herzkrankheit erzielte und die Gesamtmortalität von 11,5% auf 8,2% senkte (Scandinavian Simvastatin Survival Study Group 1994). Mit der Heart Protection Study wurde auch bei deutlich geringeren Cholesterinwerten der Nachweis einer Mortalitätssenkung durch Simvastatin erbracht (Heart Protection Study Collaborative Group 2002). Die hervorragend belegte Langzeitevidenz berechtigt dazu, Simvastatin als Leitsubstanz aus der Gruppe der Statine zur Prävention kardiovaskulärer Risiken zu klassifizieren. In der praktischen Therapie wird die Leitfunktion von Simvastatin bereits umgesetzt, da nach der Einführung der ersten Simvastatingenerika im März 2003 die Simvastatinverordnungen um fast 70% ausgeweitet wurden und alle anderen Statine mit Ausnahme von Fluvastatin (*Locol, Cranoc*) rückläufig waren (siehe Kapitel 35, Tabelle 35.2). Auch bei den internistischen Verordnungen ist *Zocor* bereits zum großen Teil generisch umgestellt worden, so daß nur noch ein Einsparpotential von 13,8 Mio. € verbleibt (Tabelle 58.1).

Pravasin (Pravastatin) ist ein weiteres Analogpräparat aus der Gruppe der Statine, das 1991 in die Therapie eingeführt wurde. Ähnlich wie mit Simvastatin wurden die Häufigkeit koronarer Ereignisse und die Gesamtsterblichkeit bei Koronarpatienten in großen Endpunktstudien gesenkt (Sacks et al. 1996, The Long-Term Intervention With Pravastatin in Ischemic Disease LIPID Study Group 1998). Daher kommt auch hier eine Substitution mit Simvastatingenerika (z. B. *Simvastatin-1A Pharma*) in Frage. Mit dem Ablauf des Patentschutzes von *Pravasin* stehen ab August 2004 mehrere Pravastatingenerika zur Verfügung, die allerdings in der Dosis von 20 mg bisher etwa doppelt so teuer sind wie die gleiche Dosis von Simvastatingenerika.

Locol (Fluvastatin) kam als vierter Vertreter der Statine 1994 auf den Markt und kann ähnlich wie die anderen Statine durch preisgünstige Simvastatingenerika substituiert werden.

Protonenpumpenhemmer

Pantozol (Pantoprazol) ist der umsatzstärkste Vertreter aus der Gruppe der Protonenpumpeninhibitoren. Vergleichende Studien der einzelnen Protonenpumpenhemmer bei Refluxösophagitis, Duodenalulkus und Helicobacter-pylori-Eradikation zeigen nur geringfügige

58

Unterschiede, wenn sie in ihren therapeutischen Standarddosen verwendet werden (Stedman und Barclay 2000). So gibt es Unterschiede zwischen den einzelnen Protonenpumpenhemmern im Interaktionspotential. Die Herstellerfirma von Pantoprazol betont das fehlende Interaktionspotential als Vorteil gegenüber anderen Protonenpumpenhemmern. Für Omeprazol sind aber nur Interaktionen für den Stoffwechsel über CYP2C9 (Phenytoin, S-Warfarin, Carbamazepin, Tolbutamid) und CYP2C19 (Diazepam, Mephenytoin, R-Warfarin) in Probandenstudien beschrieben worden (Stedman und Barclay 2000). Die vermeintliche Interaktionsfreiheit von Pantoprazol ist durch eine Auswertung der Nebenwirkungsmeldungen der amerikanischen Food and Drug Administration in Frage gestellt worden, nach der Interaktionen von Pantoprazol mit Vitamin-K-Antagonisten etwa achtmal häufiger als mit Omeprazol auftraten (Labenz et al. 2002). Aus allen diesen Gründen macht das britische National Institute of Clinical Excellence (NICE) keine Unterschiede zwischen den einzelnen Protonenpumpenhemmern und empfiehlt, das jeweils preisgünstigste Präparat in der zugelassenen Indikation anzuwenden (National Institute of Clinical Excellence 2000). Die Substitution von *Pantozol* durch preiswerte Omeprazolgenerika (z.B. *Omeprazol AL*) ergibt ein rechnerisches Einsparpotential von 32 Mio. € (Tabelle 58.1).

Nexium (Esomeprazol) ist das S-Isomer des racemischen Omeprazol und wurde im Oktober 2000 als Nachfolgepräparat von *Antra* eingeführt. Im Gegensatz zu vielen anderen racemischen Arzneistoffen haben S-Omeprazol und R-Omeprazol die gleiche pharmakologische Aktivität, da beide Isomere durch Inaktivierung der Protonenpumpe die Salzsäureproduktion gleich stark hemmen. So zeigte eine große Studie an 1960 Patienten mit Refluxösophagitis nur marginale Unterschiede auf die Abheilungsrate mit 20 mg Esomeprazol und 20 mg Omeprazol (90% vs. 87%) (Kahrilas et al. 2000). Bei Patienten mit Duodenalulkus ergibt die Helicobacter-Eradikation überhaupt keine Unterschiede zwischen Esomeprazol und dem racemischen Omeprazol (Spencer und Faulds 2000). Aus diesen Gründen ist nach der Empfehlung von NICE eine Substitution von *Nexium* durch preiswerte Omeprazolgenerika (z.B. *Omeprazol AL*) gerechtfertigt (National Institute of Clinical Excellence 2000). Die Behauptung der Herstellerfirma, daß *Nexium* gut teilbar und dadurch billiger als alle Omeprazolgenerika sei, wird allein schon durch die Fachinformation dieses Präparates widerlegt („Die Tabletten sollen unzerkaut und unzerkleinert eingenommen werden"). Wegen des relativ günstigen

Preises von *Nexium* sind die Wirtschaftlichkeitsreserven nicht ganz so hoch wie bei *Pantozol*, ergeben aber für *Nexium* immer noch 10,2 Mio. € (Tabelle 58.1).

Die beiden Omeprazolgenerika *Omep* und *Omeprazol-ratiopharm* sind inzwischen in die Gruppe der 50 umsatzstärksten internistischen Arzneimittel gelangt. Die generischen Einsparmöglichkeiten werden somit in zunehmendem Maße genutzt. Durch besonders preisgünstige Omeprazolpräparate (z. B. *Omeprazol AL*) sind weitere Einsparungen möglich. Das Dosis-bezogene Verordnungsvolumen der Omeprazolgenerika liegt inzwischen schon deutlich über dem der Analogpräparate Pantoprazol und Esomeprazol (siehe Kapitel 36, Tabelle 36.3).

Antiasthmatika

Viani kam 1999 als erste fixe Kombination aus dem langwirkenden Beta$_2$-Rezeptoragonisten Salmeterol und dem Glucocorticoid Fluticason zur inhalativen Dauerbehandlung des Asthma bronchiale und der chronisch obstruktiven Lungenkrankheit (COPD) auf den Markt. In mehreren klinischen Studien wurde gezeigt, daß die fixe Kombination wirksamer als jeder Kombinationspartner allein ist (Markham und Jarvis 2000).

Symbicort wurde 2001 als zweite fixe Kombination aus einem langwirkenden Beta$_2$-Rezeptoragonisten und einem Glucocorticoid (Formoterol plus Budesonid) zur inhalativen Dauertherapie eingeführt. Nach einem aktuellen Cochrane-Review senkte *Symbicort* als fixe Kombination im Vergleich zur Medikation mit den Einzelkomponenten auch die Zahl der Exazerbationen bei chronisch obstruktiver Lungenkrankheit (COPD), nicht jedoch die Fluticason-Salmeterol-Kombination *Viani* (Nannini et al. 2003).

58

Spiriva (Tiotropiumbromid) wurde 2002 als erster langwirkender Vertreter der anticholinergen Bronchospasmolytika zur inhalativen Behandlung der chronisch obstruktiven Lungenkrankheit (COPD) eingeführt. Wesentlich länger sind die beiden kurzwirkenden Substanzen Ipratropiumbromid (*Atrovent*) (1976) und Oxitropiumbromid (*Ventilat*) (1983) verfügbar. Vorteil von Tiotropiumbromid ist eine besonders lange Halbwertszeit von 5–6 Tagen, die eine einmal tägliche Gabe ermöglicht. Klinische Vergleichsuntersuchungen mit Ipratropiumbromid und dem langwirkende Betasympathomimetikum Salmeterol zeigten bei COPD-Patienten eine signifikante Überlegenheit von Tiotropiumbromid.

Foradil (Formoterol) wurde 1997 als zweites langwirkendes Bronchospasmolytikum aus der Gruppe der Beta$_2$-Rezeptoragonisten zur Langzeitbehandlung des Asthma bronchiale in Verbindung mit entzündungshemmender Glucocorticoidtherapie eingeführt. Die bronchospasmolytische Wirkung ist gegenüber dem ersten langwirkenden Beta$_2$-Rezeptoragonisten Salmeterol (*Serevent*) etwas verbessert, da sie schon innerhalb von 1–3 Minuten einsetzt und 12 Stunden anhält.

Immunsuppressiva

Sandimmun (Ciclosporin) wurde 1983 als erster Vertreter der Calcineurinantagonisten zur Prophylaxe der Transplantatabstoßung nach Organ- und Knochenmarktransplantationen eingeführt und hat als erstes effektives Immunsuppressivum einen der wichtigsten Fortschritte in der Transplantationsmedizin ermöglicht. Als ausgeprägter Inhibitor der Interleukin 2-Bildung hemmt es bei der Immunantwort die Aktivierung von T-Lymphozyten. Inzwischen steht eine generische Substitutionsmöglichkeit (*Cicloral*) zur Verfügung, wobei auf mögliche Unterschiede in der oralen Bioverfügbarkeit geachtet werden muß (Pollard et al. 2003).

Prograf (Tacrolimus) ist das zweite nicht zytotoxische Immunsuppressivum aus der Gruppe der Calcineurinantagonisten und steht seit 1995 zur Prophylaxe und Behandlung der Abstoßungsreaktion nach Organtransplantationen zur Verfügung. Tacrolimus bindet an ein separates intrazelluläres Cyclophilin (FK-Bindungsprotein), hat aber insgesamt ähnliche Hemmwirkungen wie Ciclosporin auf die Aktivierung von T-Lymphozyten. Es wirkt in 50–100fach geringerer Dosis als Ciclosporin und hat nach klinischen Studien leichte Vorteile in der Verhinderung der Transplantatabstoßung bei Leber-, Nieren- und Herztransplantationen.

CellCept (Mycophenolatmofetil) ist ein Immunsuppressivum, das als Hemmstoff der Inosinmonophosphatdehydrogenase zu einer selektiven Proliferationshemmung von T- und B-Lymphozyten führt. Es wird in Kombination mit Ciclosporin und Glucocorticoiden zur Prophylaxe akuter Abstoßungsreaktionen bei Patienten mit Nieren-, Herz- oder Lebertransplantationen angewendet. Als Bestandteil der Kombinationstherapie traten bei Nierentransplantationen unter Mycophenolatmofetil seltener akute Abstoßungsreaktionen als mit Azathioprin oder Placebo auf, Transplantatverlust und Mortalität wiesen jedoch keine signifikanten Unterschiede auf (Fulton und Markham 1996). Auch bei Herztransplantationen zeigte sich im Vergleich zu Azathioprin ein Trend zur Verminderung von Abstoßungsreaktionen, dagegen waren bei der Intention-to-treat-Analyse aller Studienpatienten Überlebens- und Transplantatabstoßungsraten gleich (Kobashigawa et al. 1998). Mycophenolatmofetil ist also ein neuartig wirkendes Immunsuppressivum mit begrenzter Evidenz für eine Überlegenheit gegenüber Standardtherapeutika, die zur Prophylaxe der Transplantatabstoßung eingesetzt werden.

Thrombozytenaggregationshemmer

Plavix und *Iscover* sind Thrombozytenaggregationshemmer mit dem Wirkstoff Clopidogrel aus der Gruppe der ADP-Rezeptorantagonisten. Im Vergleich zu Acetylsalicylsäure ist nur eine geringfügig verbesserte Wirksamkeit dokumentiert, da das jährliche Risiko für Schlaganfall, Myokardinfarkt oder vaskulär bedingte Todesfälle lediglich von 5,82% auf 5,32% gesenkt wurde (CAPRIE Steering Committee 1996). Nur bei der Stentimplantation (CURE-PCI-Studie) und beim akuten Koronarsyndrom (CURE-Studie) gilt die kombinierte Behandlung aus Clopidogrel und Acetylsalicylsäure als neuer Therapiestandard (Metha et al. 2001, Jneid et al. 2003). Für die allgemeine Sekundärprävention des Schlaganfalls gibt es dagegen keine Evidenz. Das zeigen die vor kurzem veröffentlichten Ergebnisse der MATCH-Studie, in der die Kombination von Acetylsalicylsäure und Clopidogrel bei der Sekundärprävention des Schlaganfalls keinen Zusatznutzen hatte, sondern die Gefahr lebensbedrohlicher und schwerer Blutungen erhöhte (Diener et al. 2004) (vgl. Kapitel 16, Antikoagulantien und Thrombozytenaggregationshemmer). Aus diesem Grunde beschränkt sich die Evidenz-basierte Therapie mit Clopidogrel auf die beiden kardiologischen Indikationen Stentimplantation und akutes Koronarsyndrom.

58

TNFα-Antagonisten

Remicade (Infliximab) ist der erste Vertreter der Tumor-Nekrose-alfa-Antagonisten (TNFα-Antagonisten), der 1999 zunächst zur Behandlung des Morbus Crohn und ein Jahr später auch zur Behandlung der rheumatoiden Arthritis in Kombination mit Methotrexat zugelassen wurde. Darüber hinaus besteht die Zulassung zur Behandlung des schweren Morbus Bechterew. Infliximab bindet die lösliche Untereinheit von TNFα und die membrangebundene Vorstufe von TNFα hochselektiv und verhindert dadurch die TNFα-vermittelte Freisetzung weiterer proinflammatorischer Zytokine. Infliximab eröffnet damit neue Therapiemöglichkeiten, wenn Patienten nicht ausreichend auf die Standardtherapie ansprechen. Infliximab senkte nach einmaliger Gabe innerhalb von 4 Wochen bei 81% der Crohnpatienten die Entzündungsaktivität im Vergleich zu 17% in der Placebogruppe über einen Zeitraum von 12 Wochen. Weiterhin wurde ein Verschluß aller Fisteln bei 55% der Patienten (Placebogruppe 13%) erreicht. Bei rheumatoider Arthritis wurde mit Infliximab und Methotrexat in einer einjährigen Studie bei 53% der Patienten eine Besserung der Krankheitsaktivität im Vergleich zu 17% bei Methotrexat allein erreicht.

Enbrel (Etanercept) ist nach Infliximab (*Remicade*) der zweite Vertreter der TNFα-Antagonisten, der seit 2000 bei Erwachsenen und Kindern zur Behandlung der rheumatoiden Arthritis eingesetzt werden kann. Seit 2004 besteht die Zulassung für die Psoriasis-Arthritis und den Morbus Bechterew. Etanercept ist ein Fusionsprotein aus dem F_c-Anteil des IgG_1 und zwei rekombinanten humanen p75-TNF-Rezeptoren, die genauso wie lösliche TNF-Rezeptoren TNF-α binden und dadurch biologisch inaktivieren. Das Fusionsprotein hat eine Halbwertszeit von 5 Tagen und braucht daher nur zweimal wöchentlich subkutan injiziert zu werden. Die klinische Wirksamkeit von Etanercept ist bisher in vier kontrollierten Studien untersucht worden (Seymour et al. 2001). Die Wirkung setzte nach 14 Tagen ein und ist damit deutlich schneller als unter Methotrexat, bei dem in der Regel zur Beurteilung des klinischen Erfolges 6–8 Wochen abgewartet werden müssen. Auch die Zahl der befallenen Gelenke nahm deutlich (56% vs. 6%) ab.

Trotz guter akuter Verträglichkeit sind schwerwiegende Risiken einer Langzeittherapie beider Substanzen noch nicht übersehbar. So wurden eine erhöhte Inzidenz maligner Erkrankungen und zahlreiche Fälle von Sepsis und schweren Infektionen beobachtet. Weiterhin sind mehrere Fälle von aplastischer Anämie und Panzytopenie sowie zerebrale Demyelisierungserscheinungen, einschließlich multipler Sklerose und Optikusneuritis mitgeteilt worden. Ähnliche neurologische Störungen sind auch von Infliximab bekannt. Die TNFα-Antagonisten sind weiterhin als echter Fortschritt für die Behandlung der aktiven rheumatoiden Arthritis anzusehen, gehören aber wegen der erheblichen Risiken als Mittel der letzten Wahl in die Hand erfahrener Rheumatologen.

Betarezeptorenblocker

Beloc (Metoprolol) ist der umsatzstärkste Betarezeptorenblocker unter den 50 führenden Arzneimitteln der Internisten. Metoprolol muß wegen seiner kurzen Halbwertszeit (3–4 Std.) ohne Retardierung mindestens zweimal täglich gegeben werden, was aus Gründen der Compliance für die Dauertherapie von Patienten mit Hypertonie oder koronarer Herzkrankheit ungünstig ist. Der Erfolg von *Beloc* beruht vor allem auf der Retardform *Beloc-Zok* mit einer gleichmäßigen Retardgalenik. Inzwischen gibt es aber auch mehrere Metoprololgenerika mit einer vergleichbaren langwirkenden Freisetzung (z. B. *Metohexal Z retard, Metoprolol-ratiopharm O.K. retard Tbl.*). Theoretisch günstiger ist die Verwendung eines β_1-selektiven Betarezeptorenblockers mit längerer Halbwertszeit, der keine teure Retardgalenik benötigt. Diese Eigenschaften weist Atenolol auf, das wegen seiner ausreichend langen Wirkungsdauer (Halbwertszeit 6–11 Std.) nur einmal täglich gegeben werden muß. In mehreren kontrollierten Studien zeigte Atenolol (50 mg unretardiert) im Vergleich zu Metoprolol (100 mg retardiert in ZOK-Galenik) bei einmal täglicher Gabe keine Unterschiede in der Blutdrucksenkung und in der Belastungs-induzierten Tachykardie (Rutan et al. 1993). Aus diesem Grunde wird Atenolol für die Substitution von Metoprolol bei den Standardindikationen Hypertonie, koronare Herzkrankheit und Betarezeptorenblocker-sensiblen Arrhythmieformen vorgeschlagen. Bei Patienten mit eingeschränkter Nierenfunktion ist eine entsprechende Dosisanpassung von Atenolol zu beachten. Andererseits wird Metoprolol durch das Cytochrom-P450-Enzym CYP2D6 in der Leber abgebaut, so daß bei einem genetisch bedingten CYP2D6-Mangel (7% der Bevölkerung) fünffach höhere Metoprololplasmaspiegel und eine verstärkte Betarezeptorblockade auftreten können (Wuttke et al. 2004). Umgekehrt ist die CYP2D6-Aktivität bei 5–10% der Bevölkerung (ultrarapid metabolizer) erhöht, was zu erniedrigten Plasmaspiegeln und einem Wirkungsverlust führt. Bei der Substitution von *Beloc* in den drei genannten Standardindikationen durch Atenololgenerika (z. B. *Atenolol-1A Pharma*) ergibt sich in der Gruppe der Internisten ein rechnerisches Einsparpotential von 32,1 Mio. € (Tabelle 58.1).

58

Dilatrend (Carvedilol) ist ein nichtselektiver Betarezeptorenblocker mit zusätzlich alphablockierender Wirkung. Wie andere Betarezeptorenblocker ist *Dilatrend* zur Behandlung der Hypertonie und der koronaren Herzkrankheit zugelassen. Zusätzlich kann es bei chronischer Herzinsuffizienz angewendet werden, da es in einer großen Langzeitstudie die Mortalität um 35% senkte (Packer et al. 2001). Eine ähnliche mortalitätssenkende Wirkung bei der chronischen Herzinsuffizienz haben auch Bisoprolol und Metoprolol (CIBIS-II Investigators and Committees 1999, MERIT-HF Study Group 1999). Im Hinblick auf die zusätzliche Anwendung bei der Herzinsuffizienz wird für die Substitution von *Dilatrend* Bisoprolol vorgeschlagen, das wegen seiner längeren Halbwertszeit (10–12 Std.) einmal täglich ohne Retardierung verabreicht wird. Außerdem hat Bisoprolol als β_1-selektive Substanz ein geringeres Nebenwirkungspotential als der unselektive Betarezeptorenblocker Carvedilol. Aus allen diesen Gründen wird vorgeschlagen, *Dilatrend* bei Herzinsuffizienzpatienten durch Bisoprolol als Originalpräparat *Concor* zu substituieren, das für diese Indikation zugelassen ist und in entsprechenden Arzneiformen für die Titrationsphase eingesetzt werden kann. Bei den kardiovaskulären Standardindikationen Hypertonie und koronare Herzkrankheit stehen zahlreiche Bisoprololgenerika (z. B. *Bisoprolol-1A Pharma*) zur Verfügung, wodurch sich ein Einsparpotential von 16 Mio. € ergibt (Tabelle 58.1).

58

ACE-Hemmer

Delix (Ramipril) ist im Jahre 2003 der einzige ACE-Hemmer unter den umsatzstärksten Arzneimitteln der Internisten. Ramipril wurde 1990 als vierter Vertreter der langwirkenden ACE-Hemmer mit der Indikation essentielle Hypertonie eingeführt und schon damals als Analogpräparat klassifiziert. Ähnlich wie Enalapril wurde Ramipril 1997 auch für die Behandlung der Herzinsuffizienz zugelassen. Im Jahr 2002 erfolgte eine Indikationserweiterung auf kardiovaskuläre Hochrisikopatienten zur Vermeidung von Myokardinfarkt, Schlaganfall oder kardiovaskulär bedingtem Tod aufgrund der Daten der HOPE-Studie (The Heart Outcomes Prevention Evaluation Study Investigators 2000). Hier wurde bei 9297 kardiovaskulären Hochrisikopatienten eine Senkung des primären Endpunkts (Myokardinfarkt, Schlaganfall, kardiovaskulärer Tod) durch Ramipril (14,0%) im Vergleich zu Placebo

(17,8%) gezeigt. Ramipril ist aber keineswegs der einzige ACE-Hemmer, mit dem kardiovaskuläre Ereignisse bei Risikopatienten gesenkt werden. So wurde bereits vor 12 Jahren mit Enalapril eine Senkung der kardiovaskulären Mortalität von Herzinfarktpatienten in einer großen Studie an 6797 Patienten gezeigt (Yusuf et al. 1992). Aus diesem Grunde kann Enalapril in Form von Enalaprilgenerika (z. B. *enalaprilcorax*) zur Substitution von *Delix* eingesetzt werden. Nach den Verordnungsdaten der Internisten läßt sich für 2003 ein Einsparpotential von 18,3 Mio. € berechnen (Tabelle 58.1). Mit dem Ablauf des Patentschutzes von *Delix* sind seit November 2003 auch Ramiprilgenerika verfügbar, mit denen ein ähnliches Einsparpotential wie mit Enalaprilgenerika erreicht werden kann, da die DDD-Kosten der Ramiprilgenerika mit 0,26 € in einem ähnlichen Bereich liegen (siehe Kapitel 5, Tabelle 5.3).

Delix plus enthält neben Ramipril zusätzlich das Thiaziddiuretikum Hydrochlorothiazid. Durch eine solche Kombination wird die blutdrucksenkende Wirkung des ACE-Hemmers verstärkt. Als erste Präparate dieser Gruppe wurden 1989 fixe Kombinationen aus Enalapril und Hydrochlorothiazid (*Renacor, Pres plus*) eingeführt, mit denen bei nicht ausreichender Enalaprilmonotherapie die Blutdrucksenkung durch zusätzliche Gabe von Hydrochlorothiazid verstärkt wurde (Dahlöf et al. 1988). Seit Juli 2002 sind die ersten Generika der Enalapril-Hydrochlorothiazidkombinationen (*Enabeta comp., Enahexal comp.*) im Handel und haben in diesem Zeitraum bereits einen beträchtlichen Anteil der Verordnungen erreicht. Auch hier kann die generische Enalaprilkombination wegen ihrer günstigen Tagestherapiekosten zur Substitution verwendet werden, zumal *Delix plus* genauso wie die generischen Enalaprilkombinationen nur zur Hochdruckbehandlung zugelassen ist. Dadurch ergibt sich ein zusätzliches Einsparpotential von 9,2 Mio. € (Tabelle 58.1). Seit November 2003 sind auch generische Ramipril-Hydrochlorothiazid-Kombinationen verfügbar, die nach aktuellen Preisen (Juli 2004) sogar noch günstiger als generische Enalaprilkombinationen verordnet werden können.

58

Angiotensinrezeptorantagonisten

Die Angiotensinrezeptorantagonisten (Sartane) sind eine pharmakologisch-therapeutisch bedeutsame Weiterentwicklung von Arzneimitteln zur Hemmung des Angiotensinsystems. Unter den 50 führenden internistischen Arzneimitteln sind sie mit zwei Diuretikakombinationen vertreten. Beide Präparate sind zur Behandlung von Patienten mit Hypertonie indiziert, wenn der Blutdruck mit Hydrochlorothiazid oder dem Sartan allein nicht ausreichend kontrolliert werden kann. Diuretikakombinationen mit Sartanen sind ähnlich wie bei den ACE-Hemmern besonders wirkungsvoll, weil sie die diuretikabedingte Aktivierung des Renin-Angiotensin-Systems unterdrücken und so die blutdrucksenkende Wirkung des Diuretikums verstärken.

Lorzaar plus (Losartan plus Hydrochlorothiazid) kam 1997 zwei Jahre nach der Einführung von Losartan (Lorzaar) als erste Sartankombination mit einen Diuretikum auf den Markt. Angiotensinrezeptorantagonisten kommen nach den Ergebnissen der ELITE II-Studie als Alternative zu den ACE-Hemmern bei Unverträglichkeit von ACE-Hemmern in Frage (Pitt et al. 2000). Nach der LIFE-Studie hat Losartan eine überlegene Wirkung im Vergleich zu dem Betarezeptorenblocker Atenolol bei der Behandlung von Hypertonikern mit linksventrikulärer Hypertrophie (Dahlöf et al. 2002). Bisher ist aber nicht belegt, ob dies auch im Vergleich zu ACE-Hemmern gilt. Losartan und die anderen zweifellos wirksamen Sartane haben damit in der Indikation Hypertonie nur eine begrenzte Evidenz, wenn ACE-Hemmer wegen Nebenwirkungen (z. B. Reizhusten) nicht vertragen werden.

Codiovan (Valsartan plus Hydrochlorothiazid) wurde als zweite Sartankombination mit einen Diuretikum ebenfalls 1997 eingeführt. Valsartan ist ein Analogpräparat, das keine therapeutisch bedeutsamen Unterschiede gegenüber Losartan aufweist. Auch die Preise der beiden Diuretikakombinationen sind identisch.

Bisphosphonate

Fosamax (Alendronsäure) ist nach der ursprünglichen Innovationssubstanz Etidronsäure der fünfte Vertreter der Bisphosphonate, der 1996 auf den Markt kam und zur Behandlung mehrerer Osteoporoseformen (postmenopausal und glucocorticoidinduziert bei Frauen, Männer) zugelassen ist. Bisphosphonate haben eine hohe Affinität zu den Knochenmineralien und vermindern als metabolisch stabile Pyrophosphatanaloga den pathologischen Knochenabbau durch Hemmung der Osteoklastenaktivität. Alendronsäure wirkt ähnlich wie Etidronsäure, aber in ca. 50fach geringerer Dosis. Die terminale Halbwertszeit der Freisetzung aus dem Knochen beträgt über 10 Jahre. Bei postmenopausalen Frauen mit manifester Osteoporose wurde nach 3jähriger Behandlung eine Senkung vertebraler und extravertebraler Frakturen um 50% nachgewiesen (Übersicht bei Delmas 2002). Ein weiterer Vorteil der Osteoporosetherapie mit Alendronsäure ist die einmal wöchentliche Einnahme von 70 mg, die genauso gut wirksam und verträglich ist wie die tägliche Gabe von 10 mg.

Zometa (Zoledronsäure) ist der siebente Vertreter aus der Gruppe der Bisphosphonate, der 2001 in Deutschland eingeführt wurde und speziell zur Therapie der tumorinduzierten Hyperkalzämie sowie zur Prävention skelettbezogener Tumorkomplikationen zugelassen ist. Zoledronsäure hat aufgrund seines schnellen Wirkungseintritts und seiner längeren Wirkungsdauer möglicherweise Vorteile gegenüber den bisher verwendeten Bisphosphonaten bei dieser Indikation. In einer Langzeitstudie an 1648 Patienten mit multiplem Myelom oder fortgeschrittenem Mammakarzinom über 13 Monate war Zoledronsäure (4 mg) genauso wirksam und verträglich wie Pamidronsäure (90 mg) (Rosen et al. 2001).

Einzelpräparate

Durogesic enthält das stark wirkende Opioidanalgetikum Fentanyl als Membranpflaster zur Dauerbehandlung chronischer Schmerzen. Diese Form der transdermalen Opioidtherapie hat in den letzten sechs Jahren stark zugenommen, so daß *Durogesic* inzwischen das mit weitem Abstand führende Opioidanalgetikum in Deutschland geworden ist. Als Belege für die Wirksamkeit bei der Behandlung chronischer Tumorschmerzen wurden in einer Übersicht mehrere positive Studien zusammengefaßt (Gourlay 2001). Zum Einsatz von Fentanyl bei anderen chronischen Schmerzzuständen (z. B. stärkere Rückenschmerzen, neuropathische Schmerzen) gibt es bisher keine Daten aus Placebokontrollierten Studien (Breivik 2001). Auch in Deutschland beschränken sich die Berichte über die Anwendung von *Durogesic* im wesentlichen auf die Behandlung von Tumorschmerzen (Radbruch und Elsner 2004). Trotzdem entfällt ein beträchtlicher Anteil der gestiegenen Opioidverordnungen auf chronische Nichttumorschmerzen, die wegen der fehlenden wissenschaftlichen Evidenz nur in begründeten Fällen mit stark wirkenden Opioiden wie *Durogesic* behandelt werden sollten.

58

Norvasc mit dem Wirkstoff Amlodipin ist der führende Vertreter der Calciumantagonisten aus der Gruppe der langwirkenden Dihydropyridine. Hauptvorteil dieser neueren Calciumantagonisten ist die längere Wirkungsdauer, die eine Einmalgabe pro Tag ermöglicht. Als erster Vertreter kam 1985 Nitrendipin (*Bayotensin*) auf den Markt. Derzeit wird vor allem das 1994 eingeführte Amlodipin (*Norvasc*) angewendet. Amlodipin hat aufgrund einer besonders langen Halbwertszeit theoretische Vorteile gegenüber Nitrendipin. Mehrere Langzeitstudien haben jedoch keine Evidenz für eine überlegene Wirksamkeit von Amlodipin bei Hypertonie und koronarer Herzkrankheit ergeben. In der bisher größten Langzeitstudie an 33357 Hypertonikern über 4,9 Jahre hatte Amlodipin bei den primären Endpunkten (koronare Mortalität, nichttödliche Herzinfarkte) keine Vorteile im Vergleich zu dem Thiaziddiuretikum Chlortalidon und dem ACE-Hemmer Lisinopril (The ALLHAT Officers and Coordinators 2002). Bei den sekundären Endpunkten traten in der Amlodipingruppe deutlich mehr Fälle von Herzinsuffizienz (10,2%) als in der Chlortalidongruppe (7,7%) auf. Aus diesem Grunde empfehlen die ALLHAT-Autoren, daß Thiaziddiuretika für die Initialtherapie der Hypertonie bevorzugt eingesetzt werden sollten, weil sie Amlodipin überlegen sind und weniger kosten. Wenn sich im weiteren Verlauf der Behandlung die Notwendigkeit einer zusätzlichen Therapie mit Calciumantagonisten ergeben sollte, wird die Substitution mit Nitrendipin vorgeschlagen, das in einer Placebo-kontrollierten Studie an älteren Patienten mit isolierter systolischer Hypertonie das Schlaganfallsrisiko und bei diabetischen Hypertonikern auch die Mortalität senkte (Staessen et al. 1997, Tuomilehto et al. 1999). Wegen der günstigen Tagestherapiekosten der Nitrendipingenerika (z. B. *Nitren-1A Pharma*) errechnet sich für *Norvasc* ein besonders hohes Einsparpotential von 49,3 Mio. € (Tabelle 58.1). Infolge der kürzeren Wirkungsdauer von Nitrendipin kann allerdings bei Patienten mit nächtlichen Blutdruckspitzen eine zweimal tägliche Gabe erforderlich werden oder das länger wirksame Amlodipin angezeigt sein. Mit dem Ablauf des Patentschutzes von *Norvasc* sind seit Januar 2004 auch Amlodipingenerika verfügbar, die jedoch mehr als doppelt so teuer wie preiswerte Nitrendipingenerika sind.

Glivec (Imatinib) ist der erste spezifische Tyrosinkinaseinhibitor zur Behandlung der Philadelphiachromosom-positiven chronischen myeloischen Leukämie. Ursache der chronischen myeloischen Leukämie ist bei ca. 95% der Patienten die Bildung des BCR-ABL-Fusionsgens (sog. Philadelphia-Chromosom), das eine konstitutiv aktive Proteintyrosinkinase exprimiert und dadurch ungehemmtes Zellwachstum, verzögerte Apoptose und abnormale Zelladhäsion auslöst. Imatinib wirkt als spezifischer Hemmstoff von ABL-Tyrosinkinasen und induzierte bei 60% der Patienten mit chronischer myeloischer Leukämie eine zytogenetische Remission und bei 95% eine komplette hämatologische Remission (Kantarjian et al. 2002). Auch in der Blastenkrise, die üblicherweise in drei bis sechs Monaten tödlich verläuft, induziert Imatinib bei 52% der Patienten hämatologische Remissionen und bei 16% der Patienten zytogenetische Remissionen (Sawyers et al. 2002). Aufgrund der hohen Remissionsraten eröffnet dieses innovative Wirkprinzip auch Möglichkeiten bei therapierefraktären Verläufen der chronischen myeloischen Leukämie. Darüber hinaus bietet der Tyrosinkinaseinhibitor auch bei anderen Malignomen neue Erfolgsaussichten. So hat Imatinib kürzlich die Zulassung zur Behandlung gastrointestinaler Stromatumoren erhalten.

Vioxx (Rofecoxib) ist der erste in Deutschland zugelassene Vertreter der neuen selektiven COX-2-Inhibitoren. In zahlreichen großen Studien wurde nachgewiesen, daß Rofecoxib bei gleicher Wirksamkeit auf Schmerz und Entzündungsreaktionen ein geringeres Risiko gastrointestinaler Nebenwirkungen als traditionelle nichtsteroidale Antiphlogistika (z. B. Naproxen) aufweist. Allerdings wurde in der VIGOR-Studie eine höhere Herzinfarktrate mit Rofecoxib (0,4%) als mit Naproxen (0,1%) beobachtet (Bombardier et al. 2000). Auffällig ist weiterhin, daß Rofecoxib (12,5 mg/Tag) über einen Zeitraum von sechs Wochen nicht besser als Paracetamol (4000 mg/Tag) auf die Schmerzsymptomatik bei Gonarthrose wirkte (Geba et al. 2002). Nur eine höhere Dosis von Rofecoxib (25 mg/Tag) war der Paracetamolbehandlung überlegen. Daraus folgt, daß Arthroseschmerzen zunächst mit Paracetamol behandelt werden sollten und nur bei nicht ausreichendem Erfolg ggf. ein COX-2-Hemmer eingesetzt werden sollte. Potentielle Risiken bei Koronarpatienten sollten berücksichtigt werden.

Amaryl (Glimepirid) ist ein Sulfonylharnstoffderivat zur Behandlung des Typ-2-Diabetes, das sich nur wenig von anderen Sulfonylharnstoffen unterscheidet und daher als Analogpräparat ohne therapeutischen Zusatznutzen klassifiziert wurde. Demgegenüber behauptet die Herstellerfirma Aventis, daß Glimepirid mehrere Vorteile gegenüber Glibenclamid habe. Dazu sollen eine längere Wirkungsdauer, ein geringeres Hypoglykämierisiko und eine niedrige Tagesdosis gehören.

58

Diese behaupteten Vorteile wirken sich als Chance für die Einmalgabe in der Anwendung aus, sind jedoch nicht durch valide Daten gesichert. Auch für Glimepirid wurde gezeigt, daß eine zweimal tägliche Gabe besser wirksam ist (Rosenstock et al. 1996). In einer Einjahresstudie war die Zahl der Patienten mit Hypoglykämien in der Glimepiridgruppe und in der Glibenclamidgruppe ohne statistisch signifikanten Unterschied (Draeger et al. 1996). Während viele deutsche Diabetologen *Amaryl* aus praktischen Gründen bevorzugen, sehen ausländische Autoren in Glimepirid nur einen neuen Stoff mit einem alten Rezept (Veneman et al. 1998). Entscheidender Nachteil von Amaryl ist die Tatsache, daß seine Wirksamkeit bisher nur an Surrogatparametern (Blutglucose, HbA_{1c}) gemessen wurde, während Glibenclamid diabetische Sekundärkomplikationen in einer Zehnjahresstudie senkte (UK Prospective Diabetes Study Group 1998). Durch die Substitution mit Glibenclamid (z. B. *Glibenclamid AL*) ergibt sich für die Verordnungsdaten des Jahres 2003 ein Einsparpotential von 22,2 Mio. € (Tabelle 58.1). Auch nach den aktuellen Preisen des Jahres 2004 kostet *Amaryl* immer noch 75% mehr als Glibenclamidgenerika (siehe Kapitel 12, Tabelle 12.2).

Pegasys (Peginterferon alfa-2a) wurde 2002 als zweites langwirkendes Interferonderivat zur Behandlung der chronischen Hepatitis C eingeführt und wird vorzugsweise in Kombination mit Ribavirin (*Rebetol, Copegus*) eingesetzt. Gegenüber dem im Juli 2000 eingeführten Peginterferon alfa-2b (*PegIntron*) hat es keine erkennbaren Vorteile und wurde daher als Analogpräparat klassifiziert. *Pegasys* ist ein kovalentes Konjugat des rekombinanten Interferon alfa-2a mit einem verzweigten 40-Kilodalton-Polyethylenglykol. Dadurch wird die terminale Halbwertszeit auf 65–77 Stunden verlängert, so daß Peginterferon alfa-2a genauso wie Peginterferon alfa-2b nur einmal pro Woche gegeben werden kann, während natives Interferon alfa-2a (*Roferon A3*) oder Interferon alfa-2b (*Intron A*) dreimal wöchentlich appliziert werden. Bei der chronischen Hepatitis C ist die antivirale Erfolgsquote einer 24-wöchigen Kombinationstherapie von Peginterferon alfa-2a mit Ribavirin (56%) höher als die Kombinationstherapie mit dem nichtpegylierten Interferon alfa-2a (44%) und der Monotherapie mit Peginterferon alfa-2a (29%) (Fried et al. 2002). Ähnliche Ergebnisse wurden zuvor auch mit Peginterferon alfa-2b erzielt (Manns et al. 2001). Ein direkter Vergleich der beiden pegylierten Interferone, die von verschiedenen Herstellerfirmen stammen, wurde bisher nicht durchgeführt.

58

Combivir ist ein Kombinationspräparat aus den beiden Nukleosid-analoga Zidovudin (*Retrovir*) und Lamivudin (*Epivir*) zur antiretroviralen Kombinationstherapie HIV-infizierter Patienten. *Combivir* wird entsprechend den derzeitigen Therapieempfehlungen zusammen mit einem weiteren Nukleosidanalogon (NRTI), einem nichtnukleosidischen Inhibitor der reversen Transkriptase (NNRTI) oder einem Proteaseinhibitor eingesetzt. Die Zweifachkombination vereinfacht die Einnahme und verbessert damit die Compliance der antiretroviralen Kombinationstherapie.

Salofalk (Mesalazin) ist ein pharmakologisch-therapeutisch verbessertes Arzneimittel, das bereits 1983 zur Akutbehandlung und Rezidivprophylaxe der Colitis ulcerosa eingeführt wurde. Es enthält 5-Aminosalicylsäure, den wirksamen Metaboliten von Sulfasalazin, wodurch viele Nebenwirkungen der Sulfapyrimidingruppe von Sulfasalazin vermieden werden.

Rebetol (Ribavirin) ist ein antivirales Mittel aus der Gruppe der Nukleosidanaloga zur Behandlung der chronischen Hepatitis C in Kombination mit Peginterferon alfa-2b oder Interferon alfa-2b. Ribavirin wird durch zelleigene Kinasen phosphoryliert und hemmt dann eine virale Inosinmonophosphatdehydrogenase, die zur GTP-Synthese benötigt wird. Die Hemmung der Verkappung viraler mRNS und der viralen Proteinsynthese wirkt virostatisch. Bei chronisch aktiver Hepatitis C führt die Kombination von Ribavirin mit Interferon alpha-2b oder Peginterferon alfa-2b zu einer langfristigen Viruselimination.

Neupogen (Filgrastim) ist ein rekombinanter humaner Koloniestimulierender Faktor für Granulozyten (G-CSF), der 1991 als erster Wirkstoff zur Verkürzung einer zytostatikabedingten Neutropenie eingeführt wurde. Weiterhin hat er eine große Bedeutung bei der Knochenmarktransplantation und zur Mobilisierung peripherer Blutstammzellen. Die Unterschiede zum natürlichen natürlichem Lenograstim sind gering (zusätzliches Methionin, fehlende Glykosylierung), die Wirkungen weitgehend ähnlich.

Sandostatin (Octreotid) wurde als Somatostatinanalogon 1990 zur symptomatischen Behandlung endokrin aktiver Tumoren des Gastrointestinaltraktes (metastasierende Karzinoide, Glukagonome) sowie zur Senkung des Wachstumshormonspiegels bei Patienten mit Akromegalie eingeführt. Die Wirkung beruht auf einer Hemmung der Freisetzung anderer Peptidhormone aus Hypophysenvorderlappen (Somatotropin, Thyrotropin) oder Gastrointestinaltrakt (Gastrin,

58

Glucagon, Insulin, Vasoaktives-Intestinales-Peptid). Octreotid wirkt stärker und länger als das natürliche Somatostatin.

Cerezyme (Imiglucerase) ist eine rekombinante β-Glucocerebrosidase zur Substitution des Enzymmangels bei der Gaucher-Krankheit, einer seltenen lysosomalen Lipidspeicherkrankheit. Imiglucerase wurde 1998 eingeführt und ersetzte die bis dahin aus menschlicher Plazenta gewonnene Enzympräparation Alglucerase (*Ceredase*). Bei der Gaucher-Krankheit ist die Enzymaktivität wegen eines genetischen Defekts vermindert. Deshalb reichern sich Cerebroside in den Lysosomen der Gewebsmakrophagen an, die sich in die typischen Gaucher-Zellen umwandeln und zu Hepatosplenomegalie, Anämie, Thrombozytopenie sowie häufig auch Knochenschmerzen und Osteoporose führen. Imiglucerase wird von den Makrophagen aufgenommen und spaltet die gespeicherten Glucocerebroside. Über einen Zeitraum von 2–5 Jahren verhinderte die Enzymersatztherapie mit Imiglucerase bei 1028 Patienten die progressiven Manifestationen des Morbus Gaucher und verbesserte Gaucher-assoziierte Veränderungen wie Anämie, Thrombozytopenie, Leber- und Milzvergrößerung sowie Knochenschmerzen und Schmerzkrisen (Weinreb et al. 2002). In Deutschland gibt es etwa 250 Patienten mit Morbus Gaucher. Die Behandlung eines Patienten verursacht jährlich Kosten von ca. 150.000 €. Die Verordnungskosten von 22,4 Mio. € bedeuten, daß 2003 etwa 150 Gaucher-Patienten von Internisten behandelt wurden.

58

Einsparpotentiale

Unter den 50 umsatzstärksten Arzneimitteln der Internisten befinden sich 20 Präparate, für die eine Substitution durch Generika und pharmakologisch-therapeutisch äquivalente Leitsubstanzen möglich ist. Darüber hinaus sind weitere Wirtschaftlichkeitsreserven bei umsatzstarken Originalpräparaten entstanden, deren Patent seit Ende 2003 abgelaufen ist. Dazu gehören die bereits erwähnten Arzneimittel Amlodipin (*Norvasc*), Ramipril (*Delix, Delix plus*), Carvedilol (*Dilatrend*) und Pravastatin (z. B. *Pravasin*).

Das rechnerische Einsparpotential für alle internistisch verordneten Arzneimittel beträgt im Jahr 2003 insgesamt 1.076 Mio. € (Tabelle 58.1). Der Hauptteil der Einsparpotentiale entfällt auf die Substitution von Analogpräparaten (521 Mio. €), wobei hier allein schon die Substitutionsmöglichkeiten von 121 Mio. € bei vier Statinen im Vordergrund stehen. Die exakten numerischen Schätzungen hängen natürlich von der Ermessensentscheidung ab, was konsensual Analogpräparat, Innovation oder Verbesserung ist, die hier nach der Methode von Fricke und Klaus (2004) vorgenommen wurde. Als nächstes folgt die generische Substitution von Originalpräparaten mit 383 Mio. €. Bei den umstrittenen Arzneimitteln besteht nur noch ein Einsparpotential von 172 Mio. € entsprechend einem prozentualen Anteil von 2,9%, der deutlich unter dem Anteil der umstrittenen Arzneimittel von 4,9% für alle Arztgruppen im Jahre 2003 liegt (siehe Kapitel 1, Tabelle 1.8).

Bei den internistischen Arzneimittelausgaben von 5.887 Mio. € des Jahres 2003 besteht damit ein rechnerisches Einsparpotential von 18,3% des Gesamtumsatzes. In welchem Umfang diese Wirtschaftlichkeitsreserven mobilisiert werden können, hängt von mehreren Faktoren ab. Nach den bisherigen Erfahrungen bei den umstrittenen Arzneimitteln, deren Einsparpotentiale bei den internistischen Arzneiverordnungen schon sehr weit ausgeschöpft worden sind, können solche Therapieumstellungen nicht kurzfristig erfolgen. Das Gelingen weiterer Bemühungen zur wirtschaftlichen Verordnungsweise wird ganz wesentlich davon abhängen, daß die Ärzteschaft ausreichend über die pharmakologisch-therapeutischen Grundlagen aus der Evidenz-basierten Medizin informiert wird.

Literatur

58

Bombardier C, Laine L, Reicin A, Shapiro D, Burgos-Vargas R, Davis B et al (2000): Comparison of upper gastrointestinal toxicity of rofecoxib and naproxen in patients with rheumatoid arthritis. N Engl J Med 343: 1520–1528.

Breivik H (2001): Opioids in cancer and chronic non-cancer pain therapy – indications and controversies. Acta Anaesthesiol Scand 45: 1059–1066.

Cannon CP, Braunwald E, McCabe CH, Rader DJ, Rouleau JL et al for the Pravastatin or Atorvastatin Evaluation and Infection Therapy – Thrombolysis in Myocardial Infarction 22 Investigators (2004): Comparison of intensive and moderate lipid lowering with statins after acute coronary syndromes. N Engl J Med 350: 1495–1504.

CAPRIE Steering Committee (1996): A randomised, blinded, trial of clopidogrel versus aspirin in patients at risk of ischaemic events (CAPRIE). Lancet 348: 1329–1339.

CIBIS-II Investigators and Committees (1999): The Cardiac Insufficiency Bisoprolol Study II (CIBIS-II): a randomised trial. Lancet 353: 9–13.

Dahlöf B, Devereux RB, Kjeldsen SE, Julius S, Beevers G, Faire U et al for The LIFE Study Group (2002): Cardiovascular morbidity and mortality in the losartan intervention for endpoint reduction in hypertension study (LIFE): a randomised trial against atenolol. Lancet 359: 995-1003.

Dahlöf B, Hansson L, Acosta JH, Bolzano K, Fairhurst G, Ferreira C et al (1988): Controlled trial of enalapril and hydrochlorothiazide in 200 hypertensive patients. Am. J. Hypertens. 1: 38-41.

De Lemos JA, Blazing MA, Wiviott SD, Lewis EF, Fox KA, White HD, Rouleau JL, Pedersen TR, Gardner LH, Mukherjee R, Ramsey KE, Palmisano J, Bilheimer DW, Pfeffer MA, Califf RM, Braunwald E (2004): Early intensive vs a delayed conservative simvastatin strategy in patients with acute coronary syndromes: Phase Z of the A to Z Trial. JAMA Aug 30 [Epub ahead of print]

Delmas PD (2002): Treatment of postmenopausal osteoporosis. Lancet 359: 2018-2026.

Diener HC, Bogousslavsky J, Brass LM, Cimminiello C, Csiba L, Kaste M, Leys D, Matias-Guiu J, Rupprecht HJ; MATCH investigators (2004): Aspirin and clopidogrel compared with clopidogrel alone after recent ischaemic stroke or transient ischaemic attack in high-risk patients (MATCH): randomised, double-blind, placebo-controlled trial. Lancet 364: 331-337.

Draeger KE, Wernicke-Panten K, Lomp H-J, Schüler E, Roßkamp R and the Glimepiride Multicentre Study Group (1996): Long-term treatment of type 2 diabetic patients with the new oral antidiabetic agent glimepiride (Amaryl®): a double-blind comparison with glibenclamide. Horm Metab Res 28: 419-425.

Fried MW, Shiffman ML, Reddy KR, Smith C, Marinos G, Goncalez FL et al (2002): Peginterferon alfa-2a plus ribavirin for chronic hepatitis C virus infection. N Engl J Med 347: 975-982.

Fricke U, Klaus W (2004): Neue Arzneimittel. Fakten und Bewertungen von 1999 bis 2002 zugelassenen Arzneimitteln. Band 14. Wissenschaftliche Verlagsgesellschaft mbH Stuttgart.

Fulton B, Markham A (1996): Mycophenolate mofetil. A review of its pharmacodynamic and pharmacokinetic properties and clinical efficacy in renal transplantation. Drugs 51: 278-298.

Gale EAM for the UK Trial Group (2000): A randomized, controlled trial comparing insulin lispro with human soluble insulin in patients with Type 1 diabetes on intensified insulin therapy. Diabetic Med 17: 209-214.

Geba GP, Weaver AL, Polis AB, Dixon ME, Schnitzer TJ for the VACT Group (2002): Efficacy of rofecoxib, celecoxib, and acetaminophen in osteoarthritis of the knee. JAMA 287: 64-71.

Gourlay GK (2001): Treatment of cancer pain with trandermal fentanyl. Lancet Oncol 2: 165-172.

Grundy SM, Cleeman JI, Merz CN, Brewer HB, Clark LT et al; National Heart, Lung, and Blood Institute; American College of Cardiology Foundation; American Heart Association (2004): Implications of recent clinical trials for the National Cholesterol Education Program Adult Treatment Panel III guidelines. Circulation 110: 227-39.

Heart Protection Study Collaborative Group (2002): MRC/BHF heart protection study of cholesterol lowering with simvastatin in 20536 high-risk individuals: a randomised placebo-controlled trial. Lancet 360: 7-22.

58

Heinemann L, Heise T (2001): Klinische Wirkungen und Pharmakodynamik der Insulinanaloga lispro, aspart und glargin. Dtsch Med Wschr 126: 597–604.

Jneid H, Bhatt DL, Corti R, Badimon, JJ, Fuster V, Francis GS (2003): Aspirin and clopidogrel in acute coronary syndromes. Therapeutic insights from the CURE study. Arch Intern Med 163: 1145–1153.

Kahrilas PJ, Falk GW, Johnson DA, Schmitt C, Collins DW, Whipple J et al (2000): Esomeprazole improves healing and symptom resolution as compared with omeprazole in reflux oesophagitis patients: a randomized controlled trial. Aliment Pharmacol Ther 14: 1249–1258.

Kantarjian H, Sawyers C, Hochhaus A, Guilhot F, Schiffer C, Gambacorti-Passerini C et al (2002): Hematologic and cytogenetic responses to imatinib mesylate in chronic myelogenous leukemia. N Engl J Med 346: 645–652.

Kobashigawa J, Miller L, Renlund D, Mentzer R, Alderman E et al (1998): A randomized active-controlled trial of mycophenolate mofetil in heart transplant recipients. Mycophenolate Mofetil Investigators. Transplantation 66: 507–515.

Labenz J, Petersen K-U, Rösch W, Koelz H (2002): Auswahl von Protonenpumpen-Inhibitoren. Dtsch Ärztebl 99: C1940–C1944.

Law MR, Wald NJ, Rudnicka AR (2003): Quantifying effect of statins on low density lipoprotein cholesterol, ischaemic heart disease, and stroke: systematic review and meta-analysis. Brit Med J 326: 1423–1430.

Manns MP, McHutchison JG, Gordon SC, Rustgi VK, Shiffman M, Reindollar R et al and the International Hepatitis Interventional Therapy Group (2001): Peginterferon alfa-2b plus ribavirin compared with interferon alfa-2b plus ribavirin for initial treatment of chronic hepatitis C: a randomised trial. Lancet 358: 958–965.

Markham A, Jarvis B (2000): Inhaled salmeterol/fluticasone propionate combination: a review of its use in persistent asthma. Drugs 60: 1207–1233.

Mehta SR, Yusuf S, Peters RJG, Bertrand ME, Lewis BL, Katarajan MK et al for the Clopidogrel in Unstable angina to prevent Recurrent Events trial (CURE) Investigators (2001): Effects of pre-treatement with clopidogrel and aspirin followed by long-term thearpy in patients undergoing percuta-neous coronary intervention: The PCI-CURE study. Lancet 358: 527–533.

MERIT-HF Study Group (1999): Effect of metoprolol CR/XL in chronic heart failure: metoprolol CR/XL Randomised Intervention Trial in Congestive Heart Failure (MERIT-HF). Lancet 353: 2001–2007.

Nannini L, Lasserson TJ, Poole P (2003): Combined corticosteroid and longacting beta-agonist in one inhaler for chronic obstructive pulmonary disease. Cochrane Database Syst Rev. 2003;(4):CD003794.

National Institute of Clinical Excellence (2000): Guidance on the use of proton pump inhibitors (PPI) in the treatment of dyspepsia. Technology appraisal guidance No. 7 (2000) (http://www.nice.org.uk).

Packer M, Coats AJ, Fowler MB, Katurs HA, Krum H, Mohacsi P et al for the Carvedilol Pro-spective Randomized Cumulative Survival Study Group (2001): Effect of carvedilol on survival in severe chronic heart failure. N Engl J Med 344: 1651–1658.

58

Pitt B, Poole-Wilson PA, Segal R, Martinez FA et al (2000): Effect of losartan compared with captopril on mortality in patients with symptomatic heart failure: randomised trial – the Losartan Heart Failure Survival Study ELITE II. Lancet 355: 1582–1587.

Pollard S, Nashan B, Johnston A, Hoyer P, Belitsky P, Keown P, Helderman H; CONSENT: Consensus on Substitution in European Transplantation (2003): A pharmacokinetic and clinical review of the potential clinical impact of using different formulations of cyclosporin A. Berlin, Germany, November 19, 2001. Clin Ther 25: 1654–1669.

Radbruch L, Elsner F (2004): Clinical experience with transdermal fentanyl for the treatment of cancer pain in Germany. Keio J Med 53: 23–29.

Riddle MC, Rosenstock J, Gerich J; Insulin Glargine 4002 Study Investigators (2003): The treat-to-target trial: randomized addition of glargine or human NPH insulin to oral therapy of type 2 diabetic patients. Diabetes Care 26: 3080–3086.

Rosen LS, Gordon D, Antonio BS, Kaminski M, Howell A, Belch A et al (2001): Zoledronic acid versus pamidronate in the treatment of skeletal metastases in patients with breast cancer or osteolytic lesions of multiple myeloma: a phase III, double-blind, comparative trial. Cancer J 7: 377–387.

Rosenstock J, Samols E, Muchore DB, Schneider J and the Glimepiride Study Group (1996): Glimepiride, a new once-daily sulfonylurea. Diabetes Care 19: 1194–1199.

Rutan GH, Feig PU, May S, Kriegman AG, Brady EM (1993): A comparison of once-daily atenolol and metoprolol using office and ambulatory blood pressure monitoring. J Clin Pharmacol 33: 418–426.

Sacks FM, Pfeffer MA, Moye LA, Rouleau JL, Rutherford JD et al (1996): The effect of pravastatin on coronary events after myocardial infarction in patients with average cholesterol levels. N Engl J Med 335: 1001–1009.

Sawyers CL, Hochhaus A, Feldman E, Goldman JM, Miller CB, Ottmann OG et al (2002): Imatinib induces hematologic and cytogenetic responses in patients with chronic myelogenous leukemia in myeloid blast crisis: results of a phase II study. Blood 99: 3530–3539.

Scandinavian Simvastatin Survival Study Group (1994): Randomized trial of cholesterol lowering in 4444 patients with coronary heart disease. The Scandinavian Simvastatin Survival Study (4S). Lancet 344: 1383–1389.

Sever SP, Dahlöf B, Poulter NR, Wedel H, Beevers G, Caulfield M et al (2003): Prevention of coronary and stroke events with atorvastatin in hypertensive patients who have average or lower-than-average cholesterol concentrations, in the Anglo-Scandinavian Cardiac Outcomes Trial-Lipid Lowering Arm (ASCOT-LLA): a multicentre randomised controlled trial. Lancet 361: 1149–1158.

Seymour HE, Worsley A, Smith JM, Thomas SHL (2001): Anti-TNF agents for rheumatoid arthritis. Br J Clin Pharmacol 51: 201–208.

Spencer CM, Faulds D (2000): Esomeprazole. Drugs 60: 321–329.

Staessen JA, Fagard R, Thijs L, Celis H, Arabidze GG et al (1997): Randomised double-blind comparison of placebo and active treatment for older patients

58

with isolated systolic hypertension. The Systolic Hypertension in Europe (Syst-Eur) Trial Investigators. Lancet 350: 757–764.

Stedman CAM, Barclay ML (2000): Review article: comparison of the pharmaco-kinetics, acid suppression and efficacy of proton pump inhibitors. Aliment Pharmacol Ther 14: 963–978.

The ALLHAT Officers and Coordinators for the ALLHAT Collaborative Research Group (2002). Major outcomes in high-risk hypertensive patients randomized to angiotensin-converting enzyme inhibitor or calcium channel blocker vs diuretic. The Antihypertensive and Lipid-Lowering Treatment to Prevent Heart Attack Trial (ALLHAT). JAMA 288: 2981–2997.

The Heart Outcomes Prevention Evaluation Study Investigators (2000): Effects of an angiotensin-converting-enzyme inhibitor, ramipril, on cardiovascular events in high-risk patients. N Engl J Med 342: 145–153.

The Long-Term Intervention With Pravastatin in Ischemic Disease (LIPID) Study Group (1998): Prevention of cardiovascular events and death with pravastatin in patients with coronary heart disease and a broad range of initial cholesterol levels. N Engl J Med 339: 1349–1357.

Tuomilehto J, Rastenyte D, Birkenhäger WH, Thjs L, Antikainen R et al (1999): Effects of calcium-channel blockade in older patients with diabetes and systolic hypertension. N Engl J Med 340: 677–684.

UK Prospective Diabetes Study (UKPDS) Group (1998): Intensive blood-glucose control with sulphonylureas or insulin compared with conventional treatment and risk of complications in patients with type 2 diabetes (UKPDS 33). Lancet 352: 837–853.

Veneman TF, Tack CJ, van Haeften TW (1998): The newly developed sulfonylurea glimepiride: a new ingredient, an old recipe. Neth J Med 52: 179–186.

Weinreb NJ, Charrow J, Andersson HC, Kaplan P, Kolodny EH, Mistry P, Pastores G, Rosenbloom BE, Scott CR, Wappner RS, Zimran A (2002): Effectiveness of enzyme replacement therapy in 1028 patients with type 1 Gaucher disease after 2 to 5 years of treatment: a report from the Gaucher Registry. Am J Med 113: 112–119.

Wuttke H, Rau T, Eschenhagen T (2004): Genpolymorphismen in Arzneimittel-abbauenden Enzymen. Bedeutung für die Therapie mit β-Blockern. Dtsch med Wochenschr 129: 831–835.

Yusuf S, Pepine CJ, Garces C, Pouleur H, Salem D, Kostis J et al (1992): Effect of enalapril on myocardial infaction and unstable angina in patients with low ejection fractions. Lancet 340: 1173–1178.

58

59. Verordnungsprofil der Kinderärzte

ULRICH SCHWABE

AUF EINEN BLICK

Verordnungsanteil

Kinderärzte sind mit 6838 Vertragsärzten die viertgrößte Arztgruppe und haben im Jahre 2003 Arzneimittel für 554 Mio. € entsprechend einem Umsatzanteil von 2,3 % an den gesamten Arzneimittelausgaben im Bundesgebiet verordnet. Wichtigste Komponenten des kinderärztlichen Verordnungsprofils unter den 50 führenden Präparaten sind 8 Antibiotika, 7 Antiasthmatika, 5 Wachstumshormonpräparate und 4 Expektorantien.

Bewertung

Unter den 50 führenden kinderärztlichen Präparaten sind 13 innovative oder pharmakologisch-therapeutisch verbesserte Arzneimittel, 5 Analogpräparate, 8 Arzneimittel mit umstrittener Wirksamkeit und 9 Generika vertreten.

Einsparpotential

Im Jahr 2003 beträgt das rechnerische Einsparpotential für alle kinderärztlich verordneten Arzneimittel 94 Mio. € entsprechend einem Umsatzanteil von 17,0 %, wobei der Hauptteil auf umstrittene Arzneimittel entfällt (64 Mio. €).

Kinderärzte haben im Jahre 2003 für 553,9 Mio. € Arzneimittel verordnet. Damit hatten sie nur einen kleinen Anteil (2,3%) an den gesamten Arzneimittelausgaben in Höhe von 24.121 Mio. €, obwohl sie mit 6838 Ärzten die viertgrößte Arztgruppe der 130.563 Vertragsärzte in Deutschland stellen. Grund dafür ist der deutlich niedrigere Arzneimittelumsatz von 81.000 € pro Kinderarzt im Vergleich zum Durchschnitt aller Ärzte (185.000 €) (siehe Kapitel 51, Tabelle 51.1). Auf die 50 umsatzstärksten Arzneimittel entfallen 248,6 Mio. € and damit knapp die Hälfte (44,9%) der kinderärztlichen Arzneimittelverordnungen (Tabelle 59.1). Das Segment der 50 umsatzstärksten Präparate vermittelt daher einen guten Überblick über das Verordnungsprofil der Kinderärzte und die Kostenstruktur der fachspezifischen Arzneiverordnungen.

Die mit Abstand umsatzstärkste Arzneimittelgruppe unter den 50 führenden Arzneimitteln der Kinderärzte sind fünf Wachstumshormonpräparate mit einem Umsatz von 66,8 Mio. €. Als weitere umsatzstarke Arzneimittelgruppen sind sieben Antiasthmatika (42,6 Mio. €), acht Antibiotika (31,5 Mio. €), drei Psychostimulantien (16,8 Mio. €) und vier Expektorantien (14,2 Mio. €) zu nennen (Tabelle 59.1). Jeweils drei Präparate entfallen auf Kariesprophylaxemittel, Antiepileptika und Rhinologika sowie zwei Präparate auf Antipyretika. Den Rest bilden 12 Einzelpräparate. Keine Berücksichtigung fanden in dieser Aufstellung die in der Kinderheilkunde häufig eingesetzten Impfstoffe, die zum großen Teil direkt von den Herstellern bezogen werden.

Nicht verschreibungspflichtige Arzneimittel haben unter den 50 führenden Kinderarzneimitteln einen auffällig hohen Anteil von 16 Präparaten, die in der Tabelle 59.1 durch eine Fußnote markiert sind und in einem eigenen Abschnitt besprochen werden.

Innovationen

Unter den führenden Präparaten der Kinderärzte gehören 13 Präparate zu den innovativen oder pharmakologisch-therapeutisch verbesserten Arzneimitteln. Bei zwei Präparaten ist der Nachweis der therapeutischen Wirksamkeit nur in eingeschränkter Form erbracht worden (Tabelle 59.1). Im folgenden wird die Beleglage für die innovativen Arzneimittel in Kurzform dargestellt.

Sandimmun (Ciclosporin) wurde 1983 als erster Vertreter der Calcineurinantagonisten zur Prophylaxe der Transplantatabstoßung nach Organ- und Knochenmarktransplantationen eingeführt und hat als erstes effektives Immunsuppressivum einen der wichtigsten Fortschritte in der Transplantationsmedizin ermöglicht. Als ausgeprägter Inhibitor der Interleukin 2-Bildung hemmt es bei der Immunantwort die Aktivierung von T-Lymphozyten. Inzwischen steht eine generische Substitutionsmöglichkeit (*Cicloral*) zur Verfügung, wobei auf mögliche Unterschiede in der oralen Bioverfügbarkeit geachtet werden muß (Pollard et al. 2003).

59

Tabelle 59.1: Verordnung der 50 umsatzstärksten Arzneimittel durch Kinderärzte 2003. Angegeben sind die 50 umsatzstärksten Präparate mit Umsatz, Kommentar, Substitutionsvorschlägen und Einsparpotentialen.

Rang	Präparat	Umsatz Mio. €	Kommentar	Substitutions-vorschlag	Einspar-potential Mio. €
1	Genotropin	29,3		Norditropin	1,9
2	Norditropin	15,5			
3	Singulair	12,2	Innovation (begr.)		
4	Pulmicort	10,3	Verbesserung	Budiair	1,0
5	Synagis	9,4	Innovation		
6	Saizen	8,9		Norditropin	1,1
7	Humatrope	8,7		Norditropin	0,3
8	Concerta	7,3	Retardpräparat		
9	Viani	6,3	Verbesserung		
10	Pulmozyme	6,3	Innovation (begr.)		
11	Klacid	6,0	Analogpräparat		
12	Spasmo-Mucosolvan	5,7	umstrittenes Mittel	Bricanyl Lsg.	4,0
13	Prospan[1]	5,5	umstrittenes Mittel	Hydratation	5,5
14	D-Fluoretten[1]	5,5			
15	Ritalin	5,0	Originalpräparat	Equasym	0,8
16	Tobi	4,9			
17	Lamictal	4,8	Innovation		
18	Zymafluor D[1]	4,7			
19	Medikinet	4,5	Generikum	Equasym	0,3
20	Zomacton	4,4			
21	Capval	4,1			
22	Cerezyme	3,9	Verbesserung		
23	Mucosolvan[1]	3,8	umstrittenes Mittel	Hydratation	3,8
24	Nurofen[1]	3,8	Analogpräparat	Paracetamol-1A Pharma Saft[2]	1,7
25	Flutide	3,4	Analogpräparat	Budiair	1,3
26	Zithromax	3,3	Innovation		
27	Nasengel/Spray/ Tr.-ratioph.[1]	3,3	Generikum		
28	Sandimmun	3,1	Innovation	Cicloral[3]	0,8
29	Olynth[1]	2,8	Generikum		
30	sab simplex[1]	2,7	umstrittenes Mittel	Diätumstellung	2,7

59

Tabelle 59.1: Verordnung der 50 umsatzstärksten Arzneimittel durch Kinderärzte 2003. Angegeben sind die 50 umsatzstärksten Präparate mit Umsatz, Kommentar, Substitutionsvorschlägen und Einsparpotentialen (Fortsetzung).

Rang	Präparat	Umsatz Mio. €	Kommentar	Substitutions- vorschlag	Einspar- potential Mio. €
31	Minirin	2,7	Verbesserung		0,3
32	Orfiril	2,6	Generikum	Valproinsäure- ratiopharm	0,2
33	Suprax	2,6	Analogpräparat		
34	Enbrel	2,6	Innovation		
35	Infectomycin	2,6	Generikum	Erybeta	1,0
36	Paracetamol-ratiopharm[1]	2,6	Generikum	Paracetamol-1A Pharma	0,6
37	Rectodelt	2,5			
38	Linola/-Fett[1]	2,5			
39	Topamax	2,5	Innovation		
40	ACC[1]	2,5	umstrittenes Mittel	Hydratation	2,5
41	CEC	2,5	Generikum		
42	InfectoBicillin	2,4	Analogpräparat	Penicillin V AL	1,5
43	Fluimucil[1]	2,4	umstrittenes Mittel	Hydratation	2,4
44	Atrovent	2,4	Verbesserung		
45	Grüncef	2,4	Generikum		
46	Sinupret[1]	2,4	umstrittenes Mittel	Olynth	2,1
47	Kreon[1]	2,4	Generikum	Pangrol	0,9
48	Fluoretten[1]	2,3			
49	Fenistil/-retard[1]	2,3	Analogpräparat		
50	Aarane/N	2,3	umstrittenes Mittel	Intal	0,5

Summe 1–50		248,6			37,1
Summe gesamt		553,9		Einsparpotential gesamt	94,4
				davon generisch	24,5
				analog	5,9
				umstritten	64,0

59

[1] Präparat ist nicht verschreibungspflichtig oder teilweise nicht verschreibungspflichtig
[2] Substitution abweichend von den Empfehlungen zur Analogsubstitution in Kapitel 1 mit Para- cetamol-Saft als spezielle Kinderzubereitung
[3] Orale Bioverfügbarkeitsunterschiede beachten

Synagis (Palivizumab) ist ein humanisierter Immunglobulinanti-körper, der 1999 zur Prävention schwerer Erkrankungen der unteren Atemwege durch das Respiratory-syncytial-Virus (RSV) bei pädiatrischen Hochrisikopatienten eingeführt wurde. Palivizumab verhindert durch Bindung an das virale Fusionsprotein die Verschmelzung mit der Zellmembran der Schleimhautepithelzelle und hemmt dadurch die virale Virusreplikation. Durch eine fünfmonatige Prophylaxe wurde die Hospitalisierungsrate von Frühgeborenen und Kleinkindern mit bronchopulmonaler Dysplasie von 10,6% in der Placebogruppe auf 4,8% in der Palivizumabgruppe gesenkt (The Impact-RSV Study Group 1998). Wegen der hohen Kosten von 4500–7000 € für eine fünfmonatige Prophylaxe wird eine restriktive Anwendung empfohlen.

Enbrel (Etanercept) ist nach Infliximab (*Remicade*) der zweite Vertreter der TNFα-Antagonisten, der seit 2000 bei Erwachsenen und Kindern zur Behandlung der rheumatoiden Arthritis eingesetzt werden kann. Seit 2004 besteht die Zulassung für die Psoriasis-Arthritis und den Morbus Bechterew. Etanercept ist ein Fusionsprotein aus dem F_c-Anteil des IgG_1 und zwei rekombinanten humanen p75-TNF-Rezeptoren, die genauso wie lösliche TNF-Rezeptoren TNF-α binden und dadurch biologisch inaktivieren. Das Fusionsprotein hat eine Halbwertszeit von 5 Tagen und braucht daher nur zweimal wöchentlich subkutan injiziert zu werden. Die klinische Wirksamkeit von Etanercept ist bisher in vier kontrollierten Studien untersucht worden (Seymour et al. 2001). Die Wirkung setzte nach 14 Tagen ein und ist damit deutlich schneller als unter Methotrexat, bei dem in der Regel zur Beurteilung des klinischen Erfolges 6–8 Wochen abgewartet werden müssen. Auch die Zahl der befallenen Gelenke nahm deutlich (56% vs. 6%) ab. Trotz guter akuter Verträglichkeit sind schwerwiegende Risiken einer Langzeittherapie noch nicht übersehbar. So wurden eine erhöhte Inzidenz maligner Erkrankungen und zahlreiche Fälle von Sepsis und schweren Infektionen beobachtet. Weiterhin sind mehrere Fälle von aplastischer Anämie und Panzytopenie sowie zerebrale Demyelisierungserscheinungen, einschließlich multipler Sklerose und Optikusneuritis mitgeteilt worden. Inzwischen haben diese schwerwiegenden Nebenwirkungen Eingang in die Fachinformationen gefunden. Die TNFα-Antagonisten sind weiterhin als echter Fortschritt für die Behandlung der aktiven rheumatoiden Arthritis anzusehen, gehören aber wegen der erheblichen Risiken als Mittel der letzten Wahl in die Hand erfahrener Rheumatologen.

Lamictal (Lamotrigin) wurde 1993 als zweiter Vertreter der neuen Antiepileptika eingeführt und ist seit 1997 ist auch zur Monotherapie fokaler und sekundär generalisierter Anfälle zugelassen. Seine Hauptwirkung besteht in der Blockade spannungsabhängiger Natriumkanäle und einer daraus resultierenden Hemmwirkung auf die Freisetzung exzitatorischer Neurotransmitter vom Typ des Glutamats. Die Zusatztherapie mit Lamotrigin senkte die Anfallsfrequenz bei 13–67% von sonst therapierefraktären Patienten um mindestens 50%. Als Monotherapie hat Lamotrigin eine ähnliche Wirksamkeit wie Carbamazepin oder Phenytoin, ist aber unter Berücksichtigung von Verträglichkeit und Nebenwirkungen deutlich teurer (Beydoun 1997).

Topamax (Topiramat) wurde 1998 in Deutschland als Zusatztherapie bei bisher therapieresistenten fokalen und sekundär generalisierten Anfällen ab dem 12. Lebensjahr eingeführt. Eine Besonderheit des pharmakologischen Profils von Topiramat ist die Hemmung der neuronalen Erregbarkeit durch Blockade von Glutamatrezeptoren vom AMPA-Typ, die neben einer Natriumkanalblockade und einer benzodiazepinähnlichen Verstärkung $GABA_A$-Rezeptor-vermittelter Hemmwirkungen zur antiepileptischen Wirkung beiträgt. Nach einem Cochrane-Review über 6 Studien mit 743 Patienten wurde bei 46% der Patienten eine mindestens 50%ige Abnahme der Anfallshäufigkeit beobachtet (Jette et al. 2000). Wegen der relativ kurzen Dauer (11–19 Wochen) sind die bisher vorliegenden Studien kein ausreichender Beleg für die Langzeitanwendung von Topiramat. Wichtigste Nebenwirkungen sind psychische und kognitive Veränderungen, manchmal mit Wortfindungsstörungen verbunden, Gewichtsabnahme und gelegentlich das Auftreten von Nierensteinen.

Zithromax (Azithromycin) wurde 1993 als erster Vertreter der Azalide eingeführt, die mit einem methylsubstituierten Stickstoff eine verbesserte Säurestabilität und orale Bioverfügbarkeit aufweisen. Die Substanz hat eine ungewöhnlich hohe Gewebsaffinität und eine lange terminale Halbwertszeit (2–4 Tage), so daß sie noch bis zur vierten Woche nach der letzten Gabe im Urin ausgeschieden wird. Deshalb wirkt eine 3–5tägige Therapie genauso gut wie eine zehntägige Erythromycintherapie. Als problematisch werten einige Experten die im Körper lang anhaltenden subinhibtorischen Konzentrationen, die möglicherweise die Resistenzentwicklung bei Pneumokokken und A-Streptokokken fördern (Baquero 1999).

Verbesserte Arzneimittel

Viani kam 1999 als erste fixe Kombination aus dem langwirkenden Beta$_2$-Rezeptoragonisten Salmeterol und dem Glucocorticoid Fluticason zur inhalativen Dauerbehandlung des Asthma bronchiale und der chronisch obstruktiven Lungenkrankheit (COPD) auf den Markt. In mehreren klinischen Studien wurde gezeigt, daß die fixe Kombination wirksamer als jeder Kombinationspartner allein ist (Markham und Jarvis 2000).

Cerezyme (Imiglucerase) ist eine rekombinante β-Glucocerebrosidase zur Substitution des Enzymmangels bei der Gaucher-Krankheit, einer seltenen lysosomalen Lipidspeicherkrankheit. Imiglucerase wurde 1998 eingeführt und ersetzte die bis dahin aus menschlicher Plazenta gewonnene Enzympräparation Alglucerase (*Ceredase*). Bei der Gaucher-Krankheit ist die Enzymaktivität wegen eines genetischen Defekts vermindert. Deshalb reichern sich Cerebroside in den Lysosomen der Gewebsmakrophagen an, die sich in die typischen Gaucher-Zellen umwandeln und zu Hepatosplenomegalie, Anämie, Thrombozytopenie sowie häufig auch Knochenschmerzen und Osteoporose führen. Imiglucerase wird von den Makrophagen aufgenommen und spaltet die gespeicherten Glucocerebroside. Über einen Zeitraum von 2–5 Jahren verhinderte die Enzymersatztherapie mit Imiglucerase bei 1028 Patienten die progressiven Manifestationen des Morbus Gaucher und verbesserte Gaucher-assoziierte Veränderungen wie Anämie, Thrombozytopenie, Leber- und Milzvergrößerung sowie Knochenschmerzen und Schmerzkrisen (Weinreb et al. 2002). In Deutschland gibt es etwa 250 Patienten mit Morbus Gaucher. Die Behandlung eines Patienten verursacht jährlich Kosten von ca. 150.000 €. Die Verordnungskosten von 3,9 Mio. € bedeuten, daß 2003 etwa 25 Gaucher-Patienten von Kinderärzten behandelt wurden.

Minirin (Desmopressin) ist ein Vasopressinderivat mit verstärkter und verlängerter antidiuretischer Wirkung ohne wesentliche vasopressorische Aktivität. Es ist daher seit langem das Mittel der Wahl für die Behandlung des Diabetes insipidus. Außerdem erhöht Desmopressin die Faktor VIII-Sekretion in der Leber bei leichter Hämophilie A und Von-Willebrand-Jürgens-Syndrom. In der Kinderheilkunde wird *Minirin* vermutlich immer noch häufig als Adjuvans bei Enuresis nocturna angewendet, wenn andere nichtmedikamentöse Therapiemaßnahmen versagen.

Begrenzte Wirksamkeit

Singulair (Montelukast) enthält den ersten Vertreter der Leukotrien-antagonisten, der als Zusatzmedikation zur Behandlung bei leichten bis mittelschweren Formen des Asthma bronchiale eingesetzt wird. Ein Cochrane-Review über zehn kontrollierte vergleichende Studien von Leukotrienantagonisten und inhalativen Glucocorticoiden zeigte, daß Montelukast auf die Zahl der Asthmaexazerbationen vergleichbare Wirkungen wie inhalative Glucocorticoide hatte (Ducharme und Hicks 2001). Bezüglich der Verbesserung der Lungenfunktion waren jedoch die inhalativen Glucocorticoide überlegen. In einer neueren Placebo-kontrollierten Studie bei Asthmapatienten, die eine Basistherapie mit inhalativen Glucocorticoiden erhielten, wurde durch Zusatzmedikation von Montelukast kein verbesserter therapeutischer Effekt nachgewiesen (Robinson et al. 2001). Die Evidenz für Montelukast (*Singulair*) beschränkt sich also auf einen Glucocorticoid-einsparenden Effekt ohne einen eigenständigen zusätzlichen therapeutischen Nutzen.

Pulmozyme (Dornase alfa) wird zur Behandlung der Mukoviszidose bei Patienten über 5 Jahre mit ausreichender Vitalkapazität (über 40% des Normalwertes) angewendet. Nach einem Cochrane-Review über 12 Studien mit 2294 Patienten verbesserte Dornase alfa die Lungenfunktion (FEV_1) über einen Zeitraum von einem Monat bis zu zwei Jahren um 3–5% (Jones und Wallis 2003). Das Risiko infektiöser Exazerbationen, Antibiotikaverbrauch, Krankenhausaufenthalte und Lebensqualität wurden jedoch nicht signifikant verändert. Diese Daten belegen eine begrenzte therapeutische Wirksamkeit von Dornase alfa für die Lungenfunktion, zeigen aber zugleich, daß die Risiken respiratorischer Infektionen nicht vermindert werden.

59

Analogpräparate

Unter den 50 umsatzstärksten Arzneimitteln der Kinderärzte sind fünf Analogpräparate vertreten, die neue Moleküle mit analogen Wirkungen wie bekannte Arzneimittel enthalten und daher chemische Innovationen ohne einen therapeutischen Zusatznutzen darstellen. Produkte mit solchen Molekülvariationen werden wegen ihrer Ähnlichkeit zu bereits eingeführten Wirkstoffen auch als Me-too-Präparate bezeichnet. Bei drei Analogpräparaten aus der Gruppe der inhalativen Glucocorticoide und der Penicilline ergeben sich durch die Substitution mit den ursprünglichen Innovationssubstanzen Wirtschaftlichkeitsreserven. Im folgenden wird die klinisch-therapeutische Evidenz für die zur Substitution vorgeschlagenen Leitsubstanzen dargestellt.

Nurofen mit dem Wirkstoff Ibuprofen wird von Kinderärzten hauptsächlich als Fiebersaft für Kinder verordnet. Obwohl Ibuprofen (Einzeldosis 7,5–10 mg/kg) und Paracetamol (Einzeldosis 10–15 mg/kg) in mehreren kontrollierten Studien vergleichbare Wirkungen hatten, wird nach wie vor Paracetamol als Mittel der Wahl zur Fiebersenkung empfohlen, da es bei korrekter Dosierung gut verträglich ist und seit 40 Jahren erfolgreich angewendet wird (siehe Übersichten bei Cranswick und Coghlan 2000, Litalien und Jacqz-Aigrain 2001). Außerdem sind äquivalente Dosierungen von Paracetamol (z. B. *Paracetamol AL Saft*, 4 g/100 ml 3,06 €) preisgünstiger als Ibuprofen (*Nurofen Junior Fiebersaft* 2 g/100 ml 4,15 €), wodurch sich ein deutliches Einsparpotential ergibt (Tabelle 59.1). Beides sind nicht verschreibungspflichtige Arzneimittel und daher nur noch für Kinder bis zu 12 Jahren zu Lasten der GKV verordnungsfähig (siehe unten).

Flutide (Fluticason) wurde 1994 als vierter Vertreter der inhalativen Glucocorticoide zur Behandlung des Asthma bronchiale eingeführt. Im Vergleich zu anderen Wirkstoffen weist es eine höhere Rezeptorbindungsaktivität auf, zeigt aber bei Gabe äquivalenter Dosen keine therapeutisch bedeutsamen Unterschiede. Nach einem aktuellen Cochrane Review bessert Fluticason mit der Hälfte der Dosierung anderer Steroide Asthmasymptome genauso gut oder besser wie volle Dosierungen von Beclometason oder Budesonid, kann aber bei gleich hoher Dosis mehr Nebenwirkungen auslösen (Adams et al. 2004). Zur Substitution von *Flutide* wird daher Budesonid mit seinen besonders preisgünstigen Generikapräparaten (z. B. *Budesonid AL Aerosol*) vorgeschlagen.

InfectoBicillin (Phenoxymethylpenicillin-Benzathin) ist ein Oralpenicillin zur Behandlung von Streptokokkeninfektionen (z. B. Tonsillitis, Scharlach, Erysipel), das ähnliche Eigenschaften wie Phenoxymethylpenicillin (Penicillin V) aufweist. Wegen seiner pharmakokinetischen Eigenschaften soll das Benzathinsalz besser als Phenoxymethylpenicillin für eine zweimal tägliche Gabe geeignet sein (Kaufhold 1995). Seit längerem ist auch für Phenoxymethylpenicillin bekannt, daß eine zweimal tägliche Dosierung genauso gut wirkt wie Dosierungsschemata mit einer häufigeren Gabe (Tanz 2000). Deshalb

59

wird zur Substitution von *InfectoBicillin* ein preisgünstiges Generikum von Penicillin (z. B. *Penicillin V AL*) vorgeschlagen.

Generika

Unter den 50 führenden Arzneimitteln der Kinderärzte sind neun Präparate mit generikafähigen Wirkstoffen vertreten. Sie gliedern sich in zwei Originalpräparate (*Pulmicort, Ritalin*), die durch Generika substituiert werden können, und sieben Generikapräparate, für die in einigen Fällen keine weitere Substitution notwendig ist, da die verordneten Generikapräparate bereits besonders preisgünstig sind (*Medikinet, Nasengel/Spray/Tropfen-ratiopharm, Olynth, Orfiril, Infectomycin, Paracetamol-ratiopharm, Grüncef*). Daher ergibt sich für die Gesamtausgaben der Kinderärzte von 554 Mio. € nur ein generisches Einsparpotential von 24,5 Mio. € (Tabelle 59.1).

Umstrittene Arzneimittel

Als umstrittene Arzneimittel werden Wirkstoffe oder Fertigarzneimittel bezeichnet, deren therapeutische Wirksamkeit nicht oder nicht in ausreichendem Maße durch kontrollierte klinische Studien nachgewiesen worden ist oder deren Nutzen-Risiko-Verhältnis negativ bewertet wird. Umstrittene Arzneimittel sind unter den 50 führenden Präparaten der Kinderärzte mit acht Präparaten vertreten. Die meisten umstrittenen Arzneimittel entfallen auf die Gruppe der Expektorantien (4 Präparate) und Antiasthmatika/Bronchospasmolytika (2 Präparate). Im folgenden werden die Belege für die nicht ausreichende Wirksamkeit dieser Mittel dargestellt und die zur Substitution vorgeschlagenen Alternativen begründet.

59

Expektorantien

Prospan ist ein pflanzliches Expektorans mit einem Extrakt aus Efeublättern (Folia hedera). Die meisten mit *Prospan* durchgeführten Studien sind unkontrollierte Anwendungsbeobachtungen ohne Placebogruppen. Die einzige Placebo-kontrollierte Studie zeigte einen marginalen Effekt, der jedoch wegen kleiner Patientenzahlen (24) und kurzer Prüfdauer (3–5 Tage) kein valider Beleg für die Wirksamkeit ist (Mansfeld et al. 1998). Daher werden für *Prospan* und alle anderen Expektorantien mit nicht ausreichend belegter Wirksamkeit nichtmedikamentöse Maßnahmen (z. B. ausreichende Hydratation des Patienten) vorgeschlagen.

Mucosolvan enthält das Expektorans Ambroxol. Die Beleglage für Ambroxol ist uneinheitlich. Als Beleg der Wirksamkeit gilt eine italienische Studie zur Prävention akuter Exazerbationen der chronischen Bronchitis (Olivieri et al. 1987). In einer weiteren Ambroxolstudie wurden die Zeiten der Arbeitsunfähigkeit verkürzt, subjektive Symptome und Klinikaufenthalte aber nicht beeinflußt (Cegla 1988). Bei 90 Patienten mit chronischer Bronchitis war in einer doppelblinden, Placebo-kontrollierten Studie kein therapeutischer Vorteil von Ambroxol nachweisbar (Guyatt et al. 1987). Auch die GOLD-Initiative empfiehlt Mukolytika wie Ambroxol aufgrund mangelnder Belege nicht bei der chronisch obstruktiven Bronchitis (Global Initiative for Chronic Obstructive Lung Disease 2001). Aus allen diesen Gründen werden an Stelle von *Mucosolvan* nichtmedikamentöse Maßnahmen (z. B. Hydratation) vorgeschlagen.

ACC enthält das Mukolytikum Acetylcystein, das nach den Angaben des Herstellers bei akuten Erkältungskrankheiten mit vermehrter Schleimbildung und erschwertem Abhusten eingesetzt werden soll. Acetylcystein ist ein Mukolytikum mit freien Sulfhydrylgruppen, das nach Inhalation hoher Konzentrationen die Viskosität des Bronchialschleims durch Spaltung von Disulfidbrücken erniedrigt. Da inhalatives Acetylcystein bei Asthmapatienten Bronchospasmen auslöst, wird diese Applikationsform schon seit längerem nicht mehr empfohlen. Die derzeit häufig angewendete orale Gabe hat jedoch den Nachteil einer geringen Bioverfügbarkeit (ca. 10%). Ein Nachweis von Acetylcystein im Bronchialschleim war nicht möglich (Cotgreave et al. 1987). Eine große Zahl von Studien hat dementsprechend keine Belege für eine Wirksamkeit von Acetylcystein bei chronischer Bronchitis ergeben (Grandjean et al. 2000, Poole und Black 2001). Statt der Verordnung von *ACC* werden auch für dieses Expektorans nichtmedikamentöse Maßnahmen (z. B. Hydratation) vorgeschlagen.

Fluimucil ist ein weiteres Acetylcysteinpräparat, für das die gleiche Beurteilung und der gleiche Substitutionsvorschlag gelten.

Bronchospasmolytika

Spasmo-Mucosolvan ist eine fixe Kombination aus dem Beta$_2$-Sympathomimetikum Clenbuterol und dem Mukolytikum Ambroxol zur oralen Applikation bei akuten und chronischen Atemwegskrankheiten, die mit spastischen Verengungen, veränderter Sekretbildung und gestörtem Sekrettransport einhergehen. Ambroxol (*Mucosolvan*) gehört zu den mukolytischen Expektorantien, deren Wirksamkeit nicht ausreichend belegt ist (siehe Abschnitt Mucosolvan). Kontrollierte klinische Studien zu dem Kombinationspräparat *Spasmo-Mucosolvan* wurden nach einer Medline-Recherche nicht publiziert. Grundsätzlich wird die Behandlung bronchospastischer Symptome mit inhalativen Beta$_2$-Sympathomimetika durchgeführt. Bei Kleinkindern können jedoch Beta$_2$-Sympathomimetika aus Gründen der einfacheren Applikation auch noch oral verabreicht werden. Für diesen Zweck werden überwiegend kurzwirkende Substanzen, wie z. B. Terbutalin (*Bricanyl Elixier*) angewendet. Grundsätzlich kann auch das langwirkende Clenbuterol (*Spiropent Saft*) als Monopräparat für die orale Therapie mit Beta$_2$-Sympathomimetika eingesetzt werden, das jedoch nur noch wenig verordnet wird.

Aarane ist ein Kombinationspräparat aus der Gruppe der inhalativen Bronchospasmolytika, das eine fixe Kombination aus Cromoglicinsäure und dem Beta$_2$-Sympathomimetikum Reproterol enthält. Zur kombinierten Anwendung von Cromoglicinsäure mit Betasympathomimetika liegen nur ältere Kurzzeitstudien mit kleinen Patientenzahlen vor, in denen Cromoglicinsäure keinen zusätzlichen Effekt auf die Besserung der Lungenfunktion durch β_2-Sympathomimetika hatte (Gehrke et al. 1986, Debelic et al. 1988, Clark und Ratowsky 1990). Die vom Hersteller angegebene Anwendung zur Dauerbehandlung des Asthma bronchiale ist daher nicht Evidenz-basiert. Nachteilig ist weiterhin, daß Reproterol als Monosubstanz (*Bronchospasmin-Dosieraerosol*) seit 2001 nicht mehr im Handel ist. Nur bei Kindern mit Anstrengungsasthma hatte die einmalige prophylaktische Gabe der Kombination einen etwas günstigeren Akuteffekt als die alleinige Gabe von Reproterol (von Berg et al. 2002). Auch diese Studie ist kein Beleg für die vom Hersteller angegebenen Anwendungsgebiete von *Aarane* zur Behandlung verschiedener Asthmaformen. Daher wird für die Dauertherapie des Asthma bronchiale eine Substitution des Kombinationspräparates *Aarane* durch Cromoglicinsäure als Monopräparat (z. B. *Intal*) empfohlen.

59

Carminativa

sab simplex enthält Siliciumdioxid-aktiviertes Dimeticon (Simeticon), das wegen seiner Oberflächenspannung-senkenden Wirkung als Entschäumer wirken soll und vom Hersteller bei Meteorismus mit gastrointestinalen Beschwerden empfohlen wird. Das Präparat *sab simplex* wird in der Kinderheilkunde oft bei Säuglingskoliken eingesetzt, die im Alter bis zu vier Monaten auftreten. Die Behandlung dieser Störungen erfolgt üblicherweise mit nichtmedikamentösen Maßnahmen und mit einer Überprüfung der Ernährungstechnik. Wichtig erscheint es vor allem, die Mutter zu beruhigen und über die vorübergehende Natur der Symptome aufzuklären (Koletzko 1997). Dimeticon ist auch speziell bei Säuglingskoliken geprüft worden, war aber nicht besser wirksam als Placebo (Metcalf et al. 1994). Daher werden als Substitution von *sab simplex* diätetische Modifikationen vorgeschlagen.

Sinusitismittel

Sinupret ist ein phytotherapeutisches Rhinologikum mit fünf Bestandteilen. Nach Angaben der Herstellerfirma soll es bei akuten und chronischen Entzündungen der Nasennebenhöhlen eingesetzt werden. Einzelne pflanzliche Bestandteile von *Sinupret* wurden positiv monographiert, jedoch mit Tagesdosen (Enzianwurzel 3 g, Primelblüten 3 g, Holunderblüten 10–15 g), die 30–40fach höher als die Dosisangaben für *Sinupret* liegen. Der Bestandteil Eisenkraut (Herba verbenae) wurde in der Aufbereitungsmonographie negativ bewertet, da die Wirksamkeit nicht belegt ist. Allerdings wurde in der Monographie noch ergänzt, daß aufgrund der sekretolytischen Wirkung von Eisenkraut ein positiver Beitrag zur Wirksamkeit von fixen Kombinationen bei Katarrhen der oberen Luftwege denkbar sei (Bundesgesundheitsamt 1990). Zum Nachweis der therapeutischen Wirksamkeit liegt eine tierexperimentelle Arbeit vor, bei der eine erhöhte Bronchialsekretmenge mit der 50fachen Humandosis von *Sinupret* bei Kaninchen publiziert wurde (Chibanguza et al. 1984).

Später wurde in einer Placebo-kontrollierten Studie an 160 Patienten mit akuter Sinusitis, die alle gleichzeitig Antibiotika und schleimhautabschwellende Nasentropfen erhielten, beobachtet, daß nach 14 Tagen in der Sinupretgruppe mehr Patienten (60%) als in der Placebogruppe (25%) asymptomatisch wurden (Neubauer 1994). Die Daten sind jedoch wenig plausibel, weil in vergleichbaren Studien die alleinige Antibiotikatherapie bei 68–72% der Patienten wirksam war und sogar in der Placebogruppe bei 40–52% der Patienten Symptomfreiheit erzielt wurde (Lindbaek et al. 1996, Van Buchem et al. 1997). Eine weitere unkontrollierte Anwendungsbeobachtung von *Sinupret* an 3187 Patienten kann nicht als anerkannte Methode für den Nachweis der Wirksamkeit gewertet werden (Ernst et al. 1997). Auch in einer neueren nicht randomisierten Studie mit einer Kombinationsbehandlung von *Sinupret* und einem Homöopathikum fehlt eine Placebogruppe (Weber et al. 2002). Trotz dieser unzureichenden Beleglage ist diesem Präparat offenbar aufgrund eines Votums der Kommission E für Phytotherapie die Zulassung erteilt worden. Aus diesen Gründen wird zur symptomatischen Behandlung einer akuten Sinusitis eine Substitutionsbehandlung mit einem schleimhautabschwellenden Mittel (z. B. *Olynth*) zur Offenhaltung der Nasennebenhöhlenostien und der Tuba Eustachii vorgeschlagen. Dadurch können etwa 90% der Verordnungskosten von *Sinupret* eingespart werden.

Nicht verschreibungspflichtige Arzneimittel

Unter den 50 führenden Arzneimitteln der Kinderärzte haben die nicht verschreibungspflichtigen Arzneimittel einen auffällig hohen Anteil von 16 Präparaten (Tabelle 59.1). Sie sind bei Kindern über 12 Jahre ab 2004 aus der vertragsärztlichen Versorgung gemäß § 34 Abs. 1 SGB V bis auf eine Ausnahme (Pankreasenzyme zur Behandlung chronischer Pankreasinsuffizienz oder Mukoviszidose: *Kreon*) ausgeschlossen. Zu den rezeptfreien Kinderarzneimitteln gehören 4 Expektorantien, 3 Rhinologika, 3 Kariesmittel und 2 Antipyretika. Bei einigen Fertigarzneimitteln sind nicht alle Arzneiformen rezeptfrei (z. B. *ACC*).

Die vier Expektorantien (*Prospan, Mucosolvan, ACC, Fluimucil*) gehören alle zur Gruppe der umstrittenen Arzneimittel mit nicht ausreichend belegter Wirksamkeit, für die nichtmedikamentöse Maßnahmen (z. B. ausreichende Hydratation des Patienten) vorgeschlagen werden (siehe oben).

Die beiden sympathomimetischen Rhinologika mit dem Wirkstoff Xylometazolin (*Nasengel/Spray/Tropfen-ratiopharm, Olynth*) sind wirksame und sinnvolle schleimhautabschwellende Mittel, wenn sie indikativ gezielt bei akuter Sinusitis zur Offenhaltung der Nasennebenhöhlenostien und der Tuba Eustachii eingesetzt werden. Bei fast allen Xylometazolinpräparaten liegt der Preis unter der Zuzahlung von 5 €, so daß die Patienten bei einer preisorientierten Auswahl durch die neue Erstattungsregelung nicht zusätzlich belastet werden. Die Preise der verschiedenen Xylometazolinpräparate sind aber unterschiedlich. So kostet die Standardpackung mit 10 ml 0,05% für Kinder von 2 bis 6 Jahren als *Olynth Schnupfen Dosierspray ohne Konservierungsstoffe* 2,97 €, als *Olynth Nasenspray* 1,89 € und als *Nasentropfen AL* nur 1,72 €.

Die Fluoridpäparate (*D-Fluoretten, Zymafluor D, Fluoretten*) sind nur bei Säuglingen und Kleinkindern zur Rachitis- oder Kariesprophylaxe indiziert und bleiben aufgrund der Ausnahmeregelung für Kinder unter 12 Jahren weiter erstattungsfähig.

Die beiden Analgetika/Antipyretika *Nurofen* (Ibuprofen) und *Paracetamol-ratiopharm* (Paracetamol) haben einen unterschiedlichen Verschreibungsstatus. Paracetamolpräparate sind ohne Ausnahme rezeptfrei. Dagegen gibt es bei dem Ibuprofenpräparat neben dem rezeptfreien *Nurofen Junior Fiebersaft* in einer identischen Packungsgröße (2 g Ibuprofen/100 ml) noch den verschreibungspflichtigen *Nurofen Kinder Fiebersaft*. Einziger Unterschied ist der Preis, der bei dem rezeptfreien *Nurofen Junior Fiebersaft* 4,15 € beträgt, aber bei dem rezeptpflichtigen *Nurofen Kinder Fiebersaft* mit 11,94 € fast dreimal so hoch ist und bei zuzahlungspflichtigen Patienten die volle Zuzahlung von 5 € erfordert. Der Grund ist die neue Arzneimittelpreisverordnung mit einem einheitlichen Apothekenzuschlag für rezeptpflichtige Arzneimittel in Höhe von 8,10 €. Die neue Arzneimittelpreisverordnung führt damit bei rezeptpflichtigen Arzneimitteln zu einer erheblichen Verteuerung preisgünstiger Arzneimittel (vgl. auch Kapitel 3, Nicht verschreibungspflichtige Arzneimittel).

Einsparpotentiale

Unter den 50 umsatzstärksten Arzneimitteln der Kinderärzte sind 22 Präparate vertreten, für die eine Substitution vorgeschlagen wird, davon bei 17 Präparaten eine medikamentöse Substitution durch Generika, pharmakologisch-therapeutisch äquivalente Leitsubstanzen oder wirksame Arzneimittel. Bei den Gesamtarzneimittelausgaben der Kinderärzte von 553,9 Mio. € errechnet sich ein Einsparpotential von insgesamt 94,4 Mio. € entsprechend einem Umsatzanteil von 17,0% (Tabelle 59.1). Kinderärzte liegen damit bei der Nutzung von

Wirtschaftlichkeitsreserven von Generika, Analogpräparaten und umstrittenen Arzneimitteln etwas günstiger als der Durchschnitt aller Arztgruppen (18,6%).

Literatur

Adams N, Bestall JM, Lasserson TJ, Jones PW (2004): Inhaled fluticasone versus inhaled beclomethasone or inhaled budesonide for chronic asthma. Cochrane Database Syst Rev. 2004;(2):CD002310.

Baquero F (1999): Evolving resistance patterns of Streptococcus pneumoniae: a link with long-acting macrolide consumption? J Antimicrob Chemother 11 (Suppl 1): 35–43.

Bundesgesundheitsamt (1990): Aufbereitungsmonographien Kommission E. Monographie: Verbenae herba (Eisenkraut). Bundesanzeiger Nr. 22a vom 01.02.1990.

Beydoun A (1997): Monotherapy trials of new antiepileptic drugs. Epilepsia 38 (Suppl 9): S21–S31.

Cegla UH (1988): Langzeittherapie über 2 Jahre mit Ambroxol (Mucosolvan) Retardkapseln bei Patienten mit chronischer Bronchitis. Ergebnisse einer Doppelblindstudie an 180 Patienten. Prax Klin Pneumol 42: 715–721.

Chibanguza G, März R, Sterner W (1984): Zur Wirksamkeit und Toxizität eines pflanzlichen Sekretolytikums und seiner Einzeldrogen. Arzneim-Forsch/Drug Res 34: 32–36.

Clarke PS, Ratowsky DA (1990): Effect of fenoterol hydrobromide and sodium cromoglycate individually and in combination on postexercise asthma. Ann Allergy 64 (2 Pt 2): 187–190.

Cotgreave IA, Eklund A, Larsson K, Moldéus PW (1987): No penetration of orally administered N-acetylcysteine into bronchoalveolar lavage fluid. Eur J Respir Dis 70: 73–77.

Cranswick N, Coghlan D (2000): Paracetamol efficacy and safety in children: the first 40 years. Am J Ther 7: 135–141.

Debelic M, Hertel G, König J (1988): Double-blind crossover study comparing sodium cromoglycate, reproterol, reproterol plus sodium cromoglycate, and placebo in exercise-induced asthma. Ann. Allergy 61: 25–29.

Ducharme FM, Hicks GC (2001): Anti-leukotriene agents compared to inhaled corticosteroids in the management of recurrent and/or chronic asthma. The Cochrane Library, Issue 2. Oxford: Update Software.

Ernst E, März RW, Sieder Ch (1997): Akute Bronchitis: Nutzen von Sinupret. Fortschr Med 115: 52–53.

Gehrke I, Bohm E, Sybrecht GW (1986): Stress-induced asthma – placebo-controlled double-blind comparison of prevention using fenoterol, disodium cromoglycate and a combination of the two. Prax Klin Pneumol 40: 129–134.

Global Initiative for Chronic Obstructive Lung Disease (GOLD) (2001): http://www.goldcopd.com/workshop/html.

59

Grandjean EM, Berthet PH, Ruffmann R, Leuenberger PH (2000): Efficacy of oral long-term N-acetylcysteine in chronic bronchopulmonary disease: a meta-analysis of published double-blind, placebo-controlled clinical trials. Clin Ther 22: 209–221.

Guyatt GH, Townsend M, Kazim F, Newhouse MT (1987): A controlled trial of ambroxol in chronic bronchitis. Chest 92: 618–620.

Jette NJ, Marson AG, Kadir ZA, Hutton JL (2000): Topiramate for drug-resistant partial epilepsy. Cochrane Database Syst Rev 2: CD001417.

Jones AP, Wallis CE (2003): Recombinant human deoxyribonuclease for cystic fibrosis. Cochrane Database Syst Rev. 2003;(3):CD001127.

Kaufhold A (1995): Randomized evaluation of benzathine penicillin V twice daily versus potassium penicillin V three times daily in the treatment of group A streptococcal pharyngitis. Pharyngitis Study Group. Eur J Clin Microbiol Infect Dis 14: 92–98.

Koletzko S (1997): Sonstige Erkrankungen des Magen-Darm-Traktes. In: Reinhardt D (Hrsg): Therapie der Krankheiten im Kindes- und Jugendalter. 6. Aufl., Springer, Berlin Heidelberg New York, S. 759–776.

Lindbaek M, Hjortdahl P, Johnsen UL-H (1996): Randomised, double-blind, placebo-controlled trial of penicillin V and amoxycillin in treatment of acute sinus infections in adults. Brit Med J 313: 325–329.

Litalien C, Jacqz-Aigrain E (2001): Risks and benefits of nonsteroidal anti-inflammatory drugs in children: a comparison with paracetamol. Paediatr Drugs 3: 817–858.

Mansfeld H-J, Höhre H, Repges R, Dethlefsen U (1998): Therapie des Asthma bronchiale mit Efeublätter-Trockenextrakt. Münch med Wschr 140: 26–30.

Markham A, Jarvis B (2000): Inhaled salmeterol/fluticasone propionate combination: a review of its use in persistent asthma. Drugs 60: 1207–1233.

Metcalf TJ, Irons TG, Sher LD, Young PC (1994): Simethicone in the treatment of infant colic: a randomized placebo-controlled multicenter trial. Pediatrics 94: 29–34.

Neubauer N, März RW (1994): Placebo-controlled, randomized double-blind clinical trial with Sinupret® sugar coated tablets on the basis of a therapy with antibiotics and decongestant nasal drops in acute sinusitis. Phytomedicine 1: 177–181.

Olivieri D, Zavattini G, Tomasini G (1987): Ambroxol for the prevention of chronic bronchitis exacerbations: long-term multicenter trial. Respiration 51 (Suppl 1): 42–51.

Pollard S, Nashan B, Johnston A, Hoyer P, Belitsky P, Keown P, Helderman H; CONSENT: Consensus on Substitution in European Transplantation (2003): A pharmacokinetic and clinical review of the potential clinical impact of using different formulations of cyclosporin A. Berlin, Germany, November 19, 2001. Clin Ther 25: 1654–1669.

Poole PJ, Black PN (2001): Oral mucolytic drugs for exacerbations of chronic obstructive pulmonary disease: systematic review. Brit Med J 322: 1271–1276.

Robinson DS, Campbell D, Barnes PJ (2001): Addition of leukotriene antagonists to therapy in chronic persistent asthma: a randomised double-blind placebo-controlled trial. Lancet 357: 2007–2011.

Seymour HE, Worsley A, Smith JM, Thomas SHL (2001): Anti-TNF agents for rheumatoid arthritis. Br J Clin Pharmacol 51: 201–208.

Tanz RR (2000): Convenient schedules and short course treatment of acute streptococcal pharyngitis. Pediatr Infect Dis J 19: 569–570.

The IMpact-RSV Study Group (1998): Palivizumab, a humanized respiratory syncytial virus monoclonal antibody, reduces hospitalization from respiratory syncytial virus infection in high-risk infants. Pediatrics 102: 531–537.

Van Buchem FL, Knottnerus JA, Schrijnemaekers VJJ, Peeters MF (1997): Primary-care-based randomised placebo-controlled trial of antibiotic treatment in acute maxillary sinusitis. Lancet 349: 683–687.

Von Berg A, Albrecht B, Darlath W, Voß HW, Berdel D (2002): Intraindividuelle, randomisierte Doppelblindstudie zum Vergleich des protektiven Effektes zwischen verschiedenen Anwendungsformen von DNCG und Reproterol bei Kindern mit Anstrengungsasthma. Allergologie 25: 557–564.

Weber U, Luedtke R, Friese KH, Fischer I, Moeller H (2002): A non-randomised pilot study to compare complementary and conventional treatments of acute sinusitis. Forsch Komplementarmed Klass Naturheilkd 9: 99–104.

Weinreb NJ, Charrow J, Andersson HC, Kaplan P, Kolodny EH, Mistry P, Pastores G, Rosenbloom BE, Scott CR, Wappner RS, Zimran A (2002): Effectiveness of enzyme replacement therapy in 1028 patients with type 1 Gaucher disease after 2 to 5 years of treatment: a report from the Gaucher Registry. Am J Med 113: 112–119.

59

60. Verordnungsprofil der Nervenärzte

BRUNO MÜLLER-OERLINGHAUSEN und ULRICH SCHWABE

AUF EINEN BLICK

Verordnungsanteil

Nervenärzte haben im Jahre 2003 Arzneimittel für 1.670 Mio. € entsprechend einem Umsatzanteil von 6,9 % an den gesamten Arzneimittelausgaben im Bundesgebiet verordnet. Damit stehen Nervenärzte bei den Arzneimittelausgaben an dritter Stelle hinter Allgemeinärzten und Internisten. Wichtigste Komponenten des nervenärztlichen Verordnungsprofils unter den 50 führenden Arzneimitteln sind im neurologischen Bereich 8 Parkinsonmittel, 8 Antiepileptika und 4 Mittel zur Behandlung der multiplen Sklerose, im psychiatrischen Bereich 12 Antidepressiva, 8 Neuroleptika und 5 Antidementiva.

Bewertung

Unter den 50 führenden Arzneimitteln der Nervenärzte sind 9 Innovationen und 10 Arzneimittel mit verbesserten therapeutischen Eigenschaften, aber nur ein Arzneimittel mit umstrittener therapeutischer Wirksamkeit vertreten.

Einsparpotential

Im Jahr 2003 beträgt das rechnerische Einsparpotential für alle nervenärztlich verordneten Arzneimittel 156,3 Mio. € entsprechend einem Umsatzanteil von 9,4 %. Neurologen und Psychiater haben damit die Wirtschaftlichkeitsreserven bei Generika, Analogpräparaten und umstrittenen Arzneimitteln im Vergleich zu allen anderen Arztgruppen (18,3 %) überdurchschnittlich gut genutzt.

Das Verordnungsprofil der Nervenärzte ist dadurch geprägt, daß in dieser Arztgruppe die Fachärzte für Neurologie und die Fachärzte für Psychiatrie und Psychotherapie zusammengefaßt sind. Diese Zusammenlegung begründet sich damit, daß noch viele Fachärzte in Neurologie und Psychiatrie weitergebildet wurden und die Bezeichnung Nervenarzt führen.

Nervenärzte haben im Jahre 2003 Arzneimittel für 1.670 Mio. € verordnet. Das entspricht einem Umsatzanteil von 6,9% dieser Arztgruppe an den Arzneimittelgesamtausgaben im Bundesgebiet in Höhe von 24.121 Mio. €. Nervenärzte stehen damit bei den Arzneimittelausgaben an dritter Stelle hinter Allgemeinärzten und Internisten, obwohl unter den 130.563 Vertragsärzten in Deutschland nur 6290 Nervenärzte vertreten sind. Ähnlich wie Allgemeinärzte und Internisten liegen sie aber mit einem Arzneimittelumsatz von 265.000 € pro Arzt deutlich höher als der Durchschnitt aller Ärzte (185.000 €) (Kapitel 51, Tabelle 51.1).

Die 50 umsatzstärksten Arzneimittel der Neurologen und Psychiater weisen Verordnungskosten von 1.230 Mio. € auf und haben damit einen Umsatzanteil von 73,7% an den Arzneimittelgesamtausgaben dieser Fachgruppe (Tabelle 60.1). Das Segment der 50 umsatzstärksten Arzneimittel ermöglicht damit einen umfassenden Überblick über das Arzneimittelprofil dieser Arztgruppen und die fachspezifischen Kostenstrukturen der Arzneiverordnungen.

Die Verordnungen der 50 führenden Arzneimittel der Nervenärzte lassen sich weitgehend den beiden Gebieten der Psychiatrie und Neurologie zuordnen, wenn auch vermutlich bei einzelnen Fachärzten sicher Überschneidungen in den beiden großen Arzneimittelgruppen vorkommen. Der größere Teil der Arzneimittelausgaben entfällt mit 740 Mio. € (60%) auf Arzneimittel für neurologische Krankheiten. Die umsatzstärkste Gruppe bilden hier Präparate zur Behandlung der multiplen Sklerose mit einem Umsatz von 407,8 Mio. €, gefolgt von acht Parkinsonmitteln (167,3 Mio. €) und acht Antiepileptika (123,2 Mio. €). Außerdem sind dem neurologischen Bereich zwei Clopidogrelpräparate (*Plavix, Iscover*) und zwei Botulinumtoxinpräparate (*Dysport, Botox*) sowie Riluzol (*Rilutek*) zur Behandlung der amyotrophen Lateralsklerose und der Dopaminantagonist Tiaprid (*Tiapridex*) zuzuordnen.

Unter den psychiatrischen Arzneimitteln stehen die Neuroleptika mit sieben Präparaten und einem Umsatz von 268,9 Mio. € an der Spitze. Der größte Teil der Neuroleptikakosten entfällt erwartungs-

60

Tabelle 60.1: Verordnung der 50 umsatzstärksten Arzneimittel durch Nervenärzte 2003. Angegeben sind die 50 umsatzstärksten Präparate mit Umsatz, Kommentar, Substitutionsvorschlägen und Einsparpotentialen.

Rang	Präparat	Umsatz Mio. €	Kommentar	Substitutions-vorschlag	Einspar-potential Mio. €
1	Rebif	131,5	Verbesserung		
2	Betaferon	124,9	Innovation		
3	Zyprexa	113,1	Analogpräparat		
4	Avonex	83,0	Verbesserung		
5	Risperdal	73,6	Verbesserung		
6	Copaxone	68,4	Innovation		
7	Cabaseril	48,0	Verbesserung		
8	Remergil	44,9	Analogpräparat		
9	Lamictal	44,6	Innovation		
10	Trevilor	36,4	Analogpräparat		
11	Sifrol	35,1	Analogpräparat		
12	Seroquel	28,1	Analogpräparat		
13	Aricept	27,9	Verbesserung		
14	Solian	27,0	Analogpräparat		
15	Comtess	20,9	Analogpräparat		
16	Keppra	20,6	Innovation		
17	Zoloft	20,0	Analogpräparat	Fluoxetin beta	12,2
18	Parkotil	17,6	Analogpräparat		
19	Neurontin	17,0	Innovation	Gabapentin HEXAL	1,3
20	Madopar	16,0	Verbesserung	Levodopa comp. B STADA	3,2
21	Requip	11,9	Analogpräparat		
22	Axura	11,9	Verbesserung		
23	Nacom	11,7	Analogpräparat	Levocarb Gry	1,8
24	Topamax	11,5	Innovation		
25	Zeldox	10,5	Analogpräparat		
26	Ergenyl	10,2	Originalpräparat	Valproinsäure-ratiopharm	1,3
27	Reminyl	9,4	Innovation		
28	Clozapin-neuraxpharm	9,1	Generikum		
29	Tiapridex	8,7	umstrittenes Mittel	Haloperidol-neuraxpharm	7,3
30	Orfiril	7,8	Generikum	Valproinsäure-ratiopharm	0,9

60

Tabelle 60.1: Verordnung der 50 umsatzstärksten Arzneimittel durch Nervenärzte 2003. Angegeben sind die 50 umsatzstärksten Präparate mit Umsatz, Kommentar, Substitutionsvorschlägen und Einsparpotentialen (Fortsetzung).

Rang	Präparat	Umsatz Mio. €	Kommentar	Substitutions- vorschlag	Einspar- potential Mio. €
31	Rilutek	7,8	Innovation (begr.)		
32	Plavix	7,7	Verbesserung (begr.)		
33	Fluanxol/-depot	7,5	Analogpräparat		
34	Gladem	7,3	Analogpräparat	Fluoxetin beta	4,5
35	Dysport	7,2			
36	Citalopram-ratiopharm	7,0	Generikum	Fluoxetin beta	3,0
37	Insidon	6,9	Analogpräparat	Amineurin	4,1
38	Citalopram HEXAL	6,8	Generikum	Fluoxetin beta	2,9
39	Paroxat	6,6	Generikum	Fluoxetin beta	3,6
40	Ebixa	6,5	Verbesserung		
41	Cipramil	6,3	Analogpräparat	Fluoxetin beta	4,0
42	Trimipramin- neuraxpharm	6,3	Generikum	Amineurin	4,3
43	Exelon	6,2	Analogpräparat		
44	Almirid	6,1	Analogpräparat		
45	Tegretal	5,9	Originalpräparat	Carbium	1,3
46	Trileptal	5,6	Analogpräparat		
47	Iscover	5,4	Verbesserung (begr.)		
48	Botox	5,3	Innovation		
49	Edronax	5,1	Analogpräparat		
50	Doxepin-neuraxpharm	4,9	Generikum	Amineurin	2,6
Summe 1–50		1.230,0			58,2
Summe gesamt		1.669,9		Einsparpotential gesamt	156,3
				davon generisch	37,6
				analog	73,8
				umstritten	44,9

60

gemäß auf die atypischen Neuroleptika (261,4 Mio. €). Typische Neuroleptika sind nur noch mit einem Präparat (*Fluanxol/depot*) vertreten. An zweiter Stelle folgen zwölf Antidepressiva mit Kosten von 158,5 Mio. €, darunter sechs selektive Serotonin-Rückaufnahme-Inhibitoren (SSRI) (54,0 Mio. €). Die dritte Arzneimittelgruppe der Psychiater sind fünf Antidementiva mit einem Umsatz von 61,9 Mio. €, der hauptsächlich auf drei Cholinesterasehemmer mit Kosten von 43,5 Mio. € entfällt.

Innovationen

Unter den 50 führenden Arzneimitteln der Nervenärzte sind 19 innovative oder pharmakologisch-therapeutisch verbesserte Wirkstoffe vertreten. Der größte Teil entfällt auf die Arzneimittel für neurologische Indikationen. Hier sind als innovative Arzneimittel vor allem Arzneimittel zur Behandlung der multiplen Sklerose zu nennen, die größtenteils aus der Gruppe der Betainterferone stammen. Als erster Vertreter dieser Gruppe wurde 1996 Interferon beta 1b (*Betaferon*) eingeführt. Später folgte als weitere innovative Substanz Glatirameracetat (*Copaxone*), ein Gemisch synthetischer Aminosäurepolymere, das als Immunmodulator ebenfalls bei der schubförmigen Verlaufsform der multiplen Sklerose eingesetzt wird. In der Gruppe der Antiepileptika sind in den letzten 12 Jahren mehrere neue Wirkstoffe in die Therapie eingeführt worden, die sich vor allen durch neuartige Wirkungsmechanismen von den klassischen Substanzen unterscheiden und dadurch die Optionen für die Mono- und Kombinationstherapie deutlich verbessert haben. Unter den 50 führenden Präparaten der Nervenärzte sind Lamotrigin (*Lamictal*), Levetiracetam (*Keppra*), Gabapentin (*Neurontin*) und Topiramat (*Topamax*) vertreten. Das Antidementivum Galantamin (*Reminyl*) hat einen teilweise innovativen Wirkungsmechanismus, dessen praktische Bedeutung noch abzuklären bleibt. Schließlich ist noch Botulinumtoxin (*Botox*) zu erwähnen, das früher als Ursache von Nahrungsmittelvergiftungen gefürchtet war, seit 1993 aber zur lokalen Behandlung von Muskelspasmen (z. B. Blepharospasmus) zur Verfügung steht.

Verbesserte Arzneimittel

Auch bei den verbesserten Arzneimitteln stehen die in der Neurologie angewendeten Präparate im Vordergrund. Als verbessertes Interferonpräparat zur Behandlung der multiplen Sklerose hat sich inzwischen Interferon beta 1b (*Rebif, Avonex*) erfolgreich etabliert, da es aufgrund einer längeren Halbwertszeit nur einmal wöchentlich appliziert werden muß. Weitere verbesserte neurologische Präparate sind zwei Parkinsonmittel, nämlich die schon seit langem eingesetzte Levodopakombination *Madopar* und der 1995 eingeführte Dopaminrezeptoragonist Cabergolin (*Cabaseril*).

Bei den psychiatrischen Arzneimitteln ist das atypische Neuroleptikum Risperidon (*Risperdal*) mit verbesserten therapeutischen Eigenschaften hervorzuheben. Zur Behandlung der Alzheimerdemenz wurde mit Donepezil (*Aricept*) erstmals ein verbesserter Cholinesterasehemmer mit einigermaßen akzeptabler Verträglichkeit entwickelt, wenn auch die neuesten Langzeitdaten über zwei Jahre die bisherigen Erwartungen in dieses neue Therapieprinzip deutlich gedämpft haben (Courtney et al. 2004). Eine ähnliche Verbesserung ermöglicht auch der NMDA-Antagonist Memantin (*Axura, Ebixa*), der für die Behandlung der mittelschweren bis schweren Alzheimer-Demenz zugelassen ist, aber noch nicht in Langzeitstudien untersucht wurde.

Begrenzte Wirksamkeit

Unter den innovativen und verbesserten Arzneimitteln sind jedoch auch zwei Wirkstoffe vertreten, bei denen der Nachweis der therapeutischen Wirksamkeit nur in eingeschränkter Form erbracht worden ist. Die Belege für diese eingeschränkte Beurteilung werden im folgenden dargestellt.

Rilutek mit dem Wirkstoff Riluzol ist ein Glutamatantagonist zum Einsatz bei amyotropher Lateralsklerose. Bei dieser prognostisch infausten neurodegenerativen Krankheit beträgt die Überlebenszeit nach Diagnosestellung 3–5 Jahre. Nach einem Cochrane-Review über vier kontrollierte Studien verlängert Riluzol (100 mg/Tag) die Überlebenszeit der Patienten um ungefähr zwei Monate (Miller et al. 2002). Im Hinblick auf die begrenzte Evidenz für einen bescheidenen therapeutischen Nutzen und die hohen Therapiekosten (7.400 €/Jahr) besteht eine große Unsicherheit, ob der begrenzte Nutzen von *Rilutek*

60

die hohen Kosten rechtfertigt (Stewart et al. 2001). Die Umsatzdaten von *Rilutek* (7,8 Mio. €) zeigen, daß ungefähr 1000 GKV-Patienten im Jahre 2003 in Deutschland behandelt worden sind.

Plavix und *Iscover* enthalten den Thrombozytenaggregationshemmer Clopidogrel aus der Gruppe der ADP-Rezeptorantagonisten. Im Vergleich zu Acetylsalicylsäure ist nur eine geringfügig verbesserte Wirksamkeit dokumentiert, da das jährliche Risiko für Schlaganfall, Myokardinfarkt oder vaskulär bedingte Todesfälle lediglich von 5,82% auf 5,32% gesenkt wurde (CAPRIE Steering Committee 1996). Nur bei der Stentimplantation (PCI-CURE-Studie) (Mehta et al. 2001) und beim akuten Koronarsyndrom (CURE-Studie) (Jneid et al. 2003) gilt die kombinierte Behandlung aus Clopidogrel und Acetylsalicylsäure als neuer Therapiestandard. Für die allgemeine Sekundärprävention des Schlaganfalls gibt es dagegen keine Evidenz. Das zeigen die vor kurzem veröffentlichten Ergebnisse der MATCH-Studie, in der die Kombination von Acetylsalicylsäure und Clopidogrel bei der Sekundärprävention des Schlaganfalls keinen Zusatznutzen hatte, sondern die Gefahr lebensbedrohlicher und schwerer Blutungen erhöhte (Diener et al. 2004) (vgl. Kapitel 16, Antikoagulantien und Thrombozytenaggregationshemmer). Aus diesem Grunde beschränkt sich die Evidenzbasierte Therapie mit Clopidogrel auf die beiden kardiologischen Indikationen Stentimplantation und akutes Koronarsyndrom.

Analogpräparate

In der Gruppe der 50 führenden Arzneimittel der Nervenärzte sind 20 Analogpräparate vertreten, die neue Moleküle mit analogen Wirkungen wie bekannte Arzneimittel enthalten und daher chemische Innovationen ohne einen therapeutischen Zusatznutzen darstellen. Produkte mit solchen Molekülvariationen werden wegen ihrer Ähnlichkeit zu bereits eingeführten Wirkstoffen auch als Me-too-Präparate bezeichnet. Bei dem größten Teil dieser Analogpräparate kommt aufgrund von Unterschieden im Indikationsbereich oder fehlenden Preisunterschieden keine Substitution in Frage. Bei sieben der aufgeführten Analogpräparate wird eine Substitution durch die ursprünglichen Innovationssubstanzen vorgeschlagen. Der größte Teil der Substitutionsvorschläge betrifft die Antidepressiva.

Selektive Serotonin-Rückaufnahme-Inhibitoren (SSRI)

Zoloft (Sertralin) ist inzwischen das umsatzstärkste Präparat der Antidepressiva aus der Gruppe der selektiven Serotonin-Rückaufnahme-Inhibitoren (SSRI), das 1997 als fünfter Vertreter dieser Gruppe nach Fluvoxamin (*Fevarin*), Fluoxetin (*Fluctin*), Paroxetin (*Seroxat*) und Citalopram (*Cipramil*) eingeführt wurde. Die SSRI-Antidepressiva hemmen die neuronale Serotoninrückaufnahme selektiv und haben anders als die nichtselektiven Monoamin-Rückaufnahme-Inhibitoren (NSMRI), die in der älteren Terminologie auch trizyklische Antidepressiva genannt werden, kaum zusätzliche Hemmwirkungen auf adrenerge, muscarinische, Histamin- und Dopaminrezeptoren. Daraus erklärt sich die geringere Häufigkeit vegetativer und sedierender Nebenwirkungen als bei den Trizyklika. Als erstes SSRI-Antidepressivum wurde Fluvoxamin (*Fevarin*) im Jahre 1985 eingeführt und ist damit die eigentliche Innovationssubstanz dieser Arzneimittelgruppe. Allerdings wird Fluvoxamin aus wenig bekannten Gründen nur selten verordnet. Daher wird eine Substitution mit Fluoxetin vorgeschlagen, das als zweites SSRI-Antidepressivum im Jahre 1990 eingeführt wurde und seit 2002 in Form von preisgünstigen Generika (z. B. *Fluoxetin beta*) zur Verfügung steht. Ein potentieller Nachteil von Fluoxetin sind im Vergleich zu den neueren SSRI-Antidepressiva ausgeprägte Wechselwirkungen mit anderen Pharmaka durch Hemmung des Cytochrom-P450-Systems sowie die relativ lange Halbwertszeit der Substanz (3 Tage). Wenn Wechselwirkungen problematisch sind, kann *Zoloft* auch durch Citalopramgenerika (z. B. *Citalopram-ratiopharm, Citalopram Hexal*) substituiert werden, die ebenfalls eine beträchtliche Kostenreduktion ermöglichen.

Gladem ist ein weiteres Sertralinpräparat, für das die gleichen Substitutionsvorschläge wie für *Zoloft* gelten.

Cipramil mit dem Wirkstoff Citalopram ist ein weiterer Vertreter der neueren Antidepressiva aus der Gruppe der selektiven Serotonin-Rückaufnahme-Inhibitoren (SSRI). Nach Ablauf des Patentschutzes im Jahre 2002 wird Citalopram bereits überwiegend in Form von Generika (z. B. *Citalopram-ratiopharm, Citalopram Hexal*) verordnet. Auch hier kommt eine entsprechende Substitution durch preisgünstige Generika von Fluoxetin (z. B. *Fluoxetin beta*) oder Citalopram (z. B. *Citalopram AL*) in Frage.

Paroxat ist ein Generikum des selektiven Serotonin-Rückaufnahme-Inhibitors (SSRI) Paroxetin, der mindestens genauso wirksam

60

wie andere SSRI-Antidepressiva zur Behandlung der Depression und generalisierter Angststörungen ist (Wagstaff et al. 2002). Ähnlich wie Citalopram wird Paroxetin seit Ablauf des Patentschutzes des Originalpräparates *Seroxat* im Jahre 2001 überwiegend in Form von Generika verordnet, ist aber immer noch deutlich teurer als andere SSRI. Aus diesem Grunde wird eine entsprechende Substitution durch preisgünstige Generika von Fluoxetin (z. B. *Fluoxetin beta*) oder Citalopram (z. B. *Citalopram AL*) vorgeschlagen.

Nichtselektive Monoamin-Rückaufnahme-Inhibitoren (NSMRI)

Insidon enthält als Wirkstoff den nichtselektiven Monoamin-Rückaufnahme-Inhibitor (NSMRI) Opipramol, dessen antidepressive Wirksamkeit ungenügend belegt ist. Vor einigen Jahren wurde jeweils eine positive Studie zu den Indikationen „somatoforme Störung" und „generalisierte Angststörung" publiziert (Volz et al. 2000, Möller et al. 2001). Beide Studien zeigen im Placebovergleich signifikante Effekte, allerdings ist die Abnahme der Angstsymptome im Vergleich zu Placebo in der sechswöchigen Studie nur marginal. Daher wird bei depressiver Symptomatik Amitriptylin als klassischer Vertreter der NSMRI in Form eines Generikums (z. B. *Amineurin*) vorgeschlagen. Bei ausgeprägten Angststörungen kann auch Doxepin in Form von Generika (z. B. *doxepin-biomo*) eingesetzt werden, das speziell für Angstsyndrome und funktionelle Organbeschwerden zugelassen ist.

Trimipramin-neuraxpharm enthält den NSMRI Trimipramin. Nach Ablauf des Patentschutzes des Originalpräparates *Stangyl* wird Trimipramin seit 1996 in zunehmendem Maße in Form von Generika verordnet. Im Vergleich zu der Standardsubstanz Amitriptylin zeichnet es sich durch eine starke sedative Komponente, jedoch geringere anticholinerge Nebenwirkungen aus. Falls dieses besondere Wirkungsprofil von Bedeutung ist, sollte aus Kostengrunden keine Umstellung vorgenommen werden. In allen anderen Fällen kann jedoch Amitriptylin als Leitsubstanz für die Gruppe der sedierenden NSMRI eingesetzt werden, da Amitriptylin seit über 40 Jahren die wichtigste Referenzsubstanz in dieser Gruppe ist. Eine Übersichtsarbeit hat gezeigt, daß Amitriptylin ein leicht überlegenes Wirksamkeitsprofil gegenüber allen anderen NSMRI aufweist (Barbui und Hotopf 2001). Durch eine Substitution mit einem Amitriptylingenerikum (z. B. *Amineurin*) sind deutliche Kosteneinsparungen möglich (Tabelle 60.1).

Doxepin-neuraxpharm (Doxepin) ist ein weiterer NSMRI mit stärker sedierenden Eigenschaften, das nach klinischen Studien als äquivalent zu anderen sedierenden NSMRI angesehen wird (Hollister 1978). Nach Ablauf des Patentschutzes des Originalpräparates *Aponal* wird Doxepin seit 1994 in zunehmendem Maße in Form von Generika verordnet. Aber auch Doxepingenerika sind doppelt so teuer wie Amitriptylinpräparate (siehe Kapitel 43, Psychopharmaka, Tabelle 43.3). Aus diesem Grunde wird vorgeschlagen, Amitriptylin als Leitsubstanz der sedierenden NSMRI zur Substitution von Doxepin einzusetzen.

Generika

Unter den führenden Arzneimitteln der Nervenärzte sind sechs Präparate mit generikafähigen Wirkstoffen vertreten. Seit längerem sind zwei Levodopakombinationen (*Madopar, Nacom*) sowie die Antiepileptika Valproinsäure (*Ergenyl, Orfiril*) und Carbamazepin (*Tegretal*) generikafähig. Mit dem Patentablauf des Antiepileptikums Gabapentin (*Neurontin*) ist im Mai 2003 das erste Gabapentingenerikum (*Gabapentin Hexal*) hinzugekommen. Ein weiteres generisches Einsparpotential ergibt sich nach dem Ablauf des Patents von Mirtazapin (*Remergil*) und der Einführung des ersten Mirtazapingenerikums (*Mirtazapin STADA*) im April 2004. Für alle von Nervenärzten verordneten Arzneimittel beträgt das generische Substitutionspotential von 37,6 Mio. € (Tabelle 60.1).

Umstrittene Arzneimittel

60

Als umstrittene Arzneimittel werden Wirkstoffe oder Fertigarzneimittel bezeichnet, deren therapeutische Wirksamkeit nicht oder nicht in ausreichendem Maße durch kontrollierte klinische Studien nachgewiesen worden ist oder deren Nutzen-Risiko-Verhältnis negativ bewertet wird. Unter den 50 umsatzstärksten Arzneimitteln der Nervenärzte ist nur ein umstrittenes Präparat aus dem neurologischen Bereich vertreten. Dieser geringe Verordnungsanteil umstrittener Arzneimittel unter den führenden Präparaten spricht dafür, daß Neurologen und Psychiater einen wesentlichen Grundsatz der rationalen Arzneitherapie bereits weitgehend umgesetzt haben. Im folgenden wird die Evidenz für die nicht ausreichend belegte Wirksamkeit dieses Arzneimittels dargestellt.

Tiapridex enthält den D_2-Dopaminrezeptorantagonisten Tiaprid, der ähnliche Eigenschaften wie das Neuroleptikum Sulpirid aufweist. Das Anwendungsgebiet für *Tiapridex* lautet Neuroleptika-induzierte Spätdyskinesien vorwiegend oro-bucco-lingualer Art. Außerdem wird in der aktuellen Fachinformation angegeben, daß begrenzte Studiendaten Hinweise auf eine Verringerung von Bewegungsstörungen bei Chorea Huntington geben. Damit wird berücksichtigt, daß Berichte über die klinische Wirksamkeit von Tiaprid bei dieser Indikation widersprüchlich sind. So wurde in einer älteren Studie an 29 Patienten mit Chorea Huntington eine Verminderung der choreatischen Bewegungsstörungen beobachtet (Deroover et al. 1984), während in einer skandinavischen Studie an 22 Patienten und in einer italienischen Studie an 18 Patienten keine signifikante Verminderung beobachtet wurde (Roos et al. 1982, Girotti et al. 1984). Uneingeschränkt zugelassen ist für diese Indikation Haloperidol, das daher als Alternative zur Behandlung der Chorea Huntington vorgeschlagen wird, auch wenn seitens von uns befragter klinisch tätiger Neurologen und Pädiater teilweise über positive Erfahrungen mit Tiapridex berichtet wurde. Früher angegebene Indikationen von Tiaprid (dystone Syndrome, Hemiballismus, Tics) sind in der aktualisierten Zulassung nicht mehr enthalten.

Einsparpotentiale

60

Unter den 50 umsatzstärksten Arzneimittel der Nervenärzte (Neurologen und Psychiater) sind 16 Präparate vertreten, für die eine Substitution durch Generika, pharmakologisch-therapeutisch äquivalente Leitsubstanzen oder wirksame Arzneimittel vorgeschlagen wird. Bei den Gesamtarzneimittelausgaben der Nervenärzte von 1670 Mio. € besteht ein rechnerisches Einsparpotential von insgesamt 156,3 Mio. € entsprechend einem Umsatzanteil von 9,4% (Tabelle 60.1). Neurologen und Psychiater haben damit die Wirtschaftlichkeitsreserven bei Generika, Analogpräparaten und umstrittenen Arzneimitteln im Vergleich zum Durchschnitt aller Arztgruppen (18,6%) überdurchschnittlich gut genutzt.

Literatur

Barbui C, Hotopf M (2001): Amitriptyline v. the rest: still the leading antidepressant after 40 years of randomised controlled trials. Br J Psychiatry 178: 129–144.

CAPRIE Steering Committee (1996): A randomised, blinded, trial of clopidogrel versus aspirin in patients at risk of ischaemic events (CAPRIE). Lancet 348: 1329–1339.

Courtney C, Farrell D, Gray R, Hills R, Lynch L et al; AD2000 Collaborative Group (2004): Long-term donepezil treatment in 565 patients with Alzheimer's disease (AD2000): randomised double-blind trial. Lancet 363: 2105–2115.

Deroover J, Baro F, Bourguignon RP, Smets P (1984): Tiapride versus placebo: a double-blind comparative study in the management of Huntington's chorea. Curr Med Res Opin 9: 329–338.

Diener HC, Bogousslavsky J, Brass LM, Cimminiello C, Csiba L, Kaste M, Leys D, Matias-Guiu J, Rupprecht HJ; MATCH investigators (2004): Aspirin and clopidogrel compared with clopidogrel alone after recent ischaemic stroke or transient ischaemic attack in high-risk patients (MATCH): randomised, double-blind, placebo-controlled trial. Lancet 364: 331–337.

Girotti F, Carella F, Scigliano G, Grassi MP, Soliveri P, Giovannini P, Parati E, Caraceni T (1984): Effect of neuroleptic treatment on involuntary movements and motor performances in Huntington's disease. J Neurol Neurosurg Psychiatry 47: 848–852.

Hollister LE (1978): Tricyclic antidepressants. N Engl J Med 299: 1106–1109.

Jneid H, Bhatt DL, Corti R, Badimon JJ, Fuster V, Francis GS (2003): Aspirin and clopidogrel in acute coronary syndromes. Therapeutic insights from the CURE study. Arch Intern Med 163: 1145–1153.

Mehta SR, Yusuf S, Peters RJG, Bertrand ME, Lewis BL, Katarajan MK et al for the Clopidogrel in Unstable angina to prevent Recurrent Events trial (CURE) Investigators (2001): Effects of pre-treatement with clopidogrel and aspirin followed by long-term thearpy in patients undergoing percuta-neous coronary intervention: The PCI-CURE study. Lancet 358: 527–533.

Miller RG, Mitchell JD, Lyon M, Moore DH (2002): Riluzole for amyotrophic lateral sclerosis (ALS)/motor neuron disease (MND). Cochrane Database Syst Rev 2002 (2):CD001447.

Möller H-J, Volz HP, Reimann IW, Stoll KD (2001): Opipramol for the treatment of generalized anxiety disorder: a placebo-controlled trial including an alprazolam-treated group. J Clin Psychopharmacol 21: 59–65.

Roos RA, Buruma OJ, Bruyn GW, Kemp B, van der Velde EA (1982): Tiapride in the treatment of Huntington's chorea. Acta Neurol Scand 65: 45–50.

Stewart A, Sandercock J, Bryan S, Hyde C, Barton PM, Fry-Smith A, Burls A (2001): The clinical effectiveness and cost-effectiveness of riluzole for motor neurone disease: a rapid and systematic review. Health Technol Assess 5: No. 2.

Volz H, Möller H, Reimann I, Stoll K (2000): Opipramol for the treatment of somatoform disorders. Results from a placebo-controlled trial. Eur Neuropsychopharmacol 10: 211–217.

Wagstaff AJ, Cheer SM, Matheson AJ, Ormrod D, Goa KL (2002): Paroxetine: an update of its use in psychiatric disorders in adults. Drugs: 655–703.

60

61. Verordnungsprofil der Orthopäden

ULRICH SCHWABE

AUF EINEN BLICK

Verordnungsanteil

Orthopäden verordnen ähnlich wie Chirurgen nur relativ wenig Arzneimittel. Im Jahre 2003 betrugen die Arzneimittelumsätze der 5500 Orthopäden 234 Mio. € entsprechend einem Umsatzanteil von 0,97 % an den gesamten Arzneimittelausgaben im Bundesgebiet. Im Verordnungsprofil der Orthopäden dominieren unter den 50 umsatzstärksten Präparaten 14 nichtsteroidale Antiphlogistika, 10 Opioidanalgetika und 10 Osteoporosemittel.

Bewertung

Unter den 50 führenden Präparaten der Orthopäden sind 9 innovative oder pharmakologisch-therapeutisch verbesserte Arzneimittel, 11 Analogpräparate, 3 Arzneimittel mit umstrittener Wirksamkeit und eine auffällig hohe Zahl von 22 Generika vertreten.

Einsparpotential

Im Jahr 2003 betrugt das rechnerische Einsparpotential für alle orthopädisch verordneten Arzneimittel 32 Mio. € entsprechend einem Umsatzanteil von 13,6 %.

Orthopäden haben im Jahre 2003 Arzneimittel im Wert von 234,1 Mio. € verordnet. Das entspricht einem Umsatzanteil von 0,97 % an den Gesamtausgaben von 24.121 Mio. € im Bundesgebiet. Damit gehören die Orthopäden zu den Arztgruppen mit relativ geringen Arzneimittelausgaben. Das beruht zunächst darauf, daß unter den 130.563 Vertragsärzten in Deutschland nur 5500 Orthopäden (4,2 %) vertreten sind. Hauptgrund ist jedoch, daß Orthopäden mit 43.000 € pro Arzt im Vergleich zum Durchschnitt aller Ärzte (185.000 €) nur wenig Arzneimittel verordnen (Kapitel 51, Tabelle 51.1). Auf die 50 umsatzstärksten

Arzneimittel entfallen mit 164 Mio. € bereits 70% der gesamten Arzneimittelausgaben dieser Fachgruppe (Tabelle 61.1). Das Segment der 50 führenden Arzneimittel vermittelt also bereits einen guten Einblick in das Arzneimittelprofil dieser Arztgruppe und die Kostenstruktur der fachspezifischen Arzneiverordnungen.

Umsatzstärkste Arzneimittelgruppe unter den 50 führenden Präparaten der Orthopäden sind die Osteoporosemittel mit zehn Präparaten und einem Umsatz von 69,4 Mio. €, darunter vier Bisphosphonate, fünf Calciumpräparate und Raloxifen (*Evista*) als selektiver Östrogenrezeptormodulator (SERM). Die zahlenmäßig größte Gruppe bilden die nichtsteroidalen Antiphlogistika mit 14 Präparaten und einem Umsatz von 34,2 Mio. €, darunter drei selektive COX-2-Inhibitoren (*Vioxx, Celebrex, Bextra*). Weitere bedeutende Arzneimittelgruppen der Orthopäden sind zehn Opioidanalgetika (29,6 Mio. €), fünf niedermolekulare Heparine (14,9 Mio. €) und drei injizierbare Glucocorticoidpräparate (3,0 Mio. €). Der Rest sind 12 Einzelpräparate.

Nicht verschreibungspflichtige Arzneimittel haben unter den 50 führenden Arzneimitteln der Orthopäden einen auffällig hohen Anteil von 13 Präparaten. Sie sind in der Tabelle 61.1 durch eine Fußnote markiert und werden in einem eigenen Abschnitt beschrieben.

Innovationen

Unter den 50 führenden Präparaten sind neun innovative oder pharmakologisch-therapeutisch verbesserte Arzneimittel vertreten. Als Innovationen sind der TNFα-Antagonist Etanercept (*Enbrel*) und das remissionsinduzierende Mittel Leflunomid (*Arava*) zur Behandlung der rheumatoiden Arthritis hervorzuheben. Als weiterer innovativer Wirkstoff ist Etidronsäure (*Didronel-Kit*) zu nennen. Sie wurde 1982 als erster Vertreter der Bisphosphonate zur Osteoporosetherapie eingeführt wurde und bildete damit den Beginn eines erfolgeichen neuen Therapieprinzips, für das später mehrere Nachfolgesubstanzen entwickelt wurden.

61

Verbesserte Arzneimittel

In der Gruppe der Bisphosphonate ist als therapeutisch verbesserter Wirkstoff vor allem Alendronsäure (*Fosamax*) hervorzuheben, die

Tabelle 61.1: Verordnung der 50 umsatzstärksten Arzneimittel durch Orthopäden 2003. Angegeben sind die 50 umsatzstärksten Präparate mit Umsatz, Kommentar, Substitutionsvorschlägen und Einsparpotentialen.

Rang	Präparat	Umsatz Mio. €	Kommentar	Substitutions- vorschlag	Einspar- potential Mio. €
1	Fosamax	32,5	Verbesserung		
2	Actonel 5/35 wöchentlich	18,9	Analogpräparat		
3	Vioxx/Vioxx Dolor	10,9	Verbesserung (begr.)		
4	Durogesic	7,3	Verbesserung (begr.)		
5	Valoron N	7,2	Originalpräparat	Tilidin AL comp. (nur Tropfen)	0,2
6	Evista	6,8	Verbesserung		
7	OXYGESIC	5,0	Analogpräparat		
8	Clexane	4,9	Analogpräparat		
9	Calcimagon-D3 [1]	4,0	Generikum		
10	Celebrex	3,7	Analogpräparat		
11	Fraxiparin	3,5	Analogpräparat		
12	Voltaren/-Migräne/-Dolo [1]	3,1	Analogpräparat	Diclo-1A Pharma	1,0
13	Voltaren topisch [1]	2,8	umstrittenes Mittel	Diclo-1A Pharma (oral)	2,0
14	Fragmin	2,7	Verbesserung		
15	Diclo KD	2,7	Generikum	Diclo-1A Pharma	0,3
16	Diclofenac-ratiopharm	2,6	Generikum	Diclo-1A Pharma	0,5
17	Mono Embolex	2,6	Analogpräparat		
18	Tramadolor	2,5	Generikum		
19	Didronel-Kit	2,2	Innovation		
20	Diclac	2,2	Generikum	Diclo-1A Pharma	0,3
21	Tramal	2,0	Originalpräparat	Trama AbZ	0,4
22	Transtec	2,0	Verbesserung		
23	Katadolon	1,8			
24	Mydocalm	1,8			
25	Enbrel	1,7	Innovation		
26	Bextra	1,6	Analogpräparat		
27	Dona 200-S Drag. [1]	1,6	umstrittenes Mittel	Diclo-1A Pharma	1,4
28	Arthotec	1,6			
29	Mobec	1,2	Analogpräparat	Diclo-1A Pharma	1,0
30	Calcilac KT [1]	1,2	Generikum		

61

Tabelle 61.1: Verordnung der 50 umsatzstärksten Arzneimittel durch Orthopäden 2003. Angegeben sind die 50 umsatzstärksten Präparate mit Umsatz, Kommentar, Substitutionsvorschlägen und Einsparpotentialen (Fortsetzung).

Rang	Präparat	Umsatz Mio. €	Kommentar	Substitutions-vorschlag	Einspar-potential Mio. €
31	Osteoplus Brause[1]	1,2	Generikum		
32	Clivarin	1,2	Analogpräparat		
33	Triam Lichtenstein Amp.	1,1	Generikum		
34	Keltican N[1]	1,1	umstrittenes Mittel	Amineurin	0,9
35	Ibuhexal[1]	1,1	Generikum	Diclo-1A Pharma	0,6
36	Tramadol-ratiopharm	1,0	Generikum		
37	Triamhexal	1,0	Generikum		
38	Aspisol	1,0			
39	Ibu KD	1,0	Generikum	Diclo-1A Pharma	0,6
40	Tilidin-ratiopharm plus	1,0	Generikum		
41	Arava	1,0	Innovation		
42	Ossofortin forte/ fortissimo[1]	0,9	Generikum	Calcimagon-D3	0,5
43	Ibuprofen Stada[1]	0,9	Generikum	Diclo-1A Pharma	0,6
44	Lipotalon Amp.	0,9	Generikum	Dexa von ct	0,7
45	Etidronat	0,9	Generikum		
46	Calcigen D[1]	0,8	Generikum	Calcimagon-D3	0,2
47	Ibuflam Lichtenstein[1]	0,8	Generikum	Diclo-1A Pharma	0,5
48	MST Mundipharma	0,8	Generikum	M Stada	0,2
49	Tramundin	0,8	Generikum		
50	Ibuprofen AL[1]	0,8	Generikum	Diclo-1A Pharma	0,4
Summe 1–50		164,0			12,3
Summe gesamt		234,1		Einsparpotential gesamt	31,9
				davon generisch	14,0
				analog	7,3
				umstritten	10,6

61

[1] Präparat ist nicht verschreibungspflichtig oder teilweise nicht verschreibungspflichtig

1996 eingeführt wurde und sich inzwischen zum führenden Arzneimittel der Orthopäden entwickelt hat (Tabelle 61.1).

Zu den pharmakologisch-therapeutisch verbesserten Arzneimitteln
gehört auch Dalteparin (*Fragmin*), das als erster Vertreter der niedermolekularen Heparine 1984 eingeführt wurde und im Vergleich zu den
Standardheparinen durch eine verlängerte Wirkungsdauer eine deutliche Verbesserung bei der Thromboseprophylaxe ermöglichte. Seitdem sind weitere niedermolekulare Heparine eingeführt worden, von
denen vier Präparate auch zu den führenden Arzneimitteln der Orthopäden gehören.

Schließlich ist noch Raloxifen (*Evista*) als erster Vertreter der selektiven Östrogenrezeptormodulatoren (SERM) zu erwähnen, das bei der
Behandlung der postmenopausalen Osteoporose Vorteile im Vergleich
zu den natürlichen Östrogenen durch eine selektive Wirkung auf den
Knochen hat, allerdings nicht ganz so effektiv wie die Bisphosphonate
ist.

Begrenzte Wirksamkeit

Unter den innovativen und verbesserten Arzneimitteln sind jedoch
auch drei Präparate vertreten, bei denen der Nachweis der therapeutischen Wirksamkeit nur in eingeschränkter Form erbracht worden ist.
Die Belege für diese eingeschränkte Beurteilung werden im folgenden
dargestellt.

Durogesic ist ein Betäubungsmittel, welches das Opioidanalgetikum Fentanyl als Membranpflaster zur Dauerbehandlung chronischer
Schmerzen enthält. Diese Form der transdermalen Opioidtherapie hat
in den letzten fünf Jahren stark zugenommen, so daß *Durogesic* inzwischen das mit weitem Abstand führende Opioidanalgetikum in
Deutschland geworden ist. Für die Behandlung von chronischen
Tumorschmerzen sind in einer aktuellen Übersicht mehrere positive
Studien aufgeführt (Gourlay 2001). Zum Einsatz von *Durogesic* bei
anderen chronischen Schmerzzuständen (z. B. stärkere Rückenschmerzen, neuropathische Schmerzen) gibt es bisher keine Daten aus
Placebo-kontrollierten Studien (Breivik 2001). Auch in Deutschland
beschränken sich die Berichte über die Anwendung von *Durogesic* im
wesentlichen auf die Behandlung von Tumorschmerzen (Radbruch
und Elsner 2004). Die Evidenz-basierte Wirksamkeit für *Durogesic* ist
damit auf die Behandlung von Tumorschmerzen begrenzt. In Deutsch-

land und auch in anderen Ländern entfällt ein beträchtlicher Anteil der gestiegenen Opioidverordnungen auf chronische Nichttumor- schmerzen, die wegen der fehlenden wissenschaftlichen Evidenz nur in begründeten Fällen mit stark wirkenden Opioiden wie *Durogesic* behandelt werden sollten.

Vioxx (Rofecoxib) ist der erste in Deutschland zugelassene Vertre- ter der neuen selektiven COX-2-Inhibitoren. In zahlreichen großen Studien wurde nachgewiesen, daß Rofecoxib bei gleicher Wirksamkeit auf Schmerz und Entzündungsreaktionen ein geringeres Risiko gastrointestinaler Nebenwirkungen als traditionelle nichtsteroidale Antiphlogistika (z. B. Naproxen) aufweist. Allerdings wurde in der VIGOR-Studie eine höhere Herzinfarktrate mit Rofecoxib (0,4%) als mit Naproxen (0,1%) beobachtet (Bombardier et al. 2000). Auffällig ist weiterhin, daß Rofecoxib (12,5 mg/Tag) über einen Zeitraum von sechs Wochen nicht besser als Paracetamol (4000 mg/Tag) auf die Schmerz- symptomatik bei Gonarthrose wirkte (Geba et al. 2002). Nur eine höhere Dosis von Rofecoxib (25 mg/Tag) war der Paracetamolbehand- lung überlegen. Daraus folgt, daß Arthroseschmerzen zunächst mit Paracetamol behandelt werden sollten und nur bei nicht ausreichen- dem Erfolg ggf. ein COX-2-Hemmer eingesetzt werden sollte. Poten- tielle Risiken bei Koronarpatienten sollten berücksichtigt werden.

Celebrex (Celecoxib) kam als zweiter Vertreter der neuen selektiven COX-2-Inhibitoren im Mai 2000 in Deutschland auf den Markt, wurde aber in den USA vor *Vioxx* (Rofecoxib) zugelassen. Auch für Celecoxib wurde ein geringeres Risiko gastrointestinaler Nebenwirkungen im Vergleich zu traditionellen nichtsteroidalen Antiphlogistika in der CLASS-Studie an 8059 Patienten mit Arthrose und rheumatoider Arthritis für einen Zeitraum von 6 Monaten nachgewiesen (Silverstein et al. 2000). Die protokollgemäße Auswertung der CLASS-Studie hat jedoch nach zwölf Monaten die gleiche Rate von Ulkuskomplikationen in der Celecoxibgruppe wie in der Vergleichsgruppe gezeigt (Jüni et al. 2002). Schließlich wirkte Celecoxib (100 mg/Tag) über einen Zeitraum von sechs Wochen nicht besser als Paracetamol (4000 mg/Tag) auf die Schmerzsymptomatik bei Gonarthrose (Geba et al. 2002).

Analogpräparate

In der Gruppe der 50 führenden Arzneimittel der Orthopäden sind elf Analogpräparate vertreten. Sie enthalten neue Wirkstoffmoleküle mit analogen Wirkungen wie bekannte Arzneimittel und sind daher chemische Innovationen ohne einen therapeutischen Zusatznutzen. Produkte mit solchen Molekülvariationen werden wegen ihrer Ähnlichkeit zu bereits eingeführten Wirkstoffen auch als Me-too-Präparate bezeichnet. Der größte Teil der Analogpräparate gehört zu den niedermolekularen Heparinen, die sich jedoch in ihrer Standardisierung und Dosierung etwas unterscheiden, so daß sie nicht ohne weiteres austauschbar sind. Eine Substitution wird für diese Gruppe bisher nicht vorgeschlagen, weil auch keine erheblichen Preisunterschiede bestehen. Gleiches gilt für die Lokalanästhetika und die Opioidanalgetika. Die einzige Substitution im Bereich der Analogpräparate betrifft das nichtsteroidale Antiphlogistikum Ibuprofen durch Diclofenac, was im folgenden pharmakologisch-therapeutisch begründet wird.

Ibuprofen wird nur in Form von Generika (*Ibuhexal, Ibu KD, Ibuprofen Stada, Ibuflam Lichtenstein, Ibuprofen AL*) unter den führenden Präparaten verordnet. Es gehört zur großen Gruppe der nichtsteroidalen Antiphlogistika, die durch eine nichtselektive Hemmung der Cyclooxygenasen entzündungshemmend und schmerzstillend wirken. Zur Substitution wird Diclofenac vorgeschlagen, das ähnlich wie Ibuprofen in einer britischen Fallkontrollstudie das niedrigste Ulkusblutungsrisiko im Vergleich zu Kontrollen hatte (Langman et al. 1994). Außerdem haben Diclofenacpräparate auch auf der Ebene der Generika deutliche Kostenvorteile gegenüber Ibuprofenpräparaten. Durch die Substitution mit einem preisgünstigen Diclofenacgenerikum (z. B. *Diclo-1A Pharma*) sind bei allen Ibuprofengenerika Kostensenkungen um über 50% möglich (Tabelle 61.1).

61

Generika

Unter den 50 führenden Arzneimitteln sind 22 Generika vertreten. Der hohe Generikaanteil zeigt, daß Orthopäden die Einsparmöglichkeiten durch generische Substitution bereits umfangreich nutzen. Bei einem Teil kann eine zusätzliche generische Substitution mit preisgünstigeren Mitteln vorgenommen werden. Die zusätzlichen Möglichkeiten der generischen Substitution zeigen, daß nicht nur bei den Originalpräparaten, sondern auch bei teureren Generika Kostenvorteile durch Substitution mit preisgünstigen Generika eine wachsende Rolle spielen. Von solchen preisgünstigen Generika ist auch ein Vertreter der

Calcium-Colecalciferol-Kombinationen (*Calcimagon-D3*) unter den 50 umsatzstärksten Arzneimitteln der Orthopäden vertreten.

Umstrittene Arzneimittel

Unter den 50 umsatzstärksten Arzneimitteln der Orthopäden sind nur drei Präparate mit umstrittener Wirksamkeit vertreten. Dieser geringe Verordnungsanteil von Arzneimitteln mit nicht ausreichend belegter Wirksamkeit unter den führenden Arzneimitteln spricht dafür, daß die Orthopäden einen wesentlichen Grundsatz der rationalen Arzneitherapie bereits weitgehend umgesetzt haben. Im folgenden wird die pharmakologisch-therapeutische Evidenz für die nicht ausreichend belegte Wirksamkeit dieser Mittel dargestellt. Außerdem werden die zur Substitution vorgeschlagenen Alternativen begründet.

Topische Antiphlogistika

Voltaren Emulgel enthält das nichtsteroidale Antiphlogistikum Diclofenac zur topischen Applikation. Wie viele andere antirheumatische Lokaltherapeutika wird *Voltaren Emulgel* unter der Vorstellung angewendet, daß die potentiell gefährlichen Nebenwirkungen der nichtsteroidalen Antiphlogistika (Magen, Bronchien und Nieren) durch die lokale Applikation vermindert werden könnten. Pharmakokinetische Studien zeigen, daß topisch appliziertes Diclofenac nur in oberflächlich gelegene Kompartimente, beispielsweise an den Fingern direkt penetriert, in tiefer gelegene Kompartimente einschließlich der Gelenke jedoch überwiegend systemisch über den Blutkreislauf gelangt (siehe Antirheumatika und Antiphlogistika, Kapitel 18). Eine britische Richtlinie zur Therapie degenerativer Arthritiden kommt aufgrund nicht ausreichender Belege über die Wirksamkeit topisch angewendeter Antiphlogistika im Vergleich mit einer oralen Applikation zu dem Ergebnis, daß die topische Anwendung nichtsteroidaler Antiphlogistika nicht als Evidenz-basierte Behandlung empfohlen werden kann (Eccles et al. 1998). Nach einer aktuellen Metaanalyse von 26 Studien mit 2853 Patienten waren topische nichtsteroidale Antiphlogistika bei akuten Schmerzzuständen (Verstauchungen, Zerrungen) über einen Zeitraum von 7 Tagen besser wirksam als Placebo (Mason et al. 2004). Ketoprofen wirkte besser als andere Wirkstoffe,

61

Indometacin unterschied sich kaum von Placebo. Diclofenacstudien waren in der Metaanalyse nicht enthalten. Aus allen diesen Gründen wird die Substitution von *Voltaren Emulgel* durch ein oral appliziertes Diclofenacgenerikum (z. B. *Diclo-1A Pharma*) vorgeschlagen, wodurch sich in diesem Fall 70% der Kosten einsparen lassen.

Antiarthrotika

Dona 200-S Dragees enthalten D-Glucosaminsulfat, das als Antiarthrotikum für die orale Behandlung der Gonarthrose zugelassen ist. Der Einsatz geschieht unter der Vorstellung, daß die Biosynthese von Glucosaminglucanen erhöht und degenerative Prozesse im Gelenkknorpel gehemmt werden. Nach oraler Gabe wurde zwar eine bis zu 90%ige Resorption gemessen, freies Glucosamin war aber im Plasma nicht nachweisbar (Setnikar et al. 1993). Die Ergebnisse aus kontrollierten Studien sind widersprüchlich. Während in einer zweimonatigen Studie an 98 Gonarthrosepatienten mit Glucosaminsulfat kein Unterschied zu Placebo nachweisbar war (Rindone et al. 2000), wurden in einer Langzeitstudie geringfügige Unterschiede in der Gelenkspaltabnahme zwischen Placebo und Glucosaminsulfat (0,31 versus 0,06 mm) beobachtet (Reginster et al. 2001). Eine neuere Placebo-kontrollierte Studie aus Großbritannien fand jedoch keine Überlegenheit von Glucosaminsulfat und sieht darin methodische Vorbehalte aus mehreren systematischen Übersichtsarbeiten gegen frühere positive Befunde mit Glucosaminsulfat bestätigt (Hughes und Carr 2002). In England und in den USA ist Glucosaminsulfat lediglich als Nahrungsergänzungsmittel zugelassen. Wegen der nicht ausreichend belegten Wirksamkeit von Glucosaminsulfat wird Diclofenac (z. B. *Diclo-1A Pharma*) zur Substitution vorgeschlagen.

61

Neuropathiepräparate

Keltican N enthält eine Nukleotidkombination aus drei Uridinphosphaten und Cytidinmonophosphat, die früher als Analgetikum und seit einigen Jahren als Neuropathiepräparat klassifiziert wurde. Das Mittel soll als „physiologisches Neurotropikum" schmerzhafte Neuritiden und Myopathien bessern. Zu dem Präparat liegt nur eine unkontrollierte Studie an 40 Patienten mit diabetischer Neuropathie vor (Müller 2002), die nicht die Anforderungen an einen validen Beleg für die therapeutische Wirksamkeit erfüllt. Eine Besserung der Schmerzsymptomatik bei diabetischer Neuropathie ist mit Amitriptylin und ähnlichen trizyklischen Antidepressiva in zahlreichen Studien nachgewiesen worden (McQuay et al. 1996). Deshalb wird Amitriptylin (z. B. *Amineurin*) zur Substitution von *Keltican N* vorgeschlagen. Das Präparat ist rezeptfrei und daher ab 2004 nicht mehr erstattungsfähig (siehe unten).

Nicht verschreibungspflichtige Arzneimittel

Nicht verschreibungspflichtige Arzneimittel haben unter den 50 führenden Arzneimitteln der Orthopäden einen auffällig hohen Anteil von 13 Präparaten und sind daher in der Tabelle 61.1 durch eine Fußnote markiert. Sie sind ab 2004 bis auf besondere Ausnahmen von der vertragsärztlichen Versorgung ausgeschlossen und müssen von den Patienten selbst bezahlt werden. Die rezeptfreien Mittel gehören bis auf zwei Ausnahmen zu den nichtsteroidalen Antiphlogistika und den Calciumpräparaten.

Als rezeptfreie nichtsteroidale Antiphlogistika sind hauptsächlich vier niedrig dosierte Präparate von Ibuprofen (*Ibuhexal, Ibuprofen Stada, Ibuflam Lichtenstein, Ibuprofen AL*) zur Schmerzbehandlung verordnet worden, die in den angebotenen kleinen Dosierungen mit 200 mg oder 400 mg meistens weniger als die Standardzuzahlung von 5 € kosten, so daß die Patienten bei einer preisorientierten Auswahl durch die neue Erstattungsregelung nicht zusätzlich belastet werden. So kostet Ibuprofen in einer rezeptfreien Standardpackung mit 20 Tabletten zu 400 mg als *Ibuhexal akut* 4,45 € und als *Ibuflam akut* 4,40 €. Die gleichen Packungsgrößen gibt es mit etwas anderer Bezeichnung auch als rezeptpflichtige Arzneimittel, die dann als *Ibuhexal Filmtabletten* 11,83 €, als *Ibuflam Lichtenstein* ebenfalls 11,83 € und als *Ibuprofen AL* 10,80 € kosten. Der Grund ist die neue Arzneimittelpreisverordnung mit einem einheitlichen Apothekenzuschlag für rezeptpflichtige Arzneimittel in Höhe von 8,10 € und freier Preisgestaltung für nicht verschreibungspflichtige Arzneimittel. Diese Unterschiede sind ein weiteres Beispiel dafür, daß die neue Arzneimittelpreisverordnung für rezeptpflichtige Arzneimittel zu einer erheblichen Verteuerung preisgünstiger Arzneimittel führt (vgl. auch Kapitel 3, Nicht verschreibungspflichtige Arzneimittel).

61

Bei *Voltaren topisch* sind nur die Arzneiformen *Voltaren Wirkstoffpflaster* (2 Pflaster 6,80 €) und *Voltaren Schmerzgel* (60 g 6,36 €) rezeptfrei. Da topische Diclofenacpräparate umstrittene Arzneimittel ohne ausreichend belegte Wirksamkeit sind (siehe *Voltaren Emulgel*), sollten die Patienten nicht mit diesen Kosten belastet werden. Stattdessen wird eine Substitution mit einem oralen Diclofenacpräparat (z. B. *Diclo-1A Pharma*) als wirksames Arzneimittel empfohlen.

Bei *Voltaren/Migräne/Dolo* sind nur *Voltaren Dolo Filmtabletten* (20 Filmtbl. 12,5 mg 5,30 €) rezeptfrei. Daher werden vermutlich nur noch rezeptpflichtige Arzneiformen, z. B. *Voltaren dispers* (20 Tbl. 50 mg 10,94 €) verordnet.

Dona 200-S Dragees (100 Dragees 250 mg 33,90 €) und *Dolobene Gel* (100 g 10,60 €) sind umstrittene Arzneimittel (siehe oben). Auch hier sollten die Patienten nicht mit Kosten für umstrittene Arzneimittel ohne ausreichend belegte Wirksamkeit belastet werden. Daher wird orales Diclofenac (z. B. *Diclo-1A Pharma*) als wirksames Arzneimittel zur Substitution vorgeschlagen, womit 90% der Verordnungskosten eingespart werden.

Die fünf Calciumkombinationen mit Colecalciferol (Vitamin D) (*Calcimagon-D3, Calcilac KT, Osteoplus Brause, Ossofortin forte, Calcigen D*) gelten als Therapiestandard bei der Behandlung der manifesten Osteoporose und sind nach der Ausnahmeliste gemäß § 34 Abs. 1 SGB V für diese Indikation weiterhin verordnungsfähig.

Keltican N ist ein rezeptfreies Arzneimittel mit umstrittener Wirksamkeit (siehe oben), mit dessen Kosten die Patienten nicht belastet werden sollten. Eine Packung mit 100 Kapseln kostet 48,72 €, die mittleren Tagestherapiekosten betragen 1,50 €. Das zur Substitution vorgeschlagene rezeptpflichtige Amitriptylinpräparat *Amineurin* hat dagegen eine gesicherte Wirksamkeit bei neuropathischen Schmerzen und verursacht aber nur Tagestherapiekosten von 0,31 €, so daß hier 80% der Arzneikosten eingespart werden können.

Einsparpotentiale

Unter den 50 umsatzstärksten orthopädisch verordneten Arzneimitteln sind 19 Präparate vertreten, für die eine Substitution durch Generika, pharmakologisch-therapeutisch äquivalente Leitsubstanzen oder wirksame Arzneimittel vorgeschlagen wird. Bei den Gesamtarzneimittelausgaben der Orthopäden von 234,1 Mio. € errechnet sich ein Einsparpotential von insgesamt 31,9 Mio. € entsprechend einem Umsatzanteil von 13,6% (Tabelle 61.1).

Literatur

Bombardier C, Laine L, Reicin A, Shapiro D, Burgos-Vargas R, Davis B et al (2000): Comparison of upper gastrointestinal toxicity of rofecoxib and naproxen in patients with rheumatoid arthritis. N Engl J Med 343: 1520–1528.

Breivik H (2001): Opioids in cancer and chronic non-cancer pain therapy – indications and controversies. Acta Anaesthesiol Scand 45: 1059–1066.

Eccles M, Freemantle N, Mason J (1998): North of England evidence based guideline development project: summary guideline for non steroidal anti-inflammatory drugs versus basic analgesia in treating the pain of degenerative arthritis. Brit Med J 317: 526–530.

Geba GP, Weaver AL, Polis AB, Dixon ME, Schnitzer TJ for the VACT Group (2002): Efficacy of rofecoxib, celecoxib, and acetaminophen in osteoarthritis of the knee. JAMA 287: 64–71.

Gourlay GK (2001): Treatment of cancer pain with trandermal fentanyl. Lancet Oncol 2: 165–172.

Hughes R, Carr A (2002): A randomized, double-blind, placebo-controlled trial of glucosamine sulphate as an analgesic in osteoarthritis of the knee. Rheumatology 41: 279–284.

Jüni P, Rutjes AWS, Dieppe PA (2002): Are selective COX 2 inhibitors superior to traditional non steroidal anti-inflammatory drugs? Brit Med J 324: 1287–1288.

Langman MJS, Weil J, Wainwright P, Lawson DH, Rawlins MD et al (1994): Risks of bleeding peptic ulcer associated with individual non-steroidal anti-inflammatory drugs. Lancet 323: 1075–1052.

Mason L, Moore RA, Edwards JE, Derry S, McQuay HJ (2004): Topical NSAIDs for acute pain: a meta-analysis. BMC Fam Pract. 5: 10–19.

McQuay HJ, Tramèr M, Nye BA, Carroll D, Wiffen PJ, Moore RA (1996): A systematic review of antidepressants in neuropathic pain. Pain 68: 217–227.

Müller D (2002): Treatment of neuropathic pain syndrome. Results of an open study on the efficacy of a pyrimidine nucleotide preparation. Fortschr Med Orig 120: 131–133.

Radbruch L, Elsner F (2004): Clinical experience with transdermal fentanyl for the treatment of cancer pain in Germany. Keio J Med 53: 23–29.

Reginster JY, Deroisy R, Rovati LC, Lee RL, Lejeune E, Bruyere O et al (2001): Longterm effects of glucosamine sulphate on osteoarthritis progression: a randomised, placebo-controlled clinical trial. Lancet 357: 251–256.

Rindone JP, Hiller D, Collacott E, Nordhaugen N, Arriola G (2000): Randomized, controlled trial of glucosamine for treating osteoarthritis of the knee. West J Med 172: 91–94.

Setnikar I, Palumbo R, Canali S, Zanolo G (1993): Pharmacokinetics of glucosamine in man. Arzneim Forsch 43: 1109–1113.

61

Silverstein FE, Faich G, Goldstein JL, Simon LS, Pincus T, Whelton A et al (2000): Gastrointestinal toxicity with celecoxib vs nonsteroidal anti-inflammatory drugs for osteoarthritis and rheumatoid arthritis. JAMA 284: 1247–1255.

61

62. Verordnungsprofil der Urologen

BERND MÜHLBAUER

AUF EINEN BLICK

Verordnungsanteil

Die 2857 vertragsärztlich tätigen Urologen haben im Jahre 2003 Arzneimittel im Wert von 624 Mio. € verordnet, was einem Anteil von 2,6 % am gesamten Arzneimittelumsatz in Deutschland entspricht.

Verordnungsprofil

Das Verordnungsprofil der Urologen bei den 50 umsatzstärksten Arzneimitteln wird geprägt durch die Arzneitherapie des Prostatakarzinoms (sieben Gonadorelinanaloga, drei Antiandrogene, drei Zytostatika). An zweiter Stelle stehen Arzneimittel für die benigne Prostatahyperplasie, darunter sechs Alpha$_1$-Rezeptorenblocker und zwei 5α-Reduktasehemmer sowie acht pflanzliche Mittel mit umstrittener Wirksamkeit.

Bewertung

Unter den 50 führenden urologischen Präparaten sind 13 innovative oder pharmakologisch-therapeutisch verbesserte Arzneimittel, aber auch 18 Arzneimittel mit umstrittener Wirksamkeit vertreten. Bedingt durch einen Substitutionsbedarf mit wirksamen, aber teuren Arzneimitteln sind die Wirtschaftlichkeitsreserven der Urologen im Vergleich zu allen Arztgruppen im Bundesgebiet relativ niedrig.

Die Urologen in Deutschland haben im Jahre 2003 im Erstattungsbereich der gesetzlichen Krankenversicherung Arzneimittel mit Kosten von 624 Mio. € verordnet. Das entspricht einem Anteil von 2,6% am gesamten Arzneimittelumsatz in Deutschland von 24.121 Mio. €. Damit gehören die Urologen zu den Arztgruppen mit einem kleineren Anteil an den Arzneiverordnungskosten. Alleiniger Grund für diesen geringen Anteil ist, daß 2003 unter den 130.563 Vertragsärzten in Deutschland nur 2857 Urologen (2,2%) vertreten waren (Kapitel 51, Tabelle 51.1). Mit etwa 80% repräsentieren die 50 umsatzstärksten Arzneimittel einen großen Anteil der Verordnungen (Tabelle 62.1), so daß diese Liste einen umfassenden Überblick über das fachspezifische Verordnungsprofil bietet.

Auf die Behandlung urologischer Neoplasien, in erster Linie des metastasierenden Prostatakarzinoms, entfällt in dieser Fachgruppe etwa die Hälfte der Arzneimittelkosten. Dabei beanspruchen die Gonadorelinanaloga mit 215 Mio. € den weitaus höchsten Anteil, gefolgt von den Antiandrogenen (49 Mio. €) und verschiedenen anderen Medikamenten mit direkter oder indirekter onkologischer Indikation (31 Mio. €).

An zweiter Stelle stehen die Kosten für die Behandlung der benignen Prostatahyperplasie mit insgesamt 157 Mio. €. Sie verteilen sich mit 117 Mio. € hauptsächlich auf Alpha$_1$-Rezeptorenblocker, pflanzliche Prostatamittel (24 Mio. €) und die beiden 5α-Reduktasehemmer Finasterid (16,2 Mio. €) und Dutasterid (2,7 Mio. €). Weitere umsatzstark verordnete Arzneimittelgruppen der Urologen sind urologischen Spasmolytika (38 Mio. €) und antibakterielle Chemotherapeutika (8 Mio. €).

Unter den 50 führenden Arzneimitteln sind 12 nicht verschreibungspflichtige Arzneimittel vertreten. Sie sind ab 2004 aus der vertragsärztlichen Versorgung ausgeschlossen und wurden daher in der Tabelle 62.1 durch eine Fußnote markiert. In der Regel sind wirksame Doxazosinprodukte teurer als die umstrittenen Phytopharmaka, so daß sich durch die vorgeschlagene Substitution sogar Mehrkosten ergeben.

Da sich aus Platzgründen eine Einzelbewertung verbietet, wird im folgenden zu einigen ausgewählten Arzneimitteln bzw. Präparategruppen Stellung genommen. Hierbei erfolgt eine Gliederung in Innovationen und pharmakologisch-therapeutisch verbesserte Arzneimittel, Analogpräparate, Arzneimittel mit umstrittener Wirksamkeit und nicht verschreibungspflichtige Arzneimittel.

Innovationen

Für die Zulassung eines Arzneimittels genügt der Nachweis der therapeutischen Wirksamkeit, d.h. das Erreichen vordefinierter Zielkriterien unter engen Studienbedingungen. Wenn dies auch den ersten Schritt zur Evidenz-basierten Therapie darstellt, ist damit bei weitem noch nicht der therapeutische Nutzen nachgewiesen, also der tatsächlich erzielte Vorteil für den Patienten unter Alltagsbedingungen. Insbesondere bei der Behandlung chronischer und onkologischer Erkrankungen spielt diese Differenzierung eine zunehmende Rolle. Aus Platzgründen kann hier jedoch nicht auf diesen wichtigen Unterschied eingegangen werden. Ein Evidenz-basiertes therapeutisches Prinzip wird daher angenommen, wenn zumindest die therapeutische Wirksamkeit als bewiesen gilt.

Unter den 50 führenden Präparaten der Urologen sind zur Hälfte Arzneimittel vertreten, für die Evidenz für ihre therapeutische Wirksamkeit existiert. Einige davon sind bereits generisch verfügbar und werden zum Teil auch so eingesetzt. Zu den innovativen und kostenintensiven Vertretern der Evidenz-basierten Medikamente zählen Leuprolin (*Enantone, Trenantone*) und Buserelin (*Profact, Suprefact*) als erste Vertreter der langwirkenden Gonadorelinanaloga zur Behandlung des metastasierenden Prostatakarzinoms sowie der 5α-Reduktasehemmer Finasterid (*Proscar*) zur Behandlung der benignen Prostatahyperplasie. Bereits Anfang der 70iger Jahre wurde das Antiandrogen Cyproteronacetat (*Androcur*) als innovatives Therapieprinzip eingeführt. Für fünf weitere Wirkstoffe gibt es Hinweise auf eine verbesserte Wirksamkeit im Vergleich zu den bisher verwendeten Arzneimitteln. Zu diesen gehören das Vasopressinanalogon Desmopressin (*Minirin*), die Alpha$_1$-Rezeptorenblocker Terazosin (*Flotrin*) und Tamsulosin (*Alna, Omnic*), das Bisphosphonat Zoledronsäure (*Zometa*) und das Antiandrogen Bicalutamid (*Casodex*).

Allerdings erscheint in der vom Verordnungsvolumen her gesehen wichtigsten Arzneimittelgruppe der Urologen, den Gonadorelinanaloga und Antiandrogenen, kein Substanzprofil so in allen Eigenschaften herausragend, daß es als echte Verbesserung bezeichnet werden muß (Gommersall et al. 2002, Debruyne 2002). Konsequenterweise werden alle Vertreter dieser Gruppe als Evidenz-basierte Medikamente bezeichnet und – bei ähnlichen Tagestherapiekosten – auf die Empfehlung von Substitutionen verzichtet (Tabelle 62.1). Die differentialtherapeutische Auswahl für eine der Substanzen muß im Einzelfall getroffen werden.

Prinzipiell gehört auch *Durogesic*, das als Membranpflaster das Opioid Fentanyl enthält, zu den Medikamenten mit verbesserter therapeutischer Wirksamkeit. Für die Behandlung von chronischen Tumor-

62

Tabelle 62.1: Verordnung der 50 umsatzstärksten Arzneimittel durch Urologen 2003. Angegeben sind die 50 umsatzstärksten Präparate mit Umsatz, Kommentar, Substitutionsvorschlägen und Einsparpotentialen.

Rang	Präparat	Umsatz Mio. €	Kommentar	Substitutions- vorschlag	Einspar- potential Mio. €
1	Trenantone	92,2	Innovation		
2	Profact	49,8	Innovation		
3	Zoladex	49,5	Analogpräparat		
4	Casodex	43,2	Verbesserung		
5	Omnic	40,3	Verbesserung	Uriduct	11,3
6	Alna	36,1	Verbesserung	Uriduct	10,3
7	Enantone	18,7	Innovation		
8	Uroxatral	18,7	Analogpräparat	Uriduct	2,0
9	Proscar	16,2	Innovation		
10	Detrusitol	15,4	umstrittenes Mittel	Physiotherapie[2]	15,4
11	Mitomycin Medac/ Mito Medac	12,4	Generikum		
12	Flotrin	10,2	Analogpräparat	Uriduct	2,8
13	Spasmex Tabl.	9,1	umstrittenes Mittel	Physiotherapie[2]	9,1
14	Urion	8,5	Analogpräparat	Uriduct	0,8
15	Zometa	8,0	Verbesserung		
16	Mictonorm	6,5	umstrittenes Mittel	Physiotherapie[2]	6,5
17	Prostagutt forte[1]	5,8	umstrittenes Mittel	Uriduct[3]	−4,3
18	Spasmolyt	4,4	umstrittenes Mittel	Physiotherapie[2]	4,4
19	Multosin	4,3	Generikum		
20	Bazoton[1]	4,1	umstrittenes Mittel	Uriduct[3]	−2,6
21	BCG Medac	3,9			
22	Uriduct	3,4	Generikum		
23	Ubretid	3,0	Analogpräparat		
24	Tavanic	2,9	Analogpräparat		
25	Androcur	2,9	Innovation	Cyproteronacetat Gry	0,2
26	Estramustin Hexal	2,7	Generikum		
27	Avodart	2,7	Analogpräparat		
28	Prostess[1]	2,6	umstrittenes Mittel	Uriduct[3]	−6,5
29	Cyproteronacetat Gry	2,5	Generikum		
30	Kochsalzlsg. Fresenius Spül[1]	2,4			

Tabelle 62.1: Verordnung der 50 umsatzstärksten Arzneimittel durch Urologen 2003. Angegeben sind die 50 umsatzstärksten Präparate mit Umsatz, Kommentar, Substitutionsvorschlägen und Einsparpotentialen (Fortsetzung).

Rang	Präparat	Umsatz Mio. €	Kommentar	Substitutions- vorschlag	Einspar- potential Mio. €
31	Uro-Vaxom	2,3	umstrittenes Mittel	Cotrim-1A Pharma	1,8
32	Azuprostat[1]	2,3	umstrittenes Mittel	Uriduct[3]	−9,1
33	Blemaren N[1]	2,1			
34	Minirin	2,1	Verbesserung		0,2
35	Nitroxolin Chephasaar	2,0	umstrittenes Mittel	Cotrim-1A Pharma	1,9
36	Prostagutt mono[1]	1,9	umstrittenes Mittel	Uriduct[3]	−4,5
37	Oncotice	1,8			
38	Durogesic	1,8	Verbesserung (begr.)		
39	Decapeptyl	1,8	Analogpräparat		
40	Uvirgan mono[1]	1,7	umstrittenes Mittel	Cotrim-1A Pharma	1,2
41	Firin	1,7	Generikum		
42	Cernilton N[1]	1,6	umstrittenes Mittel	Uriduct	0,0
43	Uropeptyl Depot	1,4	Generikum		
44	Suprefact	1,4	Innovation		
45	Prosta Fink forte[1]	1,4	umstrittenes Mittel	Uriduct[3]	−1,6
46	Keciflox	1,4	Generikum	Cipro Basics	0,2
47	Trospi	1,4	umstrittenes Mittel	Physiotherapie[2]	1,4
48	Nomon mono[1]	1,3	umstrittenes Mittel	Uriduct[3]	−0,9
49	utk[1]	1,3	umstrittenes Mittel	Uriduct[3]	−2,4
50	Spasyt	1,3	umstrittenes Mittel	Physiotherapie[2]	1,3
Summe 1–50		516,8			39,0
Summe gesamt		624,1		Einsparpotential gesamt	41,9
				davon generisch	8,3
				analog	25,8
				umstritten	7,8

62

[1] Präparat ist nicht verschreibungspflichtig oder teilweise nicht verschreibungspflichtig
[2] Vermutlich nur 50% Compliance
[3] Mehrkosten durch wirksame Doxazosinpräparate

schmerzen sind in einer aktuellen Übersicht mehrere positive Studien aufgeführt (Gourlay 2001), während es bei anderen chronischen Schmerzen bisher keine Daten aus Placebo-kontrollierten Studien (Breivik 2001) gibt. Die transdermale Opioidtherapie hat in den letzten fünf Jahren stark zugenommen. *Durogesic* ist das mit weitem Abstand führende Opioidanalgetikum in Deutschland. Dies beruht zum einen darauf, daß dieses Medikament – nicht evidenz-basiert – auch bei anderen Indikationen (z. B. stärkere Rückenschmerzen, neuropathische Schmerzen) eingesetzt wird, was aber bei Urologen die Ausnahme sein dürfte. Allerdings ist diese Form der Opioidtherapie nur angezeigt, wenn andere analgetische Strategien keinen ausreichenden Erfolg zeigen oder nicht anwendbar sind. Somit sollte sich der Einsatz beschränken auf schwere, tumorbedingte Schmerzen bei Patienten, die aufgrund von Schluckbeschwerden einer oralen Therapie, z. B. mit retardiertem Morphinsulfat, nicht zugänglich sind. Für eine Überlegenheit des transdermalen Fentanyl gegenüber der oralen Opioidtherapie, beispielsweise hinsichtlich geringerer Nebenwirkungen, existiert kein überzeugender Beweis aus kontrollierten Studien. Transdermales Fentanyl kann daher bei Tumorschmerzen in besonders begründeten Fällen eingesetzt, zumeist aber durch orales retardiertes Morphinsulfat substituiert werden.

Analogpräparate

Unter den 50 führenden Arzneimittelverordnungen der Urologen sind sieben Medikamente vertreten, die neuere Wirkstoffe mit ähnlichem pharmakologischem Profil wie bereits länger bekannte Arzneimittel enthalten. Der Zusatznutzen dieser chemischen Innovationen ist häufig fragwürdig. Produkte mit solchen Molekülvariationen werden wegen ihrer Ähnlichkeit zu eingeführten Arzneimitteln auch als Analog- oder Me-too-Präparate bezeichnet. Analogpräparate können meistens durch die ältere Leitsubstanz substituiert werden und dadurch Wirtschaftlichkeitsreserven eröffnen. Nachfolgend wird die pharmakologisch-therapeutische Evidenz für einige der zur Substitution vorgeschlagenen Substanzen dargestellt.

Alpha$_1$-Rezeptorenblocker

In den beiden Präparaten *Omnic* und *Alna*, die zur Behandlung von funktionellen Symptomen der benignen Prostatahyperplasie eingesetzt werden, ist als Wirkstoff der Alpha$_1$-Rezeptorenblocker Tamsulosin enthalten. Für Tamsulosin wurde eine erhöhte Selektivität für den α_{1A}-Subtyp der adrenergen Alpharezeptoren gezeigt, der vor allem in der Prostata vorkommt. Dies könnte insbesondere im Hinblick auf eine geringere Inzidenz von unerwünschten Blutdruckeffekten von Vorteil sein und war der Grund, weshalb Tamsulosin bei der Einführung zunächst als eine Substanz mit verbesserten pharmakodynamischen Eigenschaften klassifiziert wurde. Allerdings zeigt ein aktueller Cochrane-Review über 14 Placebo-kontrollierte Studien, daß Tamsulosin bei benigner Prostatahyperplasie die Blasensymptome und die Urinflußrate im Vergleich zu Placebo nur mäßig verbessert (Wilt et al. 2004). Tamsulosin hatte bei dieser Indikation eine ähnliche Wirksamkeit und ein ähnliches Nebenwirkungsprofil wie andere Alpha$_1$-Rezeptorenblocker. Damit kann Tamsulosin als Analogpräparat ohne therapeutischen Zusatznutzen im Vergleich zu anderen bei der benignen Prostatahyperplasie angewendeten Alpharezeptorenblockern angesehen werden.

Aus diesem Grunde erscheint eine Substitution von Tamsulosin (*Omnic*, *Alna*) durch Doxazosingenerika (z. B. *Uriduct*) in den meisten Fällen gerechtfertigt. Die therapeutische Wirksamkeit von Doxazosin bei der benignen Prostatahyperplasie ist in mehreren kontrollierten Studien gezeigt worden. In einer Vergleichsstudie über 52 Wochen an 1.095 Männern hatte Doxazosin einen stärkeren Effekt auf die maximale Harnflußrate und den Internationalen Prostata Symptomenscore (IPSS) als Placebo und Finasterid (Kirby et al. 2003), am wirksamsten aber war die Kombination von Doxazosin und Finasterid. Leider kann jedoch daraus aufgrund unklarer Beschreibung der Patientenkollektive, insbesondere hinsichtlich des Prostatavolumens, keine differenzierte Behandlungsempfehlung abgeleitet werden (siehe Kapitel 48, Urologika). Außerdem hat Doxazosin nach den Ergebnissen der MTOPS-Studie von allen Alpha$_1$-Rezeptorenblockern die beste Langzeitevidenz für die Behandlung der benignen Prostatahyperplasie. In dieser Placebo-kontrollierten Studie über 4,5 Jahre senkte Doxazosin (4–8 mg/Tag) bei 3.047 Patienten mit benigner Prostatahyperplasie die klinische Progression (Symptomenscore, akute Harnretention, Harninkontinenz, Harnwegsinfektionen, Niereninsuffizienz) signifikant um 39%, in

Kombination mit Finasterid sogar um 66 % (McConnell et al. 2003). Der gegenüber anderen Alpha$_1$-Rezeptorenblockern häufig geltend gemachte Nachteil der notwendigen einschleichenden Dosierung von Doxazosin kann in einzelnen Fällen, z. B. bei schlechter Compliance, problematisch sein. Die von mehreren Herstellern angebotene Doxazosin-Arzneiform mit retardierter Freisetzung erscheint angesichts der langen Halbwertszeit des Wirkstoffes überflüssig.

Uroxatral und *Urion* sowie *Flotrin* enthalten Alfuzosin bzw. Terazosin als weitere Alpha$_1$-Rezeptorenblocker zur Behandlung der benignen Prostatahyperplasie. Genauso wie für die Tamsulosinpräparate (*Omnic*, *Alna*) ist hier bei der Mehrzahl der Patienten eine Substitution durch Doxazosin (z. B. *Uriduct*) gerechtfertigt. Durch die Substitution der genannten fünf Alpha$_1$-Rezeptorenblocker mit Doxazosin als der therapeutisch äquivalenten Leitsubstanz ergibt sich ein rechnerisches Einsparpotential von mehr als 27 Mio. €, entsprechend einem Umsatzanteil von 5,3 % an den 50 führenden Präparaten der Urologen in Deutschland im Jahr 2003.

Umstrittene Arzneimittel

Als umstrittene Arzneimittel werden Präparate bezeichnet, für die keine ausreichenden pharmakologisch-therapeutischen Wirksamkeitsbelege im Vergleich zu Therapiealternativen vorliegen. 18 Präparate der 50 führenden Arzneimittel der Urologen können als Mittel mit umstrittener Wirksamkeit bezeichnet werden. Die meisten davon entfallen auf die Gruppe der pflanzlichen Prostatamittel (10 Präparate) und der urologischen Spasmolytika zur Behandlung der Dranginkontinenz (6 Präparate mit 4 Wirkstoffen).

62

Urologische Spasmolytika

Schon seit Jahrzehnten werden spasmolytisch wirkende Anticholinergika zur Therapie verschiedener Formen der Harninkontinenz eingesetzt. *Detrusitol* enthält Tolterodin zur Behandlung der Dranginkontinenz. Die klinische Datenlage ist uneinheitlich, da nur in drei von sieben Studien ein signifikanter Effekt im Vergleich zu Placebo nachweisbar war. *Spasmex Tabletten* und *Spasmo-lyt* mit dem Anticholinergikum Trospiumchlorid sind zwei weitere Vertreter der urologischen

Spasmolytika zur Behandlung der Dranginkontinenz. *Mictonorm* mit dem Anticholinergikum Propiverin wird als urologisches Spasmolytikum für die Behandlung der Dranginkontinenz angewendet. Für dieses Anticholinergikum liegen wesentlich weniger kontrollierte Untersuchungen als für Tolterodin (*Detrusitol*) vor.

Die Zweifel an der klinischen Relevanz statistisch signifikanter Effekte der anticholinergen Spasmolytika werden nachdrücklich untermauert durch einen aktuellen systematischen Review (Herbison et al. 2003). Dagegen zeigten zwei systematische Cochrane-Reviews von 43 Studien über Beckenbodentraining bei Streßinkontinenz und gemischter Inkontinenz sowie sieben Studien über Blasentraining bei Dranginkontinenz eine einheitliche Besserung der Inkontinenz um 50–80% (Hay-Smith et al. 2002, Roe et al. 2002). Daher werden nichtmedikamentöse Verfahren als Therapie der ersten Wahl für verschiedene Inkontinenzformen empfohlen. Als anerkannte nichtmedikamentöse Verfahren gelten Beckenbodentraining bei Streßinkontinenz und gemischter Inkontinenz sowie Blasentraining bei Dranginkontinenz. Dieser Vorschlag wird sicher nicht vollständig umsetzbar sein, da viele Patientinnen nicht die notwendige Ausdauer und Compliance für die Physiotherapie aufbringen und auch in einigen Fällen nicht ausreichend auf nichtmedikamentöse Therapieverfahren ansprechen. Des weiteren kommen Patienten mit Blasenentleerungsstörungen aufgrund neurologischer Erkrankungen (z. B. Querschnittslähmung) nicht für physiotherapeutische Maßnahmen in Frage.

Durch weitgehenden Verzicht auf spasmolytische Anticholinergika können in dieser Indikation von den Urologen mit ca. 38 Mio. € über 6% des gesamten Verordnungsumsatzes eingespart werden. Allerdings ist das Einsparpotential nicht exakt zu beziffern, da noch die Kosten für die Physiotherapie berücksichtigt werden müssen. Veranschlagt man 6 Therapieeinheiten für das Erlernen der Übungen und wenige weitere für ein gelegentliches Erinnerungstraining, entstehen über Jahre Kosten von weniger als 150 €. Angesichts jährlicher Therapiekosten urologischer Spasmolytika zwischen 321 und 1672 € (siehe Kapitel 48, Urologika) läßt es sich leicht abschätzen, daß das tatsächliche Einsparpotential bei den spasmolytischen Anticholinergika bis zu 20 Mio. € betragen könnte, wenn nur die Hälfte der Patientinnen für nichtmedikamentöse Maßnahmen gewonnen werden könnte.

62

Pflanzliche Prostatamittel und Urologika

An einer begründeten Therapiequalität orientierte Substitutions-vorschläge führen nicht automatisch zur Kostenersparnis. Dies ist zu erkennen bei den phytopharmakologischen Präparaten, die zur Behandlung der benignen Prostatahyperplasie angeboten werden.

Bazoton ist ein pflanzliches Prostatamittel, das Extrakte aus Brennnessel enthält. Nach einer aktuellen Übersicht liegen keine kontrollierten Langzeitbeobachtungen mit ausreichender Patientenzahl vor, wenn auch bei verschiedenen Einzelsubstanzen der pflanzlichen Prostatamittel statistisch signifikante, aber klinisch nicht relevante Ergebnisse gefunden wurden (Dreikorn 2002). Aus diesem Grunde wird eine Substitution mit dem wirksamen Alpha$_1$-Rezeptorenblocker Doxazosin (z. B. *Uriduct*) vorgeschlagen. Das gleiche gilt für die pflanzlichen, Sabalfruchtextrakt enthaltende Prostatamittel *Prostagutt forte*, *Prostess* und *Prostagutt Mono*. Auch für *Prosta Fink forte*, ein pflanzliches Prostatamittel mit Kürbissamenextrakt, wird eine Substitution mit dem wirksamen Alpha$_1$-Rezeptorenblocker Doxazosin (z. B. *Uriduct*) vorgeschlagen.

Azuprostat wiederum enthält das Phytosterol β-Sitosterin, mit dem in zwei Placebo-kontrollierten Untersuchungen an Patienten mit benigner Prostatahyperplasie eine Besserung von subjektiven Symptomen und des Urinflusses beschrieben wurde (Berges et al. 1995, Klippel et al. 1997). Diese Effekte erscheinen allerdings wenig plausibel, da Sitosterin in der normalen Nahrung bereits in ähnlicher Menge enthalten ist (Cobb et al. 1997), wie sie durch die Sitosterindosierungen von *Azuprostat* angestrebt werden. Aus diesem Grunde wird, wenn eine medikamentöse Behandlung der symptomatischen Prostatahyperplasie angezeigt ist, auch für die Betasitosterin-haltigen Prostatamittel eine Substitution mit dem wirksamen Alpharezeptorenblocker Doxazosin (z. B. *Uriduct*) vorgeschlagen.

Cernilton N enthält ein Extraktgemisch aus Gräserpollen zur Behandlung der benignen Prostatahyperplasie. Ein Cochrane-Review über zwei Placebo-kontrollierte Studien und zwei Vergleichsstudien stellte fest, daß *Cernilton N* Urinflußraten, Restvolumen oder Prostatagröße im Vergleich zu Placebo oder Vergleichsmedikamenten nicht änderte (Wilt et al. 2000). Aus diesem Grunde wird auch hier die Substitution mit dem wirksamen Alpha$_1$-Rezeptorenblocker Doxazosin (z. B. *Uriduct*) vorgeschlagen. Wie oben angedeutet, würden die genannten Substitutionen nicht zu einer Verringerung, sondern zu einer

Erhöhung der Arzneimittelausgaben um ca. 32 Mio. € (Tabelle 62.1) führen. Eventuell kann jedoch eine kritische Überprüfung der Notwendigkeit einer medikamentösen Behandlung überhaupt die Verschreibungsanzahl reduzieren, so daß trotz möglicher Mehrkosten im Einzelfall die genannten Substitutionsvorschläge im Interesse einer wissenschaftlich begründeten Therapie umgesetzt werden können.

Uvirgan mono und *Nomon mono* sind pflanzliche Harnwegstherapeutika, die Kürbissamenextrakt enthalten und bei Reizblase angewendet werden sollen. Sofern die Reizblase durch eine benigne Prostatahyperplasie bedingt ist, gelten die gleichen Einschränkungen, die bereits für Brennnesselextraktpräparate (z. B. *Bazoton*) dargestellt wurden. Sofern die Reizblase durch eine Infektion bedingt ist, wird zur Substitution Co-trimoxazol (z. B. *Cotrim-1A Pharma*) als wirksames antibakterielles Chemotherapeutikum vorgeschlagen.

Auch bei den drei letztgenannten Arzneimitteln mit umstrittener therapeutischer Wirkung sollte im Interesse einer optimalen Therapiequalität der günstige Preis nicht dazu führen, daß den Patienten die wirksameren Behandlungsalternativen vorenthalten werden.

Urologische Antiinfektiva

Uro-Vaxom enthält immunaktive Fraktionen aus Escherichia-coli-Stämmen zur oralen Einnahme. *Uro-Vaxom* soll im Dünndarm resorbiert werden und in den Payer'schen Plaques eine Immunantwort auslösen. Nach einer Metaanalyse von fünf Placebo-kontrollierten Studien soll die Harnwegsinfektionsrate um 50% im Vergleich zu Placebo gesenkt werden (Bauer et al. 2002). Die überwiegend älteren Studien entsprechen nicht den heutigen methodischen Anforderungen, da die Patientenkollektive relativ klein sind und die Infektionsparameter und die zugehörige Antibiotikatherapie nicht genau definiert wurden. Von grundsätzlicher Bedeutung ist jedoch die Tatsache, daß durch eine antibiotische Langzeitprophylaxe in niedriger Dosierung die Rezidivfrequenz wesentlich deutlicher (90–95%) gesenkt wird als durch *Uro-Vaxom* (Conrad und Huland 1997). In Übereinstimmung mit führenden Urologen wird daher vorgeschlagen, die unzureichend wirksame Prophylaxe mit *Uro-Vaxom* durch eine wirksame Therapie mit einem antibakteriell wirkenden Chemotherapeutikum wie Co-trimoxazol (z. B. *Cotrim-1A Pharma*) zu substituieren.

62

Nitroxolin Chephasaar ist ein älteres Nitrochinolinderivat mit chemischer Ähnlichkeit zu den halogenierten Hydroxychinolinen vom Typ des Clioquinols. Schon vor mehr als zehn Jahren ist festgestellt worden, daß Nitroxolin bei unteren Harnwegsinfektionen mit einem Therapieerfolg in nur 40% der Fälle wesentlich schwächer als neuere Antibiotika wirkt (Simon und Stille 1989). Aus diesem Grunde wird vorgeschlagen, *Nitroxolin Chephasaar* durch ein wirksames Standardtherapeutikum wie Co-trimoxazol (z. B. *Cotrim-1A Pharma*) zu substituieren.

Nicht verschreibungspflichtige Arzneimittel

Unter den 50 führenden Arzneimitteln der Urologen finden sich 12 rezeptfreie Arzneimitteln, die in der Tabelle 62.1 durch eine Fußnote markiert sind. Sie sind ab 2004 von der vertragsärztlichen Versorgung gemäß § 34 Abs. 1 SGB V bis auf Citrate zur Behandlung von Harnsteinen (*Blemaren N*) ausgeschlossen und müssen von den Patienten selbst bezahlt werden (siehe auch Kapitel 3, Nicht verschreibungspflichtige Arzneimittel). Die Hauptgruppe bilden die pflanzlichen Prostatamittel und Urologika mit 10 Präparaten.

Pflanzliche Prostatamittel und Urologika sind umstrittene Arzneimittel ohne ausreichend belegte Wirksamkeit (siehe oben), so daß eine Selbstmedikation mit diesen Mitteln nicht empfohlen werden kann. Bei den pflanzlichen Prostatamitteln werden stattdessen Alpha$_1$-Rezeptorenblocker (z. B. *Uriduct*) und bei den pflanzlichen Urologika Co-trimoxazol als wirksame Arzneimittel empfohlen (siehe oben).

Einsparpotentiale

Unter den 50 umsatzstärksten Arzneimitteln der Urologen sind 25 Präparate vertreten, für die eine Substitution durch Generika, pharmakologisch-therapeutisch äquivalente Leitsubstanzen, wirksame Arzneimittel oder nichtmedikamentöse Verfahren vorgeschlagen wird. Bei den Gesamtarzneimittelausgaben der Urologen von 624,1 Mio. € errechnet sich ein Einsparpotential von insgesamt 41,9 Mio. € entsprechend einem Umsatzanteil von 6,7% (Tabelle 62.1). Dabei ist berücksichtigt, daß die Substitution zahlreicher pflanzlicher Prostatamittel durch wirksame Arzneimittel zu einer Erhöhung der Arzneimittelausgaben um 32 Mio. € führen würde. Wenn außerdem angenommen würde, daß bei etwa der Hälfte der Patientinnen mit Harninkontinenz keine ausreichende Compliance für Physiotherapie erreichbar ist und stattdessen die weniger effektiven urologischen Spasmolytika verordnet werden müssen, kommen etwa 20 Mio. € für die Arzneibehandlung dieser Patientinnen hinzu. Das gesamte Einsparpotential würde sich dann auf 23 Mio. € entsprechend einem Umsatzanteil von 3,7% reduzieren.

Bedingt durch einen hohen Substitutionsbedarf mit wirksamen, aber teureren Arzneimitteln sind die Wirtschaftlichkeitsreserven der Urologen mit einem Umsatzanteil von 6,7% bzw. 3,7% bei Generika, Analogpräparaten und umstrittenen Arzneimitteln relativ niedrig im Vergleich zu allen Arztgruppen im Bundesgebiet (Durchschnitt 18,6%).

Literatur

Bauer HW, Rahlfs VW, Lauener PA, Blessmann GS (2002): Prevention of recurrent urinary tract infections with immuno-active E. coli fractions: a meta-analysis of five placebo-controlled double-blind studies. Int J Antimicrob Agents 19: 451–456.

Berges RR, Windeler H, Trampisch HJ, Senge T and the β-Sitosterol Study Group (1995): Randomised, placebo-controlled, double-blind clinical trial of β-sitosterol in patients with benign prostatic hyperplasia. Lancet 345: 1529–1532.

Breivik H (2001): Opioids in cancer and chronic non-cancer pain therapy – indications and controversies. Acta Anaesthesiol Scand 45: 1059–1066.

Cobb MM, Salen G, Tint GS (1997): Comparative effect of dietary sitosterol on plasma sterols and cholesterol and bile acid synthesis in a sitosterolemic homozygote and heterozygote subject. J Am Coll Nutr 16: 605–613.

Conrad S, Huland H (1997): Cystitistherapie mit immunaktiven Escherichia coli-Fraktionen. DMW 122: 460.

Debruyne F (2002): Hormonal therapy of prostate cancer. Semin Urol Oncol 20 (Suppl 1): 4–9.

Dreikorn K (2002): The role of phytotherapy in treating lower urinary tract symptoms and benign prostatic hyperplasia. World J Urol 19: 426–435.

Gommersall LM, Hayne D, Shergill IS, Arya M, Wallace DM (2002): Luteinising hormone releasing hormone analogues in the treatment of prostate cancer. Expert Opin Pharmacother 3: 1685–1692.

Gourlay GK (2001): Treatment of cancer pain with transdermal fentanyl. Lancet Oncol 2: 165–172.

Hay-Smith EJ, Bo Berghmans LC, Hendriks HJ, de Bie RA, van Waalwijk van Doorn ES (2002): Pelvic floor muscle training for urinary incontinence in women. Cochrane Database Syst Rev 2002 (1): CD001407.

62

Herbison P, Hay-Smith J, Ellis G, Moore K (2003): Effectiveness of anticholinergic drugs compared with placebo in the treatment of overactive bladder: systematic review. Brit Med J 326: 841–847.

Kirby RS, Roehrborn C, Boyle P, Bartsch G, Jardin A, Cary MM, Sweeney M, Grossman EB and the Prospective European Doxazosin and Combination Therapy Study Investigators (2003): Efficacy and tolerability of doxazosin and finasteride, alone or in combination, in treatment of symptomatic benign prostatic hyperplasia: the Prospective European Doxazosin and Combination Therapy (PRE-DICT) trial. Urology 61: 119–126.

Klippel KF, Hiltl DM, Schipp B (1997): A multicentric, placebo-controlled, double-blind clinical trial of β-sitosterol (phytosterol) for the treatment of benign prostatic hyperplasia. Brit J Urol 80: 427–432.

McConnell JD, Roehrborn CG, Bautista OM, Andriole GL Jr, Dixon CM et al for the Medical Therapy of Prostatic Symptoms (MTOPS) Research Group (2003): The long-term effect of doxazosin, finasteride, and combination therapy on the clinical progression of benign prostatic hyperplasia. N Engl J Med 349: 2387–2398.

Roe B, Williams K, Palmer M (2002): Bladder training for uninary incontinence in adults. Cochrane Review. In: The Cochrane Library, Issue 2, 2002. Oxford: Update Software.

Simon C, Stille W (1989): Antibiotikatherapie in Klinik und Praxis. Schattauer-Verlag Stuttgart, New York, S. 284.

Wilt TJ, Mac Donald R, Ishani A, Rutks I, Stark G (2000): Cernilton for benign prostatic hyperplasia. Cochrane Database Syst Rev 2000 (2): CD001042.

Wilt TJ, Mac Donald R, Rutks I (2004): Tamsulosin for benign prostatic hyperplasia. Cochrane Review. In: The Cochrane Library, Issue 2, 2004. Chichester, UK: John Wiley & Sons, Ltd

63. Arzneimittelverordnungen nach Alter und Geschlecht

Katrin Nink und Helmut Schröder

AUF EINEN BLICK

Der Arzneimittelverbrauch zeigt deutliche Unterschiede nach Alter und Geschlecht der Versicherten. Jedem Versicherten wurden im Jahr 2003 durchschnittlich 447 Tagesdosen verordnet. Am niedrigsten ist der durchschnittliche Verbrauch in der Gruppe der 20- bis 25-Jährigen mit 96 DDD und am höchsten in der Gruppe der 85- bis 90-Jährigen mit durchschnittlich 1399 DDD. Frauen wurden mit durchschnittlich 502 Tagesdosen 31% mehr DDD verordnet als Männern. Der Mehrverbrauch der Frauen zeigt sich neben typischen Indikationsgruppen wie Sexualhormonen, Gynäkologika und Osteoporosemitteln vor allem bei Psychopharmaka und Hypnotika/Sedativa, die Frauen ungefähr doppelt so häufig verordnet werden wie Männern. Hingegen ist eine verordnete Tagesdosis für einen Mann um 15% teurer als für eine Frau.

Es gilt bereits seit langem als allgemein akzeptiert und belegt, daß das Alter eines Patienten wesentlichen Einfluß auf die Morbidität und damit einhergehend auch auf den Arzneimittelverbrauch hat. Dies betrifft sowohl die Art als auch die Menge der Arzneimittel. Auch der Einfluß des Geschlechts auf die Menge der Medikation ist seit langem gut belegt. Aus diesem Grunde werden die aktuellen Entwicklungen der vertragsärztlichen Arzneiverordnungen im Jahre 2003 nach Alter und Geschlecht der Patienten analysiert.

Die Größen der Altersgruppen wurden mit Hilfe der Erhebungen der Gesetzlichen Krankenversicherung (GKV) zur Struktur von Mitgliedern und mitversicherten Familienangehörigen für das Jahr 2003 (KM6, Stichtag 1. Juli 2003) sowie des Statistischen Jahrbuchs 2003 ermittelt (zu den Einzelheiten vgl. z.B. Arzneiverordnungs-Report 1999). Daraus ergibt sich die in Tabelle 63.1 und Abbildung 63.1 darge-

Tabelle 63.1: Alters- und Geschlechtsstruktur der GKV-Versicherten 2003

Altersgruppe	Männer (Tsd.)	Frauen (Tsd.)	Zusammen (Tsd.)
0 bis unter 5	1667,4	1587,0	3254,4
5 bis unter 10	1828,2	1740,4	3568,5
10 bis unter 15	1735,9	1666,5	3402,4
15 bis unter 20	2116,1	2016,1	4132,2
20 bis unter 25	2028,8	2089,5	4118,3
25 bis unter 30	1911,7	1999,5	3911,2
30 bis unter 35	2225,4	2379,3	4604,7
35 bis unter 40	2830,4	3036,9	5867,3
40 bis unter 45	2782,3	2994,6	5776,9
45 bis unter 50	2361,8	2578,4	4940,2
50 bis unter 55	2150,9	2413,6	4564,6
55 bis unter 60	1737,4	1959,6	3697,0
60 bis unter 65	2263,4	2536,2	4799,6
65 bis unter 70	2093,6	2433,6	4527,2
70 bis unter 75	1435,6	1838,1	3273,7
75 bis unter 80	997,8	1723,2	2721,0
80 bis unter 85	558,0	1391,4	1949,4
85 bis unter 90	175,1	566,1	741,2
90 und älter	109,1	463,2	572,2
Summe	33008,8	37413,2	70422,0

stellte Alterspyramide für die GKV-Versicherten, die den folgenden Darstellungen zugrunde liegt. Setzt man die Daten der Arzneimittelverordnungen nach Altersgruppen zu den Versichertenzahlen in Beziehung, dann erhält man die in Tabelle 63.2 angegebenen Werte für die verordneten Tagesdosen der Arzneimittel nach Indikationsgruppen je Versicherter der GKV.

Die Aufschlüsselung der verordneten Mengen nach Alter und Indikationsgruppe weist interessante Unterschiede auf. Auch Arzneimittelgruppen, die im Gesamtmarkt keine große Rolle spielen, treten mitunter in einzelnen Altersgruppen deutlich hervor. Nicht immer haben diese Differenzen jedoch ihren Grund in Morbiditätsunterschieden. Vielmehr können sie auch durch die Regelungen zur Erstattung von Arzneimitteln durch die GKV begründet sein, wie etwa bei der Verordnung oraler Kontrazeptiva, bei denen eine Kostenübernahme durch die GKV bis zur Vollendung des 20. Lebensjahres erfolgt (§ 24 a SGB V). Ältere GKV-Versicherte müssen jedoch selbst für die Kosten der Empfängnisverhütung aufkommen.

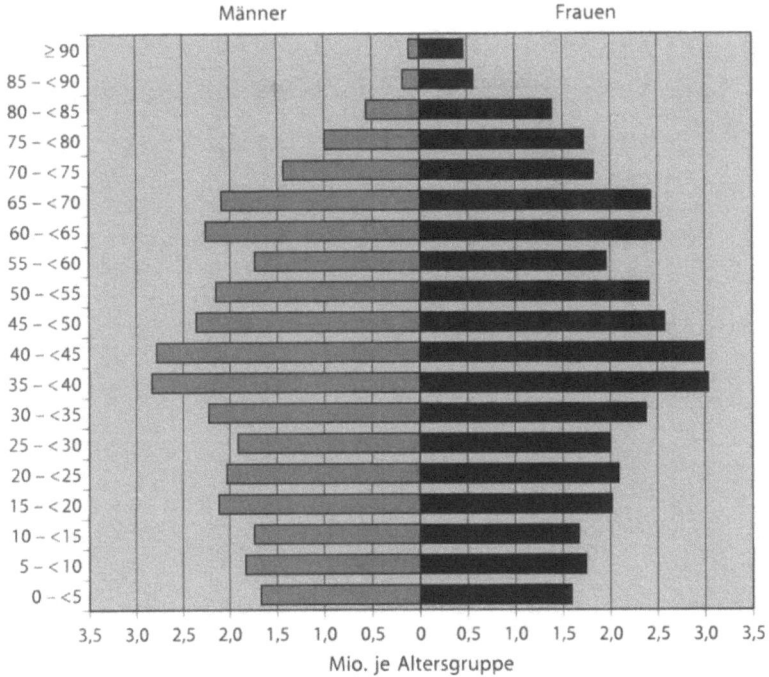

Abbildung 63.1: Alters- und Geschlechtsstruktur der GKV-Versicherten 2003

Die hier zugrunde gelegten Verordnungsdaten erfassen nur die von niedergelassenen Ärzten zu Lasten der GKV ausgestellten und in öffentlichen Apotheken eingelösten Rezepte (siehe Kapitel 64). Der Selbstmedikationsmarkt wird hingegen nicht erfaßt. Dies betrifft einige Indikationsgruppen stärker, die in größerem Umfang rezeptfreie Arzneimittel umfassen – beispielsweise die Analgetika –, andere hingegen gar nicht. Zudem hat die seit 1997 deutlich gestiegene Zuzahlung trotz der leichten Absenkung zum Jahresbeginn 1999 weiterhin zur Folge, daß viele, auch rezeptpflichtige, Arzneimittel vollständig von den Patienten bezahlt werden müssen. Inwieweit diese Verschreibungen abrechnungstechnisch möglicherweise unterrepräsentiert sind oder preiswerte, rezeptpflichtige Arzneimittel auch für GKV-Versicherte auf Privatrezepten verordnet werden, läßt sich trotz der

Tabelle 63.2: Arzneiverbrauch in definierten Tagesdosen (DDD) je Versicherter in der Gesetzlichen Krankenversicherung im Jahre 2003 nach Indikationsgruppen

Indikationsgruppe	0-4	5-9	10-14	15-19	20-24	25-29	30-34	35-39	40-44	45-49	50-54	55-59	60-64	65-69	70-74	75-79	80-84	85-89	>=90	Summe
5 Analgetika/Antirheumatika	4,8	4,8	5,3	6,3	5,8	6,8	8,4	11,0	15,1	20,4	27,7	38,0	38,5	43,8	54,8	63,3	71,7	80,7	81,8	23,7
7 Antiallergika	0,9	4,0	8,6	7,2	5,4	5,5	5,6	5,6	5,3	4,7	4,9	4,8	3,6	3,2	2,8	2,9	3,2	4,5	6,0	4,7
8 Antianämika	0,3	0,3	0,4	0,8	1,6	2,5	2,4	1,8	1,6	1,8	1,7	1,7	1,9	2,4	3,5	4,2	5,2	6,3	7,0	2,0
9 Antiarrhythmika	0,0	0,0	0,0	0,0	0,0	0,1	0,1	0,2	0,5	0,9	1,9	3,8	5,3	8,0	10,9	12,6	12,2	8,9	4,8	2,8
10 Antibiotika/Antiinfektiva	5,2	7,7	6,0	6,5	5,4	5,2	5,6	5,7	5,3	5,0	4,8	5,1	4,3	4,2	4,2	4,1	4,0	4,4	5,5	5,2
11 Antidementiva (Nootropika)	0,0	0,0	0,0	0,1	0,1	0,1	0,2	0,3	0,5	0,8	1,4	2,4	3,7	5,6	9,3	14,1	18,8	21,1	19,7	2,9
12 Antidiabetika	0,1	0,3	1,5	1,9	1,9	2,5	3,4	4,6	7,4	13,5	25,4	39,7	45,0	61,5	72,4	69,9	68,5	60,1	43,1	22,3
14 Antiemetika/Antivertiginosa	0,5	0,5	0,4	0,3	0,2	0,3	0,3	0,4	0,6	0,7	1,1	1,7	2,0	2,7	4,4	6,7	9,9	13,2	13,4	1,7
15 Antiepileptika	0,2	0,8	1,6	1,7	2,0	2,1	2,5	3,3	3,8	3,9	3,9	3,9	3,5	3,4	3,6	3,9	3,5	3,3	2,5	2,9
17 Antihypertonika	0,0	0,0	0,1	0,2	0,6	1,3	2,7	5,6	11,9	25,5	46,6	71,2	85,2	108,3	128,6	130,5	125,0	104,5	77,3	39,3
19 Antihypotonika	0,0	0,0	0,2	0,5	0,4	0,4	0,5	0,5	0,7	0,8	0,8	1,0	0,9	0,9	0,9	1,0	1,2	1,4	2,0	0,6
20 Antikoagulantia	0,0	0,0	0,1	0,3	0,4	0,7	1,0	1,2	1,5	2,3	3,7	5,7	8,2	11,4	15,6	17,6	15,3	9,0	4,7	4,3
21 Antimykotika	3,1	0,7	0,9	1,0	1,1	1,2	1,3	1,6	1,8	2,0	2,4	3,0	3,0	3,2	3,3	3,6	3,9	4,9	6,3	2,1
23 Antiphlogistika	0,1	0,3	0,6	0,6	0,3	0,3	0,3	0,4	0,4	0,5	0,6	0,7	0,8	0,8	1,0	1,0	1,2	1,2	1,1	0,6
24 Antitussiva/Expektorantia	15,1	12,4	9,1	6,8	3,3	2,9	2,9	3,0	3,0	3,3	3,8	5,0	5,0	5,6	7,1	8,1	9,0	9,9	11,7	5,7
27 Beta-Ca-Bl., Angiotensin-Hemmst.	0,0	0,1	0,4	0,8	1,5	2,8	5,3	10,6	21,0	40,4	70,1	104,7	123,2	157,3	192,3	208,4	211,7	192,0	151,7	60,8
28 Broncholytika/Antiasthmatika	3,9	7,0	7,8	6,0	6,2	6,7	8,2	9,8	12,0	13,6	18,5	26,1	27,9	32,6	41,9	42,3	36,8	27,1	20,9	16,9
31 Corticoide (Interna)	1,9	1,2	0,8	0,9	1,5	2,1	2,5	3,3	3,7	4,6	5,8	7,4	7,5	8,4	10,4	11,4	10,7	9,0	7,6	4,7
32 Dermatika	10,1	13,5	13,1	14,6	9,5	8,3	7,8	7,9	7,8	8,3	9,1	10,1	9,9	10,4	11,9	13,3	14,9	17,9	21,4	10,3
33 Desinfizientia/Antiseptika	0,2	0,4	0,6	0,4	0,2	0,2	0,3	0,3	0,3	0,4	0,5	0,7	0,5	0,7	0,8	1,1	1,4	2,3	2,6	0,5
36 Diuretika	0,0	0,1	0,1	0,2	0,5	0,8	1,5	2,6	5,5	11,0	19,7	31,0	39,4	55,6	82,2	105,0	136,9	166,2	176,3	25,6
37 Durchblutungsfördernde Mittel	0,0	0,0	0,0	0,1	0,1	0,1	0,1	0,2	0,3	0,5	0,8	1,3	1,9	2,7	4,2	5,6	6,5	7,7	6,9	1,2
44 Gichtmittel	0,0	0,0	0,0	0,1	0,1	0,2	0,5	1,0	2,0	3,6	6,0	9,1	11,4	14,1	15,8	16,2	15,5	13,8	11,4	5,1
45 Grippemittel	1,1	2,2	2,6	1,6	0,5	0,3	0,3	0,3	0,2	0,2	0,2	0,2	0,2	0,1	0,1	0,1	0,1	0,1	0,2	0,6
46 Gynäkologika	1,3	1,0	0,5	1,2	2,0	2,9	3,2	3,2	4,1	6,5	9,8	12,1	11,3	11,9	11,2	11,1	10,5	9,0	7,8	5,9
47 Hämorrhoidenmittel	0,0	0,0	0,0	0,1	0,1	0,3	0,3	0,4	0,5	0,6	0,7	0,9	0,9	1,0	1,1	1,1	1,1	1,3	0,9	0,5
48 Hepatika	0,3	0,3	0,1	0,1	0,1	0,1	0,1	0,2	0,4	0,6	0,8	1,0	1,3	1,6	2,1	3,0	4,5	8,1	11,7	1,0
49 Hypnotika/Sedativa	0,5	0,1	0,1	0,2	0,3	0,4	0,7	0,9	1,4	1,9	2,9	4,1	4,3	5,0	6,8	9,3	11,9	15,4	16,2	2,8
51 Immunmodulatoren	0,6	0,7	0,5	0,4	0,5	0,8	0,9	1,1	1,1	1,4	1,2	1,1	1,0	0,8	0,6	0,5	0,3	0,2	0,2	0,8
52 Infusionslösungen usw.	1,2	0,7	0,1	0,1	0,1	0,1	0,1	0,1	0,1	0,1	0,1	0,2	0,3	0,8	0,4	0,4	0,9	0,9	1,8	0,3
53 Kardiaka	0,0	0,0	0,1	0,1	0,1	0,1	0,1	0,2	0,4	0,8	1,6	3,2	5,5	9,9	18,0	27,6	39,1	49,0	52,1	5,3

63

Tabelle 63.2: Arzneiverbrauch in definierten Tagesdosen (DDD) je Versicherter in der Gesetzlichen Krankenversicherung im Jahre 2003 nach Indikationsgruppen (Fortsetzung)

Indikationsgruppe	0-4	5-9	10-14	15-19	20-24	25-29	30-34	35-39	40-44	45-49	50-54	55-59	60-64	65-69	70-74	75-79	80-84	85-89	>=90	Summe
54 Karies- und Parodontosemittel	25,6	32,7	25,4	10,3	0,5	0,5	0,2	0,4	0,2	0,2	0,2	0,2	0,2	0,2	0,1	0,1	0,0	0,1	1,4	4,9
55 Koronarmittel	0,0	0,0	0,0	0,0	0,0	0,0	0,1	0,2	0,5	1,7	4,3	9,6	15,6	26,5	45,9	66,0	90,0	108,0	95,8	12,8
56 Laxantia	0,9	0,6	0,4	0,2	0,2	0,2	0,2	0,5	0,6	0,9	1,2	1,6	2,2	2,7	4,2	6,3	10,2	17,0	25,4	1,9
58 Lipidsenker	0,0	0,0	0,1	0,1	0,3	0,6	1,1	3,0	6,1	13,1	23,5	38,1	48,5	58,0	63,2	57,0	40,7	19,6	8,2	18,9
60 Magen-Darm-Mittel	1,9	1,1	1,6	2,7	3,5	4,1	5,6	7,6	10,0	13,6	17,7	23,1	24,6	26,9	33,2	37,3	42,0	47,7	48,2	14,4
61 Migränemittel	0,0	0,0	0,1	0,1	0,2	0,2	0,3	0,5	0,6	0,7	0,8	0,7	0,5	0,4	0,3	0,2	0,2	0,2	0,2	0,4
62 Mineralstoffpräparate	0,1	0,2	0,4	0,7	1,5	2,7	2,8	2,1	2,1	2,8	4,4	7,2	9,2	11,7	15,5	19,1	20,9	21,5	18,4	5,5
63 Mund- und Rachentherapeutika	1,6	1,4	1,6	1,1	0,6	0,4	0,5	0,5	0,5	0,7	0,6	0,7	0,7	0,7	0,8	0,8	0,8	1,0	1,1	0,8
64 Muskelrelaxanzien	0,1	0,5	0,3	0,3	0,3	0,4	0,5	0,9	1,2	1,5	1,9	2,4	2,1	2,2	2,5	2,8	2,7	2,7	2,3	1,3
66 Neuropathiepräparate usw.	0,0	0,0	0,0	0,0	0,1	0,1	0,2	0,3	0,5	1,1	1,8	2,9	3,6	4,3	5,4	6,0	5,9	5,1	3,2	1,7
67 Ophthalmika	7,4	6,5	5,1	4,1	3,9	4,4	5,0	6,0	7,3	9,8	14,1	21,5	27,0	36,4	49,2	61,1	70,7	73,1	68,3	17,9
68 Osteoporosemittel/Ca-Stoffwrg.	0,0	0,0	0,0	0,0	0,0	0,1	0,1	0,2	0,4	0,7	1,5	2,5	3,6	4,9	7,1	8,9	9,1	7,2	4,7	1,9
69 Otologika	1,5	1,5	0,9	0,4	0,3	0,2	0,3	0,3	0,2	0,2	0,2	0,3	0,2	0,2	0,3	0,3	0,3	0,4	0,5	0,4
70 Parkinsonmittel usw.	0,0	0,0	0,1	0,1	0,1	0,1	0,2	0,5	0,5	0,7	1,1	1,8	2,6	3,8	6,5	8,2	9,5	9,2	6,6	1,8
71 Psychopharmaka	0,1	0,1	4,0	2,1	4,1	6,7	8,6	13,3	17,1	20,9	25,4	27,7	23,9	23,9	28,4	33,4	39,4	43,4	43,9	16,3
72 Rhinologika/Sinusitismittel	26,0	23,1	13,5	6,9	2,7	2,4	2,5	2,5	2,2	2,2	2,2	2,4	2,0	1,9	1,8	1,6	1,4	1,1	2,2	5,2
74 Schilddrüsentherapeutika	0,5	1,8	5,9	6,0	6,1	9,7	13,4	18,5	23,3	28,6	34,1	39,9	33,4	33,3	32,3	31,0	27,5	21,0	17,3	20,5
76 Sexualhormone	0,0	0,0	2,5	74,4	15,9	4,8	4,4	4,5	7,1	16,8	38,0	46,8	33,3	23,3	12,6	7,5	4,2	2,2	2,3	17,8
77 Spasmolytika	0,1	0,1	0,2	0,3	0,3	0,3	0,3	0,3	0,4	0,4	0,6	0,6	0,7	0,9	1,0	1,1	1,0	1,2	1,2	0,5
79 Thrombozytenaggregationshemmer	0,1	0,1	0,2	0,2	0,2	0,3	0,5	1,0	2,4	5,7	11,4	20,4	28,3	39,4	54,6	66,0	77,6	84,7	78,6	15,8
82 Urologika	0,1	0,4	0,4	0,3	0,5	0,6	0,6	0,8	1,3	2,2	4,1	8,3	14,1	20,4	26,5	28,8	27,4	25,0	20,6	7,0
83 Venentherapeutika	0,1	0,2	0,6	0,6	0,4	0,4	0,5	0,6	0,6	0,8	1,2	1,9	2,1	2,9	4,0	5,2	6,0	6,3	5,7	1,5
84 Vitamine	64,5	0,8	0,7	0,6	0,7	1,2	1,4	1,9	2,5	3,6	5,5	7,8	9,9	11,4	15,6	19,6	24,2	23,8	26,0	8,7
85 Wundbehandlungsmittel	2,8	1,6	1,2	1,0	0,5	0,4	0,5	0,6	0,6	0,7	1,0	1,4	1,6	2,0	3,0	4,7	7,7	14,4	23,5	1,8
86 Zytostatika usw.	0,0	0,1	0,0	0,0	0,0	0,1	0,2	0,4	0,9	1,4	2,4	3,3	4,2	4,9	6,2	8,0	7,8	6,7	4,5	2,1
Gesamter Fertigarzneimittelmarkt	185,9	135,4	129,6	174,3	95,6	100,6	120,5	155,7	210,5	312,7	478,8	675,2	753,0	922,5	1144,5	1283,1	1384,7	1398,8	1289,2	446,6

Ausgewiesen sind nur Indikationsgruppen mit mindestens 1,0 Mio. Verordnungen.

zugrundeliegenden Datenbasis einer Vollerhebung nach wie vor nicht exakt quantifizieren.

Andererseits beziehen sich die angegebenen Mengen auf die verschriebenen, nicht aber auf die tatsächlich verbrauchten Arzneimittelmengen. Während man bei chronischen Indikationen davon ausgehen kann, daß diese beiden Mengen gleich sind, werden bei akuten Erkrankungen Packungen nicht immer vollständig aufgebraucht, wie Untersuchungen über weggeworfene Arzneimittel belegen (Bronder und Klimpel 2001, Heeke und Günther 1993).

Altersverteilung der Verschreibungen

Im Jahre 2003 wurden in Deutschland durchschnittlich 10,6 Arzneimittelpackungen mit 446,6 definierten Tagesdosen (DDD) für jeden Versicherten der Gesetzlichen Krankenversicherung verordnet (Tabelle 63.2). Wenn der Mittelwert der Tagesdosen in Fünfjahresschritten nach dem Lebensalter aufgegliedert wird, ergibt sich die in Abbildung 63.2 dargestellte Verteilung. Sie reicht von 96 DDD bei den 20- bis unter 25-Jährigen bis zu 1.399 DDD bei den Versicherten zwischen 85 und 90 Jahren, entsprechend 0,3 bzw. 3,8 Tagesdosen pro Tag. Es gibt Hinweise darauf, daß gerade im Alter häufig eine Multimedikation stattfindet. Die Einnahme zahlreicher verschiedener Arzneimittel ist wegen oft schwer überschaubarer Wechselwirkungen jedoch nicht unproblematisch. „Manchmal wundere ich mich, wenn Patienten … mir erzählen, daß sie gleichzeitig sechs verschiedene Medikamente einnehmen." (Erdmann 1995).

Auf der anderen Seite der Altersskala findet das Problem der Off-Label-Verschreibung von Arzneimitteln – also eine Verschreibung für Indikationen außerhalb der formalen Zulassung – für Kinder zunehmend Aufmerksamkeit in der Forschung. Nachdem für den stationären Bereich bereits ein hoher Anteil an Off-Label-Verordnungen in verschiedenen europäischen Ländern gefunden wurde (Conroy et al. 2000), stehen mittlerweile erste Zahlen für den ambulanten Bereich zur Verfügung. Die Analyse von knapp 460.000 Verordnungen für Versicherte bis 16 Jahre der AOK Baden-Württemberg zeigt einen Anteil an Off-Label-Verschreibungen von 13,2 % (Bücheler et al. 2002).

Im statistischen Mittel wurden 2003 jedem Versicherten Arzneimittel mit Kosten in Höhe von 343 € verordnet. All diese Maßzahlen diver-

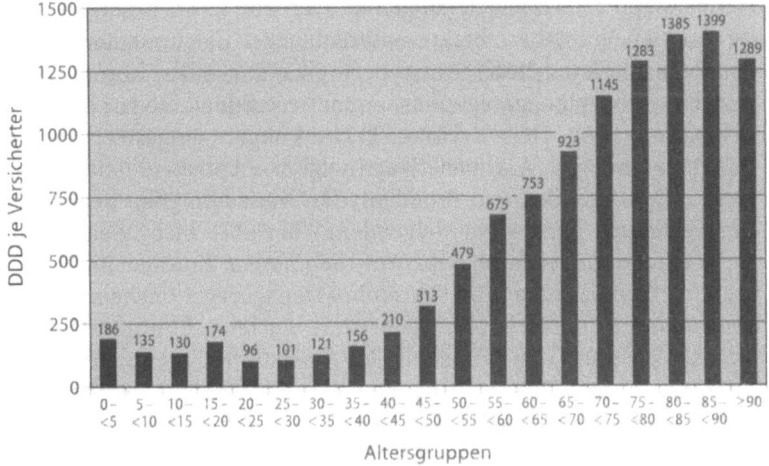

Abbildung 63.2: Arzneiverbrauch je Versicherter in der GKV 2003

gieren sehr stark zwischen den einzelnen Altersgruppen. So zeigte schon eine frühere Studie, daß auf 10% der Versicherten bereits 53% der Arzneimittelausgaben entfallen (Berg 1986). Dies wurde auch mit aktuellen Verordnungsdaten einzelner Krankenkassen, beispielsweise der AOK Westfalen-Lippe, bestätigt, bei denen im 4. Quartal 2002 knapp 27% der verordnungsintensivsten Versicherten 80% der Verordnungen und nur knapp 18% der umsatzintensivsten Versicherten 80% des Umsatzes auf sich vereinigten. (vgl. Arzneiverordnungs-Report 2003, Kapitel 50, Abbildung 50.10). Betrachtet man darüber hinaus alle Leistungsausgaben für Krankenhaus, Krankengeld und Arzneimittel, so verschärft sich dieser Effekt, wobei 10% der Versicherten 80% und 1% der Versicherten bereits 30% der Kosten verursachen (Winkelhake et al. 2002).

Versicherten mit einem Lebensalter ab 60 Jahre, die lediglich 26,4% der Gesamtpopulation darstellen, wurde 2003 56% des gesamten GKV-Fertigarzneimittelumsatzes verschrieben, also mehr als das Doppelte ihres Bevölkerungsanteils. Im Durchschnitt wird jeder Versicherte über 60 Jahre mit knapp 2,9 Arzneimitteln täglich als Dauertherapie behandelt. Beispielhaft sei hier das Verordnungsspektrum in der Altersgruppe 70 bis unter 75 Jahre dargestellt (Nink und Schröder 2004). Auf jeden Versicherten in dieser Altersgruppe entfielen 2003 im

63

Mittel knapp 22 Arzneipackungen im Wert von 797 €. Besonders häufig wurden im Alter Betarezeptorenblocker/Calciumantagonisten/ Angiotensin-Hemmstoffe, Antihypertonika, Diuretika, Koronarmittel und Thrombozytenaggregationshemmer verordnet, die vor allem zur Behandlung von Herz-Kreislauf-Erkrankungen eingesetzt werden. Daneben sind auch Antidiabetika, Analgetika/Antirheumatika, Lipidsenker, Ophthalmika, und Broncholytika/Antiasthmatika bedeutsam. Der Verbrauch nimmt mit steigendem Alter aber nicht gleichförmig zu. Während er bei Analgetika/Antirheumatika, Koronarmitteln, Diuretika, Ophthalmika und Thrombozytenaggregationshemmern in den höheren Altersgruppen weiter stark ansteigt, nimmt er bei den Lipidsenkern und den Broncholytika/Antiasthmatika mit steigendem Alter ab. In den übrigen genannten Gruppen bleibt der Verbrauch weitgehend konstant oder steigt erst an und geht dann in den höchsten Altersgruppen wieder leicht zurück.

Allerdings wäre der Schluß voreilig, daß der demographische Wandel die treibende Kraft hinter steigenden Ausgaben ist. Wie bereits früher gezeigt wurde (vgl. Arzneiverordnungs-Report '94), erklärt das Älterwerden unserer Gesellschaft den Kostenanstieg nur zu einem geringen Teil. Vielmehr scheinen Krankheitskosten ganz allgemein nicht allein mit wachsendem Alter zuzunehmen, sondern vielmehr mit der Nähe zum Tod (Braun et al. 1998, Zweifel 2001). Daher können Mehrausgaben für unser Gesundheitssystem nicht pauschal mit einer wachsenden Lebenserwartung in unserer Gesellschaft erklärt werden.

Neben dem dargestellten Anstieg des Arzneimittelverbrauchs im Alter, zeigen einzelne Indikationsgruppen einen hohen Verbrauch im Kindesalter. Dies betrifft neben Karies- und Parodontosemitteln und Vitaminen für Säuglinge und Kleinkinder bis zu 4 Jahren, insbesondere Arzneimittel gegen akute Beschwerden, wie beispielsweise Rhinologika/Sinusitismittel und Antitussiva/Expektorantien. Des weiteren zeigt sich, daß die Altersgruppe der 5- bis 9-jährigen Kinder mit durchschnittlich 7,7 DDD den höchsten Verbrauch an Antibiotika/ Antiinfektiva zeigt. Dies wird auch von differenzierteren Analysen des Antibiotikaverbrauchs in Deutschland bestätigt, wonach jedes Kind im Alter bis zu 10 Jahren im Jahr 2001 rein rechnerisch eine einwöchige Antibiotikatherapie erhalten hat. Ob der häufige Einsatz immer indikationsgerecht erfolgt, ist jedoch fraglich und sollte mit weiteren Untersuchungen geklärt werden (Günther et al. 2003).

Charakteristisch ist auch der altersabhängige Arzneimittelverbrauch von Frauen im Bereich der Sexualhormone. Hier zeigt sich ein deutlicher Gipfel bei den 15- bis 19-Jährigen, der durch die Erstattungsfähigkeit hormonaler Kontrazeptiva in dieser Altersgruppe verursacht wird (vgl. Tabelle 63.2). Ab etwa 45 Jahren steigt die verordnete Menge der Sexualhormone erneut stark an, um dann bei etwa 65 Jahren wieder deutlich abzusinken. Dieser zweite, breitere Gipfel wird durch die Hormontherapie nach der Menopause verursacht. Ergebnisse aus großen prospektiven Studien belegen bereits seit einigen Jahren, daß die Risiken einer langjährigen Hormontherapie deren Nutzen überwiegen. Dennoch gibt es Hinweise, daß das Verordnungsverhalten von Ärztinnen und Ärzten hierzulande noch nicht die neue Erkenntnislage widerspiegelt und der Rückgang der postmenopausalen Hormonverordnungen weitaus geringer ausgefallen ist als erwartet (Zawinell und Dören 2003, Buksch et al. 2003). Während beispielsweise bei US-amerikanischen Frauen die Hormonverschreibungen im 1. Halbjahr 2003 gegenüber dem Vorjahreszeitraum um 38% gesunken sind, hat die Verordnungsmenge bei deutschen Frauen im gleichen Zeitraum lediglich um 19% abgenommen (Hersh et al. 2004). Die Menge der verordneten Tagesdosen reichte damit im Jahr 2003 immer noch aus, um rund 1,9 Mio. Frauen dauerhaft mit Hormonen zu versorgen (2002 2,4 Mio. Frauen).

Geschlechtsverteilung der Verschreibungen

Der Arzneimittelverbrauch nach Tagesdosen zeigt deutliche Verordnungsunterschiede zwischen Männern und Frauen. So werden Frauen in fast allen Altersgruppen deutlich mehr Arzneimittel verordnet als Männern (Abbildung 63.3). Die durchschnittlich verordnete Menge für Frauen liegt 2003 mit 502 Tagesdosen gegenüber 384 Tagesdosen bei Männern um 31% höher. Bei der Suche nach Gründen, warum Frauen mehr Arzneimittelverordnungen bekommen als Männer, muß berücksichtigt werden, daß Männer und Frauen pro Arztbesuch zwar gleich häufig Arzneimittel verordnet bekommen, Frauen jedoch deutlich häufiger einen Arzt aufsuchen (Bergmann und Kamtsiuris 1999, Schoettler 1992) sowie Vorsorgeuntersuchungen und präventive Angebote in Anspruch nehmen (Kolip und Koppelin 2002). Von 1.320 befragten Versicherten der GKV, die in den vorangegangenen drei Monaten eine Arzneimittelverordnung erhalten haben, haben 48% der Frauen, aber nur 39% der Männer die Verordnung eines Arzneimittels von vornherein erwartet (Zok 2002). Darüber hinaus ist davon

63

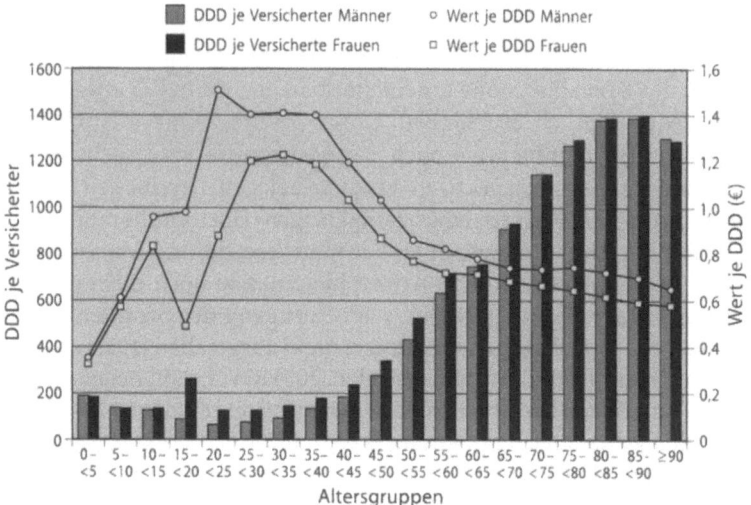

Abbildung 63.3: Arzneiverbrauch und Kosten je Tagesdosis nach Alter und Geschlecht 2003

auszugehen, daß Frauen zusätzlich zu den verordneten Arzneimitteln auch in großem Umfang Selbstmedikation betreiben. Eine aktuelle Befragung von 567 Patientinnen in ländlichen, gynäkologischen Praxen in den USA zeigte nicht nur, daß mit 92% ein sehr hoher Anteil dieser Frauen mindestens ein Arzneimittel verordnet bekommt, sondern ebenfalls, daß mit 97% fast jede der befragten Frauen mindestens ein OTC-Präparat einnimmt. 59% der Frauen nahmen sogar mehr als vier verschiedene Präparate zur Selbstmedikation ein (Glover et al. 2004).

Die Tatsache, daß in allen westlichen Industrienationen Frauen länger leben als Männer, ihren Gesundheitszustand jedoch subjektiv schlechter bewerten, mehr Arzneimittel einnehmen und deutlich häufiger zum Arzt gehen, ist heute unter dem Begriff „Geschlechterparadox" in der Gesundheitsforschung bekannt. Eine Rolle sollen hierbei biologisch-genetische Unterschiede, unterschiedliche Gesundheitskonzepte und Unterschiede im Gesundheitsverhalten von Männern und Frauen sowie die geschlechtsspezifische Behandlung von Männern und Frauen im Gesundheitssystem spielen. Psychosoziale Einflußfaktoren sowie geschlechtsspezifische Lebenslagen sollen ebenfalls bedeutsam sein (Kuhlmann und Kolip 1997, Kolip 1998, Maschewsky-Schneider 1997, Macintyre et al. 1996).

In einzelnen Indikationsgruppen treten die Unterschiede teilweise noch deutlicher hervor als im Gesamtmarkt. So erhalten Frauen mit durchschnittlich 20,5 verordneten Tagesdosen fast doppelt so viel Psychopharmakaverordnungen wie Männer (durchschnittlich 11,5 Tagesdosen). Ähnlich ist die Situation für die Hypnotika/Sedativa mit durchschnittlich 3,6 Tagesdosen bei Frauen gegenüber 1,8 Tagesdosen bei Männern. Hier decken sich die Auswertungen mit den bekannten Befunden, daß Frauen häufiger psychotrope Substanzen einnehmen (Gmel 1997). Neben geschlechtsspezifischen Indikationsgruppen wie Sexualhormonen, Gynäkologika und Osteoporosemitteln werden Frauen auch mehr Tagesdosen von Migränemitteln, Schilddrüsentherapeutika, Antihypotonika, Mineralstoffpräparaten, Venentherapeutika, Antianämika, Antiemetika/Antivertiginosa und Spasmolytika verordnet, während der Geschlechtsunterschied bei Antibiotika/Antiinfektiva, Thrombozytenaggregationshemmern und Antidiabetika gering ausfällt. Ein Mehrverbrauch der Männer findet sich in einigen typischen Indikationsgruppen wie Urologika, Gichtmittel, Antikoagulantien, Broncholytika/Antiasthmatika oder Lipidsenkern (vgl. Arzneiverordnungs-Report '96 oder Arzneiverordnungs-Report 2002). Es gibt Anhaltspunkte, daß der erhöhte Verbrauch an Lipidsenkern bei Männern darauf zurückzuführen ist, daß Frauen seltener Lipidsenker zur Sekundärprävention der koronaren Herzkrankheit erhalten als Männer, obwohl sie häufiger erhöhte Cholesterinwerte aufweisen (Hippisley-Cox et al. 2001).

Neben der Menge und der Art der verordneten Arzneimittel unterscheiden sich auch die DDD-Kosten nach Alter und Geschlecht der Versicherten (Abbildung 63.3). Während die DDD-Kosten im Kindesalter erwartungsgemäß mit 0,33 € (Mädchen) und 0,36 € (Jungen) bei den 0- bis 5-jährigen Kindern am niedrigsten liegen, erreichen sie die höchsten Werte in den mittleren Altersgruppen und fallen dann in den höheren Altersgruppen wieder kontinuierlich ab. Der höchste Wert von 1,50 € pro Tagesdosis wird in der Altersgruppe der 20- bis 25-jährigen Männer erreicht. Die Arzneitherapie für Männer über 15 Jahre ist deutlich teurer als für gleichaltrige Frauen. Im Durchschnitt über alle Altersgruppen kostet die Tagesdosis eines Mannes rund 15% mehr als die Tagesdosis für eine Frau.

63

Literatur

Berg H (1986): Bilanz der Kostendämpfungspolitik im Gesundheitswesen 1977–1984. Asgard-Verlag, Sankt Augustin.

Bergmann E, Kamtsiuris P (1999): Inanspruchnahme medizinischer Leistungen, in: Gesundheitswesen 61, Sonderheft 2: 138–144.

Braun B, Kühn H, Reiners H (1998): Das Märchen von der Kostenexplosion. Fischer, Frankfurt/Main.

Bronder E, Klimpel A (2001): Unverbrauchte Arzneimittel. DAZ Nr. 6, 141, 49–54.

Bücheler R, Schwab M, Mörike K, Kalchthaler B, Mohr H, Schröder H, Schwoerer P, Gleiter CH (2002): Off label prescribing in primary care in Germany: retrospective cohort study. Brit Med J 324: 1311–1312.

Buksch J, Deitermann B, Kolip P (2003): Hormontherapie in den Wechseljahren – Analyse der Webseiten von Gynäkologinnen und Gynäkologen zum Thema Wechseljahre/Hormontherapie. Abschlussbericht eines Projekts im Auftrag des Wissenschaftlichen Instituts der AOK. http://www.wido.de/Arzneimittel/hormone/index.html

Conroy S, Choonara I, Impicciatore P, Mohn A, Arnell H, Rane A et al (2000): Survey of unlicensed and off label drug use in paediatric wards in European countries. Brit Med J 320: 79–82.

Erdmann E (1995): Werden in Deutschland zu viele Medikamente verordnet? Münch Med Wschr 137 (Beilage): 11.

Glover DD, Rybeck BF, Tracy TS (2004): Medication use in a rural gynecologic population: prescription, over-the-counter, and herbal medicines. Am J Obstet Gynecol, 190: 351–357.

Gmel G (1997): Konsum von Schlaf- und Beruhigungsmitteln in der Schweiz: Nehmen Frauen mehr Medikamente oder sind mehr Männer erwerbstätig? Zeitschrift für Gesundheitswissenschaften 5: 15–31.

Günther J, Kern WV, Nink K, Schröder H, de With K (2003): Solange sie noch wirken … Analysen und Kommentare zum Antibiotikaverbrauch in Deutschland. Wissenschaftliches Institut der AOK, Universitätsklinikum Freiburg. Bonn, Freiburg.

Heeke A, Günther J (1993): Arzneimittel im Müll, Essen.

Hippisley-Cox J, Pringle M, Crown N, Meal A, Wynn A (2001): Sex inequalities in ischaemic heart disease in general practice: cross sectional survey. Brit Med J 322: 1–5.

Hersh AL, Stefanick ML, Stafford RS (2004): National Use of Postmenopausal Hormone Therapy. Annual Trend and Response to Recent Evidence. JAMA. 291, 47–53.

Kolip P (1998): Frauen und Männer. In: Schwartz FW, Badura B, Leidl R, Raspe H, Siegrist J(Hrsg): Das Public Health Buch. Urban und Fischer, München, Jena.

Kolip P, Koppelin F (2002): Geschlechtsspezifische Inanspruchnahme von Prävention und Krankheitsfrüherkennung. In: Hurrelmann K, Kolip P (Hrsg): Geschlecht, Gesundheit und Krankheit. Bern: Hans Huber Verlag.

Kuhlmann E, Kolip P (1997): Das Geschlechterparadox in der Gesundheitsforschung. Welche Rolle spielt privilegierte Berufstätigkeit? Jahrbuch für kritische Medizin, Argument-Verlag, Hamburg.

Macintyre S, Hunt K, Sweeting H (1996): Gender differences in health: are things really as simple as they seem? Soc Sci Med 4: 617–624.

Maschewsky-Schneider U (1997): Frauen sind anders krank: zur gesundheitlichen Lage der Frauen in Deutschland. Juventa-Verlag, Weinheim, München.

Nink K, Schröder H (2004): Arzneimittelverordnungen nach Altersgruppen 2003. Wissenschaftliches Institut der AOK, Bonn

Schoettler P (1992): Untersuchung der Verordnung von psychotropen Arzneimitteln und oralen Antidiabetika in der allgemeinmedizinischen Praxis (Dissertation). Kiel.

Statistisches Bundesamt (2003): Statistisches Jahrbuch 2003. Wiesbaden.

Winkelhake O, Miegel U, Thormeier K (2002): Die personelle Verteilung von Leistungsausgaben in der Gesetzlichen Krankenversicherung 1998 und 1999. Sozialer Fortschritt 3: 58–61.

Zawinell D, Dören M (2003): Tritt auf die Verordnungsbremse, in Gesundheit und Gesellschaft Ausgabe 12/03: 30–33

Zok K (2002): Ergebnisse des WIdO-GKV-Monitors 2002. Wissenschaftliches Institut der AOK, Bonn.

Zweifel P (2001): Alter, Gesundheit und Gesundheitsausgaben – eine neue Sicht. GGW Nr.1, 1.Jg: 6–12.

Teil IV

Anhang

64. Ergänzende statistische Übersicht

KATRIN NINK und HELMUT SCHRÖDER

In Ergänzung zu den Verordnungsdaten, die bereits im einleitenden Überblick (Kapitel 1) über die Arzneiverordnungen dargestellt wurden, werden im folgenden Erläuterungen zur Berechnung definierter Tagesdosen und zur Analyse des GKV-Fertigarzneimittelmarktes im Bundesgebiet gegeben. In tabellarischen Übersichten werden außerdem die Entwicklung aller Indikationsgebiete, der Arzneimittelverbrauch nach ATC-Gruppen, die DDD-Analyse kleinerer Indikationsgruppen, der Anteil der Zweitanmelderpräparate sowie die 3000 verordnungshäufigsten Arzneimittel dargestellt.

Grundlage der Auswertungen dieses Kapitels sind alle zu Lasten der Gesetzlichen Krankenversicherung (GKV) ausgestellten Rezepte, die über öffentliche Apotheken abgerechnet wurden. Mit etwa 516 Mio. zu Lasten der GKV ausgestellten Rezeptblätter basieren die Analysen des Jahres 2003 letztlich auf 875 Mio. einzelnen Verordnungen, die in verschiedenen Kontexten genutzt werden (Schröder et al. 2004).

Die statistische Analyse des Arzneimittelmarktes basiert im GKV-Arzneimittelindex auf dem Konzept der Komponentenzerlegung. Die Umsatzentwicklung wird danach in die Preis-, Mengen- und Strukturkomponenten zerlegt. Einzelheiten zur Methode der statistischen Komponentenzerlegung sind bereits vor geraumer Zeit beschrieben worden (Reichelt 1987, Reichelt 1988).

Warenkorb

Die Datenbasis des GKV-Arzneimittelindex, auf dem der Arzneiverordnungs-Report 2004 beruht, wurde bereits im Jahr 2002 von einer 4-Promille-Stichprobe auf eine Vollerhebung umgestellt. Damit stehen dem Arzneiverordnungs-Report seit dem Verordnungsjahr 2002 alle ambulanten Arzneimittelverordnungsdaten der Gesetzlichen Krankenversicherung mit insgesamt 875 Mio. einzelnen Verordnungen im Jahr 2003 zur Verfügung. Für das Verordnungsjahr 2001 liegen hierbei sowohl die Daten der 4-Promille-Stichprobe als auch die Vollerhebungsdaten aller Rezepte nach § 300 SGB V vor. Ältere Publikationen, wie der Arzneiverordnungs-Report 2002, basieren daher auf den Daten der Stichprobe, neuere Publikationen – ab dem Arzneiverordnungs-Report 2003 – beruhen nur bis zum Jahr 2000 auf der Stichprobe, ab 2001 hingegen auf den Daten der Vollerhebung. Es kann daher zu unterschiedlichen Ergebnissen – insbesondere für das Jahr 2001 – in älteren und neueren Publikationen kommen, die zum einen durch die unterschiedlichen Datengrundlagen, zum anderen durch eine aktuellere und vollständigere Arzneimittelklassifikation zustande kommen. Insbesondere bei der Interpretation der Darstellungen von Zeitreihen ist dies zur berücksichtigen.

Berechnung von definierten Tagesdosen

Als Maß für die verordnete Arzneimittelmenge wird in diesem Buch in erster Linie die definierte Tagesdosis (*defined daily dose*, DDD) verwendet. Gegenüber anderen Meßgrößen wie der Anzahl der abgegebenen Packungen oder dem damit erzielten Umsatz hat die DDD den Vorteil, daß der Verbrauch eines Arzneimittels anhand einer zuvor festgelegten Wirkstoffmenge direkt gemessen wird. Veränderungen anderer Meßgrößen, die ebenfalls dem Einfluß des Verordnungsverhaltens unterliegen – etwa Änderungen der Packungsgrößen, der Dosisstärken oder der Preise – können den in DDD gemessenen Verbrauch nicht verfälschen. Zudem bietet diese Meßgröße den Vorteil, auch international weithin verwendet zu werden, so daß länderübergreifend vergleichende Untersuchungen des Arzneimittelverbrauchs möglich werden (Merlo et al. 1996).

Die definierte Tagesdosis basiert auf der Menge eines Wirkstoffes bzw. eines Arzneimittels, die typischerweise für die Hauptindikation bei Erwachsenen pro Tag angewendet wird (Nordic Council on Medicines 1985, WHO Collaborating Centre for Drug Statistics Methodology 2004). Für Arzneimittel, die ausschließlich bzw. vornehmlich bei Kindern angewendet werden, werden für die Daten der vorliegenden Publikation durchschnittliche Kinderdosen eingesetzt (vgl. auch Fricke et al. 2004). In beiden Fällen ist zu berücksichtigen, daß die DDD nicht notwendigerweise die empfohlene oder tatsächlich verordnete Tagesdosis eines Arzneimittels wiedergibt, sondern primär eine technische Maß- und Vergleicheinheit darstellt.

In der Regel wird die DDD als in mg gemessene Wirkstoffmenge definiert. Bei einigen Kombinationspräparaten, bei denen die Wirkstoffmenge nicht als Vergleichsbasis geeignet ist, wird die DDD in Form sogenannter *fixer Dosen* angegeben. Hierbei werden keine exakten Dosen für jedes einzelne Präparat festgelegt. Vielmehr wird für die gesamte Präparategruppe die durchschnittliche Dosierungsempfehlung ohne Berücksichtigung der Dosisstärke der einzelnen Kombinationspartner als DDD zugrundegelegt. Die DDD gibt in diesen Fällen die üblicherweise empfohlene Anzahl der festgelegten Einzeldosen in Form der jeweiligen Arzneizubereitungen (Tabletten, Kapseln, Ampullen, Suppositorien etc.) an.

Die DDD für Arzneimittel aus der gleichen therapeutischen Gruppe sollen entsprechend den Grundregeln für die Festlegung von DDD-Werten in ähnlicher Weise ermittelt werden, um eine gute Vergleichbarkeit zwischen den Dosierungen zu erhalten. Innerhalb einer therapeutischen Gruppe soll nach Möglichkeit eine Äquivalenz der Wirkungsstärke (*equipotency*) angestrebt werden (Nordic Council on Medicines 1985). Wenn für ein Arzneimittel sowohl eine Initialdosierung wie auch eine Erhaltungsdosis angegeben werden, bezieht sich die DDD grundsätzlich auf die Erhaltungsdosis. Wenn Unterschiede zwischen stationärer und ambulanter Behandlung bestehen, werden in der Regel die Angaben für die ambulante Dosierung verwendet.

Für die Berechnung definierter Tagesdosen werden die Angaben aus mehreren Quellen herangezogen. Bei Monopräparaten werden, soweit festgelegt, die DDD-Angaben der WHO benutzt. Zwischenzeitlich liegt durch eine Kooperation der WHO mit dem Wissenschaftlichen Institut der AOK (WIdO) dieser ATC-Index mit definierten Tagesdosen sowie die Richtlinien für ATC und DDD bereits in vierter Auflage auch in deutscher Übersetzung vor (WHO Collaborating Centre for Drug Statistics Methodology 2004), die seit Anfang 2004 auch in Deutschland als amtlicher Standard über das Deutsche Institut für Medizinische Dokumentation und Information (DIMDI) zur Verfügung gestellt wird. Im Rahmen einer systematischen Aktualisierung der DDD-Werte wurden 1997 ca. 50 Wirkstoffe von den älteren Angaben der Preisvergleichsliste auf die aktuellen DDD-Angaben der WHO-Liste umgestellt. In den jeweiligen Kapiteln des Arzneiverordnungs-Reportes 1998 wurde diese Umstellung erwähnt, da die Zahlenwerte nicht mehr direkt mit den früher publizierten Werten vergleich-

64

bar sind. In sämtlichen Zeitreihen der Verordnungsanalysen sind die Verordnungen auch für die früheren Jahre mit den aktualisierten DDD-Werten berechnet worden, so daß die jeweiligen Verordnungsentwicklungen korrekt dargestellt sind.

Soweit in der WHO-DDD-Liste keine Angaben enthalten sind, werden für Monopräparate und alle Kombinationspräparate die Dosierungsempfehlungen der Hersteller zugrunde gelegt (Fachinformationen, Rote Liste 2003). Wird ein Wirkstoff oder eine fixe Zweier-Kombination von mehreren Herstellern für dasselbe Indikationsgebiet in den Handel gebracht, wird der arithmetische Mittelwert der Dosierungsangaben aller Hersteller berechnet und als Basis für die DDD-Berechnung eingesetzt. Bei der Festlegung dieser mittleren DDD werden darüber hinaus Angaben aus der Fachliteratur berücksichtigt. Soweit Monographien der Kommission E formuliert wurden, werden die dort angegebenen Tagesdosen als Basis für die DDD-Festlegung bei den Phytopharmaka zugrunde gelegt.

Die DDD sind üblicherweise für verschiedene Arzneiformen identisch. Wenn die Bioverfügbarkeit für einzelne Darreichungsformen jedoch unterschiedlich ist, können unterschiedliche DDD-Werte festgelegt werden. Bei topisch angewendeten Arzneimitteln gibt es häufig keine genauen Dosierungsempfehlungen des Herstellers. Hier wurde bei topischen Dermatika eine Standardfläche von 100 cm² zugrunde gelegt, für die üblicherweise als Einzeldosis 1 g Creme oder Salbe benötigt wird (Arndt und Clark 1979). Die DDD-Festlegung bei topischen Dermatika erfolgte daher unter Zugrundelegung einer Standarddosis von 1 g per Einzeldosis. Bei anderen topisch angewendeten Arzneimitteln wurden Herstellerangaben zur DDD-Berechnung verwendet, sofern keine WHO-DDD vorhanden sind. Falls dort auch keine exakten Dosierungsempfehlungen erhältlich waren, wurde ebenfalls eine Standarddosis von 1 g pro Einzeldosis für die DDD-Berechnung zugrunde gelegt. Für Ophthalmika und Arzneimittel, die nur auf einer begrenzten Fläche angewendet werden (z. B. Stomatologika), wurde bei fehlender Dosierungsempfehlung als Standarddosis eine Einzeldosis von 0,1 g bzw. ml (d. h. bei den Ophthalmika je 1 Tropfen pro Auge) festgelegt.

64

Die in diesem Buch aufgeführten Arzneimittelnamen (Standardaggregatnamen) entsprechen den Bezeichnungen der Fertigarzneimittel und nach Möglichkeit auch den Präparatenamen der Roten Liste. Die Bezeichnungen von Packungsgrößen, Darreichungsformen oder Stärken eines Fertigarzneimittels werden nicht erwähnt, wenn sich keine Unterschiede in den Bestandteilen oder der Indikation nach dem ATC-Code ergeben. Zusätze zum Handelsnamen wie „mite", „forte" oder „semi" werden in den Arzneimittelbezeichnungen des Arzneiverordnungs-Reports üblicherweise nicht erwähnt. Von diesem Grundsatz wird nur dann abgewichen, wenn eine solche Zusatzbezeichnung zur Benennung eines Arzneimittels benötigt wird, das von einem anderen Fertigarzneimittel mit gleicher Hauptbezeichnung wegen anderer Bestandteile oder einer ATC-relevanten abweichenden Indikation getrennt werden muß.

Arzneimittelausgaben und Fertigarzneimittelumsatz

Der rechnerische Zusammenhang zwischen Arzneimittelausgaben und Fertigarzneimittelumsatz im GKV-Bereich ist in Tabelle 64.1 dargestellt. Vier Positionen machen eine Unterscheidung zwischen Arzneimittelausgaben und Fertigarzneimittelumsatz notwendig:

- Sprechstundenbedarf, der im Rahmen des GKV-Arzneimittelindex nicht berücksichtigt wird,
- Kassenrabatt (5%, ab Februar 2002 6%, ab Januar 2003 differenzierte Rabattregelung auf Hersteller-, Großhandels- und Apothekenebene),
- Eigenanteil der Versicherten (ab Januar 2002: 4, 4,50 und 5 € nach Packungsgröße),
- Verordnungen von Nichtfertigarzneimitteln (Rezepturen, Verbandstoffe, Krankenpflegeartikel etc.)

Letztere werden im Rahmen des GKV-Arzneimittelindex nicht unter Fertigarzneimitteln geführt, sondern auf gesonderten Sammelpositionen erfaßt. Zu berücksichtigen ist dabei, daß auch nicht identifizierbare Verordnungspositionen in dieser Sammelposition summiert werden.

Basis der Berechnung des GKV-Fertigarzneimittelumsatzes sind die Ausgaben der GKV (nach der amtlichen Statistik KV 45) in Höhe von 22.813 Mio. €. Von dieser Summe wird zunächst der Sprechstundenbedarf abgezogen, der im Jahr 2002 bei 4,5% und im Jahr 2003 bei 4,7% gelegen hat. Dieser Sprechstundenbedarf ist im GKV-Arzneimittelindex nicht enthalten.

Im nächsten Schritt wird der Eigenanteil der Versicherten addiert, der im GKV-Arzneimittelindex enthalten ist, in den GKV-Ausgaben

64

Tabelle 64.1: Zusammenhang zwischen GKV-Ausgaben und Fertigarzneimittelumsatz 2002/2003 (gesamtes Bundesgebiet in €)

	Beträge in Mio. € 2002	2003	Veränderung Mio. €	in %
GKV-Ausgaben für Arzneimittel nach KV 45	22.661*	22.813	152	0,7
Praxisbedarf (2002: 4,5%) (2003: 4,7%)	1.028	1.069	41	4,0
Zwischensumme	21.633	21.744	111	0,5
Eigenanteil (2002: 7,3%) (2003: 6,8%)	1.823	1.795	–29	–1,6
Zwischensumme	23.457	23.539	82	0,4
Rabatt (2002: 5,9% pauschaler) Apothekenrabatt) (2003: 11,6% gestaffelter Rabatt)				
Herstellerrabatt (§ 130a SGBV)		542		(neu)
Großhandelsrabatt (Art. 11 BSSichG)		580		(neu)
Apothekenrabatt (§ 130 SGBV)	1.477	1.955	478	32,4
Zwischensumme	1.477	3.077	1.600	108,4
Brutto-Apothekenumsatz mit GKV-Rezepten	24.933	26.616	1.682	6,7
Umsatz für Rezepturen, Verbandstoffe, Krankenpflegeartikel usw., sowie bei der Erfassung nicht identifizierte Rezepte (2002: 9,0%) (2003: 9,4%)	2.244	2.495	250	11,1
GKV-Fertigarzneimittelumsatz	22.689	24.121	1.432	6,3

64

* Exklusive freiwilliger Solidarbeitrag nach Artikel 2 AABG

dagegen nicht. Die Angabe des Eigenanteils von 6,8% bezieht sich dabei auf den Brutto-Apothekenumsatz. Zu diesem Betrag wird der Kassenrabatt addiert. Das Ergebnis ist der Apothekenumsatz mit GKV-Arzneimittelverordnungen in Höhe von 26.616 Mio. €. Von diesem Umsatz wird der Umsatz der Nichtfertigarzneimittel (Rezepturen, Verbandstoffe, Krankenpflegeartikel etc.) abgezogen, um schließlich zum GKV-Fertigarzneimittelumsatz zu gelangen, der im Jahre 2003 24.121 Mio. € beträgt.

Durch die neuen Rabattregelungen des Jahres 2003 liegt der Fertigarzneimittelumsatz, der neben den Zuzahlungen der Versicherten auch den Rabatt von 11,6% des Brutto-Apothekenumsatzes umfaßt, deutlich höher als die dargestellten Ausgaben. Eine Darstellung der Entwicklung von Ausgaben, Zuzahlungen und Rabatten findet sich in Kapitel 4 (Abbildung 4.1). Die Beibehaltung der Darstellung des Fertigarzneimittelumsatzes bietet gegenüber einer Darstellung der Ausgaben den Vorteil, daß die Ergebnisse in der historischen Betrachtung kompatibel bleiben. Darüber hinaus kann mit der Darstellung des Fertigarzneimittelumsatzes die Marktdynamik abgebildet werden, ohne daß sich die häufig veränderten gesetzlichen Rahmenbedingungen hier verzerrend auswirken.

Tabellarische Übersicht zu den Indikationsgruppen

Eine Übersicht der verordnungsstärksten Indikationsgruppen nach der Gliederung der Roten Liste 2003 zeigt die Tabelle 64.2. Im folgenden werden die im Jahre 2003 an Versicherte der gesetzlichen Krankenversicherung im gesamten Bundesgebiet verordneten Fertigarzneimittel, getrennt nach Indikationsgruppen gemäß der Roten Liste 2003, dargestellt. In Tabelle 64.3 (Nink und Schröder 2004) wird für jede der alphabetisch aufgeführten Indikationsgruppen angegeben:

- Nummer in der Roten Liste und Bezeichnung der Indikationsgruppe,
- Brutto-Durchschnittswert je Verordnung in der Indikationsgruppe (Apothekenverkaufspreise inklusive Mehrwertsteuer),
- Anzahl der Verordnungen in der Indikationsgruppe und stückzahlmäßiger Marktanteil,
- Umsatz in der Indikationsgruppe (nach Apothekenverkaufspreisen inklusive Mehrwertsteuer) und umsatzmäßiger Marktanteil.

64

Zusätzlich werden folgende Veränderungswerte errechnet:
- Veränderung des Gesamtumsatzes (zu Brutto-Apothekenverkaufspreisen) in der Indikationsgruppe (rechts in der Tabelle),
- Veränderung der Verordnungszahl (Zahl der Packungen),
- Veränderung des durchschnittlichen Wertes je Arzneimittelverordnung,
- Preisveränderungen in der Indikationsgruppe (Preisindex nach Laspeyres als Durchschnitt der zwölf Monate),
- Warenkorbkomponente als statistischer Korrekturfaktor, der die Abweichungen des Laspeyres-Preisindex von derjenigen Preiskomponente angibt, die sich aus effektiven Umsätzen und Verordnungen ergibt (Berücksichtigung von außer Handel genommenen Präparaten und Neueinführungen sowie saisonalen Schwankungen im Warenkorb),
- Strukturkomponente: für jede der ausgewiesenen Indikationsgruppen wird errechnet, in welchem Umfang sich der Durchschnittswert je verkaufter Einheit (Packung) verändert hat aufgrund einer strukturell veränderten Nachfrage nach anderen Packungsgrößen, Darreichungsformen, Stärken oder anderen Arzneimitteln innerhalb der Indikationsgruppe.

Der Struktureffekt wird gegliedert in:
- Intermedikamenteneffekt: Veränderung des Durchschnittswertes je verkaufter Einheit (Packung) aufgrund der Veränderung der Nachfrage nach *anderen Arzneimitteln*,
- Intramedikamenteneffekt: Veränderung des Durchschnittswertes je verkaufter Einheit (Packung) aufgrund Nachfrageveränderung nach *anderen Packungsgrößen, Stärken* und *Darreichungsformen identischer Arzneimittel*.

Der Intramedikamenteneffekt wird seinerseits untergliedert in:
- Darreichungsformen-/Stärken-Effekt: Veränderung des Durchschnittswertes je verkaufter Einheit (Packung) aufgrund Nachfrageveränderung nach anderen Stärken und Darreichungsformen identischer Arzneimittel,
- Packungsgrößeneffekt: Veränderung des Durchschnittswertes je verkaufter Einheit (Packung) aufgrund Nachfrageveränderung nach anderen Packungsgrößen identischer Arzneimittel.

Tabelle 64.2: Die verordnungsstärksten Indikationsgruppen 2003

Rang 2003 (2002)		Indikationsgruppe	Verordnungen (Mio.)	% Änd.	Umsatz (Mio. €)	% Änd.
1	(1)	Analgetika/Antirheumatika	93,0	-0,5	1735,4	11,1
2	(2)	Beta-, Ca-Bl., Angiotensin-Hemmst.	60,1	6,7	1786,1	4,3
3	(4)	Antibiotika/Antiinfektiva	41,8	-1,0	1164,0	2,0
4	(3)	Magen-Darm-Mittel	41,6	-2,5	1524,7	10,4
5	(6)	Psychopharmaka	38,3	-1,3	1467,0	10,0
6	(5)	Antitussiva/Expektorantia	35,8	-9,0	225,8	-8,8
7	(9)	Antihypertonika	31,4	11,1	1879,6	11,9
8	(7)	Dermatika	28,2	-6,6	406,1	-2,1
9	(8)	Broncholytika/Antiasthmatika	27,4	-4,9	1219,1	4,7
10	(11)	Antidiabetika	26,4	6,2	1460,0	10,8
11	(10)	Ophthalmika	26,1	-3,8	371,8	4,2
12	(13)	Diuretika	21,3	7,2	419,2	6,2
13	(12)	Rhinologika/Sinusitismittel	19,5	-8,1	111,9	-5,6
14	(15)	Schilddrüsentherapeutika	19,0	6,2	184,8	6,3
15	(14)	Sexualhormone	16,5	-12,5	439,3	-9,9
16	(17)	Lipidsenker	12,8	6,1	1228,8	-2,7
17	(16)	Koronarmittel	12,7	-7,4	275,6	-11,2
18	(19)	Thrombozytenaggregations-hemmer	12,5	10,5	419,3	28,8
19	(18)	Mineralstoffpräparate	11,0	-3,0	184,2	1,1
20	(20)	Antiallergika	9,8	-7,2	324,4	-4,2
21	(22)	Urologika	9,7	-2,0	509,6	7,1
22	(21)	Hypnotika/Sedativa	9,6	-6,5	88,9	-14,3
23	(24)	Antimykotika	9,6	-0,3	230,1	5,7
24	(23)	Gynäkologika	9,2	-5,3	108,0	-1,9
25	(26)	Corticoide (Interna)	8,0	-0,5	123,1	-2,6
26	(25)	Kardiaka	7,2	-13,3	65,5	-15,5
27	(27)	Gichtmittel	6,6	5,0	57,6	-3,0
28	(28)	Wundbehandlungsmittel	5,8	-6,3	55,5	14,3
29	(29)	Antiemetika/Antivertiginosa	5,8	-3,2	117,7	0,9
30	(31)	Antiepileptika	5,7	7,4	393,0	19,2
31	(34)	Parkinsonmittel usw.	5,3	3,0	375,0	10,3
32	(32)	Antianämika	5,2	-1,6	492,2	9,7
33	(37)	Antikoagulantia	5,1	11,8	296,1	12,2
Summe der Ränge 1 bis 33			678,0	-0,8	19739,3	6,0
Gesamtmarkt GKV-Rezepte mit Fertigarzneimitteln			749,0	-1,6	24121,1	6,3

64

Angegeben sind nur Indikationsgruppen mit mindestens 5 Mio. Verordnungen.

Erläuterung zu Tabelle 64.3: Indikationsgruppenübersicht 2003: Preis-, Mengen- und Strukturentwicklung 2003/2002

| | | | | | | Veränderungswerte: 1. Zeile: Indexwert in % | | | | | | | | | |
| | | | | | | 2. Zeile: Äquivalent in Mio. € | | | | | | | | | |
Indikationsgruppe Nr. Bezeichnung	Wert je VO	VO 2003 in Mio.	Ant. VO	Umsatz 2003 in Mio. €	Ant. Ums.	Verord-nungen	Wert je VO	Preis-index	Waren-korb.	Struk-turk.	Inter-med.	Intra-med.	Darr./Strk.	Pack'.größ.	Gesamt-umsatz
①	**②**	**③**	**④**	**⑤**	**⑥**	**⑦**	**⑧**	**⑨**	**⑩**	**⑪**	**⑫**	**⑬**	**⑭**	**⑮**	**⑯**
5 Analgetika/ Antirheumatika	18,65	93,0	12,4	1735,4	7,2	-0,5 -8,7	11,7 181,7	-0,2	-0,1	12,0 186,3	9,5 149,9	2,2 36,3	-0,3 -4,8	2,5 41,1	11,1 173,0
6 Aniallergika	33,23	9,8	1,3	324,4	1,3	-7,2	3,2	0,3	-0,4	3,3	0,9	2,4	-0,1	2,5	-4,2

① Nummer und Bezeichnung der Indikationsgruppe gemäß Roter Liste

② Durchschnittswert brutto je Verordnung in der Indikationsgruppe

③ Anzahl der Verordnungen (verordneten Arzneimittelpackungen) in der Indikationsgruppe in Mio.

④ Stückzahlmäßiger Marktanteil der Indikationsgruppe in Prozent

⑤ Umsatz in der Indikationsgruppe in Mio. €

⑥ Umsatzmäßiger Marktanteil der Indikationsgruppe in Prozent

⑦ Veränderung der Verordnungszahl

⑧ Veränderung des durchschnittlichen Wertes je Verordnung

⑨ Preisindex nach Laspeyres (Durchschnitt der 12 Monate)

⑩ Warenkorbkomponente; statistischer Korrekturfaktor, der die Wirkung von saisonalen Schwankungen und Warenkorbveränderungen auf die Preiskomponente beschreibt

⑪ Veränderungen des durchschnittlichen Wertes je Verordnung in der Indikationsgruppe aufgrund struktureller Nachfrageveränderung gesamt

⑫ Veränderung des durchschnittlichen Wertes je Verordnung aufgrund veränderter Nachfrage nach den unterschiedlichen Arzneimitteln (Standardaggregate) der Indikationsgruppe

⑬ Veränderung des durchschnittlichen Wertes je Verordnung aufgrund veränderter Nachfrage nach Stärken, Darreichungsformen und Packungsgrößen identischer Arzneimittel

⑭ Veränderung des durchschnittlichen Wertes je Verordnung aufgrund veränderter Nachfrage nach Stärken und Darreichungsformen identischer Arzneimittel

⑮ Veränderung des durchschnittlichen Wertes je Verordnung aufgrund veränderter Nachfrage nach Packungsgrößen identischer Darreichungsformen und Stärken

⑯ Veränderung des Umsatzes

64

Tabelle 64.3: Indikationsgruppenübersicht 2003: Preis-, Mengen- und Strukturentwicklung 2003/2002

Veränderungswerte: 1. Zeile: Indexwert in % 2. Zeile: Äquivalent in Mio. €

Indikationsgruppe Nr. Bezeichnung	Wert je VO	VO 2003 in Mio.	Ant. VO	Umsatz 2003 in Mio. €	Ant. Ums.	Verord-nungen	Wert je VO	Preis-index	Waren-korbk.	Struk-turk.	Inter-med.	Intra-med.	Darr./Strk.	Pack'-größ.	Gesamt-umsatz
5 Analgetika/ Antirheumatika	18,65	93,0	12,4	1735,4	7,2	-0,5 / -8,7	11,7 / 181,7	-0,2 / -3,4	-0,1 / -1,2	12,0 / 186,3	9,5 / 149,9	2,2 / 36,3	-0,3 / -4,8	2,5 / 41,1	11,1 / 173,0
7 Antiallergika	33,23	9,8	1,3	324,4	1,3	-7,2 / -24,8	3,2 / 10,4	0,3 / 1,1	-0,4 / -1,5	3,3 / 10,8	0,9 / 2,9	2,4 / 8,0	-0,1 / -0,2	2,5 / 8,2	-4,2 / -14,4
8 Antianämika	94,01	5,2	0,7	492,2	2,0	-1,6 / -7,6	11,4 / 51,0	0,0 / 0,1	0,0 / 0,0	11,4 / 50,9	9,8 / 44,1	1,4 / 6,7	0,5 / 2,5	0,9 / 4,3	9,7 / 43,3
9 Antiarrhythmika	42,08	3,3	0,4	137,5	0,6	-7,6 / -11,2	1,9 / 2,6	-2,8 / -4,1	-0,3 / -0,4	5,1 / 7,1	4,3 / 5,9	0,8 / 1,2	-0,2 / -0,3	1,0 / 1,5	-5,9 / -8,6
10 Antibiotika/ Antiinfektiva	27,86	41,8	5,6	1164,0	4,8	-1,0 / -11,8	3,0 / 34,3	-3,4 / -39,9	0,1 / 1,2	6,5 / 72,9	3,6 / 41,3	2,8 / 31,6	0,7 / 8,3	2,0 / 23,3	2,0 / 22,5
11 Antidementiva (Nootropika)	49,38	4,5	0,6	224,3	0,9	-12,5 / -30,0	14,7 / 30,8	-0,3 / -0,7	0,0 / 0,0	15,1 / 31,4	12,0 / 25,3	2,8 / 6,1	1,3 / 2,9	1,5 / 3,3	0,3 / 0,8
12 Antidiabetika	55,32	26,4	3,5	1460,0	6,1	6,2 / 83,5	4,3 / 58,9	0,5 / 6,6	0,4 / 0,4	3,8 / 51,9	2,0 / 26,8	1,8 / 25,0	0,8 / 11,5	1,0 / 13,5	10,8 / 142,4
14 Antiemetika/ Antivertiginosa	20,46	5,8	0,8	117,7	0,5	-3,2 / -3,8	4,3 / 4,9	1,8 / 2,1	-0,2 / -0,2	2,6 / 3,0	2,6 / 3,0	0,0 / 0,0	-0,1 / -0,2	0,1 / 0,1	0,9 / 1,1
15 Antiepileptika	68,39	5,7	0,8	393,0	1,6	7,4 / 25,7	11,0 / 37,7	1,5 / 5,3	-0,1 / -0,4	9,5 / 32,8	5,6 / 19,8	3,7 / 13,0	3,4 / 12,0	0,3 / 1,0	19,2 / 63,3
17 Antihypertonika	59,89	31,4	4,2	1879,6	7,8	11,1 / 187,2	0,7 / 13,2	-2,1 / -37,0	-0,4 / -6,6	3,2 / 56,8	1,3 / 22,4	2,0 / 34,5	-0,1 / -2,6	2,1 / 37,1	11,9 / 200,4
19 Antihypotonika	17,79	1,7	0,2	30,3	0,1	-14,0 / -4,9	0,0 / 0,0	0,8 / 0,2	0,0 / 0,0	-0,8 / -0,3	-0,6 / -0,2	-0,2 / -0,1	-1,2 / -0,4	1,0 / 0,3	-14,0 / -4,9
20 Antikoagulantia	58,11	5,1	0,7	296,1	1,2	11,8 / 31,1	0,4 / 1,0	0,4 / 1,2	-0,2 / -0,7	0,2 / 0,6	0,9 / 2,5	-0,7 / -2,0	-0,7 / -2,0	0,0 / 0,0	12,2 / 32,2
21 Antimykotika	23,88	9,6	1,3	230,1	1,0	-0,3 / -0,7	6,1 / 13,2	0,5 / 1,1	-0,3 / -0,6	5,8 / 12,6	3,9 / 8,5	1,9 / 4,1	0,9 / 2,1	0,9 / 2,0	5,7 / 12,4
22 Antiparasitäre Mittel (extern)	12,70	0,7	0,1	9,5	0,0	-3,3 / -0,3	8,9 / 0,8	6,5 / 0,6	0,0 / 0,0	2,3 / 0,2	0,6 / 0,1	1,7 / 0,2	-0,2 / 0,0	1,8 / 0,2	5,3 / 0,5
23 Antiphlogistika	14,18	1,8	0,2	25,6	0,1	-17,3 / -5,4	-1,5 / -0,4	1,2 / 0,3	0,0 / 0,0	-2,7 / -0,8	-3,0 / -0,9	0,3 / 0,1	0,1 / 0,0	0,2 / 0,1	-18,5 / -5,8
24 Antitussiva/ Expektorantia	6,30	35,8	4,8	225,8	0,9	-9,0 / -22,4	0,2 / 0,6	0,5 / 1,2	0,0 / 0,0	-0,3 / -0,6	-0,8 / -1,9	0,5 / 1,2	0,3 / 0,8	0,2 / 0,5	-8,8 / -21,9

64

Tabelle 64.3: Indikationsgruppenübersicht 2003: Preis-, Mengen- und Strukturentwicklung 2003/2002 (Fortsetzung)

Indikationsgruppe Nr. Bezeichnung	Wert je VO	VO 2003 in Mio.	Ant. VO	Umsatz 2003 in Mio. €	Ant. Ums.	Veränderungswerte: 1. Zeile: Indexwert in % 2. Zeile: Äquivalent in Mio. €									
						Verord-nungen	Wert je VO	Preis-index	Waren-korbk.	Struk-turk.	Inter-med.	Intra-med.	Darr./Strk.	Pack'-größ.	Gesamt-umsatz
26 Balneotherapeutika usw.	13,30	0,5	0,1	6,6	0,0	-30,4	3,9	1,6	-0,3	2,6	0,7	2,0	0,6	1,3	-27,7
						-2,8	0,3	0,1	0,0	0,2	0,1	0,2	0,1	0,1	-2,5
27 Beta-,Ca-Bl., Angiotensin-Hemmst.	29,71	60,1	8,0	1786,1	7,4	6,7	-2,3	-3,6	-2,1	3,6	1,4	2,1	0,7	1,4	4,3
						113,0	-39,8	-63,6	-38,0	61,7	25,0	36,7	12,9	23,9	73,2
28 Broncholytika/ Antiasthmatika	44,45	27,4	3,7	1219,1	5,1	-4,9	10,1	-0,2	0,9	9,3	6,2	2,9	2,4	0,5	4,7
						-59,6	114,8	-2,1	10,8	106,2	71,8	34,4	28,6	5,8	55,3
29 Cholagoga und Gallenwegstherap.	47,16	0,6	0,1	28,5	0,1	-17,9	14,7	0,1	0,0	14,6	14,6	0,0	0,1	-0,1	-5,8
						-5,8	4,0	0,0	0,0	4,0	4,0	0,0	0,0	0,0	-1,8
31 Corticoide (Interna)	15,31	8,0	1,1	123,1	0,5	-0,5	-2,1	-2,0	0,0	-0,1	-1,2	1,1	0,0	1,1	-2,6
						-0,6	-2,6	-2,6	0,1	-0,1	-1,5	1,4	0,0	1,3	-3,2
32 Dermatika	14,40	28,2	3,8	406,1	1,7	-6,6	4,8	-0,7	0,0	5,5	4,3	1,1	-0,6	1,8	-2,1
						-28,2	19,3	-2,7	0,0	22,0	17,4	4,6	-2,6	7,2	-8,9
33 Desinfizientia/ Antiseptika	7,10	1,4	0,2	10,1	0,0	-8,8	5,4	2,7	0,0	2,6	3,9	-1,2	-0,8	-0,4	-3,8
						-0,9	0,5	0,3	0,0	0,3	0,4	-0,1	-0,1	0,0	-0,4
35 Diagnostika usw.	13,93	0,8	0,1	10,8	0,0	-5,6	-1,3	-11,1	0,6	10,4	7,4	2,7	1,6	1,1	-6,8
						-0,6	-0,1	-1,3	0,1	1,1	0,8	0,3	0,2	0,1	-0,8
36 Diuretika	19,71	21,3	2,8	419,2	1,7	7,2	-0,9	-2,1	-1,5	2,7	2,0	0,8	-0,8	1,6	6,2
						28,2	-3,6	-8,5	-6,1	11,0	7,9	3,0	-3,4	6,5	24,6
37 Durchblutungs-fördernde Mittel	30,91	3,0	0,4	92,1	0,4	-12,0	0,1	-2,8	0,0	3,0	3,2	-0,2	0,2	-0,4	-11,8
						-12,5	0,1	-2,8	0,0	2,9	3,1	-0,2	0,2	-0,4	-12,4
44 Gichtmittel	8,74	6,6	0,9	57,6	0,2	5,0	-7,6	-6,7	0,0	-1,0	-2,2	1,3	0,4	0,9	-3,0
						2,8	-4,6	-4,1	0,0	-0,6	-1,3	0,8	0,3	0,5	-1,8
45 Grippemittel	8,21	1,3	0,2	10,3	0,0	-14,1	10,1	10,1	0,0	0,0	0,2	-0,2	0,0	-0,1	-5,4
						-1,6	1,0	1,0	0,0	0,0	0,0	0,0	0,0	0,0	-0,6
46 Gynäkologika	11,74	9,2	1,2	108,0	0,4	-5,3	3,6	1,1	0,0	2,5	2,5	0,0	-0,5	0,4	-1,9
						-5,9	3,9	1,2	0,0	2,6	2,7	0,0	-0,5	0,5	-2,1
47 Hämorrhoidenmittel	12,32	2,9	0,4	36,1	0,1	-5,5	0,8	2,2	0,0	-1,4	-1,2	0,0	-0,1	-0,1	-4,8
						-2,1	0,3	0,8	0,0	-0,5	-0,5	0,0	-0,1	0,0	-1,8
48 Hepatika	30,33	1,2	0,2	37,2	0,2	-8,6	3,5	-0,4	0,0	3,9	2,7	1,1	0,4	0,8	-5,4
						-3,4	1,3	-0,1	0,0	1,5	1,0	0,4	0,1	0,3	-2,1
49 Hypnotika/Sedativa	9,22	9,6	1,3	88,9	0,4	-6,5	-8,4	-7,5	0,0	-0,9	-1,3	0,4	0,3	0,1	-14,3
						-6,4	-8,4	-7,5	0,0	-0,9	-1,3	0,4	0,3	0,1	-14,9

64

Tabelle 64.3: Indikationsgruppenübersicht 2003: Preis-, Mengen- und Strukturentwicklung 2003/2002 (Fortsetzung)

In den Spalten der „Veränderungswerte" steht jeweils: 1. Zeile: Indexwert in % / 2. Zeile: Äquivalent in Mio. € (hier als „Indexwert % / Äquivalent Mio. €" dargestellt).

Nr.	Indikationsgruppe Bezeichnung	Wert je VO	VO 2003 in Mio.	Ant. VO	Umsatz 2003 in Mio. €	Ant. Ums.	Verordnungen	Wert je VO	Preisindex	Warenkorbk.	Strukturk.	Intermed.	Intramed.	Darr./Strk.	Pack.-größ.	Gesamtumsatz
50	Hypophysen-, Hypothalamushormone-	407,87	1,1	0,1	444,5	1,8	22,7 / 83,0	-2,0 / -8,3	0,2 / 0,7	0,0 / 0,0	-2,2 / -9,0	-0,9 / -3,7	-1,3 / -5,4	-1,3 / -5,2	0,0 / -0,2	20,2 / 74,7
51	Immunmodulatoren	426,67	2,7	0,4	1154,8	4,8	-5,4 / -60,0	21,0 / 206,1	0,7 / 6,2	0,2 / 0,0	20,3 / 199,9	19,0 / 187,9	1,1 / 12,0	1,3 / 13,4	-0,1 / -1,4	14,5 / 146,1
52	Infusionslösungen usw.	25,67	3,3	0,4	83,6	0,3	0,0 / 0,0	26,8 / 17,7	7,1 / 4,3	0,3 / 0,3	19,7 / 13,4	18,8 / 12,8	0,6 / 0,6	0,6 / 0,6	0,0 / 0,0	26,8 / 17,6
53	Kardiaka	9,12	7,2	1,0	65,5	0,3	-13,3 / -10,2	-2,5 / -1,8	0,5 / 0,4	0,0 / 0,0	-3,0 / -2,2	-2,0 / -1,4	-1,0 / -0,7	0,1 / 0,1	-1,1 / -0,8	-15,5 / -12,0
54	Karies- und Parodontosemittel	6,64	1,1	0,2	7,5	0,0	-15,6 / -1,4	0,7 / 0,1	0,7 / 0,1	0,2 / 0,0	0,0 / 0,0	0,2 / 0,0	-0,4 / 0,0	-0,4 / 0,0	0,0 / 0,0	-15,0 / -1,3
55	Koronarmittel	21,77	12,7	1,7	275,6	1,1	-7,4 / -22,6	-4,1 / -12,3	-5,4 / -16,1	0,0 / 0,0	1,3 / 3,8	1,1 / 3,3	0,2 / 0,5	0,0 / 0,0	0,2 / 0,5	-11,2 / -34,9
56	Laxantia	13,72	3,3	0,4	45,5	0,2	-2,0 / -0,9	6,8 / 2,9	1,8 / 0,7	0,1 / 0,1	5,0 / 2,2	3,5 / 1,5	1,4 / 0,6	0,2 / 0,1	1,2 / 0,6	4,7 / 2,0
58	Lipidsenker	96,23	12,8	1,7	1228,8	5,1	6,1 / 74,1	-8,3 / -107,6	-0,6 / -7,7	-0,9 / -10,9	-7,7 / -99,9	-12,4 / -154,6	5,3 / 64,7	1,4 / 16,5	3,9 / 48,2	-2,7 / -33,5
59	Lokalanästhetika/Neuraltherap.	12,22	0,5	0,1	5,7	0,0	-4,7 / -0,3	0,5 / 0,0	-0,1 / 0,0	0,0 / 0,0	0,6 / 0,0	1,9 / 0,1	-1,3 / -0,1	-1,7 / -0,1	0,4 / 0,0	-4,2 / -0,3
60	Magen-Darm-Mittel	36,65	41,6	5,6	1524,7	6,3	-2,5 / -36,3	13,2 / 180,1	0,0 / 0,7	1,2 / 17,4	13,2 / 179,4	7,8 / 109,5	4,9 / 69,8	0,8 / 11,7	4,1 / 58,2	10,4 / 143,8
61	Migränemittel	44,30	2,7	0,4	119,1	0,5	-6,0 / -7,1	12,4 / 13,5	1,0 / 0,9	0,1 / 0,1	11,4 / 12,6	8,8 / 9,8	2,4 / 2,7	1,5 / 1,7	0,9 / 1,0	5,7 / 6,4
62	Mineralstoffpräparate	16,75	11,0	1,5	184,2	0,8	-3,0 / -5,5	4,1 / 7,4	0,1 / 0,2	0,1 / 0,2	4,0 / 7,2	2,0 / 1,3	1,9 / 5,7	0,5 / 3,2	1,4 / 2,5	1,1 / 1,9
63	Mund- und Rachentherapeutika	6,99	4,4	0,6	31,0	0,1	-13,9 / -4,9	4,7 / 1,5	3,1 / 1,0	0,0 / 0,0	1,6 / 0,5	0,4 / 0,2	1,1 / 0,3	0,7 / 0,2	0,4 / 0,1	-9,9 / -3,4
64	Muskelrelaxanzien	23,24	4,9	0,7	114,7	0,5	-0,5 / -0,6	2,7 / 3,1	0,4 / 0,5	0,0 / 0,0	2,3 / 2,6	0,2 / 0,2	2,1 / 2,4	1,5 / 1,7	0,6 / 0,7	2,2 / 2,5
66	Neuropathiepräparate usw.	51,10	2,2	0,3	112,8	0,5	-16,6 / -21,7	6,4 / 7,5	-2,8 / -3,1	0,0 / 0,0	9,2 / 10,6	7,5 / 8,6	1,6 / 1,9	0,5 / 0,6	1,1 / 1,3	-11,2 / -14,2
67	Ophthalmika	14,26	26,1	3,5	371,8	1,5	-3,8 / -14,0	8,3 / 29,1	0,5 / 1,7	0,0 / 0,0	7,8 / 27,4	6,6 / 23,2	1,2 / 4,2	0,9 / 3,1	0,3 / 1,1	4,2 / 15,1
68	Osteoporosemittel/Ca-Stoffwg.	129,89	2,7	0,4	346,0	1,4	9,3 / 28,1	10,4 / 28,8	1,3 / 1,2	0,0 / 0,0	9,1 / 27,6	9,6 / 29,1	-0,5 / -1,6	-3,2 / -10,2	2,8 / 8,6	19,7 / 56,9

64

64

Tabelle 64.3: Indikationsgruppenübersicht 2003: Preis-, Mengen- und Strukturentwicklung 2003/2002 (Fortsetzung)

In den Spalten der Veränderungswerte bezeichnet die 1. Zeile den Indexwert in %, die 2. Zeile das Äquivalent in Mio. €.

Indikationsgruppe Nr. Bezeichnung	Wert je VO	VO 2003 in Mio.	Ant. VO	Umsatz 2003 in Mio. €	Ant. Ums.	Verordnungen	Wert je VO	Preisindex	Warenkorbk.	Strukturk.	Intermed.	Intramed.	Darr./ Strk.	Pack.größ.	Gesamtumsatz
69 Otologika	8,70	1,9	0,2	16,1	0,1	-12,7 / -2,3	0,0 / 0,0	2,5 / 0,4	0,0 / 0,0	-2,4 / -0,4	-2,4 / -0,4	0,0 / 0,0	0,0 / 0,0	0,0 / 0,0	-12,7 / -2,3
70 Parkinsonmittel usw.	70,27	5,3	0,7	375,0	1,6	3,0 / 10,6	7,0 / 24,2	1,4 / 5,0	-1,0 / -3,6	6,6 / 22,8	2,5 / 8,9	4,0 / 13,9	0,8 / 3,0	3,1 / 10,9	10,3 / 34,9
71 Psychopharmaka	38,33	38,3	5,1	1467,0	6,1	-1,3 / -17,9	11,4 / 151,6	-0,3 / -1,5	-1,5 / -21,6	13,5 / 177,2	9,9 / 132,6	9,9 / 44,6	1,2 / 16,6	2,0 / 27,9	10,0 / 133,7
72 Rhinologika/ Sinusitismittel	5,74	19,5	2,6	111,9	0,5	-8,1 / -9,8	2,8 / 3,2	1,8 / 2,1	-0,5 / -0,6	1,4 / 1,7	0,6 / 0,7	0,8 / 1,0	-0,4 / -0,5	1,2 / 1,4	-5,6 / -6,6
74 Schilddrüsentherapeutika	9,71	19,0	2,5	184,8	0,8	6,2 / 10,8	0,0 / 0,1	-0,4 / -0,7	0,0 / 0,0	0,4 / 0,8	-0,3 / -0,6	0,7 / 1,3	0,4 / 0,7	0,4 / 0,6	6,3 / 10,9
75 Sera, Immunglobuline, Impfstoffe	153,38	0,8	0,1	122,0	0,5	-5,4 / -7,0	-0,1 / -0,1	1,0 / 1,3	0,0 / 0,0	-1,2 / -1,5	-1,8 / -2,2	0,6 / 0,8	1,1 / 1,3	-0,5 / -0,6	-5,5 / -7,1
76 Sexualhormone	26,64	16,5	2,2	439,3	1,8	-12,5 / -62,1	3,0 / 13,8	1,3 / 1,3	0,0 / -0,1	1,7 / 8,0	1,5 / 7,0	0,2 / 1,1	0,1 / 0,4	0,1 / 0,7	-9,9 / -48,3
77 Spasmolytika	11,51	3,2	0,4	36,9	0,2	-10,3 / -4,2	1,9 / 0,7	5,8 / 1,7	0,0 / 0,0	0,2 / 0,1	-1,2 / -0,5	1,4 / 0,5	0,8 / 0,3	0,6 / 0,2	-8,6 / -3,5
79 Thrombozytenaggregationshemmer	33,55	12,5	1,7	419,3	1,7	10,5 / 37,1	16,5 / 56,6	0,6 / 2,1	0,1 / -0,5	14,1 / 48,9	4,1 / 14,9	9,6 / 34,0	0,9 / 3,4	8,6 / 30,7	28,8 / 93,7
82 Urologika	52,65	9,7	1,3	509,6	2,1	-2,0 / -9,8	9,3 / 43,7	7,6 / 1,8	-2,5 / 0,0	7,9 / 37,5	4,4 / 21,4	3,3 / 16,1	0,7 / 3,3	2,7 / 12,9	7,1 / 33,9
83 Venentherapeutika	15,92	2,7	0,4	43,6	0,2	-20,6 / -11,4	-1,6 / -0,8	8,6 / 0,7	0,0 / 0,0	-2,2 / -1,1	-2,9 / -1,5	0,7 / 0,4	0,6 / 0,3	0,1 / 0,1	-21,8 / -12,2
84 Vitamine	11,66	4,8	0,6	55,5	0,2	-13,0 / -8,0	7,0 / 3,9	0,3 / 0,8	0,0 / 0,0	6,2 / 3,5	5,7 / 3,2	0,5 / 0,3	0,0 / 0,0	0,5 / 0,3	-6,9 / -4,1
85 Wundbehandlungsmittel	9,65	5,8	0,8	55,5	0,2	-6,3 / -3,4	22,0 / 10,3	0,4 / 0,2	0,0 / -0,1	21,5 / 10,1	22,2 / 10,4	-0,5 / -0,3	0,0 / 0,0	-0,5 / -0,3	14,3 / 6,9
86 Zytostatika usw.	298,35	2,6	0,4	783,3	3,2	0,8 / 6,1	13,8 / 94,6	0,0 / 0,0	-0,8 / 0,0	13,9 / 95,4	11,5 / 79,5	2,2 / 15,9	1,8 / 13,2	0,4 / 2,7	14,7 / 100,7
88 Biomat./med. Kunstst./Varia	14,95	0,4	0,1	6,5	0,0	-10,6 / -0,8	0,2 / 0,0	0,2 / 0,0	0,0 / 0,0	0,0 / 0,0	-0,2 / 0,0	0,1 / 0,0	0,1 / 0,0	0,0 / 0,0	-10,4 / -0,8
Gesamtmarkt GKV-Rezepte mit Fertigarzneimitteln	32,21	749,0 (100,0)	100,0	24121,1	100,0	-1,6 / -382,3	8,1 / 1815,6	-0,6 / -145,8	-0,3 / -68,4	9,1 / 2029,8	6,5 / 1465,9	2,4 / 563,9	0,7 / 155,8	1,8 / 408,1	6,3 / 1432,8

Tabelle 64.3: Indikationsgruppenübersicht 2003: Preis-, Mengen- und Strukturentwicklung 2003/2002 (Fortsetzung)

Indikationsgruppe Nr. Bezeichnung	Wert je VO	VO 2003 in Mio.	Ant. VO	Umsatz 2003 in Mio. €	Ant. Ums.	Veränderungswerte 1. Zeile: Indexwert in % 2. Zeile: Äquivalent in Mio. €									
						Verord-nungen	Wert je VO	Preis-index	Waren-korbk.	Struk-turk.	Inter-med.	Intra-med.	Darr./Strk.	Pack-größ.	Gesamt-umsatz
Hilfsmittel	9,31	53,5	41,0	497,7	19,2										
Pflaster und Verbandstoffe	10,58	26,9	20,6	284,8	11,0										
Rezepturen (auch Rezeptur-substanzen ungemischt)	17,21	16,7	12,8	287,8	11,1										
In-vitro-Diagnostika (Teststreifen usw.)	36,24	15,4	11,8	557,1	21,4										
Homöopathika/Biochemie und Anthroposophika	11,43	4,6	3,6	53,0	2,0										
Arzneimittel ohne Pharmazentralnummer	38,07	2,5	1,9	93,3	3,6										
Diätetika	32,23	2,4	1,8	76,8	3,0										
Methadon-Zubereitungen	12,06	1,4	1,1	16,6	0,6										
Sonstige nicht-therapeutische Mittel	23,25	1,2	0,9	27,3	1,1										
Zytostatika-Zubereitungen	490,64	1,0	0,8	504,8	19,4										
Einzeln importierte AM nach § 73(3) AMG	239,39	0,2	0,2	57,1	2,2										
Individuell hergestellte parenterale Lösungen	417,37	0,2	0,2	88,3	3,4										
Stückelung nach Ziffer 3	173,99	0,1	0,1	21,8	0,8										
Tierarzneimittel	19,63	0,0	0,0	0,0	0,0										
Nicht klassifizierte Verordnungen	7,25	4,3	3,3	30,9	1,2										
Summe Nicht-Fertig-arzneimittel	19,92	130,4	100,0	2597,3	100,0										
Gesamtmarkt GKV-Rezepte	30,4	879,4	100,0	26718,4	100,0										

Gliederung des Intermedikamenteneffektes bei den Fertigarzneimittel

Intermedeffekt gesamt	davon: Inter-Indik.	davon: Intra-Indik.
6,5	0,0	6,5
1465,9	0,0	1465,9

64

In der ersten Summenzeile ist unter der Bezeichnung „Gesamtmarkt GKV-Rezepte mit Fertigarzneimitteln" die Entwicklung des Gesamtmarktes für Fertigarzneimittel angegeben. Der Intermedikamenteneffekt wird unter der Rubrik „Gliederung des Intermedikamenteneffektes" aufgeschlüsselt in:

- Inter-Indikationsgruppeneffekt: Veränderung des Durchschnittswertes je verkaufter Einheit (Packung) aufgrund Veränderung der Nachfrage nach Arzneimitteln anderer Indikationsgruppen,
- Intra-Indikationsgruppeneffekt: Veränderung des Durchschnittswertes je verkaufter Einheit (Packung) aufgrund Veränderung der Nachfrage nach anderen Arzneimitteln innerhalb der einzelnen Indikationsgruppen.

Unter der ersten Summenzeile werden die Verordnungen der 15 Gruppen von „Nicht-Fertigarzneimitteln", wie beispielsweise Rezepturen, Hilfsmittel, Verbandstoffe, Homöopathika und Anthroposophika usw. ausgewiesen, und in der Abschlußzeile schließlich wird zusammenfassend der gesamte Apothekenumsatz mit GKV-Rezepten dargestellt.

Zur Interpretation der einzelnen Umsatzeffekte

Die Differenzierung der Umsatzsteigerung in einzelne Umsatzeffekte orientiert sich an verschiedenen Methoden der Indexberechnung. Ganz allgemein lautet das Konzept der Berechnung eines bestimmten Umsatzeffektes
entweder:
Vergleiche den tatsächlichen Umsatz der Berichtsperiode 2003 mit einem fiktiven Umsatz der Berichtsperiode, der entstanden wäre, wenn sich ausschließlich ein bestimmter Parameter (beispielsweise die Preise bei der Berechnung des Preisindex) so, wie tatsächlich beobachtet, verändert hätte, wenn aber alle anderen Parameter von der Basis- zur Berichtsperiode 2003 hin gleich geblieben wären (Paasche-Konzept);
oder:
Vergleiche einen fiktiven Umsatz der Basisperiode 2002, der entstanden wäre, wenn in der Basisperiode bereits der ins Auge gefaßte Parameter aus dem Jahre 2003 gegolten hätte (für die Berechnung des Preisindex: wenn in der Basisperiode bereits die Preise der

Berichtsperiode 2003 gegolten hätten), mit dem tatsächlichen Umsatz der Basisperiode (Laspeyres-Konzept).

Diese konzeptionellen Überlegungen können auf alle ausgewiesenen Umsatzkomponenten angewandt werden. So gibt beispielsweise die Veränderung der Verordnungshäufigkeit (–1,6%) an: Wären die Preise von der Basisperiode 2002 zur Berichtsperiode 2003 hin unverändert geblieben und hätte es in der Struktur der Verordnungen keine Veränderungen gegeben, dann wäre aufgrund des Verordnungsrückgangs der Umsatz um 1,6% gesunken. Der Preisindex (–0,6%) gibt entsprechend an: Hätte sich die Zahl der Verordnungen von der Basisperiode 2002 zur Berichtsperiode 2003 hin nicht verändert und wäre auch die Struktur der Verordnungen gleich geblieben, so hätte sich der Umsatz aufgrund der Preissenkung um 0,6% gesenkt.

In gleicher Weise kann mit der Interpretation aller anderen Umsatzeffekte, insbesondere auch aller Struktureffekte, verfahren werden. Es sei im übrigen ausdrücklich darauf hingewiesen, daß es sich bei der Darstellung der Struktureffekte als „Wanderungen" der Verordnungen lediglich um eine bildhafte Umschreibung handelt, die nicht in jedem Falle die Realität treffen muß. Rechnerisch beziehen sich die Struktureffekte auf Veränderungen der Relationen zwischen den Verordnungszahlen einzelner Produkte (Arzneimittel bzw. Packungsgrößen, Darreichungsformen, Stärken). Bei insgesamt rückläufiger Verordnungszahl etwa würden sich die Relationen selbstverständlich auch dann verändern, wenn ein Produkt A in geringer Zahl verordnet würde, Produkt B jedoch eine konstante Verordnungszahl aufwiese. In diesem Fall träte ein umsatzsteigernder Effekt ein, wenn das Produkt A das preisgünstigere wäre.

Weitere Übersichten zum Arzneimittelmarkt

Die verordnungsstärksten Indikationsgruppen der Roten Liste werden zusätzlich nach dem anatomisch-therapeutisch-chemischen Klassifikationssystem (ATC-System) des WIdO dargestellt (Tabelle 64.4). Das ATC-System wurde bereits in der Anfangsphase der Projektarbeit für den GKV-Arzneimittelindex als international akzeptiertes Klassifikationssystem für Arzneimittel ausgewählt (Schwabe 1981) und im Laufe der Jahre für die spezifischen Belange des deutschen Arzneimittelmarktes erweitert (Schwabe 1995, Fricke et al. 2004). Detaillierte Anga-

64

Tabelle 64.4: Arzneimittelverbrauch nach ATC-Gruppen

ATC	ATC-Gruppenname	Verordnungen in Mio.	Umsatz in Mio. €	DDD in Mio.
A01	Stomatologika	3,4	26,7	386,8
A02	Mittel bei Säure bedingten Erkrankungen	21,5	1.156,0	796,0
A03	Mittel bei funktionellen gastro-intestinalen Störungen	13,4	109,3	128,4
A04	Antiemetika und Mittel gegen Übelkeit	3,9	83,4	57,3
A05	Gallen- und Lebertherapie	1,2	57,2	39,9
A06	Laxanzien	4,1	56,7	187,9
A07	Antidiarrhoika und intestinale Antiphlogistika/Antiinfektiva	8,6	211,9	88,9
A09	Digestiva, inkl. Enzyme	1,7	95,0	26,6
A10	Antidiabetika	26,4	1.459,8	1.570,0
A11	Vitamine	4,4	70,8	460,5
A12	Mineralstoffe	11,6	201,4	404,4
A16	Andere Mittel für das alimentäre System und den Stoffwechsel	0,3	75,4	5,5
B01	Antithrombotische Mittel	17,7	718,1	1.419,1
B02	Antihämorrhagika	0,3	70,6	4,2
B03	Antianämika	5,8	498,0	306,4
B05	Blutersatzmittel und Perfusionslösungen	3,4	89,5	21,6
B06	Andere Hämatologika	0,3	6,0	6,9
C01	Herztherapie	22,3	446,5	1.378,8
C02	Antihypertonika	4,6	245,7	338,2
C03	Diuretika	21,6	431,0	1.827,8
C04	Periphere Vasodilatatoren	3,1	93,7	90,3
C05	Vasoprotektoren	5,7	80,6	143,5
C06	Andere Herz- und Kreislaufmittel	0,5	9,8	20,0
C07	Beta-Adrenorezeptor-Antagonisten	31,1	914,8	1.781,7
C08	Calciumkanalblocker	19,0	595,6	1.315,2
C09	Mittel mit Wirkung auf das Renin-Angiotensin-System	38,5	1.948,7	3.710,0
C10	Lipid senkende Mittel	12,8	1.228,5	1.331,4
D01	Antimykotika zur dermatologischen Anwendung	8,8	151,8	149,7
D02	Emollientia und Hautschutzmittel	3,5	39,2	137,9
D03	Zubereitungen zur Behandlung von Wunden und Geschwüren	2,5	22,2	71,8
D04	Antipruriginosa, inkl. Antihistaminika, Anästhetika etc.	3,1	23,2	77,0
D05	Antipsoriatika	0,8	55,1	36,5

64

Tabelle 64.4: Arzneimittelverbrauch nach ATC-Gruppen (Fortsetzung)

ATC	ATC-Gruppenname	Verordnungen in Mio.	Umsatz in Mio. €	DDD in Mio.
D06	Antibiotika und Chemotherapeutika zur dermatologischen Anwendung	3,7	37,8	38,9
D07	Corticosteroide, dermatologische Zubereitungen	11,7	141,6	265,9
D08	Antiseptika und Desinfektionsmittel	3,8	26,8	77,8
D09	Medizinische Verbände	0,5	14,9	7,6
D10	Aknemittel	2,8	43,7	70,7
D11	Andere Dermatika	2,9	51,6	120,2
G01	Gynäkologische Antiinfektiva und Antiseptika	4,0	34,7	23,1
G02	Andere Gynäkologika	2,3	43,2	126,8
G03	Sexualhormone und Modulatoren des Genitalsystems	19,5	629,9	1.530,8
G04	Urologika	8,4	461,3	473,7
H01	Hypophysen- und Hypothalamushormone und Analoga	0,4	232,1	11,0
H02	Corticosteroide zur systemischen Anwendung	8,1	126,4	333,9
H03	Schilddrüsentherapie	19,0	184,7	1.445,5
J01	Antibiotika zur systemischen Anwendung	39,8	716,5	335,6
J02	Antimykotika zur systemischen Anwendung	0,7	75,4	5,3
J05	Antivirale Mittel zur systemischen Anwendung	1,4	439,3	23,3
J06	Immunsera und Immunglobuline	0,2	107,2	1,4
J07	Impfstoffe	0,6	24,2	1,0
L01	Antineoplastische Mittel	1,1	328,2	30,8
L02	Endokrine Therapie	1,4	469,4	114,9
L03	Immunstimulanzien	1,8	772,3	33,5
L04	Immunsuppressiva	1,5	495,7	46,1
M01	Antiphlogistika und Antirheumatika	42,6	589,3	945,8
M02	Topische Mittel gegen Gelenk- und Muskelschmerzen	9,3	57,1	145,5
M03	Muskelrelaxanzien	4,6	106,0	74,1
M04	Gichtmittel	6,6	57,5	361,2
M05	Mittel zur Behandlung von Knochenerkrankungen	1,9	308,3	108,1
M09	Andere Mittel gegen Störungen des Muskel- und Skelettsystems	1,4	32,5	51,6

64

Tabelle 64.4: Arzneimittelverbrauch nach ATC-Gruppen (Fortsetzung)

ATC	ATC-Gruppenname	Verordnungen in Mio.	Umsatz in Mio. €	DDD in Mio.
N01	Anästhetika	0,5	5,8	3,5
N02	Analgetika	43,7	1.089,5	583,6
N03	Antiepileptika	5,7	393,0	202,5
N04	Antiparkinsonmittel	5,0	354,8	118,6
N05	Psycholeptika	30,6	832,1	643,4
N06	Psychoanaleptika	22,3	968,4	911,5
N07	Andere Mittel für das Nervensystem	4,5	171,0	197,9
P01	Mittel gegen Protozoen-Erkrankungen	0,7	9,8	5,7
P02	Anthelmintika	0,4	6,2	1,0
P03	Mittel gegen Ektoparasiten, inkl. Antiscabiosa, Insektizide und Repellenzien	0,7	8,9	4,7
R01	Rhinologika	19,8	122,0	370,2
R02	Hals- und Rachentherapeutika	2,8	17,8	17,0
R03	Mittel bei obstruktiven Atemwegserkrankungen	27,2	1.216,6	1.186,3
R04	Brusteinreibungen und andere Inhalate	0,9	5,6	23,6
R05	Husten- und Erkältungspräparate	36,8	239,3	431,7
R06	Antihistaminika zur systemischen Anwendung	7,7	119,9	219,4
S01	Ophthalmika	25,5	355,2	1.256,6
S02	Otologika	1,7	15,0	27,0
S03	Ophthalmologische und otologische Zubereitungen	0,8	6,5	13,9
V01	Allergene	0,7	184,6	92,8
V03	Alle übrigen therapeutischen Mittel	0,2	54,6	4,4
V04	Diagnostika	1,0	12,4	2,1
V07	Alle übrigen nichttherapeutischen Mittel	0,5	7,0	0,8
	Nicht klassifiziert	1,4	24,0	0,2
	Sonstige Gruppen	0,4	21,6	7,2
Gesamtmarkt GKV-Rezepte mit Fertigarzneimitteln		749,0	24.121,1	31.449,4

ben zur Methodik der ATC-Klassifikation und DDD-Festlegung im Forschungsprojekt GKV-Arzneimittelindex zusammen mit einem tabellarischen ATC-Index mit DDD-Angaben finden sich bei Fricke, Günther und Zawinell (2004). Dabei wurde die Kompatibilität mit dem vom WHO Collaborating Centre (2004) veröffentlichten Standard gewahrt.

Die Klassifikation des ATC-Systems folgt medizinischen und chemischen Prinzipien und ist daher unabhängig von Umgruppierungen, die von Herstellern in der Roten Liste vorgenommen werden. Sie erlaubt detaillierte Aussagen über die therapeutische Verwendung eines Arzneimittels. In der Klassifikation des ATC-Systems werden Arzneimittel in Gruppen mit fünf verschiedenen Ebenen klassifiziert. Die erste Ebene besteht aus 14 anatomischen Hauptgruppen, die in pharmakologische/therapeutische Untergruppen untergliedert werden. Darauf folgen chemische/pharmakologische/therapeutische Untergruppen und schließlich die Ebene der einzelnen chemischen Substanzen. In Tabelle 64.4 sind die Verordnungen, Umsätze und Tagesdosen des Jahres 2003 auf der zweiten Gliederungsebene, also der pharmakologischen/therapeutischen Untergruppe, dokumentiert.

Präparate aus kleineren Indikationsgruppen der 3000 verordnungshäufigsten Arzneimittel, die nicht in den indikationsbezogenen Kapiteln erfaßt sind, werden in der Tabelle 64.5 mit Angabe von Bestandteilen und definierten Tagesdosen (DDD) dargestellt.

Des weiteren finden sich in Tabelle 64.6 die Verordnungs- und Umsatzwerte für alle nicht patentgeschützten Wirkstoffe, sofern sie mindestens 30 Tsd. Verordnungen aufweisen, sowie die jeweiligen Anteile der Generika. In den Fällen, in denen kein Patentanmelder ermittelt werden konnte oder der ehemalige Patentanmelder seine Produkte bereits vor längerer Zeit vom Markt zurückgezogen hat, wurden ersatzweise der oder die langjährigen Marktführer als Quasi-Erstanbieter gewertet.

Zum Schluß sind die Verordnungs-, Umsatz- und DDD-Werte der 3000 meistverordneten Präparate des Jahres 2003 geordnet nach ihrer Verordnungshäufigkeit aufgelistet (Tabelle 64.7).

Literatur

Arndt KA, Clark RAF (1979): Principles of topical therapy. In: Fitzpatrick TB et al (eds): Dermatology in general medicine, 2nd ed McGraw-Hill Book Company, New York, pp 1753–1758.

Fricke U, Günther J, Zawinell A (2004): Anatomisch-therapeutisch-chemische Klassifikation mit Tagesdosen für den deutschen Arzneimittelmarkt. Methodik der ATC-Klassifikation und DDD-Festlegung. ATC-Index mit DDD-Angaben. (CD-ROM). Wissenschaftliches Institut der AOK, Bonn.

64

Merlo J, Wessling A, Melander A (1996): Comparison of dose standard units for drug utilization studies. Eur J Clin Pharmacol 50: 27–30.

Nink K, Schröder H (2004): Der Markt für Fertigarzneimittel nach Indikationsgruppen 2003 im Vergleich zu 2002. Verordnungen, Umsätze und strukturelle Entwicklung. Wissenschaftliches Institut der AOK, Bonn.

Nordic Council on Medicines (1985): Guidelines for DDD, Oslo.

Reichelt H (1987): Strukturkomponente „Packungsgröße" – Eine Meßzahl ohne Aussagekraft? DOK: 485–488.

Reichelt H (1988): Eine Methode der statistischen Komponentenzerlegung. WIdO-Materialien 31, Bonn.

Rote Liste Service GmbH (Hrsg) (2003): Rote Liste 2003. ECV Editio Cantor, Aulendorf.

Schröder H, Nink K, Zawinell A (2004): Transparenz jetzt nutzen! Arzneimittelverbrauchsforschung in Deutschland. Deutsche Apotheker Zeitung, 144, 21, 2413–2418.

Schwabe U (1981): Pharmakologisch-therapeutische Analyse der kassenärztlichen Arzneiverordnungen in der Bundesrepublik Deutschland. Wissenschaftliches Institut der Ortskrankenkassen, Bonn.

Schwabe U (1995): ATC-Code. Anatomisch-therapeutisch-chemische Klassifikation für den deutschen Arzneimittelmarkt. Wissenschaftliches Institut der AOK, Bonn.

WHO Collaborating Centre for Drug Statistics Methodology (2004): Anatomisch-therapeutisch-chemischer (ATC) Klassifikationsindex mit definierten Tagesdosen (DDD). Oslo.

WHO Collaborating Centre for Drug Statistics Methodology (2004): Richtlinien für die ATC-Klassifikation und die DDD-Festlegung. Oslo.

64

Tabelle 64.5: Verordnungen weiterer häufig verordneter Arzneimittel 2003. Angegeben sind die 2003 verordneten Tagesdosen, die Änderungen gegenüber 2002 und die mittleren Kosten je DDD 2003.

Präparat	Bestandteile	DDD in Mio.	Änderung in %	DDD-Kosten in €
Alkalose-/Acidosetherapeutika				
NaHCO₃ Fresenius	Natriumhydrogen-carbonat	2,2	(+6,6)	1,05
Nephrotrans	Natriumhydrogen-carbonat	1,4	(+9,2)	2,01
		3,6	(+7,6)	1,42
Anthelmintika				
Vermox	Mebendazol	0,6	(−9,5)	2,28
Helmex	Pyrantel	0,2	(−8,3)	12,05
Molevac	Pyrvinium	0,1	(−14,3)	19,33
		0,8	(−9,6)	5,55
Antihämorrhagika				
Konakion	Phytomenadion	1,1	(−16,8)	0,46
Kanavit Amp./Tr.	Phytomenadion	0,5	(+23,3)	1,25
		1,5	(−7,7)	0,70
Antihypoglykämika				
Glucagon	Glucagon	0,1	(+2,1)	33,20
Antihypotonika				
Carnigen/Mono	Oxilofrin	5,5	(−7,6)	0,98
Novadral	Norfenefrin	5,1	(−56,3)	0,29
DET MS	Dihydroergotamin	4,9	(−11,0)	0,46
Effortil/Depot	Etilefrin	4,9	(−2,0)	0,74
Effortil plus	Dihydroergotamin Etilefrin	3,7	(−6,1)	0,70
DHE-ratiopharm	Dihydroergotamin	2,7	(+6,5)	0,33
Pholedrin Alpha	Pholedrin	1,9	(−14,9)	0,63
Dihydergot plus	Dihydroergotamin Etilefrin	1,4	(−3,6)	0,65
Thomasin	Etilefrin	1,4	(−10,0)	0,58
Gutron	Midodrin	0,5	(−8,9)	4,95
etil von ct	Etilefrin	0,3	(+7,6)	0,73
Etilefrin-ratiopharm	Etilefrin	0,2	(+21,0)	1,39
Etilefrin AL	Etilefrin	0,2	(+6,6)	1,04
		32,7	(−20,3)	0,68
Antiparasitäre Mittel (extern)				
Goldgeist	Pyrethrumextrakt Piperonylbutoxid Chlorocresol Diethylenglycol	2,1	(−2,2)	1,16

64

Tabelle 64.5: Verordnungen weiterer häufig verordneter Arzneimittel 2003. Angegeben sind die 2003 verordneten Tagesdosen, die Änderungen gegenüber 2002 und die mittleren Kosten je DDD 2003 (Fortsetzung).

Präparat	Bestandteile	DDD in Mio.	Änderung in %	DDD-Kosten in €
Antiparasitäre Mittel (extern)				
Infectopedicul	Permethrin	1,5	(+22,0)	2,47
Delicia Delitex	Lindan	0,4	(−10,9)	1,06
Jacutin	Lindan	0,3	(−12,9)	3,66
		4,4	(+3,1)	1,80
Balneotherapeutika				
Balneum Hermal F	Erdnußöl Paraffin, dünnflüssig	6,2	(−18,9)	0,20
Balneum Hermal	Sojabohnenöl	3,6	(−23,0)	0,21
Balneum Hermal Plus	Sojabohnenöl Polidocanol	2,8	(−20,4)	0,23
Kamillen-Bad/ Extern Robugen	Kamillenblütenextrakt	0,6	(−37,2)	1,44
		13,1	(−21,5)	0,27
Cholinergika				
Ubretid	Distigmin	3,6	(+16,4)	1,57
Mestinon	Pyridostigmin	3,0	(+3,6)	2,91
		6,6	(+10,3)	2,18
Desinfektionsmittel und Antiseptika				
Kodan Tinktur forte	Propanol Biphenylol	8,5	(−25,5)	0,03
Rivanol	Ethacridinlactat	5,2	(+10,3)	0,53
Octenisept	Octenidin Phenoxyethanol	2,9	(+25,5)	0,64
Mercuchrom 2%	Merbromin	2,1	(−59,6)	0,21
Polysept Lösung/Salbe	Povidon-Iod	2,0	(−5,1)	0,44
Chinosol Tabletten	Chinolinolsulfat Kaliumsulfat	0,7	(−10,6)	0,69
Solutio Hydroxychin. SR Leyh.	Chinolinolsulfat	0,5	(−7,2)	0,31
Mercuchrom Jod	Povidon-Iod	0,3	(neu)	0,35
		22,3	(−17,9)	0,31
Diagnostika				
Dextro O.G.-T.	Glucose	0,2	(+9,5)	4,71
Klean Prep	Macrogol Natriumsulfat Natriumhydrogen- carbonat Natriumchlorid Kaliumchlorid	0,1	(+23,7)	21,66

64

Tabelle 64.5: Verordnungen weiterer häufig verordneter Arzneimittel 2003. Angegeben sind die 2003 verordneten Tagesdosen, die Änderungen gegenüber 2002 und die mittleren Kosten je DDD 2003 (Fortsetzung).

Präparat	Bestandteile	DDD in Mio.	Änderung in %	DDD-Kosten in €
Diagnostika				
Prepacol	Bisacodyl Natriummono- hydrogenphosphat Natriumdihydrogenphosphat	0,1	(−4,8)	6,40
Fleet Phospho-soda	Natriumdihydrogenphosphat Dinatriumhydrogenphosphat	0,1	(+15,3)	16,44
X-Prep	Sennesfrüchteextrakt	0,1	(−51,8)	7,64
Endofalk	Kaliumchlorid Natriumchlorid Natriumhydrogencarb. Macrogol 3350	0,1	(+19,7)	18,98
		0,6	(−2,5)	11,03
Gallenwegstherapeutika				
Ursofalk	Ursodeoxycholsäure	6,5	(+11,0)	2,37
UDC Hexal	Ursodeoxycholsäure	1,4	(+27,0)	1,86
Hepar SL	Artischockenblätterextrakt	1,4	(−22,6)	1,29
Cholagogum Artischocke	Artischockenblätterextrakt	0,8	(> 1000)	0,93
		10,0	(+15,4)	2,03
Grippemittel				
Meditonsin Lösung	Aconitum D5 Atropinum sulf. D5 Mercurius cyanatus D8	33,1	(−15,1)	0,19
Metavirulent	Influenzinum D30 Acid. sarcolact. D15 Aconitum D4 Ferrum posph. D8 Gelsemium D4 Luffa D12 Veratrum alb. D4 Gentiana lutea Ø	1,9	(+7,1)	0,28
Gripp-Heel	Aconitum D4 Bryonia D4 Lachesis D12 Eupatorium D3 Phosphor D5	1,1	(−6,2)	0,41
Tempil N	Diphenylpyralin Metamfepramon Acetylsalicylsäure	0,6	(−12,5)	2,22
		36,7	(−13,9)	0,23

64

Tabelle 64.5: Verordnungen weiterer häufig verordneter Arzneimittel 2003. Angegeben sind die 2003 verordneten Tagesdosen, die Änderungen gegenüber 2002 und die mittleren Kosten je DDD 2003 (Fortsetzung).

Präparat	Bestandteile	DDD in Mio.	Änderung in %	DDD-Kosten in €
Infusions- und Standardinjektionslösungen				
Isotone Kochsalzlsg. Braun	Natriumchlorid	9,9	(+3,9)	1,26
Isot. Kochsalzlsg. Fresenius	Natriumchlorid	3,2	(−12,7)	1,23
Kochsalzlsg. Fresenius Spül	Natriumchlorid	1,8	(−5,5)	2,64
Kochsalzlsg. 0,9% Eifelfango	Natriumchlorid	1,1	(−37,7)	0,65
HAES-steril	Hydroxyethylstärke	0,8	(−3,7)	12,80
Isot. Natriumchlorid Delta	Natriumchlorid	0,8	(+22,5)	2,90
Isotonische NaCl-Lsg. Jenaph.	Natriumchlorid	0,5	(−6,4)	0,55
Ampuwa	Wasser	0,3	(+12,7)	1,77
Ringer Lsg. DAB7 Braun	Natriumchlorid Kaliumchlorid Calciumchlorid	0,2	(+18,4)	5,19
STEROFUNDIN	Natriumchlorid Kaliumchlorid Magnesiumchlorid Calciumchlorid Natriumlactat	0,2	(+10,9)	6,31
Isoton. NaCl-Lsg. Serumwerke	Natriumchlorid	0,2	(−0,1)	3,24
Ringer-lactat Braun	Natriumchlorid Kaliumchlorid Calciumchlorid Natriumlactat	0,1	(+16,0)	6,52
Isotone Kochsalzlsg. Steriph	Natriumchlorid	0,1	(+13,4)	2,14
		19,1	**(−3,4)**	**2,03**
Karies- und Parodontosemittel				
Elmex Gelee	Olaflur Dectaflur Natriumfluorid	161,2	(−7,1)	0,02
Fluoretten	Natriumfluorid	120,6	(−22,1)	0,03
Zymafluor Tabl.	Natriumfluorid	54,8	(−19,5)	0,03
		336,6	**(−15,1)**	**0,02**
Lebertherapeutika				
Legalon	Silymarin	2,9	(−11,5)	1,36
Hepa-Merz Gran. etc.	Ornithinaspartat	2,0	(+4,7)	4,31

Tabelle 64.5: Verordnungen weiterer häufig verordneter Arzneimittel 2003. Angegeben sind die 2003 verordneten Tagesdosen, die Änderungen gegenüber 2002 und die mittleren Kosten je DDD 2003 (Fortsetzung).

Präparat	Bestandteile	DDD in Mio.	Änderung in %	DDD-Kosten in €
Lebertherapeutika				
silymarin von ct	Silymarin	1,6	(+7,7)	1,00
Silymarin Stada	Silymarin	1,6	(+42,3)	0,80
		8,1	(+3,7)	1,91
Lokalanästhetika und Neuraltherapeutika				
Emla	Lidocain Prilocain	0,9	(+0,5)	2,30
Xylocain Salbe etc.	Lidocain	0,6	(−13,2)	0,92
Meaverin	Mepivacain	0,1	(−2,8)	2,10
Lidoject	Lidocain	0,1	(−4,8)	1,67
		1,8	(−4,9)	1,81
Sera, Immunglobuline und Impfstoffe				
Engerix B	Hepatitis B-Oberflächenantigen	0,1	(−15,1)	51,91
FSME-Immun	FSME, inaktiviert, ganzes Virus	0,1	(> 1000)	30,31
HB-Vax / Gen-HB-Vax	Hepatitis B, Oberflächenantigen	0,1	(−23,4)	71,85
Encepur	FSME, inaktiviert, ganzes Virus	0,1	(−46,2)	33,49
Beriglobin	Humanimmunglobulin	0,0	(+22,1)	43,01
Rhesogam	Anti-D(rh)-Immunglobulin	0,0	(−14,8)	79,38
Twinrix	Hepatitis-A-Virus Hepatitis-B-Oberflächenantigen	0,0	(−16,4)	62,46
		0,4	(−2,2)	51,88
Enzyminhibitoren und Transportproteine				
Nefrocarnit	Levocarnitin	0,3	(−5,5)	4,73
Summe		498,9	(−14,0)	0,39

64

Tabelle 64.6: Anteil der Generikapräparate an Verordnungen und Umsatz 2003

Wirkstoff	Gesamtverordnungen (Tsd.)	% Generika	Gesamtumsatz (Tsd. €)	% Generika
Acemetacin	351,3	48,1	10806,6	28,8
Acetazolamid	78,2	73,6	1935,3	70,9
Acetylcystein	8325,2	100,0	53109,1	100,0
Acetyldigoxin	2357,8	27,4	12874,1	24,0
Acetylsalicylsäure	14286,6	89,0	51228,7	78,8
Aciclovir	1487,9	90,8	20326,3	87,5
Aescin	39,6	33,9	643,3	39,4
Alfacalcidol	233,5	66,4	15800,8	61,3
Allopurinol	6111,2	96,3	49348,7	95,5
Almasilat	45,7	100,0	476,2	100,0
Alprazolam	433,7	48,0	5261,0	41,0
Aluminium	186,2	100,0	6281,1	100,0
Aluminiumoxid + Magnesiumhydroxid	659,9	7,3	11110,3	5,5
Amantadin	433,6	56,2	11527,5	51,0
Ambroxol	7198,2	64,1	30747,8	59,7
Amilorid + Hydrochlorothiazid	588,8	72,5	4923,9	70,8
Amiodaron	411,0	60,6	42132,9	57,6
Amitriptylin	2542,0	100,0	30219,1	100,0
Amitriptylinoxid	196,2	54,4	3922,4	49,9
Amoxicillin	5390,7	100,0	52603,7	100,0
Amoxicillin + Clavulansäure	558,6	83,0	25063,9	76,0
Ampicillin	74,0	98,7	1102,8	96,8
Arnikaextrakt	54,8	100,0	555,1	100,0
Artischockenextrakt	132,0	56,0	3239,7	45,4
Ascorbinsäure	144,3	93,1	1272,7	95,4
Atenolol	1992,3	88,7	30905,1	88,5
Atenolol + Chlortalidon	311,6	84,1	12819,7	82,7
Atenolol + Nifedipin	213,6	35,3	12790,8	32,6
Atropin	108,4	100,0	1305,5	100,0
Azathioprin	445,1	61,8	45001,9	57,1
Azelastin	219,2	32,4	3370,2	21,9
Baclofen	588,7	37,3	19175,9	38,1
Baldrianextrakt	146,2	100,0	2115,3	100,0
Bamipin	56,2	0,0	286,8	0,0
Bärentraubenextrakt	169,5	100,0	1653,4	100,0
Beclometason	1245,5	92,1	56007,5	87,3
Benperidol	84,0	51,7	3162,1	55,7
Benzbromaron	109,9	100,0	1039,0	100,0
Benzocain	182,8	16,2	1166,7	16,5
Benzoylperoxid	742,6	77,6	6060,1	74,6
Benzylpenicillin	62,5	100,0	1195,0	100,0
Betahistin	1104,4	100,0	15680,7	100,0

64

Tabelle 64.6: Anteil der Generikapräparate an Verordnungen und Umsatz 2003 (Fortsetzung)

Wirkstoff	Gesamtverordnungen (Tsd.)	% Generika	Gesamtumsatz (Tsd. €)	% Generika
Betamethason	1956,9	69,4	22592,6	49,6
Bezafibrat	785,3	89,9	24658,3	88,2
Bibrocathol	195,5	63,6	1277,7	39,6
Bifonazol	296,6	55,0	2728,0	44,3
Biperiden	488,8	44,2	7847,4	31,5
Bisacodyl	222,4	27,3	1381,0	16,1
Bisoprolol	6698,5	75,2	134121,6	75,2
Bisoprolol + Hydro-chlorothiazid	847,7	64,0	39426,1	61,4
Bituminosulfonate	288,0	100,0	3489,3	100,0
Brennesselextrakt	495,8	62,6	20502,9	47,7
Bromazepam	1628,4	94,1	10175,3	88,6
Bromelaine	240,9	89,0	4763,5	76,6
Bromhexin	366,1	96,2	1440,4	92,6
Bromocriptin	218,4	71,9	10994,7	66,5
Budesonid	2583,5	64,4	136181,1	58,3
Bufexamac	467,3	63,8	3667,3	58,7
Buflomedil	183,2	74,3	5926,5	70,8
Bupivacain	32,1	40,1	605,5	44,0
Buspiron	71,7	47,8	3500,2	39,7
Butylscopolamin	1248,4	13,1	7433,8	11,8
Calcitonin	106,8	100,0	7798,3	100,0
Calcitriol	147,8	39,3	12507,9	33,9
Calciumdobesilat	112,2	39,7	4473,7	29,3
Calciumfolinat	74,7	73,5	24818,6	75,7
Calciumsalze	783,6	100,0	13953,3	100,0
Captopril	5394,7	96,1	79886,9	92,8
Captopril + Hydrochlorothiazid	2357,5	95,5	47997,8	87,7
Carbamazepin	1857,9	73,9	75288,4	71,5
Carbimazol	631,9	100,0	6536,7	100,0
Carbomer	973,6	83,8	6770,9	79,8
Carteolol	73,9	0,0	2304,5	0,0
Cefaclor	1488,4	97,3	27943,6	96,5
Cefadroxil	376,1	100,0	8862,3	100,0
Cefalexin	116,4	97,6	2727,6	95,9
Cefixim	704,1	13,9	25148,0	12,7
Ceftriaxon	39,3	8,2	9349,8	8,2
Cefuroximaxetil	878,1	83,4	44215,4	79,0
Celiprolol	280,5	43,2	8326,3	41,0
Cetirizin	2414,6	85,2	31883,6	68,1
Cetylpyridinium	182,2	0,0	921,2	0,0
Chinin	339,5	100,0	8799,9	100,0
Chloralhydrat	263,6	4,1	1855,6	4,2
Chloramphenicol	34,7	99,9	151,7	99,2

64

Tabelle 64.6: Anteil der Generikapräparate an Verordnungen und Umsatz 2003 (Fortsetzung)

Wirkstoff	Gesamtverordnungen (Tsd.)	% Generika	Gesamtumsatz (Tsd. €)	% Generika
Chlordiazepoxid	110,5	67,0	1639,0	53,3
Chlorhexidin	879,2	25,7	6293,8	26,3
Chlormadinon	94,4	84,6	1418,1	84,1
Chloroquin	55,8	2,5	1021,5	2,2
Chlorprothixen	441,4	100,0	5468,5	100,0
Chlortalidon	66,7	0,0	1446,2	0,1
Choriongonadotropin	140,3	56,2	4712,2	60,4
Ciclosporin	358,5	5,3	131657,5	4,4
Cimetidin	174,7	94,0	2735,1	91,1
Cinnarizin	118,6	100,0	848,0	100,0
Ciprofloxacin	2510,4	90,6	64044,3	79,3
Citalopram	1234,9	71,3	96068,4	59,5
Clemastin	375,9	13,6	3587,1	7,5
Clenbuterol	124,5	0,0	1964,9	0,0
Clindamycin	1494,9	80,6	36472,8	80,3
Clioquinol	81,5	100,0	565,2	100,0
Clobetasol	674,0	59,0	8862,6	52,6
Clobutinol	627,1	26,0	2991,9	22,3
Clodronsäure	38,5	43,9	17382,7	46,3
Clomifen	98,9	99,9	1711,2	99,9
Clomipramin	365,4	100,0	10512,8	100,0
Clonazepam	220,7	16,1	4625,9	12,0
Clonidin	929,7	62,1	16320,8	61,6
Clotrimazol	4045,3	96,1	24511,1	95,0
Clozapin	414,6	60,3	33977,0	58,5
Codein	2004,3	92,2	10807,2	92,1
Codein + Paracetamol	2362,5	82,4	9889,7	79,5
Colecalciferol	1191,0	28,1	7629,3	29,1
Colecalciferol + Calciumcarbonat	2705,4	100,0	64740,4	100,0
Colestyramin	93,8	66,0	6135,1	60,6
Co-trimoxazol	3463,3	98,7	10254,1	98,4
Cromoglicinsäure	1670,1	96,5	19958,5	91,4
Crotamiton	30,2	93,2	696,3	92,0
Cyanocobalamin	458,4	89,3	3053,5	84,7
Cyclandelat	223,9	0,0	10084,1	0,0
Cyproteron	143,4	19,2	11675,6	30,2
Dequalinium	249,8	96,9	3042,4	99,1
Desmopressin	245,2	35,9	19076,4	22,6
Dexamethason	1975,5	86,7	28498,3	66,2
Dexpanthenol	3959,7	63,3	17387,2	66,8
Dextromethorphan	72,7	100,0	361,1	100,0
Diazepam	1869,3	98,0	5443,1	94,6
Diclofenac	26011,3	68,1	147356,4	63,8

64

Tabelle 64.6: Anteil der Generikapräparate an Verordnungen und Umsatz 2003 (Fortsetzung)

Wirkstoff	Gesamtverordnungen (Tsd.)	% Generika	Gesamtumsatz (Tsd. €)	% Generika
Diflucortolon	43,5	0,0	607,6	0,0
Digitoxin	2771,3	44,8	19362,5	44,1
Digoxin	135,1	65,0	1263,2	65,0
Dihydralazin	171,1	42,4	4644,7	43,5
Dihydrocodein	1762,1	4,7	14202,2	41,5
Dihydroergotamin	353,0	96,9	5763,1	97,2
Dihydroergotaminmesilat + Etilefrin	151,0	79,3	4327,5	78,5
Dihydroergotoxin	174,9	68,5	5161,3	68,9
Dihydrotachysterol	94,7	36,3	8127,0	27,5
Diltiazem	990,0	75,8	26387,4	71,1
Dimenhydrinat	2483,7	43,1	25121,3	58,7
Dimeticon/Simethicon	1505,0	58,1	16319,5	61,6
Dimetinden	1777,5	30,8	15445,6	19,8
Diphenhydramin	367,6	100,0	1753,1	100,0
Domperidon	372,9	34,0	13382,0	25,0
Doxazosin	1158,3	73,3	65845,8	64,3
Doxepin	2271,1	72,3	37820,4	74,8
Doxycyclin	3773,4	99,9	14969,1	99,5
Doxycyclin + Ambroxol	2053,7	100,0	9709,2	100,0
Doxylamin	68,4	73,2	501,9	70,2
Efeuextrakt	2978,6	34,2	18076,1	29,9
Eisen(II)-Salze	2672,9	100,0	37660,2	99,9
Eisen(II)-Sulfat + Folsäure	385,7	78,3	5007,5	84,6
Eisen(III)-Salze	470,7	100,0	10812,2	100,0
Enalapril	7868,3	95,2	214217,5	94,3
Enalapril + Hydro-chlorothiazid	1235,0	74,1	60691,0	62,7
Epinephrin	58,6	100,0	3188,1	100,0
Ergotamin	34,5	100,0	806,9	100,0
Erythromycin	2066,1	96,4	19922,9	95,9
Estradiol	2687,2	100,0	57253,6	100,0
Estriol	1908,6	67,7	15224,9	62,2
Estrogene, konjugierte	871,0	32,6	18924,0	27,4
Ethacridin	425,1	7,4	2990,4	7,4
Ethinylestradiol	44,1	75,5	375,6	86,9
Ethosuximid	48,4	81,1	2274,9	82,1
Etidronsäure	35,8	98,3	3134,7	95,7
Etilefrin	623,9	40,0	5768,3	37,7
Etofenamat	109,0	8,2	777,3	8,4
Eukalyptusöl	204,7	100,0	837,6	100,0
Famotidin	360,4	94,0	8804,5	84,9
Felodipin	1328,2	82,7	70081,9	75,5
Fenofibrat	908,0	97,9	40876,1	98,0
Fenoterol	704,4	0,0	14343,9	0,0

64

Tabelle 64.6: Anteil der Generikapräparate an Verordnungen und Umsatz 2003 (Fortsetzung)

Wirkstoff	Gesamtverordnungen (Tsd.)	% Generika	Gesamtumsatz (Tsd. €)	% Generika
Flavoxat	44,8	0,0	1477,3	0,0
Flecainid	196,7	7,3	18475,9	5,4
Flohsamenschalen	207,0	89,4	3407,9	90,7
Flucloxacillin	84,9	0,1	3393,3	0,2
Fluconazol	368,7	45,7	25521,1	25,4
Fludrocortison	45,2	17,1	2271,7	17,1
Flumetason	55,4	90,1	792,6	92,2
Flunarizin	80,6	52,1	2259,2	51,6
Flunisolid	123,9	2,6	1990,6	12,8
Flunitrazepam	715,1	65,2	3812,2	58,8
Fluocinolonacetonid	229,7	13,7	3007,3	13,3
Fluocortolon	217,6	0,0	5627,4	0,0
Fluorometholon	130,4	49,0	916,3	43,2
Fluorouracil	32,1	100,0	883,0	100,0
Fluoxetin	545,9	93,3	22891,0	83,6
Fluphenazin	176,8	22,3	9579,2	34,0
Fluprednicen	47,0	0,0	550,0	0,0
Flurazepam	353,0	48,4	2761,1	48,4
Flurbiprofen	61,4	100,0	1367,8	100,0
Fluspirilen	501,7	67,0	9682,7	64,1
Flutamid	109,6	94,5	4210,8	90,1
Fluvoxamin	86,8	70,7	6662,1	66,4
Folsäure	437,5	100,0	6291,7	100,0
Fosfomycin	98,4	100,0	1052,0	100,0
Framycetin	102,0	47,4	1691,5	59,6
Furosemid	6349,1	90,1	72508,7	88,9
Fusidinsäure	1216,0	15,0	13194,2	11,0
Gabapentin	697,2	16,4	76122,2	12,2
Gallopamil	107,1	7,8	5917,0	3,8
Gemfibrozil	54,0	7,5	2310,0	4,7
Gentamicin	1775,3	44,3	8392,9	43,2
Ginkgo-biloba-Extrakt	2414,2	72,5	80400,1	63,5
Glibenclamid	4038,5	83,1	31218,4	78,8
Glucagon	75,7	100,0	2562,6	100,0
Glucose	48,3	67,0	747,3	60,5
Glycerol	139,2	62,5	570,5	55,3
Glyceroltrinitrat	1840,0	16,4	20367,6	19,2
Goldrutenkrautextrakt	247,1	100,0	6628,0	100,0
Griseofulvin	34,3	63,8	1369,9	57,6
Haloperidol	602,5	61,0	13592,8	35,4
Hamamelisextrakt	174,1	100,0	1324,2	100,0
Harnstoff	598,1	72,2	6404,6	73,3
Heparin	1805,4	99,2	13535,8	95,4
Hexamidin	41,7	100,0	484,8	100,0
Hexetidin	350,4	55,1	3520,9	66,3

64

Tabelle 64.6: Anteil der Generikapräparate an Verordnungen und Umsatz 2003 (Fortsetzung)

Wirkstoff	Gesamtverordnungen (Tsd.)	% Generika	Gesamtumsatz (Tsd. €)	% Generika
Hyaluronsäure	49,3	96,0	2711,0	92,0
Hydrochlorothiazid	3417,5	92,5	30480,7	86,2
Hydrocortison	1844,7	91,1	25369,5	96,9
Hydromorphon	152,1	78,6	29642,4	98,8
Hydrotalcit	289,3	21,9	3090,8	16,2
Hydroxycarbamid	85,7	23,9	15964,7	24,8
Hydroxyethylrutoside	183,7	0,0	8549,5	0,0
Hydroxyethylsalicylat	440,4	100,0	1851,4	100,0
Hydroxyzin	215,1	23,3	3470,3	24,1
Hymecromon	220,2	100,0	3325,0	100,0
Hypromellose	941,0	100,0	7856,4	100,0
Ibuprofen	13242,2	100,0	97251,2	100,0
Imipramin	158,3	66,9	3053,7	74,5
Immunglobulin	124,0	99,7	81446,0	99,8
Indapamid	324,4	18,2	11229,3	16,7
Indometacin	1117,5	99,1	11710,2	99,1
Insulin (human intermediär wirkend)	1750,6	100,0	149015,0	100,0
Insulin (human kurzwirkend)	2351,0	100,0	217646,3	100,0
Insulin (human Misch-insuline)	3485,4	100,0	316714,7	100,0
Ipratropiumbromid	884,8	4,4	26610,9	16,0
Isosorbiddinitrat	3643,2	53,7	67753,7	44,8
Isosorbidmononitrat	2966,0	93,7	81536,2	94,8
Isotretinoin	257,0	81,6	13912,2	75,9
Itraconazol	313,2	49,5	33051,8	52,5
Johanniskrautextrakt	1571,6	94,0	37958,9	97,4
Kaliumiodid	2315,4	76,5	15622,9	72,8
Kaliumsalze	781,6	57,3	9678,8	56,7
Kamillenextrakt	347,1	100,0	3642,9	100,0
Kanamycin	956,5	100,0	4260,0	100,0
Ketoprofen	275,9	91,7	3840,2	79,7
Ketotifen	208,8	80,6	3371,7	76,2
Kohle, medizinische	51,0	25,8	348,9	17,3
Kürbissamenextrakt	319,9	100,0	11116,9	100,0
Lactobacillus-Arten	364,3	100,0	4384,1	100,0
Lactulose	2175,1	85,3	29190,6	84,4
Levocarnitin	62,6	100,0	3370,5	100,0
Levodopa + Benserazid	1560,9	20,7	57446,7	15,9
Levodopa + Carbidopa	994,4	61,7	44484,9	47,7
Levomepromazin	381,2	53,2	7092,8	58,1
Levonorgestrel	45,3	100,0	599,8	100,0
Levothyroxin	11922,0	74,5	101294,9	74,0
Lidocain	523,4	89,6	4799,7	89,2

64

Tabelle 64.6: Anteil der Generikapräparate an Verordnungen und Umsatz 2003 (Fortsetzung)

Wirkstoff	Gesamtverordnungen (Tsd.)	% Generika	Gesamtumsatz (Tsd. €)	% Generika
Lindan	164,8	26,1	1660,3	27,3
Liponsäure	926,0	86,1	69915,0	86,0
Lisinopril	4195,3	93,2	120328,0	90,3
Lisurid	64,5	0,0	5370,1	0,0
Lithiumsalze	478,1	54,2	11340,7	53,1
L-Methionin	393,9	56,8	11326,6	49,1
Loperamid	2776,2	75,2	14089,3	71,0
Loratadin	1552,7	96,4	15045,6	96,4
Lorazepam	1688,0	37,1	14030,5	31,8
Lormetazepam	910,6	35,0	6735,2	32,3
Lovastatin	305,9	15,7	34171,3	5,4
Lynestrenol	81,0	0,0	1515,0	0,0
Lysin-Acetylsalicylat	158,7	30,0	3602,6	9,8
Magaldrat	734,2	57,2	8674,2	43,0
Magnesiumsalze	2041,4	100,0	23900,5	100,0
Maprotilin	321,0	73,3	4770,1	69,9
Mariendistelextrakt	296,8	73,5	12438,9	68,0
Mebeverin	372,7	33,4	12746,5	24,6
Meclozin	56,2	100,0	387,0	100,0
Medazepam	257,9	100,0	3208,8	100,0
Medroxyprogesteron	174,0	43,2	7172,2	55,5
Melissenblätterextrakt	126,8	100,0	985,0	100,0
Melperon	1779,9	81,5	22525,1	81,9
Mepivacain	66,9	68,6	554,9	71,2
Mesalazin	824,4	13,6	104565,2	15,2
Metamizol	7583,0	76,4	43620,8	74,9
Metformin	7047,5	81,1	114967,1	78,2
Methotrexat	528,3	60,8	53916,8	59,2
Methyldopa	90,7	57,2	2653,2	53,7
Methylergometrin	175,1	0,9	770,3	0,9
Methylphenidat	1119,3	57,8	36700,3	68,7
Methylprednisolon	661,9	50,9	26214,6	41,9
Metipranolol	179,7	0,0	2612,9	0,0
Metixen	153,4	0,0	3226,0	0,0
Metoclopramid	7127,2	85,1	28501,5	83,5
Metoprolol	12107,4	68,0	298670,0	49,6
Metoprolol + Hydro-chlorothiazid	939,7	64,4	35753,8	40,9
Metronidazol	1026,8	90,7	9941,3	92,5
Mianserin	148,2	100,0	4815,3	100,0
Miconazol	664,5	78,8	5203,5	71,6
Milchsäure	92,9	100,0	804,0	100,0
Minocyclin	462,6	97,2	8440,5	96,0
Mistelkrautextrakt	455,8	47,5	34836,5	56,4
Moclobemid	119,9	62,8	8454,1	62,3

64

Tabelle 64.6: Anteil der Generikapräparate an Verordnungen und Umsatz 2003 (Fortsetzung)

Wirkstoff	Gesamtverordnungen (Tsd.)	% Generika	Gesamtumsatz (Tsd. €)	% Generika
Molsidomin	2556,1	81,1	52749,8	80,4
Mönchspfefferextrakt	406,6	88,0	6253,9	83,3
Morphin	948,2	82,1	87695,8	92,4
Moxaverin	84,2	2,8	2491,4	3,0
Moxonidin	1539,4	5,3	101243,3	3,7
Naftidrofuryl	973,0	35,9	23219,4	35,5
Naphazolin	296,9	99,3	1100,0	96,9
Naproxen	326,4	91,9	5832,0	83,4
Natamycin	36,9	16,3	441,2	12,7
Natriumchlorid	495,8	100,0	6021,7	100,0
Natriumfluorid	892,4	68,3	5927,2	73,4
Natriumhydrogencarbonat	194,6	100,0	5488,0	100,0
Natriumpicosulfat	248,4	13,7	2709,5	9,8
Natriumselenit	92,6	100,0	3422,6	100,0
Neomycin	111,0	100,0	4067,2	100,0
Nicergolin	125,5	75,3	6424,3	65,3
Nifedipin	3315,7	89,4	64213,3	87,5
Nimodipin	70,5	17,6	4547,9	15,5
Nitrazepam	454,8	95,1	1804,5	92,6
Nitrendipin	3092,2	94,5	35896,3	80,5
Nitrofurantoin	356,0	78,0	3335,1	84,4
Nitroxolin	86,0	100,0	2844,5	100,0
Norethisteron	351,6	68,5	2189,2	59,3
Norfenefrin	92,5	21,8	1759,7	15,5
Norfloxacin	763,9	97,0	7989,2	95,9
Nystatin	1529,5	90,0	18632,4	88,6
Nystatin + Zinkoxid	651,8	33,8	7742,3	27,4
Ofloxacin	1492,6	87,1	19481,5	79,4
Omeprazol	7323,0	96,2	445707,2	92,5
Opipramol	2176,2	10,9	38271,2	11,5
Orthosiphonextrakt	37,4	100,0	885,0	100,0
Oxazepam	1987,8	81,3	7889,7	75,6
Oxybutynin	503,9	95,0	11280,9	93,3
Oxycodon	446,6	100,0	80770,1	100,0
Oxymetazolin	693,8	0,5	3227,2	0,7
Oxytetracyclin	147,8	100,0	1232,3	100,0
Pamidronsäure	65,9	16,1	26886,0	15,9
Pankreatin	1361,8	98,2	85127,6	97,6
Paracetamol	12693,1	89,6	22760,7	87,2
Paraffin	74,8	100,0	578,8	100,0
Paroxetin	528,5	78,9	43753,2	74,9
Pentaerythrityltetranitrat	1338,0	99,1	39630,8	99,0
Pentoxifyllin	1561,7	68,2	35235,0	67,8
Pentoxyverin	570,2	0,0	3199,5	0,0
Perazin	310,5	58,3	8799,8	59,7

64

Tabelle 64.6: Anteil der Generikapräparate an Verordnungen und Umsatz 2003 (Fortsetzung)

Wirkstoff	Gesamtverordnungen (Tsd.)	% Generika	Gesamtumsatz (Tsd. €)	% Generika
Perphenazin	79,4	28,4	2023,6	33,4
Pethidin	45,9	21,3	1007,1	10,7
Pfefferminzöl	71,3	100,0	2218,8	100,0
Phenazon	79,4	100,0	842,9	100,0
Phenobarbital	179,0	0,0	937,4	0,0
Phenoxymethylpenicillin	4489,0	88,4	33928,3	87,7
Phenprocoumon	2708,4	24,3	50925,5	23,8
Phenylbutazon	104,9	100,0	1213,1	100,0
Phenytoin	359,6	61,6	3814,1	64,0
physiologische Kochsalz-lösung	2508,3	45,4	21543,3	42,4
Phytomenadion	102,3	100,0	1076,0	100,0
Pilocarpin	309,6	100,0	3039,8	100,0
Pimozid	44,4	0,0	1356,4	0,0
Pindolol	60,7	20,4	1609,5	20,0
Pipamperon	743,3	20,6	14803,4	20,8
Piracetam	934,4	92,7	22739,8	91,0
Pirenzepin	67,8	60,4	1282,9	54,2
Piroxicam	1045,3	93,6	10396,4	90,7
Polyvinylalkohol	188,3	29,9	1414,2	29,0
Povidon	1604,0	92,7	11319,7	82,9
Povidon-Iod	2360,4	47,4	16338,0	41,1
Prazosin	97,7	81,5	3581,7	80,5
Prednisolon	5038,8	74,3	43348,7	75,0
Prednison	1296,9	16,1	15182,8	17,1
Pridinol	80,8	100,0	1494,9	100,0
Primidon	228,1	46,5	5636,0	41,1
Procain	61,2	90,5	498,0	89,4
Progesteron	387,5	100,0	10676,2	100,0
Promazin	75,7	77,2	707,4	72,9
Promethazin	1259,2	59,5	12768,7	62,3
Propafenon	425,4	60,1	10631,9	56,6
Propicillin	126,0	0,0	3694,7	0,0
Propranolol	1297,0	73,9	18000,6	76,9
Propranolol, Hydro-chlorothiazid + Triamteren	47,1	86,8	1531,5	84,3
Propylthiouracil	34,2	100,0	717,3	100,0
Pyridostigmin	122,2	23,4	9422,4	7,6
Pyridoxin	68,4	100,0	523,4	100,0
Ramipril	2621,0	3,7	160669,2	2,8
Ramipril + Piretanid	338,9	3,6	30628,4	3,6
Ramipril + Hydro-chlorothiazid	1768,5	3,3	119783,2	2,5
Ranitidin	3977,1	98,0	91115,1	96,5
Retinol	541,1	100,0	3542,8	100,0

64

Tabelle 64.6: Anteil der Generikapräparate an Verordnungen und Umsatz 2003 (Fortsetzung)

Wirkstoff	Gesamtverordnungen (Tsd.)	% Generika	Gesamtumsatz (Tsd. €)	% Generika
Rifampicin	40,8	69,4	4257,2	58,6
Ringerlactatlösung	64,1	50,0	1658,2	42,8
Ringerlösung	161,4	83,5	3142,4	80,6
Rosskastanienextrakt	374,7	100,0	13340,4	100,0
Roxithromycin	3220,1	94,4	49366,4	93,4
Saccharomyces boulardii	2024,4	30,2	15924,3	25,2
Sägepalmenfrüchteextrakt	734,3	100,0	23658,4	100,0
Salbutamol	4913,7	80,7	63569,8	76,8
Salicylsäure	691,7	75,7	4476,8	78,2
Schlangenwurzelextrakt	607,0	43,0	6184,8	42,1
Schöllkrautextrakt	42,7	100,0	639,6	100,0
Scopolamin	39,4	100,0	313,9	100,0
Selegilin	99,4	87,8	7046,1	85,7
Selendisulfid	44,8	66,4	580,8	71,5
Simvastatin	3861,0	66,8	309825,1	45,4
Sitosterin	409,7	100,0	12707,4	100,0
Sojabohnenöl	76,5	100,0	955,8	100,0
Somatropin	52,8	100,0	142748,6	100,0
Sonnenhutextrakt	125,3	100,0	1064,3	100,0
Sotalol	1953,2	82,7	46619,6	81,7
Spironolacton	1237,9	72,5	31480,1	81,5
Spironolacton + Furosemid	721,2	82,7	27022,0	82,4
Steinkohlenteer	79,8	45,8	1509,3	35,7
Sucralfat	97,1	17,0	2188,3	17,8
Sulfasalazin	321,7	39,6	23986,7	39,3
Sulpirid	841,9	89,6	22876,7	88,3
Sultiam	63,4	0,0	3753,8	0,0
Tamoxifen	556,3	96,4	27307,0	93,9
Temazepam	667,9	21,0	4730,4	18,5
Terazosin	319,2	21,2	20911,2	13,0
Terbutalin	592,5	39,2	7432,5	64,7
Terfenadin	104,5	100,0	1191,7	100,0
Testosteron	200,8	58,9	11969,7	67,5
Tetracyclin	117,1	96,1	1251,0	97,4
Tetrazepam	2243,9	83,3	20923,1	69,7
Tetryzolin	456,5	65,5	2077,9	67,9
Teufelskrallenextrakt	354,4	100,0	8049,8	100,0
Theophyllin	4403,5	100,0	96941,1	100,0
Thiamazol	605,9	77,6	5915,7	76,2
Thiamin	53,6	100,0	377,6	100,0
Thioridazin	196,0	27,6	4579,3	29,1
Thymianextrakt	1044,2	100,0	6408,7	100,0
Tiaprid	300,9	1,2	19769,9	1,4
Tiaprofensäure	49,1	0,0	1351,6	0,0
Ticlopidin	184,7	73,2	14576,6	64,2

64

Tabelle 64.6: Anteil der Generikapräparate an Verordnungen und Umsatz 2003 (Fortsetzung)

Wirkstoff	Gesamtverordnungen (Tsd.)	% Generika	Gesamtumsatz (Tsd. €)	% Generika
Tilidin + Naloxon	2928,4	54,0	152761,0	33,2
Timolol	1955,7	94,4	23015,8	93,7
Tinidazol	65,1	0,0	842,3	0,0
Tobramycin	62,7	65,1	15918,4	87,4
Tocopherol	128,3	100,0	3671,3	100,0
Tolperison	1003,4	0,0	22451,4	0,0
Torasemid	2622,2	1,8	131998,6	0,8
Tramadol	5140,4	81,3	145657,6	76,7
Tramazolin	137,9	84,7	680,9	86,3
Trazodon	114,0	17,3	3712,9	20,1
Tretinoin	60,5	1,1	797,6	36,4
Triamcinolon	2181,5	99,5	20988,7	98,7
Triamteren + Hydrochlorothiazid	3330,7	71,3	33629,3	67,9
Trihexyphenidyl	83,9	68,8	1564,3	56,1
Trimethoprim	164,5	100,0	1219,3	100,0
Trimipramin	1175,3	53,1	30313,5	50,8
Triptorelin	33,1	8,7	9321,3	16,3
Trospiumchlorid	848,4	44,9	38911,2	42,4
Troxerutin	129,2	100,0	2138,4	100,0
Urogonadotropin	120,9	100,0	38745,0	100,0
Urokinase	33,9	100,0	1762,0	100,0
Ursodeoxycholsäure	290,2	100,0	21433,8	100,0
Valproinsäure	1214,5	61,1	52684,2	56,5
Vancomycin	30,0	81,5	4005,8	56,6
Verapamil	4500,0	77,4	79776,5	75,5
Weidenrindenextrakt	38,4	100,0	1098,1	100,0
Weißdornextrakt	865,2	100,0	18174,6	100,0
Xylometazolin	9416,3	81,1	20704,3	82,3
Zinkorotat	132,2	100,0	1889,6	100,0
Zinkoxid	419,3	100,0	2811,0	100,0
Zolpidem	2041,9	60,0	22137,5	51,0
Zopiclon	1981,2	82,7	21223,1	79,2
Alle 466 Wirkstoffe mit mind. 30 Tsd. Verordnungen	524442,6	77,1	10657241,1	67,9
Alle generikafähigen Wirkstoffe	537891,1	75,3	10818246,3	67,5
Gesamtmarkt GKV-Rezepte mit Fertigarzneimittel	748973,8	54,1	24121058,6	30,3

64

Tabelle 64.7: Führende Arzneimittel 2003 nach Verordnungen

Rang	Präparat	Verordnungen in Tsd.	Änd. %	Umsatz in Tsd. €	Änd. %	DDD in Tsd.	Änd. %
1	L-Thyroxin Henning	6857,4	2,7%	59222,9	3,3%	423297,6	3,9%
2	Paracetamol-ratiopharm	4499,1	−3,7%	8792,3	−2,4%	21378,7	−3,3%
3	Voltaren/-Migräne/-Dolo	4184,1	−8,9%	29032,7	−5,4%	97231,0	−2,7%
4	Diclofenac-ratiopharm	4147,6	0,1%	23479,2	5,4%	100285,2	6,7%
5	Sortis	4142,8	−9,5%	515500,0	−4,4%	541849,1	−0,4%
6	Voltaren topisch	4053,7	−9,1%	22626,5	−8,6%	36590,9	−8,4%
7	Beloc	3830,8	1,7%	149938,2	4,5%	180129,9	4,3%
8	Nasengel/Spray/Tr.-ratioph.	3612,1	4,6%	8473,5	4,8%	76145,7	5,5%
9	Norvasc	3576,6	11,4%	195149,7	12,3%	317410,3	12,5%
10	ACC	3389,5	−7,3%	24521,1	−6,0%	66750,1	−5,4%
11	HerzASS-ratiopharm	3188,3	−1,7%	10875,8	−1,5%	313038,1	−1,6%
12	ASS-ratiopharm 100 TAH	3162,9	9,4%	10635,6	9,9%	302754,6	10,0%
13	Euthyrox	3038,7	8,3%	26344,9	8,6%	189546,5	9,3%
14	Diclac	2925,7	3,8%	14331,9	8,1%	65488,9	9,6%
15	MCP-ratiopharm	2827,4	−7,4%	10777,9	−4,3%	24342,3	−4,0%
16	Vioxx/Vioxx Dolor	2788,5	27,0%	156333,9	24,4%	80865,0	29,1%
17	Sinupret	2760,7	−0,3%	23588,3	4,1%	27266,8	−1,1%
18	Pantozol	2752,5	11,7%	232305,6	18,9%	83324,3	19,6%
19	Novaminsulfon-ratiopharm	2622,4	9,2%	17639,5	13,3%	22123,8	14,1%
20	Olynth	2601,0	−20,7%	5331,8	−24,9%	56766,1	−19,3%
21	Mucosolvan	2583,2	−12,5%	12380,0	−14,1%	33544,7	−14,8%
22	Nexium	2474,8	31,0%	184659,1	42,6%	132213,1	45,3%
23	Allopurinol-ratiopharm	2462,3	6,5%	19661,4	−5,5%	131014,1	8,3%
24	Metoprolol-ratiopharm	2446,0	24,2%	44632,0	13,9%	130552,1	24,1%
25	Delix/-protect	2170,0	15,3%	133451,2	1,2%	369575,7	24,9%
26	Amaryl	2129,9	5,0%	101421,3	7,0%	260474,8	7,2%
27	Gelomyrtol/-forte	2101,4	−3,0%	17631,9	0,0%	29891,6	−2,6%
28	Diclo KD	2095,5	−2,0%	8914,5	3,3%	38199,3	4,2%
29	Marcumar	2049,5	14,5%	38823,7	17,2%	192177,3	15,2%
30	Prospan	1959,0	−7,6%	12663,7	−6,8%	31756,1	−7,4%
31	Insidon	1938,5	−4,4%	33874,6	−3,3%	46079,7	−3,2%
32	Omep	1890,3	9,8%	108211,3	16,2%	75575,1	17,7%
33	Furosemid-ratiopharm	1889,9	1,1%	18289,4	−5,0%	185986,5	1,8%
34	Novalgin/ -akut	1791,6	6,2%	10968,9	9,5%	12285,0	10,2%
35	Thyronajod	1782,4	16,7%	25894,7	16,9%	181295,2	16,7%
36	Berodual/-N	1775,4	−5,3%	75987,7	0,7%	137336,0	−3,8%
37	Enahexal	1753,9	13,7%	48296,5	15,9%	178443,1	16,7%
38	Otriven Lösung etc.	1744,7	−3,0%	3223,8	−6,8%	35563,3	−1,6%
39	NAC-ratiopharm	1725,8	−21,9%	10372,6	−17,4%	26006,5	−19,0%
40	Viani	1716,2	3,0%	177666,3	9,7%	63361,4	9,5%
41	Novodigal Tabl.	1712,2	−9,4%	9778,6	−9,0%	59722,4	−8,9%
42	Insulin Actraphane HM	1703,9	−1,3%	159386,4	−0,2%	107981,9	0,2%
43	Isoket	1687,7	−12,2%	37431,5	−11,6%	135828,3	−11,2%
44	Zithromax	1675,8	1,1%	40541,3	1,6%	7712,6	1,5%
45	Concor	1660,9	17,4%	33227,9	12,4%	68273,6	15,1%
46	Paracodin/N/retard	1638,0	2,4%	8014,5	2,0%	6807,8	0,3%
47	Capval	1610,0	4,3%	8450,0	4,6%	6748,6	4,7%
48	Bisoprolol-ratiopharm	1604,9	21,5%	32081,1	12,7%	89211,2	24,1%
49	Novaminsulfon Lichtenstein	1564,0	13,4%	9475,3	14,7%	12078,0	14,5%
50	Amoxicillin-ratiopharm	1559,9	15,1%	15709,6	−6,4%	21873,3	18,7%
	Summe	127859,5		2986022,2		5834153,2	
	Kumulativer Anteil	17,07%		12,38%		18,55%	

64

Tabelle 64.7: Führende Arzneimittel 2003 nach Verordnungen (Fortsetzung)

Rang	Präparat	Verordnungen in Tsd.	Änd. %	Umsatz in Tsd. €	Änd. %	DDD in Tsd.	Änd. %
51	Aspirin protect	1552,0	7,5%	10738,2	3,4%	139015,1	1,7%
52	Digimerck	1528,4	-5,2%	10818,6	-5,2%	104433,5	-4,5%
53	Aquaphor	1516,1	-0,4%	42714,5	1,3%	127021,4	1,9%
54	Spasmo-Mucosolvan	1503,1	-15,7%	16084,5	-11,3%	9468,4	-13,8%
55	Omeprazol-ratiopharm	1502,1	31,7%	85463,1	42,6%	61094,6	46,7%
56	Paracetamol STADA	1501,1	-4,4%	2358,0	-3,4%	5435,3	-5,3%
57	Nitrolingual	1482,4	-0,5%	13234,4	-0,5%	48560,8	-1,4%
58	Klacid	1456,8	-0,7%	47098,4	2,3%	11099,4	-1,0%
59	Enalapril-ratiopharm	1451,1	26,0%	38155,6	30,3%	134662,7	32,8%
60	ferro sanol/duodenal	1440,6	4,9%	22370,3	6,7%	39525,7	6,8%
61	Ibuhexal	1434,7	18,0%	11104,8	8,7%	22748,7	18,0%
62	Perenterol	1413,0	-7,2%	11914,7	-6,5%	4482,9	-3,6%
63	Vomex A/N	1412,2	-5,1%	10369,1	-3,8%	7492,9	-5,4%
64	Insuman Comb	1381,8	-9,0%	122883,0	-7,1%	86374,0	-7,5%
65	Nurofen	1375,4	31,2%	5831,9	32,0%	6944,6	33,3%
66	Isotone Kochsalzlsg. Braun	1370,1	0,3%	12407,1	2,2%	9864,9	3,9%
67	Delix plus	1352,9	10,3%	91152,0	-0,2%	112124,9	13,0%
68	Valoron N	1346,5	1,7%	102078,8	14,1%	40570,0	10,3%
69	Glucophage	1334,1	28,0%	25041,0	22,0%	69147,3	36,3%
70	Captohexal	1331,7	-10,4%	17937,1	-9,3%	85136,1	-7,1%
71	Torem	1330,5	29,2%	63127,2	18,5%	98698,4	33,1%
72	Pentalong	1325,3	-5,1%	39204,5	-4,2%	68616,9	-3,9%
73	Cotrim-ratiopharm	1323,5	-5,3%	3979,6	-5,1%	8624,4	-5,2%
74	ben-u-ron	1320,4	-16,0%	2920,1	-15,3%	5980,2	-15,9%
75	ASS-ratiopharm	1301,4	-4,8%	3614,7	-4,5%	71114,9	-0,9%
76	paracetamol von ct	1293,5	5,9%	1765,4	5,0%	4064,8	4,7%
77	ASS Hexal	1282,1	8,6%	4280,9	13,4%	40255,9	10,3%
78	Ambroxol-ratiopharm	1273,0	-2,3%	5823,3	-6,7%	13326,1	-0,4%
79	Paracetamol AL	1248,2	8,9%	2268,0	10,0%	5982,8	8,9%
80	Unat	1244,8	22,3%	67795,3	25,8%	101722,8	26,5%
81	Actrapid human	1242,1	15,9%	116329,0	18,4%	80572,9	18,5%
82	Dilatrend	1234,4	13,0%	83848,1	14,8%	50735,2	14,4%
83	Metohexal	1233,4	27,3%	23239,5	29,2%	64565,7	27,6%
84	Fenistil/-retard	1229,6	-4,9%	12385,2	-3,8%	13460,8	-2,7%
85	HCT von ct	1216,5	22,5%	9669,8	25,0%	95341,7	25,6%
86	Fluimucil	1207,9	-3,9%	6636,8	-9,9%	11661,3	-6,9%
87	Jodid Tabletten	1197,5	-9,8%	8030,3	-11,1%	137205,1	-8,5%
88	Magnesium Verla N Drag.	1182,9	-10,7%	11156,0	-9,3%	27642,9	-9,2%
89	Symbicort	1163,7	39,5%	117018,2	44,7%	57543,0	41,3%
90	Dermatop	1154,1	-0,5%	13591,2	-0,1%	37528,6	-0,0%
91	Batrafen Creme etc.	1151,6	3,7%	24254,7	4,1%	17486,6	4,5%
92	Nasonex	1146,3	-0,8%	18303,3	11,7%	24224,9	19,7%
93	Betaisodona Salbe etc.	1141,8	-5,9%	8676,1	-7,4%	18748,8	-10,2%
94	Ibuprofen AL	1137,4	17,1%	7908,9	21,0%	18699,8	20,8%
95	Diazepam-ratiopharm	1134,7	-9,0%	2049,6	-8,2%	26343,5	-7,5%
96	Risperdal	1133,4	16,1%	149976,4	30,0%	19249,4	22,9%
97	Durogesic	1123,3	11,9%	263473,0	15,4%	64536,9	15,3%
98	Salbutamol-ratiopharm	1119,3	5,7%	11728,9	7,8%	33059,0	8,5%
99	D-Fluoretten	1117,0	-11,3%	6580,7	-11,2%	100503,1	-11,4%
100	Godamed	1116,5	-1,5%	3963,0	-1,0%	100562,1	0,0%
	Summe	192871,8		4779374,9		8377415,3	
	Kumulativer Anteil	25,75%		19,81%		26,64%	

64

Tabelle 64.7: Führende Arzneimittel 2003 nach Verordnungen (Fortsetzung)

Rang	Präparat	Verordnungen in Tsd.	Änd.%	Umsatz in Tsd. €	Änd.%	DDD in Tsd.	Änd.%
101	Digitoxin AWD	1113,6	-7,0%	7670,2	-6,5%	72843,6	-6,4%
102	Iberogast	1112,7	-6,7%	13455,1	1,2%	15814,0	-5,9%
103	Eferox	1101,9	9,4%	8416,0	10,3%	64595,4	10,6%
104	Foradil	1098,7	9,0%	80982,5	10,1%	50413,2	10,3%
105	Buscopan	1085,3	21,9%	6557,4	25,8%	4036,0	26,7%
106	Ibuprofen Stada	1082,9	20,4%	9165,8	12,9%	18017,4	22,0%
107	Bronchoretard	1076,9	-8,8%	30982,4	-8,5%	75329,7	-8,8%
108	Glucobay	1070,4	-10,2%	42461,0	-10,9%	31955,2	-11,6%
109	Ambroxol AL	1065,5	4,5%	3317,6	5,6%	7115,3	6,5%
110	Paspertin	1063,7	-24,1%	4704,9	-26,8%	9017,7	-24,3%
111	Tavor	1061,6	-5,0%	9565,2	-4,3%	19680,4	-4,9%
112	Bepanthen Roche Augen/Nasen	1057,9	-8,7%	3045,2	-2,3%	27091,7	-8,8%
113	Cynt	1053,9	3,8%	69950,0	6,4%	91713,7	6,7%
114	Ranitidin-ratiopharm	1049,8	-8,7%	24566,5	-4,6%	45549,4	-3,9%
115	Fosamax	1047,7	44,8%	121642,8	47,4%	65507,6	48,0%
116	Tramadolor	1045,3	0,2%	32821,1	4,5%	19297,5	5,6%
117	Fucidine Salbe etc.	1033,4	-5,3%	11720,0	6,2%	9089,5	7,2%
118	Lisinopril-ratiopharm	1021,1	31,1%	28178,7	37,4%	106454,9	40,4%
119	Isoptin	1019,1	-12,1%	19554,1	-19,3%	45650,5	-11,2%
120	Diclophlogont	1018,6	-11,9%	6288,3	-4,6%	24305,2	-4,4%
121	Nebilet	1009,7	17,0%	67039,8	20,1%	82774,8	20,5%
122	Benalapril	1004,8	-3,9%	29791,9	0,1%	93668,8	3,2%
123	Mydocalm	1003,4	15,9%	22451,4	19,3%	11289,1	19,7%
124	Tromcardin Amp./Drag./Tabl.	1002,0	-3,3%	16443,0	-3,0%	23047,3	-3,0%
125	Omeprazol STADA	1001,7	19,8%	61434,4	26,1%	45240,9	27,0%
126	Madopar	991,0	-3,4%	39929,8	-3,0%	14473,8	-3,1%
127	Plavix	989,3	20,8%	191106,1	37,4%	62769,2	32,1%
128	Dexa-Gentamicin	987,2	4,8%	5871,7	5,2%	17387,1	5,6%
129	Zyprexa	984,9	17,8%	192972,4	20,4%	24100,8	18,7%
130	Simvahexal	978,9	(neu)	55030,4	(neu)	112540,6	(neu)
131	Jodthyrox	973,5	-0,8%	14473,1	-3,5%	94849,7	-0,5%
132	Humalog	966,4	8,0%	123872,2	10,8%	65630,7	10,2%
133	Tramal	962,2	-7,1%	33889,8	-6,2%	17082,6	-4,6%
134	Dytide H	957,2	-1,9%	10808,5	-6,3%	70313,7	-7,1%
135	Lantus	955,3	30,9%	119777,9	50,5%	53431,1	31,2%
136	HCT Hexal	947,6	38,8%	7243,8	42,2%	61652,9	45,2%
137	Sultanol inhalativ	947,6	-10,0%	14738,0	-8,9%	27341,5	-7,7%
138	Kadefungin	945,8	-9,8%	6627,2	-10,1%	5363,2	-10,3%
139	Avalox	931,7	3,4%	36345,9	10,3%	5694,8	4,5%
140	Insulin Protaphan HM	927,3	14,8%	79735,7	17,1%	54882,0	17,7%
141	ibuprof von ct	917,2	10,5%	7781,2	4,3%	14660,2	12,0%
142	Ibuflam Lichtenstein	916,4	0,0%	6913,2	5,0%	14554,1	4,2%
143	Siofor	915,6	7,5%	15678,6	6,7%	41860,4	8,4%
144	Penicillin V-ratiopharm	915,3	5,2%	6241,4	-7,2%	6920,0	7,8%
145	Katadolon	903,5	3,3%	23323,0	8,4%	8372,2	9,3%
146	Remergil	902,7	24,5%	102960,2	20,0%	45232,2	15,4%
147	ACE-Hemmer-ratiopharm	899,9	-11,5%	12114,6	-10,4%	57233,1	-8,6%
148	Furorese	899,0	-0,1%	16417,5	-2,8%	128628,1	1,2%
149	Buscopan plus	897,3	-0,8%	8129,3	3,1%	3443,3	-0,1%
150	Pravasin	897,0	-16,0%	118445,4	-9,8%	74923,5	-8,0%
	Summe	242683,2		6762007,1		10520254,8	
	Kumulativer Anteil	32,40%		28,03%		33,45%	

64

Tabelle 64.7: Führende Arzneimittel 2003 nach Verordnungen (Fortsetzung)

Rang	Präparat	Verordnungen in Tsd.	Änd.%	Umsatz in Tsd. €	Änd.%	DDD in Tsd.	Änd.%
151	Ecural	895,4	–7,3%	12076,8	0,9%	28269,5	2,1%
152	Zymafluor D	894,7	–5,4%	5280,7	–5,2%	80288,8	–5,3%
153	Zocor	891,0	–54,1%	119967,9	–52,4%	97521,7	–49,8%
154	Metformin-ratiopharm	890,1	32,2%	13653,6	28,5%	40449,9	33,0%
155	Ranitic	889,7	–10,5%	20211,5	–6,1%	37401,6	–5,3%
156	Amitriptylin-neuraxpharm	874,9	26,8%	10056,8	26,3%	30316,9	27,9%
157	Tramadol-ratiopharm	865,7	5,1%	18258,7	11,0%	12444,0	11,8%
158	Codiovan	855,6	23,6%	82413,1	27,9%	72378,1	24,8%
159	Glibenclamid-ratiopharm/-S	848,9	–6,6%	5630,4	–8,0%	46103,5	–6,3%
160	Iscover	846,8	14,1%	166187,1	30,7%	54774,1	25,4%
161	Atrovent	846,1	–14,2%	22364,9	–11,2%	32833,4	–14,7%
162	Carmen	838,1	45,1%	39287,7	52,3%	73297,9	61,8%
163	Berlosin	824,6	–8,5%	2380,9	–7,2%	2353,8	–6,9%
164	Arelix	823,1	–8,1%	24995,8	–5,6%	59856,3	–5,4%
165	Ibu-ratiopharm	820,9	33,0%	5358,9	29,0%	10747,7	39,9%
166	Presomen comp. Drag.	813,4	–33,3%	19605,6	–33,2%	66703,9	–33,3%
167	Doxycyclin-ratiopharm	810,1	–6,7%	3183,4	–4,5%	12014,7	–4,8%
168	Lorzaar plus	809,4	3,1%	76802,1	5,4%	69293,2	5,6%
169	Lisihexal	808,2	20,6%	22713,7	25,9%	87168,1	28,2%
170	Verapamil-ratiopharm	805,1	1,2%	12744,2	3,6%	35185,2	6,1%
171	Pulmicort	804,8	–22,9%	54234,6	–21,2%	33041,5	–25,7%
172	Vigantoletten	799,8	0,4%	5110,1	0,9%	111743,8	0,8%
173	Metoprolol STADA	797,7	50,8%	15331,3	36,4%	37305,6	53,0%
174	Insuman Rapid/ -Infusat	792,3	7,5%	72766,3	9,6%	48888,1	10,0%
175	Floxal	792,3	8,0%	5582,3	7,4%	19374,6	6,8%
176	Paracetamol BC	782,0	3,8%	1128,3	9,6%	2493,0	10,9%
177	Nitrendipin-ratiopharm	782,0	17,3%	7296,2	19,1%	59449,0	19,1%
178	Roxithromycin-ratiopharm	776,2	9,6%	11778,7	–3,2%	5401,1	9,8%
179	Apsomol Dosieraerosol	773,8	–8,7%	8740,9	–5,3%	24343,1	–3,9%
180	Celebrex	772,6	–5,6%	50698,3	3,3%	32916,4	3,8%
181	diclo von ct	772,1	–12,0%	3080,3	–9,1%	12587,1	–8,1%
182	Nasengel/Spray/Tropfen AL	772,1	–0,4%	1628,9	–0,4%	12492,5	0,3%
183	Meditonsin Lösung	764,4	–15,2%	6271,3	–6,7%	33071,1	–15,1%
184	Gelonida Schmerz	760,8	–18,0%	3098,3	–17,8%	2215,4	–17,8%
185	Lopedium	758,5	–8,7%	3600,0	–4,0%	2719,9	–3,6%
186	MCP AL	758,3	12,5%	2805,8	16,2%	6458,1	15,5%
187	Captohexal comp.	750,4	–4,5%	14409,3	–4,9%	69942,0	–3,4%
188	Oxazepam-ratiopharm	750,3	6,9%	2544,1	8,3%	7965,8	9,2%
189	Calcimagon-D3	742,6	22,5%	14714,0	23,0%	35446,8	23,1%
190	Clexane	730,1	31,2%	85181,3	32,9%	19078,0	36,8%
191	Umckaloabo	728,9	4,6%	9653,2	10,8%	10834,2	15,0%
192	Decortin-H	726,9	4,9%	5848,5	–9,0%	41822,7	6,7%
193	Linola/-Fett	724,4	–10,8%	10283,5	–4,7%	22366,9	–10,5%
194	Paracetamol Hexal	715,0	10,7%	1326,8	12,1%	3399,8	11,0%
195	Xalatan	707,6	8,7%	52225,4	9,8%	48659,0	10,0%
196	Bronchipret Saft/Tropfen	704,7	0,1%	3852,1	8,6%	3663,9	2,5%
197	Locol	704,3	–6,4%	69209,4	–1,0%	63250,6	6,2%
198	Valette	703,6	2,4%	18512,6	5,0%	56550,9	2,2%
199	Paracetamol comp. STADA	698,2	28,8%	2850,6	25,2%	3231,1	24,5%
200	Tavanic	698,1	6,6%	24220,2	6,6%	3862,3	7,0%
	Summe	282179,7		8013163,6		12304231,7	
	Kumulativer Anteil	37,68%		33,22%		39,12%	

64

Tabelle 64.7: Führende Arzneimittel 2003 nach Verordnungen (Fortsetzung)

Rang	Präparat	Verordnungen in Tsd.	Änd. %	Umsatz in Tsd. €	Änd. %	DDD in Tsd.	Änd. %
201	Otobacid N	697,8	10,1%	6259,8	16,4%	7612,1	10,1%
202	OeKolp vaginal	694,2	4,1%	4432,3	4,2%	50030,1	7,6%
203	NovoNorm	694,1	8,2%	33871,8	8,3%	25077,2	10,3%
204	Nasivin	690,2	−6,7%	3204,6	−6,2%	21759,0	−13,8%
205	Theophyllin-ratiopharm	689,7	2,3%	10775,3	3,4%	47309,5	3,4%
206	Imodium	689,1	−15,3%	4080,9	−11,7%	2904,4	−10,3%
207	Rifun	686,5	1,0%	58464,3	7,0%	20648,1	7,5%
208	Maninil	686,2	−8,0%	6619,2	−9,9%	32006,4	−8,5%
209	Diclo-ratiopharm Gel	685,3	3,5%	3276,9	4,9%	5870,1	4,6%
210	Euglucon	683,0	−18,4%	6612,4	−17,9%	39066,5	−18,3%
211	Spiriva	682,2	242,0%	69484,1	280,1%	36695,5	289,8%
212	Advantan	679,8	−6,6%	7145,6	−5,7%	18326,9	−5,4%
213	Lorzaar	673,4	4,5%	63671,5	10,0%	58363,4	12,3%
214	Diovan	668,8	3,3%	66106,9	6,8%	81599,3	9,9%
215	NovoRapid	668,0	36,7%	84604,1	40,1%	44884,9	39,4%
216	Vertigoheel	667,7	−8,4%	7948,0	−3,4%	34275,5	−8,8%
217	Berotec/N	665,3	−5,7%	13274,7	1,9%	45802,1	−1,9%
218	Tebonin	664,5	−11,8%	29346,6	−7,4%	38550,3	−7,3%
219	Verahexal	662,2	−3,5%	12890,3	−9,5%	33349,3	−1,3%
220	Ibu-1A Pharma	656,1	40,3%	3933,2	46,6%	9607,2	46,5%
221	Tannosynt	654,9	0,1%	5143,3	1,3%	29780,5	0,9%
222	IbuTAD	650,9	9,8%	6066,4	1,7%	12956,6	9,7%
223	Atacand	650,2	9,7%	61792,9	12,3%	85381,4	13,9%
224	Allopurinol AL	650,2	10,4%	4790,8	11,9%	35029,6	12,3%
225	Prednisolon Jenapharm	649,9	1,0%	4600,9	1,1%	31679,5	3,0%
226	Glibenhexal	646,5	−1,9%	4204,9	−1,9%	38146,5	−1,9%
227	Enalapril STADA	644,6	22,2%	16843,0	26,5%	59544,7	28,7%
228	Omnic	642,0	16,2%	63910,0	17,6%	54333,3	17,7%
229	Chlorhexamed	641,2	−2,3%	4537,6	−1,1%	4529,2	2,9%
230	Diclac-Gel	638,4	3,8%	3140,7	4,8%	19342,4	5,1%
231	Panthenol-ratiopharm	632,7	−4,2%	2507,9	−3,7%	19123,0	−3,6%
232	Atacand plus	629,4	30,6%	64370,0	35,3%	51218,5	36,2%
233	Betagalen	629,2	3,3%	5691,4	5,7%	13296,1	6,9%
234	Lasix	629,1	−10,3%	8028,8	−18,0%	70727,6	−9,3%
235	Mirfulan	627,5	−9,2%	5830,3	−9,5%	21034,7	−9,7%
236	Nasic	627,2	13,5%	2519,2	16,1%	15680,0	13,5%
237	Doxam	626,7	2,3%	2637,6	2,5%	6709,8	2,8%
238	Molsidomin-ratiopharm	626,4	4,0%	12769,9	4,9%	56716,5	5,0%
239	Lefax	624,9	−17,0%	6213,9	−11,9%	3610,2	−15,0%
240	Stilnox	624,6	−20,6%	8225,1	−40,4%	11844,1	−20,6%
241	Dusodril	623,5	−12,7%	14978,5	−14,3%	11353,6	−11,2%
242	Decortin	621,1	−3,7%	8188,5	−18,5%	33138,6	−2,1%
243	Omeprazol AZU	620,6	12,2%	37648,3	18,0%	27614,6	19,4%
244	Carbimazol Henning	618,7	−3,6%	6396,9	−2,2%	27167,1	−2,0%
245	Alna	618,1	13,1%	61016,4	14,6%	51803,4	14,7%
246	Corneregel	617,4	−3,4%	3541,6	1,1%	81196,5	−0,2%
247	Soledum Kapseln	616,7	−2,3%	4804,4	−0,8%	5755,6	−3,4%
248	Gingium	616,4	−5,9%	19370,0	4,2%	26504,0	4,8%
249	Lanitop	615,7	−14,7%	5679,1	−14,6%	29722,3	−14,6%
250	Isopto-Max	615,1	7,2%	5637,8	7,2%	8140,2	7,5%
	Summe	314693,4		8970251,9		13901049,5	
	Kumulativer Anteil	42,02%		37,19%		44,20%	

64

Tabelle 64.7: Führende Arzneimittel 2003 nach Verordnungen (Fortsetzung)

Rang	Präparat	Verordnungen in Tsd.	Änd. %	Umsatz in Tsd. €	Änd. %	DDD in Tsd.	Änd. %
251	Ibu KD	614,5	−0,5%	4709,9	1,1%	10103,3	4,4%
252	Arthotec	610,6	−6,1%	15648,7	−4,0%	16213,5	−3,6%
253	Diclo Dispers	607,0	13,7%	2221,3	16,3%	9269,3	17,2%
254	allo von ct	606,6	6,2%	4665,9	7,0%	33554,5	7,1%
255	sab simplex	606,4	−13,3%	7852,8	−14,1%	4654,7	−14,0%
256	Faktu	601,6	3,6%	8575,3	3,3%	7514,9	3,5%
257	Magnetrans forte	598,8	−9,7%	7212,9	−8,5%	22799,9	−7,7%
258	Enahexal comp	597,1	469,2%	24833,9	503,1%	48696,3	507,2%
259	Refobacin Augensalbe/Tropf.	595,2	−4,6%	2034,8	−3,4%	10325,6	−3,0%
260	Noctamid	591,5	−20,2%	4556,6	−29,7%	18908,5	−18,0%
261	Dipiperon	590,4	−19,7%	11719,0	−18,1%	5246,5	−16,7%
262	Sotahexal	589,3	−9,9%	14040,5	−10,9%	35087,7	−8,9%
263	Lacophtal	587,0	1,2%	3603,4	3,9%	34507,3	2,7%
264	Presomen	586,7	−12,6%	13743,1	−11,7%	46241,3	−13,8%
265	Activelle	585,8	2,6%	17616,4	3,5%	47739,0	2,6%
266	Ambrohexal	585,2	1,6%	2245,6	−1,0%	4805,6	4,1%
267	Neurontin	582,8	19,8%	66819,0	29,9%	12446,7	30,5%
268	Aponal	581,2	−9,8%	8622,9	−26,1%	11057,6	−7,9%
269	Cetirizin Hexal	579,3	66,2%	6206,6	73,7%	17835,1	63,9%
270	Sic Ophtal	576,7	7,1%	3709,0	17,3%	33753,4	11,0%
271	Falithrom	574,0	14,6%	10586,8	14,7%	54811,1	14,8%
272	Tim Ophthal	571,5	6,2%	5912,0	6,7%	42198,1	6,7%
273	Bromazanil	571,0	−2,0%	2965,9	−5,7%	11416,2	−1,2%
274	Sedotussin	570,1	−21,7%	3198,7	−24,1%	3835,7	−25,4%
275	Gastrosil	569,0	−18,3%	2818,8	−15,2%	5780,2	−14,3%
276	ParaCetaMol Lichtenstein	568,4	−17,7%	963,1	−15,7%	2198,3	−17,7%
277	Agopton	566,7	2,8%	48329,2	7,3%	17817,2	8,8%
278	Kepinol	566,3	−14,1%	2066,6	−13,7%	3810,7	−14,2%
279	furo von ct	562,2	2,3%	5009,6	−0,3%	50695,6	5,3%
280	Aerius	562,1	−28,4%	15418,4	−20,7%	20049,5	−20,8%
281	Flutide	562,1	−10,7%	28423,7	−9,0%	18371,5	−9,4%
282	Tilidin-ratiopharm plus	561,1	1,9%	18822,5	3,3%	13117,5	3,4%
283	Querto	554,1	4,4%	39946,2	6,7%	25087,6	7,1%
284	Broncho Spray	552,2	−5,9%	8863,5	−3,5%	22307,5	−4,9%
285	Remifemin plus	552,1	0,4%	10179,9	1,0%	26434,8	0,8%
286	Vomacur	551,6	−0,2%	2008,5	0,2%	1413,1	4,2%
287	Stangyl	551,0	−11,8%	14918,6	−23,7%	13678,8	−7,3%
288	Diclofenac AL	549,3	−6,6%	2045,6	−3,6%	10151,3	−3,1%
289	Fungizid-ratioph. Creme etc.	548,0	−2,7%	2748,2	−1,5%	7594,5	−1,3%
290	Fenistil Gel	547,8	−10,1%	3059,9	−7,5%	4838,1	−7,0%
291	Maaloxan	547,1	−14,3%	9068,5	−14,0%	3758,2	−14,3%
292	Belara	546,7	14,5%	14395,1	18,3%	44141,3	14,3%
293	Lorano	546,4	−5,3%	5553,2	−2,5%	17941,1	1,3%
294	Jodetten	544,0	−2,2%	4242,6	−0,4%	98867,9	1,1%
295	Sinuc	543,4	−5,0%	2719,0	−2,8%	9575,1	−4,4%
296	Acemuc	543,0	−5,3%	2907,0	−9,1%	8141,5	−7,7%
297	Amoxypen	541,9	−17,4%	4629,6	−22,9%	6061,4	−15,3%
298	Decoderm tri	540,7	3,5%	9094,4	8,2%	7429,1	3,7%
299	Lactulose-ratiopharm	538,0	−3,0%	7156,9	−2,1%	36473,2	−1,4%
300	Aarane/ N	534,3	−19,6%	36719,3	−13,6%	22293,4	−12,6%
	Summe	343203,2		9525660,8		14942099,8	
	Kumulativer Anteil	45,82%		39,49%		47,51%	

Tabelle 64.7: Führende Arzneimittel 2003 nach Verordnungen (Fortsetzung)

Rang	Präparat	Verordnungen in Tsd.	Änd.%	Umsatz in Tsd. €	Änd.%	DDD in Tsd.	Änd.%
301	Amineurin	533,7	12,8%	5991,7	13,2%	19520,5	15,1%
302	Azumetop	533,4	11,5%	11259,9	11,2%	44408,9	15,4%
303	Simvabeta	531,9	(neu)	29879,2	(neu)	60194,8	(neu)
304	Amoxihexal	531,8	7,0%	5113,2	−0,4%	7023,6	9,0%
305	Isot. Kochsalzlsg. Fresenius	530,9	−11,1%	3951,6	−0,2%	3210,7	−12,7%
306	Zopiclon-ratiopharm	528,9	33,8%	5213,8	26,7%	9282,2	34,6%
307	Allergospasmin-Aerosol	525,9	−21,1%	36045,5	−15,3%	21881,2	−14,2%
308	Atmadisc	525,5	16,7%	52236,8	24,3%	19082,7	24,5%
309	Kalinor-Brausetabl.	525,3	−0,6%	11672,0	2,7%	11819,7	2,7%
310	Isocillin	522,6	−9,6%	4187,7	−8,5%	3661,1	−8,2%
311	Fraxiparin	519,6	0,4%	61156,2	0,2%	10943,7	0,6%
312	Molsihexal	518,3	−5,6%	10517,0	−5,3%	44850,5	−5,0%
313	Doxepin-neuraxpharm	517,6	4,7%	9869,8	2,8%	15182,1	2,3%
314	Prednisolon-ratiopharm Tabl.	515,5	−3,9%	3724,5	−2,6%	26056,4	−2,1%
315	Atenolol-ratiopharm	515,2	0,4%	8167,5	1,4%	30420,6	2,8%
316	Bronchicum / -S	513,1	164,4%	3455,7	168,5%	3238,5	169,3%
317	Blopress	511,8	3,8%	49912,6	5,7%	68643,5	6,4%
318	Obsidan	511,2	−5,8%	7936,0	−6,7%	11383,1	−4,9%
319	Diabetase	510,5	3,6%	7971,4	0,3%	23827,7	4,8%
320	Ibubeta	510,4	12,8%	3852,1	12,4%	8476,5	13,9%
321	Salofalk	510,2	4,8%	64533,1	6,4%	26271,8	7,9%
322	Atosil	509,4	−6,2%	4818,1	−6,2%	9467,6	−6,2%
323	Roxithromycin STADA	508,7	2,4%	7715,9	−10,1%	3529,7	2,2%
324	Trevilor	508,3	24,0%	72713,2	29,7%	28692,7	32,6%
325	Ovestin Creme/Ovula	507,8	1,0%	4102,2	1,3%	89414,4	2,5%
326	Coaprovel	506,0	15,1%	57315,6	19,6%	42239,3	19,0%
327	Anaesthesulf Lotio	504,7	3,8%	3282,8	3,9%	13123,7	4,0%
328	Euphylong	501,5	−13,7%	13447,5	−12,8%	31389,0	−11,7%
329	Diclofenac STADA	501,5	3,5%	1984,9	7,9%	8951,7	9,7%
330	Accuzide	501,4	−4,4%	33373,0	−15,6%	44486,0	−2,2%
331	Promethazin-neuraxpharm	501,0	4,8%	5306,1	5,4%	14292,1	5,9%
332	Ibuprofen Heumann	501,0	19,1%	3757,2	6,4%	7460,3	20,2%
333	Tetrazepam-ratiopharm	500,6	−1,6%	4261,9	2,1%	4763,4	2,6%
334	dolomo TN	500,1	−16,1%	2612,4	−15,5%	2219,0	−13,9%
335	Estragest TTS	499,8	−12,8%	14670,5	−12,8%	40071,1	−12,8%
336	Trental	496,5	−10,5%	11336,2	−19,2%	15936,9	−12,7%
337	Indomet-ratiopharm	494,4	3,9%	6305,5	8,1%	14999,0	7,6%
338	Predni H Tablinen	491,4	−0,5%	3389,2	−0,1%	23879,3	0,8%
339	Crataegutt	489,2	−4,0%	12088,7	−3,7%	30838,8	−2,7%
340	ASS mini/TAH von ct	489,0	(> 1000)	1433,2	(> 1000)	47658,5	(> 1000)
341	Arlevert	488,7	0,1%	11473,3	20,7%	11432,1	0,3%
342	Bisobloc	487,4	16,1%	10223,5	10,7%	27786,4	17,6%
343	ASS-Isis	487,3	14,7%	1195,2	19,7%	47662,8	15,0%
344	Tegretal	485,5	−9,9%	21458,5	−8,3%	19211,6	−8,1%
345	Oxis	485,3	−14,7%	33486,2	−11,5%	19949,8	−10,9%
346	Leios	484,6	14,9%	12390,5	24,3%	39129,6	14,4%
347	Loperamid-ratiopharm	483,5	−6,6%	2673,8	−2,7%	1863,0	−1,8%
348	Corvaton	482,7	−9,3%	10361,5	−25,8%	40540,0	−8,4%
349	Penhexal	482,4	4,2%	3375,1	−2,4%	3888,9	5,7%
350	Kliogest N	479,0	−37,7%	15527,2	−37,4%	39268,7	−37,7%
	Summe	368504,9		10308386,7		16135624,7	
	Kumulativer Anteil	49,20%		42,74%		51,31%	

64

Tabelle 64.7: Führende Arzneimittel 2003 nach Verordnungen (Fortsetzung)

Rang	Präparat	Verordnungen in Tsd.	Änd. %	Umsatz in Tsd. €	Änd. %	DDD in Tsd.	Änd. %
351	Fluoretten	478,7	−20,3%	3209,9	−20,7%	120613,5	−22,1%
352	CEC	476,1	4,8%	8919,7	7,9%	2981,3	7,5%
353	Singulair	475,5	8,7%	54344,9	8,9%	24207,4	8,9%
354	Orfiril	475,1	3,1%	20188,4	4,5%	16164,5	5,5%
355	Kanamytrex	475,1	−2,4%	2670,8	−1,8%	7456,0	−2,2%
356	cotrim forte von ct	473,9	−3,9%	958,4	−4,0%	2880,6	−4,1%
357	Ergenyl	472,8	4,6%	22892,6	5,8%	18906,2	6,1%
358	Ritalin	472,0	−24,7%	11478,4	−24,6%	7545,0	−24,5%
359	Kreon	470,8	−2,5%	34548,3	1,4%	6995,7	2,1%
360	Detrusitol	469,4	2,3%	45294,1	13,6%	20346,0	12,2%
361	Briserin N	468,7	−7,3%	14688,4	−6,9%	43786,5	−7,2%
362	Pentoxifyllin-ratiopharm	468,1	−5,2%	9658,1	−7,8%	14753,0	−4,4%
363	Rectodelt	467,1	−5,3%	4397,1	−6,5%	11462,8	−1,1%
364	Suprax	467,0	−10,7%	16572,3	−10,4%	2661,8	−9,5%
365	ASS STADA	465,8	15,9%	1145,5	30,5%	11074,5	37,6%
366	Spasmex Tabl.	464,7	9,5%	22412,3	10,8%	17882,3	13,9%
367	Silomat	464,2	−5,6%	2324,7	−5,2%	2650,1	−6,0%
368	Vertigo-Vomex S	463,6	4,5%	12531,4	4,9%	8856,5	4,4%
369	Salbuhexal	462,9	15,9%	5372,6	27,0%	12512,0	4,7%
370	AscoTop	462,3	2,5%	26585,7	8,3%	2974,1	11,1%
371	Zoloft	461,9	14,4%	50547,5	18,2%	37586,7	19,8%
372	Dolo Posterine N	459,5	4,6%	7053,6	9,1%	5908,8	4,3%
373	Furosemid AL	459,1	2,8%	4091,2	4,0%	46856,7	6,2%
374	HCT-beta	458,8	62,2%	3523,6	66,8%	31115,9	72,9%
375	Ciprohexal	457,5	16,2%	11091,1	−19,5%	1868,2	16,6%
376	Meglucon	456,2	1,9%	7089,5	−1,8%	21513,7	2,6%
377	XUSAL/A/-akut	455,8	7,5%	12051,7	11,3%	15835,8	13,2%
378	Lemocin	455,6	−5,2%	2250,8	−4,0%	1618,1	−5,3%
379	Verrumal	455,5	−1,9%	5449,0	−0,1%	23683,5	−1,9%
380	Inflanefran	454,7	−4,4%	3677,6	−1,6%	9238,3	−5,6%
381	Cibadrex	453,4	−6,4%	31233,1	−6,0%	38581,1	−3,9%
382	Berlthyrox	453,3	0,5%	3760,1	0,0%	26548,5	1,7%
383	Nifedipin-ratiopharm	452,8	−10,9%	7933,9	−16,7%	22599,7	−16,4%
384	Maxalt	449,6	12,5%	26329,2	14,7%	2234,2	15,5%
385	Actonel 5/35 wöchentlich	448,3	47,8%	53036,9	44,7%	30088,9	40,9%
386	Canifug Vaginal	447,6	−5,4%	3078,4	−5,4%	2401,9	−5,0%
387	Megacillin oral	447,1	−12,5%	3025,4	−21,0%	3260,8	−11,2%
388	OXYGESIC	446,6	36,0%	80770,1	42,0%	8868,5	42,4%
389	Tannolact	446,5	−8,5%	3899,1	−8,9%	10047,7	−5,7%
390	Saroten	446,5	−41,9%	7457,0	−35,0%	21532,4	−27,2%
391	Panthenol Lichtenstein	445,8	−10,4%	1974,9	−9,3%	15023,7	−9,2%
392	Diclo-Divido	444,8	−10,2%	3272,8	−4,8%	13252,4	−3,9%
393	Jodid-ratiopharm	442,8	16,3%	2519,8	18,7%	48388,7	19,5%
394	bisoprolol von ct	440,4	8,3%	8647,8	−0,1%	23881,4	10,3%
395	Ferrlecit Amp.	438,2	1,0%	8826,5	2,5%	1103,6	0,9%
396	Triamgalen	436,4	5,3%	3385,3	8,4%	8527,7	8,7%
397	Nifehexal	435,6	−0,8%	9652,7	2,5%	34758,1	4,5%
398	Multilind Heilpaste	431,5	−4,8%	5619,1	−4,7%	9318,8	−4,7%
399	Bextra	431,1	(neu)	18158,5	(neu)	20156,0	(neu)
400	Magium K	429,0	−0,7%	5806,8	0,5%	12510,5	−0,1%
	Summe	391340,6		11023793,3		17040644,4	
	Kumulativer Anteil	52,25%		45,70%		54,18%	

64

Tabelle 64.7: Führende Arzneimittel 2003 nach Verordnungen (Fortsetzung)

Rang	Präparat	Verordnungen in Tsd.	Änd.%	Umsatz in Tsd. €	Änd.%	DDD in Tsd.	Änd.%
401	Acercomp	428,5	−6,0%	30159,9	−15,0%	38068,8	−4,3%
402	Trimipramin-neuraxpharm	426,6	4,4%	9865,1	2,7%	9602,5	3,7%
403	Codipront	425,3	−43,0%	3139,1	−41,2%	2172,9	−41,0%
404	Euphorbium comp. SN/Spray	423,9	−13,9%	2163,2	−11,4%	4891,2	−13,9%
405	Spiro comp.-ratiopharm	423,7	−0,9%	15970,7	1,2%	31184,9	1,7%
406	Bisohexal	423,5	37,9%	8116,3	29,2%	22771,6	43,3%
407	Codeinsaft/-tropfen von ct	422,7	27,4%	1830,4	28,6%	1626,4	30,1%
408	Keltican N	421,6	−17,3%	15419,9	−15,7%	10265,0	−15,5%
409	Captobeta	421,4	−13,3%	5325,1	−11,2%	28815,2	−9,7%
410	Ciprofloxacin-ratiopharm	419,3	54,0%	9996,6	7,6%	1672,7	55,7%
411	Movicol Pulver	418,9	34,6%	10545,7	44,8%	7977,4	35,5%
412	ISDN-ratiopharm	418,7	−0,3%	5685,9	−12,5%	22645,2	1,2%
413	Cordanum	417,6	−6,1%	8120,3	−5,0%	28188,7	−4,4%
414	talvosilen	416,7	−12,6%	2024,2	−8,0%	2065,8	−6,2%
415	Ödemase	414,2	2,5%	3766,6	−0,8%	36158,2	2,6%
416	Enabeta	413,9	38,0%	11124,4	41,3%	39908,7	41,1%
417	Tilidalor Hexal	413,3	5,6%	12265,7	4,3%	8070,8	3,4%
418	Insuman Basal	411,8	4,7%	35455,8	6,8%	24873,7	6,1%
419	Lisinopril STADA	411,6	30,9%	11459,7	36,4%	43807,4	38,9%
420	Telfast	410,8	−18,4%	14270,0	−12,4%	20767,0	−11,2%
421	Contramutan/-D/-N	410,8	−18,4%	3694,4	−19,7%	1833,9	−21,9%
422	Blopress Plus	410,2	34,3%	41925,4	38,8%	33499,9	40,1%
423	Keimax	409,6	−16,1%	15430,3	−13,9%	2382,0	−13,3%
424	Metformin STADA	409,3	34,8%	6242,9	30,8%	18423,4	36,2%
425	Amoxicillin AL	407,7	13,6%	3983,0	6,4%	6059,8	15,4%
426	Mobec	407,4	−4,4%	15928,5	2,5%	12361,7	−0,7%
427	Serevent	405,8	−12,7%	26612,1	−7,7%	16924,5	−9,8%
428	Otalgan	405,6	−0,1%	1764,7	−0,1%	5561,8	−0,1%
429	Physiotens	403,5	−0,6%	27580,4	1,4%	37687,2	1,7%
430	Lactulose STADA	401,3	−7,2%	5557,3	−6,6%	28030,3	−6,3%
431	IS 5 mono-ratiopharm	401,1	−7,3%	9395,7	−10,9%	33849,7	−6,1%
432	Diane	400,9	−1,8%	11184,5	−2,0%	32266,9	−1,8%
433	Timolol CV	400,2	7,8%	3565,8	9,5%	28849,1	8,4%
434	Imigran	399,6	0,8%	29343,5	1,8%	3231,9	0,4%
435	Amoxi-Wolff	399,1	−10,5%	3402,1	−16,3%	4454,6	−8,8%
436	Bisoprolol STADA	398,2	22,8%	8315,8	16,1%	20642,0	24,7%
437	TriamSalbe/Creme Lichtenst.	398,2	2,9%	2085,7	5,1%	6075,8	5,2%
438	Cetirizin-ratiopharm	396,7	98,8%	4127,7	100,3%	12986,2	98,9%
439	Allopurinol Heumann	396,1	4,0%	3098,9	−11,3%	20440,6	5,6%
440	Azopt	394,9	21,2%	18836,2	5,8%	26769,9	23,0%
441	Ginkobil	394,0	−14,9%	10889,0	−14,8%	14621,2	−14,8%
442	Rivanol	393,5	3,3%	2769,8	3,4%	5246,4	10,3%
443	triazid von ct	393,2	10,3%	3344,5	12,6%	31623,9	12,9%
444	Corvo	391,1	9,1%	11026,7	13,5%	41741,3	15,6%
445	Metoprolol AL	389,1	12,6%	4439,5	16,0%	22454,0	15,0%
446	Alfason	387,8	−4,9%	5239,4	−2,1%	6066,8	−1,4%
447	Rewodina	387,7	−14,0%	3542,2	−11,0%	13149,8	−10,0%
448	Sotalol-ratiopharm	386,6	−6,8%	9503,9	−7,6%	24476,7	−5,5%
449	Allopurinol Hexal	384,9	13,0%	2894,9	13,7%	20739,6	13,9%
450	Meto Tablinen	384,8	7,6%	7829,9	7,7%	31123,6	16,9%
	Summe	411673,4		11544052,2		17989752,8	
	Kumulativer Anteil	54,96%		47,86%		57,20%	

64

Tabelle 64.7: Führende Arzneimittel 2003 nach Verordnungen (Fortsetzung)

Rang	Präparat	Verordnungen in Tsd.	Änd.%	Umsatz in Tsd. €	Änd.%	DDD in Tsd.	Änd.%
451	Medikinet	384,7	0,8%	8560,1	0,8%	6184,7	0,8%
452	Calcium Sandoz Brausetabl.	383,9	−15,9%	7923,1	−12,6%	33476,0	−11,6%
453	MonoStep	383,7	−8,6%	6114,1	−2,5%	30885,2	−9,0%
454	ASS von ct	383,0	−55,7%	1041,1	−57,8%	10396,0	−60,2%
455	Posterisan Salbe/Supp.	382,9	11,1%	4476,0	16,2%	5308,0	9,6%
456	Erypo	382,2	−20,0%	168017,8	−16,5%	8592,6	−16,0%
457	Corinfar	381,4	−17,1%	8746,9	−18,5%	21757,2	−14,9%
458	Nacom	381,2	−1,4%	23279,8	0,3%	7366,5	−0,7%
459	Baycuten HC	380,8	942,1%	7615,1	973,1%	6390,0	939,9%
460	Infectomox	379,4	−13,8%	3211,5	−18,0%	4463,2	−15,2%
461	Nitrepress	378,7	−2,2%	3575,1	−1,0%	28990,1	−0,7%
462	Melperon-ratiopharm	378,1	7,7%	4656,0	9,1%	2242,1	9,8%
463	Cosopt	377,8	12,6%	28765,7	13,4%	26871,1	13,5%
464	Lotricomb	377,5	2,3%	8249,4	3,2%	11102,9	3,4%
465	Eryhexal	377,2	−8,8%	3517,7	−9,7%	2533,7	−6,8%
466	Climopax	376,4	−35,7%	9933,5	−35,7%	31010,4	−35,7%
467	MCP Hexal	376,3	2,8%	1424,3	3,0%	2959,8	2,4%
468	L-Thyrox Hexal	375,4	(> 1000)	2791,9	(> 1000)	21803,7	(> 1000)
469	Ambrodoxy	374,8	−3,8%	1627,5	−2,9%	4097,7	−3,0%
470	Effortil/Depot	374,2	−3,8%	3594,3	−2,8%	4885,6	−2,0%
471	Musaril	373,9	−13,7%	6345,2	−10,8%	5694,3	−10,4%
472	Adumbran	372,3	−45,3%	1926,6	−45,3%	4049,4	−44,6%
473	Doxy-Wolff	371,9	−19,3%	1557,7	−14,8%	5414,2	−18,3%
474	Kanamycin-POS	371,4	4,3%	1207,9	4,4%	5545,2	4,6%
475	Livocab/-direkt Nasenspray	370,8	−21,3%	8760,1	−21,7%	3563,6	−21,0%
476	Lioresal	369,3	2,3%	11875,3	3,4%	8056,4	3,2%
477	Lacrisic	369,1	−12,4%	3128,0	−7,0%	22738,2	−8,4%
478	Gentamicin-POS	368,7	0,3%	1109,5	0,4%	5935,5	0,6%
479	Mono Embolex	368,7	−0,7%	29178,7	−1,0%	4955,9	0,3%
480	Penicillat	368,3	−3,6%	2420,5	−4,2%	2782,1	−2,9%
481	Felodipin-ratiopharm	367,9	30,3%	17996,1	33,3%	41616,7	33,8%
482	Uripurinol	367,2	3,9%	3188,0	0,2%	21456,9	5,6%
483	Aprovel	366,8	8,6%	38773,9	12,6%	43406,9	14,2%
484	Perocur	366,1	−4,8%	2387,1	−2,8%	1363,0	−4,6%
485	Corangin	365,7	−13,8%	15308,6	−15,3%	34997,3	−14,7%
486	Infectocillin	365,2	−1,5%	3016,2	2,8%	2902,1	2,2%
487	Erythromycin-ratiopharm	365,1	−13,7%	3490,6	−15,1%	2188,8	−10,8%
488	Bisomerck	364,9	6,4%	7518,4	0,7%	19952,8	8,4%
489	Neorecormon	364,8	10,5%	160896,2	12,6%	8152,7	12,6%
490	Estraderm TTS/MX	364,5	−32,2%	9958,6	−32,2%	25481,5	−32,3%
491	Ossofortin forte/fortissimo	363,9	−1,1%	11412,0	−1,3%	17556,6	−1,5%
492	Lorazepam-neuraxpharm	363,5	11,0%	2421,0	11,2%	7542,9	11,0%
493	Cefaclor-ratiopharm	362,6	−1,1%	6493,6	−4,8%	2213,5	1,9%
494	Lamictal	362,1	16,9%	81037,5	26,0%	11215,9	16,3%
495	Dexa-Polyspectran Tropfen	361,8	23,2%	3133,9	23,3%	6986,9	23,2%
496	Karvezide	361,8	14,8%	40200,4	19,3%	30081,8	18,5%
497	Bricanyl/Duriles	360,4	−15,0%	2625,3	−17,0%	2954,8	−15,9%
498	Cranoc	359,1	−0,9%	35610,8	6,6%	32935,2	23,6%
499	Transtec	358,5	64,8%	50767,7	84,4%	7448,1	85,3%
500	Zyrtec	358,5	−58,8%	10169,8	−58,0%	12435,3	−58,0%
	Summe	430238,0		12425088,2		18662693,9	
	Kumulativer Anteil	57,44%		51,51%		59,34%	

64

Tabelle 64.7: Führende Arzneimittel 2003 nach Verordnungen (Fortsetzung)

Rang	Präparat	Verordnungen in Tsd.	Änd. %	Umsatz in Tsd. €	Änd. %	DDD in Tsd.	Änd. %
501	Micardis	358,2	–2,8%	35366,5	0,8%	48129,1	1,1%
502	Ambroxol Heumann	357,9	–7,5%	1710,2	–1,0%	4380,2	1,7%
503	Cetirizin STADA	357,1	75,4%	3606,0	85,3%	11057,3	85,6%
504	Vesdil plus	357,1	–8,9%	25661,3	–17,4%	31526,6	–6,6%
505	Omeprazol AL	355,8	29,4%	22982,4	36,6%	17894,3	36,5%
506	ISDN von ct	354,6	1,3%	4387,3	2,1%	19259,7	2,6%
507	Vesdil	354,1	–4,4%	22650,8	–14,9%	63728,5	4,7%
508	Diutensat	354,0	5,6%	3479,6	–0,7%	28808,4	6,5%
509	Diclo-1A Pharma	353,8	15,2%	1358,9	21,0%	7371,3	21,4%
510	Arufil/-uno	353,1	–11,0%	1886,0	–8,0%	19997,2	–10,3%
511	Ranibeta	352,9	–10,0%	8037,3	–4,5%	15519,7	–3,6%
512	Lactulose AL	352,2	–5,2%	4483,1	–4,7%	24935,7	–4,7%
513	Elmex Gelee	351,4	–6,9%	2550,8	–4,4%	161242,3	–7,1%
514	Arilin vaginal	350,9	3,1%	1570,2	2,8%	912,3	7,1%
515	Adalat	350,1	–21,3%	8030,8	–21,3%	21674,0	–21,2%
516	Gastronerton	349,9	–16,1%	1041,5	–14,7%	1932,2	–13,9%
517	ISDN STADA	348,5	–2,3%	8336,0	–4,1%	35933,4	–0,5%
518	Ciprofloxacin STADA	347,4	35,5%	7895,3	–2,5%	1313,8	41,7%
519	Normoc	346,9	–8,1%	2349,4	–34,0%	7473,5	–6,2%
520	Doxycyclin STADA	346,3	8,3%	1578,6	9,4%	5910,5	9,3%
521	Polyspectran	346,1	7,1%	2229,8	7,6%	4636,6	7,3%
522	Remifemin	346,1	7,0%	3583,1	7,1%	16824,0	7,0%
523	Dexamytrex	345,1	0,4%	2176,9	0,4%	5778,7	0,8%
524	Rhinomer	345,0	–27,1%	1780,9	–27,6%	3508,5	–16,2%
525	Metobeta	344,8	15,1%	6010,5	19,1%	19693,6	18,8%
526	omeprazol von ct	344,5	11,8%	21696,5	18,0%	15711,0	23,3%
527	Cibacen	344,0	–9,1%	20341,7	–8,3%	38895,5	–6,3%
528	Ximovan	343,5	–18,4%	4404,7	–38,6%	6555,3	–18,1%
529	Budiair	343,1	(> 1000)	12227,7	(> 1000)	20023,1	(> 1000)
530	Mediabet	342,0	–7,5%	5534,7	–15,9%	13597,0	–4,2%
531	Tramadol STADA	341,6	14,0%	8529,0	27,7%	5523,4	22,0%
532	Fucidine plus	341,5	–11,8%	4562,0	–3,7%	1980,1	–10,9%
533	Gynodian Depot	341,4	–14,6%	10540,3	–14,2%	27764,7	–14,2%
534	Aldactone Drag./Kaps.	341,0	7,8%	5816,4	–2,4%	9691,4	3,7%
535	Clinda-saar	340,7	35,9%	10461,6	29,7%	2470,3	36,0%
536	Xanef	340,4	–19,2%	10443,5	–53,0%	25197,0	–17,6%
537	Sandimmun	339,4	–0,5%	125879,1	–2,2%	6555,3	–2,4%
538	Sympal	339,0	–8,8%	3718,8	–6,8%	2533,0	–6,5%
539	Dociton	338,4	–2,2%	4165,3	–12,3%	6157,1	–1,7%
540	Artelac	338,2	–4,3%	4001,8	0,9%	21953,2	–1,9%
541	Sotalex	338,0	–18,8%	8522,0	–27,0%	20940,5	–18,3%
542	Podomexef	337,8	6,4%	11300,8	10,6%	1612,9	8,6%
543	Limptar N	337,3	3,3%	8743,5	5,1%	16818,8	4,9%
544	Roxihexal	335,7	76,6%	5071,6	56,9%	2292,2	76,1%
545	Optiderm/-F	335,4	3,4%	5897,3	14,7%	18770,3	17,4%
546	Beloc comp	334,5	–2,8%	21123,8	–3,8%	29587,2	–4,1%
547	Aequamen	333,8	–12,8%	5733,3	–11,6%	14509,0	–11,3%
548	Kalinor/retard	333,7	9,4%	4189,1	9,9%	5519,6	10,0%
549	Bepanthen Wund- u. Heilsalbe	332,7	–19,7%	2398,9	–16,5%	9223,7	–17,8%
550	Peha Katheterset	332,5	–10,3%	4847,2	–9,8%	332,5	–10,3%
	Summe	447487,4		12939982,0		19566349,5	
	Kumulativer Anteil	59,75%		53,65%		62,22%	

64

Tabelle 64.7: Führende Arzneimittel 2003 nach Verordnungen (Fortsetzung)

Rang	Präparat	Verordnungen in Tsd.	Änd.%	Umsatz in Tsd. €	Änd.%	DDD in Tsd.	Änd.%
551	Metalgin	332,2	0,0%	1609,5	0,8%	1940,4	1,0%
552	Meprolol	330,6	1,1%	6700,3	1,7%	26515,9	7,3%
553	MCP von ct	329,2	−2,5%	1436,4	3,2%	3730,1	5,7%
554	Ventolair	329,0	9,3%	17468,1	12,0%	6715,3	12,5%
555	Eunerpan	328,9	−25,3%	4073,7	−36,0%	1781,8	−26,9%
556	Spironolacton-ratiopharm	328,6	15,6%	9634,7	12,2%	19296,6	15,7%
557	Zolpidem STADA	327,8	35,0%	3027,9	34,5%	5981,4	36,1%
558	Lendormin	326,9	−10,3%	2426,4	−10,4%	6338,6	−10,2%
559	Arelix ACE	326,7	−1,4%	29531,9	0,7%	27046,8	1,0%
560	Omebeta	326,3	40,1%	17921,5	44,3%	12407,7	44,6%
561	Fragmin	325,2	−0,5%	31747,9	0,4%	6350,7	0,4%
562	Urbason/-solubile	324,9	−10,4%	15228,5	−6,6%	18199,1	−6,8%
563	Tavegil	324,7	−5,2%	3317,8	−3,5%	4710,0	−2,7%
564	Tonsilgon/-N Drag./Tropf.	324,1	−8,4%	2590,0	−2,8%	2399,8	−9,2%
565	Grüncef	323,8	−13,9%	7637,2	−12,9%	2228,9	−12,5%
566	Fosinorm	323,5	−7,3%	15251,1	−21,7%	26800,6	−4,6%
567	Heparin-ratiopharm	322,5	−11,1%	2228,5	−10,7%	13378,1	−9,4%
568	ASS-1A Pharma	321,2	69,2%	600,6	67,1%	7425,4	67,1%
569	Trusopt	320,3	−3,0%	20439,2	−4,4%	15392,4	−3,3%
570	Bifiteral	320,2	−12,5%	4553,1	−15,3%	21371,2	−12,2%
571	Falicard	319,2	−14,0%	3961,5	−24,5%	10086,8	−12,0%
572	Analgin	316,7	−9,7%	900,0	−9,1%	911,7	−8,6%
573	Doxyhexal	316,0	−8,0%	1397,4	−4,7%	5220,3	−5,7%
574	Gynokadin	315,8	0,2%	6666,6	4,2%	32351,3	3,2%
575	Freka-cid	315,7	−5,1%	1631,8	−5,1%	2756,1	−4,7%
576	Zolpidem-ratiopharm	315,2	70,8%	2871,1	72,5%	5644,5	75,3%
577	Riopan	314,6	−15,3%	4945,0	−14,9%	5651,2	−14,4%
578	Furosemid Heumann	313,6	−2,7%	3167,8	−4,4%	33161,7	2,4%
579	Predni/Prednisolon Galen	311,7	27,8%	2090,9	28,7%	13289,8	26,7%
580	Cipramil	310,7	−37,7%	33823,7	−32,5%	23714,5	−32,1%
581	enalapril von ct	309,4	22,6%	7692,7	26,9%	26172,8	29,5%
582	Dolormin/-Migräne	308,0	78,3%	1340,4	68,2%	1512,7	84,0%
583	Ecolicin	307,6	−7,4%	1999,8	−1,0%	3549,2	−7,6%
584	Novopulmon	307,3	44,3%	12479,2	54,9%	16272,5	50,5%
585	Delmuno	307,1	14,5%	32306,7	17,7%	26112,4	17,3%
586	Simvastatin-ratiopharm	305,4	(neu)	16016,2	(neu)	34630,5	(neu)
587	NAC-1A Pharma	304,2	27,3%	1573,4	25,7%	4650,3	26,5%
588	Refobacin Creme	304,0	−6,5%	1629,9	−3,9%	1531,4	−3,1%
589	Monoflam	303,6	−22,9%	1659,1	−11,5%	7111,3	−16,2%
590	Emser Salz Nase Siemens	303,6	−7,6%	3537,4	−1,1%	4287,2	−8,4%
591	Methizol	302,4	−3,7%	2976,0	−3,4%	14692,7	−2,8%
592	Verapamil AL	301,6	4,0%	4594,9	8,4%	13707,4	7,3%
593	Timonil	301,5	−8,1%	14496,4	−7,5%	12748,3	−7,4%
594	Sedariston Konzentrat Kaps.	300,9	−12,7%	5297,0	−12,1%	5908,6	−12,2%
595	Uniphyllin	300,9	−12,9%	9833,9	−11,5%	27148,0	−10,8%
596	Prostagutt forte	299,9	3,9%	13264,4	4,0%	21521,7	4,1%
597	Theophyllin STADA	298,0	6,8%	3348,7	7,9%	17566,3	7,8%
598	Coversum	297,6	6,4%	16100,4	7,3%	22310,2	8,9%
599	Tiapridex	297,4	−4,0%	19497,8	−3,9%	6590,7	−3,3%
600	Linola-H N	296,7	−4,6%	3549,3	−3,6%	6076,9	−3,3%
	Summe	463210,5		13372055,9		20203249,7	
	Kumulativer Anteil	61,85%		55,44%		64,24%	

Tabelle 64.7: Führende Arzneimittel 2003 nach Verordnungen (Fortsetzung)

Rang	Präparat	Verordnungen in Tsd.	Änd. %	Umsatz in Tsd. €	Änd. %	DDD in Tsd.	Änd. %
601	Junik	295,8	23,2%	15178,0	19,9%	5810,8	19,4%
602	Viburcol N	294,4	–18,2%	1264,1	–18,0%	1456,4	–18,5%
603	Ranitidin AL	294,2	–2,9%	5554,7	3,4%	12841,4	3,9%
604	molsidomin von ct	294,1	–4,0%	5856,0	–3,2%	24616,3	–2,9%
605	Jarsin	293,5	–22,4%	7662,8	–20,5%	14619,8	–19,7%
606	Enabeta comp.	293,2	527,0%	12198,1	562,9%	23918,8	567,3%
607	Oculotect fluid	292,6	–10,8%	2060,6	–7,0%	18309,2	–7,7%
608	Emesan	291,4	5,2%	1292,1	5,3%	1525,0	16,7%
609	doxy von ct	291,1	–2,6%	1095,9	–0,2%	4446,7	–0,2%
610	Clotrimazol AL Creme etc.	290,0	–3,1%	1008,5	–3,4%	3907,9	–3,9%
611	Triampur comp.	290,0	–7,6%	2142,0	–6,3%	25887,6	–6,2%
612	Nitrendepat	289,7	0,2%	3796,9	0,8%	22477,9	1,2%
613	Oralpädon 240	289,6	2,8%	1332,4	2,8%	723,9	2,8%
614	Concor plus	289,1	–7,7%	14387,6	–25,4%	25452,3	–5,3%
615	Captopril AL	288,8	–3,1%	3102,7	–0,8%	17695,5	0,5%
616	Furobeta	288,4	–4,7%	3201,3	–3,5%	33306,0	–2,4%
617	Bisohexal plus	288,4	160,1%	13149,2	159,3%	23869,3	176,9%
618	Tethexal	287,8	–8,8%	2393,6	–5,1%	2681,3	–4,4%
619	Corifeo	287,1	65,8%	13381,4	73,2%	25006,5	87,1%
620	Salbutamol Stada	287,0	6,2%	3033,8	11,0%	7830,7	13,4%
621	Doxycyclin AL	285,9	–4,6%	947,8	–3,6%	4595,6	–3,4%
622	Karison	285,8	8,0%	3536,3	–0,7%	8954,2	7,0%
623	Karvea	284,8	8,2%	29803,1	11,4%	32317,5	13,0%
624	Seroquel	284,5	28,8%	48029,9	35,8%	6475,2	35,9%
625	Baymycard	284,3	2,1%	18015,8	7,3%	15328,4	11,0%
626	Merigest	284,1	–25,2%	8475,4	–25,2%	23276,8	–25,2%
627	Zymafluor Tabl.	282,9	–16,9%	1573,8	–17,5%	54784,2	–19,5%
628	Cefuroxim-ratiopharm	282,5	27,3%	13836,4	31,7%	2645,2	34,1%
629	Afonilum	282,3	–12,3%	7986,7	–11,7%	18893,8	–11,5%
630	Nebacetin	282,2	–8,2%	3540,6	–5,4%	1650,4	–2,2%
631	Ebrantil	282,1	6,2%	17447,4	8,2%	12697,7	6,6%
632	Tri.-Thiazid Stada	282,0	0,4%	3136,2	1,3%	22360,5	1,6%
633	Uroxatral	281,7	–1,8%	28137,2	2,6%	27308,5	32,7%
634	Carnigen/Mono	281,4	–6,6%	5363,0	–7,5%	5471,2	–7,6%
635	Remestan	280,7	–12,0%	2042,2	–11,9%	4944,8	–12,1%
636	Diabesin	280,1	6,2%	4567,4	7,4%	13191,3	8,0%
637	Accupro	280,0	–8,9%	11998,4	–31,8%	19603,7	–6,0%
638	Dolobene Gel	279,8	–16,2%	2468,1	–16,0%	7010,3	–15,9%
639	Ibu-AbZ	279,6	13,1%	1713,6	17,0%	4112,3	16,8%
640	Soderm	279,4	11,7%	2239,4	13,5%	4992,4	12,1%
641	Omeprazol Heumann	278,8	14,3%	15561,8	19,9%	10748,9	20,2%
642	Nitrendipin STADA	278,6	15,3%	2560,9	16,0%	20708,1	14,9%
643	Tramabeta	278,1	11,5%	8303,6	23,1%	4752,5	21,3%
644	Solosin	277,7	–15,8%	4079,2	–13,4%	7455,1	–13,4%
645	Metoprolol von ct	277,3	17,5%	4617,1	9,8%	15091,3	19,9%
646	Doxy-1A Pharma	276,5	22,3%	845,1	23,2%	4323,9	23,1%
647	Antra	276,3	–41,1%	33382,0	–36,8%	12558,3	–36,7%
648	Dermoxin/Dermoxinale	276,1	–0,4%	4196,7	–0,8%	9628,6	–0,9%
649	Penicillin V STADA	275,9	0,4%	2247,7	3,1%	2203,6	2,1%
650	Mobloc	275,0	–4,3%	25166,3	0,1%	24607,4	–2,7%
	Summe	477443,1		13800966,7		20902324,6	
	Kumulativer Anteil	63,75%		57,22%		66,46%	

64

Tabelle 64.7: Führende Arzneimittel 2003 nach Verordnungen (Fortsetzung)

Rang	Präparat	Verordnungen in Tsd.	Änd.%	Umsatz in Tsd. €	Änd.%	DDD in Tsd.	Änd.%
651	Novothyral	274,4	−1,0%	6273,4	1,3%	35119,9	2,1%
652	MCP STADA	274,2	5,4%	1033,9	5,3%	2120,7	6,9%
653	MST Mundipharma	273,4	−8,1%	39339,1	−5,9%	6801,0	−5,6%
654	Akineton	273,0	−9,0%	5376,5	−7,7%	6930,2	−7,9%
655	Isot. Natriumchlorid Delta	272,9	18,7%	2203,9	28,9%	759,2	22,5%
656	Ranitidin STADA	272,2	−2,0%	6452,3	1,2%	12013,5	1,9%
657	Ezetrol	271,9	(> 1000)	34173,7	(> 1000)	18285,1	(> 1000)
658	Tryasol Codein	271,5	−2,1%	1503,7	−1,6%	1142,7	−1,4%
659	Roxidura	271,2	−16,6%	3974,6	−28,0%	1810,0	−18,0%
660	Magnesiocard	270,7	−13,5%	2574,8	−12,0%	6905,7	−11,3%
661	Vidisic	269,9	−8,8%	1648,0	−7,6%	14381,4	−6,9%
662	Lisinopril-Azu	269,9	20,6%	7645,5	24,8%	29617,6	26,6%
663	Lamisil Tabletten	269,7	−6,4%	35873,0	−5,3%	7038,4	−5,6%
664	Allopurinol STADA	268,8	19,8%	2554,1	6,9%	17629,0	21,6%
665	Kortikoid-ratiopharm/F	268,4	0,7%	1784,5	2,2%	3908,4	2,3%
666	Triam Lichtenstein Amp.	268,4	7,7%	2578,4	21,8%	11345,5	11,0%
667	Denan	266,4	−46,7%	35564,9	−44,4%	23371,6	−44,4%
668	Enalapril AL	265,9	37,0%	6701,8	43,5%	24599,1	46,0%
669	Diclofenbeta	265,9	−19,3%	1469,7	−20,0%	6951,7	−18,4%
670	Natrilix	265,4	5,3%	9349,8	3,0%	16088,2	3,3%
671	Orelox	265,1	−12,3%	9327,5	−8,3%	1353,9	−10,4%
672	Budesonid-ratiopharm	265,0	−24,9%	10340,4	−13,2%	14926,3	−24,9%
673	Timomann/TimoEDO	263,9	−3,7%	3000,6	−2,8%	19516,7	−3,6%
674	Furosemid STADA	263,7	15,4%	2675,7	10,9%	26073,9	16,9%
675	NAC AL	263,6	1,1%	1227,2	1,2%	3474,8	2,1%
676	Tetra-Gelomyrtol	263,5	−3,0%	3336,4	−3,1%	1457,2	−3,2%
677	Metformin AL	263,3	31,1%	3915,3	32,0%	11879,3	32,7%
678	Tranxilium	262,6	−7,0%	3934,8	−5,8%	6676,4	−5,5%
679	Humalog Mix	262,3	−7,5%	29610,4	−5,7%	15785,8	−5,5%
680	Lamuna	262,2	37,8%	4405,8	42,8%	21026,4	37,2%
681	Captogamma	261,9	−14,6%	3655,5	−12,2%	18541,7	−10,8%
682	Monapax Saft/Supp./Tropfen	260,4	−16,0%	2443,7	−15,1%	848,6	−18,0%
683	Alphagan	260,3	−5,1%	16380,6	−1,5%	17822,0	−4,2%
684	Firin	260,1	9,0%	2651,4	6,4%	1345,9	8,1%
685	ACE-Hemmer-ratiopharm comp	259,5	3,8%	4830,5	4,3%	23409,6	6,1%
686	Otovowen	258,7	−1,7%	2821,3	2,9%	6778,6	−2,1%
687	Microgynon	258,7	−0,7%	3224,5	6,6%	20733,3	−1,0%
688	Truxal	258,7	−10,9%	3127,4	−11,0%	3697,4	−10,6%
689	Mevinacor	258,0	−33,4%	32321,0	−31,4%	17262,3	−30,9%
690	Loratadin-ratiopharm	257,1	0,3%	2577,1	4,9%	8332,7	9,6%
691	Esidrix	257,1	−2,7%	4216,4	−20,5%	19722,3	−2,0%
692	Bisobeta	256,4	58,0%	4978,5	48,7%	13944,4	63,4%
693	Thrombareduct	256,3	−13,9%	1885,5	−13,0%	9761,6	−13,5%
694	Ciprobeta/Uro	255,4	38,0%	6258,6	−5,7%	1064,8	37,4%
695	dehydro tri mite/ -sanol tri	254,7	−1,8%	6256,4	−0,6%	18104,0	−0,4%
696	Magnesium Verla Tabl./N Konz	254,5	−8,6%	2643,5	−7,6%	7918,5	−7,5%
697	Visc-Ophtal/-sine	254,5	4,4%	1482,8	11,7%	13461,7	9,7%
698	Atehexal	254,3	−3,9%	3999,6	−2,9%	14873,8	−1,7%
699	CiL	254,2	−0,8%	10004,8	4,1%	20990,5	4,6%
700	Catapresan	254,1	−12,7%	4775,5	−20,4%	8260,2	−15,0%
	Summe	490627,4		14201350,7		21518187,9	
	Kumulativer Anteil	65,51%		58,88%		68,42%	

64

Tabelle 64.7: Führende Arzneimittel 2003 nach Verordnungen (Fortsetzung)

Rang	Präparat	Verordnungen in Tsd.	Änd.%	Umsatz in Tsd. €	Änd.%	DDD in Tsd.	Änd.%
701	Piracetam-ratiopharm	254,0	-1,8%	4949,8	-0,9%	8967,0	1,5%
702	Infectopedicul	254,0	14,2%	3822,8	32,4%	1547,1	22,0%
703	Roxithromycin AZU	253,7	1,7%	3603,1	-13,1%	1621,1	-1,8%
704	Aciclovir-ratiopharm Creme	253,5	-3,9%	1548,8	-3,7%	2083,7	-1,8%
705	Flunitrazepam-ratiopharm	253,4	-1,4%	1218,6	-1,4%	4895,0	-1,4%
706	Cromohexal Nasenspray	253,1	-20,8%	2227,0	-21,0%	1952,9	-20,5%
707	Chloraldurat Pohl	252,9	-8,0%	1777,3	-7,5%	2902,0	-7,4%
708	HCT-1A Pharma	252,3	206,7%	1762,2	228,1%	14686,7	239,4%
709	Fluanxol/-depot	251,8	-1,0%	13433,7	-1,4%	9328,3	-0,8%
710	Acerbon	251,6	-16,9%	10214,9	-36,3%	19407,8	-14,6%
711	Calcium D₃ STADA	251,5	21,9%	5216,5	29,6%	12099,1	27,0%
712	ClindaHEXAL	250,7	1,1%	5372,9	-9,4%	1182,4	1,7%
713	Guttaplast	249,9	-8,0%	900,6	-2,9%	10921,7	-8,1%
714	Tramundin	249,3	-20,5%	14704,7	-16,8%	6945,3	-14,6%
715	Rohypnol	249,2	-26,1%	1569,4	-36,0%	4819,7	-26,1%
716	Psorcutan	248,3	-7,4%	12849,3	-5,9%	11083,6	-4,2%
717	Duspatal/- retard	248,3	-7,0%	9612,6	-1,6%	9129,3	-1,1%
718	Triamteren comp.-ratiopharm	248,1	4,4%	2800,7	6,6%	20044,5	6,8%
719	Aspecton Saft	247,6	-1,0%	1750,1	-1,5%	2509,6	-2,4%
720	Neuroplant	247,4	-1,8%	6421,7	1,0%	12130,2	2,4%
721	Planum	246,7	-7,1%	1814,0	-7,5%	4385,2	-7,8%
722	Restex	246,4	34,4%	8373,8	42,8%	2832,2	44,5%
723	Motilium	246,0	-18,4%	10034,0	-16,6%	5588,8	-15,3%
724	galacordin	245,8	1,6%	3293,1	2,1%	5083,9	2,3%
725	Tramadol AL	244,5	16,4%	4917,2	38,6%	3841,5	28,3%
726	Microklist	244,3	-4,8%	3183,4	0,5%	2291,4	1,2%
727	Glibenclamid AL	244,2	17,0%	1262,5	17,3%	14318,7	17,3%
728	Doxepin-ratiopharm	243,4	8,3%	4438,7	7,3%	7891,6	14,4%
729	Clonidin-ratiopharm	242,6	14,6%	4558,1	16,0%	8780,4	18,6%
730	Bisoprolol Heumann	242,5	13,5%	4871,4	6,4%	12551,1	16,3%
731	Hedelix	241,9	-13,6%	1366,2	-13,8%	2049,3	-13,9%
732	Allvoran	240,8	-17,6%	1659,0	-15,7%	6398,9	-11,2%
733	Ketek	240,8	-7,7%	10409,2	-7,3%	1331,9	-7,2%
734	Carbamazepin-ratiopharm	240,6	9,2%	7954,5	9,4%	9024,1	10,7%
735	Dilzem	240,1	-26,2%	7614,3	-27,9%	10015,2	-26,1%
736	Sifrol	239,8	35,1%	48159,7	50,0%	4726,7	43,5%
737	Enalapril AZU	239,5	18,6%	6407,5	22,8%	23191,2	25,1%
738	Vetren Gel/Salbe	238,7	-22,0%	1501,5	-21,6%	9512,2	-22,0%
739	Flotrin	238,7	-9,2%	17347,2	-4,1%	10900,7	-5,3%
740	Iscador	238,6	-8,6%	15148,0	2,4%	7319,8	-4,6%
741	Amitriptylin beta	238,6	35,3%	1905,5	35,5%	6057,9	38,3%
742	Opipramol neuraxpharm	237,7	(> 1000)	4396,6	(> 1000)	6809,8	(> 1000)
743	Pan Ophtal	236,9	8,7%	985,0	15,0%	18737,2	18,5%
744	Ciprobay	236,7	-41,5%	13254,0	-43,0%	1079,8	-39,0%
745	Betahistin-ratiopharm	236,5	8,1%	2237,3	11,0%	7403,1	11,5%
746	Bactoreduct	236,4	-23,6%	655,7	-22,8%	1634,0	-21,0%
747	Dolo-Dobendan	236,2	-9,4%	1367,6	-4,7%	865,4	-11,3%
748	zopiclon von ct	236,0	26,9%	2218,4	24,6%	3886,0	27,2%
749	amoxi von ct	235,6	12,4%	2637,2	-0,5%	3641,0	14,4%
750	Haldol	234,7	-8,9%	8774,6	-8,1%	12150,9	-6,7%
	Summe	502858,9		14509852,5		21890744,8	
	Kumulativer Anteil	67,14%		60,15%		69,61%	

64

Tabelle 64.7: Führende Arzneimittel 2003 nach Verordnungen (Fortsetzung)

Rang	Präparat	Verordnungen in Tsd.	Änd.%	Umsatz in Tsd. €	Änd.%	DDD in Tsd.	Änd.%
751	Miranova	234,6	−12,2%	5965,9	−4,6%	18933,0	−12,4%
752	Dextro O.G.-T.	234,6	9,9%	1105,5	9,6%	235,0	9,5%
753	Calcilac KT	234,4	19,3%	4647,7	19,8%	11190,8	20,1%
754	Oculotect	234,2	−13,7%	2057,6	−11,9%	14292,7	−11,8%
755	Cefuhexal	233,7	21,1%	10317,0	21,5%	1939,2	22,5%
756	Codipront mono/retard	233,4	−34,6%	1351,8	−31,6%	944,7	−24,1%
757	Codicaps mono/N/Neo	233,3	46,0%	1269,6	40,7%	1446,6	70,6%
758	Beofenac	233,0	−17,8%	6378,1	−3,5%	5123,8	−12,2%
759	PVP-Jod-ratiopharm	233,0	−2,0%	1354,0	−2,1%	2338,2	−2,3%
760	Amoxi-1A Pharma	232,9	62,7%	2412,3	56,3%	3801,4	59,5%
761	Tramagit	232,7	8,4%	6167,4	15,9%	3955,5	12,8%
762	Anco	232,3	−1,6%	2499,4	−6,5%	4707,3	−2,8%
763	Propra-ratiopharm	231,8	3,3%	2979,5	0,1%	3205,6	4,6%
764	Provas	231,5	16,8%	22325,9	21,7%	27666,8	25,0%
765	Nedolon P	231,4	−15,4%	952,9	−15,2%	682,8	−15,2%
766	Pariet	231,2	3,8%	15502,5	8,9%	6368,1	10,8%
767	Duofilm	231,1	3,8%	1622,1	10,9%	13867,3	3,8%
768	Simvastatin STADA	231,1	(neu)	11905,3	(neu)	25192,5	(neu)
769	Mono Mack	230,9	−24,7%	12247,8	−22,1%	39753,6	−21,2%
770	Goldgeist	230,2	−3,5%	2410,4	−2,7%	2069,6	−2,2%
771	Epi-Pevaryl Creme etc.	230,1	−3,6%	3168,0	−3,3%	2128,6	−3,5%
772	Provas comp./maxx	229,8	35,2%	21709,5	41,6%	18959,6	37,8%
773	Minisiston	229,6	1,8%	3620,6	8,9%	18314,1	0,9%
774	Huminsulin Basal / -Long	229,3	5,9%	19796,1	7,4%	13774,9	7,4%
775	Vobaderm	228,2	−1,8%	2272,0	6,3%	1914,3	2,4%
776	Citalopram-ratiopharm	228,0	163,7%	14899,9	144,5%	16101,9	179,4%
777	Axura	227,9	99,7%	42718,8	99,5%	9033,8	99,5%
778	Magnesium-Diasporal N/orange	227,7	−11,0%	4396,4	−8,2%	13302,7	−7,4%
779	Ideos	227,4	17,4%	5984,6	17,5%	9648,2	17,5%
780	BetaCreme/Salbe Lichtenstein	226,9	10,6%	1472,3	23,9%	4701,4	13,1%
781	Sobelin	226,8	−10,9%	5824,2	−25,8%	1126,4	−8,1%
782	Zyloric	226,4	−15,5%	2234,6	−14,4%	12476,5	−14,1%
783	Talcid	226,1	−22,4%	2590,5	−20,2%	2611,0	−19,3%
784	Tenormin	226,1	−6,9%	3557,5	−13,4%	12483,3	−5,5%
785	Paracetamol-1A Pharma	225,9	42,2%	374,9	53,9%	1166,5	45,1%
786	Tafil	225,5	−10,6%	3106,3	−13,3%	6838,9	−8,8%
787	Effekton Creme	224,9	−33,7%	1275,1	−33,5%	2101,6	−33,5%
788	Traumeel/S	224,4	−10,6%	2023,6	−6,8%	5346,5	−9,5%
789	Dynexan Mundgel	224,3	−1,7%	1425,0	−0,7%	6438,0	−2,6%
790	Triamhexal	223,9	9,3%	2172,1	22,1%	10347,5	11,3%
791	MCP-beta	223,1	−6,2%	724,1	−3,1%	1507,6	−2,9%
792	Tussamag Husten	223,0	−4,9%	1064,1	−4,8%	1095,0	−4,9%
793	Linoladiol N Creme	222,7	1,2%	2729,0	8,3%	56618,0	1,5%
794	Imbun	222,6	−5,2%	2405,6	−4,6%	3644,9	−3,0%
795	Faustan	222,3	−18,6%	437,8	−17,8%	4051,9	−17,5%
796	Coldastop	222,3	−10,1%	1620,8	−7,0%	8002,5	−10,1%
797	Sirdalud	222,0	−0,6%	5318,3	0,7%	4283,8	2,0%
798	Renacor	221,9	−29,0%	15609,4	−33,8%	19825,2	−27,6%
799	Votum	221,7	(> 1000)	15803,8	(> 1000)	35818,1	(> 1000)
800	Monostenase	221,6	−4,6%	4902,9	−11,2%	17528,3	−1,7%
	Summe	514272,8		14820563,0		22399650,3	
	Kumulativer Anteil	68,66%		61,44%		71,22%	

Tabelle 64.7: Führende Arzneimittel 2003 nach Verordnungen (Fortsetzung)

Rang	Präparat	Verordnungen in Tsd.	Änd.%	Umsatz in Tsd. €	Änd.%	DDD in Tsd.	Änd.%
801	Jellin polyvalent	220,7	-8,9%	3241,1	-6,7%	2588,3	-6,3%
802	Laif	220,5	-0,2%	7885,8	8,3%	21170,5	1,8%
803	Penicillin V AL	220,2	-3,4%	1261,8	-6,6%	1544,9	-2,0%
804	Natil	220,2	-6,0%	9962,5	-5,4%	13276,7	-5,4%
805	Betnesol-V	219,3	-7,2%	4283,8	-4,8%	5505,9	-5,8%
806	Quilonum	219,1	1,0%	5322,9	1,2%	10569,2	1,2%
807	Kalium-Duriles	218,4	9,5%	2915,0	9,8%	4801,2	9,8%
808	Deltaran	218,1	57,4%	4662,2	71,3%	3831,3	75,9%
809	Ranitidin - 1 A Pharma	217,5	6,6%	3907,7	13,1%	9045,0	13,4%
810	Penbeta Mega	217,0	-4,7%	1323,4	-8,9%	1574,6	-1,8%
811	Elidel	216,3	708,3%	9458,1	734,3%	2845,0	737,1%
812	Verabeta	215,3	-5,3%	4036,4	-5,3%	11456,7	-2,6%
813	Metodura/-Z	215,2	34,9%	4268,5	25,3%	10763,2	34,2%
814	Mykoderm Heilsalbe	215,2	-8,8%	1330,1	-8,0%	2817,1	-7,7%
815	Berlinsulin H	215,1	-0,3%	19275,3	1,5%	13527,9	1,6%
816	Anafranil	214,5	-16,1%	7415,9	-19,3%	7027,9	-16,2%
817	Laxoberal	214,5	-2,1%	2442,9	1,0%	10925,5	-2,1%
818	Azuprostat	213,6	-3,4%	7407,2	-2,9%	34054,8	-2,9%
819	Siccaprotect	213,5	0,8%	1212,6	1,6%	13027,2	1,9%
820	Captopril Heumann	213,3	-8,9%	2729,4	-7,8%	12098,0	-6,0%
821	Felis	212,9	-17,2%	4965,5	-12,3%	13181,1	-14,8%
822	Amoxicillin STADA	212,9	22,8%	2200,0	4,6%	3038,8	27,7%
823	Fluomycin N	212,8	6,5%	2882,0	6,5%	638,5	6,5%
824	Neuro-ratiopharm N	212,8	-26,0%	2400,5	-25,3%	8903,9	-24,6%
825	Fucicort	212,6	17,0%	2304,7	21,1%	913,9	17,0%
826	Comtess	211,3	18,4%	31052,7	19,1%	4106,0	19,5%
827	Citalopram HEXAL	210,9	119,8%	13916,0	105,9%	15141,2	136,5%
828	Bezafibrat-ratiopharm	210,4	-8,1%	6703,5	-11,8%	11909,4	-6,8%
829	BISO-PUREN	209,5	0,9%	4446,5	-5,4%	12067,7	3,5%
830	Triamteren HCT AL	208,1	7,5%	1779,0	9,2%	17173,2	9,4%
831	Lipotalon Amp.	207,7	-1,0%	2065,9	5,8%	868,4	6,8%
832	Doxycyclin Heumann	207,5	-10,9%	932,1	-8,3%	3653,4	-8,6%
833	Mictonorm	207,4	17,6%	13394,3	17,8%	8465,8	17,9%
834	Amoxibeta	207,2	-0,3%	2180,3	-7,3%	3044,6	2,5%
835	Blocotenol	207,2	-2,8%	3163,2	-4,0%	11131,3	0,1%
836	Practo-Clyss	207,2	-5,5%	2146,5	15,1%	1064,8	-1,0%
837	Acenorm HCT	206,8	-5,4%	3970,0	-6,1%	18947,9	-4,2%
838	Diuretikum Verla	205,9	-0,9%	2115,8	2,3%	16698,4	1,3%
839	ISDN AL	205,8	-1,0%	2575,1	0,5%	12021,9	0,8%
840	Klimonorm	205,6	-32,1%	5085,6	-32,2%	16854,3	-32,2%
841	Hypnorex	205,6	2,3%	4985,1	15,7%	8878,8	2,5%
842	durazanil	205,3	-8,4%	1416,0	-13,6%	4543,2	-7,5%
843	Starlix	205,1	16,3%	13248,4	18,5%	7478,9	19,1%
844	Nifedipat	204,5	-7,7%	3859,8	-14,0%	14030,0	-6,1%
845	Fluspi 1,5	204,1	6,0%	3099,2	6,4%	6353,5	6,5%
846	Veramex	204,1	-14,0%	4078,0	-25,9%	10997,9	-10,9%
847	Piroxicam-ratiopharm	204,0	-1,2%	2313,1	-9,2%	5413,6	3,9%
848	Digostada	203,4	9,7%	922,3	10,1%	7273,0	10,3%
849	Loceryl	203,4	6,3%	10087,1	7,7%	4763,4	6,1%
850	capto von ct	203,3	-3,7%	2292,9	-7,0%	11075,9	-0,1%
	Summe	524835,9		15081486,7		228527335	
	Kumulativer Anteil	70,07%		62,52%		72,67%	

64

Tabelle 64.7: Führende Arzneimittel 2003 nach Verordnungen (Fortsetzung)

Rang	Präparat	Verordnungen in Tsd.	Änd. %	Umsatz in Tsd. €	Änd. %	DDD in Tsd.	Änd. %
851	Nitrendipin AL	203,3	27,3%	1519,1	23,9%	14909,8	30,2%
852	Isomonit	203,3	–6,2%	4587,4	–7,9%	17028,9	–1,6%
853	Zopiclon STADA	203,2	26,2%	2257,8	25,5%	3742,8	25,7%
854	Eisendragees-ratiopharm	203,1	6,8%	1620,2	8,3%	3562,6	8,5%
855	Miflonide	202,1	19,6%	6437,2	21,3%	6116,4	21,4%
856	Meto-Isis/-NT	202,0	34,9%	4318,0	15,4%	10246,9	34,6%
857	Mevalotin	201,8	–18,2%	27976,8	–11,9%	19042,0	–10,9%
858	Claversal	201,8	2,6%	24100,2	5,8%	9047,2	3,6%
859	Ursofalk	201,8	10,8%	15323,0	11,1%	6472,4	11,0%
860	Dolo-Visano M	201,7	–12,5%	3789,9	–6,8%	973,1	–10,2%
861	Mucophlogat	201,5	–6,7%	870,2	–7,2%	1960,4	–3,2%
862	Rhinotussal Saft	201,1	–54,2%	1395,7	–54,2%	603,3	–54,2%
863	gliben von ct	200,8	7,8%	1285,6	32,7%	10132,2	7,0%
864	Cibalgin compositum N	200,1	–22,6%	7686,8	–14,6%	1578,9	–20,4%
865	Differin	200,0	4,3%	3714,8	32,3%	6358,1	3,8%
866	Climen	199,6	–23,6%	5835,1	–23,6%	16320,1	–23,6%
867	Optipect Kodein forte	199,5	–4,4%	1115,3	–4,2%	823,4	–4,2%
868	Kaban/Kabanimat	199,1	–3,8%	2321,5	–3,4%	7220,0	–3,7%
869	Mykundex Heilsalbe	198,8	–10,9%	1875,1	–10,5%	2863,6	–10,3%
870	Doxepin dura	198,8	–11,1%	2398,7	–14,0%	3681,6	–4,7%
871	Tromphyllin	198,5	23,2%	4467,1	26,9%	16095,9	26,9%
872	Metoprolol Heumann	198,4	0,0%	3318,8	–25,6%	11929,8	3,9%
873	Jellin/Jellisoft	198,3	–10,2%	2607,9	–7,7%	5000,9	–6,8%
874	Molsidomin Heumann	198,2	–9,0%	4144,4	–26,9%	16292,6	–8,6%
875	Cabaseril	198,0	8,8%	69609,7	21,1%	8008,1	24,9%
876	Cholspasmin/- forte	197,7	–14,5%	2973,8	–13,6%	5784,7	–13,5%
877	Hydrogalen	197,6	0,4%	1240,9	1,6%	3449,9	1,5%
878	Kytta-Sedativum f	197,2	–37,1%	2648,7	–37,2%	5259,1	–36,0%
879	NAC STADA	197,1	14,7%	1041,2	12,5%	2623,6	12,9%
880	Metoprolol-1A Pharma	197,1	38,8%	2024,9	38,4%	11537,2	43,1%
881	arthrex	197,0	–14,9%	1530,7	–7,8%	6353,9	–6,3%
882	Ibuprofen Klinge	196,7	–11,9%	2307,6	–17,3%	4349,7	–9,5%
883	CycloÖstrogynal	196,0	–25,0%	4726,2	–25,2%	15904,2	–25,2%
884	oxa von ct	195,7	–3,4%	640,5	–2,7%	2080,5	–2,0%
885	Rocornal	195,2	–4,3%	11344,2	–3,3%	7287,0	–4,0%
886	Estramon	195,0	–11,8%	4006,3	–10,1%	14295,0	–11,8%
887	Spasmolyt	194,6	3,7%	9378,0	3,9%	6459,8	2,3%
888	Metohexal comp.	194,5	14,7%	4717,5	15,6%	17680,6	16,4%
889	doxy comp. von ct	194,4	14,2%	825,5	15,1%	2078,3	15,1%
890	duranifin	193,7	–15,4%	4074,6	–18,0%	11888,0	–13,8%
891	Predni Lichtenstein Amp.	193,7	52,6%	839,3	45,0%	1409,6	46,5%
892	Aricept	193,7	17,0%	55843,1	22,0%	11979,1	23,4%
893	Desmin	193,4	–0,5%	3656,8	2,6%	15553,8	–0,8%
894	Heparin AL	193,0	–10,4%	800,9	–2,9%	6028,9	–10,7%
895	Diprogenta	192,7	3,8%	4456,7	1,6%	4072,7	6,3%
896	Diltahexal	192,6	–3,8%	4824,1	–5,1%	7563,8	–2,6%
897	Amadol	192,4	–4,0%	5423,7	3,6%	3060,8	3,4%
898	Tarivid	192,2	–24,9%	4017,3	–46,6%	823,7	–27,4%
899	Metoprolol-ratiopharm comp.	192,0	19,2%	4630,1	19,1%	17319,8	21,1%
900	Infectomycin	192,0	–17,7%	3197,3	–16,1%	941,7	–15,8%
	Summe	534718,1		15427233,1		23238530,1	
	Kumulativer Anteil	71,39%		63,96%		73,89%	

64

Tabelle 64.7: Führende Arzneimittel 2003 nach Verordnungen (Fortsetzung)

Rang	Präparat	Verordnungen in Tsd.	Änd. %	Umsatz in Tsd. €	Änd. %	DDD in Tsd.	Änd. %
901	Kamistad N	191,9	15,9%	1076,2	19,6%	6679,9	17,4%
902	Aknemycin Lösung	191,9	–5,7%	1448,4	–5,3%	2736,1	–5,3%
903	Amoxicillin Heumann	191,7	3,3%	2188,6	–15,6%	2922,2	5,3%
904	Epipevisone	191,7	–0,6%	2725,0	–0,1%	3039,6	0,1%
905	Trancopal Dolo	191,6	–19,8%	4225,4	–13,6%	1464,4	–12,4%
906	Bikalm	191,6	–37,0%	2616,6	–53,7%	3631,1	–36,9%
907	Skid	190,9	0,1%	3040,0	0,4%	2280,7	1,2%
908	Solian	190,4	13,6%	43242,6	21,7%	8022,2	21,3%
909	PK-Merz	189,9	–6,6%	5643,8	–6,8%	9390,1	–6,4%
910	Cloderm	189,9	–6,0%	1446,4	–9,2%	4160,2	–8,3%
911	Utrogest	189,4	5,1%	4450,2	7,6%	4235,0	8,1%
912	Melneurin	188,9	–1,6%	2550,1	–1,1%	1348,2	–0,6%
913	Quadropril	188,9	–2,5%	10815,0	5,6%	15969,2	–3,0%
914	Vasomotal	188,7	–9,3%	4400,2	–7,4%	14794,5	–6,0%
915	Metformin-1A Pharma	188,0	43,7%	2725,0	44,9%	8040,8	46,3%
916	Plastulen N	187,4	–25,8%	2979,7	–24,5%	11223,0	–24,2%
917	Pangrol	187,2	14,6%	11189,9	21,5%	2706,4	22,7%
918	Hepa-Gel/Salbe Lichtenstein	186,1	–19,3%	1073,6	–18,7%	7462,9	–19,3%
919	Betadermic	186,0	1,0%	1838,9	2,5%	4193,0	2,7%
920	Kerlone	185,9	–6,3%	5985,7	–5,0%	14893,6	–4,2%
921	Omeprazol dura	185,8	–4,9%	10626,6	0,8%	7490,4	1,3%
922	Bazoton	185,6	–4,8%	10727,2	1,0%	16108,5	–2,5%
923	Acic Creme	185,6	–5,1%	1019,0	–4,6%	1405,5	–3,1%
924	Bromhexin Meuselbach	185,5	–25,6%	723,3	–22,0%	2609,3	–22,5%
925	Lipidil	185,4	4,2%	10699,9	–5,1%	13825,5	2,3%
926	Rivotril	185,2	–1,9%	4071,8	–1,2%	3588,4	–0,8%
927	Ibuphlogont	184,9	18,4%	1717,5	9,0%	3379,3	17,4%
928	Polysept Lösung/Salbe	184,0	–5,5%	878,3	–5,0%	1978,1	–5,1%
929	Felocor	183,8	14,1%	8890,1	17,7%	20324,3	18,8%
930	Benzaknen	183,7	–9,4%	1634,6	–8,9%	6844,8	–9,3%
931	spiro von ct	183,7	9,7%	5441,0	9,1%	10927,7	9,9%
932	Octenisept	183,6	28,3%	1853,8	31,5%	2905,6	25,5%
933	Yasmin	183,2	14,0%	5683,2	14,1%	14786,2	14,1%
934	Sigamuc	182,8	–10,3%	1096,9	–10,2%	1980,5	–10,2%
935	Enalagamma	182,8	3,3%	5262,7	6,6%	20254,4	8,2%
936	Fucithalmic	182,6	–7,5%	1457,2	–7,5%	5477,2	–7,5%
937	Rantudil	182,4	–5,8%	7694,3	–3,5%	7063,6	–4,2%
938	Ambrobeta	182,4	–6,2%	655,8	–4,3%	1536,0	–1,5%
939	Tambocor	182,4	3,1%	17477,9	4,2%	7856,2	4,8%
940	Halcion	182,3	–13,8%	995,9	–13,5%	2372,4	–13,2%
941	Dalmadorm	182,2	–9,7%	1425,1	–9,7%	3643,5	–9,7%
942	Dobendan	182,2	–9,9%	921,2	–1,7%	964,2	–9,9%
943	Doxazosin-ratiopharm	182,1	–2,1%	9406,7	–0,0%	13797,5	0,8%
944	Actos	182,0	20,8%	32832,2	29,2%	13161,4	29,6%
945	Allobeta	181,7	5,5%	1478,3	7,2%	10883,3	7,5%
946	Venoruton Tropfen etc.	181,4	–20,7%	8514,5	–20,9%	8307,2	–20,6%
947	Perazin-neuraxpharm	181,1	1,2%	5255,0	3,0%	11224,7	3,5%
948	Skinoren	180,9	4,4%	3376,7	1,2%	3030,8	3,5%
949	Rulid	180,9	–33,8%	3261,1	–51,6%	1264,3	–31,6%
950	Levomepromazin-neuraxpharm	180,9	0,4%	3631,9	–0,3%	2402,1	–0,2%
	Summe	543999,3		15711604,1		23589116,1	
	Kumulativer Anteil	72,63%		65,14%		75,01%	

64

Tabelle 64.7: Führende Arzneimittel 2003 nach Verordnungen (Fortsetzung)

Rang	Präparat	Verordnungen in Tsd.	Änd. %	Umsatz in Tsd. €	Änd. %	DDD in Tsd.	Änd. %
951	magno sanol	180,8	33,8%	2003,5	34,7%	6525,9	35,0%
952	Melperon-neuraxpharm	180,5	–3,3%	2717,0	–1,1%	1491,5	1,4%
953	Betamann	179,7	–3,6%	2612,9	–4,3%	13274,7	–3,8%
954	Acenorm	179,6	–11,8%	4198,3	–23,8%	10807,5	–9,2%
955	Lantarel	179,2	8,6%	19979,3	15,3%	20961,8	12,4%
956	Kochsalzlsg.Fresenius Spül	179,1	–5,5%	4648,6	–1,6%	1760,9	–5,5%
957	Luminal/Luminaletten	178,9	46,3%	937,0	23,7%	5261,0	–9,2%
958	Femigoa	178,5	–14,0%	2880,5	–6,5%	14331,6	–14,2%
959	Estradiol Jenapharm	178,4	–9,3%	2872,4	–10,5%	14609,1	–10,8%
960	Neurocil	178,2	–7,2%	2973,8	–6,3%	1715,0	–5,8%
961	Estriol Jenapharm Ovula	178,2	3,3%	1076,9	4,2%	7445,8	5,1%
962	Posterisan Corte m.Hydrocort	177,9	542,2%	1542,3	579,2%	2497,6	546,3%
963	Ozym	177,8	4,7%	7751,3	7,1%	1801,5	6,1%
964	Paracetamol Heumann	177,1	9,3%	237,1	7,7%	558,0	8,1%
965	Femoston Conti	177,0	8,5%	5219,2	10,6%	14329,3	9,8%
966	Dona 200-S Drag.	176,9	–8,6%	5987,5	–6,1%	2949,0	–8,9%
967	Antifungol Vaginal	176,5	–26,7%	1143,8	–31,4%	925,9	–30,3%
968	Azudoxat	176,2	–5,9%	574,9	–12,2%	2417,4	–4,6%
969	Azur compositum	175,7	–10,5%	756,7	–8,9%	723,9	–10,3%
970	Micardis plus	175,6	327,4%	17183,3	361,0%	13585,4	364,9%
971	Lorazepam-ratiopharm	175,5	36,8%	1138,5	36,0%	3538,1	35,4%
972	Unacid PD	175,5	15,1%	6057,5	15,3%	677,5	15,2%
973	Cilest	175,3	–15,6%	2592,9	–11,5%	14038,6	–15,7%
974	Lisibeta	175,3	54,3%	4907,1	64,9%	18799,2	70,9%
975	Prograf	174,2	16,3%	75098,0	13,8%	3162,9	13,5%
976	Calcigen D	173,8	34,0%	3559,2	34,2%	7865,4	34,4%
977	Methergin	173,5	–10,2%	763,6	–10,3%	2160,6	–10,3%
978	Estradot	173,0	245,6%	5128,6	260,0%	13514,9	261,3%
979	Codeinum phosph. Berlin-Chem.	172,9	6,1%	642,9	6,9%	491,2	7,0%
980	Canifug-Creme etc.	172,5	–8,0%	920,4	–6,7%	2333,9	–6,5%
981	Melperon STADA	172,4	9,8%	1971,8	13,7%	904,6	13,8%
982	Coversum combi	172,3	41,7%	14724,2	46,9%	14049,7	47,7%
983	Diclo SchmerzGel	172,2	34,8%	806,1	36,1%	1433,6	36,4%
984	Doxymono	172,1	–9,8%	612,0	–9,8%	2666,4	–8,5%
985	Rudotel	172,1	2,4%	2108,1	2,1%	4301,4	2,4%
986	Vistagan	171,7	–13,4%	2384,8	–13,2%	12490,7	–13,4%
987	Celestan/Celestamine N	171,6	4,5%	2415,8	4,7%	1775,7	5,0%
988	Haemo-Exhirud	171,0	–4,4%	2626,1	–2,4%	4472,0	–2,4%
989	Mericomb	171,0	–18,6%	3995,4	–18,8%	13861,0	–18,8%
990	lisinopril von ct	170,9	31,0%	4396,1	37,7%	15878,1	40,9%
991	Staurodorm Neu	170,7	–12,8%	1335,5	–12,8%	3414,3	–12,8%
992	Tantum Verde Lösung	170,3	–4,4%	1517,8	22,2%	833,8	–3,4%
993	Clonid Ophtal	170,3	2,1%	2384,7	9,3%	18921,4	2,6%
994	Biperiden-neuraxpharm	170,2	–3,9%	2073,9	–1,8%	3955,4	–1,8%
995	Acimethin	170,2	–10,8%	5761,3	–10,7%	3506,1	–10,7%
996	Calcium-dura	170,2	–10,0%	2770,7	–7,8%	7470,0	–7,9%
997	Imurek	170,1	–3,8%	19319,2	–3,5%	5389,4	–3,4%
998	Bayotensin	170,0	–14,1%	7017,6	–18,6%	9190,5	–21,8%
999	Diastabol	169,9	–22,6%	6669,4	–22,7%	4285,4	–21,3%
1000	Liponsäure-ratiopharm	169,7	–4,1%	11446,1	–3,6%	13189,8	0,0%
	Summe	552721,7		15996045,6		23935660,8	
	Kumulativer Anteil	73,80%		66,32%		76,11%	

64

Tabelle 64.7: Führende Arzneimittel 2003 nach Verordnungen (Fortsetzung)

Rang	Präparat	Verordnungen in Tsd.	Änd. %	Umsatz in Tsd. €	Änd. %	DDD in Tsd.	Änd. %
1001	Diltiazem-ratiopharm	169,6	8,5%	4259,1	6,5%	6574,7	9,6%
1002	Rytmonorm	169,6	-12,9%	4610,0	-45,8%	10197,5	-12,5%
1003	Morphin Merck/-retard	169,3	-2,1%	6653,8	0,8%	1260,4	-0,0%
1004	Parfenac	168,9	-23,5%	1515,4	-23,0%	4024,1	-22,9%
1005	ambroxol von ct	168,4	-2,0%	688,6	-0,6%	1520,4	1,9%
1006	Diclo AbZ	168,2	-6,3%	532,6	-3,4%	2591,4	-3,3%
1007	Travatan	168,2	64,9%	10961,9	78,7%	11031,1	79,7%
1008	rökan	168,1	-15,1%	7179,1	-11,2%	9776,9	-11,1%
1009	Monoclair	168,1	-1,7%	4263,0	-15,6%	15490,1	0,0%
1010	Furo 1A-Pharma	168,1	21,1%	1794,2	21,0%	20226,0	24,1%
1011	Sophtal-POS N	168,1	-4,6%	975,6	-2,6%	12663,7	-1,7%
1012	Concerta	167,9	(neu)	14733,4	(neu)	4566,8	(neu)
1013	Nifedipin STADA	167,6	-9,5%	3013,0	-17,9%	9473,7	-14,4%
1014	Budecort	166,8	-13,5%	7079,8	-5,3%	9138,6	-8,8%
1015	Salbulair / -N	166,4	-15,2%	2724,5	-15,2%	5275,7	-13,2%
1016	Migränerton	166,3	-8,4%	2898,9	7,4%	2449,6	-11,1%
1017	PanOxyl	166,3	-0,2%	1537,3	0,2%	9761,6	0,5%
1018	Bronchicum Mono Codein	166,2	-1,7%	1395,0	-1,7%	1196,9	-1,7%
1019	Basodexan	166,2	-5,0%	1711,0	-4,7%	6894,4	-4,7%
1020	Dominal	166,1	9,5%	2654,4	8,4%	1936,7	9,4%
1021	Ultralan Creme etc.	165,5	-7,6%	3190,0	-7,2%	8061,3	-6,9%
1022	Atarax	165,1	1,1%	2633,8	3,0%	2742,3	3,5%
1023	Cyclo-Menorette	165,0	-30,8%	4911,7	-31,1%	13460,3	-31,1%
1024	Fungizid-ratiopharm Vaginal	164,8	-10,1%	1151,7	-10,5%	880,7	-11,0%
1025	Leponex	164,7	-11,6%	14096,8	-9,7%	3834,0	-9,6%
1026	Oleo-Tüll	164,4	8,8%	2476,3	5,7%	2542,0	5,4%
1027	Linoladiol-H N Creme	164,3	-5,6%	2210,1	2,2%	2436,6	-4,3%
1028	Doneurin	164,2	1,1%	2544,7	0,7%	4240,5	6,2%
1029	Ciloxan	164,1	17,0%	1085,8	16,8%	4102,7	17,0%
1030	Lisinopril-Heumann	164,1	16,8%	4298,3	24,2%	15550,6	27,5%
1031	metformin von ct	163,9	23,3%	2489,9	19,0%	7424,5	24,1%
1032	Harzol	163,8	-8,7%	4574,6	-7,7%	4414,9	-7,5%
1033	Chlorprothixen-neuraxpharm	163,6	4,0%	2161,4	6,0%	2989,8	6,2%
1034	Jelliproct	163,5	329,4%	1368,3	309,7%	1409,2	429,6%
1035	Colchicum-Dispert	163,4	-4,4%	2805,6	0,2%	2860,7	-3,9%
1036	Ficortril	163,4	-23,3%	780,3	-25,6%	1657,4	-22,2%
1037	Mescorit	163,4	-15,8%	2829,1	-25,3%	7450,5	-15,2%
1038	Progynova	163,3	-17,2%	1815,0	-18,1%	7176,5	-18,6%
1039	Evista	162,7	18,5%	20608,1	21,1%	11687,7	21,6%
1040	Avandia	162,5	4,9%	26425,4	12,0%	12223,4	12,9%
1041	Novial	162,2	29,8%	2943,2	33,0%	13058,2	29,8%
1042	Moduretik	162,1	-7,1%	1439,8	-30,9%	14094,2	-6,1%
1043	Cordarex	162,0	-3,6%	17853,4	-1,7%	13253,3	-1,5%
1044	Pidilat	161,9	-19,5%	3113,7	-24,7%	7910,9	-19,2%
1045	Ell-Cranell alpha	161,7	-8,6%	3131,8	-7,6%	6860,7	-7,1%
1046	Dulcolax	161,6	-1,5%	1158,8	6,0%	2432,7	-1,4%
1047	Iruxol N	161,4	32,5%	4548,4	47,0%	7211,1	45,8%
1048	Triarese Hexal	161,4	10,3%	1380,7	12,5%	12911,4	12,9%
1049	durafenat	160,9	-12,5%	6432,7	-8,2%	14028,5	-9,4%
1050	Nitrangin	160,8	-10,6%	1149,3	-5,2%	5484,7	-5,2%
	Summe	560971,6		16224835,3		24296102,2	
	Kumulativer Anteil	74,90%		67,26%		77,25%	

64

Tabelle 64.7: Führende Arzneimittel 2003 nach Verordnungen (Fortsetzung)

Rang	Präparat	Verordnungen in Tsd.	Änd. %	Umsatz in Tsd. €	Änd. %	DDD in Tsd.	Änd. %
1051	Carbium	160,8	-1,9%	6615,2	0,3%	7845,9	0,8%
1052	Traumeel/S Salbe	160,8	-9,8%	1282,1	-7,7%	5573,3	-10,1%
1053	Infectocef	160,7	8,5%	2544,2	3,0%	1011,9	9,1%
1054	Prostess	159,9	-5,3%	4992,7	-4,3%	16592,4	-3,7%
1055	Panotile N	159,6	-54,4%	2394,8	-54,4%	2365,3	-54,4%
1056	Terzolin	159,6	-33,1%	2485,7	-35,3%	6077,2	-35,9%
1057	ZacPac	159,4	0,5%	19209,0	0,5%	1115,8	0,5%
1058	Selectol	159,4	-11,1%	4910,3	-10,3%	14890,1	-10,2%
1059	Clotrimazol AL vaginal	159,3	-3,2%	847,4	-5,4%	832,2	-3,7%
1060	Neurium	159,2	-7,9%	12187,4	-8,5%	14751,6	-6,4%
1061	Soledum Hustensaft/-Tropfen	159,1	-8,3%	1013,8	-7,9%	959,2	-8,2%
1062	Haloperidol-ratiopharm	159,0	-5,6%	1902,4	-5,9%	4064,5	-4,2%
1063	frenopect	158,8	-9,9%	514,6	-9,8%	963,5	-9,1%
1064	Baclofen-ratiopharm	158,6	-0,3%	5323,5	-0,4%	4244,8	-0,5%
1065	Zentropil	158,4	-7,9%	1751,9	-7,0%	8612,3	-6,8%
1066	Enadura	158,0	7,0%	4246,1	8,1%	15284,0	7,9%
1067	amitriptylin von ct	158,0	35,4%	1519,7	34,5%	4599,6	35,6%
1068	Lopirin	157,7	-25,0%	4099,4	-53,2%	7036,5	-24,6%
1069	Liposic	157,4	-5,4%	1364,4	-1,7%	8758,9	-1,0%
1070	Hexoral	157,3	5,8%	1185,0	6,5%	875,3	9,3%
1071	Minirin	157,1	-0,7%	14756,0	3,5%	3094,0	1,4%
1072	NAC AbZ	157,0	-6,1%	740,7	-6,3%	2114,2	-6,2%
1073	Zofran	156,9	-2,3%	29455,1	-4,0%	568,0	-3,3%
1074	Enalapril Heumann	156,7	22,8%	3909,0	29,5%	13178,0	32,8%
1075	ß-Acetyldigoxin-ratiopharm	156,5	-14,1%	663,8	-13,9%	5045,8	-13,9%
1076	Bromuc	156,4	-24,4%	1547,9	-21,2%	4231,8	-17,6%
1077	Lisinopril AL	156,2	33,5%	4428,9	41,6%	17440,2	44,9%
1078	Solu-Decortin H	156,1	2,7%	4299,1	5,1%	3970,2	5,6%
1079	Phlogenzym	155,9	-26,6%	5782,4	-26,8%	3105,0	-26,8%
1080	Ciatyl-Z	155,8	-2,7%	6793,7	-2,7%	5524,4	-2,6%
1081	ISMN STADA	155,6	16,6%	3656,3	10,4%	13021,4	19,3%
1082	Aerodur	155,5	-14,1%	3635,2	-14,1%	7772,9	-14,1%
1083	Olmetec	155,2	(> 1000)	10767,7	(> 1000)	23994,0	(> 1000)
1084	Itracol/-7	155,1	442,2%	17338,0	446,7%	1852,4	446,9%
1085	Ophtalmin N/sine	155,1	-9,4%	776,1	-6,6%	14865,3	-10,7%
1086	Praxiten	154,8	-11,2%	1025,4	-19,7%	3074,7	-8,1%
1087	Thyreotom	154,7	-2,7%	2845,8	-2,4%	5612,2	-2,0%
1088	Luvased	154,6	-10,7%	1830,4	-10,4%	4239,5	-10,4%
1089	Reminyl	154,6	51,5%	20149,8	61,7%	4398,6	61,0%
1090	Actisorb Silver	154,5	(neu)	8855,8	(neu)	1506,9	(neu)
1091	Vidisept	154,5	-5,2%	1051,5	-0,7%	9343,9	-2,9%
1092	Metformin-Basics	154,4	-4,4%	2273,2	-7,7%	6403,6	-1,9%
1093	Roxigrün	154,2	-38,0%	2777,3	-47,2%	1078,4	-37,7%
1094	Bronchipret TP	154,1	13,0%	1338,1	13,4%	1503,7	8,2%
1095	Gonal	154,0	84,0%	79315,1	58,5%	1612,4	48,9%
1096	Yxin	153,9	-14,3%	654,8	-14,5%	11310,8	-13,8%
1097	Espumisan	153,9	-6,5%	1322,9	-8,5%	759,3	-8,9%
1098	Panzytrat	153,7	-7,9%	13326,9	-5,7%	2743,4	-5,4%
1099	Levopar	153,4	13,6%	3960,6	14,9%	1830,3	15,1%
1100	Livocab/-direkt Augentropfen	153,4	-16,4%	2176,8	-16,5%	5096,8	-16,3%
	Summe	568806,3		16556679,5		24602848,8	
	Kumulativer Anteil	75,94%		68,64%		78,23%	

Tabelle 64.7: Führende Arzneimittel 2003 nach Verordnungen (Fortsetzung)

Rang	Präparat	Verordnungen in Tsd.	Änd.%	Umsatz in Tsd. €	Änd.%	DDD in Tsd.	Änd.%
1101	Captopril STADA	153,3	2,3%	2091,2	4,6%	8744,6	6,1%
1102	Cromohexal-Augentropfen	153,2	−11,1%	749,4	−10,8%	3866,9	−10,9%
1103	Loperamid STADA	153,1	−6,2%	874,2	0,7%	613,0	−0,2%
1104	Naftilong/Naftiretard	153,0	−6,9%	3518,5	−7,6%	3278,8	−7,8%
1105	Felodipin STADA	153,0	32,3%	7425,8	35,9%	17235,8	36,9%
1106	Pipamperon-neuraxpharm	152,9	294,3%	3084,4	303,8%	1501,3	308,9%
1107	Betahistin STADA	152,8	7,3%	1342,8	9,6%	4311,7	9,9%
1108	Tepilta Suspension	152,7	−15,3%	6506,8	−7,7%	1654,5	−14,6%
1109	Proscar	152,4	0,2%	22177,7	1,6%	13143,2	1,6%
1110	Ofloxacin-ratiopharm	152,3	21,3%	3014,8	15,5%	803,8	19,7%
1111	Indivina	152,2	16,2%	4897,2	18,0%	12368,2	18,1%
1112	Cotrimoxazol AL	152,1	−12,2%	334,0	−11,7%	987,9	−12,2%
1113	Berlinsulin H-Normal	152,0	24,0%	14178,4	25,2%	9996,5	25,3%
1114	Oxytetracycl.Pred. Jenapharm	151,7	−16,5%	2007,5	3,1%	2167,1	−16,5%
1115	Molsidomin STADA	151,7	17,5%	3024,7	18,8%	13629,5	18,8%
1116	Ampho-Moronal Lutschtabl.	151,6	−0,9%	2287,3	−0,9%	1415,4	−0,9%
1117	Cyclo-Progynova	150,9	−21,2%	3692,5	−23,1%	11666,6	−22,9%
1118	ranitidin von ct	150,7	−10,9%	3144,5	−8,8%	5930,2	−5,5%
1119	Merimono	150,7	14,3%	2002,8	10,9%	8390,1	9,0%
1120	Metfogamma	150,6	13,4%	2309,3	10,9%	6812,4	16,9%
1121	Paroxat	150,6	18,9%	12308,5	27,8%	10732,3	37,8%
1122	Radedorm	150,5	−28,3%	544,6	−13,3%	2922,4	−28,3%
1123	Tamiflu	150,5	(> 1000)	5219,2	(> 1000)	807,1	(> 1000)
1124	MCP ISIS	150,5	−16,8%	431,8	−17,1%	866,9	−17,9%
1125	Calciumacetat-Nefro	150,3	−19,1%	2727,7	−4,4%	1809,3	−1,3%
1126	Subutex Sublingual	150,1	99,6%	6894,9	95,4%	10162,2	95,3%
1127	Mutaflor	150,0	−3,2%	7575,9	0,7%	3726,8	1,0%
1128	Tremarit	149,9	−5,1%	3148,7	−5,3%	1833,2	−4,9%
1129	Olynth Salin	149,8	−13,4%	595,8	−12,9%	997,6	−13,4%
1130	Ismo	149,8	−47,3%	3152,1	−46,7%	7930,4	−47,2%
1131	Prostagutt mono	149,8	3,8%	5306,0	5,8%	17022,1	6,3%
1132	Kalium-Mag.-Apogepha	149,6	−9,1%	1566,7	−8,9%	3612,3	−8,9%
1133	Indometacin Berlin-Ch.	149,6	−9,6%	1786,4	−7,2%	4003,0	−7,0%
1134	Nasicur	149,4	−9,6%	736,9	−9,6%	4269,7	−9,6%
1135	Predni-POS	149,1	22,8%	1094,5	23,8%	11931,9	22,8%
1136	Kompensan Liquid/Tabl.	149,1	−10,7%	1879,9	−7,6%	1875,9	−10,1%
1137	Progestogel	149,1	−6,0%	2432,0	−6,1%	5380,9	−6,1%
1138	Enzym-Lefax Neu/Forte	149,0	−29,3%	3646,4	−28,7%	3435,1	−20,7%
1139	Lafamme	149,0	13,2%	5179,8	14,3%	12197,9	14,4%
1140	Lormetazepam-ratiopharm	148,8	40,5%	979,0	35,9%	4307,5	33,3%
1141	Hydro-Wolff	148,8	−6,1%	933,3	−0,6%	1714,5	−5,4%
1142	Diarrhoesan	148,6	−11,0%	1111,4	−9,2%	165,1	−11,0%
1143	Arutimol	148,5	−9,1%	2223,3	−9,0%	13081,8	−8,5%
1144	Metformin-Lich	148,2	11,7%	2272,4	7,5%	7039,9	13,7%
1145	Melperon AL	148,1	21,1%	1515,0	21,4%	740,2	21,2%
1146	Petibelle	147,8	21,8%	4586,1	22,0%	11931,9	22,0%
1147	Flammazine	147,8	−4,2%	2081,9	−4,6%	6552,6	−4,9%
1148	Zineryt	147,7	−0,3%	2861,6	−0,2%	2719,2	−0,1%
1149	Oxazepam AL	147,3	4,5%	377,6	4,4%	1200,1	4,4%
1150	Nitregamma	146,9	4,6%	1386,5	5,8%	11944,4	7,6%
	Summe	576323,4		16731899,5		24898280,3	
	Kumulativer Anteil	76,95%		69,37%		79,17%	

64

Tabelle 64.7: Führende Arzneimittel 2003 nach Verordnungen (Fortsetzung)

Rang	Präparat	Verordnungen in Tsd.	Änd.%	Umsatz in Tsd. €	Änd.%	DDD in Tsd.	Änd.%
1151	Fortecortin	146,3	3,6%	8057,6	−4,6%	12603,7	2,8%
1152	Amoclav/-forte	146,1	11,1%	5723,6	16,6%	1309,9	16,5%
1153	Rhinex	146,0	−48,0%	400,1	−48,0%	1053,5	−42,3%
1154	Modip	145,9	−25,0%	10915,2	−28,2%	15688,5	−22,9%
1155	Calcivit D	145,8	19,9%	3454,1	25,4%	7542,6	30,8%
1156	Magaldrat-ratiopharm	145,4	0,9%	1373,5	2,2%	1709,7	4,3%
1157	arthrex Cellugel	144,5	−22,0%	721,9	−21,1%	1243,4	−20,8%
1158	Lisi-Lich	143,7	20,5%	4115,0	27,5%	16113,8	30,6%
1159	Helmex	143,3	−8,5%	2021,2	−3,1%	167,7	−8,3%
1160	Aranesp	143,3	126,6%	96525,5	147,5%	5562,2	149,5%
1161	HCT-ISIS	143,1	−3,0%	2130,3	−12,8%	9530,6	1,3%
1162	Ampho-Moronal Tabl. etc.	142,7	−1,6%	4934,4	−1,7%	1523,5	−1,5%
1163	Motens	142,6	−15,3%	10595,0	−7,2%	11329,8	−11,4%
1164	Spasmo-Urgenin TC	142,4	−15,3%	4821,8	−14,5%	1054,9	−14,2%
1165	Jellin-Neomycin	142,1	2,0%	1542,0	1,7%	2243,1	1,5%
1166	Elacutan	141,9	1,1%	1502,5	1,3%	6004,9	1,3%
1167	Haemoprotect	141,8	−1,6%	1616,7	0,3%	3719,5	0,7%
1168	Sandocal D	141,6	−4,4%	4739,2	−3,1%	9283,4	−2,9%
1169	BS-ratiopharm	141,3	−67,2%	754,5	−67,1%	539,5	−66,6%
1170	Zolim	141,0	−23,9%	5066,0	−18,5%	5873,3	−17,7%
1171	Diblocin	140,9	−9,6%	10692,1	−9,4%	12479,5	−9,4%
1172	tetrazep von ct	140,7	−11,6%	971,6	−7,9%	1045,9	−7,4%
1173	Theophyllin AL	140,4	22,1%	1390,2	24,7%	7008,2	24,8%
1174	Uzara	140,4	−16,5%	954,8	−13,4%	788,6	−0,9%
1175	Loratadin STADA	140,4	−18,6%	1385,5	−12,3%	4470,8	−7,8%
1176	Unimax	140,1	−9,9%	15246,0	−6,1%	12164,6	−6,4%
1177	Agnucaston	139,8	−10,3%	2248,3	−11,0%	12097,7	−11,2%
1178	Lisodura	139,6	−3,3%	4102,0	0,8%	16071,0	2,7%
1179	Osteoplus Brause	139,6	242,1%	4302,3	235,5%	10407,1	268,6%
1180	Cephoral	139,4	−18,0%	5394,4	−17,2%	827,4	−17,3%
1181	Vagi-Hex	139,3	23,7%	2051,3	69,4%	835,5	23,7%
1182	DET MS	139,2	−10,6%	2271,2	−10,6%	4895,4	−11,0%
1183	Babix-Inhalat N	139,0	−23,1%	679,5	−23,0%	9369,4	−23,0%
1184	Posterisan forte	138,7	−51,8%	2102,2	−50,0%	899,6	−52,4%
1185	Conpin	138,6	−8,8%	3153,8	−15,6%	11879,3	−8,3%
1186	Bromelain-POS	138,6	−15,6%	2850,7	−17,8%	5381,5	−18,2%
1187	Lido Posterine	138,5	8,1%	2097,8	13,3%	2038,9	9,3%
1188	Neurotrat S	138,3	−18,2%	1885,3	−17,9%	3724,1	−17,8%
1189	Fungata	138,2	−44,0%	2351,8	−44,0%	103,7	−44,0%
1190	Ilon-Abszess-Salbe	138,2	−6,1%	918,3	−3,9%	3919,3	−6,0%
1191	Trisequens	138,2	−29,6%	4970,1	−28,8%	11293,0	−29,8%
1192	Adocomp	138,2	−9,5%	2608,2	−9,2%	12674,1	−7,9%
1193	Telos	138,1	−12,4%	3215,7	−8,1%	3870,7	−7,1%
1194	Phenhydan	138,1	−5,3%	1371,4	−5,1%	6580,3	−4,6%
1195	Nif-Ten	138,1	−9,1%	8615,6	−9,1%	13161,1	−8,5%
1196	Rhinisan	137,7	168,4%	2105,5	82,6%	3704,5	75,1%
1197	Loperamid Heumann	137,5	−10,2%	609,3	−7,7%	379,1	−6,8%
1198	Tempil N	137,4	−12,5%	1356,9	14,7%	610,7	−12,5%
1199	Met	137,4	11,4%	2117,7	7,8%	6402,4	12,1%
1200	Mykosert	137,2	0,6%	1522,8	1,6%	2119,1	1,8%
	Summe	583360,2		16998451,5		25193580,2	
	Kumulativer Anteil	77,89%		70,47%		80,11%	

64

Tabelle 64.7: Führende Arzneimittel 2003 nach Verordnungen (Fortsetzung)

Rang	Präparat	Verordnungen in Tsd.	Änd. %	Umsatz in Tsd. €	Änd. %	DDD in Tsd.	Änd. %
1201	Citalopram AZU	136,7	127,4%	8656,1	107,5%	9368,5	139,7%
1202	Nitrendipin Heumann	136,6	10,4%	1259,7	12,1%	10349,8	11,6%
1203	Petadolex	136,5	–7,0%	3974,1	–3,3%	2390,7	–5,4%
1204	Lacrigel	136,4	9,1%	888,8	18,0%	7514,8	12,1%
1205	Titretta S/T	136,4	–26,9%	1676,3	–18,1%	1174,7	–20,8%
1206	Oestrofeminal	136,2	–47,8%	2063,4	–48,0%	8260,7	–48,3%
1207	Gabrilen	135,9	–18,1%	1655,4	–9,5%	3705,4	–11,8%
1208	Teveten	135,7	–18,1%	11637,1	–14,8%	11249,9	–14,4%
1209	Zoldem	135,6	10,7%	1280,8	11,7%	2554,2	12,9%
1210	Favistan	135,6	–8,2%	1407,6	–5,2%	17882,6	–5,3%
1211	Neo-Eunomin	134,8	–13,8%	3713,0	–9,8%	10813,9	–13,8%
1212	Femoston	134,8	–20,3%	3896,8	–19,1%	10913,3	–20,1%
1213	Vitaferro Kaps.	134,6	–2,9%	1808,4	–1,0%	3848,0	–0,7%
1214	Naramig	134,6	–3,5%	7540,0	1,2%	748,9	–1,9%
1215	Prothazin	134,6	–12,3%	1705,5	–12,0%	3575,2	–12,0%
1216	Sinuforton	134,4	–22,0%	1161,4	–17,1%	1273,2	–19,9%
1217	Ichtholan/-T	134,4	–11,4%	1344,9	–12,0%	10344,4	–11,2%
1218	Clozapin-neuraxpharm	133,8	2,3%	12046,5	6,9%	4534,9	7,8%
1219	Simvastatin AZU	133,7	(neu)	7000,7	(neu)	14962,4	(neu)
1220	Amciderm	133,4	–11,4%	2172,1	–10,1%	3539,8	–9,9%
1221	Zoladex	133,4	4,9%	75738,2	6,9%	9385,4	7,1%
1222	Fluoxetin-ratiopharm	133,2	15,0%	4897,4	–20,6%	8352,8	21,2%
1223	Arcasin	133,2	–21,3%	1027,7	–21,3%	940,5	–19,5%
1224	Sinuforton Saft	132,9	–30,0%	964,3	–28,3%	886,3	–30,0%
1225	Tetrazepam AL	132,9	13,6%	744,1	11,8%	939,7	16,5%
1226	Symbioflor I	132,5	–17,6%	2638,9	–17,8%	1622,2	–17,9%
1227	Liviella	132,0	–7,4%	10753,9	–7,3%	10454,7	–7,2%
1228	Liquifilm	131,9	5,5%	1004,2	4,9%	7936,4	6,0%
1229	Dexamethason Jenapharm	131,7	3,8%	3581,3	11,5%	7027,3	8,6%
1230	Capto-ISIS plus	131,6	–9,1%	2563,4	–8,9%	12302,6	–7,9%
1231	Frisium	131,3	–3,7%	1607,4	–3,5%	3245,5	–2,6%
1232	Tussed Hustenstiller	131,2	8,4%	522,5	9,4%	760,5	9,2%
1233	Supertendin Amp.	131,2	–2,4%	1835,2	–0,6%	1515,8	–5,3%
1234	InfectoBicillin	131,1	–2,4%	2979,3	–0,3%	1073,5	–2,9%
1235	Folsan	130,8	–0,9%	2459,3	–1,8%	5840,7	3,6%
1236	Herviros Lösung	130,7	–53,5%	1020,6	–48,8%	1634,3	–53,5%
1237	Antifungol Creme etc.	130,3	1,1%	661,1	1,3%	1729,3	1,6%
1238	Tramagetic	130,2	–3,9%	2097,9	–0,8%	1526,9	0,8%
1239	Dynacil	129,9	–14,5%	5684,0	–30,9%	10052,0	–11,7%
1240	Enelbin-Paste N	129,7	–12,9%	1477,2	–12,9%	778,1	–12,9%
1241	Lactulose-saar	129,6	–17,6%	1813,9	–17,1%	9052,1	–16,4%
1242	Taxilan	129,4	–11,5%	3544,8	–10,4%	6355,1	–10,2%
1243	Temgesic	129,4	1,0%	5801,0	4,7%	1066,3	6,0%
1244	Hydrocortison-POS N	129,4	7,8%	659,0	11,3%	808,8	7,8%
1245	Doxacor	129,4	2,7%	6626,5	5,0%	10324,0	9,8%
1246	Mucofalk	129,1	–0,7%	2089,0	0,2%	3873,0	0,6%
1247	Aciclostad Creme	128,7	–6,8%	810,1	–4,2%	1089,5	–2,6%
1248	Phlogont Creme/Gel	128,7	–27,0%	413,5	–27,8%	2848,1	–27,5%
1249	Thioctacid	128,7	–9,5%	9781,8	–19,9%	10098,2	–5,6%
1250	Penicillin V Heumann	128,6	–9,1%	923,4	–15,6%	1044,3	–7,8%
	Summe	589987,9		17232060,2		25467149,5	
	Kumulativer Anteil	78,77%		71,44%		80,98%	

64

Tabelle 64.7: Führende Arzneimittel 2003 nach Verordnungen (Fortsetzung)

Rang	Präparat	Verordnungen in Tsd.	Änd. %	Umsatz in Tsd. €	Änd. %	DDD in Tsd.	Änd. %
1251	Bromhexin Berlin-Chemie	128,6	−15,1%	452,7	−16,1%	2034,9	−15,6%
1252	Tannacomp	128,4	−7,4%	1227,4	−5,8%	578,3	−6,0%
1253	Braunovidon	128,4	−6,0%	936,8	−6,2%	1527,6	−7,4%
1254	Biso Lich	128,2	35,0%	2578,7	31,3%	7224,7	44,8%
1255	Cotrim Hexal	128,1	6,8%	331,2	5,7%	782,4	5,7%
1256	Kytta Plasma F/Salbe F	127,9	−5,2%	1439,9	−4,4%	3356,2	−2,2%
1257	Volon A Kristallsusp.	127,8	−25,4%	2223,3	−33,5%	4810,6	−33,3%
1258	Nootrop	127,8	−10,7%	4235,6	−11,2%	4981,8	−5,0%
1259	Tramadura	127,6	−4,5%	3035,1	−0,4%	1954,5	−1,0%
1260	Loperhoe	127,0	−11,7%	483,2	−7,4%	418,9	−6,7%
1261	Clindamycin-ratiopharm	127,0	40,9%	3382,8	36,8%	782,6	46,6%
1262	Tarka	126,9	−0,5%	10849,1	0,2%	11072,5	0,2%
1263	Imap 1,5 mg	126,9	−9,0%	2252,4	−9,0%	4636,3	−9,0%
1264	ISMN von ct	126,9	5,0%	2753,8	−2,3%	9788,1	3,6%
1265	Captopril-1A Pharma	126,8	12,2%	1314,3	10,5%	8004,8	15,2%
1266	Thymipin N	126,8	−12,8%	913,5	−5,0%	1239,4	−12,5%
1267	Carbamazepin-neuraxpharm	126,7	7,6%	4726,7	11,4%	5484,1	11,7%
1268	Vitamin A-POS	126,5	−4,1%	515,3	−4,1%	2108,4	−4,1%
1269	Adocor	126,3	−18,6%	1711,8	−17,1%	8001,6	−15,4%
1270	Innohep	126,2	4,5%	14228,5	7,6%	2337,1	4,4%
1271	Baycillin	126,0	−19,6%	3694,7	−19,4%	1503,6	−19,4%
1272	Tilidin comp. STADA	125,9	9,3%	4031,8	11,6%	2808,1	11,7%
1273	Cotrimstada	125,9	−6,5%	402,6	−6,0%	846,8	−5,8%
1274	Urem/-forte	125,8	−19,0%	620,6	−28,0%	967,0	−17,2%
1275	Glibenclamid Heumann	125,8	7,4%	927,0	3,9%	7356,4	7,2%
1276	Nifedipin AL	125,5	−4,6%	1347,8	−12,4%	6503,6	−3,9%
1277	Tetrazepam Stada	125,4	7,0%	949,1	15,9%	1021,4	17,0%
1278	Aerobin	125,3	−10,9%	2158,2	−10,1%	8093,5	−10,1%
1279	Zocor MSD	125,3	(neu)	13558,5	(neu)	13947,9	(neu)
1280	Aknemycin Plus	125,3	−7,6%	1669,7	−7,3%	2278,2	−7,3%
1281	Piroxicam STADA	125,2	−3,5%	1098,6	−1,9%	2359,0	6,2%
1282	Lumigan	125,0	83,4%	8065,8	143,9%	9485,3	143,0%
1283	Distraneurin	125,0	−14,3%	3038,4	−13,9%	1295,1	−13,7%
1284	Omeprazol-1A Pharma	124,9	37,8%	7765,4	46,8%	5424,3	47,6%
1285	Ambroxol comp.-ratiopharm	124,9	0,1%	729,9	0,0%	1352,4	−0,0%
1286	Osyrol-Lasix Kaps.	124,5	−11,5%	4749,4	−15,5%	9430,5	−10,2%
1287	Spiropent	124,4	−8,5%	1964,0	−9,3%	3205,1	−6,6%
1288	Azulfidine RA	124,4	−2,7%	9171,8	−11,8%	6682,8	−0,8%
1289	Mebemerck	124,4	−3,9%	3133,2	−2,8%	3550,2	−2,6%
1290	Posiformin	124,3	−5,5%	505,9	−5,5%	1553,3	−5,5%
1291	Azuranit	124,1	−7,4%	3039,1	−3,1%	5710,1	−2,3%
1292	Kamillosan Lösung	124,0	−16,1%	1395,4	−13,2%	533,4	−17,6%
1293	Indomet-ratio Gel/Indo Top	123,8	−13,1%	622,8	−11,5%	726,1	−10,7%
1294	Ventilat	123,8	−27,5%	5358,7	−20,5%	4111,9	−25,3%
1295	Clivarin	123,4	−2,5%	7076,4	−3,4%	1671,6	−4,2%
1296	Allopurinol 1 A Pharma	123,3	60,1%	870,8	62,2%	6353,8	63,0%
1297	temazep von ct	123,2	−4,3%	743,9	−4,8%	1977,0	−5,4%
1298	loperamid von ct	123,2	−12,1%	567,1	−6,6%	500,2	−5,6%
1299	Mitosyl/-N	123,2	−17,9%	1200,9	−17,6%	5104,5	−17,7%
1300	Parkotil	123,1	−11,3%	26573,4	−7,0%	2284,3	−6,0%
	Summe	596273,0		17408683,1		25666912,0	
	Kumulativer Anteil	79,61%		72,17%		81,61%	

64

Tabelle 64.7: Führende Arzneimittel 2003 nach Verordnungen (Fortsetzung)

Rang	Präparat	Verordnungen in Tsd.	Änd. %	Umsatz in Tsd. €	Änd. %	DDD in Tsd.	Änd. %
1301	Urion	123,1	-16,1%	12633,1	-4,8%	12574,8	20,3%
1302	Tridin	123,0	-31,0%	4367,6	-26,0%	3079,8	-31,0%
1303	Estrifam	122,8	2,0%	2331,5	-2,5%	9249,0	-4,6%
1304	Enoxor	122,7	-7,7%	1494,0	-8,1%	392,3	-8,2%
1305	Nystatin Lederle Filmtbl.etc	122,7	-6,2%	1830,0	-14,1%	720,0	-8,8%
1306	Captobeta comp.	122,6	-5,0%	2305,5	-4,2%	11339,0	-3,2%
1307	Infectosoor Zinksalbe	122,4	-3,4%	1328,0	0,9%	648,5	-2,6%
1308	Roxibeta	122,4	137,0%	1831,3	107,7%	836,2	135,6%
1309	TRI-Normin	122,4	-2,5%	9500,9	-1,4%	11178,5	-1,6%
1310	ISMN AL	122,3	1,7%	2353,4	-2,2%	11398,4	3,9%
1311	Venostasin N/-retard/-S	122,3	-20,5%	5097,7	-16,2%	5700,9	-16,7%
1312	Isotrexin Gel	122,3	4,7%	1734,9	13,4%	2596,0	4,8%
1313	Dontisolon D	122,2	-7,3%	892,8	-7,3%	2550,2	-8,2%
1314	Ell-Cranell dexa	122,0	0,7%	2273,3	1,4%	4871,8	1,7%
1315	Mylepsinum	121,9	-3,9%	3321,4	-3,4%	3764,2	-3,4%
1316	capto comp. von ct	121,9	8,4%	2247,4	8,4%	11015,6	10,0%
1317	Melrosum Hustensirup	121,9	-9,2%	770,5	-7,9%	600,0	-7,5%
1318	Dolo-Puren	121,8	1,0%	1037,2	-0,3%	1960,7	0,7%
1319	Jacutin	121,8	-13,5%	1207,0	-9,7%	329,9	-12,9%
1320	Ditec	121,6	-27,0%	7738,3	-23,5%	4904,9	-22,8%
1321	Anaesthesin Creme etc.	121,6	15,5%	835,6	14,5%	1346,2	15,9%
1322	Helixor	121,4	-3,0%	7940,0	5,4%	5160,8	-0,3%
1323	Sevredol	121,4	17,8%	6745,2	18,6%	785,1	19,0%
1324	xylo von ct	121,3	-5,3%	272,9	-5,0%	1728,2	-6,5%
1325	Dolgit Creme/Gel	121,3	-18,0%	1033,6	-15,5%	940,2	-16,0%
1326	Cardular	121,2	-17,9%	9350,6	-17,4%	10933,0	-17,3%
1327	Nystaderm Creme etc.	121,0	-2,8%	1054,4	-2,0%	1587,7	-1,6%
1328	Menogon	120,9	50,9%	38742,4	74,7%	1126,6	49,9%
1329	Nitrendipin beta	120,8	3,5%	1084,2	4,6%	9129,0	4,6%
1330	Gelusil/Lac	120,7	-16,5%	1858,5	-15,2%	1144,6	-15,3%
1331	Syntaris	120,7	5,2%	1735,3	5,9%	4276,4	6,0%
1332	Zinkorotat	120,6	-23,0%	1739,7	-21,2%	2574,7	-20,9%
1333	Rani AbZ	120,6	-2,7%	2107,0	2,5%	4809,3	3,0%
1334	Tilidin AL comp.	120,4	17,3%	3750,0	17,2%	2843,1	17,5%
1335	Sulmycin mit Celestan-V	120,1	-5,2%	2737,9	-4,6%	1477,5	-4,5%
1336	Atenolol AL	120,1	-2,7%	1814,0	-2,6%	7235,7	-1,5%
1337	Tyrosur Gel/Puder	120,0	4,8%	661,3	6,6%	360,5	6,8%
1338	Nyogel	119,7	-4,4%	1694,2	-3,3%	8540,2	-3,0%
1339	Palladon retard	119,6	50,8%	29283,1	46,5%	3590,2	46,4%
1340	Citalopram STADA	119,5	135,6%	7591,2	120,0%	8136,0	150,9%
1341	Trenantone	119,3	15,0%	96370,8	14,0%	11982,9	13,9%
1342	HAES-steril	119,2	-0,7%	9987,2	-3,7%	780,1	-3,7%
1343	Xalacom	119,0	85,8%	9578,7	100,2%	8035,0	101,2%
1344	Vitafluid	119,0	-1,5%	722,0	2,0%	28249,2	3,2%
1345	Gynoflor	119,0	-9,6%	1294,1	-8,7%	581,3	-8,4%
1346	Nitrosorbon	118,9	-3,5%	2618,6	-2,7%	12533,8	-2,4%
1347	Cromoglicin-ratioph.Nasensp.	118,9	-15,2%	1031,8	-16,6%	905,6	-15,2%
1348	Dispatenol	118,5	-13,6%	737,1	-12,9%	7776,4	-11,9%
1349	Cefa Wolff	118,4	-17,1%	1643,1	-17,3%	649,3	-15,6%
1350	Neuro-Lichtenstein	118,4	-20,3%	1245,3	-16,1%	4642,5	-21,7%
	Summe	602320,6		17722238,7		25920483,5	
	Kumulativer Anteil	80,42%		73,47%		82,42%	

64

Tabelle 64.7: Führende Arzneimittel 2003 nach Verordnungen (Fortsetzung)

Rang	Präparat	Verordnungen in Tsd.	Änd. %	Umsatz in Tsd. €	Änd. %	DDD in Tsd.	Änd. %
1351	Hamadin/ -N	118,3	−24,1%	680,4	−24,0%	366,0	−23,9%
1352	Sempera	118,1	−50,8%	14841,2	−50,8%	1412,1	−51,2%
1353	Dynorm Plus	118,0	−9,5%	8515,9	−18,8%	10607,3	−7,6%
1354	Metrogel/-creme	117,9	18,0%	2412,9	19,7%	1839,6	20,5%
1355	Tetrazepam-1A Pharma	117,8	31,1%	703,9	34,8%	901,4	35,0%
1356	Terracortril N	117,8	−16,8%	612,5	−7,2%	3762,2	−13,4%
1357	Nasan	117,8	−5,6%	268,6	−6,9%	2021,4	−1,4%
1358	Tonsiotren	117,5	−10,6%	819,7	−9,6%	1174,8	−10,6%
1359	Dexa-sine	117,3	−4,4%	1179,5	−2,3%	2317,4	−4,1%
1360	Cetirizin AZU	117,3	47,3%	1077,2	55,8%	3181,4	57,1%
1361	Arava	117,2	6,8%	29142,7	12,4%	6740,6	13,0%
1362	Protopic	117,0	50,1%	7326,0	50,2%	2147,3	49,1%
1363	Vermox	116,9	−8,3%	1328,3	−9,6%	582,1	−9,5%
1364	Protagent	116,8	−14,6%	1941,0	−7,2%	6706,3	−12,3%
1365	Beclorhinol	116,8	20,0%	1887,1	20,4%	3151,2	20,8%
1366	OME-nerton	116,8	−7,4%	6656,2	−0,5%	4600,9	0,0%
1367	Dexa Rhinospray M Mono	116,6	−34,2%	1573,7	−34,2%	2589,8	−33,5%
1368	Melleril	116,4	−16,9%	3136,7	−16,3%	3904,3	−14,9%
1369	Paveriwern	116,4	−18,1%	739,7	−17,7%	1405,8	−17,6%
1370	Uriduct	116,2	34,4%	4692,2	37,6%	4492,0	47,5%
1371	Fosinorm comp	116,1	−6,6%	10140,4	−3,6%	10020,4	−3,2%
1372	Androcur	115,9	−11,1%	8152,1	−12,5%	1836,1	−13,6%
1373	Pulmicort nasal	115,8	−12,5%	2540,8	−25,9%	4776,7	−25,6%
1374	Azathioprin-ratiopharm	115,8	14,6%	10560,6	10,4%	3614,0	15,0%
1375	Corsodyl	115,7	−34,0%	926,4	−35,1%	2023,6	−36,0%
1376	Celipro Lich	115,7	−4,1%	3271,3	−0,6%	10509,9	−2,4%
1377	melperon von ct	115,5	23,9%	1449,1	29,4%	786,8	33,3%
1378	Topamax	115,2	27,5%	22374,2	31,1%	2677,0	25,8%
1379	Sinusitis Hevert N	115,1	−7,6%	1025,2	−5,9%	1006,4	−7,9%
1380	Migrätan S	115,0	−1,2%	1873,4	−0,8%	2290,0	−0,7%
1381	Thrombocutan N/-Ultra	114,8	−12,6%	424,6	−11,3%	4590,1	−12,6%
1382	Ambrolös	114,6	15,0%	481,5	4,2%	1148,1	15,6%
1383	Eryfer	114,6	−6,1%	1987,5	−5,2%	3630,4	−5,2%
1384	Didronel-Kit	114,5	−34,0%	13862,8	−34,0%	10301,0	−34,0%
1385	Monobeta	114,4	−8,3%	2669,7	−4,4%	10695,2	−2,5%
1386	Loperamid AL	114,3	−4,8%	454,4	0,8%	415,7	2,2%
1387	Siccapos	114,2	1,3%	575,3	5,8%	5842,8	8,1%
1388	Climodien	114,2	17,3%	3961,3	18,5%	9326,4	18,6%
1389	Topisolon Salbe etc.	114,2	−7,0%	1817,0	−6,4%	2922,4	−6,4%
1390	Vividrin Nasenspray	114,0	−30,8%	1096,9	−31,0%	854,8	−30,8%
1391	Volon A/Volonimat	113,9	30,6%	1046,6	12,5%	1454,8	4,1%
1392	Zentramin Bastian N Tabl.	113,7	−22,1%	2915,7	−20,6%	2215,8	−21,3%
1393	Doximucol	113,4	−10,9%	669,7	−10,8%	1221,8	−10,8%
1394	vera von ct	113,2	−5,3%	1509,4	−0,5%	4492,4	−0,9%
1395	Remid	113,2	−3,8%	961,2	−18,7%	6487,7	−2,4%
1396	Unilair	113,1	−12,6%	3164,3	−10,6%	7597,6	−10,4%
1397	Enalapril 1A Pharma	113,1	110,7%	2289,6	70,4%	10495,8	111,0%
1398	Vitamin-B₁₂-ratiopharm	112,9	−2,6%	533,3	0,6%	5705,2	0,1%
1399	Basocin	112,8	−13,8%	1974,7	−8,3%	1886,6	−14,1%
1400	Rebif	112,6	11,9%	163617,8	15,4%	2275,5	16,8%
	Summe	608096,8		18080100,8		26117488,2	
	Kumulativer Anteil	81,19%		74,96%		83,05%	

64

Tabelle 64.7: Führende Arzneimittel 2003 nach Verordnungen (Fortsetzung)

Rang	Präparat	Verordnungen in Tsd.	Änd. %	Umsatz in Tsd. €	Änd. %	DDD in Tsd.	Änd. %
1401	Azubronchin	112,6	0,6%	688,1	−6,6%	1868,1	−4,3%
1402	Lisigamma	112,4	17,7%	3326,7	23,2%	13113,8	26,0%
1403	sulpirid von ct	112,4	−1,8%	2509,5	−1,5%	849,7	−1,4%
1404	Soderm plus	112,3	12,2%	1058,3	14,4%	2532,4	14,1%
1405	Edronax	112,0	8,1%	8622,4	12,6%	3834,2	14,7%
1406	Ultracortenol	112,0	−11,4%	1319,2	−10,9%	2501,4	−13,5%
1407	Sormodren	111,9	−3,6%	2665,9	−3,1%	3538,0	−2,4%
1408	Zop	111,9	52,5%	1134,1	48,6%	2049,1	50,9%
1409	Ospur D_3	111,9	−9,3%	820,7	−8,8%	21332,2	−8,8%
1410	Trileptal	111,6	17,4%	13485,4	16,3%	6030,6	17,4%
1411	Klean Prep	111,4	24,5%	2442,3	24,0%	112,8	23,7%
1412	Captopril HCT comp. Stada	111,4	−0,5%	2118,5	−1,3%	10180,1	0,6%
1413	Aspisol	111,1	−7,2%	3249,6	−2,1%	584,4	−6,6%
1414	Polyspectran HC Salbe	111,1	9,1%	1089,0	9,4%	2290,7	9,0%
1415	Escor	111,0	19,1%	8617,5	23,9%	11928,4	25,5%
1416	Bromazep	110,9	−7,9%	567,0	−9,4%	2221,6	−5,7%
1417	Requip	110,8	10,5%	17091,9	13,1%	2226,9	14,5%
1418	Primolut-Nor	110,8	−1,6%	890,2	−2,6%	3499,4	−2,6%
1419	Amoxillat	110,7	17,3%	1128,0	1,0%	1618,5	20,0%
1420	Norfloxacin STADA	110,4	−0,5%	1174,0	−2,7%	592,3	−1,3%
1421	Terramycin N Gentamicin	110,3	−11,4%	270,2	−8,3%	1366,1	−5,0%
1422	Chibro-Timoptol	110,1	−15,5%	1455,4	−15,3%	8017,3	−15,3%
1423	Amoxicillin-ratiopharm comp.	110,1	17,3%	4715,9	26,9%	1015,2	29,8%
1424	Bifon	110,0	10,6%	815,3	11,1%	2576,5	10,9%
1425	Climarest	109,9	−34,7%	2153,7	−34,0%	11221,8	−33,9%
1426	Verrucid	109,7	−0,0%	945,6	−0,0%	4387,6	−0,0%
1427	panthenol von ct	109,5	6,7%	325,2	5,3%	2934,8	5,2%
1428	Novoprotect	109,5	−10,4%	1088,8	−14,7%	3527,5	−8,1%
1429	Dynorm	109,3	−12,4%	5653,5	−29,0%	12262,4	−8,8%
1430	Gentamycin Cr./Slb.medphano	109,3	1,0%	970,2	2,3%	1349,5	1,7%
1431	Ambroxol AL comp.	109,1	−0,9%	458,4	−0,3%	1168,5	−0,3%
1432	Totocortin	108,9	0,0%	638,9	9,3%	5443,2	0,0%
1433	Mastodynon	108,8	−6,5%	1656,3	−6,1%	6231,8	−4,7%
1434	Metformin Heumann	108,8	38,8%	1657,9	38,8%	4752,5	42,6%
1435	CellCept	108,8	18,2%	62395,8	19,7%	3528,0	18,7%
1436	Thiamazol Henning	108,7	−4,9%	1008,7	−3,2%	7139,1	−3,2%
1437	dysto-loges/-N	108,6	−6,0%	1161,2	−2,8%	3729,4	−4,7%
1438	Ciprofloxacin AZU	108,5	26,0%	2440,1	−13,2%	403,3	25,1%
1439	Stillacor	108,4	−11,3%	603,8	−10,9%	3749,3	−10,6%
1440	Aciclovir-ratioph.Tabl./p.i.	108,4	9,8%	2878,0	−24,9%	521,0	10,2%
1441	Spasman	108,2	−22,4%	1992,7	−18,6%	2116,6	−17,2%
1442	Claudicat	108,2	−26,8%	3036,3	−32,1%	4910,1	−25,3%
1443	Capto AbZ	108,2	−2,3%	1189,9	−3,3%	7385,2	1,8%
1444	Gladem	108,1	−10,3%	12381,8	−6,4%	9282,5	−4,9%
1445	Mykundex Drag. etc.	108,0	−8,5%	1220,8	−14,3%	494,2	−17,4%
1446	Huminsulin Normal	107,9	10,5%	10006,2	12,2%	7096,5	12,2%
1447	Furo AbZ	107,9	24,6%	986,0	31,5%	9762,2	30,9%
1448	Betaferon	107,8	7,2%	151769,2	10,2%	3234,9	7,2%
1449	Mareen	107,5	1,1%	2128,7	9,3%	3598,6	10,2%
1450	Ortoton	107,5	−7,4%	2833,2	−6,6%	790,3	−5,8%
	Summe	613591,5		18434936,3		26344388,3	
	Kumulativer Anteil	81,92%		76,43%		83,77%	

64

Tabelle 64.7: Führende Arzneimittel 2003 nach Verordnungen (Fortsetzung)

Rang	Präparat	Verordnungen in Tsd.	Änd. %	Umsatz in Tsd. €	Änd. %	DDD in Tsd.	Änd. %
1451	Voltaren plus	107,4	−1,0%	2016,9	13,2%	1502,7	15,0%
1452	Paroxetin-ratiopharm	107,3	21,8%	7967,8	26,7%	6526,6	31,8%
1453	Meto-Hennig	107,2	38,9%	1994,7	33,7%	8202,2	50,6%
1454	Sinuselect	107,2	−6,1%	794,9	−6,1%	2218,5	−6,1%
1455	Amioxid-neuraxpharm	106,7	−2,1%	1956,2	2,6%	6701,0	3,3%
1456	Emla	106,6	1,0%	2161,6	0,2%	938,3	0,5%
1457	Lisi-Puren	106,6	12,7%	2927,6	17,7%	11024,5	19,9%
1458	Dexapos	106,4	−0,5%	463,2	−0,4%	1744,6	−0,5%
1459	Berlinsulin H Basal	106,3	28,4%	8868,8	28,5%	6170,6	28,4%
1460	Keppra	106,3	37,0%	37066,2	43,5%	4444,9	42,4%
1461	Magnesium Jenapharm	106,0	−9,7%	1233,3	−9,2%	3579,8	−9,1%
1462	Oxytetracyclin Augensalbe	106,0	−15,8%	1010,1	2,7%	1177,6	−15,8%
1463	Diazepam Desitin Rectiole	105,9	−1,0%	1818,8	−0,9%	432,3	−0,9%
1464	Biofanal Vaginal	105,8	−1,3%	993,0	−0,5%	730,8	−1,2%
1465	Contractubex	105,7	−4,5%	1811,8	−4,6%	1005,3	−4,6%
1466	Lacteol	105,6	149,8%	1070,4	149,9%	693,4	146,0%
1467	Doxepin AZU	105,6	14,3%	1155,6	19,7%	1634,2	21,2%
1468	vertigo-neogama	105,6	1,1%	2955,9	9,8%	2724,9	11,4%
1469	Candio-Hermal Creme etc.	105,2	−11,7%	995,0	−11,7%	1310,6	−11,6%
1470	Azupamil	105,1	−10,5%	1632,1	−10,8%	4512,0	−5,4%
1471	Mycospor Creme etc.	105,1	−8,9%	1207,9	−8,0%	3202,1	−7,6%
1472	Exeu	105,0	−16,8%	471,3	−17,3%	949,7	−17,2%
1473	Felodipin AZU	105,0	15,9%	5048,6	19,2%	11628,1	19,1%
1474	Sedacur	105,0	−7,9%	1253,0	−7,1%	2062,4	−7,0%
1475	Verapamil-Hennig	104,8	12,2%	2196,1	10,7%	5786,5	14,1%
1476	Dexaflam Amp./Tabl.	104,8	−5,8%	332,4	−6,0%	708,2	−7,6%
1477	Calcium Hexal	104,8	5,7%	1869,7	7,5%	3946,2	7,8%
1478	Sotabeta	104,5	−11,1%	2278,4	−10,6%	6421,7	−10,5%
1479	Canesten Creme etc.	104,4	−18,4%	771,0	−14,3%	1231,3	−18,3%
1480	Pentasa	104,3	3,2%	14987,0	6,1%	6812,3	7,1%
1481	Lacrimal O.K.	104,3	3,9%	1948,1	3,9%	6412,3	3,9%
1482	Spasyt	104,3	8,0%	2294,6	9,4%	2601,2	9,5%
1483	Nitrofurantoin-ratiopharm	104,2	7,8%	898,5	7,8%	2605,4	7,8%
1484	Kan-Ophtal	104,1	10,4%	348,3	10,4%	1735,4	10,4%
1485	Flunitrazepam-neuraxpharm	104,0	−2,8%	513,0	−2,7%	2016,6	−2,7%
1486	Diclofenac Heumann	103,8	−12,6%	601,6	−8,8%	2558,5	−4,9%
1487	Nortrilen	103,8	1,1%	1666,2	2,2%	2240,2	2,3%
1488	nitrendipin von ct	103,7	20,3%	926,8	22,5%	7256,9	22,0%
1489	Quensyl	103,7	15,9%	2715,0	17,4%	2837,2	17,5%
1490	L-Polamidon	103,6	1,5%	3155,8	3,1%	3353,0	4,7%
1491	Hametum Salbe etc.	103,4	−7,3%	820,5	−7,8%	1872,9	−7,6%
1492	Predni-M-Tablinen	103,4	−8,9%	3266,3	−6,1%	4898,3	−5,9%
1493	Ambene	103,3	−5,1%	1195,0	−5,1%	791,1	−4,4%
1494	Meto AbZ	103,3	7,1%	870,5	−0,6%	5646,4	13,4%
1495	Roxithro-Lich	103,1	−28,8%	1599,7	−35,2%	716,9	−28,7%
1496	Exhirud-Gel etc.	103,1	−18,6%	1339,5	−17,0%	2289,3	−19,3%
1497	theo von ct	103,0	−5,4%	1103,0	−2,6%	4537,3	−2,3%
1498	Nephrotrans	102,9	9,4%	2785,4	11,2%	1384,7	9,2%
1499	Cystinol akut	102,7	−6,0%	1172,2	−5,9%	752,6	−5,9%
1500	Imidin N/S	102,7	−16,9%	264,5	−27,2%	1318,0	−16,9%
	Summe	618834,0		18575730,0		26512236,6	
	Kumulativer Anteil	82,62%		77,01%		84,30%	

64

Tabelle 64.7: Führende Arzneimittel 2003 nach Verordnungen (Fortsetzung)

Rang	Präparat	Verordnungen in Tsd.	Änd. %	Umsatz in Tsd. €	Änd. %	DDD in Tsd.	Änd. %
1501	Tardyferon	102,6	34,2%	1434,2	35,2%	2390,4	35,4%
1502	Euvegal Balance	102,4	8,4%	1551,8	12,6%	2065,3	12,5%
1503	Timo-Comod	102,3	3,0%	1293,9	7,2%	7098,5	8,7%
1504	Nafti-ratiopharm	102,2	0,6%	2338,5	1,6%	2162,2	1,9%
1505	Miroton	102,1	20,9%	2788,7	29,1%	3008,2	26,9%
1506	Lormetazepam AL	102,1	38,0%	668,5	37,8%	3089,4	37,7%
1507	Lorafem	102,0	−1,6%	4288,4	−0,2%	524,7	−1,4%
1508	pirox von ct	101,9	−2,2%	766,6	−4,4%	1756,9	−2,2%
1509	Isomol Pulver	101,8	5,7%	2454,6	15,8%	1469,6	10,4%
1510	Vitamin B12 Lichtenstein	101,8	16,9%	548,4	17,1%	44156,0	17,2%
1511	Hot Thermo	101,7	−12,7%	416,1	−7,0%	4069,6	−12,7%
1512	clotrimazol v. ct Creme etc.	101,7	−3,3%	480,3	−2,4%	1403,9	−2,5%
1513	Thyreocomb N	101,7	−0,6%	1436,8	−0,2%	9791,4	−0,1%
1514	Vitagel	101,6	−3,3%	596,5	1,1%	6361,4	3,6%
1515	Oestro Gynaedron M	101,5	8,5%	737,0	9,5%	16952,4	10,4%
1516	Sedotussin Efeu	101,3	−4,3%	565,1	−4,2%	1766,6	−5,9%
1517	Zeel comp./ comp. N	101,3	54,7%	1892,7	64,0%	4539,2	59,8%
1518	PENTO-PUREN	101,3	−15,7%	2376,9	−18,0%	3951,1	−15,2%
1519	Elotrans	101,1	−12,7%	545,8	−12,9%	308,1	−13,0%
1520	Alpicort	101,1	1,9%	1343,8	13,7%	2021,9	1,9%
1521	Verapamil-1A Pharma	100,8	18,9%	1566,9	19,1%	4728,3	19,7%
1522	Sedariston Tropfen/ -plus	100,5	−15,3%	1352,9	−13,2%	2954,7	−14,7%
1523	Triniton	100,4	−8,3%	2451,2	−8,3%	9657,8	−8,3%
1524	TMP-ratiopharm	100,3	4,7%	519,4	4,8%	665,1	4,7%
1525	Roxi 1 A Pharma	100,3	302,9%	1485,0	249,9%	687,1	302,6%
1526	Nisita/-salin	100,2	−10,3%	511,1	1,0%	1494,0	−10,0%
1527	Leioderm P	100,2	−8,8%	982,4	−6,8%	1045,5	−5,9%
1528	Pirorheum	100,2	−8,5%	897,0	−12,6%	2030,1	−1,0%
1529	Lactulose-1A Pharma	100,0	60,0%	1232,6	64,9%	6853,6	65,3%
1530	Arimidex	100,0	55,0%	55181,3	69,0%	7712,4	64,5%
1531	Isicom	100,0	−8,7%	4205,7	−7,9%	2094,3	−7,6%
1532	Blephamide Augensalbe/Tr.	99,9	−31,3%	1024,9	−30,0%	4188,7	−27,0%
1533	Tussoret	99,8	0,3%	606,6	−0,1%	555,7	−1,2%
1534	Flutide Nasal	99,6	−19,9%	2495,2	−19,8%	3775,1	−19,7%
1535	Crom Ophtal	99,2	−12,3%	503,4	−15,4%	2487,5	−15,7%
1536	Bronchoforton Salbe	99,0	−19,2%	954,4	−19,4%	3206,8	−20,0%
1537	Prednison Galen	99,0	−5,2%	1316,9	−7,8%	5855,3	−7,0%
1538	Tamoxifen-ratiopharm	98,8	2,1%	5991,8	1,5%	9684,2	2,0%
1539	Procorum	98,7	−16,2%	5690,7	−14,3%	5273,4	−15,7%
1540	ASS-light	98,7	14,7%	296,0	9,5%	9573,4	14,7%
1541	Isoglaucon	98,7	−17,6%	1492,3	−16,7%	11694,9	−16,7%
1542	Nepresol	98,6	8,3%	2625,1	10,2%	3318,2	9,7%
1543	Metamizol Hexal	98,5	(neu)	525,0	(neu)	621,1	(neu)
1544	Prosta Fink forte	98,5	−8,3%	4307,4	5,5%	8628,1	3,4%
1545	Monuril	98,4	−5,9%	1052,0	−5,9%	98,4	−5,9%
1546	Oxazepam STADA	98,3	23,3%	315,8	22,6%	760,9	22,1%
1547	Tamoxifen Hexal	98,2	−1,5%	5967,7	−2,9%	9713,2	−2,5%
1548	Aeromax	98,0	−21,0%	6508,7	−16,1%	4119,8	−18,1%
1549	Fluor-Vigantoletten	98,0	−6,3%	572,7	−6,3%	8915,9	−6,7%
1550	Nomon mono	97,9	−10,7%	2571,2	−8,1%	4073,3	−9,5%
	Summe	623848,2		18719457,8		26767589,9	
	Kumulativer Anteil	83,29%		77,61%		85,11%	

64

Tabelle 64.7: Führende Arzneimittel 2003 nach Verordnungen (Fortsetzung)

Rang	Präparat	Verordnungen in Tsd.	Änd.%	Umsatz in Tsd. €	Änd.%	DDD in Tsd.	Änd.%
1551	Roxi-Puren	97,9	−24,9%	1447,6	−34,8%	663,2	−24,6%
1552	Betahistin AL	97,9	46,3%	841,7	52,2%	2785,1	53,6%
1553	Ichthoseptal	97,8	−5,2%	1380,8	−4,7%	2113,6	−4,4%
1554	Cystinol	97,8	−9,2%	858,7	−5,4%	779,6	−10,5%
1555	Pres plus	97,7	−36,6%	7057,1	−40,6%	8955,8	−35,1%
1556	Infectosoor Mundgel	97,6	−0,6%	523,0	10,4%	215,7	0,2%
1557	Lyogen/Depot	97,4	−9,4%	4308,4	−10,1%	4748,6	−10,5%
1558	Depo-Clinovir	97,3	−6,7%	2767,2	−5,4%	8743,6	−6,7%
1559	Cordes BPO	97,3	−7,4%	676,2	−7,4%	2512,8	−8,0%
1560	Lamisil Creme etc.	97,3	4,1%	992,2	10,9%	1978,6	7,2%
1561	Clobegalen	97,2	5,8%	939,3	8,2%	3000,6	8,1%
1562	Aggrenox retard	97,1	380,3%	5618,2	405,9%	4118,6	407,9%
1563	Ibu Ben u ron	97,0	303,2%	394,9	302,9%	485,0	303,2%
1564	Ferrum Hausmann Sirup/Tr.	97,0	−9,8%	1192,4	6,0%	1970,2	−10,0%
1565	Moronal Susp./Drag.	96,9	−3,0%	1251,1	−4,7%	384,7	−1,6%
1566	Vividrin Augentropfen	96,9	−24,4%	519,6	−24,2%	2212,7	−24,7%
1567	ISDN Hexal	96,8	37,6%	1329,9	38,8%	6291,6	39,1%
1568	Myospasmal	96,8	−19,8%	692,1	−16,1%	766,6	−14,9%
1569	Mykohaug C Creme	96,7	−10,9%	354,8	−10,1%	1353,7	−9,9%
1570	Oflohexal	96,6	9,4%	1895,3	2,1%	510,1	6,5%
1571	Talso	96,6	−10,7%	3333,8	−10,0%	10565,9	−9,8%
1572	piracetam von ct	96,6	−5,1%	2005,6	−5,9%	3892,9	−5,6%
1573	Bisoprolol ratiopharm comp.	96,5	838,5%	4162,0	860,7%	7724,9	913,7%
1574	Kamillen-Bad/Extern Robugen	96,4	−29,5%	930,2	−28,5%	644,8	−37,2%
1575	inimur	96,3	10,1%	1644,8	9,6%	577,1	8,5%
1576	Roxithromycin AL	96,3	40,6%	1432,8	24,1%	655,4	41,0%
1577	Dedrei	95,9	11,3%	488,0	18,6%	17845,9	13,1%
1578	Lexotanil	95,9	−38,2%	1157,1	−37,1%	2008,4	−36,9%
1579	Allegro	95,8	(> 1000)	3826,2	(> 1000)	567,4	(> 1000)
1580	Paracetamol-AZU	95,7	12,7%	199,2	18,3%	488,0	13,2%
1581	Fumaderm	95,5	−1,7%	20853,7	−0,4%	2669,6	−0,6%
1582	Mercuchrom 2%	95,4	−59,8%	441,0	−44,3%	2135,2	−59,6%
1583	biomo-lipon	95,4	−3,7%	7509,9	−3,1%	8615,0	−1,4%
1584	Sulpirid-ratiopharm	95,3	−1,9%	2459,6	1,6%	848,0	2,2%
1585	Transpulmin Kinder / -Baby	95,3	−22,8%	672,6	−21,2%	1819,8	−21,8%
1586	Kaveri	95,3	−21,5%	3437,9	−15,0%	4387,8	−13,5%
1587	Vagi C / -Vagi C Fem	95,3	−1,8%	854,8	7,4%	712,1	−0,7%
1588	Ofloxacin STADA	95,2	23,8%	1889,9	19,5%	507,1	25,3%
1589	Carbabeta/- retard	95,2	5,3%	3873,7	5,7%	4618,5	6,2%
1590	Nephral	95,2	−10,0%	1198,0	−8,5%	7912,3	−8,3%
1591	Amoxi Clavulan STADA	95,2	15,9%	4151,6	24,0%	887,9	26,2%
1592	Zopiclon-neuraxpharm	95,2	−3,3%	1021,9	−3,4%	1672,8	−3,3%
1593	Betaisodona Mundantiseptikum	95,1	−12,1%	853,6	−12,1%	634,3	−12,1%
1594	Augmentan	94,9	−19,9%	6021,1	−18,7%	964,4	−18,0%
1595	Ovestin Tabl.	94,9	−11,3%	1456,5	−11,4%	3061,6	−11,5%
1596	Effortil plus	94,7	−6,2%	2576,3	−0,3%	3705,0	−6,1%
1597	Equasym	94,7	277,8%	1928,3	282,0%	1464,7	282,6%
1598	Miniasal	94,6	−9,4%	334,7	−9,1%	9456,3	−9,4%
1599	Asche Basis	94,5	−29,8%	758,3	−28,3%	4040,5	−28,9%
1600	Aquaretic	94,4	−5,7%	788,9	−18,8%	7927,8	−4,2%
	Summe	628656,4		18836760,3		26935192,0	
	Kumulativer Anteil	83,94%		78,09%		85,65%	

64

Tabelle 64.7: Führende Arzneimittel 2003 nach Verordnungen (Fortsetzung)

Rang	Präparat	Verordnungen in Tsd.	Änd.%	Umsatz in Tsd. €	Änd.%	DDD in Tsd.	Änd.%
1601	Glucobon	94,3	2,0%	1411,7	2,2%	4308,6	2,6%
1602	Thombran	94,3	−20,4%	2965,7	−19,3%	1444,3	−19,1%
1603	Bisoprolol TAD	94,3	39,4%	1956,1	36,8%	5299,2	45,1%
1604	Allo AbZ	94,2	19,3%	706,4	21,1%	5259,1	21,7%
1605	Digotab	94,2	−12,2%	535,9	−11,9%	3244,1	−11,6%
1606	MTX Hexal Tabl.	94,1	15,7%	6024,6	20,4%	6160,6	20,6%
1607	Puregon	94,0	59,1%	36088,7	53,8%	741,6	54,3%
1608	Loperamid - 1 A Pharma	94,0	21,5%	305,8	31,0%	260,7	36,4%
1609	Hyperforat	93,8	−15,9%	1000,7	−15,1%	1390,4	−6,2%
1610	Lora-Lich	93,7	−33,7%	877,0	−28,1%	2822,9	−26,1%
1611	Triam-Wolff	93,6	−12,4%	679,9	−1,6%	1208,6	−11,0%
1612	Mestinon	93,6	0,2%	8709,8	4,5%	2988,2	3,6%
1613	ASS AL 100 TAH	93,4	(neu)	209,7	(neu)	8776,8	(neu)
1614	Gastracid	92,9	(> 1000)	4426,4	(> 1000)	3040,0	(> 1000)
1615	Diclofenac Heumann Gel	92,8	−10,8%	472,1	−10,4%	812,8	−10,3%
1616	Digimed	92,7	19,8%	604,8	20,5%	6819,2	20,3%
1617	Erythromycin STADA	92,7	−10,7%	941,4	−8,7%	708,0	−9,0%
1618	Bondiol	92,6	4,6%	4859,6	5,4%	3640,2	5,1%
1619	Atenolol-Heumann	92,6	−7,0%	1427,9	−13,3%	5149,7	−4,3%
1620	Atenolol STADA	92,6	0,8%	1434,5	−2,9%	5190,5	3,7%
1621	Doxepin Holsten	92,5	10,1%	1596,0	5,1%	2698,7	12,7%
1622	atenolol von ct	92,5	−1,1%	1441,6	−0,1%	5382,1	0,7%
1623	Salbutamol AL	92,3	−2,2%	683,6	10,1%	706,2	−2,4%
1624	Supracyclin	92,3	−13,9%	321,0	−31,4%	1288,9	−11,5%
1625	Fenofibrat-ratiopharm	92,3	−10,7%	3583,3	−8,9%	7659,1	−8,8%
1626	Combaren	92,1	−25,4%	3487,1	−22,7%	1193,2	−22,4%
1627	Atemur	92,1	−25,0%	5427,8	−19,9%	3627,3	−18,9%
1628	Seroxat	92,1	−39,4%	9077,0	−37,8%	6563,7	−33,7%
1629	Euvegal/-Entspann.u.Einschl.	92,0	−16,1%	1773,6	−15,9%	2360,9	−16,2%
1630	Liquigel	92,0	−9,4%	751,5	−3,6%	5104,6	−2,4%
1631	Nystaderm/-S	91,9	−5,3%	1337,6	−10,6%	652,9	−13,2%
1632	nife von ct	91,9	−20,5%	1421,8	−28,6%	4731,4	−30,3%
1633	Levodop-neuraxpharm	91,6	29,6%	2892,3	31,9%	1784,6	32,5%
1634	Thilo-Tears	91,4	−16,5%	1142,4	−8,5%	4735,1	−15,1%
1635	Dermatop Basis	91,3	−28,8%	823,7	−33,7%	3175,9	−35,9%
1636	Valocordin-Diazepam	91,2	−15,1%	235,3	−14,8%	2280,8	−15,1%
1637	Aknefug-EL	91,2	−3,4%	613,4	−5,0%	1675,5	−5,3%
1638	Inderm	91,1	−10,6%	757,9	−11,0%	2033,4	−11,2%
1639	Micotar Creme etc.	91,0	0,5%	753,3	−4,5%	1306,9	1,3%
1640	Omniflora N	90,7	−13,6%	1697,1	−11,8%	1379,2	−14,2%
1641	Trama AbZ	90,6	−0,1%	1379,1	5,5%	1226,0	6,8%
1642	Kaoprompt-H	90,4	−9,5%	889,0	−8,2%	51,1	−8,3%
1643	Levodopa comp. B STADA	90,3	25,6%	2414,7	27,5%	1123,7	27,8%
1644	Solan M	90,3	−13,7%	800,6	−11,6%	14221,7	−11,6%
1645	Glukovital	90,3	−17,4%	864,8	7,3%	5160,1	−17,2%
1646	Dolviran N	90,2	−11,6%	726,1	−8,4%	284,4	−11,4%
1647	Mycinopred	90,2	1,5%	764,6	8,3%	2576,4	1,5%
1648	Capto-Isis	90,0	−33,4%	3212,7	−37,8%	5119,0	−30,0%
1649	Isostenase	89,9	−14,0%	1131,8	−19,9%	4116,6	−13,5%
1650	Aquapred/-N Augentropfen	89,9	−9,3%	563,4	−4,1%	3995,3	−9,3%
	Summe	633263,9		18964963,0		27102672,3	
	Kumulativer Anteil	84,55%		78,62%		86,18%	

64

Tabelle 64.7: Führende Arzneimittel 2003 nach Verordnungen (Fortsetzung)

Rang	Präparat	Verordnungen in Tsd.	Änd. %	Umsatz in Tsd. €	Änd. %	DDD in Tsd.	Änd. %
1651	Rocaltrol	89,7	−2,9%	8267,4	−1,4%	2522,4	−1,3%
1652	Equilibrin	89,6	−10,8%	1966,2	−8,8%	5821,1	−8,5%
1653	Dexagel	89,5	1,5%	547,0	1,6%	1674,7	1,5%
1654	Duraglucon	89,5	−17,6%	858,7	−17,7%	5163,0	−17,6%
1655	Levodopa-ratiopharm comp.	89,4	40,8%	2661,5	40,0%	1591,2	37,9%
1656	Prednihexal oral	89,3	681,0%	632,2	650,5%	4508,7	635,5%
1657	Melperon beta	89,2	−9,3%	1288,9	−7,0%	670,8	−6,8%
1658	Norflosal	89,1	−0,1%	912,9	−3,2%	466,6	−1,7%
1659	Neotri	89,0	−15,1%	3449,0	−11,9%	7432,8	−14,3%
1660	Zetir	89,0	−17,1%	1493,3	−14,5%	3237,9	−6,9%
1661	Ome-Puren	88,9	−14,8%	5328,0	−9,6%	3688,9	−9,3%
1662	Gyno-Pevaryl	88,9	−6,2%	917,0	−6,1%	332,2	−6,1%
1663	Phlogont Thermalsalbe/Gel	88,8	−26,8%	668,7	−25,7%	2363,1	−8,6%
1664	Turfa-BASF	88,6	−5,7%	871,3	−8,2%	7254,8	−3,1%
1665	Linola Gamma	88,5	−28,6%	965,7	−22,2%	2411,2	−26,2%
1666	Dexahexal	88,2	16,5%	465,1	15,5%	1006,6	14,9%
1667	Uvirgan mono	87,9	0,7%	2974,2	6,0%	3039,9	1,6%
1668	Prednisolon LAW	87,9	−8,7%	808,5	−7,7%	3147,2	−7,2%
1669	Uro-Tablinen	87,8	29,2%	1118,0	30,4%	1530,4	30,3%
1670	Daivonex	87,7	11,6%	4241,1	11,6%	2818,2	13,4%
1671	Dogmatil/-forte	87,7	−18,8%	2686,0	−15,4%	726,1	−16,8%
1672	Maliasin	87,5	−5,5%	2576,4	−5,5%	1990,7	−4,9%
1673	Dolgit Drag./ -akut Caps	87,2	−12,5%	1064,0	−15,4%	2167,4	−9,6%
1674	ISDN Heumann	87,2	0,6%	903,0	1,4%	3671,2	1,5%
1675	Diclo-Puren	87,2	−20,2%	611,9	−15,7%	2120,0	−13,9%
1676	Rheuma-Salbe Lichtenstein N	87,1	−25,8%	513,3	−24,7%	3485,0	−25,8%
1677	Codeinum phosph. Compr.	87,1	6,8%	463,9	7,3%	381,8	7,9%
1678	Elobact	87,0	−50,3%	5605,2	−49,0%	805,4	−50,9%
1679	Estriol LAW	87,0	−4,4%	732,5	8,8%	17255,6	−2,0%
1680	Linola Urea	87,0	1,8%	815,0	7,7%	3913,5	1,8%
1681	Teufelskralle-ratiopharm	86,9	−6,8%	1846,6	−5,6%	3832,9	−5,0%
1682	Aspecton Eukaps	86,8	68,3%	300,9	67,3%	480,6	66,8%
1683	Kytta-Gel	86,7	−39,8%	317,1	−39,3%	2094,8	−37,9%
1684	Finlepsin	86,7	−9,2%	3690,4	−7,1%	3281,5	−7,0%
1685	Berberil N	86,7	−11,1%	388,9	−11,9%	5571,3	−8,4%
1686	Elmetacin	86,6	−20,2%	459,3	−19,3%	504,7	−18,8%
1687	Eucabal Balsam S	86,5	−26,8%	501,3	−26,9%	1107,5	−27,0%
1688	Prothyrid	86,5	18,0%	1544,7	18,9%	8321,9	19,0%
1689	Lösferron	86,5	−15,6%	1056,2	−14,0%	1732,6	−13,7%
1690	Zolpidem AL	86,4	67,3%	750,2	70,8%	1468,5	73,1%
1691	Fem7	86,3	−28,9%	2305,6	−28,3%	8076,4	−28,0%
1692	Zostex	86,2	15,7%	9914,4	15,7%	603,4	15,7%
1693	Propafenon-ratiopharm	86,1	−1,2%	2034,9	0,9%	5530,1	1,1%
1694	Ludiomil	85,8	−21,3%	1434,6	−25,0%	2925,9	−18,8%
1695	Schmerz-Dolgit	85,8	−17,3%	517,4	−14,5%	751,0	−12,1%
1696	Nitrangin compositum	85,8	−14,2%	1048,7	−14,5%	1267,6	−15,0%
1697	Keciflox	85,7	183,5%	2048,5	101,6%	339,8	188,3%
1698	Ramipril HEXAL	85,6	(neu)	4049,7	(neu)	15299,5	(neu)
1699	Verasal	85,6	−10,5%	1930,7	−6,9%	5376,4	−7,3%
1700	Desitin Salbe/Salbenspray	85,6	−13,6%	505,5	−13,4%	1966,9	−18,4%
	Summe	637637,1		19058014,4		27270403,8	
	Kumulativer Anteil	85,13%		79,01%		86,71%	

64

Tabelle 64.7: Führende Arzneimittel 2003 nach Verordnungen (Fortsetzung)

Rang	Präparat	Verordnungen in Tsd.	Änd.%	Umsatz in Tsd. €	Änd.%	DDD in Tsd.	Änd.%
1701	Proculin	85,4	−16,4%	328,8	−16,3%	5696,2	−16,4%
1702	Fibrolan	85,4	−57,0%	2838,2	−59,3%	1148,1	−60,1%
1703	Combivir	85,3	2,6%	60658,7	2,8%	2560,5	2,6%
1704	Ena Puren	85,3	−0,7%	2394,3	2,3%	8976,3	3,6%
1705	Hydrocortison Jenapharm	85,0	10,0%	4489,7	10,8%	2621,8	10,8%
1706	Haloperidol-neuraxpharm	85,0	−11,3%	1431,8	−9,7%	3100,8	−10,1%
1707	Nifical	84,8	−16,5%	1419,2	−23,4%	3570,0	−17,4%
1708	Volon A Tinktur N	84,8	5,0%	1297,8	5,0%	1292,7	5,9%
1709	Staphylex	84,8	−4,9%	3387,8	−4,5%	391,8	−4,8%
1710	Predni-Ophtal	84,6	29,4%	516,9	29,5%	3382,7	29,4%
1711	Betavert	84,4	6,2%	988,2	8,4%	2267,7	9,2%
1712	Normoglaucon	84,4	−13,3%	3030,0	−8,5%	8023,8	−13,0%
1713	Budes	84,2	−59,8%	2927,0	−54,9%	4521,1	−57,0%
1714	Transpulmin Balsam/ E	84,2	−17,1%	777,1	−16,7%	2182,8	−17,7%
1715	Acic Hexal Tbl./Amp.	84,2	7,7%	2172,2	−27,0%	402,3	8,0%
1716	Avonex	84,0	11,0%	102034,3	15,4%	2343,2	11,0%
1717	Tramadol - 1 A Pharma	83,8	63,0%	1656,6	237,5%	1083,1	149,6%
1718	Sweatosan N	83,7	−8,9%	1845,6	−0,1%	3066,2	−6,7%
1719	Ferro-Folsan Drag.	83,6	−16,4%	771,0	−15,0%	1891,6	−14,9%
1720	FSME-Immun	83,6	(> 1000)	2567,5	(> 1000)	84,7	(> 1000)
1721	Betagentam	83,6	7,5%	447,5	16,2%	1671,5	7,5%
1722	Munobal	83,5	−24,1%	6271,7	−27,3%	9266,1	−22,2%
1723	Clindastad	83,4	−11,3%	1896,7	−13,6%	381,4	−10,9%
1724	Entocort	83,4	−4,4%	11445,4	−4,1%	1732,8	−3,2%
1725	Spersadexolin	83,4	−8,1%	1092,3	−8,1%	2084,3	−8,1%
1726	Huminsulin Profil	83,3	−13,3%	7443,2	−11,9%	5260,8	−11,9%
1727	Zinkoxidemulsion/-salbe LAW	83,3	−14,6%	444,8	−15,1%	2038,1	−15,6%
1728	Azudoxat comp.	83,3	10,2%	399,5	0,6%	896,1	9,5%
1729	Sovel	83,2	−20,5%	206,2	−20,2%	2953,8	−20,2%
1730	Bufexamac-ratiopharm/- Fett	83,2	−11,0%	572,0	−13,7%	1608,8	−11,5%
1731	Tranquase	83,1	−17,9%	179,8	−14,7%	2632,6	−16,7%
1732	NAC von ct	83,1	−15,2%	461,0	−14,9%	998,5	−16,8%
1733	Clin-Sanorania	83,0	−21,8%	1772,6	−26,5%	364,2	−20,7%
1734	Methylprednisolon Jenapharm	83,0	−2,0%	2653,5	0,7%	3950,5	1,1%
1735	Engerix B	82,9	−13,0%	4438,4	−12,5%	85,5	−15,1%
1736	Fadul	82,9	−11,0%	1808,1	−4,2%	3305,1	−3,0%
1737	Balneum Hermal F	82,8	−21,3%	1262,8	−19,5%	6184,1	−18,9%
1738	Piracetam-neuraxpharm	82,6	−2,5%	2715,4	−3,4%	3634,4	2,7%
1739	Testoviron	82,6	−13,1%	3885,5	−10,2%	3229,9	−9,3%
1740	Nitroxolin Chephasaar	82,5	−6,5%	2814,9	−4,7%	768,5	−6,1%
1741	Nitrazepam AL	82,5	8,5%	231,4	8,5%	2157,8	8,5%
1742	Clomipramin-neuraxpharm	82,4	−9,2%	1696,1	21,3%	1814,3	20,4%
1743	Oestronara	82,2	−27,1%	2398,8	−27,2%	6768,9	−27,2%
1744	Sulmycin	82,2	−12,0%	913,5	−12,2%	936,2	−12,3%
1745	Tetrisal E / -S	82,1	−19,6%	299,8	−17,0%	1314,6	−19,3%
1746	Tetrazep AbZ	81,9	−1,4%	564,9	4,8%	731,1	5,2%
1747	Kollateral	81,9	7,5%	2416,7	8,0%	2826,5	8,2%
1748	Anti-Phosphat	81,9	−12,8%	3216,4	11,5%	935,0	7,6%
1749	duradermal	81,8	−16,3%	651,5	−15,2%	1911,4	−15,0%
1750	Gentamytrex	81,8	−2,0%	262,8	−1,2%	1492,8	−1,5%
	Summe	641810,5		19320410,5		27402947,0	
	Kumulativer Anteil	85,69%		80,10%		87,13%	

64

Tabelle 64.7: Führende Arzneimittel 2003 nach Verordnungen (Fortsetzung)

Rang	Präparat	Verordnungen in Tsd.	Änd. %	Umsatz in Tsd. €	Änd. %	DDD in Tsd.	Änd. %
1751	Esberitox N	81,7	−39,7%	745,2	−40,0%	702,7	−40,0%
1752	Finalgon-Salbe	81,7	−10,5%	650,3	−2,3%	3572,0	−9,0%
1753	Diazepam STADA	81,7	1,9%	205,1	−6,0%	2950,8	−6,4%
1754	Imipramin-neuraxpharm	81,6	−5,4%	1918,9	−1,8%	2570,9	1,0%
1755	Rekawan	81,6	−9,2%	681,0	−7,2%	1395,7	−7,0%
1756	Clabin N/plus	81,6	29,6%	471,4	34,2%	3993,6	32,9%
1757	Pankreon	81,5	−10,7%	5674,9	−6,8%	1380,5	−6,9%
1758	Linola-sept	81,5	−5,4%	565,2	2,6%	1014,9	−5,8%
1759	Paracetamol AL comp.	81,3	54,1%	209,9	56,5%	229,0	56,6%
1760	Scheriproct	81,2	−52,1%	947,4	−51,7%	839,8	−50,6%
1761	Antikataraktikum N	81,1	−11,8%	918,3	−11,3%	14895,5	−11,3%
1762	Orgametril	81,0	−1,7%	1514,8	−2,6%	4028,3	−2,4%
1763	Enantone	81,0	−1,6%	33014,8	−3,1%	3724,6	−3,1%
1764	Ubretid	80,9	15,7%	5695,0	19,8%	3633,5	16,4%
1765	Demetrin/Mono Demetrin	80,8	−9,1%	1042,2	−8,4%	1344,8	−8,4%
1766	Myoson	80,8	−14,3%	1494,9	−10,9%	1197,6	−10,1%
1767	Tetra-saar	80,7	−9,3%	658,7	−18,9%	715,3	−3,2%
1768	Syneudon	80,7	11,4%	1065,3	13,2%	3153,1	13,6%
1769	Rhinotussal Kaps.	80,7	−50,0%	647,8	−50,5%	494,0	−50,7%
1770	Phytodolor/N	80,6	−24,0%	1203,4	−19,9%	1811,0	−24,3%
1771	Almogran	80,6	29,3%	4101,4	34,3%	417,8	35,2%
1772	Ginkgo Stada	80,6	−7,8%	1851,0	−10,6%	2485,4	−8,0%
1773	Ulcogant	80,6	−7,1%	1798,5	−7,2%	1060,9	−7,3%
1774	Estalis Sequi	80,5	92,7%	2531,0	93,8%	6253,7	94,1%
1775	felodipin von ct	80,4	43,9%	3699,9	47,9%	8396,7	48,4%
1776	Gestakadin	80,4	−11,0%	400,0	−14,0%	6424,9	−14,2%
1777	Kytta Sedativum Dragees	80,2	(neu)	1139,5	(neu)	3385,2	(neu)
1778	Volmac	80,1	−10,3%	1940,1	−9,7%	3174,6	−10,9%
1779	Furacin-Sol	80,1	−2,8%	707,4	−3,4%	539,9	−3,6%
1780	Pyolysin	80,1	−16,9%	627,5	−15,4%	2089,7	−14,8%
1781	Mykohaug C vaginal	79,9	−18,8%	450,7	−22,5%	417,8	−19,8%
1782	Chlormadinon Jenapharm	79,9	−15,3%	1192,2	−15,8%	2381,0	−15,5%
1783	PK Levo	79,8	9,2%	2767,8	9,7%	1278,1	9,8%
1784	Soledum Balsam Lösung	79,7	−20,6%	509,9	−19,7%	1593,4	−20,5%
1785	Cedur	79,7	−14,4%	2912,4	−31,8%	4975,4	−14,0%
1786	Kalitrans-Brausetabl.	79,6	7,7%	1131,0	10,9%	2348,3	11,0%
1787	Homviotensin	79,6	5,6%	1717,1	7,9%	8014,4	7,5%
1788	Fluanxol 0,5 mg	79,6	2,4%	667,8	2,0%	1326,0	2,4%
1789	Ena Henning	79,5	47,4%	1985,3	54,3%	7021,6	57,7%
1790	milgamma NA/100	79,4	−26,9%	3303,3	−26,6%	2419,3	−26,4%
1791	Isotone Kochsalzlsg. Steriph	79,4	1,0%	282,4	7,8%	131,9	13,4%
1792	Trigoa	79,3	−17,6%	1279,5	−10,6%	6365,5	−17,9%
1793	Isoton.NaCl-Lsg. Serumwerke	79,1	2,4%	489,5	0,5%	151,0	−0,1%
1794	Heparin-POS	79,1	−8,6%	407,9	−8,6%	4131,9	−8,2%
1795	Calcium D₃-ratiopharm	79,0	49,5%	1662,3	54,1%	3224,8	54,5%
1796	Exelon	78,9	2,9%	12871,3	5,9%	2056,0	5,8%
1797	Metex	78,9	26,3%	7010,6	80,8%	11237,4	28,1%
1798	Pilocarpin Ankerpharm	78,8	−8,9%	577,1	−8,1%	5003,3	−8,3%
1799	Biviol	78,7	−7,0%	1852,2	−0,9%	6281,1	−6,9%
1800	Delagil	78,6	−11,2%	516,1	−11,3%	686,6	−11,5%
	Summe	645824,3		19442117,8		27561868,2	
	Kumulativer Anteil	86,23%		80,60%		87,64%	

64

Tabelle 64.7: Führende Arzneimittel 2003 nach Verordnungen (Fortsetzung)

Rang	Präparat	Verordnungen in Tsd.	Änd.%	Umsatz in Tsd. €	Änd.%	DDD in Tsd.	Änd.%
1801	Legalon	78,5	–12,1%	3985,9	–12,1%	2927,4	–11,5%
1802	Zovirax Creme	78,5	–24,3%	741,3	–22,2%	658,2	–21,4%
1803	Gastrovegetalin	78,4	–6,9%	621,3	–1,8%	987,8	–3,5%
1804	EinsAlpha	78,4	23,6%	6110,6	20,2%	2410,0	28,9%
1805	Furadantin	78,4	–17,3%	520,8	–28,1%	1249,1	–9,3%
1806	Isotrex	78,3	8,0%	996,8	17,2%	1963,0	8,4%
1807	Captopril Pfleger	78,3	–16,3%	1332,3	–14,5%	4765,0	–13,2%
1808	Dreisafer	78,3	–1,4%	1160,5	0,9%	2512,4	1,3%
1809	Andante	78,3	–14,2%	4672,2	–13,0%	6086,3	–12,7%
1810	Colchysat Bürger	78,2	–0,6%	735,4	–0,4%	1498,8	–0,3%
1811	Chinosol Tabletten	78,2	–8,3%	459,1	–9,2%	665,7	–10,6%
1812	Fluninoc	78,1	–1,4%	367,1	–1,2%	1468,5	–1,3%
1813	Insulin B. Braun ratio Comb	78,1	43,0%	5728,8	47,2%	4606,1	47,4%
1814	enalapril corax	77,9	401,5%	1681,0	422,0%	7972,2	447,4%
1815	Hepathromb	77,9	–23,8%	447,0	–23,5%	2699,1	–23,8%
1816	Gityl	77,8	–11,2%	525,0	–17,3%	1676,1	–8,8%
1817	NaHCO$_3$ Fresenius	77,7	6,6%	2327,2	6,8%	2219,9	6,6%
1818	Vobamyk	77,5	–11,9%	521,0	–9,7%	1311,7	–9,4%
1819	metoprolol-corax	77,5	100,3%	643,2	84,4%	5210,3	101,4%
1820	Ebixa	77,4	407,2%	13732,0	398,6%	2903,9	398,6%
1821	Captoflux	77,2	–7,7%	1288,2	–10,0%	6403,7	–2,2%
1822	Berlocombin	77,2	–19,5%	368,6	–19,5%	534,6	–19,7%
1823	Aminophyllin OPW	77,1	–16,3%	1412,3	–16,2%	1606,7	–16,3%
1824	Salbutamol Trom	77,1	–21,6%	629,8	–16,5%	458,6	–20,8%
1825	Klimadynon	77,0	51,6%	883,1	56,8%	4302,6	80,5%
1826	Dermestril	76,8	–9,8%	1915,0	–13,0%	5356,8	–13,9%
1827	Bisogamma	76,8	45,4%	1596,4	36,7%	4512,2	49,7%
1828	Migräne-Kranit/-mono	76,8	408,4%	831,5	551,7%	434,9	902,3%
1829	Norflox-AZU	76,8	–2,3%	716,0	–3,4%	362,8	–1,5%
1830	Procto-Jellin	76,8	–61,9%	589,7	–62,6%	613,9	–61,6%
1831	Cromoglicin-ratioph.Augentr.	76,6	–7,5%	384,9	–9,1%	1912,4	–7,1%
1832	Mizollen	76,6	–26,4%	3016,6	–21,3%	3694,5	–20,1%
1833	inimur Myko Vaginal	76,5	11,1%	720,5	11,1%	507,2	11,4%
1834	Liskantin	76,4	–5,2%	1747,6	–3,9%	1718,0	–2,8%
1835	Pilomann	76,4	–13,8%	747,8	–11,9%	5256,9	–11,9%
1836	Folsäure-ratiopharm	76,4	58,9%	1041,4	61,3%	2785,6	61,7%
1837	TMS Tabletten/Kindersaft	76,3	–13,5%	242,5	–13,5%	468,2	–13,5%
1838	Loraderm	76,3	–20,1%	606,4	–18,1%	1934,3	–15,5%
1839	Sotalol AL	76,2	–0,5%	1544,8	0,2%	4778,6	1,4%
1840	Panthogenat	76,2	–12,1%	313,6	–11,1%	2239,9	–11,0%
1841	Prepacol	76,2	–4,3%	497,5	1,4%	77,7	–4,8%
1842	Befibrat	76,2	–6,9%	2299,4	–17,3%	3956,6	–6,0%
1843	Cotrim Heumann	76,0	–14,2%	241,3	–13,7%	466,0	–13,6%
1844	Klysma-Salinisch	76,0	–18,1%	691,1	–13,8%	278,1	–11,2%
1845	Santax S	75,9	–23,5%	624,0	–22,5%	314,3	–22,3%
1846	Paedisup K/S	75,9	–12,7%	286,9	–12,6%	379,3	–12,7%
1847	Jenacard	75,8	–17,6%	978,9	–33,8%	3677,6	–17,0%
1848	Sanoxit/MT	75,8	–16,3%	570,6	–18,2%	1953,0	–23,1%
1849	Glucagon	75,7	2,2%	2562,6	2,2%	77,2	2,1%
1850	Allo. comp.-ratiopharm	75,6	29,8%	1929,6	31,3%	7167,5	31,5%
	Summe	649678,5		19520704,8		27685889,5	
	Kumulativer Anteil	86,74%		80,93%		88,03%	

64

Tabelle 64.7: Führende Arzneimittel 2003 nach Verordnungen (Fortsetzung)

Rang	Präparat	Verordnungen in Tsd.	Änd. %	Umsatz in Tsd. €	Änd. %	DDD in Tsd.	Änd. %
1851	Nitren/Nitrendipin 1A Pharma	75,5	32,8%	543,6	34,4%	5298,0	35,7%
1852	Bezafibrat AL	75,5	−4,3%	2112,7	−1,2%	4072,4	−0,7%
1853	Magnesium-Optopan	75,4	1,4%	436,5	4,3%	1883,8	1,4%
1854	Neobac	75,3	−2,1%	410,0	−0,5%	186,1	0,6%
1855	Dolo Arthrosenex N/-NH	75,3	26,6%	311,6	26,3%	2132,7	26,2%
1856	Lindoxyl	75,3	−19,6%	319,3	−18,4%	589,9	−15,1%
1857	Bisoprolol 1A Pharma	75,2	126,5%	1175,3	87,7%	3764,9	134,8%
1858	Nystaderm-comp.	75,0	7,9%	958,1	8,6%	751,3	8,9%
1859	Zometa	74,9	92,3%	54732,2	95,0%	132,6	95,5%
1860	Ebastel	74,9	89,1%	1729,7	84,9%	2381,1	88,0%
1861	Famotidin-ratiopharm	74,9	−7,8%	1739,5	1,7%	3236,0	3,8%
1862	Insulin Novo Semilente	74,9	−12,9%	4996,5	−12,9%	3744,2	−12,9%
1863	diucomb	74,9	−8,9%	2702,4	−7,0%	6648,0	−7,6%
1864	Recessan	74,8	−6,2%	442,3	−6,2%	2494,2	−6,2%
1865	Soventol HC	74,8	8,7%	567,5	10,6%	900,2	10,8%
1866	Amiohexal	74,8	8,5%	7493,2	11,0%	6088,3	11,5%
1867	Gelonasal	74,8	−14,0%	193,3	−14,1%	1090,5	−13,4%
1868	cromo pur von ct Nasenspray	74,6	−19,5%	646,8	−20,3%	588,4	−19,1%
1869	Rheuma-Hek	74,5	−22,8%	1548,9	−22,3%	1716,4	−22,3%
1870	Somnosan	74,5	−21,9%	916,5	−19,0%	1370,4	−21,5%
1871	Erythromycin Wolff	74,4	−22,3%	593,3	−30,9%	441,4	−20,7%
1872	Doxazosin AZU	74,3	2,0%	3944,1	5,4%	6267,9	10,2%
1873	Blemaren N	74,2	−7,7%	3344,7	−10,4%	1795,7	−10,7%
1874	Infectodiarrstop GG	74,1	−46,3%	978,6	−44,2%	222,2	−46,3%
1875	CetiLich	74,0	13,4%	724,8	17,6%	2341,0	19,9%
1876	Instillagel	73,8	2,0%	2336,8	2,5%	1727,2	2,7%
1877	Nifedipin Heumann	73,8	−3,9%	1274,8	−9,4%	3762,2	−4,1%
1878	Allergodil	73,8	−15,4%	1657,8	−14,7%	1970,9	−15,6%
1879	Monolong	73,7	−15,6%	2216,5	−31,7%	6794,5	−14,9%
1880	Pädiamol	73,6	3,6%	482,4	1,1%	405,7	2,7%
1881	Pentofuryl	73,6	−2,8%	688,6	−2,6%	329,3	−2,6%
1882	Ranitidin Heumann	73,5	−9,5%	1885,7	−4,7%	3565,0	−3,8%
1883	Morphin-ratiopharm	73,5	17,4%	6460,5	20,4%	1602,9	20,6%
1884	Cephalexin-ratiopharm	73,5	2,3%	1629,4	3,8%	414,4	3,9%
1885	Diclophlogont Gel	73,3	−3,9%	353,3	−2,1%	603,5	−1,6%
1886	Rusedal	73,3	−31,7%	1001,5	−31,7%	1831,3	−31,7%
1887	Trama KD	73,2	−8,5%	813,7	−5,2%	616,1	−5,1%
1888	Gripp-Heel	73,1	−5,8%	454,6	−0,3%	1118,6	−6,2%
1889	Ginkgo Syxyl	73,1	−5,6%	745,7	−7,4%	1261,3	−7,4%
1890	Cernilton N	73,0	−10,9%	2328,1	−10,0%	2293,0	−9,6%
1891	HB-Vax / Gen-HB-Vax	73,0	−21,0%	5324,4	−19,3%	74,1	−23,4%
1892	Hepa-Merz Gran. etc.	72,9	1,5%	8625,6	3,6%	2003,0	4,7%
1893	Profact	72,8	5,5%	51035,8	9,0%	7054,2	9,9%
1894	Vascal	72,8	−13,8%	5132,9	−12,8%	5900,9	−12,6%
1895	Doxy Komb	72,6	−16,9%	275,0	−15,4%	731,6	−12,5%
1896	Amilorid comp.-ratiopharm	72,6	−0,7%	598,6	0,0%	6217,6	0,7%
1897	Depressan	72,5	−7,6%	2019,4	−7,6%	2417,7	−7,6%
1898	Sigacalm	72,5	0,8%	289,9	−23,5%	794,4	1,8%
1899	Nystatin STADA	72,5	−8,1%	2425,8	24,5%	1522,1	−9,7%
1900	Cefaclor STADA	72,4	30,2%	1714,8	23,9%	551,5	32,6%
	Summe	653377,5		19716038,0		27801590,4	
	Kumulativer Anteil	87,24%		81,74%		88,40%	

64

Tabelle 64.7: Führende Arzneimittel 2003 nach Verordnungen (Fortsetzung)

Rang	Präparat	Verordnungen in Tsd.	Änd. %	Umsatz in Tsd. €	Änd. %	DDD in Tsd.	Änd. %
1901	Novadral	72,3	−56,1%	1486,8	−56,2%	5106,9	−56,3%
1902	Atebeta	72,3	−3,4%	1098,1	−2,1%	4267,5	−1,2%
1903	Epivir	72,3	12,8%	22105,7	15,2%	2100,4	12,8%
1904	Fleet Phospho-soda	72,3	15,3%	1188,3	18,0%	72,3	15,3%
1905	Casodex	72,2	28,0%	50144,5	62,1%	6829,4	78,6%
1906	Dermosolon	72,2	−0,1%	456,1	−0,3%	3123,6	0,2%
1907	Doxyderma	72,1	−12,1%	408,6	−9,5%	1391,4	−10,7%
1908	Copaxone	72,0	39,3%	81763,3	39,3%	2016,1	39,3%
1909	Gutron	71,9	−9,2%	2313,2	−9,3%	467,2	−8,9%
1910	Glibenbeta	71,3	5,7%	393,1	5,9%	4199,6	5,9%
1911	Mictonetten	71,3	7,0%	2195,6	7,8%	859,6	8,0%
1912	Noviform AS	71,3	−12,5%	771,7	−11,8%	890,7	−12,5%
1913	Solupen S mono/ N	71,2	−22,1%	652,8	−22,1%	559,3	−22,1%
1914	Ibutop Creme/Gel	71,1	−11,7%	771,2	−12,8%	654,4	−13,4%
1915	sotalol von ct	71,1	−6,0%	1608,1	−7,9%	4078,6	−5,2%
1916	Zolpidem AZU	71,1	18,7%	645,5	19,8%	1266,2	21,1%
1917	ASS AL	71,1	−39,0%	134,3	−40,1%	1520,8	−44,3%
1918	Unizink	71,0	−16,6%	1071,2	−14,2%	2567,9	−13,8%
1919	Penicillin V Wolff	71,0	−14,3%	556,0	−13,3%	426,9	−14,3%
1920	Cefixim-ratiopharm	70,9	(neu)	2323,5	(neu)	424,3	(neu)
1921	Systral Gel/Creme	70,9	−14,8%	350,1	−13,5%	535,3	−13,4%
1922	Oxybutynin-ratiopharm	70,8	20,1%	1566,8	21,8%	1661,8	20,7%
1923	ISMN AbZ	70,8	7,1%	1273,7	4,0%	6240,2	7,8%
1924	Dexa von ct	70,8	38,5%	365,8	33,1%	793,5	32,2%
1925	Lektinol	70,7	−9,9%	9828,1	−5,5%	5592,9	−5,6%
1926	Simva TAD	70,7	(neu)	3795,2	(neu)	7935,3	(neu)
1927	Fluoxetin-neuraxpharm	70,6	−2,5%	2693,5	−36,9%	4123,2	0,4%
1928	Convulex	70,6	−4,4%	2966,6	−5,4%	2982,8	−4,0%
1929	Endofalk	70,5	22,8%	1166,6	20,4%	61,5	19,7%
1930	Nystalocal	70,5	−4,1%	1316,7	−3,1%	679,4	−2,8%
1931	Zopiclon AL	70,5	49,6%	720,2	45,3%	1305,5	49,4%
1932	Rhinoguttae Argenti Leyh	70,4	−22,4%	356,6	−18,9%	561,1	−22,5%
1933	Allergopos N	70,4	−14,2%	349,7	−14,2%	4020,0	−14,2%
1934	Norethisteron Jenapharm	70,3	6,9%	493,8	13,1%	2901,3	−1,3%
1935	Piroxicam AL	70,3	4,3%	686,4	5,9%	1808,4	6,6%
1936	Texx	70,2	−18,2%	1103,9	−17,8%	3328,1	−17,7%
1937	Heparin-ratiopharm	70,0	4,8%	2154,2	1,8%	809,9	0,3%
1938	Magnesium 500 von ct	70,0	−4,7%	457,6	−2,2%	1049,2	−1,7%
1939	AHP 200	70,0	−19,6%	2803,8	−18,8%	2339,4	−19,7%
1940	Azulfidine	70,0	−7,3%	5376,6	−7,8%	3455,4	−4,5%
1941	Clont oral	69,9	3,0%	661,8	−6,3%	230,4	5,4%
1942	Lactulose Neda	69,9	−29,9%	1023,3	−31,6%	4474,1	−28,6%
1943	Fusid	69,9	−0,4%	1776,6	5,7%	18299,9	8,6%
1944	Diursan	69,7	−6,5%	599,2	−31,1%	5890,4	−5,1%
1945	Spironolacton Heumann	69,6	7,8%	2160,6	−0,9%	4312,2	7,3%
1946	Codicompren	69,5	71,8%	391,5	69,5%	348,0	68,1%
1947	Tachmalcor	69,5	−13,8%	4217,4	−5,6%	1949,0	−13,8%
1948	Maprolu	69,5	−5,6%	797,0	−1,6%	1641,6	−1,4%
1949	Eisensulfat-STADA	69,4	25,5%	810,2	27,5%	1375,0	28,0%
1950	Uro-Vaxom	69,4	−16,1%	4793,9	−14,6%	3497,1	−14,4%
	Summe	656914,8		19945183,1		27938615,4	
	Kumulativer Anteil	87,71%		82,69%		88,84%	

64

Tabelle 64.7: Führende Arzneimittel 2003 nach Verordnungen (Fortsetzung)

Rang	Präparat	Verordnungen in Tsd.	Änd. %	Umsatz in Tsd. €	Änd. %	DDD in Tsd.	Änd. %
1951	Migräne-Kranit N Tabletten	69,4	–54,2%	942,8	–53,9%	1168,2	–53,9%
1952	Ellatun/N	69,3	–25,6%	356,5	–25,0%	3467,0	–25,6%
1953	Optidorm	69,3	–12,9%	790,8	–12,7%	1210,5	–12,2%
1954	Kochsalzlsg. 0,9 % Eifelfango	69,3	–26,2%	722,0	–24,1%	1113,5	–37,7%
1955	Marax	69,3	–23,8%	635,9	–33,1%	772,8	–18,8%
1956	Normalip	69,2	–15,1%	4632,0	–14,2%	6515,6	–14,2%
1957	Diurapid	69,1	–15,8%	944,7	–22,6%	9806,8	–14,5%
1958	durasoptin	69,1	–16,4%	1130,9	–28,5%	2841,5	–15,0%
1959	Aciclovir AL Creme	69,1	–3,4%	255,1	–3,3%	276,4	–3,4%
1960	Spiro-D-Tablinen	69,0	1,2%	2442,9	2,2%	5091,6	3,6%
1961	Paroxetin beta	68,8	27,3%	5886,4	44,3%	5257,3	58,6%
1962	Treloc	68,8	–8,6%	5176,3	–8,1%	6536,8	–7,9%
1963	Obstinol mild/M	68,7	–9,2%	527,5	–9,5%	384,0	–9,6%
1964	Windol	68,6	–17,5%	512,4	–15,5%	1398,5	–14,8%
1965	NITRE-PUREN	68,6	–4,0%	1025,1	10,3%	5491,7	–1,3%
1966	Clionara	68,6	(neu)	1767,5	(neu)	5513,4	(neu)
1967	DNCG STADA	68,5	–26,7%	1684,3	–27,3%	897,7	–28,0%
1968	Paediathrocin	68,5	–25,3%	702,3	–25,5%	372,2	–24,1%
1969	Ila-Med M	68,4	–20,1%	550,7	–15,5%	324,8	–17,6%
1970	Clotrigalen	68,4	28,0%	348,2	27,7%	1437,4	34,8%
1971	Hydrodexan/-S	68,4	–8,6%	1222,8	–8,4%	1504,1	–8,6%
1972	ISMN Heumann	68,3	9,4%	1345,7	–12,0%	4755,8	8,0%
1973	Prednihexal	68,3	–51,4%	267,5	–50,8%	459,5	–51,1%
1974	spasmo gallo sanol mint/-N	68,3	88,3%	2157,2	90,6%	1178,2	90,6%
1975	Sanasthmax	68,2	–26,4%	5977,0	–16,8%	6146,8	–16,1%
1976	Lonarid	68,2	–14,0%	295,8	–13,5%	214,0	–13,5%
1977	Piracebral	68,2	–7,1%	1623,0	–6,9%	3095,1	–6,3%
1978	Budenofalk	68,2	10,8%	11373,6	10,6%	1887,1	10,6%
1979	Sisare	68,1	–27,0%	1915,1	–27,2%	5566,2	–27,2%
1980	Nubral	68,0	–11,9%	966,0	–9,6%	4175,2	–9,2%
1981	Gingopret	67,9	–23,4%	1494,0	–22,2%	1965,4	–22,1%
1982	ferro sanol gyn	67,9	–37,1%	901,9	–37,5%	2978,1	–37,6%
1983	Disalunil	67,9	–8,7%	1324,0	–15,7%	5518,4	–7,1%
1984	Cetirizin beta	67,9	48,4%	741,9	75,0%	2002,7	51,8%
1985	Normabrain	67,8	–40,6%	2044,1	–39,0%	2474,0	–41,6%
1986	Vagiflor	67,8	–55,7%	767,1	–54,9%	510,5	–54,8%
1987	Alprazolam-ratiopharm	67,7	6,3%	559,1	10,4%	1224,7	13,1%
1988	Trimineurin	67,7	21,4%	2101,2	13,0%	2664,7	23,7%
1989	Dexium	67,7	–20,7%	3163,8	–21,3%	6407,0	–21,0%
1990	X-Prep	67,7	–51,8%	522,7	–52,0%	68,4	–51,8%
1991	Ranidura	67,7	–18,4%	1653,6	–13,4%	3172,4	–12,5%
1992	Dysmenalgit N	67,6	–9,1%	499,0	–38,2%	676,5	–9,1%
1993	Sisare Gel mono	67,5	–16,0%	1970,6	–15,8%	5123,5	–16,6%
1994	Prednisolon AS Jenapharm	67,5	–17,2%	815,7	1,2%	749,4	–17,2%
1995	Monomycin	67,4	–28,0%	532,8	–32,9%	285,2	–27,3%
1996	Metronidazol-ratiopharm	67,3	11,8%	616,6	11,0%	211,2	12,2%
1997	Obsilazin	67,2	–13,4%	1646,5	49,7%	2198,5	–13,3%
1998	Loragalen	67,2	–25,9%	574,3	–21,8%	1894,9	–18,5%
1999	Tensostad	67,2	–20,1%	964,1	–22,2%	4089,0	–24,6%
2000	Ventilastin Novolizer	67,1	80,3%	909,6	50,4%	1690,4	51,6%
	Summe	660326,8		20027163,6		28073379,8	
	Kumulativer Anteil	88,16%		83,03%		89,27%	

64

Tabelle 64.7: Führende Arzneimittel 2003 nach Verordnungen (Fortsetzung)

Rang	Präparat	Verordnungen in Tsd.	Änd.%	Umsatz in Tsd. €	Änd.%	DDD in Tsd.	Änd.%
2001	Capto comp-1A Pharma	67,1	21,1%	1074,4	23,6%	5983,4	23,8%
2002	Halicar	67,0	−22,4%	803,9	−19,5%	1670,8	−21,3%
2003	metformin-biomo	67,0	40,1%	997,5	42,1%	3057,3	43,5%
2004	CYSTO FINK Mono	67,0	−20,9%	2292,5	−17,5%	2198,8	−20,7%
2005	Gianda	66,9	−26,5%	1722,0	−26,1%	5440,1	−26,2%
2006	Rilex	66,8	0,8%	422,9	1,7%	468,1	2,6%
2007	Corangin Nitro	66,8	−10,1%	606,8	−10,0%	2969,0	−10,1%
2008	Atenolol-ratiopharm comp.	66,8	4,9%	2948,3	6,4%	6043,9	6,5%
2009	Cerucal	66,7	−15,8%	785,1	−16,8%	2025,9	−13,7%
2010	Voltaren ophtha	66,7	−20,3%	1661,4	−20,3%	1991,9	−20,5%
2011	Hygroton	66,7	137,3%	1445,4	115,1%	6393,5	107,5%
2012	Capozide	66,6	−26,7%	3124,5	−54,2%	6234,4	−26,8%
2013	Efflumidex	66,5	−13,7%	520,2	−13,2%	1330,1	−13,7%
2014	Neo Tussan	66,5	11,9%	327,9	11,9%	82,0	11,9%
2015	Fluspi	66,4	−7,7%	1851,8	−8,6%	1419,1	−8,4%
2016	Eryaknen	66,4	−10,7%	535,3	−11,6%	832,4	−12,8%
2017	Travocort	66,2	−5,7%	877,2	−5,7%	689,0	−5,3%
2018	Cyclocaps Budesonid	66,1	58,2%	2500,8	56,6%	2685,6	56,5%
2019	Cellidrin	66,0	1,9%	588,3	−14,1%	4062,3	3,7%
2020	Vidirakt S mit PVP	66,0	−16,5%	418,2	−16,1%	4692,3	−16,0%
2021	naproxen von ct	66,0	1,3%	1267,3	4,1%	1916,8	4,5%
2022	Juvental	65,9	4,0%	943,7	−3,6%	3414,0	6,5%
2023	Urospasmon sine	65,9	74,3%	1810,4	86,3%	634,8	64,4%
2024	Dexa-ratiopharm	65,9	17,3%	571,5	15,0%	1059,3	15,7%
2025	Nipolept	65,8	−12,2%	2204,4	−10,0%	1336,9	−9,6%
2026	Novofem	65,8	9,2%	1690,2	10,5%	5342,6	9,6%
2027	Tamoxifen AL	65,8	17,0%	1534,4	−39,5%	6516,6	17,2%
2028	Arilin oral	65,7	−4,2%	617,8	−1,7%	176,8	−5,8%
2029	Daktar Mundgel	65,6	−16,8%	581,8	−16,4%	152,5	−16,3%
2030	Navoban	65,5	−4,0%	8998,1	−5,1%	274,5	−4,8%
2031	Hox alpha	65,4	−24,5%	2970,9	−23,9%	2218,5	−24,4%
2032	Bonoq	65,4	−55,7%	2238,3	−56,0%	365,4	−56,1%
2033	Haemiton	65,4	−3,6%	1276,0	−5,3%	1851,0	−1,8%
2034	Molsicor	65,3	−51,3%	1341,2	−50,9%	5744,7	−50,8%
2035	MCP 1A Pharma	65,3	149,9%	216,8	157,0%	459,8	157,3%
2036	Amoxi Lichtenstein	65,2	−25,8%	741,3	−36,0%	991,0	−25,1%
2037	Litalir	65,2	3,9%	12012,9	2,0%	1861,6	3,9%
2038	Enteroplant	65,1	2,5%	1031,6	2,7%	1233,3	2,7%
2039	Timohexal	65,1	−3,2%	800,8	−3,1%	4722,9	−3,1%
2040	Simplotan Tabl.	65,1	−2,6%	842,3	−3,4%	88,0	−3,4%
2041	Mobilat aktiv	65,0	466,8%	611,3	464,8%	2239,3	465,0%
2042	Enbrel	64,9	6,3%	69700,3	6,4%	927,4	6,3%
2043	Doxy-AbZ	64,9	−3,9%	181,6	3,8%	945,9	2,5%
2044	Betoptima	64,8	−14,4%	854,7	−14,0%	4676,4	−14,0%
2045	Cotrim - 1 A Pharma	64,8	83,7%	129,6	81,1%	407,6	80,8%
2046	Glib ABZ	64,7	41,8%	331,6	42,4%	3764,0	42,5%
2047	Esprenit	64,6	11,2%	741,6	−3,9%	1439,8	7,0%
2048	Dorithricin	64,6	6,0%	322,3	5,3%	230,2	4,5%
2049	Vitamin B$_{12}$ Jenapharm	64,6	8,3%	444,0	8,0%	28878,0	7,8%
2050	Teltonal	64,5	−9,9%	1312,1	−7,4%	2730,5	−6,9%
	Summe	663616,9		20170988,8		28220249,9	
	Kumulativer Anteil	88,60%		83,62%		89,73%	

64

Tabelle 64.7: Führende Arzneimittel 2003 nach Verordnungen (Fortsetzung)

Rang	Präparat	Verordnungen in Tsd.	Änd.%	Umsatz in Tsd. €	Änd.%	DDD in Tsd.	Änd.%
2051	Stas Nasenspray/Tropfen	64,4	3,3%	159,6	6,3%	896,9	3,0%
2052	Maalox	64,3	−3,9%	1433,5	−6,6%	441,7	−4,9%
2053	Mobilat Gel/Salbe	64,3	−66,4%	655,5	−64,6%	2454,5	−64,5%
2054	Daivobet	64,3	841,5%	3603,9	825,4%	2711,6	823,6%
2055	Psorcutan Beta	64,3	(> 1000)	3731,3	(> 1000)	2815,6	(> 1000)
2056	Infectotrimet	64,2	−5,8%	699,9	−2,3%	412,1	−5,8%
2057	Sulpivert	64,2	1,1%	1441,8	3,2%	433,5	−0,1%
2058	Zinksalbe Lichtenstein	64,1	11,2%	473,1	11,1%	1875,9	10,6%
2059	Captogamma HCT	64,0	5,8%	1200,5	6,0%	5828,8	7,2%
2060	Doxy plus STADA	63,8	11,5%	372,3	12,4%	693,7	12,5%
2061	Captin	63,8	−12,5%	105,8	−15,2%	232,3	−13,8%
2062	Faktu akut	63,8	16,7%	589,3	19,5%	796,4	15,2%
2063	Cerazette	63,7	32,7%	1598,6	39,3%	4809,6	32,0%
2064	Calcimed D3 forte	63,7	6,0%	1305,2	8,0%	2812,4	9,0%
2065	Orthangin N	63,7	−22,1%	828,0	−25,5%	1842,8	−40,7%
2066	Belnif	63,7	−10,3%	3715,9	−10,1%	6134,0	−10,1%
2067	Fluneurin	63,6	31,0%	2382,5	−1,4%	4504,9	51,9%
2068	Vagisan	63,5	0,6%	564,6	9,2%	444,6	0,6%
2069	Micotar Mundgel	63,4	−7,0%	357,6	−6,4%	150,5	−3,5%
2070	Ranicux	63,4	−19,1%	1429,1	−13,8%	2743,6	−13,0%
2071	Benadryl N/-Infant N	63,4	−52,3%	401,1	−52,2%	200,8	−54,0%
2072	Faros	63,4	−20,6%	1304,2	−20,5%	3494,3	−20,4%
2073	Ospolot	63,4	−2,6%	3753,8	0,5%	1676,3	0,6%
2074	Acular	63,3	−6,2%	1436,8	−5,0%	2124,7	−5,0%
2075	Pentoxifyllin AL	63,3	−0,5%	1422,6	−1,8%	2835,6	−2,0%
2076	Bepanthen Roche Tabletten	63,3	−45,8%	335,8	−46,4%	756,4	−46,8%
2077	Crinohermal fem	63,2	6,1%	1225,6	9,5%	2638,1	6,2%
2078	Sobelin Vaginal	63,2	2,8%	1376,2	2,8%	505,2	2,8%
2079	Aknefug-oxid	63,0	−0,6%	373,0	−1,9%	1030,8	−4,0%
2080	Oftaquix	63,0	131,9%	459,9	132,0%	1574,7	131,9%
2081	B12-Steigerwald	63,0	−7,7%	440,8	−7,7%	29015,4	−7,8%
2082	Radepur	62,9	−13,2%	753,3	−13,2%	904,8	−13,2%
2083	Pankreatin-ratiopharm	62,9	0,4%	3044,3	1,4%	733,2	1,5%
2084	Dexabene Amp.	62,9	2,9%	378,5	3,4%	695,3	3,2%
2085	Pyralvex	62,8	−3,1%	497,5	−0,4%	1924,9	−7,6%
2086	Vitamin D_3 Hevert	62,8	1,0%	410,7	1,6%	11976,6	1,7%
2087	Diacard Liquidum	62,8	−7,4%	894,1	−13,1%	7885,5	−13,6%
2088	Amiloretik	62,8	1,9%	499,9	2,5%	5284,0	2,9%
2089	Panterderm N	62,7	417,8%	327,3	426,0%	1433,5	427,9%
2090	Bisomerck plus	62,6	147,4%	2785,4	145,6%	5200,7	162,0%
2091	Metform AbZ	62,6	46,3%	920,4	48,3%	2812,8	48,9%
2092	Theophyllin Heumann	62,6	−5,2%	810,6	−4,7%	3445,0	−4,9%
2093	Spironolacton AL	62,5	20,5%	1829,6	24,8%	3673,2	25,7%
2094	Doss	62,5	−16,4%	4830,6	−15,9%	4019,2	−16,0%
2095	Ambroxol acis	62,4	8,9%	197,3	−2,4%	397,2	−9,1%
2096	Beclomet Nasal Orion	62,4	−10,9%	1155,9	−15,3%	1878,0	−10,0%
2097	Benzbromaron-ratiopharm	62,4	0,1%	608,9	0,8%	5485,8	0,9%
2098	Mycospor-Nagelset	62,3	−7,0%	1863,0	−7,0%	623,5	−7,0%
2099	Doxazosin STADA	62,3	10,3%	3235,7	13,6%	5008,7	16,0%
2100	Gabapentin HEXAL	62,2	(neu)	4711,6	(neu)	969,5	(neu)
	Summe	666780,0		20239921,4		28373488,9	
	Kumulativer Anteil	89,03%		83,91%		90,22%	

64

Tabelle 64.7: Führende Arzneimittel 2003 nach Verordnungen (Fortsetzung)

Rang	Präparat	Verordnungen in Tsd.	Änd.%	Umsatz in Tsd. €	Änd.%	DDD in Tsd.	Änd.%
2101	Dopergin	62,0	–18,0%	5312,9	–13,2%	1012,6	–12,2%
2102	Furosal	62,0	–11,9%	779,5	–15,7%	8134,7	–13,7%
2103	Diflucan/-Derm	62,0	–36,9%	16689,1	–25,0%	865,1	–24,3%
2104	Zaditen ophtha	61,9	10,6%	1172,3	14,0%	1780,9	9,8%
2105	Gent Ophtal	61,9	–0,4%	189,2	–2,2%	1086,1	–2,7%
2106	Vergentan	61,7	4,6%	1346,6	12,3%	508,2	3,7%
2107	Piracetam AL	61,7	6,6%	1277,3	6,7%	2548,4	7,7%
2108	Methotrexat medac Amp.	61,6	2,4%	12665,3	6,3%	524,8	5,8%
2109	Canephron/-N	61,6	–14,5%	908,1	–10,8%	951,0	–13,9%
2110	Doloproct Creme/Supp.	61,5	44,6%	678,8	42,8%	574,7	42,1%
2111	Haemo-ratiopharm N	61,5	13,9%	353,4	14,6%	722,5	15,2%
2112	Choragon	61,5	47,7%	1865,2	52,7%	2756,4	56,1%
2113	Gastrotranquil	61,4	3,5%	250,2	1,8%	550,4	1,5%
2114	Ocuflur	61,4	–5,4%	1367,3	–6,3%	1823,2	–7,0%
2115	Ortho-Gynest	61,4	3,2%	438,4	–1,0%	2600,5	5,4%
2116	Pandel	61,2	–16,0%	542,2	–15,7%	534,8	–16,0%
2117	Alomide	61,2	–25,0%	687,8	–22,9%	1103,8	–22,7%
2118	MSI Mundipharma	61,0	–3,3%	3134,3	–3,7%	710,3	–3,6%
2119	Antifungol Heilpaste	61,0	13,0%	326,1	13,0%	954,2	13,7%
2120	Capto AbZ comp.	60,9	19,7%	988,2	21,2%	5507,7	21,3%
2121	Phenytoin AWD	60,9	–3,8%	674,1	–3,9%	3315,9	–3,9%
2122	Nitrazepam-neuraxpharm	60,9	–9,9%	222,4	–3,5%	1796,8	–10,4%
2123	Balneum Hermal	60,7	–24,3%	747,5	–23,3%	3553,2	–23,0%
2124	Noctazepam	60,7	–5,9%	182,1	–11,0%	487,5	–6,1%
2125	Regepithel	60,6	–8,5%	332,5	–7,9%	1212,7	–8,5%
2126	Döderlein Med	60,6	10,7%	722,4	21,7%	606,0	10,7%
2127	Dexa-Phlogont L	60,5	–53,2%	497,5	–53,1%	248,2	–53,1%
2128	Betacreme/-Salbe KSK	60,5	7,1%	379,3	8,2%	1218,1	9,0%
2129	Zeldox	60,4	205,6%	15867,5	248,3%	2306,7	251,7%
2130	Lindofluid N	60,4	–17,9%	505,2	–16,7%	2857,8	–19,3%
2131	Loxin	60,4	4,9%	655,7	–13,9%	3018,0	4,9%
2132	A.T.10	60,3	4,1%	5892,2	9,6%	3427,6	3,2%
2133	Venalot Depot	60,2	–22,5%	2180,0	–22,3%	1208,4	–22,2%
2134	Aciclostad	60,2	1,7%	1556,2	–31,3%	288,6	1,0%
2135	Cetirizin AL	60,2	191,5%	616,1	194,1%	1989,1	196,6%
2136	Molevac	60,2	–14,4%	1140,5	–14,6%	59,0	–14,3%
2137	Glycilax	60,2	–5,9%	208,7	–5,1%	302,3	–5,9%
2138	Amantadin-ratiopharm	60,0	–7,4%	1355,7	–10,0%	3248,0	–10,6%
2139	Aescusan/-retard/-mono	60,0	–28,4%	1855,0	–26,5%	2169,8	–26,0%
2140	Proneurin	60,0	9,9%	548,4	10,0%	1791,2	10,0%
2141	Ginkgo biloba comp.	60,0	–22,6%	1014,9	–22,2%	2678,2	–22,2%
2142	Isoptin RR plus	60,0	–5,2%	3762,2	–4,1%	5581,6	–4,1%
2143	Nitrensal	59,9	–11,2%	737,4	0,6%	4756,9	–10,0%
2144	Hydrocortison Hoechst	59,9	–2,5%	3939,0	–2,3%	1959,4	–2,3%
2145	Doxepin beta	59,9	14,0%	772,0	21,3%	1253,4	27,8%
2146	Tradelia	59,9	–17,6%	1642,9	–17,4%	4741,1	–17,5%
2147	Flanamox	59,8	30,7%	1564,8	38,7%	433,0	29,6%
2148	Dexagalen/Dexamethason Galen	59,8	13,0%	2867,2	22,1%	5940,9	13,1%
2149	Haematopan	59,7	–5,9%	870,7	–2,9%	1487,9	–3,5%
2150	Alpha-Lipon STADA	59,7	–11,4%	4043,3	–9,0%	4043,6	–8,2%
	Summe	669816,6		20348247,1		28476720,2	
	Kumulativer Anteil	89,43%		84,36%		90,55%	

64

Tabelle 64.7: Führende Arzneimittel 2003 nach Verordnungen (Fortsetzung)

Rang	Präparat	Verordnungen in Tsd.	Änd. %	Umsatz in Tsd. €	Änd. %	DDD in Tsd.	Änd. %
2151	NovoMix 30	59,7	273,1%	6792,5	284,9%	3515,3	289,9%
2152	Maprotilin-neuraxpharm	59,5	−3,9%	918,3	−0,9%	2019,0	−0,0%
2153	Loratadin AZU	59,5	−11,7%	545,2	−7,9%	1746,1	−3,2%
2154	Oxymedin	59,5	6,0%	1280,0	−2,7%	1191,9	12,1%
2155	Natriumfluorid 25 Baer	59,3	−19,8%	415,6	−19,2%	1603,3	−19,2%
2156	Zinnat	59,2	−15,3%	3663,4	−17,6%	628,1	−12,5%
2157	Verapamil Verla	59,1	10,4%	1259,5	9,9%	3161,9	12,5%
2158	Dispatim	59,0	−15,4%	910,3	−13,8%	4634,9	−14,3%
2159	MTX Hexal Amp.	59,0	4,6%	4202,7	8,4%	496,5	6,7%
2160	Hexoraletten N	59,0	−46,4%	286,1	−46,3%	196,5	−46,4%
2161	Dekristol	58,9	6,5%	445,0	7,2%	3825,6	5,3%
2162	Zolpi-Lich	58,8	3,3%	544,9	4,2%	1083,6	5,8%
2163	Bisoprolol Corax	58,8	371,7%	979,4	381,4%	3159,9	392,2%
2164	Cordichin	58,6	−17,0%	5144,5	−15,6%	2807,3	−16,7%
2165	Ramipril HEXAL comp.	58,5	(neu)	2969,9	(neu)	4769,3	(neu)
2166	Sulfasalazin Heyl	58,5	40,3%	3967,9	46,3%	3211,7	47,0%
2167	Erybeta	58,5	−22,2%	519,6	−25,0%	414,1	−21,5%
2168	Sinophenin	58,5	1,7%	515,5	3,9%	330,0	3,9%
2169	Kevatril	58,4	120,0%	6616,0	102,9%	172,8	91,1%
2170	Nasenspray Heumann	58,4	0,4%	146,1	0,4%	730,2	0,4%
2171	Amitriptylin Desitin	58,3	4,3%	737,2	−4,6%	2181,1	8,4%
2172	Nifeclair	58,3	−7,9%	1028,3	−13,9%	3043,3	−8,0%
2173	Biofanal Drag. etc.	58,2	−31,0%	1378,5	−24,9%	731,6	−11,8%
2174	Sulp/Sulpirid HEXAL	58,1	−7,4%	1508,1	−6,5%	520,7	−6,3%
2175	Hepar SL	58,1	−22,7%	1768,3	−22,5%	1371,0	−22,6%
2176	Ossiplex retard	58,1	−27,3%	1013,9	−24,4%	1565,7	−26,8%
2177	Bemon	58,1	25,8%	409,8	26,8%	1158,7	26,9%
2178	Atenolol-1A Pharma	58,0	26,9%	743,1	15,7%	3344,2	32,7%
2179	Acemetacin STADA	58,0	−1,5%	1071,2	−1,1%	1484,9	−1,0%
2180	Uvalysat	57,8	−10,5%	390,7	−9,9%	264,0	−10,0%
2181	Parkopan	57,7	−7,9%	877,0	−5,0%	1808,7	−9,1%
2182	Ciprofloxacin AL	57,7	130,3%	1297,9	65,2%	212,1	135,6%
2183	Alpicort F	57,6	−6,8%	1042,9	1,2%	1152,0	−6,8%
2184	Diligan	57,6	−10,0%	1523,0	−8,4%	1281,6	−8,2%
2185	Zopiclon AZU	57,6	28,3%	543,8	27,5%	952,4	30,9%
2186	Sustiva	57,5	8,7%	30287,8	15,4%	1701,7	8,9%
2187	Cetirizin 1A Pharma	57,5	994,6%	566,9	(> 1000)	1857,3	(> 1000)
2188	Coric plus	57,4	−13,7%	4107,2	−21,7%	5209,6	−12,0%
2189	Kytta-Cor	57,4	−18,0%	894,3	−17,0%	2605,2	−16,2%
2190	Roxithromycin Heumann	57,4	220,3%	879,1	194,6%	403,4	218,5%
2191	Diclo KSK	57,3	17,2%	282,3	22,0%	1551,5	22,5%
2192	Bezafibrat Heumann	57,3	−8,1%	1553,7	−13,1%	2599,1	−4,8%
2193	Lecicarbon CO₂-Laxans	57,3	−1,5%	479,3	1,3%	1052,7	1,2%
2194	Indocolir	57,1	−12,5%	975,8	−13,6%	1623,5	−13,8%
2195	Kytta Balsam f	57,1	−11,2%	556,2	−8,6%	1629,7	−10,9%
2196	Vigantol	57,0	11,7%	300,0	24,6%	32227,5	11,2%
2197	Loftan	57,0	−12,1%	1381,5	−11,6%	2390,2	−13,0%
2198	Oculotect Gel/sine Tropfen	56,9	−15,8%	632,7	−11,8%	3895,8	−13,1%
2199	Decentan	56,8	−10,9%	1347,0	−14,1%	830,8	−10,8%
2200	Urol mono/-Brause	56,8	−6,5%	1897,3	−8,5%	665,1	−1,1%
	Summe	672722,3		20451844,3		28597733,5	
	Kumulativer Anteil	89,82%		84,79%		90,93%	

64

Tabelle 64.7: Führende Arzneimittel 2003 nach Verordnungen (Fortsetzung)

Rang	Präparat	Verordnungen in Tsd.	Änd. %	Umsatz in Tsd. €	Änd. %	DDD in Tsd.	Änd. %
2201	Ulnor	56,8	-13,4%	3458,5	-6,4%	2402,4	-6,0%
2202	Dexa Loscon mono	56,8	-7,9%	1258,8	-7,4%	1284,9	-7,2%
2203	Locacorten-Vioform	56,7	-4,9%	1025,9	-3,1%	568,4	-2,9%
2204	Phardol mono	56,7	3,5%	282,1	20,0%	1416,9	3,5%
2205	Sedalipid	56,6	-19,2%	2441,9	-11,9%	1888,2	-19,2%
2206	Insulin Bbm ratio Rapid	56,6	78,2%	4363,4	84,3%	3525,9	84,6%
2207	acemetacin von ct	56,6	-1,0%	1067,3	-0,2%	1491,1	-0,1%
2208	Sogoon	56,6	-15,0%	1232,2	-14,6%	2478,4	-11,0%
2209	Colina	56,5	-18,2%	768,4	-14,6%	470,4	-14,9%
2210	Gliben-Azu	56,5	156,7%	431,4	143,8%	3128,7	165,9%
2211	Doxazomerck	56,4	-12,3%	2956,6	-10,8%	4323,0	-10,4%
2212	Levodopa/Carbidopa STADA	56,4	22,3%	1840,6	27,1%	1126,4	21,2%
2213	Hämatopan F	56,3	-20,3%	439,8	-19,8%	973,8	-19,7%
2214	Lacrimal	56,3	-55,8%	409,4	-52,4%	3300,9	-55,4%
2215	Metysolon	56,2	-10,5%	1577,0	-9,6%	2405,7	-9,5%
2216	DHE-ratiopharm	56,2	1,8%	899,3	5,6%	2690,5	6,5%
2217	Gingobeta	56,2	-19,0%	1252,9	-19,8%	1684,9	-17,9%
2218	Levocarb Gry	56,1	-2,4%	1672,1	-2,3%	1076,5	-2,7%
2219	M Stada	56,1	27,0%	5238,3	28,5%	1345,0	28,9%
2220	Aprical	56,0	-15,6%	1428,7	-14,3%	4632,1	-12,6%
2221	Cromohexal	56,0	-22,8%	1183,8	-23,4%	568,3	-24,7%
2222	Ringer Lsg. DAB7 Braun	56,0	13,2%	1182,7	21,3%	227,7	18,4%
2223	Nizoral Creme	55,9	-9,1%	435,5	-7,7%	743,2	-7,4%
2224	Rentylin	55,8	-23,8%	1423,0	-29,1%	1364,1	-31,2%
2225	digox mite von ct	55,7	-13,8%	230,2	-14,1%	1837,8	-14,5%
2226	Capto-dura	55,7	-17,8%	636,1	-15,7%	3209,1	-14,8%
2227	Hyperesa	55,6	-22,7%	1358,7	-14,5%	2361,8	-22,0%
2228	Lisino	55,6	-63,7%	536,5	-70,0%	664,8	-65,2%
2229	Cetalerg	55,5	83,4%	537,0	85,2%	1731,1	89,3%
2230	Lisi Hennig	55,5	102,3%	1497,6	120,9%	5710,0	131,0%
2231	Metypred GALEN	55,5	0,8%	2119,1	2,8%	2870,3	-1,4%
2232	Meteozym	55,4	-15,4%	1675,0	-6,5%	1256,5	-14,1%
2233	Mykoderm Mund-Gel	55,4	-1,7%	296,6	-2,0%	120,7	-2,0%
2234	Timolol-POS	55,4	-4,8%	674,2	-5,0%	3960,2	-5,0%
2235	Lisinopril TAD	55,4	(> 1000)	1548,6	(> 1000)	6028,4	(> 1000)
2236	Medyn	55,3	51,7%	1142,5	51,7%	1844,9	51,7%
2237	Femara	55,2	4,1%	30652,8	10,0%	4240,0	10,7%
2238	Aredia	55,2	-34,7%	22606,3	-38,7%	85,1	-38,7%
2239	Jutabloc	55,2	28,4%	537,8	27,4%	3448,5	35,0%
2240	Bambec	55,2	-15,2%	3642,3	-13,5%	2118,6	-13,2%
2241	Lovelle	55,1	-32,8%	1311,4	-30,7%	4442,4	-33,0%
2242	Pantostin	55,1	5,3%	972,8	6,2%	2336,4	6,5%
2243	Hydergin	55,1	-12,7%	1604,8	-13,9%	3086,0	-13,8%
2244	Diazep AbZ	55,0	1,8%	95,4	5,6%	1396,0	2,8%
2245	Zytrim	55,0	7,5%	5540,3	7,3%	1732,2	7,2%
2246	Corotrend	55,0	-27,7%	1072,8	-31,5%	2838,2	-23,4%
2247	Johanniskraut-ratiopharm	55,0	-17,9%	1012,0	-8,2%	2856,8	-10,3%
2248	Clonistada	54,9	14,5%	1163,0	19,5%	2450,0	17,7%
2249	Curaderm	54,9	9,6%	2700,1	1,3%	2518,6	0,6%
2250	Methionin Stada	54,8	-8,9%	1284,0	-8,4%	1123,0	-8,3%
	Summe	675511,7		20576561,5		28709118,4	
	Kumulativer Anteil	90,19%		85,31%		91,29%	

64

Tabelle 64.7: Führende Arzneimittel 2003 nach Verordnungen (Fortsetzung)

Rang	Präparat	Verordnungen in Tsd.	Änd.%	Umsatz in Tsd. €	Änd.%	DDD in Tsd.	Änd.%
2251	Diltiazem AL	54,8	13,2%	1155,7	8,5%	2048,6	14,5%
2252	ENEAS	54,6	(neu)	3627,3	(neu)	4010,8	(neu)
2253	Vera AbZ	54,6	3,4%	863,6	11,6%	2662,0	12,4%
2254	Glimidstada	54,5	16,5%	344,6	12,9%	2929,0	15,1%
2255	Zalain	54,4	–3,6%	608,7	–3,4%	848,5	–3,4%
2256	Cafergot N	54,3	–17,5%	2015,2	–25,8%	1147,5	–19,6%
2257	Bromazepam-ratiopharm	54,3	35,2%	263,1	33,5%	1028,9	40,8%
2258	Ticlopidin-ratiopharm	54,3	–18,6%	3668,5	–17,4%	2298,6	–17,3%
2259	Solaraze	54,3	23,2%	2355,4	23,2%	678,5	23,2%
2260	Spascupreel Supp./Tabl.	54,3	14,1%	361,2	16,9%	1129,7	7,8%
2261	Zincum valerianicum-Hevert	54,2	–2,1%	1057,6	–0,3%	1083,7	–1,6%
2262	Amoxi Hefa	54,2	–16,7%	577,5	–22,1%	825,5	–15,3%
2263	utk	54,1	–6,3%	2130,2	–3,1%	5948,7	2,1%
2264	Thioridazin-neuraxpharm	54,1	–15,3%	1333,4	–14,0%	1117,6	–13,2%
2265	Nimotop	53,9	–24,2%	3549,7	–24,4%	511,5	–23,7%
2266	Canesten Gyn	53,8	26,8%	450,1	26,1%	281,4	26,6%
2267	pentox von ct	53,8	–9,7%	1206,0	–13,0%	1922,2	–9,5%
2268	Diltiazem STADA	53,8	18,9%	1431,4	16,3%	2263,0	19,1%
2269	Gabrilen Gel	53,8	–31,3%	333,7	–29,0%	488,7	–31,3%
2270	Sofra-Tüll	53,7	–80,2%	684,1	–79,2%	687,7	–79,0%
2271	Protaxon	53,7	–19,0%	2457,8	–15,3%	2037,5	–14,8%
2272	Fraxodi	53,6	33,3%	9249,5	33,2%	1572,9	33,2%
2273	Arteoptic	53,5	–15,6%	733,8	–15,4%	4013,8	–15,4%
2274	espa-lipon	53,5	–13,1%	4785,0	–11,3%	5353,9	–12,2%
2275	Elcrit	53,5	–37,8%	3873,6	–38,2%	1361,1	–38,6%
2276	Metavirulent	53,4	9,0%	532,8	11,7%	1902,4	7,1%
2277	Soventol Gel	53,4	–16,7%	258,1	–13,0%	398,4	–13,3%
2278	Theophyllin AZU	53,4	8,2%	570,5	10,3%	2849,1	10,0%
2279	Cefavora	53,4	–18,4%	1150,3	–16,1%	2366,6	–17,7%
2280	Neuro STADA	53,3	–15,5%	471,0	–10,1%	1893,6	–9,6%
2281	Tardyferon-Fol	53,2	–19,0%	756,4	–18,2%	2528,2	–18,0%
2282	Pravidel Tabl.	53,2	–18,6%	2370,3	–17,1%	1428,6	–17,7%
2283	Allergodil Augentropfen	53,1	58,5%	576,7	31,7%	2656,9	58,5%
2284	Magnerot N	53,1	–16,0%	472,0	–15,1%	1271,3	–14,9%
2285	Phardol Rheuma-Balsam	53,1	–61,8%	317,9	–61,4%	1769,1	–61,8%
2286	Bifomyk	53,1	–0,3%	391,9	–0,2%	1233,0	1,2%
2287	Dipidolor	53,1	15,5%	571,1	15,5%	88,5	15,5%
2288	doxepin-biomo	53,0	16,6%	1241,3	19,9%	2350,6	21,4%
2289	Colifoam	53,0	–0,9%	3299,8	–1,7%	3558,4	–1,1%
2290	Xylocain Salbe etc.	52,9	–5,2%	508,8	–7,3%	552,7	–13,2%
2291	Broncho-Vaxom	52,9	–23,8%	1947,1	–23,4%	3195,8	–23,9%
2292	Domperidon Hexal	52,9	351,4%	1392,8	395,2%	1004,6	401,0%
2293	Hydrocutan	52,8	39,6%	327,7	34,7%	678,0	39,6%
2294	Cotrimox-Wolff	52,8	–11,8%	255,2	–11,6%	380,5	–13,4%
2295	Oxazepam-neuraxpharm	52,8	1,7%	251,8	2,7%	1009,7	2,7%
2296	Prednisolon acis	52,8	39,7%	435,2	42,4%	3110,1	40,9%
2297	Traumon	52,6	–3,1%	388,1	2,6%	314,5	–11,4%
2298	Dexa Siozwo mit Dexamethason	52,5	15,3%	414,5	16,4%	750,3	15,3%
2299	Diprosalic	52,5	–1,8%	1868,3	–0,3%	1417,3	–0,1%
2300	Sabalvit	52,5	17,8%	1283,5	21,4%	4831,0	21,8%
	Summe	678188,0		20647731,2		28800909,2	
	Kumulativer Anteil	90,55%		85,60%		91,58%	

64

Tabelle 64.7: Führende Arzneimittel 2003 nach Verordnungen (Fortsetzung)

Rang	Präparat	Verordnungen in Tsd.	Änd.%	Umsatz in Tsd. €	Änd.%	DDD in Tsd.	Änd.%
2301	Septacord	52,5	−15,9%	834,0	−14,5%	1100,7	−15,6%
2302	Tofranil	52,4	−6,5%	778,0	−16,5%	870,5	−14,8%
2303	Osanit	52,4	−14,0%	295,1	−14,0%	245,7	−14,0%
2304	Tilicomp beta	52,4	43,5%	1341,0	35,9%	894,5	30,1%
2305	Captopril/HCT AL	52,4	4,2%	868,3	6,7%	4827,1	6,8%
2306	Amantadin-neuraxpharm	52,4	11,2%	1349,4	17,3%	2876,0	18,4%
2307	Etilefrin AL	52,2	5,7%	211,8	7,6%	203,6	6,6%
2308	Babylax	52,2	−7,8%	254,9	−7,7%	220,8	−8,0%
2309	Ultralan-oral	52,1	−13,6%	2437,5	−10,2%	2824,8	−11,5%
2310	Otodolor	52,1	−51,2%	211,1	−51,2%	110,5	−51,2%
2311	Thomasin	52,0	−10,2%	811,9	−13,1%	1397,2	−10,0%
2312	Aciclobeta Creme	52,0	−10,8%	218,5	−10,3%	304,7	−9,3%
2313	Tromlipon	52,0	−17,7%	4081,8	−23,3%	4452,7	−15,1%
2314	capto-corax	51,9	9,5%	542,2	9,4%	3281,2	17,3%
2315	Cefuroxim STADA	51,9	80,6%	2682,5	80,3%	528,8	80,2%
2316	M-Dolor	51,9	−6,2%	5335,2	−5,8%	1326,1	−5,3%
2317	Amiodaron-ratiopharm	51,9	30,0%	4822,1	34,0%	3881,6	34,8%
2318	Cefaclor AL	51,9	26,5%	1121,9	19,0%	347,4	26,6%
2319	Flexase	51,8	−18,9%	368,2	−22,1%	763,5	−10,8%
2320	Solcoseryl	51,8	−11,4%	359,4	5,9%	647,8	−11,4%
2321	Lactulose Hexal	51,8	19,7%	674,2	18,5%	3422,6	18,8%
2322	Carbamazepin AL	51,8	22,7%	1655,9	23,8%	1840,0	24,4%
2323	Paracetamol beta	51,7	28,6%	63,0	27,7%	153,6	24,5%
2324	Exoderil	51,7	−5,0%	680,1	−5,3%	1529,1	−5,3%
2325	duraprednisolon	51,7	−20,2%	337,0	−24,2%	2240,9	−19,1%
2326	Furanthril	51,7	−9,7%	451,5	−12,2%	4818,0	−7,4%
2327	Dreisavit	51,6	18,3%	1251,4	26,0%	4861,2	19,1%
2328	Syntestan	51,4	−10,2%	2802,4	−8,5%	2139,9	−8,2%
2329	Indometacin AL	51,4	13,0%	230,0	19,1%	1039,6	19,0%
2330	Ampicillin-ratiopharm	51,4	−8,8%	760,0	−7,0%	409,8	−7,3%
2331	Nasacort	51,4	−30,2%	1154,7	−30,2%	1540,9	−30,2%
2332	Metostad comp.	51,4	7,3%	1250,3	6,5%	4673,3	9,1%
2333	Rhinopront Saft	51,3	−50,0%	262,3	−50,1%	154,0	−50,0%
2334	Alprazolam AZU	51,3	30,4%	574,8	36,2%	1470,9	36,8%
2335	Carminativum-Hetterich/-N	51,3	−40,8%	347,0	−39,3%	1130,5	−41,0%
2336	Meresa/-forte	51,3	−20,7%	1864,8	−17,2%	511,4	−18,1%
2337	Nystatin Lederle Creme etc.	51,2	−8,0%	568,8	−7,3%	808,6	−7,1%
2338	Tavegil Gel	51,2	−13,3%	269,3	−10,4%	416,2	−9,9%
2339	Klimaktoplant H	51,2	−9,9%	956,7	−2,7%	2799,7	−5,0%
2340	Konakion	51,2	−14,8%	496,9	−25,0%	1072,8	−16,8%
2341	Kanavit Amp./Tr.	51,1	23,4%	579,0	23,6%	461,7	23,3%
2342	Thomapyrin	51,0	−15,3%	205,2	−11,4%	266,5	−15,3%
2343	Neupogen	51,0	−12,1%	55775,1	−12,1%	257,9	−12,8%
2344	Viramune	50,9	5,7%	23449,5	12,5%	1517,4	5,8%
2345	Nystaderm Mundgel	50,9	−2,1%	394,9	−1,9%	327,3	−1,8%
2346	tensobon	50,9	−29,0%	1653,2	−47,6%	2469,4	−27,1%
2347	Primosiston Tabl.	50,8	−52,6%	542,0	−52,8%	508,0	−52,6%
2348	DHC Mundipharma	50,8	−15,4%	5737,2	−11,5%	1196,1	−10,7%
2349	diazep von ct	50,7	−13,1%	83,0	−12,0%	1043,2	−13,1%
2350	Nitrendimerck	50,6	−3,4%	471,6	−1,6%	3816,0	−2,2%
	Summe	680767,9		20782198,1		28880911,1	
	Kumulativer Anteil	90,89%		86,16%		91,83%	

64

Tabelle 64.7: Führende Arzneimittel 2003 nach Verordnungen (Fortsetzung)

Rang	Präparat	Verordnungen in Tsd.	Änd.%	Umsatz in Tsd. €	Änd.%	DDD in Tsd.	Änd.%
2351	Desmogalen	50,6	−7,4%	2021,1	3,6%	1012,2	−7,4%
2352	Ciprodura	50,6	13,4%	1060,0	−21,7%	172,5	12,6%
2353	indo von ct	50,6	11,7%	485,9	16,6%	1300,7	16,1%
2354	Nivadil	50,6	2,3%	4124,5	3,6%	5648,4	4,7%
2355	Udramil	50,6	−17,4%	4480,6	−16,3%	4581,8	−16,2%
2356	Agnus Castus STADA	50,5	18,4%	637,1	21,8%	4760,9	21,4%
2357	Virzin	50,5	−18,1%	1269,5	−27,1%	220,0	−20,9%
2358	Lisinopril 1A Pharma	50,4	(> 1000)	1180,3	(> 1000)	4784,8	(> 1000)
2359	Triapten	50,3	−3,8%	718,9	−2,6%	231,2	−1,5%
2360	Xapro	50,3	15,5%	430,0	15,7%	11026,2	17,1%
2361	Melperon AZU	50,3	25,5%	591,1	25,9%	313,5	27,2%
2362	Famobeta	50,2	−12,5%	994,9	−2,4%	1875,3	−0,8%
2363	Fenizolan	50,2	−17,4%	323,4	−17,6%	302,5	−17,7%
2364	Herphonal	50,2	−1,0%	1079,9	4,3%	1008,8	18,4%
2365	L-Thyroxin beta	50,1	(> 1000)	373,0	(> 1000)	2917,8	(> 1000)
2366	Rheuma Salbe STADA	50,1	43,9%	205,2	51,5%	1721,8	52,5%
2367	Fluconazol-ratiopharm	50,0	(neu)	2385,1	(neu)	168,6	(neu)
2368	Cassadan	50,0	−10,7%	530,6	−12,8%	1011,9	−7,6%
2369	Gevilon	50,0	−14,4%	2201,1	−12,1%	2649,5	−12,2%
2370	Cerson	49,9	−7,5%	730,4	−6,5%	2067,3	−6,2%
2371	Dexpanthenol Heumann	49,9	−33,0%	198,9	−26,7%	1185,8	−25,5%
2372	Aciclovir AL	49,9	−5,0%	1285,3	−16,6%	243,1	−3,5%
2373	Doxy-Tablinen	49,9	−21,0%	161,6	−21,3%	664,9	−21,3%
2374	Pro-Symbioflor	49,9	−18,3%	827,7	−18,1%	812,0	−18,1%
2375	Angocin Anti-Infect N	49,8	−2,0%	646,5	−0,9%	385,1	−0,6%
2376	Pilocarpol	49,8	−14,4%	349,0	−12,9%	3074,0	−12,9%
2377	Furorese comp.	49,8	−3,5%	1789,9	−1,8%	3721,0	−1,1%
2378	Tetramdura	49,6	−16,5%	462,0	−20,1%	522,3	−10,1%
2379	Teneretic	49,6	−6,4%	2215,9	−12,7%	4658,2	−5,9%
2380	ASS Heumann	49,6	12,0%	122,1	11,6%	1132,9	9,3%
2381	Moxonidin HEXAL	49,6	(neu)	2267,0	(neu)	4363,7	(neu)
2382	Tiklyd	49,5	−26,4%	5215,5	−26,0%	2114,1	−25,8%
2383	Diprosis	49,5	−2,9%	952,8	−2,5%	1600,6	−2,4%
2384	magaldrat von ct	49,5	−4,5%	377,0	−1,6%	474,8	−1,4%
2385	Thymiverlan	49,5	−4,0%	212,9	4,2%	443,8	−4,6%
2386	Solugastril	49,4	−9,3%	897,2	−9,5%	397,1	−9,0%
2387	Zerit	49,4	−22,1%	16583,6	−19,5%	1253,3	−23,4%
2388	Kaletra	49,3	22,1%	38621,2	28,1%	1479,5	22,1%
2389	Viread	49,3	156,7%	28435,6	156,7%	1478,3	156,7%
2390	doxazosin von ct	49,2	0,3%	2435,5	1,8%	3459,1	1,9%
2391	Dilanacin	49,1	−17,7%	494,5	−17,7%	4914,5	−17,7%
2392	Predalon	49,1	187,7%	1753,8	193,1%	2668,3	213,2%
2393	Surgam	49,1	−10,2%	1351,6	−9,0%	1432,3	−8,9%
2394	Beta-Wolff	49,1	9,0%	365,6	20,3%	651,2	8,6%
2395	Lipox	49,1	−23,0%	1554,4	−21,7%	2901,4	−21,6%
2396	Esbericum	49,1	−30,0%	1024,1	−29,3%	1571,4	−29,3%
2397	Cytobion	49,0	0,6%	466,9	6,0%	15741,6	1,2%
2398	PVP-Jod Lichtenstein	49,0	−15,1%	317,6	−15,1%	613,9	−15,0%
2399	Phardol Waerme Balsam	49,0	(neu)	293,8	(neu)	1960,8	(neu)
2400	Pentohexal	49,0	−11,3%	1176,2	−17,2%	2037,2	−9,9%
	Summe	683256,7		20920875,9		28996642,8	
	Kumulativer Anteil	91,23%		86,73%		92,20%	

64

Tabelle 64.7: Führende Arzneimittel 2003 nach Verordnungen (Fortsetzung)

Rang	Präparat	Verordnungen in Tsd.	Änd. %	Umsatz in Tsd. €	Änd. %	DDD in Tsd.	Änd. %
2401	Crinone Vaginalgel	49,0	147,2%	3794,0	143,5%	652,1	143,3%
2402	etil von ct	48,9	5,8%	225,8	8,8%	310,9	7,6%
2403	Gynamon	48,9	−32,7%	1154,4	−32,6%	4005,9	−32,6%
2404	Climopax Cyclo	48,8	−40,1%	1238,7	−40,1%	3997,4	−40,1%
2405	Agnolyt	48,8	−18,0%	1046,6	−17,4%	3705,7	−17,2%
2406	Remederm Widmer	48,8	−13,4%	671,6	−12,2%	4063,8	−12,0%
2407	Norfloxacin-ratiopharm	48,7	8,5%	600,2	5,7%	306,5	8,0%
2408	Omniflora Akut Hefe	48,7	32,0%	302,3	27,2%	175,9	25,0%
2409	Tramadol-Lichtenstein	48,7	−16,3%	613,0	−15,3%	442,9	−15,5%
2410	Amilorid HCT AL	48,6	7,9%	330,2	9,2%	4140,2	9,8%
2411	Collomack topical	48,6	(> 1000)	235,4	(> 1000)	1943,6	(> 1000)
2412	Dexamethason LAW	48,6	−8,9%	679,4	−8,0%	1899,9	−7,7%
2413	Sinfrontal	48,6	−18,9%	468,2	−18,9%	404,7	−19,1%
2414	Dexa-Allvoran Amp.	48,5	−22,5%	168,5	−27,3%	249,2	−29,9%
2415	Nitroderm TTS	48,5	−17,0%	2727,2	−15,4%	3523,2	−15,4%
2416	Mirfulan Spray N	48,4	−21,5%	435,5	−21,4%	2421,4	−21,5%
2417	Nora-ratiopharm	48,4	−9,1%	443,5	−10,7%	3779,8	−10,9%
2418	duracoron	48,4	−12,8%	975,8	−10,8%	4184,9	−10,9%
2419	Lomaherpan	48,4	−10,7%	363,8	−10,7%	806,1	−10,7%
2420	Leukase N Puder/Salbe	48,3	2,7%	1007,4	1,9%	1210,6	2,4%
2421	Eucerin Urea	48,3	−6,2%	657,6	−4,8%	2793,3	−4,9%
2422	Ergo-Lonarid PD	48,3	−70,6%	599,9	−68,7%	617,2	−67,7%
2423	Almirid	48,3	−5,3%	8707,4	−1,6%	1179,6	−1,5%
2424	Visken	48,3	−11,0%	1287,3	−17,7%	1539,3	−11,4%
2425	ZOPI-PUREN	48,2	−14,2%	510,4	−14,8%	904,4	−14,0%
2426	Iso Mack/Retard	48,2	−27,4%	995,9	−25,9%	3377,6	−25,2%
2427	marcuphen von ct	48,1	13,0%	855,1	14,1%	4418,5	14,1%
2428	Ossin	48,1	−20,6%	508,4	−20,8%	1999,8	−20,9%
2429	Encepur	48,1	−44,5%	1683,7	−45,9%	50,3	−46,2%
2430	Serenoa-ratiopharm	48,0	−0,7%	1414,9	0,2%	4782,3	0,4%
2431	Ciprofloxacin Heumann	47,9	27,4%	1028,6	−14,9%	166,3	20,5%
2432	Psychotonin-sed.	47,9	−24,2%	976,8	−18,7%	2726,8	−23,2%
2433	Remotiv	47,8	−32,0%	1102,8	−31,1%	1985,8	−31,0%
2434	Nifedipin Basics	47,8	26,4%	924,9	45,6%	3440,1	60,0%
2435	Jutamox	47,7	42,9%	427,6	39,8%	674,4	44,2%
2436	heparin von ct	47,6	−5,1%	403,7	−5,2%	2104,4	−5,1%
2437	Delgesic	47,6	−6,3%	352,9	−3,5%	354,6	−3,0%
2438	OeKolp Tabl.	47,5	−7,2%	740,6	−7,9%	3055,0	−8,0%
2439	Biciron	47,5	−14,8%	231,0	−9,9%	4749,8	−14,8%
2440	Nifurantin	47,5	16,1%	477,6	18,5%	911,7	19,8%
2441	Phytoestrol N	47,4	−0,6%	1007,2	3,5%	3863,2	3,1%
2442	Glandosane	47,4	−9,0%	706,5	−8,1%	353,4	−7,8%
2443	Tensiomin	47,4	−27,2%	1115,6	−23,2%	2846,7	−25,1%
2444	Acetabs	47,4	−6,7%	228,3	−6,6%	589,5	−7,4%
2445	Dexa in der Ophthiole	47,3	24,6%	517,9	26,5%	902,2	25,6%
2446	Roaccutan	47,3	−63,6%	3359,3	−80,0%	1310,1	−65,0%
2447	Lanicor	47,2	−9,9%	441,8	−11,2%	4332,8	−11,8%
2448	Timox	47,2	67,7%	5222,9	75,4%	2238,7	74,0%
2449	Sinquan	47,1	−51,7%	924,8	−51,6%	1018,0	−50,5%
2450	Hirudoid/-forte	47,1	−16,8%	569,5	−16,3%	1789,5	−16,5%
	Summe	685660,6		20976338,3		290999942,9	
	Kumulativer Anteil	91,55%		86,96%		92,53%	

64

Tabelle 64.7: Führende Arzneimittel 2003 nach Verordnungen (Fortsetzung)

Rang	Präparat	Verordnungen in Tsd.	Änd. %	Umsatz in Tsd. €	Änd. %	DDD in Tsd.	Änd. %
2451	Pholedrin Alpha	47,1	−13,0%	1167,3	−14,3%	1862,0	−14,9%
2452	Aknenormin	47,1	237,0%	3803,3	156,0%	1546,6	274,8%
2453	Chol-Kugeletten Neu	47,0	−24,6%	753,6	−22,7%	899,5	−25,7%
2454	Bufedil	47,0	−15,3%	1730,1	−18,1%	1443,0	−13,8%
2455	Decoderm Creme etc.	47,0	0,1%	550,0	−0,1%	721,7	−0,2%
2456	Lygal Kopftinktur N	46,9	−3,2%	525,7	−3,2%	625,8	−3,2%
2457	Rhesogam	46,7	−14,9%	3717,7	−14,8%	46,8	−14,8%
2458	Tardocillin	46,7	3,7%	839,8	6,4%	700,8	3,7%
2459	Ambril	46,7	−27,3%	208,5	−28,5%	445,3	−23,9%
2460	Traumasept	46,7	−11,8%	199,6	−11,5%	274,8	−12,2%
2461	Aknichthol N/-soft N	46,7	−12,2%	628,9	−12,0%	866,9	−13,9%
2462	Isotonische NaCl-Lsg.Jenaph.	46,6	−6,4%	254,5	−6,6%	465,8	−6,4%
2463	Beclohexal	46,6	835,6%	2145,0	853,8%	2653,0	864,2%
2464	Heparin Heumann	46,5	−4,8%	225,2	−4,1%	1370,3	−4,2%
2465	Borocarpin S	46,5	−13,3%	367,8	−12,5%	3317,9	−12,6%
2466	tramadol von ct	46,5	−11,0%	793,0	−8,5%	628,7	−4,0%
2467	NovaStep	46,5	−24,9%	814,2	−18,4%	3720,3	−25,4%
2468	Espa Tussin	46,5	−16,1%	245,6	−15,5%	804,2	−15,6%
2469	Felodipin Heumann	46,4	38,4%	2164,0	41,1%	4923,9	41,5%
2470	Optipect N/Neo	46,4	−15,2%	235,9	−15,2%	445,6	−15,0%
2471	Hepathrombin	46,3	−20,3%	325,7	−18,5%	2112,6	−19,9%
2472	Lexostad	46,3	2,4%	262,7	15,6%	865,6	5,2%
2473	silymarin von ct	46,3	−13,1%	1597,5	−8,9%	1604,4	7,7%
2474	Molsiket	46,2	−16,8%	1251,5	−17,1%	4154,7	−17,2%
2475	Gyno-Daktar	46,2	−2,3%	509,1	−2,4%	323,4	−2,3%
2476	Ossofortin	46,2	−63,7%	827,7	−63,7%	1118,7	−63,7%
2477	Clozapin Hexal	46,0	291,4%	2972,3	304,2%	1103,5	305,8%
2478	Folsäure-Stada	46,0	46,4%	602,9	52,3%	1586,7	52,8%
2479	Andolor	46,0	4,7%	1627,3	5,7%	1231,9	5,8%
2480	Laubeel	45,9	−7,5%	479,6	−7,1%	1015,9	−7,0%
2481	Erydermec	45,9	5,6%	322,8	4,8%	673,0	6,4%
2482	Renagel	45,7	−3,1%	17020,0	66,6%	1643,4	61,5%
2483	Proteozym	45,7	−14,3%	327,8	−15,3%	300,0	−15,5%
2484	Thiogamma	45,7	−11,7%	3665,2	−12,0%	4219,2	−10,5%
2485	Etilefrin-ratiopharm	45,7	16,7%	336,9	18,9%	242,1	21,0%
2486	Silkis	45,7	−17,1%	2177,5	−11,9%	1381,1	−15,6%
2487	Pen Mega-1A Pharma	45,6	23,5%	286,5	16,6%	387,2	25,5%
2488	Azufibrat	45,5	−19,7%	1551,5	−17,6%	2675,7	−15,3%
2489	Cotrim Diolan	45,4	−16,0%	158,8	−15,2%	407,2	−15,1%
2490	Roxi von ct	45,4	77,5%	685,8	55,7%	313,4	75,4%
2491	Symbioflor II	45,3	−18,9%	749,0	−18,6%	1185,7	−18,5%
2492	penicillin V von ct	45,3	−9,7%	306,6	−15,1%	394,4	−4,2%
2493	Cefaclor-1A Pharma	45,2	60,0%	924,3	55,4%	308,0	63,7%
2494	Aknemycin Emulsion	45,2	−8,2%	506,6	−3,8%	376,6	−8,2%
2495	Neurapas balance	45,2	3,3%	878,6	4,0%	933,2	4,1%
2496	Duphaston	45,1	−10,9%	822,1	−12,2%	2184,8	−12,6%
2497	Munitren H/ 0,5%	45,1	−7,2%	140,7	−5,1%	203,1	−4,3%
2498	Betasemid	45,1	−10,7%	3992,3	−1,7%	4208,3	−10,1%
2499	Ferrum Verla	44,9	−21,6%	411,4	−10,5%	631,7	−13,7%
2500	Toxi-loges N	44,9	−17,1%	255,6	−18,5%	642,6	−19,7%
	Summe	687963,4		21043684,2		29166133,9	
	Kumulativer Anteil	91,85%		87,24%		92,74%	

64

Tabelle 64.7: Führende Arzneimittel 2003 nach Verordnungen (Fortsetzung)

Rang	Präparat	Verordnungen in Tsd.	Änd.%	Umsatz in Tsd. €	Änd.%	DDD in Tsd.	Änd.%
2501	Candio-Hermal Plus	44,9	-4,5%	931,5	2,2%	518,9	-4,2%
2502	Linola-Fett-N Ölbad	44,9	-18,6%	545,7	-12,4%	1994,8	-18,5%
2503	Aerobec	44,9	-29,8%	3344,1	-26,8%	1360,8	-51,6%
2504	Medivitan N	44,8	-29,9%	1496,4	-24,8%	579,7	-28,6%
2505	Spasuret	44,8	2,5%	1477,3	4,1%	762,3	4,3%
2506	Dentinox N	44,8	-24,2%	183,6	-24,4%	1280,0	-24,2%
2507	Leukichtan	44,8	25,5%	635,6	25,7%	1509,3	25,7%
2508	Thyrozol	44,7	-6,2%	410,7	-5,2%	2706,4	-5,6%
2509	Kaliumiodid BC	44,7	-11,8%	331,4	-11,1%	5665,4	-10,9%
2510	Eusaprim	44,7	-22,0%	165,1	-21,5%	306,1	-21,7%
2511	Clomhexal	44,7	-13,0%	774,0	-13,3%	2480,9	-13,0%
2512	Aurorix	44,6	-26,2%	3185,4	-49,4%	2388,4	-23,5%
2513	Zolpidem-neuraxpharm	44,6	8,6%	457,2	14,9%	750,7	16,9%
2514	Dobica	44,6	-22,6%	1309,8	-22,6%	2227,5	-22,6%
2515	Topsym/-F	44,5	-5,5%	655,5	-4,1%	1059,0	-3,9%
2516	Tili comp -1 A Pharma	44,5	9,0%	1214,0	10,0%	920,0	10,4%
2517	Balneum Hermal Plus	44,5	-23,3%	626,3	-21,4%	2765,3	-20,4%
2518	Calcium-dura Vit. D₃	44,5	18,8%	989,2	32,7%	2160,0	37,9%
2519	Verapamil-Wolff	44,4	-6,5%	887,7	-7,8%	2390,3	-3,1%
2520	Rebetol	44,4	-12,8%	44576,8	-13,4%	1230,3	-12,7%
2521	Effekton	44,4	-29,5%	460,3	-20,4%	2064,3	-16,6%
2522	Pinimenthol S mild	44,4	-18,8%	213,7	-18,3%	425,0	-17,2%
2523	Doxepin AL	44,4	23,9%	950,4	21,2%	1778,6	26,7%
2524	Calcium Sandoz D	44,3	3,7%	1067,5	6,8%	1645,6	6,9%
2525	Neogama	44,3	-21,6%	1946,0	-18,4%	546,8	-18,0%
2526	Resochin	44,3	-5,4%	815,9	-11,1%	1033,5	-2,9%
2527	Thevier	44,2	-11,0%	381,3	-11,5%	1793,6	-9,7%
2528	Cipro Basics	44,2	744,7%	1063,0	754,3%	207,7	777,5%
2529	Lösnesium	44,1	-17,1%	737,8	-16,2%	1320,9	-16,1%
2530	Minocyclin-ratiopharm	44,1	7,3%	953,0	3,2%	703,8	6,1%
2531	Capto Puren	44,1	-21,8%	1032,7	-12,0%	2620,6	-20,2%
2532	Insulin Bbm ratio Basal	44,1	76,7%	3030,3	83,8%	2414,2	84,3%
2533	Diclo-Puren Gel	44,0	-22,2%	234,4	-19,9%	405,3	-19,0%
2534	Allergo-COMOD Augentr.	44,0	-2,8%	239,9	-1,5%	1189,3	-1,4%
2535	Azumetop HCT	44,0	10,4%	1060,0	12,1%	3957,1	12,6%
2536	AH3 N	44,0	-12,2%	750,2	-11,2%	739,5	-11,1%
2537	Muskelat	44,0	2,7%	383,8	-0,1%	426,8	4,6%
2538	Zopiclodura	44,0	2,0%	463,7	-2,5%	806,5	2,4%
2539	FELO-PUREN	44,0	16,7%	2093,5	18,2%	4787,6	18,8%
2540	Ambro AbZ	43,9	22,2%	174,7	24,8%	547,6	24,9%
2541	Lactulose Heumann	43,9	0,3%	583,7	3,8%	2984,1	4,8%
2542	Diprosone Creme etc.	43,8	-1,2%	892,6	-0,7%	1520,3	-0,6%
2543	Cefasel	43,8	2,9%	1121,8	1,7%	1577,2	1,9%
2544	Naproxen STADA	43,8	3,1%	991,2	5,4%	1585,7	5,9%
2545	Harmosin	43,8	-15,8%	604,6	-13,9%	289,9	-13,0%
2546	Sepram	43,7	-58,5%	5098,2	-54,1%	3516,8	-54,1%
2547	Bromazepam AL	43,7	-7,7%	223,7	-4,2%	879,6	-5,3%
2548	Ceti-Puren	43,7	17,1%	418,2	19,9%	1332,7	20,2%
2549	Glurenorm	43,6	6,2%	1082,4	6,3%	2467,0	6,3%
2550	Myxofat	43,6	-0,3%	318,1	-6,3%	863,0	-4,3%
	Summe	690176,5		21137268,5		29247620,4	
	Kumulativer Anteil	92,15%		87,63%		93,00%	

64

Tabelle 64.7: Führende Arzneimittel 2003 nach Verordnungen (Fortsetzung)

Rang	Präparat	Verordnungen in Tsd.	Änd.%	Umsatz in Tsd. €	Änd.%	DDD in Tsd.	Änd.%
2551	InfectoPyoderm	43,5	(neu)	506,8	(neu)	290,9	(neu)
2552	Nerisona	43,5	−3,0%	607,6	−2,4%	1471,2	−2,2%
2553	Benperidol-neuraxpharm	43,5	−1,9%	1760,3	−1,0%	7512,9	−0,7%
2554	Doxy Lindoxyl	43,5	−10,3%	186,8	−10,4%	466,7	−9,9%
2555	Metoprogamma	43,5	12,6%	846,0	13,0%	3297,7	19,4%
2556	Kinzalkomb	43,4	(neu)	3926,9	(neu)	3111,7	(neu)
2557	Timosine	43,4	−7,5%	1204,5	−7,6%	4340,7	−7,6%
2558	Prednisolut/-N/-L	43,4	18,4%	1617,1	27,0%	1892,7	31,9%
2559	Berniter	43,3	−22,1%	970,3	−13,7%	4968,7	−20,5%
2560	Lopresor	43,2	−13,8%	593,9	−50,6%	1911,7	−12,9%
2561	Veroptinstada	43,2	−2,8%	771,5	−2,7%	2110,8	0,5%
2562	Uralyt-U Granulat	43,2	−6,3%	1810,7	−6,6%	2003,3	−6,8%
2563	Celestan-V	43,1	−10,4%	887,1	−10,0%	1135,6	−10,0%
2564	Femikliman uno	43,1	15,7%	345,5	17,5%	3991,1	18,1%
2565	Schnupfen Endrine	43,1	−20,3%	124,5	−20,4%	659,1	−19,8%
2566	Neuralgin	43,1	−14,1%	163,0	−14,1%	246,2	−14,1%
2567	Prectal	43,0	−2,0%	488,6	6,3%	129,1	−2,0%
2568	Bromocriptin-ratiopharm 2,5	43,0	−4,9%	1218,2	−4,8%	1158,2	−4,8%
2569	Cholagogum Artischocke	43,0	(> 1000)	758,8	(> 1000)	819,9	(> 1000)
2570	Fluoxetin beta	43,0	76,9%	1886,7	44,4%	3722,8	115,4%
2571	Inconturina SR	43,0	−12,9%	832,4	−11,9%	1919,1	−13,1%
2572	Sonata	43,0	−18,1%	506,7	−18,5%	527,3	−18,8%
2573	Naproxen Hexal	43,0	24,6%	879,8	27,6%	1387,0	27,8%
2574	Tamokadin	43,0	−12,2%	2598,6	−13,1%	4265,1	−12,9%
2575	Delicia Delitex	42,9	−10,9%	453,3	−3,5%	429,4	−10,9%
2576	Bronchostad Hustenlöser	42,7	4,9%	212,2	5,3%	294,6	4,7%
2577	cephaclor von ct	42,7	−1,2%	1006,5	2,1%	300,6	2,6%
2578	ratioAllerg Heuschnupfen	42,6	2,7%	347,1	2,8%	592,2	2,7%
2579	Veno SL	42,6	3,2%	914,6	4,6%	1277,6	4,8%
2580	Cedrox	42,6	17,0%	942,8	15,5%	287,9	20,2%
2581	Pulmotin /-N Salbe	42,5	−22,5%	179,8	−21,2%	288,5	−21,0%
2582	Sandrena	42,5	−18,0%	1255,9	−18,0%	3278,7	−18,5%
2583	Sotalol Heumann	42,4	−2,9%	997,8	−1,9%	2535,6	0,2%
2584	Citadura	42,4	125,1%	2821,0	106,5%	3067,1	134,3%
2585	Pleon	42,4	−4,6%	3204,9	−5,9%	2344,5	−2,4%
2586	Topsym polyvalent	42,4	−1,9%	583,6	−1,3%	460,0	−1,2%
2587	Espa-lepsin	42,3	−2,3%	1755,7	0,3%	2061,8	1,1%
2588	Solidagoren N	42,3	−8,4%	419,5	−9,8%	864,5	−10,1%
2589	Simvacard	42,3	(neu)	2371,5	(neu)	5028,3	(neu)
2590	Jomax	42,2	−26,0%	264,3	−25,1%	689,0	−24,7%
2591	Levocomp/-retard	42,2	43,7%	1424,4	63,5%	781,2	45,4%
2592	Azutrimazol Creme	42,2	−7,1%	213,0	−7,7%	615,4	−6,1%
2593	Nasenspray pur ratiopharm	42,2	−40,8%	107,1	−40,9%	390,5	−40,8%
2594	Osyrol Filmtabletten	42,1	−1,2%	888,8	−12,7%	1630,9	−2,8%
2595	Irtan Nasenspray	42,1	−30,8%	903,8	−30,8%	607,2	−30,8%
2596	Spersallerg	42,1	−18,8%	533,2	−18,4%	3366,6	−18,8%
2597	Bronchoforton Saft/Tropfen	42,1	−21,7%	296,1	−20,9%	399,5	−20,9%
2598	Felodipin dura	42,0	6,5%	1985,5	11,6%	4519,4	13,0%
2599	Oxybutynin STADA	42,0	26,1%	920,4	30,0%	1057,2	30,8%
2600	Ginkodilat	42,0	−19,7%	1030,0	−19,4%	1347,5	−19,4%
	Summe	692314,2		21188794,2		29339475,9	
	Kumulativer Anteil	92,44%		87,84%		93,29%	

64

Tabelle 64.7: Führende Arzneimittel 2003 nach Verordnungen (Fortsetzung)

Rang	Präparat	Verordnungen in Tsd.	Änd.%	Umsatz in Tsd. €	Änd.%	DDD in Tsd.	Änd.%
2601	Enalapril KSK	41,9	51,8%	1166,9	56,3%	4634,2	59,1%
2602	Udrik	41,9	-14,2%	1795,0	-34,2%	3268,9	-13,1%
2603	Doxy-Wolff Mucolyt.	41,9	-15,0%	250,4	-14,9%	453,0	-14,9%
2604	Flosa	41,9	-12,1%	780,8	-9,9%	1216,5	-9,5%
2605	Bisobloc HCT	41,8	656,5%	1843,9	677,0%	3258,0	716,3%
2606	Dexa Biciron	41,8	-10,4%	459,4	-9,9%	1394,6	-10,4%
2607	Ibu KSK	41,7	38,3%	290,0	36,2%	604,3	42,2%
2608	Cystinol long	41,7	0,8%	1182,6	1,5%	1006,3	1,6%
2609	Stiemycine	41,6	-9,2%	310,4	-8,7%	585,1	-8,7%
2610	Zantic	41,5	-42,6%	1670,7	-46,6%	1444,3	-46,0%
2611	Alk 7/-depot SQ Frühblüher	41,5	-2,0%	12246,8	-0,6%	8030,4	6,3%
2612	Beclometason-ratiopharm	41,5	16,4%	654,7	16,6%	1085,6	16,7%
2613	Mg 5-Longoral/Granulat	41,4	-22,3%	539,7	-19,6%	1693,2	-20,0%
2614	Phosphonorm	41,4	-4,7%	2198,6	12,8%	1145,0	12,7%
2615	ZUK Rheuma/Schmerz	41,4	-14,7%	290,1	-14,0%	1035,5	-14,7%
2616	espa-formin	41,4	16,8%	661,4	15,1%	1889,3	18,2%
2617	Irenat	41,4	-2,4%	455,1	3,4%	1241,9	-2,4%
2618	Plastufer	41,3	-10,6%	704,5	-9,6%	1273,2	-10,6%
2619	Molsi AZU	41,3	9,1%	832,3	10,5%	3749,9	11,1%
2620	Dicodid	41,3	-7,4%	265,4	0,6%	256,5	-6,4%
2621	Diltiuc	41,2	-12,1%	1168,3	-24,2%	1794,4	-11,0%
2622	Pegasys	41,1	318,3%	49787,0	314,6%	1021,5	313,0%
2623	Propranolol AL	41,1	7,8%	547,6	11,5%	906,6	9,6%
2624	Bezafibrat STADA	41,1	5,2%	1194,1	1,8%	2122,2	8,3%
2625	Xeloda	41,1	20,3%	22190,3	19,9%	717,1	19,9%
2626	Asmanex	41,1	(neu)	1993,7	(neu)	1202,0	(neu)
2627	duravolten	41,1	-21,1%	395,3	-15,6%	1551,9	-14,2%
2628	cromo von ct Augentropfen	41,1	-12,5%	201,9	-11,2%	1028,6	-11,8%
2629	Vera Lich	41,0	-12,8%	1015,8	-6,7%	2645,6	-7,0%
2630	Helarium	40,9	-32,3%	792,7	-31,5%	2099,4	-31,2%
2631	Gaviscon Advance	40,6	196,5%	567,4	160,3%	220,7	155,1%
2632	Zaditen	40,6	-19,9%	802,2	-22,4%	1517,0	-15,8%
2633	Dexa-Biofenicol N	40,6	38,0%	322,2	38,1%	901,6	38,0%
2634	Glianimon	40,6	-8,3%	1401,8	-7,7%	5270,4	-7,1%
2635	Lora-Puren	40,5	-23,5%	366,3	-43,3%	1160,5	-18,0%
2636	Sulpirid-neuraxpharm	40,5	9,1%	841,8	19,7%	932,3	17,3%
2637	Cutanum	40,3	-28,6%	1300,6	-28,5%	3577,6	-28,4%
2638	Piro KD	40,3	-9,6%	375,8	-10,7%	947,5	-6,8%
2639	Tilidin N Lichtenstein	40,2	-1,7%	1298,4	1,4%	903,9	1,6%
2640	Prednison-ratiopharm	40,2	-20,9%	344,8	-19,6%	1672,9	-19,6%
2641	Cyclosa	40,2	0,6%	1003,8	-5,7%	2694,5	-6,2%
2642	Citalopram Biomo	40,2	883,3%	2629,2	857,9%	2909,4	940,5%
2643	tensobon comp	40,2	-23,3%	2765,5	-31,9%	3726,5	-23,0%
2644	Aromasin	40,1	9,1%	22240,6	15,3%	3041,0	16,0%
2645	Eatan N	40,1	-18,3%	260,4	-13,8%	1577,0	-18,4%
2646	Videx	40,1	-13,2%	16892,4	5,3%	1188,6	-6,0%
2647	Mianserin-neuraxpharm	40,0	1,4%	1489,0	5,0%	1393,2	5,7%
2648	Katheterset Tyco	40,0	-17,0%	907,1	-17,5%	40,0	-17,0%
2649	carba von ct	40,0	3,9%	985,5	8,0%	1132,9	9,1%
2650	Panoral	40,0	-29,6%	982,4	-30,6%	273,3	-29,7%
	Summe	694362,0		21354457,0		29428911,6	
	Kumulativer Anteil	92,71%		88,53%		93,58%	

64

Tabelle 64.7: Führende Arzneimittel 2003 nach Verordnungen (Fortsetzung)

Rang	Präparat	Verordnungen in Tsd.	Änd. %	Umsatz in Tsd. €	Änd. %	DDD in Tsd.	Änd. %
2651	Campral	40,0	4,5%	2576,9	6,8%	802,9	6,9%
2652	Piracetam Abz	40,0	1,2%	874,7	0,7%	1844,9	0,5%
2653	Siros	40,0	-30,4%	872,6	-30,4%	79,9	-30,4%
2654	Fenistil Hydrocortison	40,0	13,0%	198,3	17,8%	320,6	18,6%
2655	Diltaretard/Diltabeta	39,9	-6,2%	1072,6	-5,2%	1746,9	-5,1%
2656	Magnesium-Diasporal 150	39,9	-18,7%	515,3	-17,0%	1655,7	-16,4%
2657	Zopiclon AbZ	39,8	31,0%	411,1	31,0%	746,2	32,0%
2658	Benzoyt	39,8	10,9%	293,3	11,1%	1268,0	11,9%
2659	Magaldrat Heumann	39,7	-10,3%	325,1	-6,3%	401,8	-5,2%
2660	Postadoxin N	39,6	1,4%	260,5	1,3%	601,0	1,3%
2661	Rivoltan	39,6	-23,7%	994,2	-29,1%	1742,7	-21,7%
2662	Tamox-1A Pharma	39,6	32,0%	930,9	25,7%	3947,2	33,2%
2663	Traumasept Vaginal	39,6	23,6%	569,9	49,7%	252,7	23,8%
2664	Cerumenex N	39,6	-7,4%	384,0	-7,1%	1979,1	-7,4%
2665	Verospiron	39,6	-3,6%	996,7	-13,0%	1722,7	6,2%
2666	Isotretinoin Isis	39,6	242,2%	2964,9	124,7%	1283,7	227,1%
2667	Cefaclor AZU	39,5	-13,5%	844,2	-10,0%	243,3	0,6%
2668	Infectocortikrupp	39,4	83,9%	316,0	81,7%	87,9	80,9%
2669	Azutranquil	39,4	13,1%	139,4	20,3%	344,7	12,4%
2670	Nifatenol	39,4	3,1%	1903,0	3,9%	3689,1	4,0%
2671	Prothazin	39,4	-11,6%	263,3	-10,6%	461,1	-10,5%
2672	Sulpirid STADA	39,4	15,3%	891,3	18,2%	302,0	18,7%
2673	Lidoject	39,4	-5,6%	222,1	-7,0%	132,8	-4,8%
2674	mianserin von ct	39,4	2,6%	1094,4	4,7%	986,3	5,0%
2675	Timpilo	39,3	-12,8%	2108,2	-12,8%	2980,1	-12,7%
2676	Tridin forte	39,3	-33,0%	1925,0	-28,9%	1967,7	-33,1%
2677	Clinofem	39,3	-23,2%	699,7	-22,6%	1954,9	-22,8%
2678	Citalopram-neuraxpharm	39,2	392,9%	2496,2	436,4%	2573,4	552,0%
2679	Ortoton Plus	39,2	-13,2%	834,1	-12,2%	311,5	-12,8%
2680	Gastritol	39,2	-14,6%	315,2	-12,0%	739,1	-11,3%
2681	Enzym Lefax forte Pankreatin	39,2	57,5%	1686,7	64,6%	301,1	66,2%
2682	Folcur	39,1	52,7%	423,8	54,3%	1346,6	57,1%
2683	Ampuwa	39,1	5,1%	478,6	10,8%	270,7	12,7%
2684	Partusisten	39,1	-11,8%	1069,2	-11,6%	423,7	-11,6%
2685	Fibraflex Filmtabl.	39,1	6,3%	269,4	4,1%	609,5	4,9%
2686	Metronidazol Heumann	39,0	13,4%	353,9	12,3%	113,1	12,6%
2687	Dynacil comp.	39,0	-7,9%	3425,6	-5,6%	3381,5	-5,3%
2688	Gliben-Lich	39,0	-17,0%	380,2	24,8%	2301,8	-16,5%
2689	Lymphomyosot	39,0	-18,6%	457,4	-16,4%	434,9	-24,0%
2690	DCCK	39,0	-20,7%	1155,5	-17,9%	2248,2	-17,1%
2691	Candio-Hermal Drag. etc.	38,9	-8,6%	489,9	-11,0%	160,1	-6,7%
2692	propra von ct	38,9	2,4%	568,4	1,2%	1118,1	4,1%
2693	Amoxi AbZ	38,9	4,8%	368,1	2,6%	599,0	3,6%
2694	Carbaflux retard	38,9	35,6%	1386,9	36,9%	1628,9	37,0%
2695	Presinol	38,9	-1,5%	1228,7	-2,5%	1149,0	-3,1%
2696	Mel-Puren	38,8	-16,7%	519,6	-13,6%	260,4	-11,2%
2697	Cefuroxim von ct	38,8	31,5%	1949,2	29,3%	381,5	28,9%
2698	Cuxanorm	38,8	-7,6%	625,1	-6,1%	2363,3	-4,5%
2699	Aniflazym	38,8	-20,1%	975,3	-20,4%	295,9	-20,4%
2700	Cimicifuga Stada	38,7	37,3%	302,8	40,1%	3472,4	40,5%
	Summe	696328,0		21400864,5		29488941,1	
	Kumulativer Anteil	92,97%		88,72%		93,77%	

64

Tabelle 64.7: Führende Arzneimittel 2003 nach Verordnungen (Fortsetzung)

Rang	Präparat	Verordnungen in Tsd.	Änd.%	Umsatz in Tsd. €	Änd.%	DDD in Tsd.	Änd.%
2701	Atenolol AL comp.	38,7	10,6%	1436,0	15,3%	3476,8	12,6%
2702	Itrop	38,7	–3,0%	4246,1	4,8%	948,5	–2,4%
2703	Imap	38,7	–13,5%	1219,7	–12,8%	865,7	–12,3%
2704	Sibelium	38,7	–11,7%	1093,2	–30,2%	1428,1	–12,4%
2705	Novanox	38,6	–10,8%	163,9	–11,9%	1064,7	–11,9%
2706	UDC Hexal	38,6	23,9%	2575,7	26,2%	1383,7	27,0%
2707	Selenase	38,6	–2,9%	1975,4	–13,8%	1204,6	3,5%
2708	Kelofibrase	38,6	–55,1%	487,1	–55,0%	297,5	–55,0%
2709	Doxy-duramucal	38,6	–10,1%	158,9	–13,3%	400,2	–13,4%
2710	toxi-loges Tropfen	38,5	–16,2%	417,2	–16,6%	796,0	–17,5%
2711	Juformin	38,5	50,2%	571,7	51,8%	1740,0	53,3%
2712	Haloperidol STADA	38,5	6,1%	322,1	7,4%	616,4	10,3%
2713	Sabal Stada Uno	38,5	16,8%	957,6	18,3%	3501,2	18,0%
2714	Tramadol Heumann	38,5	–13,9%	644,2	–15,7%	470,1	–14,9%
2715	Migräflux s.C./Orange N	38,4	6,1%	615,4	40,0%	621,7	7,2%
2716	Cordicant	38,4	–23,6%	873,2	–30,7%	2539,9	–26,7%
2717	Aciclovir Heumann Creme	38,4	1,4%	215,8	–0,8%	226,7	–0,5%
2718	Diltiazem Heumann	38,4	10,8%	1012,4	4,1%	1628,0	12,9%
2719	Antodox	38,3	–1,6%	123,8	1,5%	635,5	0,8%
2720	Heuschnupfenmittel DHU	38,3	–21,8%	531,7	–21,0%	2272,2	–21,4%
2721	Otriven Augentropfen	38,2	–2,9%	434,5	–2,2%	3059,2	–2,9%
2722	Dostinex	38,2	0,6%	4638,2	5,2%	427,4	6,7%
2723	Nifuretten	38,1	1,8%	320,1	1,8%	190,7	1,8%
2724	Alk-depot SQ Gräser+Roggen	38,1	–0,7%	12124,9	0,4%	10449,8	2,7%
2725	Piracetam STADA	38,1	30,6%	762,8	31,3%	1455,6	32,9%
2726	Elantan	38,1	–14,0%	1118,5	–31,5%	3440,4	–14,9%
2727	Propranolol STADA	38,0	3,9%	550,1	–1,5%	1019,3	3,9%
2728	Clomifen-ratiopharm	38,0	–5,3%	659,1	–5,7%	2112,6	–5,3%
2729	Nifuran	38,0	–59,9%	269,0	–59,8%	124,4	–59,7%
2730	Lactocur	37,9	–38,3%	492,1	–38,6%	2258,3	–34,1%
2731	Uro-Nebacetin N	37,9	–15,5%	2053,4	–15,5%	379,0	–15,5%
2732	Lithium Apogepha	37,9	–3,1%	749,1	–3,2%	1237,7	–3,2%
2733	Monopur	37,9	–19,1%	824,9	–21,9%	2975,3	–20,0%
2734	Venoplant retard S	37,9	–24,4%	1422,9	–24,1%	1730,9	–24,2%
2735	Kohle-Compretten/Granulat	37,9	–23,3%	288,7	–21,4%	65,8	–22,9%
2736	Fluconazol STADA	37,8	(neu)	1241,2	(neu)	81,9	(neu)
2737	Metoprolol Wolff	37,8	10,7%	676,9	–2,9%	2273,2	14,3%
2738	Prednison Hexal	37,8	292,6%	592,5	248,5%	2459,5	259,3%
2739	Lanzor	37,7	–19,7%	4158,0	–13,9%	1425,6	–14,0%
2740	Flui-DNCG	37,7	–35,7%	1035,8	–36,1%	666,1	–35,4%
2741	Sostril	37,7	–39,6%	1563,3	–42,3%	1355,5	–42,9%
2742	Colina spezial	37,6	–17,0%	575,7	–15,2%	289,5	–16,1%
2743	Spironolacton Hexal	37,6	56,6%	1072,7	63,9%	2144,0	65,5%
2744	Acetocaustin	37,6	17,1%	439,0	107,0%	4737,6	17,1%
2745	Posorutin Augentropfen	37,6	–14,5%	182,7	–14,5%	2504,6	–14,5%
2746	M Long	37,5	–12,0%	4842,2	–9,1%	945,2	–9,0%
2747	Panthenol-Augensalbe	37,5	–31,3%	211,1	–12,9%	535,3	–31,3%
2748	Astonin H	37,5	2,8%	1884,3	3,4%	3064,2	3,8%
2749	Bespar	37,5	8,1%	2111,1	13,4%	758,3	13,8%
2750	Zolpidem beta	37,4	18,2%	351,8	18,1%	701,2	21,1%
	Summe	698232,8		21468151,9		29569927,0	
	Kumulativer Anteil	93,23%		89,00%		94,02%	

64

Tabelle 64.7: Führende Arzneimittel 2003 nach Verordnungen (Fortsetzung)

Rang	Präparat	Verordnungen in Tsd.	Änd.%	Umsatz in Tsd. €	Änd.%	DDD in Tsd.	Änd.%
2751	Magastron	37,4	−0,6%	295,7	2,7%	377,3	3,6%
2752	Cordes Estriol	37,3	17,6%	316,2	17,8%	7723,5	18,9%
2753	Zinksalbe etc. Bombastus	37,3	−12,1%	116,2	−12,5%	1334,7	−11,2%
2754	Spironolacton Stada	37,3	25,7%	820,7	23,0%	1513,0	26,3%
2755	Twinrix	37,3	−15,7%	2340,5	−12,1%	37,5	−16,4%
2756	Agnus Castus AL	37,2	42,4%	415,1	46,3%	3504,6	46,8%
2757	stas Hustenlöser	37,1	−21,2%	123,2	−24,3%	202,7	−26,6%
2758	Bezacur	37,0	−12,3%	1217,9	−15,7%	2164,2	−10,9%
2759	Eviprost S Uno/-S Sabal	37,0	3,8%	1355,9	3,6%	4827,4	4,2%
2760	Uromethin	37,0	−5,0%	966,4	−6,5%	773,5	−4,4%
2761	Arbid N	36,9	−1,7%	242,8	7,8%	50,8	0,4%
2762	Diclo cv	36,9	98,7%	437,2	104,3%	1487,1	104,7%
2763	Nefrocarnit	36,9	−5,4%	1645,3	−3,6%	348,0	−5,5%
2764	Doxepin-Stada	36,9	19,4%	802,3	20,0%	1367,2	20,1%
2765	Captopril Basics	36,9	−13,0%	444,2	−10,9%	1993,8	−10,0%
2766	Oxybutynin von ct	36,8	22,3%	786,3	22,3%	824,3	18,5%
2767	ibudolor/-Migräne	36,8	−17,5%	191,1	−18,4%	213,7	−15,9%
2768	Testosteron Jenapharm	36,8	−11,8%	2208,0	−11,4%	2211,4	−11,4%
2769	bromocriptin 2,5 von ct	36,8	3,2%	1089,6	2,7%	1061,3	2,6%
2770	Calcium Verla Btbl./Ftbl.	36,8	51,6%	668,2	36,9%	1541,9	60,0%
2771	Sulpirid AL	36,8	42,5%	788,2	44,0%	273,2	44,3%
2772	Kalium-Verla Granulat	36,7	9,5%	368,0	17,9%	1289,9	12,1%
2773	Cysto-Myacyne N	36,7	−8,4%	1545,4	0,3%	337,8	−10,0%
2774	Naproxen AL	36,7	2,2%	768,5	6,0%	1219,1	6,1%
2775	Trospi	36,7	13,3%	1944,6	15,9%	2042,1	16,6%
2776	Tiligetic	36,6	−4,8%	1280,0	−3,1%	896,7	−3,0%
2777	Cordes Beta	36,6	−15,5%	517,2	−13,4%	729,1	−12,6%
2778	Makatussin Tropfen forte	36,6	−50,2%	357,5	−48,5%	305,8	−51,5%
2779	Librium	36,5	−6,3%	764,6	−5,7%	1249,8	−5,6%
2780	Ambroxin	36,5	−15,5%	115,9	−17,2%	178,1	−17,6%
2781	Nitro Mack	36,4	−18,1%	607,6	−25,9%	1847,4	−24,6%
2782	Tetracyclin Wolff	36,4	4,5%	357,2	6,5%	464,5	7,2%
2783	Ibuprofen PB	36,4	86,1%	208,5	82,3%	490,9	79,4%
2784	NAFTI-PUREN	36,4	−7,0%	919,6	−2,9%	827,1	−4,8%
2785	Nifedipin Verla	36,4	−10,4%	543,1	−12,8%	1583,2	−10,1%
2786	Fluctin	36,4	−45,2%	3755,8	−44,0%	2394,4	−42,9%
2787	Vagifem	36,4	31,1%	719,9	34,3%	545,3	31,1%
2788	Rhinopront Kaps.	36,3	−51,6%	223,2	−52,6%	226,6	−52,1%
2789	Nifurantin B6	36,3	−24,1%	715,7	−23,3%	330,4	−23,0%
2790	Enzynorm forte	36,3	−20,9%	1282,7	−18,4%	1162,0	−20,9%
2791	Decostriol	36,2	2,0%	2738,3	3,5%	980,2	3,7%
2792	Tamoxifen D.A.V.I.D	36,2	−15,9%	1162,3	−15,0%	3725,7	−16,8%
2793	Vagimid vaginal	36,2	−7,1%	124,9	−7,0%	43,4	−7,1%
2794	Dolantin	36,1	−4,2%	899,3	−3,1%	160,5	−3,0%
2795	Dequonal	36,1	−13,0%	249,9	−11,8%	400,5	−12,3%
2796	Echinacin	36,1	−31,8%	425,9	−34,2%	339,4	−31,9%
2797	Rocephin	36,0	−3,1%	8582,0	0,0%	170,4	0,6%
2798	Ciproflox von ct	36,0	24,6%	842,7	−15,5%	139,5	21,1%
2799	Fluoropos	36,0	7,4%	215,6	6,6%	1439,3	7,4%
2800	Felden	36,0	−38,3%	716,4	−36,9%	1348,9	−37,4%
	Summe	700064,6		21518375,2		29630626,9	
	Kumulativer Anteil	93,47%		89,21%		94,22%	

64

Tabelle 64.7: Führende Arzneimittel 2003 nach Verordnungen (Fortsetzung)

Rang	Präparat	Verordnungen in Tsd.	Änd.%	Umsatz in Tsd. €	Änd.%	DDD in Tsd.	Änd.%
2801	Konjunktival	35,9	–5,9%	295,3	–5,1%	1507,7	–6,5%
2802	Dapotum	35,9	–10,8%	1962,4	–7,4%	2644,2	–7,4%
2803	nafti von ct	35,9	5,9%	898,9	7,2%	928,5	7,4%
2804	Calcium STADA	35,9	–15,4%	640,2	–7,8%	1367,2	–7,4%
2805	Verapamil Basics	35,8	8,3%	706,3	3,6%	1832,8	11,0%
2806	Methionin AL	35,7	25,4%	789,4	24,9%	718,5	27,6%
2807	Pankreatin Stada	35,7	10,3%	946,1	12,1%	365,0	10,8%
2808	Loralerg	35,7	68,8%	314,6	71,9%	1006,5	76,0%
2809	Captopril Verla	35,6	–10,5%	585,5	–8,6%	1973,8	–8,6%
2810	Levobeta/-retard	35,6	108,3%	1238,9	117,5%	736,7	103,7%
2811	Ivel	35,6	–19,0%	613,7	–18,0%	1525,3	–17,9%
2812	Frubienzym	35,6	–15,5%	185,8	–12,7%	128,1	–15,3%
2813	Corsotalol	35,5	–13,3%	965,1	–21,9%	2454,2	–12,2%
2814	Metoprolol Verla	35,5	4,8%	610,9	3,0%	2310,4	8,9%
2815	Ureotop	35,5	1,7%	315,5	2,4%	1503,4	2,5%
2816	Antelepsin	35,4	–14,1%	554,0	21,9%	494,8	23,1%
2817	ASS Atid	35,4	–13,9%	250,0	–13,4%	3308,7	–13,6%
2818	Jucapt	35,4	8,8%	353,9	8,6%	2044,2	13,7%
2819	ZUK Thermocreme	35,4	–12,7%	262,6	–12,3%	1769,9	–12,7%
2820	Aciclovir 1 A-Pharma Creme	35,3	28,6%	227,2	30,2%	369,5	30,8%
2821	Sulpirid beta	35,3	–6,8%	874,8	–4,0%	299,8	–3,6%
2822	Atehexal comp.	35,2	7,4%	1458,5	8,4%	3111,5	8,6%
2823	Diclofenac Atid	35,2	–22,6%	130,4	–21,6%	694,7	–17,7%
2824	Indo-Phlogont	35,2	–28,2%	274,0	–44,4%	819,1	–32,9%
2825	Tranxilium N	35,2	–13,4%	311,1	–13,4%	351,9	–13,4%
2826	Pres	35,2	–56,7%	1717,9	–62,0%	2846,4	–55,5%
2827	Dispadex comp.	35,1	–17,7%	256,6	–17,7%	702,1	–17,7%
2828	Folicombin	35,1	–25,1%	500,5	–25,1%	1402,8	–25,1%
2829	Phlebodril Kaps.	35,1	–20,6%	771,8	–20,0%	821,1	–20,2%
2830	Phenpro.-ratiopharm	35,0	10,0%	632,8	10,5%	3232,7	10,5%
2831	Magnesium-ratiopharm	35,0	–8,0%	351,9	–4,7%	1294,9	–4,1%
2832	Phytobronchin/S	35,0	–9,7%	216,4	–9,7%	235,6	–9,6%
2833	Hypericum STADA	35,0	–19,8%	670,6	–17,0%	1721,2	–16,8%
2834	Mercuchrom Jod	35,0	(neu)	119,3	(neu)	340,4	(neu)
2835	Frubilurgyl	34,9	–19,8%	230,3	–14,9%	112,5	–18,7%
2836	Polydona	34,9	–15,2%	196,1	–16,3%	337,0	–17,3%
2837	Trizivir	34,9	–21,5%	43329,0	15,8%	1037,3	12,7%
2838	Lederlind Heilpaste	34,8	–28,1%	426,6	–25,8%	637,1	–24,8%
2839	Lomir	34,8	–14,0%	2395,4	–13,5%	2892,3	–12,6%
2840	Aureomycin Salbe etc.	34,7	9,6%	409,7	9,6%	579,1	9,6%
2841	Diclofenac-Wolff	34,7	–20,8%	248,5	–17,1%	963,4	–15,5%
2842	Katheterset Braun	34,7	–10,6%	511,3	–10,3%	34,7	–10,6%
2843	Klismacort Rektal	34,7	4,3%	280,3	3,8%	41,7	3,6%
2844	Orphol	34,7	–20,3%	965,4	–18,3%	1805,7	–17,4%
2845	Aclinda	34,7	–18,0%	686,9	–25,1%	149,8	–16,9%
2846	Acic Ophtal	34,7	1,9%	618,3	1,9%	311,9	1,9%
2847	Alpha-Vibolex	34,6	–2,8%	2772,6	–4,1%	3030,1	–5,0%
2848	Augentonikum Stulln N	34,6	19,6%	339,2	24,4%	2058,0	23,4%
2849	Propranolol Gry	34,6	–13,2%	338,1	–16,8%	395,2	–22,4%
2850	Euphrasia D3 Augentropfen	34,6	9,1%	238,2	9,8%	2303,8	9,1%
	Summe	701824,2		21593364,3		29694180,3	
	Kumulativer Anteil	93,70%		89,52%		94,42%	

64

Tabelle 64.7: Führende Arzneimittel 2003 nach Verordnungen (Fortsetzung)

Rang	Präparat	Verordnungen in Tsd.	Änd.%	Umsatz in Tsd. €	Änd.%	DDD in Tsd.	Änd.%
2851	Loratadin Heumann	34,4	22,1%	318,0	20,5%	1006,2	29,3%
2852	Diclodoc	34,4	10,2%	137,1	11,6%	574,8	11,3%
2853	Diprosone Depot	34,4	−18,9%	732,0	−17,4%	1351,3	−17,0%
2854	Tachystin Perlen	34,4	5,9%	2234,8	10,6%	1714,2	6,5%
2855	Frubiase Calcium forte	34,4	−14,9%	1271,7	−7,9%	794,2	−12,1%
2856	Biomagnesin	34,4	−21,9%	369,5	−21,4%	710,7	−21,2%
2857	Sotastad	34,3	−7,7%	882,5	−9,6%	2333,4	−7,6%
2858	Doxazosin AL	34,3	43,0%	1753,2	44,9%	2960,5	60,4%
2859	Doxazosin Heumann	34,3	−3,7%	1680,1	−1,9%	2326,6	−0,6%
2860	Gelonida NA Saft	34,3	−54,4%	253,4	−54,4%	114,3	−54,4%
2861	Biso Hennig	34,3	114,4%	677,5	103,6%	1878,6	132,2%
2862	Siozwo mit Naphazolin	34,2	−13,3%	170,2	−8,4%	428,0	−13,3%
2863	Ferrum Hausmann Kaps.	34,2	−1,4%	604,6	0,3%	1107,0	0,6%
2864	Sabal uno Apogepha	34,2	17,9%	1062,0	20,2%	3602,4	20,4%
2865	almag von ct Suspension	34,2	−13,0%	408,6	−12,1%	245,1	−11,9%
2866	Solidago Steiner	34,1	−1,2%	491,9	−3,9%	230,0	−4,0%
2867	Nocutil	34,1	36,4%	1673,5	36,4%	682,2	36,4%
2868	Osmil	34,0	−29,3%	845,8	−22,1%	2779,8	−29,3%
2869	Mastu S	34,0	11,0%	206,2	14,5%	286,5	9,5%
2870	Cotazym	34,0	−12,9%	2371,3	−8,2%	474,4	−7,5%
2871	Nebacetin Augensalbe	34,0	−38,8%	132,5	−38,3%	212,3	−38,8%
2872	Panthenol Jenapharm	33,8	−20,4%	250,7	−26,6%	537,3	−27,0%
2873	Defluina peri	33,8	−22,6%	983,3	−31,0%	565,8	−20,8%
2874	Lonolox	33,8	17,8%	4642,5	21,0%	912,9	22,7%
2875	Kamillosan Wund- und Heilbad	33,8	−11,5%	531,9	−5,8%	172,2	−11,7%
2876	METFORMIN-PUREN	33,7	−2,7%	549,7	−0,2%	1596,1	−0,6%
2877	Captopril comp. Heumann	33,7	0,1%	642,9	0,4%	3063,2	2,6%
2878	Solutio Hydroxychin.SR Leyh.	33,7	−8,3%	165,7	−5,6%	537,4	−7,2%
2879	Cipro 1 A Pharma	33,6	210,6%	834,2	109,1%	143,0	203,9%
2880	Dantamacrin	33,6	0,6%	2201,7	1,0%	1048,7	1,2%
2881	Fensum	33,5	−11,0%	43,9	−10,2%	104,8	−10,6%
2882	Glivec	33,5	101,2%	83695,8	105,5%	616,6	105,9%
2883	Duofem	33,5	30,9%	381,7	45,2%	33,5	30,9%
2884	Estrabeta	33,5	−15,2%	650,8	−14,0%	2244,4	−16,7%
2885	Sota 1A-Pharma	33,5	7,3%	655,3	6,3%	1949,6	5,7%
2886	Decoderm comp.	33,5	6,8%	616,9	9,5%	369,6	7,8%
2887	Maprotilin-ratiopharm	33,4	6,7%	521,3	10,2%	1165,6	10,4%
2888	Haloper	33,4	−16,6%	364,1	−18,7%	790,8	−14,9%
2889	Lymphdiaral Drainage	33,3	−13,2%	635,8	−6,8%	1187,0	−10,8%
2890	Prosiston	33,3	−67,4%	439,8	−67,4%	665,8	−67,4%
2891	Hydrotalcit-ratiopharm	33,3	28,6%	280,4	30,7%	344,2	29,3%
2892	Ingelan Puder	33,3	−60,2%	271,8	−58,0%	1108,9	−57,6%
2893	DNCG Trom	33,3	−33,1%	959,0	−33,3%	570,5	−33,4%
2894	Jutapress	33,2	27,8%	250,0	27,6%	2455,0	29,9%
2895	Prednisolon-Rotexmedica	33,2	18,7%	188,7	20,6%	865,9	16,1%
2896	Lopalind	33,1	−14,2%	160,7	−22,1%	122,3	−7,5%
2897	Molsibeta/-retard	33,1	(neu)	690,5	(neu)	2992,5	(neu)
2898	Migräflux (orange/grün)/-N	33,1	−2,9%	544,6	26,5%	554,8	−1,5%
2899	Terfenadin-ratiopharm	33,1	−36,4%	349,1	−37,7%	776,1	−37,6%
2900	Teveten plus	33,1	(> 1000)	2719,3	(> 1000)	2602,8	(> 1000)
	Summe	703512,6		21716862,7		29750089,9	
	Kumulativer Anteil	93,93%		90,03%		94,60%	

64

Tabelle 64.7: Führende Arzneimittel 2003 nach Verordnungen (Fortsetzung)

Rang	Präparat	Verordnungen in Tsd.	Änd.%	Umsatz in Tsd. €	Änd.%	DDD in Tsd.	Änd.%
2901	Rinofluimucil-S	33,1	−54,2%	318,5	−54,6%	368,1	−54,2%
2902	Coumadin	33,1	14,1%	618,8	14,2%	2001,4	14,3%
2903	Cetiderm	33,1	718,2%	254,6	787,1%	810,8	792,6%
2904	Valproinsäure-ratiopharm	32,9	44,3%	1071,1	49,2%	1187,0	50,4%
2905	Noveril	32,9	−14,9%	1790,7	−8,4%	1672,3	−7,7%
2906	Dopegyt Tabl.	32,9	−7,3%	939,3	−7,4%	789,2	−7,4%
2907	Optalidon spezial NOC	32,8	−56,0%	753,1	−55,7%	813,4	−56,3%
2908	Efemolin	32,8	−8,9%	409,3	−8,9%	938,5	−8,9%
2909	Coleb	32,8	−17,2%	1084,4	−49,1%	4607,1	−16,3%
2910	Colistin	32,8	−14,2%	2063,2	7,8%	202,1	52,5%
2911	Vagimid oral	32,7	−10,9%	315,8	−10,4%	89,7	−10,2%
2912	Glaupax	32,7	30,9%	767,4	41,4%	511,2	43,2%
2913	oflox ct	32,7	21,9%	596,8	12,6%	158,5	17,9%
2914	Coric	32,7	−24,3%	1430,8	−42,4%	2802,2	−22,2%
2915	Pinimenthol	32,7	−14,5%	232,3	−13,9%	568,8	−12,2%
2916	Acimol	32,7	(> 1000)	720,4	(> 1000)	629,7	(> 1000)
2917	Loratadin AL	32,7	15,5%	309,3	18,7%	1010,6	24,7%
2918	Cisday	32,6	−14,1%	1147,1	−13,9%	4106,4	−13,1%
2919	Dilaudid	32,6	0,4%	359,3	10,5%	81,4	0,1%
2920	Nifecor	32,5	−11,7%	400,0	−11,9%	1891,0	−10,8%
2921	Nitre-AbZ	32,5	53,1%	243,3	56,1%	2404,4	56,9%
2922	Neotigason	32,5	0,6%	5652,2	2,9%	998,0	3,0%
2923	Epaq Dosieraerosol	32,5	−21,4%	471,2	−19,3%	1278,3	−19,0%
2924	Leptilan	32,5	−12,5%	1332,2	−11,9%	1105,3	−11,8%
2925	H2 Blocker-ratiopharm	32,5	−12,0%	584,7	−36,1%	1136,5	−10,0%
2926	Silymarin Stada	32,5	39,3%	1257,4	42,6%	1566,4	42,3%
2927	Craegium	32,5	3,8%	562,7	7,5%	2072,2	11,0%
2928	Cefakliman Tabletten	32,5	−6,5%	738,8	−1,0%	911,9	−3,6%
2929	Roferon	32,5	−6,7%	34545,8	−9,4%	1224,0	−9,5%
2930	Sterofundin	32,4	6,2%	1236,9	12,5%	195,9	10,9%
2931	Piro-AbZ	32,4	5,6%	270,4	12,4%	706,6	13,3%
2932	Nife-AbZ	32,4	7,1%	219,6	7,4%	1751,2	9,2%
2933	Neuro B forte Biomo	32,4	−23,2%	380,4	−21,9%	1284,4	−22,9%
2934	Cordes VAS	32,3	−0,9%	290,9	−0,8%	685,6	−0,8%
2935	SIMVASTATIN-ISIS	32,3	(neu)	1690,2	(neu)	3642,8	(neu)
2936	Estriol Jenapharm Tbl./Amp.	32,3	−0,9%	512,8	−2,3%	2122,6	−2,4%
2937	Calcium AL	32,3	−17,9%	579,5	−15,9%	1317,0	−14,9%
2938	Sotaryt	32,3	−13,0%	815,7	−14,2%	2129,2	−11,9%
2939	Virudermin	32,3	−8,8%	151,5	−5,7%	645,9	−8,8%
2940	Jodid Hexal	32,2	(> 1000)	169,5	(> 1000)	3195,6	(> 1000)
2941	Prothil	32,2	−10,7%	618,6	−14,2%	1059,7	−12,6%
2942	Myko Cordes Creme etc.	32,2	−22,9%	236,1	−21,7%	539,8	−21,2%
2943	Tiamon Mono	32,2	13,4%	156,6	16,6%	172,6	20,8%
2944	Spondyvit	32,2	−32,2%	1431,8	−31,5%	8135,8	−31,0%
2945	cutistad	32,1	−8,0%	155,3	−5,1%	373,1	−6,2%
2946	Isopto-Dex	32,1	20,5%	256,3	20,7%	738,4	19,4%
2947	Chibroxin	32,1	−9,7%	223,4	−9,7%	802,3	−9,7%
2948	Algoplaque	32,1	(neu)	2418,5	(neu)	330,8	(neu)
2949	Diclofenac Pharbita	32,1	4,5%	171,4	9,2%	803,9	8,1%
2950	Ringer-lactat Braun	32,1	12,6%	949,3	16,5%	145,7	16,0%
	Summe	705138,3		21790767,6		29818805,4	
	Kumulativer Anteil	94,15%		90,34%		94,82%	

64

Tabelle 64.7: Führende Arzneimittel 2003 nach Verordnungen (Fortsetzung)

Rang	Präparat	Verordnungen in Tsd.	Änd.%	Umsatz in Tsd. €	Änd.%	DDD in Tsd.	Änd.%
2951	Buflohexal	32,0	−10,3%	929,8	−8,8%	1137,2	−8,4%
2952	Kodan Tinktur forte	32,0	−29,1%	276,1	−27,5%	8498,3	−25,5%
2953	Rheumon	32,0	−39,9%	279,8	−41,7%	257,4	−29,6%
2954	Skid Gel	32,0	−11,8%	215,8	−12,1%	480,2	−11,8%
2955	Prostavasin	32,0	−7,8%	14677,2	−7,4%	481,9	−7,4%
2956	Coronorm	32,0	−22,0%	727,0	37,7%	1944,1	−18,7%
2957	Panotile cipro	32,0	(neu)	485,9	(neu)	319,8	(neu)
2958	Rhefluin	32,0	−19,2%	297,1	−35,1%	2802,1	−17,0%
2959	Eugalac	31,9	−23,9%	301,9	−23,7%	1280,0	−23,6%
2960	Bromaz 1A Pharma	31,9	3,4%	164,0	6,3%	646,7	4,8%
2961	Quantalan	31,9	−16,4%	2417,5	−32,2%	756,5	−16,8%
2962	Megalac Almasilat	31,9	−22,2%	350,1	−21,5%	221,7	−21,6%
2963	Ofloxacin AL	31,8	39,3%	579,1	36,3%	153,9	44,2%
2964	Cefaclor Heumann	31,8	6,4%	723,9	4,1%	199,7	7,8%
2965	Sedaplus	31,8	−5,4%	246,5	−5,1%	218,4	−4,7%
2966	Corti Biciron N	31,8	12,9%	153,8	12,9%	794,1	12,9%
2967	Propaphenin	31,7	−12,7%	444,1	−12,4%	235,4	−12,5%
2968	Cefuroxim Al	31,7	113,3%	1665,1	111,8%	335,5	112,1%
2969	Jatrosom-N	31,7	0,2%	2708,7	27,2%	2711,7	2,4%
2970	Intal	31,6	−24,9%	1086,5	−23,3%	809,8	−22,8%
2971	Calcimagon	31,6	−15,9%	727,7	−15,5%	1208,6	−15,3%
2972	Rentibloc	31,6	−21,3%	716,2	−26,8%	1608,2	−19,7%
2973	Cinnarizin R.A.N.	31,6	320,9%	239,1	388,1%	1343,5	331,3%
2974	Lokalison antimikrobiell N	31,5	2,6%	438,9	2,5%	415,3	2,5%
2975	Fol Lichtenstein	31,5	−7,8%	273,1	−10,7%	645,6	−11,7%
2976	Meaverin	31,5	−9,6%	281,0	−11,0%	134,0	−2,8%
2977	Flucinar	31,4	−4,6%	399,4	−2,3%	954,0	−5,3%
2978	Adsorbonac	31,4	8,5%	335,9	9,3%	1142,3	8,5%
2979	Famotidin Stada	31,4	0,3%	695,4	10,1%	1279,7	12,1%
2980	Felden Top	31,4	−20,2%	253,4	−21,3%	754,9	−21,5%
2981	Muco Tablinen	31,4	−12,2%	240,7	−9,5%	730,5	−5,0%
2982	Metronidazol AL	31,4	16,0%	281,0	16,2%	100,4	16,4%
2983	Oxytetracyclinsalbe 1% SR	31,4	0,9%	142,0	5,3%	270,2	4,9%
2984	Domperidon Stada	31,3	571,3%	805,0	664,2%	578,7	676,4%
2985	Favorex TAD	31,3	−12,4%	715,4	−11,2%	2062,4	−10,9%
2986	Eucabal Hustensaft	31,3	−7,0%	181,5	−8,3%	37,5	−9,4%
2987	Agapurin	31,3	22,6%	395,2	14,3%	525,5	11,1%
2988	Ovitrelle	31,3	116,0%	1847,7	52,7%	62,6	116,0%
2989	L-Thyrox Jod Hexal	31,3	229,0%	369,4	233,1%	2882,7	234,0%
2990	M-beta	31,3	13,0%	2744,7	18,4%	697,2	18,4%
2991	Boro-Scopol/-N	31,3	−10,0%	136,5	−3,0%	4377,5	−10,0%
2992	Piro-Phlogont	31,3	−7,0%	169,6	−5,4%	317,3	17,5%
2993	Methiotrans	31,3	−33,3%	1100,8	−31,6%	652,7	−32,7%
2994	Minakne	31,3	−21,8%	646,7	−22,1%	486,4	−21,1%
2995	Dihydergot plus	31,2	−0,5%	931,6	−1,6%	1437,7	−3,6%
2996	Prazosin-ratiopharm	31,2	−5,4%	1210,3	−7,9%	1485,2	−6,3%
2997	Veratide	31,2	−6,7%	2953,2	−6,2%	2869,5	−6,2%
2998	Psychotonin M/N/300	31,1	−23,8%	991,5	−19,8%	1705,3	−25,1%
2999	Beriglobin	31,1	−4,8%	2020,0	58,6%	47,0	22,1%
3000	Sermion	31,1	−15,6%	2230,3	−21,7%	2692,1	−13,9%
	Summe	706716,1		21843971,3		29876594,2	
	Kumulativer Anteil	94,36%		90,56%		95,00%	

64

Sachverzeichnis

Die Zahlen, denen ein R vorangestellt ist, geben den Verordnungsrang des betreffenden Präparates an. Damit besteht eine schnelle Zugriffsmöglichkeit zu den wichtigsten Verordnungsdaten über die Tabelle 64.7 (S. 1153), in der die Präparate nach ihrer Verordnungshäufigkeit sortiert abgedruckt sind. Alle übrigen Zahlen beziehen sich auf die Seiten des Arzneiverordnungs-Reports 2004.

M

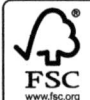

If you have any concerns about our products,
you can contact us on
ProductSafety@springernature.com

In case Publisher is established outside the EU,
the EU authorized representative is:
**Springer Nature Customer Service Center GmbH
Europaplatz 3, 69115 Heidelberg, Germany**

Printed by Libri Plureos GmbH
in Hamburg, Germany